SSMPF 本书已获上海市科技出版基金资助出版

肿瘤医学
Clinical Oncology

（上册）

名誉主编／汤钊猷　曹世龙　刘泰福　孙曾一

专家顾问／张仁元　朱雄增　何少琴　张有望
　　　　　王弘士　莫善兢　于尔辛　蔡树模
　　　　　赵体平　蒋长英　施达仁

主　　编／邵志敏　沈镇宙　郭小毛

副 主 编／倪泉兴　章　真　王　坚　彭卫军
　　　　　吴　炅　胡夕春　何祥火　雷群英
　　　　　虞先濬

U0377214

复旦大学出版社

图书在版编目（CIP）数据

肿瘤医学/邵志敏,沈镇宙,郭小毛主编. —上海：复旦大学出版社,2019.7
ISBN 978-7-309-14416-1

Ⅰ.①肿…　Ⅱ.①邵…②沈…③郭…　Ⅲ.①肿瘤学　Ⅳ.①R73

中国版本图书馆 CIP 数据核字（2019）第 122276 号

肿瘤医学

邵志敏　沈镇宙　郭小毛　主编
责任编辑/肖　芬　王　瀛

复旦大学出版社有限公司出版发行
上海市国权路 579 号　邮编：200433
网址：fupnet@ fudanpress. com　http://www. fudanpress. com
门市零售：86-21-65642857　团体订购：86-21-65118853
外埠邮购：86-21-65109143　出版部电话：86-21-65642845
上海盛通时代印刷有限公司

开本 787 × 1092　1/16　印张 130　字数 3909 千
2019 年 7 月第 1 版第 1 次印刷

ISBN 978-7-309-14416-1/R · 1752
定价：980.00 元

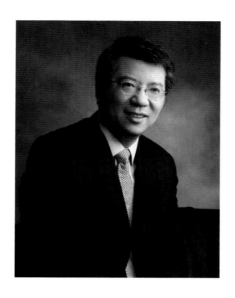

邵志敏　博士生导师。国家杰出青年科学基金获得者，首批教育部"长江学者奖励计划"特聘教授，复旦大学特聘教授。现任复旦大学肿瘤研究所所长、乳腺癌研究所所长，复旦大学附属肿瘤医院大外科主任兼乳腺外科主任，兼任中国抗癌协会乳腺癌专业委员会前任主任委员、中国抗癌协会靶向治疗专业委员会候任主任委员、中华医学会肿瘤学分会副主任委员、上海市抗癌协会副理事长、上海市抗癌协会乳腺癌专业委员会名誉主任委员、上海市医学会肿瘤专业委员会前任主任委员。担任第八届亚洲乳腺癌协会主席及St. Gallen国际乳腺癌大会专家团成员。

主要从事乳腺癌的临床和基础研究，重点从事乳腺癌的转化研究和乳腺癌转移机制研究等。先后主持国家杰出青年科学基金、国家自然科学基金、国家"十五"攻关课题、卫生部临床重点项目、"211"工程Ⅱ期、"985"课题、"973"课题及其他省部级重大科研项目共30余项。荣获国家科技进步二等奖，卫生部科技进步一等奖，教育部科技进步一、二等奖，上海市科技进步一、二、三等奖。领衔团队分别入选教育部创新团队、上海市乳腺肿瘤重点实验室、上海市教委"重中之重"临床医学中心B类项目及上海市重要疾病联合攻关项目。主持撰写《中国抗癌协会乳腺癌诊治指南与规范》，发表有关乳腺癌研究的论著近350篇，其中SCI收录100余篇，被国际医学文献引用3 000多次。主编专著多部。

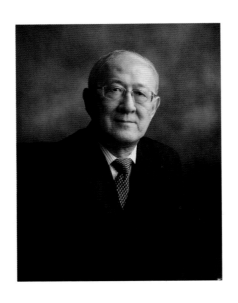

沈镇宙 肿瘤外科学教授，博士生导师。现任复旦大学附属肿瘤医院大外科名誉主任、终身教授，上海市乳腺肿瘤临床医学中心主任。曾兼任中国抗癌协会副理事长、中华医学会肿瘤学会副主任委员、上海市抗癌协会理事长、上海医学会肿瘤专业委员会副主任委员、中国抗癌协会乳腺癌专业委员会副主任委员及肉瘤专业委员会主任委员等。

主要研究方向为乳腺癌的早期诊断、综合治疗、个体化治疗及相关基础研究。曾多次应邀在国内外讲学，并担任国际及国内一些重要专业会议的大会主席。现任《中国癌症杂志》主编及10余种国内外学术期刊副主编和编委。荣获国家科技进步二等奖、卫生部科技进步一等奖、中华医学科技奖、上海市科技进步奖、上海市临床医学科技奖、第四届中国医师奖、中国抗癌协会"为中国抗癌事业作出突出贡献的优秀专家"奖及复旦大学校长奖等多项奖励。曾两次被评为全国卫生系统先进工作者及上海市劳动模范。主编专著13部，副主编2部，参与《中国抗癌协会乳腺癌诊治指南与规范》的编写。在国内外期刊发表论文160余篇。

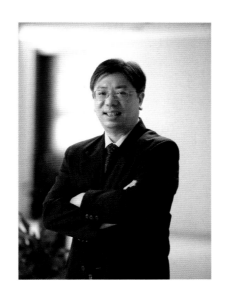

　　郭小毛　　复旦大学附属肿瘤医院院长、上海市质子重离子医院（复旦大学附属肿瘤医院质子重离子中心）院长，放射治疗中心教授，主任医师，博士生导师，上海市优秀学科带头人。主要从事乳腺肿瘤和腹部肿瘤的放射治疗，尤其在乳腺癌、前列腺癌等肿瘤疾病的放射治疗及综合治疗方面有较深的造诣。

　　现任中国抗癌协会副理事长、中国抗癌协会肿瘤放射　治疗专业委员会候任主任委员、中国医师协会肿瘤分会副主任委员。承担"863"、国家自然科学基金、上海张江国家自主创新示范区专项发展资金重大项目等多项科研项目，曾获教育部科技进步一等奖，先后在国内外权威肿瘤杂志发表论文60余篇。

　　在医院管理方面，重视医院整体建设和精细化内部管理，探索并推进多学科诊疗模式、日间治疗等先进管理理念，优化服务流程，持续改进医疗服务质量，2013年荣获"华仁杯"最具领导力中国医院院长称号。

编委名单

（按姓氏笔画排序）

于文强	王　宇	王　坚	王　鲁	王亚农	王华英	王孝深	王建华
王家东	卢　华	叶定伟	成文武	吕力琅	朱　彪	朱　骥	朱蕙燕
刘鲁明	严望军	杨文涛	杨秀疆	杨慧娟	李大强	李小秋	李文涛
李心翔	李端树	吴　炅	吴　毅	吴小华	何祥火	沈镇宙	迟放鲁
张亚伟	陆雪官	陆箴琦	陈　勇	陈　震	陈　颢	陈治宇	陈海泉
陈耀坤	邵志敏	罗志国	周　烨	周晓燕	郑　珊	郑　莹	孟志强
胡　欣	胡夕春	胡维国	胡超苏	相加庆	柳光宇	柳素玲	侯　健
洪小南	贾仁兵	顾雅佳	倪泉兴	徐彦辉	徐　烨	郭　林	郭小毛
郭伟剑	凌轶群	曹军宁	曹依群	盛伟琪	常　才	章　真	章英剑
彭卫军	嵇庆海	程　玺	雷群英	虞先濬	蔡三军	翟　青	缪长虹
戴　波	魏庆义						

秘书组

倪　明	王琳辉	卢建龙	江一舟	李　媛	陈星星	盛雪丹	陈嘉健
刘　亮							

恶性肿瘤是严重危害人民健康的主要疾病，2018年世界卫生组织估计全球新发病例1810万，死亡960万。我国恶性肿瘤发病率为301.1/10万，在全球范围内属中等水平，但由于我国人口众多，因而总发病数居全球之首。男性中发病前五位的为肺癌、胃癌、结直肠癌、肝癌及食管癌；女性中依次为乳腺癌、肺癌、结直肠癌、甲状腺癌及胃癌。近年来由于生活方式的改变，同时开展了部分肿瘤的预防宣教、筛查，以及疫苗的研发和应用等，使肿瘤的发病谱有了改变，胃癌、肝癌及宫颈癌的发病率有下降趋势，而结直肠癌、乳腺癌等的发病率在上升，肺癌的发病率仍然在持续上升，因而控烟等措施仍需继续努力。

半个世纪以来，肿瘤的基础及临床研究取得了很大进展。尤其在基础研究领域，人类基因组学、生物信息学、蛋白组学及分子医学的发展使人们对肿瘤的发生、发展有了更深入的了解，从而推动了早期诊断及治疗技术、治疗策略的改进和抗癌新药的研发。在肿瘤的诊疗方面，新的影像诊断及检查方法提高了早期肿瘤检出的比例，从而使患者能得到早诊早治；根据肿瘤的异质性及各种肿瘤的不同分子分型，临床上已经进入个体化及多学科综合精准治疗时代，治疗效果进一步提高。然而，我们也清醒地看到，在肿瘤的病因及治疗等方面还存在着许多没有解决的问题，仍需要加强相关的基础及临床研究，逐步提高治疗效果。

复旦大学附属肿瘤医院是我国最早成立的肿瘤医院，数十年来已逐步发展成临床科室齐全、设备完善的专科医院。医院着力于基础与转化性研究，以及基础研究与临床的紧密结合。同时，成立了各种肿瘤的多学科综合治疗团队，提高了临床治疗效果。因此，我们组织了以复旦大学附属肿瘤医院为主的各科专家，以自己的工作为基础，总结经验，结合国内外进展编写了本书，可供从事临床及相关基础研究的医务人员参考。我们在今后会结合肿瘤的基础及临床研究的不断进展定期修订。鉴于我们的水平和能力有限，不足之处也希望同道们批评指正。

邵志敏　沈镇宙　郭小毛

2019年4月

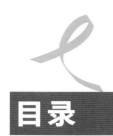

目录

第三部分 治疗

第四部分 各论

第五部分　肿瘤患者的全程管理

第一部分
基础研究

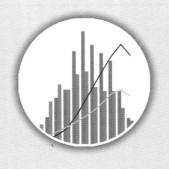

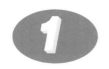 **恶性肿瘤在全球和中国的流行**

随着社会经济的发展,医疗卫生服务的改善和生活方式的改变,过去危害人类生命最为严重的传染性疾病逐渐得到了有效的控制,人类的期望寿命快速增长;人类的疾病谱也显著改变,心脑血管疾病、恶性肿瘤、糖尿病等慢性非传染性疾病逐渐增多,成为主要的死亡原因。欧美发达国家较早发生这样的改变,随后逐步显现于不少发展中国家。

恶性肿瘤是危害人类健康、威胁人类生命的最主要疾病种类之一。2018年,估计全球新发恶性肿瘤病例约1 807.90万人,死亡955.50万人,确诊后5年内存活者约4 384万人。据估计,若不加以控制,到2040年,全球每年新发的肿瘤病例将超过2 953万人,死亡约1 639万人。在我国,恶性肿瘤已经成为我国居民死亡的第1位死亡原因。每年新发病例超过428万人,死亡超过286万人。因此,采取措施,解除日益严重的恶性肿瘤威胁是全人类共同的使命。与恶性肿瘤作斗争,不仅仅是医生的工作和责任,更需要政府、社会、媒体和每一个人的努力,采取措施以预防和控制恶性肿瘤。

1.1　全球恶性肿瘤流行病学

1.1.1　全球恶性肿瘤的疾病负担

（1）发病与死亡

恶性肿瘤严重危害全球人群的健康,是引起死亡的主要原因。据世界卫生组织（World Health Organization，WHO）国际癌症研究机构（International Agency for Research on Cancer，IARC）估计,2018年全球新发恶性肿瘤1 807.90万例,其中男性945.64万例,女性862.25万例。2018年有955.50万人因恶性肿瘤死亡,各个国家和地区均受影响。全球恶性肿瘤的年龄标化发病率和死亡率分别达197.9/100 000和101.1/100 000。男性的恶性肿瘤占全部新发恶性肿瘤的52%,死亡数占所有恶性肿瘤死亡的56%,均略高于女性。男性和女性75岁之前发生肿瘤的风险分别为22.41%和18.25%,死于肿瘤的风险分别为12.71%和8.70%（表1-1）。

表 1-1　2018 年全球恶性肿瘤流行状况

项目	男性	女性	合计/平均
全球人口数	3 850 719 284	3 782 099 828	7 632 819 272
新发病例数	9 456 418	8 622 539	18 078 957
年龄标化发病率(1/10 000)	218.6	182.6	197.9
75 岁之前患肿瘤的风险(%)	22.41	18.25	20.20
肿瘤死亡人数	5 385 640	4 169 387	9 555 027
年龄标化死亡率(1/10 000)	122.7	83.1	101.1
75 岁之前死于肿瘤的风险(%)	12.71	8.70	10.63
5 年患病例数	21 014 830	22 826 472	43 841 302
5 年患病率(1/100 000)	545.7	603.5	574.4
排名前五的肿瘤(以新发病例计算)	肺癌 前列腺癌 结直肠癌 胃癌 肝癌	乳腺癌 结直肠癌 肺癌 宫颈癌 甲状腺癌	肺癌 乳腺癌 结直肠癌 前列腺癌 胃癌

2018 年全球发病人数排名前六的恶性肿瘤分别为肺癌(占 11.6%)、乳腺癌(占 11.6%)、结直肠癌(占 10.2%)、前列腺癌(占 7.1%)、胃癌(占5.7%)和肝癌(占 4.7%)。这 6 种恶性肿瘤占据了全球恶性肿瘤发病人数的一半。全球死亡人数排名前五的恶性肿瘤分别为肺癌(占 18.4%)、结直肠癌(占 9.2%)、胃癌(占 8.2%)、肝癌(占 8.2%)和乳腺癌(占 6.6%)。

在男性中,发病人数排名前五的恶性肿瘤分别为肺癌(占 14.5%)、前列腺癌(占 13.5%)、结直肠癌(占 10.9%)、胃癌(占 7.2%)和肝癌(占 6.3%),同时这些也是男性恶性肿瘤死亡的常见原因。肺癌占所有男性恶性肿瘤死亡的 22.0%,其次是肝癌(占 10.2%)和胃癌(占 9.5%)。

在女性中,发病人数排名前五的恶性肿瘤分别是乳腺癌(占 24.2%)、结直肠癌(占 9.5%)、肺癌(占 8.4%)、宫颈癌(占 6.6%)和甲状腺癌(占5.1%)。乳腺癌是女性最常见的死亡原因,占15.0%,其次是肺癌,占 13.8%(图 1-1)。

2018 年全球男性中,肺癌的年龄标化发病率和死亡率均为最高,分别为 31.5/100 000 和 27.1/100 000。发病率位列第 2 的是前列腺癌,发病率为29.3/100 000,而死亡率仅为 7.6/100 000。前列腺癌与肺癌发病率和死亡率的差异显示出前列腺癌的致死率明显低于肺癌。胃癌、肝癌和食管癌是男性另外 3 种主要肿瘤,与肺癌类似,发病率和死亡率很接近(胃癌分别为 15.7/100 000 和 11.7/100 000,肝癌分别为 13.9/100 000 和 12.7/100 000,食管癌分别为9.3/100 000 和 8.3/100 000)。结直肠癌在男性中发病率为 23.6/100 000,高于胃癌和肝癌,其死亡率只有 10.8/100 000,低于胃癌和肝癌。

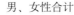
男、女性合计

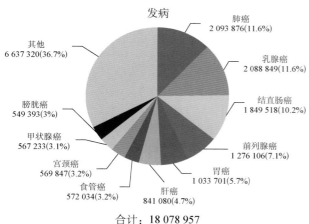

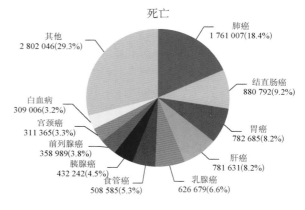

男性

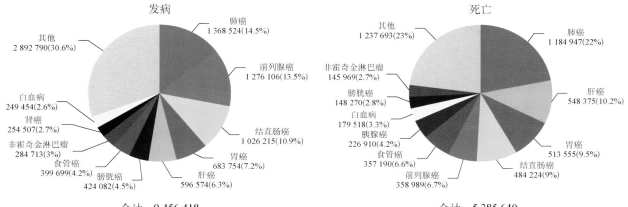

发病

其他
2 892 790(30.6%)

肺癌
1 368 524(14.5%)

白血病
249 454(2.6%)

前列腺癌
1 276 106(13.5%)

肾癌
254 507(2.7%)

非霍奇金淋巴瘤
284 713(3%)

结直肠癌
1 026 215(10.9%)

食管癌
399 699(4.2%)

胃癌
683 754(7.2%)

膀胱癌
424 082(4.5%)

肝癌
596 574(6.3%)

合计：9 456 418

死亡

其他
1 237 693(23%)

肺癌
1 184 947(22%)

非霍奇金淋巴瘤
145 969(2.7%)

膀胱癌
148 270(2.8%)

肝癌
548 375(10.2%)

白血病
179 518(3.3%)

胰腺癌
226 910(4.2%)

胃癌
513 555(9.5%)

食管癌
357 190(6.6%)

结直肠癌
484 224(9%)

前列腺癌
358 989(6.7%)

合计：5 385 640

女性

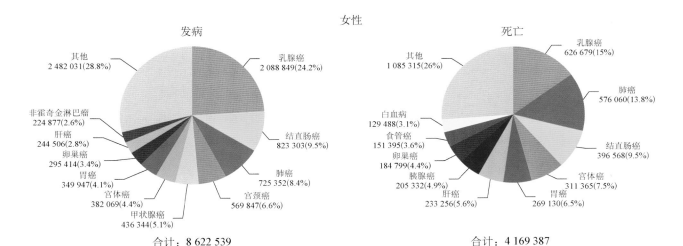

发病

其他
2 482 031(28.8%)

乳腺癌
2 088 849(24.2%)

非霍奇金淋巴瘤
224 877(2.6%)

肝癌
244 506(2.8%)

结直肠癌
823 303(9.5%)

卵巢癌
295 414(3.4%)

胃癌
349 947(4.1%)

肺癌
725 352(8.4%)

宫体癌
382 069(4.4%)

宫颈癌
569 847(6.6%)

甲状腺癌
436 344(5.1%)

合计：8 622 539

死亡

其他
1 085 315(26%)

乳腺癌
626 679(15%)

白血病
129 488(3.1%)

肺癌
576 060(13.8%)

食管癌
151 395(3.6%)

卵巢癌
184 799(4.4%)

结直肠癌
396 568(9.5%)

胰腺癌
205 332(4.9%)

宫体癌
311 365(7.5%)

肝癌
233 256(5.6%)

胃癌
269 130(6.5%)

合计：4 169 387

图 1-1 2018 年全球男、女性主要恶性肿瘤发病与死亡构成比例

在女性恶性肿瘤中,乳腺癌的发病率最高,远高于其他肿瘤,达 46.3/100 000,结直肠癌位列第 2,为 16.3/100 000,接下来依次是肺癌(14.6/100 000)、宫颈癌(13.1/100 000)和甲状腺癌(10.2/100 000)。尽管乳腺癌的死亡率仍占据女性恶性肿瘤死亡率中的首位,但其死亡率(13.0/100 000)远低于发病率。与男性类似,女性在胃癌、肝癌、食管癌、胰腺癌的发病率和死亡率差异不大,但是结直肠癌、宫颈癌,尤其是甲状腺癌的死亡率与发病率相差较大。

即使在共有的疾病中,不同性别在部分恶性肿瘤的发病、死亡中也是存在差异的。如男性在肺癌、胃癌、肝癌、食管癌的发病率和死亡率远高于女性,均超过 2 倍。男性在结直肠癌、胰腺癌和白血病的发病率和死亡率虽然也较女性高,但是不

如上述肿瘤类型明显。而女性在甲状腺癌的发病率为男性的 3.3 倍。不同恶性肿瘤在不同性别中分布的差异提示肿瘤的发病与男、女性不同生理结构有关,也与不同性别人群的生活方式、环境暴露有关(图 1-2)。

(2) 现患情况

据 IARC 估计,2018 年全球恶性肿瘤 5 年患病率为 574.4/100 000,5 年现患人数达到 4 384 万。乳腺癌、结直肠癌和前列腺癌 5 年患病人数位列男、女性前三。在男性中,恶性肿瘤的 5 年现患率为 545.7/100 000,前列腺癌是 5 年患病人数最多的恶性肿瘤,达 372 万(占 17.7%)。结直肠癌和肺癌位列第 2 和第 3 位,5 年患病人数分别为 260 万(占 12.3%)和 131 万(占 6.2%)。在女性中,恶性肿瘤

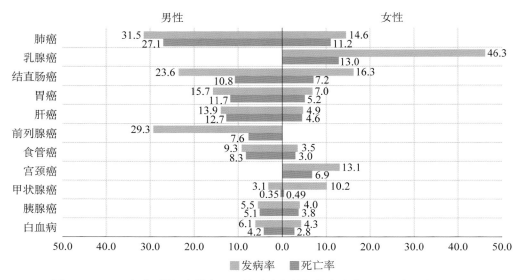

图 1-2　2018 年全球男、女性主要恶性肿瘤年龄标化发病率和死亡率(1/100 000)

的 5 年现患率为 603.5/100 000,乳腺癌的 5 年患病人数最多,达 688 万(占 30.1%),远远高于位列第 2 和第 3 位的结直肠癌(219 万,占 9.6%)和甲状腺癌(157 万,占 6.9%)(图 1-3)。

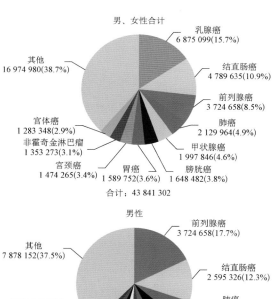

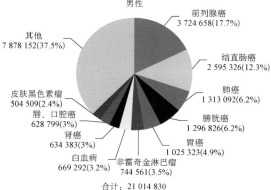

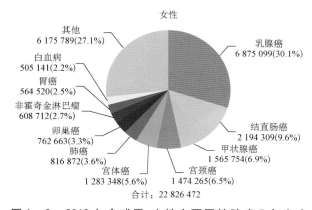

图 1-3　2018 年全球男、女性主要恶性肿瘤 5 年患病分布

(3)年龄和性别分布

恶性肿瘤的发生与年龄和性别关系密切。根据 Globocan 数据,2018 年最小年龄组(0～14 岁)的恶性肿瘤(除外非黑色素瘤)发病率最低,为 10.3/100 000,到 40～44 岁增加至 147.8/100 000,60～64 岁发病率为 738.3/100 000。70 岁以上年龄组的恶性肿瘤发病率高达 1 486.0/100 000,约为 0～14 岁组的 144 倍,为全年龄段发病率(197.9/100 000)的 7.5 倍。小年龄组(0～14 岁)的男、女性恶性肿瘤发病率接近。15～54 岁年龄组女性的恶性肿瘤发病率始终高于男性,55 岁之后男性的发病率开始反超女性。随着年龄的增长,男、女性之间的恶性肿瘤发病率差异越来越显著(图 1-4)。

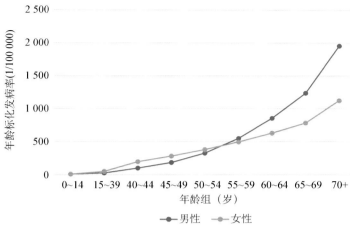

图 1-4　2018 年全球男、女性各年龄组恶性肿瘤发病率

儿童、青少年恶性肿瘤的发生极为罕见。2018 年估计全球 0～14 岁病例为 20.0 万例（男性 11.5 万例，女性 8.5 万例），占全球新发病例的 1.11%。男、女性 0～14 岁的儿童恶性肿瘤发病率分别为 11.4/100 000 和 9.1/100 000。其中主要高发的恶性肿瘤为白血病、中枢神经系统恶性肿瘤、肾恶性肿瘤以及非霍奇金淋巴瘤和霍奇金淋巴瘤。

在 15～54 岁的人群中，估计全球恶性肿瘤发病人数为 456 万人（男性 182 万，女性 274 万），占全球新发病人数的 25.23%。这一年龄组女性发病率为 123.2/100 000，高于男性（89.6/100 000）。女性主要高发恶性肿瘤为乳腺癌、宫颈癌、甲状腺癌、结直肠癌和卵巢癌，而男性主要为肺癌、肝癌、结直肠癌、胃癌和唇、口腔癌。

55 岁以后年龄组估计全球恶性肿瘤发病人数为 1 483 万人（男性 822 万，女性 661 万），占全球新发病人数的 73.66%。这一年龄组男性发病率为 938.9/100 000，高于女性（661.2/100 000）。男性主要高发恶性肿瘤为前列腺癌、肺癌、结直肠癌、胃癌和肝癌，而女性主要为乳腺癌、结直肠癌、肺癌、宫体癌和胃癌。男、女性恶性肿瘤发病率趋势在 55 岁左右产生交叉，主要原因是由于宫颈癌、乳腺癌等女性主要恶性肿瘤的发病年龄相对较早，导致 55 岁之前女性恶性肿瘤发病率高于男性。而在 55 岁之后男性中高发的恶性肿瘤如肺癌和前列腺癌发病率急剧上升，导致 55 岁之后男性恶性肿瘤发病率高于女性（表 1-2）。

表 1-2　不同年龄组男、女性发病排名前五恶性肿瘤及其发病率（1/100 000）

发病率排名	0～14 岁		15～54 岁		≥55 岁	
	男性	女性	男性	女性	男性	女性
1	白血病(3.8)	白血病(2.9)	肺癌(8.0)	乳腺癌(40.4)	前列腺癌(185.2)	乳腺癌(163.0)
2	脑和中枢神经系统肿瘤(1.3)	脑和中枢神经系统肿瘤(1.1)	肝癌(7.7)	宫颈癌(14.7)	肺癌(181.5)	结直肠癌(84.6)
3	非霍奇金淋巴瘤(1.1)	肾癌(0.66)	结直肠癌(7.7)	甲状腺癌(12.3)	结直肠癌(129.4)	肺癌(80.7)
4	肾癌(0.64)	非霍奇金淋巴瘤(0.62)	胃癌(5.1)	结直肠癌(6.6)	胃癌(86.6)	宫体癌(37.5)
5	霍奇金淋巴瘤(0.52)	霍奇金淋巴瘤(0.26)	唇、口腔癌(4.1)	卵巢癌(5.6)	肝癌(64.8)	胃癌(35.3)
合计	全部(11.4)	全部(9.1)	全部(80.6)	全部(123.2)	全部(1 143.4)	全部(755.4)

1.1.2 全球不同地区恶性肿瘤分布情况

不同类型的肿瘤在世界各地区的分布具有显著的差异,这些差异可以帮助我们了解恶性肿瘤的发生原因,并以此采取预防和控制措施。全球不同地区恶性肿瘤发病水平差异较大。西欧、北欧、北美地区以及澳大利亚、新西兰等发达国家肿瘤发病水平均处于较高水平,0~74岁累计发病风险均在30%以上;东亚、中东欧、南美地区国家发病率处于中高水平,0~74岁累计发病风险在20%~30%;而南亚、中东、中美洲和非洲大部分地区肿瘤发病率处于

较低水平,0~74岁累计发病风险在10%~20%。各地区发病风险随着人类发展指数有着显著正相关性。

全球各地的累计死亡风险的差异分布与发病风险分布之间存在显著差异。北美国家和澳大利亚、新西兰等极高人类发展指数国家0~74岁累计死亡风险均不到10%,而东亚、中东欧地区等较高人类发展指数国家相对死亡风险较高;非洲、南亚地区等中低人类发展指数国家发病风险较低,相应死亡风险也较低(表1-3)。

表1-3 全球各地区恶性肿瘤发病与死亡数据

地区与国家	发病						死亡					
	合计		男性		女性		合计		男性		女性	
	新发病例数	0~74岁累计风险(%)	新发病例数	0~74岁累计风险(%)	新发病例数	0~74岁累计风险(%)	死亡数	0~74岁累计风险(%)	死亡数	0~74岁累计风险(%)	死亡数	0~74岁累计风险(%)
东非	332 177	13.47	129 476	11.56	202 701	15.20	230 968	10.21	94 731	8.89	136 237	11.40
中非	95 735	10.86	41 407	10.62	54 328	11.23	68 763	8.30	30 852	8.01	37 911	8.66
北非	283 219	14.27	13 4627	14.69	148 592	13.94	178 754	9.39	96 874	10.64	81 880	8.22
南非	114 582	19.93	50 814	22.35	63 768	18.54	61 670	11.33	30 106	13.54	31 564	9.84
西非	229 459	11.42	90 232	10.10	139 227	12.72	153 332	8.26	63 968	7.36	89 364	9.14
加勒比地区	111 933	20.23	57 728	22.41	54 205	18.28	63 075	10.42	34 354	11.69	28 721	9.29
中美	256 782	14.70	115 751	14.53	141 031	14.90	119 168	6.86	57 609	6.83	61 559	6.89
南美	1 044 017	20.56	509 014	22.40	535 003	19.12	490 515	9.51	253 762	10.76	236 753	8.43
北美	2 378 785	33.13	1 274 306	36.25	1 104 479	30.31	698 266	9.64	367 738	10.82	330 528	8.58
东亚	5 622 367	21.54	3 108 655	24.23	2 513 712	18.91	3 456 734	12.88	2 136 217	16.36	1 320 517	9.35
东南亚	989 191	15.29	478 093	16.33	511 098	14.52	631 190	10.14	345 482	11.95	285 708	8.57
中南亚	1 739 497	10.26	859 799	10.57	879 698	10.02	1 167 183	7.22	619 488	7.84	547 695	6.62
西亚	399 877	17.51	210 004	19.94	189 873	15.55	221 957	10.17	130 276	12.75	91 681	7.81
中东欧	1 240 057	24.95	612 026	29.43	628 031	21.98	699 446	13.84	385 301	18.83	314 145	10.16
西欧	1 370 332	31.24	752 802	34.94	617 530	27.73	548 355	10.99	307 423	13.28	240 932	8.82
南欧	933 181	27.55	516 339	31.78	416 842	23.72	422 054	10.60	246 579	13.53	175 475	7.91
北欧	686 092	30.44	366 351	33.07	319 741	28.01	273 623	10.32	146 289	11.58	127 334	9.14
澳大利亚/新西兰	233 773	41.53	140 821	49.06	92 952	33.28	59 247	9.39	33 374	10.75	25 873	8.07
美拉尼西亚	15 379	20.05	6 840	20.76	8 539	19.78	9 257	13.07	4 375	13.94	4 882	12.48
波利尼西亚	1 539	23.68	805	26.56	734	21.05	838	13.08	472	15.52	366	10.77
密克罗尼西亚	983	18.93	528	21.29	455	16.48	632	11.99	370	14.56	262	9.44
低人类发展指数国家	672 218	11.79	270 241	10.52	401 977	13.02	464 569	8.80	196 682	7.92	267 887	9.66
中等人类发展指数国家	2 828 475	11.94	1 364 853	12.30	1 463 622	11.67	1 861 723	8.21	984 221	9.08	877 502	7.42

地区与国家	发 病						死 亡					
	合计		男性		女性		合计		男性		女性	
	新发病例数	0～74岁累计风险（%）	新发病例数	0～74岁累计风险（%）	新发病例数	0～74岁累计风险（%）	死亡数	0～74岁累计风险（%）	死亡数	0～74岁累计风险（%）	死亡数	0～74岁累计风险（%）
高人类发展指数国家	6 515 063	19.97	3 476 436	22.24	3 038 627	17.88	4 020 422	12.36	2 425 680	15.46	1 594 742	9.34
极高人类发展指数国家	8 054 578	29.05	4 340 394	32.72	3 714 184	25.88	3 204 212	10.52	1 776 814	12.81	1 427 398	8.47
全球	18 078 957	20.20	9 456 418	22.41	8 622 539	18.25	9 555 027	10.63	5 385 640	12.71	4 169 387	8.70

资料来源：IARC，Globocan 2018，Cancer Observatory

1.1.3 全球肿瘤发病率和死亡率变化趋势

从全球范围来看，无论男性还是女性，澳大利亚恶性肿瘤的发病率都位列全球第1，蒙古的年龄标化死亡率最高。如美国、欧洲等人类发展指数高的地区肿瘤年龄标化发病率普遍偏高，而如印度、非洲等人类发展指数低的地区发病率通常较低。中国恶性肿瘤发病率处于一般水平，略高于全球平均水平，但是死亡率显著较高（图1-5）。

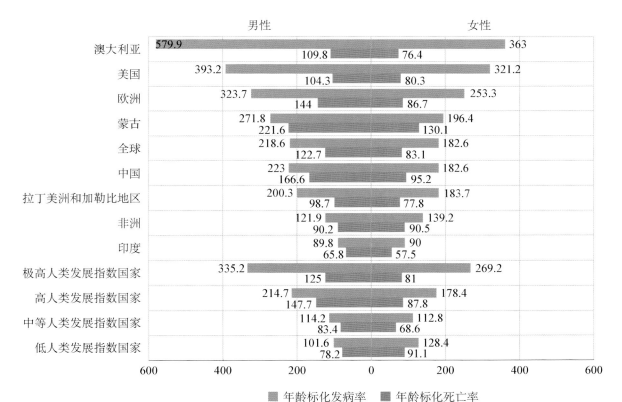

图1-5 全球不同地区男、女性年龄标化发病率和死亡率（1/100 000）比较

尽管欧美发达国家的恶性肿瘤发病率高,但其死亡率却较低,发病率和死亡率之间差距较大;中国、非洲等恶性肿瘤发病率不算高的国家和地区其死亡率却比发病率高的欧美国家要高,发病率和死亡率之间的差异较小。不同国家和地区年龄标化发病率与死亡率的差距可能由以下几个原因造成:① 瘤谱的差异。不同经济发展水平的国家瘤谱差异巨大,低收入国家肝癌、胃癌、宫颈癌等与病原体感染相关的恶性肿瘤发病率较高,而该类肿瘤相对预后较差,而高收入国家虽然恶性肿瘤发病率高,但是主要以乳腺癌、前列腺癌、结直肠癌等为主,相对预后较好,导致了发病率与死亡率之间的差异。② 发达国家或地区恶性肿瘤的诊治和早期筛查技术可以及时有效地发现肿瘤,加上健全的肿瘤登记制度,让恶性肿瘤的发现率、登记率提高,使得发病率提升。③ 通过筛查技术,发达国家或地区患者能够及时发现肿瘤,从而在肿瘤早期得到治疗,可以获得比较好的生存和生活质量。相反,在欠发达国家或地区,由于不少恶性肿瘤直到晚期才会发现,其治疗水平又相对落后,从而导致了发病率与死亡率差异较小。④ 发达国家或地区医院拥有更好的治疗条件和技术,患者对优质医疗卫生服务的可及性较好,经规范治疗后预后更佳。

全球各地区癌症发病风险不同,由于各地区人口基数不同,最终呈现的不同地区患者发病人数负担不尽相同。在非洲和大洋洲肿瘤的发病人数较少。由于庞大的人口基数,亚洲的肿瘤发病人数接近全球发病人数的一半左右,其次为欧洲和美洲。亚洲有超过一半的新发病例来自东亚,其中又以中国的肿瘤新发病例最多。中国的肿瘤新发病例人数位列世界第1。南亚地区的肿瘤发病人数位列亚洲第2,主要以印度的肿瘤病例为主;美洲的肿瘤新发病例中,以北美居多,拉美和加勒比地区报告的肿瘤新发病例仅占美洲的约1/3。而北美的肿瘤新发病例绝大部分来自美国。欧洲各地区的肿瘤发病例数相比而言就显得较为平均,其中中、东欧发病人数最多,其次为西欧、南欧和北欧。欧洲肿瘤发病人数最多的国家为俄罗斯,其次为德国(图1-6)。

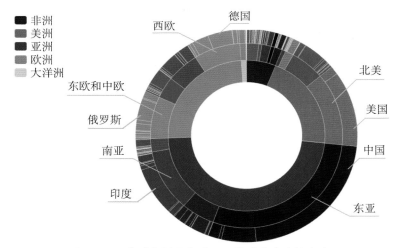

图1-6　全球各洲及各地区恶性肿瘤发病的占比

1975～2010年,全球大部分国家的肿瘤发病率很难看出有固定不变的趋势。从20世纪80年代至今全球各国男、女性的年龄标化发病率总体是上升的(但也有例外,中国男性的年龄标化发病率有向下的趋势)。在某些国家,如斯洛伐克、哥伦比亚和丹麦,整个阶段的发病率都是持续上升的;而在诸如美国和日本的男性中,有先上升后下降的过程。有些观察到的现象可以有很明确的解释,如90年代,美国和澳大利亚的男性发病率快速上升并达到顶峰,是由于引入前列腺特异抗原(prostate specific antigen, PSA),使前列腺癌诊断人数迅速上升而导致的。而吸烟人数的改变也是导致在经过一段时间的延迟后,发病率和死亡率改变的重要因素(图1-7)。

在年龄标化死亡率方面,男性和女性在大部分国家都有着较为一致的下降趋势(中国除外)。死亡率极高的国家(如丹麦)和极低的国家(如哥斯达黎加),各自的死亡率都有显著的下降。而全球发病率上升、死亡率下降的大环境也提示了肿瘤患者生存得以改善。这一改善应归功于更好的治疗方法和早期发现策略(如筛查)(图1-8)。

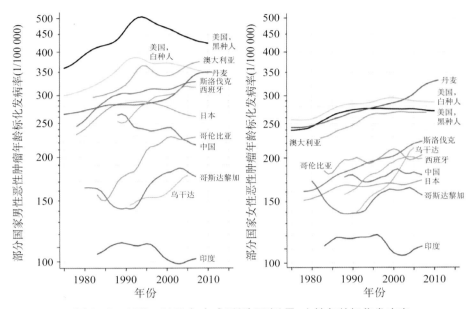

图1-7 1975～2010年全球(所选国家)男、女性年龄标化发病率

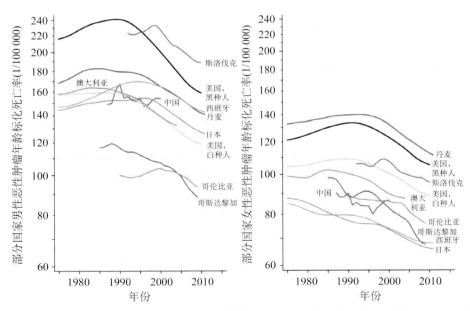

图1-8 1975～2010年全球(所选国家)男、女性年龄标化死亡率

资料来源:WHO,World Cancer Report 2014

1990～2013年间全球各国年龄标化的发病率大多呈上升趋势,仅俄罗斯和东欧、非洲部分国家有下降趋势。中国、日本、印度、澳大利亚、加拿大等国家恶性肿瘤年龄标化总发病率上升幅度在10%以

内,美国、瑞典等国家发病增长幅度在 10%~20% 之间,而东南亚各国、巴西、丹麦和墨西哥以及部分非洲国家的年龄标化发病率显著增加,超过 20%。

全球大部分地区肿瘤的年龄标化死亡率呈下降趋势,大部分国家如美国、俄国、加拿大、中国、澳大利亚、印度、日本等肿瘤的年龄标化死亡率下降了 10%~20%,南美和非洲部分国家以及蒙古下降不到 10%,南非、英国等下降了超过 20%。仍有部分国家肿瘤的年龄标化死亡率在 1993~2013 年间发生了上升,如东南亚和非洲以及南美、中东和东欧的部分国家。

由于人口的增加以及老龄化的影响,1990~2013 年各类肿瘤导致的生命损失年(years of life lost,YLL;指该年龄期望寿命与因病早逝年龄之间的差值)总体上都是上升的。仅胃癌、白血病和霍奇金淋巴瘤的绝对 YLL 分别下降了 2.5%、9.0% 和 40.5%。而经过年龄标化后的 YLL,大部分呈下降趋势,仅胰腺癌和间皮瘤年龄标化 YLL 分别升高了 1.4% 和 9.9%。与 1990 年相比,2013 年气管、支气管和肺癌导致的 YLL 仍旧保持第 1 的位置,YLL 绝对值增长了 39.2%,而年龄标化的 YLL 下降了 17.6%。胃癌导致的 YLL 从 1990 年的第 2 位下降到了第 3 位,而肝癌从第 3 位上升到了第 2 位,结直肠癌仍保持在第 4 位。乳腺癌和食管癌从第 6、第 7 位分别上升了 1 位。胰腺癌 YLL 从第 11 位上升至第 8 位,幅度较大(图 1-9)。

1990年		2013年			
排名	肿瘤	肿瘤	排名	绝对YLL变化(%)	年龄标化YLL变化(%)
1	气管、支气管和肺癌	气管、支气管和肺癌	1	39.2	-17.6
2	胃癌	肝癌	2	42.2	-13.7
3	肝癌	胃癌	3	-2.5	-41.9
4	结直肠癌	结直肠癌	4	43.9	-15.6
5	白血病	乳腺癌	5	36.9	-19.6
6	乳腺癌	食管癌	6	31.9	-22.8
7	食管癌	白血病	7	-9.0	-31.0
8	宫颈癌	胰腺癌	8	73.7	1.4
9	脑和中枢神经系统肿瘤	宫颈癌	9	13.7	-32.4
10	非霍奇金淋巴瘤	脑和中枢神经系统肿瘤	10	26.4	-13.4
11	胰腺癌	非霍奇金淋巴瘤	11	42.3	-3.7
12	卵巢癌	卵巢癌	12	50.0	-11.4
13	膀胱癌	前列腺癌	13	69.7	-4.0
14	胆囊与胆管癌	唇、口腔癌	14	52.4	-9.9
15	前列腺癌	肾癌	15	43.9	-8.8
16	唇、口腔癌	膀胱癌	16	17.9	-31.4
17	肾癌	胆囊与胆管癌	17	11.3	-35.4
18	喉癌	其他咽癌	18	54.7	-9.3
19	鼻咽癌	喉癌	19	5.8	-37.5
20	霍奇金淋巴瘤	鼻咽癌	20	3.9	-35.5
21	其他咽癌	多发性骨髓瘤	21	64.3	-3.8
22	宫体癌	宫体癌	22	35.6	-20.0
23	皮肤恶性黑色素瘤	皮肤恶性黑色素瘤	23	32.6	-19.3
24	多发性骨髓瘤	霍奇金淋巴瘤	24	-40.5	-55.5
25	甲状腺癌	间皮瘤	25	82.9	9.9
26	间皮瘤	甲状腺癌	26	29.8	-21.8
27	睾丸癌	睾丸癌	27	11.4	-23.4

图 1-9 1990~2013 年各类肿瘤导致生命损失年(YLL)变化情况

资料来源:Fitzmaurice C,et al. JAMA Oncology,2015,1(4):505

1.1.4　全球肿瘤未来发病率和死亡率预测

根据 Globocan 2018 年的预测数据,2018～2040 年即使各类恶性肿瘤的年度变化百分比(annual percent change,APC)不发生变化,由于人口增长和老龄化等人口学变化,全球恶性肿瘤的发病人数和死亡人数仍会大幅上升。2018 年全球肿瘤发病人数为 1 807.90 万人,而到了 2040 年,预计发病人数将达到 2 953 万人,增长 63.4%;2018 年 956 万肿瘤死亡人数也将在 2040 年上升至 1 639 万人,增长 71.5%(图 1-10)。20 年后,全球恶性肿瘤患病人数的大幅增长,将给人类造成巨大的压力。因此在全球范围内加强对肿瘤的预防和控制迫在眉睫,要积极降低恶性肿瘤的发病与死亡,减缓日益增加的肿瘤负担。

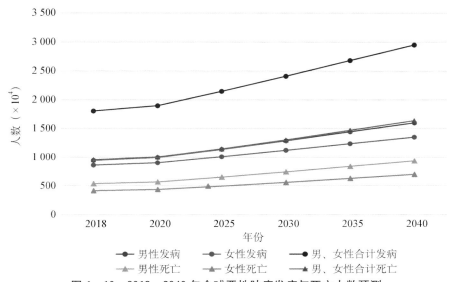

图 1-10　2018～2040 年全球恶性肿瘤发病与死亡人数预测

资料来源:IARC,Cancer Tomorrow Prediction,Cancer Observatory

1.2　中国恶性肿瘤的流行状况

随着近年来社会经济的发展、生活方式的改变和人口老龄化的加剧,中国大部分恶性肿瘤的发病率和死亡率呈上升趋势。中国恶性肿瘤已经超过心脏病和脑血管疾病,跃居中国城乡居民死因的首位。

1.2.1　中国肿瘤发病和死亡状况

(1)中国恶性肿瘤总体发病与死亡情况

2015 年,全国新发恶性肿瘤病例数约为 392.9 万例,相当于每天有超过 1 万人被诊断为恶性肿瘤;全国恶性肿瘤死亡例数约为 233.8 万人。

根据 IARC 的预测,到 2030 年,我国恶性肿瘤的新发病和死亡人数将分别达到 569.6 万和 408.0 万人。

男、女性恶性肿瘤的年龄标化发病率(age-standardized rate,ASR;采用中标率,即 2000 年中国人口标化率)分别为 207.99/100 000 和 175.46/100 000。男、女性恶性肿瘤发病的部位顺位有着显著不同,男、女性发病顺位前十位的肿瘤部位如表 1-4 所示。其中,男性发病率最高的恶性肿瘤分别为肺癌、胃癌和肝癌,分别占男性所有恶性肿瘤的 24.17%、13.06% 和 12.74%;女性发病率最高的恶性肿瘤分别为乳腺癌、肺癌和结直肠癌,分别占女性所有恶性肿瘤的 17.10%、15.02% 和 9.17%。

表1-4 2015年中国男、女性恶性肿瘤发病排名前十情况

排位	男性					女性			
	肿瘤	病例数 （万人）	发病率 （1/10⁵）	百分比 （%）	中标率 （1/10⁵）	肿瘤	病例数 （万人）	发病率 （1/10⁵）	百分比 （%）	中标率 （1/10⁵）
	合计	215.1	305.47	100.00	207.99	合计	177.8	265.21	100.00	175.46
1	肺癌	52.0	73.90	24.17	48.68	乳腺癌	30.4	45.29	17.10	31.54
2	胃癌	28.1	39.95	13.06	26.54	肺癌	26.7	39.78	15.02	23.77
3	肝癌	27.4	38.98	12.74	26.63	结直肠癌	16.3	24.25	9.17	14.79
4	结直肠癌	22.5	28.64	10.46	21.36	甲状腺癌	15.1	22.56	8.49	18.29
5	食管癌	17.7	28.15	8.23	16.50	胃癌	12.2	18.15	6.86	11.09
6	前列腺癌	7.2	8.58	3.35	6.59	宫颈癌	11.1	16.56	6.24	11.08
7	膀胱癌	6.2	8.4	2.88	5.79	肝癌	9.6	14.26	5.40	8.64
8	胰腺癌	5.4	7.23	2.51	5.06	宫体癌	6.9	10.28	3.88	6.86
9	淋巴瘤	5.2	6.76	2.42	5.37	食管癌	6.9	10.25	3.88	5.92
10	脑瘤	5.0	6.66	2.32	5.41	脑瘤	5.7	8.43	3.21	5.87

肺癌是导致恶性肿瘤死亡中最常见的死因，2015年全国死于肺癌的男性有43.3万人，占所有恶性肿瘤死亡的29.26%。其次是肝癌、胃癌和食管癌以及结直肠癌。男性中，排名前十的恶性肿瘤死亡占了所有恶性肿瘤死亡的87.57%。女性中，肺癌同样也是导致恶性肿瘤死亡中最主要的恶性肿瘤类型，预计死于肺癌的女性为19.7万人，占所有恶性肿瘤死亡的22.96%。其次是胃癌、肝癌、结直肠癌和乳腺癌。虽然乳腺癌发病率在女性中排名第1位，但其死亡率仅列第5位。女性中，排名前十的恶性肿瘤死亡占了所有恶性肿瘤死亡的80.42%（表1-5）。

表1-5 2015年中国男、女性恶性肿瘤死亡排名前十情况

排位	男性					女性			
	肿瘤	死亡数 （×10⁴）	死亡率 （1/10⁵）	百分比 （%）	中标率 （1/10⁵）	肿瘤	死亡数 （×10⁴）	死亡率 （1/10⁵）	百分比 （%）	中标率 （1/10⁵）
	合计	148.0	210.10	100.00	139.13	合计	85.8	128.00	100.00	75.92
1	肺癌	43.3	61.52	29.26	40.15	肺癌	19.7	29.43	22.96	16.77
2	肝癌	24.2	34.31	16.35	23.26	胃癌	9.0	13.37	10.49	7.72
3	胃癌	20.1	28.59	13.58	18.75	肝癌	8.4	12.60	9.79	7.43
4	食管癌	13.7	19.45	9.26	12.66	结直肠癌	7.8	11.58	9.09	6.47
5	结直肠癌	11.0	15.56	7.43	10.08	乳腺癌	7.0	10.50	8.16	6.67
6	胰腺癌	4.8	6.88	3.24	4.50	食管癌	5.1	7.62	5.94	4.17
7	白血病	3.2	4.51	2.16	3.53	胰腺癌	3.6	5.41	4.20	3.07
8	脑瘤	3.1	4.40	2.09	3.23	宫颈癌	3.4	5.04	3.96	3.29
9	淋巴癌	3.1	4.38	2.09	3.02	脑瘤	2.5	3.77	2.91	2.57
10	前列腺癌	3.1	4.36	2.09	2.61	卵巢癌	2.5	3.73	2.91	2.38

（2）中国恶性肿瘤发病和死亡在不同年龄人群中的分布

无论男性还是女性，在40岁之前肿瘤的发病率均处于较低水平，但在40岁之后，男、女性的肿瘤发病率均急剧上升，其发病率在80～84岁组达到最高峰，而发病人数最多的年龄段为60～64岁。在50岁之前，女性恶性肿瘤发病率高于男性，但是进入50～54岁年龄组，男、女性发病率产生交叉，男性发病率上升速率显著高于女性，两者发病差距随年龄上升越发明显（图1-11）。

在不同年龄组，恶性肿瘤的好发部位也有所不同。在0～14岁的儿童中，2013年有1.06万名男孩

和 0.78 万名女孩发病。在男孩中,排名前三的肿瘤分别为白血病、脑和中枢神经系统恶性肿瘤及淋巴瘤;在女孩中,排名前三的肿瘤分别为白血病、脑和中枢神经系统恶性肿瘤及骨肉瘤等骨肿瘤。女性在

15～59 岁,乳腺癌的发病位列女性所有新发恶性肿瘤之首。在 60 岁及以上年龄组的女性,恶性肿瘤发病排名前二位的部位转变为肺和结直肠。男性 45 岁以上各年龄组发病排名第 1 位的均为肺癌(表 1 - 6)。

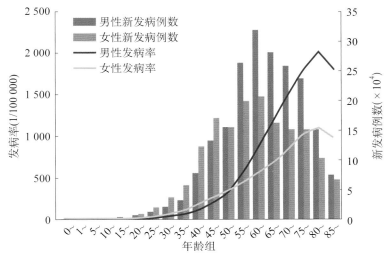

图 1 - 11　2013 年中国各年龄组男、女性恶性肿瘤新发病例数与发病率

表 1 - 6　2013 年中国男、女性各年龄组排名前五恶性肿瘤发病估计数

肿瘤	所有年龄	0～14 岁		15～44 岁		45～59 岁		60～79 岁		≥80 岁	
		肿瘤	发病数(×10⁴)	肿瘤	发病数(×10⁴)	肿瘤	发病数(×10⁴)	肿瘤	发病数(×10⁴)	肿瘤	发病数(×10⁴)
男性											
全部	204.86	全部	1.06	全部	15.93	全部	55.38	全部	109.69	全部	22.8
肺癌	48.88	白血病	0.46	肝癌	3.34	肺癌	11.62	肺癌	29.41	肺癌	6.27
胃癌	29.88	脑和中枢神经系统肿瘤	0.18	甲状腺癌	1.67	肝癌	10.12	胃癌	18.19	胃癌	3.12
肝癌	26.76	淋巴瘤	0.08	肺癌	1.58	胃癌	7.39	食管癌	12.26	结直肠癌	2.4
结直肠癌	19.97	骨癌	0.05	结直肠癌	1.37	结直肠癌	5.42	肝癌	11.32	食管癌	2.09
食管癌	19.63	肾癌	0.04	胃癌	1.17	食管癌	4.93	结直肠癌	10.77	肝癌	1.94
女性											
全部	163.34	全部	0.78	全部	25.28	全部	52.66	全部	67.51	全部	17.11
乳腺癌	27.88	白血病	0.32	乳腺癌	6.75	乳腺癌	13.13	肺癌	13.35	肺癌	4.05
肺癌	24.4	脑和中枢神经系统肿瘤	0.13	甲状腺癌	4.58	肺癌	5.74	结直肠癌	7.69	结直肠癌	2.15
结直肠癌	14.82	骨癌	0.04	宫颈癌	3.04	宫颈癌	4.72	乳腺癌	7.24	胃癌	2.04
胃癌	12.83	淋巴瘤	0.04	肺癌	1.25	甲状腺癌	4.48	胃癌	6.81	食管癌	1.51
甲状腺癌	10.82	卵巢癌	0.03	结直肠癌	1.14	结直肠癌	3.83	食管癌	5.19	肝癌	1.51

　　年龄组别死亡率在 45 岁之前均处于较低水平,45 岁之后男、女性恶性肿瘤的死亡率均明显上升。在所有年龄组,男性的死亡率始终高于女性,其死亡率的差距随着年龄上升逐步拉大。男、女性恶性肿瘤死亡人数随年龄的增加而上升,并在 60～79 岁年龄组达到最高水平(图 1 - 12)。

无论在男性还是女性,恶性肿瘤的死亡发生在 60～79 岁的人数最多。白血病、脑和中枢神经系统肿瘤、淋巴瘤是男孩中恶性肿瘤死亡的前三大原因;在女孩中,导致恶性肿瘤死亡的前三大原因分别是白血病、脑和中枢神经系统肿瘤及骨肿瘤。肺癌在男性和女性中均是导致死亡的首要原因,且在男性 60 岁及以上组和女性的 45 岁及以上组中,肺癌导致的死亡都位列第 1 位。乳腺癌是 15～44 岁女性的头号杀手,45 岁以后则被肺癌所取代。而男性 15～59 岁这一年龄组中,肝癌是导致死亡的最主要原因。随着年龄的增长,结直肠癌在男、女性肿瘤死亡中的排位也逐步升高(表 1－7)。

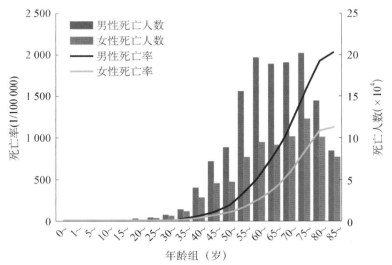

图 1－12　2013 年中国各年龄组男、女性恶性肿瘤死亡人数与死亡率

表 1－7　2013 年中国男、女性各年龄组排名前五恶性肿瘤死亡估计数

肿瘤	所有年龄	0～14 岁		15～44 岁		45～59 岁		60～79 岁		≥80 岁	
		肿瘤	死亡数 $(\times 10^4)$	肿瘤	死亡数 $(\times 10^4)$	肿瘤	死亡数 $(\times 10^4)$	肿瘤	死亡数 $(\times 10^4)$	肿瘤	死亡数 $(\times 10^4)$
男性											
全部	140.62	全部	0.47	全部	7.40	全部	318.70	全部	77.90	全部	22.98
肺癌	40.19	白血病	0.20	肝癌	2.50	肝癌	83.30	肺癌	24.40	肺癌	6.81
肝癌	23.39	脑和中枢神经系统肿瘤	0.13	肺癌	1.01	肺癌	79.60	胃癌	12.84	胃癌	3.51
胃癌	20.81	淋巴瘤	0.02	白血病	0.68	胃癌	38.80	肝	10.41	食管癌	2.30
食管癌	14.54	肝癌	0.02	胃癌	0.58	食管癌	29.50	食管癌	9.11	结直肠癌	2.14
结直肠癌	9.41	骨癌	0.01	结直肠癌	0.49	结直肠癌	17.60	结直肠癌	5.01	肝癌	2.11
女性											
全部	82.31	全部	0.36	全部	5.58	全部	172.00	全部	41.28	全部	17.89
肺癌	18.88	白血病	0.15	乳腺癌	0.90	肺癌	33.40	肺癌	10.42	肺癌	4.40
胃癌	9.31	脑和中枢神经系统肿瘤	0.09	肺癌	0.72	乳腺癌	24.70	胃癌	4.89	胃癌	2.35
肝癌	8.20	骨癌	0.02	胃癌	0.51	肝癌	18.20	肝癌	4.29	结直肠癌	2.05
结直肠癌	7.08	白血病	0.01	肝癌	0.48	胃癌	15.50	食管癌	3.67	食管癌	1.76
乳腺癌	6.46	肾癌	0.01	宫颈癌	0.45	结直肠癌	12.00	结直肠癌	3.47	肝癌	1.61

（3）中国恶性肿瘤发病和死亡在不同地区间的分布

我国幅员辽阔，各地经济水平、生活环境和生活习惯有所不同，不同恶性肿瘤在我国不同地区的发病率有较大差异，包括城乡差异和地区差异。

我国疾病监测点资料显示，农村的恶性肿瘤发病率为 182.4/100 000，而城市为 189.8/100 000，略高于农村。城市的食管癌和胃癌的发病率分别为 8.9/100 000 和 18.4/100 000，农村的食管癌和胃癌的发病率则高达 19.8/100 000 和 24.9/100 000，远高于城市。结直肠癌、女性乳腺癌、前列腺癌在城市中的发病率分别为 20.2/100 000、33.4/100 000 和 8/100 000，显著高于农村地区的 13.6/100 000、22.1/100 000 和 3.4/100 000。

我国中部地区的食管癌和胃癌发病率高于东部和西部地区。肝癌的发病从东部到西部有逐渐上升的趋势，而女性的乳腺癌，从东部到西部有逐渐下降的趋势（表 1 - 8）。

表 1 - 8　中国城乡与不同地区各部位恶性肿瘤发病率（1/100 000）比较

地区分类	发病率	食管癌	胃癌	结直肠癌	肝癌	肺癌	乳腺癌（女性）	宫颈癌	前列腺癌	肾癌	膀胱癌	淋巴瘤	白血病
所有地区	186.2	14.1	21.5	17.1	18.4	36.2	28.0	10.3	5.8	3.4	3.6	4.2	5.0
城市	189.8	8.9	18.4	20.2	16.1	35.6	33.4	10.1	8.0	4.4	4.1	4.9	5.1
农村	182.4	19.8	24.9	13.6	20.8	36.8	22.1	10.5	3.4	2.2	2.9	3.5	4.8
东部地区	186.4	13.3	20.2	17.6	16.8	35.3	30.4	9.2	6.6	3.8	3.8	4.5	5.2
中部地区	188.4	16.3	25.6	15.4	20.6	38.9	24.6	12.8	4.0	2.5	2.9	3.8	4.5
西部地区	182.3	13.9	20.6	17.4	22.2	35.9	22.1	11.2	5.4	2.6	3.4	3.7	4.7
东部（城市）	192.4	7.9	17.3	21.0	15.1	34.7	35.9	9.4	8.7	4.9	4.3	5.2	5.5
中部（城市）	184.3	10.7	20.1	17.9	17.8	38.6	29.4	12.0	5.7	3.4	3.6	4.1	4.3
西部（城市）	189.7	11.8	22.5	19.7	19.2	36.0	26.5	11.1	7.4	3.5	3.6	4.8	4.7
东部（农村）	179.4	20.1	23.7	13.3	18.9	36.0	23.7	9.0	3.8	2.5	3.2	3.4	4.8
中部（农村）	191.8	20.9	30.1	13.4	23.0	39.1	20.6	13.5	2.6	1.7	2.3	3.5	4.7
西部（农村）	175.5	15.8	19.0	15.3	24.9	35.9	17.9	11.2	3.4	1.8	3.1	2.7	4.8

1.2.2　中国恶性肿瘤发病趋势

就所有类别的肿瘤而言，2000～2013 年男性总体肿瘤的发病保持稳定，但在女性中，每年约有 2% 的发病增长。在男性排名前十的恶性肿瘤当中，结直肠癌、胰腺癌、前列腺癌、膀胱癌、中枢神经系统肿瘤与白血病的年龄标化发病率呈现上升的趋势，而食管癌、胃癌、肝癌的发病率则稳步下降，肺癌的发病率保持平稳；女性人群中结直肠癌、肺癌、乳腺癌、宫颈癌、宫体癌、卵巢癌和甲状腺癌的年龄标化发病率有显著的上升趋势，尤其是甲状腺癌的发病增长迅猛，而食管癌、胃癌和肝癌的发病率与男性一样，呈下降趋势（图 1 - 13）。

1.2.3　中国恶性肿瘤死亡趋势变化

近 10 年来，男性结直肠癌、胰腺癌、前列腺癌和白血病的死亡率呈上升趋势，肺癌、膀胱癌、中枢神经系统肿瘤死亡率保持稳定。女性乳腺癌、宫颈癌、卵巢癌和甲状腺癌的年龄标化死亡率呈上升趋势，结直肠癌和宫体癌死亡率保持稳定，肺癌的死亡率则略微下降。男、女性在食管癌、肝癌和胃癌的年龄标化死亡率与发病率一样，均呈下降趋势（图 1 - 14）。

我国肿瘤死亡更久远的数据可追溯至 20 世纪 70 年代开始的全国死因调查。当时卫生部在全国范围内相继开展了 3 次以恶性肿瘤为重点的死因回顾性调查，基本明确了我国城乡居民的死亡率水平与主要死因。3 次死因调查反映了 1973～2005 年我国恶性肿瘤死亡的变化。

我国男性与女性粗死亡率 1973～1990 年和 1990～2004 年均上升。1973～1990 年死亡率上升了 45.90%，其中男性上升 59.58%，女性上升 26.23%；1990～2004 年死亡率上升了 25.51%，其中男性上升 26.14%，女性上升 24.90%。经过年龄标化后发现，1973～1990 年标化死亡率还是保持上升，男、女性合计死亡率上升了 24.81%，其中男性上升 36.09%，女性上升 8.16%。而 1990～2004 年标化

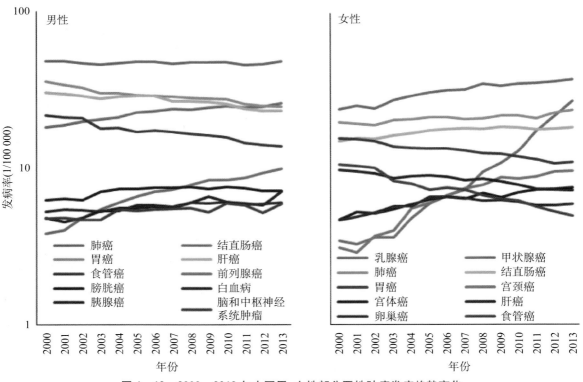

图 1-13　2000～2013 年中国男、女性部分恶性肿瘤发病趋势变化

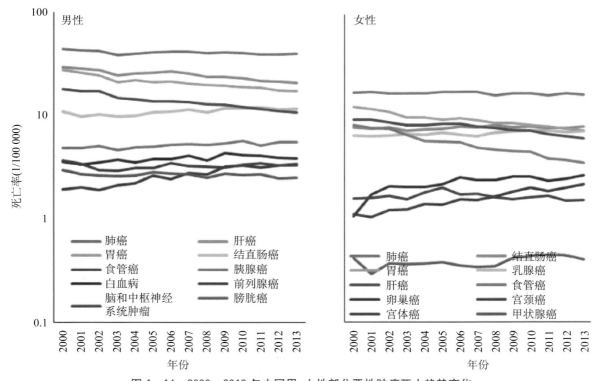

图 1-14　2000～2013 年中国男、女性部分恶性肿瘤死亡趋势变化

死亡率男、女性均有所下降,合计标化死亡率下降了 3.31%。由此可见,过去 30 年间我国居民中肿瘤死亡率是持续上升的,但是这其中有很大一部分归因于人口的老龄化,因此经过年龄标化后,死亡率上升幅度显著降低。但是 1973～1990 年年龄标化后死亡率上升幅度仍较大,尤其是男性死亡率上升了 36.09%。而 1990～2004 年间,随着生活和医疗条件的进一步改善,年龄标化的死亡率总体是下降的(表 1－9)。

表 1－9　全国 3 次死因调查中男、女性恶性肿瘤死亡率及其变化情况

年龄标化情况	死亡率(1/100 000)			1973～1990 年死亡率变化(%)	1990～2004 年死亡率变化(%)
	1973～1975 年	1990～1992 年	2004～2005 年		
年龄标化前					
男、女性合计	74.20	108.26	135.88	45.90	25.51
男性	84.54	134.91	170.17	59.58	26.14
女性	63.41	80.04	99.97	26.33	24.90
年龄标化后					
男、女性合计	75.60	94.36	91.24	24.81	-3.31
男性	90.80	123.57	119.56	36.09	-3.25
女性	61.30	66.30	63.70	8.16	-3.92

城乡比较的结果显示,1973～1990 年我国城市恶性肿瘤死亡率上升 7.29%,其中男性上升 16.34%,女性反而下降了 5.64%。而在农村地区,男、女性恶性肿瘤死亡率均有大幅上升,死亡率上升了 32.49%,其中男性上升 44.78%,女性上升 14.01%。1990～2004 年间,城市男、女性恶性肿瘤死亡率均有小幅的上升,而农村恶性肿瘤的死亡率则出现了下降(表 1－10)。

表 1－10　全国 3 次死因调查中城乡男、女性恶性肿瘤年龄标化死亡率及其变化情况

城乡	死亡率(1/100 000)			1973～1990 年死亡率变化(%)	1990～2004 年死亡率变化(%)
	1973～1975 年	1990～1992 年	2004～2005 年		
城市					
男、女性合计	83.70	89.80	91.41	7.29	1.79
男性	101.10	117.62	119.28	16.34	1.41
女性	67.00	63.22	65.01	-5.64	2.83
农村					
男、女性合计	72.80	96.45	91.19	32.49	-5.45
男性	87.20	126.25	119.72	44.78	-5.17
女性	59.40	67.72	63.00	14.01	-6.97

从各主要恶性肿瘤病种看,我国胃癌的标化死亡率经历了先上升后下降的过程。20 世纪 90 年代较 70 年代胃癌死亡率上升了 22.94%,2004 年死亡率又下降至 17.86/100 000;食管癌、宫颈癌和鼻咽癌的死亡率在两个时间段内均发生下降。90 年代肝癌、膀胱癌和白血病的死亡率较 70 年代有显著上升,但是 2004 年数据与 90 年代数据相比,无显著差异。进入 21 世纪后,女性的乳腺癌死亡率较 20 世纪 90 年代上升了 32.89%,结直肠癌也持续保持上升趋势。肺癌在 20 世纪 90 年代的调查中,死亡率较 70 年代数据上升了 171.25%,进入 21 世纪后,死亡率又上升了 33.25%。目前肺癌仍是所有恶性肿瘤中造成死亡人数最多的癌症(表 1－11)。

1.2.4　中国恶性肿瘤经济负担

恶性肿瘤在给患者带来痛苦的同时,也给人民群众和国家造成了极其严重的经济负担。2011～2015 年,我国恶性肿瘤患者住院费用逐年攀升,2011 年全国恶性肿瘤住院患者总支出费用为 961.8 亿元,2015 年这一数字更是高达 1 771.1 亿元。

表 1-11 全国 3 次死因调查中主要恶性肿瘤的年龄标化死亡率及其变化情况

死因	死亡率(1/100 000)			1973~1990 年死亡率变化(%)	1990~2004 年死亡率变化(%)
	1973~1975 年	1990~1992 年	2004~2005 年		
胃癌	17.7	21.76	17.86	22.94	-17.92
食管癌	17.1	15.02	9.97	-12.16	-33.62
肝癌	11.0	17.83	17.86	62.09	0.17
宫颈癌	5.7	1.64	0.94	-71.23	-42.68
肺癌	5.6	15.19	20.24	171.25	33.25
结直肠癌	4.2	4.54	4.67	8.10	2.86
白血病	2.5	3.53	3.43	41.20	-2.83
鼻咽癌	2.0	1.53	1.01	-23.50	-33.99
乳腺癌(女性)	1.5	1.49	1.98	-0.67	32.89
膀胱癌	0.5	0.85	0.85	70.00	0.00

恶性肿瘤给人们带来的经济负担不能单纯以疾病直接经济负担计算,还需要加上由于伤残或者死亡造成对未来经济发展和劳动力未来价值损失导致的间接经济负担。尽管目前这方面的研究和报道数量非常有限,异质性也非常大,但是可以根据过去的部分研究进行大致的推测。

2003 年国家卫生服务调查的结果显示,全国恶性肿瘤带来的直接经济负担为 284.5 亿元,其中门诊费用 78.76 亿元,住院费用 176.86 亿元,年购药费用 15.69 亿元,其他直接费用 13.20 亿元;间接经济负担为 583.99 亿元,高于其他各类慢性非传染性疾病,其中因恶性肿瘤短期失能造成的间接经济负担为 30.93 亿元,因长期失能造成的间接经济负担为 5.36 亿元,因早死造成的间接经济负担为 499.04 亿元,门诊、住院陪护间接费用为 48.66 亿元。与 2003 年相比,我国 2015 年仅住院费用就高出 10 倍之多,可见其带来的直接和间接经济负担之巨大。因此加大在肿瘤预防方面的投入,对未来减少肿瘤的经济负担有着深远的意义。

1.3 疾病频率测量指标

本节涉及多个描述恶性肿瘤的分布及其疾病严重程度的指标。疾病分布是指疾病在不同时间、不同空间和不同人群间的存在状态及其发生、发展的规律,主要描述疾病的发病、患病和死亡的群体现象。通常将研究疾病在不同时间、空间和人群间的分布称为"三间分布",可以比较完整清晰地描述疾病的基本状况。

描述恶性肿瘤流行特点,最常使用的指标是发病率、患病率、死亡率、病死率、生存率、伤残调整生命年等。

1.3.1 发病率

发病率(incidence rate)是指在一定时期内,一定范围人群中某病的新发病例(incidence)出现的频率。

$$发病率 = \frac{一定时期内某人群中某病的新发病例数}{同期该人群暴露人口数} \times K$$

$K = 100\%$、$1\,000‰$、$10\,000‱$等(后同此)。

需要注意的是:①分子为新发病例数,若在观察期间某人多次发病,应记作多个新发病例,但恶性肿瘤一般很少有在 1 年中同一肿瘤类别治愈后新发的情况,一般将初次诊断的时间作为发病时间。②暴露人口数是指观察期间内人群中可能发生观察疾病的人数,因此已经发生疾病的人不应计入暴露人口。分母同期人群暴露人口数多用观察期间内的平均人口数,观察时间大多采用的是 1 年。如以年为单位时,平均人口数一般为年初人口数与年末人口数之和除以 2,或是以当年年中(零时整)的人口数来表示。

发病率可按照不同的人口特征,如年龄、性别、地区、种族等分别计算,即计算发病专率。由于年龄和性别对疾病的发生都有影响,在比较不同人群、不同地区、不同年代的发病率时,一般应对发病率进行标准化处理。

1.3.2 患病率

患病率(prevalence rate)也称为现患率,是指某特定时间内某病所有新旧存活病例在总人口中所占的比例。患病率实质上是一种占比,一种比例(propor-tion)。患病率分为时点患病率和期间患病率。

时点患病率是指某一时点人口中,人群某病新旧病例数。一般观察时间不超过1个月。

$$时点患病率 = \frac{某一时点某人群中某病的新旧病例数}{该时点的人口数} \times K$$

期间患病率则是指在特定的一段时间内,某疾病新旧病例在同期平均人口中的比例。

$$期间患病率 = \frac{某观察期间某人群中某病的新旧病例数}{同期的平均人口数} \times K$$

在肿瘤统计中,时常会用3年患病率和5年患病率这样的指标。这些指标即为期间患病率,其分子为3年或5年中人群中某一或某些肿瘤新旧病例人数,分母为这3年或5年的平均人口数。

1.3.3 死亡率

死亡率(mortality rate)是指一定时期内,某人群中死亡人数的总数在该人群中所占的比例,是测量人群死亡危险的常用指标。

$$死亡率 = \frac{某人群某年死亡的总人数}{该人群该年的平均人口数} \times K$$

死亡率的计算方式与发病率相似,可以说死亡率是发病率中的一个特例,其观察事件为死亡,且死亡过程是单向的,即发生死亡之后便不再存在死亡风险。

与发病率相同,比较不同地区死亡率时,需要将死亡率进行标化,标化后的死亡率称为标化死亡率或调整死亡率。按照不同人口学特征,如年龄、性别、地区、种族等分别计算,也可计算出死亡专率。

1.3.4 病死率

病死率(case fatality rate)是指一定时期内,因某病死亡者占该病患者的比例,反映某病患者因该病死亡的危险性。

$$病死率 = \frac{某时期内因某病死亡的人数}{同期某病的患者数} \times K$$

病死率反映的是确诊某病患者的严重程度和致死概率,它受到疾病严重程度和诊疗水平的共同影响。随着医疗水平、病因、环境和素质等因素的变化,病死率可能也会发生变化。

发病率和病死率都会影响死亡率,可以近似理解为死亡率≈发病率×病死率。

1.3.5 生存率

生存率(survival rate),常使用的是"n年生存率",指的是接受每种治疗的患者中,经过n年随访尚存活的病例数所占的比例。

$$n年生存率 = \frac{随访满n年尚存活的病例数}{随访满n年的病例数} \times K$$

在肿瘤研究中,生存率是一个经常使用的指标,其反映了疾病对生命的危害程度,同时经常用于肿瘤的预后以及远期疗效的评价与研究。一般常用的生存率为1年生存率、3年生存率和5年生存率。某些预后较好的肿瘤类别,如甲状腺癌和乳腺癌,还会用到10年生存率。

1.3.6 伤残调整生命年

伤残调整生命年(disability-adjusted life year,DALY)是指从疾病的发生到死亡所损失的全部健康生命年。它包括两部分,一是早逝引起的生命损失年(YLL),指的是该年龄期望寿命与因病早逝年龄之间的差值;二是残疾引起的生命损失年(years lost due to disability,YLD),指的是由于疾病造成的伤残导致生命质量受损,经过一定权重调整后损失的生命年数。

疾病给人类健康带来的影响包括早逝与残疾(暂时失能或永久残疾,即处于非健康状态)。早逝和残疾的共同点是不同程度地减少了人的健康生命,而人的生命又是以时间(年)来度量,因此DALY是以时间为单位综合考虑了残疾和死亡两种健康损失。

(郑 莹 周昌明)

主要参考文献

[1] 赵平,王陇德,黎钧耀. 预防肿瘤学[M].北京:人民卫生

出版社,2014.

［2］徐飚.流行病学原理[M].上海:复旦大学出版社,2007.

［3］詹思延.流行病学[M].第7版.北京:人民卫生出版社,2012.

［4］Bray F, Ferlay J, Soerjomataram I, et al. Global cancer statistics 2018: GLOBOCAN estimates of incidence and mortality worldwide for 36 cancers in 185 countries[J]. CA Cancer J Clin, 2018,68(6): 394 – 424.

［5］Chen W, Zheng R, Baade PD, et al. Cancer statistics in China, 2015[J]. CA Cancer J Clin, 2016,66(2):115 – 132.

［6］Chen W, Zheng R, Zhang S, et al. Cancer incidence and mortality in China, 2013[J]. Cancer Letters, 2017, 401:63 – 71.

［7］Ervik M, Lam F, Ferlay J, et al. Cancer today[EB/OL]. Lyon, France: International Agency for Research on Cancer. 2018.

［8］GBD 2013 Mortality and Causes of Death Collaborators. Global, regional, and national age-sex specific all-cause and cause-specific mortality for 240 causes of death, 1990 – 2013: a systematic analysis for the Global Burden of Disease Study 2013[J]. Lancet, 2015,385(9963): 117 – 171.

［9］GBD 2015 Mortality and Causes of Death Collaborators. Global, regional, and national life expectancy, all-cause mortality, and cause-specific mortality for 249 causes of death, 1980 – 2015: a systematic analysis for the Global Burden of Disease Study 2015[J]. Lancet, 2016,388 (10053):1459 – 1544.

［10］Harris RE. Global epidemiology of cancer[M]. Massachusetts: Jones & Bartlett Leaning, 2016.

［11］International Agency for Research on Cancer. Cancer Tomorrow Predictions[EB/OL]. Available from: http://gco.iarc.fr/tomorrow/home, accessed[19/11/2018].

［12］Lozano R, Naghavi M, Foreman K, et al. Global and regional mortality from 235 causes of death for 20 age groups in 1990 and 2010: a systematic analysis for the Global Burden of Disease Study 2010[J]. Lancet, 2012,380(9859):2095 – 2128.

［13］Stewart BW, Wild CP. World cancer report 2014[M]. Geneva: WHO Press, 2014.

［14］Torre LA, Siegel RL, Ward EM, et al. Global cancer incidence and mortality rates and trends — an update [J]. Cancer Epidemiol Biomarkers Prev, 2016,25(1): 16 – 27.

［15］Zhang X, Yan Y, Li S, et al. Cancer burden in China from 2006 to 2010[J]. Int J Clin Exp Pathol, 2015,8 (10):13323 – 13330.

② 肿瘤病因学

肿瘤严重威胁着人类的生命与健康,是全球面临的巨大挑战。在包括中国在内的全球许多国家,肿瘤已经是人群最主要的死亡原因。全球每年新发恶性肿瘤超过1 800万人,估计到2040年全球恶性肿瘤的新发病例数将突破2 950万。要应对全球肿瘤患者迅速增长的挑战,采取相应的预防和控制策略,了解肿瘤的病因至关重要。

肿瘤的发生是一个极其复杂的过程,它是宿主与环境之间复杂、动态的相互作用过程。其中宿主因素包括遗传状况以及健康状况(如免疫、生理、心理和神经内分泌等情况)。环境因素包括生物环境、理化环境和社会环境。环境污染物(如空气中的PM2.5)、职业暴露(如工人苯暴露)、生活方式(如饮酒、吸烟、饮食习惯)、社会压力等,均属于环境因素。病因学的轮状模型可以用来概括目前对肿瘤病因的认识(图2-1)。

病因学是研究致病因素侵袭人体,在内、外环境综合影响下引发人体发病及其发病机制的科学。其研究的目的是探索疾病的病因,寻找各种病因之间的联系,探讨它们对疾病发生、发展的影响,阐明肿瘤的本质,并采取适当的措施有效预防和

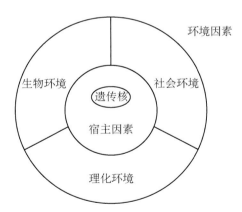

图2-1 病因学轮状模型

阻止肿瘤的发生。

2.1 肿瘤发生和发展的直接因素

2.1.1 致癌因素

大量研究表明,肿瘤是一类多病因的疾病,许多物质与人类肿瘤的发生相关,可以增加人类罹患肿瘤的风险。世界卫生组织(WHO)所属的国际癌症

研究机构(IARC)是目前最权威的评估人类致癌因素的科研机构,致力于研究与人类肿瘤相关的致癌物暴露因素,并广泛传播相关科学证据,以影响全球的肿瘤防治工作。

2.1.2 致癌危险性的评价

人类致癌因素评估工作自1971年起,由IARC组织专家组,收集世界各国的有关致癌因素对人类致癌危险性的资料,并对其作出评价。评价内容包括评估每种致癌物的致癌性,确定各部位肿瘤与致癌物之间的因果关联和可信关联,并且识别在致癌过程中可能的机制,然后根据上述评价内容对这些致癌物或危险因素进行分类。IARC专家组所评价的因子可以是一种物质、一种病原体,也可以是一种混合物或是一种暴露环境。各因子均分别划归为以下4类。

1类:确定对人类致癌的因子(carcinogenic to humans)

即对人体致癌证据充分的因子。若一个因子在人类的致癌性证据中不是很充分,但是在实验动物致癌性的证据充分,且暴露于其中的人群中有强的证据表明该因子通过一种有关的致癌机制起作用的,也归于1类。在1类中,较为常见与知名的有苯(benzene)、苯并[a]芘(BaP)、幽门螺杆菌(慢性感染)、乙型肝炎病毒(慢性感染)、X线和γ射线、二噁英(2,3,7,8 - tetrachlorodibenzo-para-dioxin)、人乳头状瘤病毒(human papillomavirus,HPV16、18、31、33、35、39、45、51、52、56、58、59型)、槟榔果(areca nut)、黄曲霉毒素(aflatoxins)、吸烟和被动吸烟、油漆工职业暴露等。

2类:可能对人类致癌

该组包括有限的人类致癌证据的因子,也包括在人类中没有数据,但是在实验动物中有致癌证据的因子。根据其流行病学和实验证据,结合致癌机制以及其他数据,这一组又被划分为2个亚类,即2A和2B类。不同分组并不代表致癌性的高低,只是用以描述对人类致癌性证据的水平。2A类相比2B类,只是在证据水平上更充分一些。

2A类:很可能对人类致癌的因子(probably carcinogenic to humans)

在实验动物中致癌性证据充分但在人类致癌性证据有限的因子归于此组。有时,些因子在人类的致癌性证据并不充分,但是在实验动物致癌

性的证据充分,并且有强烈的证据表明,其致癌作用的机制在人类当中也起作用时归为2A类。目前被列为2A类的致癌因子包括马拉硫磷、二氯二苯三氯乙烷(dichlorodiphenyltrichloroethane,DDT;中文俗称滴滴涕,一种杀虫剂)、联氨(可作为火箭燃料)、超过65℃的热饮以及高温油炸排放物等。2015年IARC将食用红肉也列为2A类致癌因子。

2B类:可能对人类致癌的因子(possibly carcinogenic to humans)

此组包括在人类中致癌证据有限,在实验动物中致癌证据不充分的因子;也包括人类致癌性证据不足,但在实验动物中致癌性证据充足或是其他证据非常肯定的因子,例如铅、碳化硅纤维、汽油等。

3类:对人类致癌性暂不能分类(not classifiable as to its carcinogenicity to humans)的因子

指由于目前的资料不足,尚不能就其对人类致癌性进行分类评价的物质,主要用于对人类致癌性证据不足且在实验动物中致癌性证据也不足或有限的因子。当实验动物中致癌证据充分,但在人的致癌性证据不足,同时存在有力证据表明实验动物致癌机制在人类中不起作用,这样的因子也被划分在3类。

需要注意的是,进入3类的因子,指的是不确定该因子是否对人类具有致癌性,并非确定该因子为不具备致癌性或是总体安全,显然需要对这些因子进行进一步的研究,并掌握更多的证据才能对该因子是否对人类致癌作出判断。有些物质如1,2 - 二氯丙烷在2008年的分类中曾被列为3类,而通过掌握了更多资料,2015年被划归1类;三氯乙醛、水合氯醛、马拉硫磷也从3类上升到2A类。

4类:很可能不对人类致癌的因子(probably not carcinogenic to humans)

指在人类和实验动物中均提示缺乏致癌证据的物质。目前在分类中,4类仅有一种物质,即己内酰胺磺酸酯(caprolactam)。

IARC将评估结果、评估过程和依据等汇编成册,于1972年出版了第1卷《IARC人类致癌危险性评价专著》(*IARC Monographs on the Evaluation of Carcinogenic Risks to Humans*)。

截至2018年7月,IARC共发表《IARC人类致癌危险性评价专著》123卷,对1 013种物质对人类的致癌性进行了评价,其中1类120种,2A类82

种,2B 类 311 种,3 类 499 种,4 类 1 种(表 2-1)。

表 2-1 IARC 致癌因子分类及其分类指导原则

分类	分类描述	本类证据组合			因子数量
		流行病学证据	动物学证据	其他证据	
1	确定对人类致癌的因子	充分	任何	任何	120
		不很充分	充分	非常肯定	
2A	很可能对人类致癌的因子	有限的	充分	不是很肯定	82
		不足或无	充分	非常肯定	
2B	可能对人类致癌的因子	有限的	不充分	任何	311
		不足或无	充分	不是很肯定	
		不足或无	有限的	非常肯定	
3	对人类致癌性暂无法分类的因子	不足或无	有限的	不是很肯定	499
			未归为其他组的		
4	很可能不对人类致癌的因子	表明缺乏致癌性	表明缺乏致癌性	任何	1
		不足或无	表明缺乏致癌性	明确阴性	

资料来源:IARC(2018 年 11 月 19 日)

随着该专著的不断更新,会有新的因子陆续进入分类,也会有部分因子的分组调整。通过 IARC 的官网(http://monographs.iarc.fr/eng/classification/index.php)可以了解最新的人类肿瘤危险性评价信息。

2.1.3 致癌因素与相关肿瘤部位

肿瘤包括多种种类型,与特定肿瘤部位相关的暴露因素资料有助于我们在流行病学研究设计和分析中识别可能出现的混杂因素、在实验性研究中构思致癌因素的致癌机制通路、设计和实施干预方案以及对大众的健康教育。

与特定部位肿瘤相关的暴露资料需要总结许多

研究机构在不同时间、用不同的方法针对同一种致癌物所做的评估。2011 年,IARC 召集了来自 28 个国家的 600 多名科学家组成 6 个工作组,对已经发表的流行病学和实验研究进行严格评价,完成了对 100 余种化学物、职业、物理因素、生物因素的综合评估,出版了《IARC 致癌物分类 100 卷》,列出了每一种人类致癌因素的相关肿瘤部位的最新信息。这些信息可以支持肿瘤研究明确方向,更早地预测肿瘤风险,也为科学地规划肿瘤控制项目、采取预防措施提供决策依据。每年 IARC 的网站对这些因素都会进行更新,目前最新版本采用的是 1~123 卷的内容(表 2-2)。

表 2-2 IARC 发布的与特定肿瘤部位有关的已知或可能的肿瘤病因

肿瘤部位	对人类致癌证据充分的肿瘤病因	对人类致癌证据尚不够充分的肿瘤病因
唇、口腔和咽部		
唇		氢氯噻嗪 太阳辐射
口腔	酒精饮料 含烟草的槟榔嚼块 不含烟草的槟榔嚼块 人乳头状瘤病毒 16 型 无烟烟草 吸烟	人乳头状瘤病毒 18 型

肿瘤部位	对人类致癌证据充分的肿瘤病因	对人类致癌证据尚不够充分的肿瘤病因
唾液腺	X 线、γ 射线	放射性碘（包括碘-131）
扁桃体	人乳头状瘤病毒 16 型	
咽	酒精饮料 含烟草的槟榔嚼块 人乳头状瘤病毒 16 型 吸烟	（所有种类的）石棉 印刷过程 二手烟
鼻咽	EB 病毒 甲醛 中式的腌制咸鱼 吸烟 木粉尘	
消化道上部	随酒精饮料摄入的乙醛	
消化器官		
食管	随酒精饮料摄入的乙醛 酒精饮料 含烟草的槟榔嚼块 不含烟草的槟榔嚼块 无烟烟草 吸烟 X 线、γ 射线	干洗 亚洲传统的腌制蔬菜 橡胶制造工业 非常烫的饮料（鳞状细胞癌）
胃	幽门螺杆菌 橡胶制造工业 吸烟 X 线、γ 射线	（所有种类的）石棉 EB 病毒 无机铅化合物 摄入的硝酸盐和亚硝酸盐可引起的内源性亚硝酸 　化状态 亚洲传统的腌制蔬菜 中式的腌制咸鱼 食用加工肉类
结肠和直肠	酒精饮料 吸烟 X 线、γ 射线 食用加工肉类	（所有种类的）石棉 日本血吸虫 食用红肉
肛门	人类免疫缺陷病毒 1 型 人乳头状瘤病毒 16 型	人乳头状瘤病毒 18、33 型
肝脏和胆管	黄曲霉毒素 酒精饮料 华支睾吸虫 1,2-二氯丙烷 雌激素-孕激素避孕药 乙型肝炎病毒 丙型肝炎病毒 麝猫后睾吸虫 钚 钍-232 及其衰变产物 吸烟（对吸烟者本人及其子代） 氯乙烯	（合成代谢的）雄激素类固醇 砷和无机砷化合物 不含烟草的槟榔嚼块 二氯二苯三氯乙烷（DDT） 二氯甲烷 人类免疫缺陷病毒 1 型 多氯联苯 日本血吸虫 三氯乙烯 X 线、γ 射线
胆囊	钍-232 及其衰变产物	

续　表

肿瘤部位	对人类致癌证据充分的肿瘤病因	对人类致癌证据尚不够充分的肿瘤病因
胰腺	无烟烟草 吸烟	酒精饮料 钍-232 及其衰变产物 X 线、γ 射线 食用红肉
消化道(非特指的)		放射性碘(包括碘-131)
呼吸器官		
鼻腔和鼻旁窦	异丙醇生产 皮革灰尘 镍化合物 镭-226 及其衰变产物 镭-228 及其衰变产物 吸烟 木粉尘	木器和细木工业 六价铬化合物 甲醛 纺织工业
喉	酸雾,强无机物 酒精饮料 (所有种类的)石棉 吸烟	人乳头状瘤病毒 16 型 橡胶制造工业 硫芥子气 吸入二手烟
肺	艾奇逊法操作(一种石墨化方法)的职业暴露 铝的生产 砷和无机砷化合物 (所有种类的)石棉 铍和铍化合物 二氯甲醚;氯甲基甲基醚(工业级) 镉和镉化合物 六价铬化合物 煤炭,家庭燃烧导致的室内排放 煤的气化 煤焦油沥青 焦炭生产 柴油发动机废气;(地下)赤铁矿开采 铁和钢的铸造 长春新碱-氢化可的松-氮芥-丙卡巴肼混合制剂 　　(MOPP) 镍化合物 室外空气污染 喷漆 室外空气污染颗粒物 钚 氡-222 及其衰变产物 橡胶制造工业 二氧化硅粉尘,晶体 煤烟 硫芥子气 二手烟 吸烟 X 线、γ 射线	酸雾,强无机物 工业玻璃、玻璃容器和压制器皿的制造 室内燃烧生物燃料(主要是木材)引起的排放 沥青,职业暴露于氧化沥青及其在铺设过程中的 　　排放 沥青,职业暴露于硬沥青及其在沥青砂胶作业中 　　的排放 碳电极制造 α-氯化甲苯和苯甲酰氯(联合暴露) 金属钴和碳化钨 杂酚油 柴油发动机废气 二嗪农 碳化硅纤维 高温油炸排放物 联氨 不含砷的杀虫剂(喷涂使用过程中的职业暴露) 印刷工业 2,3,7,8-四氯二苯并-对-二噁英 焊接烟雾
骨、皮肤、间皮、内皮和软组织		
骨	钚 镭-224 及其衰变产物	放射性碘(包括碘-131)

续　表

肿瘤部位	对人类致癌证据充分的肿瘤病因	对人类致癌证据尚不够充分的肿瘤病因
	镭-226 及其衰变产物 镭-228 及其衰变产物 X 线、γ 射线	
皮肤(黑色素瘤)	太阳辐射 紫外线发光日光浴设备 多氯联苯	
皮肤(其他恶性肿瘤)	砷和无机砷化合物 咪唑硫嘌呤 煤焦油蒸馏 煤焦油沥青 环孢霉素 甲氧沙林加上长波紫外线 未处理的或经过初步处理的矿物油 页岩油 太阳辐射 煤烟 X 线、γ 射线	杂酚油 人类免疫缺陷病毒1型 人乳头状瘤病毒5型和8型(对于疣状表皮发育 　不良的患者) 氢氯噻嗪 氮芥 石油提炼(职业暴露) 紫外线发光日光浴设备 默克尔细胞多瘤病毒(MCV)
间皮(胸膜和腹膜)	(所有种类的)石棉 毛沸石 氟浅闪石 喷漆	
内皮(卡波西肉瘤)	人类免疫缺陷病毒1型 卡波西肉瘤疱疹病毒	
软组织		聚氯酚或其钠盐(联合暴露) 放射性碘(包括碘-131) 2,3,7,8-四氯二苯并-对-二噁英
乳腺和女性生殖器官		
乳腺	酒精饮料 己烯雌酚 雌激素-孕激素避孕药 绝经期的雌激素-孕激素替代治疗 X 线、γ 射线	狄氏剂 地高辛 绝经期的雌激素治疗 环氧乙烷 多氯联苯 干扰生理节奏的轮班工作 吸烟
外阴	人乳头状瘤病毒16型	人类免疫缺陷病毒1型 人乳头状瘤病毒18型、33型
阴道	己烯雌酚(子宫内暴露) 人乳头状瘤病毒16型	人类免疫缺陷病毒1型
宫颈	己烯雌酚(子宫内暴露) 雌激素-孕激素避孕药 人类免疫缺陷病毒1型 人乳头状瘤病毒16、18、31、33、35、39、45、51、 　52、56、58、59型 吸烟	人乳头状瘤病毒26、53、66、67、68、70、73、 　82型
子宫内膜	绝经期的雌激素治疗 绝经期的雌激素-孕激素替代治疗 他莫昔芬	己烯雌酚

肿瘤部位	对人类致癌证据充分的肿瘤病因	对人类致癌证据尚不够充分的肿瘤病因
卵巢	(所有种类的)石棉 绝经期的雌激素治疗 吸烟	(用于会阴的)滑石爽身粉 X 线、γ 射线
男性生殖器官		
阴茎	人乳头状瘤病毒 16 型	人类免疫缺陷病毒 1 型 人乳头状瘤病毒 18 型
前列腺		雄激素类固醇(代谢产生的) 砷和无机砷化合物 镉和镉化合物 马拉硫磷 橡胶产品制造 钍- 232 及其衰变产物 X 线、γ 射线 食用红肉
睾丸		二氯二苯三氯乙烷(DDT) 己烯雌酚(子宫内暴露) N,N -二甲基甲酰胺 全氟辛酸
泌尿系统		
肾	吸烟 X 线、γ 射线 三氯乙烯	砷和无机砷化合物 镉和镉化合物 全氟辛酸 印刷过程 焊接烟尘
肾盂和输尿管	非那西汀,植物中含有马兜铃酸 止痛药中含有的非那西汀 吸烟	马兜铃酸
膀胱	铝的生产 4 -氨基联苯 砷和无机砷化合物 金胺产品 联苯胺 萘氮芥 环磷酰胺 品红生产 2 -甲萘胺 喷漆 橡胶制造工业 埃及血吸虫 吸烟 邻甲苯胺 X 线、γ 射线	4 -氯-邻甲苯胺 煤焦油沥青 干洗 柴油发动机废气 美发师和理发师(职业暴露) 2 -巯基苯并噻唑 吡格列酮 印刷流程 煤烟 纺织工业 四氯乙烯
眼、脑和中枢神经系统		
眼	人类免疫缺陷病毒 1 型 紫外线发光日光浴设备 焊接过程中的紫外线	太阳辐射
脑和中枢神经系统	X 线、γ 射线	射频电磁场(包括无线电话)

续　表

肿瘤部位	对人类致癌证据充分的肿瘤病因	对人类致癌证据尚不够充分的肿瘤病因
内分泌腺体		
甲状腺	放射性碘(包括碘-131) X线、γ射线	
淋巴、造血系统和相关组织		
白血病和(或)淋巴瘤	咪唑硫嘌呤 苯 白消安 1,3-丁二烯 苯丁酸氮芥 环磷酰胺 环孢素 EB病毒 依托泊苷与顺铂和博来霉素合用 核裂变产物,包括锶-90 甲醛 幽门螺杆菌 丙型肝炎病毒 人类免疫缺陷病毒1型 人类嗜T淋巴细胞病毒1型 卡波西肉瘤疱疹病毒 林丹(一种农药) 美法仑;左旋溶肉瘤素 长春新碱-氢化可的松-氮芥-甲苄肼混合制剂 　(MOPP) 五氯苯酚 磷-32 橡胶制造工业 甲基环己亚硝脲(甲基-CCNU) 噻替派 钍-232及其衰变产物 吸烟 苏消安 X线、γ射线	氯化亚硝脲(BCNU) 氯霉素 二氯二苯三氯乙烷(DDT) 二嗪农 二氯甲烷 环氧乙烷 依托泊苷 草甘膦 乙型肝炎病毒 磁场,尤其是低频磁场(儿童白血病) 马拉硫磷 二羟蒽二酮 氮芥 喷漆(母亲暴露导致的儿童白血病) 石油提炼(职业暴露) 多氯联苯 聚氯酚或其钠盐(联合暴露) 放射性碘(包括碘-131) 氡-222及其衰变产物 苯乙烯 替尼泊苷 三氯乙烯 2,3,7,8-四氯二苯并-对-二噁英 吸烟(吸烟者子代发生的儿童白血病) 疟疾(由影响全人群的恶性疟感染导致)
多个或未特指的部位		
多部位(未特指)	环孢素 核裂变产物(包括锶-90) X线、γ射线(子宫内暴露)	氯代苯氧型除草剂 钚
所有的肿瘤部位 (联合)	2,3,7,8-四氯二苯并-对-二噁英	

注:本表中不包含IARC专著中未包含的因素,特别是遗传学特征、生殖状态,以及一些营养因素
资料来源:IARC Monographs on the Evaluation of Carcinogenic Risks to Human

2.2　恶性肿瘤常见病因与危险因素

　　据目前对肿瘤病因的认识,有5%～10%的肿瘤死亡是由于遗传缺陷导致的,剩余的90%～95%都是由环境因素和生活方式导致的。而各种环境因素和生活方式对肿瘤发病和死亡的影响程度是不同的。图2-2展示的是不同因素在肿瘤发病中的占比。其中位列第一的是使用烟草,有超过30%的肿瘤发病是由使用烟草而造成的;其次为超重/肥胖,约为20%。约16%的肿瘤发生是由病原体感染导致的。其余的因素包括了缺乏运动、饮食不合理、职

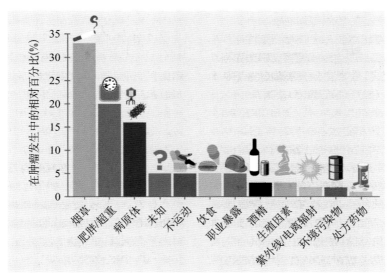

图 2-2   肿瘤发病因素的相对百分比

资料来源：美国癌症研究协会（AACR）Cancer Progress Report 2017

业暴露、酒精、生殖因素、电离辐射、环境污染物和处方药物等。

　　将不同因素对肿瘤发病和死亡的影响进行量化，有助于更加有的放矢地分配资源来进行肿瘤危险因素的控制，为肿瘤的预防和控制工作提供依据和支持。

2.2.1　烟草

　　烟草的使用是迄今为止确认最主要的导致人类肿瘤发生和死亡的原因。使用烟草制品或者经常处于烟草烟雾环境中（俗称吸二手烟），发生肿瘤的风险增加，因为烟草制品或者二手烟雾中具有多种物质可导致肿瘤。最早证实烟草与肿瘤之间关系的是 Doll 和 Hill 在 20 世纪 50 年代对英国医生进行的一项为期 10 年的观察性研究。

　　IARC 指出，烟草烟雾中有超过 60 种化合物对人类或实验动物有致癌性，另有 16 种化合物与人类肿瘤发生有关，包括多环芳烃（PAH）及其杂环类似物。PAH 是有机物不完全燃烧的产物，往往以复杂混合物的形式出现在烟草烟雾、焦油、煤灰、发动机尾气以及烧烤食物当中。PAH 中最具代表性的就是苯并[α]芘（BaP）和二苯并蒽，其对实验动物的皮肤和肺具有极强的致癌性。

　　亚硝胺类化合物被证实可以导致多种组织的肿瘤。烟草中特有的 N-亚硝胺来源于烟叶，结构类似于烟叶中的生物碱，如尼古丁和去甲尼古丁。在卷烟的烟雾中，最主要的有两种：① N-亚硝胺，为去甲烟碱亚硝胺（NNN）；② 4-甲基亚硝胺基-1-3-吡啶基-1-丁酮（NNK），均为明确的强致癌物。

　　芳香族胺类包括 4-苯基苯胺和 2-萘胺等。这两种芳香族胺类被证实可以导致膀胱癌。烟草的燃烧也会产生杂环芳香族胺类。

　　卷烟的烟雾中还包括邻苯二酚和咖啡酸等酚类。虽然动物实验中其致癌性较弱，但是邻苯二酚与某种 PAH 相结合后，其致癌性得到极大地增强，同时酚类也被视为肿瘤促进剂。

　　甲醛和乙醛虽然其致癌性与 PAH 和 N-亚硝胺或芳香族类相比要弱，但其浓度比这些致癌物要高得多。甲醛和乙醛已被确定为对人类具有致癌性的物质。

　　其他的化合物中，有苯、1,3-丁二烯、氯乙烯、环氧乙烷等。其中 1,3-丁二烯是可诱发多个器官肿瘤的强致癌物，苯是白血病的病因之一，环氧乙烷与淋巴系统和造血系统恶性肿瘤相关等。

　　另外，卷烟的烟雾中还含有致癌的重金属镉、放射性钋-210、一氧化碳和其他导致氧化损伤的化合物。

　　烟草会引起患多种类型肿瘤的风险增加。有充分证据证明吸烟可导致的肿瘤有：肺癌、口腔癌、咽癌、喉癌、鼻腔癌、鼻咽癌、食管癌、胃癌、结直肠癌、肝癌、胰腺癌、宫颈癌、肾癌、膀胱癌和急性白血病，也有一定的证据表明吸烟会导致乳腺癌。

研究发现吸烟与肺癌的比值比（odds ratio，OR）为5.75，每天吸烟40支的烟民OR值甚至达到15.14。每天吸烟量越大、吸烟持续时间越长、吸烟总量越大、吸烟初始年龄越小、戒烟时间越短、吸烟深度越深，患肺癌的危险性就越大。我国的研究发现吸烟与胃癌的发病有关，其OR值为1.66；在男性中，吸烟与胃癌之间的OR值为1.93，在女性中却并未发现吸烟是胃癌的危险因素；随着吸烟量的增加，胃癌的发病率也会随之增加。此外，我国研究也发现吸烟与乳腺癌发病有关，吸烟与乳腺癌之间的OR值为1.56。由于中国女性吸烟率非常低，吸烟与乳腺癌之间的联系主要是在被动吸烟女性中观察到的，被动吸烟与乳腺癌之间的OR值为1.65。

烟草的使用是导致全球早发病和早死亡的第四大原因，仅次于儿童低体重、不安全性行为和高血压病，占全球疾病负担的约4%。烟草的使用也是引起全球死亡第二大的原因，每年大约可导致600万的死亡病例。

据估计，整个20世纪大约有5 000万人死于烟草相关的肿瘤。大约50%的长期吸烟者最终会发生烟草相关的肿瘤，并最终引发过早死亡。据美国资料估计，吸烟导致了87%的肺癌死亡，3个肿瘤患者死亡中就有1个是由吸烟引起的。由于吸烟和烟草暴露造成的经济损失一直在增加，现在已经达到每年3 000亿美元，其中每年有超过1 300亿美元的直接医疗损失和1 500亿美元的生产力损失。

我国是烟草生产量和消费量最大的国家，2010年，在全球12亿吸烟者和数亿的无烟烟草使用者中，中国的烟民人数超过3亿，占全球烟民总数的1/4以上。据估计，2008年，我国55.2万例（男性49.5万，女性5.7万）死亡是由于吸烟引起的，其中62%是由于吸烟相关的肿瘤引起的死亡。2008年我国烟草的经济总花费达到289亿美元，占GDP的0.7%。其中直接经济花费为62亿美元，占国家医疗总花费的3%，间接经济花费为227亿美元。相较于2000年，直接经济花费上升了154%，间接经济花费上升了376%。

吸烟没有一个安全的阈值，无论吸何种品牌、多少焦油含量的卷烟，吸烟者死于肺癌的风险均高于非吸烟者和戒烟者。无论年纪，戒烟的人相较于不戒烟的人预期寿命都会明显增加。而戒烟可以显著降低吸烟者肿瘤发病风险，与从不吸烟者相比，一直吸烟者所有部位肿瘤、与吸烟相关肿瘤和肺癌的发病风险升高，风险比（hazard radio，HR）分别为1.38、1.45和1.70。与一直吸烟者相比，已戒烟者肺癌发病风险下降（HR＝0.36）。吸烟史越长或年龄较大者，戒烟后肿瘤发病风险降低越明显。戒烟年数越长，肿瘤发病风险越低。

2.2.2 肥胖

有一致的证据表明肥胖或超重与13种肿瘤的发生风险增加密切相关，包括食管癌、乳腺癌（在已经绝经的妇女中）、肝癌、胆囊癌、胰腺癌、肾癌、结直肠癌、卵巢癌、子宫内膜癌、贲门癌、甲状腺癌、脑膜瘤和多发性骨髓瘤。其中绝经后妇女乳腺癌、结直肠癌和子宫内膜癌的发生与肥胖的关联证据最为一致。有些肿瘤，如子宫内膜癌，研究者发现其发病和肥胖存在明显的剂量反应关系，即体质指数（body mass index，BMI）越高，发生子宫内膜癌的风险越高。而最近的多项研究显示，儿童和青少年时期的肥胖可能会导致日后发生结直肠癌的风险增加。2012年，全球估计有481 000例新发肿瘤与超重或肥胖有关。

2013年，全球有6.4亿成年人和1.1亿儿童/青少年为肥胖人群，其中有4 200万儿童为5岁以下儿童。与1980年相比增长了2倍，其中，美国约有1/3的人（约7 900万）为肥胖人群。肥胖已经越来越成为肿瘤发生风险、并发症以及死亡的一个重要危险因素。

2012年美国有28 000例男性新发肿瘤病例和72 000例女性肿瘤新发病例是由于超重或肥胖引起的，分别占比3.5%和9.5%。超重或肥胖引起的病例百分比在不同的肿瘤类型中差异很大，在女性胆囊癌中高达54%，在男性食管腺癌中高达44%。2013年，全球约450万例死亡是由于超重和肥胖引起，而其中肥胖相关的肿瘤死亡占据了北美、欧洲和中东女性全部肿瘤负担的9%。有研究显示超重者发生结肠癌、胃贲门癌、肝癌、胆囊癌、胰腺癌和肾癌的相对危险度（relative risk，RR）为1.2～1.5，肥胖者为1.5～1.8，而对于BMI高于40的人而言其发生食管腺癌的RR高达4.8。

许多观察性研究显示，在成年期体重增加较少的人患结肠癌、肾癌、乳腺癌、子宫内膜癌和卵巢癌（对于绝经后妇女）的风险更低；且研究表明肥胖也可能会恶化肿瘤患者生存情况，包括降低生活质量、增加肿瘤复发、促进肿瘤进展和预后（生存）不良。健康的饮食、积极运动和保持健康的体重可能有助于降低一些肿瘤的风险。

2.2.3　感染性因素

某些病原体，包括病毒、细菌和寄生虫，可引起肿瘤或增加肿瘤发生的风险，例如人类免疫缺陷病毒（human immunodeficiency virus，HIV）、人乳头状瘤病毒（human papillomavirus，HPV）、乙型肝炎病毒（hepatitis B virus，HBV）和丙型肝炎病毒（hepatitis C virus，HCV）、血吸虫等。

2.2.3.1　感染性因素的致病机制

不同的病原体导致的肿瘤类型和致癌的作用机制不尽相同，主要有3种途径。

（1）直接致癌

目前发现的直接致癌的病原体主要是病毒。判定一种病毒是否直接致癌必须同时满足以下3个条件：① 在每个癌细胞中都能检测到该病毒的基因组或其部分基因；② 该病毒能在体外环境使靶细胞永生化；③ 能表达与细胞蛋白相互作用的癌基因，并有破坏细胞周期检查点、抑制细胞凋亡、使细胞永生化的多功能特性。致癌机制为直接致癌的病原体包括了HPV、Epstein-Barr病毒（EBV）、人T淋巴瘤病毒1型（HTLV-1）和卡波西肉瘤疱疹病毒（KSHV）。

（2）经慢性炎症间接致癌

部分病原体感染人体后形成慢性炎症，导致感染细胞或炎症细胞分泌大量细胞因子、趋化因子和前列腺素，释放大量氧自由基，通过致突变作用而形成肿瘤。HBV、HCV、幽门螺杆菌以及寄生虫类的病原体（如华支睾吸虫、日本血吸虫等）均属于此类机制。

（3）经免疫抑制间接致癌

病原体可以通过引起机体免疫抑制，间接引发肿瘤。最为人们所熟知的是引起人类获得性免疫缺陷综合征（acquired immune deficiency syndrome，AIDS）的HIV-1。HIV-1主要攻击人体免疫系统，当免疫系统功能逐渐下降，尤其是免疫监视功能逐渐丧失时，感染者发生多种肿瘤的概率就明显上升。其中，KSHV和EBV最易引起免疫抑制，具体表现为AIDS患者晚期发生卡波西肉瘤和伯基特淋巴瘤的风险急剧升高。

2.2.3.2　感染性因素相关肿瘤

HBV和HCV的慢性感染都会引起肝癌。其中慢性HBV感染是肝细胞癌（HCC）的首要危险因素。IARC通过15个队列研究和数十个病例对照研究得出了HBV增加HCC风险的结论。队列研究发现慢性HBV患者HCC的RR为5.3～148，而通过控制黄曲霉毒素、HCV和吸烟、饮酒之后，大部分病例对照研究也显示两者有极强关联，OR值在5～30。中国是肝炎大国，1992年之前，我国乙肝表面抗原（HBsAg）携带率高达9.75%，HBV抗原携带人数约1.2亿人。同时中国也是肝癌大国，全球肝癌患者中约55%在中国，而中国的肝癌患者中约85%与HBV感染有关。自1992年我国开始将乙肝疫苗纳入国家免疫接种计划后，HBsAg携带率迅速下降，肝癌的发病与死亡人数也逐渐下降。

在2012年的《IARC人类致癌危险性评价专著》100B卷中，将HBV和HCV共同列为1类致癌因素。每年超过60万的死亡是因HBV引起的。除了肝癌外，研究还发现慢性HBV感染与胆管癌之间存在关联。

HCV引发的肝炎是在病毒基因被克隆测序之前一直被认作为非甲非乙型肝炎，近些年HCV感染逐渐受到重视。20世纪90年代之前由于输血不检测HCV，输血传播是HCV的主要传播方式。而随着输血前HCV的检测，目前HCV的感染途径主要是通过毒品滥用、不安全治疗注射或无保护的性行为等方式传播。HCV时常与HIV合并感染，HIV感染者中有30%同时感染了HCV。IARC收集HCV感染增加HCC风险的队列研究显示，RR在2.5～8.8之间，高滴度患者HCC风险显著高于低滴度患者（RR分别为40.4和3.4）。HCV除引起HCC以外，还有文献报道其与淋巴瘤的发生存在关联。

HPV感染主要通过皮肤或黏膜的直接接触，性接触传播是其主要传播方式。全球HPV阳性的患病率平均为10%，以非洲和拉美国家最高，南欧和东南亚地区最低。HPV根据其引起宫颈癌的风险不同，其致癌分类也不一。其中HPV16和18是最常见的类别，也是宫颈癌的主要病因。HPV16是引起宫颈癌的最强致癌物，HPV18则主要导致腺癌。HPV早在1995年就已经被归为确定的致癌物，有一致的病例-对照研究显示 HPV 高危型别感染与宫颈癌/3 级宫颈上皮瘤变(CIN3)之间的 OR 值超过 50。在 HPV 感染阴性的妇女中,10 年随访宫颈癌的发病风险非常低。HPV 感染会导致宫颈癌,还可能引起肛门癌以及生殖道癌,包括外阴癌、阴道癌和阴茎癌。此外,还有充分证据证明 HPV 感染与口腔癌存在关联,在食管鳞状细胞癌的病因学中也可能起到一定作用。疫苗接种是预防 HPV 感染的最有效方式,目前市面上有 2 价、4 价和 9 价 3 种疫苗,其区别在于对 HPV 不同类别感染的覆盖范围不同,2 价疫苗可以预防最主要的 16 和 18 型病毒,4 价疫苗则覆盖 6、11、16 和 18 型病毒,9 价疫苗则又增加了 31、33、45、52 和 58 五型。然而接种了 HPV 疫苗并不代表从此告别宫颈癌风险,定期的随访和筛查仍是预防和早发现宫颈癌的主要措施。

HIV 感染目前是全球重要的公共卫生问题。截至 2016 年底,全球 HIV 携带者约 3 670 万人,其中 180 万人为 2016 年新感染患者。由于 HIV 主要消耗 $CD4^+$ T 细胞,从而造成免疫缺陷。感染 HIV 的人对许多肿瘤的风险会增加,特别是卡波西肉瘤和淋巴瘤(包括原发性脑淋巴瘤、大细胞免疫母细胞淋巴瘤和伯基特淋巴瘤),其发病风险为普通人的数百甚至数千倍。有证据证明 HIV 感染与宫颈、肛门、肺和咽喉部肿瘤存在关联。HIV 感染也是 IARC 确认的致癌因素。

EBV 被认为是导致病毒相关淋巴系统淋巴瘤的主要因素之一,包括伯基特淋巴瘤和霍奇金淋巴瘤以及病毒相关 T 细胞淋巴瘤和 NK 细胞淋巴瘤。此外,EBV 感染、环境致癌物和遗传因素还共同作用引起鼻咽癌。多个研究发现 EBV 感染者患鼻咽癌的 RR 是无感染者的 20 倍以上,所有病例的癌组织中有 EBV 基因组存在和表达,且患者血清中有高效价的针对 EBV 抗原的 IgA 和 IgG 抗体。

2.2.4 饮食和营养

食物中的营养素与肿瘤发生之间关系的科学研究数十年前就有过报道,但实际上饮食因素和肿瘤发生之间关系是非常难以确定的。其主要原因包括机体病理生理过程的异质性、食物评估中测量的错误(食物的食用量较难测量)、研究需要较长的观察时间以及病因学相关时间窗口期的确定等。然而通过数十年大规模流行病学观察研究的积累以及部分的随机对照试验(randomized controlled trials,

RCT),现已证明饮食可以影响肿瘤的发生和患者的死亡。研究显示谷物、蔬菜、水果和某些营养素"很有可能"或"可能"降低某些肿瘤发生的风险,而有充分或者相对充分的证据表明加工肉类、红肉、腌制食物等"能够"或"很可能"会导致某些部位肿瘤的发生。

但是人类研究已经明确可以增加或降低肿瘤风险的膳食成分是很少的。饮食的流行病学研究结果表明,患癌和未患癌者在特定膳食成分的摄入量上有所不同。然而,这些结果仅能说明膳食成分与肿瘤风险的改变相关,但不能说明膳食成分导致了肿瘤风险变化。例如,患癌和未患癌的参与者除了饮食之外在其他方面也可以有所不同,有可能肿瘤的差异是由其他差异所引起的。

科学家研究了许多膳食组分、营养素与肿瘤发生风险的可能关联。

(1)谷物与根茎类

谷类是全球大部分地区居民的主食,在某些地区根茎类食物也是人类的主食,这些食物提供了大部分膳食能量,同时是膳食纤维和多种微量营养素的重要来源。随着工业化和城市化加剧,人们食用谷物和根茎类食物越来越少;在低收入国家,这些食物提供人们 60%～80%的能量,而在发达国家这一比例仅为 30%。

膳食纤维主要存在于谷物、根茎类以及蔬菜、水果和豆类中,非精加工的食物都富含膳食纤维。通过对 8 项研究的 Meta 分析显示,每天增加 10 g 膳食纤维,降低结直肠癌危险性的综合效应估计值为 0.9(95% CI 0.84～0.97)。膳食纤维在胃肠道中发挥作用的机制可能包括减少粪便在肠道内停留时间、与肠道菌群共同作用产生短链脂肪酸诱导细胞凋亡和细胞周期停止或是影响叶酸的摄入。一系列队列研究得到一致结果表明,膳食纤维与结直肠癌之间存在剂量反应关系,但是有一些混杂因素无法排除,因此膳食纤维被专家认为是"很有可能"预防结直肠癌的因子。而膳食纤维在预防食管癌方面缺乏合理的生物学机制证据,且只有少量不一致的病例对照研究提供有限证据,因此膳食纤维预防食管癌方面的证据有限。

谷物在保存过程中由于气候潮湿或者储存条件差可能会被真菌污染,产生毒素。尽管烹饪高温可以杀灭真菌,但其产生的毒素无法被去除。最为典型的即为黄曲霉毒素。黄曲霉毒素主要污染谷物,包括小麦、大米、玉米、大麦,尤其是花生。禽类因饲料可被污染而在体内有蓄积。黄曲霉毒素与 HCC 发病之间的关系有大量的证据,这些证据不仅一致,而且有人体机制的有力证据,并存在明确的剂量反应关系,被 IARC 定为 1 类致癌物。且黄曲霉毒素与肝炎病毒感染具有协同作用,肝炎病毒抗体阳性合并黄曲霉毒素暴露的人群发生肝癌的危险性高于单独肝炎病毒抗体阳性的人群,其效应估计值高达 10.0(95% CI 1.6~60.9)。

(2) 蔬菜、水果、豆类、坚果和香料

20 世纪 90 年代中期以来的队列研究表明,蔬菜和水果能够预防肿瘤,但还不是十分确定。虽然目前尚无法做出"充分的"评价,但是有些证据表明某种蔬菜和水果"很可能"预防肿瘤,而对豆类、坚果、种子和香料调味品的评价不多,流行病学证据较少。

非淀粉类蔬菜"很可能"预防口腔癌、咽癌、食管癌和胃癌。有限的证据表明它们还能预防鼻咽癌、肺癌、结直肠癌、卵巢癌和子宫内膜癌。另外,有限的证据还提示胡萝卜能够预防宫颈癌,而豆类则能预防胃癌和前列腺癌。不同类型的蔬菜对不同部位的肿瘤有着不同的作用和证据。如十字花科蔬菜,包括西兰花、花椰菜、卷心菜等含有被称为硫代葡萄糖苷的物质,后者可以分解成几种可能具有抗癌作用的化合物,例如吲哚和异硫氰酯。这些化合物中的一些在细胞和动物中显示出抗癌作用,如异硫氰酯,研究发现其可以降低包括肺癌、肝癌、乳腺癌、食管癌、胃癌、小肠癌和结肠癌的风险。它们可以帮助预防细胞 DNA 损伤、灭活致癌物、诱导细胞死亡(凋亡)、抑制肿瘤血管形成和肿瘤细胞迁移,同时还具有抗病毒、抗菌和抗炎作用。尽管生态学研究表明摄入更多十字花科蔬菜能够显著降低肿瘤风险,但是病例对照和队列研究对十字花科蔬菜与肿瘤之间的关系尚未得出一致的结论。葱类蔬菜"很可能"预防胃癌,而大蒜"很可能"预防结直肠癌。有 2 项队列研究和 6 项病例对照研究显示大蒜摄入量高的人群发生结直肠癌的危险性低于摄入量低的人群,2 项队列研究中其效应估计值分别为 0.77(95% CI 0.51~1.16)和 0.68(95% CI 0.46~1.01),虽然并不具有统计学上的显著性意义,但是由于证据比较一致,具有剂量反应关系,且动物实验表明大蒜富含的丙烯基硫能抑制结肠肿瘤的形成,因而大蒜被认为"很可能"预防结直肠癌的发生。另有限证据提

示辣椒可能是胃癌发生的原因之一。

水果"很可能"预防口腔癌、咽癌、喉癌、食管癌、肺癌和胃癌,而有限的证据提示它们能够预防鼻咽癌、胰腺癌、肝癌和结直肠癌。Meta 分析显示,每天食用 100 g 水果对于预防口腔癌、咽癌和喉癌的效应综合估计值为 0.72(95% CI 0.59~0.87),预防食管癌的效应综合估计值为 0.56(95% CI 0.42~0.74)。水果预防胃癌的证据主要来自病例对照研究,但是一致性较好,并存在剂量反应关系以及合理的生物学机制,因此被认为"很可能"预防口腔癌、咽癌、喉癌及食管癌。关于水果与肺癌之间的关系,Meta 分析显示每天食用 1 份水果的效应综合估计值为 0.8(95% CI 0.68~0.94),同时有 4 项生态学研究发现水果可以降低肺癌危险性。水果中含有的类黄酮物质能够直接抑制 CYP1A1 的表达,减少 DNA 的损伤,尤其是在吸烟的人群当中。因此认为水果预防肺癌发生的证据是比较充分的。

蔬菜、水果和豆类能够预防某些肿瘤,这得到了各种微量营养素研究的证据和支持,这些营养素是蔬菜、水果、豆类和其他植物性食物的标志物。① 叶酸,"很可能"预防胰腺癌,有限的证据提示它能够预防食管癌和结直肠癌;② 胡萝卜素,"很可能"预防口腔癌、咽癌、喉癌和肺癌;③ β 胡萝卜素,"很可能"预防食管癌;④ 番茄红素,"很可能"预防前列腺癌;⑤ 维生素 C,"很可能"预防食管癌。维生素 C 可以捕获自由基和活性氧分子,从而阻止脂质过氧化,减少硝酸盐并刺激免疫系统,且能使其他抗氧化维生素(如维生素 E)再生,并防止 DNA 受到诱变剂的攻击。目前病例对照和队列研究均提供了大量的一致证据,认为维生素 C"很可能"预防食管癌的发生。有限的证据提示含有槲皮素的食物如苹果、茶和洋葱能够预防肺癌。含硒的食物"很可能"预防前列腺癌,有限的证据还提示它们能预防胃癌和结直肠癌。有限的证据提示含有维生素 B₆ 的食物和含有维生素 E 的食物都能预防食管癌和前列腺癌。

(3) 鱼、肉、禽、蛋和乳类

红肉是指所有哺乳动物的肌肉,包括牛肉、猪肉、羊肉、马肉等,而加工肉类是指经过盐渍、风干、发酵、熏制或其他为增加口味或改善保存而处理过的肉类。2015 年 10 月 IARC 正式发布消息称加工肉制品属于 1 类致癌食物,而且各种红肉属于 2A 类致癌食物。红肉或加工肉制品的红肉与结直肠癌、

胰腺癌和前列腺癌的发生有关,每天食用 100 g 红肉会使结直肠癌的风险提高 17％。加工肉类与结直肠癌的发生有关,每天食用 50 g 的加工肉类,会使发生结直肠癌的风险提高 18％。

肉类的烹饪方式也可能影响其致癌风险,研究发现对煎炸或者烧烤肉类的过多食用与结直肠癌、胰腺癌和前列腺癌的发生风险增加相关,这与烹饪过程中产生的有害化合物有关。红肉或加工肉类在烹饪过程中会形成特定的化学物质,如杂环胺(heterocyclic amines,HCA)和多环芳烃(polycyclic aromatic hydrocarbons,PAH)。HCA 和 PAH 具有致突变性,可引起 DNA 改变,动物暴露于高水平的 HCA 和 PAH 可以导致肿瘤。加工肉类在加工的过程中,为延长保质期、增添风味及保持色泽等原因,会加入亚硝酸盐。亚硝酸盐是 N-亚硝基化合物的前体,后者是强致癌物。当亚硝酸盐转变为 N-亚硝基化合物后,即可能诱导食管和胃部肿瘤的发生。

红肉导致结直肠癌的机制可能为:这类食物中有大量的肌红蛋白(myoglobin,Mb),其中的血红素可释放出铁离子(Fe^{2+})。体内游离铁过高时刺激自由基生成,后者会引发 DNA、蛋白质和脂质的损伤;相比白肉,红肉含有更丰富的血红素。过多血红素在肠腔内形成细胞毒性物质,损伤上皮细胞,导致其过度增殖;同时血红素可诱导亚硝胺的形成,当加工肉类中添加了亚硝酸盐,易形成致癌的亚硝胺类化合物。

虽然存在大量证据提示食用鱼类可以预防结直肠癌的发生,但是一致性较差。而从生物学角度来说,鱼类含有的 ω-3 系列多不饱和脂肪酸[包括 α-亚麻酸、十八碳四烯酸、二十二碳六烯酸(DHA)和二十碳五烯酸(EPA)]可通过多种机制,如抑制参与肿瘤形成的 COX-2 活性、调节白三烯合成等来影响细胞功能。另外,还可能由于鱼类富含硒以及维生素 D。

乳制品"很可能"预防结直肠癌。对 10 项队列研究进行的汇总分析表明,牛乳摄入量最高组与摄入量最低组相比发生结直肠癌的危险度显著降低,RR 为 0.78 (95％CI 0.69～0.88)。队列研究提供的证据非常一致,而且又有膳食钙作为标志物,从而形成更有力的证据支持。其基本机制为:钙在胃肠道中可结合胆汁和脂肪酸形成不溶性络合物,减少结肠内酸(或其代谢物)对细胞的损害。钙还能减少细胞在结肠内的增殖或引起增殖的结肠细胞分化,改善细胞内信号转导,并引起癌细胞分化和(或)死亡,因此认为牛乳"很可能"预防结直肠癌。有限的证据提示乳制品可以预防膀胱癌。但是,高钙饮食"很可能"是前列腺癌发生的原因之一。有 3 项 Meta 分析显示每天食用 1 g 膳食钙对前列腺癌的效应综合估计值为 1.16(95％ CI 0.64～2.14)。由队列和病例对照研究提供的大量结果一致,并有剂量反应关系,同时有机制研究显示大量钙会使维生素 D 向 1,25-$(OH)_2$-D_3 转化的速率下降,从而促进前列腺细胞增殖,因此认为高钙膳食"很可能"是前列腺癌发生的主要原因之一。

关于禽肉和蛋与肿瘤的关联目前研究数据较少、一致性差或者质量不高,不足以说明问题。

(4) 饮酒

IARC、世界肿瘤基金会和美国肿瘤研究所对大量有关酒精致癌研究进行分析后一致认为,酒精是人类的致癌物。有多种充分的证据表明酒精是多种肿瘤的病因之一。饮酒会增加口腔癌、喉癌、食管癌、喉头癌、肝癌、乳腺癌和结直肠癌的风险。研究证据表明,一个人饮入的酒精越多,特别是经常性地饮酒过多,发生酒精相关肿瘤的风险就越高。根据 2009 年的数据,美国有 18 200～21 300 例肿瘤患者死亡(占全部肿瘤死亡的 3.2％～3.7％)是与酒精相关的,酒精引起的肿瘤导致了每例患者 17.0～19.1 年的潜在寿命损失。酒精引起的女性肿瘤死亡主要来自乳腺癌(56％～66％),而在男性中引起上呼吸道癌和食管癌更为常见。有证据表明中国男性食管癌的发生有 15.2％归因于饮酒。

酒精导致口腔癌、咽癌、喉癌和食管癌的危险性证据是充分的。相对于最低酒精暴露量的人群,最高酒精暴露量的人群发生口腔、喉和咽部癌的相对危险度可高 9.22 倍(95％ CI 2.75～30.25)。每周 1 杯含酒精饮料对上述 3 种肿瘤的效应综合估计值为 1.24(95％ CI 1.18～1.30)。而吸烟和饮酒共同作用则会使其危险性加剧。

酒精增加肿瘤风险的可能方式包括以下几类。

1) 酒精饮料中的乙醇代谢(分解)成乙醛,乙醛是一种确定的 1 类致癌物,它可以损伤 DNA,与 DNA 形成加合物,抑制 DNA 的修复,并通过影响甲基化导致基因表达的异常。

2) 产生氧自由基、脂质过氧化物与前列腺素,通过称为氧化的过程损伤 DNA、蛋白质和脂质(脂肪)。

3）长期大量饮酒也会降低肝脏的解毒功能，使某些致癌物质无法被及时清除，同时影响机体的免疫功能，使得免疫系统对肿瘤的监视能力下降，增加肿瘤的发病风险。

4）酒精会干扰膳食中必需营养素如叶酸、维生素 D、维生素 E、胡萝卜素等在体内的吸收、转运和代谢，使组织对致癌作用更加敏感。同时可改变维生素 A 的状态，进而影响细胞的增殖、分化和凋亡。

5）增加血浆中雌激素的水平，性激素与乳腺癌的风险相关。酒精饮料还可能含有在发酵和生产期间引入的各种致癌污染物，例如亚硝胺、石棉纤维、酚和烃。

6）酒精作为溶剂可以使其他致癌物质的分子更容易渗透黏膜细胞。

7）长期大量饮酒会导致肝组织的损伤、炎症以及纤维化，并进一步导致癌变。

8）人们在饮酒时往往也会抽烟，酒精与烟草的致癌作用存在一定正向交互作用，使得烟草损伤 DNA 之后无法得到及时修复，加大了烟草对机体的损害。

人对酒精作用的敏感程度存在较大的个体差异。不同人对酒精相关酶的基因多态性使得部分人群对酒精异常敏感。

酒精的代谢需要经过乙醇脱氢酶（alcohol dehydrogenases，ADH）将乙醇氧化为有致癌作用的乙醛，随后通过乙醛脱氢酶（aldehyde dehydrogenase，ALDH）将乙醛再氧化为无致癌作用的乙酸。部分人体内由于基因发生突变，而使乙醛脱氢酶失去活性，无法将乙醛进一步氧化为乙酸，从而导致血液中乙醛含量高，而更易罹患肿瘤。

（5）盐与腌制食品

盐是人们生活中最常用的调味品，也是人类保证机体正常生命活动的必需品。

有多项研究提示盐是导致胃癌的原因之一。多项生态学研究显示，盐摄入量高的地区，其发生胃癌的危险性高于盐摄入量低的地区（如亚洲和拉美部分地区）。也有部分病例对照研究得出了类似观点，甚至有队列研究发现食盐与胃癌发生之间存在剂量反应关系。移民流行病学研究发现，北美国家胃癌发病率很低，但是居住在美国的亚洲人胃癌发生率较高，这与其包括饮食习惯在内的生活方式有着密切关系。

动物实验结果显示盐可以直接损伤胃壁，增加致癌物质在胃内的活性，并促进幽门螺杆菌的感染。盐还可能增加内源性 N-亚硝基化合物的生成，该类化合物是明确的强致癌物质。

过去，由于保存食物的方法有限，人类习惯使用盐来腌制蔬菜、鱼和肉类以使食物长期保存，这类加工方法制成的食物由于其特殊的风味至今还经常出现在人们的餐桌上。在这些腌制的食物中，除了氯化钠含量极高外，还含有大量的硝酸盐和亚硝酸盐，而这二者都是强致癌物 N-亚硝基化合物的前体。新鲜蔬菜中亚硝酸盐的含量很低，但在加工和储存过程中，硝酸盐会被细菌还原为亚硝酸盐，亚硝酸盐与 2 级或 3 级胺作用，形成 N-亚硝基化合物，如 N-亚硝胺类或亚硝酰胺，它们可与 DNA 结合发挥致癌、致突变作用。亚洲做法的腌菜早在 1993 年便被 IARC 标记为 2B 类致癌物；而中国做法的腌咸鱼，由于其制作过程中还存在发酵的步骤，使得致癌物更易形成，在 2012 年被 IARC 在第 100E 卷中列为 1 类致癌物。有一致的病例对照研究证明中国式咸鱼尤其是儿童食用与鼻咽癌危险性增加有关，并有剂量反应关系，综合效应估计值为 1.35（95% CI 1.14～1.60）。

（6）抗氧化剂

抗氧化剂是可以与自由基发生反应起中和作用的化学物质，可以帮助预防与肿瘤发生、发展相关的自由基损伤。不少营养素都被认为是抗氧化剂，包括 α 和 β 胡萝卜素、番茄红素、隐黄素、叶黄素、虾青素、角黄素等，其作用机制包括促进细胞间隙连接通信、清除氧自由基、抗炎作用以及抑制部分类型肿瘤细胞增生等。

尽管如此，目前还没有确切的证据表明服用抗氧化剂可以帮助降低人类肿瘤发生或死亡的风险，有某些研究甚至表明抗氧化剂会增加某些肿瘤的风险。例如在一项硒、维生素 E 与前列腺癌关系的研究中就发现，相较于安慰剂组，单独服用维生素 E 补充组的健康男性发生前列腺癌的风险增加，单独服用硒或者硒与维生素 E 联合使用组的前列腺癌发生风险与安慰剂组无差异。此外，还有多项研究发现，β 胡萝卜素或 α 生育酚的补充对尿路上皮（膀胱、输尿管或肾盂）、胰腺、结直肠、肾或上呼吸道、上消化道肿瘤的发生没有作用。

（7）茶

茶含有多酚类化合物，特别是作为抗氧化剂的儿茶素,具有自由基清除活性,能够保护细胞对抗由活性氧导致的细胞 DNA 损伤。茶叶或茶多酚已在动物实验中发现可以抑制不同器官包括皮肤、肺、口腔、食管、胃、小肠、结肠、肝、胰腺和乳腺等肿瘤的发生,诱导细胞凋亡。也有研究报道儿茶素可以抑制血管生成与肿瘤细胞的侵袭,调节免疫系统功能,活化谷胱甘肽 S-转移酶和醌还原酶等解毒酶类,以及保护细胞减少紫外线引起的损伤等。尽管茶多酚的强抗氧化作用有诸多潜在的抗癌功效,但是其确切的抗癌机制仍不清楚。对茶摄入与人类肿瘤发病风险的人群研究 Meta 分析发现,每天多饮用 1 倍茶预防口腔肿瘤的综合效应估计值为 0.89(95% CI 0.80~0.98),而未发现对胃癌、结直肠癌、肺癌、胰腺癌等有预防作用。因此提示茶对肿瘤预防的作用有限。

(8)维生素 D

维生素 D 有助于身体利用钙和磷构建强壮的骨骼和牙齿。皮肤暴露于阳光下可以产生维生素 D,同时也可以从一些食物和膳食补充剂中获得维生素 D。维生素 D 缺乏可引起骨质软化,也就是所谓的儿童佝偻病和成人骨软化症。人类的流行病学研究表明,维生素 D 摄取量增加或血液中维生素 D 水平升高可能与结直肠癌风险降低相关,但临床研究的结果尚无定论。

(9)人造甜味剂

常见的几种人造甜味剂包括糖精、阿斯巴甜、乙酰磺胺酸钾、三氯蔗糖、纽甜和甜蜜素。早期的研究发现甜蜜素结合糖精会导致实验动物发生膀胱癌。然而,随后关于这些合成甜味剂的致癌性研究并没有发现人类与肿瘤关联的明确证据。同样,美国食品与药品监督管理局(Food and Drug Admini-stration,FDA)批准的其他甜味剂研究也没有其与人类肿瘤关联的明确证据。

2.2.5 辐射

辐射是指能量以电磁波或粒子的形式向外扩散的一种现象。辐射是一种非常普遍的现象,家用的电器、电子设备甚至人体本身都会产生辐射。辐射主要分为非电离辐射和电离辐射。非电离辐射是指能量比较低,并不能使物质原子或分子产生电离的辐射,包括低能量的电磁辐射,如紫外线、可见光、红外线、微波及无线电波等。它们的能量不高,只会令物质内的粒子震动。而电离辐射指的是具有很高的能量,在通过物质时能够引起物质电离的辐射。电离辐射具有足够的能量来损伤 DNA 并导致肿瘤发生。电离辐射包括高频率的电磁辐射(如 X 线、γ 射线)和粒子辐射(如 α 射线、β 射线、中子射线和质子射线等)。

电离辐射在传递能量给机体时会直接或间接导致大分子 DNA 的损伤,如单、双键断裂或碱基损伤等。辐射对人体造成的损伤分为确定性效应和随机性效应。确定性效应是以细胞死亡为基础,当辐射剂量大到超过机体再生和代偿能力时,就会出现组织器官结构的改变和功能障碍,严重者可导致死亡。而随机效应主要指的是干细胞 DNA 损伤未能导致死亡,但保持增殖能力,此即为变异细胞。若体细胞变异,在各类因素共同作用下进一步累积可形成肿瘤;而若性细胞变异,则可能引起子代发生疾病。

电离辐射的致癌效应属于随机效应,其诱发肿瘤的概率随辐射剂量的增加而增加。电离辐射可在大部分器官和组织诱发肿瘤。研究发现暴露于高水平氡的人,肺癌风险增加;住宅和职业性接触氡是除吸烟外肺癌发生的第二大原因;暴露于碘-131 则会增加患甲状腺癌的风险;镭-224、-226、-226 及其衰变产物可导致骨肿瘤;钍-232 可能导致肝癌和白血病。X 线、γ 射线、α 粒子和 β 粒子等,更可诱发人体多个部位包括乳腺、肺、食管、皮肤、中枢神经系统等不同部位的肿瘤。

地球上的每个人都暴露在自然来源和技术来源的电离辐射中,但是暴露的水平高低取决于他们的地理位置、饮食、职业和生活方式。这些形式的辐射可以在核电厂事故以及原子武器制造、测试或使用时释放。某些医疗程序,如胸部 X 线检查、计算机断层摄影(computer tomography,CT)扫描、正电子发射计算机断层显像(positron emission computed tomography,PET)扫描和放射治疗也可导致细胞损伤。然而,来自这些医疗程序的肿瘤风险非常小,且获得的益处几乎总是大于风险。

低能量、非电离形式的辐射,例如可见光和来自电磁场的能量,尚未发现导致肿瘤的明确证据。但是有许多关于手机的使用与肿瘤关系的研究,特别是与脑肿瘤发生的关系。目前这些研究证据仍然存在许多的不确定性,包括难以对实际手机辐射暴露进行测量、调查者的回忆偏移等。虽然研究强调使用手机 10 年左右不太可能会引起肿瘤,但是因为相对而言手机仍然是一个新技术,且很少有证据研究其长期使用的效应,目前 IARC 将包括手机辐射在内的射频电磁场归为 2B 类(可能的致癌物)。因此预防仍然是最好的方式,包括减少通话时间、通过发短信或者无线设施,尽可能远离手机,而儿童、青少年及孕妇可以采用特殊的防护措施。

2.2.6 太阳辐射

暴露于紫外线(ultraviolet,UV)辐射会引起皮肤提早老化以及可导致皮肤癌等皮肤损伤。皮肤癌是人类常见的恶性肿瘤之一,UV 暴露可引起皮肤细胞的 DNA 损伤,是各种类型皮肤癌发生的主要危险因素。生活在 UV 高或者年平均太阳亮度较高的地区会增加患皮肤癌的风险,其中患鳞状细胞癌的风险最大,其次是基底细胞癌,然后是黑色素瘤。有研究显示职业性 UV 暴露,会使鳞状细胞癌的风险 OR 达 1.77,基底细胞癌的风险 OR 达 1.43。而在任何年龄出现晒伤都会显著增加黑色素瘤的风险,在成人时期晒伤风险 OR 为 1.91,青少年时期 OR 为 1.73,儿童时期 OR 为 1.95。从避免皮肤癌的角度来说,所有人都应该限制暴露于阳光下的时间,并避免其他来源的 UV 辐射。

2.2.7 职业暴露

从事某些职业的人员由于工作过程接触了化学的或物理的致癌因素而发生的肿瘤,称为职业性肿瘤。WHO 统计显示,每年至少有 20 万人死于与工作场所相关的肿瘤,其中肺癌、膀胱癌和间皮瘤是常见的职业肿瘤。将近一半的已知人类致癌物是职业性致癌物。虽然为了预防职业性肿瘤,寻找职业性致癌物非常重要,但是往往大多数职业性暴露在一般环境中也存在,有时浓度甚至高于工作环境,因此在工作场所之外发现此类致癌物也一样重要。

职业与肿瘤的关系最早是在 1775 年英国的 Pott 医生报告扫烟囱工人中阴囊癌发生较多,首次提出此原因可能与接触煤烟有关。随后有关煤焦油与皮肤癌、染料作业中 2-萘胺及联苯胺与膀胱癌、苯与白血病、铬化合物与肺癌、砷与皮肤癌、石棉与肺癌以及氯乙烯与肝癌、肝血管肉瘤之间的关联与病因学的研究陆续被报道。

我国已将石棉、联苯胺、苯、氯甲甲醚、砷、氯乙烯、焦炉烟气、铬酸盐所致的肿瘤,列入职业病名单。皮肤接触石油、石蜡、煤烟、沥青等可引起皮肤癌;吸入石棉、砷化物、煤焦油气体可引起肺癌;全身大量

X 线照射可引起白血病;较多接触放射性碘、铀等可引起甲状腺癌;联苯胺、4-氨基联苯等经尿排泄到膀胱,可引起膀胱癌。石棉是导致所有类型肿瘤(包括肺癌和间皮瘤)的潜在致癌物。研究显示,随着石棉累积剂量的增加,肺癌的 RR 也随之增加,每增加 1 年暴露,肿瘤风险增加 14%。对于非吸烟者,石棉暴露超过 1 年,肺癌 RR 为 4.2;暴露超过 2.5 年,肺癌 RR 上升至 10.2。联苯胺曾经是重要的染料中间体,但是联苯胺的生产及使用过程均可致癌。研究发现从事染化行业的职业人群其膀胱癌发病率和死亡率明显高于一般人群,且初诊发病年龄较一般人群提前,潜伏期长。

职业性肿瘤的预防需要多方的共同努力,尤其是政府颁布法律条文来规范用人企业,加强企业管理。如采用更加安全的生产原料,同时改进工艺,降低工人对危险因素的暴露。对接触致癌物或可疑致癌物的工人也应进行定期体检,及早发现。

2.2.8 空气污染

环境空气污染,包括室外和室内空气污染。空气污染作为肿瘤的危险因素已经研究了多年,已经明确的是,归因于环境空气污染所致肺癌占了 3%～5%。据 WHO 全球疾病负担项目的估计,环境空气污染导致全球每年约 62 000 人死于肺癌,其中固体燃料燃烧引起的室内空气污染造成每年约 16 000 人死于肺癌。

2.2.8.1 室内空气污染

室内空气污染被 WHO 列为人类健康的十大威胁之一。全球有近一半的人口处于室内空气污染之中,尤其是城市人口。室内空气污染和呼吸道疾病与肿瘤发生有着密切的联系。

(1)室内燃烧污染

全球有近 30 亿人仍在使用固体生物燃料(包括烟煤、木柴、牛粪、麦秆等)取暖或者烹饪用火。当固体生物燃料燃烧时,由于燃烧不完全,会形成不充分的燃烧产物,其中有很多具有很强的致癌性,其中就包括了以苯并芘(BaP)为代表的多环芳烃(PAH)类物质。由于室内通风条件有限,污染物难以扩散,使得 PAH 在室内浓度较高,对人体影响更严重。我国在云南宣威的研究显示,男性和女性在室内燃烧烟煤时的患肺癌风险分别是烧无烟煤的 36.2 倍和 98.8 倍。通过改炉、改灶可以降低室内空气中 PAH 的含量,显著降低肺癌的发生率与死亡率。

甲醛是一种强的致突变和致癌的物质，是引起肿瘤的危险因素之一。暴露于甲醛的人群，其肿瘤死亡率显著高于非暴露人群。IARC 将甲醛列为 1 类致癌物质，有充分证据证明甲醛可引起鼻咽癌和白血病/淋巴瘤。室内的甲醛主要是来源于室内装修和家具使用的板材、涂料、黏合剂等，烟草、烟雾中也会存在一定的甲醛。因此在室内装修时，应尽可能避免装修材料过于复杂，同时选用无毒、无害、无污染的装修材料，并在装修后尽可能空置一段时间后再入住。

（2）室内被动吸烟

吸烟的危害已经广为人知，但是被动吸烟的危害尚未受到足够重视。室内被动吸烟也是导致肺癌的一个重要危险因素，美国的一项 Meta 分析表明，夫妻一方吸烟导致不吸烟的配偶罹患肿瘤的 RR 为 1.19（90% CI 1.04～1.35）。我国的被动吸烟肺癌风险的研究中合并 OR 为 1.13（95% CI 1.05～1.21）。提示即使自身不吸烟，在室内接受二手烟仍可能导致肺癌的发生风险上升。不少烟民在得知二手烟危害时改变吸烟习惯，避免在家人面前吸烟，转而到阳台上或空旷的室外吸烟，以防止二手烟的危害。但烟民在抽烟后，残留在衣物、家具、毛毯、毛发等物件上的气体或烟尘（俗称三手烟），仍可危害自身和家人的健康。

（3）烹饪油烟

在煎、炒、炸烹饪方式中，食物和食用油在高温下发生一系列的化学反应，产生大量的热氧化分解产物。烹调油烟中包含烷烃、烯烃、挥发性亚硝胺、醛类、酮、酯类以及芳香族和杂环化合物等上百种有害物质。IARC 2010 年将高温油烟排放列为 2A 类致癌物。

（4）氡

氡是 IARC 确认的 1 类人类致癌物，氡被证明是导致肺癌的因素之一，也有学者认为氡可能会导致白血病的发生。氡是一种放射性的气体，空气中氡能够自发地衰变为氡子体。当氡子体附着在室内微小的灰尘粒子上并被吸入肺中，可在肺内沉积，其衰变产生的 α 粒子具有很高的能量，可损伤细胞中的 DNA，导致非正常的分裂，最终引发肺癌。氡主要来源于地基和周围的岩石土壤中，随着楼层的升高，氡的浓度会逐渐减少。但是在建筑材料中可能掺有放射性较强的矿物或使用放射性较强的花岗岩、大理石等，会使室内氡的浓度升高。

2.2.8.2 室外空气污染

室外空气污染来源于机动车、工业生产过程、发电、家用固态燃料燃烧等的排放等。环境空气污染物由大量化学成分组成，包括重金属粉尘、纤维、多环芳烃、氮氧化物、光化学氧化剂。虽然环境空气污染的理化特征在世界各地存在差异，但是环境空气污染的混合物总是包含已知对人类致癌的特定化学物。

2013 年 11 月，IARC 出版《空气污染与肿瘤》一书，将室外空气污染归类为 1 类人类致癌物。颗粒物（particulate matter，PM）是室外空气污染的主要组成成分，该书对其单独作出评估，PM 也被归类为 1 类人类致癌物。IARC 的评估表明，对 PM 和空气污染的暴露水平增加会增加肺癌的风险。这也是 IARC 首次对空气污染这一现象而不是某一种类致癌物进行全面评估，这为各国制定控制空气污染的公共政策提供了科学依据。

目前世界各国主要通过 3 个指标监测空气质量，包括总悬浮颗粒（TSP）、PM10 和 PM2.5。总悬浮颗粒是直径 ≤ 100 μm 的颗粒物，颗粒直径 > 10 μm 的颗粒物会被人的鼻内结构阻挡在外。由于 TSP 包含了这一部分的颗粒物，因此测量对健康效应时很少会使用 TSP。PM10 指的是颗粒直径在 2.5～10 μm 之间的颗粒物，也被称为可吸入颗粒物，它具有较强吸附能力，可以作为多种污染物的催化剂或载体。PM10 可以进入人体的上呼吸道，但部分可被鼻腔的绒毛阻挡，进入上呼吸道的部分也可通过纤毛运动或痰液被排出体外，对人体的影响相对较小。PM2.5 也称为可入肺颗粒物，指的是颗粒直径 ≤ 2.5 μm 的颗粒物。它携带大量有毒有害物质、重金属或作为细菌和病毒的载体，在大气中停留时间长，输送距离更远。同时由于这种颗粒粒径小，可进入肺内甚至人体的循环系统，因此对人体的伤害和影响非常大。PM2.5 的暴露导致全世界 320 万人的过早死亡，其中 22.3 万人死于肺癌。由 PM2.5 导致的肺癌死亡人数超过一半发生在中国和其他亚洲国家。

2.2.9 水污染

饮用干净的水是人类健康的基本要求，水质受到季节、地理和农工业排放的影响。与水污染最相关的应该是感染性疾病，水中的微生物可以通过氯碱、臭氧等的消毒得到控制，但是，与此同时产生的消毒副产物（disinfection by products，DBP）可能残留在水中，对人体产生致癌作用。近年来，饮用水消毒处理产生的副产物对人体健康的影响在国内外引起了普遍关注。DBP 包括多种复杂的含氯和溴的化合物，主要是在消毒过程中由有机污染物经过卤化作用而产生的，包括三卤甲烷（THM）、卤乙酸（HAA）等。有研究显示饮用氯化饮用水会增加膀胱癌及结直肠癌的风险，尽管存在一定争议，但是考虑到大量人群都会接触氯化 DBP，如何保证消毒的有效性同时减少氯化 DBP 显得尤为重要。

引起水污染的另一个重要因素就是水体污染物，如砷的暴露。砷可在人体的肝、肾、肺、子宫、胎盘、骨骼和肌肉等部位储积，与细胞中的酶结合，使其丧失活性，从而造成消化系统、神经系统和皮肤等部位的砷中毒。砷会导致皮肤、肺、膀胱等器官的肿瘤，在阿根廷、美国、中国台湾地区、墨西哥、印度均发现了几个水中砷含量暴露高的地区，有很强的证据表明，皮肤癌、肺癌、膀胱癌的风险增加与饮用含砷的污染水有关。此外，包括汞、铅、铬、镉、镍等在内的多种重金属污染物与人类肿瘤风险增加可能相关，这些重金属的致癌性已在职业暴露或其他环境暴露研究中得以确认。

有机污染物，包括各类农药、挥发性有机污染物，尤其是持久性有机污染物和二噁英类化合物具有致突变、致畸、致癌性，这些有机污染物长期残留在环境中，并富集在生物体内，通过生物链不断传递，对人体有严重危害。

由于人类农业和工业的活动，使得地表上氮沉积量翻了数倍，同时地表水中硝酸盐含量也增加了数倍甚至数百倍。硝酸盐在人体中被转化为亚硝酸盐，饮用水中亚硝酸盐的高含量多次被报道与胃癌的风险增加相关。其他水污染物还包括放射性核素、激素等物质。

2.2.10　身体活动

经济发展和城市化进程导致人们的生活方式发生改变，身体活动的水平日益下降，而静态的生活方式尤其是久坐行为（sedentary behaviour）正成为一种习惯和常态。身体活动不足成为了包括糖尿病和肿瘤发生的重要因素。WHO 统计，16% 的结直肠癌和 10% 的乳腺癌发病可归因于身体活动的不足。

在我国居民参加体育锻炼的人数比例，尤其是经常参加体育锻炼（指每周参加体育锻炼频度 3 次及以上，每次体育锻炼持续时间 30 min 及以上，每次体育锻炼的运动强度达到中等及以上）的比例较低。2014 年 30～39 岁年龄组经常参加体育锻炼者的比例仅为 12.4%，最高组为 60～69 岁组，为 18.2%。

久坐是当代人的生活常态，它可以是工作上的，也可以是在空闲时间长时间宅在家中观看电视或使用电脑。人在久坐过程中会导致能量消耗过低、肠道蠕动受限以及肌肉收缩的阻碍，同时久坐的姿势也不利于血液的循环。久坐行为被证实与多项肿瘤的风险增高有关，包括结直肠癌、子宫内膜癌等。

有研究显示，在空闲时间身体活动与降低肿瘤的风险相关。一项针对 144 万人的调查研究显示，高水平与低水平的空闲时间身体活动相比，13 种肿瘤的风险下降，包括食管癌（HR＝0.58）、肝癌（HR＝0.73）、肺癌（HR＝0.74）、肾癌（HR＝0.77）、胃贲门癌（HR＝0.78）、子宫内膜癌（HR＝0.79）、髓性白血病（HR＝0.80）、骨髓瘤（HR＝0.83）、结肠癌（HR＝0.84）、头颈部肿瘤（HR＝0.85）、直肠癌（HR＝0.87）、膀胱癌（HR＝0.87）和乳腺癌（HR＝0.90）。也有其他的前瞻性研究显示身体活动与消化道、胰腺、卵巢和乳腺肿瘤的风险降低有关。

通过增加身体活动降低肿瘤发生风险的机制不仅仅是由于其对肥胖的影响，也有多方面的生物效应，其中一些与特定肿瘤发生相关联，包括：①降低激素（例如胰岛素和雌激素）水平。胰岛素是控制机体储存和利用食物来源能量的重要激素。它可以激活与细胞增殖相关的信号通路，导致细胞的异常繁殖，从而诱发肿瘤。而雌激素是已知公认的致癌因素，无论是内源性雌激素水平持续升高还是外源性补充雌激素，都使乳腺癌发生率明显增加。研究表明运动可以降低血液中的胰岛素和女性血液中的雌激素以及与肿瘤发生和进展相关的某些生长因子的水平，从而降低肿瘤发生的风险。②减少肥胖。身体活动对于人们维持所消耗的热量和所需要的热量之间的平衡是至关重要的。消耗的热量少于摄入的热量会导致肥胖，积极运动也可以帮助预防体重增加和肥胖，降低与超重相关肿瘤的风险。③减少炎症。炎症是机体对感染、损伤等刺激的正常反应，但是炎症的发生可能会导致更进一步的机体损伤，尤其是某一部位反复的炎症反应，可导致细胞的异常增生，从而诱发肿瘤的形成。研究表明，身体活动可以减低某些部位的炎症反应（如肠道），进而降低肿瘤的风险。④改善免疫系统功能。在年轻成年人中的一项研究显示,经常性的体育锻炼可以增强机体的免疫反应与免疫监视。体育锻炼还可以上调细胞循环与 DNA 修复通路,从而可以预防肿瘤的发生或发展。⑤改变胆汁酸的代谢,减少食物通过消化系统所需的时间。由于身体活动可以帮助肠道蠕动,肠道蠕动的增加可以促进有害物质的排空,从而减少胃肠道对疑似致癌物的暴露,降低相关肿瘤的风险。

即使对已经发生肿瘤的患者,身体活动对其健康和预后也有所裨益。身体活动可有效提高肿瘤患者生存质量、降低疲劳感、降低其他健康方面的风险,同时也对患者心理的改善有好处。增加身体活动可以影响胰岛素、瘦素等激素水平而影响其预后。对结直肠癌和女性乳腺癌患者的研究显示,经常进行身体活动的患者生存率较不经常运动者高。确诊后身体活动每周增加 150 min 的中等强度运动,可降低乳腺癌患者 24% 的总死亡率风险,可降低结直肠癌患者 28% 的总死亡率风险。而那些在诊断前未改变身体活动水平或身体活动量不足的乳腺癌或结直肠癌患者,只要在确诊前后任意提高身体活动水平,也能降低总死亡率风险。也有研究提示身体活动有降低肿瘤复发率的可能。

2.2.11 药物与激素

有部分药物被认为会引起或者促进人类肿瘤的发生。还有一些在实验动物或者体外实验中具有致癌性,但是在人类中的致癌性不能确定的药物。同时还有一些药物可能具有化学预防作用。

IARC 所公布的明确的人类致癌因素中,包含 13 种抗肿瘤药物及化疗方案、7 种激素类药物、2 种免疫抑制剂、2 种中药类成分、1 种解热镇痛药和 1 种皮肤用药。

虽然抗肿瘤药物在肿瘤的化疗中有着重要作用,但这类药物也可能诱导表面上治愈的患者发生二次肿瘤。可诱发肿瘤的抗肿瘤药物包括环磷酰胺、美法仑、苏消安、白消安等,均为烷化剂,而烷化剂通常可以烷化 DNA 中的嘌呤碱基而产生基因毒性。诸如咪唑硫嘌呤、环孢素等免疫抑制剂则通过抑制人体免疫系统从而可能引起肿瘤,使用免疫抑制剂可能会导致皮肤癌以及非霍奇金淋巴瘤,在使用免疫抑制剂(如接受器官移植、治疗炎症性肠炎等)的患者中发生非霍奇金淋巴瘤的风险增加。

性激素(包括雄激素、雌激素和孕激素)是已知的人类致癌物,特别是对女性生殖器官肿瘤(如子宫内膜癌和卵巢癌)以及乳腺癌来说。虽然性激素在女性和男性中都具有必要的生理作用,但它们也与某些肿瘤的罹患风险增加有关。

20 世纪 30 年代,临床上开始使用雌激素替代疗法(estrogen replacement therapy,ERT)来缓解绝经期的症状,然而 60 年代一项流行病学研究证明,单独使用雌激素会增加女性患子宫内膜癌的风险。大剂量持续服用雌激素的妇女,其子宫内膜细胞分裂活动约为停经前妇女的 2 倍,且使用时间越长,风险越高。于是临床医生开始使用雌激素和孕激素结合的激素替代疗法(hormone replacement therapy,HRT),其含有的孕激素可以抵抗雌激素效应,从而降低患子宫内膜癌的风险。然而一项大型的队列研究和病例对照研究表明,采取 HRT 5 年以上可能会增加乳腺癌的发生危险,但随着停药年限的增加,危险性会逐步降低。

研究还表明,女性乳腺癌的风险与卵巢产生的雌激素和孕激素(称为内源性雌激素和孕酮)有关。长时间和(或)高水平暴露于这些激素与乳腺癌的风险增加相关。月经初潮早、绝经晚、初次怀孕晚和从未生育都会引起暴露的增加。相反,生育是乳腺癌的预防因素。

有一些雌激素受体调节剂和芳香化酶抑制剂已经被批准用于女性激素受体阳性乳腺癌的内分泌治疗。然而目前只有两种雌激素受体调节剂即他莫昔芬(三苯氧胺)和雷洛昔芬被批准作为乳腺癌的预防性用药。

有多项针对结直肠癌的观察性流行病学研究和随机对照试验一致地显示,阿司匹林以及其他非类固醇类抗炎药物可以降低结直肠癌的风险。非类固醇类抗炎药物对其他肿瘤的预防作用尚不清楚。虽然阿司匹林对结直肠癌的预防效果得到认可,但由于其一些严重的不良反应(如上消化道出血等)未被推荐作为人群的预防性用药。同时,作为肿瘤预防性治疗的最优剂量仍在探索当中。

2.3 遗传因素和易感性

人们或多或少都会接触到各种各样的致癌因子,但是并非人人都会罹患肿瘤。除了某些因素导致的随机效应以外,不同个体对肿瘤的易感性也是不一样的。以往被认为是外界环境因素导致的肿瘤,随后发现是环境暴露与遗传易感性共同作用导致的。

某些肿瘤发生存在家族聚集现象,即某个家族中可能有多个成员先后罹患同一类型的肿瘤,且发病年龄较早。流行病学研究显示,常见肿瘤患者一级亲属中同一类型肿瘤的发病率增加 2 倍,12%~25% 的结肠癌患者和肝癌高发区 30% 以上的肝癌患者有同类肿瘤的家族史。

某些肿瘤的发病率在不同种族之间也有显著差异,如日本妇女乳腺癌发病率低于白种人妇女,但是松果体瘤高于其他种族 10 余倍;黑种人很少发生睾丸癌和皮肤癌等。

随着肿瘤分子生物学、细胞遗传学和分子流行病学的发展,人们开始意识到在某种程度上肿瘤也是一种遗传性疾病。原癌基因的激活和抑癌基因的失活在癌变过程中有着重要的生物学作用。某些肿瘤会由单个基因的变异导致,它们会以常染色体显性方式遗传,其表型则体现在某些遗传性癌前改变或者综合征上,最终使得某些肿瘤的发生率提高。如 BRCA1/BRCA2 基因突变导致的遗传性癌前改变、APC 基因变异导致的家族性腺瘤性息肉病(FAP)等(表 2-3)。

表 2-3　由基因变异导致的综合征及其相关肿瘤

相关基因	癌前改变/综合征	相关肿瘤类型
ATM	共济失调毛细血管扩张症	白血病与淋巴瘤
BLM	Bloom 综合征	所有癌症
BRCA1，BRCA2	乳腺癌-卵巢癌综合征	乳腺、卵巢、胰腺和前列腺癌
PTEN	Cowden 综合征	乳腺、甲状腺和子宫内膜癌
APC	家族性腺瘤性息肉病(FAP)	结直肠癌
CDKN2A	家族性非典型性多发性痣和黑色素瘤综合征(FAMM)	黑色素瘤
RB1	家族性视网膜母细胞瘤	视网膜癌
FACC，FACA	Fanconi 贫血	白血病
MLH1，MSH2，MSH6，PMS2	遗传性非息肉病性结直肠癌/Lynch 综合征	结直肠癌
PRSS1，SPINK1	遗传性胰腺炎/家族性胰腺炎	胰腺癌
TP53	Li-Fraumeni 综合征	白血病、乳腺、脑和软组织肿瘤
MEN1	多发性内分泌腺瘤病 1 型	胰腺癌、垂体腺瘤、良性皮肤和脂肪瘤
RET，NTRK1	多发性内分泌腺瘤病 2 型	甲状腺癌、嗜铬细胞瘤
STK11/LKB1	Peutz-Jeghers 综合征	胰腺、肝、肺、乳腺、卵巢、子宫和睾丸癌
VHL	von Hippel-Lindau 综合征	脊髓、小脑、视网膜、肾上腺和肾脏肿瘤
WT1	肾母细胞瘤	肾癌
XPD，XPB，XPA	着色性干皮病	皮肤癌

根据肿瘤易感性的高低,还可以分为高危易感基因和低危易感基因。携带某些突变基因的人罹患肿瘤的风险很高,如携带 BRCA1/BRCA2 基因突变的个体发生乳腺癌和卵巢癌的风险就很高,但是这类人在人群中的数量很少。而低危性的易感基因一般具有基因多态性,每个基因致癌危险性小,主要通过多个基因与环境危险因素协同作用或交互作用来提高肿瘤的危险性。该种基因虽然危险性低,但是人群基因多态性频率高,人群归因危险性较高。

除导致癌前改变的基因变异以外,某些基因的改变会导致人体对某些环境暴露因素的易感性发生改变,造成个体暴露于某种因素之后更容易发生肿瘤。例如,乙醛是一种致癌剂,也是乙醇的代谢产物。当人体编码乙醛脱氢酶的基因发生突变时,机体无法及时将乙醛代谢为乙酸,从而延长了暴露于乙醛的时间,因此携带突变的乙醛脱氢酶基因的饮酒者发生食管癌和肝癌的危险性高于正常基因的饮酒者。

随着精准医学的发展,肿瘤的预防也在朝着"精准预防"的方向发展。某些个体携带了遗传性的肿瘤易感基因变异,继而导致这些个体对部分肿瘤的发病风险提高。尤其是那些具有肿瘤家族史的个体,当他们怀疑自己对某些肿瘤易感,则可以向医生咨询并进行基因检测。若这些个体确实携带某些基因变异,就可根据其实际情况个性化地制订预防策略。某些个体可以通过进一步改善生活方式降低肿瘤风险,如携带突变的乙醛脱氢酶基因的个体应完全远离酒精。另一些可能需要增加其进行筛查的频率或考虑服用预防性药物,如 APC 基因变异的个体需要强化大肠癌筛查的频率,并定期进行肠镜检查。有些个体甚至可以考虑进行预防性的手术。如好莱坞著名女星安吉丽娜·朱莉选择进行预防性乳腺切除手术引发了高度的关注,作出这一决定的原因就在于她是 BRCA1 基因突变携带者,其终身罹患乳腺癌的概率高达 87%。

精准预防具有降低肿瘤风险的潜力,但要达到这一目标则需要更多生物医学上的研究投入。美国国立环境卫生科学研究所(NIEHS)启动了一项环境基因组计划(environmental genomic project,EGP),旨在应用人类基因组计划所使用的方法发现与环境相关疾病的易感基因多态性,从而建立基因多态性的中心数据库,用以服务肿瘤分子流行病学中环境和基因相互作用的研究,同时致力于发现新的易感基因或定位易感染色体片段,进而为肿瘤的精准预防提供更多的信息与证据。

2.4　社会经济因素

疾病的发生和发展并不是由于某一个或某一类因素单独造成的。人是一种社会动物,人类自身及其所处的社会经济环境及其改变,都会直接或间接地在不同时期以不同的机制、不同程度地影响人类的健康。WHO 对健康社会决定因素(social determinants of health,SDH)的定义是:人们生活和工作的社会条件,这些条件反映了人们在权力层级上的位置、威望及其资源。人的出生、成长、工作、生活环境中,社会分层的基本结构和社会决定性条件的产生影响到健康的因素,是导致疾病"原因的根源"。

性别、国别、社会经济状况、社会地位等是肿瘤发病的中介因素。幽门螺杆菌感染是导致人类胃癌的确定致癌因素,其传染性强,可通过手、不洁食物和餐具,粪便进行传播。发展中国家人与人之间接触传播是主要的传播方式,如父母与孩子以及家庭成员间的接触。而有证据表明较低的社会经济状况

会影响幽门螺杆菌的感染,尤其是儿童时期的首次感染最易发生。家庭拥挤、卫生条件差、孩子多的家庭更容易使其成员感染幽门螺杆菌。研究发现教育和收入与幽门螺杆菌感染之间成负相关。

影响健康的因素中,往往很容易关注到影响健康的直接因素,如吸烟、感染、环境污染的暴露等。而改变这些直接因素的过程往往极其复杂,并且牵涉多个利益方。社会决定因素中,社会变迁、社会治理、社会政策和文化因素共同影响着肿瘤的发生。

如原发性肝癌,HBV 感染、饮食、饮水均会影响其发病。我国是乙肝大国,导致我国肝癌人数高于世界平均水平,尤其一些高发地区,居民饮用沟塘水,其肝癌发病率是饮用井水地区居民的 3 倍以上;潮湿环境中,变质玉米等食物中所含的黄曲霉毒素也是导致肝癌的一个因素。因此需要采用改变饮水、饮食习惯,加强监管、强制接种疫苗等一系列的措施来进行治理。这种治理是一种全社会的治理行动,在实际操作上难度很大,需要有多方面包括农业、食品加工、水利、卫生、财政等各部门的通力合作才能完成。

社会政策包括了规定、指南、制度、条例和法律,如各个国家通过立法提高烟草税收、限制烟草生产和广告。美国于 1969 年通过联邦立法控烟,取得了很好的控烟效果,肺癌的死亡率在近年已经出现了显著的下降。

文化也是社会决定因素的一个重要方面,如酒文化。在全球大多数国家酒是庆典和排忧时经常出现的饮品,在中国的酒文化中,还包含了许多礼节、尊敬和潜在价值要求(如酒喝好了好办事)等。正是这些文化因素,导致部分人长期过量饮酒,增加了发生相应肿瘤的风险。

(郑　莹　周昌明)

主要参考文献

[1] 赵平,王陇德,黎钧耀. 预防肿瘤学[M]. 北京:人民卫生出版社,2014.

[2] Aghajanpour M, Nazer MR, Obeidavi Z, et al. Functional foods and their role in cancer prevention and health promotion: a comprehensive review [J]. Am J Cancer Res, 2017,7(4):740-769.

[3] Arnold M, Jiang L, Stefanick M L, et al. Duration of adulthood overweight, obesity, and cancer risk in the

women's health initiative: a longitudinal study from the United States [J]. PLoS Med, 2016,13(8):e1002081.

[4] Arnold M, Pandeya N, Byrnes G, et al. Global burden of cancer attributable to high body-mass index in 2012: a population-based study [J]. Lancet Oncol, 2015,16 (1):36 – 46.

[5] Boyle T, Keegel T, Bull F, et al. Physical activity and risks of proximal and distal colon cancers: a systematic review and meta-analysis [J]. J Natl Cancer Inst, 2012, 104(20):1548 – 1561.

[6] Chan AT, Arber N, Burn J, et al. Aspirin in the chemoprevention of colorectal neoplasia: an overview [J]. Cancer Prev Res (Phila), 2012,5(2):164 – 178.

[7] Cuzick J, DeCensi A, Arun B, et al. Preventive therapy for breast cancer: a consensus statement [J]. Lancet Oncol, 2011,12(5):496 – 503.

[8] Elmets CA, Singh D, Tubesing K, et al. Cutaneous photoprotection from ultraviolet injury by green tea polyphenols [J]. J Am Acad Dermatol, 2001,44(3): 425 – 432.

[9] Henning SM, Niu Y, Lee NH, et al. Bioavailability and antioxidant activity of tea flavanols after consumption of green tea, black tea, or a green tea extract supplement [J]. Am J Clin Nutr, 2004,80(6): 1558 – 1564.

[10] Hildebrand JS, Gapstur SM, Gaudet MM, et al. Moderate-to-vigorous physical activity and leisure-time sitting in relation to ovarian cancer risk in a large prospective US cohort [J]. Cancer Causes Control, 2015,26(11):1691 – 1697.

[11] IARC. IARC Monographs on the evaluation of carcinogenic risk to humans[EB/OL]. 2018 – 11 – 19. http://monographs. iarc. fr/ENG/Classification/latest_ classif. php.

[12] Kantor ED, Udumyan R, Signorello LB, et al. Adolescent body mass index and erythrocyte sedimentation rate in relation to colorectal cancer risk [J]. Gut, 2016,65(8):1289 – 1295.

[13] Kelemen LE. Food frequency questionnaires: not irrelevant yet. Cancer Epidemiol Biomarkers Prev [J], 2006,15(5):1054.

[14] Kerr J, Anderson C, Lippman SM. Physical activity, sedentary behaviour, diet, and cancer: an update and emerging new evidence [J]. Lancet Oncol, 2017, 18 (8):e457 – e471.

[15] Keum N, Bao Y, Smith-Warner SA, et al. Association of physical activity by type and intensity with digestive

[16] Lakoski SG, Willis BL, Barlow CE, et al. Midlife cardiorespiratory fitness, incident cancer, and survival after cancer in men: the cooper center longitudinal study [J]. JAMA Oncol, 2015,1(2):231 – 237.

[17] Lambert JD, Yang CS. Mechanisms of cancer prevention by tea constituents [J]. J Nutr, 2003, 133 (10):3262S – 3267S.

[18] Liang H, Wang J, Xiao H, et al. Estimation of cancer incidence and mortality attributable to alcohol drinking in China [J]. BMC Public Health, 2010,10:730.

[19] Lim SS, Vos T, Flaxman AD, et al. A comparative risk assessment of burden of disease and injury attributable to 67 risk factors and risk factor clusters in 21 regions, 1990 – 2010: a systematic analysis for the global burden of disease study 2010 [J]. Lancet, 2012, 380(9859):2224 – 2260.

[20] Lin Y, Totsuka Y, He Y, et al. Epidemiology of esophageal cancer in Japan and China [J]. J Epidemiol, 2013,23(4):233 – 242.

[21] Magbanua MJ, Richman EL, Sosa EV, et al. Physical activity and prostate gene expression in men with low-risk prostate cancer [J]. Cancer Causes Control, 2014, 25(4):515 – 523.

[22] Moore SC, Lee IM, Weiderpass E, et al. Association of leisure-time physical activity with risk of 26 types of cancer in 1. 44 million adults [J]. JAMA Intern Med, 2016, 176(6):816 – 825.

[23] Neuhouser ML, Aragaki AK, Prentice RL, et al. Overweight, obesity, and postmenopausal invasive breast cancer risk [J]. JAMA Oncology, 2015, 1 (5):611.

[24] Patel AV, Hildebrand JS, Campbell PT, et al. Leisure-time spent sitting and site-specific cancer incidence in a large U. S. cohort [J]. Cancer Epidemiol Biomarkers Prev, 2015,24(9):1350 – 1359.

[25] Schmid D, Leitzmann MF. Association between physical activity and mortality among breast cancer and colorectal cancer survivors: a systematic review and meta-analysis [J]. Ann Oncol, 2014, 25(7):1293 – 1311.

[26] Shen D, Mao W, Liu T, et al. Sedentary behavior and incident cancer: a meta-analysis of prospective studies [J]. PLoS One, 2014,9(8):e105709.

[27] Steele VE, Kelloff GJ, Balentine D, et al. Comparative chemopreventive mechanisms of green tea, black tea and

selected polyphenol extracts measured by in vitro bioassays [J]. Carcinogenesis, 2000,21(1):63 - 67.

[28] Stewart BW, Wild CP. World cancer report 2014[M]. Geneva: WHO Press, 2014.

[29] Straif K, Cohen A, Samet J. Air pollution and cancer [M]. Geneva: WHO Press, 2013.

[30] Straif K, Cohen A, Samet J. Air pollution and cancer [M]. Lyon: IARC, 2013.

[31] Umar A, Dunn BK, Greenwald P. Future directions in cancer prevention [J]. Nat Rev Cancer, 2012,12(12): 835 - 848.

[32] World Cancer Research Fund/American Association for Cancer Research. Continuous update project report: Diet, nutrition, physical activity and liver cancer[EB/OL]. 2015. http://www. wcrf. org/sites/default/files/Liver-Cancer−2015 - Report. pdf.

[33] World Cancer Research Fund/American Association for Cancer Research. Continuous update project report: diet, nutrition, physical activity, and prostate cancer [EB/OL]. 2014. http://www. wcrf. org/sites/default/files/Prostate-Cancer − 2014 − Report. pdf.

[34] World Cancer Research Fund, American Institute for Cancer Research. Food, nutrition, physical activity, and the prevention of cancer: a global perspective[M]. Washinton DC: AICR, 2007.

[35] World Health Organization. Tobacco Fact sheet[EB/OL]. 2017 - 05 - 15. http://www. who. int/mediacentre/factsheets/fs339/en/.

[36] Zaveri NT. Green tea and its polyphenolic catechins: medicinal uses in cancer and noncancer applications [J]. Life Sci, 2006,78(18):2073 - 2080.

[37] Zhang X, Wu K, Giovannucci EL, et al. Early life body fatness and risk of colorectal cancer in U. S. Women and men-results from two large cohort studies [J]. Cancer Epidemiol Biomarkers Prev, 2015,24(4):690 - 697.

[38] Zheng Q, Cui G, Chen J, et al. Regular exercise enhances the immune response against microbial antigens through up-regulation of toll-like receptor signaling pathways [J]. Cell Physiol Biochem, 2015,37(2):735 - 746.

3 遗传易感性与肿瘤

不同的个体之间在致癌物的吸收、代谢、活化、降解以及在对 DNA 损伤修复的应答等多方面存在着差异,从而影响着个体暴露与肿瘤发生之间的关联和肿瘤发病的风险。易感性是能够影响环境致癌危险的综合因素,既有遗传性的(即先天的,包括遗传、种族和性别等),也有环境性的(即后天的,如年龄、健康和营养状态等)。目前肿瘤易感性的研究主要关注遗传易感性。

3.1 遗传易感性的生物标志物

经过近百年的探索,科学家们逐渐意识到肿瘤是多基因和环境因素协同作用引起的复杂性疾病。其中,纯遗传因素大约占所有肿瘤发病的 5%,其余的归因于环境[包括烟草、饮食、污染(空气、水和食物等)、辐射及病毒等]或环境与遗传之间的交互作用,导致不同个体对肿瘤的易感性。

易感性是指能影响致癌危险性的综合因素,主要包括遗传、种族、年龄、性别和健康等,而肿瘤易感性研究主要关注遗传易感性,即个体遗传背景差异所导致的不同个体在相同的环境暴露下对罹患肿瘤的易感程度。肿瘤的遗传易感性早在一个多世纪前就被人们所认识。最早的记载出现在 1866 年,当时神经解剖学家 Paul Broca 发表了一篇关于妻子家庭中的 15 例乳腺癌患者的报道,首次提出遗传易感性与肿瘤发生有关。这些遗传变异在家系中由父母双方继承,尽管他(她)们本人不直接致病,但往往能够加强环境的暴露作用,增加子女发生疾病的风险。以乳腺癌为例,带有 BRCA1 或 BRCA2 基因中的特定遗传性突变会显著增加个体患乳腺癌和卵巢癌的风险(30%~60%),但拥有同一遗传变异的家人,也并非所有人都会得病。再以烟草与肺癌为例,烟草暴露已证实是肺癌发生的最主要环境因素,但吸烟者中却只有少部分(<20%)人罹患肺癌,提示在相同的环境暴露之下,不同遗传背景的个体对肺癌的易感性不同。因此,通过遗传易感性生物标志物来研究肿瘤易感性对理解肿瘤发生的病因乃至诊断和治疗都有重要意义。

遗传易感性生物标志物有不同的类型,有的是基因型的改变,包括基因的插入和缺失,染色体片段的拷贝数变异(copy number variation, CNV),或者单核苷酸多态性(single nucleotide polymorphism,

SNP）。多数遗传变异并无明确的生物学意义，在没有选择性遗传压力时偶然出现并存在；而有的生物标志物是生物学功能或表型的改变，如代谢表型、DNA损伤的修复能力等。目前研究较多的遗传易感性标志物包括人群中罕见的、高外显率（危险度）的癌基因/抑癌基因遗传性突变以及人群中常见的、低外显率的基因遗传性变异。某些肿瘤，例如视网膜母细胞瘤、肾母细胞瘤及乳腺和卵巢癌的一个亚型（Li-Fraumeni综合征，LFS），是由罕见的高显率的生殖细胞（即遗传性）基因突变所致，然而这些疾病只占所有肿瘤病例的一小部分。目前比较主流的假说是常见肿瘤的易感性具有多基因性变异的特征，这些变异在人群中较普遍，因此其叠加作用比罕见的高外显性突变对人群中肿瘤发生的影响更大。乳腺癌患者中罕见的 *TP53*、*PTEN*、*CHEK2*、*PALB2*、*ATM*、*BRIP1*、*CDH1* 和 *STK1* 等基因的遗传性突变与乳腺癌的发病风险升高相关，范围从 *CHEK2* 的2倍到 *TP53* 的10倍。这些基因涉及DNA修复和基因组完整性的网络整合，其遗传变异和体细胞功能缺失性突变的结合（2次突变，即 two hits），引起DNA修复错误而最终导致肿瘤的形成。常见的遗传变异可以通过与环境交互作用增加个体对疾病的易感性，在人群中归因危险度较高。以下分别介绍肿瘤遗传易感性的几种主要生物标志物。

3.1.1 单核苷酸多态性

SNP是指基因水平上某个单核苷酸变异引起的DNA序列多态性，在人群中的发生率≥1%。人类基因组中大约存在1 000万个SNP位点，是人类遗传性变异中最常见的一种。SNP可能出现在基因组的任何位置，如果位于基因区间，该基因则具有多于1个等位基因，如果出现在编码区域则会引起氨基酸的改变。SNP有分布密度高、代表性好和遗传稳定等特性，因此更适合用于遗传因素复杂的疾病分析，在遗传学、疾病诊断学、生物医学研究以及药物开发等领域都有着很高的研究价值和广阔的应用前景。

3.1.2 染色体片段拷贝数变异

DNA的CNV是一种长度在数千至数百万碱基对之间的亚微观结构变异，主要包括缺失、扩增、插入和复合多位点变异等。CNV所覆盖的基因组DNA区域跨度较大，并且包含了大量的基因、突变位点以及一些功能性元件，因而携带了大量的遗传信息。CNV与SNP所解释的表达差异是相互独立的，几乎没有重叠。已有研究表明，CNV可以解释约18%的疾病遗传变异，另外通过关联分析得到的关联CNV和SNP只有不到20%重合率，说明CNV可以作为SNP研究的补充，具有自己独立的研究价值。根据目前对于人类基因组结构和功能的认识，CNV被定义为可能具有致病性、良性或未知临床意义的基因组改变。例如某些CNV虽然引起基因表达量的改变，但不引起疾病。还有一些通过改变基因组的结构引起人类遗传疾病。多位点的CNV可以引起基因组和分子表型的异质性，从而促进包括癌症在内的复杂性疾病的发生和发展。

2006年，人类基因组第1张CNV图谱由Redon等多国研究人员组成的研究小组在 *Nature* 杂志公布。这张遗传图谱共获得了1 447个CNV区域，其中包含成百上千的基因、疾病位点、功能性因子和部分重复序列，估计有1 000多个基因的功能活性受到序列变化的影响。该研究表明，至少10%～20%具有基因功能活性的遗传变异是由CNV引起的，因而在进行疾病相关遗传变异的研究时必须将CNV考虑进去，否则会错过重要的遗传信息。近年来，CNN被广泛应用于肿瘤、多种先天性疾病以及一些免疫相关疾病的研究中，发现了多种致病有关的CNV。近年来通过高密度芯片技术发现了越来越多的CNV，为多种常见复杂疾病的全基因组CNV分析提供了契机，使以CNV进行全基因组关联分析的研究方法日趋成熟。目前关于CNV的全基因组关联研究相对较少，更多的研究成果出自新的CNV位点与散发性疾病间的关联分析。遗传学家发现，大约有97%的疾病是散发性的，其中CNV与此密切相关，而不是基因中的单碱基变异。因此，通过CNV的全基因组关联分析，能够更科学地研究散发性疾病的分子机制。

3.1.3 插入/缺失多态性

插入/缺失多态性（insertion/deletion polymorphisms，InDel）是指基因组中插入或缺失大小不等的DNA片段所形成的多态性遗传标记。2002年，Weber等报道了2 000个长度差异较大的两等位InDel标记，并指出InDel约占人类多态性的8%。从此InDel被科学家用于群体遗传学领域，包括探寻祖先遗传信息和群体的遗传学结构的分析。直至

2006 年,Mills 等发表了一个包含人类基因组中至少 40 万个 InDel 标记的图谱,推进了 InDel 标记在各领域的应用研究,并受到法医物证检验的推崇。最新的千人基因组计划(The 1 000 Genomes Project)结果中总共发布了 360 万个 InDel。这些短的 InDel 片段通常处于基因编码区域,被认为是人类生物学多样性的决定因素。基于基因芯片的分型研究发现,许多 InDel 与人类基因组单倍型图谱(HapMap)的 SNP 以及全基因组关联研究中的显著性 SNP 有高度连锁不平衡。这些联系暗示了此类遗传变异可能在人类遗传性状或疾病中扮演重要的角色。例如血管紧张素转换酶(angiotensin converting enzyme,ACE)第 16 内含子的缺失多态性被报道与冠心病、心肌病和高血压等心血管疾病有关联,在高加索人中与多种癌症也存在关联。

3.1.4　肿瘤高发家族遗传性突变

遗传性突变是指发生在生殖细胞中的种系(又称生殖细胞)突变,与体系(又称体细胞)突变是两个相对的概念。种系突变主要指个体所携带的突变来源于其上辈,即来源于精子和卵子或其生成期或结合期之前即有的突变,而非在其成长过程中产生的基因突变,即有遗传根源。体系突变是指细胞本来不携带突变,但在其成长过程中,受环境或自身原因的影响,某基因产生突变,进而导致器官发生了病变。一般肿瘤患者肿瘤组织中的细胞基因组就存在着许多基因的突变,这种突变可以是遗传性的,也可以是后天造成的。

比较著名的生殖细胞突变是乳腺癌相关基因 BRCA1 和 BRCA2 的突变,携带该突变基因的人有较高的患癌风险(30%～60%)。相对于 SNP 而言,生殖细胞突变在人群中较为罕见,一般分布频率小于 1%,因而对总体人群发病的归因危险度影响较低。而 SNP 在人群的分布频率一般＞1%,虽然 SNP 的外显率较低,相对危险度(RR)一般＜1.3,但由于人群分布频率较高,故而人群归因危险度也较高。

3.2　肿瘤遗传易感性研究的常用方法

研究肿瘤遗传易感性的常用方法有 3 种:连锁分析(linkage analysis)、候选基因(candidate gene)研究和全基因组关联研究(genome-wide association

study,GWAS)。以下将以时间发展顺序分别介绍这些研究方法。

3.2.1　连锁分析

在 20 世纪后期,研究癌症遗传性的主要方法是家系中的连锁分析。通常用一组成百或上千的贯穿基因组的遗传标志物与家庭结构和癌症表型相结合,以评估在特异的标志物中的等位基因与患有癌症的家系中共同传播的概率。在复杂疾病中,根据等位基因关联的连锁不平衡绘图方法更为有效,因为每种疾病易感性等位基因仅仅导致某种程度的风险。双胞胎群体研究证实,连锁不平衡是指在家系中,基于在同一染色体上距离靠近的遗传基因族(与特定疾病或性状相关的 1 个或多个基因所在的染色体的位点)或等位基因锁定一起遗传的倾向。

大多数有家族性聚集特征的癌症是由遗传易感性引起的,其中 BRCA1/BRCA2 为最早经连锁分析和定位克隆确认的高外显性乳腺癌和卵巢癌的家族性易感基因。TP53 和 PTEN 胚系突变会引发 LFS 和 Cowden 综合征,而 TP53 胚系突变引起的 LFS 可以解释约 1% 的早发性乳腺癌。通过乳腺癌高危家系(RR≥10)中的候选基因研究,确定了几个变异频率低(0.005～0.01)但具有中等外显率(RR 2～5)的生殖细胞突变基因:PTEN、CHEK2、PALB2、ATM、BRIP1、CDH1 和 STK1,其携带者的患癌风险范围从 CHEK2 的 2 倍到 TP53 的 10 倍。这些基因参与 DNA 修复和维护基因组完整性相关的网络,大致可以解释 2.3% 的家族性乳腺癌。胰腺癌研究中发现大约 10% 的病例有家族遗传性,报道的易感性基因包括 BRCA2、PALB2 和 ATM。在特定胰腺癌人群(例如意大利人)中 CDKN2A 突变导致了相当大的患癌风险。

家族性胃癌(familial gastric cancer)具有明显的家族聚集现象。胃癌的家系研究中发现 1%～3% 的胃癌来源于遗传易感性,其表现多为遗传性扩散型弥漫性胃癌(hereditary diffuse gastric cancer,HDGC)。大约 25% 的 HDGC 是由抑癌基因 CDH1 突变导致其编码蛋白上皮钙黏蛋白(E-cadherin)的失活所致。CDH1 第二等位基因的缺失可能由截断突变、启动子甲基化或杂合性丧失等原因所导致。CDH1 突变携带者在 80 岁发生胃癌的风险为 67%～83%。其余的 75% 的 HDGC 患者发病原因不明。存在 CDH1 基因突变的妇女往往还易罹患乳腺小叶癌。目前临床上发现高发癌家族存在该突变的患者常常需要进行预防性治疗。另外 LFS 患者中，*TP53* 第 5～8 外显子上的突变携带者患肺癌的风险也比一般人略高。

多数通过家系连锁分析发现的基因是抑癌基因，并符合肿瘤易感性的"二次打击"模型，即一个先天突变的基因拷贝和后天野生型拷贝失活后而导致肿瘤的发生、发展。尽管该研究方法在家族遗传性肿瘤研究领域取得了一定成果，但是已发现的罕见高外显度变异并不能解释大部分人群中的患癌风险，绝大多数的中低外显度的易感基因变异还有待进一步发现。连锁分析没有足够的能力去发现此类变异，因此，发病风险基因位点的研究重点就转移到了人群的关联研究方面。

3.2.2　候选基因策略

癌症的发生、发展是一个多步骤的过程，其产生的遗传变异导致正常细胞转变为恶性克隆。候选基因的选取基于在肿瘤发展过程中已知的相关生物学功能的基因或通路，把这些通路的基因的遗传变异作为关联研究的中心。SNP 作为人类基因组中最常见的遗传变异，被广泛用于对复杂疾病的易感性的遗传解析。候选基因策略通过比较遗传变异（即SNP）在一定样本数的病例组和对照组中的频率差异，进而发现与肿瘤发病或预后相关的易感性位点。该方法侧重研究已知与肿瘤相关的通路及相关基因，研究较广泛的领域有：代谢酶基因、DNA 修复基因（其中代谢酶基因包括细胞色素 P450）、谷胱甘肽 S-转移酶（GST）、N-乙酰基转移酶（NAT）和转化生长因子 β（TGF - β）信号通路等。

（1）代谢酶基因

外界的多种毒物和致癌物经过肝脏的解毒转化而被清除，例如烟草中多环芳烃、亚硝胺和尼古丁是致癌物质，而酒精在体内代谢产生的乙醛有致癌作用。这些致癌物如果不能及时在体内代谢或转化即有可能诱发肿瘤。代谢酶除了使致癌物降解发挥解毒作用之外，还能将许多药物、前致癌物和致突变剂活化，而使其致癌性增强。因而这些代谢酶基因多态性可能决定了个体的解（增）毒能力，进而影响肿瘤发病风险。到目前为止，研究较广泛的代谢酶包括乙醇/乙醛脱氢酶，细胞色素 P450（cytochrome P450，CYP450）、GST、NAT 等。

食管鳞癌在中国的发病率较其他国家高 10 倍，而饮酒和吸烟是患食管鳞癌的主要危险因素。因此，食管癌研究的候选基因主要与酒精代谢、有害异物的解毒和叶酸代谢有关。乙醇脱氢酶（ADH）催化乙醇脱氢产生乙醛，乙醛在乙醛脱氢酶（ALDH）的催化下被氧化为乙酸而解毒。现已明确众多的 *ADH* 和 *ALDH* 的基因多态性会影响其编码的酶蛋白活性，进一步影响癌症的发病风险。ADH 家族由 20 多个同工酶组成，对乙醇代谢起主要作用的是 1 型，包括 ADH1A、ADH1B 和 ADH1C。亚洲人群中 10％～90％的人有 *ADH1* Arg47His（A＞G）多态性，多数研究表明亚洲的饮酒人群中 *ADH1B* 野生型纯合子 A 基因型携带者，相较于 *ADH1B* 纯合子 G 基因型携带者患头颈、口腔、咽或食管癌的风险升高。因此，该多态性在饮酒者中起保护作用。*ALDH2* Glu487Lys 多态性在亚洲人群中较普遍（可达 40％），但是在欧洲和非洲人群中不超过 5％。该多态性可以导致 ALDH2 酶活性降低或丧失，从而使亚洲的饮酒人群携带者中罹患食管癌、上消化道癌和口咽癌的发病风险增高。

细胞色素 P450 催化众多内源性和外源性化合物的氧化代谢。当体内酒精含量过高时，CYP2E1 也可以将乙醇催化为乙醛并产生活性氧。许多 P450 基因有多态性，例如位于 CYP2E1 上游的调控元件区域的两个单碱基突变（- 1 259 和- 101）与饮酒的关联受到广泛关注。饮酒的白种人中突变基因型的携带者患口腔癌或咽喉癌的风险比野生型者高 7.2 倍，因为其代谢过程中可产生亲电性和致癌性的中间产物。

GSTM1 和 GSTT1 属于 GST 家族，参与有毒物质和内源性物质的代谢和生物学转化，如氧化应激产物与烟草中的多环芳香烃等。GSTM1 缺失型不能表达正常蛋白，不具备对致癌物的解毒功能，与肺癌风险密切相关。全世界大约 50％的人存在 *GSTM1* 基因缺失（从非洲的 22％到欧洲的 62％），而 *GSTT1* 基因缺失频率范围从白种人中的 20％到亚洲人中的 60％。这 2 种基因的缺失引起其编码的蛋白生物活性降低，并影响机体对致癌物的解毒能力，进而促进癌症的发生。研究表明，*GSTT1* 缺失基因型会增加患结直肠癌、急性白血病和膀胱癌的风险。

NAT2 作为一种 N-乙酰基转移酶，主要参与杂环或芳香胺及其代谢产物的解毒。因多态性其表型可分为快速代谢酶和慢速代谢酶。芳香胺的不同代谢速率也与多种肿瘤的发生相关。其中最显著的是膀胱癌中的 NAT2 慢乙酰化和 GSTM1 缺失基因型，通过在西班牙人群中的发病风险大型荟萃分析得到比值比（OR）分别为 1.4 和 1.5。NAT2 基因的多态性可导致所编码蛋白的低表达、不稳定及酶催化活性降低，导致慢乙酰化的表型。该表型在欧洲人群中的频率约为 56%，而在亚洲人群中约为 11%。

转化生长因子 β（TGF-β）信号通路是正常和转化的上皮细胞表型的中枢调节因子。对于大多数细胞，TGF-β 信号的激活可以有效地抑制细胞增殖和迁移，同时促进与肿瘤抑制相关的凋亡。该通路在多数癌症细胞中被改变可能会诱导与细胞侵袭和转移。该通路中的若干基因变异 CASP D302H、TGFB1 T29C 和 TGFBR1 * 6A 被众多研究发现与乳腺癌、结直肠癌和肺癌等多种癌症的发生相关联。其中 TGFBR1 * 6A 包括 1 号外显子内 9 个碱基对的缺失导致 TGF-β 受体在信号转导通路中活性降低，并通过动物体内实验发现 TGF-βR1 单倍型不足的小鼠更容易在早期发生肿瘤以及肿瘤细胞增殖。

（2）DNA 修复基因

环境中的紫外线、电离辐射、化学因素或者内在的 DNA 复制过程可能诱导 DNA 损伤和错误，如不及时进行修复，损伤的 DNA 可引起基因突变和基因组不稳定性，从而导致细胞异常增殖、恶性转化，包括碱基错配、不当修饰、DNA 单链或双链断裂以及 DNA 蛋白质交联等。DNA 损伤通路中的基因会参与识别并修复这些损伤。这类基因的突变会使 DNA 得不到及时、有效的修复，或发生修复错误，积累至一定程度就可导致细胞死亡或癌变。

目前已经发现的与 DNA 修复相关的基因有 170 余个，这些基因通过直接修复、碱基切除修复、核苷酸切除修复、错配修复、双链断裂修复等机制来进行修复。细胞周期关卡点激酶基因（cell cycle checkpoint kinase，CHEK2）是一种丝氨酸/苏氨酸激酶，由于通常在 DNA 损伤后被激活，因此与 DNA 损伤修复、细胞周期阻滞或凋亡通路相关。该基因的变异会导致激酶功能的丧失，与以乳腺癌为主的多种癌症都相关联。CHEK2 * 1 100delC 变异在一项超过 40 000 多患者的研究中显示与乳腺癌的发病风险显著相关，该变异的携带者更容易患雌激素

受体阳性的乳腺癌。但是该变异的频率在不同的人群中有较大的差异，如在北美和南美众多地区的变异频率远远低于欧洲各地。在无家族史的情况下，CHEK2 变异可以提高约 20% 患乳腺癌的风险，在有一级或二级亲属患病的情况下，该风险可升高至 44%。X 线交叉互补修复基因（X-ray repair cross complementary protein 1，XRCC1）的常见错义多态性位点有 Arg399Gln、Arg194Trp 和 Arg280His。其中 194Trp（T）变异基因型可增加亚洲人群中的头颈部肿瘤（包括口腔癌、咽癌和喉癌）的发病风险（Meta 分析 OR=1.59，95% CI 1.27～1.99），但其对高加索人无显著效应；核苷酸切除修复交叉互补基因（excision repair cross complement-ing group，ERCC2）的常见错义多态性位点 Lys751Gln（rs13181）和 Asp312Asn（rs1799793）可影响 DNA 修复能力，均可显著增加肺癌的发病风险。总之，DNA 修复通路基因与肿瘤风险的生物学合理性支持了这些关联研究的结果。

（3）PI3K/AKT/mTOR 通路基因遗传多态性与肿瘤易感性的研究进展

PI3K/AKT/mTOR（即磷脂酰肌醇 3-激酶/蛋白激酶 B/哺乳动物雷帕霉素靶蛋白）信号通路是调控细胞增殖、维持细胞恶性等生物学特性的重要转导通路之一，该通路的激活，在诱导肿瘤细胞的增殖、分化、转移、抗凋亡、放疗及化疗耐药、促进肿瘤血管生成中起着重要作用。PI3K/AKT/mTOR 通路的异常改变与多种常见肿瘤如甲状腺癌、结直肠癌、胃癌、子宫内膜癌的发生密切相关，并为寻找肿瘤预防与治疗的新靶点提供了理论依据。

鉴于 AKT 通路的重要生物学意义，目前已有不少对于该通路的 SNP 与肿瘤易感性和预后的相关研究。一项 803 例膀胱癌患者和 803 例健康对照的研究报道了 PI3K/AKT/mTOR 信号转导通路 19 个基因的 231 个 SNP 与膀胱癌发病风险的关系。在单独的 SNP 分析中发现 RAPTOR 基因的 4 个 SNP 经过多重校正后仍与膀胱癌的易感性显著相关。另一研究发现，与 RPTOR rs12602885 GG 野生基因型相比，携带纯合变异的 AA 基因型的个体罹患食管癌的易感性显著降低。在 666 例前列腺癌患者和 708 例健康对照研究中，研究人员旨在阐述 PI3K/AKT/mTOR 信号转导通路中的 8 个 SNP 与前列腺癌发病风险的关系，该研究首次发现 AKT2 rs7254617 可能影响中国人前列腺癌的易感性。另

有研究发现,*AKT1* rs2494752AG/GG 显性模型与胃癌的易感性显著相关,荧光素酶实验表明 A→G 的等位基因的改变有可能影响到转录因子的结合位点,从而导致 *AKT1* 基因表达水平的改变,最终增加了胃癌的发病风险。还有研究表明 *mTOR* rs1034528 CG/CC 和 rs3806317GA/GG 的显性遗传模型与胃癌的发病风险显著相关,分别提高了 27% 和 22% 的胃癌发病风险。AKT 通路中基因的多态性也用于一些肿瘤患者预后的研究。例如,有研究报道了 *AKT1* 和 *AKT2* 的 SNP 与食管癌患者化疗后的复发、生存期以及对药物的敏感性有关。还有研究发现 *AKT1* rs2498804 GG 基因型减少了胃癌组织中 AKT1 的活性,因而携带 *AKT1* rs2498804 GG 基因型的患者胃癌的复发率减少了 30.4%,而生存率提高了 33.7%。

（4）候选基因策略的局限性

尽管候选基因筛选出了与生物学合理性相符合的肿瘤易感基因和位点,但该方法无法全面系统地研究基因组内部所有 SNP 位点和肿瘤易感性的关联。候选基因策略的主要缺陷是基因及位点数少,样本量和检测方法通量小,研究结果不一致性强、重复性差。通过利用大型验证研究和荟萃分析成功验证了部分候选基因和位点关联研究的结果,但是大多数的候选基因和位点无法被验证。随着高通量基因分型技术的不断发展,以及对人类基因组更全面的认识,候选基因策略也逐渐被全基因组关联研究所取代。

3.2.3　全基因组关联研究

随着 2003 年人类基因组计划（Human Genome Project，HGP）的完成和国际 HapMap 计划的推进,以及高通量基因组检测技术的发展,GWAS 已成为肿瘤易感性研究的重要工具。GWAS 在全基因组层面上开展多中心、大样本、多阶段验证的遗传变异与疾病的关联研究,分析数十万到百万个 SNP 和 CNV 与复杂的临床病征和表型之间的关联。GWAS 旨在发现基因区间或调控区域中有连锁不平衡的 SNP 中与疾病病因相关的致病性遗传变异位点,是一种在全基因组层面基于非候选基因研究疾病或药物反应的一种高通量研究方法。自 2007 年以来,世界各国研究者对多种肿瘤进行了 GWAS,取得了令人瞩目的成果。发现了不少未曾预料的病因相关基因和生物学通路。

（1）研究方法

GWAS 的方法基于人群中的连锁不平衡（linkage diseqailibrium，LD）关联,即对于单个 SNP 的分型分析,推断出附近的 SNP 的基因型,因此通过仔细挑选标签 SNP（tagSNP）即可运算填补,而得到其他具有 LD 尚未分型的 SNP 的基因型信息。GWAS 通过对 60 万～100 万个 tagSNP 的分型,再通过与 LD 的联系扩展到约 90% 的基因组 SNP 信息,用来发现和鉴定肿瘤的未知易感基因。多数的 GWAS 采用两阶段的研究设计。在第 1 阶段,采用高通量微型芯片在同一人种的患者和正常人群中分型至上万的 SNP 位点,对原始数据进行质量控制以剔除不合要求的样本或 SNP,通过多重校正,筛选出有显著频率差异的 SNP。通常会以严格的 P 值（5×10^{-8}）来控制假阳性率,而大的样本量（1 000 对以上）可以更好地减少假阴性结果。然后高峰值 SNP 位点将被带入第 2 阶段（有时甚至是第 3、第 4 阶段）进行扩大样本验证。在第 2 阶段（或更多阶段）,独立的病例对照样本被用来进行验证,通过合并分析两（或几）阶段的结果,来筛选出最终有显著性的位点。这些位点将被作为标志物来进一步寻找致病位点和相关基因及其与疾病之间的联系,通过基因测序或生物功能实验来验证关联的生物学意义,阐明其致病机制。

（2）研究进展

自 2005 年的第 1 篇关于眼底黄斑变性的 GWAS 结果问世以来,至今已发表了针对癌症、心血管疾病、糖尿病、老年痴呆、风湿性关节炎等多种复杂疾病的数百个 GWAS,仅在肿瘤领域就报道了上百个肿瘤易感性位点。受篇幅所限,本文主要介绍肺癌、食管癌、鼻咽癌、头颈部肿瘤、卵巢癌和胰腺癌等遗传易感性领域的 GWAS 成果。

1）肺癌:肺癌在中国和世界范围内都是发病率和死亡率占首位的恶性肿瘤。目前被美国国立人类基因组研究所（National Human Genome Research Institute，NHGRI）目录收录的肺癌 GWAS 共有 22 项,研究内容包括肺癌的发病风险和预后;报道了 20 多个区域的 40 多个与肺癌易感性相关的位点,其中有 33 个位点与中国人群相关。由于肺癌的遗传易感性位点有一定集中性、人群特征和性别特异性,以下将分类别概述研究进展。

A. 染色体 15q25 区域（*CHRNA5-CHRNA3*）:自 2008 年以来,已有多个研究组在欧美和亚洲人群中对肺癌的易感性位点进行探讨,其中 2008 年来自法国 IARC、美国 MD Anderson 癌症中心和冰岛 DeCode 研究所的 3 项 GWAS 分别提供了强有力的证据,证实 15q25.1 染色体区域有肺癌易感性位点(IARC: OR = 1.3,$P = 1 \times 10^{-2}$;MD Anderson: OR = 1.32,$P < 1 \times 10^{-17}$;DeCode: OR = 1.31,$P = 1.5 \times 10^{-8}$),主要的标签位点为 rs8034191 和 rs1051730。该区域内包括 3 个编码烟碱型胆碱受体基因 CHRNA3、CHRNA5 和 CHRNB4,这些基因在大脑的表达对于控制吸烟行为有调节作用;而在肺上皮细胞的表达可通过与烟碱或烟草致癌代谢物结合调节对烟碱的敏感性。因此,该类基因的变异可能会影响吸烟者成瘾及烟草致癌物的暴露诱导肺癌发生的风险。来自日本的研究报道了位于该区域的 3 个位点(rs12914385、rs1317286 和 rs931794)在日本人群中可以影响吸烟诱发肺癌的风险,但本身对肺癌没有主导致癌作用。

B. 5p15 染色体区域(TERT - CLPTM1L):该区域包含端粒酶反转录酶基因(human telomerase reverse transcriptase gene,TERT)和唇腭裂跨膜 1 样蛋白基因(cleft lip and palate transmembrane 1 - like gene,CLPTM1L),尤其是其中的 2 个多态性位点(rs402710 和 rs2736100)与肺癌的关联在一个包括 11 645 例肺癌患者(85% 白种人和 15% 亚洲人)的大型国际性研究中被证实。据报道,除了肺癌之外,TERT - CLPTM1L 位点还与乳腺癌、食管鳞癌、鼻咽癌和子宫内膜癌等多种癌症的发病风险相关。端粒酶参与端粒再生,端粒长度对维持基因组的完整性非常重要,因此端粒酶活性对于癌症的发生有着至关重要的作用。CLPTM1L 基因还与化疗药物顺铂诱导的细胞凋亡有关。目前,对于 TERT - CLPTM1L 区域的研究着重于肺癌的预后生存和治疗反应,其中 rs401681(CLPTM1L)、rs4975616(TERT - CLPTM1L)和 rs2736109(TERT)与无进展生存期和总生存期之间有显著的关联,尽管各项研究之间的一致性还有待提高。

C. 中国人群特异性肺癌易感性:由于中国人群和欧美人群遗传易感性存在特异性,例如 15q25 区域中的欧美人群易感位点(rs8034191、rs16969968、rs1051730)在中国人群中的低频等位基因(minor allele frequency,MAF)<0.05,因而不能作为研究中国人群的常见易感位点。因此,在中国开展 GWAS,可以发现针对中国人群的肺癌易感

位点。除了以上所报道的位点,中国人群中特异的易感位点还有 13q22 区域(rs753955)和 22q12 区域(rs17728461 和 rs36600)。一项研究通过数据挖掘和扩大样本量,发现了 3 个位于 10p14、5p23 和 20q13 染色体区域的中国人群的肺癌易感区域,其中的 4 个基因型与吸烟有显著的交互作用。另外 12q23 区域的 rs12296850(SLC17A8 - NR1H4)亦可显著降低中国人群肺鳞癌的发病风险,而与肺腺癌无关。此研究支持鳞癌和腺癌的发病机制和生物学特征方面有不同之处。5p15 区域的 rs2736100 和 rs465498 与吸烟状态和吸烟量有基因 - 环境交互作用,即携带该遗传变异的吸烟者患肺癌的风险会显著上升。

D. 女性特异性肺癌易感位点:在东亚的某些地区,不吸烟的女性罹患肺癌的比例居世界前几位。通过对中国、日本、韩国及新加坡的 5 510 名非吸烟女性和对照的联合研究,发现 10q25、6q22 和 6p21 区域的遗传变异为非吸烟女性的肺癌易感位点,并再次验证 15q25 区域(CHRNA5 - CHRNA3)只在吸烟人群中增加患肺癌的发病风险。另外,通过对 4 篇针对不吸烟的亚洲女性 GWAS 的 Meta 分析,得出女性肺癌易感性特异的新位点 FOXP4 - AS1 rs7741164。该基因属于反义 RNA 类的非编码 RNA,而非编码 RNA 可以调控附近编码蛋白基因的表达并参与致癌信号通路。其他被报道的易感性区域还有 6p21、3q28、1p36、5q31、5q32、10p14 和 20q13,涉及的易感基因包括 TP63、MIPEP、TNFRSF19、MTMR3、HORMAD2、HLA、BRCA2、LIF、CHEK2、RNASET2、SECISBP2L 和 NRG1。这些基因通过参与 DNA 损伤修复、细胞增殖与凋亡、免疫应答等生物学功能来影响肿瘤的发生与发展。

迄今为止,通过遗传学方法的研究,肺癌 18% 的遗传性已被解释。GWAS 报道的这些基于大样本、多中心的 GWAS 结果对阐明肺癌的遗传机制、基因与吸烟的交互作用、人群易感性差异以及性别差异均有重要的意义。GWAS 中所发现的基因在肺癌中的作用机制和原理,还有待进行深入的生物学研究。

2)食管癌:食管癌在世界范围内呈显著的地域差异性,我国是食管癌高发国家,而且绝大多数为鳞癌;而西方国家的多发病理类型为腺癌。目前被 NHGRI 收录的共有 7 篇 GWAS,其中基本上都是

食管鳞癌。中国医学科学院课题组通过与国内其他单位合作，在 10 000 余例食管癌病例和对照样本中发现了 5q11、6p21、10q23、12q24 和 21q22 区域的 7 个食管癌易感位点，涉及的基因包括 PLCE1、C20orf54、PDE4D、RUNX1 和 UNC5CL；其中 12q24 区域还包括 ALDH2 基因，该区域的 3 个 SNP 位点与吸烟和饮酒有显著的基因-环境交互作用。该染色体区域里含有与酒精代谢相关的 ALDH2 基因。通过对上述 GWAS 数据进一步分析，又发现位于 4q23 区域的乙醇脱氢酶基因簇（ADHs）的多态性位点与饮酒有显著的交互作用（$P_{GXE} = 2.54 \times 10^{-7} \sim 3.23 \times 10^{-2}$）；另外 2 个位于 2q22 和 13q33 的 SNP 参与与饮酒交互作用，并与食管癌发病风险显著相关。联合分析进一步发现，携带 ADH1B 和 ALDH2 风险基因型的饮酒人群，罹患食管癌的风险约是不饮酒者的 4 倍。多重发现证实了基因-环境交互作用在食管癌病因学研究中的重要性。该课题组还基于已发现的 17 个食管癌易感性位点和 8 个有基因-环境交互作用的 SNP 位点以及性别、年龄、吸烟、饮酒等非遗传因素，建立了发病风险预测模型，可预测 70% 的食管癌患者，比用单独非遗传因素建立的模型提升了 7%，说明增加遗传易感因素有助于提高风险模型的预测能力。另外 10q23 区域 PLCE1 rs2274223 在对美国华裔人群的研究中，被发现与胃癌和食管癌发病相关，提示两种肿瘤的病因学可能存在共同的遗传机制。另外 6p21 是多种肿瘤发病的易感区域，且 rs2494938 与肺癌、胃癌及食管鳞癌之间有密切关联。

除了关注食管癌的易感性，运用 GWAS 对遗传变异和食管癌预后的研究也有一定的进展。通过对北京地区收录的 1 331 例食管癌患者随访 5 年的结果进行的 GWAS 分析，发现 SLC39A6 基因 5′UTR 的 rs7242481（G＞A）多态性与患者的生存期相关，并随后在来自江苏和广州的 1 962 例患者中得到了验证。通过进一步生物学功能研究，得出 G＞A 的变异破坏了 SLC39A6 的一个转录抑制因子的结合位点，导致基因表达上调，促进食管癌细胞的增殖和转移，因此携带 A 风险基因型的患者预后更差。该研究从 GWAS 的发现入手，从分子生物学层面证实了遗传多态性对癌症易感性的作用机制，并表明 SLC39A6 作为食管癌预后的新的分子标志物，是一个潜在的控制肿瘤发展的治疗靶点。GWAS 发现的遗传易感性位点及其后续的生物学功能研究，为

阐明食管癌的发生、发展以及预后的分子机制提供了重要的理论依据。

3）鼻咽癌：鼻咽癌在世界绝大多数国家范围内较罕见，但在我国的发病数占世界的 50%。高发地区包括我国的华南地区和东南亚的马来西亚、新加坡等地区。约 95% 的鼻咽癌为非角化性癌，其发病与 Epstein-Barr（EB）病毒感染相关，而其余的为鳞癌。截至 2017 年 7 月，已收录了 6 项鼻咽癌 GWAS，其中发现的 $P < 5 \times 10^{-8}$ 的遗传易感性位点共有 20 个。共同证实了人类白细胞抗原（human leukocyte antigen，HLA）常见遗传变异与鼻咽癌的强关联。HLA 编码的蛋白可识别并提呈病毒多肽等外源性抗原至免疫系统，从而诱导靶细胞裂解。因此推测携带对 EB 病毒抗原呈递能力低的 HLA 型的个体对鼻咽癌易感。GWAS 最早在马来西亚人群中发现 ITGA9 rs2212020 与鼻咽癌发病相关。来自中国台湾地区的研究发现，染色体 6p21 中 HLA 区域的 GABBR1 rs29232 对鼻咽癌发病有独立效应，而且证实该基因在鼻咽肿瘤细胞中的蛋白表达显著高于正常癌旁细胞，提示 GABBR1 可能是潜在的鼻咽癌致病靶点。该课题组之后又在 6p21 区域发现 1 个 CNV，比之前发现的 SNP 与鼻咽癌的关联更强，尤其在男性中影响更大。该 CNV 处于 MHC I 类分子链相关基因（human MHC class I chain-related A，MICA）基因区间的一个单拷贝的 96.2 kb 的片段缺失，而文献报道 MICA 作为众多免疫细胞的配体，参与上皮细胞免疫反应的调控。目前样本量最大的是中国南方人群的鼻咽癌 GWAS，其发现了 13q12 的 TNFRSF19 rs9510787、3q26 的 MDS1 - EVI1 rs6774494、9p21 的 CDKN2A/2B rs1412829 这 3 个新的易感性位点，揭示 TGF - β 和 JNK 信号转导通路在鼻咽癌发病机制中可能起到的重要作用。值得注意的是，此 3 个基因均报道与白血病相关，提示血液恶性肿瘤和鼻咽癌可能存在共同的发病机制。

4）头颈部肿瘤：头颈部肿瘤的发病部位较广泛，发病较多的主要部位有甲状腺、口腔和咽喉等。除了生活因素（吸烟、刺激性调味剂）和生物学因素（人乳头状瘤病毒）和理化因素（牙齿残根和紫外线）是危险因素外，遗传对头颈部肿瘤的发病贡献也相当可观。迄今为止，全球各地开展了 19 项头颈部肿瘤的 GWAS，得到了 45 个 $P < 5 \times 10^{-8}$ 的易感性位点。一篇上呼吸道癌症（包括口腔癌、咽癌、

喉癌和食管癌）的 GWAS 确定了位于 4q21 和 12q24 的 2 个易感性位点，该区域包括乙醇代谢酶基因 ADH7 和 ADH1B/1C。在 2 个欧美人的 GWAS 中发现 6p21 区域的 MHC Ⅱ rs9357152 与 HPV8 血清阳性者与头颈肿瘤的发病风险相关，可能是影响到 HPV 感染后机体内的免疫防御机制。笔者课题组在中国北方人群中开展了喉鳞癌 GWAS，发现了 3 个位于 11q12 rs174549、6p21 rs2857595 和 12q24 rs10492336 的易感性位点。Rs174549 位于脂肪酸去饱和酶（fatty acid desaturase，FAD）基因内含子 FADS1。该区域同时还包括 FADS2 和 FADS3，此类基因与血清中的多种代谢物相关并与代谢综合征和克罗恩病的发病风险相关，与喉鳞癌的发病关联不明。但是与 rs174549 具有高度连锁不平衡的 rs4246215 位于 FEN1 的启动子区。据报道，FEN1 的功能缺陷与基因组不稳定性、长期验证和癌症相关联，而 rs4246215 的变异基因型可增加 FEN1 表达并通过降低 DNA 损伤来降低中国人群中多种癌症的风险。此结果再次证明了精细定位（fine mapping）对于寻找潜在致病遗传变异的重要性。

5）卵巢癌：卵巢癌是妇科肿瘤中恶性程度较高的癌症，其死亡率在妇科肿瘤中位居首位。越来越多的证据显示，一些高频遗传因素可能与罕见高显率突变共同作用导致肿瘤形成。迄今为止共有 8 篇卵巢癌 GWAS，共报道了 18 个卵巢上皮癌的易感位点。这些遗传位点总共大约解释卵巢癌家族遗传性所致的超出一般人群的相对风险的 3.9%，并在 BRCA1 和 BRCA2 突变的携带者中分别占约 5.2% 和 9.3%。这些常见的遗传变异可能在对卵巢癌的相对风险度影响上与 BRCA1 和 BRCA2 突变有着相乘交互作用。如在欧洲人群中最先报道的 9p22 区域 BNC2 rs3814113 的次要等位基因型就与卵巢癌的风险降低有统计学关联，并且在浆液型卵巢癌中更为明显。随后对浆液性卵巢癌的病例单独进行研究，进一步表明 8q24（MYC 和 THEM75）区域的 rs10088218 和 2q31（HOXD1 和 HOXD3）区域的 rs2072590 与这种亚型的卵巢癌的特异相关性。笔者课题组在对中国人群的研究中还发现了有显著关联 9p22 区域的 COL15A1 rs1413299 和 10p11 区域的 ANKRD30A rs1192691。据文献报道，COL15A1 蛋白在基底膜区的损失可促进人乳腺导癌细胞和结肠癌细胞浸润。该蛋白在抑制宫颈癌细胞株的肿瘤

形成上呈现剂量反应关系。ANKRD30A 也称作 NY‐BR‐1，为一种乳腺癌分化抗原和潜在的免疫治疗靶点。其他报道的易感性位点还包括 CHMP4C、WNT4、RSPO 1、SYNPO 2、ABO、ATAD 5 和 GPX6。

6）胰腺癌：尽管胰腺癌在全世界常见的癌症中仅排列第 13 位，但它是生存率最低的癌症。一般认为生殖细胞突变导致各种不同的遗传性癌症综合征患者也易患胰腺癌，但由于胰腺癌发病率较低，故这种生殖细胞突变对胰腺癌发病总数的影响并不大。因此，确定相关的遗传变异与胰腺癌发病风险至关重要，有助于了解胰腺癌的发病机制，促进胰腺癌的早期发现、诊断和针对性治疗。

胰腺癌的发生率在有着不同祖先和不同的人群中有显著差异，反映出不同人群的遗传易感性。最早的两个胰腺癌 GWAS 确定了 4 个欧洲人群中有 4 个高危遗传位点，但随后的日本人群 GWAS 却报道了不同的结果，而在林东昕的中国人群 GWAS 中也发现了不同的胰腺癌多个高危遗传位点。

2011 年林东昕报道的中国人群 GWAS，包括 981 例胰腺癌患者和 1 991 例正常对照，检测了 666 141 常染色体 SNP 位点的基因分型，其结果在后续的来自中国 16 个省或城市的 25 家医院的 2 603 胰腺癌病例和 2 877 例正常对照中进行了验证。结果发现 5 个新的中国人群胰腺癌高危遗传位点，分别分布在染色体的 21q21.3、5p13.1、21q22.3、22q13.32 和 10q26.11 区域中，同时还验证了之前报道的欧洲人群胰腺癌高危遗传位点 13q22.1。这些成果将推动我们认识胰腺癌的发生与发展，为预防或治疗这种癌症提供了可能的目标。

综上所述，现有的 GWAS 打开了许多先前未知与肿瘤发病相关的生物学通路和新基因靶点，但总体结果对肿瘤遗传的解释仍然与预期存在很大的差距，有待进一步挖掘。

3.2.4 后全基因组关联研究

人类基因组计划的完成预示着生命科学研究进入了全基因组时代。在过去的 10 余年间，分子流行病学家主要通过候选基因策略，研究与癌症密切相关及功能已知的基因，发现这些基因关键区域的多态性（polymorphism）可能影响疾病的易感性，如 TP53 Arg72Pro。然而，此类研究常出现不一致甚至相反的结果，主要原因是样本量不足导致结果的

机遇性和假阳性。随着 HapMap 的推进和高通量技术的发展,标签遗传位点(tagging SNPs)有助于检测 MAF 又不低于 0.05 的 SNP 位点来研究癌症的易感性。此前在候选基因研究过程中积累了大量宝贵的样本资源,全基因组关联研究便应运而生。GWAS 利用高通量的基因分型平台同时检测数十万甚至上百万个 SNP,在较大样本量的研究人群中筛选与包括癌症在内的多种复杂疾病显著相关的遗传位点,最终确定表型相关的 SNP。由于 GWAS 系统庞大、数据分析严格、有大样本量独立验证等设计特点,其研究结果真实、可靠、重复性好,是目前发现遗传标志物最为高效的研究手段,也取得了很多重大进展。目前已有约 2 000 多篇 GWAS 对 200 余种疾病和超过 400 余类表面性状开展了研究,发现的相关遗传位点已达 1.4 万余个。

尽管 GWAS 发现了大量的肿瘤易感位点,但现阶段 GWAS 发现的易感位点仅能解释小部分的肿瘤归因及其遗传机制,还有大部分“缺失的遗传性(missing heritability)”有待阐明。缺失的遗传性主要由以下几个方面造成:① GWAS 策略和设计是基于“常见疾病来源于常见变异”的假说,GWAS 发现的易感位点频率一般较高(MAF>0.05),因为 GWAS 中没有包括其他稀有变异(rare variant,MAF<0.05)或罕见变异(MAF<0.005)。然而从群体遗传学以及生物进化的角度来看,这些低频变异更有可能是功能性变异,从而控制复杂的表面性状,有可能在疾病的发生过程中发挥关键作用。② GWAS 缺乏 DNA 结构变异方面的相关分析。因为控制复杂性状表型的变异不仅由单个位点的遗传变异引起,还可能受到 DNA 结构变异的影响。常见的 DNA 结构变异包括 CNV 和 InDel 等。③ 鉴于环境暴露以及与基因交互作用的复杂性,大部分 GWAS 没有涉及遗传变异位点之间的相互作用以及遗传变异位点与环境因素之间的交互作用。另外,由于 GWAS 中大多数 SNP 只是基于连锁不平衡原理的标签位点,因而现有的 GWAS 所发现的绝大多数位点都位于“基因沙漠区”(gene deserts),它们的生物学机制和功能尚不明确,有待进一步研究。因此,后 GWAS 时代的主要任务是找到与疾病关联的、具有生物学功能的遗传变异位点,定位相关靶基因,并阐明其生物学功能。本文将介绍近年来后 GWAS 时代出现相关研究的最新进展,对后 GWAS 时代疾病相关易感位点的精细

定位以及功能学方面的研究方法进行总结,希望能对类似研究提供一些借鉴。

(1) 精细定位和深度测序研究

GWAS 基于 SNP 之间的连锁不平衡(LD)的原理,用成熟的商业化分型芯片囊括全基因组的代表性标签 SNP,其检测方法已经十分成熟。在数百个乃至数千个目标群体中,可以同时检测数十万个甚至上百万个 SNP 位点,从而筛选出与复杂疾病相关的 SNP 位点。但是,相对于人类基因组内庞大的 SNP 数目,这些高通量的芯片并不能覆盖基因组中所有的 SNP 位点,特别是稀有变异(MAF<0.05)或罕见变异(MAF<0.005),因而可能会遗漏一些与疾病具有最显著关联的 SNP 位点。因此,后 GWAS 时代需要对现有的 GWAS 中所发现的易感区域进行精细定位,分析在这些易感区域上是否还存在着其他与所研究的复杂表面性状有真正显著关联的 SNP,并在大样本量的病例对照研究中进行验证,同时进一步进行基因表达方面的相关分析,在体内外进行功能学研究,以期明确真正的、有功能学的致病位点。

对 GWAS 发现的疾病易感区域进行重测序,有助于获得这些目标区域全部的 SNP 信息,经过统计学分析发现与疾病具有最显著关联的 SNP。重测序还有助于新发现一些在人群中少见的稀有变异(MAF<0.05)、新出现的功能性的罕见变异(MAF<0.005),以及包括 CNV 和 InDel 等在内的 DNA 结构变异。近年来,测序技术的飞速发展使得测序费用大大降低,测序时间也得以缩短,对易感区域进行重新测序变得简单易行。例如,有研究对日本的一项胃癌 GWAS 所发现的位于染色体 1q22 上的 2 个 SNP 位点与遗传性弥漫性胃癌的发病风险相关的结果进行了进一步研究。他们对位于该区域上的 MUC1 基因进行重测序,最终发现了包含真正功能性的位点 rs4072037 在内的 7 个 SNP,功能研究发现 rs4072037 的可能生物学机制是通过调控 MUC1 基因的不同剪切方式,最终导致胃癌易感性的改变。另外一项研究对 GWAS 所发现炎性肠炎的易感区域进行了重测序,结果新发现了具有较高效应、贡献度高于常见变异的多个低频变异易感位点。这些低频变异位点之间的 LD 值比较小,有的位点被证明可能是导致炎性肠炎的真正致病功能性位点。对于罕见变异而言,它们在人群中的频数很低(MAF<0.005),并且发生的时间较短,往往在人群的某一亚

群中持续存在一定时间，导致其中部分个体因携带该变异而发病。因此，研究者需要投入更大的样本量和更多的经费才能有效地发现这些罕见变异。例如，有研究者对炎症性肠病的已知易感基因进行的重测序，研究分为两个阶段。在第1阶段的研究中，研究者对100多例的病例对照进行重测序后，并未发现与炎症性肠病显著相关的罕见变异；在第2阶段的研究中，研究者们追加样本量，在800多个病例和1200多个对照中再次进行重测序，最终发现了3个位于 *IL23R* 基因上的罕见变异，它们与炎症性肠病的易感性显著相关。

（2）表达数量性状位点研究

目前 GWAS 所报道的遗传变异位点大部分位于基因组的调控区域，可能影响靶基因的表达水平。表达数量性状位点（expression quantitative trait loci，eQTL）是指那些能够影响 mRNA 转录或者蛋白质翻译水平的遗传变异位点。eQTL 分析是检测遗传变异与 mRNA 或蛋白质水平之间是否存在相关性，从而成为确定候选靶基因的一个有效途径。研究者一方面可以在自己的实验室使用自己的组织标本来检测确定 eQTL，另一方面目前已经有多个公用数据库可用来进行 eQTL 检索，例如著名的基因型-组织表达（genotype-tissue expression，GTEx）计划。GTEx 计划是 GTEx 研究联盟在美国国立人类基因组研究所的协调下开展的研究工作，主要是通过血液淋巴母细胞系的研究以及相对容易获取的组织（例如脂肪或皮肤）的离体研究，来了解人类基因表达的遗传学机制。目前已经完成了在900多名个体中的60多种不同组织的 eQTL 分析。在早期的研究中，eQTL 分析大多在单核细胞以及淋巴细胞系中进行，例如有研究者在14个大家系的永生化 B 淋巴细胞中发现了有将近1000个 SNP 能够作为顺式或者反式 eQTL 位点来调节3000多个基因的表达。但是，鉴于基因的表达具有组织特异性，因而在复杂疾病的研究中，eQTL 分析应该特别考虑到组织特异性，在与疾病所对应的特定组织中进行分析。例如，一项针对高脂血症的易感性区域 1p13 所开展的 eQTL 研究结果显示，rs12740374 是具有最强显著关联的 SNP 位点，rs12740374 的风险等位基因型能增强 *SORT1* 基因启动子与转录因子 C/EBP 的结合，使得 SORT1 在肝脏中的表达增加，增加了肝脏中极低密度脂蛋白的分泌，使得血清中低密度脂蛋白和极低密度脂蛋白的浓度增加，最终增加高脂血

症的发病风险。此外，eQTL 分析不应该仅仅局限在编码基因，miRNA 以及长链非编码 RNA（lncRNA）也应该是 eQTL 表达分析的对象。例如，位于人类染色体 9p21 区域的遗传变异与糖尿病、冠心病以及多种肿瘤的易感性均显示了显著的相关性，eQTL 分析表明这个区域的遗传变异与 lncRNA 基因 *ANRIL* 的表达存在相关性。研究发现 ANRIL 不仅可以在肿瘤中抑制 *CDKN2A* 和 *CDKN2B* 抑癌基因的表达，通过发挥顺式调控作用影响肿瘤细胞的增殖，它还可以发挥反式调控作用影响动脉粥样硬化形成过程。值得注意的是，由于基因的转录调控非常复杂，在样本量不足的时候，通常难以发现具有统计学意义和显著关联的 eQTL。因此，研究者有时不可以仅仅因为 eQTL 的阴性结果而排除遗传变异对靶基因的调控。

（3）SNP 的功能研究方法

大量的研究表明，SNP 可能在 DNA、RNA 以及蛋白质等不同水平上影响基因的功能。深入研究 SNP 的功能，尤其是对基因产物有影响的 SNP 的功能分析，有助于揭示 SNP 对基因表达水平的影响，揭示致病相关的可能的分子生物学机制，是当前后 GWAS 时代研究的热点之一。SNP 在基因中的分布大致在以下几个部位：① 大约有95%的 SNP 位于非编码区，称为非编码 SNP（non-coding SNP），包括位于基因编码区上游的 5′-非翻译区（5′-UTRs）以及基因编码区的下游 3′-非翻译区（3′-UTRs）；② 基因调控区，位于该区域的 SNP 位点被称为调控 SNP（regulatory SNP，rSNP），包括启动子区（promoter regions）和增强子区（enhancer regions）等；③ 位于基因编码区的 SNP（conding SNP），如果 SNP 不改变所编码的氨基酸序列，则被称为同义 SNP（cisSNP）；而那些导致了氨基酸序列改变的 SNP，则被称为错义 SNP（nsSNP）。

目前，研究者们已经陆续开发出一些网站或者软件，能够通过这种生物信息学的途径对 SNP 进行功能注释。nsSNP 功能分析主要是研究其是否是有害的变异。我们可以根据遗传密码子推断 nsSNP 对于基因的影响，而错义变异的危害一般可通过序列保守性和蛋白结构来预测。例如 Sunyaev 等与2001年最早提出了基于蛋白质三维结构信息来预测有害 nsSNP 的方法，并基于此方法研发了预测软件 PolyPhen，该网站提供了一个相对简单友好的操作界面进行序列比对，从序列

保守性来评估氨基酸替换的影响。据估计,大约有20%的nsSNP会危害到蛋白质功能。PolyPhen软件具有较高的预测敏感度和专度,但如果没有可靠的蛋白质结构信息,该方法将无法进行预测。此外,还有很多综合性预测的网站能够对nsSNP进行功能注释,如基于SNP数据库(dbSNP)的PolyDoms可以预测蛋白质结构和功能方面的变异,同时获得等位变异、交互作用以及生物信号转导通路等信息。

目前GWAS所发现的与疾病易感性相关SNP位点约90%分布于基因的非编码区,有必要发现与其不平衡连锁的功能性SNP,后者更有可能通过参与相应基因的转录及转录后加工、翻译及翻译后修饰等途径影响基因的表达。例如,转录因子或RNA结合蛋白通过与基因非编码区特异性结合是大多数基因实现调控的重要机制:位于启动子区的rSNP通过影响基因转录因子与顺式作用元件的结合效率而实现对基因的转录调控;而增强子区的SNP可能调节增强子的结合效率,从而影响相关基因的表达。而位于3′-UTR的rSNP则主要通过影响mRNA的稳定性,蛋白质-mRNA、miRNA-mRNA的交互作用等影响翻译或降解,以实现对基因的转录后调控。目前也同样已经有很多专业预测工具对位于转录因子结合位点、剪切位点以及miRNA靶序列种子区结合位点的SNP进行功能方面的预测,同时还有一些集合了ENCODE、Roadmap等多功能数据集的综合型网站对非编码SNP进行功能预测,例如UCSC(http://genome. ucsc. edu/)和HaploReg(https://pubs. broadinstitute. org/mammals/haploreg/haploreg. php)等,它们提供了非编码SNP在转录、剪切和翻译等各环节的调控信息。另一个很常用的功能强大的SNPinfo在线软件,可以同时分析大量候选SNP及与其具有较高连锁不平衡的位点,对筛选出来的预测具有功能的SNP采用上述各种专业预测软件或网站再次预测验证。

由于生物信息学预测手段只能起到辅助作用,帮助研究者找到与发病风险相关的SNP和靶基因,提供SNP可能调控基因表达的间接证据。真正揭示SNP的生物学功能及致病机制还需要通过体内外的功能学实验来证实。启动子区域的SNP可能影响转录因子与顺式作用元件的结合效率,影响基因转录或蛋白质水平;增强子区域的SNP可能影响增强子的结合效率,调节相关基因的表达;位于基因

3′UTR区域的SNP可能增加或者减少基因与miRNA的结合位点,从而影响mRNA的降解。由于以上3类SNP可能会影响基因表达,因而在研究方法上有相似之处。

报告基因转染(host reporter gene transfection and reactivation assay)技术可用来研究位于启动子区内的SNP是否会影响转录因子与DNA的结合效率,从而影响相关基因的表达。目前广泛使用的方法是分别构建含有野生型等位基因及变异等位基因的2种双荧光素酶报告基因载体,与对照空载体共同转染相关细胞,检测荧光素的相对表达活性,分析相关SNP位点的变异对相应基因转录活性的影响。报告基因转染技术同样适用于位于基因3′UTR区SNP的功能研究,唯一的区别在于需要在所插入的片段含不同等位基因的3′UTR区序列,还需共转染调节靶基因的miRNA。

电泳迁移率变动实验(electrophoretic mobility shift assay,EMSA)又称凝胶阻滞实验,是体外利用电泳迁移率的变化来研究DNA与蛋白质相互作用的常用技术。该技术已经用于对带有SNP的基因序列与转录因子的结合效率进行定性和定量的分析。主要过程是依据前期预测结果设计生物素标记探针比较不同等位基因与核蛋白提取物中特定转录因子结合能力的差异,确定SNP对转录因子结合能力的影响。

染色质免疫沉淀(chromatin immunoprecipitation,ChIP)技术可以检测目标蛋白与特异DNA片段的结合情况以及研究组蛋白与基因表达的关系,是研究生物体内DNA与蛋白质相互作用的重要工具。ChIP更能真实、完整地反映结合在DNA序列上的调控蛋白。后GWAS时代SNP功能研究最大的挑战是体内功能学实验的证实,尽管目前已有部分研究者利用小鼠作为小模式动物进行体内功能学实验的研究,但仍然缺乏SNP在体内调控靶基因的直接证据。同时,由于GWAS基于"常见疾病来源于常见变异"的假说而开展的,所发现的与疾病易感性相关的SNP只有中等的效应,平均OR约为1.3,这使得在包括小鼠等在内的模式动物体内的功能实验中难以观察到明显的表型变化。

CRISPR/Cas9基因组编辑(genomic editing)是近年来热门的基因组编辑工具,也可用于SNP的功能研究。科研人员用CRISPR/Cas9独特技术,可以

删除、添加或更改部分 DNA 序列,编辑部分基因组。它是目前最简单、最通用和准确的进行基因编辑的操作方法,其系统包含 2 个关键分子,把变化(突变)引入 DNA:一是 Cas9 酶,犹如一把分子剪刀,可将基因组特定位置的两股 DNA 剪出一个切口;另一个是一小片预先设计的导向 RNA 序列(约 20 碱基),坐落在一个较长的 RNA 框架上,与切口两侧特定的 DNA 序列绑定,用此预先设计的导向 RNA 序列作为"指南",来合成切口部位缺失的特定 DNA 序列。因此,用 CRISPR/Cas9 的技术和方法,根据目标 SNP 两侧序列来设计所需 RNA 序列,就可以制造出含有目标 SNP 的 DNA 克隆分子,来进行下一步的 SNP 功能测定。

(4)交互作用分析

已经开展的 GWAS 关注的是单个位点的关联分析和主效检测,发现了大量与复杂疾病及复杂性状相关的位点,但是这些位点只解释了很少部分的遗传变异,提示还有其他影响着疾病发生的因素存在。如人类"身高"的性状 80% 来自遗传,目前已发现有 40 多个位点的变异影响身高。但所发现这些位点只解释了表型变异的 5%,除了影响身高的其他位点没有被检测出来的可能性外,更重要的原因是,之前的统计模型中忽略了位点间的交互作用以及基因-环境的交互作用对目标性状的影响。由于单个 SNP 对复杂疾病的主效应是非常微弱的,单个位点的分析方法通常不能检测出两者的关联。因此,研究 SNP 与疾病的相关性需要进一步分析 SNP - SNP 之间以及 SNP -环境因素的交互作用。林东昕团队就通过全基因组基因与环境交互作用的分析方法,系统研究了基因与饮酒的交互作用对食管癌发生的影响,发现 2 个 SNP 位点以交互作用方式影响食管癌的发病风险。基因-基因及基因-环境的交互作用的研究有助于发现基因、环境等相互作用导致疾病的生物学机制,解释"缺失的遗传力",并探索不同研究之间的异质性来源,提高预测模型的精确度。

基因间交互作用的分析方法如下。①Logistic 回归模型(Logistic regression),包括用于成组病例对照研究的非条件 Logistic 回归和用于配对病例对照研究的条件 Logistic 回归。Logistic 回归模型的优点包括在分析某个自变量的效应时,可以同时控制多个协变量的影响,可以处理自变量对因变量的非线性效应,也可以在模型中引入交互作用项,以及回归系数的可解释性。②多因子降维法(multifactor dimensionality reduction method,MDR)。MDR 的优点主要包括:在单个 SNP 位点缺乏主效应时,可以同时检测位点间的交互作用;将研究中的多因子组合以疾病易感性的方式分为高危和低危,把高维结构降低到较低水平,降低了建模所需的自由度,从而可以分析多个位点间的高阶交互作用。③基树分析的方法,包括分类回归树(classification and regression trees,CART)和随机森林(random forest)法等。CART 的优点主要包括:可以分析高阶交互作用,并且由于其采用了与传统统计学完全不同的方式构建预测准则,所构建的预测准则以二叉决策树的形式给出,所以结果容易理解、解释和使用。随机森林的优点包括:克服了维度困扰的问题,也克服了数据中预测因子间的共线性问题;另外随机森林能够对各个预测因子或成对的预测因子对分类影响的重要性进行评分,有利于筛选重要变量进行进一步的研究。④贝叶斯上位关联定位(Bayesian epistasis association mapping,BEAM)方法。⑤模式识别法,包括神经网络(neural network,NN)、支持向量机(support vector machine,SVM)法等。

使用统计方法识别和确定交互作用是解析交互作用对复杂疾病遗传变异影响的第 1 步。复杂疾病的发生是一个动态、非线性的过程,并且这个过程涉及影响疾病发生的所有遗传因素与环境因素,同时各种算法都存在一定的前提假设。因此在使用统计算法得到结果之后,还要进行生物学实验的验证工作,才能确定交互作用是否真实存在以及交互作用对遗传变异影响的生物学机制。

(5)表观遗传学与 GWAS 的结合

目前,GWAS 作为肿瘤病因学研究的重要手段和方法已发现了上万个与疾病相关的易感位点,为阐明肿瘤病因学和发病机制提供了重要的依据。但是,大约 90% 的 GWAS 所发现的位点位于基因间和内含子非编码区域内,难以从生物学上解释其致病机制,因而发现真正致病位点,并详细阐明其分子作用机制任重而道远。表观遗传学是从另一个复杂层面来研究在基因的核苷酸序列不发生改变的情况下,基因的表达发生了可遗传的变化,从而实现对基因的调控。表观遗传修饰包括 DNA 甲基化、转录后组蛋白修饰、非编码 RNA(miRNAs、piRNAs、 lincRNAs)等。深入研究包括 DNA 甲基化和组蛋白修饰在内的表观遗传学改变如何调控正常基因表达的作用机制,可以为阐明 GWAS 相关靶标的生物学机制提供支撑。研究表明,SNP 可通过顺式或者反式的方式影响表观遗传结果,从而导致癌症的发生。例如,有研究发现顺式调控元件的遗传变异可以导致序列特异性的等位基因甲基化,最终影响基因表达和染色质状态。DNA 甲基化是表观遗传修饰中研究最为广泛的一种类型,肿瘤组织中时常伴随着抑癌基因启动子的高甲基化(hypermethylation)或致癌基因的低甲基化(hypomethylation),为基因失活或激活而参与肿瘤发生、发展机制研究提供了理论依据。目前,研究遗传变异与 DNA 甲基化变化与疾病易感性的关联一直是研究热点。有研究发现,在遗传性非息肉病性大肠癌中,*MLH1* 高甲基化导致转录沉默与一个位于 5′UTR 的 SNP 密切相关;另一项研究发现,位于 *DAPK1* 启动子上游的一个点突变与 *DAPK1* 甲基化程度相关,进而参与了家族性慢性淋巴细胞白血病的发生与发展。还有研究表明,基因远端的增强子 DNA 甲基化改变在肿瘤易感性中也发挥着重要的生物学效应。此外,与 eQTL 一样,在组织细胞中开展甲基化表达数量性状位点(methylation quantitative-trait loci,metQTL)分析也成为评估 SNP 与 CpG 甲基化关联性的热点。目前,大多数研究发现的是顺式作用变异位点,但也有一些证据表明反式作用位点存在于许多组织中。有研究发现,风险相关的 SNP 可以影响细胞核内染色质的组成结构。染色质状态与组织特异性基因表达相关,因而染色质中等位基因的差异可能通过影响染色质的组成结构进而影响基因表达的模式。例如,*CTCF* 特异性结合的等位基因差异影响了 *ORMDL3* 所在区域内基因表达水平,从而使个体对哮喘和自身免疫性疾病易感性不同。此外,*TCF7L2* 基因的常见变异位点可改变其在胰岛细胞内的顺式作用效应以及染色质结构,进而影响2 型糖尿病的发病风险。随后,有关表型的变异与疾病/性状的关系即表观基因组广泛关联研究(epigenome-wide association studies,eWAS)应运而生,其核心思想是运用芯片或测序的方法来研究全基因组表观遗传差异与疾病/性状的相关性。eWAS 是一项基于无偏移策略,结合大规模流行病学研究和高通量检测技术,系统探讨表观遗传学调控机制的群体研究。目前,DNA 甲基化作为一种最适合用于 eWAS 的分子标记,已经被广泛应用于探讨复杂疾病的研究中。GWAS 可以找出与疾病相关的 DNA 水平上的单核苷酸变异,而 eWAS 可以找出与疾病相关的表观遗传变异。例如有研究者成功地实现了 GWAS 和 eWAS 相结合的研究,在肥胖易感区域内发现了受遗传- CpG 调控的单倍型特异性甲基化。该研究表明整合遗传学和表观遗传学的研究可作为后 GWAS 策略之一,为探讨 GWAS 风险区域的功能学研究提供重要线索。然而应该注意的是,同 GWAS,eWAS 也具有一定的局限性,因而对 eWAS 的研究设计和研究结果需要谨慎解释。其中,主要的问题在于样本的选择性和组织异质性问题,包括样本量是否到达统计学把握度要求以及结果是否能够在独立人群中得到重复。环境因素是另一个必须考虑的变量,它们可以直接或间接地诱导表观遗传变化。

3.3 遗传易感性的应用前景

3.3.1 个体易感性的评估和肿瘤高危人群的确定

通过以上研究方法得到的分子遗传标志物经过证实之后,未来可以辅助分子诊断,进行患病危险度的评价,加强预防措施并对未来的肿瘤进行控制,有利于临床管理和咨询。另外根据遗传信息可以提早鉴别不同个体罹患特定癌症的风险,确定患某种肿瘤的高危人群,为个人或家庭指导预防或筛查策略;另外可以根据不同癌症的亚型,调整治疗方案,使之针对该特定疾病。

3.3.2 建立有效、合理的肿瘤预防策略

肿瘤的发生是个体内在遗传因素和外部环境因素之间相互作用的结果。个体的遗传因素非常复杂且无法选择,常见的环境因素分为以下几种:包括紫外线和电离辐射在内的物理致癌因子;包括石棉、烟草、黄曲霉毒素等在内的化学致癌物质;包括乙肝病毒和人乳头状瘤病毒(HPV)等在内的生物致癌因素等。因此对于肿瘤的预防策略要加强对肿瘤流行病学的研究和探索、鉴别肿瘤的病因和危险因素,努力消除和防止危险因素,在全人群中开展有关癌症的预防策略和健康教育,提高机体的防癌能力,防患于未然。常用的一级预防方法如下:① 改变不良的

生活方式,如在全人群控制烟草使用以预防肺癌。② 合理营养膳食,注意饮食、营养平衡,减少脂肪、胆固醇摄入量,增加水果和蔬菜摄入量,不吃霉变、烧焦、过咸或过热的食物。③ 建立疫苗接种和化学预防方法,如接种 HPV 疫苗和乙肝病毒疫苗。④ 控制职业危害等。此外,在暴露引起恶性肿瘤前,可以通过各类生物标志物的检测发现分子、细胞和组织水平的改变,发现肿瘤的易感个体,及早采取预防和干预措施,降低人群的恶性肿瘤发病率和死亡率。

3.4 结语

随着基因组研究方法和技术的迅猛发展,系统绘制肿瘤遗传易感性因素图谱成就斐然。越来越多的肿瘤易感基因和生物标志物的发现有助于深入理解肿瘤的发病机制、易感人群以及肿瘤的预防、诊断、辅助治疗和预后。大规模的国际性、综合性基础和临床研究将会进一步推动肿瘤防治事业的进步。全基因组关联数据应该与各类组学研究相结合,深入解析关联遗传变异及其生物学机制。在精准医学的主导思想下,根据个体遗传背景制订预防、诊断和治疗方案将成为未来的发展方向。

(王梦筠　张若昕　魏庆义)

主要参考文献

[1] Abnet CC, Freedman ND, Hu N, et al. A shared susceptibility locus in PLCE1 at 10q23 for gastric adenocarcinoma and esophageal squamous cell carcinoma [J]. Nat Genet, 2010, 42(9):764 – 767.

[2] Amos CI, Wu X, Broderick P, et al. Genome-wide association scan of tag SNPs identifies a susceptibility locus for lung cancer at 15q25.1 [J]. Nat Genet, 2008, 40(5):616 – 622.

[3] Apostolou P, Papasotiriou I. Current perspectives on CHEK2 mutations in breast cancer [J]. Breast Cancer (Dove Med Press), 2017, 9:331 – 335.

[4] Aran D, Sabato S, Hellman A. DNA methylation of distal regulatory sites characterizes dysregulation of cancer genes [J]. Genome Biol, 2013, 14(3):R21.

[5] Asakage T, Yokoyama A, Haneda T, et al. Genetic polymorphisms of alcohol and aldehyde dehydrogenases, and drinking, smoking and diet in Japanese men with oral and pharyngeal squamous cell carcinoma [J]. Carcinogenesis, 2007, 28(4):865 – 874.

[6] Auton A, Brooks LD, Durbin RM, et al. A global reference for human genetic variation [J]. Nature, 2015, 526(7571):68 – 74.

[7] Bei JX, Li Y, Jia WH, et al. A genome-wide association study of nasopharyngeal carcinoma identifies three new susceptibility loci [J]. Nat Genet, 2010, 42(7):599 – 603.

[8] Boonyaphiphat P, Thongsuksai P, Sriplung H, et al. Lifestyle habits and genetic susceptibility and the risk of esophageal cancer in the Thai population [J]. Cancer Lett, 2002, 186(2):193 – 199.

[9] Chen D, Gaborieau V, Zhao Y, et al. A systematic investigation of the contribution of genetic variation within the MHC region to HPV seropositivity [J]. Hum Mol Genet, 2015, 24(9):2681 – 2688.

[10] Chen J, Shao P, Cao Q, et al. Genetic variations in a PTEN/AKT/mTOR axis and prostate cancer risk in a Chinese population [J]. PLoS One, 2012, 7(7):e40817.

[11] Chen M, Cassidy A, Gu J, et al. Genetic variations in PI3K-AKT-mTOR pathway and bladder cancer risk [J]. Carcinogenesis, 2009, 30(12):2047 – 2052.

[12] Dong J, Hu Z, Wu C, et al. Association analyses identify multiple new lung cancer susceptibility loci and their interactions with smoking in the Chinese population [J]. Nat Genet, 2012, 44(8):895 – 899.

[13] Dong LM, Potter JD, White E, et al. Genetic susceptibility to cancer: the role of polymorphisms in candidate genes [J]. JAMA, 2008, 299(20):2423 – 2436.

[14] Garcia-Closas M, Malats N, Silverman D, et al. NAT2 slow acetylation, GSTM1 null genotype, and risk of bladder cancer: results from the Spanish Bladder Cancer Study and meta-analyses [J]. Lancet, 2005, 366(9486):649 – 659.

[15] Goode EL, Chenevix-Trench G, Song H, et al. A genome-wide association study identifies susceptibility loci for ovarian cancer at 2q31 and 8q24 [J]. Nat Genet, 2010, 42(10):874 – 879.

[16] Hildebrandt MA, Yang H, Hung MC, et al. Genetic variations in the PI3K/PTEN/AKT/mTOR pathway are associated with clinical outcomes in esophageal cancer patients treated with chemoradiotherapy [J]. J Clin Oncol, 2009, 27(6):857 – 871.

[17] Hitchins MP, Rapkins RW, Kwok CT, et al.

Dominantly inherited constitutional epigenetic silencing of MLH1 in a cancer-affected family is linked to a single nucleotide variant within the 5′UTR [J]. Cancer Cell, 2011,20(2):200 – 213.

[18] Holdt LM, Hoffmann S, Sass K, et al. Alu elements in ANRIL non-coding RNA at chromosome 9p21 modulate atherogenic cell functions through trans-regulation of gene networks [J]. PLoS Genet, 2013, 9 (7):e1003588.

[19] Hung RJ, McKay JD, Gaborieau V, et al. A susceptibility locus for lung cancer maps to nicotinic acetylcholine receptor subunit genes on 15q25 [J]. Nature, 2008,452(7187):633 – 637.

[20] Ionita-Laza I, Rogers AJ, Lange C, et al. Genetic association analysis of copy-number variation (CNV) in human disease pathogenesis [J]. Genomics, 2009,93 (1):22 – 26.

[21] Jin G, Ma H, Wu C, et al. Genetic variants at 6p21.1 and 7p15.3 are associated with risk of multiple cancers in Han Chinese [J]. Am J Hum Genet, 2012,91(5): 928 – 934.

[22] Ji W, Foo JN, O'Roak BJ, Z, et al. Rare independent mutations in renal salt handling genes contribute to blood pressure variation [J]. Nat Genet, 2008,40(5): 592 – 599.

[23] Komura D, Shen F, Ishikawa S, et al. Genome-wide detection of human copy number variations using high-density DNA oligonucleotide arrays [J]. Genome Res, 2006,16(12):1575 – 1584.

[24] Lan Q, Hsiung CA, Matsuo K, et al. Genome-wide association analysis identifies new lung cancer susceptibility loci in never-smoking women in Asia [J]. Nat Genet, 2012,44(12):1330 – 1335.

[25] Manolio TA, Collins FS, Cox NJ, et al. Finding the missing heritability of complex diseases [J]. Nature, 2009,461(7265):747 – 753.

[26] McKay JD, Truong T, Gaborieau V, et al. A genome-wide association study of upper aerodigestive tract cancers conducted within the INHANCE consortium [J]. PLoS Genet, 2011,7(3):e1001333.

[27] Momozawa Y, Mni M, Nakamura K, et al. Resequencing of positional candidates identifies low frequency IL23R coding variants protecting against inflammatory bowel disease [J]. Nat Genet, 2011,43 (1):43 – 47.

[28] Musani SK, Shriner D, Liu N, et al. Detection of gene x gene interactions in genome-wide association studies of human population data [J]. Hum Hered, 2007,63(2): 67 – 84.

[29] Orom UA, Nielsen FC, Lund AH. MicroRNA – 10a binds the 5′ UTR of ribosomal protein mRNAs and enhances their translation [J]. Mol Cell, 2008,30(4): 460 – 471.

[30] Rafnar T, Sulem P, Stacey SN, et al. Sequence variants at the TERT-CLPTM1L locus associate with many cancer types [J]. Nat Genet, 2009,41(2):221 – 227.

[31] Raval A, Tanner SM, Byrd JC, et al. Downregulation of death-associated protein kinase 1 (DAPK1) in chronic lymphocytic leukemia [J]. Cell, 2007, 129 (5): 879 – 890.

[32] Redon R, Ishikawa S, Fitch KR, et al. Global variation in copy number in the human genome [J]. Nature, 2006,444(7118):444 – 454.

[33] Savic D, Ye H, Aneas I, et al. Alterations in TCF7L2 expression define its role as a key regulator of glucose metabolism [J]. Genome Res, 2011, 21 (9): 1417 – 1425.

[34] Song H, Ramus SJ, Tyrer J, et al. A genome-wide association study identifies a new ovarian cancer susceptibility locus on 9p22.2 [J]. Nat Genet, 2009,41 (9):996 – 1000.

[35] Thorgeirsson TE, Geller F, Sulem P, et al. A variant associated with nicotine dependence, lung cancer and peripheral arterial disease [J]. Nature, 2008, 452 (7187):638 – 642.

[36] Tse KP, Su WH, Yang ML, et al. A gender-specific association of CNV at 6p21.3 with NPC susceptibility [J]. Hum Mol Genet, 2011,20(14):2889 – 2896.

[37] Varghese JS, Easton DF. Genome-wide association studies in common cancers — what have we learnt? [J] Curr Opin Genet Dev, 2010,20(3):201 – 209.

[38] Wang MY, He J, Zhu ML, et al. A functional polymorphism (rs2494752) in the AKT1 promoter region and gastric adenocarcinoma risk in an eastern Chinese population [J]. Sci Rep, 2016,6:20008.

[39] Wang MY, Li QX, He J, et al. Genetic variations in the mTOR gene contribute toward gastric adenocarcinoma susceptibility in an eastern Chinese population [J]. Pharmacogenet Genomics, 2015, 25 (11): 521 – 530.

[40] Wang X, Lin Y, Lan F, et al. A GG allele of 3′– side AKT1 SNP is associated with decreased AKT1 activation and better prognosis of gastric cancer [J]. J

Cancer Res Clin Oncol，2014，140(8)：1399 – 1411.

[41] Wang Z，Seow WJ，Shiraishi K，et al. Meta-analysis of genome-wide association studies identifies multiple lung cancer susceptibility loci in never-smoking Asian women [J]. Hum Mol Genet，2016，25(3)：620 – 629.

[42] Weber JL，David D，Heil J，et al. Human diallelic insertion/deletion polymorphisms [J]. Am J Hum Genet，2002，71(4)：854 – 862.

[43] Wei Q，Yu D，Liu M，et al. Genome-wide association study identifies three susceptibility loci for laryngeal squamous cell carcinoma in the Chinese population [J]. Nat Genet，2014，46(10)：1110 – 1114.

[44] Welter D，MacArthur J，Morales J，et al. The NHGRI GWAS Catalog，a curated resource of SNP-trait associations [J]. Nucleic Acids Res，2014，42(Database issue)：D1001 – 1006.

[45] Wu C，Kraft P，Zhai K，et al. Genome-wide association analyses of esophageal squamous cell carcinoma in Chinese identify multiple susceptibility loci and gene-environment interactions [J]. Nat Genet，2012，44(10)：1090 – 1097.

[46] Wu C，Li D，Jia W，et al. Genome-wide association study identifies common variants in SLC39A6 associated with length of survival in esophageal squamous-cell carcinoma [J]. Nat Genet，2013，45(6)：632 – 638.

[47] Wu C，Miao X，Huang L，et al. Genome-wide association study identifies five loci associated with susceptibility to pancreatic cancer in Chinese populations [J]. Nat Genet，2011，44(1)：62 – 66.

[48] Yu TW，Mochida GH，Tischfield DJ，et al. Mutations in WDR62，encoding a centrosome-associated protein，cause microcephaly with simplified gyri and abnormal cortical architecture [J]. Nat Genet，2010，42(11)：1015 – 1020.

[49] Zhu ML，Yu H，Shi TY，et al. Polymorphisms in mTORC1 genes modulate risk of esophageal squamous cell carcinoma in eastern Chinese populations [J]. J Thorac Oncol，2013，8(6)：788 – 795.

 **4** 基因组不稳定性与肿瘤

4.1 基因组不稳定性

细胞在分裂和增殖过程中需要一系列维稳机制以保障基因组的完整性和基因组复制的精确性。高效且具有自我纠错能力的基因组复制系统是细胞正常生长所必需的。细胞周期检验点和 DNA 损伤修复机制可以在很大程度上确保遗传信息传递的保真度(fidelity)。尽管基因组不稳定性或突变是物种在长期进化过程中获得遗传多样性的重要方式,然而它也与生物个体的衰老和疾病有着非常密切的关系。基因组不稳定性是几乎所有人类肿瘤的重要特征。在肿瘤发生和发展过程中,基因组不稳定性可作为诱发因素,促进癌前细胞获得无限(或不受控的)增殖、抵抗凋亡、抑制分化、血管新生、转移和传播等;另一方面,随着癌基因的激活、抑癌基因的失活及癌细胞的分裂和增殖,基因组不稳定性所造成的遗传变异不断积累和扩大,进而加剧肿瘤的恶性进展。可以说,基因组不稳定性是肿瘤发生和发展的分子遗传学基础。

4.1.1 基因组不稳定性的定义

当基因组复制受到阻碍和 DNA 损伤修复功能障碍时,碱基突变(或替换)、染色体变异和重排等现象发生概率增加,这就是基因组不稳定性(genomic instability, GIN)。

4.1.2 基因组不稳定性的分类

(1) 染色体不稳定性(chromosomal instability, CIN)

最主要的基因组不稳定性的类型是染色体不稳定性——染色体结构和数量的变异。染色体结构变异主要包括杂合缺失、染色体异位和重排等,主要由 DNA 双链断裂(double-strand break, DSB)修复缺陷和复制错误导致;数量变异主要指单条或多条染色体数目增减导致的非整倍体,是染色体分离过程发生错误而产生的。不同肿瘤的染色体不稳定性的表型各异,即便相同肿瘤的不同细胞间染色体不稳定性的表型也有差异。这表明肿瘤细胞染色体不稳定性是一个渐变的、不同步的过程,并在基因组层面上体现了肿瘤的异质性。有丝分裂异常导致的染色体不稳定性是最早被发现的一类基因组不稳定性现象。1890 年,德国病理学家 David Von Hansemann 通过观察不同腺癌组织样本的细胞,首次发现肿瘤细胞存在异常的有丝分裂。1914 年,德国生物学家 Theodor Boveri 发现多级有丝分裂和染色体不平衡

分离会导致可遗传的具有无限增殖能力的恶性细胞产生。这些早期的发现第一次将基因组不稳定性与肿瘤发生联系在了一起。

在早期研究中，科学家们对染色体不稳定性导致的遗传性疾病比较关注，如共济失调性毛细血管扩张症(ataxia-telangiectasia)、范可尼贫血(Fanconi anemia)、布卢姆综合征(Bloom syndrome)和Nijmegen断裂综合征(Nijmegen breakage syndrome)等。值得深思的是，具有以上任何一种疾病的患者，其罹患癌症的风险均大大增加。诺贝尔生理学或医学奖得主美国科学家Leland H. Hartwell在1992年提出细胞周期检查点突变或失活是导致癌细胞染色体不稳定性的重要因素。随后的研究陆续揭示了染色体不稳定性产生的分子机制及其与肿瘤发生的关系。例如，研究发现几乎所有结肠癌都存在染色体不稳定性现象，DNA双链断裂修复基因*BRCA1/BRCA2*突变导致遗传性乳腺癌和卵巢癌综合征(hereditary breast and ovarian cancer syndrome，HBOC)，端粒(telomere)功能失调导致上皮细胞癌的不可逆染色体易位，有丝分裂检查点基因*BUBR1*生殖系突变促进非整倍性和肿瘤发生等。随后，染色体不稳定性成为肿瘤病因学(cancer etiology)的重要研究内容。

目前所知的染色体不稳定性现象中最严重的类型是染色体碎裂(chromothripsis)，偶尔出现在一些恶性肿瘤中，其具体的产生机制尚不十分清楚。染色体碎裂是指染色体历经多次断裂和碎片化，继而又通过非同源末端结合重新连在一起，最终导致染色体的多次重排。细胞内发生染色体碎裂可能的机制是，当有丝分裂异常而产生微核时，其中的染色体由于复制应激或DNA损伤修复缺陷发生畸变，在DNA复制和有丝分裂过程中发生多次错误的叠加效应。

(2) 微卫星序列不稳定性(microsatellite instability)

微卫星是基因组中由1～6个核苷酸组成的串联排列的DNA重复序列，又称为短串联重复序列(short tandem repeats，STRs)或简单重复序列(simple sequence repeats，SSRs)。每个微卫星DNA都由核心序列和侧翼序列两部分组成。核心序列呈串联重复排列，而侧翼序列是保守的特异性单拷贝序列，位于核心序列的两端，使微卫星重复序列定位于染色体常染色质区的特定部位。在人类基因组中平均50 kb存在一个重复序列，可分布在基因启动子、编码区、内含子及其与外显子交界处、基因间隔区等。微卫星序列在个体间表现为高度多态性并且数量丰富，因此微卫星标记的应用非常广泛。

早在1993年，一些研究开始注意到微卫星不稳定性在大肠癌中是一种普遍现象。1998年，美国肿瘤病理学家Bert Vogelstein首次将基因组不稳定性现象分为染色体不稳定性和微卫星序列不稳定性。微卫星序列不稳定性是指DNA重复序列的插入或缺失导致的微卫星长度的改变，通常多出现于遗传性疾病[如脆性X染色体综合征(fragile X syndrome)和亨廷顿病(Huntington's disease)等]和肿瘤。微卫星不稳定性是遗传性非息肉性大肠癌(hereditary non-polyposis colorectal cancer，HNPCC)的重要特征，并且它也存在于15％的散发性大肠癌中。这类患者的肿瘤细胞中广泛存在微卫星序列的变异，并且重复序列越长，突变频率越高。目前认为，造成微卫星序列不稳定的主要原因在于DNA错配修复(mismatch repair，MMR)机制的缺陷。例如，大肠癌中错配修复相关基因*MLH1*、*MSH2*、*MSH6*和*PMS2*等的突变[包括生殖系(germ line)突变和体细胞(somatic)突变]，或表观(epigenetic)沉默导致肿瘤细胞微卫星序列不稳定性。

(3) 其他类型

1) 核酸切除修复(nucleotide excision repair，NER)缺陷导致的基因组不稳定性：前面提到的DNA错配修复是指DNA复制过程中的自我校正功能(proof-reading)，识别和修复DNA复制引起的插入、缺失及不配对的碱基。NER则是识别和切除细胞在外界因素(如紫外线照射或化学诱变剂)诱导下产生的基因突变及区域性螺旋结构的DNA损伤。

20世纪60年代末，遗传学家James E. Cleaver和Richard B. Setlow分别发现着色性干皮病(xeroderma pigmentosum，XP)患者的核酸切除修复机制存在缺陷，导致细胞无法有效修复紫外线照射造成的DNA损伤，从而增加基因组突变和发生肿瘤的概率。目前发现的着色性干皮病相关基因有7个，分别是*XPA*、*XPB*、*XPC*、*XPD*、*XPE*、*XPF*和*XPG*，它们的突变会造成NER障碍。因为着色性干皮病患者无法有效修复被紫外线损伤的DNA，因而他们罹患皮肤癌的概率比正常人高1 000倍左右，并且由于基因组DNA突变的积累，他们发生其他类型肿瘤的可能性也比正常人高。

2）碱基切除修复（base excision repair，BER）缺陷导致的基因组不稳定性：BER 主要负责识别和移除基因组中小片段非螺旋结构的 DNA 损伤，该过程需要特异的 DNA 糖基化酶（glycosylase）。BER 相关基因失活会加剧基因组不稳定性，从而导致肿瘤发生。

2002 年，英国遗传学家 Jeremy P. Cheadle 首次确定 BER 障碍与大肠癌的关系，认为 DNA 糖基化酶基因 MYH 突变削弱了 BER 功能，并导致大肠癌的发生。他通过对英国一个家族中 3 位大肠癌患者的研究发现，其癌细胞基因组中并没有像遗传性非息肉性大肠癌那样具有 DNA 错配修复故障导致的微卫星不稳定性。然而，他发现肿瘤细胞中 BER 相关基因 MYH 在 494 和 1 145 位核苷酸均存在杂合突变，进而导致结肠腺瘤样息肉蛋白（adenomatous polyposis coli，APC）编码基因产生大量失活突变，促进大肠癌进展。

4.1.3 基因组不稳定性的诱因

（1）遗传因素

在肿瘤易感性家族中，DNA 损伤修复或细胞周期检查点相关基因在生殖系中的遗传变异是导致基因组不稳定性的根本原因。例如肿瘤抑制基因 TP53 可诱导细胞周期停滞，并转录激活大量 DNA 修复基因表达，因此被称为"基因组卫士"（guardian of the genome）。TP53 基因的生殖系突变导致家族性 Li-Fraumeni 综合征（LFS）。该家族成员中，75％的男性和几乎 100％的女性在一生中会发生一种以上的恶性肿瘤。通过对遗传性乳腺癌和卵巢癌综合征的研究显示，BRCA1/BRCA2 基因突变携带者患乳腺癌的风险为 38％～87％，患卵巢癌风险为 16.5％～63％，并且患前列腺癌和胰腺癌等其他肿瘤的风险均显著高于普通人群。此外，如前文所述，遗传性非息肉性大肠癌患者携带错配修复相关基因 MLH1、MSH2 和 MSH6 等的生殖系突变；遗传性息肉病是由碱基切除修复相关基因 MYH 的生殖系突变导致；各种由基因组不稳定性导致的家族性遗传疾病也都是 DNA 损伤修复或细胞周期检查点相关基因的突变造成的。

近年来，单核苷酸多态性（SNP）的研究也使得遗传背景与肿瘤发生的关系更加清晰。在普通人群中基因组本身存在遗传多样性，当基因组 DNA 某一位点上出现可替换碱基的频率大于 1/100 时，该位点即称为 SNP 位点。SNP 位点具有高度保守的特点，能够提供更准确的遗传信息。通过分析基因组中 SNP 位点与肿瘤易感性的关系，能够定位肿瘤易感基因，确定肿瘤高发人群，有助于阐明肿瘤发生的分子机制。

（2）化学和物理因素

环境与基因相互作用的概念是人类癌症产生的理论基础。宿主相关基因的遗传变异决定了不同个体对外界致癌因素敏感性的差异，而环境因素（如化学致癌物、活性氧自由基、电离辐射和紫外线等）又促进基因组不稳定性产生，导致 DNA 结构的改变或 DNA 链的断裂，推动肿瘤的发展。

化学致癌物分为直接致癌物和间接致癌物。直接致癌物进入机体后直接与体内细胞作用，不需经过代谢活化就能致癌，此类致癌物为数很少。绝大多数致癌物需经过体内代谢活化或生物转化才具有致癌作用，被称作间接致癌物。致癌物在体内代谢活化后可与基因组 DNA 通过共价键形成加合物（adducts），造成 DNA 化学结构的改变，包括大片段芳香族型加合物的形成、烷化作用、氧化作用、二聚化和脱氨基作用等。加合物的产生最终将导致 DNA 在复制过程中引入突变。当然，从 DNA 加合物到碱基突变的进程与 DNA 损伤修复机制密切相关。当体内携带相关基因突变时，DNA 损伤修复功能受到抑制，会加速碱基突变进程。

在众多物理因素中，电离辐射和紫外线具有明确的促进基因组不稳定性的作用。电离辐射是最主要的物理致癌因素。当它作用于细胞时会产生自由基，可破坏正常分子结构。对于 DNA 来说，电离辐射造成的损伤主要是单链、双链断裂和碱基结构改变。DNA 链的断裂主要体现为多种染色体畸形，如重复、缺失、倒位和异位等。紫外线照射可使 DNA 中相邻的两个嘧啶形成二聚体，导致 DNA 分子复制出错，进而引入突变。在通常情况下，DNA 切除修复会识别和移除这些位点，维持基因组稳定性。若由于遗传突变等原因造成 DNA 切除修复功能障碍，基因组中的突变不断积累，则容易引起皮肤鳞癌、基底细胞癌和恶性黑色素瘤等。

（3）生物因素

促进基因组不稳定性的生物因素主要指致瘤微生物，如病毒、真菌和细菌等。致瘤微生物大致可通过两种方式破坏基因组的稳定性：① 致瘤微生物基因组直接整合到宿主细胞基因组中；② 致瘤微生物产生 DNA 诱变剂,导致基因组不稳定性。在微生物致瘤领域的许多重大发现不断更新人类对肿瘤病因学的认识,并导致新的肿瘤防治策略的确立。美国科学家 Francis Peyton Rous 因开辟肿瘤的病毒病因学新领域而获得 1966 年诺贝尔生理学或医学奖;Renato Dulbecco 因为发现肿瘤病毒和细胞的遗传物质之间的相互作用,与 Howard M. Temin 和 David Baltimore 分享了 1975 年诺贝尔生理学或医学奖;J. Michael Bishop 和 Harold E. Varmus 由于证实了病毒癌基因的细胞起源,获得 1989 年诺贝尔生理学或医学奖;Barry J. Marshall 和 J. Robin Warren 发现幽门螺杆菌对消化性溃疡病的致病机制,这种细菌也与胃癌的发生有关,他们因此获得 2005 年诺贝尔生理学或医学奖;Harald zur Hausen 因发现 HPV 与宫颈癌的关系,与另 2 名研究人类免疫缺陷病毒的学者 Francoise Barre-Sinoussi 和 Luc Montagnier 分享了 2008 年诺贝尔生理学或医学奖。

致瘤病毒分为 DNA 致瘤病毒和 RNA 致瘤病毒(反转录病毒)。DNA 致瘤病毒感染细胞后,若病毒 DNA 未整合到宿主细胞基因组中,一般不产生致癌作用;若病毒 DNA 整合到宿主细胞基因组中,则会引起宿主细胞基因组不稳定性,导致细胞癌变。例如,乙型肝炎病毒(HBV)等嗜肝性 DNA 病毒倾向于感染肝细胞并整合到其基因组中,引起癌基因激活、抑癌基因失活和细胞周期紊乱等,最终导致肝癌发生。RNA 致瘤病毒感染细胞后,通过反转录酶合成与病毒 RNA 互补的 DNA 链,再由 DNA 聚合酶合成双链 DNA,最后整合到宿主细胞基因组中。第一个被发现的与人类癌症相关的 RNA 病毒是人类 T 细胞白血病病毒(human T cell leukemia virus,HTLV)。HTLV 编码的癌蛋白 Tax 可干扰正常的细胞周期进程和 DNA 修复,导致 Tax 阳性细胞的基因扩增率是对照细胞的 5 倍,促进细胞癌变。

在致瘤真菌中,黄曲霉菌具有存在广泛和致癌性强的特点。黄曲霉菌主要见于霉变食品中,如霉变的花生、玉米及谷类等。黄曲霉毒素 B_1(aflatoxin B_1)是黄曲霉菌产生的主要化学致癌物质,在肝脏代谢为环氧化物,可使抑癌基因 TP53 发生点突变而失去活性,导致基因组不稳定性。研究发现,HBV 感染和黄曲霉素对促进肝细胞 DNA 损伤和诱导癌变具有协同作用,这可能是我国肝癌高发地区的主要致癌因素。

幽门螺杆菌感染是胃炎、消化道溃疡和胃癌等消化道病变的重要原因。研究证实,幽门螺杆菌附着于胃黏膜上皮细胞,可显著增加细胞中活性氧(reactive oxygen species,ROS)和活性氮(reactive nitrogen species,RNS)的含量,导致氧化应激,而氧化应激是导致 DNA 损伤和基因组不稳定性的重要原因。

4.1.4 基因组不稳定性的产生机制

DNA 复制过程中可能会遭遇到来自内部(遗传变异、代谢活动等)或外界(环境因素)多重因素的干扰,这威胁着遗传信息的保真度(fidelity)。对这些干扰因素的准确处理和修复是维持基因组完整性、保证遗传信息如实传递的重要手段。DNA 损伤修复过程如果出现问题,就可能导致基因突变、染色体结构异常及遗传信息丢失,进而发生遗传性病变、过早老化和肿瘤。总的来说,影响基因组稳定性的元素可归纳为两类:① 反式作用因子,包括参与 DNA 复制和损伤修复的相关蛋白以及细胞周期检查点相关蛋白;② 顺式作用元件,包括 DNA 重复序列、脆性位点和转录频繁区域等。它们不仅作用于细胞有丝分裂(mitosis)S 期和 G_2/M 期,也参与调控生殖细胞减数分裂(meiosis)过程中的遗传稳定性。下文将详细阐述影响基因组稳定性的分子机制(图 4-1)。

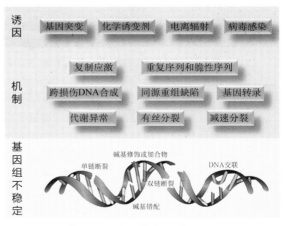

图 4-1 基因组不稳定性产生的原因及分子机制

(1)复制应激(replication stress)

尽管基因组不稳定现象可发生于 DNA 复制、染色体分离和重组等各个步骤,但其最主要的成因是 DNA 复制应激及 DNA 损伤应答(DNA damage response，DDR）障碍。在真核细胞的 G_1 期（G_1-phase），复制起始原点识别复合物（origin recognition complex，ORC）在 ATP 酶 Cdc6 和 Cdt1 的帮助下将 DNA 解旋酶催化核心组分 MCM2－7 六聚体装载到 DNA 上。当细胞进入 S 期，细胞周期蛋白依赖激酶（cyclin-dependent kinase，CDK）和 Dbf4 依赖激酶（Dbf4-dependent kinase，DDK）促进 DNA 解旋酶活化和复制子组装。在复制过程中若遇到 DNA 损伤，复制叉会经历短暂的停滞，直到 DNA 损伤被修复，复制才能继续。然而，持续性的复制叉停滞（replication fork stalling）会导致新合成 DNA 双链断裂，或导致新合成的 DNA 链从其亲本链分离并互相连接，亲本链也重新连接，即复制叉反转（replication fork reversal）。下面将分别论述复制应激引起的基因组不稳定性的分子机制。

1）复制原点（origin of replication）数量不足：真核细胞染色体上分布很多潜在的复制原点，当 DNA 复制遇到障碍，这些潜在的复制原点就会被激活，补偿 DNA 复制缺陷。当原点识别复合物和 MCM2－7 六聚体装载到潜在的复制原点后，它们通常被称作授权原点（licensed origin）。在经过特定信号分子活化后，它们可以随时启动 DNA 复制。授权原点数量减少或者活跃的复制原点分布不足，容易导致基因组不稳定性。例如，缺失 CDK 抑制因子 Sic1 的酵母细胞中，DNA 复制只能在非常有限的复制原点启动，复制叉之间的距离增加，从而导致这些细胞的 S 期延长，单链 DNA 聚集以及染色体重排与丢失。异常的 CDK 激活也会限制 DNA 解旋酶催化核心组分 MCM2－7 六聚体的装载，从而减少授权原点的数量，导致复制不完全和染色体断裂。在小鼠的 *MCM4* 突变细胞中，MCM2－7 复合体的稳定性减弱，活跃的复制原点数量减少，最终导致大量复制叉停滞、不完全复制、染色体断裂和肿瘤发生。

2）DNA 再复制（re-replication）：DNA 再复制是指真核细胞中由于复制起始相关蛋白失调导致基因组在同一细胞周期里进行 2 次或多次复制，造成基因扩增、DNA 链断裂、非整倍体和染色体融合及重排等基因组不稳定性现象。在动物模型和人类中都已证实复制起始相关蛋白在人类肿瘤中表达异常，DNA 再复制是造成基因组不稳定性和促进肿瘤发生的重要因素。在酵母的 Ty 和 LTR 反转座子区域，MCM2－7 复合物装载增多伴随 Cdc6 表达升高会导致 DNA 扩增和双链断裂；复制起始因子 Sld2

高表达导致 DNA 在 G_1 期开始复制。在爪蟾卵提取物中证实，Cdt1 失调引起的 DNA 再复制导致前后复制叉发生触碰，产生片段化 DNA。在人类肿瘤细胞中，癌蛋白 C－MYC 与 MCM2－7 复合物相互作用，促进 DNA 再复制，产生多重复制叉结构（multifork structure），导致 DNA 损伤、细胞周期检查点激活和染色体重排。

3）DNA 复制缺陷：复制应激不但来源于异常的复制起始，DNA 复制进程受到干扰或异常的复制叉移动也可导致 DNA 双链断裂、姐妹染色单体互换（sister-chromatid exchange，SCE）、高频重组（hyper-recombination）、染色体重排和丢失等多种基因组不稳定性现象。在从微生物到哺乳动物的研究中，很多基因突变被证实会影响基因组复制进程，进而加剧有丝分裂重组和促进染色体重排。研究得较多的有参与冈崎片段加工的核酸内切酶 RAD27 和 DNA 复制蛋白 RPA。例如，在 *Rad 27* 酵母突变体中，由于 DNA 复制受到干扰，可能产生潜在的基因组不稳定因素，因此细胞被阻滞在 S 期，并依赖 DNA 损伤修复蛋白，如 Rad52 或 MRX（哺乳动物中为 MRN）复合物等进行修复。当 Rad52 或 MRX 复合物活性被抑制，这些突变体中的 DNA 双链断裂和染色体重排现象大大增加。在 *MCM 4* 或 *RPA* 基因突变的小鼠中，染色体不稳定性及肿瘤的发生概率显著高于对照组小鼠。在范可尼贫血中失活的 DNA 损伤修复信号通路中，双链断裂修复因子 BRCA2（即 FANCD1）与解旋酶-拓扑异构酶复合物 BLM－TOP3－RRM1/2 和 DNA 复制蛋白 RPA 相互作用，移除由顺铂和丝裂霉素 C 等链间交联剂以及其他因素导致的 DNA 损伤。总而言之，一切使复制体和复制相关因子失活或功能障碍的因素都能引发复制应激，进而导致复制叉的持续性停滞、DNA 损伤积累和基因组不稳定性。

4）S 期检查点失活：在复制叉移动过程中，若后随链上的聚合酶被阻抑，DNA 合成仍然可以从下一个冈崎片段继续进行；但是，如果先导链上的聚合酶被阻抑，最终会导致单链 DNA 大量聚集和双链 DNA 断裂。这时，S 期检查点被激活，发生细胞周期阻滞，细胞最终能在染色体分离之前进行 DNA 修复。最先被发现的活化 S 期检查点的蛋白激酶是毛细血管扩张性共济失调突变蛋白（ataxia telangiectasia-mutated，ATM）和毛细血管扩张性共济失调及 Rad3 相关蛋白（ataxia telangiectasia and

Rad3-related protein)。这2种激酶都可以通过对下游底物,如 CHK1 和 CHK2/Rad53 的磷酸化,抑制 CDK 家族的活性,从而抑制 DNA 复制启动和减缓复制速度。从对酵母、哺乳动物以及对人类肿瘤易感性疾病的研究都表明,S 期检查点相关基因的缺陷会导致基因组不稳定性。在酵母中,*Rfc5*、*Dbp11*、*Mec1*、*Rad53*、*Chk1* 或 *Sgs1* 基因的失活会诱导复制体解聚,进而造成 DNA 双链断裂和染色体重排。人类的 ATM 和 CHK2 突变分别会导致共济失调性毛细血管扩张症以及与 Li-Fraumeni 综合征类似的肿瘤易感性遗传疾病。

5) 核小体(nucleosome)组装和重塑故障:核小体是由 DNA 和组蛋白组成的真核生物染色质的基本单位。新合成的 DNA 链需要与组蛋白装配成染色质结构,核小体重塑对于基因组动态变化及维持基因组稳定性具有至关重要的作用。例如,乙酰转移酶 Rtt109 催化组蛋白 H3 第 56 位赖氨酸乙酰化(H3K56ac),在分子伴侣 Asf1、CAF-I 和 Rtt106 的帮助下,H3K56ac 参与核小体装配。在 *Rtt109*、*Asf1*、*CAF-I* 或 *Rtt106* 突变的酵母中,核小体重塑受到阻遏,产生 DNA 损伤、高频重组、染色体重排和重复序列缩减等基因组不稳定现象。

(2) 跨损伤 DNA 合成(translesion DNA synthesis)和同源重组(homologous recombination,HR)缺陷

在 DNA 复制过程中,当复制叉遇到 DNA 加合物,细胞还会诱导一种 DNA 损伤耐受机制,使复制叉绕过加合物并完成复制。跨损伤 DNA 合成利用跨损伤 DNA 聚合酶,在允许引入碱基突变的条件下,在一定程度上维持了基因组的稳定性。在酵母和哺乳动物细胞中,跨损伤 DNA 聚合酶,如 Polη、REV1 或 Polζ 缺失会加剧双链断裂、染色体重排及非整倍体等多种基因组不稳定现象。然而,跨损伤 DNA 聚合酶 Polθ 或 Polκ 活性上调也容易导致双链断裂和染色体畸变。这是因为跨损伤 DNA 聚合酶会竞争性抑制 DNA 复制聚合酶,从而干扰基因组的正常复制。

同源重组是修复 DNA 复制过程中产生的双链断裂的重要途径。在复制后修复机制受损的情况下,细胞也可以通过同源重组的方式修复 DNA,重新启动 DNA 复制。当同源重组发生故障时,DNA 双链断裂不断积累,会导致各种基因组不稳定性现象。2 条非同源末端连接(nonhomologous end joining,NHEJ)或断裂诱导复制(break-induced replication,BIR)会导致大范围的染色体重排。例如,在 *Rad52*、*Rad51* 或 *MRX* 突变的同源重组缺陷型酵母细胞中,染色体重排现象增加;在 DNA 复制蛋白 RPA 失活的小鼠模型中,同源重组的功能性障碍抑制了 DNA 双链断裂修复效率;人类 *BRCA1/BRCA2* 突变抑制同源重组,导致大量双链断裂和染色体不稳定性,增加患癌风险。有研究报道,同源重组缺陷还会导致姐妹染色单体交换频率增加。在人类或酵母细胞中,DNA 解旋酶 BLM/Sgs1 的失活诱导核酸内切酶 MUS81-EME1、SLX1-SLX4 和 GEN1 活化,并促进姐妹染色单体交换和基因组不稳定性。

(3) 产生基因组不稳定性的热点区域

基因组不稳定性现象往往不是随机地在基因组中出现的,而是更倾向于发生在基因组的某些特定区域——称之为热点区域(hotspots)。对这些热点区域的性质和功能研究为我们了解基因组不稳定性产生机制提供了切入点。

1) DNA 重复序列:DNA 重复序列是基因组本身固有的易产生不稳定性的元件,包括三核苷酸重复序列(trinucleotide repeats,TNR)、长散在重复序列(long interspersed nuclear elements,LINE)、短散在重复序列(short interspersed nuclear elements,SINE)、长末端重复序列(long terminal repeats,LTR)和逆转座子(retrotransposons)等。串联重复序列的重复元件通常由 2~64 个碱基对组成,重复元件的扩增可由复制滑移(replication slippage)、DNA 错配修复和碱基切除修复等原因产生。另外,复制产生的双链断裂等基因组损伤也有可能导致重复元件扩增。在大肠杆菌、酵母和人类细胞的研究中发现,长串联重复序列相对而言较难被复制,因而容易导致复制叉停滞。一旦细胞再遭受额外的复制胁迫,如 DNA 聚合酶、PCNA、FEN1/Rad27、Tof1 和 Csm3 等的失活或缺失,将加剧重复序列缩减或扩增现象。

研究发现细胞中存在多种重复序列相关的小分子 RNA,如 piRNA 和 endo-siRNA 等,它们或起源于转座子和重复序列,可以通过介导转座子 DNA 甲基化抑制转座子活性,从而保持基因组稳定性。piRNA(PIWI-interacting RNA)是 2006 年首次在小鼠睾丸中发现的一类数量庞大的小分子 RNA,因其与 PIWI 家族蛋白相互作用而得名。果蝇中的

piRNA 大部分起源于重复序列,又被称为重复序列相关小干扰 RNA(repeat-associated small interfering RNA, rasiRNA)。斑马鱼中 50% 的雌性性腺 piRNA 起源于重复序列,32% 的雄性性腺 piRNA 起源于重复序列。小鼠睾丸中的 piRNA 分为前粗线期 piRNA 和粗线期 piRNA,其中前粗线期 piRNA 表现为重复序列和转座子富集。在人类肿瘤中,PIWI/piRNA 似乎也有维持转座子高甲基化状态、抑制转座子活性和加强基因组稳定性的作用。

2)脆性位点(fragile sites)和非 B 型 DNA 结构(non-B DNA structure):脆性位点是细胞分裂中期染色体上的裂隙或不连续的间断区。大多数脆性位点是基因组中所固有的,仅有约 5% 的人,在其基因组中具有一些不常见的额外脆性位点。脆性位点一般不具有特征性的 DNA 序列,但是常见的脆性位点都有比较松散的 DNA 螺旋结构或不连续的富含腺嘌呤(A)和胸腺嘧啶(T)的序列。在早期肿瘤细胞中,约 80% 的染色体断裂部位都源自脆性位点,包括姐妹染色单体交换、异位、缺失和致瘤病毒的整合位点等。脆性部位的 DNA 可能形成非 B 型 DNA 螺旋结构(B 型 DNA 螺旋结构模型最接近于细胞的生理状态),具有潜在的阻遏复制叉前进的能力。通常情况下,复制起始位点不会出现在距脆性位点 700 kb 范围之内。有趣的是,脆性位点具有细胞特异性,例如淋巴细胞中的某些脆性位点不存在于成纤维细胞,反之亦然。

在对酵母模型的研究中,将含有 105 个 CGG 的脆性序列 X(fragile X)整合在酵母基因组中,会显著抑制复制叉的前进。细胞周期检查点活性是维持脆性位点稳定性的重要因素。在酵母中,DNA 损伤信号传递至 Mec1,继而活化 Rad53,被活化的 Rad53 阻止细胞进行分裂,而酵母 Mec1 或 Rad53 缺失突变体中,基因组脆性位点的不稳定性增加。DNA 双链断裂修复基因,如 BRCA1、RAD51、DNA-PKcs 和 ligase IV 等的失活也会加剧脆性部位不稳定现象。研究显示,脆性位点还倾向于出现在较难复制或复制叉分布较少的区域。这样,一旦再出现复制应激或 S 期检查点失活的情况,这些位点则更容易发生染色体断裂。

基因组 DNA 的某些序列(如 DNA 重复序列)具有形成非 B 型 DNA 螺旋结构的可能性。非 B 型 DNA 结构包括 Z 型 DNA 结构、A 型 DNA 结构、三链体 DNA(triplex DNA)发夹结构(hairpin)、十字架结构(cruciforms)、鸟嘌呤-核酸四链体(G-quadruplex)和端粒(telomere)等。它们与基因组不稳定现象的发生密切相关,不仅可以阻遏复制叉前进,而且还有可能作为某些核酸酶的识别底物。例如,酵母基因组三链体 DNA 结构中的重复序列 GAA/TCC 能够被错配修复相关的核酸酶识别,从而导致双链断裂和染色体重排。基因组中的发夹结构容易在复制过程中造成染色体倒位,并有可能在之后的有丝分裂中发生断裂。人类的小卫星序列(minisatellite)CEB1 可形成鸟嘌呤-核酸四链体结构,当其作为先导链进行 DNA 合成时,易产生基因组不稳定现象。在酵母中,DNA 解旋酶 Pif1 结合并释放鸟嘌呤-核酸四链体结构;而在 Pif1 失活的细胞中,复制叉在鸟嘌呤-核酸四链体结构处移动非常缓慢。人类的 DNA 解旋酶 FANCJ(由范可尼贫血相关基因编码)也具有释放鸟嘌呤-核酸四链体结构、推动 DNA 复制和维持基因组稳定性的作用。因而,DNA 解旋酶的活性有助于降低非 B 型 DNA 结构导致的基因组不稳定。

3)端粒(telomere):端粒是位于真核细胞线性染色体末端的一种特殊 DNA-蛋白质复合体结构,由富含鸟嘌呤的 TTAGGG 重复序列和端粒结合蛋白组成,也可以形成鸟嘌呤-核酸四链体结构。端粒的主要生物学功能是:① 保护染色体末端不被核酸酶降解或被化学修饰、防止染色体末端融合和非正常重组;② 与端粒结合蛋白共同参与染色体定位和复制;③ 端粒的长度反映细胞分裂能力和寿命。人类的端粒长度约为 15 kb,细胞每分裂一次,其长度减少 50~200 个核苷酸。随着细胞分裂次数不断增多,端粒长度会持续缩短,最终将失去对染色体末端的保护作用,细胞也将发生增殖性衰老(senescence)。端粒酶(telomerase)在一定程度上延缓了这种现象,它可以合成端粒重复序列并连接到染色体末端,以补偿端粒的损耗。

端粒蛋白复合体 shelterin 是保护端粒稳定性的重要因子,它与端粒末端结合并避免其受到 DNA 损伤导致的应激反应。shelterin 亚基 TRF1 和 TRF2 与端粒双链重复序列结合,而 POT1 与端粒单链重复序列结合。缺失 TRF2 或 POT1 会分别激活 ATM 和 ATR,导致双链断裂和双链断裂识别复合体 MRN 的富集。另外,TRF2 的缺失还通过上调 ATM、53BP1 和 MRN 复合体活性导致染色体之间的融合现象。TRF1 可以招募 DNA 解旋酶 BLM 和

RTEL 释放鸟嘌呤-核酸四链体结构,协助端粒 TTAGGG 重复序列的复制;而缺失 TRF1 导致稳定的鸟嘌呤-核酸四链体结构和复制叉停滞,进一步强化了端粒的脆性特征。

(4)基因转录

基因组是编码遗传信息的载体,而基因转录是使这些遗传信息有效地传播并指导细胞内各项生理活动的重要方式。转录时,RNA 聚合酶包裹住双链 DNA,新生的 RNA 与模板 DNA 形成动态的 9~11 个碱基对的 RNA – DNA 杂合链;并且,数个 RNA 聚合酶可以对同一基因进行连续转录。如果基因转录与 DNA 复制同时发生在基因组的相同区域,复制叉和转录机器发生冲突,复制叉如不能跨过 RNA 聚合酶形成的障碍会导致复制叉停滞、双链断裂、单链空缺和高频重组等一系列基因组不稳定现象。转录和复制对细胞的生存和增殖至关重要,它们的活动在基因组中非常活跃,因而两者产生冲突的概率很高。

1) DNA 结合蛋白的阻遏作用:由于转录和复制发生冲突会严重影响基因组稳定性,因而细胞进化出多种机制化解这种冲突。在细菌中,基因转录和 DNA 复制倾向于朝同一方向(co-orientation)进行,减少二者发生碰撞的可能性。在某些条件下,基因转录和 DNA 复制在空间或时间上是错开的。例如,哺乳动物 rDNA 的复制和转录在空间上是隔离的,以避免二者发生冲突;与 DNA 复制相关的某些基因的转录发生在 S 期早期,它们的复制则发生在 S 期晚期。而更多的情况下,一些 DNA 结合蛋白会在基因组复制过程中造成短暂的阻遏效应,减缓或阻滞复制叉前进,以避免复制体和转录复合物发生"对碰"或"追尾"。在大肠杆菌中,由于 Tus 蛋白结合到基因组 Ter 序列上,抑制解旋酶 DnaB 的活性,从而导致复制暂停。在酵母中,Fob1 结合在 rDNA 上,防止 RNA 聚合酶 I 与 DNA 聚合酶冲突。与复制应激等原因造成的复制叉停滞不同的是,DNA 结合蛋白导致的复制叉短暂停滞并不伴随细胞周期检查点活化,也没有明显的 DNA 单链积累和双链断裂发生。然而,当细胞处于复制应激条件下,DNA 结合蛋白的阻遏效应会导致持续性复制叉停滞,进而造成双链断裂和染色体重排。

2) 基因转录对 DNA 复制的干扰:从细菌、酵母到哺乳动物细胞,转录对基因组稳定性的影响是广泛存在的。在酵母中,当一个处于 S 期的启动子驱

动转录时,会诱导 DNA 重复序列重组——这被称为转录关联的重组(transcription-associated recombination)。在哺乳动物细胞中,人们对转录关联的重组的认识来自对中国仓鼠的研究。在复制应激条件下,复制叉移动速度减缓,HPRT 基因转录导致的重组现象增加。最近有研究报道,Cyclin E 过表达导致转录关联的重组,而 RNA 合成抑制剂可以部分回复 Cyclin E 诱导的这种基因组不稳定现象。

研究发现在 DNA 聚合酶和 RNA 聚合酶发生"对碰"而非"追尾"的情况下,基因组不稳定性表现得更加显著。在噬菌体、大肠杆菌和酵母中已经证实,RNA 聚合酶和 DNA 聚合酶的"对碰"会导致复制叉停滞,从而产生基因组不稳定现象。在该过程中,参与重启复制叉、维持基因组稳定的相关蛋白有:T4 噬菌体解旋酶 dda,大肠杆菌解旋酶 DinG、Rep 和 UvrD,应激调控蛋白 ppGpp 和 DksA 等,酵母解旋酶 Rrm3 和 Pif1,以及人类细胞中的解旋酶 RecQL5。以上任何一个基因的突变都会延长复制叉停滞时间,并加剧由转录导致的基因组不稳定现象。

转录过程中短暂形成的单链结构会导致 DNA 对基因毒性的敏感性增强。例如,遗传毒性化合物甲磺酸甲酯(methyl-methanesulfonate)或 4 –硝基喹啉 – 1 –氧化物(4 – nitroquinoline – 1 – oxide)可以与酵母基因转录协同作用,促进染色体重组发生。因此,尽管造成基因组不稳定现象的根本原因是复制应激,然而基因转录产生的单链 DNA 区域更容易暴露于复制胁迫作用之下,加剧了基因组不稳定现象。

此外,基因转录对 DNA 复制的干扰作用还与细胞核结构和基因组位置相关。在酵母细胞中,高度转录的基因会不断靠近并锚定在细胞核孔,以便 RNA 运输至细胞质,但同时也阻遏了复制叉的前进。细胞周期检查点 Rad53 的活化可以帮助停滞的复制叉从核孔上释放出来,并重新启动复制。

3) R 环(R-loop)对 DNA 复制的干扰:由于基因转录形成的两条呈单链的 DNA 分子需重新复性为双链 DNA,这要求转录产生的 RNA 分子在转录复合体后方与 DNA 模板分开。在某些正常生理条件下或者当 mRNA 加工机制发生故障以及 DNA:RNA 解旋酶失活的情况下,基因转录所合成的 RNA 分子难以与其模板 DNA 解链,或再次与模板 DNA 复性成为 RNA:DNA 杂合体。这种 RNA:

DNA 杂合体与非模板链一起形成的具有 3 条核酸链的结构称为 R 环结构。在多数情况下,R 环结构对调控基因转录和协助 B 细胞免疫球蛋白(immunoglublin,Ig)基因类别转换重组(class switch recombination,CSR)具有积极作用。然而,当 R 环过多积累或产生于脆性区域时,它会诱导 DNA 损伤和基因组不稳定性。

R 环的形成有两个要素:① 位于转录复合体内的非模板链 DNA 富含鸟嘌呤;② 转录复合体后方积累过量的负超螺旋(negative supercoiling)。此外,若转录区域存在 DNA 缺口(DNA nick),也有助于 R 环形成。在酵母中的研究表明,Sub - Yra1、Thp1 - Sac3 和 THO - TREX - 2 等 RNA 转录延伸因子,负责将 RNA 从细胞核向细胞质转运的蛋白,以及与 RNA 降解有关的蛋白酶体缺陷均能促进 R 环的形成。酵母的 RNA:DNA 解旋酶 Sen1 及其在人类中的同源基因 setx 的失活也会在许多转录终止信号 poly(A)的下游产生 R 环。在原核细胞中,基因转录和蛋白质翻译偶联环节出现问题也会导致新合成的 RNA 分子与模板 DNA 复性并形成 R 环。利用双环霉素抑制大肠杆菌细胞 RNA 解旋酶活性,发现 Rho 因子依赖的转录终止区域出现 R 环。R 环的稳定性取决于 RNA 与 DNA 分子所形成的氢键数目。一般而言,RNA 分子越长,R 环就越稳定。R 环结构对 DNA 复制叉的阻挡衍生出一系列 DNA 次级损伤,如 DNA 复制叉崩溃(replication fork collapse)、复制叉逆转、DNA 双链断裂和单链空缺(single-strand gap)等,最终可导致基因突变和高频重组。

R 环结构协助 B 细胞免疫球蛋白基因的类别转换重组。这类重组发生在淋巴滤泡的生发中心,成熟 B 淋巴细胞在抗原刺激及共刺激信号的作用下,原本产生 IgM 的 Ig 基因转而产生 IgG、IgA 和 IgE 等其他类别或亚类。Ig 基因转录起始过程中,富含 GC 的 S 区(switch region)形成稳定的 R 环结构,活化诱导的胞嘧啶脱氨酶(activation induced cylidine deaminase,AID)作用单链 DNA 胞苷使其脱氨成为尿苷,在碱基切除修复和错配修复系统中多种蛋白及 DNA 酶作用下产生 DNA 双链断裂,最后通过非同源末端连接完成重组,实现类别转变和产生抗体多样性。研究表明病毒[如艾贝尔逊小鼠白血病病毒(Ab-MLV)、卡波西肉瘤相关疱疹病毒(KSHV)和人类免疫缺陷病毒-1(HIV - 1)等]和炎症因子可

以诱导 AID 在生发中心外 B 细胞或在胃、肠、肝和胆管上皮细胞等处表达。AID 的异常表达促进了 R 环引发的双链断裂和非同源末端连接,导致 B 淋巴细胞中原癌基因的易位突变。例如,AID 可以通过诱导类似于类别转换重组的方法,使 Ig 基因的 S 区与原癌基因 C-MYC 发生易位,这也被认为是伯基特淋巴瘤的发病机制之一。

R 环结构的形成还与三核苷酸重复序列和脆性序列的不稳定性相关。三核苷酸重复序列 CAG·CTG、GAA·TTC 及 CGG·CCG 的扩增或缩减造成的基因组不稳定性导致脊髓-小脑共济失调综合征(spinocerebellar ataxia)、亨廷顿病(Huntington disease)、肌营养不良(muscular dystrophy)和脆性 X 染色体综合征(fragile X syndrome)等多种遗传性疾病。富含 GC 碱基的三核苷酸重复序列转录时 DNA 模板链会和新生 RNA 链复性形成抗 RNase A 而对 RNase H 敏感的 R 环结构,导致复制应激,破坏基因组稳定性。当 RNase H1 或 RNase H2 失活时,这种转录依赖的三核苷酸重复序列不稳定性增加。

总之,发生在细胞周期 S 期的基因转录具有影响 DNA 复制的可能性,引发转录和 DNA 复制间的"冲突"。为了避免这类冲突的发生,基因组在进化历程中选择性地把"基因转录"与"DNA 复制"进行同向组织(譬如原核生物)。即便如此,基因转录与 DNA 复制之间发生"碰撞"或"追尾"仍然是基因组不稳定性产生的重要因素。R 环的积累进一步加剧转录相关的基因组不稳定性。虽然生物体可以通过利用转录-复制介导因子、DNA -蛋白阻遏作用、高保守的 RNaseH 和 RNA/DNA 解旋酶等分子,提高转录效率、防止转录和复制发生冲突、清除 RNA:DNA 杂合体等,然而一旦这些保护机制发生故障或者在外界复制胁迫因素的作用下,转录以及转录所产生的 R 环对 DNA 复制的干扰依然不容忽视。

(5)有丝分裂异常

有丝分裂是一个精密调控的生物学过程,目的是将复制后的染色体准确地分配到 2 个子细胞中。该过程中任何一方面,如染色体凝缩(chromosome condensation)、姐妹染色体粘连和分离(sister chromatid cohesion and segregation)、动粒组装(kinetochore assembly)或纺锤体检查点(spindle checkpoint)等出现问题,都会导致异常的有丝分裂,

进而造成染色体变异和非整倍体等基因组不稳定现象。研究发现,肿瘤细胞中确实存在纺锤体检查点相关基因的突变,如 *MAD1*、*MAD2*、*BUB1* 和 *BUB3* 等。此外,着丝粒(centromere)是负责将染色体分离并均等地分配到子细胞中的重要染色质结构。着丝粒一般由 DNA 串联重复序列组成,它的不稳定性也会导致有丝分裂异常。事实上,着丝粒数量的变异也是肿瘤细胞的重要特征之一。肿瘤细胞中存在多个着丝粒拷贝的现象,这导致了多极纺锤体(multipolar spindle)的形成,使染色体发生不规则分配,造成染色体不稳定现象。

在有丝分裂时,若染色体被羁绊在细胞分裂沟中,会诱导细胞周期检查点信号通路 ATM - CHK2 激活,并能观察到双链断裂和染色体畸变现象。在 M 期的后期,一种特殊的染色体结构——染色体桥(anaphase bridge)的形成是染色体断裂的重要标志。在细胞有丝分裂过程中,若染色体复制不完全或染色体断裂而导致端粒和一部分基因被丢失,经修复后缺少端粒的染色体在断裂的部位彼此连接,也可形成双着丝粒染色体。双着丝粒染色体在核分裂的后期,2 个着丝粒分别向两极移动,而 2 个着丝粒之间的染色单体部分在两极之间被拉紧而形成桥,称为染色体桥。在分裂末期(telophase),染色体桥被拉断,进一步造成染色体重复或缺失。在对酵母的研究中,DNA 解旋酶 Pfh1 失活导致染色体畸变的同时能观察到明显的分裂后期染色体桥现象。在哺乳动物细胞中,染色体桥更被认为是出现在分裂后期的双链断裂导致基因组不稳定的重要中间产物和标志物。

(6)细胞代谢异常

代谢(metabolism)是生物体内所发生的用于维持正常生命活动的一系列有序的化学反应的总称,使得生物体能够正常生长和繁殖,维持其内部结构的稳定以及对外界环境做出反应。一旦代谢活动失调,会影响生物体结构稳态,导致基因组不稳定性及其他一系列严重后果。下面以叶酸(folic acid/vitamin B₉)代谢和氧代谢为例,讨论细胞代谢异常对基因组稳定性的影响。

叶酸参与细胞内一碳单位的代谢,在嘌呤和嘧啶的合成、dUMP 向 dTMP 的转化以及 DNA 甲基化等生理生化反应中起关键作用。叶酸代谢与 DNA 复制、基因转录和损伤修复等密切相关,对维持基因组稳定性具有重要意义。叶酸循环是由 dUMP 合成 dTMP 的重要途径,当叶酸缺乏时,中国仓鼠卵巢细胞(Chinese hamster ovary cell,CHO)内 dUMP 含量升高,导致 dUTP:dTTP 比值为 4.5,而正常情况下该比值仅为 0.5;在对叶酸敏感的 CHO - UV5 细胞中,叶酸缺乏可导致该比值高达 11。人体中叶酸缺乏时,血细胞和骨髓细胞 DNA 中的 dUMP 含量是正常人的 8 倍,这种情况在补充叶酸后可得到改善。DNA 合成时会使用 dUTP 代替 dTTP,尤其是当细胞中 dUTP 含量过高时。dUTP 渗入 DNA 中后会被损伤修复系统识别并由特异性的核酸酶切除。如果在 12 bp 距离内的 DNA 双链上同时发生 dUTP 渗入,切除它们会造成双链断裂;若 dUTP 不被切除,则在之后的 DNA 复制中会产生 G - C 颠换,进而引入基因突变。其实,不仅仅是 dUTP/dTTP 代谢异常影响基因组稳定性。细胞为了维持高效而精确的 DNA 复制,必须使胞内 dNTP(包括 dATP、dGTP、dCTP 和 dTTP)在 S 期保持适合的浓度。dNTP 水平过高促进错误倾向性的 DNA 复制,并且抑制 DNA 损伤应答;然而 dNTP 水平过低则会抑制 DNA 复制和导致复制叉停滞。另外,叶酸代谢循环还是产生 DNA 甲基化中最常见的甲基供体 S-腺苷甲硫氨酸的重要途径,叶酸缺乏会造成细胞整体 DNA 甲基化程度不足,进而导致近着丝粒异染色质凝集水平下降,在有丝分裂过程中易发生染色体丢失和形成非整倍体。

另一个研究得较为深入的例子是氧代谢异常引起的氧化应激导致基因组不稳定性。细胞中的有氧氧化反应持续产生大量的 ROS,如超氧阴离子(・O_2^-)、羟自由基(・OH)和过氧化氢(H_2O_2)等。在某些代谢压力的胁迫下,细胞的氧化反应加强,胞内活性氧分子含量增多,从而破坏机体氧化和抗氧化作用的动态平衡,最终导致氧化应激。细胞内活性氧分子能够引起氧化损伤,并攻击蛋白质和 DNA,导致双链断裂和碱基突变等基因组不稳定性现象。在酵母中,过氧化物酶 Tsa1 负责识别和清除细胞中的活性氧成分。*Tsa1* 和 DNA 损伤修复基因,如 *Rad6*、*Rad51* 或 *Mre11* 的联合缺失会导致严重的染色体重排和致死效应;但在无氧条件下生长时,这些表型在一定程度上可得以恢复。有趣的是,DNA 损伤本身也会反过来引起细胞内活性氧的增加,产生正反馈调控环路,进一步促进基因组不稳定性。

(7)减速分裂重组

在生殖细胞减数分裂过程中会自发产生大量

DNA 双链断裂,这种看似有害的细胞行为其实是保证减数分裂有效性和正确性的关键。为了修复双链断裂而启动的同源重组从空间上拉近同源染色体间的距离,这为减数分裂后期染色体正确分离提供条件。然而,一旦 DNA 损伤修复系统出现问题,减数分裂中如此大范围的双链断裂就成为基因组不稳定的源头。

在生殖细胞中,减数分裂重组蛋白 SPO11 与 DNA 共价结合并对其进行切割,产生双链断裂,随后在 $5'-3'$ 核酸外切酶活性下,产生暴露的 $3'$ 端单链末端。Dmc1 蛋白最早发现于酵母中,是一个仅在减数分裂过程中表达并与同源重组相关的蛋白。Dmc1 由转录因子 Swi5 和重组修复蛋白 Sfr1 复合物(Swi5-Sfr1)介导,与单链 DNA 结合,进而识别和插入到同源 DNA 双链中进行重组。在 Dmc1 缺陷的雄性小鼠中,其精子发生停滞在第 1 次减数分裂前期,原因是染色体同源重组被抑制,大量重组中间体——双链断裂的 DNA 分子被积累。尽管在通常情况下减数分裂具有很强的纠错机制,然而当双链断裂位点异常或修复机制出现故障时,很容易产生染色体重排等基因组不稳定性现象。SPO11 在基因组上的切割位点并不是随机分布的,而是成簇分布在相对"安全"的区域。若双链断裂发生在"非安全"区域,例如在 DNA 重复序列中,细胞可能利用高度相似的非等位序列同源重组(non-allelic homologous recombination,NAHR),从而导致大范围基因组重排,破坏基因组稳定性。

4.2 基因组不稳定性与肿瘤

基因组不稳定性既为生物种系的演化提供舞台,又是人类各种疾病滋生的温床——由遗传或环境因素导致的基因组不稳定性是人类肿瘤发生的根源。DNA 复制、DNA 损伤识别和修复以及细胞周期检查点的协同作用保护基因组在细胞分裂时不受伤害,防止碱基突变和染色体重排的发生,最大限度地维持遗传信息传递的高保真性。当 DNA 损伤修复或细胞周期检查点相关基因突变时,基因组不稳定性现象剧增,成为诱发和促进肿瘤生长的主要因素——这就是突变假说(mutator hypothesis)。然而,随着基因组测序技术的发展,人们发现突变假说并不能解释所有肿瘤的发生机制,例如,在大部分散发性肿瘤中并未发现 DNA 损伤修复或细胞周期检

验点相关基因的突变和失活,尽管基因组不稳定性现象仍然是这些肿瘤的重要特征和驱动因素。于是,另一种假说——致癌物或癌基因诱导 DNA 复制应激被提出,与突变假说共同诠释基因组不稳定性对肿瘤发生和发展的影响。

4.2.1 基因组不稳定性与遗传性肿瘤——突变假说

肿瘤的基因突变理论最早由美国内科医生及肿瘤遗传学家 Alfred George Knudson 于 1971 年提出。他在研究遗传性视网膜母细胞瘤(retinoblastoma,Rb)时发现,患病儿童的视网膜母细胞敏感基因 *Rb* 的一对等位基因均发生了突变。其中一个等位基因的突变存在于生殖细胞中,另一个突变则发生于体细胞中。在遗传性视网膜母细胞瘤的病例中,由于生殖细胞已有一个 *Rb* 等位基因失活,出生后只需再发生一次体细胞的 *Rb* 等位基因突变即可诱导肿瘤形成,因而发病较早。而在散发性病例中,体细胞需经过 2 次 *Rb* 等位基因突变,才能使该基因完全失活并产生肿瘤,因而发病较晚。这就是二次打击学说(two-hit hypothesis)。研究表明,Rb 是控制细胞周期 G_1/S 检查点的关键蛋白。非磷酸化或低磷酸化的 Rb 蛋白抑制转录因子 E2F 家族,而被 CDK 磷酸化的 Rb 蛋白释放 E2F 家族蛋白活性,E2F 进入核内转录激活一系列基因表达,推动细胞通过 G_1/S 检查点。*Rb* 基因的缺失抑制 DNA 损伤修复,在这些细胞中会出现更多的 DNA 双链断裂和染色体畸变。二次打击学说用以解释一些重要的抑癌基因,如 *Rb* 和 *PTEN* 等的突变对肿瘤发生的影响。

1974 年,美国肿瘤遗传学家 Lawrence A. Loeb 进一步提出突变假说以阐明基因组不稳定性与肿瘤的关系。他认为,与正常细胞相比,肿瘤细胞中存在的大量碱基突变和染色体变异源自 DNA 损伤修复或细胞周期检查点相关基因的突变。在遗传性肿瘤中,基因组不稳定性主要来源于 DNA 损伤修复相关基因的突变,如遗传性息肉病是由碱基切除修复相关基因 *MYH* 在生殖细胞中突变导致的;遗传性非息肉性大肠癌则是由 DNA 错配修复相关基因的生殖系突变造成。大量 DNA 损伤修复相关基因的突变在遗传性肿瘤家族生殖细胞中被鉴定,有力佐证了突变假说的正确性,即生殖系或癌前病变中的基因突变抑制细胞的 DNA 损伤修复能力,导致基

因组不稳定性，进而促进肿瘤的发生和发展。下面将以 TP53、BRCA1/BRCA2 和范可尼贫血相关基因突变为例，阐述基因组不稳定性与遗传性肿瘤的关系。

（1）TP53 与 Li-Fraumeni 综合征

TP53 是重要的抑癌基因，被称为"基因组卫士"（guardian of the genome）。它是 1979 年由美国分子生物学家 Arnold J. Levine 和英国生物化学家 David P. Lane 发现，后于 1989 年被 Arnold J. Levine 和 Bert Vogelstein 确认为抑癌基因。TP53 基因编码蛋白 p53 是一个功能强大的转录因子，可以通过转录激活下游基因的表达，控制肿瘤细胞周期进程、DNA 损伤修复、衰老、凋亡及能量代谢等一系列生理活动。由于 TP53 基因的细胞毒性（抑制细胞生长和增殖），肿瘤细胞进化出多种机制以抵抗 TP53 的抑癌活性。一方面，某些肿瘤细胞扩增或高表达 TP53 的抑制因子，如泛素连接酶 MDM2，它可以通过与 p53 蛋白直接相互作用抑制其转录活性，或者对 p53 进行泛素化降解。另一种比较常见的方式就是细胞对 TP53 进行突变，以削弱或抵消 TP53 的抑癌功能。甚至一些热点突变（hotspot mutation），如 R175H、R245S、R248W、R248Q、R249S、R273H 和 R282W 等，不但使 TP53 丧失了抑癌活性，还"赋予"其推动肿瘤发生和发展的新功能——这被称为突变型 p53 的获得性功能（gain-of-functions）。TP53 基因是迄今发现的突变率最高的抑癌基因。在人类所有的肿瘤中，其突变频率约为 50%；而在卵巢癌、肺癌、胶质瘤、食管癌、前列腺癌、胰腺癌和大肠癌等恶性肿瘤中，TP53 基因突变率可高达 80%～96%。

Li-Fraumeni 综合征是由两位美国医学家 Frederick Pei Li（华裔）和 Joseph F. Fraumeni 于 1969 年共同发现并命名的常染色体隐性遗传性疾病。作为癌症的分类病症，它的临床表现为早发性和多发性的广谱肿瘤，包括骨和软组织肉瘤、乳腺癌、脑瘤和肾上腺皮质肿瘤等，并显著增加白血病、淋巴瘤、生殖细胞肿瘤、胃癌、肺癌及大肠癌等的风险。在患有 Li-Fraumeni 综合征的家族中，大约 75% 的男性和几乎 100% 的女性在他（她）们一生中会发生至少一种恶性肿瘤。在 30 岁之前发生侵袭性肿瘤的风险为 50%（普通人群中的比例为 1%），而在 70 岁之前发生侵袭性肿瘤的比例为 90%。直至 1990 年，人们发现 Li-Fraumeni 综合征是由于生殖细胞中 TP53 基因突变造成的。而且，当突变碱基仅仅使 TP53 功能失活时，第 1 次发生肿瘤的年龄是 31.4～37.5 岁；如果突变"赋予"了 TP53"获得性功能"，第 1 次发生肿瘤的年龄会提前至 22.3～22.6 岁。这些临床表现也说明 TP53 影响基因组稳定性的分子机制具有多样性。首先，野生型 p53 可以通过转录激活 CDKN1A（cyclin dependent kinase inhibitor 1A）、GADD45A、14-3-3σ 和 miR-34 等使细胞周期停滞，并活化 DNA 损伤修复相关基因 DDB2、FANCC、MSH2 和 XPC 等，维持基因组稳定性，防止细胞癌变。然而，如果生殖细胞突变导致野生型 p53 失活，使其不能够发挥阻滞细胞周期和修复 DNA 的作用，势必会增加基因组不稳定性因素和诱发肿瘤。此外，一些热点突变会"赋予" TP53 新的功能，这类突变型 p53 可以通过对下游基因的调控促进基因组不稳定性，推动肿瘤的发展和恶化。例如，突变型 p53 可与 Mre11 相互作用，并阻碍双链断裂识别复合体 Mre11-Rad50-NBS1（MRN）与断裂的双链 DNA 分子结合，抑制 DNA 损伤修复作用，进而产生各种染色体变异，促进肿瘤的发生和发展。此外，突变型 p53 可通过激活 Cyclin 和 CDK 的表达，加快细胞周期进程，使细胞没有足够的时间修复受损的 DNA，从而加剧基因组不稳定性。

（2）BRCA1/BRCA2 与遗传性乳腺癌和卵巢癌综合征

1990 年，美国人类遗传学家 Mary-Claire King 首次发现一个具有 DNA 修复活性的基因与遗传性乳腺癌相关，命名为乳腺癌易感基因 1（breast cancer susceptibility gene 1，BRCA1）。1994 年，英国遗传学家 Michael Stratton 与其团队发现了第 2 个乳腺癌易感基因 BRCA2。5%～10% 的乳腺癌（包括遗传性和散发性）与 BRCA1/BRCA2 的突变有关。然而，BRCA1/BRCA2 绝非女性特异的肿瘤易感基因，女性携带者患癌风险虽然高达 87%，而男性携带者的风险也可达 20%。这两个基因编码的抑癌蛋白 BRCA1 和 BRCA2 在包括乳腺在内的多种组织中表达，对维护基因组稳定性具有重要作用。复制应激造成的持续性复制叉停滞会导致 DNA 双链断裂，这需要通过同源重组修复。当同源重组被抑制或发生故障时，非同源末端连接将取代同源重组对 DNA 进行修复，这种修复过程是错误倾向性的，易产生碱基突变和染色体重组等基因组不稳定性现象。BRCA 蛋白最重要的功能是通过形成 BRCA1 - PALB2 - BRCA2 复合体将重组酶 RAD51 定位到 DNA 双链断裂处、促进同源重组并抑制非同源末端连接，同时招募相关修复因子对断裂的双链 DNA 进行修复。BRCA2 还能直接作用于单链 DNA 和 RAD51，介导单链 DNA 插入到同源的双链 DNA 中，这是同源重组的关键步骤。其次，BRCA 蛋白可以抑制跨损伤 DNA 合成、防止复制叉附近的 DNA 双链断裂和保护复制叉不被核酸内切酶降解。再次，BRCA1 通过与错配修复蛋白 MSH2 等相互作用参与 DNA 错配修复。此外，BRCA 蛋白能够抑制和修复转录造成的 DNA 损伤，在 BRCA1 或 BRCA2 缺失的细胞中发现大量 R 环结构。小鼠模型也进一步证实了 BRCA1 和 BRCA2 对维持基因组稳定性的关键作用。敲除 Brca1 或 Brca2 的小鼠是不能存活的，原因是这些小鼠在胚胎期发生了极其严重的基因组不稳定性现象。

遗传性乳腺癌和卵巢癌综合征是指 BRCA1/BRCA2 基因突变携带者患乳腺癌和卵巢癌的风险剧增，而且患其他肿瘤如前列腺癌、胰腺癌和黑色素瘤等的风险也相应上升。BRCA1/BRCA2 基因的致病突变在总人群中的发生率为 1:（400~500）。1991 年，人们首次对 BRCA1 基因突变与乳腺癌风险进行系统的研究，发现携带 BRCA1 突变的 33 个家庭中，70 岁之前患乳腺癌的比例高达 87%。在随后的一项 237 个家庭参与的研究中，发现 BRCA2 突变携带者在 70 岁之前患乳腺癌的比例是 84%，这一比例与 BRCA1 突变携带者相差无几。经过多年的针对不同人群的研究，目前我们认为 BRCA1/BRCA2 基因突变携带者患乳腺癌的风险为 38%~87%、男性乳腺癌风险为 1.2%~8.9%、卵巢癌风险为 16.5%~63%、前列腺癌风险为 8.6%~20%、胰腺癌风险为 1%~7%。BRCA1 突变携带者患卵巢癌风险比 BRCA2 突变携带者显著增加，而 BRCA2 突变携带者患前列腺癌、胰腺癌、黑色素瘤及男性乳腺癌的风险更高。

（3）范可尼贫血相关基因与肿瘤

范可尼贫血是一种罕见的常染色体或性染色体（FANCB 位于 X 号染色体）隐性遗传性骨髓衰竭综合征（bone marrow failure syndrome），表现为再生障碍性贫血和发育畸形，已有文献记载的病例约有 2 000 例。1927 年，瑞士儿科医生 Guido Fanconi 报道了一个家庭中 3 兄弟都患有巨红细胞症和全血细胞减少等症状，因而将这种病症命名为范可尼贫血。约 75% 的范可尼贫血患者会发生至少 1 项明显的出生缺陷，最主要的表现是身材矮小和皮肤、骨骼、颅面及泌尿生殖系统畸形。在 20 世纪 60 年代，人们通过观察范可尼贫血患者的细胞发现，其中有大量染色体断裂，而且在 DNA 交联剂双环氧丁烷或丝裂霉素 C 的作用下，这些染色体损伤进一步增加，因而推测范可尼贫血可能是由于 DNA 损伤修复相关基因变异引起的。

范可尼贫血患者早期表现为红细胞减少和发育畸形，之后有很大概率罹患骨髓增生异常综合征（myelodysplastic syndrome，MDS）和白血病（其中约 95% 为急性髓细胞白血病）。MDS 以前被认为是白血病前期症状，其特征为非分化前体细胞比例小于 20%，并表现为红细胞、粒细胞和巨核细胞前体发育异常。在不进行临床干预情况下，30% 的 MDS 会转变为急性髓细胞白血病。除急性早幼粒细胞白血病外，其他类型的急性髓细胞白血病在范可尼贫血患者中均有发现。MDS 和急性髓细胞白血病在 20 岁之前的罹患风险为 27%，而到 30 岁时这一概率上升为 43%，40 岁时则增加到 52%。此外，实体肿瘤的发病率在范可尼贫血患者中也有显著升高，发生部位包括口咽、食管、外阴/阴道、脑、皮肤（非黑色素瘤）、宫颈、乳腺、肾、肺、淋巴结、胃和大肠等。整体癌症发生风险是普通人群的 40 倍，其中头颈部鳞状细胞癌和外阴/阴道鳞癌的发生率分别是普通人群的 600 倍和 3 000 倍，50 岁之前累计发病率为 30%。

迄今为止，有 17 个范可尼贫血相关基因被鉴定，包括 FANCA、FANCB、FANCC、FANCD1（BRCA2）、FANCD2、FANCE、FANCF、FANCG、FANCI、FANCJ（BRIP1）、FANCL、FANCM、FANCN（PALB2）、FANCP（SLX4）、FANCS（BRCA1）、RAD51C 和 XPF。除 FANCB 是位于 X 染色体外，其他基因均位于常染色体。这些基因的蛋白产物构成 FA 信号通路，参与 DNA 损伤修复。约 85% 的范可尼贫血是由 FANCA、FANCC 或 FANCG 基因突变造成。这 3 种基因是构成 FA 复合物（FANCA、C、G、E 和 F）的重要组分，它们的突变导致 FA 复合物失活并阻断整条 FA 信号通路。当 DNA 复制过程中发生 DNA 损伤时，FA 复合物介导 FANCD2 和 FANCI 单泛素化修饰，进而与其他修复相关蛋白 FANCD1（BRCA2）、

FANCS(BRCA1)、RAD51和PCNA等一同定位到需要修复的DNA位点。当FA与BRCA共同调控同源重组介导的DNA损伤修复时，又被称作FA/BRCA信号通路。此外，也有研究发现FANCD2还能与Mre11-RAD50-NBS1复合物相互作用，参与DNA断裂双链的修复。

4.2.2　基因组不稳定性与散发性肿瘤——致癌物或癌基因诱导的DNA复制应激

　　随着近年来高通量基因组测序技术的发展，大量人类肿瘤样本、肿瘤细胞系和肿瘤异种移植物被测序，鉴定出成千上万的可能与肿瘤发生相关的基因组变异。通过对这些癌症大数据的分析，人们发现DNA损伤修复及细胞周期检查点相关基因的突变仅存在于小部分散发性肿瘤中。即便是迄今发现的突变率最高的抑癌基因*TP53*，它在所有肿瘤中的平均突变率也只有50%左右。而且有研究报道散发性肿瘤中，*TP53*突变似乎更多出现在癌前病变和基因组不稳定性发生之后。也就是说至少在某些散发性肿瘤中，*TP53*突变可能是由基因组不稳定性导致的。最近一项乳腺癌全基因组测序数据显示，在560个乳腺癌样本中只有74个样本具有*BRCA1/BRCA2*突变，其中生殖系突变60例，而体细胞突变只有14例。此外，大多数DNA损伤修复及细胞周期检查点相关基因是隐性的，即散发性肿瘤中，体细胞中的同一基因必须经过2次突变才可能使其功能完全丧失，这种概率相对不高。而且，并不是所有非同义突变(non-synonymous mutation)都会导致基因失活，这使得"有效"突变频率更低。因此，突变假说只能解释遗传性肿瘤和部分散发性肿瘤的发病机制。对于绝大多数散发性肿瘤来说，基因组不稳定性是如何产生的，又是如何诱导和推动肿瘤的发生和发展？研究表明，癌基因的激活可以通过调控细胞周期检查点和DNA复制进程促进细胞增殖，诱导杂合性缺失和基因组不稳定性。所以，有学者提出致癌诱变剂(carcinogen)或癌基因(oncogene)诱导的DNA复制应激假说，用以解释基因组不稳定性如何促进散发性肿瘤的发生和发展。

　　前文已经简述了化学致癌物、物理辐射和致癌微生物等致癌诱变剂对基因组不稳定性的影响，在此不再赘述。那么癌基因又是如何促进基因组不稳定性的呢？通过对不同时期肿瘤的检测发现，在癌前病变组织中就已经出现了DNA双链断裂，同时

DNA损伤应答被激活，包括H2AX、ATM、CHK2和p53等被磷酸化，进而启动DNA损伤修复程序。值得注意的是，在细胞中过表达癌基因，如*C-MYC*、*Cyclin E*、*Cdc25A*、*E2F1*等，或成纤维细胞生长因子(fibroblast growth factor，FGF)、干细胞因子和内皮素等，也可诱导类似的DNA双链断裂和损伤修复现象。研究表明，癌基因的活化可导致复制原点数量下降和不完全复制、DNA再复制、复制叉停滞和细胞周期检查点失活等多种复制应激现象。在已经癌变的组织中，尽管仍然具有基因组不稳定性现象，但DNA损伤应答被削弱，这通常是由"基因组卫士"*TP53*突变或检查点基因*ATM*、*CHK2*和*53BP1*等的表达不足造成的。因此，在癌前病变组织中，癌基因过表达造成DNA双链断裂等基因组不稳定性现象，进而会激活DNA损伤应答作为保护基因组、防止细胞癌变的屏障。但是随着持续的基因组不稳定性现象的产生，基因组维稳基因*TP53*发生突变，或者检查点基因受到癌蛋白直接或间接的调控而被抑制，最终削弱细胞修复DNA损伤的能力，加剧基因组不稳定性，促进肿瘤的进展与恶化。

　　总而言之，无论是对遗传性肿瘤还是散发性肿瘤，DNA损伤修复及细胞周期检查点相关基因突变，或者致癌诱变剂及癌基因诱导的复制应激，都能促进癌前病变细胞中的基因组不稳定性，而不稳定因素的反复出现会造成细胞内乃至机体内蛋白功能的紊乱(包括代谢、免疫、信号、激素等多方面)，从而更有利于细胞的恶性转化。因此，对基因组不稳定性发生机制的研究有助于了解恶性肿瘤发生和发展的本质，对癌症的预防和治疗具有广泛和积极的意义。

（周　祥　郝　茜　卢　华）

主要参考文献

［1］Aaltonen LA，Peltomaki P，Leach FS，et al. Clues to the pathogenesis of familial colorectal cancer［J］. Science，1993，260：812-816.

［2］Aguilera A，Garcia-Muse T. Causes of genome instability［J］. Annu Rev Genet，2013，47：1-32.

［3］Aguilera A，Gomez-Gonzalez B. Genome instability：a mechanistic view of its causes and consequences［J］. Nat Rev Genet，2008，9：204-217.

［4］ Al-Tassan N, Chmiel NH, Maynard J, et al. Inherited variants of MYH associated with somatic G:C → T:A mutations in colorectal tumors ［J］. Nat Genet, 2002, 30:227 - 232.

［5］ Arzumanyan A, Reis HM, Feitelson MA. Pathogenic mechanisms in HBV- and HCV-associated hepatocellular carcinoma ［J］. Nat Rev Cancer, 2013, 13:123 - 135.

［6］ Baker SJ, Fearon ER, Nigro JM, et al. Chromosome 17 deletions and p53 gene mutations in colorectal carcinomas ［J］. Science, 1989, 244:217 - 221.

［7］ Bieging KT, Mello SS, Attardi LD. Unraveling mechanisms of p53 - mediated tumour suppression ［J］. Nat Rev Cancer, 2014, 14:359 - 270.

［8］ Ceccaldi R, Sarangi P, D'Andrea AD. The Fanconi anaemia pathway: new players and new functions ［J］. Nat Rev Mol Cell Biol, 2016, 17:337 - 349.

［9］ Cleaver JE. Cancer in xeroderma pigmentosum and related disorders of DNA repair ［J］. Nat Rev Cancer, 2005, 5:564 - 573.

［10］ Costantino L, Koshland D. The Yin and Yang of R-loop biology ［J］. Curr Opin Cell Biol, 2015, 34:39 - 45.

［11］ Czech B, Hannon GJ. One loop to rule them all: the Ping-Pong cycle and piRNA-guided silencing. Trends Biochem Sci, 2016, 41:324 - 337.

［12］ Dahlin JL, Chen X, Walters MA, et al. Histone-modifying enzymes, histone modifications and histone chaperones in nucleosome assembly: lessons learned from Rtt109 histone acetyltransferases ［J］. Crit Rev Biochem Mol Biol, 2015, 50:31 - 53.

［13］ Finlay CA, Hinds PW, Levine AJ. The p53 proto-oncogene can act as a suppressor of transformation ［J］. Cell, 1989, 57:1083 - 1093.

［14］ Fragkos M, Ganier O, Coulombe P, et al. DNA replication origin activation in space and time ［J］. Nat Rev Mol Cell Biol, 2015, 16:360 - 374.

［15］ Freed-Pastor WA, Prives C. Mutant p53: one name, many proteins ［J］. Genes Dev, 2012, 26:1268 - 1286.

［16］ Gaillard H, Garcia-Muse T, Aguilera A. Replication stress and cancer ［J］. Nat Rev Cancer, 2015, 15:276 - 289.

［17］ Garcia-Muse T, Aguilera A. Transcription-replication conflicts: how they occur and how they are resolved ［J］. Nat Rev Mol Cell Biol, 2016, 17:553 - 563.

［18］ Glover TW, Wilson TE, Arlt MF. Fragile sites in cancer: more than meets the eye ［J］. Nat Rev Cancer, 2017, 17:489 - 501.

［19］ Gunes C, Rudolph KL. The role of telomeres in stem cells and cancer ［J］. Cell, 2013, 152:390 - 393.

［20］ Halazonetis TD, Gorgoulis VG, Bartek J. An oncogene-induced DNA damage model for cancer development ［J］. Science, 2008, 319:1352 - 1355.

［21］ Hall JM, Lee MK, Newman B, et al. Linkage of early-onset familial breast cancer to chromosome 17q21 ［J］. Science, 1990, 250:1684 - 1689.

［22］ Heng HH, Bremer SW, Stevens JB, et al. Chromosomal instability (CIN): what it is and why it is crucial to cancer evolution ［J］. Cancer Metastasis Rev, 2013, 32: 325 - 340.

［23］ Jeggo PA, Pearl LH, Carr AM. DNA repair, genome stability and cancer: a historical perspective ［J］. Nat Rev Cancer, 2016, 16:35 - 42.

［24］ Kim S, Peterson SE, Jasin M, et al. Mechanisms of germ line genome instability ［J］. Semin Cell Dev Biol, 2016, 54:177 - 187.

［25］ Knudson AG, Jr. Mutation and cancer: statistical study of retinoblastoma ［J］. Proc Natl Acad Sci USA, 1971, 68:820 - 823.

［26］ Lane DP, Crawford LV. T antigen is bound to a host protein in SV40-transformed cells ［J］. Nature, 1979, 278:261 - 263.

［27］ Lengauer C, Kinzler KW, Vogelstein B. Genetic instabilities in human cancers ［J］. Nature, 1998, 396: 643 - 649.

［28］ Levine AJ. p53, the cellular gatekeeper for growth and division ［J］. Cell, 1997, 88:323 - 331.

［29］ Linzer DI, Levine AJ. Characterization of a 54K dalton cellular SV40 tumor antigen present in SV40-transformed cells and uninfected embryonal carcinoma cells ［J］. Cell, 1979, 17:43 - 52.

［30］ McBride KA, Ballinger ML, Killick E, et al. Li-Fraumeni syndrome: cancer risk assessment and clinical management ［J］. Nat Rev Clin Oncol, 2014, 11:260 - 271.

［31］ Meyerson M, Pellman D. Cancer genomes evolve by pulverizing single chromosomes ［J］. Cell, 2011, 144: 9 - 10.

［32］ Moore PS, Chang Y. Why do viruses cause cancer? Highlights of the first century of human tumour virology ［J］. Nat Rev Cancer, 2010, 10:878 - 889.

［33］ Neelsen KJ, Lopes M. Replication fork reversal in eukaryotes: from dead end to dynamic response ［J］. Nat Rev Mol Cell Biol, 2015, 16:207 - 220.

［34］ Negrini S, Gorgoulis VG, Halazonetis T D. Genomic

instability — an evolving hallmark of cancer [J]. Nat Rev Mol Cell Biol, 2010,11:220 – 228.

[35] Nik-Zainal S, Davies H, Staaf J, et al. Landscape of somatic mutations in 560 breast cancer whole-genome sequences [J]. Nature, 2016,534:47 – 54.

[36] Polk DB, Peek RM, Jr. Helicobacter pylori: gastric cancer and beyond [J]. Nat Rev Cancer, 2010,10:403 – 414.

[37] Schieber M, Chandel NS. ROS function in redox signaling and oxidative stress [J]. Curr Biol, 2014,24: R453 – 462.

[38] Técher H, Koundrioukoff S, Nicolas A, et al. The impact of replication stress on replication dynamics and DNA damage in vertebrate cells [J]. Nat Rev Genet, 2017,18:535 – 550.

[39] Vilar E, Gruber SB. Microsatellite instability in colorectal cancer-the stable evidence [J]. Nat Rev Clin Oncol, 2010,7:153 – 162.

[40] Vogelstein B, Lane D, Levine AJ. Surfing the p53 network [J]. Nature, 2000,408:307 – 310.

[41] Wang X, Thomas P, Xue J, et al. Folate deficiency induces aneuploidy in human lymphocytes in vitro-evidence using cytokinesis-blocked cells and probes specific for chromosomes 17 and 21 [J]. Mutat Res, 2004,551:167 – 180.

[42] Wooster R, Neuhausen SL, Mangion J, et al. Localization of a breast cancer susceptibility gene, BRCA2, to chromosome 13q12 – 13 [J]. Science, 1994, 265:2088 – 2090.

5 癌基因与抑癌基因

5.1 癌基因

癌基因的发现始于 20 世纪 70 年代的一个重要发现,即病毒感染能够增加感染细胞被转化的风险。一旦转化的细胞生长不受控制,就会发生癌变成为肿瘤细胞。而这些病毒往往携带了为数并不多的基因,就可感染细胞并潜伏下来,在接触到物理或者化学的致癌因素时,它们诱发肿瘤的能力被激活。随着检测技术的不断进步,研究者在人类基因组内鉴定了众多能够促进细胞增殖的基因,对癌基因的认识也在不断地深入。

5.1.1 癌基因的定义

"癌基因"这一名称由 oncogene 翻译而来,其中词根 onco 源于希腊字 onkos,即肿瘤,因而癌基因是一类会引起细胞癌变的基因。存在于肿瘤细胞中、具有致癌作用的癌基因,在正常细胞中也常能够找到与之序列同源的对应基因,被称为原癌基因(proto-oncogene)。一般而言,癌基因就是激活状态的原癌基因。

原癌基因多是与细胞增殖、分化相关的基因,其序列在进化上高度保守,其产物是维持机体正常生命活动所必需的。当细胞中的原癌基因在特定条件下激活,其产物增多或活性增强,继而导致细胞内过度的生长刺激信号,使细胞过度增殖,失序生长成为肿瘤。正常细胞中原癌基因的表达受到严格调控,会在特定的细胞类型、特定的细胞分化阶段以及特定的细胞周期出现表达峰值,以满足细胞的正常生长、更新的要求,其余情况下表达水平较低。当原癌基因失控后,会逃避细胞的调控机制,在细胞没有生长需求的情况下依旧行使功能,不断地促使细胞生长或使细胞免于死亡,最后导致细胞癌变。

5.1.1.1 癌基因的发现

很多癌基因的发现是基于在具有转化能力的反转录病毒基因组中存在与它们同源性很高的序列,而且这些序列在肿瘤细胞基因组中有更多拷贝数。以第一个癌基因 *src* 的发现为例,下文简介最早的癌基因发现过程。

早在 20 世纪初,在纽约 Rockefeller 研究所工作的 Peyton Rous 发现,将鸡肉瘤匀浆液的滤过物注射到健康幼鸡的翅膀,能够成功使实验组的幼鸡在几周之后产生肉瘤,而且由诱发产生的肉瘤的匀浆滤过物也能够再次使健康的幼鸡产生肉瘤,由此最终鉴定出了 Rous 肉瘤病毒(Rous sarcoma virus, RSV)。虽然由于技术手段等原因,致瘤性病毒的研究在之后陷入沉寂,但在 20 世纪中期,从位于 Pasadena 的加利福尼亚技术学院的 Renoto Dulbecco 实验室的研究开始,对 RSV 的研究开始复兴。研究者发现,将 RSV 加入鸡胚胎成纤维细胞

(chicken embryonic fibroblasts，CEF)的培养上清中,使这些细胞获得了许多与肿瘤细胞相似的生长性状,这是"从正常细胞到肿瘤细胞的转换"这一过程首次脱离活组织环境,在体外培养中实现。然而直至10年后反转录酶被鉴定出来,才使获得RSV中具有致癌力的物质成为可能。研究者利用来源于病毒基因组的合成探针,从RSV感染的CEF细胞中,成功鉴定了 *gag* 基因(编码病毒核心蛋白)、*pol* 基因(编码病毒反转录酶)和 *env* 基因(编码病毒衣壳蛋白),以及具有致瘤性的关键基因 *src*。在此工作中做出巨大贡献的 Howard Temin 与 David Baltimore 共同分享了1975年的诺贝尔医学或生理学奖。

RSV 是一种典型的反转录病毒,它的核心遗传物质是核糖核酸(RNA),病毒自身能够编码反转录酶。RSV 感染宿主细胞后,在反转录酶的作用下,以病毒遗传物质 RNA 为模板,合成互补 DNA (complementary DNA，cDNA)后,进而在 DNA 聚合酶的作用下复制成双链 DNA。病毒基因组的 LTR 区域中有许多 4～6 bp 的重复序列,与宿主细胞的基因组序列同源度极高。当宿主细胞处于有丝分裂期时,携带病毒遗传信息的双链 DNA 可以通过重组的方式,随机整合到宿主细胞的基因组中,将病毒的遗传信息稳定地保留在宿主细胞中。整合后的病毒基因能够被宿主细胞的反转录酶转录出来,编码病毒蛋白并包装成子代病毒颗粒,离开宿主细胞并开始新一轮的感染(图5-1)。

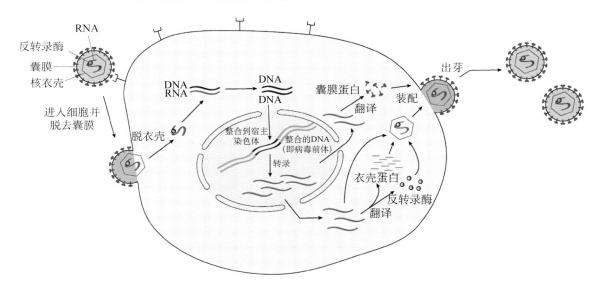

图5-1 反转录病毒的生命周期

反转录病毒识别并结合在靶细胞表面后,与细胞膜发生融合并将其遗传物质(单链 RNA)注入靶细胞的细胞质中,在细胞内反转录酶、DNA 聚合酶的作用下,以病毒 RNA 为模板,逐步生成 DNA/RNA 混合双链、双链 DNA。携带病毒遗传信息的双链 DNA 随机或同源整合进靶细胞的染色体内,成为细胞基因组中的前病毒序列。整合的前病毒序列在靶细胞 RNA 聚合酶的作用下转录成 RNA,并在靶细胞胞质中翻译出病毒包装所需的核心蛋白、衣壳蛋白、病毒 RNA 反转录酶等;完成包装后的病毒以出芽的方式离开靶细胞,进入下一轮的感染整合周期[主要参考 Moore PS, Chang Y. Why do viruses cause cancer? Highlights of the first century of human tumour virology. Nat Rev Cancer，2010,10(12):878-889.]

从 RSV 中鉴定到的 *src* 基因,也被命名为v-*src*,是第1个被鉴定的病毒癌基因。之所以如此命名,是因为后续的研究者陆续在其他物种的细胞基因组中发现了与之同源性很高的自有基因,命名为c-*src*。*src* 序列在正常细胞中也存在,参与正常细胞的生长和分化,是典型的前文提到的原癌基因。此后很多

DNA 病毒被鉴定出也携带有致瘤性病毒基因,并发现了相对应的原癌基因。然而对反转录病毒携带的病毒基因的鉴定及癌基因的发现和研究来说,*src* 基因的发现及鉴定仍然具有里程碑式的意义。表5-1列举了在各种人类肿瘤中发现的与反转录病毒相关的癌基因。

表 5-1　人类肿瘤中发现的病毒癌基因

基因	病毒名称	种属	蛋白功能	对应的人类肿瘤
src	劳氏肉瘤病毒	鸡	非受体酪氨酸激酶	多种癌*
abl	Aelson 白血病病毒	鼠	非受体酪氨酸激酶	慢性髓细胞白血病
erbB	鸟成红细胞增多症病毒	鼠	受体酪氨酸激酶	乳腺癌、胃癌、肺癌
raf	鼠肉瘤病毒 3611	鼠	丝氨酸/苏氨酸激酶	多种癌*
sis	类人猿肉瘤病毒	猴子	生长因子	多种癌*
H-*ras*	Harvey 肉瘤病毒	鼠/猫	小 G 蛋白	膀胱癌*
K-*ras*	Kristen 肉瘤病毒	鼠/猫	小 G 蛋白	多种癌*
erbA	鸟成红细胞增多症病毒	鸡	激素受体	肝癌、肾癌、脑垂体瘤
myc	鸟髓细胞瘤病毒	鸡	转录因子	多种癌*
rel	网状内皮组织增殖症病毒	火鸡	转录因子	多种癌*

* 指在多种肿瘤中功能活化［部分引自 Nat Rev Cancer, 2012,12(9)：639-648.］

5.1.1.2　癌基因的分类

按照癌基因序列来源分类的话,癌基因可以分成两大类。一类是病毒癌基因(v-oncogene),多指由致瘤性病毒携带,通过感染宿主细胞并稳定整合入宿主细胞基因组,其表达产物能够使宿主细胞发生癌变的基因;另一类是细胞癌基因(c-oncogene),又称原癌基因,指在正常细胞中表达受到严格调控,参与细胞生长和分化的调控,一旦发生表达异常或结构突变,能够导致细胞发生恶性转化的基因。

大多数原癌基因的蛋白产物都是细胞内信号转导通路中的组分分子,参与构成细胞内活化的信号转导。按照癌基因产物在细胞信号转导通路中的位置和功能分类的话,可将癌基因分为四大类(图5-2),由细胞膜外至细胞核内依次如下。

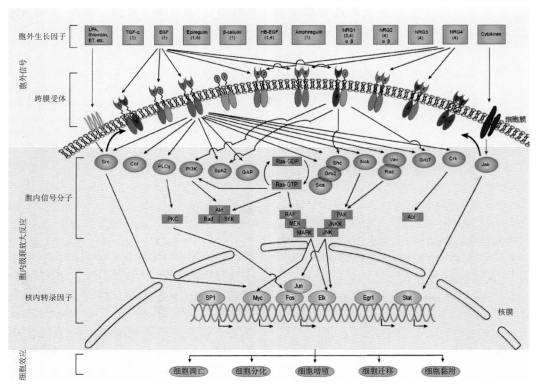

图 5-2　以 ErbB 信号通路为例展示该基因按照产物功能进行的分类

胞外的生长因子是生长信号的起始,当它们识别各自相应的跨膜受体,可以将信号跨膜传导进入细胞内,细胞质内的各级信号传导分子接受这些跨膜信号后,通过各级上下游传导过程,将信号传递进细胞核内,继而核内的转录因子识别各自的靶基因启动子并启动转录。靶基因的蛋白产物一般都具有调控细胞生长、凋亡、分化、黏附、迁移等功能,最终实现胞外信号对细胞性状的影响［主要参考 Yarden Y, Sliwkowski M X. Untangling the ErbB signalling network. Nat Rev Mol Cell Biol, 2001,2(2):127-137.］

（1）细胞外的生长因子

细胞内、外空间被细胞膜分隔开，可有效地拦截几乎所有分子的运输（某些极小的分子除外）。生长因子是一类由细胞内基因编码的相对分子质量较小的蛋白质，经胞内运输，分泌至胞外，并最终作用于其他细胞，被相应的受体识别，实现细胞间信息的传递。生长因子能够将组织内的细胞群联系成一个有机的整体，相互之间进行持续不断的信号传递。例如，癌基因 c-sis 的蛋白产物，是血小板衍生生长因子（platelet derived growth factor，PDGF）的类似物，能够刺激处于 G_0/G_1 期的间充质细胞如成纤维细胞、神经胶质细胞、平滑肌细胞等多种细胞重新进入分裂周期。癌基因产物的异常表达，使细胞误以为自身处于正常的生长信号调控中，从而进入失控的生长周期。

（2）跨膜的生长因子受体

当细胞外的生长信号传递到细胞表面后，被细胞膜上的跨膜受体识别，引起受体发生结构变化（形成多聚体或发生结构折叠），并激活下游的信号通路，将接受到的生长信号传入胞内。广义来讲，跨膜受体具有类似的结构：胞外配体识别区、疏水跨膜区和胞内激酶结构域（酪氨酸激酶结构域或丝-苏氨酸激酶结构域）。胞内激酶结构域的磷酸化，使受体的胞内区域发生结构变化，招募下游信号分子，实现胞外信号的胞内传递。如癌基因 c-erbB 的蛋白产物是缺少胞外配体识别区域的表皮生长因子受体（epidermal growth factor receptor，EGFR），与全长的 EGFR 相比，这种截断体能够不依赖于表皮生长因子（epidermal growth factor，EGF）信号，源源不断地向细胞内释放生长信号。

（3）胞内信号分子

当跨膜的生长因子受体被激活发生结构变化后，能够招募下游的桥联分子，通过对这些分子进行磷酸化修饰等方式，将信号进一步传递下去。这些分子既能够被位于胞膜上的受体招募，也能够在细胞质内游离存在，一旦它们重新定位于细胞质内的新位点，这些下游分子就能够向胞内的其他靶点释放信号。如癌基因 H-ras 的蛋白产物，与它对应的原癌基因之间在 DNA 序列上仅有一个碱基之差，是一种持续活化的 G 蛋白，通过激活下游的 Raf 蛋白，将生长信号传递下去，广泛参与癌细胞的生命活动。

（4）核内转录因子

一般意义上来讲，核内的转录因子是信号转导

通路最下游的效应分子，通过上游一系列的信号级联反应，细胞质内的转录因子被转运至细胞核内，专一性地识别靶基因 5′ 端上游特定序列，与 RNA 聚合酶结合形成转录起始复合物，启动靶基因的转录表达。正常细胞内原癌基因编码转录因子的表达水平受到严格的调控，一般具有组织特异性和细胞周期特异性，当它们的表达水平和结构发生异常时，就会导致受这些转录因子调控的靶基因的表达失序，最终导致正常细胞转化为肿瘤细胞。如癌基因 c-myc 的产物就是典型的转录因子，在基因组上有多个特异性的识别位点，一旦细胞受到生长因子刺激后迅速表达 c-Myc 蛋白，这些异常表达的 c-Myc 蛋白就能够与靶基因的调控元件结合，促进细胞内一系列基因产物的表达，促进细胞的生长与分裂过程。

5.1.2　癌基因的激活机制

一般来讲，当正常细胞内的原癌基因发生表达水平或者结构上的变化时，就会获得失控的功能，最终导致正常细胞转变为肿瘤细胞。首先，在正常细胞中，原癌基因的表达是受到严格调控的，这一调控通过原癌基因的启动子完成。特定的启动子能够实现原癌基因在特定的细胞类型中按照特定的时序表达，通常细胞会根据自身需要，通过限定相应的信号通路使原癌基因处于较低的表达水平，那么诱导原癌基因的高表达就能够达到促癌的目的。其次，有些原癌基因是细胞正常的生长分化所必需的，也没有发生被诱导异常表达的情况，但由于某种原因这些基因的 DNA 序列发生了变化，相应地它们的蛋白产物也发生了序列甚至是空间结构上的改变，从而具有了额外的促进细胞生长分化的功能，导致了细胞的癌变。下文举例说明几种癌基因的激活方式。

（1）基因组水平的癌基因活化

myc 是目前研究较透彻的可通过多种激活方式激活的原癌基因。c-myc、N-myc、L-myc，分别定位于 8 号染色体、2 号染色体和 1 号染色体，虽然编码不同长度的蛋白产物，但蛋白产物具有高度的同源性，都是核内转录因子。c-myc 基因位于人染色体 8q24，这一区域在多种肿瘤中被证实是一个易发生扩增的基因组区域，目前已经被作为多种癌症的基因标签。N-myc 位于 2p23 - 24，也在神经母细胞瘤以及由神经外胚层发生的多种肿瘤中发生显著的基因扩增。引起 myc 基因拷贝数增加的主要原因，

是由于一个特定区段的染色体(通常包含 *myc* 基因片段,长度在 50 万～1 000 万碱基对范围内)的过度复制。在肿瘤细胞有丝分裂的中期,这个染色体片段的过度扩增所产生的重复序列的长线性染色体区段,会形成同质染色区(homogeneously staining region,HSR),在光学显微镜下可见。带有 c-*myc* 和 N-*myc* 的染色体片段也有可能因过度复制扩增,从染色体上断裂下来,形成一些染色体外的独立复制颗粒双微体(double minutes,DMs),同样在光学显微镜下可见。

(2)转录组水平的癌基因活化

癌基因通过转录水平的特定调控实现活化,是许多病毒癌基因发挥促癌功能的重要机制。通过病毒基因组中的启动子实现基因转录,能够逃避正常细胞对基因启动子活性和基因转录的严格监控。

在特定情况下,细胞内原癌基因的激活依赖于病毒基因组的整合插入。当反转录病毒的长末端重复序列[(long terminal repeat,LTR)含强启动子和增强子]插入原癌基因附近时,启动基因的转录,导致癌变。如反转录病毒 RSV 基因组稳定地整合到 *myc* 基因的启动子区域,细胞中的 *myc* 基因就能够直接在病毒基因组 LTR 的作用下启动转录,从而克服由于自身启动子活性低下导致的表达受限,这一机制被称为"前病毒插入"。

myc 基因还存在一种由于染色体易位导致的转录水平的激活。c-*myc* 基因能够易位到免疫球蛋白链(immunoglobulin chain)的位置,如 14 号染色体上的 IgH、2 号染色体上的 Ig κ 或者 22 号染色体上的 Ig λ 都能够与 8 号染色体 c-*myc* 基因所在片段发生易位。免疫球蛋白家族是细胞中的高丰度基因,此家族基因启动子在正常细胞中就具有很高的转录活性,c-*myc* 基因易位后可以由这些启动子引发高水平的转录,最终达到致癌作用。这一现象在伯基特淋巴瘤中较为普遍,这是一种在中东非儿童中高发的疾病,病因学研究表明该肿瘤的发生于疟原虫感染和 Epstein-Barr 病毒(EBV)的慢性感染有关。

(3)蛋白水平的癌基因活化

由于蛋白表达或者蛋白质结构改变引起的原癌基因激活,也是肿瘤中常见的一种激活方式。如原癌基因 H-*ras* 的激活,就是通过基因组水平发生了点突变,导致蛋白产物的氨基酸序列、空间结构甚至功能发生异常,最终使正常细胞发生癌变。从人膀胱癌中鉴定到的 RAS 的 12 位甘氨酸突变为缬氨酸(RAS Gly12Val,RAS G12V),使 RAS 持续结合 GTP 并保持活化状态,激活下游信号通路,促进细胞生长。这个点突变由 3 个不同的实验室几乎同时发现,是第一个被鉴定到的与肿瘤细胞恶性生长相关的基因突变,是癌基因研究的一个里程碑。

除了点突变之外,原癌基因也能发生大片段的缺失,如在近 1/3 的恶性脑胶质瘤病例中,都能够检测到一种突变的 EGFR,与野生型受体相比,这种突变体缺失了大部分胞外配体识别区。因而,这种截短了的受体即便在胞外没有配体 EGF 的情况下,也能够产生胞内刺激信号,驱动细胞的恶性增殖。

另一种蛋白水平的原癌基因激活是由于染色体易位导致的基因转位引发。在人慢性髓细胞白血病中发现的一种基因转位,是 9q34 染色体位置的 *abl* 基因与 22q11 染色体位置的断点集簇区(breakpoint cluster region,BCR)由于染色体易位,产生了 1 个与这 2 个基因的开放阅读框都不同的新融合基因。这个新基因的蛋白产物具有原癌基因 c-*abl* 蛋白产物的活性,但是不依赖于上游的激活,持续发出生长信号,促进细胞癌变。由 t(9;22)(q34;q11)产生的异常的 22 号染色体也被称为费城染色体(Philadelphia chromosome,Ph 染色体),能够在约 95% 的慢性髓细胞白血病患者中检测到,具有重要的临床早期诊断价值。

5.1.3 癌基因的功能与疾病

原癌基因的产物并非完全没有功能,它们参与正常细胞的生长、分化和增殖,具有正常的生理功能,只是在一定条件下才会被激活,引起细胞癌变。大多数原癌基因的蛋白产物都是细胞内信号转导通路中的组分分子,因而当它们被激活之后,细胞内的信号转导也被异常活化。下文将以原癌基因 *ras* 为例说明原癌基因激活后的功能以及与疾病发生的关系。

ras 基因有 H-*ras*、K-*ras* 和 N-*ras*,它们分别定位于人 11 号染色体、12 号染色体和 1 号染色体。前两者分别与 Harvery 鼠肉瘤病毒(Ha2MSV)和 Kirsten 鼠肉瘤病毒(Ki2MSV)的子代基因的序列一致,是大鼠肉瘤病毒的转化基因,N-*ras* 是从人神经母细胞瘤中分离得到的。这 3 种基因的编码产物具有很高的序列同源性,尤其是前 80 个氨基酸,几乎不存在种属差异,高度保守。RAS 蛋白是一种 GTP 结合蛋白,具有弱的 GTP 酶活性,其活性通过与

GTP 或 GDP 的结合来调节。在正常情况下,RAS 蛋白基本上都与 GDP 结合在一起,以软脂酸共价键的方式被锚定在细胞膜内侧,活化后的 RAS 蛋白转为与 GTP 结合,脱离细胞膜进入细胞质,将信号传递给它的靶分子如磷脂酶 C(phospholipase C, PLC)。PLC 继而发挥功能调节细胞内的三磷酸肌醇(inositol triphosphate, IP3)和甘油二酯(diglyceride,DG)水平,激活以 IP3 和 DG 为第 2 信

使的下游信号通路。另外,RAS 蛋白也能通过激活丝-苏氨酸激酶级联放大效应发挥功能,它能够招募胞质内丝-苏氨酸激酶 RAF1,通过 RAF 激酶传递信号并激活丝裂原活化蛋白激酶(mitogen-activated protein kinase,MAPK)信号通路。癌基因 *ras* 的激活对细胞的生长、分化、运动等产生极大影响,最终使细胞发生恶性转化(图 5 - 3)。

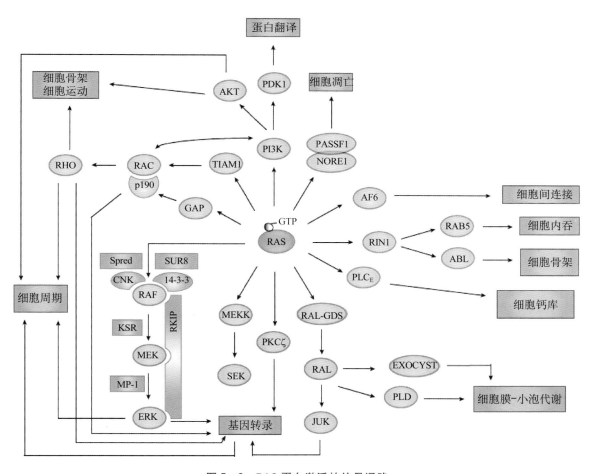

图 5 - 3　RAS 蛋白激活的信号通路

　　RAS 蛋白与 GTP 结合后被激活,活化的 RAS 蛋白能够激活多个下游效应分子,启动多种信号通路的活化。被活化的信号通路最终影响细胞的生物学性状,涉及基因转录、蛋白翻译、细胞内钙信号、细胞膜-小泡代谢、细胞周期、细胞运动等多种生物学过程[主要参考 Malumbres M, Barbacid M. RAS oncogenes: the first 30 years. Nat Rev Cancer, 2003,3(6): 459 -465.]

　　之前提到发生点突变是癌基因 *ras* 激活的重要方式,从第一个 *ras* 基因的点突变 ras G12V 被鉴定到开始,随着检测手段的进步,越来越多的肿瘤中被检测到了与疾病相关的 *ras* 基因点突变(表

5 - 2)。而且 *ras* 基因的突变能够用来推测肿瘤的发展阶段和分化程度,为临床病情的评估提供了有力的依据。

表 5-2　人类肿瘤中常见的 *ras* 突变

肿瘤组织类型	H-*ras****	K-*ras****	N-*ras****	发生率[‡]	致死率[‡]
内分泌系统	3%(535)	0%(670)	5%(570)	0.7	0.3
胆道	0%(153)	31%(1 679)	1%(287)	NA[§]	NA
骨	2%(199)	1%(252)	0%(207)	0.9	0.4
乳腺	1%(716)	4%(782)	2%(504)	124	24
中枢神经系统	0%(964)	1%(1 054)	1%(1 017)	6.5	4.3
宫颈	9%(264)	7%(637)	2%(132)	8.1	2.4
子宫内膜	1%(291)	14%(2 251)	0%(314)	23.9	4.1
眼	0%(33)	4%(90)	1%(106)	0.8	0.1
造血和淋巴系统	0%(3 076)	5%(5 978)	10%(8 753)	35.2	14.5
肾脏	0%(273)	1%(704)	0%(435)	14.6	4.1
大肠	0%(617)	33%(34 013)	2%(1 570)	47.2	17.6
肝	0%(270)	5%(461)	3%(310)	7.3	5.2
肺	0%(2 091)	17%(16 348)	1%(3 081)	62	52.5
食管	1%(161)	4%(375)	0%(161)	4.5	4.4
卵巢	0%(152)	14%(3 181)	5%(191)	12.8	8.6
胰腺	0%(278)	57%(5 329)	2%(305)	12	10.7
胸膜	0%(19)	0%(45)	0%(30)	NA	NA
前列腺	6%(558)	8%(1 184)	2%(588)	156	24.7
唾液腺	15%(161)	3%(170)	0%(45)	NA	NA
皮肤	6%(2 100)	3%(1 462)	18%(4 956)	22.7	3.5
小肠	0%(5)	20%(316)	0%(5)	2	0.4
胃	4%(384)	6%(2 793)	2%(215)	7.7	3.8
睾丸	4%(130)	4%(432)	3%(283)	5.5	0.2
胸腺	2%(46)	2%(186)	0%(46)	NA	NA
甲状腺	3%(4 137)	2%(5 166)	8%(4 662)	11	0.5
上呼吸道	9%(1 083)	3%(1 582)	3%(836)	14	3.7
泌尿道	11%(1 765)	5%(1 099)	2%(873)	21.1	4.3

注：NA，not available. 无。＊，数据出自 the COSMIC datebase(http://www. sanger. ac. uk/genetics/CGP/cosmic/)。‡，数据出自 the US National Cancer Institute SEER Cancer Statistics Review，为每百万人每年比率。§，该类型肿瘤未入选 the SEER database。

资料来源：Pylayeva-Gupta Y, GrabockaE, Bar-SagiD. RAS oncogenes：weaving a tumorigenic web. Nat Rev Cancer，2011，11 (11)：761 - 74.

5.2　抑癌基因

已知癌基因的激活能够使正常细胞失序生长，那么必然有其他的因素对细胞的正常生长分化进行严格的时序控制。原癌基因在正常细胞中的可控表达，也意味着促进细胞发生癌变的这些因素被另一些具有相反功能的因素平衡中和。而从 20 世纪 70 年代起，越来越多的现象已经不能用癌基因的已知性质解释，也暗示着可能有另一类限定或者抑制细胞生长的控制基因存在，这些基因的缺失或者失活同样贡献于癌症的诱发，与癌基因的激活具有同等重要的作用。

5.2.1　抑癌基因的定义

抑癌基因也称为肿瘤抑制基因（tumor suppressor gene，TSG），是正常细胞携带的能限定或者抑制其生长的基因，对细胞的生长和分化起着重要的调节作用。一旦这些基因缺失或者失活，正常细胞的生长将不再受到限定，持续恶性增殖，最终导致细胞癌变。如果在失序生长的肿瘤细胞中恢复这些基因的表达或功能，就能够扭转细胞的无限增殖能力，抑制肿瘤细胞的生长，甚至抑制肿瘤的形成。这些基因的野生型是拮抗肿瘤细胞失序生长的表型，因此被称为抑癌基因。

5.2.1.1 抑癌基因的发现

1969 年,Ephrussi 和 Harris 进行的细胞融合实验对抑癌基因的发现而言,是一个里程碑式的事件。研究者将癌细胞与同种正常成纤维细胞融合,所获杂种细胞丧失了失序生长的能力,无论是细胞的增殖速度、在软琼脂中形成克隆的能力以及细胞的成瘤性都受到了抑制。这说明正常细胞的遗传物质中存在某些抑制细胞恶性行为的基因,只要保留这些基因就能够使细胞保持正常表型。这些杂合细胞的子代中又重新出现恶变细胞,说明正常细胞中的这些抑制肿瘤发生的基因,一旦丢失或失去功能,细胞就能够重新获得恶性增殖的能力。

细胞融合技术使正常的等位基因与导致恶性增殖的等位基因变化成为了一种面对面的状态,然而仅依靠这个实验策略无法鉴定并得到特定的抑癌基因。而对视网膜母细胞瘤(Rb)的研究为抑癌基因参与肿瘤形成提供了重要依据。流行病学研究发现,Rb 患者有散发性病例和家族性病例两种。散发性病例多为单侧眼的单个肿瘤,通过放疗或手术等手段有效治愈后,再次发生 Rb 或者其他部位肿瘤的风险较小。家族性病例多为双眼的多发肿瘤,其父母至少有一方早期患过这种肿瘤并已治愈,有较高的可能性患其他肿瘤(如青春期患骨肉瘤的风险是正常人群的 500 倍),在早期有效治愈 Rb 后并不能降低这些肿瘤的发病率;而且,存活下来的家族性病例长大到成年期后通常具有生育能力,其后代患 Rb 的遗传学规律符合孟德尔显性等位基因特性。

1971 年,Knudson 提出了著名的二次突变假说(Knudson's two hit hypothesis),即二次打击学说,认为家族性病例的等位基因已经携带了一个源自生殖细胞的突变,若在体细胞内再发生一次突变,会导致肿瘤的发生,这种事件较易发生,所以发病年龄较早;而散发性病例的等位基因需要在体细胞内先发生一次突变,产生杂合体(heterozygous),继而再次突变失去杂合状态才能形成肿瘤,但这种事件发生率较低或不易发生,所以发病年龄一般较晚。Knudson 还进一步通过研究儿童家族性或散发性 Rb 的动力学过程,发现第 2 次突变的可能性比第 1 次随机突变的可能性高,所经历的突变时间也比第 1 次随机突变的时间短。这是首次提出存在与肿瘤相关的抑癌基因。后续经过研究者的不断努力,1986 年成功克隆出第 1 种抑癌基因——人视网膜母细胞瘤基因 RB,并完成了该基因的全序列鉴定。

5.2.1.2 抑癌基因的分类

按照是否直接影响细胞的生物学行为可以将抑癌基因分为两类:一是直接参与控制细胞生物学行为,限定细胞是否能够通过生长和分裂周期而发展,影响细胞的增殖、分化,甚至促进细胞凋亡、死亡;通过这种方式直接发挥作用的基因被称为看门基因(gatekeepers)。二是通过维持基因组 DNA 序列的完整性,维持细胞内各种基因的时序表达,继而实现对细胞生物学行为的调控;这些基因因其在维持细胞基因组稳定性中的作用而被命名为看护基因(carekeepers)。

随着研究的不断深入,越来越多的抑癌基因也被鉴定出来,它们在拮抗癌基因的功能、维持正常细胞的生物学行为中起着重要的作用,因而与癌基因的分类相对应,抑癌基因也可以分为以下几类。

(1) 细胞外配体

如同有些原癌基因的蛋白产物能够被相应的受体识别,实现细胞间信息的传递一样,细胞也能够产生一些抑制细胞信号通路活化的配体。这些小分子蛋白在细胞内产生并被分泌到细胞外之后,竞争性结合信号通路的膜受体,使这些受体无法与激活性的配体结合,无法激活下游的生长信号。例如 DKK1 (Dickkopf1)的蛋白产物,能够竞争性结合膜受体 LRP5/6,使其不能与激活性的配体 Wnt3a/3b 结合,无法激活细胞内的 Wnt 信号通路,从而抑制细胞生长、促进细胞凋亡。又如白血病细胞、恶性黑色素瘤细胞、肺癌细胞、肝癌细胞、结直肠癌细胞等多种肿瘤细胞中,均发现了抑癌基因 DKK1 的表达下调。

(2) 跨膜受体

有些抑癌基因的产物是跨膜蛋白,如结直肠癌缺失基因 DCC 的蛋白产物是 Ⅰ 型跨膜糖蛋白,也分为胞外区、跨膜区和胞内区。胞外区是它的配体 Netrin-1 的识别区,跨膜区富含疏水氨基酸,胞内区是信号传导区,包括 Caspases 切割位点。在配体缺乏的环境中,如转移灶或者是生长过快致血供不足时,DCC 能够诱导细胞凋亡。另外,DCC 的胞外区的氨基酸序列与神经细胞黏附分子(neural cell adhesion molecule,NCAM)及其他相关的细胞表面糖蛋白同源性很高,DCC 的缺失或失活也能够导致细胞间、细胞与胞外基质间的接触、黏附能力下降,促进肿瘤细胞的转移。

(3) 胞内信号分子

原癌基因的蛋白产物能够成为信号通路的各级

桥联分子,构成细胞内信号的级联放大反应。同样的,抑癌基因的蛋白产物也在胞内拮抗各级信号的活化,将细胞内的信号通路调控到正常水平,不致于扰乱细胞正常的生长和分化。如 10 号染色体缺失的磷酸酶与张力蛋白同源物(phosphatase and tension homology deleted on chro-msome ten,PTEN)基因的编码产物,可通过拮抗各种酪氨酸激酶的活性,抑制细胞内多种信号通路的活化,从而抑制肿瘤的发生、发展。此外,PTEN 还可通过特异性地使 IP3 的第 3 位磷酸去磷酸化,降低细胞内的第 2 信使水平,抑制细胞内生长信号的传递。

(4) 核内转录因子

抑癌基因的蛋白产物如分布在核内,可以通过3 种方式发挥抑制细胞生长的功能。

一是作为转录因子,激活一些抑制细胞生长或转移的基因在细胞内的表达,产生对细胞生长的负调控效应。如 p53 蛋白能够特异性结合其靶基因 *CDKN1A* 上游的启动子,活化基因转录。该基因产物 p21 能将细胞定格在细胞周期的 G_1 期,导致生长停滞。

二是作为抑制性转录因子,抑制靶基因启动子的活性。如 *WT1* 基因的蛋白产物是一种典型的转录因子,并且它的 2,3,4 锌指结构与早期生长反应蛋白 1(early growth response protein 1,EGR1)的 2,3,4 锌指结构具有高度的同源性。这使 WT1 能竞争性地结合在 EGR1 调控靶基因的启动子区域,抑制这些基因的转录。许多生长因子基因,如胰岛素样生长因子 Ⅱ(insulin-like growth factor-Ⅱ,IGF-Ⅱ)、集落刺激因子 1(colony stimulating factor gene-1,CSF-1)、转化生长因子 β_1(transforming growth factor-β_1,TGF-β_1)和血小板生长因子(*PDGF*)基因等都受到 EGR1 调控。WT1 负调控这些基因的表达,从而抑制细胞的生长。

三是与转录因子结合,抑制转录因子与靶基因启动子的识别,抑制与生长相关基因的转录。如 *RB* 基因的蛋白产物与转录因子 E2F 结合形成复合物,使 E2F 处于非活化状态,无法启动下游促进细胞增殖靶基因的表达。一旦 RB 失活,丧失了抑制 E2F 的能力,就会使细胞失序生长,最终导致肿瘤发生。

还有两类抑癌基因,因为蛋白产物的功能比较类似,也可以被集合成组。

(5) 周期蛋白依赖性激酶抑制因子

细胞周期失控是细胞失序生长并最终导致癌变的重要原因之一,细胞周期受到细胞周期蛋白(cyclin)和细胞周期蛋白依赖激酶(CDK)组成的蛋白复合物调控。每个细胞周期之间的转换是由不同的 cyclin-CDK 复合物推进的。周期蛋白依赖性激酶抑制因子(cyclin-dependent-kinase inhibitor,CDI)能通过与 cyclin-CDK 复合物结合,并抑制复合物的激酶活性,阻断细胞周期之间的转换(如 CIP/KIP 家族的 p21、p27 和 p57,INK4 家族的 p15、p16、p18 和 p19)都能特异性地抑制不同的 cyclin-CDK 复合物活性,抑制细胞增殖。

(6) DNA 修复因子

细胞受到化学、物理、生物因素的作用,遗传物质或发生损伤,甚至细胞的快速生长也有可能导致 DNA 的错配发生。DNA 修复能够使 DNA 序列和结构恢复如初,保证它所携带的遗传信息的稳定。如果细胞的 DNA 修复能力异常,未能完全消除 DNA 的损伤,细胞可以耐受某些损伤并继续生存,这些损伤会在适合的条件下显现出来,导致细胞癌变。如乳腺癌易感基因 1(breast cancer susceptibility gene 1,*BRCA1*)的蛋白产物能够与其他修复蛋白相互作用形成复合物,参与 DNA 的损伤修复。另外,*BRCA1* 还参与有丝分裂过程中中心粒的复制,保证中心粒单次复制,染色体能够对称分离,形成整倍体的子代细胞。一旦这些 DNA 修复因子发生异常,遗传信息无法有序表达并正常地传递给子代细胞,就会使细胞异常生长并最终癌变。

5.2.2 抑癌基因的失活机制

与原癌基因类似,抑癌基因的蛋白产物在正常细胞内也具有生物学功能,它们能够抑制细胞增殖和迁移,促进细胞分化,减少细胞癌变的可能。胚胎时期大部分细胞中的抑癌基因是隐性表达的,这与大部分胚胎细胞的旺盛生长需求有关,因而一些可遗传的抑癌基因突变能够与正常胚胎发育相容,携带这些突变等位基因的个体还是可以正常发育,活过大半的成年时期。一旦进入成体期,细胞完成了生长分化,抑癌基因的产物就会表达并发挥出监控功能,并且实现对细胞生长的负性调控,严格地将细胞的生物学行为控制在正常范围内。这时,抑癌基因如果有累积遗传突变,或在其他理化等不利因素的共同作用下丧失功能,就会使细胞逃离监控,失序生长并最终癌变,这或是"二次打击学说"的遗传学解释。

"二次打击学说"是抑癌基因失活机制中的重要

理论,是指抑癌基因的 2 个等位基因都被灭活后才能导致细胞恶变而发生肿瘤。Knudson 通过对儿童视网膜母细胞瘤发病率进行分析后,认为此病的发生是 2 次突变的结果(见 5.2.1.1 节)。后续有大量的分子生物学证据证实了这种最初依托于统计学分析的"两次打击"的确存在,其实质是一对等位基因均发生突变,并不限定于是同种类型的突变。这种改变可以是同时的,也可以是有序的;可以是相似的机制,也可以是不同的机制。总之,抑癌基因、等位基因的双双失活能够导致细胞失序生长,而且一个等位基因的失活常常会启动另一个等位基因通过其他的方式失活。

然而随着研究的深入,研究者发现有些抑癌基因仅有一个等位基因失活就能够导致细胞恶变,因此根据抑癌基因失活后的功能对"二次打击学说"进行了补充。① 等位基因隐性失活:即一个等位基因的失活并未显现出促癌功能,即便一个拷贝失活,另一个野生型拷贝足以使细胞呈现正常表型。只有当 2 个等位基因都失活才能导致肿瘤发生,如 RB 基因,必须要以各种方式实现 2 个等位基因的同时失活才能促进肿瘤发生。② 单倍体剂量不足(haplo-insufficiency):抑癌基因的一个等位基因失活,另一个拷贝即使正常表达并发挥功能也不足以维持细胞的正常生物学行为,最终导致肿瘤发生,如 DCC 基因一个拷贝的缺失就能使细胞明显恶变,黏附能力降低,丧失接触抑制,克隆形成能力增加等。③ 等位基因显性负失活(dominant negative):抑癌基因失活的这个拷贝不仅丧失了自身的抑癌功能,而且也使野生型拷贝的功能失活,导致细胞出现恶性表型和癌变,这种作用称为显性负作用或反显性作用。如突变型 p53 和突变型 APC 蛋白,分别能与各自的野生型蛋白结合并使其失活,导致抑癌功能丧失,最终使细胞癌变。

抑癌基因的失活也可能在基因组 DNA 水平、RNA 表达和蛋白质功能等各层面发生。下文将举例说明几种抑癌基因的失活方式。

(1)基因水平的抑癌基因失活

对抑癌基因 RB 的研究过程中发现了最经典的基因组水平的抑癌基因失活方式,即抑癌基因所在染色体的杂合性缺失(loss of heterozygosity,LOH)。1983 年,研究者们在一部分视网膜母细胞瘤的有丝分裂中期核型染色中发现 13 号染色体的长臂中有缺失,尽管这些缺失区域的起始点和终止

点有差别,但其中都发现了 13q14 区域的缺失,RB 基因位于其中。当染色体片段缺失并形成半合子的状态,即为 LOH,这时位于同源染色体上的 2 个等位基因中的一个(或其中部分核苷酸片段)发生缺失,另一个仍然存在。细胞中 DNA 复制时模板链断裂引起的基因转换、有丝分裂时的染色质重组,甚至是异常的染色体分离都能够导致 LOH。如果一个染色体区域在多种肿瘤中都易于发生 LOH,并可以作为独立因素提高肿瘤发生率,就表明此区域内存在抑癌基因,如在许多肿瘤中鉴定到的易发生 LOH 的 13q14 区域含有 RB 基因,17p13 区域含有著名的 TP53、NF1 基因。也有研究证据表明,在肿瘤发生过程中抑癌基因缺失的发生频率明显高于原癌基因被激活成癌基因的频率。

(2)转录水平的癌基因活化

启动子甲基化导致的抑癌基因转录失活是抑癌基因失活的重要机制。在甲基转移酶的催化下,基因组 DNA 中相邻的 CpG 核苷酸对中的胞嘧啶可以通过甲基化修饰,形成 5 - 甲基胞嘧啶。DNA 甲基化修饰状态可以随 DNA 复制的过程传递给子代 DNA,DNA 完成复制后,甲基化酶会对新合成链上的相应位点进行甲基化。CpG 甲基化状态作为一种能遗传的特性从一个细胞传递给子细胞,这种不依赖于 DNA 序列的可以遗传的特性被称为表观遗传。

大多数脊椎动物的基因组 DNA 都存在甲基化 CpG,主要位于结构基因启动子的核心序列和转录起始点,并成簇地组成 CpG 岛,参与基因的转录调控。DNA 甲基化达到一定程度时,会使 DNA 结构从较松散的 B - DNA 向较紧凑的 Z - DNA 转变,导致 DNA 螺旋加深结构收缩,使参与基因转录的反式作用分子(RNA 聚合酶、转录因子等)无法识别相应的顺式作用元件,转录无法起始,导致基因失活。DNA 甲基化引起的染色质结构变化,还能使 DNA 序列中的限制性内切酶结合位点以及 DNA 酶敏感位点无法暴露,使染色质高度螺旋化,凝缩成团。另外,序列特异性甲基化结合蛋白(MBD/MeCP)可与启动子区的甲基化 CpG 岛结合,阻止转录因子与启动子作用,从而阻抑基因转录过程。

许多抑癌基因的失活是由启动子区域的超甲基化修饰导致的,如白血病病例中能够检测到 DKK1 基因启动子区的超甲基化修饰。抑癌基因启动子区域的超甲基化修饰与抑癌基因的 LOH 一样,可作为"二次打击"中的任一项,导致抑癌基因失活。如 RB、

TP53 和 *BRCA1* 基因,虽然在家族性癌、综合征(包括视网膜母细胞瘤、Li-Fraumani 综合征和乳腺癌)中经常发生可以遗传自亲代的 DNA 序列突变或缺失,而在散发性病例中经常能发现这些抑癌基因因为启动子区域的超甲基化而导致的基因沉默。

(3)蛋白水平的抑癌基因失活

由于点突变而导致的蛋白产物的氨基酸序列、空间结构甚至功能发生异常,也是使抑癌基因失活的重要方式之一。随着测序技术的不断进步,之前被鉴定的著名抑癌基因,如 *TP53* 基因和 *APC* 基因等,被发现在许多肿瘤病例中都能发生高频突变。以抑癌基因 *TP53* 为例,正如之前提到的单倍体剂量不足或等位基因显性负失活,突变型 *TP53* 基因的蛋白产物不仅不能发挥原有转录因子的功能,无法启动下游抑癌基因如 *CDKN1A* 的转录调控;突变型 p53 蛋白还能够结合野生型 p53 蛋白,形成无效的异四聚体复合物,使野生型 p53 蛋白无法发挥自身的功能。

此外,抑癌基因的蛋白产物也能被一些肿瘤病毒编码的癌蛋白识别结合,因而丧失与靶序列或者靶蛋白结合的能力,失去原来的抑癌功能。如猴空泡病毒 40(simian vacuolating virus 40,SV40)的大 T 抗原能够结合 p53 蛋白,使其丧失识别 *CDKN1A* 基因启动子的能力。人乳头状瘤病毒(HPV)的 E7 蛋白则能够结合 Rb 蛋白,使其失去结合 E2F 的能力。

还有一种必须要提的蛋白水平调控是抑癌基因泛素化过程的失调。泛素(ubiquitin,Ub)是一种小分子多肽,可以通过共价键与蛋白质的赖氨酸相连,这个对靶蛋白进行特异性修饰的过程被称为泛素化(ubiquitylation)。蛋白质一旦发生泛素化,会与泛素聚合链形成复合物并进入蛋白酶体,被降解成肽段,这个过程被称为泛素-蛋白酶体途径(ubiquitin proteosome pathway),是较普遍的内源蛋白降解方式。在肿瘤细胞中多能检测到抑癌基因蛋白产物的泛素化水平异常。如 MDM2 蛋白能够与 p53 蛋白结合使其丧失转录因子的作用,并介导 p53 的泛素化修饰,使 p53 通过泛素-蛋白酶体途径降解。而 MDM2 蛋白的水平和活性受到其他正、负信号的调节,保证细胞内的 p53 降解速度和半衰期符合正常的需求,一旦这些调控失衡,抑癌基因 *TP53* 的功能丧失,最终导致细胞癌变。除此之外,人乳头状瘤病毒 E6 蛋白能与 p53 蛋白结合,启动 p53 蛋白的泛素化-蛋白酶途径,减低细胞内 p53 蛋白的水平,使抑癌基因 *TP53* 失活。

5.2.3　抑癌基因的功能与疾病

抑癌基因的产物在细胞中的功能多是抑制增殖,促进分化和抑制迁移,起负调控作用,如结直肠癌缺失基因(deleted in colorectal carcinoma,*DCC*)、*PTEN* 基因等;也有一些抑癌基因的产物并不直接影响细胞内的生长信号,它们的表达或者活性修饰状态具有周期性的特征,半衰期较短,决定细胞是否通过特定节点继续增殖,阻止非正常细胞的出现并诱发其凋亡,如 Rb、p53 等;还有一些抑癌基因的产物对于纠正 DNA 复制过程中的错配,维持染色质结构的稳定性,保证有丝分裂中染色体的有效分离至关重要,如 ATM、BRCA1、BRCA2 等。下文将以抑癌基因 *VHL* 为例说明抑癌基因失活后的情形以及与疾病发生的关系。

VHL 基因定位于染色体 3p25,由 3 个外显子和 2 个内含子组成,有 2 种剪切体,分别编码相对分子质量为 28 000～30 000 的蛋白 VHL30 和另一种相对分子质量为 19 000 的蛋白 VHL19。二者功能相似,都具有 E3 泛素连接酶的活性。VHL 能够介导很多蛋白经由泛素化-蛋白酶体途径降解,其最知名的靶蛋白是低氧诱导因子 1α(hypoxia inducible factor-1α,HIF-1α)。HIF-1α 是肿瘤细胞应对低氧环境的重要应激性因子。当肿瘤的生长超出已存在的血管范围时,处于低氧环境的肿瘤细胞亟待上调一些血管诱导基因如血管内皮细胞生长因子(vascular endothelial growth factor,VEGF)、血小板衍生生长因子 β(PDGFβ)、葡萄糖转运蛋白 1(glucose transporter-1,GLUT-1)及转化生长因子 β(TGF-β)等基因的表达,来应对此应激环境,而这些血管诱导基因的启动子区域都含有 HIF-1α 的识别位点,受到 HIF-1α 的调控。

在氧浓度正常的条件下,HIF-1α 的第 402 位和第 564 位的脯氨酸残基被羟化。VHL 蛋白的 β 功能区能够识别并结合羟化的 HIF-1α,再通过自身的 α 功能区招募其他蛋白形成 E3 泛素化连接酶复合物,将多聚泛素化尾巴共价结合到 HIF-1α 蛋白上,促进 HIF-1α 通过泛素化-蛋白酶体途径降解。常氧条件下 HIF-1α 的半衰期很短,很快被降解。而在缺氧情况下或 VHL 蛋白失活时,HIF-1α 经由泛素化-蛋白酶体途径的降解被抑制,在细胞内发生积聚。稳定的 HIF-1α 转位到细胞核内,与

HIF-1β形成异二聚体,识别靶基因启动子区域的低氧反应元件(hypoxia response element,HRE),激活一系列对低氧有响应的基因的转录表达,参与肿瘤细胞的能量代谢、细胞增殖、浸润与远端转移,以及新生血管的形成,促进肿瘤的发生与发展(图5-4,表5-3)。

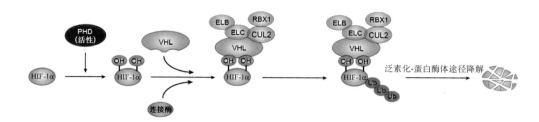

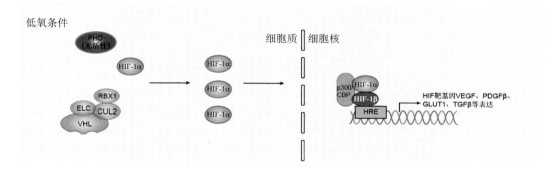

图5-4　VHL对HIF-1α的功能调节

在常氧条件下,HIF-1α的脯氨酸被脯氨酰羟化酶(prolyl hydroxylase,PHD)羟化。VHL蛋白识别并结合羟化的HIF-1α,再招募其他蛋白形成E3泛素化连接酶复合物,促进HIF-1α通过泛素化-蛋白酶体途径降解。在低氧情况下或VHL蛋白失活时,HIF-1α无法由泛素化-蛋白酶体途径降解,在细胞内累积并被转运到细胞核,形成复合物,识别靶基因启动子区域的HRE,激活一系列对低氧有反应的基因的转录表达,促进新生血管的形成,以及肿瘤的浸润与远端转移[主要引自Nat Rev Cancer,2008,8(11):865-873.]

表5-3　VHL蛋白的功能

受影响的生物学行为	有HIF-1α涉及的功能
血管新生	调控 *VEGF*、*PDGF* 和 adrenomedulin 等基因的表达
葡萄糖摄取和糖代谢	调控 *GLUT1*、*GLUT3*、hexokinase-2、phosphoglycerate kinase-1,*LDHA*,phosphofructokinase-1 和 pyruvate dehydrogenase 等糖代谢相关基因的表达
趋化作用	调控 *SDF1* 和 *CXCR4* 基因的表达
细胞增殖	调控 *TGFα* 和 *EGFR* 基因的表达
细胞外基质	调控 *E-cadherin* 和 *MMPs* 等基因的表达
微管稳定和纤毛形成	调制初级纤毛的形成
细胞凋亡	调控 p53 和 NF-κB 信号通路的活性
红细胞形成	调控促红素合成

续　表

受影响的生物学行为	有HIF-1α涉及的功能
细胞周期	调控 *CCND1* 基因的表达
脂质代谢	调控脂质苷系相关蛋白的水平

注:CXCR4,CXC-chemokine receptor 4,CXC趋化因子受体4;EGFR,epidermal growth factor receptor,表皮生长因子受体;GLUT,glucose transporter,葡萄糖转运蛋白;HIF,hypoxia-inducible factor,缺氧诱导因子;LDHA,lactate dehydrogenase A,乳酸脱氢酶A;MMPs,matrix metalloproteinases,基质金属蛋白酶;VHL,von Hippel-Lindau gene,von Hippel-Lindau基因;NF-κB,nuclear factor-κB,核因子κB;NGF,nerve growth factor,神经生长因子;PDGF,platelet-derived growth factor,血小板衍生生长因子;SDF1,stromal-cell derived factor 1间质细胞衍生因子(由 *CXCL12* 基因编码);TGFα,transforming growth factor-α,转化生长因子α;VEGF,vascular endothelial growth factor,血管内皮生长因子

资料来源:Gossage L,EisenT,MaherER.VHL.The story of a tumour suppressor gene.Nat Rev Cancer,2015,15(1):55-64.

VHL 基因是知名的抑癌基因之一,它的命名及发现过程与 RB 基因类似,是由对某种家族性遗传病的研究开始,运用经典的遗传学手段和之后的分子生物学手段,最终克隆到了与这种疾病相关的关键基因。这种家族性遗传病就是"Von Hippel-Lindau 综合征(VHL 综合征)",是一种可以发展成多种肿瘤的遗传性疾病,即中枢神经系统及视网膜血管母细胞瘤合并肾脏或胰腺囊肿、嗜铬细胞瘤(肾上腺细胞来源)、肾癌及外皮囊腺瘤等疾病,由 Melmon 和 Rosen 总结了多篇临床报告后在 1964 年命名。VHL 综合征表现为一系列的病变,可分为两部分:一部分是视网膜、脑干、小脑或脊髓的血管母细胞瘤;另一部分是腹腔脏器病变,包括嗜铬细胞瘤、肾囊肿或肾细胞癌、胰腺囊肿等。1993 年,Latif 等运用遗传连锁分析和定位克隆技术鉴定并克隆到了 VHL 基因。

几乎所有 VHL 综合征的患者都有 VHL 基因的种系突变。该基因突变在翻译区广泛分布,有点突变、缺失、插入等,几乎任何位点、任何类型的突变都易于导致脑和脊髓 VHL 肿瘤的发生;而只有少数几个位点的突变,如第 98、112 和 167 位的氨基酸突变与嗜铬细胞瘤有关。目前的研究认为 VHL 基因突变、染色体 3p 的 LOH 以及 VHL 基因启动子区域的超甲基化是导致该基因失活的主要机制。与 RB 等位基因的失活一样,VHL 基因的失活也具有"二次打击"的特征,存在家族性病例和散发性病例之间具有统计学上显著性意义的差异。如在 VHL 病肾细胞癌的家族性病例中,几乎 100% 的病例中能够检测到该基因的失活,而在散发性肾细胞癌病例中,VHL 基因的失活率为 50%～80%。

5.3 异常基因与多步骤癌变

肿瘤的形成是一个复杂的多阶段过程,包括正常细胞恶变过程的一系列复杂的细胞性状的改变和生理过程的失控,这些改变涉及癌基因的活化和抑癌基因的失活。内源性的自发突变和外源性的诱变剂暴露都能够引起细胞内遗传物质的畸变,这些畸变最终将影响细胞中各种复杂的调控网络和相应的生物学功能,并最终产生与恶性相关的细胞表型。

恶性肿瘤的形成是一个很复杂的过程。由于正常细胞的 DNA 序列发生了连续的或随机自发或被诱发的突变,使遗传信息发生异常;在异常基因的产物调控下,细胞的增殖、生存等特性发生改变,获得了与恶性细胞表型相关的性状,成为具有恶性表型的肿瘤细胞;不断扩大的癌细胞群进而发展成具有独特组织结构的团块,或最终实现远处转移。这一复杂过程也反映出正常细胞需要突破一系列的屏障才能成为肿瘤细胞,获得失序生长的性状。而正常细胞组成的细胞群、组织团块也具有一定的多细胞结构和相关的生理功能,不断地监控细胞群内个体细胞的增殖速度和分化程度,调动细胞内的修复机制,防御细胞异常增殖,降低肿瘤发生的风险。

多步骤癌变模型分为以下几种。

(1)克隆演变模型

最初,研究者提出了克隆演变模型来理解正常细胞群是如何获得恶性突变的,这个思路受到了达尔文进化论的启发。如果把肿瘤进展中的个体细胞类比为物种进化过程中的生物个体,一旦出现细胞群体间性状的分化,由于基因突变而获得优势性状的个体细胞和它的子代细胞就更具生存优势,特别是在组织微环境中具备增殖和生存优势的细胞,更易于生存壮大。那么,克隆演变模型即一个细胞由于一个随机突变获得了明显的生长和生存优势,那么这个细胞及其子代细胞的生存和扩张能力就优于群体中的其他细胞,最终形成一个较大的优势克隆性群体,排除其他遗传上不占优势的细胞并支配了整个组织;当这个优势克隆性群体的细胞容量足够大(如 10^6 个细胞),或早或晚,另一个优势突变的叠加会分化这个细胞群,具备双重优势突变的细胞具有比它的单突变同伴更加有效的生长(或者生存)能力,逐渐排除单突变的前体细胞群,形成一个新的在整个局部组织环境中占据主导地位的克隆性细胞群。以此类推,当这个双突变细胞群拥有足够多的细胞时(如前),第 3 个突变可能会发生,从而使克隆增殖和演变的过程不断推进。克隆演变模型认为当一个突变细胞产生足够大的细胞克隆群体,子代细胞中的新的突变事件可以驱动新一轮的克隆增殖。

这个模型成立的基础是,细胞克隆群体中的所有细胞在遗传学上是同质的,它们产生子代细胞的能力是等同的,处在相同的微环境中,发生突变的概率也是相同的。然而,后续的许多研究表明,实际的肿瘤进展并非是一个线性的克隆演变过程。首先,细胞基因组随着肿瘤进展变得越来越不稳定,每一代细胞发生突变的速率不断加快,遗传信息快速改变导致的多样性很快超过了达尔文选择(优胜劣汰)

进行的速度。其次,某些外部因素,如致癌物,也能够加速这个过程。例如在结直肠癌中,研究者发现不仅食物中的某些既有成分能大大增加结肠上皮细胞累积突变的速率,定居在人类结肠中的数百种细菌将食物以各种复杂方式分解,其代谢产物使胃肠道中不同生化物质的种类更加繁多,这些化合物并非均一地弥散在细胞群中,因此不同区域内的细胞会受到不同的影响。再次,尽管克隆演变模型能够在一定程度上代表基因突变这一类型的天然发生频率,其他的关键事件如启动子甲基化、基因扩增、基因缺失甚至全染色体丢失等,无法简单类比基因突变的天然发生。最重要的是,研究者发现细胞克隆群体中的所有细胞在遗传学上是异质的。在一些正常组织细胞群中,尽管细胞已经完成分化,理应丧失增殖能力,然而因特殊的功能需求,会存在极少的具有自我更新能力的干细胞,这些少量的干细胞就能产生数量巨大的增殖能力低下或者不具备增殖能力的子代细胞。研究证实人类肿瘤组织中也存在相似的细胞组织形式,小部分是具有较强增殖能力和自我更新能力的干细胞,大部分是不具有增殖能力或仅有微弱增殖能力的细胞,两种细胞的成瘤性有极大的差异。这意味着,肿瘤干细胞群体的突变更易于传递给子代细胞,而非成瘤性的大多数细胞由于其增殖能力有限而不利于将突变传递给子代细胞,这为随机突变的频率增加了不可评估的变数。因此,克隆演变模型并不能真实地反映肿瘤癌变过程。

(2)结肠癌进展多阶段模型

尽管克隆演变模型并非完善的肿瘤癌变模型,但并不影响研究者在"肿瘤的形成是一个复杂的多阶段过程"这一认知上达成共识。以针对结肠癌进展的研究为例,目前已经建立了一个比较明晰的多阶段模型。结肠癌是西方国家常见的一类肿瘤,研究者通过肠镜检查能收集到各阶段的癌前病变样本和恶性增生物,尤其是随着技术手段的进步,对结肠癌的遗传学和病理学研究累积了大量的进程性证据,并以此为基础建立了结肠癌进展多阶段模型。

胃肠道管腔内的肠上皮细胞以单细胞层的形式排列,这一细胞层是大多数结直肠癌发生病理变化的位置。发生增生性病变的上皮细胞具有较强的分裂能力,因而形成的细胞层比正常上皮细胞形成的细胞层更厚,并不形成规则的细胞层,表现出异常的组织学形态,这些增厚的赘生物被称为发育不良。当个体细胞进一步经过不同的演变过程脱离正常细胞形态时,这种赘生物被称为息肉或者腺瘤,它们含有发育不良的上皮细胞,具备一些显著的肥厚标志,但并不突破基底膜而浸润到黏膜下层组织,视为良性。突破基底膜,并向下浸润的异常赘生物即为恶性组织。当恶性细胞穿透间质层到达平滑肌层,并发生转移形成新的肿瘤细胞群体,就是侵袭性结直肠癌的转移。结直肠癌的发生不仅从组织表型上可以看出从正常发展到侵袭性的各个阶段,而且每个阶段具有显著的遗传标记,涉及诸多著名的癌基因和抑癌基因的改变,包括遗传学和表型的共同进展。后天的遗传学改变使细胞内突变基因增加,促进了细胞和组织中表型变化的累积,最终导致正常细胞转变成恶性肿瘤细胞,促成结肠癌的发生与发展。

研究者发现早期的腺瘤通常表现出 5 号染色体长臂的杂合性缺失;几乎一半的小型腺瘤携带者都携带 1 个突变的 K-ras 基因,较大的腺瘤携带者样本中还发现了高频率的 18 号染色体长臂的杂合性缺失;另一半的小型腺瘤携带者则被鉴定出 17 号染色体的杂合性缺失。随着基因鉴定技术的进步,研究者发现这些基因组的改变同时包括原癌基因的活化和抑癌基因的失活。除了之前提到的癌基因 K-ras 的活化外,在染色体 5q21 杂合性缺失区域鉴定到了抑癌基因 APC,在染色体 17p13 杂合性缺失区域鉴定到了抑癌基因 TP53,在染色体 18q 区域也鉴定到了 DPC4/MADH4 基因等抑癌基因群。在肿瘤进展过程中,上皮细胞基因组的改变位点在不断增加,细胞在不断获得各种新的表型累积。结肠癌中的突变基因或染色体区域在各个阶段的遗传学改变数量也由流行病学研究提供了数据。约 90% 的结肠癌患者在早期就能鉴定到 5 号染色体长臂的抑癌基因 APC 以各种方式失活,而只有 40%~50% 的结肠癌患者在早期发现癌基因 K-ras 的突变,50%~70% 的患者 17 号染色体出现杂合性缺失,60% 的患者显示 18 号染色体长臂出现杂合性缺失;另外,约 12% 的结肠癌患者样本中存在导致 TGF-βII 受体失活的相关突变。上述流行病学数据是基于大量单个结肠癌患者样本的遗传学事件,佐证了散发性结肠癌的遗传学途径和突变理论。这些个体最初的等位基因均为野生型,在结肠癌发生、发展过程中,一系列体细胞突变(或甲基化事件)逐渐改变了原本的野生型基因组,逐步进行异常表型的累积,最终导致正常结肠上皮细胞转变为恶性结肠癌细胞(图 5-5)。对家族性结肠癌病例而言,抑癌基因

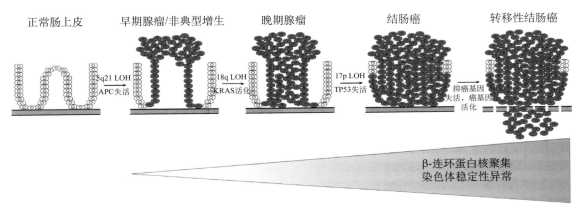

图 5-5　结肠癌进展的多阶段模型

通过对不同进展阶段的结肠癌组织样品的 DNA 进行测序及杂合性缺失(LOH)分析,总结出结肠癌进展过程中关键的突变基因和缺失染色体片段。随着肿瘤的进展,结肠上皮细胞中癌基因活化现象、抑癌基因失活现象和染色体 LOH 位点逐渐累积,并能够观察到 β 连环的核聚集和染色体稳定性的不断破坏

APC 的失活在受精卵时期就已经获得,因而更容易启动癌变过程,有更高的发病率。在针对家族性腺瘤样息肉病(familial adenomatous polyposis,FAP)的研究中,研究者发现抑癌基因 *APC* 的突变必然导致肠内大量息肉结构的发生,后期发生结肠癌和其他肿瘤的可能性也很高。这说明抑癌基因 *APC* 的失活是导致结肠癌最早的遗传学改变。绝大多数结肠癌患者在发生、发展的早期就有 5 号染色体的改变,随后朝着全面恶化的方向发展。发生含有抑癌基因的染色体片段的杂合性缺失,在结肠癌进展中也具有较高的发生频率。此外,表观遗传事件如启动子甲基化或去甲基化等方式导致的癌基因活化和抑癌基因失活,在结肠癌发生、发展过程中也发挥重要作用。在多步骤癌变过程中,后续步骤所累积的突变基因并不能否定原有突变的重要性,所有突变的等位基因在肿瘤起始和维持过程中都具有重要的作用。

(3) 细胞转化中的多基因协同

从上述模型可以看出,一个突变的基因(无论是癌基因活化还是抑癌基因失活)对于肿瘤的形成是必要的条件,但并不充分。由病毒介导的基因转染实验也证实,尽管单独导入的癌基因能够长期并且稳定地存在于早期传代细胞中,却不能使细胞发生恶性转化。单一基因的突变能够增加肿瘤发生的风险,但不足以使肿瘤发生。然而,在大鼠的胚胎成纤维细胞中同时转入 *myc* 基因和 H-*ras* 基因,细胞发生了恶性转化。这 2 个基因通过不同的机制影响了

细胞表型,ras 蛋白可以诱导细胞的锚定非依赖性生长,使细胞丧失接触抑制,而 myc 蛋白使细胞生长不受生长信号的调控,获得永生化动力。类似的结果在人类腺相关病毒 *E1A* 癌基因和 *ras* 基因协同作用于大鼠胚胎成纤维细胞时也能够发现。随后的许多体内或体外实验证实,有一些成对的癌基因可以协同作用促使细胞发生表型变化,这些能够产生协同作用的基因可以按照产物功能被分为两种:一类基因的产物具有类 ras 蛋白的特性,大多是细胞质癌蛋白,参与组成细胞质中各种活化的信号通路;另一类基因的产物有类 myc 蛋白的特性,大多是细胞核癌蛋白,参与调控下游基因的转录,或参与细胞周期调控等细胞核内行为。

上述这些研究多是在啮齿类动物细胞模型中获得的实验支持。尽管人类基因组与啮齿类基因组十分相似,但人类细胞的生物学性状却与啮齿类细胞不同。啮齿类细胞很容易被诱导永生化,自发永生化的细胞也很常见,然而人类细胞很少能够通过连续传代的方法获得永生化细胞,传代几次后人类细胞就停止生长并衰老。人类细胞具有抵抗永生化和转化的能力,实现正常细胞的恶性转化需要更多的遗传学事件的累积,如上述结肠癌的多阶段模型。研究者通过多种组合研究人类细胞转化所必需的基因组合。有实验证实使细胞内 5 个信号通路发生异常就可以实现细胞恶变,这 5 个通路分别是 RAS 信号通路、RB 介导的细胞周期控制、p53 信号通路、端粒维持通路和蛋白磷酸酶 2A(PP2A)通路。然而,

目前仍不清楚是否所有的人类肿瘤中都发生了这5个信号通路的异常，而且其他遗传学改变是否能产生临床上能检测到的肿瘤也有待进一步验证。

此外，研究者发现除自发性的遗传学改变外，化学诱变剂、毒素、激素、慢性炎症等也可以作用于遗传物质引起首次基因突变，原则上所有的突变都可以追踪到特定的诱变因素，肿瘤的发病机制多包括一个在肿瘤发生之前就已经预先设定好的暴露周期。各种各样的肿瘤启动机制都会促进细胞基因组向以下3个方面转变：① 促使细胞的克隆性生长，累积足够多的细胞以获得较高的突变概率；② 加速DNA复制以获得更高的错配率，高频的细胞分裂也会增加有丝分裂重组过程中的染色体异常分离，导致染色体片段的杂合性缺失；③ 反复的增殖和分裂使细胞中末端着丝粒的染色体DNA缩短、端粒缩短、融合桥周期破坏等，导致染色体核型紊乱。在内源性的等位基因突变和外源性促癌因素共同驱动下，不断累积的遗传学改变驱动着肿瘤的进展。

5.4　癌基因与抑癌基因的临床应用

随着对不同人类肿瘤生物表型认知的不断进步，研究者发现所有高度进展的人类肿瘤细胞具有一些共同的基本特征：① 具有自给自足的生长信号；② 逃避抑制生长的效应；③ 能够抵抗细胞死亡；④ 具有无限的复制能力；⑤ 持续的血管生成；⑥ 存在组织浸润和转移；⑦ 能够逃避免疫监视和摧毁；⑧ 促进肿瘤微环境的炎症；⑨ 细胞能量代谢异常；⑩ 基因组高度不稳定易突变。这即是Douglas Hanahan和Robert A. Weinberg在2011年提出的"肿瘤十大特征"。以目前的认知，这十大特征中均有癌基因与抑癌基因的贡献，如癌基因RAS的产物能够不依赖于上游的生长信号，持续激活细胞内促生长的信号转导通路；癌基因MYC的产物能够作为转录因子，调控许多促进生长的基因的表达；抑癌基因RB的失活，使细胞丧失细胞周期节点的监控，失去生长抑制；抑癌基因TP53的失活，能够使细胞抵抗凋亡；抑癌基因TERT的失活，能够使细胞更易获得永生化的能力；抑癌基因VHL的失活，能够促进细胞对缺氧环境的适应，并促进血管新生等。

有些癌基因或抑癌基因的异常，能参与细胞获得多种恶性表型的过程，如之前章节中提到的著名的癌基因和抑癌基因，它们的异常通常能够导致多种肿瘤的发生。30年来，随着肿瘤分子生物学手段的进步，现在已经能够精确获得与疾病相关的关键癌基因和抑癌基因，如APC是家族性腺瘤样息肉病（FAP）的关键基因，CDH1是遗传性弥漫性胃癌（HDGC）的关键基因，BRCA1是遗传性乳腺癌和卵巢癌综合征（HBOC）的关键基因等（表5-4）。并且基于日新月异的测序技术，研究者也不断扩充着人类的疾病基因组学大数据，获得了许多癌基因、抑癌基因在不同疾病的中突变频率。一般来说，疾病中的基因突变多是功能性突变，即朝着利于疾病进展的方向，导致癌基因活化、抑癌基因失活。虽然由于组织特异性的限定，不同组织来源的肿瘤有着不同的基因突变谱，然而诸如KRAS、TP53、PTEN等功能强大的基因在多种肿瘤样本中都能够检测到很高的突变频率（表5-5），如KRAS在非小细胞肺癌、胰腺导管癌、结肠癌、卵巢癌患者中的突变频率分别是17%、69%、34%和11%。

表5-4　遗传性癌症易感综合征中的关键癌基因及抑癌基因

基因名	疾　　病
APC	家族性腺瘤样息肉病（FAP）
CDH1	遗传性弥漫性胃癌（HDGC）
BRCA1	遗传性乳腺癌和卵巢癌综合征（HBOC）
VHL	von Hippel-Lindau综合征（VHL综合征）
ATM	共济失调性毛细血管扩张症（ataxia telangiectasia，AT）
MMRs	遗传性非息肉病性大肠癌（HNPCC）
TP53	Li-Fraumeni综合征（LFS）

注：APC，adenomatous polyposis coli，腺瘤性结肠息肉病基因；CDH1，cadherin 1，钙黏着蛋白1（即E-cadherin）；VHL，von Hippel-Lindau tumour suppressor，von Hippel-Lindau肿瘤抑制基因；ATM，ataxia telangiectasia mutated，毛细血管扩张性共济失调症突变基因；MMRs，DNA mismatch repair genes，DNA错配修复基因（包括MLH1、MSH2、MSH6、PMS1和PMS2基因）。

资料来源：Schneider G, Schmidt-Supprian M, Rad R, et al. Tissue—specific tumorigenesis：context matters. Nat Rev Cancer，2017，17（4）：239-253.

表5-5 常见肿瘤中的癌基因及抑癌基因点突变

非小细胞肺癌		胰腺导管癌		肾癌		结肠癌	
基因名	突变率	基因名	突变率	基因名	突变率	基因名	突变率
EGFR	36%	KRAS	69%	VHL	43%	APC	48%
TP53	36%	TP53	44%	PBRM1	30%	TP53	45%
KRAS	17%	SMAD4	15%	BAP1	11%	KRAS	34%
FAT4	11%	CDKN2A	14%	SETD2	10%	FAT4	20%
STK11	10%	ARID1A	4%	KDM5C	6%	PIK3CA	13%
KMT2C	10%	KMT2C	4%	MTOR	6%	KMT2C	12%
FAT1	9%	GNAS	3%	TP53	5%	BRAF	11%
CDKN2A	8%	ATM	3%	PTEN	3%	SMAD4	11%
SMARCA4	8%	PIK3CA	2%	PIK3CA	3%	ATM	11%

乳腺癌		黑色素瘤		胃癌		卵巢癌	
基因名	突变率	基因名	突变率	基因名	突变率	基因名	突变率
PIK3CA	27%	BRAF	45%	TP53	34%	TP53	48%
TP53	24%	GRIN2A	20%	FAT4	18%	PIK3CA	11%
GATA3	11%	FAT4	20%	ARID1A	14%	KRAS	11%
CDH1	10%	CDKN2A	19%	CDH1	13%	ARID1A	9%
KMT2C	9%	TERT	18%	KMT2C	11%	CTNNB1	7%
ESR1	7%	NRAS	17%	PIK3CA	10%	SMARCA4	6%
NCOR1	4%	NF1	16%	KMT2D	10%	BRCA1	5%
PTEN	4%	TP53	14%	TRRAP	9%	ATR	5%
ARID1A	4%	ERBB4	13%	RNF43	9%	BRCA2	4%

肝细胞肝癌		前列腺癌		T细胞急性淋巴细胞白血病		弥漫性大B细胞淋巴瘤	
基因名	突变率	基因名	突变率	基因名	突变率	基因名	突变率
TP53	28%	TP53	11%	CDKN2A	44%	KMT2D	27%
TERT	21%	PTEN	8%	NOTCH1	41%	BCL2	23%
CTNNB1	19%	SPOP	7%	PHF6	30%	TP53	19%
AXIN1	8%	KRAS	4%	FBXW7	16%	CREBBP	17%
ARID1A	7%	FOXA1	4%	DNM2	15%	MYD88	15%
CDKN2A	6%	KMT2C	4%	TP53	15%	EZH2	13%
KMT2C	4%	EGFR	3%	PTEN	14%	SOCS1	12%
PIK3CA	3%	CTNNB1	3%	JAK3	112%	PIM1	12%
TSC2	3%	PIK3CA	2%	WT1	11%	TNFAIP3	9%

注:表中显示每种肿瘤中均选取前9个突变频率最高的基因。数据来源 the Catalogue of Somatic Mutations in Cancer (the COSMIC database, v77, the Welcome Trust Sanger Institute, Cambridge, UK). 表中突变率仅为该基因点突变和小片段插入或缺失的频率,并不包含所在染色体区域大片段的缺失扩增或重排。APC, adenomatous polyposis coli,腺瘤性结肠息肉病基因;ARID1A, ATrich interactive domain 1A,AT 丰富结合域 1A 基因;ATM, ataxia telangiectasia mutated,毛细血管扩张性共济失调症突变基因;ATR, ataxia telangiectasia and Rad3related,ATM-RAD3 相关基因;BAP1, BRCA1associated protein 1,BRCA1 相关基因;CDH1, cadherin 1,钙黏着蛋白 1 (即 E-cadherin);CDKN2A, cyclin-dependent kinase inhibitor 2A,细胞周期蛋白依赖激酶抑制剂 2A;CREBBP, CREB-binding protein,CREB 结合蛋白;CTNNB1, βcatenin,β 连环蛋白;DNM2, dynamin 2,酶动力蛋白 2;EGFR, epidermal growth factor receptor,表皮生长因子受体;ESR1, oestrogen receptor 1,雌激素受体 1;EZH2, enhancer of zeste homologue 2,zeste 同源物增强子基因 2;FAT, atypical cadherin,非典型钙黏蛋白;FBXW7, Fbox and WD repeat domain-containing 7,F 盒-WD 重复域包含蛋白 7;FOXA1, forkhead box A1,锤头盒基因 A1;GATA 3, GATA -binding 3,转录因子 GATA 结合蛋白 3;GNAS, adenylyl cyclase-stimulating G protein, alpha subunit,腺苷酸环化酶刺激 G 蛋白 α 亚基;GRIN2A, glutamate ionotropic receptor NMDA type subunit 2A,谷氨酸离子型受体 NMDA 型亚基 2A;JAK3, Janus kinase 3, Janus 激酶 3;KDM5C, lysine demethylase 5C,赖氨酸去甲基酶 5A;KMT2, lysine methyltransferase 2 family,赖氨酸甲基转移酶 2;MYD88, myeloid differentiation primary response 88,髓样分化因子 88;NCOR1, nuclear receptor corepressor 1,核受体辅阻遏物 1;NF1, neurofibromin 1,神经纤维瘤基因 1;NSCLC, non-small cell lung cancer,非小细胞肺癌;PBRM1, polybromo 1,PBRM1 基因;PDAC, pancreatic ductal adenocarcinoma,胰腺导管腺癌;PHF6, PHD finger 6, PHF6 基因;PIK3CA, PI3K catalytic subunit-a,磷脂酰肌醇-3 激酶催化亚基 A;RNF43, ring finger 43,环指结构蛋白 43;SETD2, SET domain-containing 2,SET 结构蛋白 2;SMARCA4, SWI/SNF-related, matrix-associated, actin-dependent regulator of chromatin, subfamily A, member 4, *BRG1* 基因；SOCS1, suppressor of cytokine signalling 1,细胞因子信号转导抑制因子 1；SPOP, speckle-type BTB/POZ protein, *SPOP* 基因；STK11, serine/threonine kinase 11,丝素氨酸激酶 11；TALL, T cell acute lymphoblastic leukaemia,T 细胞急性淋巴细胞白血病；TERT, telomerase reverse transcriptase,端粒酶反转录酶；TNFAIP3, tumour necrosis factor α-induced protein 3,肿瘤坏死因子 α 诱导蛋白 3；TRRAP, transformation or transcription domain-associated protein,转录相关蛋白；TSC2, tuberous sclerosis 2,结节性硬化基因 2；VHL, von Hippel – Lindau tumour suppressor,VHL 基因；WT1, Wilms tumour 1,Wilms 肿瘤蛋白 1

资料来源：Schneider G, Schmidt-Supprian M, Rad R, et al. Tissue-specific tumorigenesis：context matters. Nat Rev Cancer，2017,17(4)：239 – 253.

这种对癌基因和抑癌基因在不同肿瘤中的精准鉴定,贡献之一是对一些家族性遗传性疾病的风险提示作用。可以通过个体化的测序获得家系成员的关键基因突变谱系,例如具有抑癌基因 *BRCA1* 突变且具有乳腺癌、卵巢癌家族史的女性个体,成年后患这类疾病的风险极高,可以考虑在疾病显现之前通过预防性手段进行干预。贡献之二是,肿瘤患者样本中关键癌基因或抑癌基因的突变情况,也可以作为临床预后因子,对推测患病个体病情恶性程度、预后和转移复发可能性提供可靠的参考数据。例如在多种肿瘤患者中,癌基因 *KRAS* 的突变都与肿瘤的转移、复发以及患者的较差预后有关。贡献之三是,能够根据癌基因和抑癌基因突变的情况,判定患者个体中异常的信号转导通路,实现针对性的靶向用药,如一旦发现 *KRAS* 基因突变及下游通路激活,许多候选的该通路抑制剂有望成为靶向性药物。尽管目前尚未开发出直接针对 RAS 蛋白的小分子抑制剂,但针对 RAS 信号转导通路中其他各级信号分子已经开发出比较理想的小分子抑制剂,能间接抑制该信号转导通路的活化(图 5 – 6),有一些药物如洛那法尼(lonafarnib)和替吡法尼(tipifarnib)已经在临床试验阶段被证实有效,应用于临床治疗的前景可期。

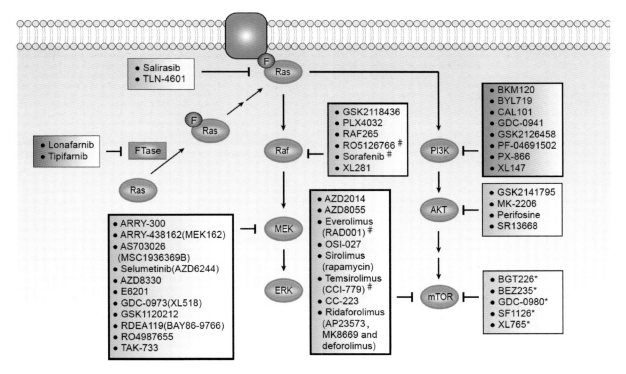

图 5 – 6　Ras 信号通路候选抑制剂

注：针对 Ras 信号通路中的各级信号分子的小分子抑制剂,可以分别影响 Ras 蛋白的异戊烯化过程中的关键酶 FTase 的活性,影响 Ras 蛋白在细胞膜上的锚定,以及影响 Ras 下游信号通路中的关键信号分子 MEK、PI3K、AKT 和 mTOR 等的活性,从而实现对肿瘤细胞中过度活化的 Ras 信号通路的抑制,达到治疗的目的。AKT, protein kinase B, PKB,丝/苏氨酸蛋白激酶 B；F – RAS, the prenylation of RAS protien,异戊烯化 RAS；FTase, farnesyltransferase,法尼基转移酶；PI3K, phosphatidylinositol 3 kinase,磷脂酰肌醇 - 3 激酶；MEK, Erk kinases,丝裂原活化蛋白激酶激酶；mTOR, mammalian target of rapamycin,雷帕霉素靶蛋白

资料来源：Vigil D, Cherfils J, Rossman KL, et al. Ras superfamily GEFs and GAPs：validated and tractable targets for cancer therapy? Nat Rev Cancer，2010,10(12)：842 – 57.

从第一个癌基因 *src* 和第一个抑癌基因 *RB* 的鉴定,研究者们一直在致力于解释肿瘤发生的本质。越来越多的基因被发现在肿瘤发生、发展过程中起着重要的作用,甚至维持正常细胞生命活动的诸多基因,也能够被诱变发挥异常功能,贡献于肿瘤细胞的恶性需求。癌基因与抑癌基因的定义、功能、参与的信号通路、细胞表型、生命过程等内容也在被不断地丰富。一个正常细胞转变为肿瘤细胞,肿瘤的发生、进展是一个复杂的多阶段过程。认清在此过程中基因的功能异常,对于理解癌症进程,评估肿瘤患者的临床指标,实现精准预防性和靶向性治疗都具有极其重要的意义。

(赵莹珺　何祥火)

主要参考文献

［1］Babina IS，Turner NC. Advances and challenges in targeting FGFR signalling in cancer［J］. Nat Rev Cancer，2017.17(5):318 – 332.

［2］Burns KH. Transposable elements in cancer［J］. Nat Rev Cancer，2017,17(7):415 – 424.

［3］Butel JS. Viral carcinogenesis: revelation of molecular mechanisms and etiology of human disease［J］. Carcinogenesis，2000,21(3):405 – 426.

［4］Chen HZ，Tsai SY，Leone G. Emerging roles of E2Fs in cancer: an exit from cell cycle control［J］. Nat Rev Cancer，2009,9(11):785 – 97.

［5］Collado M，Serrano M. The power and the promise of oncogene-induced senescence markers［J］. Nat Rev Cancer，2006,6(6):472 – 476.

［6］Dang CV. Drugging the 'undruggable' cancer targets［J］. Nat Rev Cancer，2017,17(8):502 – 508.

［7］de la Chapelle A. Genetic predisposition to colorectal cancer［J］. Nat Rev Cancer，2004,4(10):769 – 780.

［8］Delbridge AR. Thirty years of BCL – 2: translating cell death discoveries into novel cancer therapies［J］. Nat Rev Cancer，2016,16(2)99 – 109.

［9］Elinav E. Inflammation-induced cancer: crosstalk between tumours，immune cells and microorganisms［J］. Nat Rev Cancer，2013,13(11):759 – 771.

［10］Felsher DW. Cancer revoked: oncogenes as therapeutic targets［J］. Nat Rev Cancer，2003,3(5):375 – 380.

［11］Fodde R，Smits R，Clevers H. APC，signal transduction and genetic instability in colorectal cancer［J］. Nat Rev Cancer，2001,1(1):55 – 67.

［12］Garraway LA，Sellers WR. Lineage dependency and lineage-survival oncogenes in human cancer［J］. Nat Rev Cancer，2006,6(8):593 – 602.

［13］Glover TW，Wilson TE，Arlt MF. Fragile sites in cancer: more than meets the eye［J］. Nat Rev Cancer，2017,17(8):489 – 501.

［14］Gossage L，Eisen T，Maher ER. VHL，the story of a tumour suppressor gene［J］. Nat Rev Cancer，2015,15(1):55 – 64.

［15］Greuber EK. Role of ABL family kinases in cancer: from leukaemia to solid tumours［J］. Nat Rev Cancer，2013,13(8):559 – 571.

［16］Gupta RA，Dubois RN. Colorectal cancer prevention and treatment by inhibition of cyclooxygenase – 2［J］. Nat Rev Cancer，2001,1(1):11 – 21.

［17］Hollander MC，Blumenthal GM，Dennis PA. PTEN loss in the continuum of common cancers，rare syndromes and mouse models［J］. Nat Rev Cancer，2011,11(4):289 – 301.

［18］Huff V. Wilms' tumours: about tumour suppressor genes，an oncogene and a chameleon gene［J］. Nat Rev Cancer，2011,11(2):111 – 121.

［19］Kaelin WG，Jr. The von Hippel-Lindau tumour suppressor protein: O_2 sensing and cancer［J］. Nat Rev Cancer，2008,8(11):865 – 873.

［20］Knudsen ES，Knudsen KE，Tailoring to RB: tumour suppressor status and therapeutic response［J］. Nat Rev Cancer，2008,8(9):714 – 724.

［21］Levine AJ，Oren M. The first 30 years of p53: growing ever more complex［J］. Nat Rev Cancer，2009,9(10):749 – 758.

［22］Liu F. Beyond transcription factors: how oncogenic signalling reshapes the epigenetic landscape［J］. Nat Rev Cancer，2016,16(6):359 – 372.

［23］Malumbres M，Barbacid M. RAS oncogenes: the first 30 years［J］. Nat Rev Cancer，2003,3(6):459 – 465.

［24］Meyer N，Penn LZ. Reflecting on 25 years with MYC［J］. Nat Rev Cancer，2008,8(12):976 – 990.

［25］Michor F，Iwasa Y，Nowak MA. Dynamics of cancer progression［J］. Nat Rev Cancer，2004,4(3):197 – 205.

［26］Moore PS，Chang Y. Why do viruses cause cancer? Highlights of the first century of human tumour virology［J］. Nat Rev Cancer，2010,10(12):878 – 889.

［27］Nowell CS，Radtké F. Notch as a tumour suppressor［J］. Nat Rev Cancer，2017,17(3):145 – 159.

［28］Pylayeva-Gupta Y，Grabocka E，Bar-Sagi D. RAS oncogenes: weaving a tumorigenic web［J］. Nat Rev

Cancer，2011,11(11):761－774.

[29] Schneider G，Schmidt-Supprian M，Rad，R，et al. Tissue-specific tumorigenesis：context matters [J]. Nat Rev Cancer，2017,17(4):239－253.

[30] Sullivan LB，Gui DY，Heiden MGV，Altered metabolite levels in cancer：implications for tumour biology and cancer therapy [J]. Nat Rev Cancer，2016, 16(11):680－693.

[31] Vigil D. Ras superfamily GEFs and GAPs：validated and tractable targets for cancer therapy [J]? Nat Rev Cancer，2010,10(12):842－857.

[32] Vogt PK. Retroviral oncogenes：a historical primer [J]. Nat Rev Cancer，2012,12(9):639－648.

[33] Yarden Y，Sliwkowski MX. Untangling the ErbB signalling network [J]. Nat Rev Mol Cell Biol，2001,2 (2):127－137.

[34] Yu H，Pardoll D，Jove R. STATs in cancer inflammation and immunity：a leading role for STAT3 [J]. Nat Rev Cancer，2009,9(11):798－809.

6 肿瘤表观遗传学

6.1 表观遗传学概论

6.1.1 表观遗传学的概念

早在 18 世纪,关于"后生论(epigenesis)"和"预成论(preformationism)"的争论十分激烈,前者指动物、植物和真菌分别从卵、种子和孢子逐步发育成个体的过程,而后者认为,生命的形式在其创造时就已经形成,随后只需要将这些特性"展开"而已。随着胚胎生物学的逐渐发展,越来越多的证据支持"后生论"。1939 年,Conrad Hal Waddington 在其《现代遗传学介绍》(*An Introduction to Modern Genetics*)一书中提出了"后生基因型(epigenotype)"的概念,并应用"后生性状遗传(epigenetic)"一词来解释胚胎发育过程中多能性细胞逐步分化为不同类型细胞和形成不同类型组织的过程。1942 年,Waddington 发表了《后生基因型》(*The Epigenotype*)一文,在文章中对"后生遗传学(epigenetics)"进行了界定,描述胚胎发育中基因型和表型之间的关系以及环境对表型的影响。需要注意的是,当时的"后生遗传学"与现在的"表观遗传学"在定义上有本质的不同,前者强调环境对表型的影响,后者强调的是不依赖于DNA 序列变化的可遗传表型。

20 世纪 80 年代 DNA 甲基化与肿瘤的关系得到揭示,20 世纪末到 21 世纪初若干组蛋白修饰和染色质重塑相关酶被鉴定,miRNA 的发现及其对基因表达的调控机制被相继阐明,这些成果极大地丰富了表观遗传学的内涵。随着一大批科学家投身表观遗传学这一新兴学科,表观遗传学的发展从此一日千里。但究竟何为表观遗传学？直到 2008 年年底召开的冷泉港会议，才对表观遗传学的内涵进行了比较权威的定义：表观遗传性状是指不依赖于 DNA 中核苷酸序列改变的可稳定遗传的表型。表观遗传学包含两个核心要素：①不依赖于 DNA 序列改变；②表型可稳定遗传。现在通常认为表观遗传学主要包含 DNA 甲基化、组蛋白修饰、非编码 RNA 调控等。此外近些年发展迅猛的染色质 3D 结构、RNA 修饰、基因书签等也被纳入表观遗传学范畴，但其能否在代际间稳定遗传还有待进一步证实。

表观遗传学讨论的主要是环境与基因间的关系。环境既可指细胞所处的微环境，也可指个体所处的外界环境。前者可解释为何多细胞生物的体细胞几乎具有完全相同的遗传物质，但最终会形成不同类型的细胞；而个体所处的外界环境可通过多种表观遗传机制调控基因的表达，并可将这种对外界环境的响应模式传递给子代，进而增强物种对环境的适应性。表观遗传学参与各项生理活动，包括细胞生长、增殖、衰老和凋亡等；表观遗传学的紊乱可能导致多种疾病，如心血管疾病、代谢性疾病、神经退行性疾病以及肿瘤等。

6.1.2 DNA 甲基化

DNA 甲基化是表观遗传学的重要内容。早在 1944 年 Oswald Avery 等进行著名的肺炎双球菌转化实验证实 DNA 是遗传物质时，哺乳动物中的 DNA 修饰就已经被发现。1948 年，Rollin Hotchkiss 利用色谱分析法在小牛胸腺中首次发现甲基化的 DNA。现在所说的 DNA 甲基化通常是指甲基转移酶将甲基基团转移至 DNA 中胞嘧啶（C）上的过程。在细菌中，DNA 甲基化可发生在腺嘌呤和胞嘧啶，用来鉴别和降解入侵的 DNA，追踪错配修复和基因组复制进程。在植物中，大量的 DNA 甲基化出现在 CHG 或 CHH 位点［H 代表非鸟嘌呤（G）的核苷酸 A、T、C］。在大多数动物细胞中，DNA 甲基化一般发生在 CpG 二核苷酸中的胞嘧啶上。哺乳动物卵母细胞、多能胚胎干细胞和成熟神经元中也存在非 CpG 甲基化，但功能还有待进一步探究。

在人类基因组中，约有 2 800 万个 CpG 位点，其中 60％～80％被甲基化，而富含 CpG 的 CpG 岛却未被甲基化。CpG 岛通常指长于 200 bp、G＋C 含量超过 50％、CpG 比例超过 60％的区域，除了重复序列，人类基因组中大约含有 25 000 个 CpG 岛。

CpG 岛约占整个基因组的 1％，通常出现在启动子区域、第 1 外显子等区域。

DNA 甲基化可稳定遗传并且在不同生理过程中呈现动态变化。DNA 甲基化并不改变沃森-克里克（Watson-Crick）碱基配对原则，在细胞有丝分裂过程中，全基因组的甲基化模式在子细胞中被完整地保留下来，CpG 甲基化的遗传暗示了 DNA 甲基化对子细胞基因表达模式构建的重要性。虽然体细胞的 DNA 甲基化模式被稳定遗传，但在特定的发育阶段，比如胚胎早期发育阶段和原始生殖细胞发育阶段，DNA 甲基化可在全基因组水平丢失。DNA 甲基化的擦除对于早期胚胎多能性的建立以及原始生殖细胞消除亲本来源的印迹十分关键。

目前研究发现，DNA 甲基化对于多种生理过程是必需的，比如基因表达调控、基因组稳定性的维持以及基因组印迹的建立。随着 DNA 甲基化检测技术的不断发展，绘制单碱基分辨率的全基因组 DNA 甲基化图谱已成为可能。一方面，此前认为不含甲基化的物种，比如果蝇和线虫，也检测出 DNA 甲基化，进一步提示 DNA 甲基化在进化过程中具有重要的功能；另一方面，不同生理过程中细胞全基因组 DNA 甲基化图谱的绘制为理解生命活动的表观遗传调控机制提供了有力的工具。

6.1.2.1 DNA 甲基化形成

DNA 甲基化由 DNA 甲基转移酶（DNA methyltransferase，DNMT）催化。1964 年，Marvin Gold 等在大肠杆菌中鉴定出第 1 个 DNMT；1982 年，Aharon Razin 等首次在哺乳动物中鉴定出 DNMT，也即后来的 DNMT1。DNMT 家族蛋白在物种中非常保守，目前已知的人类细胞中 DNMT 包括 DNMT1、DNMT3A 和 DNMT3B。其中 DNMT3A 和 DNMT3B 是从头（de novo）甲基转移酶，可甲基化完全未甲基化状态的 DNA；而 DNMT1 是维持（maintenance）甲基转移酶，可甲基化处于半甲基化状态的 DNA（hemi-methylated DNA，即 DNA 双链中只有一条链中的 CpG 被甲基化），通过 DNA 复制将甲基化信号维持下去。此外，DNMT 家族成员 DNMT3L 虽然自身没有活性，但可改变 DNMT3A 和 DNMT3B 的活性；DNMT2 具有微弱的 DNA 甲基化活性，但研究表明其底物也可以为 RNA，可特异性地甲基化 tRNA 中的胞嘧啶（图 6-1）。

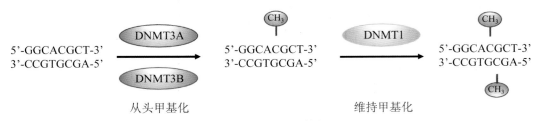

图 6-1　DNA 甲基化

　　5-甲基胞嘧啶在调控基因表达、疾病发生与发展等过程中发挥着关键作用,因此目前的研究热点主要聚焦于 DNA 胞嘧啶甲基化。但胞嘧啶中第 4 位的氮原子上也可发生甲基化,形成 N4-甲基胞嘧啶,这种修饰仅存在于低等生物中。另外,2015 年的两项研究分别在果蝇和线虫中发现了 DNA 腺嘌呤中第 6 位也可被甲基化,并鉴定了相应的去甲基化酶和潜在的甲基转移酶,进一步拓宽了人们对 DNA 甲基化的认识。

6.1.2.2　DNA 甲基化去除

　　DNA 甲基化的去除分为主动去甲基化和被动去甲基化,前者指在酶的作用下,DNA 上的甲基基团被主动去除的过程,而后者指通过 DNA 复制,DNA 甲基化逐渐被稀释的过程。从化学角度看,甲基基团与 DNA 碱基间的共价结合十分稳定,因此在很长的一段时间里,DNA 甲基化被认为是稳定且不可逆的。

　　2000 年,Thomas Haaf 等揭示了早期胚胎发育过程中 DNA 甲基化的动态变化过程。他们发现小鼠受精卵中来自父亲的基因组在受精后的 6~8 h 内显著地去甲基化,而此时 DNA 尚未开始复制,排除了通过 DNA 复制稀释甲基化的可能性,这为 DNA 主动去甲基化提供了最直接的线索。但遗憾的是,当时没有找到 DNA 主动去甲基化酶。

　　2009 年,哈佛大学 Anjana Rao 团队首次揭示了 10-11 易位(ten-eleven translocation,TET)蛋白中 TET1 蛋白可以将 5-甲基胞嘧啶(5mC)转变为 5-羟甲基胞嘧啶(5hmC),后者更加活跃,提示这种转变可能是 DNA 主动去甲基化的关键步骤,为寻找 DNA 主动去甲基化酶迈出了突破性的一步。2011 年,哈佛大学张毅团队揭示 TET2 蛋白可以进一步将 5-羟甲基胞嘧啶(5hmC)氧化为 5-醛基胞嘧啶(5fC)和 5-羧基胞嘧啶(5caC),并提示

可进一步脱羧基化而变回胞嘧啶。与此同时,中科院上海生化与细胞所徐国良团队揭示了 TET2 介导形成的 5-羧基胞嘧啶(5caC)可以被胸腺嘧啶 DNA 糖基化酶(thymin DNA glycosylase,TDG)识别和切除,随后将启动碱基切除修复(BER)机制,未甲基化的胞嘧啶会被插入修复位点,最终完成整套 DNA 主动去甲基化过程(图 6-2)。

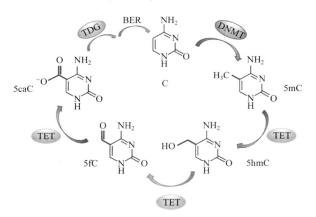

图 6-2　DNA 主动去甲基化

　　TET 家族蛋白来源于 10 号染色体和 11 号染色体易位[t(10;11)(q22;q23)]。这种染色质易位也出现在极少数的急性髓性和淋巴细胞白血病中,其结果是在 10 号染色体上产生 *MLL1*(mixed-lineage leukaemia 1)基因,而在 11 号染色体上产生 *TET1* 基因。自 2009 年发现了 TET1 的酶活性之后,TET 家族蛋白开始受到广泛关注。在哺乳动物中,TET 家族一共有 3 个成员:TET1、TET2 和 TET3,它们都可将 5mC 氧化为 5hmC、5fC 和 5caC,这种氧化作用依赖于 Fe^{2+} 和 α-酮戊二酸。

　　大多数后生动物的 TET 蛋白都包含 1 个 CXXC 结构域以及 1 个 C-端催化结构域。相对于

TET1 和 TET3，TET2 比较特殊，在进化过程中它的染色质发生插入突变，其中包含 CXXC 结构域的外显子脱离，变成一个独立的基因，编码 IDAX 蛋白（亦称 CXXC4）（图 6-3）。

TET 家族蛋白结合 DNA 的能力和偏好性具有显著差异。TET1 既可与甲基化的 DNA 结合，也可与未甲基化的 DNA 结合，另有研究报道 TET1 的 CXXC 结构域没有 DNA 结合活性。在体外实验中 IDAX 的 CXXC 结构域偏向于结合未甲基化的 CpG 序列，进一步分析证实 IDAX 结合在 CpG 岛和 CpG 富集的启动子区域。此外，IDAX 蛋白可以靶向 TET2，通过半胱天冬酶依赖的途径降解。而对于 TET3，其 CXXC 结构域结合未甲基化的胞嘧啶（不管其后是否为鸟嘌呤）。TET3 的 CXXC 结构域也可负向调控 TET3 的催化活性，可能是通过 CXXC 与催化结构域的物理结合而实现自抑制，或通过将 TET3 绑定在特定的 DNA 元件而限制其全基因组的活性。

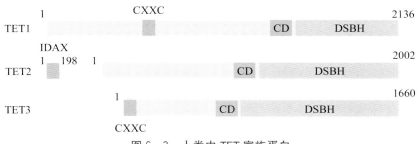

图 6-3　人类中 TET 家族蛋白

TET 家族蛋白可参与多种生理过程，包括基因转录调控、胚胎发育、干细胞分化和肿瘤发生等。

6.1.2.3　DNA 甲基化识别

DNA 甲基化如何调控各种生理活动是表观遗传学中的重要问题。目前已鉴定了多种可结合甲基化 CpG 的蛋白，这种蛋白包含甲基化 CpG 结合结构域（mCpG-binding domain，MBD），称为 MBD 蛋白。此外，一些转录因子也具有结合甲基化 DNA 的活性。

（1）典型的 MBD 蛋白

哺乳动物中，MBD 蛋白家族包含 5 个成员：MeCP2、MBD1、MBD2、MBD3 和 MBD4。除 MBD3 外，其他的 MBD 蛋白都可以以非序列特异性的方式结合甲基化的 DNA；MBD3 不能直接结合甲基化的 DNA，而需 MBD2 将其招募至甲基化的 DNA。

MeCP2、MBD1 及 MBD2 与甲基化的启动子结合，并通过其转录抑制结构域（transcription repression domain，TRD）与共抑制复合物结合，进而抑制转录。MBD4 为胸腺嘧啶 DNA 糖苷酶，也可介导转录抑制。不同物种中，MBD 结构域的分布不同，基因的拷贝数不同，基因组甲基化通常与 MBD 蛋白的数量成正比。

MBD 蛋白不仅可以作为 5mC 的识别者，甚至可作为 5hmC 的识别者。在神经系统中，MeCP2 可与活性基因和开放染色质中的 5hmC 结合。此外，MBD3 蛋白也可作为 5hmC 的识别者。MeCP2 的特殊性一方面提示 5hmC 可能不仅作为 5mC 去甲基化的中间态存在，也可以参与很多重要的生物学过程；另一方面，也为寻找新的 5hmC、抑或 5fC 和 5caC 的识别者提供新的思路。

（2）不含 MBD 结构域的转录因子

越来越多的证据显示，缺少 MBD 的转录因子也可与甲基化的 DNA 结合，且转录因子与甲基化的 DNA 结合是序列依赖的。

Kaiso 包含一个 POZ 和锌指结构域，可通过其 C2H2 锌指结构域结合到特定的甲基化序列，进而介导转录抑制。此外，CEBPα 和 TIF1β 也可结合到特定的甲基化序列。通过对人类转录因子进行系统性分析，发现许多转录因子偏向于结合甲基化的 CpG 序列，绝大多数属于同源结构域家族（homeodomain family）。

除了哺乳动物蛋白，一个 bZIP 疱疹病毒蛋白 Zta 也可以结合到甲基化的调控元件，并在潜伏期到裂解期的过渡过程中控制表观遗传状态。在水稻中，核蛋白 MVBP 可结合到水稻东格鲁杆状病毒甲基化的启动子区域。

6.1.3 组蛋白修饰

组蛋白主要分为核心组蛋白 H2A、H2B、H3、H4 和连接（linker）组蛋白 H1，其中 H2A、H2B、H3、H4 各两个拷贝组装成组蛋白八聚体，约 147 bp 的 DNA 缠绕在组蛋白八聚体周围，形成染色质的基本单位核小体。组蛋白 N-端尾巴从核心区域伸出来，可发生多种类型的翻译后修饰，包括组蛋白甲基化、乙酰化、磷酸化、泛素化、类泛素化、ADP-核糖化、糖基化等。2000 年，C. David Allis 提出了"组蛋白密码（histone code）"的说法，即组蛋白修饰单独或组合起来，被其他蛋白识别，进而介导一系列的生理活动。组蛋白修饰可通过多种机制调控基因表达，而且特定的组蛋白修饰及其组合可标识不同的染色体状态。

6.1.3.1 组蛋白甲基化及其动态

组蛋白甲基化主要发生在 H3 和 H4 上，发生位点是赖氨酸（K）、精氨酸（R）残基。赖氨酸上的甲基化可分为一甲基化、二甲基化和三甲基化；而精氨酸上的甲基化可分为一甲基化（MMA）、对称二甲基化（SDMA）和非对称二甲基化（ADMA）。

2000 年，Thomas Jenuwein 等首次在人和小鼠中鉴定了组蛋白 H3K9 的甲基转移酶 SUV39H1，并且发现其催化结构域位于保守的 SET 结构域中。截至目前，在人类中已经鉴定出了超过 50 种包含 SET 结构域的蛋白，其中许多为组蛋白甲基转移

酶。基于序列同源性，包含 SET 结构域的组蛋白甲基转移酶被分为 6 个亚家族：SET1、SET2、SUV39、EZH、SMYD 和 PRDM。然而，依然有一些组蛋白甲基转移酶未能归入以上 6 个亚家族，比如 SET8、SUV4-20H1 和 SUV4-20H2。

2004 年，哈佛大学施扬团队发现了第一个组蛋白去甲基化酶 LSD1。LSD1 是一个位于细胞核中的氨基酸氧化酶，其在基因表达调控上具有双面性：既可特异性地催化 H3K4me 和 H3K4me2 的去甲基化，作为转录共抑制因子；又可特异性地催化 H3K9me1 和 H3K9me2 的去甲基化，作为转录共激活因子。

2006 年，哈佛大学张毅团队首次证明含有 Jmjc 结构域的 FBX11 蛋白具有组蛋白去甲基化活性，可特异性地去掉 H3K36me2 的甲基化，并将其命名为 JHDM1A。目前已经发现的 JmjC 蛋白约 30 个，根据序列的保守性，可分为 7 个亚家族：JHDM1、JHDM2、JHDM3、JARID1、PHF8、UTX/UTY 和仅含有 JmjC 结构域的蛋白。

目前还鉴定了多种组蛋白甲基化的识别子（reader），通过识别子的作用，组蛋白甲基化可参与多种生物过程，比如调控基因转录、参与早期胚胎发育、参与肿瘤发生等。目前人类中已知的组蛋白甲基转移酶、去甲基化酶以及组蛋白甲基化的识别子如下表 6-1。

表 6-1　人类细胞中组蛋白甲基化（histone methyltransferase）相关酶类及其功能

组蛋白	位点	功能	组蛋白甲基转移酶（书写子，writer）	组蛋白甲基化效应因子（阅读子，reader）	组蛋白去甲基化酶（擦除子，eraser）
H3	R2	H3R2me2a：转录抑制　H3R2me1&me2s：转录激活	H3R2me1：PRMT 家族蛋白　R2me2a：PRMT1，PRMT2，PRMT4（CARM1），PRMT6；R2me2s：PRMT5，PRMT7，PRMT9	注：UHRF1 可特异性识别未甲基化状态的 H3R2	H3R2me1：JMJD6
	K4	转录活化	H3K4me2/3：MLL1，MLL2，MLL3，MLL4，SET1，SET1B，ASH1；H3K4me1：Set7/9	H3K4me0：BHC80　H3K4me2/3：BPTF，WDR5　H3K4me3：TAF3，ING 家族，CHD1，JMJD2A	H3K4me1：JARID1B　H3K4me1/2：LSD1　H3K4me2/3：JARID
	R8	转录抑制	R8me2s：PRMT5		
	K9	转录抑制	SUV39H1，SUV39H2，G9a，ESET，EuHMTase　K9me2/3：JMJD2A	H3K9me2/3：HP1，UHRF1	H3K9me1/2：LSD1
	R17	转录激活	CARM1	TDRD3	

组蛋白	位点	功能	组蛋白甲基转移酶（书写子，writer）	组蛋白甲基化效应因子（阅读子，reader）	组蛋白去甲基化酶（擦除子，eraser）
	R26		CARM1		
	K27	转录抑制	EZH2、G9a	EED，LRWD1，PC，CDY，CDYL，CDYL2，CBX7，MPP8	H3K27me2/3：JMJD3，UTX
	K36	转录活化	SET2，NSD1，SYMD2	Eaf3，MSL3，MRG15，DNMT3A，BRPF1，NSD1，NSD2，NSD3，MSH-6，N-PAC	H3K36me2：JHDM1A H3K36me2/3：JMJD2A
	K79	转录活化	DOT1	H3K79me2：53BP1	
H4	R3		PRMT1，PRMT5	TDRD3，DNMT3A	H4R3me1/me2s：JMJD6
	K20	转录抑制	K20me1：PR-Set7/Set8 K20me2 & me3：SUV4 20H1，SUV420H2	H4K20me2：Crb2 H4K20me1：L3MBTL1	
H2A	R3		R3me2s：PRMT5		
H1	K26		EZH2		

6.1.3.2　组蛋白乙酰化及其动态

20世纪60年代，Vincent Allfrey等在组蛋白修饰方面的研究提示组蛋白乙酰化与基因活性紧密相关。此后，针对特定位点的组蛋白乙酰化修饰的抗体进一步为研究组蛋白乙酰化提供了强有力的工具。1995年，Sternglanz等鉴定了酵母提取物中HAT1蛋白可乙酰化组蛋白H4肽段；1996年，C. David Allis等在纤毛虫的大核中鉴定出首个核内的组蛋白乙酰基转移酶（histone acetyltransferase，HAT）A的催化亚单元p55，克隆并鉴定了 $p55$ 基因的序列，发现纤毛虫的p55是芽殖酵母中转录共激活因子Gcn5的同源类似物，暗示组蛋白乙酰化与基因活性存在联系。此后，其他组蛋白乙酰化酶相继被鉴定，包括TAF1、PCAF、CBP/p300。

在HAT p55发表1个月后，Schreiber就鉴定了第1个组蛋白去乙酰化酶（histone deacetylase，HDAC）——酿酒酵母中的转录抑制因子Rpd3的同源类似物。HAT和HDAC就好似基因调控的开关。2000年，Guarente等在酵母中又鉴定了一类需要NAD的HDAC Sir2，随后在人类中也发现了类似Sir2的酶。

目前人类中一共鉴定出18种HDAC，根据其序列的同源性，可将其分为4类。第Ⅰ类包括HDAC1~3、HDAC8；第Ⅱ类又可分为Ⅱa和Ⅱb，前者包括HDAC4、HDAC5、HDAC7、HDAC9，后者包括HDAC6和HDAC10，它们与酵母中的Hda1具有较高的同源性；第Ⅲ类为SIRT家族蛋白成员SIRT1~7，与酵母中的Sir2有较高的同源性；第Ⅳ类只有一个成员，即HDAC11。

组蛋白乙酰化可被部分含有溴结构域（bromodomain）的蛋白识别，人类基因组共编码42个含有溴结构域的蛋白。值得注意的是，部分组蛋白乙酰基转移酶也含有溴结构域，比如PCAF、GCN5和p300/CBP；同时，在部分组蛋白甲基转移酶中也发现了溴结构域，比如ASH1L和MLL，它们的工作机制还有待进一步阐明。

6.1.3.3　组蛋白泛素化及其动态

泛素（Ub）是一种含有76个氨基酸残基的蛋白（相对分子质量约8 500），在真核生物中广泛存在，且高度保守。人类基因组中有4个可编码泛素的基因，分别为 UBB（ $Ubiquitin\ B$ ）、 UBC（ $Ubiquitin\ C$ ）、 $UBA52$ 和 $PRS27A$ 。其中 UBB 编码3个连续的泛素，并在末尾添加一个半胱氨酸（C）； UBC 是一种受应激调控的多聚泛素化基因，其启动子区域包含热激元件（heat shock element，HSE），在应激情况下， UBC 基因诱导表达，可编码9个连续的泛素，并末尾添加1个缬氨酸（V）， UBC 基因的缺陷可导致妊娠中期胚胎致死； $UBA52$ 基因编码1个融合蛋白,N-端为1个泛素,C-端为核糖体蛋白L40,也称为C-端延伸蛋白(CEP);与此相似,*PRS27A*也编码1个融合蛋白,其N-端为1个泛素,C-端为核糖体蛋白S27a。

泛素化是指将泛素添加到靶蛋白上的过程,通过泛素C-端的甘氨酸与靶蛋白赖氨酸残基中的ε-氨基共价结合实现。具体过程分为3步:①泛素激活酶E1附着在泛素分子尾部,激活泛素;②E1将激活的泛素转交给泛素结合酶E2;③在泛素连接酶E3的共同作用下,对底物蛋白进行泛素化。泛素上一共有7个赖氨酸位点(6、11、27、29、33、48、63),均可进行泛素化,因此泛素本身就可以进行聚合,形成泛素链(图6-4)。

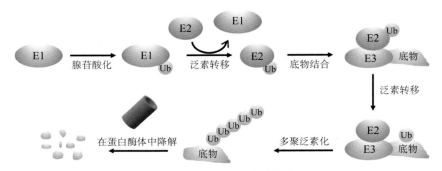

图6-4 蛋白质泛素化降解途径

泛素化可通过多种方式对蛋白产生影响,可通过26S蛋白酶体降解被泛素化的蛋白,可改变蛋白的定位,可影响蛋白的活性,可促进或者阻断蛋白间的相互作用。泛素在蛋白降解、应激响应、细胞周期调控、蛋白质转运和转录调控等过程中发挥关键作用。2004年诺贝尔化学奖授予了以色列生物学家Aaron Ciechanover、生物化学家Avram Hershko和美国生物学家Irwin Rose,以表彰他们在泛素化介导的蛋白水解中的所做出的突出贡献。

(1)组蛋白泛素化

组蛋白H2A是第1个被鉴定出来可被泛素化的蛋白。在脊椎动物中,有5%~15%的H2A以及1%~2%的H2B被泛素化,而在酵母中H2B泛素化达到10%。组蛋白H2A和H2B最主要的泛素化形式为单泛素化。在脊椎动物细胞中,泛素被添加到H2A的第119位氨基酸,以及H2B的第120位赖氨酸。单泛素化的H2A(H2Aub)主要富集在基因组的卫星序列区域,而泛素化的H2B(H2Bub)主要富集在转录活性基因的基因体。除了H2A和H2B,组蛋白H3和H4以及连接组蛋白H1也可被泛素化。

除了单泛素化,组蛋白H2A和H2B也可以被泛素链修饰。其中组蛋白H2A及其变体H2AX第63位赖氨酸可以被多聚泛素化,这种多聚泛素化通常由DNA损伤诱导,并且对于DNA损伤修复是必需的。此外,如果组蛋白与多聚泛素链连接,也会像其他非组蛋白的蛋白一样被蛋白酶体降解。在精子发生过程中,组蛋白就通过这种方式降解的。

(2)组蛋白去泛素化

组蛋白泛素化是一个动态调控过程,泛素化的组蛋白又可在去泛素化酶的作用下,将单泛素或聚泛素链从蛋白上去除。目前已知人体内约含有100个去泛素化基因,它们可以分为两类:半胱氨酸蛋白酶和金属蛋白酶。前者又包含泛素特异性蛋白酶(ubiquitin-specific protease,USP)、泛素C-端水解酶、Machado-Josephin结构域蛋白酶(Machado-Josephin domain protease,MJD)以及卵巢肿瘤蛋白酶(ovarian tumor protease,OTU);而金属蛋白酶可以结合锌离子,只包含JAB1/MPN/Mov34金属蛋白酶(JAMM)结构域。

6.1.4 非编码RNA

非编码RNA(non-coding RNA,ncRNA)为一类不能翻译为蛋白的RNA分子,主要包括转运RNA(tRNA)、核糖体RNA(rRNA)、小核RNA(snRNA)、微小RNA(miRNA)、小干扰RNA(siRNA)、小核仁RNA(snoRNA)、piwi蛋白相关RNA(piRNA)、长链非编码RNA(lncRNA)、环状

RNA（circRNA）等。其中 rRNA、tRNA、snRNA、snoRNA 等作为生命过程最基本的物质之一，在各种组织细胞中广泛分布，并且持续表达；而 miRNA、siRNA、piRNA、lncRNA、circRNA 等称为调控 RNA，具有组织特异性，在不同的生命阶段和生理过程中其表达具有显著的差异（表 6 - 2）。

表 6 - 2　ncRNA 种类及其功能

名称	大小	定位	人类中的数量	功能
短 ncRNA				
miRNA	19～24 bp	多个位点	>1 424	靶向 mRNA
piRNA	26～31 bp	成簇、基因内	23 439	抑制转座子，DNA 甲基化
中等大小 ncRNA				
tRNA	76～90 bp	内含子	597	参与蛋白合成
snoRNA	60～300 bp	内含子	>300	修饰 rRNA
PASRs	22～200 bp	蛋白编码基因的 5′-端区域	>10 000	未知
TSSa-RNAs	20～90 bp	转录起始位点上游 250 bp 到下游 50 bp	>10 000	维持转录(?)
PROMPTs	<200 bp	转录起始位点上游 205 bp 到下游 5 000 bp	未知	激活转录(?)
长 ncRNA				
lincRNA	>200 bp	多个位点	>1 000	搭建 DNA -染色质复合物
T - UCRs	>200 bp	多个位点	>350	调控 miRNA 和 mRNA 水平(?)
其他 lnc RNA	>200 bp	多个位点	>3 000	包括 X 染色质失活、调控端粒以及基因组印迹

参考文献：Nat Rev Genet，2011，12(12)：861 - 874.

6.1.4.1　miRNA 的组织特异性与肿瘤

miRNA 是一类长约 22 nt 的非编码 RNA，广泛存在于动物、植物和一些病毒中，其主要通过 RNA 沉默和转录后修饰调控基因表达。绝大多数的 miRNA 存在于胞质，但细胞核中也存在 miRNA，此外在胞外环境中发现了循环 miRNA（circulating miRNA）。

1993 年，第 1 个 miRNA *Lin - 4* 在线虫中被发现；7 年之后，才发现第 2 个 miRNA *Let - 7*。截至目前，miRNA 数据库（miRBase）显示，人类中包含 1 881 条前体 miRNA 以及 2 588 条成熟的 miRNA。miRNA 主要通过以下几种机制沉默 mRNA：① 将 mRNA 剪切并降解；② 通过缩短 mRNA 的多聚腺苷酸（poly A）尾巴来降低 mRNA 的稳定性；③ 通过核糖体来让其 mRNA 翻译为蛋白的过程更加低效。

miRNA 的表达存在很强的组织特异性。比如 miR - 1 在成年人的心脏中特异性表达，而在大脑、肝脏、肾脏、肺和结肠中并无显著性表达。在小鼠中的进一步定量研究发现，miR - 1 占心脏中 miRNA 总表达的 45%。在肝脏中 miR - 122 特异性高表达，约占全部 miRNA 表达量的 72%，而在其他组织中几乎检测不到。在脾脏中 miR - 143 最丰富，约占 30%；在结肠中 miR - 142 特异性高表达，约占 30%；在神经相关的组织中 miR - 142 特异性高表达，占整个脑中 miRNA 表达量的 25%～48%。此外，在大脑中还检测出其他 miRNA，比如 miR - 101、miR - 127、miR128、miR131、miR132 等。miRNA 可参与肿瘤几乎所有特征的形成。

6.1.4.2　lncRNA 的组织特异性与肿瘤

lncRNA 是一类长于 200 nt 的不编码蛋白质的 RNA。截至目前，lncRNA 数据库（lncRNAdb）显示，人类中一共有 184 条 lncRNA。1975 年，Paul 等发现纯化出的染色质中 RNA 的量竟然是 DNA 的 2 倍，这不禁让人们猜测，RNA 并不仅限于遗传信息的传递者，也可能扮演基因表达的调控者。

目前已知 lncRNA 具有 4 种主要功能：① lncRNA可作为增强子，激活邻近基因的表达。② lncRNA 可作为诱饵，阻止调控因子结合到 DNA，比如 lncRNA PANDA 可与转录因子 NF-YA 相互作用，可将 NF - YA 从靶基因上移除，进而调控 p53 介导的凋亡。③ lncRNA 可作为组蛋白修饰复合物的支架。端粒酶 RNA TERC 是一种典型的 RNA 支架，可组装端粒复合物；lncRNA HOTAIR

的 5′-端可以结合 PRC2 复合物，而 3′-端可以结合 LSD1/CoREST/REST 复合物，HOTAIR 的这种能力可使 PRC2 和 LSD1 进行组装，并且协调组蛋白 H3K27 甲基化和组蛋白 H3K4 的去甲基化。④ lncRNA可作为蛋白的向导，将蛋白引导到特定的染色质位置。比如参与剂量补偿和基因组印迹的 lncRNA（Xist、Kcnqlot1、Air）可作为向导，以等位基因特异性的方式靶向基因沉默活性。此外，DNA 损伤发生后，p53 诱导的 lncRNA - p21 与核因子 hnRNP - K 相互作用，将其带到特定的启动子位点。

lncRNA 具有很强的组织和细胞特异性。在 6 种转化的细胞和人类诱导的多能干细胞系（iPSC）中，鉴定了细胞生长必需的 499 个 lncRNA 位点，其中 89％只在一种细胞中显示出生长调控功能。进一步发现，敲除 lncRNA 可以扰乱细胞特异性的转录网络，这说明了很多 lncRNA 的功能重要性和细胞类型特异性。

lncRNA 参与包括癌症在内的多种疾病。H19 是第 1 个被鉴定与肿瘤相关的 lncRNA。在出生后的绝大多数组织中，H19 的水平显著降低，但是在癌症发生过程中又被激活。HOTAIR 可以对染色质状态进行重编程，进而促进癌症转移。在乙型肝炎病毒相关性肝癌组织和非癌组织中测定 lncRNA，174 种 lncRNA 在肝癌中下调；此外，在黑色素瘤细胞系 WM1552C 中，77 种 lncRNA 被放松管制；进一步分析 29 例黑色素瘤患者样本和 6 例正常皮肤样本，在 WM1552C 细胞系和黑色素瘤患者组织切片中鉴定出了 4 种放松管制的 lncRNA。

研究发现，多种 lncRNA 可以参与肿瘤的发生与发展，详见表 6-3。

表 6-3　lncRNA 参与肿瘤的发生与发展

lncRNA	肿瘤类型	对肿瘤作用	机　制
AB209630	喉咽鳞状细胞癌	促进肿瘤生长、细胞转移和侵袭	（未知）
AC026166.2-001	喉鳞状细胞癌	在喉鳞状细胞癌中低表达	（未知）
AFAP1-AS1	鼻咽癌	促进肿瘤转移	通过增加 AFAP1 的水平以及一些细胞骨架调控蛋白的水平
ANRIL	前列腺癌	表达上调	PRC1 介导的 INK4A-ARF-INK4b 肿瘤抑制位点的抑制
	甲状腺癌	促进癌细胞与裸鼠移植瘤的侵袭和转移	通过抑制 TGF-β/Smad 信号通路降低 p15^{INK4b} 的表达
	非小细胞肺癌	癌基因	通过招募 PCR2 复合物来调控 CDKN2A/CDKN2B 位点
BANCR	甲状腺乳头状癌	促进癌细胞增殖和抑制凋亡	激活自噬
		抑制癌细胞增殖、转移和侵袭，诱导细胞凋亡	抑制 MAPK/ERK 通路
	非小细胞肺癌	肿瘤抑制基因	抑制 EMT；调控上皮性钙黏附蛋白（E-cadherin）、神经性钙黏附蛋白（N-cadherin）和波形蛋白（vimentin）基因的表达
CCAT2	非小细胞肺癌	癌基因	通过 TCF7L2 介导的转录，上调 c-myc、miR-17-5p 和 miR-20a
DLX6-AS1	非小细胞肺癌	癌基因	上调 JAK/STAT
ENST00000426615	甲状腺乳头状癌	作为癌基因调控细胞活性、增殖、凋亡和细胞周期	
ENST00000438550	鼻咽癌		（未知）
ENST00000537266	甲状腺乳头状癌	作为癌基因调控细胞增殖、凋亡和细胞周期	

lncRNA	肿瘤类型	对肿瘤作用	机　制
FAL1	甲状腺乳头状癌	增加肿瘤多灶性的风险	(未知)
FOXCUT	口腔鳞状细胞癌	调控细胞增殖和转移	调控 FOXC1
GAS5	非小细胞肺癌	肿瘤抑制基因	p53 诱导的 DNA 损伤响应和凋亡、mTOR 抑制
GAS6 – AS1	非小细胞肺癌	肿瘤抑制基因	调控 SLUG 表达,通过 JNK 和 ERK1/2 信号通路
GAS8 – AS1	甲状腺乳头状癌	抑制肿瘤生长和增殖	
H19	乳腺癌	促进肿瘤	转录因子 E2F1 结合到 *H19* 基因启动子区域,刺激细胞进入 S 期,加速细胞周期进展
	非小细胞肺癌	癌基因	控制基因组印迹;调控 c-Myc 信号通路和 p53 信号通路
	甲状腺癌	作为癌基因调控增殖、转移、侵袭、凋亡和细胞周期	
	结直肠癌	促进肿瘤	H19 的第 1 外显子中会形成 miR – 675,其可以抑制肿瘤抑制基因视网膜母细胞瘤基因 *RB*
	胚胎肿瘤干细胞系 RD 和 G401	过表达 H19 会抑制细胞增殖和肿瘤形成	
	畸胎瘤	抑制肿瘤	缺少 H19 的胚胎长得更大
	肝癌	抑制肿瘤	缺少 H19 的小鼠肿瘤发展得更早
	胃癌	促进肿瘤增殖	
	鼻咽癌和头颈部鳞状细胞癌		IGF2 – H19 印迹位点的丢失、H19 的异常表达与头颈部肿瘤的发展相关 头颈部肿瘤中 H19 的表达通过抑制 miR – 148a – 3p 上调 DNA 甲基化水平
HIT000218960	甲状腺乳头状癌	促进细胞增殖、克隆形成、转移和侵袭,与淋巴结转移、多灶性和 TNM 分期相关	上调 HMGA2
HNF1A – AS	鼻咽癌	促进细胞增殖、细胞周期进展和转移	加速上皮间充质转化 (epithelial mesenchymal transition,EMT)
HOTAIR	原发性乳腺上皮肿瘤	诱导肿瘤侵袭和转移	HOTAIR 可作为分子支架,结合至少 2 种不同的组蛋白修饰复合物,5′-端结合 PRC2 可甲基化 H3K27,3′-端可结合 LSD1/CoREST/REST 复合物,实现 H3K4 去甲基化。HOTAIR 可招募 PRC2 复合物到特定靶点,有利于异常的 H3K27 甲基化和沉默肿瘤转移的抑制基因,比如 JAM2、PCDH10、PCDHB5。此外,PRC2 介导的 PRC2 的招募,可诱导促转移基因的表达,比如 ABL2、SNAIL 和层粘连蛋白,进而促进乳腺癌的转移
	肝癌		
	非小细胞肺癌	癌基因	*MMP2*、*MMP9*、*HOXA5* 基因表达;调控 MAPK 信号通路
	喉鳞状细胞癌	促进肿瘤的侵袭和抑制凋亡	通过抑制 PTEN
	鼻咽癌	促进细胞生长、迁移和侵袭	通过诱导 VEGF – A 和 HSP70 的表达
	口腔鳞状细胞癌	促进增殖、迁移和侵袭,抑制凋亡	通过招募 EZH2,沉默 E-cadherin
	甲状腺乳头状癌	促进细胞增殖和克隆形成;与肿瘤快速生长、淋巴结转移正向相关	

续　表

lncRNA	肿瘤类型	对肿瘤作用	机　　制
KCNQ1OT1	舌鳞状细胞癌	（未知）	在结直肠癌中丢失基因组印迹
LET	鼻咽癌	抑制细胞增殖，促进细胞凋亡	通过 EZH2 介导的 H3K27 甲基化抑制 LET
LIN00271	甲状腺乳头状癌		甲状腺外侵犯、淋巴结转移等
LINC000312	鼻咽癌	在鼻咽癌中低表达	
LincRNA－p21			调控 p53 对 DNA 损伤的应对，在多种癌细胞系中表达上调
LOC100507661	甲状腺乳头状癌	促进癌细胞增殖、迁移和侵袭	
LOC401317	鼻咽癌		通过诱导 p21 表达和抑制细胞周期素 D1 和 E1 表达而抑制肿瘤细胞周期进展；通过诱导 PARP 和半胱天冬酶 3 表达促进细胞凋亡；p53 可诱导 lncRNA LOC401317 的表达
MALAT1		促进细胞活力和增殖	通过调控 SR 剪接因子的分布及它们在核颗粒中的蛋白水平控制可变剪接，在多种癌症组织中上调
	喉鳞状细胞癌、鼻咽癌	在喉鳞状细胞癌中促进细胞增殖，抑制细胞凋亡；在鼻咽癌中促进细胞增殖、侵袭和转移	在鼻咽癌中作为 ceRNA，通过降低 miR－1 的活性而调控 slug，进而促进肿瘤干细胞增殖
	非小细胞肺癌	癌基因	调控 MAPK 信号通路中的 bcl－2、CTHRC1、CCT4、HMMR 和 ROD1
MEG3		抑制肿瘤增殖	MEG3 是母源的印迹基因，在肿瘤中可能出现基因缺失、启动子和基因间区高甲基化，这些有利于肿瘤中 MEG3 表达丢失；MEG3 可通过调控 p53、MDM2、Rb、p16INK4A、Notch、VEGF 和其他信号通路抑制肿瘤细胞的增殖，调控肿瘤的血管生成，因而抑制肿瘤发生
	甲状腺乳头状癌	抑制癌细胞转移和侵袭，与淋巴结转移相关	靶向 Rac1
	舌鳞状细胞癌		抑制细胞增殖和细胞周期，促进细胞凋亡；miR－126 通过 DNMT3B 调控 MEG3 在舌鳞状细胞癌中的表达
	非小细胞肺癌	抑癌基因	上调 p53
NAMA	甲状腺乳头状癌	促进细胞凋亡和阻滞细胞生长	可能是 MAPK 信号通路的靶点
NEAT1	喉鳞状细胞癌		通过调控 miR－107/CDK6 通路促进肿瘤生长和细胞周期进展
	甲状腺癌	加速甲状腺癌细胞生长、转移和侵袭	作为 ceRNA 抑制 miR－124
NONHSAG007951	甲状腺乳头状癌	（未知）	（未知）
NONHSAG018271	甲状腺乳头状癌	（未知）	（未知）
NONHSAG051968	甲状腺乳头状癌	与肿瘤尺寸负相关	（未知）
NONHSAT037832	甲状腺乳头状癌	与淋巴结转移和肿瘤尺寸负相关	（未知）
NR_036575.1	甲状腺乳头状癌	敲除后可显著抑制甲状腺癌细胞的增殖和转移	（未知）
PANDAR	非小细胞肺癌	肿瘤抑制基因	下调 Bcl－2

lncRNA	肿瘤类型	对肿瘤作用	机 制
PTENP1			*PTENP1* 是肿瘤抑制基因 *PTEN* 的假基因（pseudogene），可与 *PTEN* 竞争性地与 miRNA 结合，控制 *PTEN* 的表达水平，在多种人类癌症丢失
PTCSC2	甲状腺乳头状癌		影响细胞周期相关的基因
PTCSC3	甲状腺乳头状癌	抑制癌细胞生长和侵袭	抑制细胞生长,影响 DNA 复制、重组和修复相关基因的表达;调控 miR-574-5p 和 S100A4
PVT1	甲状腺癌	促进细胞生长、增殖和细胞周期进展	通过招募 EZH2 和调控 TSHR 促进细胞增殖和细胞周期进展;通过上调细胞周期素 CD1
	非小细胞肺癌	癌基因	p53 负向调控
ROR	鼻咽癌	促进细胞增殖、转移和化学抗性;抑制凋亡	通过抑制 p53 信号通路抑制凋亡
RP11-169D4.1-001	喉鳞状细胞癌	在喉鳞状细胞癌中低表达	（未知）
SCAL11	非小细胞肺癌	癌基因	通过吸烟和 NRF2 诱导
Soxt2	非小细胞肺癌	癌基因	Sox2 和 Oct4 的上调;上调 EZH2,cyclin B1 和 Cdc2 表达
SPRY4-IT1	非小细胞肺癌	肿瘤抑制基因	下调 Raf1、B-Raf、MEK1/2 和 TESK1
SRA	乳腺癌		类固醇激素受体的转录共激活因子
TERRA			有利于促进端粒异染色质形成和通过直接结合抑制端粒酶
UCA1	舌鳞状细胞癌	促进肿瘤转移	
	非小细胞肺癌	癌基因	调控 mTOR/Akt 信号通路;上调 ERBB4
XIST			参与 X 染色体失活,在乳腺癌、卵巢癌和宫颈癌等细胞系中表达下调,在小鼠中抑制血液相关癌症

参考文献：①Sci China Life Sci,2012,55(12):1120-1124.②Br J Cancer,2013,108(12):2419-2425.③Oncotarget,2017,8(6):10726-10740.④Mol Cell Endocrinol.,2017,pii:S0303-7207(17)30393-3.⑤Med Oncol,2016,33(2):18.⑥Cancer Sci,2017,doi:10.1111/cas.13352.⑦Trends Cancer,2015,1(2):93-109.⑧Eur Urol,2014,65(6):1140-1151.

6.1.4.3 tRNA 来源片段与肿瘤

tRNA 是一类非常重要的非编码 RNA,主要负责氨基酸的转运。tRNA 呈现典型的三叶草结构,在翻译过程中,tRNA 将特定的氨基酸带到正在翻译中的 mRNA 上,氨基酸间通过肽键形成肽链。

近年来发现了一类 tRNA 来源片段(transfer RNA-derived RNA fragment,tRF),根据其生物合成途径,可将其分为 3 组:①tRF-1 系列:它是 pre-tRNA 加工过程中 3′-端剪切的产物;②tRF-5 系列:来源于成熟的 tRNA 的 5′-端;③tRF-3系列:来源于成熟的 tRNA 的 3′-端。tRF 的主要功能包括控制病毒复制、调控细胞活力和增殖、抑制蛋白翻译、参与神经退行性疾病以及肿瘤。另外,最新研究表明 tRF 在表观遗传的跨代传递过程中也扮演着关键角色。

由 pre-tRNASer 来源的 tRF-1 系列的 tRF-1001在多种肿瘤细胞系中表达。tRF-1001 的表达水平与细胞的增殖活性相关,敲除 tRF-1001 会让细胞活性显著下降,抑制细胞增殖,G_2 期细胞特异性的聚集以及抑制 DNA 合成。转录组数据显示,无论是在转移性的还是非转移性的前列腺癌淋巴结样本中,都出现了 tRF 的富集。值得注意的是,在转移性的组织中,tRF 的长度是 27 nt,而在非转移性的样本中,tRF 长度是 18 nt,这提示 tRF 的生物合成过程可能有所不同。

另有研究报道,血管生成素(angiogenin,ANG)可以诱导 tRF 的表达。ANG 在几乎所有的肿瘤中高表达,诱导的 tRF 可能参与了 ANG 介导的癌细胞增殖;此外,tRF 也可以与细胞色素 C 结合,进而阻断凋亡小体的形成。

6.1.4.4 circRNA 与肿瘤

circRNA 是一类共价闭合的单链 RNA,它最早于 1976 年被发现,当时被认为是类病毒;1979 年,才鉴定其为内源性 RNA 剪接的产物。circRNA 没有多聚腺苷酸的尾巴,利用无 polyA 转录本的 RNA-Seq,发现了大量的 circRNA。

circRNA 根据其来源,可分为 4 类:外显子来源的 circRNA、内含子来源的 circRNA、外显子-内含子 circRNA 以及基因间区来源的 circRNA。其中绝大多数的 circRNA 都来自外显子,通常 circRNA 含有 1~5 个外显子。虽然整体上 circRNA 表达量很低,但是在特定的组织和细胞中,circRNA 可以有高的表达,circRNA 具有很强的组织和细胞特异性。

目前研究发现,circRNA 主要可通过以下几种机制参与生理活动:①作为 miRNA 海绵。CDR1as 是最早发现的可作为 miRNA 海绵的 circRNA,它具有超过 70 个 miR - 7 结合位点;circ-SRY 有 16 个 miR - 138 的结合位点,在小鼠睾丸中特异性表达。此外作为 miRNA 海绵的 circRNA 还包括 ciRS - 7、circ-ITCH、circ-HIPK3、hsa_circ_0000615 和 mm9_circ_012559。②调控基因转录。虽然绝大多数的 circRNA 位于细胞质,但是细胞核中依然存在内含子来源的 circRNA 以及外显子-内含子 circRNA。比如外显子-内含子 cricRNA circ-EIF3J 和 circ-PAIP2,它们可以结合 U1 snRNP,进一步与 RNA Pol Ⅱ 相互作用,增强它们所来源基因的表达;内含子来源的 circRNA ci-ankrd52 和 ci-sirt7 可以通过与 RNA Pol Ⅱ 相互作用,作为其来源基因的正向调控因子。③其他功能,包括与 RNA 结合蛋白相互作用,调控 mRNA 的稳定性,此外有研究报道 circRNA 还可以翻译出蛋白而发挥作用。circRNA 可通过以上多种机制参与肿瘤的进展。

6.2 DNA 甲基化异常与肿瘤

1953 年,James D. Watson 和 Francis Crick 揭示了 DNA 的双螺旋结构,为理解遗传信息的储存和传递提供了结构基础。此后人们的目光更多地聚焦于遗传信息的载体 DNA。一个非常重要的问题是:DNA 上的修饰能否影响基因表达呢? 直到 20 世纪 80 年代,DNA 甲基化调控基因表达和细胞分化的猜想才被证实。

DNA 甲基化是调控基因表达的重要方式,可维持正常的 X 染色体失活、基因组印迹。DNA 甲基化异常可导致多种生理过程紊乱,可参与肿瘤的发生、

发展和转移,因此可作为多种类型肿瘤的分子标记。肿瘤中 DNA 甲基化的变化不仅取决于肿瘤类型,还取决于基因类型以及甲基化所处的位置。总的来看,肿瘤抑制基因启动子区域的甲基化可促进肿瘤发生,而癌基因启动子区域的甲基化可抑制肿瘤发生。另外,DNA 甲基化在不同阶段是动态变化的,这提示动态变化的 DNA 甲基化可精细化地调控肿瘤相关的生物学过程。

6.2.1 DNA 低甲基化与肿瘤基因组不稳定

考虑到 DNA 甲基化对基因表达调控的重要影响,科学家们孜孜不倦地探索 DNA 甲基化与肿瘤间的关系。从 20 世纪 60 年代开始,科学家们在动物肿瘤、体外培养的癌细胞中检测整体的 DNA 甲基化水平,但结果始终难以令人信服:有的结果显示整体 DNA 甲基化水平升高,有的显示降低,还有的显示没有显著差异。直到 1983 年,美国科学家 Andrew Feiberg 和 Bert Vogelstein 改变策略,一方面他们缩小检测范围,只对特定染色质区域进行甲基化检测;另一方面他们首次直接用人的肿瘤样本进行检验,最终发现在所采集的 5 例患者的肿瘤样本中,有 4 例肿瘤组织中显示出低甲基化。由于是直接来源于人的肿瘤样本,因此结果更加具有说服力。但是 DNA 低甲基化如何影响肿瘤发生的? 这一点在当时并不清楚。

DNA 甲基化可维持基因组稳定性,低甲基化可导致基因组不稳定,基因突变率升高。1997 年,Lengauer 等在大肠癌细胞中首次揭示了 DNA 甲基化与基因组稳定性之间的关系。随后研究报道,当 DNA 甲基转移酶 DNMT1 敲除以后,基因突变率明显升高,进一步揭示了哺乳动物 DNA 甲基化可维持基因组的稳定性。Jairo 等在原发性结直肠癌中揭示,DNA 低甲基化以及 *p53* 突变均与基因组不稳定性之间存在很强的相关性,但 DNA 低甲基化与基因组不稳定性的相关性并不依赖于 *p53* 突变。此外,DNA 重复序列元件的低甲基化也与基因组不稳定性相关。

LINE - 1 的低甲基化可导致基因组的不稳定性。在胃肠道间质瘤(gastrointestinal stromal tumor, GIST)中,相比于中低风险的 GIST,高风险的 GIST 中 *LINE - 1* 的甲基化明显更低。*LINE - 1* 的低甲基化与染色质畸变之间存在很强的相关性。在头颈部鳞状细胞癌中,*LINE - 1* 的低甲基化

与着丝粒的不稳定性相关。在原发性肝细胞癌中，多个不同的重复 DNA 序列出现低甲基化，且在癌症发生过程中，丙肝病毒可调控低甲基化的进展。在机制方面，Jody 等发现，外界环境的刺激（比如电离辐射）诱导的 miRNA 的表达变化，可通过抑制 DNMT3A，导致 *LINE-1* 和 *SINEB2* 的低甲基化，进一步造成基因组的不稳定。

6.2.2　DNA 高甲基化与肿瘤抑制基因的沉默

当 1983 年 Andrew Feiberg 等发现肿瘤中的低甲基化时，人们开始接受肿瘤中普遍低甲基化的观点。但仅仅 3 年后，Stephen B. Baylin 等人在研究肺癌（尤其是非小细胞肺癌）和淋巴瘤时发现，与正常成人组织相比，肿瘤样本中降钙素基因 *CT* 的 5′-端 DNA 甲基化水平升高。当时 Stephen B. Baylin 认为这种甲基化模式并不常见，但越来越多的研究证明，肿瘤中特定位点的高甲基化十分普遍。

肿瘤抑制基因启动子区域的高甲基化可抑制基因表达，进而促进肿瘤生成。在前列腺癌中，*GSTP1*（编码谷胱甘肽-S-转移酶 P 蛋白）通常被高甲基化。在一项包含 27 例前列腺增生性炎性萎缩（前列腺癌的早期阶段）患者的样本中，69% 的样本中鉴定出 *GSTP1* 高甲基化，提示在肿瘤发生的早期阶段，*GSTP1* 可以作为诊断的重要依据。研究显示，用 *GSTP1* 作为前列腺癌的生物标志物，其敏感度可达到 82%，特异性高达 95%。

除了前列腺癌中的 *GSTP1*，其他组织来源的肿瘤也有其非常具有前景的肿瘤生物标志物（表 6-4）。

表 6-4　不同基因高甲基化作为肿瘤生物标志物

肿瘤	样本类型	总样本量	高甲基化的基因	敏感度	特异性
前列腺癌	Meta 分析	~3 500	*GSTP1*	82%	95%
前列腺癌	前列腺增生性炎性萎缩组织	27	*GSTP1*	69%	—
结直肠癌	血浆	243	*APC* & *MGMT* & *RASSF2* & *WIF1*	87%	92%
结直肠癌	血浆	50	*SEPT9*	90%	88%
成胶质细胞瘤	血清	37	*MGMT*	95%	60%
非小细胞肺癌	血清	22	*MGMT* & *CDKN2A* & *GSTP1*	73%	—
头颈部肿瘤	唾液	30	*MGMT* & *CDKN2A* & *DAPK1*	65%	—
			HOXA9	75%	53%
			NID2	87%	21%
乳腺癌	血清	604	*ITIH5* & *DKK3*	41%	93%~100%
			ITIH5 & *DKK3* & *RASSAF1*	67%	69%~82%

数据引自：Nat Rev Genet，2012，13(10)：679-692。

6.2.3　基因体甲基化异常与肿瘤

DNA 甲基化主要分布在 CpG 二核苷酸中。哺乳动物细胞中，富含 CpG 的区域通常称为 CpG 岛（CpGi），这些 CpG 岛主要分布于基因的启动子区域和 DNA 序列中的重复序列元件。研究发现基因体（gene body，即基因中转录的区域）也存在 DNA 甲基化。绝大多数的基因体 CpG 含量很低，而且普遍被甲基化，包含很多重复序列元件和转座子元件。利用比较进化学的方法分析对植物中的基因体甲基化进行分析，发现基因体甲基化在两种直系同源的物种中保守，而且是进化的结果，这暗示基因体甲基化可能具有重要的生物学功能。与基因启动子区域的甲基化不同的是，基因体甲基化通常与基因表达正相关。

基因体甲基化可调控肿瘤相关基因的表达。基因体的 DNA 甲基化可沉默可变启动子、逆转座子元件以及其他功能元件以维持转录效率。在肿瘤发生过程中，受 c-MYC 调控的多种代谢基因过表达，在人类结肠癌细胞中用 DNA 甲基化抑制剂 5-aza-2′-脱氧胞苷（5-Aza-CdR）处理可降低基因体甲基化水平，进而降低受 c-MYC 调控的基因的过表达，使得其恢复到正常状态，这提示基因体的 DNA 甲基化可作为治疗癌症的潜在靶点。此外，基因外显子中的 CpG 位点的甲基化是导致 C－T 突变的主要原因,如果发生在生殖细胞中,将导致疾病;发生在体细胞中,很可能导致癌症。

6.3　组蛋白修饰及其变体与肿瘤

核心组蛋白 H2A、H2B、H3 和 H4 各 2 份拷贝组装成组蛋白八聚体,DNA 缠绕其上,形成染色质的基本单元核小体。核心组蛋白的 N－端碱性尾巴上可以发生多种共价修饰,包括乙酰化、甲基化、泛素化、磷酸化、ADP－核糖化等,这些共价修饰可改变组蛋白的电荷分布情况,并影响染色质的结构,进一步调控邻近基因的表达。除了这些典型的组蛋白 H2A、H2B、H3、H4 和连接(linker)组蛋白 H1 外,还存在多种组蛋白变体,它们的序列虽然与典型的组蛋白相差无几,但功能却迥异。大部分组蛋白变体可替换经典的组蛋白参与核小体的组装,进而影响染色质结构并调控基因表达;另外,无论是核小体的正常组装还是组蛋白变体的替换,都需要染色质重塑复合物的参与。因此,组蛋白修饰的异常、组蛋白变体以及染色质重塑复合物的紊乱均可影响染色质结构,调控一系列基因的异常表达,导致诸多信号转导通路的异常,并最终导致多种疾病,甚至癌症。

6.3.1　组蛋白修饰异常与肿瘤

组蛋白修饰包括组蛋白乙酰化、甲基化、泛素化、磷酸化、ADP－核糖化等。组蛋白修饰种类繁多,不同的组蛋白修饰功能不尽相同,不同组蛋白修饰的组合和动态变化可精细地调控基因的表达。基于大量的研究,人们发现组蛋白修饰可用来表征基因的状态。通常情况下,H3K4me3 和 H3K27ac 的同时富集标志着转录活性基因的转录起始位点,

H3K4me1 和 H3K27ac 的同时富集标志着活性增强子,H3K36me3 标志着转录基因的基因体,H3K9me3 和 H3K27ac 标志着转录抑制。当组蛋白修饰发生异常时,受其调控的基因也会相应地异常表达。当这些基因参与肿瘤的某些特性形成时,组蛋白的异常修饰就可能导致肿瘤的发生和发展;反过来,肿瘤样本中通常会显示异常的组蛋白修饰状态,因此组蛋白修饰状态也可用于肿瘤辅助诊断及预后判断。

6.3.1.1　组蛋白乙酰化异常与肿瘤

组蛋白乙酰化是组蛋白修饰中研究最多的共价修饰。通常认为,组蛋白乙酰化可使得染色质结构变疏松,有利于基因表达;相反,组蛋白去乙酰化则抑制基因表达。组蛋白乙酰化的异常可参与包括癌症在内的多种生命过程,开发组蛋白去乙酰化酶抑制剂是肿瘤药物研发的一大热点。目前在肿瘤中发现了多种组蛋白乙酰化修饰的异常,这些异常通常由组蛋白乙酰基转移酶或组蛋白去乙酰化的紊乱所导致。

（1）组蛋白乙酰基转移酶异常与肿瘤

组蛋白乙酰基转移酶 p300 和 CBP 可对组蛋白 H2A、H2B、H3 和 H4 的多个位点进行乙酰化修饰。在急性淋巴细胞白血病(acute lymphoblastic leukemia,ALL)、急性髓细胞白血病(acute myeloid leukemia,AML)等血液系统恶性肿瘤以及乳腺癌、宫颈癌、结肠癌、肺癌等实体瘤中都发现了 p300 和 CBP 的片段缺失、点突变或易位;此外,还发现 pCAF 在上皮癌中点突变,MORF、MOZ 在急性髓性白血病中易位(表 6－5)。组蛋白乙酰基转移酶的突变或易位可导致全基因组水平的组蛋白乙酰化异常,但在肿瘤发生中的机制还有待进一步阐明。

表 6－5　组蛋白乙酰基转移酶(HAT)在癌症中的异常

HAT	底物特异性	肿瘤类型	基因缺陷
CBP（*KAT3A*）	H2AK5,H2BK12,H2BK15,H2BK20,H3K14,H3K18,H3K56,H4K5,H4K8,H4K12	ALL、肺癌 肺癌、具有微卫星不稳定的结直肠癌 AML	缺失突变 点突变 易位
p300（*KAT3B*）	H2AK5,H2BK5,H2BK12,H2BK15,H2BK20,H3K14,H3K18,H3K23,H3K56,H4K5,H4K8,H4K12	宫颈癌、ALL 乳腺癌、结肠癌 AML	缺失突变 点突变 易位

续　表

HAT	底物特异性			肿瘤类型	基因缺陷
pCAF（*KAT2B*）	H3K9，H3K23，H3K36	H3K14，	H3K18，	上皮癌	点突变
MORF	H3K14，H4K16			AML	易位
MOZ	H3K14，H4K16			AML	易位

表格改编自：Dev Cell，2010，19(5)：698 – 711.

（2）组蛋白去乙酰化酶（HDAC）与肿瘤

HDAC 负责将组蛋白上的乙酰基去除，从而实现组蛋白乙酰化的动态调控。越来越多的研究揭示，癌症中通常会出现 HDAC 的突变和异常表达。HDAC 主要分为Ⅰ、Ⅱ、Ⅲ、Ⅳ类，它们的异常在肿瘤中均已被发现。

1）Ⅰ类 HDAC 与肿瘤：在胃癌、乳腺癌、胰腺癌、肝癌、肺癌、肾癌、结直肠癌、前列腺癌和霍奇金淋巴瘤中均发现了 HDAC1 的高表达，HDAC1 的表达上调通常暗示着预后很差；HDAC2 和 HDAC3 同样在肾癌、结肠癌、胃癌以及霍奇金淋巴瘤等癌症中高表达；HDAC8 在儿童神经母细胞瘤出现高表达，而且与癌症更差的预后和生存期具有相关性。在机制上，HDAC1 的失活可诱导细胞周期调控因子 p21 和 p27 的上调，进而阻滞细胞周期，抑制细胞生长和增殖，诱导细胞凋亡；在肺癌中，miR - 499a 可作为 HDAC1 的上游调控因子。与此类似，HDAC2 失活可通过增强 p53 的 DNA 结合活性，诱导 p21Cip1/WAF1 的表达，进而阻滞细胞增殖，诱导细胞凋亡。值得注意的是，在具有微卫星不稳定性的散发性结直肠癌和遗传性非息肉性结直肠癌中发现了 HDAC2 的移码框突变，这种突变使得 HDAC2 表达降低且酶活性缺失，但同时使得其对 HDAC 抑制剂的抗增殖和促凋亡作用产生抵抗作用。

2）Ⅱa 类 HDAC 与肿瘤：HDAC4 在乳腺癌、肝癌、肺癌、骨肉瘤与结肠癌细胞中出现高表达，HDAC4 的上调通常与其调控的 miRNA 表达下调相关，比如 miR - 1、miR - 22、miR - 140。在对铂类药物产生抗性的卵巢癌细胞中 HDAC4 高表达，其通过对 STAT1 去乙酰化而调控肿瘤细胞生存。此外，在肿瘤中还发现了 HDAC4 的功能紊乱，在黑色素瘤细胞系中观察到 HDAC4 的纯合缺失，在乳腺癌中发现了 HDAC4 突变。

HDAC5 在高风险的成神经管细胞瘤和肝癌中

高表达且通常预后很差。在胰腺癌中，用于预后判断的分子标记 ORP5 可调控 HDAC5 的表达。在乳腺癌细胞中，HDAC5 可与转录抑制因子 TBX3 相互作用抑制 p14，进而诱导细胞增殖。

HDAC7 在胰腺癌中呈现高表达；在患有急性淋巴细胞性白血病的儿童中，HDAC7 的高表达暗示着预后很差；相反，有研究报道在骨髓增殖性肿瘤中 HDAC7 显著低表达。在原发性皮肤 T 细胞淋巴瘤细胞中，用泛组蛋白去乙酰化酶抑制剂帕比司他（panobinostat）抑制 HDAC7 的表达，可诱导其靶基因 *Nur77* 的表达，进而促进细胞凋亡。

HDAC9 在宫颈癌、原发性巨球蛋白血症和费城染色体（Ph）阴性经典骨髓增殖性肿瘤患者中高表达；在成神经管细胞瘤和儿童急性淋巴细胞性白血病中 HDAC9 的高表达与患者较差的预后相关。在胶质母细胞瘤中，HDAC9 相对低表达。在机制上，HDAC9 可对 TRIM29 去乙酰化，可减弱 TRIM29 与 p53 蛋白的结合，进而调控 p53 下游基因的表达，抑制 TRIM29 介导的促增殖活性，此时 HDAC9 被视为抑癌因子。

3）Ⅱb 类 HDAC 与肿瘤：在口腔鳞状细胞癌中，HDAC6 显著上升，且在晚期中表达比早期高。在前列腺癌和乳腺干细胞中，组蛋白 HDAC6 可对 Hsp90 去乙酰化，造成类固醇受体介导转录激活被抑制。HDAC6 还可调控血管上皮细胞的极化和迁移而促进血管生成。在急性淋巴细胞性白血病、多发性骨髓瘤细胞中，用 HDAC6 特异性抑制剂处理可增强化疗效果。HDAC10 在非小细胞肺癌中呈现低表达。在胃癌中 HDAC10 可调控活性氧分子（ROS）的产生，而 HDAC10 的抑制可造成 ROS 的聚集，触发内在的凋亡通路。此外，HDAC10 在慢性淋巴细胞性白血病中表达上调亦有报道。

4）Ⅲ类 HDAC 与肿瘤：SIRT1 在急性髓系白血病、前列腺癌、非黑色素瘤皮肤癌中表达升高，而在结肠癌中表达下调。SIRT1 既可通过对肿瘤抑制因子 p53 去乙酰化而作为促癌因子，也可通过 NF - κB 信号通路而作为抑制因子。此外，SIRT1 还可通过参与能量稳态、自噬、TGF - β、Wnt、DNA 损伤修复等信号通路介导肿瘤的发生。SIRT2 在胶质瘤、胃癌、非小细胞肺癌、前列腺癌中表达下调，在黑色素瘤中还发现了 SIRT2 催化结构域的突变。SIRT2 通常作为肿瘤抑制因子，其失活可导致基因组不稳定性。类似于 SIRT1，SIRT3 也具有促癌和抑癌的双重功能，这取决于肿瘤类型。SIRT7 在乳腺癌、宫颈癌中表达上调。SIRT7 对 H3K18ac 高度选择性的去乙酰化介导转录抑制，进而稳定癌细胞表型。

5）Ⅳ类 HDAC 与肿瘤：HDAC11 参与霍奇金淋巴瘤（Hodgkin lymphoma，HL），在 HL 的细胞系中，选择性地抑制 HDAC11 可诱导 OX40L 表达，进而促进细胞凋亡。在费城染色体阴性经典骨髓增殖性肿瘤（myeloproliferative neoplasm，MPN）中 HDAC11 高表达，组蛋白去乙酰化酶抑制剂处理可降低肿瘤活性，改善 ph-MPN 中脾脏过大的表型。

6.3.1.2 组蛋白甲基化异常与肿瘤

2004 年第 1 个组蛋白去甲基化酶 LSD1 的发现表明组蛋白甲基化是动态调控的，提示组蛋白甲基化在各项生命活动中大有可为。事实也确实如此，此后组蛋白甲基化的相关研究不断涌现，越来越多的研究证实组蛋白甲基化异常可影响诸多肿瘤相关基因的异常表达，在肿瘤中发挥重要作用。而组蛋白甲基化的异常既可来源于组蛋白甲基化相关酶类的突变，同时组蛋白相关酶类本身的表达可受到表观遗传修饰的调控，包括启动子区域的甲基化水平等。

（1）组蛋白甲基转移酶与肿瘤

目前已在多种肿瘤中发现组蛋白甲基转移酶的异常，包括在白血病中发现 MLL 的染色质重组和易位，在非霍奇金淋巴瘤中发现 MLL2 的突变，在 AML、黑色素瘤和肺癌等癌症中发现 NSD1 的突变，在乳腺癌、前列腺癌等癌症中发现 EZH2 的突变等。

1）H3K4 甲基转移酶与肿瘤：MLL1 催化 H3K4 的甲基化，其基因位于染色体 11q23.3，可与多个染色体位点发生易位。MLL1/KDM2A 的染色体异常是急性白血病的原因之一，其染色体异常主要包括染色体易位和融合（表 6 - 6）。约 75% 的婴儿急性白血病以及 10% 的儿童和成人急性白血病

中会出现 MLL 基因的易位，这种类型的急性白血病的预后通常很差。MLL 重组的白血病的表型包括 AML、ALL 或混合系白血病。

表 6 - 6　MLL1/KDM2A 发生染色体相互作用的基因（按照染色体排序）

变异类型	与 MLL1 发生作用的基因	具体位点
急性白血病		
易位	MLLT11/AF1Q	t(1；11)(q21；q23)
	NCKIPSD/AF3p21	t(3；11)(p21；q23)
	GMPS	t(3；11)(q25；q23)
	LPP	t(3；11)(q28；q23)
	FRYL	t(4；11)(p12；q23)
	AFF1/MLLT2/AF4	t(4；11)(q21；q23)
	AF5-alpha/CENPK	t(5；11)(q12；q23)
	AFDN	t(6；11)(q27；q23)
	MLLT3/AF9	t(9；11)(p22；q23)
	DAB2IP	t(9；11)(q34；q23)
	ABI1	t(10；11)(p11.2；q23)
	MLLT10/AF10	t(10；11)(p12；q23)
	TET1	t(10；11)(q22；q23)
	KNL1 and ZFYVE19	t(11；15)(q23；q14)
	MLLT6/AF17	t(11；17)(q23；q21)
	ELL	t(11；19)(q23；p13.3)
	MLLT1/ENL	t(11；19)(q23；p13.3)
	GAS7	t(11；19)(q23；p23)
	FOXO4/AFX1	t(X；11)(q13；q23)
插入	AFF4/AF5Q31	ins(5；11)(q31；q13q23)
慢性中性粒细胞白血病		
易位	SEPT11	t(4；11)(q21；q23)

MLL1 是具有多个结构域的蛋白，其 N - 端的 AT 锚结构域可识别并结合 DNA，而 C - 端的 SET 结构域是 H3K4 甲基转移酶。一旦结合到靶基因的启动子区域，MLL1 的 SET 结构域可以甲基化 H3K4，促进基因转录。但在白血病细胞中，染色体发生重排，MLL1 的 C - 端结构域与其他基因融合，因此 H3K4 甲基化丢失，而在大部分情况（＞70%）下，原来的 MLL1 与转录因子基因 AF4、AF9、AF10 和 ENL 融合，这 4 种蛋白会招募 DOT1L 到 MLL1 转录复合物，实现对 H3K79 的甲基化；这种甲基化标签的变化会扰乱 MLL 靶基因的表达，比如 HoxA9、HoxA7 以及 Meis1，它们的过表达可能导致白血病。

此外，在正常情况下，未发生融合的 MLL1/

KMT2A 不与 PPP1R15A/GADD34 相互作用,而一旦发生染色体易位,融合蛋白 KMT2A - MLLT1、KMT2A - MLLT3 以及 KMT2A - ELL 可以与 PPP1R15A 结合,抑制 PPP1R15A 诱导的凋亡。

2) H3K9 甲基转移酶与肿瘤:SUV39H1 (KMT1A)主要负责催化 H3K9me3。SUV39H1 在结直肠癌中高表达;在肝癌细胞中,SUV39H1 可正向调控细胞生长;在部分肝癌样本中发现 SUV39H1 高表达,并伴随 H3K9me3 高表达,且 SUV39H1 和 H3K9me3 升高的肝癌患者复发率明显较高。此外,SUV39H1 也可参与调控前列腺癌、乳腺癌、胃癌等细胞系的部分癌症特性,但机制有待进一步阐明。

G9a(KMT1C)主要负责 H3K9me 和 H3K9me2。G9a 在食管鳞状细胞癌、肝细胞癌、侵袭性肺癌、脑癌、多发性骨髓瘤和侵袭性卵巢癌等癌症中高表达,多数情况下与不良预后相关。通常 G9a 的高表达与高 DNA 甲基化相关,进而介导关键肿瘤抑制基因的沉默。

3) H3K27 甲基转移酶与肿瘤:EZH2(KMT6)为 PRC2 复合物的核心成分,主要负责 H3K27 甲基化。在乳腺癌、前列腺癌、子宫内膜癌、黑色素瘤、膀胱癌、成胶质细胞瘤、肝癌、肺癌及卵巢癌等中 EZH2 高表达。另报道,在非霍奇金淋巴瘤[包括滤泡性淋巴瘤、弥漫大 B 细胞淋巴瘤(diffuse large B-cell lymphoma,DLBCL)生发中心 B 细胞样(GCB)亚型]和黑色素瘤中则出现 EZH2 的功能获得性突变。在骨髓增生异常综合征(myelodysplastic syndrome,MDS)患者中,EZH2 突变的概率为 5%～6%,而在 AML 中很少见。在 12%～25% 的非霍奇金淋巴瘤中,发现了 EZH2 的 Y641、A667 突变。在正常情况下,EZH2 可催化 H3K27 的一甲基化、二甲基化和三甲基化,其中催化一甲基化的效率最高,二甲基化次之,三甲基化最弱;但是突变的 EZH2 Y641 却截然相反,它们一甲基化失活,而二甲基化和三甲基化的效率明显提高。此外,A677G 突变的 EZH2 对 3 种甲基化都有很高的催化效率。临床上 EZH2 突变的淋巴瘤样本中,H3K27me3 的甲基化水平普遍很高。

成人型 T 细胞性白血病(adult T-cell leukemia,ATL;由 HTLV - 1 病毒引起)中,PRC2 介导的 H3K27me3 水平升高可诱导靶基因沉默,其中包括一些肿瘤抑制因子、转录因子、表观修饰子、miRNA 以及发育相关基因,这提示 EZH2 介导的 H3K27me2 在 ATL 的发生过程中发挥着关键作用。在小鼠模型中,早期胸腺祖细胞中 Ezh2 和 Runx1 突变协作起始淋巴导致髓细胞白血病。

4) H3K36 甲基转移酶与肿瘤:SETD2 可作为肿瘤抑制因子,其在胶质瘤中突变。在急性白血病中,SETD2 出现功能缺失性突变,并伴随 H3K36me3 降低,通过促进白血病干细胞的自我更新进而促进白血病的起始和发展。SMYD2 在食管鳞状细胞癌、胃癌、胰腺导管腺癌等癌症中高表达,且通常与生存不良相关。

此外,NSD 家族蛋白 NSD1、NSD2 和 NSD3 均与肿瘤相关。位于 5 号染色体的 Nsd1 基因与位于 11 号染色体上的 NUP98 基因发生易位,Nup98 - Nsd1 融合基因会激活那些促进未成熟血细胞生长的基因,导致未成熟血细胞的过度生长,最终导致急性髓系白血病。此外,Nsd1 的突变还可以导致神经母细胞瘤或胶质瘤,主要是由于 Nsd1 启动子区域的高甲基化,使得 Nsd1 沉默;如果 Nsd1 缺失,参与细胞生长和分化的基因将变得不受控制,最终导致肿瘤的发生。Nsd2 在骨髓瘤中过表达,Nsd2 可发生 t(4;14)染色质易位,并且可调控 cMYC。参与 NF - κb 信号通路,且与肿瘤细胞增殖、生存和肿瘤生长相关。在儿童急性髓细胞性白血病中,NSD3 出现染色体异常及 Nup98 基因发生染色体易位 t(8;11)(p11.2;p15)。此外,Nsd3 的缺陷可能参与非小细胞肺癌,其在非小细胞肺癌中拷贝数增加或表达升高。

5) H3K79 甲基转移酶与肿瘤:目前在哺乳动物中只鉴定出了唯一的 H3K79 甲基转移酶 DOT1L,其对于 MLL - AF9 和 CALM - AF10 诱导的白血病的发生和维持是必需的,用 DOT1L 特异性抑制剂处理,可抑制白血病相关基因(比如 Hoxa 和 Meis1)的表达。

6) 组蛋白精氨酸甲基化与肿瘤:CARM1/PRMT4 是组蛋白 H3R17 和 H3R26 的甲基转移酶,在黑色素瘤中表达下调。PRMT5 是组蛋白 H4R3 和 H3R8 的甲基转移酶,在神经母细胞瘤、非霍奇金淋巴瘤和黑色素瘤中,PRMT5 可沉默肿瘤抑制因子 ST7 的表达,且自身高表达。PRMT6 是 H3R2 和 H3R42 的甲基转移酶,在前列腺癌中高表达,在乳腺癌中 PRMT6 的沉默可降低 PELP1 介导的 ER

激活、增殖和克隆形成。

（2）组蛋白去甲基化酶与肿瘤

组蛋白去甲基化酶也与肿瘤密切相关，在很多肿瘤中发现了组蛋白去甲基化酶的突变或异常表达。

1）组蛋白 H3K4 去甲基化酶与肿瘤

A. LSD1/KDM1A 与肿瘤。组蛋白去甲基化酶 LSD1/KDMA 被报道参与多种肿瘤，既包括血液系统相关肿瘤，也包括前列腺癌、膀胱癌、神经母细胞瘤、肺癌、肝癌、乳腺癌等实体肿瘤。LSD1 在多种癌症中高表达，LSD1 具有作为肿瘤生物标志物的潜力，LSD1 的抑制剂可减慢甚至阻断肿瘤细胞的生长。

LSD1 促进 AML 的发生。在 AML 细胞中敲除 LSD1，可显著地降低 AML 细胞的白血病干细胞活性。缺失 LSD1 活性的细胞不能形成克隆，显示出分化细胞的形态，缺乏成瘤性；而 LSD1 的过表达可导致 AML，这在急性早幼粒细胞白血病（acute promyelocytic leukemia，APL）中已得到证实。而对于 MLL-AF9 转化的白血病干细胞，LSD1 是必需的。LSD1 可调控含有 MLL－AF9 融合基因的白血病中一系列基因，LSD1 沉默以后，增加 MLL－AF9 靶基因位点的 H3K4me2 水平，降低 HoxA9 和 Meis1 的表达。这些结果表明，在 AML 中 LSD1 介导的组蛋白去甲基化与白血病干细胞相关的致癌基因的激活相关。

LSD1 参与 T 细胞白血病的发生。T 细胞性急性淋巴细胞白血病（T－ALL）由 T 细胞前体恶性转化而成，其中 Notch1 基因发生突变，导致 Notch 信号通路的组成性活化，这既是导致恶性转化的原因，也是 T－ALL 的分子标记。在机制方面，当 Notch 缺失时，DNA 结合因子 CSL 与 LSD1 结合，将其引导至 Notch 信号通路的靶位点，实现 H3K4me2 的去甲基化，进而介导靶基因的抑制；当 Notch 存在时，LSD1 更偏向于 H3K9me2 的去甲基化，进而介导靶基因的激活。另有研究报道，LSD1 可以与造血特异性的转录因子 TAL1 相互作用，而在蛋白激酶 A（PKA）的作用下，TAL1 的第 172 位丝氨酸被磷酸化，让 TAL1－LSD1 的结合变得不稳定，LSD1 的去甲基化能力被削弱，导致启动子区域的 H3K4 高甲基化，进而导致了靶基因的激活。

B. Jarid 家族蛋白也与肿瘤相关。KDM5A/Jarid1A 在乳腺癌中 KDM5A 低表达，通常提示预后较差。KDM5A 可通过结合视网膜母细胞瘤抑制因子 pRB 而作为抑癌因子。KDM5A 的敲除导致 p16、p21、p27 等细胞周期调控因子的上调。KDM5A 可与 PcG 以及 Myc 癌基因协作，并直接与重组信号蛋白 RBP－J 相互作用。一方面，KDM5/PRC2 复合物可以通过去除 H3K4me3 激活信号而沉默基因；另一方面，KDM5/PRC2 也可以通过加上 H3K27me3 抑制信号到 Notch 靶基因。另据报道，KDM5A 可能通过 C-Myc 相互作用，降低 Myc 诱导肿瘤的频率。KDM5B/Jarid1B 在转移性的黑色素瘤细胞中呈现抑癌功能，在乳腺癌中则促进细胞增殖，在前列腺癌中也高表达；KDM5C/Jarid1C 在肾透明细胞癌中出现失活突变。

2）组蛋白 H3K9 去甲基化与肿瘤：KDM3A/JMJD1A 在结直肠癌和肾细胞癌中过表达。KDM3B/JMJD2A 是含 Jmjc 结构域家族的一员，可特异性地去除组蛋白 H3K9me1/2 甲基化；KDM3B 在多种癌症中低表达，是一种抑癌基因。KDM4A/JMJD2A 对乳腺癌细胞的增殖是必需的，在膀胱癌中表达降低，对于引起癌症的病毒的潜伏期和复制也是必需的。KDM4B 在胃癌中过表达，在乳腺癌细胞中，对于癌细胞的增殖和转移形成是必需的。KDM4C 在乳腺癌、食管癌、淋巴瘤、AML、肺肉瘤样癌中高表达。在结肠癌细胞中，KDM4D/JMJD2D 对于肿瘤细胞的增殖和生存是必需的。

3）H3K27 去甲基化酶与肿瘤：KDM6A/UTX 可作为肿瘤抑制因子，当发生突变时，可导致其功能紊乱，在乳腺癌、食管癌、结肠癌、肾癌、脑癌、髓细胞白血病和多发性骨髓瘤等癌症中发现了 KDM6A/UTX 的突变。KDM6B/JMJD3 在不同的癌症中呈现出不同的表达模式。在霍奇金淋巴瘤和膀胱癌中高表达，但在肾细胞癌中显著低表达；此外，KDM6B/JMJD3 异常程度与膀胱癌和肾细胞癌的临床分期相关，提示其可能作为癌症发展的标志物。KDM7/JHDM1D 既可以对 H3K9me2/me1 去甲基化，也可以对 H3K27me2/me1 去甲基化。在 HeLa 细胞和 B16 异种移植瘤模型中，在营养缺乏的情况下 KDM7A 的表达升高可通过下调血管生成而抑制肿瘤生长。

4）H3K36 去甲基化酶与肿瘤：KDM8/JMJD5 在乳腺癌中高表达。KDM8/JMJD5 的 H3K36me2

去甲基化作用可抑制组蛋白去乙酰化酶 HDAC1 的招募,使得组蛋白乙酰化水平升高,进一步激活细胞周期蛋白 A1(cyclin A1)的表达,参与肿瘤的发生。在 MCF7 乳腺癌细胞中敲除 KDM8/JMJD5,可导致细胞周期阻滞。此外,KDM2B 也是 H3K36 去甲基化酶,可对 H3K36me3/me2 去甲基化,它也可调控细胞周期。

6.3.1.3 组蛋白泛素化异常与肿瘤

组蛋白的泛素化参与多种核内过程,包括调控转录、维持染色质结构、参与 DNA 损伤修复,而这些过程的紊乱可能导致癌症的发生。多种泛素化相关的酶被鉴定为促癌或抑癌因子。单泛素化的组蛋白 H2A 和 H2B 分别在前列腺癌和乳腺癌中显著降低,*BRCA1* 可结合到卫星 DNA 序列,并通过催化 H2A 的单泛素化而维持细胞的异染色质结构,*BRCA1* 缺失导致卫星序列中 H2A 泛素化降低以及卫星序列的去抑制,可能是乳腺癌、卵巢癌等癌症的潜在因素。

此外,组蛋白泛素化相关酶也可参与肿瘤发生。RNF20 是组蛋白 H2B 的 E3 泛素连接酶,可通过扰乱 TFⅡS 和 PAF1 延伸复合物间的相互作用以及抑制转录延伸抑制基因表达;NF20 的缺失导致一些原癌基因的表达和生长相关基因(包括 *c-myc* 和 *c-Foc*)的表达增加;RNF20 缺失的细胞,肿瘤抑制因子 p53 表达水平升高,细胞迁移和肿瘤形成增加;肿瘤样本中 RNF20 启动子显示出高甲基化。USP22 是泛素水解酶,可催化单泛素的 H2A 和 H2B 中泛素化的去除,MYC 将 USP22 招募至基因启动子区域,进而激活 MYC 的靶基因;USP22 的缺失可增加 p53 和 p21 的表达,抑制增殖,诱导细胞停滞在 G_1 期。

6.3.2 组蛋白变体与肿瘤

组蛋白是真核细胞中最丰富、最保守的蛋白。DNA 缠绕在组蛋白八聚体外形成染色质的基本单位核小体,组蛋白 H1 结合在两个核小体之间的 DNA 上。除了经典的组蛋白 H1、H2A、H2B、H3 和 H4,在进化过程中还产生了一系列组蛋白变体。在人类体细胞中,已经鉴定出 8 种 H2A 变体、6 种 H3 变体、2 种睾丸特异性的 H2B 变体,而 H4 的变体目前尚未在高等真核生物中发现(表 6-7)。

表 6-7 人类细胞中鉴定出的组蛋白变体及其在癌症中的功能

核心组蛋白	变体	可变剪接形式	在癌症中功能
H2A	H2A. X	—	抑癌
	H2A. Z. 1	—	促癌
	H2A. Z. 2	H2A. Z. 2. 1	促癌
		H2A. Z. 2. 2	促癌
	MacroH2A1	MacroH2A1. 1	抑癌
		MacroH2A1. 2	两面性
	MacroH2A2		抑癌
	H2A. B		
H2B	H2B. W		
	TSH2B		
H3	H3. 1T		
	H3. 3		两面性
	H3. 5		
	H3. X		
	H3. Y		
	CENP - A		促癌

经典的组蛋白由多个基因编码,大部分经典的组蛋白基因在整个基因组中组装成簇,这保证了 DNA 在复制过程中可产生大量数量相同的 4 种组蛋白,新生 DNA 链持续不断地与组蛋白组装为核小体。对组蛋白变体而言,编码它们的基因通常只有 1 个或者 2 个,比如编码 H2A. X 的基因只有 1 个,而编码 H3.3、H2A. Z、macroH2A 的都只有 2 个。这些基因位于经典的组蛋白基因簇的外面,出现在其他染色体,推测这些组蛋白变体在整个细胞周期中,可能采取一种新的转录和组装模式。组蛋白变体赋予了染色体很多新的特性,可通过改变染色质结构参与癌症相关的多种生理活动。

类似于经典的组蛋白,组蛋白变体也可与 DNA 组装成核小体。组蛋白的组装需要伴侣蛋白以及染色质重塑蛋白的协同作用。前者可以结合组蛋白,进而可以实现组蛋白的锚定或从染色质中去除;后者可改变染色质结构,参与组蛋白的替换等多种过程。

组蛋白变体可通过稳定染色质结构或反过来破坏染色质结构稳定而调控表观遗传状态。在肿瘤中,组蛋白变体及其调控因子失控,在某些情况下,它们也会发生突变。肿瘤关键的特征包括无限增殖、对抗凋亡、转移和侵蚀免疫系统,染色质塑性的改变可介导以上特性的形成。

6.3.2.1 组蛋白 H2A 变体异常与肿瘤

（1）H2A.Z 的异常高表达可促进肿瘤发生

H2A.Z 包含 H2A.Z.1、H2A.Z.2.1 和 H2A.Z.2.2，后两者由同一基因可变剪接形成，三者与 H2A 的序列保守性分别为 58.3%、59.1% 和 54.5%。H2A.Z 在转移性黑色素瘤、前列腺癌、膀胱癌和乳腺癌中呈高表达，而且通常标志着不良的预后。H2A.Z.1 和 H2A.Z.2 在作用机制上不同，在肝癌中 H2A.Z.1 促进上皮间充质转化（EMT）以及肿瘤生长；在晚期黑色素瘤中 H2A.Z.2 通过促进原癌基因的转录而增强肿瘤增殖活性。此外，介导 H2A.Z 组装的染色质重塑因子 p400 和 SRCAP 在多种肿瘤中高表达，p400 可促进致癌的 Wnt 信号通路，进而抵消组蛋白乙酰转移酶 KAT5 的肿瘤抑制功能。

H2A.Z 可通过调控 DNA 损伤修复介导肿瘤的发生。哺乳动物细胞通常采用同源重组（HR）和非同源末端连接（NHEJ）方式来修复双链 DNA 断裂，而 NHEJ 有可能产生基因易位和融合，这些都可能导致肿瘤的发生。H2A.Z 同时控制着 HR 和 NHEJ，其可以掺入 DNA 损伤位点，维持染色质开放状态，为 DNA 损伤修复机器提供工作平台。H2A.Z 如果被伴侣分子 ANP32E 从染色质中移除，则启动同源重组；反之，H2A.Z 的持续出现则更偏向于 NHEJ。因此，肿瘤中 H2A.Z 的高表达可能导致 DNA 损伤修复更多地采用 NHEJ，而 NHEJ 更加容易出错，导致肿瘤的发生，这有待进一步证实。

（2）macroH2A 在肿瘤发生、发展中的两面性

macroH2A 包含 macroH2A1.1、macroH2A1.2 和 macroH2A2。前两者属于同一基因的 2 种可变剪接形式，与 H2A 在氨基酸序列上有 62% 的保守性，macroH2A2 约为 60.5%。macroH2A1.1 和 macroH2A2 可作为肿瘤抑制因子，在乳腺癌中两者表达显著下调，其表达水平与肿瘤的增殖特性负相关。此外，在睾丸癌、肺癌、膀胱癌、宫颈癌、结肠癌、卵巢癌和子宫内膜癌等癌症样本中，也观察到 macroH2A1.1 表达水平显著降低。macroH2A1.2 的功能则取决于肿瘤类型和所分析的肿瘤特性；在黑色素瘤细胞中 macroH2A1.2 可降低肿瘤的转移特性，提示其具有抑癌功能；相反，在乳腺癌细胞中其有助于肿瘤细胞的转移、入

侵和生长，提示其具有促癌功能。

在肿瘤发生过程中 macroH2A1.1 与 macroH2A1.2 的比例十分关键，比例降低（即 macroH2A1.1 相对减少）与乳腺癌的转移能力具有相关性。在黑色素瘤细胞中，macroH2A 表达下调可导致癌基因 CDK8 上调，进而介导黑色素瘤细胞的增殖。

（3）H2A.X 与肿瘤

H2A.X 第 139 位丝氨酸的磷酸化（其产物为 γH2A.X）是 DNA 双链断裂（double strand break，DSB）的早期事件，一旦形成 DSB，γH2A.X 会迅速聚集到断裂位点，随后细胞启动 DNA 修复机制。在低水平的应激情况下，γH2A.X 帮助激活 G_2-M 检查点以阻滞细胞周期。γH2A.X 缺乏的小鼠对辐射高度敏感，在抑癌基因 $p53$ 缺失的情况下会发展为 T 细胞性淋巴瘤。

6.3.2.2 组蛋白 H3 变体异常与肿瘤

（1）H3.3 在肿瘤中具有双面功能

H3.3 与经典组蛋白 H3.2 和 H3.1 在氨基酸序列上的差别分别为 4 个和 5 个。它们掺入 DNA 的机制也不同，经典的 H3.1 和 H3.2 在细胞周期的 S 期通过分子伴侣 CAF-1，以 DNA 复制依赖性的方式掺入；而 H3.3 以不依赖于 DNA 复制的方式，通过伴侣分子 HIRA 和 DAXX 掺入，前者可协助 H3.3 锚定在 DNA 裸露的区域（如转录状态的基因体），而后者通常将 H3.3 锚定在异染色质区域，且需染色质重塑蛋白 ATRX 的协助。

1）组蛋白 H3.3 的异常表达与肿瘤发生：在多种类型的癌症中，H3.3 通常高表达。而在胶质母细胞瘤中 H3.3 具有肿瘤抑制功能，通过对抗干细胞样的自我更新能力，促进分化，在恶性肿瘤细胞中其表达下调。从 DNA 损伤修复的角度看，H3.3 与 PARP1 以及染色质重塑蛋白 CHD2 组装为 NHEJ 复合物，采用更易出错的 NHEJ 途径来修复 DNA 双链断裂。组蛋白 H3.3 伴侣分子的异常失活可能参与肿瘤发生。DAXX 是组蛋白 H3.3 的伴侣分子，ATRX 是 H3.3 的染色质重塑蛋白，在 DAXX 和 ATRX 的共同作用下，H3.3 锚定于特定染色质区域，并形成异染色质。在肿瘤中，DAXX 和 ATRX 通过失活或者丢失，这提示 H3.3 在中心粒异染色质形成中的功能在肿瘤中可能被扰乱。

2）组蛋白 H3.3 的突变可促进肿瘤发生：目前

已经发现的组蛋白 H3.3 突变包括 K27M、G34R/G34V/G34W/G34L 以及 K36M。值得注意的是,编码 H3.3 的基因有 *H3F3A* 和 *H3F3B*,但 H3.3K36M 突变主要发生在 *H3F3B* 基因上,而其他突变主要发生在 *H3F3A* 上。3 个位点的突变出现在不同肿瘤的不同阶段,其中 K27M 突变出现在儿童弥散内生性脑桥胶质瘤(diffuse intrinsic pontine glioma,DIPG)以及儿童和成人的高级(Ⅲ级和Ⅳ级)星形细胞瘤;G34R/V 主要出现在小儿多形性胶质母细胞瘤,另在骨肉瘤中亦有报道;G34W 和 G34L 只在骨巨细胞瘤中报道过;而绝大多数 K36M 突变出现在软骨母细胞瘤以及透明细胞软骨肉瘤。

组蛋白变体 H3.3K27 的突变参与肿瘤发生。在出现 H3.3K27M 突变的恶性胶质瘤中,癌细胞中显示出整体的 H3K27 低甲基化和 DNA 低甲基化,这些变化是改变基因表达的关键因素。在人类胚胎干细胞中,H3.3 的突变伴随着肿瘤抑制基因 *TP53* 的丢失和血小板衍生生长因子受体-α 信号的激活,使得由胚胎干细胞分化而来的神经祖细胞重新回到发育上更加原始的干细胞状态。此外,H3.3K27 点突变可影响异染色质的形成。在小鼠胚胎发育过程中,H3.3K27 的点突变可导致着丝粒转录本的异常积累、HP1 的错误定位、染色质分离的紊乱以及发育阻滞。

组蛋白变体 H3.3K36 的突变可促进肿瘤发生。超过 90% 的成软骨细胞瘤中含有 H3.3K36M 的杂合突变。在成软骨细胞瘤和软骨细胞中,H3.3K36M 的突变可抑制 2 种 H3K36 的甲基转移酶(MMSET 和 SETD2)的活性,显著降低 H3K36 的甲基化水平。H3K36 的异常甲基化会改变肿瘤相关基因的表达,而且 H3.3K36M 的软骨细胞显示出多个癌细胞的特征,比如形成克隆的能力增加、对抗凋亡、分化缺陷。因此 H3.3K36M 蛋白可对 H3K36 甲基化状态进行重编程,部分通过改变肿瘤相关基因的表达而有利于肿瘤发生。此外,H3.3K36M 突变会剥削 H3.3K36 与潜在的肿瘤抑制因子 BS69/ZMYND11 的相互作用,提示 H3.3K36 - BS69 的结合可能起肿瘤抑制作用。

(2)CENP - A 异常高表达可促进肿瘤发生

CENP - A 在结直肠癌、乳腺癌、肝癌、卵巢癌、肺腺癌以及原发性骨肉瘤中高表达,在肺癌和卵巢癌中,其高表达与不良预后具有相关性。在有丝分裂过程中,CENP - A 的表达对染色质的正常分离至关重要。当 CENP - A 高表达时,其伴侣分子 HJURP 不堪重负,此时 CENP - A 可劫持 H3.3 的锚定机器,原本应锚定在着丝粒的 CENP - A 在 H3.3 特异性伴侣分子 DAXX 的带领下,被锚定在染色体臂,并形成非常稳定的 CENP - A - H3.3 的异型核小体。一方面,CENP - A 的异常定位可形成新着丝粒(neocentromere),并通过染色质断裂影响基因组不稳定性,当新着丝粒和原来的着丝粒同时在有丝分裂纺锤体的作用下向相反的两级移动时,会造成染色质的断裂;反之,如果 Holliday 交叉识别蛋白(Holliday junction recognition protein,HJURP)表达过量时,也可造成有丝分裂紊乱,提示 CENP - A 与 HJURP 之间的失衡可能是导致肿瘤的原因之一;另一方面,CENP - A - H3.3 核小体也可阻塞转录抑制因子 CTCF 的结合位点,进而参与转录调控。

6.3.3　染色质重塑复合体与肿瘤

人类每个体细胞中全部 DNA 的总长约为 2 m,而细胞核尺寸在微米级别,如何将长约 2 m 的 DNA 压缩进微米级的细胞核中?经典的染色质组装理论认为,DNA 缠绕在组蛋白八聚体上形成核小体,核小体进一步压缩,形成 30～120 nm 的染色质结构,染色质进一步压缩,形成结构紧密的染色体。细胞在完成这一伟大工程的同时,也带来了很多新的问题。比如细胞复制机器、转录相关蛋白(包括转录因子和表观遗传修饰的识别者)和修复机器都无法接近 DNA,严重阻碍了正常的 DNA 复制、转录起始和延伸以及 DNA 损伤修复等生理过程,而染色质重塑可以改变这一过程。

染色质重塑是指通过染色质结构的动态变化,使得处于紧密状态的基因组 DNA 变得松散,进而调控基因表达。广义上讲,DNA 甲基化和组蛋白修饰都可以改变染色质结构,因此也属于染色质重塑。除此之外,还有一类依赖于 ATP 的染色质重塑复合物,它们可以移动或重建核小体,进而参与各种生理过程。

1994 年,Cote 等在酵母中发现了首个 ATP 依赖的染色质重塑复合物 SWI/SNF,包含约有 13 个亚基,其中包含 Snf2/Swi2 ATP 酶亚基,此外还包含 Snf、Snf6、Snf11、Swi1、2 个 Swi3、Swp73、

Swp82、Arp7、Arp9、Taf14 和 Rtt102。所有的 ATP 依赖的染色质重塑复合物都包含有 1 个 ATP 酶亚基，根据 ATP 酶亚基中结构的相似性和差异性，可将染色质重塑复合物分为 4 个亚家族：SWI/SNF（switch/sucrose non-fermentable）、ISWI（imitation swtich）、CHD（chromodomain helicase DNA-binding）和 INO80。

染色质重塑复合物主要利用 ATP 酶亚基水解 ATP 所释放的能量破坏 DNA-组蛋白的结合，让紧密缠绕在组蛋白八聚体上的 DNA 松弛或剥离，进而可以与转录因子等效应蛋白结合，使得 DNA 修复、DNA 复制、DNA 转录等过程得以顺利进行。目前所知的染色质重塑复合物对染色质结构的重塑机制主要包括组蛋白八聚体滑动、组蛋白变体替换、形成 DNA 环等。在第 1 种模型中，组蛋白八聚体可沿着 DNA 滑动，组蛋白与 DNA 的相对位置发生改变，让原本缠绕在其上的 DNA 得到释放；组蛋白变体替换是目前广泛研究的模型，比如组蛋白 H2A 的变体 H2A.Z 可替换 H2A，使染色质结构更加松弛；而 DNA 环形成模型认为，DNA 与组蛋白的相对位置没有改变，但是 DNA 可在其缠绕的组蛋白八聚体上形成环状结构，进而可以与效应因子结合。

染色质重塑复合物中亚基的突变频繁出现在各种癌症中，比如结直肠癌、肝癌、肺癌、乳腺癌、前列腺癌等，这些突变可能通过影响基因的稳定性参与肿瘤的发生（表 6-8）。

表 6-8 各种癌症中染色质重塑复合物的突变

肿 瘤	突变频率	突 变 物
肾透明细胞癌	41%	人源 SWI/SNF BAF 复合物的 PBRM 亚单元
卵巢透明细胞癌	75%	ARID1A（BAF250a），ARID1B（BAF250b），SMARCA4（BRG1），人源 SWI/SNF BAF 复合物的 BCL11A 亚单元
结直肠癌	55%	人源 SWI/SNF 复合物的多种亚单元
胰腺癌	10%	主要为人源 SWI/SNF 复合物的 BRG1 和 ARID1A 亚单元
黑色素瘤	39%	人源 SWI/SNF 复合物的多种亚单元
滑膜肉瘤	95%	人源 SWI/SNF BAF 复合物的 SS18 亚单元与 SSX 蛋白的融合基因
恶性横纹肌样肿瘤	～100%	BAF47（hSNF5）
肝癌	33%	主要为人源 SWI/SNF 复合物的 ARID1A、ARID1B、ARID2 亚单元
肺癌	35%	人源 SWI/SNF 复合物的所有亚单元
乳腺癌	11%	人源 SWI/SNF 复合物的多种亚单元
胰腺神经内分泌肿瘤，胶质母细胞瘤	45%	ATRX，DAAX，组蛋白变体 H3.3
前列腺癌	～20%	Chd1
子宫内膜癌	17%	Chd4

6.4 肿瘤中遗传与表观遗传互动

每时每刻，人体细胞内都可能发生基因突变。突变随机发生，使基因序列发生改变，可进一步影响其编码的蛋白的功能，改变细胞甚至个体的性状。如果突变性状更能适应环境，经过长期筛选，这种突变会被保留，反之将被淘汰。可以说，基因突变见证了人类的进化历程，但同时也让给人类带来诸多困扰，包括各种神经系统疾病、代谢性疾病，甚至癌症。

人体内的基因突变分为体细胞突变和生殖细胞突变。前者不能遗传，是导致肿瘤的主要突变类型；而后者可由父母传递给自己的子女，并且在后代的每一个细胞中都存在这种突变，生殖细胞突变导致的肿瘤占全部肿瘤的 5%～10%。

造成突变的因素很多，一个重要的因素是外界环境刺激，如物理辐射、化学诱变、病毒感染等。此外，突变与年龄关系紧密，随着年龄的增长，突变逐渐积累。对于肿瘤这种复杂的疾病而言，单基因突变很难形成肿瘤,只有当突变不断积累,形成肿瘤的风险随之升高,这也与年龄越大肿瘤风险越高的现状相符合。

表观遗传学的一个重要研究方向就是探讨个体基因与环境间的交互作用。外界环境既可以影响细胞的基因组,同时也可以改变表观基因组。从进化角度看,相比于基因组,表观基因组常处于动态变化之中,而且对外界环境的响应更加迅速,因此这种响应方式看起来似乎更加"聪明和灵活"。事实上,在各种肿瘤中,不仅发现了基因组变化,还发现了表观基因组的改变。越来越多的证据显示,表观基因组的异常在肿瘤发生、发展和转移过程中发挥着重要作用。

遗传学和表观遗传学协同参与肿瘤的进程。表观遗传学的动态变化依赖于多种表观遗传的调控因子,主要包括表观遗传修饰的书写子(writer)、阅读子(reader)和擦除子(eraser),染色质重塑蛋白(chromatin remodeler)及其他表观遗传相关的辅因子和代谢酶等。它们的基因突变可能使得其编码的蛋白结构异常,功能发生紊乱;抑或是组蛋白特定位点的突变,影响了其发挥正常功能的结合位点。总之这种突变使得相应的表观遗传过程受阻,下游的基因表达异常,比如抑癌基因的沉默或者癌基因的高表达,最终可能导致癌症。

鉴于基因组和表观基因组变化在肿瘤中的关键作用,2008 年,来自亚洲(包括中国)、北美、欧洲和澳洲等地的国家或组织共同发起了国际癌症基因组计划(International Cancer Genome Consor-tium,ICGC)。这是继人类基因组计划以后,全球范围内最为宏大的生物医学研究计划。该计划旨在对 50 种不同类型或亚型的癌症进行全面系统的基因组、转录组以及表观基因组分析,希望获得癌基因突变的目录,揭示突变对肿瘤影响的轨迹,定义肿瘤的亚型,为临床治疗提供新的方案。

目前已经在多种癌症样本中鉴定出表观遗传相关的关键蛋白的突变,其中包括 DNA 甲基转移酶、DNA 羟甲基化酶、组蛋白甲基转移酶、组蛋白去甲基化酶、组蛋白乙酰基转移酶、组蛋白去乙酰化酶、组蛋白泛素化酶、组蛋白去泛素化酶、染色质重塑复合物相关蛋白以及其他表观遗传相关蛋白。鉴于组蛋白泛素化酶和去泛素化酶突变在肿瘤中的作用此前已经提及,以下将重点介绍其他表观遗传相关蛋白在肿瘤中的突变。

6.4.1 DNA 甲基化酶类突变与肿瘤

DNA 甲基化相关的酶主要包含 DNA 甲基转移酶 DNMT1、DNMT3A、DNMT3B,DNA 羟甲基化酶 TET2,以及 DNA 甲基化效应因子 MBD 蛋白和 MeCP2 等。研究发现,当 DNA 甲基化相关酶发生突变时,可造成 DNA 甲基化异常,进而引起肿瘤相关基因的异常表达,可能导致肿瘤的发生。

6.4.1.1 DNA 甲基转移酶的突变

DNMT3A 突变在血液系统恶性肿瘤中发挥关键作用。虽然 DNA 甲基化与肿瘤的关系在很久以前就被揭示,但是直到 2010 年,才建立 DNMT3A 突变与恶性肿瘤的联系。目前研究发现,DNMT3A 的突变主要出现在血液系统相关的肿瘤中,比如骨髓增生异常综合征(MDS)和急性髓细胞白血病(AML)。MDS 是一类血液异质性疾病,其主要原因是骨髓造血干细胞的无效增生。MDS 患者会出现严重的贫血,并发展为骨髓造血功能障碍所引起的再生障碍性贫血,最终约 1/3 的 MDS 患者会转变为 AML。

DNMT3A 突变最早在 AML 中描述,在超过 20% 的 AML 患者中会出现 DNMT3A 突变。而在 MDS 中,DNMT3A 只在不超过 10% 的患者中出现。DNMT3A 突变中 2/3 是错义突变,其中 R882 是一个突变热点。具有 DNMT3A 突变的造血干细胞与野生型的相比,具有增殖优势。约有 1/3 的正常核型 AML(NL－CML)患者中会出现 DNMT3A 突变。这种突变使得 DNMT3A 不能完全地甲基化 DNA,DNA 甲基化模式的改变可影响一些基因,比如一些正常情况下被沉默的基因会被激活,这些激活的基因可阻止造血干细胞的正常分化,导致异常的未成熟白细胞的过量生产,这是 AML 的特征。此外,DNMT3A 的突变还会导致急性 T 淋巴细胞白血病(T-ALL)(表 6－9)。

DNMT1 突变在人类肿瘤中鲜有报道。在 29 例结直肠癌样本中,有 2 例(7%)检测出 DNMT1 突变:一例包含第 2389 位的碱基缺失,该碱基位于第 23 号外显子(DNMT1 一共有 40 个外显子),造成第 2 564～2 566 位碱基变成终止密码子,导致翻译提前终止,同时,这一例中还包含 841 个氨基酸(776～1 616)丢失,缺失的氨基酸序列包含了整个催化结构域;另一例样本中包含一个点突变 A441G,造成

表6-9　人类血液系统癌症中 DNMT3A 的突变位点及其功能

突变位点	癌症类型	结构域	突变结果
308Q	AML	PWWP	H3
664E	AML	Motif Ⅱ	Cat
710C	从 MDS 转变为 AML	Motif Ⅳ	Cat，DNA，AdoMet(－)
714C	AML	Following motif Ⅳ	AdoMet
720C	T-ALL	Following motif Ⅳ	Cat，DNA
729R	AML	Catalytic	DNA
733E	AML，CMML	Catalytic	DNA
771R	AML，MDS，SM	Catalytic	DNA
792R	T-ALL	Motif Ⅷ	Cat，DNA(＋)
826K	MDS	Catalytic	DNAMult
841K	AML	Catalytic	DNAMult
856E	T-ALL	Catalytic	DNA(＋)
860W	AML	Catalytic	Cat
879N	AML	Catalytic	Cat
882R	AML	In front of motif X	Cat，DNA

第 35 号外显子(催化结构域)中酪氨酸被替换为半胱氨酸。有研究显示 DNMT1 突变更多地参与神经系统疾病,在遗传性感觉神经病伴随痴呆和听力丧失(HSAN1)的患者中检测出第 20 号外显子上的突变,而在常染色体显性遗传性小脑共济失调、耳聋和嗜睡症(ADCADN)患者中检测出 DNMT1 第 21 号外显子中的突变。

DNMT3B 多态性(polymorphisms)与肿瘤发生风险密切相关,但 DNMT3B 突变主要与免疫缺陷、着丝粒不稳定和面部异常(immunode-ficiency, centromeric instability and facial anoma-lies, ICF)相关。ICF 综合征是一种罕见的常染色体隐性免疫疾病。DNMT3B 基因位于染色体 20q11.2,当发生突变时,可导致 ICF 综合征。DNMT3B 在癌症中的突变鲜有报道。

6.4.1.2　DNA 羟甲基化酶突变与肿瘤

通过全基因组测序分析,发现 TET2 的突变可能在 HTLV-I 诱导的成人 T 细胞性白血病中发挥关键功能。

（1）TET2 突变与血液系统肿瘤

22%～35% 的 MDS 患者中会出现 TET2 突变,WHO 对 MDS 进行分类,分为高风险的 MDS 和低风险的 MDS,其中在低风险的 MDS 中突变率更高。这些突变并不特异性地与一个形态上的亚组相关,可以出现在所有亚型的 MDS 中。在血液科恶性疾病中,TET2 突变可以是单核苷酸的突变,在 MDS 中也可以是移码框突变。TET2 蛋白的 C 端通常呈现错义突变,而 N 端为无义突变和移码框突变。这些突变可导致催化结构域的过早截短,扰乱 TET2 的活性。与 AML 相比,TET2 突变更频繁地出现在 MDS 中。

（2）TET2 突变与甲状旁腺癌

TET2 在甲状旁腺癌中表达量很低,在甲状旁腺细胞中敲除 TET2,可导致细胞生长和细胞迁移能力增加。DNA 测序结果发现了 TET2 的两个变体,其中 12 个患者中有 3 例出现 I1762V;另外,在同一个患者的组织样本和血液样本中,同时发现了 H1778R。但是这 2 种突变与肿瘤易感性之间的关系并不清楚。

6.4.1.3　其他表观遗传相关的酶突变与肿瘤

有些酶虽然本身不是表观遗传调控因子,但是它们的突变却可以通过影响表观遗传相关酶的活性而参与肿瘤。IDH1 和 IDH2 是三羧酸循环中的关键酶。IDH1 和 IDH2 的突变通常出现在 10% 的 AML 患者中,加起来约影响 20% 的 AML 患者;在 2%～5% 的 MDS 患者中出现 IDH1 和 IDH2 突变。IDH 突变总是杂合子点突变,影响 IDH1 中的 R132,以及 IDH2 中的 R140 或 R172。

在正常情况下,IDH1 和 IDH2 可催化异柠檬酸转化为 α-酮戊二酸。α-酮戊二酸是 80 多种酶的辅因子,包括 TET2 和组蛋白去甲基化酶;IDH1 和 IDH2 发生突变后,产物转变为 2-羟基戊二酸(2-

hydroxyglutarate，2 - HG)，会削弱酶的活性，因此 IDH1/2 的突变会产生一系列代谢异常的后果。

6.4.2 组蛋白修饰位点突变与肿瘤

在儿童大脑和骨相关的恶性肿瘤中，组蛋白 H3 基因经常出现错义突变。儿童脑胶质瘤中常出现的组蛋白 H3 第 27 位的赖氨酸(K)突变为甲硫氨酸(M)、第 34 位的甘氨酸(G)突变为精氨酸/缬氨酸(R/V)，骨巨细胞瘤中常出现组蛋白 H3 第 34 位的甘氨酸(G)突变为色氨酸/亮氨酸(W/L)，而约 95% 的成软骨细胞瘤中组蛋白 H3 第 36 位的赖氨酸(M)突变为甲硫氨酸(M)。

组蛋白 H3 突变有助于肉瘤的发生。在体内，H3K36M/I 突变的核小体可抑制组蛋白 H3K36 甲基转移酶的活性，造成 H3K36 甲基化水平降低，并伴随全基因组的 H3K27 甲基化。H3K27 甲基化的获得可导致 PRC1 的重新分布以及去除那些可阻断间充质的分化的靶基因的抑制作用。因此，H3 第 36 位甲硫氨酸的突变会影响间充质祖细胞分化，形成未分化的肉瘤。

6.4.3 表观遗传学异常对基因突变和拷贝数的影响

从定义上说，表观遗传学上可遗传的表型变化并不依赖于 DNA 序列的改变，但并不意味着表观遗传学与经典的遗传学泾渭分明。表观遗传学的异常也可以通过多种机制改变基因的突变率以及拷贝数，进而从 DNA 层面改变基因的表达。

DNA 甲基化可影响基因的突变率。在小鼠胚胎干细胞中进行 DNMT1 的纯合突变，无论是在内源性的 *Hprt* 基因还是外源导入的 *tk* 基因中，其突变率均显著提高，突变形式主要是基因缺失。*tk* 基因缺失主要是由有丝分裂重组或染色质丢失造成的。

染色体 17p 的缺失和 1q21 的获得是高风险的多发性骨髓瘤的细胞遗传学标记。其中，1q21 的获得出现最为频繁，见于 40% 的患者中，通常出现在复发和(或)难治性疾病中。1q21 的获得通常与参与 1q12 的染色体跳跃易位(JT1q12)的染色质异常相关。研究表明，1q12 近着丝粒附近区域中高度重复序列元件的低甲基化可能与 1q21 的拷贝数异常相关。

在鳞状细胞癌中，P300 拷贝数增加，并且可以与 SOX2 相互作用，对于 SOX2 在基底细胞中的活性以及 SOX2 3q26 - 28 区域拷贝数的增加是必需的。此外，将 P300 的抑制剂与其他靶向治疗方案结合使用可以获得更好的治疗效果，这揭示了 P300 在鳞状细胞癌中的潜在作用。

6.5 表观遗传学药物与肿瘤治疗

表观遗传变化(DNA 甲基化、组蛋白共价修饰等)可在转录水平调控基因表达。表观遗传的异常可能导致多种疾病，包括肿瘤。癌细胞具有无限增殖潜能、侵袭和转移、失去接触抑制、自主增殖信号、对抗程序性死亡、诱导血管生成等特征。表观遗传学的紊乱可能导致正常细胞转变为癌细胞，因此研发表观遗传相关药物是一个非常具有前景的方向。

表观遗传药物治疗癌症过程的两种机制：① 抑制原癌基因或激活肿瘤抑制基因；② 克服对化疗的耐药性。表观遗传药物主要的靶点为表观遗传修饰相关的酶，比如 DNA 甲基转移酶、DNA 去甲基化酶、组蛋白去乙酰化酶、组蛋白甲基化酶和去甲基化酶以及组蛋白修饰的识别子蛋白等，通过特异性地影响 DNA 甲基化或组蛋白乙酰化过程，可实现肿瘤的精准治疗。

6.5.1 DNA 甲基化抑制剂与肿瘤治疗策略

5 -氮杂胞苷在多种生物过程中均具有很强的抑制作用，是一种抑菌剂、抗肿瘤剂以及致突变剂；此外，5 -氮杂胞苷也显示出免疫抑制、抗细胞分裂、抗辐射以及抑病毒效果。1977 年，P. G. Constantinides 等观察到 5 -氮杂胞苷对细胞分化有影响；1983 年，经过进一步研究认定 5 -氮杂胞苷为 DNA 甲基转移酶的抑制剂。

5 -氮杂胞苷可以掺入到 DNA，可逆性地抑制 DNA 甲基转移酶，进而阻断 DNA 甲基化。5 -氮杂胞苷介导的 DNA 低甲基化可激活肿瘤抑制基因，起到对抗肿瘤的作用。由于 5 -氮杂胞苷也可以掺入到 RNA，因此会扰乱正常的 RNA 功能，影响 tRNA 胞嘧啶 5 -甲基转移酶的活性。2004 年，5 -氮杂胞苷(通用名阿扎胞苷)被美国食品药品监督管理局(FDA)批准用于治疗 MDS；其衍生物 5 -氮杂- 2′ -脱氧胞苷(通用名地西他滨)也于 2006 年被美国 FDA 批准上市，同样用于治疗 MDS。其他 DNA 甲基化的核苷抑制剂包括 5 -氟- 2′-脱氧胞苷以及 2 -嘧啶酮- B -核苷(zebularine)等(图 6 - 5)。

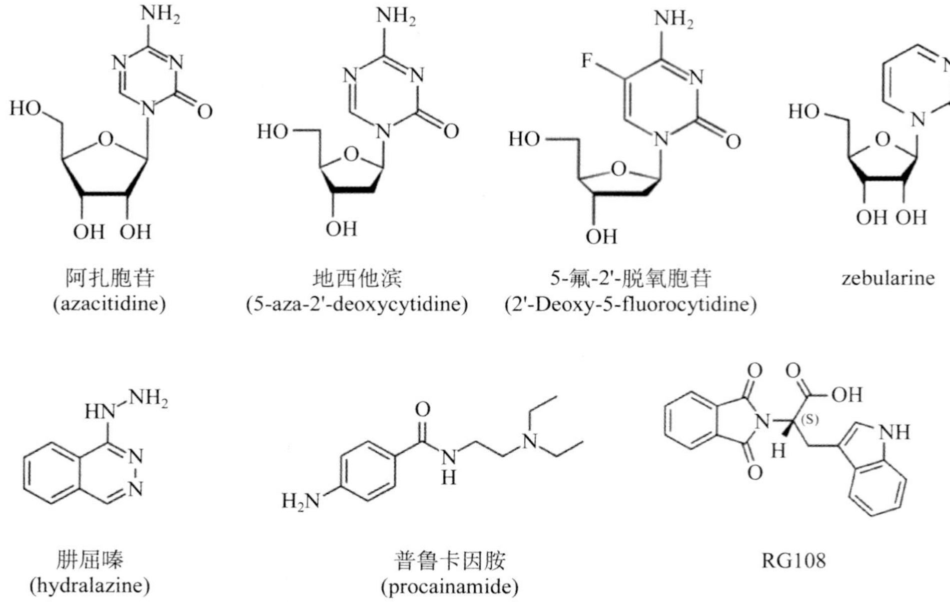

阿扎胞苷
(azacitidine)

地西他滨
(5-aza-2'-deoxycytidine)

5-氟-2'-脱氧胞苷
(2'-Deoxy-5-fluorocytidine)

zebularine

肼屈嗪
(hydralazine)

普鲁卡因胺
(procainamide)

RG108

图 6-5　常见的 DNA 甲基化抑制剂

以上提及的 DNA 甲基化抑制剂均需要掺入 DNA 而发挥作用,但同样存在不需要掺入 DNA 的甲基化抑制剂,如肼屈嗪(hydralazine)、普鲁卡因胺(procainamide)和茶多酚,只是它们的抑制作用十分微弱。此外,在体外实验中,小分子化合物 RG108 可阻断 DNA 甲基转移酶的活性,造成全基因组 DNA 的去甲基化,而且检测不到任何毒性。RG108 介导的去甲基化可重新激活肿瘤抑制基因,但不会影响着丝粒卫星 DNA 序列的甲基化,这些结果提示 G108 是个比较具有前景的 DNA 甲基化的抑制剂或先导化合物。

6.5.2　组蛋白修饰抑制剂与肿瘤治疗

组蛋白的修饰多种多样,可调控基因表达,并参与多种生理过程,在癌症的发生、发展和转移等过程中也发挥着关键作用,因此针对组蛋白修饰关键酶设计药物是一个非常具有潜力的方向。

(1) 组蛋白去乙酰化抑制剂(HDACi)

基于跟酵母组蛋白去乙酰化酶的同源性,目前将已知的 18 个人类组蛋白去乙酰化酶分为 4 类。针对以上不同类别的 HDAC,有不同类型的 HDACi。经典的 HDACi 通过其含锌离子的催化结构域作用于 Class Ⅰ、Class Ⅱ 和 Class Ⅳ 的 HDAC,这些经典的 HDACi 也可以根据其结合锌离子的化学单元分为如下几类:异羟肟酸(如曲古抑菌素 A)、环四肽(如 trapoxin B)、缩肽类、苯甲酰胺类化合物、亲电化合物、脂肪酸化合物(苯丁酸钠和丙戊酸)。

第 2 代的 HDACi 则包括异羟肟酸伏立诺他、贝利司他、LAQ824、帕比司他以及苯甲酰胺类(包括恩替诺特、CI994 和 Mocetinostat)。而 Class Ⅲ 的 HDAC 依赖于氧化型 NAD,因此可以被烟酰胺以及 NAD 的衍生物(比如二氢香豆素、萘并吡喃酮、2-羟基萘并吡喃酮)抑制。以下对几种重要的 HDACi 进行简要介绍。

曲古抑菌素 A(trichostatin,TSA),一个由吸水链霉菌产生的抗真菌抗生素,可选择性地抑制 Ⅰ 型和 Ⅱ 型哺乳动物 HDAC,但并不能抑制 Ⅲ 类 HDAC(比如 Sirtuins)。TSA 可以影响真核细胞的细胞周期,也可用来改变基因表达,因此具有一定的抗肿瘤潜力。其机制一是 TSA 可促进凋亡相关的基因表达,从而降低肿瘤细胞的生存率,减慢肿瘤的进展;二是诱导细胞分化,让肿瘤中去分化的细胞变成熟。

丙戊酸(valproicacid,商品名 Stavzor)虽然可抑制 HDAC,且已于 2008 年 7 月被美国 FDA 批准上市,但其主要用于治疗双相情感障碍、癫痫发作,以及预防偏头痛。伏立诺他(vorinostat)是一种泛组蛋白去乙酰化抑制剂,其可以结合到组蛋白去乙酰化酶的活性位点,可以作为锌离子的螯合剂。Mocetinostat 对 HDAC1 具有很强的抑制作用,对 HDAC2、HDAC3 和 HDAC11 也有一定的抑制作用,而对其他的没有活性,目前处于 II 期临床试验阶段,但已于 2014 年被美国 FDA 确立了孤儿药地位,用于治疗弥漫性大 B 细胞淋巴瘤。

值得一提的是,西达本胺(chidamide,商品名爱谱沙)是全球首个获批上市的亚型选择性组蛋白去乙酰化酶口服抑制剂,也是我国首个获得美国等发达国家专利授权的原创新药。

（2）组蛋白甲基化酶抑制剂（HMTi）

除了组蛋白去乙酰化酶抑制剂,针对组蛋白甲基转移酶的抑制剂也是表观遗传学药物开发的热点。目前研制的 HMTi 包括 BIX01294、C9492（毛壳素）、GSK126 等。

BIX01294 可选择性地抑制组蛋白甲基转移酶 G9a;C9492 是一种真菌霉素,可选择性地抑制 TrxR1;而 GSK126 则可以选择地抑制 EZH2。以上 3 种抑制剂目前仅用于研究,尚未进入临床。

6.5.3　表观遗传学药物开发与肿瘤治疗

表观遗传学药物虽然非常具有前景,但却困难重重。表观遗传药物的前期开发流程主要为:靶点鉴定和验证、得到先导化合物、先导化合物结构优化。优化后的先导化合物才正式进入后续的开发流程,而这个过程又十分繁琐和漫长,流程包括临床前阶段、临床试验阶段（又分为临床 I 期、II 期和 III 期）、注册阶段和批准阶段。这一系列的过程通常耗时数十年,需要学术界和工业界的通力合作和高效沟通。

表观遗传药物的开发在每一个开发阶段都有其独特的挑战。

在靶点选择和验证阶段,迄今还没有绘制出覆盖所有类型的细胞以及不同状态的细胞（正常细胞和癌细胞）的表观遗传图谱,而这些基础信息的缺失给靶点的筛选和验证带来了诸多挑战,譬如难以确定疾病最相关的靶点、难以理解相关的生物学过程、缺少进行相关生物学实验所必需的工具（如抗体）、难以在化学信息缺乏的情况下找到最合适的小分子激活剂和抑制剂,同时肿瘤发生的生物学机制还不完全清楚,组蛋白修饰相关酶类的组蛋白底物和非组蛋白底物（部分组蛋白修饰酶也可作用于非组蛋白）之间的关系也让靶点选择和验证更加复杂化。

一旦选择了靶点,接下来需要通过化学小分子库进行筛选。但现存的化学小分子库还不够丰富,药物筛选已经输在起跑线上;此外,目前已经被解析出结构的化合物不多;而且不同的酶、分子伴侣和底物的组合可能具有不同的构效关系。

在靶点验证阶段,建立实验信号窗口、敏感性和可重复性的参考化合物不多;生产具有活性的酶并不容易,可能需要多聚体复合物和特定底物的共表达;目前可供利用的针对表观遗传蛋白和组蛋白标签的高质量的抗体不多。而在体内实验中,组蛋白标签和靶基因变化很缓慢,需要更长的时间来评估靶点的参与和效价;可能需要新的突变和易位的肿瘤模型。

在临床试验阶段,如何鉴定和选择合适的药代动力学标签,选择组蛋白修饰、靶基因、组织还是肿瘤? 转移位点的表观遗传学变化与原发肿瘤的已有不同,应该靶向谁呢?

尽管困难重重,但目前依然有一批药物成功突破重围,被批准上市（表6-10）。

表 6-10　已获批准的表观遗传学抗肿瘤药物

药物类别	通用名	商品名	适用癌症	药物状态
DNA 甲基化抑制剂	阿扎胞苷（5-氮杂胞苷）	Vidaza	骨髓增生异常综合征（MDS）	2004 年 5 月获美国 FDA 批准
	地西他滨（5-氮杂-2'-脱氧胞苷）	Dacogen	骨髓增生异常综合征（MDS） 急性髓细胞白血病（AML）	2006 年 5 月获美国 FDA 批准 2012 年 9 月获欧盟批准
组蛋白去乙酰化酶抑制剂	伏立诺他	Vorinostat	皮肤 T 细胞淋巴瘤（CTCL）	2006 年 10 月获美国 FDA 批准
	罗咪酯肽	Istodax	皮肤 T 细胞淋巴瘤（CTCL） 复发或难治外周 T 细胞淋巴瘤（PTCL）	2009 年 11 月获美国 FDA 批准 2011 年 6 月获美国 FDA 批准

续　表

药物类别	通用名	商品名	适用癌症	药物状态
贝利司他	Belinostat		外周 T 细胞淋巴瘤	2014 年 7 月获美国 FDA 批准
西达苯胺	Epidaza（爱谱沙）		复发性或难治性外周 T 细胞淋巴瘤（PTCL）	2014 年 12 月获中国 CFDA 批准
帕比司他	Panobinostat		多发性骨髓瘤	2015 年 2 月获美国 FDA 批准

（于文强　徐　鹏）

主要参考文献

［1］ Allis CD，Jenuwein T． The molecular hallmarks of epigenetic control［J］． Nat Rev Genet，2016，17（8）：487 - 500．

［2］ Balatti V，Nigita G，Veneziano D，et al． tsRNA signatures in cancer［J］． Proc Natl Acad Sci USA，2017，114（30）：8071 - 8076．

［3］ Barneda-Zahonero B，Parra M． Histone deacetylases and cancer［J］． Mol Oncol，2012，6（6）：579 - 589．

［4］ Baylin SB，Höppener JW，de Bustros A，et al． DNA methylation patterns of the calcitonin gene in human lung cancers and lymphomas［J］． Cancer Res，1986，46（6）：2917 - 2922．

［5］ Buschbeck M，Hake SB． Variants of core histones and their roles in cell fate decisions，development and cancer［J］． Nat Rev Mol Cell Biol，2017，18（5）：299 - 314．

［6］ Cao J，Yan Q． Histone ubiquitination and deubiquitination in transcription，DNA damage response，and cancer［J］． Front Oncol，2012，2：26．

［7］Allis CD，Caparros ML，Thomas Jenuwein T，et al． Epigenetics［M］． 2nd ed． New York：Cold Spring Harbor Laboratory Press，2015，910 - 919．

［8］ Chen LL． The biogenesis and emerging roles of circular RNAs［J］． Nat Rev Mol Cell Biol，2016，17（4）：205 - 11．

［9］ Chen RZ，Pettersson U，Beard C，et al． DNA hypomethylation leads to elevated mutation rates［J］． Nature，1998，395（6697）：89 - 93．

［10］ Esteller M． Non-coding RNAs in human disease［J］． Nat Rev Genet，2011，12（12）：861 - 874．

［11］ Fang D，Gan H，Lee JH，et al． The histone H3. 3K36M mutation reprograms the epigenome of chondroblastomas［J］． Science，2016，352（6291）：1344 - 1348．

［12］ Feinberg AP，Vogelstein B． Hypomethylation distinguishes genes of some human cancers from their normal counterparts［J］． Nature，1983，301（5895）：89 - 92．

［13］ Fraga MF，Ballestar E，Villar-Garea A，et al． Loss of acetylation at Lys16 and trimethylation at Lys20 of histone H4 is a common hallmark of human cancer［J］． Nat Genet，2005，37（4）：391 - 400．

［14］ Garraway LA，Lander ES． Lessons from the cancer genome［J］． Cell，2013，153（1）：17 - 37．

［15］ Goll MG，Kirpekar F，Maggert KA，et al． Methylation of tRNAAsp by the DNA methyltransferase homolog Dnmt2［J］． Science，2006，311（5759）：395 - 398．

［16］ Greer EL，Blanco MA，Gu L，et al． DNA Methylation on N6 - Adenine in C. elegans［J］． Cell，2015，161（4）：868 - 878．

［17］ Herz HM，Morgan M，Gao X，et al． Histone H3 lysine-to-methionine mutants as a paradigm to study chromatin signaling［J］． Science，2014，345（6200）：1065 - 1070．

［18］ He YF，Li BZ，Li Z，et al． Tet-mediated formation of 5-carboxylcytosine and its excision by TDG in mammalian DNA［J］． Science，2011，333（6047）：1303 - 1307．

［19］ Heyn H，Esteller M． DNA methylation profiling in the clinic：applications and challenges［J］． Nat Rev Genet，2012，13（10）：679 - 692．

［20］ Hull RM，Cruz C，Jack CV，et al． Environmental change drives accelerated adaptation through stimulated copy number variation［J］． PLoS Biol，2017，15（6）：e2001333．

［21］ Ito S，Shen L，Dai Q，et al． Tet proteins can convert 5 - methylcytosine to 5 - formylcytosine and 5 - carboxylcyt-osine［J］． Science，2011，333（6047）：1300 - 1303．

［22］ Jones PA，Baylin SB． The epigenomics of cancer［J］． Cell，2007，128（4）：683 - 692．

［23］ Jones PA． Functions of DNA methylation：islands，start sites，gene bodies and beyond［J］． Nat Rev Genet，

2012,29;13(7):484-492.

[24] Kleff S, Andrulis ED, Anderson CW, et al. Identification of a gene encoding a yeast histone H4 acetyltransferase[J]. J Biol Chem, 1995, 270 (42): 24674-24677.

[25] Ko M, An J, Bandukwala HS, et al. Modulation of TET2 expression and 5-methylcytosine oxidation by the CXXC domain protein IDAX[J]. Nature, 2013, 497 (7447):122-126.

[26] Kozomara A, Griffiths-Jones S. miRBase: annotating high confidence microRNAs using deep sequencing data [J]. Nucleic Acids Res, 2014, 42 (Database issue): D68-73.

[27] Lagos-Quintana M, Rauhut R, Yalcin A, et al. Identification of tissue-specific microRNAs from mouse [J]. Curr Biol, 2002, 12(9):735-739.

[28] Lengauer C, Kinzler KW, Vogelstein B. DNA methylation and genetic instability in colorectal cancer cells[J]. Proc Natl Acad Sci USA, 1997, 94(6):2545-2550.

[29] Lu C, Jain SU, Hoelper D, et al. Histone H3K36 mutations promote sarcomagenesis through altered histone methylation landscape[J]. Science, 2016, 352 (6287):844-849.

[30] Marmorstein R, Zhou MM. Writers and readers of histone acetylation: structure, mechanism, and inhibition[J]. Cold Spring Harb Perspect Biol, 2014, 6 (7):a018762.

[31] Mayer W, Niveleau A, Walter J, et al. Demethylation of the zygotic paternal genome[J]. Nature, 2000, 403 (6769):501-502.

[32] Mellén M, Ayata P, Dewell S, et al. MeCP2 binds to 5hmC enriched within active genes and accessible chromatin in the nervous system[J]. Cell, 2012, 151 (7):1417-1430.

[33] Narlikar GJ, Sundaramoorthy R, Owen-Hughes T. Mechanisms and functions of ATP-dependent chromatin-remodeling enzymes[J]. Cell, 2013, 154(3): 490-503.

[34] Quek XC, Thomson DW, Maag JL, et al. lncRNAdb v2.0: expanding the reference database for functional long noncoding RNAs[J]. Nucleic Acids Res, 2015, 43

(Database issue):D168-173.

[35] Rinn JL, Chang HY. Genome regulation by long noncoding RNAs[J]. Annu Rev Biochem, 2012, 81: 145-166.

[36] Sawyer JR, Tian E, Heuck CJ, et al. Evidence of an epigenetic origin for high-risk 1q21 copy number aberrations in multiple myeloma[J]. Blood, 2015, 125 (24):3756-3759.

[37] Shi Y, Lan F, Matson C, et al. Histone demethylation mediated by the nuclear amine oxidase homolog LSD1 [J]. Cell, 2004, 119(7):941-953.

[38] Strahl BD, Allis CD. The language of covalent histone modifications[J]. Nature, 2000, 403(6765):41-45.

[39] Tahiliani M, Koh KP, Shen Y, et al. Conversion of 5-methylcytosine to 5-hydroxymethylcytosine in mammalian DNA by MLL partner TET1[J]. Science, 2009, 324(5929):930-935.

[40] Verdin E, Ott M. 50 years of protein acetylation: from gene regulation to epigenetics, metabolism and beyond [J]. Nat Rev Mol Cell Biol, 2015, 16(4):258-264.

[41] Waddington CH. An introduction to modern genetics [M]. New York: The Macmillan Company, 1939. 154-156.

[42] Waddington CH. The epigenotype[J]. Endeavour, 1942,1:18-20.

[43] Xiao M, Li J, Li W, et al. MicroRNAs activate gene transcription epigenetically as an enhancer trigger[J]. RNA Biol, 2017, 14(10):1326-1334.

[44] Yang L, Rau R, Goodell MA. DNMT3A in haematological malignancies [J]. Nat Rev Cancer, 2015,15(3):152-165.

[45] Yang X, Han H, De Carvalho DD, et al. Gene body methylation can alter gene expression and is a therapeutic target in cancer[J]. Cancer Cell, 2014, 26 (4):577-590.

[46] Yin Y, Morgunova E, Jolma A, et al. Impact of cytosine methylation on DNA binding specificities of human transcription factors [J]. Science, 2017, 356 (6337).

[47] Zhang G, Huang H, Liu D, et al. N6-methyladenine DNA modification in Drosophila[J]. Cell, 2015, 161 (4):893-906.

7 非编码 RNA 与肿瘤

肿瘤发生的分子机制十分复杂,涉及众多基因和信号转导通路。近年来,越来越多的研究表明非编码 RNA(non-coding RNA,ncRNA)在恶性肿瘤的发生、发展中起着重要的作用。非编码 RNA 是由基因组转录产生的一类不编码蛋白质的 RNA 分子,在人类基因组中蕴藏着数目巨大的非编码 RNA 基因。非编码 RNA 种类繁多,其中调控性非编码 RNA 主要包括微小 RNA(microRNA,miRNA)和长链非编码 RNA(long non-coding RNA,lncRNA)。非编码 RNA 在肿瘤中的表达往往发生异常变化,并可调控肿瘤发生与发展的多个步骤。本章简述非编码 RNA 的概况及其在恶性肿瘤中的调控作用及其机制,并对非编码 RNA 在肿瘤早期诊断、进展预测、分子分型、疗效监测和治疗中的意义及应用进行阐述。

7.1　非编码 RNA 概况

随着高通量测序和生物信息学的发展,人们对基因组和转录组学有了更深入的了解。研究表明人类基因组超过 70% 的 DNA 序列可转录为 RNA,编码蛋白质的约有 20 000 个基因,所占的比例不足 2%,而 98% 以上是非蛋白质编码序列,其中蕴藏着数目巨大的非编码 RNA 基因。研究发现这些非编码 RNA 并不是转录的"噪音",而是参与基因网络的调控。对细胞中非编码 RNA 及其基因的发掘和功能研究,揭示出一个全新的由非编码 RNA

介导的遗传信息传递方式和表达调控网络。非编码 RNA 在肿瘤的发生、发展过程中也有重要作用和临床意义。一般来说,非编码 RNA 可以转录但不具有蛋白质编码功能,有很多不同的类型,包括核糖体 RNA(ribosomal RNA,rRNA)、转运 RNA(transfer RNA,tRNA)、小核 RNA(small nuclear RNA,snRNA)、miRNA、piRNA(Piwi-interacting RNA)、lncRNA、环状 RNA(circular RNA,circRNA)等,其中 rRNA、tRNA 和 snRNA 属于组成性表达的 RNA,相对稳定地存在于细胞中,其表达往往不易受内、外环境变化的影响。miRNA、lncRNA 和 circRNA 等是调控性非编码 RNA,其表达水平的异常与一些疾病(如肿瘤)的发生、发展密切相关,在肿瘤的诊断和治疗中也体现出一定的价值,本章主要介绍这 3 种非编码 RNA 在肿瘤中的作用和意义。关于这 3 种非编码 RNA 的比较见表 7-1。

表 7-1　3 种调控性非编码 RNA 的特征比较

项目	微小 RNA(miRNA)	长链非编码 RNA(lncRNA)	环状 RNA(circRNA)
发现年代	1990~2000	1980~1990	1970~1990
数量(人类细胞)	约 2 500	约 30 000	大于 10 万
特点	是一类长度~22 nt 的单链小分子 RNA	长度一般大于 200 nt,位于细胞核或细胞质内	呈封闭环状结构的 RNA,没有 3′polyA 尾,主要存在于细胞质中
功能	广泛参与生物体的发育、细胞分化、细胞凋亡、肿瘤等各种生理和病理过程	广泛参与体内多种生物学过程,与细胞分化、个体发育和疾病发生发展等有关	参与生物的发育及疾病过程
机制	通过其"种子序列"与靶基因 mRNA 的 3′非编码区(3′UTR)结合,在转录后水平对基因表达进行调控	其高级结构复杂,作用机制也多样,可在表观遗传学、转录及转录后等多个层面对基因表达进行调控	miRNA 海绵;与蛋白相互作用;调控基因转录及加工

miRNA 是目前为止研究得较为清楚的一类非编码 RNA。miRNA 是长度为 18~25 个核苷酸的单链小分子 RNA。1993 年,miRNA 首次在线虫中被发现,Lee 等研究证明在线虫中基因 lin-4 可以产生 1 个小的非编码的 RNA,并能影响线虫发育。2000 年,第 2 个在多个物种体内都高度保守的 let-7 被发现,随后 miRNA 的研究成为热点。随后人们发现在许多生理和病理情况下 miRNA 发挥着重要作用,可以对基因进行转录后水平的调控,参与一些疾病的发生与发展。miRNA 是由 RNA 聚合酶 Ⅱ 转录的,首先形成具有帽子结构和多聚腺苷酸

尾的前体 miRNA(pri-miRNA)。pri-miRNA 被 RNase Ⅲ Drosha 和双链 RNA 结合蛋白 Pasha 处理成约 70 个核苷酸的 pre-miRNA。Exportin 5 蛋白将这种前体分子输送到细胞质中。在胞质中 RNase Ⅲ Dicer 对茎环结构进行处理,剪切产生长约 22 个核苷酸长度的成熟 miRNA。到目前为止,miRBase 数据库(miRBase 21)显示在 223 个物种中共发现了 35 828 个 miRNA(成熟体),其中人类有 2 588 个。miRNA 在多种生理和病理情况下都发挥着重要的作用,包括细胞分化、细胞生长、细胞凋亡、生物发育、脂类代谢,以及恶性肿瘤等疾病。miRNA 主要

结合于靶 mRNA 的 3' 非翻译区（3' untranslated regions，3'UTR），通过与 mRNA 完全或不完全配对，直接降解靶 mRNA 或抑制其翻译，从而在转录后水平对基因表达进行调控。每种 miRNA 可以有多个靶基因，而且几个 miRNA 也可以同时靶向同一个靶基因。

lncRNA 是一类长度大于 200 个核苷酸且不编码蛋白的单链 RNA 分子。最早报道的 lncRNA 是 H19 和 XIST，其发现要早于 miRNA。大约从 2000 年到目前，通过大规模的测序和生物信息学分析，发现了大量的 lncRNA，其在转录组中所占的比例越来越大。lncRNA 分为同义长链非编码 RNA（sense lncRNA）、反义长链非编码 RNA（antisense lncRNA）、双向长链非编码 RNA（bidirectional lncRNA）、内含子长链非编码 RNA（intronic lncRNA）和基因间长链非编码 RNA（intergenic lncRNA）共 5 类。人类 lncRNA 的数量约有 30 000 条。lncRNA 广泛参与体内多种生物学过程。lncRNA 复杂的高级结构以及亚细胞定位，决定了其作用机制也十分复杂。目前的研究表明，lncRNA 可以在表观遗传学、转录及转录后等多个层面实现对基因的调控。lncRNA 发挥作用的具体方式有：通过介导染色质重塑和组蛋白修饰（如组蛋白的乙酰化、甲基化、磷酸化）影响下游基因的表达；通过 RNA - RNA 相互作用，调控转录后的可变剪接；与 miRNA 结合，调控靶基因的表达；通过 RNA - 蛋白相互作用，影响蛋白质的活性；作为蛋白-蛋白相互作用的分子支架等。

circRNA 是一类非线性、具有共价闭合成环结构的单链 RNA 分子。根据不同的来源，circRNA 可分为 5 类：RNA 病毒基因组 circRNA、内含子 circRNA、rRNA 相关 circRNA、snRNP 相关 circRNA 和外显子样 circRNA。近年研究发现外显子样 circRNA（exonic circRNA，下文提及的 circRNA 泛指这类 circRNA）大量存在于细胞中，是一类特殊的非编码 RNA。最早的 circRNA 分子在 20 世纪 70 年代于 RNA 病毒中发现，后续有一些报道发现在真核细胞中也存在 circRNA，但由于其数量较少且表达量低，认为可能是 RNA 剪切过程中"错误"的产物而被忽视。经典的 RNA 测序方法只分离带 poly(A) 尾巴的 RNA 分子，而 circRNA 的末端连接在一起，缺乏 poly(A)，因此被普遍忽略。近年来，通过采用去核糖体 RNA 测序或 RNase R

（RNA 酶 R，一种只降解线性 RNA 而对 circRNA 没有作用的 RNA 酶）处理后进行 RNA 测序，结合生物信息分析，证实了哺乳动物细胞内存在着大量的外显子样 circRNA。在人类细胞中 circRNA 的数量可能大于 10 万条，远远超过了其他类型的 RNA 分子。circRNA 主要是通过"外显子反向剪接"形成，常定位于细胞质中。越来越多的证据显示，circRNA 并不仅是 RNA 前体剪切过程中的副产物，而往往是受到了严格调控产生的，具有一定的调控功能。例如，研究发现大量的 circRNA 在神经发育和上皮间充质转化（EMT）过程中显著上调。尤其值得一提的是研究表明一些 circRNA 分子作为"分子海绵"，能结合并抑制 miRNA 的作用，进而影响基因的表达。研究人员发现 CDR1as circRNA 特异性地表达于脑中，包含了多个 miRNA miR - 7 的结合位点；在小鼠中敲除这个 circRNA 的基因后，发现 miR - 7 显著下调，miR - 7 的靶基因显著上调，这些基因表达异常可影响兴奋性突触传递过程，进而导致小鼠前脉冲抑制（prepulse inhibition，PPI）障碍。circRNA 的作用机制主要包括：① 可作为 miRNA 海绵，即 circRNA 可结合 miRNA 并抑制其活性；② 可与蛋白相互作用，调控其稳定性或活性；③ 调控转录及影响可变剪接。此外，有研究报道 circRNA 可翻译为蛋白发挥功能。同时，circRNA 在组织和细胞中呈特异性表达，而且 circRNA 由于自身的结构特征，具有高度的稳定性，提示 circRNA 可作为潜在的分子标志物，具有一定的临床意义。

7.2 非编码 RNA 在肿瘤发生、发展中的异常变化及作用机制

研究表明，恶性肿瘤可理解为遗传学异常和表观遗传学异常引起的一类疾病。肿瘤的遗传和表观遗传变化可导致癌基因或相关基因的异常表达，其中包括非编码 RNA 的改变。非编码 RNA 主要在表观遗传学水平调控恶性肿瘤的发生、发展，可在转录水平、转录后水平以及翻译水平调控基因的表达或翻译。

7.2.1 非编码 RNA 在肿瘤中的异常表达

在肿瘤的发生、发展过程中，基因组常处于不稳定状态，可发生遗传学或表观遗传学改变，从而导致众多基因异常的表达，其中包括非编码 RNA 的变

化。研究发现非编码 RNA 在恶性肿瘤组织中的表达与其对应的正常组织比较，发生了显著的变化。不同肿瘤组织中表达变化的非编码 RNA 分子不尽相同，形成了独特的非编码 RNA 分子特征谱，可用于区分肿瘤与正常组织，并与肿瘤的临床特征、预后和疗效相关，具有一定的临床意义和潜在的应用价值。

非编码 RNA 在肿瘤中的表达在多个层面发生调控异常，除了由基因组和表观遗传的变化引起，还可受到转录或转录后调控，主要包括以下 4 个方面。

（1）基因组异变

非编码 RNA 常定位于染色体的脆性位点，在恶性肿瘤中染色体重排、扩增或者缺失经常发生，从而导致定位于这些位点的非编码 RNA 发生改变。如定位于染色体 13q14 区的 miR - 15a/16 - 1 miRNA 在慢性淋巴细胞性白血病中表达下降，其下降是由该染色体区域的缺失引起。研究发现在肝癌中，一些位于染色体脆性位点的 miRNA 的异常表达与其定位的基因组片段缺失或扩增情况相关，表明这些 miRNA 在肝癌组织中的异常表达是由于基因组水平的缺失或扩增引起的。SAMMSON 长链非编码 RNA 定位于染色体 3p13 - 3p14，在约 10% 的黑色素瘤患者中，该区域发生扩增并与患者的预后差相关；相应地，SAMMSON 的表达在黑色素瘤中也显著升高。

（2）表观遗传学改变

抑癌基因启动子区域的甲基化在恶性肿瘤中十分常见，一些非编码 RNA 的启动子区也受到甲基化的调控，从而发生表达的改变。例如，在结直肠癌中，miRNA 中 miR - 124 的 3 个基因组位点均发生甲基化，而在正常结直肠组织中，这 3 个基因组位点均未发生甲基化，从而导致 miR - 124 在结直肠癌中的表达显著低于正常结直肠组织。除了 miRNA 外，lncRNA 也受到甲基化的调控。在结直肠癌中，ZNF582 - AS1 的启动子区发生甲基化，导致其在结直肠癌中表达降低，且其启动子区高甲基化水平与结直肠癌患者的预后差相关。

（3）转录调控异常

非编码 RNA 的转录受到转录因子的调控。在恶性肿瘤中，一些转录因子的表达变化影响到其下游的非编码 RNA 的表达水平。抑癌基因 p53 可在转录水平上调控 miR - 34 miRNA 家族的表达。在恶性肿瘤中，p53 经常发生缺失或者突变，导致其下游的 miR - 34 家族的表达在肿瘤中下降。除了抑癌基因，癌基因也可在转录水平调控非编码 RNA 的表达。例如，癌基因 c-Myc 可诱导 miR - 17/92 的转录，导致其在恶性肿瘤中的表达升高。

（4）转录后调控

miRNA 的生物合成过程涉及多个核酸内切酶，包括 Dicer、Drosha 等。在一些恶性肿瘤中，Dicer 和 Drosha 的表达降低，可导致 miRNA 在肿瘤中的表达异常。此外，一些蛋白可以特异性地调控某些 miRNA 的生物合成，导致其在肿瘤中的表达发生异常变化。例如癌基因 LIN28B 可以特异性地结合在 let - 7 的前体上，导致其前体发生末端尿苷化，阻止 Dicer 对其进行剪切。由于 LIN28B 在多个肿瘤中表达升高，其升高可能导致 let - 7 在肿瘤中的表达降低。

7.2.2 非编码 RNA 在肿瘤发生中的作用及分子机制

非编码 RNA 的异常表达与肿瘤的发生、进展关系密切，在肿瘤发生中起着重要的作用。Dicer 酶是 miRNA 生物合成过程中重要的加工分子，可影响整体 miRNA 的表达。研究发现，在肺细胞系中敲除 Dicer 基因后，可促进细胞的转化，而在 K-Ras 诱导的肺癌模型中杂合性敲除 Dicer 基因后可促进肺癌的发生。在肝细胞中条件性敲除 Dicer 基因可诱导一些胎肝基因的表达，促进肝细胞增殖，导致肝癌的发生。另外一些研究也发现在小鼠体内敲除 Dicer 基因，可以促进视网膜母细胞瘤的发生。这些结果说明 miRNA 在恶性肿瘤的发生中具有重要的地位。在体内研究一些 miRNA 分子在肿瘤发生中的作用，结果发现单个 miRNA 分子在肿瘤的发生中也可发挥重要作用。例如，miR - 21 在多种肿瘤中表达升高，在小鼠的肺癌模型中敲除 miR - 21 可抑制其肿瘤的发生，而在该模型中过表达 miR - 21 则可促进肿瘤的发生。同样，在淋巴瘤小鼠模型中，过表达 miR - 21 可促进淋巴瘤的生成，而敲除 miR - 21 可抑制淋巴瘤的发生。此外，研究发现在皮肤癌的小鼠模型中，敲除 miR - 21 引起 ERK、AKT、JNK 等蛋白的磷酸化，诱导肿瘤细胞凋亡增加，从而减少肿瘤发生的概率。研究发现在肝细胞癌中多个 miRNA 的表达升高，其中 miR - 221/222 的上升倍数最高；在小鼠模型中过表达 miR - 221 可促进肝癌前体细胞的增殖，促进肝细胞癌的发生,说明 miR-221 在肝细胞癌的发生过程中有重要的作用。miR-122 是一种肝脏特异性 miRNA,小鼠敲除 miR-122 基因后,出现脂肪性肝炎、肝纤维化并最终产生肝癌,说明 miR-122 是肝癌发生过程中的重要调控因素。

肿瘤干细胞假说认为恶性肿瘤含有少部分肿瘤干细胞,这部分肿瘤干细胞具有自我更新能力,是肿瘤形成的"种子"细胞。非编码 RNA 可通过调控一些重要的肿瘤干细胞信号通路分子影响肿瘤的发生。例如,在 EpCAM 阳性的肝癌干细胞中,miR-181 表达升高,抑制 miR-181 表达可导致 EpCAM 阳性的肝癌干细胞数量减少,肝癌干细胞的致瘤能力降低;反之,过表达 miR-181 可增加 EpCAM 阳性的肝癌干细胞数量。对 miR-181 调控肝癌干细胞的机制研究发现,miR-181 主要是通过靶向调控肝细胞分化的转录因子,如 CDX2 和 GATA6,以及抑制 Wnt/β-catenin 信号通路的 NLK 等分子来实现对肝癌干细胞的调控。一些研究认为,非干细胞的肿瘤细胞可通过发生上皮间充质转化具备肿瘤干细胞的特性。调控肿瘤细胞发生上皮间充质转化的关键转录因子 ZEB1/2 可被 miR-200 下调,使肿瘤细胞保持上皮细胞特性,而 miR-200 在肿瘤干细胞中的表达也发生下调。

一些 lncRNA 也可参与调控肿瘤的发生过程。例如,癌基因 *c-myc* 在多种类型的细胞中上调 H19 lncRNA 的表达,可促进正常细胞的转化,而敲除 *H19* 的表达可降低乳腺癌和肺癌细胞的克隆形成及增殖能力。另一些 lncRNA 通过调控肿瘤干细胞的形成,进而调控恶性肿瘤的发生。例如,在肝癌干细胞中,非编码 RNA DANCR 表达升高,过表达 DANCR 可通过上调 CTNNB1 的表达来促进肝癌干细胞的数量,从而促进肝癌的发生。lncRNA MALAT-1 则通过调控上皮间充质转化来增加胰腺癌干细胞的数量、保持干细胞的自我更新能力;还可通过上调转录因子 Sox2 的表达来实现其对胰腺癌干细胞的调控。染色体异位在白血病中较为常见,有研究发现染色体的异位可产生一类融合 circRNA(fusion-circular RNA, f-circRNA),白血病中 MLL 和 *AF9* 基因之间发生易位产生的 f-circRNA 命名为 f-circM9。f-circM9 可以促进细胞的增殖。白血病小鼠模型研究的结果显示,f-circM9 可以与对应的融合蛋白协同促进白血病的发生。

7.3 非编码 RNA 在肿瘤诊断中的应用及意义

恶性肿瘤的早期诊断是肿瘤防治的重要环节,对提高肿瘤治疗的有效率起着关键作用,对患者的预后影响很大。目前大部分肿瘤尚缺少有效的早期诊断方法,生物标志物是探索癌症早期诊断的重要靶点。理想的生物标志物需满足较高的敏感性和特异性,并具备非侵入性以及检测方法简便可行等条件。例如,临床上常用的甲胎蛋白(alpha feloprotin, AFP)用于肝癌的诊断,前列腺特异抗原(PSA)用于前列腺癌的诊断等。越来越多的研究发现,非编码 RNA 在肿瘤组织中存在着显著差异或特异性表达,并且可释放入血液中,预示着这些非编码 RNA 可作为肿瘤诊断的生物标志物。

7.3.1 非编码 RNA 的特征及其在恶性肿瘤诊断中的意义

研究发现非编码 RNA 在肿瘤发生、发展过程中起着关键作用,同时在肿瘤诊断中也有具有良好的应用前景。非编码 RNA 作为肿瘤诊断标志物具有以下几点特征。

1) 在肿瘤组织中的差异性或特异性表达:在肿瘤的发生、发展过程中伴随着很多非编码 RNA 表达的异常,肿瘤组织中存在着非编码 RNA 的特异表达谱。人类很多 miRNA 位于癌症的脆性位点或基因组不稳定区域,由于基因组的扩增或缺失,可导致相应 miRNA 在肿瘤中的异常表达。表观遗传修饰的变化也可以导致 miRNA 在肿瘤中的表达变化,如 DNA 甲基化等。癌症中还可产生特异的非编码 RNA,如 f-circRNA。

2) 非编码 RNA 可分泌到细胞外,存在于体液中:人的体液中存在一些丰度不同的非编码 RNA 分子,含量最多的是循环 miRNA(circulating miRNA)。循环 miRNA 的变化与疾病的发生、发展密切相关,在不同疾病状态中往往呈现不同的表达谱,特别是在肿瘤患者血液中存在着显著差异的循环 miRNA,可作为肿瘤诊断和预后判断的潜在标志物。外泌体(exosomes)是由细胞分泌的双层膜结构的囊泡,其中包含核酸、蛋白质和脂质等生物分子,广泛存在于人的血液、尿液等体液中,发挥信息传递的作用,也可作为良好的诊断标志物。一些非编码

RNA,特别是 circRNA,可富集于外泌体中。

3) 高度稳定性:血液中存在着很多 RNA 酶,而研究显示循环 miRNA 分子可以在血液中稳定存在,长期低温冻存、反复冻融和酸碱环境变化等均不会造成血清 miRNA 的损失,miRNA 分子可能通过结合于相关蛋白避免被降解。如研究发现 miRNA 与 Ago2 核糖核蛋白复合体结合,从而可以耐受 RNA 酶的降解,在体液中保持稳定。另外,非编码 RNA 可存在于外泌体中,从而免于被降解。这一特点为循环非编码 RNA 作为肿瘤的分子标志物提供了保证。

4) 检测方法简便:能够准确测定体液中的非编码 RNA 水平是循环非编码 RNA 作为肿瘤早期诊断标志物的重要方面。目前已经发展了多种有效的非编码 RNA 检测方法,其中实时定量聚合酶链式反应(polymerase chain reaction,PCR)是非编码 RNA 定量检测最常用的有效方法。实时定量 PCR 操作简便,检测灵敏,为循环非编码 RNA 进行大规模临床检测提供了可能。

非编码 RNA 的这些特征预示着它们作为恶性肿瘤标志物的良好前景。特别是在血液中能够检测到肿瘤来源或差异的非编码 RNA,为肿瘤液体活检(liquid biopsy)提供了丰富的潜在标志物,对恶性肿瘤的早期诊断具有重要的意义。作为一种非侵入性、简便快捷的早期检测手段,循环非编码 RNA 在肿瘤的早期诊断及鉴别诊断等方面具有极大的潜力。

7.3.2 非编码 RNA 在肿瘤早期诊断中的应用

循环非编码 RNA,特别是 miRNA 具有肺癌早期诊断的应用前景。肺癌是目前发病率和死亡率增长最快,对人群健康和生命威胁最大的恶性肿瘤。在我国男性肺癌发病率和死亡率均占所有恶性肿瘤的第 1 位,在女性占第 2 位。肺癌总体 5 年生存率小于 20%,但 I 期肺癌患者术后的 5 年生存率超过 60%。肺癌患者尤其是早期患者常无明显体征,仅表现为一般呼吸系统疾病所共有的症状,由于症状不典型常使多数患者被误诊和延误诊断。因此,有效的早期诊断对肺癌具有特别重要的意义。目前采用低剂量胸部 CT 筛查能够提高高危人群肺癌的检出率。研究显示年度低剂量胸部 CT 检出的肺癌有 80% 为早期肺癌,但是这种检查手段也有争议,主要是由于过高的假阳性以及潜在的辐射可能诱发

二次肿瘤的风险存在。发现新型或互补的生物标志物是肺癌早期诊断的一个重要方向,循环 miRNA 被认为是一类有应用前景的肺癌诊断标志物。有人采用基于血清的 miRNA 表达谱进行了超过 1 000 人的试验研究,受试人员主要为肺癌高风险人群,总体的准确率达到 74.9%、敏感性达到 77.8%、特异性为 74.8%。在一项多中心的意大利肺癌筛查随机试验中,研究人员回顾性评估并比较了非侵入性血浆 miRNA 识别分类器和低剂量 CT 的诊断价值。总共有 939 位受试者参与了试验,其中包括 69 位肺癌患者,870 位无病的受试者。对于血浆 miRNA 表达分析,研究人员采用实时定量 PCR 方法检测了 24 个 miRNA,发现 miRNA 识别分类器对肺癌的诊断性能的敏感性为 87%、特异性为 81%,而低剂量 CT 组诊断性能的敏感性为 88%、特异性为 80%。所有受试者中,miRNA 识别分类器检测的阴性预测值为 99%,疾病所致死亡的阴性预测值为 99.86%。低剂量 CT 检查在肺癌筛查的敏感性为 79%、特异性为 81%,假阳性率为 19.4%。miRNA 检测与 CT 检查的同时使用与只用 CT 检查相比,使假阳性率降低到 3.7%。该研究表明 miRNA 识别分类器具有预测和诊断肺癌的价值,能够降低低剂量 CT 检查的假阳性率,提高肺癌筛查的效率。还有研究发现,通过唾液中的 miRNA,可以鉴别低剂量 CT 检查出的孤立性肺结节是否为肺癌。通过实时定量 PCR 检测良性和恶性肺结节患者唾液中的 miRNA,发现可以用 3 个标志物(miR-21、-31 及-210)从孤立性肺结节中鉴别出早期肺癌,敏感性为 82.93%、特异性为 87.84%。在另外 2 组的独立样本中,这 3 个标志物的敏感性和特异性分别为 82.09% 和 88.41%,80.52% 和 86.08%。

肝癌在我国也是一种高发的恶性肿瘤,60% 的患者在初次就诊时已经是中晚期。目前临床上常用的肝癌诊断标志物为 AFP,但是 AFP 诊断肝癌的敏感度和特异度并不高。有研究报道,可以通过血浆中的 miRNA 来诊断 HBV 相关的肝细胞肝癌。通过检测 7 种血浆中的 miRNA,可以在早期诊断肝癌,效果优于 AFP。

乳腺癌是女性最常见的恶性肿瘤,严重威胁着女性的健康。目前应用于临床诊断乳腺癌的生物标志物包括癌胚抗原(carcinoembryonic antigen,CEA)、乳腺癌相关黏蛋白抗原(CA29)、由上皮细胞分泌的糖抗原(CA15-3)等,但其检测敏感度和特

异度均不高。循环 miRNA 在乳腺癌的早期诊断中具有一定的临床应用价值。研究采用芯片检测 32 例患者的乳腺癌组织、正常组织和血清样本中的 miRNA。有 20 个 miRNA 在乳腺癌组织中是差异表达的，而只有 7 个 miRNA 是同时在乳腺癌组织和血清中过表达的，说明 miRNA 进入到血清中是受到某些因素调控的。miR-1、miR-92a、miR-133a 和 miR-133b 可以作为一组诊断乳腺癌的标志物，具有较好的敏感性和特异性。

循环 miRNA 也可用于结直肠癌的早期诊断。研究采用 miRNA 芯片在 5 例结直肠癌患者及 5 例健康人血浆中筛查到 95 种 miRNA，通过分析发现有 5 种 miRNA 在患者的癌组织及血浆中的表达显著性上调。通过在 25 例结直肠癌患者和 20 例健康人血浆中检测这 5 种 miRNA 的表达情况，发现 miR-17-3p 和 miR-92 在患者血浆中显著性过表达，且这 2 种 miRNA 在另外 10 例术后结直肠癌患者血浆中的表达水平较患者术前显著性下调。最后，研究者在一组较大的独立样本，包括 90 例结直肠癌患者、20 例胃癌患者、20 例炎性肠病患者和 50 例健康人血浆中检测了 miR-17-3p 和 miR-92 的表达水平，发现 miR-92 在结直肠癌患者血浆中的表达水平显著高于其他 3 组，受试者操作特征性曲线（receiver operating characteristic curve，ROC）下面积能够达到 88.5%，敏感性及特异性分别达到 89% 和 70%，提示 miR-92 可以作为早期结直肠癌的诊断性标志物。

除了 miRNA，其他一些非编码 RNA 也被报道可以用于肿瘤的早期诊断。肿瘤中 lncRNA 的表达也具有组织特异性，可以作为肿瘤早期诊断的标志物。与正常人相比，胃癌患者血浆中 H19 的水平明显升高，并且 H19 水平在手术后明显下降。在另一项研究中，联合检测血浆中的 H19 和 CEA，受试者操作特征性曲线下面积（area under curve，AUC）达到 80.4%。研究发现 HULC lncRNA 在肝细胞癌患者血浆中升高，可作为一种非侵入性的诊断肝癌的潜在标志物。研究也发现 circRNA 在细胞外泌体中大量存在并高度富集，甚至在人的血清中也发现了大量 circRNA，并且结直肠癌患者与正常人血清外泌体中的 circRNA 也存在差异，这提示 circRNA 有希望作为肿瘤诊断的标志物。

7.3.3 非编码 RNA 在肿瘤鉴别诊断中的应用

肿瘤的鉴别诊断，特别是在原发灶不明转移癌（cancer of unknown primary，CUP）中，具有重要的意义。CUP 是一类经详细检查后肿瘤的原发部分仍不清楚的肿瘤，占新发病例的 3%~5%。这些 CUP，临床上常表现为快速进展和播散，患者预后差；在病理特征上与其假定来源的肿瘤相同，采用已知肿瘤的处理方案治疗某些 CUP 能够明显获益。因此，对 CUP 的鉴别诊断是临床上的难点，对选择治疗方案起着关键作用。由于非编码 RNA 具有明显的组织特异性，通过对特异表达谱分析有望对某些 CUP 进行明确诊断。在一项研究中，实验人员开发了一个基于 64 种 miRNA 表达谱芯片，用于鉴别 42 种不同的肿瘤类型；对 509 例 CUP 进行检测分析，灵敏性达到了 85%，并在 52 例经过病理确认的病例中得到了 88% 的一致性验证。在另一项研究中，通过 253 例样本的 miRNA 芯片数据找到 48 种 miRNA，以这 48 种 miRNA 可以鉴别原发肿瘤的来源，在 2/3 的样本中这种方法的准确性都大于 90%，在独立样本中也都得以验证。

除了对转移灶的鉴别诊断外，非编码 RNA 对原位肿瘤的组织类型诊断也有潜在价值。例如，研究通过高通量 miRNA 芯片检测了肺鳞状细胞癌和非小细胞癌中的表达谱，鉴定了 miRNA，显示 miR-205 可作为肺鳞状细胞癌特异的标志物，灵敏性和特异性分别达到了 96% 和 90%，并在独立样本研究中得到了验证。肾癌占成人恶性肿瘤的 3%，仅在美国每年就造成 13 000 人死亡。肾癌最常见的 4 种类型为：透明肾细胞癌、乳头状肾细胞癌、嫌色细胞性肾细胞癌以及肾嗜酸细胞瘤。临床上常很难从形态学和免疫组化结果分辨出肾癌的具体类型。研究采用 24 个 miRNA 来鉴别 4 种类型的肾癌，并在 201 例独立样本中进行验证，发现在 92% 的肾癌样本中其准确率可达 95%。

7.4 非编码 RNA 在肿瘤分子分型中的应用及意义

肿瘤是一种复杂的异质性疾病，许多恶性肿瘤之间具有一些共同的特征，但是不同的肿瘤之间，甚至同一肿瘤组织不同细胞中，会存在显著的差异分子，形成自己独特的分子特征。研究发现分子靶向治疗往往只在一部分特异的肿瘤亚群中有效,说明在同一种恶性肿瘤患者中,根据肿瘤组织中分子特征的不同可以将肿瘤患者进行细分,从而实现有效的靶向治疗。非编码 RNA 分子在肿瘤组织中的表达具有组织特异性,并与患者的临床特征密切相关,提示其可作为肿瘤分子分型的标志物。

7.4.1 非编码 RNA 在肿瘤分子分型中的意义

癌症治疗的主要挑战之一是不同类型的肿瘤和同类型的肿瘤之间都存在着复杂的肿瘤异质性。借助于光学显微镜,可以可视化地分辨肿瘤组织中的上皮细胞、成纤维细胞和免疫细胞等不同组织细胞类型。但是对于复杂的细胞内分子网络则需通过检测基因的表达谱来进行鉴定。此外,有 3%～5% 的恶性肿瘤其来源不清楚或无法确切进行诊断,对这部分恶性肿瘤进行分子分型,对于其治疗是十分有必要的。近年来的研究表明,非编码 RNA 在恶性肿瘤中呈差异性表达,且具有组织特异性,提示非编码 RNA 可作为肿瘤分子分型的标记分子。非编码 RNA,特别是 miRNA,通过调控多个下游靶基因来发挥其功能。以往研究表明,利用 miRNA 作为分子标志物进行恶性肿瘤的诊断、进展预测所需的 miRNA 分子数目往往少于编码基因,并且非编码 RNA 的数量众多,较编码基因更具有组织特异性。以上特征使得非编码 RNA 成为恶性肿瘤分子分型的潜在标志物。

2005 年,有人对 334 例包含多种类型恶性肿瘤的组织样本进行 miRNA 表达检测,发现 miRNA 的表达谱能够准确地鉴别肿瘤的组织来源和分化程度。在此研究中还发现 miRNA 在肿瘤中的整体表达低于对应的正常组织,说明整体的 miRNA 表达水平可反映细胞的分化状态;在恶性肿瘤发生、发展的过程中,细胞失去分化状态也反映为整体 miRNA 分子水平的降低。利用 miRNA 分子对 17 例组织来源不明的肿瘤组织进行鉴定,发现这些肿瘤分化程度大都很低,并且 miRNA 分子分类器鉴别恶性肿瘤的准确率要大大高于 mRNA 分子分类器。miRNA 分子分类器的优势还包括其需要的分子数目要远远低于 mRNA 分子分类器,而且在临床上采集的简单处理的肿瘤标本中,miRNA 分子的完整性也显著高于 mRNA 分子,足见 miRNA 可用于恶性肿瘤的诊断和分子分型。此外,lncRNA 在恶性肿瘤发生、发展的过程中也发挥十分重要的作用。lncRNA 在恶性肿瘤中表达失调,且部分 lncRNA 可驱动恶性肿瘤的发生、发展。另一方面,lncRNA 与恶性肿瘤生长和肿瘤患者生存、预后有着密切的关系,使得 lncRNA 成为恶性肿瘤诊断和分子分型的潜在标志物。

7.4.2 微小 RNA 在肿瘤分子分型中的应用

(1) 乳腺癌

乳腺癌是一种异质性非常高的恶性肿瘤,其中 5%～7% 的患者具有家族遗传史,存在 *BRCA1* 基因的突变,但更多的乳腺癌患者并无明确的基因突变。利用 miRNA 对乳腺癌进行分子分型,有助于对无明确编码基因突变的患者进行分型,为靶向性治疗提供依据。在 *BRCA1* 突变的乳腺癌患者中,70%～80% 的患者为雌激素受体(estrogen receptor,ER)、孕激素受体(progesterone receptor,PR)和人类表皮生长因子受体 2(human epidermal growth factor receptor 2,HER 2)三阴性,这类乳腺癌通常恶性程度更高。对三阴性乳腺癌中的 miRNA 表达进行分析,发现了 9 种 miRNA 分子可以有效区分三阴性乳腺癌转移与否。在 *BRCA* 未突变的乳腺癌中分析差异表达的 miRNA,并根据 miRNA 的表达将乳腺癌分为 3 类:BRCAX-A、BRCAX-B、BRCAX-C。结合这 3 类乳腺癌的组织学特征,发现 BRCAX-A 主要为 HER-2 阳性的乳腺癌,且大部分为 Luminal B 亚型。BRCAX-A 型的乳腺癌分级较低,主要为 1 级和 2 级,而 BRCAX-C 型乳腺癌分级较高,主要为 2 级和 3 级,且 BRCAX-C 型乳腺癌患者较多发生淋巴结转移,而 BRCAX-A 型乳腺癌患者不发生淋巴结转移。

(2) 结直肠癌

结直肠癌预后和治疗所依据的分型方法在患者的临床治疗效果上有非常大的差异,尤其是 TNM 分期 II 型和 III 型的患者,显然结直肠癌急需新的分型方法来指导患者的临床治疗。一项研究对 TNM 分期 II 型和 III 型的结直肠癌中 miRNA 的表达进行了分析,发现 miR-25-3p 和 miR-339-5p 的表达可将 TNM 分期 II 型和 III 型的结直肠癌患者分为转移和非转移两组。在另一项研究中,不同 miRNA 分子的表达可区分结直肠癌转移的部位,如 miR-200 和 miR-103 的表达与结直肠癌的淋巴结转移密切相关,但与结直肠癌的肝转移无关,而 miR-93 的表达则与结直肠癌的肝转移相关。

（3）肝癌

肝癌是致死率排名第 3 的恶性肿瘤,尤其是在我国,肝癌患者数量巨大,严重威胁人们的生命健康。利用肝癌中差异表达的 miRNA 对肝癌进行分子分型,有助于对肝癌患者进行个体化治疗。对在肝癌、癌旁肝组织中的 miRNA 表达进行芯片分析,利用支持向量机模型,以 miRNA 的表达为基础可以准确地鉴别肝癌和癌旁组织,其中 miR-92、miR-20、miR-18 和 miR-18 前体的表达与肝癌细胞的分化程度负相关,而 miR-99a 的表达与肝癌细胞的分化程度正相关,提示这些 miRNA 可作为肝癌分子分型的标志物。在另一项研究中,利用 miRNA 在肝癌中的表达可将肝癌分为 3 组,并分析其中变化的 mRNA 和信号通路等,发现每个亚型中变化的分子信号通路不同,分别为:Wnt 通路激活组、干扰素相关基因富集组、IGF 和 mTOR/AKT 通路激活组。这些结果说明,通过 miRNA 的表达对肝癌进行分子分型,可以指示肝癌中不同的信号通路分子的变化,有利于对肝癌患者进行靶向性治疗。

（4）其他恶性肿瘤

在非小细胞肺癌中,根据 miR-1 253、miR-504 和 miR-26a-5p 的表达可以鉴别非小细胞肺癌患者是否发生 ALK、EGFR 和 KRA 3 种驱动基因的突变。利用 miR-21 和 SOX2 的表达可将神经胶质瘤患者分为 miR-21 高表达/SOX2 低表达和 miR-21 低表达/SOX2 高表达两种亚型,后者生存率更高。两种亚型的神经胶质瘤患者有着完全不同的分子生物学、影像学和病理学特征,miR-21 和 SOX2 的表达可为神经胶质瘤的分型提供新的分子基础。

7.4.3 长链非编码 RNA 在肿瘤分子分型中的应用

lncRNA 也可作为肿瘤分型的分子标志物。对 600 例 TCGA 数据库乳腺癌中 lncRNA 的表达进行分析,根据 lncRNA 的表达可将乳腺癌患者分为 4 种亚型,这种分型与根据 miRNA 分子进行的乳腺癌分型高度相关。这 4 种亚型中的Ⅰ、Ⅱ、Ⅲ型分别与乳腺癌的基底样、HER2 阳性和 luminal A 亚型相关,而Ⅳ型则包含 luminal A 和 luminal B 两种亚型,同时根据 lncRNA 进行的乳腺癌患者分型也可指示乳腺癌患者的预后。在肝癌中,研究发现有 182 条 lncRNA 在乙肝病毒相关的肝癌中特异表达,分析发现这些 HBV 相关的 lncRNA 与一些癌基因和免疫生物学过程相关。在结直肠癌中,对 888 例结直肠癌组织分析 lncRNA 的表达,并根据 lncRNA 的表达将结直肠癌患者分为 5 种类型,这 5 类结直肠癌患者具有不同的分子生物学和临床病理特征,并且其预后也各不相同,提示 lncRNA 可作为结直肠癌分子分型的分子基础。在非小细胞肺癌中,基于 19 条 lncRNA 的表达可有效地区分肺鳞癌和肺腺癌两种亚型。而在神经胶质瘤中,根据 lncRNA 的表达可将神经胶质瘤分为 3 种亚型:LncR1、LncR2 和 LncR3。其中 LncR1 亚型患者的预后最差,而 LncR3 亚型患者的预后最好。3 种亚型神经胶质瘤的分子特征也有显著区别,IDH1 突变主要富集在 LncR3 亚型,而表皮生长因子受体（EGFR）扩增主要富集在 LncR1 亚型。利用 lncRNA 对神经胶质瘤分型可以反映肿瘤中突变的不同分子,有利于将来据此进行靶向性的治疗。

7.5 非编码 RNA 在肿瘤预后判断及疗效监测中的应用

恶性肿瘤患者的预后通常较差,即使经手术治疗,很多患者仍会死于恶性肿瘤的转移和复发。恶性肿瘤发生转移和复发的分子机制十分复杂,有多条癌基因信号转导通路参与其中。研究发现,非编码 RNA 在恶性肿瘤的复发和转移过程中也占有十分重要的地位。检测恶性肿瘤转移和复发中差异表达的非编码 RNA 分子可用于恶性肿瘤进展预测。非编码 RNA 在恶性肿瘤疗效监测中也有应用前景。肿瘤的治疗手段包括手术切除、化学疗法、放射疗法以及生物靶向治疗等方法。在治疗的过程中,疗效监测对肿瘤的治疗有着重要意义。通过疗效监测,可提前确定哪项治疗方案更适合患者,以及提前判断治疗的效果。近年来,越来越多的研究表明,非编码 RNA 在恶性肿瘤疗效监测中具有重要的意义。

7.5.1 非编码 RNA 在恶性肿瘤转移预测中的应用

鉴定能指示恶性肿瘤发生转移的分子标志物是目前肿瘤治疗中亟待解决的问题之一。非编码 RNA 作为近年来在肿瘤研究中的热点,已有许多报道证实非编码 RNA 在恶性肿瘤的侵袭和转移过程中占有重要的地位。非编码 RNA,特别是 miRNA,在具有转移能力的恶性肿瘤中往往呈现出特异的分子表达谱,使之成为指示肿瘤转移的潜在分子标志物。miRNA 分子长度较短、稳定性较高,更便于检测,是理想的恶性肿瘤侵袭和转移分子标志物。miR - 21 分子在多个恶性肿瘤,如乳腺癌、肝癌、结直肠癌中均呈高表达,且其高表达的肿瘤更易发生转移。在乳腺癌中,研究发现 miR - 335 及其调控的 6 种基因可成为乳腺癌转移的标志物分子群。对 368 例乳腺癌患者的基因表达进行分析后发现,此标志物分子群与患者的无转移生存密切相关。进一步分析 miR - 335 和 miR - 126 在乳腺癌组织中的表达,结果显示 miR - 335 和 miR - 126 也与患者的无转移生存密切相关,说明 miR - 335 和 miR - 126 可作为乳腺癌是否发生转移的评估因素。在 482 例肝癌组织和癌旁组织中全面分析 miRNA 分子的表达,并鉴定到一个由 20 个 miRNA 组成的分子标志物群,可以有效地指示肝癌患者是否发生转移。在脑肿瘤中,miR - 92b、miR - 9/9 的表达可以准确地鉴别脑肿瘤的转移与否。一些 lncRNA 在不同类型的恶性肿瘤中均有异常表达,并能够指示恶性肿瘤是否发生侵袭和转移。例如,lncRNA HOTAIR 在乳腺癌、肝癌、结直肠癌和胃肠道肿瘤中均高表达,且其高表达可指示恶性肿瘤的转移。在结直肠癌中,HOTAIR 高表达的肿瘤分化程度较低,且与结直肠癌的肝转移密切相关,提示其可作为结直肠癌肝转移的标志分子。在乳腺癌中,HOTAIR 的表达也比正常乳腺上皮细胞高,在转移的乳腺肿瘤中,其表达更显著高于不转移的乳腺肿瘤组织。HOTAIR 在肝癌中的表达也显著高于癌旁肝组织,且高表达的肝癌患者更易发生淋巴结的侵袭和转移。另一条 lncRNA MALAT1 在非小细胞肺癌中首次被鉴定,并与非小细胞肺癌进展为转移性非小细胞肺癌密切相关。MALAT1 的表达在多种类型的恶性肿瘤中均发生增高,且体内外试验均表明其可调控恶性肿瘤的转移,提示 MALAT1 可作为恶性肿瘤转移的标志分子。

7.5.2　非编码 RNA 在恶性肿瘤复发和预后预测中的应用

恶性肿瘤极易发生复发,而复发是肿瘤患者死亡的主要原因之一。一些非编码 RNA 的表达可以指示肿瘤患者的复发和预后,成为预测恶性肿瘤复发和预后的标志分子。肿瘤高复发和预后差的主要原因是由于肿瘤发生了转移,因此一些与肿瘤转移相关的非编码 RNA 也能够指示恶性肿瘤的复发和预后。例如,在乳腺癌中,miR - 335 和 miR - 126 能指示乳腺癌患者的转移与否,而低表达 miR - 335 和 miR - 126 的乳腺癌患者,其由转移导致复发的中位数时间显著短于高表达 miR - 335 和 miR - 126 的乳腺癌患者。在复发的乳腺癌患者中,miR - 335 和 miR - 126 的表达仅为未复发患者的 1/8。低表达 miR - 335 和 miR - 126 的乳腺癌患者的整体无转移生存率也大大低于高表达组的患者。这些结果说明恶性肿瘤中抑制转移的 miRNA 的缺失导致了由远处转移引起的肿瘤复发,检测这些 miRNA 的表达能指示恶性肿瘤患者的复发和预后。调控转移的 lncRNA 也可指示恶性肿瘤的复发和预后。例如,在结直肠癌中,lncRNA HOTAIR 高表达的患者整体生存率显著低于 HOTAIR 高表达的患者,单因素分析结果显示 HOTAIR 可作为结直肠癌预后的独立预测因子。在肝癌中,HOTAIR 的高表达与肝切除术后肝癌复发高风险相关,HOTAIR 高表达也是肝移植后肝癌复发的指示因子,高表达 HOTAIR 的患者其预后更差。MALAT1 也可作为肝移植后肝癌复发的分子标志物,其在肝癌和结直肠癌中的高表达指示了肿瘤患者的预后较差。调控恶性肿瘤增殖、凋亡和代谢的非编码 RNA 也能作为恶性肿瘤复发和预后的预测因子。例如,lncRNA GAS5 可抑制肿瘤的增殖、促进肿瘤细胞凋亡,并调控恶性肿瘤的代谢。GAS5 在多种类型的恶性肿瘤中均呈现低表达,且其低表达与恶性肿瘤患者的预后差相关,GAS5 可作为恶性肿瘤的一个独立预后指示因子。miR - 26a 是一种调控恶性肿瘤增殖、代谢的重要 miRNA 分子,在多种类型的恶性肿瘤中都可抑制肿瘤的增殖,调控恶性肿瘤的代谢途径等。在肝癌中,高表达 miR - 26a 患者的总体生存率显著高于低表达 miR - 26a 患者,提示 miR - 26a 可作为肝癌预后的独立预测因子。更重要的是,血浆 miR - 26a 水平高的肝癌患者生存率更高,复发的风险也较低。非编码 RNA 还可以与其他分子的表达或患者的临床特征联合预测患者的复发和预后。有人分析了肝癌患者的多项临床特征,发现 miR - 26a、IL - 6 和肿瘤大小可以单独作为肝癌整体生存和复发的独立预后因子,联合 miR-26a 和 IL-6 的表达比单用 miR-26a 或 IL-6 是一个更好的肝癌整体生存和复发的预后因子。在另一项研究中,分析了肝癌中差异表达的 miRNA 分子,发现 miR-125b 既可作为肝癌的独立预后因子,也可与肝硬化一起指示肝癌患者的生存。根据 miR-125b 的表达情况和肝硬化与否,可将患者分为 3 组:① miR-125b 低表达,有肝硬化;② miR-125b 高表达,有肝硬化;③ miR-125b 高表达,无肝硬化。其中 miR-125b 高表达、无肝硬化组患者生存率最高,miR-125b 低表达、有肝硬化组患者生存率最低。

7.5.3 非编码 RNA 作为化疗耐药和靶向药物的分子标志物

miRNA 具有很强的稳定性,在反复冻融、较高或较低的 pH 情况下也不容易降解,是理想的生物分子标志物。miRNA 可直接参与肿瘤耐药,有研究表明某些 miRNA 的单核苷酸多态性会影响肿瘤细胞的耐药性。单核苷酸多态性(SNP)是指基因组水平上由单个核苷酸变异引起的 DNA 序列多态性,SNP 在人类基因组中广泛存在,平均不到 1 000 bp 就有 1 个 SNP 位点。一般认为 SNP 与点突变的区别在于 SNP 出现频率大于 1%。miRNA 上具有 SNP 位点,称之为 miSNP。研究发现,miR-24 与二氢叶酸还原酶(dihydrofolate reductase,DHFR)mRNA 的 3'非翻译区结合,从而抑制其活性,当结合位点的 SNP-829 C→T 时,突变型的miR-24 无法与 DHFR mRNA 正常结合,失去对 DHFR 的抑制作用;DHFR mRNA 的半衰期延长,进一步的试验证实 SNP-829 C→T 导致 DHFR 的高表达以及肿瘤细胞对甲氨蝶呤(methotrexate,MTX)的耐药性。选择卵巢癌顺铂(cisplatin,DDP)耐药细胞系 A2780 和敏感细胞系 A2780 为研究对象,比较两种细胞系的表达谱发现 27 种 miRNA 表达显著上调,其中包括 miR-141。过表达 mi-141 导致卵巢癌细胞对 DDP 的耐药。对 24 个非浆液性卵巢癌的血浆样品进行检测发现,miR-141 在 DDP 不敏感的患者样品中表达量更高。机制研究表明,miR-141 通过调控 KEAP1 基因影响肿瘤细胞对 DDP 的耐药性。研究发现化疗药物 DDP 能够诱发肿瘤细胞自噬,同时导致 miR-30a 的表达显著减少。过表达 miR-30a 抑制自噬泡生成必需蛋白 beclin1 的生成,并且降低肿瘤细胞自噬活性。过表达 miR-30a

能够抑制肿瘤细胞自噬,提高肿瘤细胞对 DDP 的敏感性;敲低miR-30a 促进肿瘤细胞自噬,增强肿瘤细胞对 DDP 的耐药性。miR-30a 能够下调 Beclin1,阻止 DDP 胁迫下形成自噬泡,提高抗癌药物对耐药肿瘤细胞的疗效。肺癌的发病率和死亡率在恶性肿瘤中排在首位,其中非小细胞肺癌占原发性肺癌的 80%以上。化疗药物 DDP 是非小细胞肺癌的一线化疗药物,但是耐药性往往影响 DDP 的疗效。研究表明 lncRNA HOTAIR 在多种肿瘤中表达上调,并与肿瘤的转移和预后有着密切关系。通过定量 RT-PCR 检测发现,与人肺癌细胞株 A549 相比,耐 DDP 的 A549/DDP 细胞株中 HOTAIR 显著上调。进一步用 siRNA 抑制 HOTAIR 后,耐 DDP 的 A549/DDP 细胞株恢复对 DDP 的敏感性。在肺癌组织标本中检测到 HOTAIR 与 p21 的表达量负相关,机制研究表明 HOTAIR 可通过下调 p21 的表达促使肿瘤细胞产生耐药性。相关耐药蛋白 P-糖蛋白(P-glycoprotein,P-gp)由 ABCB1 基因编码,是一种腺苷三磷酸酶,属于三磷酸腺苷结合盒(ATP binding cassette,ABC)转运子,它促进细胞内药物的转出,减少药物在肿瘤细胞中的积聚,从而导致耐药。在肝细胞癌中,lncRNA H19 通过下调 MDR1 启动子甲基化水平来诱导 P-糖蛋白的表达,最终促进肿瘤的抗药性。ABCB1 基因下游 400 kb 处存在 lncRNA MRUL,MRUL 的高表达提示不良预后。敲低 MRUL 的表达能增加肿瘤细胞内药物的浓度。MRUL 可能正向调控 ABCB1 的表达,使化疗药物在肿瘤细胞内维持较低浓度,增强了细胞的多药耐药性。

分子靶向治疗是指在分子水平上,针对明确的致癌位点来设计相应的治疗药物,药物会特异地与致癌位点作用,导致肿瘤细胞的活性下降,并且不影响正常组织细胞,从而达到治疗的目的。目前的靶向药物包括小分子表皮生长因子受体(EGFR)酪氨酸激酶抑制剂,如伊马替尼(imatinib);抗 EGFR 的单抗,如西妥昔单抗(cetuximab);抗 HER-2 的单抗,如曲妥珠单抗(trastuzumab)等。伊马替尼是用来治疗慢性髓细胞白血病(chronic myelocytic leukemia,CML)的药物。该药进入临床应用以来,已显示出特异性、高效性和低毒性等优点。但是在服用伊马替尼的患者中,有 17%的患者会在 5 年后出现抗药性。研究发现,在 CML 细胞中伊马替尼能够抑制 miR-30a 的表达。miR-30a 可通过下调

Beclin1 和 ATG5 的表达抑制细胞自噬过程。过表达 miR-30a 能够抑制肿瘤细胞自噬,促进肿瘤细胞对伊马替尼的敏感性;敲低 miR-30a 促进肿瘤细胞自噬,促进肿瘤细胞对伊马替尼的耐药性。这说明 miR-30 的异常表达影响细胞自噬,可作为 CML 治疗的潜在靶点。舒尼替尼(sunitinib)是一种多靶点酪氨酸激酶抑制剂,通过抑制血管内皮细胞生长因子受体(vascular endothelial growth factor receptor, VEGFR)、血小板衍生生长因子受体(platelet derived growth factor receptor, PDGFR)、KIT 等酪氨酸激酶活性发挥抗肿瘤和抗血管生成的双重作用。研究发现,lncRNA LncARSR 与舒尼替尼的抗药性有关联。研究通过用舒尼替尼耐药的肾细胞癌细胞株和敏感的肾细胞癌细胞株进行芯片筛选,发现 LncARSR 在耐药细胞株中高表达。通过对患者血清中 LncARSR 的检测,发现 LncARSR 高表达的患者对舒尼替尼具有耐药性。LncARSR 可以通过结合 miR-34 和 miR-449 家族,活化 AXL 和 c-myc,促使肿瘤细胞对舒尼替尼耐药。具有生物活性的 LncARSR 能够进入外泌体中,传递给替尼药物敏感细胞,使其对舒尼替尼不再敏感。LncARSR 可作为肾癌舒尼替尼治疗的生物标志物和干预靶点。

7.5.4　非编码 RNA 在放射治疗疗效监测中的应用

放射治疗(简称放疗)在肿瘤综合治疗中占有重要地位。放疗能使肿块缩小,同时抑制转移,减少癌细胞进入血管中的机会,从而提高手术的切除率和患者的生存率。但是有很多患者的放疗效果不理想。通过对放射抵抗性和敏感性肺癌细胞的 miRNA 表达谱进行芯片筛选,已发现多个 miRNA 差异表达,其中 miR-214 在放射抵抗性肺癌细胞中表达显著上调。将抵抗性肺癌细胞的 miR-214 敲低,能够增加肺癌细胞对放疗的敏感性;而将 miR-214 在放疗敏感性肺癌细胞过表达后,可使肺癌细胞的放射抵抗性增强。放射线通过电离损伤 DNA 致其断裂,受损失的细胞进行 DNA 损伤修复,如果修复成功,细胞进入下一个周期,否则细胞凋亡,从而清除掉 DNA 受到损伤的肿瘤细胞。DNA 修复系统的抑制剂很可能增加放疗的敏感性。miRNA 中 miR-101 能够与 DNA 修复蛋白 DNA-PKcs 和 *ATM* 基因的 mRNA 3′非翻译区结合,抑制两种蛋白的生成阻碍 DNA 修复,增加放疗的敏感性。研究表明,LincRNA-p21 在结直肠癌等多种肿瘤中异常表达。LincRNA-p21 在多种肿瘤中表达下调,这表明 LincRNA-p21 很可能发挥抑癌作用。研究还发现,过表达 LincRNA-p21 能够通过 Wnt 通路促进凋亡,进而增强放疗的敏感性,这为结直肠癌提供潜在的靶点。LIN28B 高表达的肿瘤细胞暴露于放射线时存活率更高,作用机制可能是 LIN28B 的高表达能够降低微小 RNA let-7 的表达,诱导肿瘤细胞的抵抗性。这些研究结果表明,非编码 RNA 可参与肿瘤细胞对放射治疗的作用,可作为放疗疗效监测的潜在标志物。

7.5.5　非编码 RNA 在术前术后疗效监测中的应用

通过对 82 个肺癌患者和 50 个健康人的血清进行检测,发现 miRNA 中 miR-21、miR-205、miR-30d 和 miR-24 在肺癌组织中表达上调,与术前对应的血清相比,miR-21 和 miR-24 的表达量在术后血清中显著减少,血清中 miR-21 高表达的肺癌患者总生存期更短。通过对头颈部鳞状细胞癌患者的癌组织和癌旁组织进行检测,发现 miR-21 以及 miR-223 在癌组织中表达上调,而术后这两种 miRNA 在血清中的含量显著降低。对胃癌患者和健康人的血清进行检测,发现 lncRNA H19 在胃癌组织中表达上调,术前、术后的血清样品检测后发现 H19 在术后显著降低。研究发现,高表达 LncARSR 会导致肾细胞癌患者对舒尼替尼耐药,检测 32 对术前、术后血清样品,发现 LncARSR 在术后显著下调;检测病情恶化组和病情非恶化组 LncARSR 的表达,发现 LncARSR 在病情恶化组高表达;LncARSR 高表达的患者有更短的无进展生存期(progression-free survival, PFS);舒尼替尼能延长 PFS,LncARSR 低表达的患者使用舒尼替尼效果更为明显,但是 LncARSR 高表达的患者使用舒尼替尼无效果。

7.6　非编码 RNA 在肿瘤治疗中的应用及策略

非编码 RNA 在肿瘤的发生、发展过程中具有重要的作用,可以作为肿瘤治疗的潜在靶点。肿瘤治疗的主要手段包括手术治疗、化学治疗(化疗)、放疗和生物治疗等。其中手术治疗、化疗和放疗是当前癌症的主要治疗方式,而生物治疗在癌症治疗、改善生存质量、降低复发率等方面的重要作用也得到越来越多的认可和重视。肿瘤生物治疗包括细胞治疗、抗体治疗、免疫治疗和基因治疗等,以非编码RNA为基础的治疗方法属于肿瘤基因治疗。非编码RNA,特别是miRNA,与肿瘤有密切关系;在肿瘤中通过过表达或抑制miRNA可望达到治疗或缓解肿瘤的效果。

7.6.1　微小RNA在恶性肿瘤治疗中的应用

miRNA在肿瘤中发挥着癌基因或抑癌基因的作用,可参与肿瘤细胞的发生、生长和转移等过程,miRNA在恶性肿瘤的基因治疗中也具有一定的应用前景。miR-34a是miR-34家族的一员,受到抑癌基因 p53 的转录调控,在多发性骨髓瘤、胶质母细胞瘤、结肠癌和肝癌等多种肿瘤中表达下调,发挥抑制肿瘤生长的作用。将脂质体包裹的miR-34a从尾静脉注射入多发性骨髓瘤的小鼠模型,发现肿瘤生长受到明显抑制,小鼠的生存率提高。在肝癌动物模型中,采用全身给药的方法用脂质体过表达miR-34a,发现肝癌的生长受到明显抑制,同时观察到抗肿瘤活性而无免疫刺激性或剂量限制性毒性。在脾、肺、肾中也观察到miR-34a的累积,使其他肿瘤的治疗也存在可能性。研究还发现在胶质母细胞瘤中,用一种聚合物可以在小鼠体内稳定过表达miR-34a,通过瘤内注射可明显抑制肿瘤生长。2013年5月开展了首个miRNA抗癌药物MRX34的Ⅰ期临床试验,该研究将在不可切除的原发性肝癌或肝转移性肿瘤患者中进行。MRX34是采用SMARTICLES药物递送技术制备的miR-34的模拟物。腺相关病毒载体介导的一项研究表明,在肝癌的小鼠模型中采用腺相关病毒载体表达miR-26,可通过诱导肿瘤细胞凋亡和抑制细胞生长而抑制肝癌的发生。这项研究为肝癌治疗提供了新的方法,为miRNA基因治疗应用于临床提供了理论依据和实验基础。应用抗肿瘤的反义寡核苷酸抑制乳腺癌细胞中miR-21的表达,并接种到小鼠模型中,结果发现肿瘤细胞的生长受到明显的抑制,细胞出现凋亡,此研究说明,抑制高表达的miRNA也可能是治疗肿瘤的一种途径。

7.6.2　其他非编码RNA在肿瘤治疗中的应用

lncRNA也可作为肿瘤治疗的潜在靶点。一项针对12种肿瘤2 000多例样本的大规模筛查发现,FAL1 lncRNA是一种癌基因,可以促进肿瘤细胞的生长。FAL1拷贝数扩增和高表达预示卵巢癌患者较差的预后。在晚期卵巢癌的小鼠模型中腹腔注射FAL1的siRNA,发现肿瘤的生长受到了明显的抑制。另有研究发现,lncARSR是一种与晚期肾癌耐药相关的lncRNA。lncARSR可竞争性地与miR-34和miR-449结合,引起下游靶基因 AXL/c-MET 的上调,并且激活了STAT3、AKT和ERK等信号通路。耐药的肾癌细胞可以通过外泌体分泌lncARSR,使舒尼替尼敏感的细胞变成耐药细胞。在原位动物模型和人源肿瘤组织异种移植(patient-derived tumor xenograft,PDX)模型中,用锁核酸(locked nucleic acid,LNA)抑制lncARSR后,耐药肾癌细胞对舒尼替尼重新变得敏感,为克服晚期肾癌的治疗耐药提供了新的策略。circRNA也有希望成为肿瘤治疗新的候选靶点。研究发现染色体异位可产生f-circRNA,白血病中MLL和 AF9 基因之间发生易位产生f-circM9。f-circM9可以促进细胞的增殖,白血病小鼠模型研究显示,f-circM9可以与对应的融合蛋白协同促进肿瘤发生,并且f-circM9与肿瘤的耐药相关,可作为肿瘤治疗的潜在靶点。

7.6.3　非编码RNA用于肿瘤治疗的策略及问题

以非编码RNA为靶标的肿瘤基因治疗有两种不同的策略,一种是封闭具有癌基因功能的非编码RNA表达;另一种是恢复具有抑癌基因功能的非编码RNA表达。封闭致癌性非编码RNA的水平主要通过人工合成的寡核苷酸和miRNA海绵等方法。恢复缺失的抑癌性非编码RNA表达主要通过合成寡核苷酸模拟物和载体过表达等方法。目前非编码RNA在肿瘤治疗中存在的主要问题是有效靶点的选择以及靶向呈递。

(1)封闭致癌性非编码RNA表达的方法

1)采用反义寡核苷酸技术:反义寡核苷酸(antisense oligonucleotides,ASO)是指一类特定化学修饰的15～25个核苷酸组成的短链核酸,它的碱基序列与特定的靶标RNA序列互补,进入细胞后可按照碱基互补配对的原则与靶标序列形成双链结构，从而沉默 RNA 活性或基因表达。ASO 技术被引入到 miRNA 的功能研究中，被重新命名为 AMO（anti-miRNA oligonucleotide）或 antagomir。antagomir 是经过特殊化学修饰的 miRNA 拮抗剂，在体内可以与成熟 miRNA 竞争靶基因 mRNA 的结合位点，抑制 miRNA 的作用，在动物体内具有更好的抑制效果和稳定性。如在肝癌中 miR-151 能明显促进肝癌细胞的迁移和侵袭，当在小鼠模型中用 antagomir 抑制 miR-151 的表达后，肝癌细胞的转移能力受到了明显的抑制。

2）采用 miRNA 海绵（miRNA sponge）：miRNA 海绵是指通过外源的 RNA 可以吸附 miRNA，竞争性抑制 miRNA 与内源靶基因结合。外源的 RNA 可包含若干个 miRNA 靶定位点，这些靶定位点与 miRNA 不完全互补，结合后不降解 RNA。这种作用可稳定抑制 miRNA 的活性。miRNA 海绵可以是由质粒编码的，可以包装成慢病毒或腺病毒等用于细胞。

（2）恢复抑癌性非编码 RNA 表达的方法

部分非编码 RNA 可发挥抑癌基因的作用，通过过表达这些非编码 RNA 可以抑制肿瘤的发生和发展。采用脂质体、纳米颗粒或外泌体等可将人工合成的 miRNA 类似物导入体内；也可以通过腺相关病毒等载体过表达非编码 RNA，使其在体内发挥作用。

（3）非编码 RNA 在恶性肿瘤治疗中的靶向呈递问题

体内靶向呈递是目前影响基因治疗效果的主要问题之一，如何将基因安全有效地导入到肿瘤部位是基因治疗非常重要的方面。目前应用的基因治疗载体有病毒载体和非病毒载体两大类。病毒载体包括逆转录病毒载体、慢病毒载体、腺病毒载体和腺病毒相关病毒载体等。非病毒载体包括脂质体、纳米粒和质粒 DNA 等。病毒载体的导入存在缺乏肿瘤靶向性的问题，而非病毒载体的主要问题是转导效率低以及表达时间短。使用病毒载体如反转录病毒可以将非编码 RNA 导入动物体内，但是其靶向性差，并且有致癌的风险。使用脂质体也可以将寡核苷酸或非编码 RNA 导入动物的体内，但是存在导入效率低，维持时间短的问题。核酸分子在体液中很容易被核酸酶降解，经过化学修饰后其稳定性增加，目前经修饰的反义核酸具有较好的应用前景，外

泌体也可望作为寡核苷酸的载体。

（黄胜林　何祥火）

主要参考文献

[1] Arita T，Ichikawa D，Konishi H，et al. Circulating long non-coding RNAs in plasma of patients with gastric cancer [J]. Anticancer Res，2013，33(8)：3185-3193.

[2] Chan M，Liaw CS，Ji SM，et al. Identification of circulating microrna signatures for breast cancer detection [J]. Clin Cancer Res，2013，19(16)：4477-4487.

[3] Chen H，Xu J，Hong J，et al. Long noncoding RNA profiles identify five distinct molecular subtypes of colorectal cancer with clinical relevance [J]. Mol Oncol，2014，8(8)：1393-1403.

[4] Drusco A，Nuovo GJ，Zanesi N，et al. Microrna profiles discriminate among colon cancer metastasis [J]. PLoS One，2014，9(6)：e96670.

[5] Gong X，Wei W，Chen L，et al. Comprehensive analysis of long non-coding RNA expression profiles in hepatitis B virus-related hepatocellular carcinoma [J]. Oncotarget，2016：42422-42430.

[6] Goossens-Beumer IJ，Derr RS，Buermans H P，et al. Microrna classifier and nomogram for metastasis prediction in colon cancer [J]. Cancer Epidemiol Biomarkers Prev，2015，24(1)：187-197.

[7] Guarnerio J，Bezzi M，Jeong JC，et al. Oncogenic role of fusion-circrnas derived from cancer-associated chromosomal translocations [J]. Cell，2016，165(2)：289-302.

[8] Gutschner T，Hammerle M，Eissmann M，et al. The noncoding RNA malat1 is a critical regulator of the metastasis phenotype of lung cancer cells [J]. Cancer Res，2013，73(3)：1180-1189.

[9] Hansen TB，Jensen TI，Clausen BH，et al. Natural RNA circles function as efficient microrna sponges [J]. Nature，2013，495(7441)：384-388.

[10] Hashad D，Elbanna A，Ibrahim A，et al. Evaluation of the role of circulating long non-coding RNA H19 as a promising novel biomarker in plasma of patients with gastric cancer [J]. J Clin Lab Anal，2016，6：1100-1105.

[11] Hou B，Ishinaga H，Midorikawa K，et al. Circulating micrornas as novel prognosis biomarkers for head and neck squamous cell carcinoma [J]. Cancer Biol Ther，2015，16(7)：1042-1046.

［12］ Hu X，Feng Y，Zhang D，et al. A functional genomic approach identifies fal1 as an oncogenic long noncoding RNA that associates with bmi1 and represses P21 expression in cancer ［J］. Cancer Cell，2014,26（3）：344－357.

［13］ Kim K，Jutooru I，Chadalapaka G，et al. Hotair is a negative prognostic factor and exhibits pro-oncogenic activity in pancreatic cancer ［J］. Oncogene，2013,32（13）:1616－1625.

［14］ Kumegawa K，Maruyama R，Yamamoto E，et al. A genomic screen for long noncoding RNA genes epigenetically silenced by aberrant DNA methylation in colorectal cancer ［J］. Sci Rep，2016(6):26699.

［15］ Leucci E，Vendramin R，Spinazzi M，et al. Melanoma addiction to the long non-coding RNA sammson ［J］. Nature，2016,531(7595):518－522.

［16］ Li R，Qian J，Wang YY，et al. Long noncoding RNA profiles reveal three molecular subtypes in glioma ［J］. CNS Neurosci Ther，2014,20(4):339－343.

［17］ Liu Z，Sun M，Lu K，et al. The long noncoding RNA hotair contributes to cisplatin resistance of human lung adenocarcinoma cells via downregualtion of P21（Waf1/Cip1）expression ［J］. PLoS One，2013,8(10):e77293.

［18］ Li Y，Zheng Q，Bao C，et al. Circular RNA is enriched and stable in exosomes：a promising biomarker for cancer diagnosis ［J］. Cell Res，2015,25(8):981－984.

［19］ Markou A，Zavridou M，Sourvinou I，et al. Direct comparison of metastasis-related miRNA expression levels in circulating tumor cells，corresponding plasma，and primary tumors of breast cancer patients ［J］. Clin Chem，2016(7):1002－1011.

［20］ Montani F，Marzi MJ，Dezi F，et al. Mir-Test：a blood test for lung cancer early detection ［J］. J Natl Cancer Inst，2015,107(6):djv063.

［21］ Ofek P，Calderon M，Mehrabadi FS，et al. Restoring the oncosuppressor activity of microRNA－34a in glioblastoma using a polyglycerol-based polyplex ［J］. Nanomedicine，2016,12(7):2201－2214.

［22］ Qu L，Ding J，Chen C，et al. Exosome-transmitted lncarsr promotes sunitinib resistance in renal cancer by acting as a competing endogenous RNA ［J］. Cancer Cell，2016,29(5):653－668.

［23］ Sathyan P，Zinn PO，Marisetty AL，et al. Mir－21－Sox2 axis delineates glioblastoma subtypes with prognostic impact ［J］. J Neurosci，2015,35（45）:15097－15112.

［24］ Shen J，Hu Q，Schrauder M，et al. Circulating miR－148b and miR－133a as biomarkers for breast cancer detection ［J］. Oncotarget，2014,5(14):5284－5294.

［25］ Sozzi G，Boeri M，Rossi M，et al. Clinical utility of a plasma-based miRNA signature classifier within computed tomography lung cancer screening：a correlative mild trial study ［J］. J Clin Oncol，2014,32（8）:768－773.

［26］ Spector Y，Fridman E，Rosenwald S，et al. Development and validation of a microrna-based diagnostic assay for classification of renal cell carcinomas ［J］. Mol Oncol，2013,7(3):732－738.

［27］ Sun M，Jin FY，Xia R，et al. Decreased expression of long noncoding RNA Gas5 indicates a poor prognosis and promotes cell proliferation in gastric cancer ［J］. BMC Cancer，2014,14:319.

［28］ Su X，Malouf GG，Chen Y，et al. Comprehensive analysis of long non-coding RNAs in human breast cancer clinical subtypes ［J］. Oncotarget，2014,5(20):9864－9876.

［29］ Tanic M，Andres E，Rodriguez-Pinilla SM，et al. Microrna-based molecular classification of non-brca1/2 hereditary breast tumours ［J］. Br J Cancer，2013,109（10）:2724－2734.

［30］ Tu ZQ，Li RJ，Mei JZ，et al. Down-regulation of long non-coding RNA Gas5 is associated with the prognosis of hepatocellular carcinoma ［J］. Int J Clin Exp Pathol，2014,7(7):4303－4309.

［31］ van Jaarsveld MT，Helleman J，Boersma AW，et al. miR－141 regulates keap1 and modulates cisplatin sensitivity in ovarian cancer cells ［J］. Oncogene，2013,32(36):4284－4293.

［32］ Wang G，Li Z，Zhao Q，et al. Lincrna-P21 enhances the sensitivity of radiotherapy for human colorectal cancer by targeting the wnt/beta-catenin signaling pathway ［J］. Oncol Rep，2014,31(4):1839－1845.

［33］ Wang Y，Zhang D，Wu K，et al. Long noncoding RNA mrul promotes abcb1 expression in multidrug-resistant gastric cancer cell sublines ［J］. Mol Cell Biol，2014,34（17）:3182－3193.

［34］ Xie H，Ma H，Zhou D. Plasma hulc as a promising novel biomarker for the detection of hepatocellular carcinoma ［J］. Biomed Res Int，2013,136106.

［35］ Xing L，Su J，Guarnera MA，et al. Sputum microrna biomarkers for identifying lung cancer in indeterminate solitary pulmonary nodules ［J］. Clin Cancer Res，2015,21(2):484－489.

［36］ Yang X，Liang L，Zhang XF，et al. Microrna-26a

suppresses tumor growth and metastasis of human hepatocellular carcinoma by targeting interleukin - 6 - stat3 pathway [J]. Hepatology, 2013,58(1):158 - 170.

[37] Yuan SX, Wang J, Yang F, et al. Long noncoding RNA dancr increases stemness features of hepatocellular carcinoma by derepression of ctnnb1 [J]. Hepatology, 2016,63(2):499 - 511.

8 肿瘤细胞生长与周期调控

　　细胞的增殖是一个被精细调控的生物学过程,通常与细胞周期联系在一起。细胞接受外界生长信号的刺激后,经过一系列复杂的生长和分裂过程,将染色体和细胞其他成分复制、分裂到2个子细胞中,完成一个细胞分裂周期。细胞周期是一个单向的、不可逆的生物学事件,受到胞外信号、细胞周期调控系统等多方面的调控,是生物生长发育的重要生物学过程。细胞周期生物学过程的失调会导致多种疾病的发生,包括肿瘤。

　　细胞周期调控系统是一些相互作用的蛋白质网络,其基本特征在从酵母到人类的进化过程中都十分保守。它们接收和整合细胞外各种各样的信号,并决定细胞的命运:是继续保持静止状态还是进入新的分裂周期。细胞周期调控系统主要由细胞周期蛋白和细胞周期蛋白依赖激酶系统、细胞周期检查点、泛素连接酶调控系统等组成。这些调控系统在包括酵母在内的真核生物中普遍存在。它们在细胞周期进程中依次有序地调控周期的进程,使细胞周期单向、不可逆地向前进行。

　　肿瘤是一种复杂的系统性疾病,失控生长是肿瘤的重要特征之一。肿瘤细胞的失控生长可由多种原因导致:① 失去对胞外增殖信号的依赖;② 逃脱抑制细胞增殖信号的调控;③ 细胞分裂不受端粒长度的限制。在肿瘤中,细胞周期调控系统经常发生故障,导致肿瘤细胞的细胞周期不像正常细胞那样受到严格的调控,开始无序生长。胞外信号和胞内信号转导通路蛋白的异常调控都可导致细胞周期的失控,从而进一步引起细胞的生长异常。此外,由于细胞周期调控系统的故障,还可导致细胞发生基因组不稳定和染色体不稳定,引起肿瘤的发生、发展。

因此深入了解细胞周期调控的分子机制和肿瘤中细胞周期失控的分子机制,有助于我们理解肿瘤发生与发展的分子基础,发现新的肿瘤治疗靶点。

8.1　细胞生长与细胞周期调控机制

8.1.1　细胞生长与细胞周期概述

细胞生长与细胞分裂是相互协调的,只有当细胞生长到足够支撑分裂为 2 个子细胞的时候,细胞才会进入细胞周期。细胞周期是指细胞生长、分裂时,依次经过 G_1、S、G_2、M 期,一分为二,周而复始的过程。细胞周期普遍存在于动、植物细胞,包括正常和异常细胞。

哺乳动物细胞在接受外界促增殖信号前通常处于 2 次细胞分裂周期的间期,称为 G_0 期(Gap 0)。而当外界促有丝分裂因子的信号传导入细胞的时候,细胞开始进入 G_1 期(Gap 1)。在 G_1 期,细胞要决定是否进入新的细胞周期还是继续维持静止;对于静止的细胞则要决定细胞是否进行分化。一旦细胞开始进入细胞周期,细胞就需要进行细胞成分的积聚以确保子细胞能和母细胞含有一样的遗传物质和其他细胞成分。细胞内各种成分的积聚时间并不一致。RNA 和蛋白的累积在上一个细胞周期结束后就已经开始,并可贯穿整个细胞周期。而 DNA 的复制通常要延迟一段时间(一般12～15 h)。DNA 复制与上一次细胞分裂结束之间的时间段也即 G_1 期。

DNA 的合成期称为 S 期(synthesis),一般持续6～8 h。DNA 的复制通常在 DNA 链的特定位置开始,该位点被称为复制起始点(replication origins)。当复制开始时,特定的蛋白结合在 DNA 链上,并打开 DNA 双螺旋,双向进行 DNA 的复制。染色体的复制除了 DNA 以外还需要进行蛋白的合成,如组蛋白等,来帮助 DNA 组装在染色体内。复制后的染色体称为姐妹染色体(sister chromatids)。S 期的时长在不同细胞中并不一样,其时长由细胞内 DNA 的含量来决定。在某些特定细胞,如淋巴细胞和胚胎细胞中,S 期时间非常短。

细胞周期中第 2 个重要的阶段为有丝分裂期,即 M 期(mitosis)。在 M 期,细胞分裂为 2 个相同的子细胞。细胞经过 S 期后并不直接进入有丝分裂期,而是会经过第 2 个间隙期(Gap 2,G_2 期)。在 G_2 期内,细胞继续进行一些蛋白质和 RNA 的合成,

为进入 M 期做准备。M 期又可分为核的分离(mitosis,有丝分裂)和细胞质的分离(cytokinesis)。而有丝分裂期由多个亚期组成,分别是前期(prophase)、前中期(prometaphase)、中期(metaphase)、后期(anaphase)以及末期(telophase)。前期,细胞内的核膜开始瓦解,染色质高度螺旋化形成染色体,纺锤丝出现。前中期,染色体进一步压缩,纺锤丝黏附在染色体上。中期,细胞变为球形,核仁与核被膜已完全消失。染色体均移到细胞的赤道平面,从纺锤体两极发出的微管附着于每一个染色体的着丝点上。后期,在纺锤体微管的作用下,着丝粒分开,染色体分裂成 2 个姐妹染色体,并以相反的方向向细胞两极运动。末期,染色体开始解压缩,核膜重新出现,纺锤丝消失。核的分离完成后,细胞开始进行细胞质的分离,母细胞变成两个具有相同遗传物质的子细胞。

经过一轮完整的细胞周期进程,母细胞完成了自身的增殖,基因组的遗传物质平均分到了 2 个子细胞中。此过程中,最重要的 2 个时期是 S 期的 DNA 精确复制以及 M 期的精确分配,任何一步发生错误,都会导致细胞的遗传物质出现缺损或冗余,有可能导致肿瘤的发生。

不同细胞的增殖分裂能力不同,按照细胞的分裂能力可将细胞分为以下几类:① 增殖细胞群,如造血干细胞,表皮与胃肠黏膜上皮的干细胞。这类细胞始终保持活跃的分裂能力,连续进入细胞周期循环。② 不再增殖细胞群,如成熟的红细胞、神经元、心肌细胞等高度分化的细胞,它们丧失了分裂能力,又称终末细胞。③ 暂不增殖细胞群,又称静息细胞、休眠细胞或 G_0 期细胞,如肝细胞、肾小管上皮细胞、甲状腺滤泡上皮细胞等。它们是分化的成熟细胞,执行特定功能的细胞。在某种刺激下,这些细胞重新进入细胞周期。如肝部分切除术后,剩余的肝细胞迅速开始分裂。

8.1.2　细胞周期蛋白与细胞周期蛋白依赖性激酶对细胞周期的调控

细胞周期的每一步都受到精细准确的调控,以确保 2 个子细胞获得的遗传物质完全一致。细胞周期进程的调控系统确保细胞周期在正确的时间开始,按照正确的顺序依次进行,并保证每一个阶段都有足够的时间进行,以完成本阶段所有的事件。

（1）周期蛋白依赖性激酶和细胞周期蛋白简介

细胞周期调控系统中的核心成分为细胞周期蛋白依赖激酶（CDK）家族。CDK家族是一类调控细胞周期进程的丝氨酸/苏氨酸蛋白激酶，不能依靠自身发挥作用，必须与细胞周期蛋白（cyclin）结合才能被激活。

细胞周期蛋白是一类普遍存在于真核细胞、在细胞周期进程中可周而复始地出现及消失的蛋白质。它于1983年被Evans T.等首次发现，他们对海胆受精卵蛋白质的情况进行检测，发现在受精卵的早期卵裂中，有一类蛋白质含量呈现随细胞周期的进程发生周期性的合成与降解，用秋水仙素抑制细胞分裂后，其降解不发生或被延缓，这类蛋白质即被命名为细胞周期蛋白。细胞周期的不同时期表达不同的细胞周期蛋白，细胞周期蛋白的蛋白水平严格与细胞周期程序保持一致。细胞周期蛋白可分为4种类型：①D型细胞周期蛋白，在整个细胞周期进程中都有较高水平的表达；②A型细胞周期蛋白，在细胞进入S期时开始出现，并在G_2期达到其峰值；③B型细胞周期蛋白，在有丝分裂之前开始升高，并在G_2/M期达到峰值；④E型细胞周期蛋白，在G_1期晚期出现，在G_1/S期达到峰值，并在S期迅速下降（图8-1）。

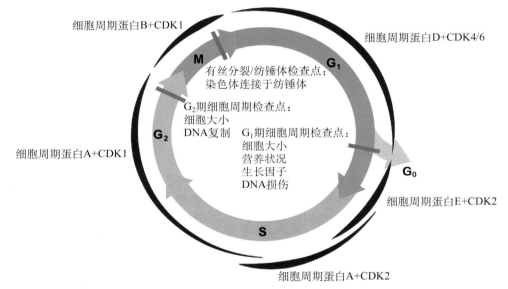

图8-1 细胞周期进程示意图

细胞接收外界信号刺激，细胞周期蛋白D开始表达，并与CDK4/6结合，细胞周期蛋白D/CDK4/6复合物磷酸化Rb蛋白，促进细胞通过G_1检查点。此后，细胞周期蛋白E表达上升，并于CDK2结合，促进细胞从G_1期向S期转换。从G_1期晚期开始，细胞周期蛋白A表达持续上调，与CDK2结合，引导细胞进行DNA复制，并促进细胞进入G_2期。通过G_2检查点后，细胞周期蛋白A/CDK1和细胞周期蛋白B/CDK1共同主导细胞通过有丝分裂期，完成有丝分裂和胞质分裂，细胞分为2个子细胞

细胞周期蛋白的降解主要由泛素化介导的蛋白水解途径实现。泛素化是一种蛋白翻译后修饰，可以影响蛋白的稳定性、细胞定位和功能。泛素是一种小蛋白，相对分子质量只有8 000大小，可以经由泛素连接酶（E_1、E_2、E_3连接酶）共价结合到底物蛋白上。在细胞周期中发挥作用的E_3泛素连接酶主要有2种：细胞周期后期促进复合物（anaphase-promoting complex/cyclosome，APC/C复合物）和SCF复合物（Skp/cullin/F-box containing com-plex）。APC/C复合物和SCF复合物同属RING指型E_3泛素连接酶，但是两者在细胞周期中的功能不同。APC/C复合物主要作用于有丝分裂后期到G_1期的细胞周期调控蛋白，而SCF复合物主要作用于G_1期到M期的细胞周期调控蛋白。APC/C复合物的底物包括在有丝分裂期发挥重要作用的细胞周期蛋白A、细胞周期蛋白B以及调控姐妹染色体分离的分离酶抑制蛋白（securin）。在细胞周期进程中，APC/C复合物与共激活蛋白结合，激活其E_3连接

酶活性。APC/C 复合物有 2 种共激活蛋白：CDC20（cell division cycle protein 20）和 CDH1（Cdc20 homolog）。CDC20 蛋白在 S 期开始积聚，但此时 APC/C 并未被激活，这样可以避免促进 S/M 期转换的细胞周期蛋白 A 和细胞周期蛋白 B 的降解，使细胞顺利通过有丝分裂期。APC/C 复合物的活性在 S 期由 Emi1 蛋白抑制，在有丝分裂期则由 SAC 复合物（spindle-assembly checkpoint complexes）抑制。一旦细胞顺利通过有丝分裂纺锤体检查点，APC/C^{CDC20} 复合物激活，降解细胞周期蛋白 B，促进细胞离开有丝分裂期。APC/c^{cdh1} 复合物主要在有丝分裂末期和 G$_1$ 期降解有丝分裂期细胞周期蛋白，促进细胞离开有丝分裂期，并在 G$_1$ 期保持有丝分裂期周期蛋白的低水平。此外，APC/C^{cdh1} 复合物也降解一些激酶，如极光激酶（aurora）等。SCF 复合物主要有 3 种，即 SCF^{SKP2}、SCF^{FBW7} 和 SCF$^{\beta-Trcp}$。SCF^{SKP2} 复合物主要负责降解 CDK 抑制蛋白如 p21、p27、p57、p107 等，调控细胞进入 S 期。SCF^{FBW7} 复合物主要降解细胞周期蛋白 E，促进细胞进入 S 期。SCF$^{\beta-Trc}$ 复合物的底物为细胞周期抑制蛋白 Wee1 和 Emi1。通过调控这两个蛋白的降解，SCF$^{\beta-Trcp}$ 复合物可以促进细胞进入有丝分裂期。

（2）外界信号刺激细胞进入细胞周期进程

细胞接受到外界刺激生长和分裂的信号后，细胞周期蛋白 D 开始合成，并和 CDK4/6 结合，调控细胞进入细胞周期进程。和别的细胞周期蛋白不同，细胞周期蛋白 D 在整个细胞周期进程中都不降解，而是在外界信号的刺激下表达逐步升高。哺乳动物细胞中一共有 3 种类型的细胞周期蛋白 D，分别是细胞周期蛋白 D$_1$、细胞周期蛋白 D$_2$、细胞周期蛋白 D$_3$。它们分别对不同的外界刺激信号发生反应。细胞周期蛋白 D$_1$ 的启动子区有 AP－1、NF－kB 和 Tcf/Lef 等转录因子的结合位点，可以接受多种生长因子的信号刺激，调控细胞进入新一轮细胞周期。细胞周期蛋白 D$_2$ 主要接收胞外的刺激性囊泡激素、丝裂原信号的刺激，与 myc 的活化以及 cAMP 的累积相关。细胞周期蛋白 D$_3$ 的转录主要由 STAT3 和 STAT5 介导，其转录多与白介素受体介导的造血细胞活化有关。一旦细胞周期蛋白 D 结合 CDK4/6，形成复合体，就会引导细胞通过 G$_1$ 期的 R 检测点，剩下的细胞周期蛋白将会依次表达，引导细胞通过整个细胞周期，直至整个细胞周期结束，细胞一分为二。一旦细胞通过 R 检测点，此后的细胞周期程序都将是自主进行的，不再受外界信号的调控。

CDK 的酶活性调控主要是通过磷酸化实现的。单独的细胞周期蛋白结合并不能激活 CDK 的酶活性，还需要酶活性位点附近的苏氨酸磷酸化才能完全激活。磷酸化 CDK 的激酶是 CDK 激活激酶（CDK activating kinase，CAK），CAK 在整个细胞周期内活性都保持较高水平。在哺乳动物细胞中，CAK 只能在细胞周期蛋白结合后才可磷酸化激活 CDK。这是因为细胞周期蛋白的结合可以改变 CDK 的蛋白构象，便于 CAK 结合。

（3）S 期和染色体复制

DNA 合成和染色体的复制发生在 S 期。DNA 聚合酶在复制起始点结合于 DNA 链，开始 DNA 的合成。在一个细胞周期内，DNA 的合成只发生 1 次，这样可以保证子细胞获得和母细胞一样数量的遗传物质。DNA 的合成和染色体的复制受到细胞周期蛋白/CDK 复合物的调控。在 G$_1$ 晚期，复制前复合物（pre-replication complexes，Pre-RCs）结合在复制起始点，激活 MCM DNA 解旋酶，招募 DNA 聚合酶，启动 DNA 复制。DNA 复制开始后，复制前复合物开始解体，细胞周期蛋白 A/CDK2 复合物抑制复制前复合物的重新组装，保证在每一个细胞周期内 DNA 复制只发生 1 次。

细胞周期蛋白 E/CDK2 复合物对于细胞顺利通过 G$_1$/S 期非常关键，一旦细胞进入 S 期，细胞周期蛋白 E 表达水平开始下降。细胞周期蛋白 A 的表达在 G$_1$ 晚期开始升高，且其聚集在复制起始点附近，说明细胞周期蛋白 A 对于 DNA 复制的起始十分关键。在 S 期的后期阶段，细胞周期蛋白 A 表达继续上升，引导细胞从 S 期进入有丝分裂期。

（4）有丝分裂期

有丝分裂期的进入由细胞周期蛋白/CDK 复合物和其他一些蛋白激酶控制，这些激酶可以磷酸化在纺锤体组装、姐妹染色体在纺锤体排列等过程中起作用的关键蛋白。在上述事件完成后，细胞周期蛋白降解，CDK 激酶失活，这些对于细胞顺利通过有丝分裂期十分关键。

在有丝分裂期，细胞周期蛋白 A 和细胞周期蛋白 B 共同控制细胞周期的进程。细胞周期蛋白 A 在 S 期表达开始升高，并持续高表达至有丝分裂的前中期。细胞周期蛋白 B 的表达在 G$_2$ 期开始升高，但在进入有丝分裂期前，细胞周期蛋白 B/CDK1 复合物定位在胞质；细胞进入 M 期后，细胞周期蛋白

B/CDK1 复合物进入细胞核内,促进核膜的降解。

CDK1 是有丝分裂期的关键激酶,促进细胞通过有丝分裂期。细胞周期蛋白 A 和细胞周期蛋白 B 均可与之结合,并激活 CDK1。细胞周期蛋白 A/CDK1 复合物主要参与染色体的压缩,并可激活细胞周期蛋白 B/CDK1 复合物。细胞周期蛋白 B/CDK1 复合物调控有丝分裂期的一些关键事件,包括中心体的分离(前期)、核膜降解和纺锤体分离等。细胞周期蛋白 B/CDK1 的活性还受到一些磷酸激酶的调控。在细胞即将进入有丝分裂前,细胞周期蛋白 B 表达升高,并与 CDK1 形成复合物,但此时复合物处于失活状态,这种失活状态是由磷酸激酶 Wee1 调控的。Wee1 磷酸化 CDK1 的 14 位苏氨酸和 15 位酪氨酸,使之处于失活状态。细胞进入 M 期后,去磷酸酶 CDC25 家族蛋白去除这些位点的磷酸化,激活细胞周期蛋白 B/CDK1 复合物,促进细胞通过有丝分裂期。

8.1.3 细胞周期蛋白依赖性激酶抑制蛋白对细胞周期的调控

除了受到细胞周期蛋白和 CAK 的调控外,CDK 还受到一类抑制蛋白的调控。这些蛋白被称为 CDK 抑制蛋白(cyclin-dependent kinase inhibitor,CKI),可以分为两个家族:① INK4 家族,包括 $p16^{INK4A}$、$p15^{INK4B}$、$p18^{INK4C}$ 和 $p19^{INK4D}$ 等,主要结合 CDK4、CDK6 复合体,抑制其激酶活性;② Cip/kip 家族蛋白,包括 $p21^{waf1}$、$p27^{kip1}$ 和 $p57^{kip2}$,主要调控细胞周期晚期的一些细胞周期蛋白/CDK 复合物的激酶活性。在哺乳动物细胞中,CDK 抑制剂主要调控细胞周期的 G_1/S 进程。例如在 G_1 期,p27 结合在 CDK4 上,随着细胞外信号的刺激,细胞周期蛋白 D 结合 CDK4/6,去除 p27 的结合,p27 被多种磷酸酶磷酸化从而降解。

(1) Cip/Kip 家族蛋白

p21 属于 Cip/Kip 家族,其蛋白由基因 CDKN1A 编码,该基因定位于 6 号染色体 6p21.2 区段。p21 蛋白主要通过 2 个蛋白结构域,位于羧基端的增殖细胞核抗原(proliferating cell nuclear antigen,PCNA)结合结构域以及位于氨基端的细胞周期蛋白/CDK 激酶抑制区域,来调控细胞的增殖和细胞周期进程。p21 通过位于氨基端的 CDK 激酶结合区结合 CDK,与位于氨基端的 cy1 结构域和羧基端的 cy2 结构域共同作用结合细胞周期蛋白。

通过这种结合,p21 阻断了 CDK 激酶和其底物的结合。p21 主要抑制 CDK2 激酶的活性。CDK2 可以磷酸化 pRb 蛋白,促进 E2F1 下游靶基因的转录。通过对 CDK2 的抑制,p21 可以抑制细胞周期的 G_1/S 期转换。此外,p21 蛋白还可通过结合 CDK1 激酶,使细胞阻滞在 G_2 期。p21 也可结合 PCNA 来调控细胞的增殖。p21 结合 PCNA 后,阻止 PCNA 与 DNA 合成酶 δ 的结合,使 DNA 合成停止,细胞周期阻滞,抑制细胞增殖。p21 除了和 CDK2、PCNA 结合以外,也直接结合一些转录因子,调控其下游靶基因的转录。在 Notch 信号激活的情况下,p21 可直接结合 E2F1 蛋白,抑制其下游基因 Wnt 4 的表达,从而调控细胞的增殖。p21 还可结合 MYC 蛋白,干扰 MYC 与 MAX 形成二聚体,影响 MYC 的转录活性。p21 对细胞周期的调控还可通过介导 p53 蛋白的转录抑制活性来实现。p21 直接参与 p53 对一些细胞周期相关蛋白的转录抑制,如 CDC25、细胞周期蛋白 B 等。除了调控细胞周期进入 S 期,p21 也可通过调控细胞周期蛋白 B 和 CDC25 的表达,影响细胞进入有丝分裂期。

p27 蛋白是 Cip/Kip 家族另一个重要的成员,由 CDKN1B 基因编码。p27 蛋白主要在 G_0 期和 G_1 早期表达,其可结合细胞周期蛋白 E/CDK2 复合物并抑制该复合物的活性。细胞进入 G_1 期后,细胞周期蛋白 D 和 CDK4/6 表达开始增高,并形成复合物,这种复合物可以结合细胞内的 p27 蛋白。随着细胞周期蛋白 D/CDK4/6 复合物的增加,p27 逐步释放细胞周期蛋白 E/CDK2 复合物。在 G_1 晚期,细胞周期蛋白 E/CDK2 复合物和细胞周期蛋白 D/CDK4 复合物激酶活性增强,诱导促进 G_1 向 S 期转换的基因转录,促进细胞周期的进程。p27 对 CDK 激酶的抑制作用由其表达的高低、细胞定位以及磷酸化水平来决定。外界多种信号可影响 p27 的表达,如细胞密度、分化信号、转化生长因子 β(TGF - β)信号等。

(2) INK4 家族

INK4 家族中两个成员 $p15^{INK4B}$ 和 $p16^{INK4A}$ 均位于 9 号染色体 9p21 区段。这两个基因中第 1 个被发现的是 $p16^{INK4A}$(由 CDKN2A 基因编码),是细胞周期蛋白 D 依赖激酶 CDK4、CDK6 的抑制蛋白。在 INK4A 基因附近发现了 INK4 家族另一成员 $p15^{INK4B}$(由 CDKN2B 基因编码)。INK4 家族的 4 个成员在氨基酸序列上十分保守,均有一个保守的锚蛋白重复序列(ankyrin repeats)。细胞接受外界不同生长信号刺激后,INK4家族成员会根据刺激信号的不同而产生不同的表达模式,由此产生功能上的不同。INK4家族蛋白都是通过抑制CDK4/6的激酶活性来降低Rb的磷酸化水平,抑制E2F1转录因子释放,从而抑制可促进G₁向S期转换基因的转录,引起细胞滞在G₁期,抑制细胞增殖。

(3) TGF-β通过调控CKI的表达影响细胞周期进程

TGF-β能够抑制多种类型细胞如上皮细胞、间充质细胞、内皮细胞、血液细胞和神经细胞的增殖。TGF-β抑制细胞增殖主要通过2个途径:①诱导CKI的表达抑制CDK激酶活性;②下调c-Myc的表达。在TGF-β作用下,p15蛋白的表达显著上调。p15可特异阻断细胞周期蛋白D和CDK4/6复合物的形成,使细胞不能通过G₁期的R检测点,阻滞在G₁期。在DNA损伤的情况下,TGF-β也可诱导p21的表达。p21可抑制其他周期时相细胞周期蛋白/CDK复合物的活性,如细胞周期蛋白E/CDK2、细胞周期蛋白A/CDK2,引起细胞周期阻滞,直到DNA损伤被修复,以保证受损DNA序列不会被复制。由于TGF-β主要抑制CDK4/6的激酶活性,因此TGF-β对细胞生长的抑制主要作用于G₁早期和中期,而在其他细胞周期时相的细胞对TGF-β的生长抑制作用不敏感。

8.1.4　细胞周期检查点与细胞周期进程

在前文中,我们了解到细胞周期进程受到精确的正反向调控,以确保每次细胞周期结束时可以将和母细胞同样的遗传物质分配到2个子细胞中。除此之外,在长期的进化过程中,细胞还发展出了一套保证细胞周期中DNA复制和染色体分配质量的检查机制,通常称为细胞周期检查点(checkpoint)。这是一种负反馈调节机制,主要是确保上游事件已经完成才可进入下一时相。当细胞周期进程中出现异常事件,如DNA损伤或DNA复制受阻时,这类调节机制就被激活,及时地中断细胞周期的运行,使细胞阻滞在此时相内。待细胞修复或排除了故障后,细胞周期才能恢复运转。如果此类故障无法排除,周期检查点则可启动诱导细胞程序性死亡的信号通路,引导细胞周期异常的细胞凋亡后被清除。细胞周期检查点的缺损会导致细胞发生基因突变、染色体损伤和异倍体产生,最终导致肿瘤的发生。

(1) G₁检查点(G₁ checkpoint)

细胞周期的第1个检查点出现在G₁晚期。细胞接收外界信号刺激开始准备进入细胞周期,在G₁期RNA和蛋白开始合成,为S期的DNA复制做准备,G₁检查点用于检查细胞是否已经为下一步的DNA复制做好准备。对于细胞来说,G₁检查点至关重要,它直接决定细胞是进入细胞周期还是回到G₀期,因此这一检查点也称为限制点或R点(restriction point)。通常认为,一旦细胞通过G₁检查点,如果没有其他重大差错,细胞将会自主完成整个细胞周期进程,不再受外界信号的影响。

调控G₁检查点的关键蛋白是Rb蛋白,Rb蛋白在细胞进入细胞周期前处于非磷酸化状态,此时Rb结合在E2F家族蛋白上,使之不能结合在下游靶基因的启动子区域。E2F家族蛋白的大部分靶基因是调控G₁/S转换的重要功能基因。细胞受外界信号刺激进入G₁期,依次上调细胞周期蛋白D和细胞周期蛋白E的表达,细胞周期蛋白D与CDK4/6结合,CDK4/6磷酸化激活,进而磷酸化Rb的部分苏氨酸和丝氨酸残基,此时Rb处于低磷酸化水平。随着细胞周期进展到G₁期晚期,细胞周期蛋白E开始表达,并与CDK2结合,激活CDK2活性,细胞周期蛋白E/CDK2复合物可进一步磷酸化Rb蛋白,使之处于高磷酸化状态。Rb高磷酸化状态将会导致E2F家族蛋白从Rb/E2F1复合物中释放,从而结合在其下游基因的启动子区,诱导其转录,使细胞实现G₁/S的转换,在此后的细胞周期进程中,Rb始终保持高磷酸化状态,其磷酸化状态由后续激活的细胞周期蛋白/CDK复合物维持。Rb的磷酸化是可逆的,一旦细胞受到外界压力信号的刺激或者物理应激压力,Rb将会回到非磷酸化的状态,抑制细胞的生长(图8-2)。

Rb家族除了Rb蛋白以外,还有2个成员:p107和p130。Rb家族的3个成员均属于"袋蛋白"结构类似蛋白,这种结构使Rb蛋白可以结合病毒癌蛋白,如SV40大T蛋白、腺病毒的E1A蛋白等。Rb家族蛋白在调控细胞周期方面功能类似,过表达Rb家族蛋白均可引起细胞阻滞在G₁期。与Rb一样,p107和p130也可结合E2F转录因子,并抑制E2F的转录活性。不过Rb家族蛋白结合的E2F转录有差别,Rb主要结合E2F1、E2F2、E2F3和E2F4,p107和p130主要结合E2F4和E2F5。此外3种蛋白结合E2F转录因子发生在不同的细胞周期时相内。在静息细胞和处于细胞周期内的细胞中,Rb 结合 E2F 蛋白,调控 G$_1$/S 期的转换。p130 则只在静息细胞中结合 E2F 转录因子,加强细胞的静止状态。p107 主要在细胞周期的 S 期结合 E2F 蛋白,目前其机制尚不十分清楚。

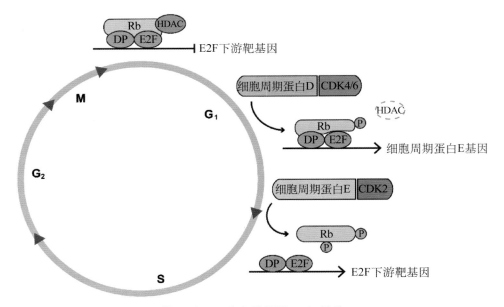

图 8-2　Rb 与细胞周期 G$_1$/S 转换

细胞整合胞外信号,准备开始进入细胞周期后,Rb 蛋白此时尚处于非磷酸化状态,其结合在 E2F 转录因子上,阻止 E2F 转录下游的靶基因。随着细胞周期蛋白 D 表达升高,细胞周期蛋白 D 结合 CDK4/6,并激活 CDK4/6 激酶活性。细胞周期蛋白 D/CDK4/6 复合物进一步磷酸化 Rb。低磷酸化的 Rb 开始部分转录下游基因,最主要是细胞周期蛋白 E。细胞周期蛋白 E 开始表达后,结合 CDK2 激酶,进一步磷酸化 Rb 蛋白。高磷酸化的 Rb 蛋白彻底从 E2F 转录因子上脱离,此时 E2F 转录因子开始转录其下游的靶基因,这些靶基因参与调控细胞的 G$_1$/S 期转换,细胞开始进入 S 期

除了 Rb 外,CKI 也可以结合并失活细胞周期蛋白/CDK 复合物,阻止细胞从 G$_1$ 期进入 S 期。

(2) G$_2$ 检查点(G$_2$ checkpoint)

G$_2$ 检查点主要对 S 期的完成程度进行检查,当 DNA 发生损伤、DNA 复制发生异常或者 S 期未能完成时,G$_2$ 检查点阻止细胞进入 M 期。DNA 损伤发生后,细胞启动 DNA 损伤反应信号通路。DNA 损伤反应的核心元件是 MRN 复合物(Mre11、Rad50 和 Nbs1)以及其下游的毛细血管扩张性共济失调突变蛋白(ATM)激酶。DNA 双链断裂后,MRN 复合物识别 DNA 双链断裂位点,并激活 ATM 激酶。ATM 激活后,进一步磷酸化 Chk1 和 Chk2。Chk1 和 Chk2 磷酸化激活后,可以磷酸化 CDC25 的 216 位丝氨酸,产生 14-3-3 蛋白结合位点。14-3-3 蛋白结合导致 CDC25 不能入核,不能磷酸化 CDK1,细胞周期阻滞在 S 期或者 G$_2$ 期

(图 8-3)。p53 蛋白也是 DNA 损伤信号通路中重要的蛋白。PI3K 家族蛋白也可以在 DNA 损伤发生之后磷酸化 p53 蛋白。p53 蛋白激活一方面通过上调 p21 蛋白来抑制细胞周期蛋白 B/CDK1 复合物的活性;另一方面 p53 可以直接结合在细胞周期蛋白 B 和 CDK1 的启动子区,导致两者的转录水平下降,蛋白表达降低。除了调控细胞周期蛋白 B/CDK1 复合物的活性,p53 还可通过调控期下游基因 14-3-3 和 *GADD*45 基因的转录来调控 DNA 损伤反应。如前所述,14-3-3 蛋白可导致 CDC25 的胞质定位,进而失活细胞周期蛋白 B/CDK1 复合物。

DNA 损伤导致细胞周期阻滞后,DNA 损伤得以修复,之后细胞继续进入细胞周期,此过程称为 G$_2$ 检查点回复(G$_2$ checkpoint recovery)。G$_2$ 检查点回复最主要的蛋白是 PLK1 激酶。PLK1 在正常细胞周期中作用很有限,干扰 PLK1 表达仅能引起

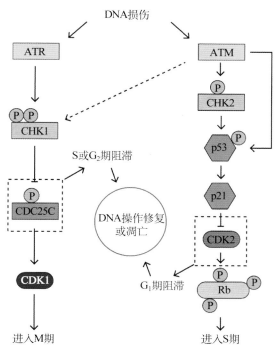

图 8-3 G₂ 检查点分子机制

G₂ 检查点主要对 S 期的完成程度进行检测,检查 DNA 复制是否完整,细胞能否开始有丝分裂。当 DNA 发生损伤时,G₂ 检查点使细胞阻滞在 S 期或 G₂ 期。DNA 损伤信号由 MRN 复合物识别,并激活其下游的 ATM/ATR 激酶。ATM/ATR 进一步磷酸化下游的 Chk1/Chk2 蛋白。当 DNA 损伤发生在 S 期时,Chk1/2 蛋白可以磷酸化 CDC25,使其不能入核激活 CDK1 蛋白的激酶活性,细胞周期阻滞在 S 期或 G₂ 期。此外,当 DNA 损伤发生在 G₁ 期时,Chk1/2 蛋白可磷酸化 p53 蛋白,诱导 p21 蛋白上调,抑制 CDK2 的激酶活性,使细胞阻滞在 G₁ 期

有丝分裂期的延迟进入。但细胞阻滞在 G₂ 检查点后,PLK1 对于细胞在 DNA 损伤修复后重新进入有丝分裂期十分关键。G₂ 检查点沉默以后,aurora 激酶激活 PLK1,PLK1 继而激活下游的细胞周期蛋白 B/CDK2 复合物,细胞得以进入有丝分裂期。PLK1 还可以通过多种机制沉默 DNA 损伤反应信号通路。例如 PLK1 可通过直接或间接的方式失活 p53 蛋白,也可以负调控 53BP1 蛋白和 Chk1 蛋白的表达,继而达到沉默 DNA 损伤反应信号通路的目的。

(3)有丝分裂/纺锤体检查点(mitotic/spindle checkpoint)

有丝分裂/纺锤体检查点确保有丝分裂期染色体的正确分离并保证分配到 2 个子细胞的遗传物质完全一致。在细胞进入有丝分裂期后期之前,有丝

分裂/纺锤体检查点确保所有染色体都在有丝分裂板排好并处于极性压力之下,然后细胞才可开始进行有丝分裂。

调控有丝分裂检查点的蛋白复合物被称为 SAC 复合物,主要调控 APC/C 复合物核心蛋白 CDC20 的活性。APC/C 是泛素连接酶,可以泛素化含有其结合区域的底物,使之进行泛素化降解。SAC 复合物主要抑制 CDC20 的活性,使 APC/C 复合物不能泛素化有丝分裂期重要的细胞周期蛋白 B 和 securin。细胞周期蛋白 B 对有丝分裂期关键激酶 CDK1 的活性至关重要。securin 是染色体分离酶(separase)的抑制因子,染色体分离酶可以降解黏着蛋白(cohesin)亚基,使姐妹染色体正确分离。

SAC 主要监控着丝粒和纺锤体微管的结合。SAC 信号由着丝粒产生,在染色体未和着丝粒结合时,SAC 复合物的成员蛋白结合在着丝粒上。而染色体和着丝粒的正确黏着使着丝粒内部产生一种张力,在这种张力情况下,着丝粒不能和 SAC 蛋白结合。此时 SAC 复合物对 CDC20 蛋白的抑制作用消失,CDC20 蛋白可以泛素化细胞周期蛋白 B 和 securin,细胞进入有丝分裂期的后期。CDC20 也可定位在着丝粒部位,在有丝分裂的前中期,SAC 复合物和 CDC20 在着丝粒部位聚集,可见着丝粒为 CDC20 的催化反应提供了反应平台。

8.2 细胞周期异常调控与肿瘤细胞生长

对于组织细胞来说,完成一个细胞周期,需要根据外界信号的刺激来决定是继续进入细胞周期还是进入静息期。在胚胎细胞中,大部分细胞都处于活跃的细胞周期进程内。而在成体组织内,大部分的正常组织细胞通常处于静息期。组织细胞的异常生长会导致肿瘤的发生。在肿瘤中,由于基因突变的累积,细胞失去对外界丝裂原、生长因子、抗凋亡信号和细胞外基质等的依赖,对抑制细胞生长的信号失去反应,开始失控生长。在某种意义上,肿瘤也可看作是一种细胞周期异常导致的疾病。

8.2.1 异常生长信号通路与细胞周期失调

多数正常细胞处于静息状态,当接受到外界有丝分裂原信号、生长因子等信号刺激时才启动细胞周期程序,并进入增殖状态。肿瘤发生时,肿瘤对外界信号反应的信号通路通常会发生改变。很多细胞

生长因子、生长因子受体以及其下游的细胞膜、细胞质效应元件本身即是癌基因和抑癌基因。

（1）生长因子及其受体突变与肿瘤细胞生长

细胞从静息期进入细胞周期，需要外界丝裂原、生长因子等的刺激，才能进入 G_1 期。在肿瘤中，这些信号持续刺激细胞，激活细胞周期蛋白/CDK 复合物的活性，促进 G_1/S 转换。例如血小板衍生生长因子（PDGF）在猿猴肉瘤病毒感染的细胞中表达升高，刺激了感染细胞的异常增殖，导致肿瘤的发生。很多肿瘤细胞需要过量的生长因子和丝裂原来维持自身的增殖，形成了自分泌循环途径。

一些生长因子的受体也经常发生突变，处于异常激活状态，向细胞内传递错误的生长分裂信号。在多种肿瘤中，包括肺癌、头颈部癌、胃癌、宫颈癌，表皮生长因子受体（EGFR）表达增加，并与患者的预后差相关。在非小细胞肺癌中，EGFR 基因定位的 7p12 区段经常发生扩增，导致其表达增加。此外，EGFR 的配体 EGF、TGF - α 等的分泌在非小细胞肺癌中表达升高，形成自分泌循环，导致 EGFR 异常激活，进一步刺激下游生长增殖信号的激活，导致肿瘤细胞的失控生长。

（2）丝裂原信号下游信号通路成分表达异常与细胞周期失调

除了丝裂原和生长因子本身，其下游的效应元件的异常也会导致肿瘤的发生与发展。肿瘤中最重要的丝裂原信号通路是 Ras 信号通路。细胞接受外界丝裂原信号刺激后，Ras 激活并诱导其下游的 Raf 和丝裂原活化蛋白激酶（MAPK），最终引起细胞周期蛋白 D 的表达，诱导细胞进入细胞周期，开始增殖。在大部分的肿瘤中，Ras-Raf-MAPK 信号通路都会发生异常，尤其是 RAS 基因的突变。在 25% 的肿瘤中都会发生 RAS 基因的突变。Ras 的异常活化会导致肿瘤细胞不依赖丝裂原和生长因子信号进入细胞周期，导致肿瘤细胞的异常增殖。

PI3K/AKT 信号通路是丝裂原信号下游的另一个重要信号转导通路。磷脂酰肌醇 3 激酶（phosphatidylinositol 3 kinase，PI3K）是由调节亚基和催化亚基组成的异二聚体，其中的 p85 调解亚基可由酪氨酸受体激酶激活。PI3K 催化第 2 信使三磷酸磷酯酰肌醇（PIP3）的产生，以激活 PI3K 下游的激酶级联反应。蛋白激酶 B，即 Akt 是 PI3K 下游重要的激酶，属于苏氨酸/丝氨酸激酶家族。Akt 的激活可从多个方面来促进肿瘤的发展，包括促进肿瘤的存活、增殖（细胞分裂）、生长（细胞体积变大）以及参与肿瘤的血管新生等。Akt 对细胞增殖的影响主要通过其对细胞周期的调控实现。细胞周期蛋白 D 是调控 G_1 期向 S 期转换的重要蛋白，其蛋白降解主要由糖原合成酶激酶 3β（glycogen synthase kinase-3β，GSK - 3β）调控。GSK - 3β 磷酸化细胞周期蛋白 D，引起其进行蛋白酶体介导的蛋白降解。而 Akt 可以磷酸化 GSK - 3β，阻断其激酶活性，引起细胞周期蛋白 D 在肿瘤细胞内的聚积。此外，Akt 也可磷酸化细胞周期蛋白依赖性激酶抑制蛋白如 p21 和 p27 等，阻止其对细胞周期蛋白依赖性激酶活性的抑制作用，促进细胞周期进程和肿瘤细胞增殖。PI3K/Akt 信号通路在肿瘤中的异常激活可由该通路的多个成分的过表达或突变引起。在部分卵巢癌患者中，编码 PI3K 的 p110 催化亚基经常发生染色体片段的扩增。在乳腺癌、卵巢癌和胰腺癌中经常发生 Akt 基因的扩增。而 PI3K 的 p85 亚基在肿瘤中经常发生突变，产生一个 p65 截短亚基，促进细胞的转化和肿瘤的发生。

MYC 基因的突变或异常激活与肿瘤细胞周期和生长密切相关。在发现 MYC 基因后不久，人们就发现 MYC 基因的转录及其蛋白的表达与细胞的增殖密切相关。处于静息期的淋巴细胞受到生长因子凝集素（lectin）刺激 2 h 后，MYC 基因的转录就会被显著诱导起来。因此 MYC 可作为丝裂原和生长因子信号通路的一个早期反应基因。Ras-Raf-MAPK 信号通路可以介导 MYC 的转录激活，其他的一些激酶信号通路如 Janus 激酶（Janus kinases，JAK）、Akt 等也可刺激 MYC 基因的转录。MYC 属于碱性螺旋-环螺旋（basic helix-loop-helix，bHLH）转录因子家族，可与其他的 bHLH 转录因子结合形成异源或同源二聚体，结合在下游靶基因特定序列的启动子区域（E-box），诱导靶基因的转录。很多细胞周期相关基因，如细胞周期蛋白 D_2、细胞周期蛋白 E_1、CDK4、CDC25A、E2F1，都是 MYC 的下游基因。通过诱导这些基因的转录，MYC 可调控细胞进入 G_1 期和促进细胞从 G_1 向 S 期的转换。除了对细胞周期蛋白和 CDK 的转录调控，myc 也可与转录因子 Miz - 1 结合，抑制 p21 和 p27 的转录，解除其对细胞周期蛋白/CDK 激酶复合物的抑制，促进细胞周期的进展。在 15%～30% 的肿瘤细胞中会发生 MYC 基因的突变和表达异常，这些异常表达的 myc 蛋白进一步导致细胞周期的异常，从而参与肿瘤的发生、发展。

8.2.2　细胞周期调控蛋白表达异常与肿瘤生长

除了前述的丝裂原信号、生长因子信号通路元件等基因的突变等，肿瘤细胞周期的失调也可由CDK、细胞周期蛋白、CDK激活激酶、CDK抑制因子等异常改变引起。已有研究表明，CDK及其调控蛋白的异常改变可参与肿瘤的发生、发展。

（1）CDK

CDK基因的突变在肿瘤中已有报道，但突变频率较低。CDK基因的突变通常会导致其失去CDK抑制因子结合位点，使CDK抑制因子不能结合在CDK蛋白上，失活CDK激酶活性。例如，在黑色素瘤中，$CDK4$在24位氨基酸处发生突变，精氨酸突变成为半胱氨酸，导致INK4家族的抑制蛋白不能结合在CDK4蛋白上，引起其异常表达。而在一些白血病细胞中，CDK6的基因发生易位，引起其异常表达。除了基因突变，一些CDK基因还会发生基因片段的扩增而导致其自身发生过表达。例如在黑色素瘤、肉瘤和脑胶质瘤中，$CDK4$基因所在的染色体片段会发生扩增，导致CDK4蛋白在这些肿瘤中表达升高，促进肿瘤细胞进入细胞周期，异常增殖。

（2）细胞周期蛋白

细胞周期蛋白D_1对于生长因子诱导的上皮细胞增殖非常关键，是其细胞增殖的限速步骤。细胞周期蛋白D_1的异常表达与肿瘤的发生有密切关系，是一个癌基因。在体外实验中，细胞周期蛋白D3种亚型全敲除的细胞不能发生癌基因诱导的细胞转化。而在体内，敲除细胞周期蛋白D_1的小鼠也对部分癌基因诱导的肿瘤生成具有抵抗性。目前鉴定到的细胞周期蛋白D相互作用蛋白有100余种，因此除了对细胞周期和肿瘤生长的调控，细胞周期蛋白D也参与其他一些肿瘤相关过程的调控。例如，通过调控血管内皮细胞生长因子（VEGF）的转录，细胞周期蛋白D也可参与肿瘤的血管新生过程。在多种肿瘤中，包括乳腺癌、肺癌、黑色素瘤等，细胞周期蛋白D_1的表达显著上升，其染色体片段也发生扩增。在套细胞淋巴瘤中，细胞周期蛋白D_1与免疫球蛋白重链基因发生易位，引起细胞周期蛋白D_1的过表达。其他亚型的细胞周期蛋白D_1、细胞周期蛋白D_2和细胞周期蛋白D_3，在肿瘤中也会发生染色体片段的扩增，但其频率显著低于细胞周期蛋白D_1的发

生频率（15％～40％）。例如，在神经胶质瘤中，细胞周期蛋白D_2基因的扩增频率仅有2％。而在胰腺癌、乳腺癌和前列腺癌中，细胞周期蛋白D_2基因经常发生甲基化，导致其表达降低，有可能作为抑癌基因发挥作用。突变也可导致细胞周期蛋白D的异常表达。在子宫内膜癌中，约20％患者发生细胞周期蛋白D_1或其调控蛋白FBXO4的突变，导致细胞周期蛋白D_1在核内过表达，引起细胞的失控生长。除突变和染色体片段扩增外，促有丝分裂信号通路的异常激活也会引起细胞周期蛋白D的过表达，如前述的RAS、PI3K/AKT等信号通路。

细胞周期蛋白D_1的过表达可激活CDK4/6的激酶活性，磷酸化pRb蛋白，释放E2F1转录因子，激活E2F1下游靶基因表达，从而促进肿瘤细胞的生长和增殖。在套细胞淋巴瘤中，细胞周期蛋白D_1的mRNA与肿瘤细胞的增殖状态正相关。此外，在套细胞淋巴瘤和头颈癌中，细胞周期蛋白D_1过表达和p21缺失的协同作用导致患者预后极差，说明细胞周期蛋白D_1-pRb-E2F1通路的多步缺陷会导致肿瘤细胞的细胞周期异常活跃，进而导致肿瘤细胞异常增殖。

细胞周期蛋白E可与CDK2形成复合物调控细胞的G_1/S转换，FBXW7（F-box and WD repeat domain containing 7）是细胞周期蛋白E的泛素连接酶，可以泛素化细胞周期蛋白E，导致其发生蛋白酶体介导的蛋白降解。在一些肿瘤中，FBXW7抑癌基因发生突变失活，导致细胞周期蛋白E/CDK2复合物异常活化，引起肿瘤细胞增殖。此外细胞周期蛋白E过表达还可导致复制检查机制出现缺陷，导致细胞不能正常通过有丝分裂期，引起染色体不稳定。这可能是由于细胞周期蛋白E/CDK2复合物的异常激活会导致细胞周期蛋白B和securin表达异常，导致姐妹染色体不能在有丝分裂板正常排列和正常分离。细胞周期蛋白E可参与肿瘤的发生过程。在RAS G12D突变体诱导的小鼠肺癌模型中，细胞周期蛋白E的稳定表达会加速肺癌的生成。

细胞周期蛋白A在肿瘤中也有异常表达。如前所述，细胞周期蛋白A可结合2种CDK并在细胞周期的S期和有丝分裂期发挥作用。在一些肿瘤中细胞周期蛋白A的表达上调。在乳腺癌中，细胞周期蛋白A_2的表达与肿瘤细胞的增殖相关，其过表达可引起乳腺癌细胞的快速增殖、转移。在非小细胞肺癌中，细胞周期蛋白A_2可作为肿瘤增殖状态和肿

瘤进展的标志物,不表达细胞周期蛋白 A₂ 的患者生存期更长。此外,在一些血液肿瘤、结直肠癌等肿瘤中,细胞周期蛋白 A₂ 也都有异常表达。由于细胞周期蛋白 A 主要与 S 期的进入相关,因此其在肿瘤中的过表达通常与肿瘤的增殖相关。

（3）CDK 抑制蛋白（CKI）

正常组织细胞发生转化的重要原因之一是失去 CKI 对细胞周期的调控,细胞周期处于失控状态,细胞发生失控生长,导致肿瘤的发生。

p21 可在外界压力信号诱导下引起细胞周期的阻滞,是多种抑制增殖信号的效应分子。在正常细胞中,一些癌基因的表达可引起 *p21* 基因的转录。如在未永生化的细胞系中,过表达癌基因 *RAS* 可通过 p53 依赖的途径诱导 *p21* 的转录。RAS 过表达也可通过转录因子 E2F1 或 Raf 来诱导 p21 的表达。p21 的表达会导致癌基因诱导的细胞衰老。在肿瘤中,p21 蛋白的缺失使肿瘤细胞逃脱癌基因诱导的细胞衰老,促进肿瘤细胞的存活,导致肿瘤的发生、发展。在肿瘤中,p21 蛋白的降低可由多种原因导致。

p27 在多种肿瘤中表达下调或者细胞定位错乱,导致其失去抑制 CDK 的活性,使肿瘤获得增殖优势。p27 的表达可在多个层面受到调控:① 转录水平,p27 的编码基因 *CDKN1B* 可受到多个转录因子的转录调控。在外界细胞因子的作用下,FOXO（forkhead box class O family）转录因子可调控 *CDKN1B* 基因的转录。在胰岛细胞中,抑癌基因 *menin* 转录因子可引起 *CDKN1B* 基因的转录,p27 蛋白表达上升。在 *menin* 突变的小鼠中,p27 蛋白显著降低,小鼠发生胰岛细胞瘤。转录因子 E2F1 也可结合在 *CDKN1B* 基因的启动子区,诱导其转录,上调 p27 蛋白水平,对 E2F1 自身的生物学功能形成负反馈。② 翻译水平,*CDKN1B* 的 5′- UTR（untranslated region,非翻译区）参与 p27 蛋白和细胞周期有关的翻译调控,在此区域包含有一个内部核糖体进入位点（internal ribosome enter site,IRES）。一些 RNA 结合蛋白,如多聚嘧啶区结合蛋白 1（polypyrimidine tract-binding protein,PTBP1）可以结合在 *CDKN1B* 的 IRES 位点,影响 p27 蛋白的翻译。此外,*CDKN1B* 基因的 3′- UTR 区包含有一些 miRNA 结合位点,如 miR - 221/222。miR - 221/222 可结合在 *CDKN1B* 的 mRNA 上,抑制 p27 蛋白的翻译。③ 蛋白水解,泛素介导的 p27 蛋白水

解在细胞周期的 G₁ 期急剧升高。SCF^{SKP2} 复合物〔S-phase kinase associated protein 1（SKP1）/Cullin/F-Box protein；S-phase kinase associated protein 2（SKP2）〕是 p27 的一个 E2 泛素连接酶。细胞周期蛋白/CDK 复合物结合在 187 位苏氨酸磷酸化的 p27 蛋白上,并与 SCF^{SKP2} 复合物结合,导致 p27 蛋白的泛素化,引起其水解。在肿瘤中,一些癌基因的异常激活可导致 p27 蛋白降解。在上皮细胞中,EGFR 家族成员的高表达可通过 RAS 和 MAPK 通路来诱导 p27 蛋白降解。30% 的乳腺癌会发生 EGFR 高表达和其家族成员 ERBB2 的扩增,而在乳腺癌中 *ERBB2* 基因的扩增与 Src 的激活及 p27 的表达下降呈正相关。在很多肿瘤中,抑癌基因 *PTEN* 经常发生失活突变,导致 p27 的泛素连接酶 SKP2 表达升高,p27 表达降低。在很多肿瘤中,PTEN 蛋白的低表达与 p27 的低表达具有相关性。

8.2.3 细胞周期限制点缺陷与肿瘤细胞周期失控

在不同的遗传毒性压力下,细胞周期限制点保证 DNA 复制的正确和细胞周期的正常进行。而在肿瘤中,一些细胞周期限制点关键调控蛋白发生突变或异常表达,直接参与肿瘤的发生和肿瘤细胞的过速生长。

（1）Rb 失活与肿瘤细胞周期

RB 基因是最早发现的抑癌基因（TSG）,Rb 蛋白是细胞通过细胞周期 R 检查点的重要调控蛋白。Rb 蛋白抑制一系列控制细胞 G₁/S 期转换基因的转录。细胞周期蛋白/CDK 复合物可通过磷酸化失活 Rb,在此后的细胞周期内,Rb 保持失活状态,直到下一个细胞周期,磷脂酶去除 Rb 的磷酸化,活化 Rb。此外,细胞受到如遗传毒性等的压力时,Rb 也会重新活化,引起细胞周期阻滞,保护细胞不发生计划外的增殖。Rb 的这些功能使其保护正常细胞不发生转化,阻止肿瘤的发生。肿瘤主要通过以下几种途径失活 Rb,逃脱 Rb 对肿瘤细胞增殖的抑制作用:① *RB* 基因的杂合性缺失,如在视网膜母细胞瘤、肉瘤、小细胞肺癌以及其他一些肿瘤中;② 基因突变使 Rb 失去对转录的抑制或者增强磷酸化 Rb 的激酶活性(如细胞周期蛋白 D 的扩增或过表达);③ 癌基因的激活使 Rb 失活,如一些有丝分裂信号的过度激活,可导致 Rb 蛋白的不正常磷酸化,使之失活。通过这几种方式,肿瘤得以逃脱 Rb 对细胞

增殖的抑制,获得增殖优势。RB 信号通路的改变可根据环境的不同导致不同的后果。如在小鼠的成纤维细胞中,Rb 缺失仅对细胞周期有微弱的影响,反而主要影响细胞的分化以及引起基因组的不稳定性。Rb 调控细胞周期进程主要通过结合 E2F 转录因子。在大部分肿瘤中,由于细胞周期蛋白 D 的过表达、INK4 家族蛋白的失活或 Rb 家族蛋白的失活,E2F 蛋白活性增强,促进细胞进入 S 期,促进细胞增殖。

（2）DNA 损伤反应（DNA damage response）与肿瘤

细胞内的 DNA 无时无刻不处在 DNA 损伤因子的压力之下,DNA 损伤因子可引起 DNA 核苷酸序列的突变或 DNA 双链的断裂。细胞进入 S 期开始进行 DNA 合成,在复制 DNA 之前,细胞必须修复损伤的 DNA 双链,以保证 DNA 遗传信息在母细胞和子细胞之间正确传递。细胞的 DNA 损伤反应是肿瘤研究的一个重要领域。主要是因为 DNA 损伤可引起肿瘤发生,在很多肿瘤中 DNA 损伤反应相关基因会发生突变。此外,很多肿瘤治疗方法,如放射治疗和一些化疗药物,会引起 DNA 损伤来起到杀伤肿瘤的效果。

正常情况下,DNA 损伤反应阻止正常组织细胞发生转化。原癌基因过表达会诱导细胞内的 DNA 损伤反应信号通路以及 ARF 抑癌基因的转录,从而诱导 p53 蛋白的上调以抑制肿瘤的发生。在时间顺序上,DNA 损伤反应的诱导先于 ARF 基因的转录,是原癌基因刺激细胞的早期反应,在 DNA 损伤反应信号通路的作用下,原癌基因过表达会引起正常细胞的衰老和凋亡。而在已发生转化的细胞中,DNA 损伤反应信号通路发生改变,原癌基因的过表达不再诱导细胞的衰老和凋亡。在肿瘤组织中,DNA 损伤在癌旁组织中比较常见,但在肿瘤组织中很少出现,这说明肿瘤组织通过某种途径逃脱了 DNA 损伤检查点的限制。当癌前病变向恶性肿瘤进展时,细胞必须抑制或减轻 DNA 损伤反应。在肿瘤组织中,p53 失活或者 p53 突变是肿瘤逃脱 DNA 损伤反应的常见手段。此外,信号转导子和转录激活子 3（signal transducer and activator transcription 3,STAT3）可失活 chk1 的结合蛋白 claspin,从而干扰 ATR-Chk1 信号,影响 DNA 损伤反应信号通路。这说明肿瘤细胞可利用生长因子信号转导通路来逃脱细胞周期检查点的限制,导致肿瘤细胞失控增殖。

作为 DNA 损伤反应通路的重要蛋白,ATM 基因的缺失会使人类或小鼠易发生淋巴瘤,而在缺失 ATM 基因的小鼠中敲除同源重组蛋白 RAD52,会减少淋巴瘤的发生,这说明过度的同源重组可促进肿瘤的发生。在体外的细胞系中,ATM 可通过诱导 p53 来引起细胞的衰老和死亡,而以 siRNA 干扰 ATM 基因后,细胞不再发生原癌基因诱导的衰老和凋亡。为了逃脱 ATM 激活引起的细胞死亡,肿瘤细胞通过多种途径来失活 ATM 激酶。例如,在乳腺癌中,miR-18a 可以靶向 ATM mRNA,使之表达降低。此外,ATM 基因的突变、缺失和表达下调也见于多种肿瘤中。一项大规模研究显示,有 5% 的癌症发生了 ATM 基因的突变。而在慢性髓细胞性白血病中,有约 25% 的患者出现 ATM 基因的突变或缺失,且 ATM 的异常表达与患者的预后差相关。

（3）基因组不稳定性与肿瘤

基因组不稳定性（GIN）是肿瘤的主要特征之一。在正常细胞中,每一个细胞周期内,DNA 仅被复制一次,且不能发生损伤。如果 DNA 损伤发生,则细胞周期阻滞,直到 DNA 被修复。一旦 DNA 损伤反应信号通路发生故障,则细胞周期会在有 DNA 损伤的情况下继续进行,最终导致染色体易位、异倍体细胞的产生。在一些癌变前组织中经常出现 GIN,导致细胞出现新的基因突变,促进肿瘤的发生、发展。在遗传性肿瘤中,一些和 DNA 损伤修复有关基因的突变常常导致肿瘤的发生。如 BRCA1 基因突变的遗传,导致携带者容易发生乳腺癌。而在随机突变导致的肿瘤中,GIN 有可能由多种机制导致。其中一种假说认为癌基因可以诱导 GIN 的发生。在癌基因高表达情况下,细胞会产生 DNA 复制压力（replication stress）。染色体的一些特定位点特别容易产生复制压力,这些部位被称为脆性位点（fragile sites）。抑癌基因 p53 的突变很可能就是细胞对癌基因诱导的 GIN 作出的反应,因为 p53 可在 DNA 损伤的情况下诱导细胞发生凋亡和死亡,而 p53 的突变使得肿瘤细胞逃脱其导致的细胞凋亡和死亡,从而导致肿瘤的发生。

和正常细胞多为二倍体不同,大部分肿瘤细胞为异倍体细胞。异倍体细胞通常由染色体不稳定性（CIN）导致。除了癌基因突变和 DNA 损伤修复基因突变导致的 GIN 和 CIN 外,CIN 还可由有丝分裂纺锤体元件发生突变而导致。染色体数目的微小改变可能是由于染色体分离时发生错误所导致。纺锤体检查点复合物成分的突变，如 Mad2、Bub1 等，使姐妹染色体在纺锤体尚未组装完成时发生分离，导致染色体数目的不稳定。

8.3 细胞周期相关蛋白在肿瘤治疗中的作用

由于细胞周期在肿瘤发生、发展中的重要作用，因此细胞周期相关调控蛋白有可能成为肿瘤治疗的靶点。已有一些研究证明 CDK 抑制剂、一些细胞周期调控蛋白如 aurora、PLK 等对肿瘤有杀伤作用。

8.3.1 细胞周期蛋白依赖性激酶抑制剂在肿瘤治疗中的作用

小鼠体内实验证明一些 CDK 的缺失能够抑制一些特定肿瘤类型或一些特定癌基因诱发肿瘤的发生发展。这些结果提示在一些类型的肿瘤中特异地靶向 CDK 有可能在不伤害正常细胞的前提下杀伤肿瘤细胞。第 1 代 CDK 抑制剂并没有特异靶向某一个 CDK，而是一种广谱的 CDK 抑制剂，例如夫拉平度（flavopiridol）和 seliciclib（CYC202）。其中 flavopiridol 可以诱导肿瘤细胞阻滞在 G_1 和 G_2 期。在小鼠体内实验中，flavopiridol 表现出显著的抑瘤效果。flavopiridol 是一种半合成的生物碱类药物，可以靶向 CDK1、CDK2、CDK4/6 和 CDK9，虽然在小鼠体内和临床前实验中表现出较好的疗效，但是临床 Ⅱ 期试验结果显示 flavopiridol 对实体肿瘤并没有特别的疗效。不过在一些血液系统肿瘤中，flavopiridol 可能有一些作用，目前这部分的研究尚在进行中。第 1 代 CDK 抑制剂的缺陷主要是临床效果不明显，杀伤肿瘤需要的浓度对正常细胞毒性很大。

第 2 代 CDK 抑制剂包括 AT7519、dinaciclib、RGB-286638、TG02、milciclib 和 CYC065 等。第 2 代 CDK 抑制剂比第 1 代 CDK 抑制剂对 CDK 活性抑制效果更强。例如 dinaciclib，其抑制 RB 磷酸化的效果比 flavopiridol 强 100 倍。在一些肿瘤的小鼠移植瘤模型中，dinaciclib 可以很好地抑制肿瘤细胞的增殖。可惜的是在临床试验中，dinaciclib 并没有对这些肿瘤表现出很好的治疗效果。目前，dinaciclib 的临床试验主要集中在一些特定的肿瘤类型中。例如在复发的多发性骨髓瘤中，有 11% 的患者出现了反应。而在 MYC 过表达的三阴性乳腺癌和 B 细胞淋巴瘤小鼠移植瘤模型中，dinaciclib 处理可引起肿瘤萎缩，小鼠生存期延长。目前 dinaciclib 在 MYC 过表达的肿瘤中正在进行Ⅰ期临床试验。此外，研究还发现 dinaciclib 联合 Akt 抑制剂 MK-2206 显著抑制胰腺癌小鼠移植瘤的生长。目前 dinaciclib 在胰腺癌中的作用也处于Ⅰ期临床试验中。

下一代 CDK 抑制剂是特异针对细胞周期蛋白 D 和 CDK4 复合物的 ATP 结合位点。这类药物也会抑制 CDK6 的活性，但对其他类型的 CDK 没有活性。这类药物包括 palbociclib、ribociclib 和 abemaciclib。其中研究最深入的药物是 palbociclib（也称为 PD0332291）。palbociclib 可在纳摩尔级别的浓度发挥激酶抑制剂活性，并且不影响其他 CDK 激酶的活性。体外研究表明，palbociclib 可抑制 CDK4 的活性，抑制 RB 蛋白的磷酸化，将细胞阻滞在 G_1 期。*RB* 是 CDK4/6 下游主要的效应基因，因此在 *RB* 缺失的细胞中，palbociclib 对细胞无抑制作用，这进一步说明 palbociclib 是特异针对 CDK4 的抑制剂。在小鼠的移植瘤模型中，palbociclib 对多种类型的肿瘤，包括脑胶质瘤、结直肠癌、多发性骨髓瘤等，表现出显著的抗肿瘤效果。palbociclib 的Ⅰ期临床实验也显示出较好的治疗效果。研究还发现 palbociclib 对 ER 阳性的乳腺癌细胞杀伤力显著优于 ER 阴性的乳腺癌细胞。此外，在 p15、p16、E2F1 缺失或细胞周期蛋白 E 低表达的细胞中，palbociclib 的抑制生长效果更好；而在细胞周期蛋白 E 高表达的细胞中，palbociclib 的抑制效果较弱。

8.3.2 其他细胞周期相关蛋白抑制剂在肿瘤治疗中的作用

（1）细胞周期蛋白 D 抑制剂

如前所述，细胞周期蛋白 D 在多种肿瘤中呈高表达或扩增，因此靶向细胞周期蛋白 D 可能成为一种有效的治疗手段。目前关于细胞周期蛋白 D 的特异抑制剂还未见报道，对细胞周期蛋白 D 的抑制主要是通过间接的方法。如前一部分提到的 CDK4/6 的激酶抑制剂，也可有效降低细胞周期蛋白 D 的活性。此外一些生长因子受体的抑制剂，如 EGFR 抑制剂和 RXR 激活剂联用可以加强对肺癌的杀伤力，这与对细胞周期蛋白 D 的协同抑制有关。

（2）CHK1 和 Wee1 抑制剂

CHK1 和 Wee1 的抑制剂主要有 MK-8776、

LY2606368 以及 AZD1775。MK－8776 可以特异性地抑制 CHK1 的活性。在体外实验中，MK－8776 会引起肿瘤细胞 DNA 双链断裂，导致细胞凋亡。在有些肿瘤细胞系和小鼠移植瘤模型中，MK－8776 还可与吉西他滨等药物联用，诱导乳腺癌细胞和急性髓系白血病细胞的凋亡。MK－8776 联合吉西他滨的 I 期临床试验结果表明，两种药物联用有较好的疗效，药物毒性也比较低。LY2606368 也是 CHK1 的抑制剂，通过抑制 CHK1 的活性，异常激活 CDC25A－CDK2，导致细胞错误地进入 S 期，复制叉数目增多，DNA 双链受损，细胞死亡。目前 LY2606368 的临床试验正在开展中。

抑制 Wee1 的活性会使细胞在 DNA 受损的情况下不能去磷酸化 CDK1 和 CDK2，从而导致受损的 DNA 无法修复，细胞在有受损 DNA 的情况下进入有丝分裂期，从而引起细胞的凋亡和死亡。AZD1775 主要抑制 Wee1 的活性，会导致细胞阻滞在有丝分裂期和细胞凋亡。尤其是在 p53 功能缺失的肿瘤细胞中，AZD1775 联合其他化学药物或放射治疗会有更好的杀伤效果。此外，AZD1775 与组蛋白乙酰化酶抑制剂以及 PARP 抑制剂也有很好的协同作用。目前 AZD1775 有多项临床试验正在进行中。

（3）aurora 激酶抑制剂

aurora 激酶在多种肿瘤中表达增高，与肿瘤的发生、发展关系密切。由于其激酶性质，使 aurora 激酶很容易成为小分子抑制剂的靶标。aurora 激酶家族有 3 种蛋白 aurora A、aurora B 和 aurora C。目前开发的小分子抑制剂主要是针对 aurora A 和 aurora B，如特异针对 aurora B 的抑制剂 AZD1152 和针对 aurora A 的抑制小分子 alisertib。但是 AZD1152 的 II 期临床试验均未表现出显著的疗效。aurora A 抑制剂 alisertib 在体外实验中可诱导肿瘤细胞阻滞在有丝分裂期，引起细胞衰亡和凋亡。在一些肿瘤的小鼠移植瘤模型中，alisertib 也表现出较好的治疗效果，可引起肿瘤的衰亡。在 I 期临床试验中，部分难治型的卵巢癌患者对 alisertib 有反应，然而在 II 期临床试验时，alisertib 单独治疗没有表现出足够的临床治疗效果。在和紫杉醇联合用药的临床试验中，有 29% 的难治型卵巢癌患者对 alisertib 和紫杉醇出现反应。此外，小细胞肺癌和乳腺癌的部分患者也对 alisertib 有反应。目前 alisertib 已在多个肿瘤中开展了临床试验。

（4）PLK 抑制剂

PLK 是细胞阻滞在 G2 检查点后回复进入细胞周期关键的一个激酶。目前开发的 PLK 抑制剂主要针对 PLK1 激酶。rigosertib 和 volasertib 是目前 2 种正在进行临床试验的 PLK1 小分子抑制剂。rigosertib 是多种激酶的抑制剂，但对 PLK1 有很高的亲和力。volasertib 是特异的 PLK 激酶抑制剂。两个抑制剂都可引起细胞周期阻滞和细胞凋亡。rigosertib 在小鼠的移植瘤模型中可引起头颈肿瘤的萎缩，并和放疗联合导致宫颈肿瘤的萎缩。volasertib 可诱导肿瘤细胞中 AKT 和 ERK 通路的激活，因此在肿瘤治疗中，volasertib 通常和 AKT 抑制剂、mTOR 抑制剂联合使用。此外，体外研究还发现，p53 蛋白缺失的肿瘤对 PLK1 的抑制剂更加敏感，这是因为在 p53 缺失的肿瘤中，一些与 G_2/M 转换相关的基因表达增高，包括 PLK1。因此这些肿瘤对 PLK1 抑制剂更加敏感。

8.4 小结与展望

细胞周期和细胞的生长紧密联系，细胞周期受到一系列激酶、信号转导通路和限制点的严密调控，以保证细胞的有序生长。在正常细胞中，细胞只有在接收到外界有丝分裂原信号时才会启动细胞周期进程，且这一细胞周期处于细胞周期调控系统的严格监控之下。当这一严密调控系统发生故障时，细胞周期无序进行，导致细胞的失控生长、基因组和染色体不稳定性，最终导致肿瘤的发生发展。从某种意义来说，肿瘤也可看作是一种细胞周期失调性疾病。肿瘤细胞可通过多个信号通路的改变来获得增殖优势，涉及一些生长因子信号通路（EGFR）、细胞周期检查点、细胞周期负调控蛋白等。

细胞周期的检查点是机体阻止肿瘤发生的基本屏障，如 Rb/E2F、DNA 损伤通路和 p53/ARF 等。*RB* 基因的突变和缺失使得肿瘤细胞可以持续通过 G_1 检查点，获得无限增殖的能力。对于大部分肿瘤细胞来说，RB 途径失活是其完成转化所必需的。而 DNA 损伤通路和 p53 通路在阻止癌前病变向肿瘤转化中起到关键的作用。在肿瘤发生阶段，癌基因高表达会引起细胞内 DNA 过度复制，从而产生 DNA 损伤和复制叉压力。此时若细胞内 p53 信号通路完整，会引起细胞周期阻滞、细胞凋亡。但在 *p53* 突变或者周期检查点故障的情况下，细胞会逃脱这种监控从而发生转化。此外,一些和周期回复有关的蛋白如 PLK1、Wip1 等也会帮助细胞逃脱检查点的限制,促进细胞的转化。

经过多年的研究,人们已逐步了解细胞周期调控的分子机制,尤其是在对肿瘤的研究中,发现了很多通过影响细胞周期进程来调控肿瘤细胞增殖的基因突变。通过这些研究,人们得以据此开发主要靶向肿瘤细胞的细胞周期相关抑制剂来治疗肿瘤。目前已有一些靶向细胞周期的抑制剂取得了不错的效果,如已被美国食品药品管理局批准用于临床治疗乳腺癌的 CDK4/6 抑制剂 palbociclib,是第一种在针对细胞周期领域获批的靶向性药物。细胞周期靶向性药物的临床试验结果显示只有一小部分患者对这类药物表现出反应性,提示需要进一步的基因检测手段来鉴别对细胞周期靶向性药物有反应的患者。

(梁琳慧　何祥火)

主要参考文献

[1] Abbas T，Dutta A. p21 in cancer：intricate networks and multiple activities[J]. Nat Rev Cancer，2009，9(6)：400－414.

[2] Abbas T，Keaton MA，Dutta A. Genomic instability in cancer[J]. Cold Spring Harb Perspect Biol，2013，5(3)：a012914.

[3] Bertoli C，Skotheim JM，de Bruin RA. Control of cell cycle transcription during G1 and S phases[J]. Nat Rev Mol Cell Biol，2013，14(8)：518－528.

[4] Bretones G，Delgado MD，León J. Myc and cell cycle control[J]. Biochim Biophys Acta，2015，1849(5)：506－516.

[5] Chen HZ，Tsai SY，Leone G. Emerging roles of E2Fs in cancer：an exit from cell cycle control[J]. Nat Rev Cancer，2009，9(11)：785－797.

[6] Chu IM，Hengst L，Slingerland JM. The CDK inhibitor p27 in human cancer：prognostic potential and relevance to anticancer therapy[J]. Nat Rev Cancer，2008，8(4)：253－267.

[7] Classon M，Harlow E. The retinoblastoma tumour suppressor in development and cancer[J]. Nat Rev Cancer，2002，2(12)：910－917.

[8] Cremona CA，Behrens A. ATM signalling and cancer[J]. Oncogene，2014，33(26)：3351－3360.

[9] Dickson MA. Molecular pathways：CDK4 inhibitors for cancer therapy[J]. Clin Cancer Res，2014，20(13)：3379－3383.

[10] Duronio RJ，Xiong Y. Signaling pathways that control cell proliferation[J]. Cold Spring Harb Perspect Biol，2013，5(3)：a008904.

[11] Ganai RA，Johansson E. DNA replication-A matter of fidelity[J]. Mol Cell，2016，62(5)：745－755.

[12] Gil J，Peters G. Regulation of the INK4b-ARF-INK4a tumour suppressor locus：all for one or one for all[J]. Nat Rev Mol Cell Biol，2006，7(9)：667－677.

[13] hang W，Liu HT. MAPK signal pathways in the regulation of cell proliferation in mammalian cells[J]. Cell Res，2002，12(1)：9－18.

[14] Kapanidou M，Curtis NL，Bolanos-Garcia VM. Cdc20：at the crossroads between chromosome segregation and mitotic exit[J]. Trends Biochem Sci，2017，42(3)：193－205.

[15] Kastan MB，Bartek J. Cell-cycle checkpoints and cancer[J]. Nature，2004，432(7015)：316－323.

[16] Kim WY，Sharpless NE. The regulation of INK4/ARF in cancer and aging[J]. Cell，2006，127(2)：265－275.

[17] Knudsen ES，Knudsen KE. Tailoring to RB：tumour suppressor status and therapeutic response[J]. Nat Rev Cancer，2008，8(9)：714－724.

[18] Lischetti T，Nilsson J. Regulation of mitotic progression by the spindle assembly checkpoint[J]. Mol Cell Oncol，2015，2(1)：e970484.

[19] Lord CJ，Ashworth A. The DNA damage response and cancer therapy[J]. Nature，2012，481(7381)：287－294.

[20] Malumbres M，Barbacid M. Cell cycle，CDKs and cancer：a changing paradigm[J]. Nat Rev Cancer，2009，9(3)：153－166.

[21] Malumbres M，Barbacid M. To cycle or not to cycle：a critical decision in cancer[J]. Nat Rev Cancer，2001，1(3)：222－231.

[22] Massagué J，Blain SW，Lo RS. TGFbeta signaling in growth control，cancer，and heritable disorders[J]. Cell，2000，103(2)：295－309.

[23] Musacchio A，Salmon ED. The spindle-assembly checkpoint in space and time[J]. Nat Rev Mol Cell Biol，2007，8(5)：379－393.

[24] Musgrove EA，Caldon CE，Barraclough J，et al. Cyclin D as a therapeutic target in cancer[J]. Nat Rev Cancer，2011，11(8)：558－572.

[25] Nakayama KI，Nakayama K. Ubiquitin ligases：cell-cycle control and cancer[J]. Nat Rev Cancer，2006，6(5)：369－381.

[26] Negrini S, Gorgoulis VG, Halazonetis TD. Genomic instability — an evolving hallmark of cancer[J]. Nat Rev Mol Cell Biol, 2010,11(3):220 - 228.

[27] O'Connor MJ. Targeting the DNA damage response in cancer[J]. Mol Cell, 2015,60(4):547 - 560.

[28] Otto T, Sicinski P. Cell cycle proteins as promising targets in cancer therapy[J]. Nat Rev Cancer, 2017,17(2):93 - 115.

[29] Pajalunga D, Mazzola A, Franchitto A, et al. The logic and regulation of cell cycle exit and reentry [J]. Cell Mol Life Sci, 2008,65(1):8 - 15.

[30] Shaltiel IA, Krenning L, Bruinsma W, et al. The same, only different-DNA damage checkpoints and their reversal throughout the cell cycle[J]. J Cell Sci, 2015, 128(4):607 - 620

[31] Sharpless NE. INK4a/ARF: a multifunctional tumor suppressor locus[J]. Mutat Res, 2005,576(1 - 2):22 - 38.

[32] Sánchez-Martínez C, Gelbert LM, Lallena MJ, et al. Cyclin dependent kinase (CDK) inhibitors as anticancer drugs[J]. Bioorg Med Chem Lett, 2015,25(17):3420 - 3435.

[33] Stevens C, La Thangue NB. E2F and cell cycle control: a double-edged sword [J]. Arch Biochem Biophys, 2003,412(2):157 - 169.

[34] Teixeira LK, Reed SI. Ubiquitin ligases and cell cycle control[J]. Annu Rev Biochem, 2013,82:387 - 414.

[35] Wang H, Zhang X, Teng L, et al. DNA damage checkpoint recovery and cancer development[J]. Exp Cell Res, 2015,334(2):350 - 358.

[36] Williams GH, Stoeber K. The cell cycle and cancer[J]. J Pathol, 2012,226(2):352 - 364.

9.1 概述

细胞（cell）是生物体最基本的结构和功能单位。生命由单个细胞发育而来，它需要分化成不同形式的细胞，从而形成一个复杂的有机体。在机体发育和后续生命中，伴随着数亿个细胞的死亡，有些细胞死亡是生理性的，有些是病理性的。1965 年，Lockshin 和 Williams 首次提出程序性细胞死亡（programmed cell death，PCD）的概念，它描述了细胞在胚胎发育中特定空间和特定时间程序化死去的一种过程。程序性细胞死亡是细胞生命活动不可逆的终止。关于细胞死亡的研究贯穿于生命科学的各个领域。

与细胞生长和分化一样，细胞死亡在维持组织和器官发育内稳态中发挥着重要作用。大多数细胞在一个生物体的生命周期中都有各自的更新率，细胞可能以意外或故意的方式单独或成群死亡。如果细胞的重要结构受到损伤，例如，由于物理、化学因素的刺激等，它会被动地碎裂和死亡。意外细胞死亡的最常见形式是细胞坏死（necrosis），以希腊语"死尸（dead body）"命名。坏死的特点是细胞膜完整性的丧失，细胞器和细胞肿胀，最终细胞裂解。有害的细胞内成分的泄漏会损伤邻近的细胞，并且引发炎症反应。

另外，如果一个细胞遭受损伤，对细胞而言可能会处于一种非有害的状况，但仍对整个机体具有最终威胁。机体可以通过故意激活细胞死亡进程清除受损细胞。最普遍和最广泛研究的调节性细胞死亡类型是细胞凋亡（apoptosis）。1972 年，Kerr 根据这种在发育和组织稳态中发生细胞死亡的形态学特征，提出了"凋亡"一词（来源于希腊文，意思是"落下"，好像叶子从树上落下）。细胞凋亡过程的特点是形态上的细胞皱缩，膜皱缩，核固缩，核小体间

DNA 碎片化。死亡的细胞被包装成膜凋亡小体,被邻近的细胞或组织细胞吞噬清除。细胞凋亡通常产生最小化的炎症,主要作用是促进细胞的清除。在过去几年中,另一个受到广泛关注的调节性细胞死亡是坏死性凋亡(necroptosis)。它之所以得名,是因为它与细胞凋亡有着相同的诱导相特征,但却具有许多偶然坏死的形态学特征。与坏死一样,坏死性凋亡的特征是细胞和细胞器肿胀,特别是线粒体,和随之而来的细胞内爆。然而,它不同于坏死,更与细胞凋亡类似,其上游分子信号通路触发程序性坏死也是有序和严格控制的。

另一种细胞死亡的方式细胞自噬(autophagy)是真核细胞特有的一种古老的生物学行为。具有活力的有机体从酵母到人类均可为了生存而吃掉它们自己的一部分,自身细胞成分的降解,要么因为它们是有害的(例如,受损的细胞器和微生物入侵者),要么是由于需要分解产物来支持新陈代谢。1962 年,美国科学家利用透射电镜观察胰高血糖素灌注大鼠的肝脏切片时首次发现细胞内存在"self-eating(自食)"的现象。这一过程被称为自噬,以希腊文的"auto(自动,self)"和自己"phagy(吃,to eat)"命名。它也是细胞进行自我保护的一种重要机制,对于维持细胞存活、更新、物质再利用和维护内环境稳定起着重要作用。

生理情况下的细胞死亡在胚胎发育和成年动物生活中发挥有益的生物学作用。然而,如果过度或缺乏,它也会变得有害并导致严重后果。在胚胎中,细胞凋亡促进了各种组织和器官的发育;在成年动物中,它维持着机体的关键生理功能,包括免疫、消化、内分泌和神经系统等。然而,异常的意外细胞死亡通常会损害机体的健康状况,某些细胞类型的非计划性凋亡会导致糖尿病、免疫缺陷和神经退行性疾病等。相反,细胞凋亡不足则可以促进癌症。

近年来,很多研究者对细胞死亡的形态特征、发生机制及对机体的影响展开了深入研究,先后发现了多种不同类型的细胞死亡方式。本章将就细胞死亡的几种主要方式予以介绍并阐述其与肿瘤的关系。

9.2　细胞凋亡

细胞凋亡是一种程序性细胞自杀过程,由一组

名为天冬氨酸特异性半胱氨酸蛋白酶(cysteine dependent aspartate-specific protease)——半胱天冬酶(caspase)的蛋白裂解酶所介导。Kerr、Wyllie 和 Currie 在20 世纪 70 年代首次发现这种形式细胞死亡的独特形态。几十年后,Horvitz 和他的同事在秀丽隐杆线虫的研究中,证实细胞凋亡是基因控制的细胞死亡程序,是细胞在一定生理或病理条件下,通过一系列基因的激活、表达及调控,按照自身程序出现的主动性、生理性的死亡过程。凋亡在正常的形态发生中常被用来清除那些不需要的细胞,其异常与心血管病变、神经性病变、肿瘤等疾病息息相关。

细胞凋亡是一种潜在的内置细胞清除机制,为绝大多数细胞所固有。当一个细胞缺少必要的促存活因素时,这是机制默认激活的。另外,细胞凋亡也可能是故意诱导的,如由于某些类型的细胞严重受损,或是对特定死亡诱导配体携带的细胞外信号所做出的反应。当细胞受到如糖皮质激素、热、辐射、营养缺乏、病毒感染、缺氧和细胞内钙浓度增加等刺激时,细胞内凋亡信号即可被释放。凋亡早期 mRNA 即降解,细胞皱缩成团;细胞质聚集和细胞器紧凑,染色质固缩。随着时间的推移,核膜变得不连续,细胞核碎裂,DNA 被降解为 180～200 bp 的整数倍片段,细胞核分解成几个染色质体或核小体;细胞膜形成不规则的芽泡,最后整个细胞崩解成几个小泡,称为凋亡小体,被吞噬细胞吞噬,避免细胞内容物溢出到周围的细胞并造成损伤。

9.2.1　半胱天冬酶与细胞凋亡——激活、功能、调控

凋亡伴随着半胱天冬酶的激活,呈现所有细胞凋亡特征性的形态学改变。半胱天冬酶是以天冬氨酸残基为底物的半胱氨酸蛋白酶。目前已在哺乳动物中发现了至少 17 种不同的半胱天冬酶。半胱天冬酶家族根据各自特异性的作用在功能上分为两类:一类为起始型半胱天冬酶,即通过活化半胱天冬酶级联反应启动凋亡的发生;另一类为接下来的死亡执行型半胱天冬酶,它们是真正的破坏细胞重要组分的实施者。起始型半胱天冬酶包括 caspase - 2、caspase - 8 和 caspase - 9,位于凋亡信号通路的顶端。由前结构域[包含 1 个半胱天冬酶招募结构域(caspase-recruitment domain,CARD)或 1 个死亡

效应结构域（death effector domain，DED）]和大小亚基组成。它们通过前结构域形成1个二聚体激活平台。与此不同，死亡执行型半胱天冬酶（caspase‐3、caspase‐6和caspase‐7）是由酶原大小亚基剪切所激活，并且依赖于起始型半胱天冬酶的激活。与执行型半胱天冬酶不同，起始型半胱天冬酶在细胞中是以无活性的单体形式存在的，并不能被剪切所激活（图9‐1）。

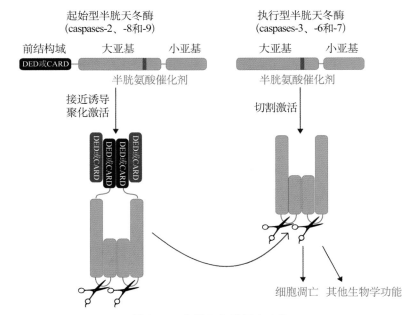

起始型半胱天冬酶
(caspases-2、-8和-9)

执行型半胱天冬酶
(caspases-3、-6和-7)

前结构域　　大亚基　　小亚基

DED或CARD

半胱氨酸催化剂

接近诱导
聚化激活

DED或CARD
DED或CARD
DED或CARD
DED或CARD

大亚基　　　小亚基

半胱氨酸催化剂

切割激活

细胞凋亡　其他生物学功能

图9‐1　半胱天冬酶蛋白家族

执行型半胱天冬酶（caspase‐3、caspase‐6和caspase‐7）具有破坏细胞的效应，但常规缺失蛋白相互作用结构域而形成非活化二聚体。其激活是通过对天然蛋白酶大亚基和小亚基之间的水解剪切。一旦剪切完成，新形成的末端折叠成二聚体，促进结构上的改变，从而使天然的蛋白酶产生2个活化位点。caspase‐6的剪切是由caspase‐3和caspase‐7介导的，而后两者的激活是由起始半胱天冬酶所引起。正是这些起始半胱天冬酶的不同以及它们的激活，造成了凋亡信号通路的迥异。

起始型半胱天冬酶位于凋亡信号级联通路的顶端。其由一个无活性的酶原结构前结构域（包括一个CARD或DED）和大、小亚基组成。他们通过前结构域被招募至激活大平台，形成二聚体。与此不同，执行型半胱天冬酶是由大、小亚基之间的酶原切割所激活，并且依赖起始型半胱天冬酶的激活。其半胱天冬酶的催化活性是由2个小亚基和2个大亚基组成的异四聚体构成的。

激活后，执行型半胱天冬酶，尤其是caspase‐3

和caspase‐7，能够处理近1 000种蛋白质。这些半胱天冬酶底物的剪切往往会造成蛋白质功能的获得和缺失，最终导致相应的凋亡相关细胞学改变。半胱天冬酶所引起的蛋白水解能够使重要的生理学过程失活，如电子传递链中复合物Ⅰ亚基p75的半胱天冬酶剪切能够在凋亡的过程中阻断线粒体膜电势、电子传递和ATP的产生。与此相反，半胱天冬酶的剪切作用亦可以激活特定的信号转导通路，如剪切一些抑制性蛋白等。

半胱天冬酶激活平台与半胱天冬酶之间的相互作用是通过蛋白的"死亡折叠死褶"来完成的。这些死褶存在于接头蛋白和半胱天冬酶（CARD和DED）。其他的死褶，如死亡结构域（death domain，DD）和pyrin结构域（pyrin domain，PYD），在某些半胱天冬酶激活平台的组装中发挥作用但本身并不存在于半胱天冬酶。

9.2.2　细胞凋亡的发生机制

细胞凋亡主要通过线粒体途径、死亡受体介导的途径以及其他途径所触发。线粒体途径的凋亡，通过线粒体外膜完整性的丢失触发，允许促凋亡因子（如细胞色素 C）从线粒体释放至胞质中，这个过程受 Bcl‐2（B-cell lymphoma‐2）蛋白调控。细胞色素 C 一旦进入胞质，能够促进半胱天冬酶激活复合物——凋亡小体的组装。死亡受体，如 Fas 细胞表面死亡受体（Fascell surface death receptor，Fas）、肿瘤坏死因子相关凋亡诱导配体（TNF-related apoptosisinducing ligand，Trail）或肿瘤坏死因子受体 1（tumor necrosis factor receptor type 1 associated death domain protein，TNFR1），通过直接招募一个结合它们相应的配体半胱天冬酶激活平台诱导细胞的凋亡。这两种信号通路都是以半胱天冬酶的激活及胞内蛋白的剪切结束，最终导致细胞的崩解。

（1）线粒体信号途径

凋亡的线粒体信号途径，又称内在途径，是脊椎动物最常见的凋亡机制。它可以被多种细胞应激所激活，包括 DNA 损伤、生长因子剥夺、ER 应激反应和发育起始等。在这个信号通路中，执行型半胱天冬酶由 caspase‐9 剪切和激活，而其本身由一个半胱天冬酶激活平台凋亡小体（apoptosome）所激活。

凋亡蛋白酶激活因子 1（apoptotic protease-activating factor 1，APAF1）参与组装凋亡小体，在内在凋亡启动时，细胞色素 C 从线粒体释放至胞质，与 APAF1 结合，结合后激活 APAF1 的水解活性，使 dATP 成为 dADP。随着 dADP 和内源性 dATP 的交换，7 个 APAF1‐细胞色素 C 寡聚化形成凋亡小体。在凋亡小体的中心位置，APAF1 暴露出 CARD 与 caspase‐9 结合，使活化前体 caspase‐9 成为具有活性的 caspase‐9。鉴于其对凋亡小体的高亲和力，全长的 caspase‐9 能够替换具有活性的 caspase‐9，从而产生一个 caspase‐9 招募、激活、自动加工、释放的无限循环。

细胞色素 C 是这个过程的核心因素，通常位于线粒体内膜和外膜之间的间隙，一旦其与 APAF1 结合，线粒体外膜发生透化，诱导所有位于线粒体膜内的可溶性蛋白进入胞质。除了细胞色素 C，另外两种促凋亡因子在这个过程中也被释放，即第 2 线粒体衍生的半胱天冬酶激活蛋白（second mitochondria-derived activator of caspase，

Smac；又称 Diablo 蛋白，凋亡抑制因子直接结合蛋白）和高温相关丝氨酸蛋白酶 A2（HtrA Serine Peptidase 2，HtrA2 蛋白；又称 Omi）。Smac 和 Omi 能够拮抗半胱天冬酶抑制剂——X 连锁凋亡抑制因子（X-linked inhibitor of apoptosis，XIAP）的作用，促进凋亡小体的活性。在 Smac 和 Omi 缺失的情况下，XIAP 与 caspase‐9 以及 caspase‐3 和 caspase‐7 结合，抑制它们的催化活性。半胱天冬酶的级联活化将会一直进行，直到最终剪切"死亡底物"，也就是这种死亡底物的降解能导致细胞的程序性死亡。

对于外界多种细胞压力，Bcl‐2 促凋亡家族成员诱导线粒体外膜透化（mitochondrial outer membrane permeabilization，MOMP），允许常规隔绝于线粒体内膜的促凋亡因子（包括细胞色素 C、Smac 和 Omi）释放至胞质。在胞质中，细胞色素 C 聚集 APAF1 形成一个 7 辐条的轮状凋亡小体，招募 caspase‐9，激活凋亡小体。具有催化活性的 caspase‐9 发生剪切并激活死亡执行型 caspase‐3/caspase‐7。当 Smac 和 Omi 释放至胞质的时候，它们与凋亡抑制性因子 XIAP 结合，促进受到 XIAP 抑制的 caspase‐9、caspase‐3 和 caspase‐7 的活性，诱导细胞凋亡（图 9‐2）。

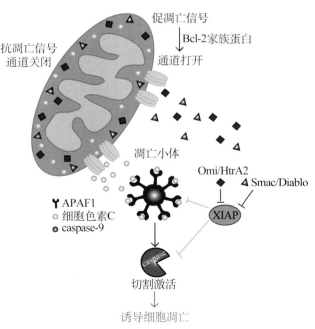

图 9‐2 线粒体凋亡信号通路

（2）死亡受体信号发生途径

凋亡也可以通过其他选择性的途径起始，其中之一就是细胞外信号活化凋亡前体细胞表面受体。细胞表面受体是跨膜蛋白，通常被称为死亡受体，提示它们具有活化凋亡程序的能力。在结合了细胞外间隙的相应配体后，死亡受体能活化细胞质的半胱天冬酶级联反应，最终导致凋亡的发生。因为活化受体信号来源于细胞外，因此由这种受体所引起的凋亡亦称外在途径凋亡程序或受体活化凋亡途径。

caspase-8的激活在脊椎动物细胞凋亡中主要是通过死亡受体信号通路。死亡受体是一类TNF受体超家族的集合，包括TNFR1、Fas和TRAIL-R1/2，它们均含有一个死亡结构域。通过一系列的同型相互作用，组装成大分子复合物，招募和激活caspase-8，从而启动凋亡信号通路，同时也激活其他信号通路（如炎症和细胞黏附）的控制进程。

当Fas或TRAIL-R与它们的配体结合后，通过受体胞质的死亡结构域（DD）与Fas相关死亡结构域（Fas-aasociated death domain，FADD）结合，形成死亡诱导信号复合物（death inducing signaling complex，DISC），这就暴露了FADD中的另一个死亡折叠结构域DED。因为FADD的DED结构域与caspase-8前体中的DED相互作用，非活化的酶原形式的caspase-8随后发生自身蛋白水解作用活化，继续活化下游caspase-3等，引起凋亡。

在某些细胞（称Ⅰ型细胞）中，激活caspase-8能够裂解和激活caspase-3和caspase-7促进凋亡。但是，在某些细胞（称Ⅱ型细胞）中，激活的执行型半胱天冬酶受到XIAP的抑制作用，凋亡受到阻滞。在这种情况下，活化的caspase-8催化促凋亡蛋白Bid裂解，反过来激活Bax和Bak，促进MOMP，释放线粒体蛋白如细胞色素C，中和XIAP的作用，从而使凋亡进行，将死亡受体介导的外在途径与线粒体内在途径联系起来，放大凋亡信号。

（3）其他信号通路

炎症小体信号通路：炎症小体是由胞内模式识别受体（pathogen recognition receptor，PRR）参与组装的多蛋白复合物，是天然免疫系统的重要组成部分，它能在感受外界信号刺激后激活caspase-1。caspase-1和人caspase-5（在啮齿类动物为

caspase-11）具有半胱天冬酶招募结构域（caspase recruiting domain，CARD），它们都与炎症小体的激活相关。通常情况下，炎症小体能够识别病原相关分子模式（pathogen-associated molecular pattern，PAMP）或者宿主来源的损伤相关分子模式（damage associate molecular pattern，DAMP）。核苷酸结合寡聚化结构域样受体（nucleotide binding and oligomerization domain-like receptor，NLR）含有一个CARD，或者大多数情况下有一个PYD。NLR可通过PYD-PYD相互作用与接头分子ASC相互作用，ASC亦具有一个CARD，可与激活的caspase-1结合。另外一个caspase-1炎症小体的感受器是AIM2，能够与胞质的DNA（如来源于病毒）结合，在ASC的参与下激活caspase-1。活化的caspase-1能够调控IL-1β、IL-18和IL-33的加工和分泌，它还能够剪切和激活Bid蛋白以及caspase-3和caspase-7，促进细胞凋亡。这种形式的caspase-1介导的细胞死亡有时被称为细胞焦亡（pyroptosis）。

另外，还有一种caspase-2激活的信号通路，称为PIDDosome信号通路。caspase-2在哺乳动物凋亡中的功能目前尚不明确，它主要是由热激蛋白、微管阻断和DNA损伤所激活，主要存在于卵母细胞的凋亡以及神经元的新生过程中。caspase-2的激活平台主要是含有死亡功能域的RIP（受体作用蛋白）结合ICH/CED-3的同源蛋白（RIP-associated ICH1/CED3-homologous protein with death domain，RAIDD）接头分子，含有一个CARD，能够与半胱天冬酶前结构域中的CARD相互作用。

9.2.3　细胞凋亡的调控

（1）激酶对细胞凋亡的调控

大部分对凋亡的调控不可避免地发生在半胱天冬酶激活平台的上游，但是其他信号事件也能调节半胱天冬酶的功能，甚至在半胱天冬酶激活平台已经激活的情况下也能够被抑制，X连锁凋亡抑制蛋白（X-linked inhibitor of apoptosis protein，XIAP）和FLICE样抑制蛋白（cellular FLICE-like inhibitory protein，FLIP）就是两个极好的例子。细胞周期调节蛋白细胞周期依赖激酶1（CDK1）与细胞周期蛋白B1结合，磷酸化caspase-2，这个磷酸化位点位于具有活性半胱天冬酶的大、小亚基之间，能够直接抑制成熟、稳定激酶的产生。

丝裂原活化蛋白激酶(MAPK)信号通路细胞外信号调节激酶 2(extracellular signal-regulated kinase 2,ERK2)和CDK1均能够磷酸化 caspase-9 的苏氨酸残基,位于前结构域和大亚基之间。ERK2 抑制 caspase-9 活性的发生是在 Ras 信号通路的下游,是对促存活刺激信号如生长因子刺激所做出的反应。CDK1-细胞周期蛋白 B1 在有丝分裂的过程中控制着 caspase-9 的磷酸化,这一过程被认为是减弱细胞周期中内在途径凋亡信号的临界点,尤其是在有丝分裂延长阻滞的情况下。但是这个磷酸化事件抑制 caspase-9 活性的具体分子机制目前仍不清楚,因为其不影响与 APAF1 的结合。

（2）Bcl-2 对细胞凋亡的调控

Bcl-2 蛋白是一个大而复杂的家族中的一员,它能调控细胞色素 C 通过线粒体外膜上的特异性通道释放入细胞质。这些通道也特异性地决定细胞色素 C 和其他蛋白质是否从线粒体释放入细胞质。Bcl-2 家族的一些成员,包括 Bcl-2 本身和 Bcl-XL,能够保持这些通道关闭,从而使细胞色素 C 仍然保留在线粒体中。而其他 Bcl-2 相关蛋白,如 Bcl2 相关蛋白 X[BCL2 associated X,Bax;又称凋亡调节因子(apoptosis regulator)]、Bcl2 细胞死亡相关激动剂(BCL2 associated agonist of cell death,Bad)、Bcl2 拮抗剂(BCL2 antagonist/killer 1,Bak)和 BH3 相互作用域死亡激动剂(BH3 interacting domain death agonist,Bid)却具有开启这些通道的相反作用。当凋亡继续进行,大量 Bax 和 Bak 蛋白的复合物聚集在线粒体的外表面,它们能够使线粒体断裂,引起更多的凋亡前体蛋白释放入细胞质,从而使产生 ATP 的主要装置陷入全面崩溃。人类基因组已知能编码 24 种 Bcl-2 相关蛋白,其中 6 种是抗凋亡蛋白,18 种则是凋亡前体蛋白。每一个通道内的凋亡前体蛋白和抗凋亡蛋白的相对水平决定细胞色素 C 是保留在线粒体内还是释放出来。

（3）p53 对细胞凋亡的调控

多细胞动物都能从自身组织中清楚有缺陷或已经失活的细胞,而 p53 蛋白在其中发挥了重要的功能。当 p53 接收到细胞代谢紊乱或者遗传损伤的信息时,它将阻止细胞生长分裂循环的进程,同时启动细胞损伤的修复。一旦 p53 认为代谢紊乱或者损伤已经无法修复时,则释放信号激活细胞凋亡途径,清除细胞。p53 起始的凋亡一部分是通过启动许多组成凋亡机制的下游靶基因的表达来实现的。这些基因编码了不同类型的凋亡前体蛋白,如 Bax、p53 上调凋亡调节剂(p53 up-regulated modulator of apoptosis,PUMA)、NOXA 以及凋亡酶激活因子(apoptotic protease activating factor-1,APAF1)等。同时,p53 还抑制了那些抗凋亡蛋白的表达,如 Bcl-2。

p53 作为一种肿瘤抑制基因,具有抑制细胞生长和促进细胞凋亡的功能,它可以对多染色体 DNA 双链断裂应答,还可被许多 DNA 损伤因子和异常的生长信号所激活,多种信号汇集到 p53 这个蛋白,形成一个类似于漏斗状的细胞信号网络。p53 不仅能够调控细胞凋亡,还能够调控细胞周期等其他信号通路。

9.2.4 肿瘤中细胞凋亡的调控异常

一个正常细胞转化成恶性肿瘤细胞可能是简单的细胞无限增殖以及细胞死亡的减少所造成的。细胞在形成肿瘤的漫长过程中会遇到许多生理应激因子的威胁,每个应激因子都能诱导凋亡。因此,大部分甚至所有类型的肿瘤细胞必须通过失活凋亡诱导机制中的重要组分,从而发挥抗细胞凋亡的作用。

促死亡信号的渐进性中和是外源性和内在表观遗传学改变导致调节凋亡因子富集的结果。虽然编码细胞死亡过程中核心组分如 Bcl-2 家族成员蛋白的突变有一些报道,但是它们并不常见。更常见的是,传递至 Bcl-2 家族节点的上游信号通路显著失调,随之在肿瘤细胞中导致 Bcl-2 可变调节平衡的打破,使细胞存活。

在癌细胞中广泛存在的另一个抗凋亡机制就是 p53 通路的失活。p53 基因在几乎过半的癌细胞基因组中都有改变,主要表现为点突变导致 DNA 结合结构域的氨基酸替换,与凋亡显著相关。DNA 损伤、缺氧或者癌基因激活后,TP53 使细胞周期阻滞,启动 DNA 修复,在已经不可逆转损伤的细胞中启动老化和通过主要的促凋亡基因 PUMA(p53 正向细胞凋亡调控因子)和佛波酯诱导蛋白 1(phorbol-12-myristate-13-acetate-induced protein 1,PMAIP1)诱导凋亡。TP53 的失功能突变导致凋亡抵抗,与进展期的肿瘤分期和较差的预后显著相关。除了 TP53 之外,其他 DNA 损伤检查点信号通路的基因[如原癌基因 MDM2(MDM2 proto-oncogene,MDM2)、细胞周期蛋白依赖性激酶抑制剂 2A(cyclin dependent kinase inhibitor 2A,ARF)和视网膜母细胞瘤转录共抑制子 1(RB Transcriptional

Corepressor 1，RB1）]在人类肿瘤中也是失活的。癌基因中的常规突变可以造成细胞生长因子依赖的激活，在 RAS 信号通路中尤为常见，包括 RAS 基因[包括 HRAS（HRas 原癌基因，属于 GTP 酶），NRAS（NRa 原癌基因，属于 GTP 酶）和 KRAS（KRas 原癌基因，属于 GTP 酶）]本身以及上下游组分[如 Fms 相关酪氨酸激酶 3（FLT3），原癌基因 KIT 受体酪氨酸激酶（KIT），表皮生长因子受体（EGFR），非受体型蛋白酪氨酸磷酸酶 11（PTPN11），*Cbl* 原癌基因（CBL）和神经纤维瘤蛋白 1（NF1）等]的突变。野生型的 *c-Myc*（MYC 原癌基因，BHLH 转录因子）癌基因能够诱导肿瘤，在多种肿瘤中表达上调。但似是而非的是，*c-Myc* 的高表达也能够促进凋亡，Bcl - 2 家族蛋白参与其中。然而，对于许多人类肿瘤来说，仅仅这些功能丧失并不够，还需要凋亡机制其他组分的改变。

　　然而，细胞凋亡在肿瘤发展中的作用具有两面性，完全的凋亡抵抗往往是与增殖的释放偶联在一起，能够使肿瘤在短期内生长至一个机体不能承受的大小，而这与肿瘤具有长期潜伏期的事实并不相符。举个简单的例子，一个非可控的增殖细胞仅仅能够承受 40 代的扩增，一个临床上能够检测到的肿瘤，约含有 10^9 个细胞。而这个病灶只需要 10 多倍的倍增就能产生 10^{12} 个肿瘤细胞数，这已是人类生活周期相容的肿瘤大小极限。但是，如此之快的细胞生长是极少见的。因此，肿瘤必须在细胞增殖、死亡和（或）老化中保持一个动态的平衡，这也造成了肿瘤内部克隆的异质性，肿瘤内部的细胞各自具有不同的死亡、分化和侵袭性。

　　在所有多细胞生物中，意外细胞死亡是由于暴露于外部或内部的物理、化学刺激而引起的。然而，动物已经进化出更专业的能力通过调节细胞凋亡去刻意消除不必要的或受损的细胞。内在和外在凋亡信号转导通路在执行型半胱天冬酶水平处汇集。内在途径相对比较古老，在发育引导细胞消除和维持组织内稳态中起着关键性的作用。与此相反，外在途径以单一的肿瘤坏死因子样配体及其同源受体为代表，是适应性进化的产物，主要涉及免疫功能。

　　死亡配体及其同源受体的分类是基于它们在特定生物环境下诱导细胞死亡的能力。然而，鉴于细胞内信号转导途径的复杂交叉调节，调控死亡并不是死亡受体信号转导调控的唯一结果。例如，caspase - 8 是首先被确定为死亡受体介导的细胞凋亡蛋白酶，然而后来被发现是一种具有多种功能的蛋白，还能影响细胞的存活，甚至影响细胞活动的其他方面如分化等。希望在不久的将来，随着细胞凋亡的通路被人们更好地了解，我们可通过动员癌细胞内促凋亡装置中尚完整的元件，为治疗癌症提供新的治疗思路。

　　随着细胞死亡的各种特征被发现，人们认识到细胞凋亡并不是程序性死亡的唯一一种形式，第 2 种死亡程序即细胞自噬，在体内各种组织中消灭多余细胞方面也起着十分重要的作用。

9.3　细胞自噬

　　细胞自噬是广泛存在于真核细胞中的细胞程序性死亡，其与凋亡不同，并不依赖于半胱天冬酶活性，而是一种溶酶体依赖性的蛋白质降解途径，它通过降解氨基酸、糖类和脂类等产物合成新的蛋白质和细胞器或通过代谢为细胞提供能量。根据包裹内容物和运输方式的不同，细胞自噬可分为 3 种类型：巨自噬（macroautophagy）、微自噬（microautophagy）和分子伴侣介导的自噬（chaperone-mediated autophagy，CMA）。

9.3.1　细胞自噬发生的动态过程

　　巨自噬的发生是由 4 个阶段共同组成的复杂性过程，而在此过程中自噬体的形成是自噬发生的关键环节，主要是胞质大分子物质和细胞器被大量降解的生物学过程。包括以下内容：① 诱导起始。当体内环境受到内源性或外源性的刺激而产生损伤时，如营养缺乏、激素或化学治疗、生物入侵、非折叠蛋白质堆积等，激活自噬诱导信号后会产生一系列的应激反应，在细胞质的某处形成一个"C"形双层膜结构，而应激反应的出现会促进胞内待降解物周围脂质样双膜自噬前体的形成，由此启动自噬过程。② 自噬小体的形成。这是自噬发生的关键环节，主要是经分隔膜向两边逐渐延伸包裹，诱导生成的自噬前体不断延伸，将细胞器、细胞质及营养成分揽入膜内，形成密闭的球状自噬体，称为自噬小体（autophagosome），是自噬形成的标志之一。③ 自噬溶酶体的形成。自噬小体与溶酶体通过外层膜相融合形成自噬溶酶体。④ 自噬小体内容物降解。

自噬小体内容物在融合期间被溶酶体酶降解,其主要成分均被降解,较为重要的产物被运送到细胞质内重新利用并发挥作用,残渣被排出细胞外或在胞质中滞留。

微自噬与巨自噬有所不同,主要区别在于溶酶体直接内陷包裹损伤细胞器并降解,并没有自噬小体的形成过程。分子伴侣介导的自噬主要是指分子伴侣蛋白与细胞质蛋白结合后转运至溶酶体腔内,并被溶酶体酶消化。分子伴侣介导自噬与巨自噬、微自噬的区别在于溶解的底物性质存在差异,分子伴侣介导自噬的底物必须为可溶性蛋白分子,而巨自噬和微自噬对底物并没有明确的选择性。

9.3.2 细胞自噬的重要功能

自噬在细胞生命活动中发挥着重要作用,细胞的生长发育和生理病理过程中均存在细胞自噬。正常情况下,自噬参与细胞发育、分化,促进胚胎正常发育,清除错误折叠蛋白质及多余蛋白质、细胞器,维持细胞内环境稳定。在应激状态下,可以调整细胞新陈代谢和耗氧量,清除受损蛋白质及细胞器,保护细胞基因免受损伤,其产物(如氨基酸、核苷酸、游离脂肪酸等)可作为细胞生物合成的原料,达到物质及能量的优化处理,以应对不利刺激,为细胞存活创造条件。自噬还参与先天性免疫及获得性免疫机制形成,抵御感染因子,调节免疫及炎症。

自噬水平异常与人类多种疾病关系密切。当人体处于疾病状态时,细胞自噬又对疾病的发生和发展产生一定的促进作用。在人类肿瘤中,自噬扮演着十分重要的作用,自噬在肿瘤发生、发展的不同阶段有不同的影响。早期,自噬的激活能够防止长期的组织损伤和细胞死亡,降低肿瘤发生的风险。然而,一旦肿瘤形成后,细胞自噬能够去除肿瘤细胞中具肿瘤原性的蛋白底物、毒性蛋白和受损细胞器来促进肿瘤的发生,或者通过自噬介导的细胞内循环来提供新陈代谢底物,维持线粒体的重要功能,为肿瘤细胞提供有利于其生存和发展的环境和条件。

9.3.3 细胞自噬的分子机制

细胞自噬的调控过程十分复杂,涉及许多调节因子的参与,现已发现有30余种自噬相关蛋白及多种调控基因,如自噬相关基因(autophagy-related gene,ATG)。当自噬被诱导后,ATG1/ULK1激酶及ATG13、ATG17/FIP200、ATG29和ATG31组成复合物转运到预自噬体结构(pre-autophagosomal structure,PAS),进一步把磷脂酰肌醇3激酶(PI3K)复合物以自噬特异性形式(包括Vps34、Vps15、ATG6/Beclin-1和ATG14)招募至PAS,进一步促进磷脂酰肌醇-3-磷酸(PI3P)的产生,招募如ATG18/WIPI1/2的效应蛋白到PAS。ATG18与ATG2一起促进自噬小体的形成,与其他蛋白一起维持磷脂酰肌醇3,5-二磷酸化[PI(3,5)P2]的稳态并控制囊泡的大小。

在自噬体形成的最后一步,在隔离膜的伸长和关闭需要2类泛素结合系统,即ATG12-ATG5-ATG16L连接系统和ATG8/LC3-磷脂酰乙醇胺(PE)连接系统。在ATG12-ATG5-ATG16L连接系统中,ATG12首先由类E1泛素活化酶ATG7活化,之后ATG12被传递给类E2泛素转移酶ATG10,最后ATG12被传递到ATG5,与ATG5共价结合形成ATG12-ATG5复合物,然后ATG12-ATG5进一步与ATG16L偶联形成功能复合物。而在ATG8/LC3-PE连接系统中,ATG8经蛋白酶ATG4处理后,通过ATG7和ATG3与PE偶联(图9-3)。

在代谢应激刺激下,腺苷酸活化蛋白激酶(AMP-activated protein kinase,AMPK)的激活和(或)mTORC1的抑制导致前起始复合物(ULK1、FIP200,和ATG13)的活化,ULK1激酶及ATG13、FIP200、ATG29和ATG31组成复合物转运到PAS。前起始复合物活化后激活起始复合物(Beclin 1、Vps15和VPS34)生成PI3P,招募ATG7至吞噬泡(phagophore)。ATG7具有类似E1泛素连接酶的功能,启动2种泛素结合系统生成自噬前体不断延伸,形成密闭的自噬小体。在ATG5-ATG12信号通路中,ATG12依次经过ATG7和ATG10传递,最后与ATG5共价结合成ATG5-ATG12复合物。ATG5-ATG12进一步与ATG16L偶联形成功能复合物稳定吞噬泡。在LC3-PE通路中,LC3被ATG4剪切,依次结合ATG7和ATG3。ATG5-ATG12-ATG16L复合物把LC3传递至PE,形成LC3-PE共轭系统(又称LC3-II),完成最后一个步骤。LC3-II与自噬小体膜相关,是自噬小体靶向溶酶体的关键成分,在细胞器和蛋白具体的选择性自噬中发挥重要作用。

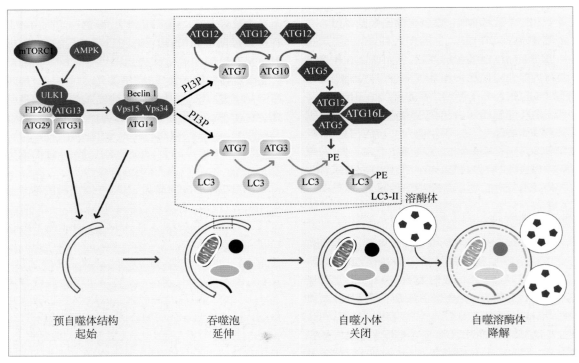

图 9-3　细胞自噬信号通路

9.3.4　细胞自噬的调控机制

（1）PI3K-Akt-mTOR 信号通路

基础自噬与诱导自噬的发生都受到细胞的严密调控。在众多调节性因子中，哺乳动物雷帕霉素靶蛋白（mammalian target of rapamycin，mTOR）是一个关键的抑制性调节因子，能整合细胞内氨基酸缺乏、缺氧等多种信号的变化，调控自噬的发生。mTOR 是 PI3K 类家族成员，在哺乳动物中有两种形式：mTOR 复合体 1（对雷帕霉素敏感）和 mTOR 复合体 2（对雷帕霉素不敏感）。mTOR 信号通路对自噬的调节大多都是负性的，也就是抑制细胞自噬的。正常生长条件下，细胞的 mTOR 为活化状态，通过磷酸化自噬起始分子 ULK1，抑制自噬的发生。ULK1 是自噬泡形成所必需的一种蛋白激酶，ULK1 失活时 LC3-Ⅱ不能形成，自噬发生受到阻碍。营养物质缺乏时，mTOR 活性被抑制，mTOR 对 ULK1 的磷酸化抑制作用减弱，使 ULK1 激活并磷酸化 ATG13、FIP200 和 ULK1 自身，从而启动自噬。

（2）AMPK 信号通路

AMPK 是能量代谢变化的感受器，其作为自噬重要的正调控因子，在能量缺乏情况下，能感受细胞内 AMP/ATP 的比例变化而激活；另外 AMP/ATP 的比例升高能够引起 LKB1 的激活，进一步激活 AMPK。活化的 AMPK 一方面磷酸化 TSC1/2（结节硬化症蛋白，一种肿瘤抑制蛋白），加剧 TSC1/2 对 Rheb 的抑制，最终抑制 mTORC1 的活性，诱导自噬；另一方面，AMPK 还可以直接磷酸化 Raptor（雷帕霉素靶蛋白调节性相关蛋白），使 Raptor 脱离 mTORC1 复合体，导致 mTORC1 的活性下降。在压力持续存在的情况下，AMPK 通路通过磷酸化细胞周期抑制分子 p27 来激活自噬过程。此外，AMPK 还可以与 ULK1 的 PS 结构域结合，磷酸化 ULK1 的丝/苏氨酸位点，从而激活 ULK1，促进自噬。

（3）p53 信号通路

p53 是调控细胞凋亡和自噬的重要蛋白，其对自噬的调控作用是双重的，作用取决于其在细胞内的定位。p53 在胞质中定位时，抑制自噬水平，主要通过 3 种方式来定位,包括激活 mTOR、抑制 AMPK 的作用和 p53 的直接作用。p53 在细胞核中定位时,促进细胞自噬,p53 入核后会增加损伤调节自噬调控器(damaged-regulated autophagy modulator, DRAM)的转录从而促进自噬,随之而产生的胞质内 p53 的减少也提高了自噬的水平。

(4)Bcl-2 蛋白家族

哺乳动物细胞中,Bcl-2 蛋白家族对自噬的调控亦是双重的。一些抗凋亡蛋白如 Bcl-2、Bcl-XL 及 Mcl-1 等抑制自噬,而促凋亡蛋白如 Bad 等可以促进自噬的发生。Bcl-2 主要通过与 Beclin-1 蛋白的相互作用来调节自噬,而 Beclin-1 是对自噬的一种重要正性调节因子。它们的结合阻断了 Beclin-1 与 VPS34 的结合,抑制 Beclin-1-VPS34-PI3K 复合物的活性,抑制自噬。在饥饿等恶劣环境下,Bcl-2 与 Beclin-1 的相互作用减弱,提高自噬水平;而在良好环境下,两者相互作用加强,抑制细胞自噬,并使其保持在基本自噬水平。

(5)FoxO 家族基因

FoxO 家族是一类转录因子,普遍存在于真核生物中。作为转录因子,在应激和饥饿条件下,促进自噬及泛素化相关基因的转录以抵抗这些不利条件;其不仅能诱导自噬,还可与其他自噬通路相互作用,调节自噬的发生。如 FoxO3 能够引起谷氨酰胺合成酶的活性增加,而谷氨酰胺合成酶可以抑制 mTOR 信号通路,从而促进自噬。FoxO 除了与 mTOR 信号通路相互作用之外,还与 Beclin-1 相关,蛋白激酶 B(Akt)不仅可以抑制 FoxO,还可以抑制自噬激活复合体 Beclin-1-VPS34-PI3K。

9.3.5 细胞自噬与肿瘤

细胞自噬不仅维持了机体内环境的稳态,而且与众多的生理、病理过程密切相关。目前的研究表明,自噬与肿瘤的发生有一定的关系,并且自噬在肿瘤的形成中扮演着双重的角色。在肿瘤发生、发展的不同阶段,自噬可能起到了两种截然相反的作用。在肿瘤形成早期,自噬抑制肿瘤的发生;而在肿瘤形成的中晚期,自噬可以抑制肿瘤细胞的凋亡,促进其增殖。

(1)自噬对肿瘤的抑制作用

在物理、化学和生物致癌因子,如辐射、黄曲霉素、病毒等的影响下,细胞的 DNA 和细胞器受到损伤,从而使细胞代谢发生紊乱。各种代谢废物的积累及能量的缺乏激活自噬相关基因,从而启动自噬。自噬可以清除细胞中受损的细胞器、降解自身错误折叠的蛋白质并保持基因组的稳定性,从而抑制肿瘤的发生。如体内细胞自噬功能缺陷,则可导致损伤的大分子物质和细胞器在细胞内积聚,而这种损伤的大分子物质和细胞器可诱导细胞内发生氧化应激、DNA 损伤和染色体不稳定,从而最终导致原癌基因突变不断累积,增加细胞癌变的危险性。

(2)自噬对肿瘤的促进作用

虽然正常的自噬对肿瘤的发生具有抑制作用,但在肿瘤形成后,部分肿瘤细胞能利用自噬对抗应激环境,增强存活能力。特别是在实体瘤中,需要更多的氧气和营养物质来保持快速增殖,造成细胞中营养缺乏和低氧胁迫。作为细胞应激状态下提供营养物质的重要途径,自噬可以保护肿瘤细胞,避免凋亡或坏死的发生。此外,自噬可能还提供一些代谢中间产物来满足肿瘤细胞特殊的代谢需求;并且多种类型肿瘤细胞系在营养充足条件下也具有高水平的基础自噬。化疗、放疗后,肿瘤细胞会产生大量受损的蛋白质和细胞器等有害成分,此时自噬活性提高,及时清除有害物质并提供应急的原料和能量,为 DNA 损伤修复提供条件,导致肿瘤治疗预后较差。

失巢凋亡(anoikis)是发生在细胞与细胞外基质脱离接触时的一种程序性细胞死亡,具有广泛的生物学作用,在肿瘤细胞的生长繁殖和转移过程中占重要地位。而抗失巢凋亡与细胞自噬关系较为密切。失巢凋亡由细胞外基质脱离引起,且产生的代谢压力会进一步诱发细胞自噬,并促进肿瘤细胞进入休眠状态,使肿瘤细胞在条件恶劣的情况下仍能存活。如机体处于应激状态时,细胞自噬会诱导侵袭性肿瘤细胞的休眠。

自噬作为真核细胞的一种高度保守机制,在体内发挥着重要的病理生理作用,如维持内环境的稳定、生长发育、细胞分化等。自噬在肿瘤发生、发展的不同阶段有不同的影响,细胞自噬可为肿瘤细胞提供有利于其生存和发展的环境和条件,对肿瘤细胞起到一定的保护作用。因此细胞自噬的研究具有重要意义。

机体通过细胞程序性死亡不断清除受损的细胞以维持器官形态和功能的正常。细胞凋亡作为程序性死亡最主要的形式,为癌症治疗提供潜在的靶点。然而,在人类肿瘤中凋亡机制常常发生改变,而调节程序性细胞死亡的其他形式可能为癌症治疗提供重要的替代方案。虽然我们已经对自噬的分子机制、自噬如何导致细胞死亡及在癌症中的潜在作用有了一定的了解,但还有许多问题有待解决,进一步探讨其机制将有助于我们诱导特定自噬的细胞死亡功能,从而抑制肿瘤细胞的细胞存活。

9.4 细胞坏死

细胞坏死是极端的物理、化学因素或严重的病理性刺激引起的细胞损伤和死亡,是非正常死亡。与凋亡一样,坏死组织细胞内的正常物质代谢完全停止,质膜完整性丧失和细胞质漏出,是一种不可逆性病理变化。引起细胞坏死的原因很多,包括病原体、电离辐射、组织缺血与缺氧等。细菌毒素除直接引起细胞坏死外,还可通过免疫反应(如补体)激活自然杀伤细胞和巨噬细胞或释放细胞因子引起细胞坏死。

坏死可能是由于细胞的完整性被破坏而导致的。例如,在高温下,在冻融之后,或在机械应力下。在这些情况下,细胞死亡是被动的,不需要激活任何特定的信号通路。随着研究的深入,越来越多的证据表明,坏死形态(即破膜)也可在晚期凋亡和自噬性细胞死亡程序中观察到,当死亡的细胞未能被吞噬清除时就会出现坏死,这个过程被称为继发性坏死。然而,细胞坏死并不总是偶然或被动的过程,也可能是定向信号级联的结果。已发现一种新的细胞死亡方式——坏死性凋亡,又称程序性坏死。与坏死不同,该细胞死亡途径受到调控机制的调控。坏死性凋亡的细胞具有凋亡和坏死的混合型特征,如细胞核聚集、细胞膜丧失等。

9.4.1 细胞凋亡与细胞坏死的比较

细胞凋亡是一种细胞主动死亡过程,而细胞死亡则是一种被动的死亡过程。它们在形态学、生化代谢、发生机制、结局和意义等方面均有很大的区别,现将细胞凋亡和坏死的主要形态学区别列于表9-1。

表 9-1 细胞凋亡与细胞坏死的区别

比较项目	细胞凋亡	细胞坏死
刺激来源	程序性组织重塑	代谢压力
	细胞池大小的维持	营养缺乏
	基因组损伤	pH、体温改变
	代谢紊乱	低氧、缺氧
	信号通路失衡	
形态改变		
影响细胞	单个细胞	成群细胞
细胞形态	膜皱缩,体积变小	体积膨大,变性
染色质	凝聚	断裂
溶酶体	不影响	膜破坏,各种酶类释放
线粒体	最初形态正常	内腔扩大,崩解
细胞质	浓缩,均质着染加深	稀或浓,有颗粒或空泡
炎症反应	无明显改变	有明显的炎症反应
细胞命运	凋亡小体被邻近细胞吞噬	裂解
分子改变		
基因活性	需要	不需要
染色体DNA	特异位点剪切	无规则剪切
胞内钙离子	增加	无影响
离子泵	持续作用	消失

9.4.2 细胞坏死的信号转导通路

在程序性细胞坏死引发阶段,目前主要有2类受体研究较为广泛,分别为死亡受体和病原体模式识别受体。死亡受体激活后会导致细胞凋亡,但在某些细胞系中,当半胱天冬酶活性受到抑制时,就会出现一种不依赖于半胱天冬酶活性的程序性细胞坏死途径。程序性细胞坏死也可由病原识别受体(PRR)家族启动,包括 Toll 样受体(Toll-like receptor,TLR)、胞质核苷酸结合寡聚化结构域样受体(nucleotide binding and oligomerization domain-like receptor,NLR)等,它们是免疫系统执行功能过程中细胞识别病原相关分子模式(PAMP)的受体,可识别包括病毒和细菌的核酸、脂蛋白、脂多糖、肽葡糖等在内的PAMP,一般可参与炎症细胞因子应答。

(1)TNFR1 介导的程序性细胞坏死

正如其名称所暗示的,肿瘤坏死因子 α(TNFα)能引起坏死细胞死亡。早在 2000 年,Tschopp 和 Nagata 描述了一种由死亡受体 FasL 引起的类似坏死的细胞死亡。电镜检查呈现细胞坏死样形态。令人惊讶的是,这种形式的细胞死亡与半胱天冬酶活性无关。此外,它需要受体相互作用蛋白 1(RIP1,

也称 RIPK1)的参与。RIPK1 是一种丝氨酸/苏氨酸蛋白激酶,参与介导 TNF 受体 1(TNFR1)激活核因子 κB(NF-κB)的信号通路。这些研究提示,诱导坏死的途径也存在特异性的分子机制。多年后,Degterev 和 Yuan 发现了一种小分子化合物,称为 necrostatin-1(NEC-1),可以抑制这种不寻常的细胞死亡类型;他们确定了 RIPK1 是 NEC-1 的分子靶点,通过增强其介导的坏死性死亡信号而发挥作用。这一调节性坏死过程现在被称为坏死性凋亡或程序性坏死。程序性坏死时可以容易地检测出半胱天冬酶活性被抑制。程序性坏死是一种重要的内在机制,可以抵抗感染细胞内的病原体,包括某些能阻止细胞凋亡的病毒。

TNFR1 介导的信号通路会首先形成促生存信号复合物,随后在敏感细胞中形成死亡诱导信号复合物(DISC),激活死亡通路。与此不同的是,FasL和 Fas、TNF 相关凋亡诱导配体(TNF-related apoptosis-inducing ligand,TRAIL)和 TRAILR1 或 TRAILR2 的结合会通过胞内段的 DD 结构域和接头蛋白 FADD 结合,引起死亡诱导信号复合物的装配,从而募集和激活 caspase-8 并导致凋亡。在特殊条件如 cIAPs 缺乏的情况下,当 caspase-8 被抑制时,这些配体会诱导细胞坏死。

程序性坏死最典型的形式是 RIPK 依赖性坏死。这个过程需要 RIPK3 的活性,可导致细胞的快速死亡。坏死可以由 TNFR1 通路所介导,TNFR1 与配体结合后,通过 RIPK1 招募复合物 Ⅱ 激活 RIPK3;RIPK1 和 RIPK3 的相互作用是由 RIP 同型相互作用基序(RIP homotypic interaction motifs,RHIM)所介导的。在这种结构中,复合物 Ⅱ 诱导坏死而不是凋亡,被称为坏死复合体(necrosome)。坏死信号平台的装配和激活是由一系列复杂的翻译后修饰造成的。坏死复合体的形成受到 RIPK1 泛素化的负调控,因此,cIAP1/2 抑制剂处理或去泛素化酶 CYLD 的过表达能够促进 TNFR1 诱导的坏死。此外,坏死复合体诱导的坏死还受到 caspase-8-FLIP Fas 相关死亡域蛋白样白介素-1β 转换酶抑制蛋白(FADD-like interleukin-1β-converting enzyme-inhibitory protein)异二聚体的负调控。FLIP 的高水平表达会导致异聚复合体 caspase-8-FLIP 的形成,该复合体具有催化活性,但不能促进 caspase-8 的完全加工,进而阻断坏死。

总之,FADD、caspase-8 和 FLIP 是 DISC 的重要组成部分,而坏死时,RIPK 家族的 RIPK3 和 RIPK1 形成一个坏死复合体,该复合体的形成对于坏死性凋亡十分重要。caspase-8 可剪切 RIKP1 和 RIPK3,抑制它们的非半胱天冬酶依赖性细胞死亡作用,从而维持死亡受体介导的细胞凋亡与坏死之间的平衡;当组成 DISC 的任一成分缺陷时,不受控的坏死将引起细胞死亡(图 9-4)。

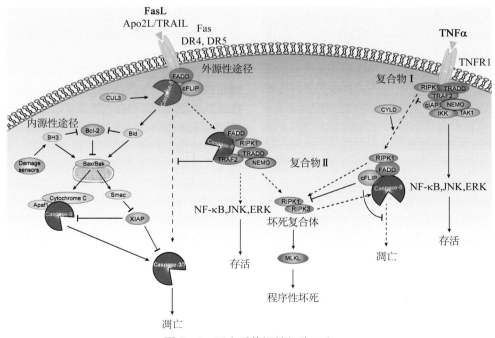

图 9-4　死亡受体调控细胞死亡

受体配体结合后，死亡受体 DR4、DR5 或 Fas 在细胞膜上组装成 DISC，从而激活 caspase - 8 和触发细胞凋亡，这称为细胞外途径凋亡。在上皮细胞中，CUL3 的持续激活介导了 caspase - 8 的 K63 位点的泛素化，而 TRAF2 介导的 K48 - 泛素化促进 caspase - 8 蛋白酶失活。caspase - 8 直接刺激执行型半胱天冬酶，包括 caspase - 3 和 caspase - 7。它还能够通过细胞内途径处理 BH3 - only 蛋白 BID 来激活执行型半胱天冬酶的活性。BID 激活 Bax 和 Bak，诱导线粒体释放细胞色素 C 和 Smac/Diablo。细胞色素 C 与 APAF1 结合形成凋亡小体驱动激活 caspase - 9，随后激活 caspase - 3 和 caspase - 7。Smac 通过阻止 X 连锁凋亡抑制蛋白（XIAP）对 caspase - 3、caspase - 7 和 caspase - 9 的抑制作用进一步增强凋亡信号。这些相同的受体也可能继发装配复合体 Ⅱ，激活 NF - κB、ERK 和 JNK 通路，介导激活促生存和炎症通路以及其他细胞功能。与此不同，TNFα 与受体结合后，TNFR1 在质膜装配成一个不同的复合体 Ⅰ。复合物 Ⅰ 介导 NF - κB、JNK 和 ERK 的信号，支持细胞存活或其他非死亡功能。然而，CYLD 去泛素化 RIPK1 后，能够促进复合体 Ⅱ 装配，从而激活 caspase - 8 同二聚体化和诱导细胞凋亡。此外，caspase - 8 还能与 cFLIP 形成异二聚体，可通过裂解 RIPK1 而抑制坏死性凋亡；然而，抑制 caspase - 8 的活性使得 RIPK1 招募 RIPK3，形成第 3 种死亡复合体。RIPK1 磷酸化 RIPK3，驱动招募 MLKL 和磷酸化从而引发坏死性凋亡。RIPK3 磷酸化 MLKL 后导致其寡聚化并转运到质膜，扰乱细胞膜的完整性，从而促进坏死性细胞死亡。RIPK1 的磷酸化对于复合体 Ⅰ 的活性是可有可无的，但是对于死亡复合体的活性是必不可少的。在某些情况下，例如，在过度 DNA 损伤所引起的自分泌 TNFα 信号通路中，RIPK1 磷酸化对于复合体 Ⅱ 的组装和诱导凋亡的作用也很重要。由 Bcl - 2 蛋白家族控制的细胞凋亡内在通路可被各种类型的细胞损伤激活，包括 DNA 或微管损伤或代谢应激。受损的细胞传感器，如 p53 蛋白或脂质激酶 AKT，通过诱导 mRNA 转录或翻译后修饰激活特定的 BH3 蛋白。BH3 蛋白的激活通过直接刺激促凋亡蛋白 Bax 和 Bak 的活性，或通过抵消抑制抗凋亡 Bcl - 2 蛋白家族成员，如 Bcl - 2 和 Bcl-XL 的活性来促进凋亡蛋白 Bax 和 Bak 的活性。Bax 和 Bak 激活后使线粒体外膜通透，促进细胞色素 C 和 Smac/Diablo 释放，增加 caspase - 3 和 caspase - 7 细胞的活性，从而诱导细胞凋亡。

（2）其他受体介导的程序性细胞坏死

RIP 依赖的坏死还可以通过 TLR3 和 TLR4 所诱导。TLR3 和 TLR4 通过招募含有 TIR 结构域的诱导干扰素 - β 产生的接头蛋白（TIR-domain-containing adaptor-inducing interferon - β，TRIF）促进死亡复合体的装配。TRIF 招募 RIPK1 和 RIPK3 诱导 RIPK 依赖性坏死。然而，TRIF 还可以通过 RHIM - RHIM 相互作用直接招募 RIPK3 而并不依赖于 RIPK1。RIPK 依赖的坏死也可以在病毒感染期间通过 RHIM 与含有胞内 DNA 传感器——DNA 依赖的干扰素调节因子激活物（DNA-dependent activator of interferon regulatory factors，DAI）实现。DAI 是由双链病毒 DNA 激活，通过 RHIM 结构域招募 RIPK3。最后，DNA 损伤信号也会造成死亡复合体形成而不依赖于任何膜受体信号转导。

9.4.3 其他形式的细胞死亡

除此之外，还有其他形式的细胞死亡，包括有丝分裂灾难（mitotic catastrophe）、铁死亡（ferroptosis）、细胞焦亡（详见 9.2.2）和失巢凋亡等。

（1）细胞有丝分裂灾难

细胞有丝分裂灾难是由于化学或物理的刺激，细胞无法进行完全的分裂，从而导致多倍体或过早的有丝分裂，最终形成凋亡形态或坏死。细胞周期是由一系列连续事件按精确的时空顺序进行的动态过程，受到 DNA 损伤检查点和纺锤体组装检查点等细胞周期检查点的精密调控。DNA 发生损伤时，如果细胞不能有效地阻断其细胞周期的进行，会导致染色体的异常分离，这些非正常分裂的细胞在下一轮有丝分裂中会继续导致细胞多倍体的形成，从而成为癌变的基础。

（2）铁死亡

铁死亡是近年来新发现的一种铁依赖的氧化损伤引起的细胞死亡模式，于 2012 年首次报道。与细胞凋亡、坏死和自噬不同，其形态学特征包括：细胞质和脂质活性氧增多、线粒体变小以及线粒体膜密度增加。作为一种新发现的细胞死亡形式，其一样受到细胞内信号通路的严密调节，包括铁稳态的调节通路、RAS 通路以及胱氨酸转运通路。

（3）失巢凋亡

失巢凋亡是一种特殊的程序性细胞死亡形式。正常的细胞都会聚集成团，黏附于细胞外基质中，通过相互的物质与信号交流得以生存。当它们脱离细胞黏附基质，失去细胞间的连接时，就会发生凋亡，即失巢凋亡。失巢凋亡在机体发育、组织自身平衡、疾病发生和肿瘤转移中起重要作用。

随着近年来对于细胞死亡的深入研究，发现细胞死亡模型要复杂得多。一般来说，某一种死亡刺激可能引起细胞多条死亡通路的活化，细胞最终发生什么样的死亡主要取决于被活化的通路。多数情况下，半胱天冬酶通路发挥作用最快，因此程序性细胞死亡最常表现为细胞凋亡。但是在某些情况下，如半胱天冬酶通路受到抑制，细胞就会表现为凋亡样或坏死性凋亡。在某些 Bcl-2 高表达的肿瘤细胞系，死亡刺激也往往引起凋亡或坏死性凋亡。

可调控的细胞死亡可以为靶向治疗提供一个富有成效的目标。一方面，它的抑制有助于减轻神经退行性疾病、糖尿病、脑卒中或心肌梗死等疾病中过度的细胞丢失。另一方面，它的激活有助于消除癌症或慢性感染等疾病中不需要的细胞。TNFα 及其他死亡配体或受体，以及下游信号通路，如 caspase-8、RIPK1 和 RIPK3，都可以用作治疗的靶点。因此，深入了解细胞死亡的分子机制，有利于制定抗肿瘤治疗新策略。

9.5 细胞死亡在肿瘤治疗中的应用

随着肿瘤发病机制的众多显著进展引入了靶向治疗的概念，癌症的几大特征均可用来发展新的抗肿瘤治疗策略。而逃避细胞死亡是癌细胞的特征之一，从逃逸长期的细胞凋亡开始并延伸到其他形式的细胞死亡。近年来大量对细胞死亡程序的探索和研究，各种细胞死亡所涉及的分子机制也渐为人知，从而为癌症治疗提供了一系列可能的新靶点。众所周知，程序性死亡是癌症发展的天然屏障，对细胞凋亡以及其他死亡形式如细胞自噬和细胞坏死的机制研究，有助于为抗肿瘤治疗提供新思路。因此，针对细胞死亡的靶向化合物或其他制剂，在癌症治疗中具有一定的潜力。

9.5.1 细胞凋亡与肿瘤的治疗

（1）化疗药物诱导肿瘤细胞凋亡

肿瘤是细胞增殖过度、细胞凋亡受到抑制使存活细胞大于死亡细胞所致的一类疾病。目前肿瘤治疗如化疗主要通过诱导癌细胞凋亡发挥其抗癌作用。在这种情况下，以凋亡途径为靶点的小分子化合物是治疗癌症的一个重要的治疗策略。

与肿瘤逃避细胞死亡的特征相一致，癌细胞通过破坏外在通路而进化出多种抗凋亡的方法，因此靶向外在途径凋亡的小分子化合物可用于未来的抗癌治疗。如 TRAIL 诱导化合物 10（TIC10，又称为 ONC201）可以通过间接抑制 AKT 和 ERK 的活性，上调 *TRAIL* 基因的表达。另一个小的化合物，称为 bioymifi，可以模拟 TRAIL 与 TRAILR-2（DR2）结合，促进 TRAILR-2 的聚集和激活，导致与 TRAIL 诱导相同的外在途径凋亡。靶向内在凋亡途径的小分子化合物在癌症治疗中也已经应用了数年。根据其具体的作用机制，可以分为 3 个亚型：① 抗凋亡蛋白 Bcl-2 家族成员的抑制；② 凋亡抑制因子（inhibitor of apoptotic protein，IAP）如 XIAP、survivin 和 c-IAP 等的下调；③ 其他抗癌机制的诱导，如恢复 p53 的活化剂。

临床常用的化疗药物有烷化剂、蒽环类、抗代谢类等，这些化疗药物都主要是通过活化半胱天冬酶和 Ca^{2+} 依赖性核酸酶诱导肿瘤细胞凋亡发挥作用的。微管抑制剂紫杉醇可以使抗凋亡蛋白 Bcl-2 磷酸化而失活，从而促进凋亡。用于治疗急性淋巴细胞性白血病的糖皮质激素可以通过 cAMP 介导凋亡，也可经调节凋亡相关基因 *Bcl-2*、*c-Myc*、*Rb* 等诱导细胞凋亡。多柔比星（阿霉素）主要通过促进肿瘤细胞 Fas 和 FasL 凋亡系统的表达而达到治疗效果。

（2）免疫系统诱导细胞凋亡

细胞因子诱导的杀伤细胞（cytokine induced killer cells，CIK），是外周血单个核细胞经抗 CD3 单克隆抗体分选，在众多细胞因子如 IL-2、IFN-γ 和 IL-1α 等刺激下体外诱导分化所得的自然杀伤细胞（natural killer cell，NK）样 T 细胞，呈 $CD3^+$ $CD56^+$ 表型。CIK 具有广谱抗瘤作用，可通过以下几种途径杀伤肿瘤细胞：① 通过不同机制识别肿瘤靶细胞，释放穿孔素和颗粒酶，直接穿透肿瘤细胞将其裂解；② 分泌多种抗肿瘤细胞因子，如 IL-2、

IL-6、IFN-γ 和粒细胞-巨噬细胞集落刺激因子等，直接抑制肿瘤细胞或间接调节免疫功能；③ 激活或上调肿瘤细胞凋亡基因 *FasL*、*FLIP*、*DAD1*、*Bcl-XL* 和死亡受体等，启动 Fas/FasL 凋亡系统诱导细胞凋亡。CIK 具有培养快、抗肿瘤活性强、杀瘤谱广、不良反应小等特点，是目前临床应用广泛的免疫治疗方案。

肿瘤浸润性淋巴细胞（tumor infiltrating lymphocytes，TIL），是肿瘤抗原诱导的，主要存在于肿瘤间质的异质性淋巴细胞群。CD8$^+$ T 细胞是发挥溶瘤效应的主要细胞，可释放各种酶类及穿孔素溶解肿瘤靶细胞，还能通过 Fas/FasL 途径诱导肿瘤细胞凋亡。

此外，还可采用单克隆抗体方法治疗肿瘤，主要依靠抗体依赖性细胞介导的细胞毒作用（antibody-dependent cell-mediated cytotoxicity，ADCC）、补体依赖的细胞毒作用（complement depend-ent cytotoxicity，CDC）、抗体直接诱导肿瘤细胞凋亡而发挥作用，具有特异性好、不良反应小、持续时间长等优势。

（3）细胞凋亡基因治疗策略

基因治疗作为恶性肿瘤治疗的新策略，其主要方法是向肿瘤细胞中导入促凋亡基因或灭活凋亡抑制基因。*TP53* 基因在增殖和凋亡过程中起着十分重要的作用，基因治疗实验在细胞内引入野生型 *TP53*，具有诱导肿瘤细胞和周围细胞凋亡的效应。然而，基因治疗技术的效率较低，无法有效地转染所有或几乎所有癌细胞。目前部分治疗方法在某些癌症中已进入临床研究阶段，相信在不久的将来，其抗肿瘤治疗作用可在患者中得到证实。

伴随着细胞生物学和分子生物学的发展，越来越多的凋亡相关基因相继被发现，通过对这些因子及其相互关系的研究，可以从中找到更多、更有效的治疗肿瘤的靶点，开展特异性蛋白分子为靶标的药物设计，选择性地诱导肿瘤细胞的凋亡，增强肿瘤细胞对放疗、化疗以及生物治疗的敏感性。

9.5.2 自噬与肿瘤的治疗

近年来发现，小分子化合物在许多类型的肿瘤中均可介导自噬性细胞死亡。自噬性细胞死亡主要通过 3 种途径完成：PI3K-Akt-mTOR 依赖的信号转导通路，Beclin-1 蛋白质相互作用以及其他相关的蛋白，包括 p53 或 AMPK。

鉴于 mTORC1 在多种肿瘤中的频繁突变，mTOR 早就被视为肿瘤治疗的靶点已经很多年，迄今为止西罗莫司（雷帕霉素）已被证实在治疗肾癌中具有很好的疗效。西罗莫司衍生物包括替西罗莫司（CCI-779）和依维莫司（RAD-001），能够改善药物动力学过程而有效诱导自噬。另外 2 种 mTORC1 抑制剂，包括 torin1 和 rottlerin，可以通过抑制 mTORC1 或 mTORC1 上游通路而直接诱导细胞自噬。torin1 是一种特定的 mTOR 抑制剂，可以阻断 mTOR 的活性位点，降低宫颈癌中 Wee-1 蛋白的表达。rottlerin 作为 mTORC1 的负调节因子，也可以靶向 TSC2（mTORC1 的负调节因子），从而抑制 mTORC1 信号。

Beclin-1 作为一个关键的自噬调节器，受到 *Bcl-2*、*Bcl-XL*、*Mcl-1* 等基因的负调节。到目前为止，尚未发现小分子化合物可专门靶向 Beclin-1。大多数化合物通过降低 Bcl-2 家族的 BH3 结构域的相互作用而诱导细胞自噬。如 ABT-737 可以特异性地降低 Bcl-2/Bcl-XL 蛋白与 Beclin-1 之间的相互作用。在治疗凋亡耐受的前列腺癌中，它通过刺激 PI3KCⅢ的活性以 Beclin-1 依赖方式诱导自噬。EB1089（维生素 D 类似物）能够以 Beclin-1/Atg5 依赖的方式诱导自噬性细胞死亡。作为治疗乳腺癌的抗肿瘤化合物，他莫昔芬也能增加自噬水平，刺激自噬性细胞死亡。

自噬在肿瘤治疗研究中的一个挑战是自噬在肿瘤发生中的双重作用。自噬的刺激和抑制均可能用来抗肿瘤治疗，但现有的影响自噬的药物往往还具有其他作用，影响其他过程，包括多囊泡运输途径等。因此，开发自噬定向刺激和抑制的药物是非常重要的。自噬在清除肿瘤靶细胞的同时，还会对健康正常细胞产生作用，因此，更重要的是在药物设计时要考虑特定针对肿瘤细胞而不损伤邻近的正常组织。癌症是一种非常复杂的疾病，不同的肿瘤类型和不同的患者基因型对自噬调节的反应可能会有所不同，因此还需要根据对自噬调节敏感性的不同制定个体化的治疗策略。总之，更好地了解不同细胞类型、基因型和环境因素下肿瘤对自噬调节的反应是至关重要的。

9.5.3 坏死与肿瘤的治疗

坏死可由多种刺激激发，包括 TNF、FasL、TRAIL 等，其中 TNFR1 诱导的凋亡性坏死是最常见的形式。自然产生的萘醌 shikonin 是第一个发现能够诱导坏死的小分子化合物。shikonin 处理 MCF－7 和 HEK－293 细胞后可诱导这些细胞程序性坏死。neoalbaconol 通过下调 E3 泛素化酶活性，阻滞 RIPK1 的泛素化，亦能诱导多种细胞程序性坏死。总的来说，小分子化合物诱导坏死作为一种治疗策略可能会在未来几年内得到进一步的发展。

迄今为止，细胞死亡及其各种方式之间复杂关系的研究在一系列相关疾病中已取得重大进展，靶向细胞死亡的治疗已逐渐成为一种有前景的新治疗策略，细胞死亡为肿瘤的治疗方法提供了新的思路。越来越多的证据表明，靶向细胞死亡程序治疗的潜在意义在于发现一些分子，能够靶向细胞死亡关键信号转导通路甚至整个细胞死亡网络，而不是单个基因或蛋白的成分。然而，细胞死亡和癌症之间的关系比原先预想的要复杂得多，细胞凋亡在肿瘤发生中的双重作用更具有挑战性。肿瘤的发生必定伴随着携带驱动突变的单个起始细胞的存活。在肿瘤进展过程中，癌细胞常常通过程序性细胞死亡来改变其自身状态，并高度依赖于环境中的某些生存信号。在一个生长的肿瘤中，细胞凋亡会优先消除那些凋亡敏感性最高的亚克隆，而保留更多的耐药细胞。尽管这些网络由于高度复杂并没有完全绘制，但过去 10 年积累的数据和模型为下一个 10 年的研究指明了方向。因此，我们要综合考虑肿瘤所处的环境，在建立起有效的诱导肿瘤细胞死亡手段的同时，尽量避免因增加增殖压力和克隆选择而产生难治性或复发性的肿瘤。

目前，除了细胞凋亡外，大多数针对其他细胞死亡方式的化合物仍缺乏。细胞死亡模式的差异和生化特征的相似性也使得这种精确的细胞死亡调控难以执行。此外，细胞系统中存在的异质性也是一个关键问题。在各种细胞死亡形式中关键蛋白的共享和蛋白质复杂相互作用网络的存在是特定靶向化合物发展的巨大挑战，如何选择性诱导肿瘤细胞的死亡仍然是亟待解决的问题。因此，我们需要了解细胞死亡参与肿瘤发生和发展的复杂机制，绘制和整合细胞凋亡、细胞自噬和程序性坏死等成一个更全面的图谱，为肿瘤更有效的干预治疗提供理论基础。

9.6　展望与总结

活跃的程序化细胞死亡对于维持多细胞生物体

内的平衡和选择性清除潜在有害或受感染的细胞是至关重要的，细胞死亡的严格控制与有效诱导是多细胞生物进化的必然结果。细胞死亡的诱导可以被看作是一个简单的信号转导过程，有多个输入/刺激和产生一个结果：细胞死亡。而细胞死亡信号通路的异常调节会导致疾病的发生、发展，如癌症和自身免疫（细胞死亡过少）以及退化性疾病（细胞死亡过多）。

加深细胞死亡机制的了解不仅具有深刻的理论意义，也具有非常重要的应用价值，尤其是在肿瘤的临床治疗中。随着细胞死亡作用机制研究的深入，可为肿瘤发病机制的研究和肿瘤治疗提供新的思路。然而，细胞死亡的方式对邻近的细胞，有时甚至对整个生物体都有重要的影响。例如，凋亡和坏死细胞表现出不同的炎症特性，并引发不同的免疫反应。特定的死亡程序包括增殖信号的释放还可以引起周围组织代偿性的增殖。因此，越来越多的现象以及问题随之而来，这就需要我们更好地了解每种细胞死亡对周围组织的影响以及这些细胞死亡程序之间的相互关系。

细胞死亡是一种复杂的生理和病理现象，并且能够通过多种信号转导途径发生，而这些途径彼此之间又相互联系、相互制约，形成一个庞大的网络体系。例如，自噬性细胞死亡通常是由于半胱天冬酶的活性增强，而 RIPK 依赖性坏死受半胱天冬酶依赖的活性所拮抗。这些通路之间的串话可能为细胞死亡程序提供了许多备份机制，可以解释为什么抑制单个程序对有机体常常只有轻微的影响，这也导致了目前大部分药物的作用靶点缺乏选择性，对肿瘤细胞死亡的干扰缺乏特异性。因此，寻找能够直接作用且特异性强的药物将是未来抗肿瘤治疗的新方向。

（陈志翔　何祥火）

主要参考文献

［1］Andersen JL，Johnson CE，Freel CD，et al. Restraint of apoptosis during mitosis through interdomain phosphory-lation of caspase－2 ［J］. EMBO J，2009，28：3216－3227.

［2］Ashkenazi A，Salvesen G. Regulated cell death：signaling and mechanisms ［J］. Annu Rev Cell Dev Biol，2014，30：337－356.

［3］Bratton SB，Salvesen GS. Regulation of the Apaf－1－

caspase – 9 apoptosome [J]. J Cell Sci, 2010, 123: 3209 – 3214.

[4] Castedo M, Perfettini JL, Roumier T, et al. Cell death by mitotic catastrophe: a molecular definition [J]. Oncogene, 2004, 23: 2825 – 2837.

[5] Christofferson DE, Yuan J. Necroptosis as an alternative form of programmed cell death [J]. Curr Opin Cell Biol, 2010, 22: 263 – 268.

[6] Crawford ED, Wells JA. Caspase substrates and cellular remodeling [J]. Annu Rev Biochem, 2011, 80: 1055 – 1087.

[7] Danial NN, Korsmeyer SJ. Cell death: critical control points [J]. Cell, 2004, 116: 205 – 219.

[8] Degterev A, Hitomi J, Germscheid M, et al. Identification of RIP1 kinase as a specific cellular target of necrostatins [J]. Nat Chem Biol, 2008, 4: 313 – 321.

[9] Dickens LS, Powley IR, Hughes MA, et al. The complexities of life and death: death receptor signalling platforms [J]. Exp Cell Res, 2012, 318: 1269 – 1277.

[10] Dixon SJ, Lemberg KM, Lamprecht MR, et al. Ferroptosis: an iron-dependent form of nonapoptotic cell death [J]. Cell, 2012, 149: 1060 – 1072.

[11] Franchi L, Eigenbrod T, Munoz-Planillo R, et al. The inflammasome: a caspase – 1 – activation platform that regulates immune responses and disease pathogenesis [J]. Nat Immunol, 2009, 10: 241 – 247.

[12] Franchi L, Munoz-Planillo R, Nunez G. Sensing and reacting to microbes through the inflammasomes [J]. Nat Immunol, 2012, 13: 325 – 332.

[13] Galluzzi L, Maiuri MC, Vitale I, et al. Cell death modalities: classification and pathophysiological implications [J]. Cell Death Differ, 2007, 14: 1237 – 1243.

[14] Galluzzi L, Vitale I, Abrams JM, et al. Molecular definitions of cell death subroutines: recommendations of the Nomenclature Committee on Cell Death 2012 [J]. Cell Death Differ, 2012, 19: 107 – 120.

[15] Green DR, Evan GI. A matter of life and death [J]. Cancer Cell, 2002, 1: 19 – 30.

[16] Hanada T, Noda NN, Satomi Y, et al. The Atg12-Atg5 conjugate has a novel E3 – like activity for protein lipidation in autophagy [J]. J Biol Chem, 2007, 282: 37298 – 37302.

[17] He C, Levine B. The Beclin 1 interactome [J]. Curr Opin Cell Biol, 2010, 22: 140 – 149.

[18] Hidalgo M, Rowinsky EK. The rapamycin-sensitive signal transduction pathway as a target for cancer therapy [J]. Oncogene, 2000, 19: 6680 – 6686.

[19] Humphries C. Adoptive cell therapy: honing that killer instinct [J]. Nature, 2013, 504: S13 – 15.

[20] Ke B, Tian M, Li J, et al. Targeting programmed cell death using small-molecule compounds to improve potential cancer therapy [J]. Med Res Rev, 2016, 36: 983 – 1035.

[21] Kerr JF, Wyllie AH, Currie AR. Apoptosis: a basic biological phenomenon with wide-ranging implications in tissue kinetics [J]. Br J Cancer, 1972, 26: 239 – 257.

[22] Kersse K, Verspurten J, Vanden Berghe T, et al. The death-fold superfamily of homotypic interaction motifs [J]. Trends Biochem Sci, 2011, 36: 541 – 552.

[23] Kroemer G, Marino G, Levine B. Autophagy and the integrated stress response [J]. Mol Cell, 2010, 40: 280 – 293.

[24] Labi V, Erlacher M. How cell death shapes cancer [J]. Cell Death Dis, 2015, 6: e1675.

[25] Levine AJ. p53, the cellular gatekeeper for growth and division [J]. Cell, 1997, 88: 323 – 331.

[26] Lin L, Baehrecke EH. Autophagy, cell death, and cancer [J]. Mol Cell Oncol, 2015, 2: e985913.

[27] Llambi F, Green DR. Apoptosis and oncogenesis: give and take in the BCL – 2 family [J]. Curr Opin Genet Dev, 2011, 21: 12 – 20.

[28] Palucka K, Banchereau J. Cancer immunotherapy via dendritic cells [J]. Nat Rev Cancer, 2012, 12: 265 – 277.

[29] Ricci JE, Munoz-Pinedo C, Fitzgerald P, et al. Disruption of mitochondrial function during apoptosis is mediated by caspase cleavage of the p75 subunit of complex I of the electron transport chain [J]. Cell, 2004, 117: 773 – 786.

[30] Salvesen GS, Ashkenazi A. Snapshot: caspases [J]. Cell, 2011, 147: 476 – 476 e471.

[31] Salvesen GS, Riedl SJ. Caspase mechanisms [J]. Adv Exp Med Biol, 2008, 615: 13 – 23.

[32] Shen S, Kepp O, Kroemer G. The end of autophagic cell death [J]? Autophagy, 2012, 8: 1 – 3.

[33] Vanlangenakker N, Vanden Berghe T, Vandenabeele P. Many stimuli pull the necrotic trigger, an overview [J]. Cell Death Differ, 2012, 19: 75 – 86.

[34] Yonekawa T, Thorburn A. Autophagy and cell death [J]. Essays Biochem, 2013, 55: 105 – 117.

[35] Yuan J, Kroemer G. Alternative cell death mechanisms in development and beyond [J]. Genes Dev, 2010, 24: 2592 – 2602.

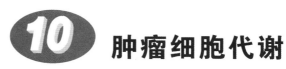

10 肿瘤细胞代谢

    细胞代谢异常是肿瘤的重要特征之一。一方面,肿瘤细胞位于营养富足和匮乏并存的肿瘤微环境中;另一方面,肿瘤基因组中的突变在肿瘤发生、发展过程中逐步积累。这些因素导致细胞代谢异常,改变肿瘤内部代谢物的丰度、代谢酶的活性和代谢相关蛋白的功能,进而使肿瘤细胞更高效地吸收营养物质,进行生物合成以维持自身的存活和增殖。原癌基因的激活和抑癌基因的失活通过不同机制介导细胞代谢的失调,促进肿瘤的发生、发展。在此基础上,细胞代谢异常通过整合多水平的调控包括信号转导、表观遗传、转录、翻译和翻译后修饰等,进一步促进肿瘤发生、发展。特别需要指出的是,代谢失调不仅是肿瘤发生、发展的结果,也可以直接引起肿瘤的发生。此外,肿瘤代谢异常不仅影响肿瘤细胞本身,还会通过重塑肿瘤微环境,改变肿瘤血管生成、炎症和肿瘤免疫等促进肿瘤的发生、发展。肿瘤代谢具有普遍性和独特性的双重特征,不同类型肿瘤或同一类型不同阶段的肿瘤会体现出独有的代谢特征,因此肿瘤代谢与肿瘤发生、发展密不可分,相辅相成。

10.1　代谢异常是肿瘤的重要特征

代谢异常是肿瘤的重要特征之一。在有氧条件下,肿瘤细胞主要通过糖酵解途径来分解葡萄糖,这一过程伴随乳酸的大量产生。肿瘤细胞对葡萄糖的摄入明显增高,是正常细胞吸收葡萄糖的 $15\sim20$ 倍。多种人类肿瘤(如肺癌、黑色素瘤、结直肠癌、头颈部肿瘤、食管癌和淋巴瘤等)表现出大量摄取葡萄糖的特征。临床应用 FDG - PET/CT 技术标记肿瘤细胞的葡萄糖摄取来鉴别人类上皮性恶性肿瘤的灵敏度和特异性均高达 90%。肿瘤细胞的快速生长、迅速增殖和异质性等特点,决定了肿瘤对营养物质需求的迫切性和多样性。除了葡萄糖,肿瘤细胞还摄入其他营养物质作为碳源。早在 20 世纪 50 年代,人们就发现肿瘤消耗大量谷氨酰胺,且谷氨酰胺的消耗量超过细胞蛋白质合成所需氨基酸量的 10 倍以上。细胞摄取的谷氨酰胺在谷氨酰胺酶(glutaminase,GLS)的催化下转变为谷氨酸,而谷氨酸可由谷氨酸脱氢酶(glutamate dehydrogenase, GDH)或转氨酶催化生成 α - 酮戊二酸(α-ketoglutrate,α-KG),α-KG 作为中间代谢物掺入细胞的三羧酸循环。最新的研究发现,肿瘤细胞在低氧等压力条件下依赖更多的乙酸,产生乙酰辅酶 A,并将其用于合成脂肪酸,促进肿瘤细胞的生长。在压力环境尤其是低氧条件下,肿瘤细胞即使在葡萄糖处于充足状态时依然能吸收大量的乙酸用于合成脂肪酸来满足自己的存活和生长需求;即使乙酸浓度较低时,肿瘤细胞也倾向于大量吸收乙酸来协助自己更好地生长。在脑部肿瘤中,放射性核素(同位素)标记乙酸,示踪结果显示乙酸对细胞内乙酰辅酶 A 库的贡献约占 47%。这一发现在临床上也得到了验证,用放射性核素标记乙酸正电子发射计算机断层扫描技术(^{11}C-acetate PET/CT)检测发现在许多肿瘤中乙酸的吸收均显著增加,这也促进了该技术在肿瘤临床诊断的应用,并在肝癌、前列腺癌等肿瘤中取得了良好的诊断效果。

肿瘤代谢改变是一个复杂的过程,代谢酶是其直接执行者。原癌基因激活、抑癌基因失活、信号转导通路的异常活化以及非编码 RNA 能够协同调控肿瘤细胞的生长信号、营养供给和代谢方式,通过调控代谢过程中的多种酶类促进肿瘤代谢的改变。代谢酶的改变导致代谢物水平的波动,而代谢物的水平变化反过来调控代谢酶的功能,两者相辅相成,为肿瘤的发生、发展提供有利条件。基因突变、异常表达和翻译后修饰等机制能够改变代谢酶的生物学行为,包括催化活性、亚细胞定位、稳定性、自噬等,使细胞代谢流适应肿瘤的生存和发展需要。如糖酵解中 3 - 磷酸甘油醛脱氢酶(glyceraldehyde 3 - phosphate dehydrogenase,GAPDH)长期被认为是由管家基因编码的蛋白质,但近期研究发现其在多种肿瘤中高表达,并与肿瘤患者的低生存率相关。进一步研究发现 GAPDH 在细胞凋亡过程中发挥重要作用。更有意思的是,葡萄糖可以通过增加 GAPDH 第 254 位赖氨酸的乙酰化水平提高其酶活性。野生型异柠檬酸脱氢酶(isocitrate dehydrog-enase,IDH)催化异柠檬酸转化为 α - KG,是三羧酸循环连续的酶促反应中重要的一员,IDH 突变与肿瘤发生具有高度相关性。目前已经发现 IDH1 和 IDH2 突变发生在多种肿瘤细胞中,最常见的突变位点是 IDH1 的 R132 及 IDH2 的 R140 和 R172,这些位点均位于 IDH 的活性中心。IDH 的这些突变体获得了催化 α - KG 还原成 2 -羟戊二酸(2 - hydroxyglutarate,2 - HG)的新功能。2 - HG 促进正常细胞转化为肿瘤细胞,被称为致癌代谢物(oncometabolite)。

10.2　Warburg 效应与肿瘤代谢表型

10.2.1　Warburg 效应的发现

细胞的生长增殖需要 ATP,ATP 的主要来源是葡萄糖代谢。1 分子葡萄糖首先经过糖酵解途径分解为 2 分子丙酮酸,产生 2 分子 ATP。缺氧条件下,丙酮酸被还原为乳酸这一代谢终产物。富氧条件下,丙酮酸进入三羧酸循环,在线粒体中彻底分解

产生 CO_2，生成的还原型 NADH 和 $FADH_2$ 经过氧化磷酸化促进 ATP 合成。与正常细胞不同，大量肿瘤细胞倾向于快速消化葡萄糖并产生乳酸。早在 1924 年，德国著名生理学家奥托·沃伯格（Otto Warburg）发现，人和动物的肿瘤切片在体外实验中显示大量吸收葡萄糖并生成乳酸的特征。该现象被称为 Warburg 效应（Warburg effect）：即相比于正常成熟细胞，肿瘤细胞以更高的效率吸收更多的葡萄糖来产生能量和满足快速生长需求。即使在供氧充足的情况下，肿瘤细胞也主要通过糖酵解途径，而非三羧酸循环和氧化磷酸化途径来分解大量摄取的葡萄糖，这一过程伴随产生大量的乳酸。

10.2.2　代谢异常是肿瘤的十大特征之一

2011 年，*Cell* 杂志发表综述归纳了肿瘤的十大特征，除了已经被公认的肿瘤的 6 个特征：持续的生长信号、细胞死亡抵抗、永生复制、血管再生、生长抑制逃逸、激活的侵袭和转移，还着重提出了细胞能量代谢异常、免疫逃逸、基因组不稳定及突变、促肿瘤炎症反应 4 个肿瘤的新特征。肿瘤细胞代谢异常作为其中之一，足以证明其在肿瘤发生、发展过程中发挥着至关重要的作用。在肿瘤发生、发展过程中，整个细胞代谢网络发生代谢重编程（metabolic reprogramming），能量物质在代谢网络中的流向和流量被重新编辑。肿瘤细胞代谢重编程能够平衡细胞能量供应和生物大分子合成，保证细胞的快速增殖生长。事实上，肿瘤细胞代谢的改变和肿瘤发生、发展是密不可分的。

10.2.3　Warburg 效应内涵的扩展和肿瘤的代谢表型

近几十年发现了大量的癌基因和抑癌基因调控肿瘤代谢的证据，表明癌基因和抑癌基因与肿瘤代谢密切相关。在 20 世纪 80 年代后，肿瘤代谢重新成为国际肿瘤学研究的前沿和热点。现代生物化学和分子生物学技术的广泛应用极大地促进了肿瘤代谢领域的进步，而且 Warburg 效应的内涵也被显著地扩充。除了经典的糖酵解和三羧酸循环的改变，诸多代谢通路，如磷酸戊糖代谢、谷氨酰胺代谢、乙酸代谢、丝氨酸代谢、一碳单位包括叶酸代谢等的改变也被整合到 Warburg 效应中。

肿瘤代谢特征具有组织类型特异性和肿瘤亚型及分期特异性。对肿瘤代谢的认识经过了基因组-蛋白质组-代谢组逐步深入的历程。近 10 年来，肿瘤基因组水平的高通量大样本测序系统鉴定出了多个肿瘤特异的癌基因和抑癌基因。这些癌基因和抑癌基因通过直接或间接的方式导致肿瘤代谢的失调，特别是肿瘤内代谢物和代谢相关蛋白的异常。然而，目前我们对代谢物及代谢相关蛋白的异常调控仍然缺乏全面、清晰的认识。在后基因组时代，高通量代谢组学和蛋白质组学技术的迅速发展使得从代谢物水平、蛋白水平重新认识肿瘤代谢成为可能。早期基于特异性抗体的蛋白组学研究在 20 余种肿瘤中实现了对 700 多个蛋白的高精度检测。高通量深度蛋白组学技术则在肺癌中实现了 1 600 个蛋白的鉴定和分析。在肝癌、结直肠癌、胰腺癌等多种肿瘤细胞中利用高通量蛋白组学技术发现代谢酶的翻译后修饰（乙酰化、甲基化等修饰）处于异常调控状态。这些蛋白翻译后修饰通过调控糖代谢、脂代谢、谷氨酰胺代谢、叶酸代谢等通路上的关键酶导致肿瘤代谢的重塑，进而在肝癌、结直肠癌、胰腺癌等恶性肿瘤的发生、发展过程中发挥关键作用。从代谢组和蛋白组水平解析肿瘤代谢，特别是代谢物的异常调控将直接揭示"代谢身份"这一肿瘤代谢的核心特征。

10.3　代谢物感受和代谢相关蛋白调控异常是肿瘤代谢的核心特征

10.3.1　肿瘤特征性代谢物及其感受异常

代谢异常是肿瘤的重要特征之一。细胞代谢网络的异常改变导致细胞失去正常生长调控机制而发生恶性转化；而肿瘤的发生反过来促进细胞代谢重编程，以满足肿瘤的生存和增殖。这些代谢紊乱包括糖酵解增强、蛋白质合成增加、脂肪酸从头合成增加和 DNA 合成活跃等，导致肿瘤细胞或肿瘤组织广泛的代谢物水平甚至代谢物种类的改变。一些特征性代谢小分子在肿瘤细胞的增殖、侵袭、应激等过程中具有重要功能，部分代谢相关蛋白与肿瘤特征性代谢物在功能上密切相关，在肿瘤代谢重塑过程中的具有协同性。随着代谢组学方法的不断更新，越来越多的肿瘤相关特征性代谢物被鉴定。采用代谢组学分析代谢网络，发掘肿瘤特征性代谢物，在代谢物水平和蛋白水平绘制全面、高精度的肿瘤代谢图谱，发掘一批新的和肿瘤发生、发展密切相关的特征性代谢物及代谢相关蛋白，可以辅助肿瘤代谢诊断标志物的开发,并为肿瘤代谢治疗提供新靶点。

肿瘤发生、发展和代谢物感受异常密不可分。经典的代谢物感受通路(如 AMPK 和 mTOR 信号通路)的失调通过多种机制促进肿瘤的发生、发展。在饥饿状态下,抑癌基因 *LKB1* 通过激活 AMPK 调控肿瘤细胞的凋亡过程;此外,多个抑癌基因通过 AMPK 通路调节脂类、胆固醇和葡萄糖代谢,影响肿瘤细胞的生物合成和能量稳态。类似的,mTOR 信号通路也在肿瘤代谢中发挥重要作用。位于 mTOR 通路上游的许多蛋白,如 TSC1/2、LKB1、PTEN、NF1 及 PI3K 通路中的多个蛋白在多种肿瘤中均存在高频率突变,导致 mTOR 通路活化;p53 的失活也会导致 mTOR 通路的激活。mTOR 信号通路被激活后会进一步调控蛋白翻译、脂类合成、自噬、溶酶体生成、能量代谢、细胞骨架重组等,促进肿瘤细胞的生长、存活和增殖。

除了经典的代谢物感受通路外,近年研究发现肿瘤细胞可通过独特的代谢物感受机制促进肿瘤发生、发展。例如,肿瘤细胞以 NDRG3 为感受器感知无氧糖酵解产物乳酸的含量,调节低氧信号通路的

强度。乳酸的累积表明细胞缺氧程度的增加,即细胞处于能量匮乏状态。NDRG3 直接结合乳酸并感受其浓度变化,激活肿瘤细胞内低氧应激相关信号通路,刺激肿瘤血管新生,保证肿瘤营养物质和氧的供应,促进肿瘤的发生、发展。此外,调节组织生长的 Hippo 信号通路也与代谢物感知密切相关。胆固醇是肿瘤生物合成中重要的生物分子,胆固醇合成的前体物质香叶酯焦磷酸(geranylgeranyl pyrophosphate,GGPP)可被 Rho GTPase 感知,进而抑制 Hippo 信号通路,促进肿瘤细胞的增殖和自我更新。

除经典的代谢物感受机制外,细胞内还存在多层次、多种类型的代谢物感受调控方式。代谢物感受通路构成调控网络,整合细胞内外的代谢变化,从而在细胞中行使其生理和病理功能。代谢物感受异常是肿瘤代谢重塑的重要组成部分。肿瘤细胞内部的代谢重编程及肿瘤微环境异质性使肿瘤细胞中的代谢波动呈现更多的复杂性,因此,肿瘤细胞的代谢物感知机制在肿瘤发生、发展中起着关键作用(图 10 - 1)。

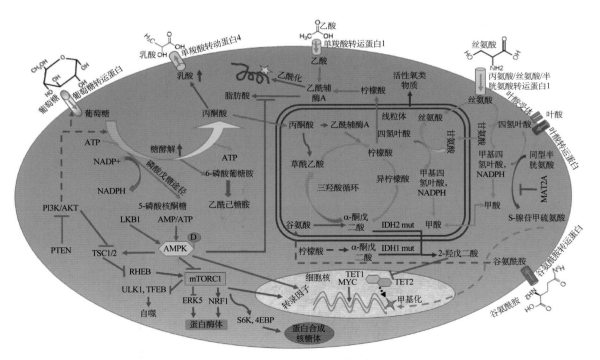

图 10 - 1 肿瘤细胞内物质和代谢通路的重塑和信号途径的调节

高等生物细胞对代谢底物的感受和催化受到细胞内信号转导通路、表观遗传、转录、翻译和翻译后修饰等多水平的精细调控。细胞内代谢网络的异常变化会造成正常细胞的恶性转化,获得恶性表型的肿瘤细胞又会对细胞内物质和能量的代谢网络进行重编程,促进肿瘤的进一步发展

10.3.2　代谢酶和代谢相关蛋白的失调机制

在生物进化过程中，细胞代谢酶和代谢相关蛋白的调控机制得到了充分的扩展，显示出多层次、精细化的趋势。原核生物的代谢酶和代谢相关蛋白的调控相对简单，营养物质（如葡萄糖和乳糖）的浓度通过较为直接的机制调节基因的转录水平，进而使细胞选择性地利用不同碳源。真核生物，特别是人体细胞中，代谢酶和代谢相关蛋白则在多个水平发挥调控作用。细胞内外环境中代谢物浓度的波动通过相应代谢物的感受器在表观遗传状态、基因转录、蛋白合成降解、蛋白翻译后修饰等多个层次产生影响。基于代谢物浓度波动，细胞内部的生命活动网络通过调整信号转导、细胞代谢、自噬等过程应对环境变化。

（1）表观遗传调控异常

代谢酶和代谢相关蛋白的表达受到表观调控，其中 DNA 的甲基化和组蛋白的甲基化及乙酰化修饰是表观遗传学的化学基础。例如甲硫氨酸腺苷转移酶（methionine adenosyl transferase，MAT）是甲硫氨酸循环的催化酶之一，催化形成 S-腺苷甲硫氨酸（S-adenosyl methionine，即 SAM）。SAM 是人体中最主要的甲基供体，为机体中 85% 以上的甲基化反应提供甲基。哺乳动物中表达两个 MAT 基因 *MAT1A* 和 *MAT2A*，分别编码两种同源的 MAT 催化亚基。但 *MAT1A* 主要表达于成人正常肝细胞，而 *MAT2A* 在人体各组织中广泛表达，且在多种肿瘤组织细胞中表达升高，提示 *MAT2A* 与肿瘤有着密切的关系。成人的肝细胞中仅表达 *MAT1A*，*MAT1A* 维持着肝细胞的终极分化状态，而当肝细胞发生恶性转化时，MAT 的表达出现了从 *MAT1A* 到 *MAT2A* 的转变，并促进细胞的生长增殖。*MAT1A* 和 *MAT2A* 的表达转换受到 DNA 甲基化的表观调控。正常肝细胞表达 *MAT1A*，维持较高的 SAM 的水平；而肝癌细胞表达 *MAT2A*，SAM 水平较低。在肝癌细胞的低水平 SAM 状态下，*MAT2A* 的启动子 CpG 岛呈低甲基化，转录开放；但 *MAT1A* 的启动子 CpG 岛却发生高甲基化，转录受到抑制。

人类基因组含有大量的非编码 RNA 基因。非编码 RNA 基因的发掘和功能研究揭示出一个全新的由非编码 RNA 介导的遗传信息传递方式和表达调控网络。非编码 RNA 作为新的信息分子参与肿瘤发生、发展已成为当今肿瘤研究的热点领域。目前研究提示非编码 RNA 参与调控多个代谢过程，在肿瘤代谢重编程过程中发挥重要功能。例如，miR-199a 通过直接靶向 HK2 调控肝癌细胞的糖代谢以及肝癌细胞的增殖；miR-124 则靶向磷酸戊糖途径的两个关键酶 RPIA 和 PRPS1，调控结直肠癌细胞的增殖。肝脏特异表达的 miR-122 可调控脂类代谢过程中的多个关键基因的表达，如 SREBP-1、FASN、SCD1、ACC1、ACC2 和 LDLR 等；敲除 miR-122 可引起脂肪肝和肝炎，最终靶导致肝癌的发生。除了非编码微小 RNA，一些长链非编码 RNA（lncRNA）也参与调控细胞代谢。在肝脏细胞中，长链非编码 RNA linc-HC 直接结合 hnRNPA2B1 蛋白，导致胆固醇转运蛋白 ABCA1 的 mRNA 稳定性降低，进而调节细胞内的胆固醇代谢过程；长链非编码 RNA lncLSTR 则通过与 TDP43 形成复合物来调控 TDP-43/FXR/apoC2 信号通路来保持肝脏细胞内的脂平衡。

（2）mRNA 表达和蛋白水平的异常

原癌基因激活、抑癌基因失活以及信号通路的异常活化能够在转录水平协同调控肿瘤细胞的生长信号、营养供给和代谢方式，促进肿瘤代谢的改变。肿瘤细胞中癌基因 *Ras*、*myc* 突变激活、PI3K/Akt 通路活化等，均会促进葡萄糖转运蛋白 1（GLUT1）、己糖激酶（hexokinase）1 和 2（HK1 and HK2）、LDHA 的转录，从而增强糖酵解并降低氧消耗。ATP-柠檬酸裂解酶（ATP-citrate lyase，ACLY）是蛋白激酶 B（Akt）的直接底物，其磷酸化激活后促进肿瘤细胞脂肪酸合成。低氧诱导因子 1（HIF-1）可促进葡萄糖摄入和糖酵解等相关基因（*GLUT1*、*HK1*、*HK2* 等）的表达，参与糖酵解关键步骤激活。同时，HIF-1 还能上调丙酮酸脱氢酶激酶 1（pyruvate dehydrogenase kinase 1，PDK1），使丙酮酸脱氢酶（PDH）失活，从而抑制乙酰辅酶 A 的生成，减少进入三羧酸循环的乙酰辅酶 A，降低释放到电子传递链的 NADH 和 $FADH_2$ 水平，最终导致细胞代谢从有氧氧化向糖酵解转变。抑癌蛋白 p53 激活 TP53 诱导糖酵解和凋亡调节因子（TP53-induced glycolysis and apoptosis regulator，TIGAR）的转录，抑制磷酸果糖激酶活性，降低果糖-2,6-二磷酸水平。果糖-2,6-二磷酸是 6-磷酸果糖激酶 1 的别构激活剂，其水平降低抑制磷酸果糖激酶 1 的激活，使糖酵解受到阻遏，葡萄糖流向磷酸戊糖途径。p53

还能通过负调控磷酸甘油酸变位酶（phospho-glycerate mutase，PGM）抑制糖酵解。反之，p53能通过上调细胞色素 C 氧化酶 2（cytochrome C oxidase 2，SCO2）促进线粒体呼吸链的电子传递，提高氧化磷酸化水平。

代谢酶和代谢相关蛋白的调控也可发生在蛋白水平，如蛋白质的合成和降解。氨基酸是蛋白质合成的原料，环境中可利用氨基酸的浓度与蛋白翻译速率密切相关。mTOR 复合体可以感受细胞内氨基酸（特别是精氨酸、亮氨酸和谷氨酰胺）的浓度，进而调控蛋白的翻译速率。AMP 依赖的蛋白激酶（AMPK）作为能量感受通路，也对蛋白合成速率进行调控。代谢物水平的波动也会直接影响相关蛋白的稳定性。缺氧状态时，细胞主要依赖糖酵解途径进行葡萄糖的氧化，这个过程伴随着乳酸的大量产生。累积的乳酸与缺氧信号通路的 NDRG3 蛋白结合，导致 NDRG3 的稳定和累积，增强低氧应激反应，促进细胞在低氧状态下的存活。

（3）翻译后修饰异常

磷酸化、乙酰化和泛素化等翻译后修饰通过调节代谢酶或代谢调控蛋白的活性、亚细胞定位、稳定性、自噬等多种机制来促进细胞代谢流的改变。代谢物浓度的变化可以引起蛋白翻译后修饰水平的变化。例如乙酰辅酶 A 为赖氨酸乙酰化修饰中乙酰基的供体。在碳源充足时，细胞内乙酰辅酶 A 处于较高水平，能够保证脂类等生物大分子的合成。而乙酰 CoA 的缺乏表明细胞处于碳源缺乏状态，不利于生物合成的进行。因此细胞需要根据乙酰辅酶 A 的波动调整生物大分子合成的速率。研究发现，当肿瘤细胞处于高糖培养状态时，乙酰基转移酶，如 P300/CBP 相关因子（P300/CBP-associated factor，PCAF）等，可作为受体蛋白感受葡萄糖充足的信号，进而介导丙酮酸激酶同工酶 M2（pyruvate kinase isozymes M2，PKM2）和 ACLY 的高乙酰化修饰状态。PKM2 的高乙酰化修饰会导致其分子伴侣介导的自噬过程，进而增加糖酵解中间产物的积累，为生物大分子合成提供更多的前体物质；另一方面，ACLY 的高乙酰化修饰会阻断其泛素化引起的蛋白降解，提高 ACLY 蛋白水平，进而促进脂类的从头合成，为肿瘤细胞增殖提供更多的脂肪酸。与乙酰化修饰对应，去乙酰化反应由 NAD^+ 依赖的 sirtuin 蛋白介导，细胞内 NAD^+/NADH 的水平代表着分解代谢的活跃程度，当肿瘤细胞处于碳源缺乏状态

时，细胞内 NAD^+ 水平增加，进而导致去乙酰化酶 SIRT2 催化的去乙酰化反应增强，降低糖酵解途径中代谢酶 PGM 和乳酸脱氢酶 A（lactate dehydro-genase A，LDHA）的乙酰化水平，提升其催化活力，增强细胞的糖酵解，以维持能量的生成。这些研究表明，乙酰化酶和 sirtuin 家族去乙酰化酶通过改变其靶蛋白的乙酰化水平调控肿瘤的发生、发展。除乙酰化修饰外，细胞内存在多种多样的酰基化修饰类型，如琥珀酰化、丁酰化、豆蔻酰化、长链脂酰化等。目前，已发现 300 余种蛋白翻译后修饰类型，其中绝大多数与代谢物密切相关，如甲基化、羟基化、ADP-核糖基化等。

（4）亚细胞定位的调控

代谢酶和代谢相关蛋白亚细胞定位的改变在肿瘤代谢重塑中也扮演着重要角色。例如，线粒体三羧酸循环中生成的中间产物柠檬酸（citrate）在 ATP 的驱动下，可以跨越线粒体膜进入胞质，在 ACLY 的催化下，生成 1 分子乙酰辅酶 A 与 1 分子草酰乙酸。这样，乙酰辅酶 A 就从线粒体内进入细胞质并参与脂肪酸合成反应。研究表明，敲低内源的 ACLY 可以显著抑制肿瘤细胞的生长和分化，同样的现象也存在于采用小分子化合物抑制 ACLY 活性的肿瘤细胞中，提示 ACLY 在快速生长的细胞中发挥着重要的功能。2009 年，研究人员在 Science 杂志上首次报道了 ACLY 的新功能——入核参与组蛋白的乙酰化调控。该研究指出 ACLY 可以进入细胞核内催化产生大量的核内乙酰辅酶 A，为组蛋白的乙酰化提供大量底物，这是首次将 ACLY 与基因的表达相联系。此外，研究表明敲低肝癌细胞中 MAT2A 的表达能够显著抑制肿瘤细胞的增殖，并促进细胞周期阻滞和凋亡，提示 MAT2A 是一个癌基因，其高表达对肿瘤细胞的生存和增殖具有重要意义。2011 年的一项研究发现了 MAT IIα 与转录抑制因子 MafK 的核内共定位现象，指出 MAT IIα 通过原位提供甲基，增加血红素加氧酶-1（heme oxygenase-1，HO-1）基因 Maf 识别原件（Maf recognition element，MARE）的组蛋白甲基化，从而抑制 HO-1 表达。

（5）别构调控

别构调节是酶活力的快速调节方式之一。当内源或外源性小分子化合物非共价地结合到某些酶活性中心外的特定部位时，可改变酶的构象，继而改变酶的活性。酶的底物、产物或其他小分子代谢物均

可以成为别构效应剂。作为别构效应剂的中间代谢物在细胞内浓度的改变精确地反映了代谢途径的状况，并通过别构效应对关键酶进行反馈调节，最终实现对整条代谢途径的调控，是体内代谢途径的快速调节方式之一。丙酮酸激酶（pyruvate kinase，PK）控制着丙酮酸代谢流的方向。在增殖细胞和肿瘤细胞中，PKM2 是表达水平最高的 PK 亚型。PKM2 的特征决定其在肿瘤代谢重编程中具有重要的作用。PKM2 有 3 种聚合形式：无活性的单体、低活性的二聚体和高活性的四聚体。四聚体 PKM2 促进 ATP 的产生，而二聚体 PKM2 提高生物合成速率。PKM2 上游的中间代谢物 1，6 - 二磷酸果糖（fructose 1,6 - biphosphate，FBP）是 PKM2 的变构效应剂，可稳定高活性的 PKM2 四聚体，从而增强分解代谢、减少乳酸生成、增加氧耗，从而降低肿瘤的形成。多种癌基因、抑癌基因从多个层面控制着 PKM2 二聚体和四聚体的动态变化，因此调控代谢流以适应肿瘤细胞增殖的需要。

10.4　经典癌基因调节细胞代谢促进生物合成

10.4.1　MYC 与糖代谢和谷氨酰胺代谢

　　肿瘤细胞表现出广泛的代谢改变，为细胞快速增殖提供能量和基础材料。最显著的变化即 Warburg 效应。此外，谷氨酰胺作为体循环中含量最丰富的游离氨基酸，也是肿瘤细胞的重要碳源和氮源。大量证据表明，MYC 对糖酵解及谷氨酰胺代谢具有重要的调控作用。MYC 转化的细胞对葡萄糖和谷氨酰胺的利用显著增加，并表达更多的糖酵解及谷氨酰胺代谢途径关键酶。实际上，MYC 调控几乎所有的糖酵解相关基因和多数谷氨酰胺代谢相关基因。在调控方式上，除了增加相关基因的表达，MYC 还可以促进特异同工酶的表达。例如，MYC 促进 PKM2 的表达，替代 PKM1；LDHA 基因也是 MYC 的靶分子并受其正调控。静息细胞表达的代谢酶维持正常的细胞代谢，却不能满足肿瘤细胞快速生长增殖的物质需求。为了满足肿瘤细胞的生长要求，一方面，MYC 直接增加糖酵解及谷氨酰胺代谢相关基因的表达，重编程细胞代谢；另一方面，MYC 还促进细胞膜葡萄糖及谷氨酰胺转运体的表达，以增加细胞对葡萄糖及谷氨酰胺的摄取。如葡

萄糖转运蛋白 GLUT1 以及谷氨酰胺转运蛋白 SLC1A5 均为 MYC 的重要靶基因。抑制 GLUT1 及 SLC1A5 的表达或干扰其功能会导致肿瘤细胞增殖能力降低和生长优势的丧失。

　　磷酸戊糖途径（pentose phosphate pathway，PPP）利用糖酵解的中间代谢物葡萄糖 - 6 - 磷酸（glucose-6-phosphate，G - 6 - P），合成核酸的原料 5 - 磷酸核糖及还原型 NADPH。MYC 驱动的糖酵解产生大量 G - 6 - P，为 PPP 提供了充足的原料。此外，MYC 直接上调相关代谢酶的表达，从而增加 PPP 代谢流量。糖酵解的另一中间代谢物 3 - 磷酸甘油酸是合成丝氨酸的原料，丝氨酸在线粒体中受丝氨酸羟甲基转移酶 2（serine hydroxymethyltransferase 2，SHMT2）催化转变为甘氨酸，同时生成 5，10 - 甲烯四氢叶酸（5，10 - methylene tetrahydrofolate，5，10 - CH_2 - THF）。5，10 - CH_2-THF 进一步在甲烯四氢叶酸脱氢酶 2（methylene tetrahydrofolate dehydroge-nase 2，MTHFD2）和甲烯四氢叶酸脱氢酶 1 L（MTHFD1L）的催化下，生成叶酸（folate）和 NADPH。MYC 同样能够提高丝氨酸代谢途径相关代谢酶的表达水平。四氢叶酸是一碳单位的载体，一碳单位为核苷酸的合成提供碳源，并且为蛋白质和 DNA 等生物分子的甲基化反应提供甲基。由此可见，MYC 提高磷酸戊糖途径和丝氨酸代谢相关酶的表达，可影响核酸合成、表观调控、蛋白质翻译后修饰等。

　　肿瘤细胞摄入并利用大量的葡萄糖和谷氨酰胺，必然在线粒体中产生过量活性氧（ROS）。为了维持细胞氧化还原稳态，避免 ROS 对细胞造成的氧化损伤，需要足够的谷胱甘肽和过氧化物酶。MYC 可诱导过氧化物酶的表达，分解过氧化物、超氧化物等代谢副产物。MYC 驱动的糖酵解和谷氨酰胺代谢为谷胱甘肽的合成提供了原料——甘氨酸和谷氨酸。磷酸戊糖途径、丝氨酸代谢和谷氨酰胺代谢受 MYC 调控，产生的 NADPH 不但维持还原型谷胱甘肽在细胞中的含量及细胞氧化还原状态，而且为还原性生物合成（如软脂酸、胆固醇合成）提供还原力，从而为肿瘤细胞的生存和生长提供便利条件。

10.4.2　缺氧诱导因子和缺氧应激

　　缺氧是实体肿瘤中普遍存在的现象。在肿瘤扩张的初期，由于局部血流供应不足，肿瘤细胞处于低氧环境中。肿瘤发展期，肿瘤新生血管在一定程度

上改善了肿瘤的缺氧微环境,但由于其分布的无序性,肿瘤细胞所处的氧环境并不均一,在不同的时间和空间是不同的。即使在肿瘤血管已经生成的阶段,大量的肿瘤细胞依然处于低氧微环境。低氧的微环境促使低氧诱导因子(HIF)的表达,且 HIF 的表达水平受到氧浓度的严格调控。HIF 是以螺旋-环-螺旋为基本结构的转录因子,由 α 和 β 亚基组成异二聚体。β 亚基具有转录因子活性,而 α 亚基是响应氧浓度的调节亚基。α 亚基有 3 个异构体:HIF-1α、HIF-2α 和 HIF-3α。正常氧浓度下,HIFα 蛋白不稳定,通过泛素-蛋白酶体降解。

HIF-1α 是 HIF 的调节亚基之一,是哺乳动物维持氧平衡的最主要调控因子,在氧应激途径中具有重要作用。低氧条件稳定 HIF-1α 蛋白并增加其转录活性。正常氧条件下,HIF-1α 的 402 和(或)564 脯氨酸残基羟基化并发生泛素化降解,因此细胞中 HIF-1α 含量极少。脯氨酰羟化酶(PHD)是细胞内的分子氧传感器,其活性依赖氧浓度,催化 HIF-1α 中氧依赖降解结构域(oxygen dependent degradation domain, ODDD)的羟基化反应。PHD 主要包括 PHD1~PHD4,其中 PHD2 是催化 HIF-1α 羟基化的最主要因子,并调控 HIF-1α 的表达水平和转录活性。富氧环境刺激 PHD2 催化 HIF-1α 的 ODDD 中两个具有募集蛋白功能的关键脯氨酸残基发生羟基化修饰反应,继而肿瘤抑制蛋白 pVHL(von Hippel-Lindau 蛋白)与 HIF-1α 亚基的羟基化 ODDD 结合,并募集泛素降解相关蛋白,导致 HIF-1α 降解。PHD2 构成了转录因子 HIF-1α 低氧诱导功能的关键分子,并受氧分压的精密调控,是该催化过程中的关键酶。低氧条件下,HIF-1α 的羟化反应受到抑制,HIF-1α 蛋白稳定性增加,在细胞内累积;辅激活蛋白环磷腺苷效应元件结合蛋白(c-AMP-response element binding protein, CREBP)结合 HIF-1α,使其转位到细胞核中,与 β 亚基形成异二聚体,结合 DNA 的低氧反应元件(HRE),启动一系列基因的转录。

然而,在非低氧的肿瘤细胞系中糖酵解的终产物乳酸和丙酮酸能够累积 HIF-1α 蛋白,继而调控了低氧诱导基因的表达。目前的研究表明,丙酮酸是促进 HIF-1α 蛋白累积的关键代谢物。但无论丙酮酸还是乳酸,都不能抑制降解 HIF-1α 的蛋白酶体活性,它们调控 HIF-1α 蛋白累积的机制尚待阐明。

HIF-1α 和 HIF-1β 形成二聚体,激活 HIF-1 复合物,启动下游基因的转录,满足肿瘤细胞的缺氧能量代谢。HIF-1 复合物进入细胞核后,启动编码 GLUT1 和 GLUT3 的 *SLC2A1* 和 *SLC2A3* 基因的转录,增加细胞对葡萄糖的摄入。HIF-1 还能上调肿瘤细胞中的己糖激酶。己糖激酶催化糖酵解途径的第一步反应——葡萄糖不可逆磷酸化生成 G-6-P,从而使葡萄糖真正为细胞所捕获。此外,HIF-1 还能有效上调糖酵解途径中的多种酶或调控某些酶异构体的表达,从而增强糖酵解作用。HIF-1 诱导丙酮酸脱氢酶激酶 1(PDK1)转录,PDK1 磷酸化抑制丙酮酸脱氢酶(PDH)活性,从而减少乙酰辅酶 A 的产生,降低葡萄糖进入三羧酸循环的流量。PKM2 在 Warburg 效应中起着极其关键的作用,常表达于增殖细胞、胚胎细胞、干细胞和肿瘤细胞。人 *PKM2* 基因包含 HRE,是 HIF-1 的靶基因。此外,PKM2 在细胞核内与 HIF-1α 结合,发挥转录共激活因子的作用。增加的丙酮酸和乳酸导致乳酸脱氢酶和单羧酸转运体(monocarboxylate transporter,MCT)的上调,有利于乳酸向细胞外转运。

10.4.3 RAS 和 BRAF 突变

RAS 蛋白(KRAS、NRAS 和 HRAS)属 GTPases 蛋白超家族,KRAS 是其中作用最为重要的一员。GTP-RAS 可调控广泛的细胞生理过程,包括细胞分化、生存、增殖、衰老,细胞代谢,细胞迁移、侵袭等。RAS 调控下游数十个效应分子的激活,在多条信号转导通路中发挥关键作用,如 RAF-MEK-ERK 信号通路和 PI3K-AKT 信号通路。

RAS 可作为分子开关激活下游 RAF 蛋白激酶(BRAF、CRAF 和 ARAF)。RAF 是一类丝/苏氨酸蛋白激酶,是 RAS/RAF/MEK/ERK/MAPK 通路重要的转导因子。RAF 包含两个功能结构域:N 末端的调节结构域 CR1 和 CR2,C 末端的激酶结构域 CR3。闭合结构的 RAF 不具活性,调节结构域和激酶结构域相互作用。GTP-RAS 可结合 CR1 并将 RAF 募集到细胞膜,继而 CR3 的相应苏氨酸和丝氨酸残基(BRAF 为 T599/S602,CRAF 为 T491/S494)被磷酸化,导致 RAF 激活。CR2 包含磷酸化调节位点,需与 RAS 结合。应对 RAS 激活,BRAF 和 CRAF 形成异二聚体,介导下游信号通路,其重要的底物是 MAPK/ERK 激酶(MEK1、MEK2)。

不同的 RAF 蛋白具有类似的结构和生物学特征,但它们的磷酸化调控却不尽相同。相对于 CRAF,BRAF 的 S445 持续性磷酸化导致其组成性激活。

RAS 是人类肿瘤中最常见的癌基因,在血液肿瘤和实体瘤中常见,不同种类的肿瘤表现不同 RAS 蛋白亚型的突变。例如,恶性血液系统肿瘤和黑色素瘤中突变型 NRAS 蛋白占优势,而结直肠癌和肺癌中 KRAS 蛋白突变较常见。胰腺癌、结直肠癌、非小细胞肺癌、膀胱癌、腹膜癌、胆管癌、黑色素瘤中 *RAS* 基因突变最常见,特别是胰腺癌中 *RAS* 突变高达 90%。*KRAS* 突变是肿瘤中最为常见的 *RAS* 基因突变,而 BRAF 是 KRAS 的直接靶分子。约 8%人类癌症包含 *BRAF* 基因激活突变,突变频率最高的是黑色素瘤、甲状腺癌、结肠癌和卵巢癌。全球每年因 *RAS/BRAF* 基因突变而导致癌症的病例数以百万计。突变 *RAS* 基因编码的 RAS 蛋白阻止 GTP 向 GDP 转化,导致细胞中 RAF 激酶的持续性激活。*RAS* 及 *BRAF* 突变在细胞的恶性转化中具有关键作用,共同促进肿瘤的恶性发展。靶向 RAS 蛋白一直是抗肿瘤药物研制的重点,而 *BRAF* 突变为治疗肿瘤提供了新的方向。RAS - GTP 酶往往不能成功被小分子化合物直接靶向,但靶向 BRAF 蛋白激酶的抑制剂却显示出了较好的临床疗效。

近年来,发现葡萄糖缺乏可促进 *KRAS* 野生型的细胞获得 *KRAS* 及其信号通路分子的突变,首次表明细胞代谢异常可以导致原癌基因突变。早期的研究揭示 RAS 蛋白作为信号分子在肿瘤发生过程中具有重要作用,*KRAS* 突变能够促进代谢重编程,影响多种代谢通路。KRAS^{G12D}目前被认为是驱动胰腺导管腺癌发生的关键分子,KRAS^{G12D}通过 MAPK 和 MYC 通路调控 GlUT1/Slc2a1、HK1、HK2 和 LDHA 的表达,显著增强肿瘤细胞糖酵解。KRAS^{G12D}导致代谢物 G - 6 - P、果糖 - 6 - 磷酸(fructose - 6 - phosphate,F6P)、FBP 的浓度显著增高,为肿瘤细胞增殖提供碳源。然而,KRAS^{G12D}并未明显影响三羧酸循环代谢物的含量,因为胰腺导管腺癌细胞的三羧酸循环主要利用谷氨酰胺作为碳源。此外,KRAS^{G12D}能使葡萄糖代谢流向磷酸戊糖途径(PPP),也能促进肿瘤细胞利用葡萄糖作为磷酸戊糖途径的碳源,从而产生大量核糖 - 5 - 磷酸(R - 5 - P)和 NADPH。KRAS^{G12D}保证持续的磷酸戊糖途径代谢流,为核酸等生物大分子的合成提供原料,并应对高水平的活性氧,对维持肿瘤细胞的生存和发展非常必要。

BRAF 蛋白点突变激活最常见,也可以在染色体易位后与其他蛋白质融合形成有活性的蛋白。*BRAF* 基因点突变使其蛋白 600 位谷氨酸被置换为缬氨酸(V600E)。该突变约占人类肿瘤 *BRAF* 突变的 90%,可模拟 T599 和 S602 两个位点的磷酸化过程,从而持续性激活 BRAF。BRAF 作为 KRAS 的直接靶分子,对肿瘤细胞代谢也具有重要的调控作用。在结直肠癌和甲状腺癌中,BRAF^{V600E}的表达与增强的糖酵解途径和增加的 GLUT1 表达相关,提示糖代谢在 *BRAF* 突变驱动的肿瘤发生中具有重要作用。进一步的研究发现,维生素 C 可以通过靶向 GAPDH 选择性杀灭 KRAS 和 BRAF 突变的结直肠癌细胞,暗示 KRAS 和 BRAF 突变通过调控 GAPDH 维持肿瘤细胞的生存。黑色素瘤中,BRAF 抑制剂可通过抑制 HK2 及 GLUT1/3 抑制糖酵解。

10.4.4 PI3K‑Akt 信号通路

磷脂酰肌醇- 3 激酶/蛋白激酶 B(phosphatidylinositol 3 - kinase/protein kinase B,PI3K/Akt)信号通路在肿瘤发生、发展过程中发挥重要作用。该通路中相关基因和分子异常表达所致的功能获得或缺失能够引起肿瘤细胞代谢、炎症、增殖、生存、凋亡及侵袭的异常。

PI3K 家族是一类特异性催化磷脂酰肌醇磷酸化的激酶,广泛存在于细胞中,能被多种因子(PDGF、EGF、IGF 等)激活。PI3K 一旦被激活,其活化底物 PIP2、PIP3 作为第二信使,结合并激活多种细胞内的靶蛋白,形成一个信号级联复合物。活化的 PI3K 催化 PI(4)P 和 PI(4,5)P2 磷酸化,分别转变成 PI(3,4)P2 和 PI(3,4,5)P3。后两者存在于细胞膜上,作为 Akt 的配体将 Akt 募集到细胞膜上。PI(3,4)P2 可直接激活细胞膜上的 Akt;PI(3,4,5)P3 则激活磷脂酰肌醇依赖性激酶 1(phosphoinositide-dependent kinase - 1,PDK1),PDK1 使 Akt T308 磷酸化,增加 Akt 稳定性。T308 的磷酸化对于 Akt 的激活是必需的,同样,S473 也发生磷酸化后 Akt 才能被完全激活。活化的 Akt 能够调节许多参与细胞增殖的蛋白,如 mTOR、c-myc、P21cipl 及 CREB 等。mTOR 是 RI3K 相关激酶家族成员,它能使 Akt S473 发生第二次磷酸化,从而彻底激活 Akt,启动一系列下游信号途径。

PI3K/Akt 途径维持正常细胞的生理功能,但在肿瘤细胞中往往发生突变或过度激活,近期研究表明其与肿瘤细胞代谢相关。肿瘤细胞中 Akt 的激活与糖代谢速率正相关,PI3K/Akt 途径的激活使细胞更依赖于高浓度葡萄糖。PI3K/Akt 信号途径能够调控 GLUT1,增加细胞对葡萄糖的俘获能力,并可增加磷酸果糖激酶的活性;该途径过度激活导致细胞增大、糖酵解活跃、糖代谢加速、细胞生存能力增强。

10.5 经典抑癌基因的失活促进肿瘤代谢重塑

10.5.1 *TP53* 与糖代谢

TP53 是人类癌症中最常发生突变的抑癌基因。TP53 作为转录因子诱导多种靶基因表达,与细胞生长阻滞、凋亡诱导、DNA 修复等多种生理过程相关。近期研究表明,TP53 也与肿瘤细胞代谢相关。TP53 能直接抑制 GLUT1 和 GLUT4 的转录,降低细胞对葡萄糖的摄取。p53 蛋白还能通过其下游靶分子调控糖代谢,如低氧条件下 p53 诱导多肽抗原——与糖尿病相关的 Ras(Ras-related associated with diabetes,RRAD)表达,后者抑制 GLUT1 的细胞膜定位,从而抑制糖酵解。最近发现 p53 的下游效应分子 Mdm2 是磷酸甘油酸变化酶(phosphoglycerate mutase,PGAM)的泛素连接酶,能够介导 PGAM 的泛素化降解,从而抑制葡萄糖的无氧酵解。TIGAR 也受到 p53 的诱导调控,它能够降低细胞内的 FBP 水平,导致糖酵解的抑制,还能通过调控磷酸戊糖途径降低细胞内的活性氧水平。

10.5.2 *PTEN* 基因

10 号染色体缺失的磷酸酶和张力蛋白同源物(PTEN)在胞质中表现出双重特异性磷酸酶活性。*PTEN* 是迄今发现的第 1 个具有磷酸酶活性的抑癌基因。*PTEN* 是继 *p53* 和 *Rb* 基因之后,已知与肿瘤发生密切相关的一种抑癌基因,在多种肿瘤中存在 *PTEN* 的缺失或突变。PTEN 是 PI3K/Akt 信号途径的抑制分子,与细胞生长、代谢、增殖和生存相关。在大部分人类癌细胞中,体细胞突变、基因沉默或表观遗传学调控导致 PTEN 失去功能。肿瘤相关突变可发生在 PTEN 的所有结构域,提示 PTEN 的所有区域均与肿瘤的发生和进展相关。目前,发现 PTEN 可通过 PI3K 依赖和非依赖的方式调控肿瘤代谢,从而抑制肿瘤的发生、发展。PTEN 的过表达可以限制细胞对葡萄糖和谷氨酰胺的摄取,增加线粒体氧化磷酸化,从而使细胞数减少,增加能量消耗,减少脂肪堆积,导致转基因小鼠体重减少。携带多拷贝 *PTEN* 基因的小鼠对代谢异常和癌症具有抵抗力。人体研究表明 PTEN 是维持胰岛素敏感性的独立因素,携带 *PTEN* 基因突变对肥胖和癌症更具易感性。以上结果提示 *PTEN* 对能量代谢具有调控作用。*PTEN* 可能通过调控胰岛素信号影响细胞对葡萄糖的摄取,如脂肪细胞中高表达的 PTEN 抑制胰岛素刺激的葡萄糖摄取和 GLUT4 转位。在转化细胞中 PTEN 能够调节 GLUT1 的膜表达,影响葡萄糖摄入。此外,PTEN 还通过叉头盒 O1(forkhead box O1,FoxO1),过氧化物酶增殖物激活受体(peroxisome prolifera-tor activated receptor,PPAR)γ 和 PPARγ 共激活子 1a 调节糖异生;通过结合葡萄糖-6-磷酸脱氢酶(G-6-PD)并抑制其酶活性,减低磷酸戊糖途径的生物合成。

10.5.3 *Rb* 与糖代谢和谷氨酰胺代谢

Rb 是最早发现的抑癌基因,在许多不同的肿瘤中处于突变状态。Rb 与转录因子 E2F 结合,控制细胞的生存和增殖;对 Ras 活性和 c-Myc 也有调控作用。在大部分癌细胞中,Rb 蛋白发生缺失、突变或高水平磷酸化,导致其与效应分子 E2F 解离而异常激活下游靶基因。Rb 功能的抑制最终导致与肿瘤发生、发展相关的多条信号通路失控,包括细胞周期、细胞凋亡、血管生成、肿瘤转移等。最近的研究更揭示了 Rb 信号通路对肿瘤细胞代谢的调控作用。

研究发现,Rb 功能缺失抑制葡萄糖通过三羧酸循环的氧化过程。而丙酮酸脱氢酶激酶 4(pyruvate dehydroge-nase kinase 4,PDK4)是 Rb-E2F-1 的直接靶基因,其激活可抑制 PDH 活性。失活的 Rb 因此抑制葡萄糖氧化磷酸化的代谢流,导致葡萄糖中间代谢物更多的积累,为肿瘤细胞增殖提供原料。然而,三羧酸循环在细胞代谢中的作用同样重要,其碳源之一葡萄糖受到限制之后,谷氨酰胺作为重要补充,掺入并推动三羧酸循环的进行,以保证肿瘤细胞的能量和物质需求。*Rb* 基因缺失增加谷氨酰胺转运体——ASC 氨基酸转运体 2(ASC amino-acid transportoer 2，ASCT2）和谷氨酰胺酶 1（glutaminase 1，GLS1)的表达，导致小鼠胚胎成纤维细胞表现出谷氨酰胺吸收增加的特征。同样，在肿瘤细胞中抑制 Rb 也能增加进入三羧酸循环的谷氨酰胺。此外，谷氨酰胺来源的谷氨酸是合成谷胱甘肽的原料，*Rb* 表达缺失增加以谷氨酰胺为间接底物的谷胱甘肽合成，维持肿瘤细胞的氧化还原状态。谷氨酰胺剥夺的 Rb 缺失细胞对氧化压力更加敏感。*Rb* 缺失还能增加以谷氨酰胺为间接底物的核苷酸合成，以维持肿瘤细胞的增殖。

10.6　细胞代谢异常促进肿瘤发生与发展

10.6.1　代谢异常改变细胞信号转导

肿瘤发生、发展和代谢物感受异常密不可分。代谢异常导致细胞信号转导的改变，从而通过多种机制促进肿瘤的发生与发展。肿瘤细胞有氧酵解导致的 ATP 生成不足可激活 AMPK 信号通路。AMPK 即为 AMP 依赖的蛋白激酶，在维持细胞能量代谢平衡过程中发挥关键作用。AMPK 为异源三聚体复合物（由 α、β、γ 3 个亚基构成)，其中 γ 亚基赋予 AMPK 感受细胞中 AMP/ATP 比例的能力。γ 亚基根据细胞内能量状态（AMP/ATP)调整 α 亚基的激酶活性，进而影响细胞内合成代谢和分解代谢的活力，维持能量代谢稳态。最近，我国学者还发现了 AMPK 非经典的信号通路，通过糖酵解代谢酶（adolase)来感受葡萄糖信号。肿瘤细胞的快速增殖使氨基酸的来源匮乏，mTOR 信号通路是细胞中经典的氨基酸感知通路。mTOR 信号通路被激活后会进一步调控蛋白翻译、脂类合成、自噬、溶酶体生成、能量代谢、细胞骨架重组等，促进肿瘤细胞的生长、存活和增殖。除了经典的代谢物调控信号转导通路外，近年研究发现 NDRG3 能够感受乳酸的含量并调节低氧信号通路的强度。另外，Rho GTPase 可以感受胆固醇合成前体物质香叶酯焦磷酸（GGPP)的浓度改变并相应调节 Hippo 信号通路的活性，促进肿瘤细胞的增殖和自我更新。

10.6.2　代谢异常影响细胞表观遗传学调控

肿瘤代谢异常可以重塑肿瘤细胞的表观遗传学特征，如 DNA 和组蛋白修饰，进而促进肿瘤发生与发展。表观基因组对基因表达的调控同时受胞内外

信号的影响，包括环境变化和代谢变化。代谢物和代谢相关蛋白可以影响 DNA 和组蛋白的修饰状态。例如，S-腺苷甲硫氨酸(SAM)作为甲基供体参与 DNA 和组蛋白甲基化，其中组蛋白的 H3K4me2/3 修饰对 SAM 水平极为敏感。另外，乙酰辅酶 A(乙酰 CoA)是蛋白乙酰化修饰的供体，通过特异的修饰酶如 Gcn5、MYST 和 p300/CBP 等对组蛋白特定位点的赖氨酸进行乙酰化修饰，从而调控基因转录。与此相应，组蛋白去乙酰化过程由组蛋白去乙酰化酶(HDAC)调控，其中一类去乙酰化酶 SIRT 以氧化型烟酰胺腺嘌呤二核苷酸（NAD^+)作为辅酶催化赖氨酸的去乙酰化。因此组蛋白的乙酰化和去乙酰化反应依赖于两种重要的中间代谢物：乙酰辅酶 A 和 NAD^+。

目前已知的绝大多数表观遗传修饰蛋白均以代谢物作为底物或辅酶，因此相关代谢物浓度波动可以通过表观修饰酶催化的酶促反应改变组蛋白和 DNA 的表观遗传修饰状态，进而间接调控相关基因的表达，使细胞对代谢变化做出反应。例如，葡萄糖是人体细胞主要的能量来源，而 ACLY 催化葡萄糖代谢物柠檬酸的裂解，生成乙酰辅酶 A。ACLY 感受细胞内葡萄糖浓度的变化，进而改变乙酰辅酶 A 生成速率，进一步将葡萄糖浓度的波动与组蛋白乙酰化水平偶联，通过改变组蛋白乙酰化修饰状态调控代谢酶和代谢相关蛋白的表达，使肿瘤细胞适应不同的葡萄糖浓度。此外，研究发现肝癌细胞选择性地利用乙酸作为葡萄糖的替代碳源，外界环境中乙酸的增加通过上调乙酰辅酶 A 合成酸短链家族成员（acetyl-CoA synthetase short-chain family member，ACSS)影响细胞内乙酰辅酶 A 的合成，从而提高脂肪酸、合成相关基因 *ACACA* 和 *FASN* 启动子区域组蛋白的乙酰化水平，进而促进靶基因的表达，增强脂类的从头合成过程。

10.6.3　致癌代谢物直接导致肿瘤发生、发展

随着肿瘤生物学研究的发展，细胞代谢异常先于肿瘤发生、发展的理论已经在实验中逐步得到证实，代谢过程中产生的致癌代谢物可以直接导致肿瘤的发生与发展。2-HG 是 *IDH* 突变的催化产物，可促进正常细胞转化为肿瘤细胞，被称为致癌代谢物。代谢组学的研究发现，*IDH* 突变导致 2-HG 的产生，进而诱发脑胶质瘤。野生型 IDH 催化异柠檬酸转化为 α-KG，是三羧酸循环连续的酶促反应中重

要的一员,其突变与肿瘤发生具有高度相关性。哺乳动物细胞中有 3 种形式的 IDH,其中,IDH1 和 IDH2 以 $NADP^+$ 为辅因子,分布在胞质、线粒体和过氧化物酶体;IDH3 以 NAD^+ 为辅因子,主要分布于线粒体。脑胶质瘤中最常见的突变是代谢酶 IDH1。目前,已经发现 *IDH1* 和 *IDH2* 突变发生在多种肿瘤细胞中,且 *IDH* 突变体获得新的催化活性,可催化 α - KG 转变为 2 - HG。*IDH1* 突变的胶质瘤中,2 - HG 的水平显著增高;2 - HG 是 α - KG 的结构类似物,2 - HG 的促癌机制是竞争性抑制体内一系列 α - KG 依赖性双加氧酶的活性。α - KG 依赖的双加氧酶家族包括组蛋白去甲基化酶 JMJC 家族、DNA 胞嘧啶甲基化酶 TET 家族、受 HIF - 1α 调控的 PHD、DNA 烷基化修饰复合酶等。此外,有研究认为,IDH 突变后催化生成 2 - HG 的还原反应消耗大量的 NADPH,影响细胞的氧化还原状态,从而促进肿瘤的发生、发展。此外,低活性的雌激素——雌酮在细胞内可继续转化为致癌代谢物

4 - 羟基-雌酮及 16α - 羟基-雌酮,它们对 DNA 有脱嘌呤作用,可促进肿瘤发生。

10.7 代谢异常重塑肿瘤微环境

肿瘤的生长不仅受肿瘤细胞自身遗传学和生物学机制的调控,而且还受肿瘤所处微环境的影响。肿瘤微环境是在肿瘤生长过程中,由肿瘤细胞、间质细胞和细胞外基质等共同构成的局部稳态环境。间质细胞包括肿瘤相关成纤维细胞、免疫和炎性细胞、脂肪细胞和血管内皮细胞等,非细胞成分包括细胞外基质、细胞因子、补体等。肿瘤代谢重塑造就了特殊的肿瘤微环境,使其具备营养缺乏、组织缺氧和 pH 值降低等特点。肿瘤微环境与肿瘤细胞相互作用形成稳态,为肿瘤的增殖、生存、转移提供土壤。为适应肿瘤微环境的变化,肿瘤细胞通过改变生物学特性也进行遗传和适应性改变,以便能在不同微环境中生存下来(图 10 - 2)。

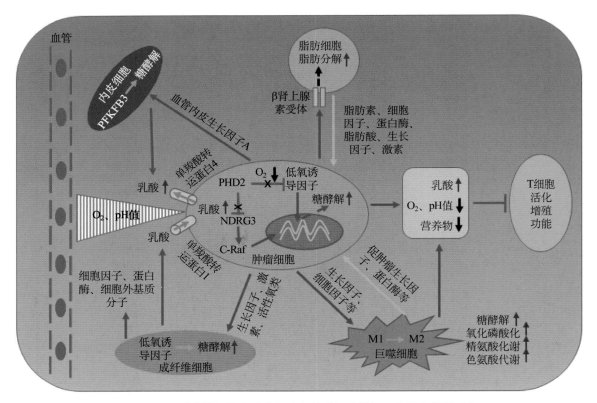

图 10 - 2　肿瘤微环境中肿瘤细胞和基质细胞的相互作用和代谢重塑

肿瘤细胞通过细胞间直接接触或旁分泌方式与肿瘤微环境中的各类基质细胞,包括成纤维细胞、巨噬细胞、血管内皮细胞、脂肪细胞,以及各种免疫细胞等的相互作用,造成肿瘤内血管生成、微环境基质的改造以及免疫逃逸等,从而促进肿瘤的发生与发展

10.7.1　代谢异常改造肿瘤微环境促进肿瘤转移

乳酸的大量积累是肿瘤细胞的特征之一。以有氧糖酵解方式分解葡萄糖的肿瘤细胞,产生大量乳酸并通过单羧酸转运体 4(MCT4)将乳酸转运出细胞,这是肿瘤微环境低 pH 值的原因之一。研究表明,低 pH 值通过促进 c-Src 诱导的 β-连环蛋白(β-catenin)磷酸化、干扰降低 β-连环蛋白和 E-钙黏蛋白(E-cadherin)的相互作用,从而降低肝癌细胞之间的黏附连接。肿瘤细胞一旦分离即进入层形足板(lamellipodium)形成阶段。pH 值调控一系列定位于细胞层形足板外酸性蛋白,包括钠氢交换蛋白 1(sodium-proton exchanger 1,NHE1)、碳酸酐酶 IX(carbonic anhydrase IX,CAIX)、碳酸氢钠转运体 1(sodium bicarbonate transporter 1)和阴离子交换剂 2(anion exchanger 2,AE2),从而调控细胞迁移。在细胞的侵袭阶段,低 pH 值刺激多种水解酶和基质金属蛋白酶(如 MMP2,MMP9)的分泌和激活,分解细胞外基质(extracellular matrix,ECM)组成蛋白,如胶原蛋白(collagen)、层粘连蛋白(laminin)和纤连蛋白(fibronectin);激活尿激酶(urokinase,uPA),降解细胞外基质。此外糖苷酶也参与肿瘤侵袭过程。透明质酸受体 CD44、NHE1 和透明脂酸酶 2(hyaluronidase 2,Hyal - 2)复合物受 pH 值调控降解细胞外基质。由此可见,肿瘤微环境的低 pH 值通过多种机制促进肿瘤侵袭。经过细胞分离、迁移和侵袭,肿瘤的转移阶段也受到 pH 值调控。多项研究证明,酸性环境增加肿瘤细胞的克隆形成能力和侵袭潜力。此外,增强的磷酸戊糖途径可使肿瘤细胞拮抗失巢凋亡,从而促进肿瘤转移。

低氧微环境也是刺激肿瘤转移的因素之一。低氧状态诱导低氧诱导因子 1(HIF - 1),后者通过血管内皮生长因子(VEGF)途径间接诱导磷酸葡萄糖异构酶(phosphoglucose isomerase,PGI)表达。PGI 是一个促凋亡信号分子,与膜受体 gp78 结合之后激活细胞内的效应分子,使调控肌动蛋白(actin)动态的小 GTP 酶 RhoA 和 Rac1 共定位于细胞的板状伪足(amellipodia)和丝状伪足(filopodia);增加整联蛋白(integrin)α2β3 和 α5β1 的表达,使其转位到细胞膜并调控细胞黏附和 MMP2 活性;激活 NF - κB 诱导的上皮间充质转化(EMT),上调转录因子 SNAIL、ZEB1 和 ZEB2,下调 miR - 200,导致 E-钙黏蛋白的丧失。

10.7.2　代谢重塑促进肿瘤血管生成

血管内皮细胞(endothelial cell,EC)长期处于静息状态,当受到氧或营养缺乏的刺激之后,微血管发芽(sprout)形成新的血管组织。血管发芽是一个非常有序的过程,处于前端的内皮细胞(tip cell)迁移但不增殖,负责指导血管的发芽,而处于尾端的内皮细胞(stalk cell)以增殖的方式延长发芽的血管。VEGF 和 Delta-like 4(DLL4)/Notch 通路是调控血管生成的主要信号。血管内皮细胞介导血管中氧的吸收,但其氧消耗却很低,线粒体较小,主要以糖酵解方式代谢葡萄糖,85% 以上的 ATP 均由糖酵解产生。糖酵解中的 6 磷酸果糖 2 激酶/果糖 - 2,6 -二磷酸酶 3(6 - phosphofructo - 2 - kinase/fructose - 2,6 - bisphosphatase - 3,PFKFB3)的激酶活性比其二磷酸酶活性高 700 倍,生成果糖 - 2,6 -二磷酸(F - 2,6 - BP)。F - 2,6 - BP 是糖酵解限速酶 6-磷酸果糖激酶 1(6-phosphofructokinase 1,PFK1)的别构激活剂。PFKFB3 驱动的糖酵解对于血管内皮前端细胞的功能是必需的。当血管内皮细胞形成层足形板开始迁移时,糖酵解相关酶与 F-肌动蛋白相结合并定位于细胞突触,同时原位提供 ATP,为血管生成提供能量。研究表明,抑制血管内皮细胞中的 PFKFB3 可减少 30%～40% 的糖酵解流量,这足以抑制血管分支。糖酵解的代谢终产物乳酸也能促进血管生成。

肿瘤的侵袭过程伴随着肿瘤血管的再生。低 pH 值激活 NF - κB 转录因子和激活蛋白 - 1(activator protein - 1,AP - 1),继而促进 VEGF 和白介素(interleukin,IL)8 的释放,从而诱导血管生成。VEGF - A 与其受体结合后,增加血管通透性,激活正在迁移的血管内皮细胞的 MMP1 和 uPA。IL - 8(CXCL8)进一步刺激 MMP2 的表达。同样,低氧状态诱导 HIF - 1,后者促进 PGI 表达,PGI 结合表达于血管内皮细胞膜的 gp78,从而促进血管生成和肿瘤转移。

10.7.3　代谢失调改变肿瘤微环境炎症状态

炎症被认为是肿瘤微环境影响肿瘤发生、发展的重要因素之一。大量的基础、临床和流行病学的研究已经证实,炎症是导致肿瘤发生的危险因素之一,持续的炎症可以使病变从感染或者自身免疫性的炎症进展为肿瘤。此外，炎症与肿瘤的侵袭和转移也高度相关。在肿瘤炎症微环境中，募集的炎症免疫细胞通过输送炎症相关免疫因子，如转化生长因子β(TGF-β)、白介素等促进肿瘤的增殖和转移。肿瘤细胞代谢失调，细胞外pH值的改变能够改变肿瘤微环境的免疫状态。肿瘤细胞通过糖酵解产生大量乳酸并将其分泌到细胞外，降低肿瘤周围的pH值，并且促进炎症反应。肿瘤细胞分泌的乳酸增强单核/巨噬细胞及肿瘤浸润性免疫细胞中IL-23的表达，促进IL-17的分泌，通过IL-17/IL-23促炎症途径介导肿瘤炎症反应。更为重要的是，乳酸在其中所发挥的作用受到细胞外pH值的严格调控。

10.7.4　代谢异常介导免疫抑制

免疫细胞是肿瘤间质细胞中的一大类细胞，具有很强的可塑性，可以表现为促进或抑制肿瘤的表型。肿瘤微环境中存在着T细胞、B细胞、NK细胞、树突状细胞、单核/巨噬细胞、中性粒细胞等多种类型的免疫细胞。这些细胞会分泌细胞因子，如IL-12家族、IL-10、TGF-β等。肿瘤微环境多处于免疫抑制的状态，免疫细胞不仅不能有效地杀伤肿瘤细胞，而且还可能促进肿瘤的发生与发展。另一方面，补体系统是固有免疫系统的重要组成部分，也是沟通获得性免疫的桥梁，在免疫监视和免疫自稳中发挥着关键作用。研究表明，在肿瘤发生发展过程中，可出现补体成分基因突变、补体异常表达、补体过度激活等补体系统失调的情况。肿瘤部位的补体系统失调会改变免疫细胞的浸润和功能，增强肿瘤细胞的增殖和存活及血管生成，进而促进肿瘤的发生与发展。肿瘤微环境的免疫抑制性是阻碍肿瘤免疫治疗的重要因素。

代谢重编程和免疫逃逸是肿瘤的两大特征，前者为肿瘤的持续生长和增殖提供支持，后者则使肿瘤细胞逃避机体免疫的识别和攻击，甚至使免疫系统成为促进肿瘤发生、发展的帮凶。最近的研究发现，肿瘤的代谢微环境和免疫微环境相互作用，代谢微环境可促使免疫微环境向着有利于肿瘤发展的方面变化。免疫细胞在激活后，进行增殖、分化和迁移，及分泌细胞因子、趋化因子、炎症因子的过程中都需要满足其对能量和物质的代谢需求，而免疫细胞自身通常缺乏营养物质的储备，必须依赖微环境中的物质和能量。因此，在低氧、低pH值和局部营养缺乏等相对恶劣的肿瘤微环境中，肿瘤细胞和免疫细胞在局部争夺资源来维持自身的正常功能和生存，处在能量和物质竞争的局面；而肿瘤细胞及肿瘤微环境中其他细胞分泌的一些代谢中间物或代谢酶也对免疫细胞的功能产生影响，因此肿瘤微环境中的营养水平和代谢物组成对肿瘤免疫有重要的影响。

肿瘤微环境局部营养缺乏的最直接表现是低葡萄糖浓度。效应T细胞的功能依赖于糖酵解，而肿瘤细胞会通过高表达葡萄糖转运蛋白(GLUT)及糖酵解相关基因促进对葡萄糖的吸收，形成低葡萄糖的肿瘤微环境，抑制T细胞。此外，葡萄糖饥饿会显著抑制CD8$^+$T细胞产生IFN-γ，糖酵解中间产物磷酸烯醇式丙酮酸也是控制TCR-Ca^{2+}-NFAT信号的关键节点。免疫疗法可恢复肿瘤微环境中的葡萄糖浓度，并促进微环境中T细胞的糖酵解及IFN-γ产生。静息状态的杀伤性T细胞主要通过脂肪酸氧化和氧化磷酸化提供能量；在激活状态下，糖酵解、谷氨酰胺代谢和磷酸戊糖途径活性增强以促进生物合成，而调节性T细胞(Treg细胞)则更依赖于氧化磷酸化和脂肪酸氧化提供能量。肿瘤抑制性T细胞和肿瘤细胞代谢的相似性使得二者产生激烈的代谢竞争，肿瘤细胞代谢活动的增强导致微环境中葡萄糖和氨基酸的缺失，使得CD8$^+$效应T细胞的糖酵解和抗肿瘤活性受到抑制，而调节性T细胞则可以适应肿瘤微环境，导致免疫抑制的发生。

肿瘤的有氧糖酵解伴随着乳酸积累。乳酸可以抑制细胞杀伤T细胞的增殖与细胞因子分泌，也可以抑制单核细胞向树突状细胞的分化并减弱其细胞因子分泌。高浓度的乳酸也会诱导炎性因子如IL-8的产生，促进肿瘤血管生成。此外，某些代谢物(如犬尿氨酸)的累积也会抑制效应T细胞的激活和杀伤功能，而促进调节性T细胞的功能。

与此同时，肿瘤微环境中的多种代谢变化通过改变信号传递、氧化应激、炎症免疫因子表达等机制，影响多种炎症免疫细胞[巨噬细胞、髓源性抑制细胞(myeloid-derived suppressor cell，MDSC)、树突状细胞(dendritic cell，DC)和NK细胞等]的功能，从而抑制肿瘤免疫。

10.8　肿瘤代谢与肿瘤发生、发展密不可分

10.8.1　不同肿瘤具有各自独特的代谢特征

尽管肿瘤细胞代谢具有一些共性，但肿瘤代谢

重塑具有组织类型特异性,不同的肿瘤也具有各自的代谢特征。例如,胰腺导管腺癌(pancreatic ductal adenocarcinoma,PDAC)是典型的侵袭性恶性肿瘤。*KRAS* 突变是 PDAC 恶性转化发生的早期事件,占 PDAC 患者的 90% 以上。PDAC 细胞通过自噬等方式降解营养物质,降解产物包括氨基酸、脂质、核酸等,这些降解产物能够被回收到胞质,再次进行生物合成或代谢产能。另一方面,*KRAS* 突变驱动的大胞饮作用促进细胞外的氨基酸、蛋白质和脂质的摄取,其中,人血清白蛋白是 PDAC 细胞多种代谢途径中氨基酸的关键来源。这样的机制增强了 PDAC 细胞在营养缺乏环境中的生存能力。体循环中支链氨基酸(branched chain amino acid,BCAA)水平的升高是 PDAC 发生的重要信号。神经胶质瘤中 *IDH* 基因突变具有较高的特异性,突变频率高达 70%。突变的 IDH 不再催化 α-酮戊二酸的生成,而是产生了致癌代谢物 2-HG。由于代谢方式的不同,相同的代谢物在不同的肿瘤中可能发挥不同甚至相反的作用。例如,结肠癌细胞中雌激素失活机制缺失,且催化雌二醇(E2)转变为雌酮(E1)的 17β-羟化类固醇脱氢酶 4(17β-hydroxysteroid dehydrogenases 4,HSD17B4)氧化活性与结肠癌细胞的增殖速率呈负相关。暴露于活性雌激素(E2)显著增加结肠癌的发病率;相反,E1 作为激素替代治疗药物的组成成分,可以用于治疗结肠癌。然而,在肝癌中情况截然不同的是:肝癌细胞通过激活 TNF-α 增加 HSD17B4 的表达,降低 E2 的水平来促进细胞增殖。同样,HSD17B4 的高表达是也前列腺癌的特征及不良预后的指标。

10.8.2　肿瘤发生、发展不同阶段表现出不同的代谢特点

肿瘤代谢异常与肿瘤的发生、发展互为因果,相互作用。肿瘤的不同发展阶段具有不同的代谢特征。对于多细胞生物,大多数细胞均处于营养丰富、氧充足的环境;为了维持机体和组织的生存,细胞的增殖受到生长因子调控。缺乏生长信号时,哺乳动物细胞主要通过氧化磷酸化产生 ATP,维持正常的生命活动;受生长因子刺激后,细胞采取无氧酵解的方式代谢葡萄糖,产生各种生物小分子,以满足细胞增殖的需要。代谢物环境的改变、基因突变及两者的相互作用促进细胞恶性转变的过程。在肿瘤扩张的初期,由于局部血流供应不足,肿瘤细胞处于低氧环境中,诱导 HIF-1 的表达,启动下游基因的转录,

细胞代谢从有氧氧化向无氧酵解转变。不需氧糖酵解的代谢方式降低了肿瘤细胞对氧的依赖性,有利于肿瘤细胞的生存。肿瘤发展期,肿瘤新生血管在一定程度上改善了肿瘤的低氧微环境,但其分布并不均一。因此,即使在肿瘤血管已经生成的阶段,肿瘤细胞富氧/低氧微环境是并存的。尽管肿瘤血管新生给局部肿瘤带来丰富的氧供和营养物质,但肿瘤细胞还是优先利用糖酵解途径。糖酵解途径的 ATP 产生效率低,但速度快,能够为肿瘤细胞快速提供能量,有利于其快速增殖。肿瘤的快速发展期,代谢重编程使细胞能够摄取更多种类的营养物质,除了葡萄糖满足糖酵解,肿瘤细胞还摄取大量谷氨酰胺以推动三羧酸循环,摄取乙酸盐作为碳源合成脂肪酸,摄取外界环境中的叶酸用作碳源维持细胞快速增殖。PDAC 细胞能回收利用细胞内的氨基酸、脂质等有机物,并大量摄取 BCAA,以支持肿瘤的快速扩张。随着肿瘤的进展,肿瘤细胞代谢物乳酸大量积累,并转运出细胞。局部高浓度的乳酸顺浓度梯度扩散,经过 MCT1 转运进入血管附近的肿瘤细胞。这些肿瘤细胞处于高氧分压下,能够通过氧化磷酸化利用乳酸。肿瘤的特殊代谢方式造就了低氧、低 pH 值和局部营养缺乏的肿瘤微环境。肿瘤微环境和肿瘤细胞相互作用,诱导肿瘤的转移、血管生成、炎症反应和免疫抑制,促进肿瘤的进一步发展。

10.8.3　代谢重塑与肿瘤进程紧密联系

细胞代谢的改变是肿瘤的重要特征之一,代谢重塑与肿瘤的发生、发展互为因果。细胞代谢的改变与肿瘤发生、发展相辅相成,代谢物的失调可直接调控肿瘤的发生、发展进程。近年来发现葡萄糖缺乏可促进 *KRAS* 野生型细胞获得 *KRAS* 及其信号通路分子的突变,首次表明细胞代谢异常可以导致原癌基因突变。致癌代谢物 2-HG 的发现也为"细胞代谢异常先于肿瘤发生、发展"的理论提供了证据。脑胶质瘤等肿瘤中存在高频率的 *IDH* 突变,*IDH* 突变导致代谢物 2-HG 的累积,也就赋予 *IDH* 突变肿瘤重要的代谢特征。2-HG 竞争性抑制多种 α-KG 依赖的双加氧酶活性,如组蛋白去甲基化酶和 DNA 双加氧酶 TET 等表观遗传学调控酶类,从而引起表观遗传状态和基因表达的异常,进而影响正常细胞的增殖和分化,导致肿瘤发生。代谢重塑的糖酵解、谷氨酰胺代谢为肿瘤细胞提供了

足够的中间代谢物和能量,赋予了肿瘤快速生长增殖的能力;磷酸戊糖途径的加强增强了肿瘤细胞的抗氧化和生物合成能力;糖酵解导致乳酸的累积,而NDRG3蛋白可直接结合并感受乳酸的浓度变化,促进低氧应激和肿瘤血管新生。此外,肿瘤细胞可以摄取乙酸,不仅将其作为替代碳源促进脂肪酸合成,而且将乙酸形成的乙酰辅酶 A 整合到组蛋白上,表观调控脂肪酸合成相关基因的表达,进而促进肿瘤细胞存活。肿瘤代谢重塑导致了特殊的肿瘤微环境。肿瘤细胞的无限增殖消耗了大量营养物质,以糖酵解方式分解葡萄糖的肿瘤细胞,产生大量乳酸并将其转运出细胞,这使得肿瘤微环境营养缺乏、组织缺氧、pH 值降低。肿瘤微环境与肿瘤细胞相互作用,促进肿瘤的生长增殖、侵袭和转移。

(尹 淼 雷群英)

主要参考文献

[1] Asati V, Mahapatra DK, Bharti SK. PI3K/Akt/mTOR and Ras/Raf/MEK/ERK signaling pathways inhibitors as anticancer agents: structural and pharmacological perspectives [J]. Eur J Med Chem, 2016,109: 314 – 341.

[2] Clem BF, Chesney J. Molecular pathways: regulation of metabolism by RB [J]. Clin Cancer Res, 2012,18 (22):6096 – 6100.

[3] Davidson SM, Jonas O, Keibler MA, et al. Direct evidence for cancer-cell-autonomous extracellular protein catabolism in pancreatic tumors [J]. Nat Med, 2017,23(2):235 – 241.

[4] De Bock K, Georgiadou M, Schoors S, et al. Role of PFKFB3-driven glycolysis in vessel sprouting [J]. Cell, 2013,154(3):651 – 663.

[5] Delbeke D, Coleman RE, Guiberteau MJ, et al. Procedure guideline for tumor imaging with 18F – FDG PET/CT 1.0 [J]. J Nucl Med, 2006,47(5):885 – 895.

[6] Floter J, Kaymak I, Schulze A. Regulation of metabolic activity by p53 [J]. Metabolites, 2017,7(2):E21.

[7] Frau M, Feo F, Pascale RM. Pleiotropic effects of methionine adenosyltransferases deregulation as determinants of liver cancer progression and prognosis [J]. J Hepatol, 2013,59(4):830 – 841.

[8] Gao X, Lin SH, Ren F, et al. Acetate functions as an epigenetic metabolite to promote lipid synthesis under hypoxia [J]. Nat Commun, 2016,7:11960.

[9] Gui DY, Lewis CA, Vander Heiden MG. Allosteric regulation of PKM2 allows cellular adaptation to different physiological states [J]. Sci Signal, 2013,6 (263):pe7.

[10] Guo WJ, Qiu ZP, Wang ZC, et al. MiR-199a-5p is negatively associated with malignancies and regulates glycolysis and lactate production by targeting hexokinase 2 in liver cancer [J]. Hepatology, 2015,62 (4):1132 – 1144.

[11] Hanahan D, Weinberg RA. Hallmarks of cancer: the next generation [J]. Cell, 2011,144(5):646 – 674.

[12] Iommarini L, Ghelli A, Gasparre G, et al. Mitochondrial metabolism and energy sensing in tumor progression [J]. Bba-Bioenergetics, 2017,1858(8): 582 – 590.

[13] Katoh Y, Ikura T, Hoshikawa Y, et al. Methionine adenosyltransferase Ⅱ serves as a transcriptional corepressor of Maf oncoprotein [J]. Mol Cell, 2011,41 (5):554 – 566.

[14] Lee DC, Sohn HA, Park ZY, et al. A lactate-induced response to hypoxia [J]. Cell, 2015,161(3):595 – 609.

[15] Lin RT, Tao R, Gao X, et al. Acetylation stabilizes ATP-citrate lyase to promote lipid biosynthesis and tumor growth [J]. Mol Cell, 2013,51(4):506 – 518.

[16] Li P, Ruan XB, Yang L, et al. A liver-enriched long non-coding RNA, lncLSTR, regulates systemic lipid metabolism in mice [J]. Cell Metab, 2015,21(3):455 – 467.

[17] Lv L, Li D, Zhao D, et al. Acetylation targets the M2 isoform of pyruvate kinase for degradation through chaperone-mediated autophagy and promotes tumor growth [J]. Mol Cell, 2011,42(6):719 – 730.

[18] Momcilovic M, Shackelford DB. Targeting LKB1 in cancer-exposing and exploiting vulnerabilities [J]. Brit J Cancer, 2015,113(4):574 – 584.

[19] Nakazawa MS, Keith B, Simon MC. Oxygen availability and metabolic adaptations [J]. Nat Rev Cancer, 2016,16(10):663 – 673.

[20] Ortega-Molina A, Serrano M. PTEN in cancer, metabolism, and aging [J]. Trends Endocrin Met, 2013,24(4):184 – 189.

[21] Pugh CW, Ratcliffe PJ. The von Hippel-Lindau tumor suppressor, hypoxia-inducible factor – 1 (HIF – 1) degradation, and cancer pathogenesis [J]. Semin Cancer Biol, 2003,13(1):83 – 89.

[22] Romero-Garcia S, Moreno-Altamirano MM, Prado-Garcia H, et al. Lactate contribution to the tumor

microenvironment: mechanisms, effects on immune cells and therapeutic relevance [J]. Front Immunol, 2016,7(52):1 – 11.

[23] Saxton RA, Sabatini DM. mTOR Signaling in growth, metabolism, and disease [J]. Cell, 2017,168(6):960 – 976.

[24] Scharping NE, Delgoffe GM. Tumor microenvironment metabolism: a new checkpoint for anti-tumor immunity [J]. Vaccines (Basel), 2016,4(4):46.

[25] Schuster DM, Nanni C, Fanti S. PET tracers beyond FDG in prostate cancer [J]. Semin Nucl Med, 2016,46 (6):507 – 521.

[26] Sorrentino G, Ruggeri N, Specchia V, et al. Metabolic control of YAP and TAZ by the mevalonate pathway [J]. Nat Cell Biol, 2014,16(4):357 – 356.

[27] Stine ZE, Walton ZE, Altman BJ, et al. MYC, metabolism, and cancer [J]. Cancer Discov, 2015, 5 (10):1024 – 1039.

[28] Su XY, Wellen KE, Rabinowitz JD. Metabolic control of methylation and acetylation [J]. Curr Opin Chem Biol, 2016,30:52 – 60.

[29] Vander Heiden MG, Cantley LC, Thompson CB. Understanding the Warburg effect: the metabolic requirements of cell proliferation [J]. Science, 2009, 324(5930):1029 – 1033.

[30] Ventura M, Mateo F, Serratosa J, et al. Nuclear translocation of glyceraldehyde – 3 – phosphate dehydrogenase is regulated by acetylation [J]. Int J Biochem Cell B, 2010,42(10):1672 – 1680.

[31] Wang YP, Zhou W, Wang J, et al. Arginine methylation of MDH1 by CARM1 inhibits glutamine metabolism and suppresses pancreatic cancer [J]. Mol Cell, 2016,64(4):673 – 687.

[32] Warburg O, Wind F, Negelein E. The metabolism of tumors in the body [J]. J Gen Physiol, 1927,8(6): 519 – 530.

[33] Ward PS, Patel J, Wise DR, et al. The common feature of leukemia-associated IDH1 and IDH2 mutations is a neomorphic enzyme activity converting alpha-ketoglutarate to 2 – hydroxyglutarate [J]. Cancer Cell, 2010,17(3):225 – 234.

[34] Wellen KE, Hatzivassiliou G, Sachdeva UM, et al. ATP-citrate lyase links cellular metabolism to histone acetylation [J]. Science, 2009,324(5930):1076 – 1080.

[35] Yanagisawa K, Shyr Y, Xu BJ, et al. Proteomic patterns of tumour subsets in non-small-cell lung cancer [J]. Lancet, 2003,362(9382):433 – 439.

[36] Yan H, Parsons DW, Jin GL, et al. IDH1 and IDH2 mutations in gliomas [J]. New Engl J Med, 2009,360 (8):765 – 773.

[37] Yun JY, Rago C, Cheong I, et al. Glucose deprivation contributes to the development of KRAS pathway mutations in tumor cells [J]. Science, 2009, 325 (5947):1555 – 1559.

[38] Zhang CS, Hawley SA, Zong Y, et al. Fructose – 1,6 – bisphosphate and aldolase mediate glucose sensing by AMPK [J]. Nature, 2017,548(7665):112 – 116.

[39] Zhang J, Pavlova NN, Thompson CB. Cancer cell metabolism: the essential role of the nonessential amino acid, glutamine [J]. EMBO J, 2017, 36 (10): 1302 – 1315.

[40] Zhao D, Zou SW, Liu Y, et al. Lysine – 5 acetylation negatively regulates lactate dehydrogenase A and is decreased in pancreatic cancer [J]. Cancer Cell, 2013, 23(4):464 – 476.

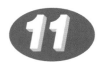

肿瘤细胞信号转导

细胞内外的信号分子通过细胞膜表面或细胞内的受体分子转换为生理信号，进而通过相应的信号转导通路将信号在细胞内进行传递，引发效应分子的功能变化，从而调控基因转录、表观遗传状态、蛋白水平和翻译后修饰等生理活动。肿瘤细胞内信号转导网络处于异常状态，进而使细胞对外界刺激或信号响应异常，调节细胞的增殖、迁移、凋亡等生物学行为，影响肿瘤的发生和发展。

11.1 肿瘤细胞信号转导概述

11.1.1 肿瘤细胞内的受体分子和信号转导通路构成网络系统

信号转导是最为基础的物质和信息交流方式，并调控整合细胞的几乎所有活动。细胞依赖其信号转导通路感知并准确应对其所处微环境的变化，进而调节细胞分化和增殖、个体发育、组织修复、免疫反应等多种生理过程。而细胞信号转导的失调会促进多种疾病,如肿瘤、自身免疫疾病、糖尿病等的发生与发展。因此,解析肿瘤细胞内信号转导的机制和肿瘤信号转导网络的调控方式,对揭示肿瘤发生、发展各个阶段的分子机制尤为重要,有助于认识肿瘤细胞的癌变、转移、抗药性产生等过程,为基于肿瘤信号转导的药物筛选和治疗手段提供理论指导。

传统的细胞信号转导研究集中于单条信号转导通路。然而在细胞中,各个信号通路并不是独立传递信息、以互不干扰的方式活动的。一般来说,不同信号通路中的多种组分,包括受体分子和信号转导相关蛋白等,以相互协同的方式发挥功能,从而形成信号传递网络。目前,通过生物化学和细胞生物学等手段发现信号转导网络具有重要的特征,如整合不同状态下的生理、病理信号;根据信号的强度和持续时间产生不同的转导反应;同时形成自我调控的反馈环路。通过细胞膜上的受体,包括 G 蛋白偶联受体和受体酪氨酸激酶等,细胞内的信号通路可被激活,并对外界信息做出反应。这些信号通路不仅发挥传导信号的功能,同时也会处理、编辑并整合细胞内外的信息。在不同的时间和空间状态下,同样的信号转导网络被激活时会产生不同的基因表达调控模式和生理反应。许多生物学过程,如细胞骨架重组、细胞周期进程、细胞死亡等,都依赖于对信号转导网络中关键蛋白的精确调控。

细胞内不同信号通路通过相互作用构成信号传递网络。由于同一信号转导通路会接收多种不同的信号,不同信号通路的相互协调显得尤为重要。这种信号通路的网络协同作用既可以发生在相似类型的信号转导通路中(如 Ras 和 Rho 通路),也可以发生在不同类型的信号转导通路间。不同信号通路相互作用的类型大致可分为两种,信号整合和信号偶联。其中,信号转导网络中的信号整合蛋白或复合体可以整合相应信号,并针对不同的信号输入作用于不同的下游蛋白,特异性地完成信号的整合、处理和传递过程。信号整合作用的典型代表为 TOR 蛋白。TOR 蛋白复合体可以整合细胞内的营养状态信息,并调控生物合成和细胞生长增殖等多种生物学活动。信号整合过程可对信号传递进行增强或降低的调控。例如,Raf 发挥着整合 MAPK 信号通路和 cAMP 信号通路的作用。然而,不同亚型的 Raf 对这些信号通路的响应具有各自的特征。另一方

面,信号网络中存在着信号偶联,即将信号传递至多个信号通路中以协调不同的细胞活动。例如,受体酪氨酸激酶可将生长因子信号传递至多个信号通路。信号偶联可以对不同的细胞功能进行调控,更重要的是这种方式可以在基因表达水平产生协调和特异的信号传递效果。信号偶联也是细胞从整体调控不同生理过程的重要机制,使得信号转导网络能够对外界信息做出多种协调性的响应。

信号转导相关蛋白复合体的形成是细胞内信号转导网络存在的物质基础。这些复合体的构成和组装方式是动态可变的,而且会对不同的信号输入进行响应。近年的肿瘤基因组学、表观遗传学和转录组学研究表明,肿瘤细胞内的大多数信号转导通路处于异常调控状态,因此导致肿瘤信号转导网络功能失调,进一步促进肿瘤细胞的生长增殖及上皮-间质转化、抑制肿瘤细胞的凋亡和坏死等过程、协助肿瘤细胞逃避免疫监视,从而促进肿瘤的发生与发展。

11.1.2　细胞内外的受体蛋白是肿瘤信号转导的关键分子

细胞对内外信号的响应主要由细胞膜表面或细胞内的受体蛋白实现,这些受体分子可以感知周围环境的变化,如可溶性信号分子(化学物质、多肽、蛋白质、糖类等)、结合于另一细胞的配体分子以及细胞外基质等。这些受体蛋白能够接收细胞内外的信号并特异性地激活细胞内信号通路,进而使细胞产生相应的功能性反应。细胞内存在着复杂的受体蛋白系统,使得细胞能够准确地将内外环境变化信息输入信号转导网络中。本章选取以下 4 类受体家族对受体分子如何识别、传递和整合信号进行介绍。

（1）细胞因子受体

细胞因子可作用于多种不同的细胞类型,并以相互协同或拮抗的方式调控细胞内的信号转导网络,进而控制生物学活动,如细胞死亡和存活、细胞增殖分化等。细胞因子的这些生物学效应依赖于细胞表面的细胞因子受体。不同的细胞因子受体分子将外界环境的细胞因子浓度信息整合进入细胞内的信号转导通路,介导相应的生物学效应。

肿瘤坏死因子(tumor necrosis factor,TNF)受体是细胞因子受体的重要成员,对炎症反应发挥重要调控功能。TNF 受体对下游信号通路的激活得到了充分的研究。在配体作用下,处于未激活状态的 TNF 受体分子形成三聚体,进而招募多种信号转

导蛋白和适配蛋白(adaptor),即死亡诱导信号复合物(DISC)。DISC 进而激活下游信号转导级联系统,激活转录因子 NF-κB 和 AP-1,并可能进一步介导细胞凋亡。在此过程中,细胞凋亡的发生依赖于天冬氨酸特异性半胱氨酸蛋白酶——半胱天冬酶。

(2)整联蛋白受体

细胞的存活和增殖依赖于细胞与细胞外基质的相互作用。在这个过程中涉及另一家族的细胞表面受体,即整联蛋白。整联蛋白可将细胞黏附于细胞外基质,并介导机械和化学信号的传递。生长因子受体和离子通道等也受这些信号的调控,进而影响凋亡、增殖和分化等过程。整联蛋白受体由两种不同亚基(α 和 β)组成。不同的 α 和 β 亚基组合具有独特的信号识别和传递特性。大部分整联蛋白受体可以识别多个细胞外基质蛋白。整联蛋白在细胞外的蛋白结合活性是由蛋白的胞内区域决定的。整联蛋白与细胞外基质的结合可将信号传递进入细胞。整联蛋白胞内段一般很短,没有催化活性。因此,在将细胞外的信号传递进入细胞内信号转导网络过程中,整联蛋白的功能依赖于与适配蛋白的结合,如胞质内的激酶和跨膜的生长因子受体。整联蛋白可激活多个不同的蛋白激酶家族,包括酪氨酸激酶(如 FAK 激酶、Fyn 激酶和 Src 家族激酶)等。

整联蛋白受体和生长因子受体的协作对其传递信号是非常重要的。例如,只有细胞处在合适的黏附状态下时,胰岛素受体才能够被充分地激活并介导信号传递反应。此外,某些整联蛋白可以选择性地与特定生长因子受体结合,从而产生更为广泛的调控功能。

(3)受体酪氨酸激酶

多肽类生长因子,如表皮生长因子(EGF)、血小板衍生生长因子(PDGF)等,在个体发育和机体损伤修复过程中对细胞的增殖、成熟和功能具有显著的调控功能。这些调控功能的异常会促进细胞的异常增殖,并为转化的细胞提供持续的分裂增殖信号。位于细胞表面的生长因子受体在胞内结构域具有酪氨酸激酶活性,并形成了独特的受体家族。这些受体分子具有单个跨膜螺旋和结构各异的细胞外结合配体的结构域。当生长因子与受体结合时,可介导受体分子二聚化以增强其酪氨酸激酶活性。进一步,激活的受体分子胞内部分发生高度自磷酸化修饰。这些磷酸化修饰的酪氨酸进一步为细胞内具有

SH2 结构域的分子提供识别和结合位点。通过这种方式,激活的受体分子附近可以招募相关蛋白并组装成一个大型的信号转导复合体,进而介导信号传递。

在生长因子信号被激活的同时,活化的酪氨酸激酶受体会被迅速内吞并进入溶酶体降解;此外,受体的磷酸化修饰可作为泛素化的信号,进而促进蛋白酶体依赖的受体分子降解。因此,配体的结合在激活相应信号通路的同时,也会导致细胞表面生长因子受体的下调,进而减弱信号转导级联反应,实现对细胞内生长因子信号传递强度的控制。

(4)G 蛋白偶联受体

G 蛋白偶联 7 次跨膜蛋白是最大的细胞表面受体家族。G 蛋白偶联受体(G protein-coupled receptor,GPCR)具有相似的结构,包括 N 端的细胞外结构域、7 次跨膜螺旋和位于细胞内的 C 端结构域。GPCR 将其胞内区段与异源三聚体的 GTP 结合蛋白(即 G 蛋白)的活性相偶联,从而实现信号的传递。配体的结合使得 G 蛋白发生 GDP 与 GTP 交换。被激活的 G 蛋白从受体复合体解离,进而介导信号转导。G 蛋白具有 GTP 酶的活性,可以将 GTP 水解为 GDP,从而实现信号的自我控制。然而,每个 GPCR 在受体内吞和信号终止前均可激活多个 G 蛋白,从而保证信号的适度放大和传递。不同的 GPCR 采用相似的机制对下游不同的信号转导通路进行特异性调控。

11.1.3 肿瘤细胞内信号通路活性的异常调控

在肿瘤发生、发展过程中,肿瘤细胞的许多生物学活动处于失调状态,进而增强肿瘤不依赖于外界增殖刺激信号或生长抑制信号的快速分裂增殖,促进肿瘤细胞侵袭并转移至远处器官或组织,介导肿瘤血管生成,增强肿瘤抵抗细胞凋亡和坏死的能力。这些异常的生物学活动与信号通路活性的失调是密不可分的。值得注意的是,这些失调信号通路中的关键蛋白很有可能成为肿瘤诊断和治疗的潜在靶点。

细胞信号转导网络的异常调控对肿瘤细胞的多种生物学功能具有重要影响。肿瘤细胞的基因组处于不稳定状态。在肿瘤形成和生长过程中,肿瘤细胞会发生许多基因组和表观遗传等水平的改变,这种失调状态在选择压力的作用下随着肿瘤进程不断

演变。即使基因突变激活的特定信号通路被抑制剂阻断,肿瘤细胞也可以通过激活相关的信号转导通路解除抑制剂的抑癌作用。因此,早期的肿瘤可能对单个抑制剂具有较强敏感性,而对于恶性程度更高的肿瘤则需要联合采用多种信号通路抑制剂,或将靶向信号通路的化疗手段与传统的 DNA 损伤化疗手段相结合,才能产生显著的抑癌效果。

由于基因组和表观遗传水平的变化,肿瘤细胞内信号转导网络相关的基因可能处于高表达(如基因扩增)或突变(点突变、截断突变、基因融合)导致活性失调的状态。例如,在肿瘤中被激活的信号通路相关蛋白包括生长因子受体酪氨酸激酶[如表皮生长因子受体(EGFR)]、小 G 蛋白(如 Ras)、丝氨酸/苏氨酸蛋白激酶(如 Raf 和 Akt)、胞质酪氨酸激酶(如 Src 和 Abl)、脂激酶(如 PI3K)以及核受体[如雌激素受体(ER)]等。此外,发育相关信号通路,如 Wnt、Hedgehog、Hippo 和 Notch 等通路也多处于异常调控状态。定位于细胞核的信号通路下游靶蛋白也经常被异常调控,如转录因子(Myc 和 NF-κB)、染色质重塑蛋白(如 EZH2)和细胞周期相关蛋白等。

在众多的信号通路中,PI3K-Akt 和 Ras-ERK 通路在肿瘤发生、发展过程中具有重要的促癌作用,其失调机制已被系统研究。许多在不同肿瘤中普遍突变的基因与 PI3K-Akt 和 Ras-ERK 信号通路相关。正常生理情况下,这些信号通路在生长因子、细胞因子和配体结合条件下会被瞬时激活。然而,肿瘤细胞中的遗传变异使得这些信号通路在生长信号缺失的条件下处于持续激活的状态。其中,PI3K-Akt 信号通路的活性可通过基因扩增或基因突变等方式上调,如 PIK3CA、Akt 和 PIK3R1 的突变或扩增;另一方面,某些基因的缺失或失活突变也会激活相应信号通路,例如负责水解 PI3K 产物的磷酸酶的突变,以及抑癌基因 PTEN 和 INPP4B 的突变。另外,发生于抑癌基因 TSC1 和 TSC2 的突变可以导致 PI3K-Akt 通路的重要靶点 mTORC1 的高度活化。与此相似,在 Ras-ERK 信号通路中,Ras 或其下游靶蛋白 Raf 的突变可导致这些蛋白的持续活化从而激活 Ras-ERK 通路;GTP 酶激活蛋白(如 NF1、DAB2IP 和 RASAL2 等)的失活突变则会抑制 Ras 结合 GTP 的水解,同样导致信号通路的激活。此外,转录因子 Myc 是 Ras-ERK 等信号通路的重要靶蛋白。Myc 在肿瘤中多处于扩增和高表达

状态。Myc 不仅可以结合于其靶基因启动子区域,还可以增强 DNA 聚合酶 II 的转录延伸,从而对更多下游基因的转录产生调控作用。

与此同时,位于信号通路上游的酪氨酸激酶的失调也会导致 Ras-ERK 和 PI3K-Akt 信号的持续激活。EGFR、人类表皮生长因子受体 2(HER2)、血小板衍生生长因子受体(PDGF receptor,PDGFR)在多种肿瘤中处于突变或扩增状态。G 蛋白偶联受体的失调也可以激活这些信号通路。

值得注意的是,生长因子合成的异常调控也是导致信号通路活性失调的重要机制。在表达相应受体的细胞中,生长因子的异常合成可能产生自分泌环路,从而激活 Ras-ERK 和 PI3K-Akt 信号通路。细胞表面去整合素和金属蛋白酶(a disintegrin and metalloprotease,ADAM)对生长因子的剪切和释放也可以激活相应的促癌信号通路。另外,肿瘤细胞相邻组织中生长因子的合成增强会导致旁分泌途径的激活,进而活化肿瘤细胞中的信号转导(图 11-1)。

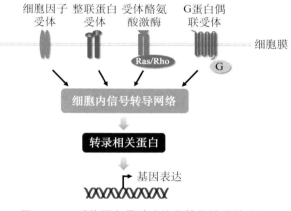

图 11-1 受体蛋白是肿瘤信号转导的关键分子

11.2 信号转导网络影响肿瘤发生、发展的多层次调控机制

信号转导网络可在多个层次上对细胞增殖、存活、代谢、分化、基因组稳定性和上皮-间质转化等过程进行调控,从而影响肿瘤的发生和发展。

11.2.1 转录水平改变基因表达状态

细胞快速增殖是肿瘤的重要特征之一。在正常

细胞中，由于营养物质或生长因子有限、接触抑制等作用，细胞的增殖被准确地调控。然而，发生于原癌基因或抑癌基因的突变，或者是信号通路的受体或其配体的异常合成都有可能导致信号通路的异常活化，进而激活细胞周期调控相关蛋白。值得注意的是，许多调控细胞周期的关键蛋白是信号通路的重要靶蛋白，并在肿瘤形成过程中发生变异。例如，编码细胞周期蛋白 D、E 和细胞周期蛋白依赖激酶 4（CDK4）的基因在某些肿瘤中发生基因扩增；而编码抑制细胞周期进程的基因如 RB 和 $p16$ 等则在肿瘤中发生缺失或失活突变。

Ras-ERK 和 PI3K-Akt 信号通路在细胞周期进程中发挥重要的调控功能。这些信号转导通路的持续高度活化会导致细胞的过度增殖。MYC 是 Ras-ERK 信号通路的一个重要靶蛋白。细胞外信号调节激酶（ERK）可以磷酸化 MYC，进而抑制其泛素化降解，导致 MYC 蛋白的累积。MYC 在细胞内累积后进一步介导编码 G_1/S 细胞周期蛋白、CDK 和 E2F 家族转录因子等基因的转录，从而促进细胞周期进程和细胞增殖。此外，MYC 下调细胞周期抑制蛋白的转录并抑制促分化转录因子的转录活性；MYC 也会介导蛋白翻译相关基因的转录，促进细胞的合成代谢。ERK 通过磷酸化修饰也会调控 MYC 以外的多种细胞增殖相关转录因子。例如 ERK 磷酸化转录因子 FOS 并稳定其蛋白水平。癌基因 FOS 编码的蛋白是转录因子 AP1 复合体的重要组分。FOS 被磷酸化后调控细胞周期相关基因的转录，进而促进细胞的快速增殖。ERK 的靶蛋白也包括许多蛋白激酶，如核糖体 S6 激酶（ribosomal S6 kinase，RSK）、丝裂原和应激激活蛋白激酶（mitogen and stress activated protein kinase，MSK）和丝裂原活化蛋白激酶（MAPK）相互作用性激酶（MNK）家族等。这些蛋白激酶在被 ERK 磷酸化激活后，会进一步磷酸化并活化调节细胞周期进程的转录因子［如 FOS 和环磷腺苷效应元件结合蛋白（CREBP）等］。MSK 可被细胞分裂刺激信号激活，而且可以磷酸化组蛋白 H3 的第 10 位丝氨酸，从表观遗传学水平对细胞周期进程进行调控。

除此之外，许多信号通路调控细胞周期相关蛋白（如 MYC 和细胞周期蛋白 D）的转录，进而调节肿瘤细胞的生长和增殖。细胞因子和受体酪氨酸激酶信号通路可以激活信号转导子和转录激活子 3（STAT3）并促进 MYC 和细胞周期蛋白 D 的合成。

Notch、Wnt/β-连环蛋白和 Hedgehog 信号通路也可介导 MYC 和细胞周期蛋白 D 的转录，从而促进肿瘤的发生、发展。TNF 等信号可以激活转录因子 NF-κB 并改变细胞周期蛋白 D 的表达。与此类似，细胞周期蛋白 E 的转录也受这些信号通路的调节。雌激素可通过信号转导激活 ERα 并介导细胞周期蛋白 D 和 Myc 的转录。ERα 和 ERβ 的相互作用失调，或者 ERα 的突变均可导致该信号通路功能异常，促进肿瘤进程。值得注意的是，Ras-ERK 和 PI3K-Akt 信号通路与 ER 和雄激素受体（androgen receptor，AR）的活性相偶联。生长因子［如 EGF 和胰岛素样生长因子（IGF）］的刺激或者发生于这些通路的激活突变会导致 ER 或 AR 依赖性肿瘤细胞的过度增殖。此外，这些类固醇激素受体在胞质中可以与 Src 和 PI3K 形成复合体，进而激活其下游的效应蛋白，在配体缺失的状态下激活相应信号通路并促进肿瘤的生长。

另一方面，肿瘤信号转导网络在转录水平调节肿瘤细胞代谢。肿瘤细胞的快速增殖需要合成大量的生物大分子。因此，信号转导网络的失调，特别是生长因子信号通路的异常调控，与细胞内的代谢活动是密不可分的。肿瘤细胞代谢在信号转导网络的调节下，增强生物大分子的合成以促进肿瘤细胞的生长和增殖。肿瘤细胞具有普遍的代谢特征，即葡萄糖摄取和糖酵解活性增强。这种代谢方式使得细胞能够获得充足的碳源用于生物合成反应，例如供应磷酸戊糖途径以促进核苷酸合成。此外，丝氨酸和甘氨酸的合成也被激活，从而产生蛋白合成所需的氨基酸，并提供核糖核酸和脱氧核糖核酸合成所需的甲基供体，以及磷脂合成所需的前体物质等。肿瘤细胞的谷氨酰胺代谢也显著增强，以维持氧化磷酸化和蛋白、脂类、核酸等生物大分子的合成。PI3K-Akt 和 Ras-ERK 信号通路在这些代谢活动重塑过程中也发挥了调节作用。Akt/mTORC1 可以激活转录因子胆固醇调节元件结合蛋白（sterol regulatory element binding protein，SREBP），进而促进脂类的合成。SREBP 通过其转录活性调控脂合成相关基因的表达，进而促进肿瘤的发生。蛋白激酶 B（Akt）还可以磷酸化 FoxO 转录因子并抑制其活性，从而下调细胞的氧化磷酸化强度。Ras-ERK 信号通路通过调节 MYC 的活性影响肿瘤细胞的多个代谢途径。转录因子 MYC 调节葡萄糖摄取、糖酵解、磷酸戊糖途径、谷氨酰胺代谢相关代谢酶的转录。另外，MYC 也调节着核苷酸和氨基酸合成相关代谢酶的表达,促进肿瘤的合成代谢。

上皮细胞来源的肿瘤在发展过程中会发生上皮间充质转化(EMT)。在此过程中,肿瘤细胞获取锚定非依赖型生长的特点并具有了部分干细胞的特性。这些变化会增强细胞对周围组织的侵袭并促进肿瘤转移。Ras-ERK 和 PI3K-Akt 信号通路在部分肿瘤中能够促进 EMT 的发生。在这些肿瘤细胞中,Ras-ERK 和 PI3K-Akt 信号通路被高度激活,并与 EMT 相关信号通路(如 TGF-β、Wnt 和 Notch 信号通路)协同作用促进 EMT 的发生。ERK 和 Akt 能够调节许多相关转录因子的活性,如 Snail、Slug、Twist 和 ZEB 等。此外,Ras-ERK 信号通路可调节激活蛋白-1(AP-1)的活性,促进 EMT 相关基因的表达,促进 EMT 的发生。

11.2.2 转录后水平调控作用

基因表达异常是肿瘤细胞的重要特征。肿瘤细胞高效调节基因表达水平的重要方式之一为转录后水平调控。mRNA 的稳定性和翻译效率是其中重要的调控机制。细胞信号转导网络在转录后水平调节肿瘤的发生、发展。例如,MAPK 信号通路、Wnt/β-连环蛋白信号通路和 Notch 信号通路均可通过调节 RNA 结合蛋白影响 mRNA 的稳定性和翻译效率。P38 MAPK 信号通路受促炎细胞因子、生长因子和压力胁迫的调节,可改变 RNA 结合蛋白的活性,进而依赖 mRNA 分子 3′非翻译区的特殊序列调控 mRNA 的稳定性。Wnt/β-连环蛋白信号通路可以快速介导转录因子 Pitx2 的转录,进而促进细胞增殖。Wnt 信号通路同时可以稳定 Pitx2、c-jun 和细胞周期蛋白(D1 和 D2)的 mRNA 分子。这种调控作用也是通过 RNA 结合蛋白实现的。Notch 信号通路也可以改变 RNA 结合蛋白的活性,增强细胞生长相关 mRNA 分子的稳定性和翻译,促进细胞增殖。

肿瘤细胞的信号转导网络也会通过调控微小RNA(miRNA)的成熟和表达调控肿瘤的发生与发展。例如,转导 TGF-β 信号的 SMAD 蛋白可以和 DDX5 结合,进而识别未成熟 miRNA 上的特殊核苷酸序列,促进 miRNA 的加工和成熟。另外,miRNA 生物合成所需的蛋白如 DROSHA、DGCR8、DICER1 和 TRBP 等,都受细胞信号转导通路的调节,进而影响 miRNA 分子的表达。Hippo 信号通路通过调控细胞增殖和分化控制器官大小,在肿瘤中

处于失调状态。Hippo 信号通路能够调节 miRNA 的合成加工过程。细胞间相互接触和 Hippo 信号通路的激活都会上调 miRNA 的生物合成。这是由于 Hippo 下游的效应蛋白 YAP1 通过 DDX17 促进 miRNA 的合成。在肿瘤细胞中,Hippo 信号通路处于抑制状态,YAP1 相应地被持续激活,并可能进一步导致广泛的 miRNA 抑制效果。另外,肿瘤处于氧含量和营养物质波动较大的微环境中。肿瘤细胞中 miRNA 的表达水平和功能在压力应激状态下被动态调控。miRNA 的表达和肿瘤缺氧应激具有重要联系,并在肿瘤发生、发展中具有潜在的促进作用。促癌的 EGFR 信号通路在缺氧条件下被激活,从而促进细胞生长和肿瘤发生。缺氧应激促使 EGFR 与 AGO2 蛋白结合并介导其磷酸化修饰。AGO2 的磷酸化修饰进一步抑制其与 Dicer1 的结合,从而阻断 miRNA 的累积。这种 EGFR 对 AGO2 的调控机制在缺氧条件下对肿瘤细胞的生存和侵袭是必需的。此外,缺氧还会降低 Drosha 和 Dicer1 在肿瘤细胞中的表达,进而导致 miRNA 生物合成异常,促进肿瘤进程。

值得注意的是,miRNA 分子调节信号通路相关基因的表达。某些 miRNA 分子可以识别并结合信号通路关键蛋白的 mRNA 分子,调控这些基因的表达,影响信号转导的活性。例如,特定的 miRNA 可以调节 EGFR 和 HER2 的表达水平,进而改变 Akt 的活性,影响脑胶质瘤和前列腺癌的进程。

11.2.3 调控蛋白的翻译合成速率

mTOR 信号通路在细胞的生长、增殖和代谢活动中具有极为重要的功能,因此 mTOR 在肿瘤发生发展过程中也扮演了重要的角色。mTOR 是关键的营养物质感受器,特别是感受细胞内氨基酸可利用度,进而调控蛋白翻译速率。抑癌基因的失活或原癌基因的激活都可能导致 mTOR 信号通路的异常活化,进而促进多种不同类型肿瘤细胞的生长。mTOR 信号通路中上游和下游的许多蛋白在肿瘤中均处于失调状态。生长因子受体如胰岛素样生长因子受体(insul-like growth factor receptor,IGFR)和 HER2 的高表达,以及 PI3K 的突变等均可导致 Akt 和 mTOR 信号通路的激活。mTOR 通路被激活后可以上调核糖体的生物合成,促进新生多肽链的翻译合成,进而维持细胞的快速增殖。mTOR 下游的效应蛋白,如 4E-BP1、eIF4E 和 S6K1 等,也与

肿瘤发展密切相关。*eIF4E* 是癌基因,在多种肿瘤中处于高表达状态。*eIF4E* 的高表达能够帮助细胞在体内发生恶性转化。*eIF4E* 可以特异性地促进编码原癌蛋白 mRNA 分子的翻译,从而促进细胞存活、细胞周期进程、能量代谢和肿瘤转移。另一方面,肿瘤细胞中 4E-BP1 的异常表达或高度磷酸化与肿瘤患者的不良预后显著相关,而高表达持续激活型 4E-BP1 则会抑制肿瘤在体内的生长。S6K1 在肺癌、卵巢癌和脑瘤等肿瘤中处于高表达状态,提示蛋白翻译被持续激活。

Ras-ERK 信号通路能够增强蛋白的翻译,促进肿瘤细胞的增殖。MNK 作为 ERK 的靶蛋白,在细胞生长信号的刺激下可被磷酸化并激活。活化的 MNK 进一步磷酸化转录起始因子 eIF4E。阻断 MNK 对蛋白翻译的调控可以完全抑制 MNK 的促恶性转化和肿瘤体内增殖的功能。另一方面,ERK 可以激活 RSK 家族成员,进而磷酸化 TSC2,解除其对 mTOR 复合体的抑制,从而激活 mTOR 信号通路。RSK 也可以直接磷酸化 eIF4B,增强其与翻译起始因子 eIF3 的相互作用,促进蛋白的翻译。这些促进新生蛋白合成的机制,对肿瘤细胞的生长和增殖是不可或缺的。

PI3K-Akt 信号通路同样可在蛋白翻译水平调控肿瘤细胞的增殖。Akt 抑制 TSC 复合体对 Rheb 的调控作用,进而导致 mTOR 复合体的激活。mTOR 复合体被活化后可以进一步磷酸化 eIF4 结合蛋白,释放 eIF4E 使其识别并结合 mRNA 及 RSK,促进蛋白的合成。mTOR 复合体 1(mTORC1)信号转导能够促进肿瘤代谢。mTORC1 的激活可以增强转录因子 HIF-1 的蛋白翻译,HIF-1 进而促进糖酵解相关代谢酶和乳酸脱氢酶 A(LDHA)的表达,增强肿瘤细胞的有氧糖酵解。此外,HIF-1 可以诱导丙酮酸脱氢酶激酶(PDK),进而抑制线粒体中丙酮酸脱氢酶(PDH)的活性,抑制糖酵解中的碳流向三羧酸循环,促进肿瘤细胞的糖利用。mTORC1 也可以通过 S6K1 改变蛋白翻译速率,促进嘧啶的生物合成。*LKB1* 为重要的抑癌基因,在多种肿瘤中发生失活突变。*LKB1* 的失活使其失去激活 AMP 依赖的蛋白激酶(AMPK)进而抑制 mTORC1 的能力,使得 mTORC1 被活化,从而促进蛋白质和脂肪酸合成过程。

11.2.4　在翻译后修饰水平发挥调控功能

PI3K-Akt 信号通路可在翻译后修饰水平调控细胞周期相关蛋白的活性。Akt 可以磷酸化糖原合成激酶 3(GSK-3)并抑制其活性。由于 GSK-3 磷酸化细胞周期蛋白 D 和 Myc 后可以介导其泛素化降解,所以 Akt 通过抑制 GSK-3 稳定这些细胞周期调控蛋白的表达水平,促进肿瘤细胞的生长和增殖。另一方面,Akt 可以下调多个细胞周期抑制蛋白的活性,如 p27 和 p21。Akt 调控 p27 的磷酸化介导其蛋白降解。p21 被 Akt 磷酸化后,失去与增殖细胞核抗原(PCNA)的结合能力,进而抑制 DNA 的复制;磷酸化后,p21 与细胞周期蛋白依赖激酶 2(CDK2)的结合被减弱,进而失去抑制 CDK2 的能力。此外,泛素连接酶小鼠双微体(murine double minute 2,MDM2)可促进抑癌蛋白 p53 的降解。Akt 可以磷酸化并激活 MDM2,从而解除 p53 对细胞周期进程的抑制。Akt 磷酸化并抑制 GSK-3,可进一步抑制 Wnt 信号通路重要蛋白 β-连环蛋白的降解并促进其核转位。位于细胞核的 β-连环蛋白可以促进其靶基因如 Myc 和细胞周期蛋白 D 的表达,进而促进细胞增殖。Akt 亦可直接磷酸化 β-连环蛋白使其从钙黏蛋白复合体上解离,从而增强 β-连环蛋白的转录活性。

许多抑癌基因能够限制生长信号的过度活化。在肿瘤发生过程中,信号转导网络的失调与抑癌基因的失活是密不可分的。CDK 抑制蛋白(CKI)可直接抑制 CDK 活性,进而抑制细胞周期进程。而肿瘤细胞中 CKI 的突变抑制其活性。例如,p16 的突变使其失去抑制细胞周期的能力。此外,NF1 和 APC 是下调 Wnt/β-连环蛋白通路活性的重要调节蛋白。而 NF1 或 APC 在肿瘤中的突变均会导致其活性丧失,失去对生长增殖信号过度活化的限制。

肿瘤细胞内失调的信号转导网络在翻译后修饰水平调控细胞存活。细胞死亡是调控细胞数目稳态的重要机制。在肿瘤发生的起始阶段,异常的生长信号刺激、过度的细胞增殖、细胞与细胞外基质黏附能力的下降等,均会诱发细胞死亡,这也是机体抑制肿瘤发生的重要机制。因此,细胞死亡相关信号通路的失调在肿瘤进程中具有重要作用。例如,在某些亚型的淋巴瘤发生过程中,抗凋亡蛋白 Bcl-2 由于染色体的重组处于高表达状态,从而抑制肿瘤细胞的凋亡,促进肿瘤发展。抑癌蛋白 p53 可介导促凋亡因子的表达,并和促凋亡蛋白 Bax 直接结合,从而增强细胞凋亡。而肿瘤中 p53 高频率的失活突变对细胞凋亡相关信号通路的失调具有重要的促进作用,从而降低细胞死亡,促进肿瘤细胞的存活和增殖。

细胞内促凋亡调控蛋白(如 Bim 和 Bad)与抗凋亡调节蛋白(如 Bcl-2 和 Mcl-1 等)的相互拮抗可以使正常细胞准确地响应生长因子和微环境的信息,从而有序调节细胞存活或凋亡。然而,信号通路的异常活化会打破这两类蛋白的平衡,增强抗凋亡信号的强度,从而增强肿瘤细胞的存活能力。PI3K-Akt 和 Ras-ERK 信号通路也参与了细胞凋亡的调控过程。Akt 可在多个方面调节凋亡信号通路。Akt 磷酸化转录因子 FoxO3A 并使其定位于细胞质基质中,进一步抑制死亡配体(FasL 和 TRAIL)和促凋亡 Bcl-2 家族蛋白成员 Bim 的表达。Akt 和 RSK 能够磷酸化 Bcl-2 家族蛋白 Bad,同样促进其定位在胞质中。Akt 可以磷酸化并激活凋亡抑制蛋白 XIAP,从而抑制凋亡。Akt 也可以激活 NF-κB,进一步增强促细胞存活相关蛋白活性。Akt 还可以增强 p53 的泛素化降解,从而抑制 p53 介导的细胞凋亡。另一方面,ERK 能够磷酸化 Bim 和 NF-κB,抑制蛋白 IκBα 并导致其降解。此外,RSK 可以磷酸化 caspase-9 适配蛋白凋亡蛋白酶激活因子(APAF),进而抑制凋亡小体的形成,促进肿瘤细胞存活。

PI3K-Akt 信号通路在翻译后修饰水平调控肿瘤细胞代谢。Akt 调节葡萄糖的转运和己糖激酶的活性,从而促进能量产生和核苷酸、氨基酸的合成,促进细胞增殖。Akt 通过其激酶活性可介导细胞内的囊泡运输,促进葡萄糖转运蛋白 4(GLUT4)的细胞膜转位。此外,Akt2 还可在多个层次发挥调控作用,例如,Akt2 可以调节 GLUT1 的转录、蛋白表达和转运。Akt2 还可以通过磷酸化 TSC2 进而激活 mTORC1,促进糖酵解相关酶类和 Myc 的蛋白合成。mTORC1 促进氨基酸转运蛋白的膜定位,从而激活肿瘤细胞对氨基酸的利用。此外,Akt 磷酸化并激活己糖激酶 2(HK2)和 6-磷酸果糖激酶 2(PFK2)后能够增强肿瘤细胞的糖酵解活性。Akt 的另一个直接底物为 ATP-柠檬酸裂解酶(ACLY)。Akt 增强 ACLY 的活性从而促进脂肪酸、胆固醇和类异戊二烯等物质的合成。肿瘤细胞糖酵解途径中重要的代谢酶丙酮酸激酶同工酶 M2(PKM2)受 Ras-ERK 和 PI3K-Akt 信号通路上游的酪氨酸激酶的调控。PKM2 的磷酸化导致糖酵解中间产物更多地用于核糖、丝氨酸、甘氨酸等合成代谢途径。

肿瘤发生、发展过程中,细胞的迁移能力逐步增强并能够侵袭周围组织。许多细胞迁移相关蛋白受 Ras-ERK 和 PI3K-Akt 信号通路的调节。细胞骨架调节蛋白 Rho 家族 GTP 酶、整联蛋白及相关基质黏附蛋白、细胞连接复合体、调控细胞迁移和极性的转录因子(AP1 和 Ets2 等),均受肿瘤细胞中失调信号转导网络的调控。

肿瘤细胞的共同特点之一为基因组不稳定性,这也反映了 DNA 复制检查点和 DNA 损伤信号转导通路的失调。DNA 损伤信号由多个蛋白激酶传递,包括 ATM、ATR、检查点激酶(checkpoint kinase,Chk)(Chk1 和 Chk2)等。这些蛋白激酶均可以改变其靶蛋白磷酸化修饰状态,导致细胞周期停滞并激活 DNA 修复相关机制。然而,这些激酶的突变或表达异常破坏正常的细胞周期检查点信号传递,容许 DNA 损伤的存在,进而增加肿瘤细胞中基因组的突变率,促进肿瘤发展。实际上,ATM 和 Chk2 的突变在家族性白血病、结肠癌、乳腺癌中较为常见。此外,DNA 修复相关蛋白自身在肿瘤中也存在一定频率的突变,如 DNA 错配修复酶和 BRCA1、BRCA2 蛋白等。这些充分说明肿瘤细胞中细胞周期检查点和 DNA 损伤信号转导通路的失调在肿瘤发生、发展中具有显著的作用。

11.3 膜受体介导的信号转导通路

11.3.1 G 蛋白偶联受体

GPCR 是人类基因组中最大的细胞表面受体家族,对生理活动进行广泛调控。GPCR 与肿瘤等多种疾病的发生、发展密切相关,因此也是极为重要的药物靶点。在配体与 GPCR 结合后,由于构象的变化,GPCR 介导信号转导复合体的激活,进而调控相应生物学活动。经典的 GPCR 激动剂激活过程涉及到 G 蛋白的招募、GPCR 激酶(GPCR kinase,GRK)磷酸化受体蛋白、β-抑制蛋白(β-arrestin)的结合和内吞至细胞质中。被内吞的受体可以回收至细胞表面或被降解。早期研究认为 GPCR 存在静息和激活两种状态。然而目前研究表明,GPCR 的调控极为精细和复杂。GPCR 具有多种构象,并可以相应地对不同信号蛋白进行特异性调控。因此,不同配体可以介导 GPCR 不同的构象变化,进而特异性地激活 GPCR 和下游信号通路。这种 GPCR 的多构象调控方式又被称为"偏向性激动"。GPCR 一般被分为 4 类:A 类为视紫红质样受体;B 类为分泌素受体家族;C 类为代谢型谷氨酸受体;D 类由卷曲(frizzled)受体家族组成。其中 A 类为最大且研究最为透彻的家族。A 类 GPCR 中许多成员与肿瘤发生、发展密切相关,如富含亮氨酸重复单位的 G 蛋白偶联受体 5(leucine-rich repeat-containing G protein-coupled receptor 5,LGR5)为公认的结直肠癌和乳腺癌干细胞的表面标志物。

GPCR 在细胞恶性转化中的作用最早发现于 1986 年,癌基因 MAS 为 GPCR 的成员之一。在多种肿瘤中,许多 GPCR 处于高表达状态。在黑色素瘤转移过程中,G 蛋白偶联受体 18(GPR18)是高度表达的 GPCR。GPR18 处于持续激活状态并发挥抑制凋亡的作用,从而促进肿瘤细胞存活。此外,GPR48 的上调能够促进结肠癌的侵袭和转移;GPR49 是多种组织干细胞的潜在标志物,GPR49 的高表达与肝癌的发生、发展密切相关。另一方面,分泌素受体家族成员 GPR56 在脑胶质瘤中高表达,且通过激活 NF-κB 调控肿瘤细胞的黏附;GPR87 则在肺鳞状细胞癌中高表达且为潜在的治疗靶点之一。

此外,许多 GPCR 的高表达在肿瘤转移中也具有重要的功能。GPCR-PCα 和前列腺特异性 G 蛋白偶联受体 2(prostate-specific G protein-coupled receptor 2,PSGR2)在前列腺癌中特异性地过表达,可作为早期诊断和治疗的靶点。钙敏感受体(calcium-sensing receptor,CaSR)的表达与结肠癌、乳腺癌等肿瘤的进程显著相关。在乳腺癌骨转移样本中,CaSR 处于高表达状态。GPR30 为雌激素受体,通过影响生长因子的释放促进乳腺癌细胞的生长和迁移。GPR39 在食管癌中常处于过表达状态,并且调控着肿瘤细胞的淋巴结转移。此外,许多 GPCR 的配体,如 1-磷酸鞘氨醇(sphingosine-1-phosphate,S1P)、溶血性磷脂酸(lysobisphospha-tidic acid,LPA)、血小板活化因子、凝血酶、白介素 8(IL-8,CXCL8)、单核细胞趋化蛋白-1(monocyte chemotactic protein 1,MCP-1,CCL2)、基质细胞衍生因子-1(stroma cell-derived factor 1,SDF-1,CXCL12)等,在肿瘤的生长、迁移、血管形成等过程中具有重要的调节作用。高通量筛选的手段逐步被

应用于解析 GPCR 调控肿瘤发生、发展的研究中。不同肿瘤中 GPCR 的功能具有组织特异性。肿瘤发展不同阶段中关键 GPCR 的鉴定和功能研究将极大地促进潜在的肿瘤诊断和治疗靶点的开发。

11.3.2 EGFR 介导的 RAS - MAPK 信号通路

EGFR 又被称为 ErbB1 或 HER-1,是最早发现的 EGFR 家族蛋白。EGFR 家族蛋白还包括 ErbB2/HER-2、ErbB3/HER-3、ErbB4/HER-4 等成员。EGFR 是一个原癌基因,具有促进细胞增殖和抑制细胞凋亡的功能。

EGFR 发现于 20 世纪 60 年代左右。1959 年,对神经生长因子(nerve growth factor,NGF)的研究发现,在 NGF 粗提物中含有促进表皮生长的物质,这种物质即为表皮生长因子(EGF)。随后研究发现,EGF 能够增强 DNA 的生物合成。EGF 能够与细胞膜上的受体结合,该受体即为 EGFR。EGF 与其受体结合后被内吞并经过溶酶体途径降解。随后研究发现,病毒中促进细胞恶性转化的癌基因 vErbB 与 EGFR 具有高度序列相似性,提示 EGFR 与肿瘤的发生密切相关。在上皮癌、肉瘤、非小细胞肺癌和恶性脑胶质瘤中,EGFR 处于突变或高表达状态。而且,EGFR 的表达水平与肿瘤的级别、复发及癌症患者的预后密切相关。在高表达 EGFR 的 NIH 3T3 细胞中,EGF 的存在能够促进细胞周期进程并促进细胞的恶性转化。包括 EGFR 在内的 ErbB 家族蛋白具有多种促癌机制,如促进细胞增殖和肿瘤血管生成、抑制细胞凋亡、促进肿瘤细胞的迁移和转移。EGFR 也是抗肿瘤药物开发的重要靶点。

EGFR 在肿瘤中具有较高的突变频率。在 EGFR 的胞外段、激酶结构域和 C 端尾部分别存在热点突变,且不同区域的突变具有肿瘤特异性。脑胶质瘤中 EGFR 的突变多发生于膜外区段;非小细胞肺癌中 EGFR 的突变几乎全部存在于激酶结构域中;而某些类型肿瘤如结肠癌中则较少存在 EGFR 突变。然而,大约 50% 的结肠癌中存在 EGFR 的基因扩增现象,导致基因拷贝数 3~5 倍的增加。40%~80% 的非小细胞肺癌中 EGFR 也处于高表达状态。大多数的 EGFR 突变和截短体通过稳定配体依赖的受体二聚化介导 EGFR 的持续激活。也有一些突变能够使 EGFR 逃避内吞降解,从而增加 EGFR 的表达量。在 EGFR 跨膜区域的突变极

为少见。

EGFR 胞外段的突变经常导致抑制二聚化结构域的缺失,从而促进肿瘤的发生、发展。在激酶结构域,最为常见的 EGFR 点突变为 L858R,约占酪氨酸激酶结构域突变的 45%。作为经典的激活突变之一,L858R 突变增强 EGFR 激酶活性超过 50 倍,并使 EGFR 对 ATP 的 Km 相应提高。晶体研究表明,L858R 导致 EGFR 的激活区域外翻,进而稳定 EGFR 的激活状态的构象。此外,激酶结构域的 T790M 突变会导致肿瘤细胞对 EGFR 酪氨酸激酶抑制剂的抵抗。

EGFR 产生生物学效应的最重要下游信号通路之一为 Ras-ERK 信号通路。该通路中的 *Ras* 和 *Raf* 是公认的原癌基因。ERK 可以与上百种不同的底物结合,并介导一系列生理和病理反应,如改变细胞生长、增殖、分化、迁移和凋亡等。Ras-ERK 是一个在进化上高度保守的信号通路。在正常状态下,ERK 信号通路被反馈抑制机制严密调控,从而维持正常的细胞生长和组织稳态。在肿瘤发生过程中 ERK 信号通路中的多个蛋白存在高频率突变。许多肿瘤中表达持续激活的 *RAS* 突变体或激活形式的 *BRAF*。因此,ERK 信号通路抑制剂的开发是干预肿瘤生长的重要方向之一。

11.3.3　转化生长因子受体活化转录因子 Smad

转化生长因子 β(TGF-β)家族生长因子调控着几乎所有组织中的细胞分裂、分化、迁移、黏附、死亡等。大多数体细胞中均有不同的转化生长因子受体。某些配体可以同时激活多种不同的 TGF-β 受体。转化生长因子在合成后会经过二聚化、蛋白酶作用、分泌至细胞外等过程形成成熟的有活性的配体。根据组织类型不同,TGF-β 可发挥抑癌或促癌的作用。在上皮组织肿瘤中,TGF-β 信号通路抑制细胞生长,因此发挥抑癌作用。

TGF-β 可与两类不同的受体结合,分别为 Ⅰ 型和 Ⅱ 型受体,这两种类型的受体对信号转导都是必需的。此外,细胞膜上某些蛋白可协同 TGF-β 受体与 TGF-β 超家族的部分配体相结合并激活信号转导。Ⅰ 型和 Ⅱ 型的受体在胞内部分均含有丝氨酸/苏氨酸蛋白激酶结构域。然而,Ⅱ 型受体激酶处于持续激活状态。当 Ⅱ 型受体与配体结合时会形成异源四聚体,该四聚体由两个 Ⅰ 型受体和两个 Ⅱ 型受体组成。在异源四聚体形成之后,Ⅱ 型受体激酶能够磷酸化 Ⅰ 型

受体中位于跨膜区域和激酶区域间的 GS 结构域,进而激活 Ⅰ 型受体。Ⅰ 型受体进一步磷酸化信号通路中的下游蛋白。因此,在 TGF-β 信号转导过程中,Ⅰ 型受体在 Ⅱ 型受体下游发挥作用,并决定 TGF-β 家族细胞因子介导的细胞内信号传递特异性。人体共有至少 5 种 Ⅱ 型受体和 7 种 Ⅰ 型受体。

Smad 蛋白是转化生长因子 TGF-β 信号通路的重要成员,在肿瘤中被异常调控。TGF-β 信号传递过程中,Smad 蛋白在 TGF-β 受体下游发挥关键的调控功能。Smad 蛋白可分为 3 个亚类,即受体调节型 Smad、共同介质型 Smad 和拮抗型 Smad 蛋白。在许多肿瘤中,与 Ⅰ 型受体和 Ⅱ 型受体类似,Smad 蛋白作为抑癌因子发挥作用。上皮来源肿瘤中可检测到 Smad2 和 Smad4 的突变。此外,Smad 家族蛋白和 TGF-β 受体在某些肿瘤中处于低表达状态,并与肿瘤的 TGF-β 抵抗相关。Smad2 具有抑癌作用,在宫颈、结肠癌、肝癌和非小细胞肺癌中的突变频率为 2%～8%。Smad3 在肿瘤中较少发生突变,但其表达水平极低,提示可能具有潜在的调控 Smad3 表达的表观遗传机制。Smad4 在肿瘤中发生突变的频率较高。在约 30% 的乳腺癌、前列腺癌、神经母细胞瘤和宫颈癌中,Smad4 发生杂合性缺失;在胰腺癌和结肠癌中,Smad4 具有较高的突变频率,并经常出现双等位基因缺失。Smad4 的单倍剂量不足效应也对肿瘤进程具有潜在贡献。此外,Smad4 表达的下调会增强 Ras 信号通路的活性,提示 Smad4 和 Ras 信号通路间具有协同作用。

Smad4 在肿瘤转移过程中也具有重要功能。Smad4 能够增强 TGF-β 介导的 EMT。此外,Smad 信号转导通路在乳腺癌和黑色素瘤中具有促转移的功能,Smad4 的缺失能够抑制肺转移和骨转移的发生。在结肠癌中,Smad4 具有相反的功能,能够抑制结肠癌细胞的肝转移。因此,根据肿瘤发展阶段和肿瘤类型的不同,Smad4 分别作为促癌基因和抑癌基因行使功能。

另一方面,拮抗性 Smad 则会降低 TGF-β 信号传递行使促癌功能。Smad7 在约 50% 的结直肠癌样本中发生缺失突变。Smad7 亦有可能协助 TGF-β 信号通路调控肿瘤免疫和肿瘤微环境,发挥促癌作用。在乳腺癌、黑色素瘤、结肠癌中,Smad7 能够调控 TGF-β 信号通路调节 EMT,抑制肿瘤细胞的转移。

11.3.4 肿瘤坏死因子受体激活 NF-κB

NF-κB 是细胞核中的转录因子。NF-κB 家族转录因子共有 5 个成员,包括 p65(RelA)、RelB、c-Rel、NF-κB1 和 NF-κB2。与其他成员不同,NF-κB1 和 NF-κB2 以前体(p105 和 p100)的形式合成,并在蛋白酶作用下转变为活性形式 p50 和 p52。NF-κB 家族成员能够形成同源或异源二聚体。在未激活情况下,这些二聚体与抑制分子 IκB 家族蛋白结合。IκB 家族蛋白具有锚蛋白重复序列,该序列能够与 NF-κB 家族转录因子的 DNA 结合区域相互作用,因此抑制其转录活性。p50 和 p52 的前体蛋白自身即含有锚蛋白重复序列,因此处于自我抑制状态,经过蛋白酶作用后会被激活。然而,p50 和 p52 并不含有转录激活结构域。因此 p50 和 p52 形成的二聚体结合于靶基因后作为转录抑制因子发挥作用。当 p50 或 p52 与含有转录激活结构域的 NF-κB 家族成员(如 p65 或 RelB)结合时,该二聚体则可作为转录激活因子。不同的 NF-κB 二聚体组合在识别和结合 DNA 时具有不同的序列特异性,因此形成了复杂的调控机制,即不同的 NF-κB 二聚体对不同的靶基因具有不同调控方式。值得注意的是,NF-κB 的亚基存在多种翻译后修饰,如磷酸化、乙酰化等,表明该信号通路与其他信号通路具有潜在的相互作用。NF-κB 二聚体与 IkB 结合后,不仅其 DNA 结合能力被抑制,该二聚体也会被转运至胞质中。胞质和细胞核间的穿梭也是调控 NF-κB 转录活性的重要机制。

肿瘤坏死因子受体(tumor necrosis factor receptor, TNFR)是激活 NF-κB 通路的重要途径之一。NF-κB 的激活与炎症密切相关,并在肿瘤发生、发展过程中具有双刃剑的作用。一方面,NF-κB 的激活属于免疫防御反应,能够靶向并清除发生恶性转化的细胞。在急性炎症反应过程中,NF-κB 的充分激活使得细胞毒性免疫细胞能够强烈地杀伤肿瘤细胞。另一方面,在许多肿瘤细胞中 NF-κB 处于持续激活状态,并体现出促癌的作用。免疫系统在抑制肿瘤发生、发展中起到关键作用,例如在接受器官移植的个体中,由于免疫抑制药物的应用,肿瘤发生的风险显著提高。NF-κB 在免疫系统对抗肿瘤过程中是关键的效应蛋白,这也是肿瘤免疫监视的重要机制。然而,这种免疫监视并不能够有效清除所有的异常细胞,进而导致肿瘤细胞的免疫逃逸,躲避免疫系统的杀伤作用。在此过程中,肿瘤细胞处于慢性炎症状态,NF-κB 的活性也被适度增强。在这种条件下,NF-κB 活性的增加体现出促癌的作用。同免疫抑制的个体类似,长期慢性炎症的状态也是增加肿瘤发生风险的重要因素。NF-κB 的激活能够上调抗凋亡基因的表达,进而帮助细胞在慢性炎症导致的压力状态下存活。此外,NF-κB 可以诱导调控免疫反应的细胞因子(如 TNFα、IL-1、IL-6 和 IL-8)、细胞黏附分子、细胞增殖相关基因的表达。NF-κB 信号通路可以上调基质金属蛋白酶,降解细胞外基质,进而调控 EMT 和肿瘤转移。NF-κB 还可以上调血管内皮细胞生长因子(VEGF)及其受体,促进肿瘤的血管生成。

肿瘤细胞通过内源或外源因子上调 NF-κB 的活性。此外,NF-κB 基因的突变、癌基因或抑癌基因的突变可以直接或间接改变 NF-κB 的活性。通过向微环境中释放细胞因子,肿瘤细胞也可以激活 NF-κB 的活性。NF-κB 信号通路蛋白的突变主要发生于淋巴系统肿瘤中。在 B 细胞淋巴瘤中,*RelA* 基因存在扩增或点突变,从而激活 NF-κB 信号。此外,*NF-κB2*、*Bcl-3* 和 *Rel* 等基因的突变在 B 细胞淋巴瘤中亦有发现。实体瘤中 NF-κB 信号通路的突变发生频率极低。在前列腺癌和乳腺癌中,*IKK2* 和 *NF-κB1* 基因分别发生了转位和突变。

11.4　细胞核受体介导的信号转导通路

11.4.1 细胞核受体介导细胞内化学信号的转导

核受体(nuclear receptor, NR)能够整合环境信息和激素信号并调控基因表达,使细胞做出反应。人体细胞中的 48 个核受体组成了重要的调控网络,使细胞能够感受来源于细胞代谢和激素合成的亲脂性分子,进而调控与发育、代谢、节律、免疫反应、细胞增殖和分化相关基因的表达。核受体超家族具有多种分类方式。依据核受体的亚细胞定位和配体介导反应的不同,可将核受体分为 4 类。Ⅰ 类受体主要定位于细胞质基质中,并与热激蛋白结合,在识别并结合配体后会发生核转位,高亲和力类固醇受体即为 Ⅰ 类受体的重要成员。Ⅱ 类受体在无配体存在的条件下滞留于细胞核中,并且调控染色质的修饰;当配体存在时,该类受体活性被抑制(图 11-2)。此类受体的特点是能够结合代谢物配体,如 NR1B1(α视黄酸受体 RARA)和 NR1I1[维生素 D 受体

(vitamin D receptor，VDR)]。能够结合代谢物配体的核受体中包含Ⅲ类核受体；在无配体存在条件下Ⅲ类受体以二聚体形式结合，如 NR2A1（HNF4A）。第Ⅳ类受体则可以通过其 DNA 结合结构域以单体或二聚体的形式结合基因组 DNA，如孤儿受体 NR1D1（EAR1）和 NR1F1（ROR1）。核受体在调控基因功能时具有协同和拮抗两种作用模式。乳腺癌细胞中，ERα 和视黄酸受体（retinoicacid receptor，RAR）具有相互拮抗的转录调控效果；与之相反，类视黄醇 X 受体（retinoid X receptor，RXR）能够形成异源二聚体，进而增强多种核受体的功能，调节下游靶基因转录。肿瘤基因组学的研究发现了多种核受体失调的方式。肿瘤细胞中，*RARB* 基因的 DNA 甲基化水平异常，而 NR1D1 和 RARA 的拷贝数在肿瘤中发生了变异。

核受体的功能在肿瘤中处于失调状态。前列腺癌中类固醇激素信号的转导具有促进肿瘤发生、发展的作用。在淋巴瘤中，糖皮质激素受体（glucocorticoid receptor，GR）的激活能够促进细胞凋亡，且该效应具有组织特异性。此外，GR 与雄激素受体（AR）在促进前列腺癌化疗抵抗过程中具有类似的功能，GR 能够提高肿瘤对靶向 AR 治疗的抵抗性，促进肿瘤发展。另外，在特定肿瘤中也有一些包括类固醇受体在内的核受体体现出促癌作用。RAR 在白血病中具有较高的突变率，RAR 也是重要的药物靶点之一。全反式维甲酸（all-trans etinoic acid，ATRA）是最早也是最成功的靶向治疗白血病的范例。RAR 信号转导在急性早幼粒细胞白血病（acute promyelocytic leukemia，APL）中处于失调状态。该亚型白血病的重要特征为 *RARα* 基因的转位。RARα 转位后与转录共激活子形成融合蛋白（PML－RAR），这也提示核受体与转录共激活蛋白或共抑制蛋白的结合很有可能影响肿瘤细胞的转录活动。此外，ATRA 在临床上的成功运用也使得分化诱导治疗成为干预肿瘤的重要策略。值得注意的是，Ⅱ型核受体中的 RAR、VDR、过氧化物酶体增殖激活受体（peroxisome proliferators-activated raceptor，PPAR）、肝 X 受体（liver X raceptor，LXR）和法尼基衍生物 X 受体（farnesyl X receptor，FXR）等在不同肿瘤中均成为潜在的药物靶点。

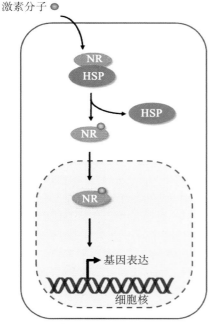
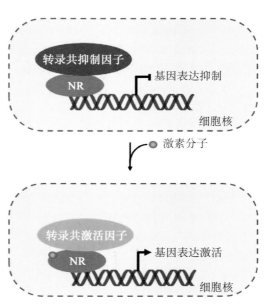

A:Ⅰ类核受体介导的信号转导　　　　B:Ⅱ类核受体介导的信号转导

图 11－2　核受体介导的信号转导

A:Ⅰ类核受体（NR）主要定位于细胞质基质中，与热激蛋白（heat shock protein，HSP）结合，在识别并结合配体后发生核转位；B:Ⅱ类受体在无配体存在时滞留于细胞核并抑制靶基因转录，配体存在时该类受体活性被抑制，基因表达激活

11.4.2　核受体是重要的转录调节因子

核受体能够和转录共激活蛋白或共抑制蛋白结合，进而发挥多层次的调控作用。不同核受体通过与转录调控蛋白相互作用，其调控基因表达的方式也更加精细。核受体共激活因子 3（nuclear receptor coactivator 3，NCOA3）［乳腺癌增强子 1（amplified in breast cancer 1，AIB1）］能够为染色质重塑蛋白提供结合位点，进而富集转录调控相关蛋白，激活靶基因转录。转录共抑制蛋白通过相似的作用方式沉默或抑制靶基因的转录。

通过与转录共调节蛋白相互作用，核受体成为一类重要的转录调节因子。在乳腺癌中，NCOA3（AIB1）处于高表达状态，并通过多种机制增强 ERα 的活性，且其表达水平与不良预后密切相关。这种调控方式还有可能与其他多种 I 类核受体相互作用，如 PR、AR 和 GR 等。此外，核受体共抑制因子（nuclear receptor corepressor，NCOR）1 和 2（SMRT）通过表观调控的方式抑制增强子。这些转录共抑制蛋白在肿瘤中多处于表达异常、异常剪接或突变的状态。NCOR1 和 NCOR2（SMRT）能够进一步影响多种 II 类核受体（如 VDR、PPAR 和 RAR）的功能，进一步导致肿瘤细胞基因转录的失调。

11.5　信号转导网络的动态调控影响肿瘤发生、发展

11.5.1　信号通路调控细胞增殖和肿瘤生长

信号通路通过多种方式调控细胞的增殖和肿瘤的生长。首先，许多信号通路的异常活化或失活对肿瘤细胞的生长和增殖具有促进作用。mTOR 信号通路是调控细胞生长和增殖的重要信号转导通路。受体酪氨酸激酶介导的信号转导、代谢压力应激、癌基因和抑癌基因的突变均有可能激活 mTOR 通路，促进肿瘤细胞的生物合成。其次，为了维持肿瘤细胞的快速增殖，肿瘤细胞需要进行高效率的生物合成。因此，信号通路的失调能够导致肿瘤细胞的代谢重塑，为生物大分子合成提供充足的前体物质；肿瘤细胞的自噬也处于异常状态。在缺氧和营养匮乏的状态下，自噬是一种重要的代谢保护机制。Ras 依赖的肿瘤通过自噬清除受损的线粒体，从而

避免氧化损伤和代谢缺陷的发生。值得注意的是，完全抑制自噬则会促进肿瘤的形成。再次，失调的信号转导网络能够调节细胞周期相关蛋白，促进肿瘤细胞的分裂增殖。细胞周期由细胞周期蛋白和催化亚基细胞周期蛋白依赖激酶（CDK）调控。泛素介导的蛋白降解在细胞周期进程中具有重要的调控作用。多种信号在 G_1 期调节细胞周期进程。来自整联蛋白和受体酪氨酸激酶的信号能够提高细胞周期蛋白 D 的表达，进一步激活 CDK4 或 CDK6。CDK 进一步磷酸化 RB 并解除 RB 对 E2F 转录因子的抑制效应。E2F 转录因子能够促进细胞周期蛋白 E 等一系列 DNA 复制相关蛋白的表达。Ras 信号通路可以激活 Myc 和 Ets 等转录因子，进而诱导细胞周期蛋白 D 的表达。Akt 则可以阻断 GSK - 3β 对细胞周期蛋白 D 的磷酸化作用，进而抑制细胞周期蛋白 D 的降解。除了调控细胞周期蛋白 D 外，促细胞分裂的信号还可以通过多种方式抑制 CDK2 的抑制蛋白 $p27^{kip1}$，如抑制 p27 转录、抑制 p27 的细胞核累积、促进细胞周期蛋白 D 和 CDK 复合体的形成等。随后，细胞周期蛋白 E 和 CDK2 的复合体能够介导 $CRL1^{Skp2}$ 泛素连接酶依赖的 p27 降解，从而解除 p27 的抑制作用。与此相反，抑制增殖的信号，如 TGF-β 受体介导的信号转导能够在 G_1 期抑制 Myc 等蛋白的表达，同时增强 CDK 抑制蛋白 $p21^{Cip1/WAF1}$ 和 $p15^{Ink4b}$ 的表达，从而减缓细胞周期的进程。在乳腺癌中，细胞周期蛋白 D1 高表达的频率较高；在多种不同机制的作用下，Myc 处于高表达状态，例如某些亚型的淋巴瘤中 Myc 的基因组转位能够激活其表达。RB 也是细胞周期信号转导的关键调控蛋白，在多种肿瘤处于突变状态；在白血病和实体瘤中，CDK4 抑制因子（inhibitor of CDK4，INK4）处于缺失突变状态；S 期激酶相关蛋白 2（S-phase kinase-associated protein 2，SKP2）高表达则会显著下调上皮来源肿瘤、脑瘤和淋巴瘤中 p27 的表达。这些细胞周期信号网络中关键元件的失调均会促进细胞周期的进程。综上所述，失调的信号转导网络不仅增强肿瘤细胞的生物合成和细胞生长，而且上调细胞周期进程，促进细胞增殖，从而促进肿瘤的发生和发展。

11.5.2　信号转导调控肿瘤细胞的迁移和肿瘤转移

肿瘤转移发生于超过 90％ 以上肿瘤患者，而且

是肿瘤患者的主要死亡原因。肿瘤细胞迁移和肿瘤转移与多个信号通路(如 Notch 通路、TGF-β 信号通路、Wnt 信号通路)的异常调控具有紧密联系。以 Notch 信号通路调控肿瘤转移为例,Notch 通路在肿瘤的发生和转移阶段具有重要的作用。Notch 信号通路由受体、配体、转录因子复合体等组成。Notch 在干细胞增殖、细胞分化及个体发育中具有重要的调控功能。在肿瘤发生、发展过程中,Notch 信号通路调控着上皮间充质转化、血管生成和失巢凋亡等过程。

Notch 信号通路在低氧刺激下促进肿瘤上皮间充质转化的发生。转录抑制因子 Snail 和 Slug 是调节上皮间充质转化的重要蛋白。Notch 信号通路能够采取两种协同的机制调控 Snail-1 的表达。一方面,Notch 通路可以招募 NICD 至 Snail-1 的启动子区域直接上调 Snail-1 的表达;另一方面,Notch 通路能够促进低氧诱导因子 1α(HIF-1α)结合至赖氨酰氧化酶(lysine oxidase,LOX)启动子区域,上调 LOX 表达,进而增强 Snail-1 蛋白的稳定性。此外,在乳腺癌细胞中,低氧能够促进 Notch 通路靶基因 *Hes1* 和 *Hey1* 的表达。HIF-1α 也能够结合于 Hes1 启动子区域增强其转录。抑制 Notch 信号通路能够阻断低氧导致的 Slug 和 Snail 表达上调,同时降低细胞的迁移和侵袭能力。所以,低氧介导的 Notch 信号传递在促发上皮间充质转化和促进肿瘤转移过程中具有重要的功能。

值得注意的是,Notch 信号通路还可以与 TGF-β 通路协同调节肿瘤进程。TGF-β 能够增强 Notch 通路靶基因 *Hes1* 的表达,并增强 Notch1 和 Smad3 的结合。此外,TGF-β 能够激活 Notch 配体如 Jagged-1 的表达,进而激活 Notch 信号通路,介导上皮细胞的细胞周期阻滞和上皮间充质转化的发生。在乳腺癌中,抑制 Notch 通路关键蛋白(Notch 靶基因 Hey1 和配体 Jagged-1)可以显著减弱 TGF-β 介导的上皮间充质转化。因此,Notch 信号通路能够整合 TGF-β 通路的信号调节上皮间充质转化。

Notch 信号通路对细胞黏附的调控对肿瘤转移具有重要影响。Notch 通路能够调控细胞黏附分子和基质金属蛋白酶的功能。N-钙黏蛋白(N-cadherin)和 β-连环蛋白是介导细胞黏附的重要分子。在正常发育过程中,Notch 信号通路能够维持细胞黏附的正常分子结构。在肿瘤发生、发展过程

中,Notch1 信号转导能够调节 N-钙黏蛋白的表达,进而促进黑色素瘤细胞的侵袭。此外,Notch 信号传递能够增强黑色素瘤细胞中 β-连环蛋白的稳定性,从而促进肿瘤的转移。在此过程中,N-钙黏蛋白和 β-连环蛋白介导的细胞黏附能够增强发生转移的肿瘤细胞在远处组织的定植。在胰腺癌中,Notch1 能够增强 NF-κB 的 DNA 结合能力,促进其靶基因如 *MMP-9* 的表达,从而帮助肿瘤转移。Notch 信号通路对肿瘤的生长、免疫炎症细胞(如肿瘤相关巨噬细胞和树突状细胞)的浸润和肿瘤干细胞也具有重要的调控作用。

除 Notch 信号通路外,Ras' 信号通路在肿瘤转移过程中也具有重要的作用。约 50% 的转移性肿瘤含有 Ras 突变。Ras 具有多种促进肿瘤转移的机制。Ras 被激活后可通过 Raf-MEK-ERK、PI3K 激酶和 Ral 特异性鸟苷酸交换因子(guanine nucleotide exchange factors,RalGEF)等信号级联系统传递信息。通过激活 Raf 或 MEK,Ras 促进肿瘤细胞非浸润性的肺转移;而激活 RalGEF 则会导致具有较强侵袭能力的浸润性转移。RalGEF 的激活对 Ras 介导的肿瘤侵袭和转移是必需的。此外,Ras 对下游信号转导蛋白的作用能够影响细胞外基质蛋白的降解,对肿瘤转移具有促进作用。

11.5.3　异常信号转导调节肿瘤的放、化疗抵抗

肿瘤细胞的信号网络失调参与肿瘤的放、化疗抵抗。以整联蛋白信号传递为例,整联蛋白与细胞外基质的相互作用在乳腺癌、肺癌、前列腺癌等多种肿瘤的放、化疗抵抗中具有重要功能。在乳腺癌细胞中,整联蛋白 β1 能够抑制靶向微管的化疗药物(紫杉醇和长春新碱)导致的细胞凋亡。这与整联蛋白 β1 介导的细胞与细胞外基质黏附密切相关。此外,整联蛋白 β1 能够激活 PI3K-Akt 信号通路,进而抑制 Bcl-2 蛋白的下调和细胞色素 c 释放,通过影响线粒体功能抑制细胞凋亡。此外,细胞外基质中的层粘连蛋白和纤连蛋白可通过与整联蛋白的相互作用促进肺癌细胞的放、化疗抵抗。此外,破坏细胞黏附能够逆转 HER-2 阳性乳腺癌细胞对靶向 HER-2 药物的抵抗。HER-2 阳性细胞与层粘连蛋白-5 的结合能够促进乳腺癌对靶向治疗的耐药性。层粘连蛋白-5 与整联蛋白 α3β1 和 α6β4 以及受体 CD151 相互作用,激活 Akt、ERK 和局部粘着斑

激酶(focal adhesion kinase，FAK)等下游信号通路蛋白。此外，整联蛋白 $\beta1$ 的表达与 HER-2 阳性乳腺癌的化疗敏感性呈显著负相关，表明整联蛋白 $\beta1$ 可作为该亚型乳腺癌的治疗标志物。另外，HER-2 可以增强纤连蛋白受体 $\alpha5\beta1$ 的转录，进而促进肿瘤细胞与细胞外基质的黏附，增强肿瘤细胞在化疗药物等压力条件下的存活率。整联蛋白 $\alpha6\beta4$ 还可以诱导 HER-3 的表达，激活 Akt 并介导他莫昔芬的抵抗。总之，在乳腺癌中整联蛋白通过调控 HER-2 等的活性能够促进肿瘤细胞对治疗的抵抗和生存。

非小细胞肺癌中，$\beta1$ 型整联蛋白通过介导肿瘤细胞与纤连蛋白、胶原Ⅳ和层粘连蛋白的黏附，抑制放疗及化学药物（依托泊苷、顺铂和柔红霉素）诱导的细胞凋亡。整联蛋白 $\beta1$ 能够激活 PI3K-Akt 信号通路，进而降低细胞周期抑制蛋白 p21 和 p27 的表达，同时维持多个细胞周期蛋白的表达水平。通过这种调控机制，整联蛋白 $\beta1$ 通路不仅能够抑制 caspase-3 的激活，而且使得化疗药物失去诱导 G_2/M 阻滞的能力。整联蛋白 $\beta1$ 对 DNA 损伤修复并没有显著的调控作用，因此整联蛋白 $\beta1$ 促进化疗抵抗的过程主要通过激活 PI3K-Akt 通路实现。

胰腺癌细胞与多种细胞外基质（纤连蛋白、Ⅰ型胶原和Ⅳ型胶原等）的结合也能够降低化疗药物的细胞毒性，同时促进细胞增殖。胰腺癌对吉西他滨(gemcitabine)的抗性与层粘连蛋白介导的 FAK 持续性激活紧密相关。FAK 的活化增加 Akt 的活性，增强抗凋亡蛋白存活素(survivin)的表达，同时抑制促凋亡因子 Bad 的活性。胰腺星形细胞通过整联蛋白 $\beta1$-FAK 信号传导，能够增强胰腺癌的放疗抵抗能力。此外，Ⅰ型胶原与整联蛋白 $\alpha2\beta1$ 的结合能够上调抗凋亡 Bcl-2 家族的 Mcl-1 蛋白，保护细胞免受 5-氟尿嘧啶介导的细胞死亡。

亲和素与细胞外基质的相互作用对白血病的化疗敏感性也有影响。在骨髓瘤、髓性白血病和 B 淋巴细胞白血病中，整联蛋白 $\alpha4\beta1$ 是主要的细胞外基质受体，调节肿瘤细胞的化疗抵抗和存活能力。整联蛋白 $\beta2$ 能够介导骨髓基质细胞与肿瘤细胞的结合，增强 T 淋巴细胞白血病的化疗抵抗。不同类型的整联蛋白 $\beta1$ 与细胞外基质的结合也能够增强肿瘤细胞对阿糖胞苷和放疗的抗性。

11.5.4 信号通路失调调控肿瘤干细胞

信号网络相互协调能够精细地调节正常干细胞的稳态。在肿瘤干细胞中，这些信号通路处于异常的激活或抑制状态，从而促进肿瘤干细胞的自我更新、细胞增殖、细胞存活和分化潜能。

JAK-STAT 信号通路在多种肿瘤（如乳腺癌、前列腺癌）干细胞中被异常激活。前列腺癌干细胞中多个来源于 JAK-STAT 信号通路的基因处于高表达状态，包括 IFNK、IFNGR、IL-6、集落刺激因子 2(CSF-2)和 STAT1。乳腺癌干细胞中，STAT3 是该信号通路中激活最为显著的成员。脑胶质瘤中，JAK-STAT 通路能够促进肿瘤干细胞的增殖和干性。TGF-β 通过白血病抑制因子(leukemia inhibitory factor，LIF)的作用激活 JAK-STAT 信号通路调节肿瘤干细胞的自我更新和分化能力；抑制 STAT3 则会降低肿瘤干细胞的增殖和成瘤性，并降低干性基因 *olig2* 和 *nestin* 的表达，促进细胞分化。乳腺癌干细胞中 STAT3 的抑制会降低细胞的增殖和克隆形成能力，表明 JAK-STAT 信号通路能够增强乳腺癌干细胞的干性。JAK-STAT 信号通路与肿瘤干细胞介导的肿瘤转移具有相关性。在结肠癌转移的起始阶段，肿瘤微环境介导的肿瘤干细胞中 JAK-STAT 信号传递具有重要的促进作用。JAK-STAT通路在促进髓系白血病的肿瘤干细胞中亦有贡献。急性髓性白血病来源的肿瘤干细胞体现出持续性的 JAK-STAT 信号激活，而抑制 JAK 激酶的活性则能够显著减低白血病干细胞的生长和存活，同时使白血病干细胞在再次移植时失去形成肿瘤的能力。

Hedgehog 信号通路在慢性髓性白血病、脑胶质瘤和结肠癌等肿瘤中调控肿瘤干细胞的生物学特性。在骨髓瘤中，肿瘤干细胞的 *SMO* 基因处于高表达状态，并且与 Gli1 的高转录活性相关。抑制 SMO 蛋白则会减弱肿瘤干细胞的增殖、破坏肿瘤干细胞的干性维持和自我更新。脑胶质瘤干细胞高表达多个 Hedgehog 信号通路基因，如 *Gli1*、*SHH* 和 *PATCHED1*。Hedgehog 信号通路的抑制剂能够降低肿瘤干细胞的存活和克隆形成能力，并伴随着干性相关基因表达的下调。慢性髓细胞白血病中，*SMO* 的失活会降低肿瘤干细胞的数量并改变肿瘤干细胞的分化能力。此外，Hedgehog 信号通路的活性会随着结肠癌的进程逐步升高，且肝转移肿瘤中分离出的肿瘤干细胞表达更高水平的 Snail1。 *Snail1* 是 Hedgehog 信号通路成员 Gli1 的靶基因，并在上皮间充质转化中发挥作用。因此，Hedgehog 信号通路对肿瘤干细胞的调控极有可能促进肿瘤转移。

Wnt 信号通路在调控乳腺癌和血液系统肿瘤发生、发展中具有重要的功能。Wnt 通路的激活能够促进结肠癌和乳腺癌干细胞的功能，促进肿瘤发展。此外，Wnt 通路还与肿瘤干细胞介导的转移密切相关。Wnt 活性较高的乳腺癌干细胞具有较强的淋巴转移潜能，而发生转移的乳腺癌干细胞比原位乳腺癌干细胞具有更高的 Wnt 通路活性。

此外，Notch 信号通路、PI3K 和 PTEN 信号通路、NF-κB 信号通路等也调控着肿瘤干细胞的活性。这些信号通路并非以相互独立的方式调节肿瘤干细胞的功能。例如，Notch 和 Wnt 信号通路协同作用以维持结肠癌干细胞处于未分化状态；而 Notch 信号通路也有可能通过影响 Hedgehog 和 Wnt 通路的活性调节肿瘤干细胞，促进肿瘤进程。显而易见，细胞信号网络对肿瘤干细胞的调控机制是复杂且精细的，需要深入研究。

（雷群英）

主要参考文献

[1] Chandarlapaty S，Sawai A，Scaltriti M，et al. AKT inhibition relieves feedback suppression of receptor tyrosine kinase expression and activity [J]. Cancer Cell，2011，19(1)：58－71.

[2] Ciardiello F，Tortora G. EGFR antagonists in cancer treatment [J]. N Engl J Med，2008，358(11)：1160－1174.

[3] Clevers H，Nusse R. Wnt/beta-catenin signaling and disease [J]. Cell，2012，149(6)：1192－1205.

[4] Dean M，Fojo T，Bates S. Tumour stem cells and drug resistance [J]. Nat Rev Cancer，2005，5(4)：275－284.

[5] De Craene B，Berx G. Regulatory networks defining EMT during cancer initiation and progression [J]. Nat Rev Cancer，2013，13(2)：97－110.

[6] De Roock W，Claes B，Bernasconi D，et al. Effects of KRAS，BRAF，NRAS，and PIK3CA mutations on the efficacy of cetuximab plus chemotherapy in chemotherapy-refractory metastatic colorectal cancer：a retrospective consortium analysis [J]. Lancet Oncol，2010，11(8)：753－762.

[7] Engelman JA，Luo J，Cantley LC. The evolution of phosphatidylinositol 3-kinases as regulators of growth and metabolism [J]. Nat Rev Genet，2006，7(8)：606－619.

[8] Fuchs Y，Steller H. Programmed cell death in animal development and disease [J]. Cell，2011，147(4)：742－758.

[9] Galluzzi L，Senovilla L，Vitale I，et al. Molecular mechanisms of cisplatin resistance [J]. Oncogene，2012，31(15)：1869－83.

[10] Goel S. Normalization of the vasculature for treatment of cancer and other diseases [J]. Physiol Rev，2011，91(3)：1071－1121.

[11] Gronemeyer H，Gustafsson JA，Laudet V. Principles for modulation of the nuclear receptor superfamily [J]. Nat Rev Drug Discov，2004，3(11)：950－964.

[12] Gustafson WC，Weiss WA. Myc proteins as therapeutic targets [J]. Oncogene，2010，29(9)：1249－1259.

[13] Hanahan D，Weinberg RA. Hallmarks of cancer：the next generation [J]. Cell，2011，144(5)：646－674.

[14] Henson ES.，Gibson SB. Surviving cell death through epidermal growth factor (EGF) signal transduction pathways：implications for cancer therapy [J]. Cell Signal，2006，18(12)：2089－2097.

[15] Ikushima H.，Miyazono K. TGFbeta signalling：a complex web in cancer progression [J]. Nat Rev Cancer，2010，10(6)：415－424.

[16] Jackson SP，Bartek J. The DNA-damage response in human biology and disease [J]. Nature，2009，461(7267)：1071－1078.

[17] Kalluri R，Weinberg RA. The basics of epithelial-mesenchymal transition [J]. J Clin Invest，2009，119(6)：1420－1428.

[18] Kandoth C，McLellan MD，Vandin F，et al. Mutational landscape and significance across 12 major cancer types [J]. Nature，2013，502(7471)：333－339.

[19] Kim SH，Turnbull J，Guimond S. Extracellular matrix and cell signalling：the dynamic cooperation of integrin，proteoglycan and growth factor receptor [J]. J Endocrinol，2011，209(2)：139－151.

[20] Laplante M，Sabatini DM. mTOR signaling in growth control and disease [J]. Cell，2012，149(2)：274－293.

[21] Larue L，Bellacosa A. Epithelial-mesenchymal transition in development and cancer：role of phosphatidylinositol 3'kinase/AKT pathways [J]. Oncogene，2005，24(50)：7443－7454.

[22] Lemmon MA，Schlessinger J. Cell signaling by receptor

tyrosine kinases [J]. Cell, 2010,141(7):1117 – 1134.

[23] Lu J, Getz G, Miska EA, et al. MicroRNA expression profiles classify human cancers [J]. Nature, 2005,435 (7043):834 – 838.

[24] Mantovani A. Molecular pathways linking inflammation and cancer [J]. Curr Mol Med, 2010,10(4):369 – 373.

[25] McKenna NJ, O'Malley BW. Combinatorial control of gene expression by nuclear receptors and coregulators [J]. Cell, 2002,108(4):465 – 474.

[26] Moustakas A, Heldin CH. Signaling networks guiding epithelial-mesenchymal transitions during embryogenesis and cancer progression [J]. Cancer Sci, 2007,98 (10):1512 – 1520.

[27] Okuno M, Kojima S, Matsushima-Nishiwaki R, et al. Retinoids in cancer chemoprevention [J]. Curr Cancer Drug Targets, 2004,4(3):285 – 298.

[28] Rosenbaum DM, Rasmussen SG, Kobilka BK. The structure and function of G-protein-coupled receptors [J]. Nature, 2009,459(7245):356 – 363.

[29] Shi Y, Massague J. Mechanisms of TGF-beta signaling from cell membrane to the nucleus [J]. Cell, 2003,113 (6):685 – 700.

[30] Silvera D, Formenti SC, Schneider RJ. Translational control in cancer [J]. Nat Rev Cancer, 2010,10(4): 254 – 266.

[31] Song MS, Salmena L, Pandolfi PP. The functions and regulation of the PTEN tumour suppressor [J]. Nat Rev Mol Cell Biol, 2012,13(5):283 – 296.

[32] Vanhaesebroeck B, Stephens L, Hawkins P. PI3K signalling: the path to discovery and understanding [J]. Nat Rev Mol Cell Biol, 2012,13(3):195 – 203.

[33] Venkatakrishnan AJ, Deupi X, Lebon G, et al. Molecular signatures of G-protein-coupled receptors [J]. Nature, 2013,494(7436):185 – 194.

[34] Wullschleger S, Loewith R, Hall MN. TOR signaling in growth and metabolism [J]. Cell, 2006,124(3): 471 – 484.

[35] Yu H, Lee H, Herrmann A, et al. Revisiting STAT3 signalling in cancer: new and unexpected biological functions [J]. Nat Rev Cancer, 2014,14(11):736 – 746.

12 肿瘤微环境

肿瘤微环境（tumor microenvironment，TME）是指肿瘤发生、发展的局部病理环境，是肿瘤细胞赖以生存的复杂环境。肿瘤的形成、进展和转移不只与肿瘤细胞本身有关，也与多种异型细胞相互作用有关。史蒂芬·佩吉特（Stephen Paget）在1889年提出的"种子与土壤"假说是肿瘤微环境概念的基础，该假说准确地预测到作为"种子"的肿瘤细胞定居于适合其生长的"土壤"中，肿瘤细胞必须与它周围的环境起协同作用。1979年，Lord EM等提出了肿瘤微环境的概念。近年来，大量研究提示肿瘤的发生、发展和复发不仅由恶性肿瘤细胞自身决定，而且与肿瘤微环境中非肿瘤细胞成分密切相关，肿瘤微环境已经成为癌症基础及转化研究领域的热点。

肿瘤微环境是一个动态网络，主要由多种不同的基质细胞（stroma cell，SC）和细胞外基质（extracellular matrix，ECM）组成。基质细胞主要有肿瘤相关成纤维细胞（cancer-associated fibroblast，CAF）、肿瘤相关巨噬细胞（tumor associated macrophage，TAM）和肿瘤相关脂肪细胞（cancer-associated adipocyte，CAA）等，这些细胞可以分泌多种细胞因子、趋化因子促进肿瘤增殖转移。细胞外基质中有基质金属蛋白酶（matrix metallopro-teinase，MMP）、基质蛋白和氧气等。肿瘤细胞与肿瘤微环境各成分之间相互作用、相互影响，共同决定了肿瘤细胞的归宿，在肿瘤的发生、发展及复发中发挥着重要作用。

12.1　基质细胞

肿瘤微环境中的细胞成分主要包括间充质来源细胞（成纤维细胞）、炎症/免疫细胞、血管内皮细胞、脂肪细胞等。在肿瘤进展的不同阶段，基质细胞的行为模式受到肿瘤细胞的影响和修饰。目前认为许多激活的基质细胞可促进肿瘤细胞的转移和扩散。

12.1.1　肿瘤相关成纤维细胞

CAF存在于肿瘤间质中，可通过自分泌和旁分泌途径与肿瘤细胞相互影响，在肿瘤的发生、发展过程中发挥重要作用。CAF主要来源于正常组织中已存在的成纤维细胞（normal fibroblast，NAF），后者经过肿瘤微环境中一些可溶性的细胞因子如转化生长因子β（TGF-β）、基质细胞衍生因子1（SDF-1）刺激而活化为CAF。CAF通过促进上皮间充质转化（EMT）和参与肿瘤血管生成促进肿瘤的侵袭和转移。CAF促进肿瘤生长和转移还可继发于活性氧诱导的代谢应激反应，通过低氧诱导因子1α（HIF-1α）和NF-kB信号通路发生氧化应激、自噬、糖酵解，这些分解代谢的CAF为肿瘤的生长创造了营养丰富的微环境。还有研究发现 CAF 与肿瘤耐药性相关。

CAF 通过多条通路促进肿瘤转移的发生,可以作为肿瘤转移治疗中的有效靶点。NRF2(NF‐E2相关因子 2)信号转导通路是机体抵抗内外界氧化和化学刺激的防御性信号转导通路,具有双重作用,在正常组织中可以抑制肿瘤的形成,而在肿瘤组织中促进肿瘤细胞增殖;HIF‐1α 信号通路是低氧环境下促进血管新生的重要途径。表达 CXC 趋化因子配体 14(C‐X‐C motif chemokine ligand 14,CXCL14)的 CAF 中一氧化氮合酶 1(nitric oxide synthase 1,NOS1)表达上调,从而激活 NRF2 和 HIF‐1α 信号通路;下调 NOS1 的表达可减少巨噬细胞的浸润,抑制表达 CXCL14 的 CAF 生长,从而抑制转移的发生。笔者最近的研究发现,在乳腺癌中 HIC1 这一重要的抑癌基因表达下调或失活后,旁分泌 CXCL14 到微环境中,将 NAF 激活为 CAF,进而会分泌新的趋化因子,诱使乳腺癌细胞产生 EMT,进一步诱导乳腺癌细胞向更恶性的程度发展,驱动乳腺癌的发展、转移。

多个研究表明,CAF 同肿瘤细胞及肿瘤间质中的其他细胞发生相互作用,促进肿瘤的发生、生长、侵袭及转移。CAF 产生的成纤维细胞特异蛋白‐1(fibroblast-specific protein 1,FSP‐1)是促进肿瘤细胞生长的一个重要因子。有研究显示将癌细胞移植到 FSP‐1 敲除的小鼠中很少形成肿瘤,但是相同的细胞与 FSP‐1 过表达的成纤维细胞共注射后可形成肿瘤,表明 CAF 分泌的 FSP‐1 能够改变肿瘤微环境以利于肿瘤的发展。笔者的前期研究发现,磷酸甘油酸酯激酶‐1(phosphoglycerate kinase 1,PGK1)和 CXCL12 可以促使 NAF 被转化为 CAF,促进前列腺癌细胞的增殖以及骨转移发生。肿瘤区域的 CAF 不仅能够促进肿瘤细胞的生长,也能够通过细胞‐细胞间相互作用以及分泌各种细胞因子增加癌细胞的侵袭力。研究表明,CAF 细胞中 IL‐6 的表达是 NAF 的 100 倍,并且通过 IL‐6 诱导乳腺癌细胞发生 EMT。CAF 还可以通过分泌 SDF‐1 招募内皮原始细胞促进乳腺癌的血管生成。此外,CAF 分泌的单核细胞趋化蛋白‐2(CCL2)增加了乳腺癌细胞的干性及其转移能力,其分泌的 CCL5 通过招募 CD4$^+$FoxP3$^+$ 的 Treg 细胞介导 NF‐κB 受体活化因子配体(receptor activator of NF-κB ligand,RANKL)的活化,从而促进乳腺癌的肺转移。

CAF 还可以产生促进肿瘤发生及转移的多种细胞因子,如细胞外基质蛋白和蛋白水解酶类物质,包括 SDF‐1、肝细胞生长因子(hepatocyte growth factor,HGF)、血管内皮细胞生长因子(VEGF)、血小板衍生生长因子(PDGF)、TGF‐β、胶原蛋白和纤连蛋白等。

近年来一些研究发现,CAF 也具有抑癌作用。Pallangyo 等人发现在炎症相关直肠癌中,通过敲除 CAF 中负责编码 IKKβ 的基因,抑制 NF-κB‐IKK 信号通路,结果发现这能促进肠上皮癌变细胞的增殖,同时抑制肿瘤细胞的死亡,诱导血管的形成和增强免疫细胞的募集,最终促进小鼠肿瘤的发展。而 Koliaraki 等人同样通过在炎症相关直肠癌中敲除 IKKβ 的基因,抑制 NF-κB‐IKK 信号通路,发现了相反的结果:上皮细胞的增殖减慢,免疫细胞浸润减少,IL‐6 等炎性因子的表达减少,肠道肿瘤发生率降低和肠道肿瘤数目减少,即这种抑制作用最终可以抑制肿瘤的发展。这些结果为 CAF 的研究提供了更广阔的思路,而 CAF 作为高度复杂性的细胞,需要更加谨慎地考虑其在肿瘤治疗中的应用。

12.1.2　肿瘤相关巨噬细胞

TAM 是肿瘤微环境中众多炎症细胞的主要成员,占炎症细胞总数的 30%～50%。肿瘤相关巨噬细胞起源于循环血液单核细胞或组织中的巨噬细胞。TAM 合成并分泌多种生长因子,促进血管生成,抑制免疫反应,促进肿瘤恶性进展,在肿瘤进展及转移的各个步骤中起关键作用。

TAM 是肿瘤进展和肿瘤免疫抑制的重要参与者,其募集及极化受肿瘤细胞及微环境中多种因素调控,可根据极化时表型分子的表达规律将其分为 M1 型与 M2 型两型。M1 型 TAM 的表型特点是高表达 IL‐12、IL‐23,低表达 IL‐10 等,产生大量活性氧、氮氧中间介质和炎症细胞因子包括 IL‐1、IL‐6、TNF‐α,具有杀伤微生物和肿瘤细胞能力。M2 型 TAM 主要特点为低表达 IL‐12、IL‐23,高表达 IL‐10,调节炎症反应和 Th2 的适应性免疫,促进血管生成、组织重塑与修复,在肿瘤组织内可以破坏基底细胞,引起肿瘤细胞增殖侵袭,是肿瘤微环境中浸润的高密度 TAM。其中,细胞因子在 M1 型 TAM 与 M2 型 TAM 的动态变化中起着重要作用,

IFN-γ是参与 M1 型 TAM 激活的重要因子,而抗炎症因子 IL-4、IL-13 和 IL-10 则参与 M2 型 TAM 的诱导。

早期侵袭转移阶段,肿瘤细胞释放趋化因子吸引巨噬细胞和其他炎症细胞到达肿瘤周围的基质区域,随后 TAM 可穿透基底膜,从而使肿瘤细胞逃离基底膜的束缚到达周围正常组织基质;同时 TAM 和肿瘤细胞均可刺激血管生成,提高细胞的侵袭性和运动性。TAM 可通过释放血管生成调节酶类,如基质金属蛋白酶-2(MMP-2)、MMP-7、MMP-9、MMP-12 和环氧合酶 2(cyclooxygenase 2,COX-2)等促进新生血管形成,新生血管可为肿瘤生长提供营养和氧,并为肿瘤细胞的转移提供路径。缺氧环境下 TAM 上调 HIF-1α 和 HIF-2,HIF 活化可以诱导血管新生、促进转移。

近年来,TAM 分化的分子机制研究更加深入。有研究表明,乳腺癌中 TAM 表面表达血管内皮细胞黏附分子 1(vascular cell adhesion molecular 1,VCAM-1),VCAM-1 可介导肿瘤细胞与基质细胞间的相互黏附,并且 TAM 的分化依赖于 Notch 信号通路及关键转录因子 RBPJ 的调控,去除 TAM 可恢复细胞毒性 T 淋巴细胞应答,从而抑制肿瘤生长。前列腺癌中肾母细胞瘤高表达(nephroblastoma overexpressed,NOV/CCN3)基因表达上调,可以招募巨噬细胞并促进其分化为 M2 型 TAM,其机制是 M2 型 TAM 中 NOV/CCN3 可激活 FAK/Akt/NF-kB 信号通路,导致 VEGF 表达增加,从而促进肿瘤血管生成。Wen 等在卵巢癌缺氧环境下研究发现,5-脂加氧酶(5-lipoxygenase,5-LOX)代谢物表达增加可以促进 TAM 的浸润,其机制是通过 p38 信号通路上调 TAM 中 MMP-7 的表达,增加 TNF-α 和肝素结合性表皮生长因子的释放,从而促进 TAM 的转移和侵袭。Yang 等研究还发现,miR-19a-3p 具有调节 TAM 的作用,miR-19a-3p 在 4T1 小鼠乳腺癌 TAM 中表达下调,同时伴有促进乳腺癌侵袭转移的 Fos 相关抗原 1(Fos-related antigen 1,Fra-1)基因表达上调。上调 miR-19a-3p 的表达可减少 VEGF、信号转导子和转录激活子 3(STAT3)和磷酸化 STAT3 的表达,细胞侵袭转移能力下降。

TAM 还可释放一系列直接促进肿瘤细胞浸润和转移的细胞因子及生长因子,如 VEGF、TNF-α、IL-8 和碱性成纤维细胞生长因子(basic fibroblast growth factor,bFGF)等,这些细胞因子的出现显著性地增加了肿瘤细胞的侵袭性。TAM 还能分泌表皮生长因子(EGF)、成纤维细胞生长因子(FGF)和 TGF-β 等促进肿瘤细胞的生长,释放的 VEGF 促进肿瘤血管再生,分泌 MMP-2 和 MMP-9 等降解细胞外基质,降低患者的免疫防御能力,促进肿瘤的侵袭转移。

12.1.3 髓源性抑制细胞

髓源性抑制细胞(MDSC)是一类具有免疫抑制功能的细胞群体,包括骨髓祖细胞和不成熟的髓样细胞,可抑制 T 细胞反应。肿瘤细胞产生的多种细胞因子均可诱导 MDSC 增殖,如 COX-2、IL-6、粒细胞-巨噬细胞集落刺激因子(granulocyte-macrophage colony stimulating factor,GM-CSF)、VEGF 等。肿瘤组织高表达 COX-2 可产生大量的前列腺素 E2(prostaglandin E2,PGE2),介导 MDSC 的免疫抑制作用。体外实验证实 PGE2 与其受体亚型 EP2 和 EP4 结合可激活 p38/MAPK/ERK 信号通路,导致 TGF-β 分泌增加,单核细胞 MDSC 即通过 TGF-β 通路抑制 NK 细胞的活性;沉默 COX-2 后小鼠脾脏中 CD11b⁺Gr1⁺ MDSC 聚集减少,NK 细胞活性增加,提示避免 MDSC 的免疫抑制作用可能提高宿主的抗肿瘤反应。

Oh 等在小鼠乳腺癌动物模型研究中发现,MDSC 产生的 IL-6 及 IL-6 可溶性受体 α(soluble interleukin-6 receptor α,sIL-6Rα)可持续激活 STAT3,通过 IL-6 转化信号通路促进乳腺癌细胞的侵袭。高浓度的 GM-CSF 可导致 MDSC 的累积,敲除转录因子 Kruppel 样因子 4(Kruppel like factor 4,KLF4)可通过 CXCL5/CXC 趋化因子受体 2(C-X-C motif chemokine receptor 2,CXCR2)途径降低循环血中 GM-CSF 的浓度,减少骨髓、脾、原发肿瘤灶中 MDSC 的聚集,延缓肿瘤发展,抑制肺转移灶的形成。研究还发现,MDSC 可分泌 IL-1β 和 TNF-α,通过激活 mTOR 信号通路促进肿瘤细胞的增殖。miRNA 在调节 MDSC 分化及表达过程中也起到重要作用。Wang 等在黑色素瘤及肺癌小鼠移植瘤模型中发现敲除 miR-155 可促进肿瘤中 MDSC 的聚集,导致细胞因子释放增多且肿瘤转移能力增强,提示上调 miR-155 可能抑制 MDSC 的促肿瘤转移作用。

12.1.4 肥大细胞

肥大细胞（mast cell，MC）是一种人体中广泛分布的免疫细胞，来源于骨髓造血祖细胞，刚进入外周血时处于未成熟状态，待进入外周组织后成熟并定居。生理状态下 MC 参与组织重塑、伤口修复，病理状态下 MC 分泌多种生物活性物质，如组胺、白三烯参与机体变态反应（过敏反应），还能够释放多种生长因子如 FGF－2、VEGF、TGF－β 等促进肿瘤血管生成，影响肿瘤的侵袭和转移。在 Snail 过表达且具有 *KARS* 突变的胰腺导管腺癌小鼠模型中，MC 数目增加，干细胞生长因子（stem cell factor，SCF）表达增加，同时发现在人原发胰腺导管腺癌组织中 Snail 过表达也与 MC 浸润增加相关，并且与 SCF 表达呈正相关。另有研究证实，表达 SCF 的肿瘤组织可以招募 MC 至原发肿瘤部位，通过释放 MMP－9、VEGF 等调节因子促进肿瘤早期阶段的发展，在此过程中 KIT 下游信号通路 FES 酪氨酸蛋白激酶起关键作用。MC 还可与 MDSC 相互作用，增加 MDSC 的免疫抑制功能，协同增加细胞因子 IL－6、IL－13、TNF－α 和巨噬细胞炎性蛋白 1α（macrophage inflammatory protein 1α，MIP－1α）的产生。

12.1.5 肿瘤相关脂肪细胞

CAA 能够修改肿瘤细胞表型，从而导致其侵袭力和转移力增强。CAA 不同于正常脂肪细胞，其脂滴减少，成熟脂肪细胞标志物减少，炎性因子和蛋白酶表达增加，通过旁分泌途径产生促瘤作用。脂肪细胞是乳腺组织中主要的基质细胞类型之一。除了是乳腺的基质外，脂肪细胞同样是骨髓中的主要成分，而骨髓是乳腺肿瘤进展后经常发生转移的部位。研究表明，脂肪细胞也能够分泌包括 TNF－α、瘦素（leptin）、抵抗素（resistin）、脂联素（adiponectin）、内脏脂肪素（visfatin）等细胞因子、生长因子和激素，这些因子被称为"脂肪因子"，被认为在乳腺导管形成过程中起重要作用。Dirat 观察到人类和鼠类的肿瘤细胞与成熟脂肪细胞共同培养后在体内外均表现出了较强的侵袭力。这项研究还报道了将脂肪细胞与肿瘤细胞共同培养能够得到一种脂肪细胞标志降低的表型。这些标志物的变化是与某些蛋白酶的过表达有关，包括 MMP－11、促炎细胞因子（IL－6 和 IL－1β），这些蛋白酶在肿瘤细胞获得侵袭状态时起到重要作用。

12.1.6 基质细胞产生的细胞因子

基质细胞可以产生促进肿瘤细胞浸润和转移的细胞因子及生长因子，而肿瘤细胞的微环境中存在的细胞因子使肿瘤细胞获得对恶性生长极其重要的特性：通过自分泌反馈通路的自主性生长；无限的复制潜力；持久的血管生成；对负性生长信号的不敏感性；获得的侵袭潜能（图 12－1）。

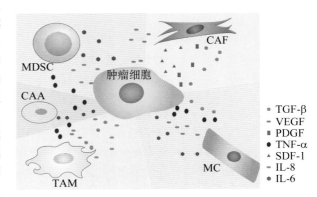

图 12－1　肿瘤微环境中基质细胞及细胞因子网络

　　肿瘤微环境是细胞外基质和基质细胞等多个组成部分的动态组合，其中，基质细胞通过分泌多种细胞因子、趋化因子和其他生长因子，如 TGF－β、VEGF、PDGF、TNF－α、SDF－1、IL－8、IL－6 等来促进肿瘤的生长、侵袭和转移。肿瘤微环境中基质细胞及细胞因子网络促进肿瘤细胞发生、发展，而肿瘤细胞和肿瘤微环境的相互作用共同决定了肿瘤细胞的归宿

（1）TGF－β

TGF－β 是一种多功能蛋白质，可以影响多种细胞的生长、分化及细胞凋亡，具有免疫调节等功能。TGF－β 是 EMT 过程中的重要调控因子，TGF－β 诱导 EMT 的过程是通过经典的 Smad 依赖或非经典的 Smad 不依赖方式进行。此外，miRNA 在 TGF－β 介导的细胞 EMT 过程中也发挥重要作用。研究表明，TGF－β 可以通过抑制 miR－200 的表达，上调 *ZEB1* 和 *ZEB2* 的表达，进而抑制 E-钙黏蛋白的表达来诱导 EMT 的发生。TGF－β 可在破骨过程中释放，并刺激骨转移的乳腺癌细胞分泌多种因子以加重溶骨性骨破坏，在骨转移进程中起到关键性作用。另外，TGF－β 也是一种促血管生成因子，参与骨转移灶的新生血管形成，从而加速骨转移进程。

（2）VEGF

VEGF 是一种特异性促使血管内皮细胞增殖的有丝分裂原，是由多种亚型组成的多家族蛋白质，在许多正常组织中呈低水平表达，但在多种恶性肿瘤中呈高表达，并且在肿瘤的发生、发展和转移过程中起重要作用。目前，研究发现 VEGF 家族共包含五大成员：VEGF（也称为 VEGF - A）、VEGF - B、VEGF - C、VEGF - D 和胎盘生长因子（placental growth factor，PGF），五大成员均与血管发育、生成密切相关，而 VEGF - C 还与淋巴管内皮生成有关联。VEGF 在体外能够诱导内皮细胞增生、迁移，抑制内皮细胞凋亡；在体内，VEGF 在血管生成中起着举足轻重的作用，促进血管生成、增强血管渗透性。

VEGF 是肿瘤血管生成的主要因子，在多种肿瘤的发生、生长和转移过程中发挥重要作用。很多研究已经证实高表达 VEGF 的乳腺癌患者生存期往往较短；HGF - VEGF 可以促进胃癌的增殖转移；VEGF - VEGFR 信号通路促进结肠癌 EMT 发生，最终导致肿瘤的转移和浸润。研究发现，针对晚期乳腺癌患者，检测癌组织中 VEGF 蛋白含量，对其治疗效果有预示价值。也有研究发现胰岛素样生长因子 1 受体/胰岛素受体（IGF1R/INSR）抑制剂（BI885578）可以靶向 VEGF，提高结直肠癌患者的临床生存率。

（3）PDGF

PDGF 和 TGF - β 信号通路是 CAF 经典下游信号通路。研究表明，肿瘤基质 CAF 过表达 PDGF 受体，与肿瘤易转移和预后差密切相关。PDGF 可以刺激 CAF 中糖蛋白斯钙素 1（stanniocalcin-1，STC1）表达上调，原位结肠癌小鼠模型中抑制 CAF 中 STC1 的表达，可减少肿瘤细胞进入血管，抑制细胞的 EMT，从而减少远处转移的发生。提示以 PDGF 信号通路中关键分子为靶点的治疗可能为抑制 CAF 提供新途径。

（4）TNF - α

TNF 是一种能使肿瘤发生出血、坏死的细胞因子，已发现的 TNF 家族成员共有 13 种，它们在调节适应性免疫、杀伤靶细胞和诱导细胞凋亡等过程中发挥重要作用。TNF - α 主要来源于肿瘤相关巨噬细胞，肿瘤细胞也能以自分泌的形式分泌 TNF - α。早期 TNF - α 被认为在恶性肿瘤中具有抗肿瘤活性，然而越来越多的证据表明组织中局部持续低剂量的

TNF - α 刺激能够促进肿瘤细胞的生长、侵袭和转移。同时，TNF - α 也是一个重要的促炎因子，介导广泛的生物学活性，在炎症、凋亡、细胞增殖和分化方面有重要的生物学作用。

（5）SDF - 1

SDF - 1 又名 CXCL12，属于 CXC 族趋化因子成员，编码序列位于 10q11.1，编码 89 个氨基酸残基，是生物体内一种关键的趋化因子。趋化因子受体 4（C-X-C chemokine receptor type 4，CXCR4）是 SDF - 1 的受体，表达于多种干/祖细胞表面，可与 SDF - 1 耦合介导其迁移。历来认为，CXCL12 只能与 CXCR4 这个唯一的受体结合来调控生物学功能，但最近研究发现一种新的趋化因子受体 CXCR7（ACKR3），广泛分布于软骨、心脏、脑、脾、肾等多种肿瘤细胞中，CXCR7 和 CXCR4 同属 CXC 系列趋化因子的受体，可以促进细胞迁移、血管新生，肿瘤发生、侵袭、转移和抗细胞凋亡。

很多研究发现，心肌缺血、血管内膜损伤可上调 SDF - 1 的表达。有研究证实，SDF - 1/CXCR4 可通过激活多种信号转导通路介导肿瘤细胞的免疫逃避；还有研究在结肠癌和乳腺癌中证实阻断 SDF - 1/CXCR4 轴可以抑制肿瘤细胞的生长、迁移、血管生成、侵袭和转移；而 SDF - 1/CXCR4/CXCR7 轴激活可以影响肿瘤的增殖转移；SDF - 1/CXCR4 在卵巢癌转移中起重要作用，黄体素拮抗剂米非司酮（mifepristone）（RU486）可以有效抑制 CXCR4 的表达，从而抑制卵巢癌增殖转移。研究发现，过表达 CXCR7 的人乳腺癌细胞株和对照组相比，细胞增殖能力明显增强，而过表达 SDF - 1 的乳腺癌细胞株的侵袭和转移能力增加，并且 SDF - 1 的表达与乳腺癌患者的无病生存和总生存负相关。笔者的前期研究发现，在前列腺癌中，SDF - 1 耦联 CXCR4 诱导 EMT 发生而促进肿瘤转移。

（6）IL - 8

IL - 8（CXCL8）是 Yoshimura 等首先发现的中性粒细胞趋化因子，其通过与表达 CXCR1 或 CXCR2 受体的中性粒细胞、T 淋巴细胞等结合，趋化并激活炎症细胞进入炎症部位，发挥生物学效应。IL - 8 主要的生物学活性是吸引和激活中性粒细胞，曾被命名为中性粒细胞激活肽（neutrophil-activating peptide，NAP）、粒细胞趋化肽（granulocyte chemotactic protein，GCP）、中性粒细胞激活因子（neutrophil-activating factor，NAF）

等。中性粒细胞与 IL-8 接触后发生形态变化,定向游走到反应部位并释放一系列活性产物;这些作用可导致机体局部的炎症反应,达到杀菌和细胞损伤的目的。近年来研究发现,IL-8 表达紊乱与肿瘤的发生、发展、侵袭和转移有着密切关系。Yao 等在裸鼠实验中发现,肿瘤细胞的增殖速度在沉默 IL-8 的表达后明显降低。体外的 MTT 实验和流式细胞仪检测结果显示,下调 IL-8 表达后,人乳腺癌细胞 MDA-MB-231 的增殖和周期没有明显变化,说明 IL-8 可能只在体内抑制乳腺癌细胞的生长。Acosta 等发现,IL-8 可能会通过限制肿瘤细胞衰老而在早期促进肿瘤生长。Bendre 等利用 MDA-MB-231 反复心内注射,获得高转移性的乳腺癌细胞 MDA-MET。Yao 等发现,IL-8 在乳腺癌中的表达与淋巴结的转移、HER-2 的水平呈正相关。Choi 等证实在 ER、PR、HER-2 的三阴性乳腺癌中,IL-8 有较高的分泌量,且肿瘤预后差。

（7）IL-6

IL-6 是一种多肽,由 2 条糖蛋白链组成;1 条为 α 链,相对分子质量 80 000;另 1 条为 β 链,相对分子质量 130 000。α 链缺少胞内区,只能以低亲和性与 IL-6 结合,所形成的复合物迅即与高亲和性的 β 链结合,通过 β 链向细胞内传递信息。IL-6 能够刺激参与免疫反应的细胞增殖、分化并提高其功能。IL-6 的生物学特性有:诱导 B 细胞分化、支持浆细胞瘤和骨髓瘤增生、诱导 IL-2 和 IL-2 受体表达、诱导单核细胞分化、诱导细胞毒性 T 淋巴细胞(CTL)、增强自然杀伤(NK)细胞活性、诱导急性期反应蛋白并刺激肝细胞、诱导神经元分化、诱导肾小球系膜细胞生长、诱导角质化细胞生长、抑制细胞凋亡、支持造血干细胞分化等。暴露于 IL-6 环境中的肿瘤细胞显示出一些恶性特征,比如提高了肿瘤细胞的侵袭、转移及化疗抵抗能力。研究发现,IL-6 可以通过活化 STAT3 信号通路,进而活化 NF-κB 及其下游的 Lin28 和 let-7,诱导胚胎干细胞的自我更新,从而形成一个正反馈通路。也有研究显示 IL-6 是很强的 EMT 诱导因子,能诱导上皮型的乳腺癌细胞株向间充质表型转化;EMT 过程能在体外产生具有干细胞特性的 CD44$^+$/CD24$^-$ 标记的乳腺癌干细胞亚群,而这群细胞具有高度的辐射抵抗能力。

12.2　细胞外基质

ECM 是由多种蛋白质组成,包括层粘连蛋白、纤连蛋白、Ⅳ 型胶原蛋白、巢蛋白和蛋白多糖。ECM 能够给基质中的细胞和周围的组织提供支撑,并且能够储备细胞因子和生长因子。配体与 ECM 中的蛋白结合可激发多种细胞活性,诱发一系列信号转导通路。在肿瘤进展过程中,通过肿瘤细胞分泌 ECM 蛋白,翻译后修饰及蛋白质水解重塑等来调节 ECM 的成分。调节肿瘤细胞内信号转导,改变细胞 ECM 黏附作用或影响基质结构所造成的 ECM 成分的改变,可以影响肿瘤进展。

（1）E-钙黏蛋白

E-钙黏蛋白是跨膜蛋白中钙黏蛋白家族的重要成员,主要作用在于调节同型细胞间黏附作用。肿瘤由非侵袭性转变为侵袭性表型的过程包含了一系列变化,包括钙黏蛋白依赖的细胞间黏附缺失、EMT、ECM 的局部降解和重组。E-钙黏蛋白的胞内段通过与某些连环蛋白家族成员与细胞骨架肌动蛋白相互作用,可激活其胞外段参与调节细胞间黏附作用。肿瘤细胞 E-钙黏蛋白缺失伴随着 EMT,并且能够被基质细胞调节。例如成纤维细胞释放出类似 MMP-3 的 E-钙黏蛋白裂解酶。E-钙黏蛋白缺失的后果是肿瘤内的细胞能够从原发肿瘤中分离并移动,最终转移。事实上,有证据表明,E-钙黏蛋白缺失标志着肿瘤恶化,并且与侵袭性乳腺癌远处转移和不良预后有关。

（2）整联蛋白

肿瘤细胞通过整联蛋白(intergin)受体与 ECM 相互作用,整联蛋白受体是一种由多种组合的 α、β 亚单位形成的异二聚体。不同亚单位组合可以形成多达 24 种不同的整联蛋白,这样就保证了整联蛋白的异质性,每种组合都是独特的,并且有些仅针对特定的 ECM 成分起作用。整联蛋白与 ECM 成分绑定能够诱发调节细胞生长、生存、黏附、迁移和浸润等相关细胞内信号通路。考虑到整联蛋白的黏附调节功能,整联蛋白被指出与肿瘤转移有关。例如,β1-整联蛋白突变的异位表达能够上调整联蛋白/生长因子依赖信号通路,从而导致体内外正常组织生成过程缺失,而肿瘤发生增加。除此之外,β1 整联蛋白的过表达能够引起细胞内黏附分解和细胞分散。更重要的是,肿瘤细胞能够改变整联蛋白表达,并且所表达的整联蛋白类型由肿瘤微环境中的刺激因素决定。肿瘤细胞倾向于抑制整联蛋白的表达，从而保证肿瘤细胞黏附至骨髓，而在骨髓中能够维持肿瘤细胞的生存、迁移和增殖的整联蛋白表达明显加强。

（3）基质金属蛋白酶

肿瘤浸润涉及了整联蛋白结合，进而分泌出MMP来降解、重塑骨髓和ECM。实体肿瘤的生长、局部侵袭和远处转移均需要ECM成分的降解。MMP不仅仅能够降低骨髓、细胞-细胞、细胞-ECM的黏附分子含量，也能够激活生长因子和其他不活动的MMP参与并增加肿瘤的ECM降解，包括乳腺癌在内的多种肿瘤高表达MMP。ECM的活动能够影响肿瘤细胞内MMP的产生和分布。β1整联蛋白家族在基质重塑过程中有很重要的作用，其过表达能够引起细胞间黏附破坏和细胞分散。因此，肿瘤微环境中整联蛋白的激活、表达及与MMP的相互依存关系均有助于基质重塑。与正常和增生的组织相比较，MMP-2和MMP-9在乳腺导管原位癌中高表达。同样，在其他研究中也观察到了癌前病变周围基质中MMP-1、MMP-2、MMP-3、MMP-9、MMP-11的表达增加。在侵袭性肿瘤患者中，肿瘤基质中MMP-1、MMP-12的表达增加被认为与不良预后有关。

12.3 肿瘤微环境和肿瘤转移

目前，恶性肿瘤的发病原因及发生机制尚不十分明了，而肿瘤转移的特性不仅展现出肿瘤的恶性行为，也成为肿瘤治疗的难点。肿瘤转移是恶性肿瘤的基本特征和重要标志，是大多数癌症患者的主要致死原因，而肿瘤微环境与肿瘤转移息息相关。肿瘤发生转移是由肿瘤细胞内在特性改变所决定的，是肿瘤细胞和肿瘤微环境之间一系列复杂的多因素、多步骤、多基因相互作用的过程，探讨肿瘤微环境与肿瘤转移的关系，对于预防肿瘤转移、降低肿瘤转移的发生率，以及肿瘤的诊断及治疗均具有重要的意义。

肿瘤转移这一复杂过程包括以下7个阶段：① 原发瘤发展为侵袭性肿瘤；② 肿瘤细胞侵袭基底膜；③ 肿瘤细胞进入淋巴系统和血液循环系统并随之在体内转移；④ 在循环系统中形成瘤栓并转运到远处靶器官；⑤ 滞留于靶器官微血管中；⑥ 穿出血管并形成微小转移灶；⑦ 肿瘤血管形成并在继发组织器官继续生长。在肿瘤转移过程中，肿瘤细胞的游离、迁移、侵袭、适应和肿瘤细胞与肿瘤微环境的相互作用关系密切，特别是肿瘤微环境中CAF、TAM、TGF-β和TNF-α等在肿瘤的转移中发挥着重要作用。

整联蛋白α高表达于CAF，并能够调节胰岛素样生长因子2（IGF2）的表达，促进肿瘤转移。CAF也通过表达层粘连蛋白，使其与肿瘤细胞受体结合，促使肿瘤细胞黏着于血管基底膜进而发生肿瘤转移。VEGF、bFGF、IL-8等血管生成因子，与CAF及肿瘤细胞相互作用，通过促进内皮细胞的侵袭和迁移及肿瘤血管的生成，进而促进肿瘤转移。TAM通过合成和分泌表皮生长因子（EGF）等细胞因子，促进血管形成，并引导肿瘤细胞在间质中向血管运动，促进肿瘤的转移。TGF-β在肿瘤细胞中可诱导表达VEGF、MMP-2和MMP-9，负调控MMP抑制因子，可促进肿瘤血管新生，有利于肿瘤细胞的迁移和浸润，促使肿瘤细胞发生转移。TNF-α可调节脂肪组织中的芳香化酶的表达，从而使体内雌激素水平升高，加强肿瘤内血管生成，促进肿瘤向周围组织的浸润。

12.4 肿瘤微环境和肿瘤预后

肿瘤微环境对肿瘤的发生、发展发挥着不可忽视的作用，虽然目前有很多临床前研究和临床试验陆续发现和验证微环境中的治疗靶点，并取得一定的进展，但由于肿瘤微环境复杂多变，异质性极高，仍有很多机制不明。

CAF和肿瘤的预后关系密切，如肿瘤间质细胞中成纤维细胞活化蛋白（fibroblast activation protein，FAP）高表达的结直肠癌或胰腺癌患者，生存时间较短；血小板衍生生长因子受体β（PDGFR-β）及富含半胱氨酸的酸性分泌蛋白（secreted protein acidic and rich in cysteine，SPARC）的表达多少也往往和肿瘤预后有关。在CAF相关抗肿瘤药物当中，FAP抗体应该是最成熟的候选药。2006年，昔洛珠单抗（sibrotuzumab，人源化抗FAP-α抗体）在结直肠癌及非小细胞肺癌患者中进行了Ⅰ期临床试验，这是最早关于肿瘤间质细胞相关抗肿瘤药物的临床研究。他们发现，抗FAP抗体在肿瘤组织中高度摄取的同时，由于正常组织中摄取较少，治疗具有特异性,或许可以成为有效的上皮恶性肿瘤的靶向治疗药物。Yasuhiko 等用 KMl2SM(高转移性的人肠癌细胞)构建了裸鼠肠癌伴肝转移模型,其肿瘤间质细胞高表达血小板衍生生长因子受体(PDGFR),再分别用伊马替尼(imatinib,抗 PDGFR 抗体)、伊立替康或两者联合使用治疗,发现伊马替尼联合伊立替康提高了抗肿瘤疗效,可显著抑制肿瘤的生长,减少淋巴结的转移,缩小肝转移灶的大小。Hedgehog(Hh)等作为新研究发现的 CAF 受体,未来在肿瘤治疗上也许将扮演重要角色。

TAM 在肿瘤中的浸润与预后不良密切相关。临床研究证实,通过宾达利(bindarit)抑制单核细胞趋化蛋白-1(MCP-1,CCL2)的表达能抑制巨噬细胞募集及肿瘤生长。人单克隆抗体 RG7155 显著抑制 CSF-1R 二聚化,从而减少巨噬细胞浸润并激活淋巴细胞。曲贝替定(trabectedin,ET-743)是一类用于治疗软组织肉瘤和复发性卵巢癌的抗癌药物,可以通过肿瘤坏死因子相关凋亡诱导配体(TRAIL)受体激活外源性凋亡通路,从而特异性抑制 TAM。它不仅能靶向抑制 TAM 的功能,而且能直接影响巨噬细胞调控的宿主防御反应。刺激 TLR7 可促使 M2 型 TAM 向 M1 型 TAM 转化,增加诱导型一氧化氮合酶(iducible nitric oxide synthase,iNOS)和 MHC Ⅱ 的表达,抑制 TGF-β 的分泌,促使肿瘤细胞凋亡。聚乙烯亚胺(polyethyleneimine,PEI)可以通过固有免疫应答信号 TLR4 信号途径使 TAM 从 M2 型极化为 M1 型,促进 IL-12 的分泌,发挥抑制肿瘤的作用。

12.5 结语

肿瘤的发生、发展是个复杂的病理过程,其中,肿瘤微环境与肿瘤发生、发展有着密切的关系。肿瘤的发生、发展不仅取决于肿瘤细胞的内因,同时也依赖其微环境中的外因,肿瘤微环境中各种细胞通过各种途径影响着肿瘤细胞的生物学特性。进一步研究肿瘤微环境中各个组成成分和肿瘤之间的相互影响,可望为肿瘤的诊断和治疗提供新的线索。

总之,肿瘤微环境的研究能够为攻克癌症提供新视角,有助于加深对肿瘤本质的认识,探索有效的治疗靶点,具有重要的理论价值和潜在的临床意义。

(翁晓玲　王建华)

主要参考文献

[1] 许晶,管晓翔.肿瘤微环境的组成及其在肿瘤转移中的作用[J].癌症进展,2014,12(2):144-148.

[2] 杨芳,于雁.肿瘤微环境——肿瘤转移的关键因素[J].中国肺癌杂志,2005,18(1):48-54.

[3] Augsten M, Sjoberg E, Frings O, et al. Cancer-associated fibroblasts expressing CXCL14 rely upon NOS1-derived nitric oxide signaling for their tumor-supporting properties [J]. Cancer Res, 2014, 74(11): 2999-3010.

[4] Chanmee T, Ontong P, Konno K, et al. Tumor-associated macrophages as major players in the tumor microenvironment [J]. Cancers (Basel), 2014, 6(3): 1670-1690.

[5] Chen PC, Cheng HC, Wang J, et al. Prostate cancer-derived CCN3 induces M2 macrophage infiltration and contributes to angiogenesis in prostate cancer microenvironment [J]. Oncotarget, 2014, 5(6): 1595-1608.

[6] Desai N, Trieu V, Damascelli B, et al. SPARC expression correlates with tumor response to albumin-bound paclitaxel in head and neck cancer patients [J]. Transl Oncol, 2009, 2(2): 59-64.

[7] Dirat B, Bochet L, Dabek M, et al. Cancer-associated adipocytes exhibit an activated phenotype and contribute to breast cancer invasion [J]. Cancer Res, 2011, 71(7): 2455-2465.

[8] Erler JT, Weaver VM. Three-dimensional context regulation of metastasis [J]. Clin Exp Metastasis, 2009, 26(1): 35-49.

[9] Franklin RA, Liao W, Sarkar A, et al. The cellular and molecular origin of tumor-associated macrophages [J]. Science, 2014, 344(6186): 921-925.

[10] Gazzaniga S, Bravo AI, Guglielmotti A, et al. Targeting tumor-associated macrophages and inhibition of MCP-1 reduce angiogenesis and tumor growth in a human melanoma xenograft [J]. J Invest Dermatol, 2007, 127(8): 2031-2041.

[11] Germano G, Frapolli R, Belgiovine C, et al. Role of macrophage targeting in the antitumor activity of trabectedin [J]. Cancer Cell, 2013, 23(2): 249-262.

[12] Grum-Schwensen B, Klingelhofer J, Berg CH, et al. Suppression of tumor development and metastasis formation in mice lacking the S100A4(mts1) gene [J]. Cancer Res, 2005, 65(9): 3772-3780.

[13] Huang Z, Yang Y, Jiang Y, et al. Anti-tumor immune

responses of tumor-associated macrophages via toll-like receptor 4 triggered by cationic polymers [J]. Biomaterials, 2013,34(3):746 - 755.

[14] Hugo H J, Lebret S, Tomaskovic-Crook E, et al. Contribution of fibroblast and mast cell (afferent) and tumor (efferent) IL – 6 effects within the tumor microenvironment [J]. Cancer Microenviron, 2012, 5 (1):83 - 93.

[15] Hung SP, Yang MH, Tseng KF, et al. Hypoxia-induced secretion of TGF-beta1 in mesenchymal stem cell promotes breast cancer cell progression [J]. Cell Transplant, 2013,22(10):1869 - 1882.

[16] Jung Y, Kim JK, Shiozawa Y, et al. Recruitment of mesenchymal stem cells into prostate tumours promotes metastasis [J]. Nat Commun, 2013,4: 1795.

[17] Junttila MR, de Sauvage FJ. Influence of tumour micro-environment heterogeneity on therapeutic response [J]. Nature, 2013,501(7467):346 - 354.

[18] Kartha VK, Stawski L, Han R, et al. PDGFRbeta is a novel marker of stromal activation in oral squamous cell carcinomas [J]. PLoS One, 2016,11(4):e0154645.

[19] Kinugasa Y, Matsui T, Takakura N. CD44 expressed on cancer-associated fibroblasts is a functional molecule supporting the stemness and drug resistance of malignant cancer cells in the tumor microenvironment [J]. Stem Cells, 2014,32(1):145 - 156.

[20] Knab LM, Ebine K, Chow CR, et al. Snail cooperates with Kras G12D in vivo to increase stem cell factor and enhance mast cell infiltration [J]. Mol Cancer Res, 2014,12(10):1440 - 1448.

[21] Kojima Y, Acar A, Eaton EN, et al. Autocrine TGF-beta and stromal cell-derived factor-1 (SDF – 1) signaling drives the evolution of tumor-promoting mammary stromal myofibroblasts [J]. Proc Natl Acad Sci U S A, 2010,107(46):20009 - 20014.

[22] Koliaraki V, Pasparakis M, Kollias G. IKKbeta in intestinal mesenchymal cells promotes initiation of colitis-associated cancer [J]. J Exp Med, 2015, 212 (13):2235 - 2251.

[23] Kwok E, Everingham S, Zhang S, et al. FES kinase promotes mast cell recruitment to mammary tumors via the stem cell factor/KIT receptor signaling axis [J]. Mol Cancer Res, 2012,10(7):881 - 891.

[24] Lewis CE, Pollard JW. Distinct role of macrophages in different tumor microenvironments [J]. Cancer Res, 2006,66(2):605 - 612.

[25] Liu J, Zhang Y, Zhao J, et al. Mast cell: insight into

remodeling a tumor microenvironment [J]. Cancer Metastasis Rev, 2011,30(2):177 - 184.

[26] Mao Y, Keller ET, Garfield DH, et al. Stromal cells in tumor microenvironment and breast cancer [J]. Cancer Metastasis Rev, 2013,32(1 - 2):303 - 315.

[27] Mao Y, Sarhan D, Steven A, et al. Inhibition of tumor-derived prostaglandin-e2 blocks the induction of myeloid-derived suppressor cells and recovers natural killer cell activity [J]. Clin Cancer Res, 2014,20(15): 4096 - 4106.

[28] Martinez-Outschoorn UE, Lisanti MP, Sotgia F. Catabolic cancer-associated fibroblasts transfer energy and biomass to anabolic cancer cells, fueling tumor growth [J]. Semin Cancer Biol, 2014,25:47 - 60.

[29] Mok S, Koya RC, Tsui C, et al. Inhibition of CSF – 1 receptor improves the antitumor efficacy of adoptive cell transfer immunotherapy [J]. Cancer Res, 2014,74(1): 153 - 161.

[30] Noy R, Pollard JW. Tumor-associated macrophages: from mechanisms to therapy [J]. Immunity, 2014, 41 (1):49 - 61.

[31] Oh K, Lee OY, Shon SY, et al. A mutual activation loop between breast cancer cells and myeloid-derived suppressor cells facilitates spontaneous metastasis through IL-6 trans-signaling in a murine model [J]. Breast Cancer Res, 2013,15(5):R79.

[32] Orimo A, Gupta PB, Sgroi DC, et al. Stromal fibroblasts present in invasive human breast carcinomas promote tumor growth and angiogenesis through elevated SDF – 1/CXCL12 secretion [J]. Cell, 2005, 121(3):335 - 348.

[33] Pallangyo CK, Ziegler PK, Greten FR. IKKbeta acts as a tumor suppressor in cancer-associated fibroblasts during intestinal tumorigenesis [J]. J Exp Med, 2015, 212(13):2253 - 2266.

[34] Peng J, Tsang JY, Li D, et al. Inhibition of TGF-beta signaling in combination with TLR7 ligation re-programs a tumoricidal phenotype in tumor-associated macrophages [J]. Cancer Lett, 2013,331(2):239 - 249.

[35] Rajala MW, Scherer PE. Minireview: the adipocyte — at the crossroads of energy homeostasis, inflammation, and atherosclerosis [J]. Endocrinology, 2003, 144(9): 3765 - 3773.

[36] Ribelles N, Santonja A, Pajares B, et al. The seed and soil hypothesis revisited: current state of knowledge of inherited genes on prognosis in breast cancer [J]. Cancer Treat Rev, 2014,40(2):293 - 299.

［37］ Saleem SJ，Martin RK，Morales JK，et al. Cutting edge：mast cells critically augment myeloid-derived suppressor cell activity［J］. J Immunol，2012,189(2)：511－515.

［38］ Scott AM，Wiseman G，Welt S，et al. A Phase I dose-escalation study of sibrotuzumab in patients with advanced or metastatic fibroblast activation protein-positive cancer［J］. Clin Cancer Res，2003,9(5):1639－1647.

［39］ Shinagawa K，Kitadai Y，Tanaka M，et al. Stroma-directed imatinib therapy impairs the tumor-promoting effect of bone marrow-derived mesenchymal stem cells in an orthotopic transplantation model of colon cancer ［J］. Int J Cancer，2013,132(4):813－823.

［40］ Sun X，Cheng G，Hao M，et al. CXCL12/CXCR4/CXCR7 chemokine axis and cancer progression ［J］. Cancer Metastasis Rev，2010,29(4):709－722.

［41］ Talmadge JE，Gabrilovich DI. History of myeloid-derived suppressor cells［J］. Nat Rev Cancer，2013,13(10):739－752.

［42］ Tan W，Zhang W，Strasner A，et al. Tumour-infiltrating regulatory T cells stimulate mammary cancer metastasis through RANKL-RANK signalling ［J］. Nature，2011,470(7335):548－553.

［43］ Tsuyada A，Chow A，Wu J，et al. CCL2 mediates cross-talk between cancer cells and stromal fibroblasts that regulates breast cancer stem cells［J］. Cancer Res，2012,72(11):2768－2779.

［44］ Walter K，Omura N，Hong SM，et al. Overexpression of smoothened activates the sonic hedgehog signaling pathway in pancreatic cancer-associated fibroblasts ［J］. Clin Cancer Res，2010,16(6):1781－1789.

［45］ Wang J，Ying G，Wang J，et al. Characterization of phosphoglycerate kinase-1 expression of stromal cells derived from tumor microenvironment in prostate cancer progression［J］. Cancer Res，2010,70(2):471－480.

［46］ Wang J，Yu F，Jia X，et al. MicroRNA－155 deficiency enhances the recruitment and functions of myeloid-derived suppressor cells in tumor microenvironment and promotes solid tumor growth［J］. Int J Cancer，2015,136(6):E602－613.

［47］ Wen Z，Liu H，Li M，et al. Increased metabolites of 5-lipoxygenase from hypoxic ovarian cancer cells promote tumor-associated macrophage infiltration ［J］. Oncogene，2015,34(10):1241－1252.

［48］ Yang J，Zhang Z，Chen C，et al. MicroRNA-19a-3p inhibits breast cancer progression and metastasis by inducing macrophage polarization through downregulated expression of Fra-1 proto-oncogene ［J］. Oncogene，2014,33(23):3014－3023.

［49］ Yu F，Shi Y，Wang J，et al. Deficiency of Kruppel-like factor KLF4 in mammary tumor cells inhibits tumor growth and pulmonary metastasis and is accompanied by compromised recruitment of myeloid-derived suppressor cells［J］. Int J Cancer，2013,133(12):2872－2883.

［50］ Zhao T，Du H，Ding X，et al. Activation of mTOR pathway in myeloid-derived suppressor cells stimulates cancer cell proliferation and metastasis in lal(-/-) mice ［J］. Oncogene，2015,34(15):1938－1948.

13 肿瘤免疫

13.1 概述

免疫学最初作为细菌学的一部分，是伴随着预防传染病的研究而兴起，随后作为微生物学的一个分支。随着研究的深入，人们发现诸多免疫现象与微生物其实并不相关。免疫系统不但可侦测识别入侵的病原微生物，还可侦测识别异常的自身成分，并与机体健康的自身成分加以区分，最后清除，它具有高度特异性、强大有效性和长久记忆性的特点。从20世纪40年代开始，随着细胞生物学、生物化学、分子生物学、遗传学及表观遗传学的发展与渗透，免疫学飞跃发展成为一门完全独立的学科，同时与许多基础与临床医学领域融合，形成众多的新兴边缘学科包括肿瘤免疫学。

肿瘤免疫学研究肿瘤发生、发展过程中机体对肿瘤的免疫应答与耐受，建立肿瘤免疫诊断，并研发免疫防治策略与药物。肿瘤免疫有很长的研究历史，19世纪末，纽约外科医生威廉·科里（William Coley）利用患者自身化脓性细菌治疗肿瘤取得过零星的成功。当时还发现肿瘤多发生于慢性炎症部位，且病理检查也发现肿瘤组织中有炎症细胞的存在。50多年前瑞典肿瘤学家 Ingegerd 和 Karl Hellström 夫妇及其同事也发现大量的免疫细胞进入了肿瘤组织，但肿瘤却没有被清除，依旧不受限制地生长。后来发现慢性病原体感染引起的慢性炎症与肿瘤的发生、发展存在密切联系，如幽门螺杆菌与胃癌、乙型及丙型肝炎病毒与肝癌、EB病毒与鼻咽癌、HIV感染与卡波西肉瘤、溃疡性结肠炎与结肠癌、慢性胰腺炎与胰腺癌、人乳头状瘤病毒与宫颈癌等。肿瘤学家把免疫与肿瘤之间存在的肿瘤组织中具有免疫成分但却无法清除肿瘤这种似乎相互矛盾的联系称为 Hellström 悖论。根据10年间肿瘤免疫的研究进展，2011年，Hanahan 和 Weinberg 在 *Cell* 杂志发表的论文中新增了2个与肿瘤免疫密切相关的肿瘤细胞基本特征，即避免免疫摧毁（avoiding immune destruction）和促进肿瘤的炎症（tumor promotion inflammation），充分阐述了肿瘤免疫对肿瘤发生、发展的重要生物学意义。

肿瘤治疗主要包括局部性的手术切除与放疗，以及全身性的化疗、内分泌治疗、靶向治疗和免疫治疗。其中，免疫治疗被 *Science* 杂志评为2013年的十大科学进展之首，具有一般疗法难以比拟的优势，为肿瘤治疗带来了巨大希望。

13.2 肿瘤免疫微环境

通过对肿瘤数十年的研究,人们认识到在某种意义上肿瘤组织可视为机体的一种新生的"器官",其复杂性达到甚至超过正常的组织器官。由此不难理解,肿瘤生物学家需要更深入地剖析在此肿瘤"器官"中包含的各种特殊细胞,因为正是这些细胞参与形成独具特色的肿瘤微环境,进而促进肿瘤的发生与发展。

13.2.1 肿瘤微环境特点

(1)低氧

肿瘤微环境内部缺氧是实体肿瘤的一种普遍现象,并与患者的高转移率及高病死率密切相关。一方面,由于肿瘤组织增长迅速,导致肿瘤组织对氧气及其他能量物质的需求量增加;另一方面,肿瘤体积高度膨胀,导致一部分肿瘤组织逐渐远离血管,从而出现肿瘤组织的血供不足。上述两方面因素均可造成肿瘤微环境处于低氧状态。低氧状态可激活 PI3K/Akt/mTOR 和 AMPK 信号通路,促进低氧诱导因子 1α(HIF-1α)入核,进一步启动 HIF-1α 调控的众多基因转录,这些基因编码蛋白参与无氧酵解,促进原发肿瘤部位脉管形成及生长,促进基质细胞招募,促进胞外基质重塑,诱导转移前微环境形成,促进细胞运动,促进局部组织浸润与远处转移,以及维持干细胞表型,广泛参与肿瘤进展的不同阶段。

(2)低 pH 值

肿瘤微环境局部缺氧,细胞进行无氧酵解,可造成局部乳酸堆积;存在于肿瘤细胞膜的多种离子交换体如 V 型 ATP 酶(V-ATPases),将肿瘤细胞内代谢产生的 H^+ 泵出胞外,从而维持肿瘤细胞质的中性,避免自身酸中毒。上述因素均可造成肿瘤微环境形成一种酸性环境,其 pH 值介于 6.5~6.9,低于正常生理状态下的 7.2~7.4。氢离子可从肿瘤微环境向周围正常组织弥散,促使癌旁组织重塑,导致局部浸润。研究发现,肿瘤转移并不发生于正常或接近正常 pH 值的胞外微环境。

(3)间质高压

肿瘤微环境中细胞与细胞之间的纤维、基质和可溶性物质构成了微环境的间质。正常淋巴系统具有调节组织液动态平衡的作用,而肿瘤微环境由于缺乏功能性淋巴系统,无法调节组织液的动态平衡,可造成肿瘤微环境的间质高压。若将人工淋巴系统引入微环境,则可降低肿瘤微环境的间质高压。另外,与正常组织血管不同,肿瘤微环境的脉管系统不完备,且肿瘤血管脆性增加,具有高渗特性,造成渗出液明显增加,间质内液体增加,而血管舒缩功能又明显降低,造成血管阻力增大,血液浓缩,回流减少,分解产物不能及时排出,从而进一步造成肿瘤微环境的间质高压。

(4)血管高渗透性

当肿瘤处于早期生长阶段,尚无血管形成,肿瘤生长缓慢。但当肿瘤生长至 $1\ mm^3$ 时,会分泌大量的血管内皮细胞生长因子(VEGF),诱导形成特殊的肿瘤血管。形态上这些血管呈奇特的不规则螺旋状;与人体正常血管不同,肿瘤血管内皮细胞不完整甚至缺失,基底膜中断或缺如;血管分布不均,毛细血管间距增大;血管内皮细胞的运动能力增强;血管出现小孔,造成动静脉短路,促使间质液增多及血液黏度增加等。分子水平上也发现正常血管与肿瘤血管有 1 000 多个基因的表达存在差异,包括表皮生长因子受体(EGFR)、基质金属蛋白酶(MMP)和 Janus 激酶 3(JAK3)等。同时,由于肿瘤血管的高渗透性,容易使肿瘤细胞进入血液,发生局部扩散和远处转移。另外,肿瘤组织血管的高通透性不利于小分子药物在肿瘤细胞部位集聚,很容易从血管中清除。不过,其他药物传输系统如纳米颗粒,则较容易进入到肿瘤组织的高通透性血管中,最后定位于肿瘤细胞处杀死肿瘤。

13.2.2 肿瘤免疫微环境的组成

13.2.2.1 细胞成分

肿瘤微环境中的细胞成分包括非免疫细胞和免疫细胞,两者通过密切的相互作用,调控肿瘤微环境的形成与发展。非免疫细胞主要包括肿瘤细胞、肿瘤干细胞、内皮细胞、肿瘤相关成纤维细胞、间充质(干)细胞、上皮/肌上皮细胞、脂肪细胞和周细胞等,它们不在本章节论述范围之内;而免疫炎症细胞又可分为固有(或称先天性)免疫细胞与获得性(或称适应性)免疫细胞两类,它们对肿瘤发生、发展具有抑制与促进双重作用,两者的平衡对肿瘤的转归具有重大影响。

(1)固有免疫细胞

1)肿瘤相关巨噬细胞(TAM):巨噬细胞来源于

骨髓造血干细胞,进入血液循环后分化为单核细胞,在巨细胞集落刺激因子(M-CSF)、白介素(IL)-6、IL-10和单核细胞趋化蛋白-1(CCL2)等细胞因子诱导或招募下,定位于特定组织器官而进一步分化为巨噬细胞,定位于肿瘤组织的巨噬细胞称为TAM。TAM可分为M1型与M2型。M1-TAM由γ干扰素(IFN-γ)激活,通过NF-κB信号转导通路产生大量的促炎因子如IL-12、诱导型一氧化氮合酶(iNOS)和α肿瘤坏死因子(TNF-α)而促进炎症,具有吞噬和细胞毒性作用,从而抑制肿瘤细胞的生长。M1型TAM的功能可被IL-4、IL-6和转化生长因子β(TGF-β)等细胞因子所抑制。而M2型TAM由IL-4和IL-13激活,产生细胞因子如IL-10和TGF-β可抑制机体的适应性免疫功能,通过分泌MMP和尿激酶(uPA)参与组织修复和基质重塑,分泌胰岛素样生长因子(IGF)、VEGF、TGF-β和碱性成纤维细胞生长因子(bFGF)促进血管生成,最终促进肿瘤生长。大部分肿瘤浸润的TAM为M2型,包括未成熟的单核型髓源性抑制细胞(monocytic myeloid-derived suppressing cell, MN-MDSC),可显著抑制其他免疫细胞活性,促进肿瘤细胞生存,并通过分泌IL-10、CCL2、CCL17、CCL22和TGF-β促进肿瘤细胞扩散转移,而且分泌的CCL22可优先招募Treg细胞,加重对肿瘤免疫的抑制。M1型与M2型TAM的极性可发生相互转化,但机制尚不清楚,推测可能与NF-κB和(或)PI3K信号转导通路有关。

2) 肿瘤相关中性粒细胞(tumor-associated neutrophil, TAN):当中性粒细胞被招募至肿瘤微环境,则成为TAN。肿瘤微环境中的细胞因子(IL-8、TNF-α、IFN-γ)、趋化因子或其他趋化物(GM-CSF、KC/CXCL1、MIP-2α/CXCL2、CXCL1、CXCL6、CCL3、补体C5a)和黏附分子(CD11b,选择素)对招募TAN及其前体细胞粒细胞型髓源性抑制细胞(granulocytic MDSC, G-MDSC)发挥了关键作用。MDSC根据来源可分为两种,粒细胞性(G-MDSC,Ly6G⁺)和单核性(MN-MDSC,Ly6C⁺),在形成强烈的免疫抑制微环境中发挥重要作用。与TAM类似,TAN对肿瘤同样存在促进与抑制双重作用,包括发挥抑制肿瘤效果的成熟N1-TAN及发挥促进肿瘤作用的非成熟N2-TAN。N1特征的中性粒细胞主要与机体抗感染有关,通过直接吞噬,以及分泌细胞因子如TNF-α、IL-1、IFN、抵御素(defensin)、毒性物质和活性氧等杀灭入侵病原体。而N2-TAN可由微环境中信号途径如粒细胞-巨细胞集落刺激因子(GM-CSF)、VEGF、IL-1β和IL-6所诱导,肿瘤微环境中主要以N2-TAN为主,通过分泌多种细胞因子、趋化因子或其他生物活性分子,与微环境中的其他组分共同作用,促进肿瘤免疫抑制、瘤生长、血管生成及肿瘤转移。IFN-β可诱导N2-TAN向N1-TAN转化,而TGF-β可诱导N1-TAN向N2-TAN转化。

3) 树突状细胞(DC):DC是最强大的抗原递呈细胞(antigen-presenting cell, APC),可交叉递呈抗原给CD4⁺和CD8⁺T细胞,引发肿瘤抗原特异性的免疫反应。DC按照来源分为骨髓来源DC(myeloid DC)和浆细胞样DC(plasmacytoid DC);按照功能分为成熟DC(mature DC)和非成熟DC(immature DC)。肿瘤微环境中以非成熟DC为主,其激发抗肿瘤免疫的功能受损。同时,这些非成熟DC产生促血管形成因子,增强内皮细胞迁移能力,从而有效促进肿瘤增殖,而成熟DC则可抑制上述非成熟DC的促血管生成作用,且成熟DC在原发肿瘤灶中的浸润与更少的转移及更好的临床预后相关。DC的成熟有赖于局部微环境的不同效应分子,形成耐受或者免疫抑制DC。一些肿瘤相关的细胞因子,如VEGF、IL-10和前列腺素E2(PGE2)可控制DC由成熟向调控表型转变,抑制T细胞增殖。

4) 自然杀伤细胞(natural killer cell, NK细胞):NK细胞是一群来源于骨髓、不同于T、B淋巴细胞的CD34⁺大颗粒淋巴细胞,是固有免疫的重要组成部分,无需抗原致敏就可识别并直接杀伤肿瘤细胞,是抗肿瘤固有免疫的主要细胞类型,其分子标记为CD3⁻CD56⁺;进一步根据CD56表达丰度把NK细胞分为两个亚群,CD56^dim和CD56^bright。CD56^dim占NK细胞的90%以上,表达中等程度的IL-2R,功能主要为细胞毒作用,杀伤活性更强;而CD56^bright高表达IL-2R,可产生大量的细胞因子,主要发挥免疫调节作用。NK细胞的活性受表面杀伤活性受体(killer activation receptor, KAR)和杀伤细胞免疫球蛋白样受体(killer-cell immuno-globulin-like receptor, KIR)的调控,维持着动态平衡。上述活化性受体包括NKG2D、NKp46、NKp44、NKp30、4-1BB和DNAM1,其中NKG2D是最主要的活化受体,MICA/B是其主要配体;而抑制性受体包括 KIR2DL1、KIR2DL2 和 KIR2DL3、CTLA - 4 和 PD - 1。NK 细胞识别自我与非我并不需要体细胞基因重排产生识别不同抗原的克隆,而是表达多种受体相互协调发挥功能,作用机制包括:① NK 细胞直接通过胞吐作用释放穿孔素和颗粒酶等,活化半胱天冬酶途径诱导靶细胞凋亡。② 活化 NK 细胞表达 FasL 和 TRAIL 分子,诱导 Fas 和 TRAIL 受体阳性的靶细胞通过内源酶的级联反应发生凋亡。③ 细胞因子介导的杀伤作用,NK 细胞能合成和分泌多种细胞因子,如 IFN - γ、TNF - α、IL - 1、IL - 5、IL - 8、IL - 10 和 G - CSF。④ 抗体依赖性细胞介导的细胞毒性作用(ADCC)作用。NK 细胞表面抑制性受体与肿瘤细胞表面相应配体结合可抑制 NK 细胞的肿瘤杀伤活性,而表面活化性受体与肿瘤细胞表面配体结合可激活 NK 细胞的肿瘤杀伤活性。

5) NKT 细胞:NKT 细胞兼具 NK 细胞和 T 细胞的特点,是固有免疫淋巴细胞。它表达特异性的 NK 细胞标志物如 CD161 和 NKP - P1,以及 T 细胞受体 α 链。T 细胞受体 α 链对 CD1d 递呈的糖脂抗原具有高特异性,而 CD1d 表达与抗原递呈细胞和部分肿瘤细胞,是一类 MHC - I 相关分子。NKT 细胞通过产生 IFN - γ 激活 NK 和 CD8$^+$ T 细胞,参与肿瘤免疫监视。另外,NKT 细胞活性对基于 GM - CSF 和 IL - 12 的细胞因子治疗也很重要。不同的 NKT 细胞亚群分泌 Th1 或 Th2 型细胞因子,从而发挥不同的效应。CD4$^-$ NKT 细胞在不同的动物模型中发挥强烈的抗肿瘤效应,而 CD4$^+$ NKT 细胞则通过释放 IL - 4、IL - 5 和 IL - 13 参与过敏性疾病和肿瘤的发病。NKT 细胞释放的 IL - 13 通过促进 Gr - 1$^+$ 髓性免疫抑制细胞分泌 TGF - β 而降低免疫监视效应。因此,在肿瘤进展的不同阶段,鉴别影响 NKT 细胞分化的因子对相应的抗肿瘤免疫治疗很重要。

6) γδ - T 细胞:尽管 γδ - T 细胞在 T 淋巴细胞中只占很小的一部分,但是它们与固有免疫细胞具有一些相同的特点,主要聚集于皮肤与消化道黏膜的上皮内,拥有不同的 T 细胞受体,多样性有限,可作为一种模式识别受体;而且 γδ - T 细胞缺乏 αβ - T细胞所表达的 CD4 和 CD8 分子,但表达一些 NK 细胞和 APC 分子,如 FcγR Ⅲ/CD16 和 PRRs。γδ - T 细胞还识别脂类抗原,作为专门的吞噬细胞可识别并内吞凋亡肿瘤细胞,并影响抗肿瘤免疫反

应。缺失 γδ - T 细胞的小鼠易罹患不同类型肿瘤。另外,γδ - T 细胞还表达 NKG2D 受体,与表达其配体的恶性转化细胞结合,导致细胞毒性杀伤效应以及效应细胞因子的产生。同时,激活的 γδ - T 细胞还作为 IFN - γ 早期主要来源,参与 APC 的成熟,激活 αβ - T 细胞,介导细胞毒性的抗肿瘤免疫反应。

(2)获得性免疫细胞

1)B 细胞:B 细胞在肿瘤免疫中的作用通常被忽视,且存在争议,存在着促进与抑制肿瘤的两种论点,但多数认为肿瘤浸润 B 细胞数量增多与较好的预后相关。肿瘤微环境中的 B 细胞可分为:

A. CD40 活化 B 细胞(CD40 - B 细胞):是一种用于肿瘤特异性抗原免疫疗法的专业抗原递呈细胞,可强有力地诱导抗原特异性 CD4$^+$ 和 CD8$^+$ T 细胞扩增。使用 CD40L 可上调 B 细胞表达 MHC Ⅰ/Ⅱ 和共刺激分子,递呈抗原并激活 CD8$^+$ T 细胞,诱导 T 细胞增殖、分泌 IFN - γ 并成熟为效应细胞毒性 T 淋巴细胞(cytotoxic T lymphocyte, CTL)。活化 B 细胞还可通过表达 FasL、TRAIL、PD - L1/2 和颗粒酶 B 直接杀伤肿瘤细胞,因此利用脂多糖(lipopolysaccharide, LPS)或抗 CD40 抗体致敏或激活 B 细胞,并使 B 细胞增殖分化,理论上可用于肿瘤治疗。另外,活化 B 细胞可进一步分化为浆细胞,产生抗体,通过 ADCC 和补体依赖的细胞毒性(complement dependent cytotoxicity, CDC)效应杀灭肿瘤细胞。由于 CD40 - B 细胞表达所有的 3 种淋巴结归巢重要介质 CD62L、CCR7/CXCR4 和 LFA1,因此可与 T 细胞共定位于二级淋巴器官,这有利于两种细胞的接触和抗原递呈。相对于 DC,CD40 - B 细胞具有易于分离、生产及扩增的优势,因此,CD40 - B 细胞也可用于基于细胞的肿瘤疫苗。

B. 静息/调节性 B 细胞:静息 B 细胞是激活前的处于 G$_0$ 期的小 B 细胞,与活化 B 细胞相反,它促进肿瘤发生、发展。B 细胞缺失可增强 NK 细胞的抗肿瘤活性,也可增加效应 T 细胞数量及其肿瘤浸润程度,上调 Th1 细胞因子和抗肿瘤 CTL 效应,甚至下调调节性 T 细胞(regulatory cell, Treg)数量,从而增强 T 细胞的抗肿瘤免疫活性,明显延长生存期。可能的机制包括分泌 IL - 10 抑制抗肿瘤免疫反应,失活 CD4$^+$ T 细胞,从而抑制 CTL 效应细胞功能。分泌 IL - 10 的这类 B 细胞又被称为调节性 B 细胞(Breg),表型为 CD25$^+$ B220$^+$ CD19$^+$,在肿瘤中被命名为肿瘤调节性 B 细胞(tBreg)。IL - 10 是

一种免疫调节细胞因子,可抑制 Th1 的极化,阻止 Th2 反应,诱导 Treg 分化,抑制单核/巨噬细胞产生促炎细胞因子。tBreg 还可通过高表达 TGF-β 诱导 CD25⁻ FoxP3⁻ CD4⁺细胞分化为具有免疫抑制功能的 Treg。tBreg 在肿瘤中的作用并不完全清楚,但一般认为它可抑制肿瘤免疫反应。

2) T 细胞:

A. CD8⁺CTL:CD8⁺ T 淋巴细胞经诱导分化成熟为 CTL,CTL 可通过识别肿瘤抗原释放穿孔素和颗粒酶而直接杀伤肿瘤细胞,是抗肿瘤细胞免疫的主要细胞成分。CTL 的肿瘤杀伤效果取决于共刺激与共抑制信号即所谓的免疫检查点之间的平衡。正常情况下免疫检查点分子例如 PD-1 和 CTLA-4 抑制 CTL 功能,从而阻止过度或不恰当的免疫功能,限制广泛而持久的免疫反应。PD-1 是研究最广泛的免疫检查点分子,在免疫编辑中发挥关键作用。它通过表达于肿瘤细胞表面的 PD-L1 或 PD-L2 分子结合而抑制 CTL 功能,最终有利于肿瘤的进展。该免疫抑制信号通路也解释了为何有些过继性细胞免疫疗法虽可产生肿瘤特异性 T 细胞,但仍很难控制肿瘤的生长。因此,靶向 PD-1/PD-L1 分子的抗体治疗代表着有巨大潜力的免疫治疗方法,在多种肿瘤包括乳腺癌中也确实获得了确切疗效。

B. CD4⁺辅助性 T 细胞(Th cells):幼稚 CD4⁺ T 淋巴细胞分别经 IL-12 和 IL-4 刺激可分化为 Th1 和 Th2 两类辅助性 T 细胞。Th1 细胞高表达 STAT4 和 T-bet 转录因子,通过分泌 IFN-γ 和 IL-2 增强抗肿瘤免疫反应,而 Th2 高表达 STAT6 和 GATA3 转录因子,通过分泌 IL-4、IL-5、IL-10 和 IL-13 抑制细胞免疫和促进体液免疫。Th2 细胞通过分泌 Th2 相关细胞因子 IL-4 和 IL-13 促进原发肿瘤的生长,还可通过分泌 IL-4 和 IL-13 激活 M2 型巨噬细胞促进侵袭和转移。肿瘤微环境 Th1 升高和 Th2 降低与较好的预后相关。

C. CD4⁺CD25⁺FoxP3⁺Treg:幼稚 CD4⁺ T 淋巴细胞经 IL-2 和 TGF-β 刺激分化为 Treg,高表达 FoxP3 和 STAT6 转录因子,分泌 TGF-β、IL-10 和 IL-35 等细胞因子,在抑制免疫反应、促进免疫耐受和维持淋巴细胞稳态中发挥重要功能。Treg 分子特征为 CD4⁺CD25⁺FoxP3⁺,同时也高表达抑制性受体 CTLA-4(CD152)、GITR(glucocorticoid-induced TNF-related receptor)和 LAG-3(lymphocyte-activation gene 3)。目前,已

发现存在两类 Treg 亚群,一类为"天然(natural)"Treg,起源于胸腺,其功能高度依赖于 FoxP3 的表达;另一类为"诱导(induced)"Treg 或称 Tr-1 细胞,可通过分泌 IL-10 和 TGF-β 抑制效应 T 细胞功能。生理条件下,Treg 通过抑制自身反应性 T 细胞功能而防止自身免疫性疾病的发生。在肿瘤组织中,肿瘤细胞通过分泌 PGE2 和利用 TGF-β 信号通路,招募 Treg 至肿瘤微环境,阻止多种免疫细胞包括 CTL、Th1、B、NK 和 APC 细胞的抗肿瘤免疫反应,促进肿瘤进展,在抑制抗肿瘤免疫中扮演重要角色。一方面,通过产生 IL-10 和 TGF-β 抑制 CTL 和 NK 细胞的抗肿瘤活性;另一方面,通过消耗 IL-2,抑制其他免疫细胞活化,间接达到抑制机体免疫活性,两者共同完成免疫编辑过程,形成一个强烈的免疫抑制微环境。另外,Treg 还可产生并分泌大量的核因子 κB 受体活化因子配体(receptor activator of nuclear factor-κB ligand,RANKL),通过激活表达 RANK 的肿瘤细胞而促进肿瘤转移。

D. Th17 淋巴细胞:幼稚 CD4⁺ T 淋巴细胞经 IL-6、IL-21 和 TGF-β 刺激可诱导出现 Th17 淋巴细胞表型,高表达 RORγt、STAT3、RORα、AHR 和 IRF4 等转录因子,而 IL-1β 和 IL-23 在细胞扩增时可进一步促进并稳定该表型,最终 Th17 淋巴细胞可分泌 IL-17A、IL-17F、IL-21、IL-22 和 CCL20,增强自身免疫反应和宿主防御。Th17 细胞代表着 CD4⁺ T 辅助淋巴细胞中的一种特殊亚群,一般在黏膜和上皮屏障中发挥抗病原体免疫活性,特异性地清除胞外细菌和真菌,在促进炎症和自身免疫性疾病中发挥广泛作用,但在抗肿瘤免疫反应中的作用尚存在争议。趋化因子 CCL5/RANTES、CCL2/MCP-1、CXCL12 和 CCL20 可招募 Th17 淋巴细胞至肿瘤微环境,一方面,Th17 细胞通过分泌 IL-17 诱导新生血管,以及通过执行免疫抑制功能而促进肿瘤生长;另一方面,Th17 细胞通过招募免疫细胞至微环境而促进抗肿瘤免疫反应,包括激活 CD8⁺ T 细胞,或直接转换为 Th1 表型和产生 IFN-γ。IL-1β 与 Treg 表面 IL-1R 受体结合,可诱导 Treg 转分化为 Th17 淋巴细胞。

13.2.2.2 分子成分

免疫系统可有不同的分类方式,除固有免疫对应获得性免疫之外,还可以细胞免疫对应分子免疫。以下论述肿瘤微环境中主要的免疫分子成分。

（1）细胞因子

肿瘤微环境中除炎症细胞浸润之外，一般存在细胞因子水平的变化，这些细胞因子对免疫调节发挥重要作用。

1）调控抗肿瘤免疫细胞因子：

A. 干扰素（interferon，IFN）：细菌或病毒感染后许多细胞均能产生Ⅰ型IFN和IFN-α/IFN-β。Ⅰ型IFN的抗肿瘤效应主要包括直接抑制肿瘤细胞增殖，抑制肿瘤新生血管的形成，促进固有免疫细胞包括DC、巨噬细胞和NK细胞的增殖与激活，以及提高抗原递呈效率，从而增强免疫监视。Ⅱ型IFN和IFN-γ是重要的免疫效应分子，与激活适应性免疫有关，主要由不同的固有免疫细胞包括NK、NKT和γδ-T细胞产生，诱导巨噬细胞的Th1免疫反应，产生一氧化氮和活性氧，同时还增加肿瘤细胞的内源性免疫原性，最终增强对肿瘤细胞的细胞毒性免疫反应。IFNGR基因或IFN-γ下游信号分子Stat-1基因敲除小鼠相对于野生型小鼠更易罹患肿瘤。IFN-γ介导的肿瘤免疫原性调控对固有免疫和肿瘤免疫监视具有非常重要的作用。

B. IL-2：IL-2是研究最多的细胞因子之一，主要由抗原激活的CD4⁺ T细胞产生，也可由CD8⁺ T、NK和激活的DC产生。IL-2是在免疫反应中具有多能性的关键调控细胞因子，可促进CD8⁺ T和NK细胞的细胞毒性，促进幼稚T细胞向Th1和Th2细胞分化，抑制Th17细胞分化并维持Treg细胞稳态。IL-2与其受体IL-2R（αβγ三聚体复合物）结合后，通过受体胞内段招募并激活JAK1/3，进一步激活下游的STAT1/3/5A/5B、PI3K/Akt和MAPK信号分子，介导不同免疫细胞的存活、增殖、分化、激活和细胞因子分泌。IL-2曾单独被批准用于转移性肾癌（1992）和转移性黑色素瘤（1998）的治疗，后续IL-2主要用于联合治疗，包括与其他细胞因子、细胞免疫治疗、化疗、靶向治疗、多肽疫苗以及免疫抑制剂联合。

C. IL-12：IL-12是包含相对分子质量35 000和40 000两种不同亚基的异源二聚体细胞因子，通过与Ⅰ型细胞因子受体结合发挥信号转导作用，主要由DC和巨噬细胞产生，通过诱导固有免疫和适应性免疫的相互协调，包括诱导巨噬细胞、NK细胞和T细胞产生IFN-γ，诱导内皮细胞产生强效抗血管生成分子CXCL10/IP-10和CXCL9/MIG，增强Th1免疫反应，促进CTL分化，增强免疫记忆，激活B细胞。上述效应可强有力地杀伤或抑制肿瘤细胞，因此在抗肿瘤免疫中发挥重要作用。由于具有这些特点，IL-12曾用于系统性的肿瘤治疗，但因毒性过大、疗效不确切而终止。但IL-12与细胞因子IL-2、IL-27联用可促进NK和CTL发育，且无任何毒性和不良反应。

D. IL-27：IL-27属于IL-12细胞因子家族，在不同肿瘤中通过不同的机制发挥强效抗肿瘤作用。IL-27可激活固有免疫细胞如NK、NKT和γδ-T细胞，增强其细胞毒效应，促进细胞因子产生；也可通过抑制IL-17的关键转录因子RORγt而下调IL-17的表达，从而强效抑制Th17反应。另外，IL-27可激活适应性免疫，如诱导CTL产生，上调其效应分子IFN-γ、颗粒酶B和穿孔素的水平，从而增强CD8⁺ T细胞的抗肿瘤效果；促进Th1免疫反应，且抑制Th2免疫细胞分化及相应细胞因子的产生；抑制Treg的分化；诱导肿瘤特异的抗体产生，从而激发ADCC和CDC杀伤效应。IL-27也采取与IL-12类似的机制，同时下调血管生成因子如MMP-9、TGF-β和VEGF的水平，具有强烈的抗血管生成作用。与IL-12不同，IL-27介导的抗肿瘤免疫反应不主要依赖于IFN-γ，且引起的毒性很小。IL-27也主要由激活的DC和巨噬细胞产生，生理条件下IFN和CD40可刺激DC产生IL-27，而病理条件下不同的Tell样受体（TLR）配体可结合TLR3/4/9而刺激上述细胞产生IL-27。

2）调控免疫耐受细胞因子：

A. IL-6：在肿瘤微环境中，许多类型细胞受NF-κB信号转导通路调控，均可分泌IL-6，包括间充质细胞、TAM等免疫细胞，参与慢性炎症和肿瘤生长，它们的血清水平与预后密切相关。IL-6与其受体IL-6R/GP130结合，激活STAT3信号通路，或通过Jagged1/Notch信号，促进肿瘤发生、血管形成和肿瘤转移。IL-6还调控急性炎症时的肝脏特异性基因如CRP的转录，也调控浆母细胞的存活及干细胞的扩增与分化。

B. IL-23：IL-23属于IL-12家族，是异源二聚体蛋白，包含IL-23p19和IL-12p40两个亚基，由活化的DC和巨噬细胞分泌，与其受体复合物（IL-23R和IL-12Rβ1）结合，激活下游信号，在连接固有免疫和适应性免疫方面发挥重要作用，是外周组织中发挥促炎作用的重要细胞因子，同样具有促进肿瘤与抑制肿瘤的双重作用。肿瘤分泌的PGE2上调巨噬细胞和 DC 表达 IL‑24 和 IL‑1β,下调 IL‑12 的表达。PGE2 和 IL‑23 一起促进外周单核细胞中的 Th17 细胞扩增,同时,PGE2 又上调 IL‑23 诱导的记忆性 CD4+ T 细胞产生 IL‑17。尽管 IL‑23 不涉及 Th17 细胞的起始分化,但对其功能、存活和扩增至关重要。与 IL‑12 发挥抗肿瘤作用相反,IL‑23 促进炎症过程,包括上调 MMP 表达和促进血管生成,减少 CTL 浸润并抑制其功能,从而促进肿瘤进展。另一方面,IL‑23 通过增强 CD8+ T 细胞反应和增强记忆性 CD8+ T 细胞存活而具有抑制肿瘤的功能。其他的抗肿瘤机制还包括 IL‑23 促进 DC、巨噬细胞和中性粒细胞的浸润,从而抑制肿瘤生长,激发免疫反应。

3) 双重功能细胞因子:

A. TGF‑β:TGF‑β 是一种多能性细胞因子,广泛分布于不同的组织,在胚胎发育、维持正常组织稳态和肿瘤发生、发展中发挥关键作用。通过 Ⅰ 型(TβRI)和 Ⅱ 型(TβRⅡ)TGF‑β 受体,几乎所有类型的细胞都响应 TGF‑β。TGF‑β 首先结合 TβRⅡ,然后招募激活 TβRⅠ 并磷酸化下游信号分子 SMAD2/3。磷酸化的 SMAD2/3 与 SMAD4 形成复合物进入胞核,调控基因转录,进而影响肿瘤的发生、发展。

TGF‑β 不但由不同的免疫细胞分泌,且肿瘤细胞也可分泌,在不同恶性肿瘤患者中均发现 TGF‑β 的血清水平升高,且与预后较差密切相关。TGF‑β 在肿瘤中的作用比较复杂,在肿瘤发展的不同阶段即有抑制和促进肿瘤的两面性。在肿瘤发生、发展的起始阶段,TGF‑β 诱导细胞凋亡,抑制正常和转化前恶性幼稚细胞的增殖而发挥肿瘤抑制作用;但在肿瘤进展的相对后期,TGF‑β 发挥肿瘤促进作用。在此阶段,肿瘤细胞自我保护,倾向于对 TGF‑β 的肿瘤抑制作用产生耐受。随后,肿瘤细胞以自分泌和旁分泌方式开始分泌高于生理水平的 TGF‑β,分别影响肿瘤细胞和周围细胞环境的分化,导致肿瘤的进展及侵袭转移。值得指出的是,TGF‑β 可诱导上皮间充质转化(EMT),使得上皮样肿瘤细胞获得一种侵袭性、间质样表型,并伴随细胞-细胞黏附分子表达水平的改变、MMP 的分泌,最终导致肿瘤转移。TGF‑β 对免疫细胞功能的强力调控活性代表了一种肿瘤耐受的重要机制。进展期肿瘤微环境中的 TGF‑β 可通过多种途径妨碍机体免疫监视功能,多是由于固有免疫和适应性免疫对肿瘤细胞的杀伤功能受到损害所致。TGF‑β 抑制 NK 细胞的激活和效应,抑制 DC 的成熟和抗原递呈功能,促进巨噬细胞发生 M2 极化,抑制 CD8+ T 细胞的抗肿瘤免疫反应,且显著影响 CD4+ T 细胞的分化与功能,同时还诱导 Treg 和 Th17 细胞分化,抑制 Th1 和 Th2 细胞分化,还抑制 B 细胞增殖和抗体的分泌,从而对固有免疫和适应性免疫均产生广泛而重要的影响。

B. TNF‑α:TNF‑α 是一个多功能的细胞因子,在细胞存活、增殖、分化和死亡中均发挥重要作用。TNF‑α 作为一个促炎因子,可由不同的炎症细胞分泌,主要通过下游 NF‑κB 和 JNK 信号途径,参与炎症相关的肿瘤发生。对于肿瘤的发展,TNF‑α 具有双重作用。一方面,TNF‑α 通过刺激肿瘤增殖、侵袭转移和血管生成而可促进肿瘤发展;另一方面,局部高浓度应用,尤其是与 NF‑κB 抑制剂联用,可直接诱导细胞凋亡而具有肿瘤治疗作用。

C. IL‑17:IL‑17 是主要由 Th17 淋巴细胞产生的促炎细胞因子,但也可由其他 T 辅助细胞如 iNKT、CD8+ T 和 γδ‑ T 细胞产生。由于 Th17 细胞产生大量的 IL‑17A,故 Th17 细胞介导的生物效应主要归功于 IL‑17。IL‑17 的促肿瘤效果主要在于上调周围内皮细胞与成纤维细胞表达 VEGF、IL‑6、PGE2 和 TGF‑β 等细胞因子,以及 CXCL1、CXCL5、CXCL6 和 CXCL8 等趋化因子,增强其促血管生成能力,促进肿瘤侵袭转移。IL‑17 也可上调 IL‑1β 和 TNF‑α 的表达水平,它们进一步与 IL‑17 协调,激活中性粒细胞特异的趋化因子,招募中性粒细胞至肿瘤局部。IL‑17 另一个调控肿瘤微环境炎症的重要机制是通过 NF‑κB 进行。IL‑17 与受体结合后,激活 NF‑κB 和 ERK1/2、JNK 和 p38 等 MAPK 信号分子,尤其是 NF‑κB 可进一步调控诸多下游促炎细胞因子的表达(如 IL‑6),并促进肿瘤进展。IL‑17 血清浓度升高常见于晚期肿瘤,并与肿瘤患者预后较差密切相关。

尽管 IL‑17 似乎是一个潜在的促肿瘤细胞因子,但大量研究表明它具有肿瘤抑制效果。Th17 细胞在清除体积较大肿瘤时效果甚至优于 Th1 细胞,但高度依赖于 IFN‑γ。IL‑17 可诱导巨噬细胞产生 IL‑12 以及更多类型的细胞产生 IL‑6,这两种细胞因子可诱导肿瘤特异的 CTL 成熟。另外,IL‑17 可促进 DC 前体的成熟,诱导 MHC‑Ⅰ/Ⅱ 表达上调,进一步导致 T 细胞的激活。

D. IL-10：IL-10 是一个许多种类细胞均可产生的重要免疫调控细胞因子。由于 IL-10 抑制 Th1 细胞产生 IL-2 和 IFN-γ，最初曾被命名为细胞因子合成抑制因子。IL-10 在肿瘤中的作用似乎神秘莫测，由于动物模型的不同，IL-10 既有免疫抑制作用，又有免疫刺激活性。一方面，IL-10 激活抗肿瘤的 CTL 反应而抑制肿瘤；另一方面，IL-10 又诱导免疫抑制，协助肿瘤细胞产生免疫逃避，从而促进肿瘤生长。IL-10 可由微环境中的许多细胞产生，包括 Th2、Tr1、Th17、Treg、DC、TAM 和肿瘤细胞本身，甚至 CD8$^+$ T 细胞。IL-10 可被肿瘤微环境中其他细胞因子所诱导和维持。巨噬细胞来源的 IL-6 既可诱导肿瘤细胞分泌 IL-10、TGF-β，也可诱导 Th17 产生 IL-10、IL-12 和 IL-27，诱导 T 细胞产生 IL-10。IL-10 具有多重免疫抑制机制，包括抑制 DC 成熟，抑制 Th 细胞产生 IL-12 和 IFN-γ，破坏 CTL 和 Th1 细胞的分化成熟，抑制 NK 细胞的细胞毒性作用，以及通过 Tr1 细胞产生 IL-10 进一步促进肿瘤增殖。血清 IL-10 浓度升高与肿瘤进展、复发和预后较差明显相关。另外，IL-10 抑制肿瘤细胞表达 NKG2D，从而抑制 NK 细胞介导的细胞毒性。研究还证实，IL-10 可能具有免疫刺激和抗肿瘤活性，IL-10 增加 CD8$^+$ T 细胞数目和 IFN-γ 的分泌，纤维肉瘤荷瘤小鼠给予 IL-10 治疗可诱导明显的抗肿瘤免疫效果。

（2）趋化因子

趋化因子属于具有趋化能力的小相对分子质量（8 000~10 000）蛋白家族，控制所有免疫细胞的迁移和定位，并组成一个复杂的趋化因子网络，包括 50 余种趋化因子及约 20 种 G 蛋白偶联 7 次跨膜受体。最早认为趋化因子是急性炎症的重要介质，其实它对原发性和继发性细胞及体液免疫的形成也至关重要。许多类型的细胞均能响应病理条件分泌趋化因子，通过与表达于免疫效应细胞表面的趋化因子受体结合，招募并激活这些效应免疫细胞，包括激发幼稚 T 淋巴细胞，决定效应和记忆细胞分化命运以及调控 T 细胞功能。这些趋化因子根据半胱氨酸残基的位置和数目分为 4 类：CC、CXC、C 和 CX3C。CC 趋化因子配体（CC chemokine ligand，CCL）有 27 种，即 CCL1~28（其中 CCL9 即为 CCL10），其受体为 CCR，有 11 种（CCR1~10 和 CCR2B），主要诱导单核细胞迁移，有时还诱导 DC 和 NK 细胞；CXC 趋化因子（CXCL）有 17 种，相应受体有 8 种（CXCR1~8），可趋化招募中性粒细胞（ELR 阳性 CXCL，与 CXCR1 和 CXCR2 受体结合）和淋巴细胞（ELR 阴性 CXCL）；C 趋化因子只有 2 种，XCL1 和 XCL2，结合同一受体 XCR1；而 CX3C 趋化因子只有 1 种，即 CX3CL1，受体为 CX3CR1。趋化因子招募固有免疫细胞至肿瘤微环境，由趋化因子网络调控的肿瘤细胞与固有免疫细胞的动态相互作用在肿瘤免疫监视和肿瘤发生、发展中发挥着重要作用。除招募趋化功能之外，趋化因子还具有其他功能，如抑制凋亡、调控血管生成、促进细胞因子释放、促进增殖与衰老以及增加免疫细胞的吞噬功能等。

发挥重要作用且研究较多的趋化因子包括 CCL2 和 CCL5。CCL2/MCP-1 由肿瘤细胞和肿瘤相关基质细胞所分泌，招募 CCR2$^+$ 炎性单核细胞至肿瘤微环境，并分化为 TAM，促进肿瘤进展。CCL2 的表达水平和肿瘤浸润的巨噬细胞数量与乳腺癌患者的较差预后和转移发生密切相关，表明 CCL2 介导的免疫调控至关重要。CCL5/RANTES 是另一种发挥招募单核细胞至肿瘤微环境中的重要趋化因子，可诱导单核细胞产生 CCL2、CCL3（MIP-1α）、CCL4（MIP-1β）和 CXCL8/IL-8，进一步增加髓性抑制细胞在肿瘤部位的浸润程度。CCL5 也可诱导 CCR1 在单核细胞的表达水平。因此，趋化因子可招募单核细胞并因此产生更多的趋化因子，招募更多的单核细胞和其他白细胞至肿瘤微环境。CCL5 可增强抗肿瘤免疫，但在某些条件下也可促进肿瘤发生并增强侵袭转移，说明 CCL5 在肿瘤免疫中具有双重作用。

其他重要的趋化因子还包括 CXCL14 和 CXCL12，后者与肿瘤细胞表面的同一受体 CXCR4 结合，参与肿瘤的增殖与迁移。趋化因子 CXCL12 通过招募 CXCR4 阳性干细胞或祖细胞来启动组织再生和修复，也可直接刺激肿瘤细胞增殖和迁移，促进 EMT。乳腺癌微环境中的 CXCL12/CXCR4 信号可导致基质细胞迁移和增殖、MMP 分泌和持续性组织修复。

（3）补体系统

补体系统是由 30 余种可溶性蛋白或膜结合蛋白组成的一个精密调控网络系统，可通过经典途径、替补途径和凝集素 3 种途径激活，处于固有免疫的中心地位，是沟通获得性免疫的桥梁，是发挥免疫监视和免疫自稳的关键系统。正常生理条件下，30 余种补体组分除 C1q、factor D（FD）、备解素

(properdin)和 C7 之外,其他组分的 90% 左右都在肝细胞中合成,而 C1q 主要由内皮细胞、成纤维细胞和单核/巨噬细胞合成,FD 主要由脂肪细胞合成,Properdin 和 C7 主要由外周多形核白细胞合成。另外,可溶性补体调控蛋白也主要在肝细胞中合成,而补体膜调控蛋白则广泛分布于几乎所有细胞。为了防止补体激活过程中对自身宿主细胞的杀伤作用,在漫长的进化过程中,机体产生了 10 余种补体调控蛋白,或游离于循环系统,或固定于宿主细胞膜,在补体激活的不同阶段抑制补体的激活,从而有效地保护宿主细胞免受补体的攻击。大量研究证实,肿瘤细胞表面的补体膜调控蛋白 CD46、CD55 和 CD59 表达水平在肿瘤细胞中明显上升,最终逃避补体系统的免疫监视作用,阻止 CDC 效应对肿瘤细胞的杀伤,尤其是 CD59 被认为是主要的发挥肿瘤保护作用的补体膜调控蛋白。大量研究发现在肿瘤细胞表面有广泛的补体组分沉积,因此长期以来一直认为补体系统对肿瘤发挥了免疫监视的作用。但是,越来越多的研究表明,肿瘤微环境中的补体激活反而可以促进肿瘤生长。持续性的补体激活可促进慢性炎症的产生,形成一种免疫抑制微环境,并诱导血管新生,激活肿瘤生长信号,但机制尚未得到完全阐明。

13.3　肿瘤免疫编辑

13.3.1　概述

肿瘤本质上曾认为是一种基因病,数个甚至单个驱动基因的异常即可引起肿瘤。这些突变或异常表达的蛋白是免疫细胞赖以识别癌细胞的基础。1909 年,保罗·埃尔利希(Paul Ehrlich)首次提出免疫监视的概念,在正常状况或肿瘤发生的早期,携带异常驱动基因或基因表达异常的新生肿瘤细胞可被免疫系统监视、识别并被清除,但如果免疫能力的相对下降导致肿瘤细胞的逐渐增加,肿瘤进展与机体免疫能力可在某个阶段达到平衡状态,随着免疫能力的进一步下降,导致肿瘤细胞最终对机体免疫产生逃避而出现可被检测甚至可视的肿瘤组织。2002 年,美国肿瘤生物学家希雷伯(Schreiber RD)根据上述肿瘤细胞与免疫系统之间的相互作用提出了肿瘤"免疫编辑(immune editing)"理论。根据免疫编辑理论,免疫系统不但具有清除肿瘤细胞的能力,而且还具有促进肿瘤生长的作用。肿瘤的发生、发展是一

个免疫系统与肿瘤细胞一系列动态复杂的相互作用过程。在这个过程中,免疫系统在清除一些肿瘤细胞的同时,也对另一些肿瘤细胞的生物学特性(如肿瘤的抗原性)进行重塑(reshape),也即所谓的"免疫编辑"。被免疫编辑过的肿瘤细胞恶性程度越来越高,对免疫攻击的耐受越来越强,直至完全耐受机体的免疫系统,造成肿瘤细胞的恶性生长并扩散。肿瘤的免疫编辑理论把免疫系统与肿瘤的相互关系分为 3 种不同的阶段(图 13-1):免疫清除(elimination)、免疫平衡(equilibrium)和免疫逃逸(escape)。

13.3.2　肿瘤免疫编辑过程

(1) 免疫清除

新生的肿瘤具有较强的抗原性,较易被免疫系统识别并将其清除。非特异的天然免疫机制(如吞噬细胞、天然杀伤细胞等)和特异的获得性免疫机制(如 $CD4^+/CD8^+$ T 细胞)都参与这个肿瘤细胞的清除过程。免疫系统清除肿瘤细胞的这个过程具有经典的免疫监视特征。适应性免疫的 T 细胞是发挥抗肿瘤免疫的主要细胞,它不但在 TNF-α 协助下直接杀灭肿瘤细胞,而且在激活其他免疫功能中也发挥重要作用。$CD8^+$ T 细胞能被 $CD4^+$ T 细胞激活成 CTL 并直接识别表达 MHC-Ⅰ 的肿瘤细胞,并通过穿孔素和颗粒酶裂解肿瘤细胞。$CD4^+$ T 细胞也可分泌多种因子诱导 B 细胞增殖并促进可分泌抗体的浆细胞分化,通过抗体介导的 ADCC 和 CDC 发挥抗肿瘤作用。$CD4^+$ T 细胞还可通过分泌 IFN-γ、TNF、IL-4 和 GM-CSF 来激活巨噬细胞,直接吞噬或通过释放毒性的自由基如 O_2^- 和 NO_2^- 杀伤肿瘤细胞,或者分化为 APC,递呈抗原给 $CD4^+$ T 细胞。NK 细胞也可通过 TNF 相关凋亡诱导配体(TRAIL)和 IFN-γ 依赖的机制直接识别摧毁肿瘤细胞,$CD4^+$ T 细胞分泌的 IL-2 和 IFN-γ 可增强 NK 细胞的杀伤活性。NKT 和 γδ-T 细胞也可识别肿瘤细胞释放的危险信号并被激活,NKT 细胞主要通过释放 IFN-γ 激活 NK 和 $CD8^+$ T 细胞发挥作用。通过上述免疫监视过程如果能彻底清除肿瘤细胞,则免疫编辑过程就此结束。如果一些变异的肿瘤细胞逃过了免疫编辑的"清除"作用而存活下来,它们与免疫系统的关系就进入了第二种状态,即"平衡"状态。

(2) 免疫平衡

在这种状态下,肿瘤细胞的抗原性减弱,因而不

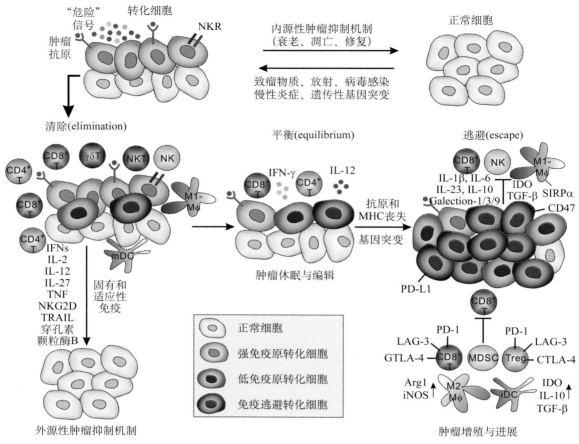

图 13-1 肿瘤免疫编辑过程

会轻易被免疫系统识别和清除,但又时时处在免疫系统的清除压力下,因而不能过度生长,表现为检查不到可见的肿瘤。特异的获得性免疫是维持这种平衡状态的主要机制,肿瘤细胞和促血管生成因素的休眠状态被认为也参与这一过程,但一般认为天然免疫机制不参与这个过程。免疫系统和肿瘤细胞的这种平衡状态可以维持几年、十几年,甚至终身都不发生变化。因此,免疫编辑的平衡状态实际上就是一种带瘤生存状态。但这种平衡状态是动态的,肿瘤细胞在免疫系统的压力下,或肿瘤细胞出现有利生长条件,在基因和(或)表观遗传水平上有可能会发生变化,这种基因突变或表观遗传学产生的"积累效应"达到一定程度时,就可能打破平稳,使免疫系统与肿瘤的关系进入"逃逸"阶段。

（3）免疫逃逸

免疫逃逸阶段是免疫编辑过程最后也是研究最

为广泛的阶段,逃逸机制也是肿瘤免疫治疗的理论基础。在这个阶段的肿瘤细胞可以产生一系列恶性表型,如不能表达 MHC 分子,或不能产生肿瘤肽。而 MHC、肿瘤肽是 T 细胞识别肿瘤细胞的靶标。肿瘤细胞的这些变化使 T 细胞失去了对它们的识别能力,从而逃脱免疫杀伤。此外,肿瘤细胞会使自己的细胞凋亡信号转导通路发生变化,使免疫细胞诱导的肿瘤细胞凋亡机制失效。同时,肿瘤会产生一个抑制免疫细胞的微环境,在这个微环境中,肿瘤细胞会释放一些具有免疫抑制功能的分子如 TGF-β、IL-10 等,并能诱导产生表达 CTLA-4 的调节性 T 细胞,对其他免疫细胞产生抑制作用,导致免疫系统产生对肿瘤的免疫耐受。在此阶段,免疫系统的抗肿瘤机制已全面崩溃,肿瘤生长完全失控并广泛转移。免疫编辑的终点也就是机体的死亡。肿瘤的发生、发展就是免疫逃逸的结果,肿瘤免疫治疗就是要克服肿瘤免疫逃逸的机制，从而重新唤醒免疫细胞来清除癌细胞。

13.3.3 肿瘤免疫逃逸策略

肿瘤免疫的一个关键问题是肿瘤细胞是否与其同类组织/细胞的差异足够大，同时能被机体免疫系统所识别，最终被清除。一旦免疫系统识别异常的肿瘤细胞并被激活，则产生大量的效应分子杀伤肿瘤细胞。这些效应分子主要为细胞因子，包括 IL、IFN、TNF 和淋巴细胞起源的生长因子，以及 CTL 特异性的穿孔素和通过穿孔素释放的颗粒酶。另外，肿瘤特异性的治疗性抗体或针对肿瘤相关抗原所产生的内源性抗体可通过激活补体并直接裂解肿瘤细胞。因此，可直接杀伤肿瘤的效应分子或细胞主要包括细胞因子、补体组分、NK 细胞和 T 细胞，其中 T 细胞需要抗原特异性，属获得性免疫，而其他可溶性分子和细胞性杀伤机制则不需要抗原特异性，属固有免疫。肿瘤的免疫逃逸策略主要分为以下几类。

13.3.3.1 抗原递呈失败

DC 是主要的 APC，巨噬细胞有时也发挥抗原递呈功能。机体免疫系统清除肿瘤，首先需要上述抗原递呈细胞识别在肿瘤细胞中高表达，而在正常细胞中低表达或不表达的肿瘤相关抗原（tumor-associated antigens，TAA），只在肿瘤细胞中特异性表达的肿瘤特异性抗原（tumor-specific antigen，TSA）或由基因非同义突变引起的新抗原（neoantigens）。上述抗原可以是病毒来源蛋白、机体自身突变抗原、仅表达于肿瘤与睾丸组织的肿瘤-睾丸抗原（cancer-testis antigens，CTA），或者是正常分化抗原。肿瘤细胞可通过降低上述抗原、MHC-I/II 型分子、β_2-微球蛋白和共刺激分子的表达水平，抗原递呈分子的失活突变，以及分泌可溶性的免疫抑制分子如 TGF-β、IL-10、活性氧和一氧化氮等而抑制抗原递呈效率，降低 T 细胞的激活程度，从而逃避免疫系统的识别与清除。

13.3.3.2 固有免疫效应杀伤细胞功能障碍

参与肿瘤杀伤与清除的固有免疫细胞主要指 NK 细胞。肿瘤细胞逃逸 NK 细胞攻击的途径主要包括以下 3 点：① 血小板包被肿瘤细胞，并释放 TGF-β 等免疫抑制因子，通过表达糖皮质激素诱导的肿瘤坏死因子受体（glucocorticoid-induced TNF receptor，GITR）配体与抑制性 KIR 受体结合或促进活化型 KAR 受体下调，从而抑制 NK 细胞的激活。② 肿瘤细胞分泌免疫调节分子，如 PGE2、吲哚胺加双氧酶（indoleamine 2, 3-dioxygenase，IDO）、TGF-β 和 IL-10 等，从而抑制 NK 细胞的激活。③ 肿瘤细胞或微环境中的基质细胞分泌可溶性 NKG2DL，与 NK 细胞表面活性受体 NKG2D 结合并抑制其功能。

肿瘤细胞也可通过高表达 CD47，与表达于 DC、巨噬细胞表面的信号调节蛋白 α（signal regulatory protein α，SIRPα）结合，发出"别吃我（don't eat me）"信号，抑制抗原递呈功能和吞噬功能，最终逃避免疫细胞的识别与清除。另一种逃避固有细胞免疫杀伤的机制最近也被揭示。具有长期潜伏能力并同时表达干细胞转录因子 Sox2 和 Sox9 的乳腺癌细胞，一方面通过表达 Wnt 通路抑制因子 DKK1 而使肿瘤细胞处于低增殖状态；另一方面又低表达激活性 NK 细胞受体的配体，从而不易被 NK 细胞所识别，发出"别发现我（don't find me）"信号，从而逃避 NK 细胞的杀伤。

13.3.3.3 T 淋巴细胞功能障碍

T 淋巴细胞是机体免疫系统清除肿瘤细胞的决定性因素，其功能损伤对肿瘤免疫逃逸产生重要影响。这种损伤既可来自肿瘤细胞，也可来自其他免疫细胞。

（1）肿瘤细胞对 T 细胞功能的抑制

1）促进 T 细胞凋亡：肿瘤细胞可通过高表达 FasL，促进肿瘤浸润效应 T 细胞产生 Fas 受体介导的凋亡，从而直接抑制机体的免疫功能。因而下调 CTL 的 Fas 受体水平，可降低 Fas/FasL 介导的 CTL 凋亡，从而增强对肿瘤细胞的杀伤能力。

2）通过免疫检查点抑制 T 细胞功能：T 细胞激活需要两种不同的信号。第一个信号通过抗原特异性的 T 细胞抗原受体（T cell receptor，TCR）与 MHC 抗原复合物相互作用而激活。APC 尤其是 DC 摄取肿瘤细胞 TAA 或新抗原进而进一步加工成小肽，通过 MHC-I 和 MHC-II 分子分别递呈给 $CD8^+$ 或 $CD4^+$ T 细胞，最终激发抗肿瘤免疫反应。第二个信号又分为激活性和抑制性两种。APC 膜表面的 B7 类分子与 T 细胞表面的 CD28 分子相互结合，可激活抗原特异性的 T 细胞反应，是激活性信号；而其他一些分子，如细胞毒 T 淋巴细胞相关抗原 4（cytotoxic T lymphocyte-associated antigen-4，CTLA-4），通过与 B7 类分子结合，转导抑制性信号给 T 细胞,是抑制性信号。另外,肿瘤细胞还特异性表达程序性细胞死亡蛋白 - 1 配体(programmed cell death protein-ligand 1, PD-L1),与表达于 CTL 表面的程序性细胞死亡蛋白 - 1(programmed cell death protein 1, PD-1)受体结合,向这些效应细胞发出"别发现我"信号,并抑制 CTL 的功能,从而逃避免疫系统的清除。其中 CTLA - 4 发现最早,由法国 Pierre Goldstein 于 1987 年在 T 细胞中无意中发现,当时集中在免疫学方面,并未意识到其在肿瘤方面的作用;PD - 1 在 1992 年由日本学者本庶右(Tasuku Honjo)发现,当时也仅仅认为它是一个细胞程序性死亡相关的分子,也未意识到它在肿瘤方面的重要作用;而 PD - L1(当时命名为 B7 - H1)由华人学者陈列平在 1997 年发现,认为 PD - L1 对免疫反应发挥重要负性调节作用,且具有肿瘤组织特异性,才使得 PD - 1/PD - L1 免疫检查点抑制剂向肿瘤免疫治疗方向迈开了实质性的一步。令人感兴趣的是,肿瘤细胞向获得性免疫细胞发出"别发现我"信号的 PD - L1 分子与前述向固有免疫细胞发出"别吃我"信号的 CD47 分子均由重要癌基因 MYC 分子所调控。利用抗体阻断这一 T 细胞负性调控信号是目前肿瘤免疫治疗的热点。肿瘤细胞另一种"别发现我"信号是高表达所谓的免疫检查点(immune check-point)分子 PD - L1,与 CTL 表面的 PD - 1 分子结合后,抑制 CTL 活性,从而逃避适应性免疫细胞的清除。

3) 通过营养竞争抑制 T 细胞功能:T 细胞为了完全发挥功能,需要葡萄糖有氧酵解才能合成所需的原料,从而分泌相应的 IFN - γ 等效应分子。但是,肿瘤发生、发展过程中,肿瘤微环境中的葡萄糖浓度显著低于血液与脾脏组织,且主要被肿瘤细胞所摄取,而 T 细胞摄取葡萄糖的水平明显被抑制,葡萄糖代谢产物磷酸烯醇式丙酮酸(phosphoenolpyruvate, PEP)减少,抑制 Ca^{2+} - NFAT 信号,通过 TCR 激活程度下降,IFN - γ 分泌减少,而 TGF - β 分泌增加,PD - 1 表达水平升高,诱导 T 细胞进入无能状态,最终加速了肿瘤的进展。

(2)其他免疫细胞对 T 细胞功能的抑制

1) Treg 细胞:Treg 抑制肿瘤免疫的机制包括,抑制 $CD8^+$ 和 $CD4^+$ T 细胞的激活和细胞毒活性,抑制 NK 细胞产生细胞因子,诱导耐受性 DC 产生,激活免疫调节分子 CTLA - 4 的活性,以及增加 IDO 的活性,从而诱导色氨酸降解,导致 $CD4^+$ 和 $CD8^+$

T 细胞凋亡。在缺少炎症信号的情况下,经 TGF - β 及持续的抗原刺激可明显促进 Treg 增殖,因此,在肿瘤组织部位含量尤其增高。

2) 髓源性抑制性细胞(MDSC):是在肿瘤、炎症与感染时的一群分化未成熟的异源性细胞群,分子表型为 $Gr - 1^+/CD11b^+$,具有明显的 T 细胞抑制功能,同时还可调控固有免疫功能,调节巨噬细胞的细胞因子分泌。MDSC 主要分为单核细胞(Ly6Chigh/MHC Ⅱ low)来源和粒细胞($CD11b^+/Ly6G^+$)来源两类,其他还包括 DC 和分化早期的其他髓性细胞。MDSC 主要集中于脾脏,某些情况下也可集中于淋巴结。MDSC 通过细胞膜受体或者分泌的可溶性介质,包括精氨酸酶(arginase, Arg)、诱 iNOS、活性氧、过氧硝酸盐等发挥免疫抑制作用。另外,MDSC 还可促进 Treg 的重新发育和扩增,分泌促炎症、促血管生成细胞因子和免疫抑制分子,如 IL - 8、VEGF、GM - CSF、TGF - β、活性氧、PD - L1 等而促进肿瘤增殖与转移。

3) M2 型 TAM:环境中的病原体产物和细胞因子都可激活巨噬细胞,其中 LPS 和 IFN - γ 可导致 M1 型 TAM 激活,而 Th - 2 细胞因子 IL - 4、IL - 13、免疫复合物及其下游 MyD88、糖皮质激素和 IL - 10 可诱导 M2 型 TAM 的激活。M1 型 TAM 的分子标记为高表达 IL - 12、iNOS 和 MHC - Ⅱ,M2 型 TAM 的分子标记为高表达 TGF - β、Arg - 1、IDO 和 CD206。M1 型 TAM 激活后主要分泌促炎因子,在炎症早期承担着重要作用;而 M2 型 TAM 激活后表达抑制炎症因子,起着抑制炎症反应的作用,与组织重建、血管新生、寄生虫包裹、免疫调控和促肿瘤增殖有关。根据在组织修复中的不同作用,M2 型巨噬细胞又可以分为 3 种亚型,分别为 M2a、M2b 和 M2c,其中 M2a、M2b 可以起到免疫调节作用及促进 M2 型免疫反应,而 M2c 则是有着抑制免疫反应及组织重构的作用。肿瘤局部组织浸润的巨噬细胞以 M2 型为主,且 M2 型 TAM 和 Treg 可相互诱导分化,促进肿瘤生长,但也有 TAM 增加患者的生存期反而延长的报道,机制不明。

(3)T 细胞自身出现的功能障碍

T 细胞自身表达的分子异常也可导致功能障碍。例如,IDO 是机体重要的色氨酸代谢酶,降解色氨酸成为犬尿氨酸,在多种免疫细胞,包括固有免疫的 NK 和 DC 细胞,以及获得性免疫的 T 细胞中活性过高,从而过度降解人体必需氨基酸色氨酸,削弱免疫效应细胞活性,且产生的犬尿氨酸也对上述免疫效应细胞功能产生进一步的损伤。因此,IDO功能抑制剂是目前药物研发的热点之一。

13.4　免疫治疗

13.4.1　概述

肿瘤免疫编辑理论是指导免疫治疗的理论基础。机体上述免疫监视和清除能力的下降或缺失,即免疫缺陷(impairment)或无能(anergy)在肿瘤免疫治疗过程中同样适用。肿瘤免疫治疗的过程就是诱导恢复、重建或增强免疫能力的过程。肿瘤免疫治疗的策略是通过诱导恢复、重建或增强可促进免疫反应的免疫组分或者抑制可降低免疫反应的组分,特异性地清除肿瘤微小残留病灶或明显抑制肿瘤细胞增殖,甚至完全清除肿瘤组织/细胞,最终达到治疗肿瘤的目的,具有作用时效长和不良反应小等优点,被视为现代肿瘤治疗的新希望。肿瘤免疫治疗可分为非特异性免疫治疗和特异性免疫治疗。

13.4.2　分子免疫治疗

13.4.2.1　非特异性免疫治疗

（1）广谱免疫激活剂治疗

细菌或病毒等病原体感染时可激活机体产生广泛的免疫反应,经灭活后有时可用于肿瘤的辅助治疗。例如,卡介苗和分枝杆菌用于黑色素瘤、膀胱癌的辅助治疗。可能的作用机制包括分枝杆菌诱发的免疫反应可导致肿瘤细胞死亡,以及促进肿瘤抗原扩散并被免疫系统所识别,最终引起免疫系统对膀胱癌的控制。另外,TLR激动剂也可用于激活非特异性的免疫反应,增强肿瘤治疗效果,包括TLR9激动剂CpG、TLR3激动剂PolyI:C、TLR7/8激动剂R848/CL075及TLR1/2激动剂BLP。其中,TLR7激动剂咪喹莫特(imiquimod)可诱导产生IFN-α、IL-6和TNF-α,激活免疫反应,用于基底细胞癌辅助治疗。

（2）细胞因子治疗

针对不同的病原体和其他抗原,不同的免疫细胞分泌不同的细胞因子,在免疫系统的诱导和效应阶段通过自分泌和旁分泌的途径调控免疫系统活性。这些细胞因子种类繁多,机制复杂。巨噬细胞和NK细胞分泌的细胞因子TNF、IL-1、IL-12、

I型IFN、IL-6、IL-15、IL-18、IL-23和IL-27可调控固有免疫。T细胞也可分泌不同的细胞因子调控获得性免疫,如CD4$^+$ T细胞分泌的Th1型细胞因子IFN-γ和IL-12,Th2型细胞因子IL-4、IL-10和IL-13。骨髓中的白细胞和间质细胞分泌的造血细胞因子,主要为不同的集落刺激因子。上述细胞因子的给药途径包括全身给予和瘤内及瘤旁注射。美国国家癌症研究所Steve Rosenberg在1984年曾直接利用高剂量IL-2治愈了一例恶性黑色素瘤患者,开启了现代肿瘤免疫治疗的大门。目前,IL-2主要被用于体外扩增淋巴因子激活的杀伤细胞(lymphokine-activated killer cell,LAK)和肿瘤浸润淋巴细胞(TIL),是第1个被美国FDA批准用于肿瘤治疗的细胞因子,用于治疗转移性黑色素瘤,可导致转移性肿瘤的长期消退;同时也被批准用于Ⅲ期肾癌的辅助治疗,可能的机制为激活NK和CD8$^+$ T细胞反应,但引起的Treg扩增可间接降低其抗肿瘤活性。IL-2治疗存在毒性较大的问题,如出现全身血管渗漏综合征。TNF-α对肿瘤有双重作用,局部高浓度下能杀灭内皮细胞和肿瘤细胞,而低浓度时可以刺激成纤维细胞和某些肿瘤的生长、侵袭、转移及新生血管生成,曾用于软组织肉瘤和黑色素瘤的辅助治疗。IL-12在多种肿瘤模型中显示出较强的抗肿瘤活性,它可激活NK和CD8$^+$ T细胞,诱导Th1型免疫反应,抑制血管新生,增强内皮细胞黏附分子表达,促进激活的淋巴细胞浸润于肿瘤组织,以及协调中性粒细胞、嗜酸性粒细胞、巨噬细胞、NK细胞和淋巴细胞间的免疫反应。但IL-12全身性给药时可引起严重的毒性反应,通过基因治疗局部分泌IL-12或许可以降低全身性IL-12的浓度。GM-CSF在黑色素瘤、前列腺癌和肺转移性肿瘤治疗时可诱导免疫反应,增强肿瘤抗原递呈而显示出一定的临床效果。具有抗肿瘤活性的IFN包括IFN-α、IFN-β和IFN-γ,研究最多的是IFN-α。IFN同时具有抗肿瘤和抗病毒活性,其抗肿瘤作用机制主要包括直接抑制肿瘤细胞增殖,抑制肿瘤血管新生和增强免疫效应细胞功能。临床试验表明干扰素对不同肿瘤,如转移性肾细胞癌、非霍奇金淋巴瘤、多发性骨髓瘤、黑色素瘤、直肠癌和卵巢癌有一定的抗肿瘤活性,但也具有明显的不良反应,如发热、乏力、白细胞减少、脱发和肌痛。

（3）免疫检查点抑制剂介导的分子免疫治疗

通过单抗阻断抑制性T细胞的免疫检查点,从

而增强 T 细胞的肿瘤杀伤效应的免疫检查点抑制剂疗法是当前最为热门的肿瘤治疗措施。CTLA - 4 是这类免疫检查点分子之一，表达于 CD4⁺ 和 CD8⁺ T 细胞以及 Treg，为首个用于临床检测的免疫检查点分子。其他的免疫检查点分子还包括 PD1/PD - L1、CD276（B7H3）、LAG3、4 - 1BB、CD47/SIRPα、OX - 40L/OX - 40 和 GITR 等。目前，应用较为成熟的主要是针对 CTLA - 4 和 PD - 1/PD - L1 的单克隆抗体，总体上它们在多种实体瘤的免疫治疗中虽然取得了惊人的疗效，但仍然有约 80% 的患者无效，充分说明肿瘤免疫机制是极其复杂的。

美国纽约斯隆-凯特琳纪念癌症中心的 James Allison 在小鼠体内首次证实抑制 CTLA - 4 活性具有肿瘤治疗作用，使得 CTLA - 4 成为第一个有肿瘤治疗价值的免疫检查点分子，James Allison 被认为是肿瘤免疫检查点抑制剂应用的开拓者。但是 CTLA - 4 配体表达并不具有肿瘤特异性，抑制 CTLA - 4 可激活全身性的免疫反应，产生明显的不良反应。抗 CTLA - 4 抗体伊匹单抗（ipilimumab，商品名 Yervoy）在转移性黑色素瘤患者中可抑制肿瘤生长，改善总生存率，2011 年被 FDA 批准用于转移性黑色素瘤的治疗，是第一个批准的免疫检查点抑制剂，也是在真正意义上揭开了现代肿瘤免疫治疗的序幕。

哈佛大学 Gorden Freeman 与 PD - 1 发现者 Tasuku Honjo 在 2000 年发现 PD - L1 为 PD - 1 的配体，其相互作用可抑制 T 细胞增殖与细胞因子分泌，从而抑制 T 细胞活性，并在 2001 年发现另一个 PD - 1 的配体 PD - L2，功能与 PD - L1 类似。2003 年，陈列平首次在小鼠头颈部肿瘤模型中证实抑制 PD - L1 可达到 60% 的治愈率，第一次成功地在体内证实抑制 PD - L1 可增强 T 细胞对肿瘤的杀伤效应。首个临床 PD - 1 的抗体纳武单抗（nivolumab，商品名 Opdivo）在 2014 年获得 FDA 批准用于治疗晚期黑色素瘤，2015 年又被进一步批准用于治疗非小细胞肺癌。PD - 1 的另一个抗体派姆单抗（pembrolizumab，商品名 Keytruda）也在 2014 年获得 FDA 批准用于治疗某些晚期的黑色素瘤患者。截止目前，PD - 1 抑制剂获批的治疗癌种包括黑色素瘤（2014）、肺癌（2015）、肾癌（2015）、膀胱癌（2016）、霍奇金淋巴瘤（2016）、头颈部肿瘤（2016）、Merkel 细胞癌（2017）和 MSI - H/dMMR 亚型肿瘤（结直肠癌等 10 余种，2017），整体有效率约 30%，其

中霍奇金淋巴瘤可达 90%。未来 CTLA - 4 抑制剂与 PD - 1 抑制剂的联用值得进一步研究。

罗氏制药公司的阿托珠单抗（atezolizumab，商品名 Tecentriq）是第一个获批的 PD - L1 单抗，于 2016 年 5 月被批准用于治疗铂类化疗药物不敏感或治疗失败的尿路上皮癌。目前获批的其他抗 PD - L1 单抗还包括默克/辉瑞的 Avelumab（商品名 Bavencio）和阿斯利康的 Durvalumab（Imfinzi），由苏州康宁杰瑞生物公司研发的抗 PD - L1 纳米抗体 KN035 皮下注射剂也已进入美国的临床试验。上述 PD - 1 和 PD - L1 抗体在 FDA 累积获批 20 余次，覆盖至少 8 种不同组织类型的肿瘤治疗，以非小细胞肺癌、尿路上皮癌和黑色素瘤居多。

显而易见，免疫检查点抑制剂疗法的前提是机体或微环境中应该具有足够的肿瘤特异性 T 淋巴细胞。当肿瘤细胞出现免疫逃逸突变，产生免疫耐受时，缺少有效的肿瘤特异性 T 淋巴细胞，该疗法的效果将明显受限。另外，这些肿瘤特异性 T 淋巴细胞的功能还可能受 CTLA - 4 和 PD - 1/PD - L1 之外的其他因素调控，如 IDO 活性。最近的研究表明，上述免疫检查点疗法仅对肿瘤发展早期的 T 淋巴细胞有效，可激活 CTL 并分泌 INF - γ 或 TNF - α 等杀伤肿瘤细胞，而肿瘤进展晚期的 T 淋巴细胞则对检查点疗法不再产生反应，无法分泌 INF - γ，原因在于不同时期的 T 淋巴细胞经历了不同的表观遗传学调控，早期的 T 淋巴细胞只经历了一次，而后期的 T 淋巴细胞则经历了两次调控，导致肿瘤晚期的 T 淋巴细胞表面 CD38 和 CD101 分子水平显著上调，而无法有效响应抗 PD - 1/PD - L1 的治疗，详细的分子机制还有待于深入研究。通过检测 CD38 和 CD101 两种分子的表达水平，或许有利于区分哪些患者可以从抗 PD - 1/PD - L1 疗法中获益。肿瘤细胞可表达 PD - L1，与表达于 T 淋巴细胞等免疫细胞表面的 PD - 1 结合。

通常来说，应用抗 PD - 1/PD - L1 单抗治疗前需要检测其表达水平，用于 PD - 1/PD - L1 靶向治疗的预测。针对 PD - 1 表达水平的检测，主要集中于 CD4⁺ T 细胞、CD8⁺ T 细胞、B 细胞、Treg 细胞和 NK 细胞，但实际上其预测价值有限，检测 PD - L1 的方法也不尽如人意。目前，还没有检测 PD - L1 水平的通用标准方法，不同临床试验使用不同的抗体通过免疫组化方法来检测 PD - L1 水平，且判断阈值也不一致。其他可用作抗 PD - 1/PD - L1 治

疗的生物标志物还包括微卫星不稳定(microsatellite instability，MSI)、肿瘤突变负荷(tumor mutation burden，TMB)和TIL，其水平较高往往预示着更可能从抗PD-1/PD-L1治疗中获益。

13.4.2.2 靶向免疫抑制性细胞的分子免疫治疗

(1) 靶向MDSC

由于MDSC是肿瘤和其他疾病中主要的免疫抑制细胞之一，目前正在进行测试通过不同的措施靶向MDSC用于肿瘤治疗。这些措施包括促进MDSC分化、抑制MDSC扩增、抑制MDSC功能及清除MDSC。PI3K信号通路在肿瘤细胞和MDSC中均有激活，而PI3Kγ是调控免疫抑制功能的关键信号分子，因此特异性抑制PI3Kγ功能可阻止MDSC的免疫抑制作用，单独或与CTLA-4或PD-1抗体联用后可显著增强抗肿瘤效果。另外，化疗药物吉西他滨和5-FU在小鼠模型中可选择性地清除MDSC而增加抗肿瘤效果。有些药物，如视黄酸、维生素D、COX-2抑制剂塞来昔布(celecoxib)可抑制MDSC活性，达到抑制肿瘤生长的效果。

补体系统在肿瘤组织局部广泛激活，而MDSC也是肿瘤局部数量最多的免疫抑制细胞。小鼠荷瘤实验发现了两者之间的重要联系。补体激活后重要产物C5a通过其受体C5aR在招募MDSC至肿瘤局部的过程中发挥重要作用，且与患者较差预后密切相关；MDSC通过分泌活性氧和TGF-β抑制CD8$^+$T细胞和NK细胞功能而促进肿瘤增殖，并与免疫检查点抑制剂抵抗相关。同时，C5aR在肿瘤细胞和下述的M2型TAM中表达水平明显升高，血循环或肿瘤组织局部的C5a浓度也同时升高，C5a通过C5aR还可上调单核MDSC的PD-L1表达，下调CD8$^+$T细胞的IL-10表达。因此，敲除C5aR或抑制C5aR功能可明显抑制肿瘤生长，并可与抗PD-1治疗产生协同作用，研发C5aR抑制剂具有潜在的临床意义。

(2) 靶向M2型TAM

诱导TAM由M2型向M1型转变，或者抑制M2型TAM向肿瘤部位招募，可提高放疗的疗效。在小鼠模型中，利用CSF1R抑制剂阻止肿瘤招募巨噬细胞，与紫杉醇联用可延缓肿瘤生长，减少肺转移，从而提高生存率。临床上两药联用用于治疗转移性乳腺癌患者正处于Ⅰb/Ⅱ期试验(NCT01596751)阶段。而且针对TAM产生毒性作

用的药物曲贝替定(trabectedin)在治疗乳腺癌的临床Ⅱ期试验中也获得了令人鼓舞的疗效。近期，另一个令人振奋的发现是肿瘤细胞过表达富组氨酸糖蛋白可诱导TAM由M2型向M1型转化，在小鼠模型中可抑制肿瘤增殖，减少肺转移。另外，在小鼠模型中应用多柔比星(阿霉素)可消耗TAM，并使髓性细胞浸润从免疫抑制性TAM向炎性单核细胞转变。一个针对TAM有趣的应用是，由于TAM可自动在乳腺癌组织中浸润，因此，以TAM为载体来运输治疗药物至肿瘤部位。

(3) 靶向Treg

清除或功能性失活Treg是一种潜在的肿瘤免疫治疗有效手段。通过单抗特异性靶向Treg表面的特异性抗原CTLA-4取得了良好的抗肿瘤效果。由于Treg生存高度依赖于Th2型细胞，因此特异性IL-2中和抗体可明显减少Treg数目及其抑制活性。通过IL-2偶联白喉毒素的融合蛋白药物地尼白介素(denileukin difitox，Ontak)可选择性地杀伤表达IL-2受体的淋巴细胞，确切的抗肿瘤效果尚需进一步的临床试验证实。通过药物如GDC-0919和epacadostat可抑制IDO活性，也可抑制肿瘤特异的Treg扩增，更可解除对NK和T效应细胞的直接抑制作用，或DC对T细胞的间接抑制作用，从而抑制肿瘤生长。激活TLR8或OX40信号，阻断Treg免疫抑制能力，也可提高肿瘤免疫治疗效果。另外，化疗药物环磷酰胺在多个实验中证实可清除Treg，抑制肿瘤生长和转移，可能的机制为改变Th1向Th2转化的细胞因子特征，增加激活的T淋巴细胞数量。由于某些趋化因子受体高表达于多种免疫抑制性细胞如MDSC和Treg，因此，靶向这些受体也是潜在的免疫治疗手段。针对CXCL12/CXCR4生物轴的多种药物正处于测试阶段。

(4) 靶向DC

肿瘤细胞高表达CD47，通过与SIRPα结合，可抑制抗原递呈DC和巨噬细胞对肿瘤细胞的吞噬功能。因此靶向CD47抗体也可增强抗原递呈能力，重新激活T细胞，在小鼠模型中显示出较强的免疫记忆特点，预期与免疫检查点抑制剂联用，或可获得更好的治疗效果。

13.4.3 细胞免疫治疗

过继免疫治疗的过继细胞输注(adoptive cell transfer，ACT)是一种被动的特异性免疫疗法，它

在多种肿瘤显示出明显的疗效。其基本原理是,从患者体内或肿瘤组织中分离 T 细胞或其他效应细胞,经激活(如 LAK)或基因工程改造以产生针对 TAA 的靶向特异性嵌合抗原受体(chimeric antigen receptor,CAR)或 TCR T 细胞后并扩增,再回输入患者体内,达到抗肿瘤效果。ACT 疗法又可分为非特异性如 LAK 输注和特异性如 CAR - T 两种。

13.4.3.1　非特异性过继细胞治疗

LAK 主要为来源于患者外周血的 T 淋巴细胞和 NK 细胞,经高剂量 IL - 2 处理繁殖扩增后再回输给患者。LAK 对肾细胞癌、恶性黑色素瘤、鼻咽癌、非霍奇金淋巴瘤疗效较好,对控制微小残留病灶及恶性胸、腹腔积液治疗效果比较显著。

细胞因子诱导的杀伤细胞(CIK)来源于患者或健康人的外周血,培养扩增相对容易,已经进行了大量临床试验,可治疗多种肿瘤如肾癌、霍奇金淋巴瘤、非霍奇金淋巴瘤、白血病及肝癌等。与 LAK 相比,CIK 增殖速度更快,杀瘤活性更高,杀瘤谱更广,且对多重耐药肿瘤细胞同样敏感,对正常骨髓造血前体细胞毒性小,能抵抗肿瘤细胞引发的效应细胞 Fas/FasL 凋亡,因而广泛用于肿瘤的辅助治疗。

TIL 是分离自患者实体肿瘤及其周围的淋巴细胞,或来自癌性胸/腹腔积液,主要为激活的 NK 及 CTL 细胞,采用与 LAK 类似的体外扩增手段,但肿瘤杀伤效果更强。同时,应用 IFN 处理可增加 MHC 和 TAA 的表达,有时也从中进一步分离肿瘤杀伤力更强的一群 TIL 分离扩增,从而进一步增强效应免疫细胞的抗肿瘤效果。它们通过细胞与细胞相互接触识别肿瘤细胞膜分子,也可以通过分泌细胞因子参与杀伤肿瘤细胞。由于 TIL 通过采集扩增天然抗癌的免疫细胞来发挥抑癌作用,但是特异性抗癌 T 细胞或其他效应细胞在患者体内十分稀少,因此,TIL 主要在黑色素瘤及转移性宫颈癌患者中显示出较好的临床效果。最近报道,TIL 技术治疗目前临床缺乏有效治疗措施的葡萄膜恶性黑色素瘤的有效率高达 35%,肿瘤控制率达 85%。TIL 比 LAK 和 CIK 具有更强的肿瘤特异性,是目前国际上研究和应用的重要免疫疗法。

13.4.3.2　特异性过继细胞治疗

特异性过继细胞疗法主要是指通过基因改造手段提高 TCR 对特异性癌细胞抗原的识别能力和进攻能力,进而提高肿瘤杀伤效应,因此统称为"T 细胞受体重新定向(T cell receptor redirection)"技术,

主要包括 CAR - T 和 TCR - T 两种。

(1) CAR - T

嵌合抗原受体 T 细胞免疫疗法(chimeric antigen receptor T-cell immunotherapy,CAR - T)是通过基因工程的方法,将识别并结合肿瘤特异性膜抗原的单链抗体与可激活 T 细胞的多种信号分子进行基因融合,通过慢病毒载体或转座子系统转染患者体内分离的自体 T 细胞,扩增后回输入患者体内,通过单链抗体可精准识别肿瘤细胞,并进一步激活偶联的 T 细胞活化信号分子,最终该基因工程 T 细胞活化后杀灭肿瘤细胞。经过 20 年的发展,CAR - T 设计有了长足的进展。20 世纪 90 年代初设计的第一代 CAR - T 的胞内信号分子为 CD3ζ 链或类似的信号域,第二代 CAR - T 胞内信号含有 CD28、4 - 1BB 或 OX40 共刺激分子,第三代 CAR - T 进一步增加了其他共刺激分子如 CD137 和 CD134,效果得到了进一步增强。CAR - T 疗法摆脱了传统免疫治疗手段的 MHC 限制,激活 T 细胞反应不依赖于 MHC 的识别,而是通过单链抗体特异性识别并快速裂解肿瘤细胞,识别也不仅仅限于膜蛋白抗原,还包括膜脂类抗原,尤其在血液系统恶性肿瘤治疗中显示出卓越的疗效,是未来颇具前景的肿瘤治疗方法之一,尤其是诺华公司的CAR - T 治疗产品 CTL019 在 2017 年 7 月 12 日获得 FDA 批准上市,为肿瘤治疗带来了福音。

靶向 CD19 的 CAR - T 疗法研究最多,也最具代表性,在儿童和成年人 B 细胞恶性肿瘤(包括慢性、急性淋巴细胞性白血病和 B 细胞淋巴瘤)均获得了令人满意的疗效,尽管某些患者已做过多次化疗并且已经复发或产生耐药,但 CAR - T 治疗反应的有效率仍能达到 60%～80%。在治疗耐药性多发性骨髓瘤患者时,国内甚至有 100% 患者出现有效缓解的报道。

CAR - T 疗法虽然在血液系统肿瘤中获得了巨大的成功,但研发针对实体瘤的 CAR - T 疗法仍是未来的难点和发展方向。实体瘤缺乏理想的抗原靶点,肿瘤微环境非常复杂,免疫抑制因素众多,实体瘤体积较大,T 细胞归巢困难以及缺少广谱适用的 T 细胞,每个患者都需单独制备 CAR - T 导致价格高昂,这些不利因素限制了 CAR - T 疗法在实体瘤中的应用。针对实体瘤强大的免疫抑制微环境采取的措施主要是联用针对 PD - 1/PD - L1 等免疫检查点的抑制剂,以及对 CAR - T 再次进行基因编辑,包

括可分泌 IL-12,表达可拮抗 TGF-β 抑制作用的 TGF-β 受体显性位点负向结构,靶向 NKG2D 识别免疫抑制细胞 MDSC 和 Treg 等表达的 NKG2D 配体,降低对 Fas 诱导凋亡的敏感性以及促进存活基因 *Bcl-2* 的表达等。针对 CAR-T 归巢困难同样也可以采用二次基因编辑的方法,使 CAR-T 表达特定的趋化因子受体。例如,表达 CCR4 的 T 细胞能通过识别 CD30 定位到霍奇金淋巴瘤组织,表达 CCR2b 的 T 细胞能更好地靶向治疗神经母细胞瘤。也可采取双特异性单抗的技术,把 T 细胞特异性地引导至肿瘤组织,如抗 EpCAM/CD3 的卡妥索单抗(catumaxomab)双特异性抗体。另外,还可利用 CXCR4 或 VEGF/VEGFR 抑制剂来提高 T 细胞向肿瘤组织的迁移效率。最近,通过敲除 CD52 和引入 CD20 研发广谱的 CAR-T(universal CAR19 T)技术,克服了不同患者只能采用自身 T 细胞的局限,也提高了疗效,还为可能的不良反应提供了解决措施,在治疗急性 B 淋巴细胞性白血病中取得了预期的疗效。目前,多种针对实体瘤的 CAR-T 疗法正处于临床试验中,代表性的靶点包括:间皮素(mesothelin)用于治疗间皮瘤、胰腺癌、卵巢癌、肺癌,癌胚抗原(CEA)用于治疗肺癌、结肠癌、胃癌、乳腺癌和胰腺癌,黏蛋白-1(mucoprtein-1,MUC-1)用于治疗肝癌、肺癌、胰腺癌、结肠癌、胃癌和乳腺癌,磷脂酰肌醇蛋白聚糖 3(glypicans 3,GPC3)用于治疗肝癌,EGFR Ⅷ 用于治疗神经胶质瘤和头颈部肿瘤,前列腺特异性膜抗原(prostate-specific membrane antigen,PSMA)用于治疗前列腺癌等。第一例针对转移性乳腺癌和靶向多种抗原(如 MUC-1、c-MET、CEA 和 HER-2)的相关临床试验也正在进行。

CAR-T 治疗的不良反应包括细胞因子释放综合征(细胞因子风暴)、神经毒性和脱靶效应(主要存在于针对 CD19 靶点的 CAR-T)。有些 CAR-T 释放杀灭肿瘤细胞时可短时释放大量细胞因子,可能导致危险的高热和急剧的血压下降,一些患者可能需要采取额外的处理措施。而针对 CD19 的 CAR-T 出现神经毒性的可能原因推测为 CD19 也表达于神经细胞,导致输注 T 细胞靶向损伤这些神经细胞,但这类不良反应同样并不都出现于所有 CD19 靶点的 CAR-T。另外,由于 CD22 也出现在大多数 B 细胞,但比 CD19 所占比例少,美国国家癌症研究所已经开发出靶向 CD22 抗原的 CAR-T。

CD22 靶向 T 细胞可以与 CD19 靶向 T 细胞合用于急性淋巴细胞白血病和 B 细胞恶性肿瘤。另外,CAR-T 细胞在体内的存活期过长也是一个需要慎重考虑的问题,可以通过药物或基因的控制来调整 CAR-T 在体内的存活予以解决。

(2)TCR-T

T 细胞对肿瘤抗原的识别主要是通过 TCR 识别肿瘤细胞表面的 HLA-肽复合物,因此,T 细胞对肿瘤抗原识别的特异性取决于其表面的 TCR。利用分子生物学技术克隆肿瘤特异性 T 细胞的 TCR,并通过构建含 TCR 的病毒载体,把 TCR 转入正常的 T 细胞中,使这些 T 细胞因携带肿瘤特异性 TCR 而成为特异性肿瘤杀伤细胞。在已进行的临床试验中,TCR 基因转染的 T 细胞过继回输可以介导肿瘤的消退,这些回输的 T 细胞可以在体内存活半年以上。然而,TCR 基因治疗临床有效率相对较低,寻找有效的肿瘤靶抗原、克隆高亲和性的 TCR 受体以及优化 TCR 的转化效率是目前的研究重点。最近,Adaptimmune 公司联合研发的一款"基因修改的 TCR(gene modified TCR)",在修改了几个关键氨基酸以后,这些基因修改的 TCR 大大提高了和一种常见的癌症相关抗原 NY-ESO-1 的亲和力,从而可以用来进攻有 NY-ESO-1 过量表达的癌症,如多发性骨髓瘤,80%(16/20)的多发性骨髓瘤患者出现了令人鼓舞的临床缓解,其中 70% 的患者达到完全或接近完全缓解,平均无进展生存期达到了 19.1 个月。

(3)CAR-NK

与 CAR-T 技术类似,目前已研发出 CAR-engineered NK 细胞技术,但尚处于研发阶段。其原理是收集患者 NK 细胞,在 NK 细胞表面表达嵌合肿瘤特异性抗原受体并敲除抑制性受体,从而靶向识别并摧毁肿瘤细胞。体外实验表明,CAR-NK 技术展现出较 ADCC 更强的细胞毒作用。

13.4.4 肿瘤疫苗

疫苗通过激活机体的主动免疫达到预防或治疗的目的。预防感染性疾病的疫苗主要激活 B 淋巴细胞免疫,而肿瘤疫苗主要激活 T 淋巴细胞免疫,针对的是已经存在的肿瘤组织。肿瘤疫苗的抗原可以有不同的形式,包括多肽、蛋白、裸露 DNA、病毒载体、同种或异种全细胞疫苗以及 DC 疫苗,抗原通常与佐剂同时给予,以增强免疫反应,也可利用 APC,通常是 DC 离体负载后再行注射。早期的疫苗临床试验主要利用 MHC - Ⅰ限制性短肽,用于激活 CD8⁺ T 细胞,但这种疫苗通常激活的 CD8⁺ T 细胞反应较弱,而且持续时间较短。因此,后续临床试验利用长肽或混合多种短肽以同时激活 CD4⁺ 和 CD8⁺ T 细胞反应,便于优化 CD8⁺ T 细胞反应,同时激活体液免疫反应。

(1) 蛋白/多肽类肿瘤抗原疫苗

根据肿瘤细胞表达的 TAA、TSA 和新抗原,表达或合成免疫原性较强的片段制备成疫苗,用于肿瘤治疗。这些肿瘤抗原的种类包括 HER - 2、MUC - 1、CEA、hTERT、STn 和 C/T 抗原等。HER - 2 疫苗是乳腺癌治疗性疫苗,也是临床试验中研究得最广泛和深入的疫苗。15%～20% 的乳腺癌患者存在 *HER - 2* 基因扩增,并与侵袭性表型和生存期缩短有关。HER - 2 多肽疫苗可产生长期的免疫反应。目前,基于 HER - 2 的肿瘤疫苗抗原表位主要有 369～377 位(E75)、654～662 位(GP2)、776～790 位(AE37)、688～703 位和 971～984 位等序列。基于 HER - 2 的肿瘤疫苗安全性总体较好,临床上获得了肯定的疗效,为经化疗联合单抗治疗后微量残存乳腺癌患者提供了一个非常好的免疫治疗手段。未来,HER - 2 疫苗的主要应用方向是与低剂量节律化疗联用以增强免疫反应,也可与单抗隆抗体如曲妥珠单抗联用,或与酪氨酸激酶抑制剂如拉帕替尼联用。

(2) DNA 疫苗

DNA 疫苗被 APC 吞噬后,翻译 DNA 疫苗中所选定的 *TAA* 基因成蛋白质,再通过 APC 胞内的处理并递呈给 MHC 分子。DNA 疫苗可以是裸露的 DNA,也可与其他物质组成脂质体复合物,或包装成纳米颗粒。有证据表明,DNA 疫苗可激发体液免疫、细胞免疫以及固有免疫反应。缺乏合适的 DNA 载体是目前面临的困难。

(3) 病毒载体疫苗

由于抗原多肽存在 HLA 限制性,且重组蛋白或多肽的生产纯化价格较高,因此多种载体用来传递这些抗原,并同时表达共刺激因子,以进一步增强免疫反应。疫苗病毒载体包括痘病毒家族、麻疹病毒和腺病毒载体,比裸露 DNA 或多肽疫苗能产生更长和更广泛的免疫反应。病毒载体疫苗目前主要用于前列腺癌的治疗,包括表达前列腺特异抗原(PSA)的 PANVAC™、PROSTVAC™,以及同时表

达 3 种共刺激因子(ICAM - 1、B7.1 和 LFA - 3)的 TRICOM™疫苗。

(4) 全肿瘤细胞疫苗

使用全肿瘤细胞疫苗的潜在优势是由于它含有单个肿瘤组织的完整抗原簇,可以激活多克隆免疫反应。由于 T 细胞激活需要另外的 APC 提供的非特异性共刺激信号,而大多数实体瘤并不表达共刺激因子,也不能传递 T 细胞激活信号,反而常常诱导免疫耐受。因此,疫苗中需要导入编码共刺激因子的基因,如 CD80 或细胞因子。

(5) DC 疫苗

DC 疫苗的主要优势在于它不是 HLA 限制性的,能同时激发 Ⅰ 型和 Ⅱ 型免疫反应。在临床应用中,可通过血浆分离置换法分离外周血单核细胞而制备 DC,它们可负载蛋白、多肽和细胞裂解液,或转染 TAA 载体,这些载体也可同时表达集落刺激因子。商业上较为成功的 DC 疫苗为 Sipuleucel-T (Provenge™),2010 年 4 月 29 日获得美国 FDA 批准,用于内分泌治疗耐受的前列腺癌患者。它包含自体 APC 及与 GM - CSF 融合的 PSA,可回输入患者体内。在一项随机Ⅲ期临床试验中,它显著延长总生存期 4 个月。DC 疫苗在大规模制备上还存在一些问题,包括体外扩增、成熟和激活。

(6) 预防性病原体抗原疫苗

估计高于 15% 的人类肿瘤由病毒感染引起,包括 RNA 和 DNA 病毒,这些致瘤病毒感染可引起白细胞减少和免疫缺陷,增加肿瘤的患病风险。另外,有些细菌感染也与肿瘤关系密切,如幽门螺杆菌(HP)可促进胃癌的发生。因此,针对这些病原体,如 EB 病毒(EBV)、人乳头瘤病毒(HPV)、乙型肝炎病毒(HBV)和 HP 的预防接种理论上可激活机体特异性的主动免疫,达到预防和治疗肿瘤的效果。

(7) 溶瘤病毒

溶瘤病毒优先感染并杀伤肿瘤细胞,繁殖释放出的病毒碎片和病毒颗粒又进一步通过诱导免疫反应或直接摧毁其他肿瘤细胞。2015 年 10 月 27 日,美国 FDA 批准 Amgen 公司的溶瘤病毒 Imlygic(T - VEC)疗法,用于治疗病灶在皮肤和淋巴结、没能通过手术完全清除的黑色素瘤。T - VEC 是经过基因改造的单纯疱疹病毒 1(HSV - 1),首次从 HSV - 1 中筛选对肿瘤细胞杀伤力更强的 JS1 病毒株作为改造的对象,删除神经性因子,阻止 HSV - 1 侵染正

常细胞,以及感染细胞蛋白 47(ICP47),避免 HSV -
1 阻止免疫细胞对癌细胞的攻击,同时插入人 *GM -
CSF* 基因,以激发更加强烈的人体免疫反应。但临
床观察 T - VEC 的总体疗效有限。

13.5　结语与展望

　　肿瘤的发生与多种遗传和环境的高危因素密切
相关,并可编辑/篡改机体的免疫功能,从而逃避免
疫系统的监视与清除,最终进展并威胁生命。由于
肿瘤免疫的高度复杂性,仅仅寄希望于单一免疫疗
法就实现针对众多类型肿瘤广泛而有效的治疗效果
似不切实际,合理的联合用药对达到疗效最大化就
显得非常重要,包括免疫疗法之间的联用,如抗
CTLA - 4 抗体与抗 PD - 1 抗体联用、CAR - T 疗法
与抗 PD - 1 抗体联用以及免疫疗法与传统的放化疗
方案联用。

(胡维国)

主要参考文献

［1］ Ajona D，Ortiz-Espinosa S，Moreno H，et al. A
combined PD-1/c5a blockade synergistically protects
against lung cancer growth and metastasis ［J］. Cancer
Discov，2017，7：694 - 703.

［2］ An LL，Gorman JV，Stephens G，et al. Complement
c5a induces PD-l1 expression and acts in synergy with
LPS through ERK1/2 and jnk signaling pathways ［J］.
Sci Rep，2016，6：33346.

［3］ Casey SC，Tong L，Li Y，et al. Myc regulates the
antitumor immune response through CD47 and PD-l1
［J］. Science，2016，352：227 - 231.

［4］ Chandran SS，Somerville RPT，Yang JC，et al.
Treatment of metastatic uveal melanoma with adoptive
transfer of tumour-infiltrating lymphocytes：a single-
centre，two-stage，single-arm，phase 2 study ［J］.
Lancet Oncol，2017，18：792 - 802.

［5］ Chang CH，Qiu J，O'Sullivan D，et al. Metabolic
competition in the tumor microenvironment is a driver of
cancer progression ［J］. Cell，2015，162：1229 - 1241.

［6］ De Henau O，Rausch M，Winkler D，et al. Overcoming
resistance to checkpoint blockade therapy by targeting
pi3kgamma in myeloid cells ［J］. Nature，2016，539：
443 - 447.

［7］ Dunn GP，Bruce AT，Ikeda H，et al. Cancer

immunoediting：From immunosurveillance to tumor
escape ［J］. Nat Immunol，2002，3：991 - 998.

［8］ Gentles AJ，Newman AM，Liu CL，et al. The
prognostic landscape of genes and infiltrating immune
cells across human cancers ［J］. Nat Med，2015，21：
938 - 945.

［9］ Ho PC，Bihuniak JD，Macintyre AN，et al.
Phosphoenolpyruvate is a metabolic checkpoint of anti-
tumor T cell responses ［J］. Cell，2015，162：1217 -
1228.

［10］ Janelle V，Langlois MP，Tarrab E，et al. Transient
complement inhibition promotes a tumor-specific
immune response through the implication of natural
killer cells ［J］. Cancer Immunol Res，2014，2：200 -
206.

［11］ Kaneda MM，Messer KS，Ralainirina N，et al.
Pi3kgamma is a molecular switch that controls immune
suppression ［J］. Nature，2016，539：437 - 442.

［12］ Kim K，Skora AD，Li Z，et al. Eradication of
metastatic mouse cancers resistant to immune
checkpoint blockade by suppression of myeloid-derived
cells ［J］. Proc Nat Acad Sci U S A，2014，111：11774 -
11779.

［13］ Liu X，Pu Y，Cron K，et al. CD47 blockade triggers T
cell-mediated destruction of immunogenic tumors ［J］.
Nat Med，2015，21：1209 - 1215.

［14］ Lu X，Horner JW，Paul E，et al. Effective
combinatorial immunotherapy for castration-resistant
prostate cancer ［J］. Nature，2017，543：728 - 732.

［15］ Malladi S，Macalinao DG，Jin X，et al. Metastatic
latency and immune evasion through autocrine inhibition
of wnt ［J］. Cell，2016，165：45 - 60.

［16］ Milani A，Sangiolo D，Aglietta M，et al. Recent
advances in the development of breast cancer vaccines
［J］. Breast Cancer，2014，6：159 - 168.

［17］ Moon EK，Wang LC，Dolfi DV，et al. Multifactorial t-
cell hypofunction that is reversible can limit the efficacy
of chimeric antigen receptor-transduced human T cells in
solid tumors ［J］. Clin Cancer Res，2014，20：4262 -
4273.

［18］ Morvan MG，Lanier LL. Nk cells and cancer：you can
teach innate cells new tricks ［J］. Nat Rev Cancer，
2016，16：7 - 19.

［19］ Nitta H，Wada Y，Kawano Y，et al. Enhancement of
human cancer cell motility and invasiveness by
anaphylatoxin c5a via aberrantly expressed c5a receptor
(cd88) ［J］. Clin Cancer Res，2013，19：2004 - 2013.

［20］ Peng W, Chen JQ, Liu C, et al. Loss of pten promotes resistance to T cell-mediated immunotherapy ［J］. Cancer Discov, 2016,6:202－216.

［21］ Philip M, Fairchild L, Sun L, et al. Chromatin states define tumour-specific T cell dysfunction and reprogramming ［J］. Nature, 2017,545:452－456.

［22］ Qasim W, Zhan H, Samarasinghe S, et al. Molecular remission of infant b-all after infusion of universal talen gene-edited CAR T cells ［J］. Sci Transl Med, 2017,9: eaaj2013.

［23］ Rapoport AP, Stadtmauer EA, Binder-Scholl GK, et al. Ny-eso-1-specific TCR-engineered T cells mediate sustained antigen-specific antitumor effects in myeloma ［J］. Nat Med, 2015,21:914－921.

［24］ Ricklin D, Hajishengallis G, Yang K, et al. Complement: a key system for immune surveillance and homeostasis ［J］. Nat Immunol, 2010,11:785－797.

［25］ Rivera LB, Meyronet D, Hervieu V, et al. Intratumoral myeloid cells regulate responsiveness and resistance to antiangiogenic therapy ［J］. Cell Rep, 2015,11:577－591.

［26］ Sade-Feldman M, Kanterman J, Klieger Y, et al. Clinical significance of circulating CD33＋CD11b＋HLA－DR－ myeloid cells in patients with stage iv melanoma treated with ipilimumab ［J］. Clin Cancer Res, 2016, 22:5661－5672.

［27］ Stevanovic S, Draper LM, Langhan MM, et al. Complete regression of metastatic cervical cancer after treatment with human papillomavirus-targeted tumor-infiltrating T cells ［J］. J Clin Oncol, 2015, 33: 1543－1550.

［28］ Vadrevu SK, Chintala NK, Sharma SK, et al. Complement c5a receptor facilitates cancer metastasis by altering T-cell responses in the metastatic niche ［J］. Cancer Res, 2014,74:3454－3465.

［29］ Vogelstein B and Kinzler KW. Cancer genes and the pathways they control ［J］. Nat Med, 2004,10:789－799.

［30］ Wang Y, Sun SN, Liu Q, et al. Autocrine complement inhibits il10-dependent t-cell-mediated antitumor immunity to promote tumor progression ［J］. Cancer Discov, 2016,6:1022－1035.

肿瘤干细胞的研究进展

肿瘤治疗的传统方法包括手术切除、化疗、放疗等,这些常规治疗的目的都是尽量去除肿瘤细胞,但是,治疗后肿瘤的复发与转移仍然是目前需要面对的严峻问题。越来越多的研究表明,在多种肿瘤组织内存在一小部分致瘤能力特别强、分化程度极低的细胞,具有干细胞的自我更新及多向分化特性,称为"肿瘤干细胞(cancer stem cell,CSC)"。CSC 在肿瘤形成和生长中发挥着决定性的作用,是导致肿瘤复发、转移及化疗耐药的根源。体内外研究均表明,CSC 对放、化疗具有耐受性,传统的肿瘤治疗无法消灭 CSC,治疗后残留的 CSC 重新形成肿瘤组织并最终导致肿瘤复发和转移。研究也表明,部分放、化疗甚至能显著富集CSC 数目。CSC 假说是近年来提出的一种新理论,为癌症治疗策略提供了新的思路。深入了解CSC 的生物学特性及其调控机制,研究出针对CSC 的特殊治疗方法,对于癌症的治愈具有重大的临床意义。

14.1 肿瘤干细胞的发现和肿瘤干细胞学说

在过去的几十年里,CSC 领域的研究蓬勃发展,方兴未艾。根据美国癌症研究协会(American Association for Cancer Research,AACR)干细胞工作组给出的定义,CSC 是肿瘤组织中具有自我更新能力并可以分化成构成肿瘤组织所有细胞类型的特殊肿瘤细胞群。CSC 亚群几乎具有恶性肿瘤细胞的全部特征。可以用一个很精彩的比喻来形容 CSC 与机体的关系:如果把正常的机体理解为一座城市,那么 CSC 就是这座城市中的黑社会首领们。虽然黑社会组织很庞大,但是黑社会首领们所占的比例很小,它们构成了黑社会层级(hierarchy)的顶层。同时,相比于普通黑社会分子,黑社会首领们总体上并不活跃。一般杀伤性手段虽然可以消除普通的黑社会成员,但是只要有黑社会首领残存,它们就可以在原位或者转移到城市的其他地方,重新构建起新的黑社会组织(图14-1)。

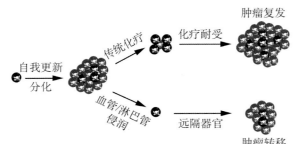

肿瘤复发

传统化疗 化疗耐受

自我更新
分化

血管/淋巴管
侵润 远隔器官

肿瘤转移

🔴:肿瘤干细胞　⚫:普通肿瘤细胞

图 14-1　肿瘤干细胞参与了肿瘤的发生、发展过程

　　上面的比喻其实也大概揭示了 CSC 的几个主要特征：① 与普通肿瘤细胞相比，大多数的 CSC 处于细胞周期静息或休眠状态。② 生命期较长的 CSC 可以繁衍出生命期相对较短、也更加分化的普通肿瘤细胞。③ CSC 受到其所处微环境的高度调控。④ CSC 具有特定的表面标志物和(或)特定的激活的信号转导通路。⑤ 多种 ABC 转运蛋白家族成员及多种 DNA 损伤修复机制在 CSC 中高度活化，结合它们往往处于细胞周期静息状态的特性，使得这群细胞对经典的放疗和化疗具有高度的耐受性。总的来说，这些 CSC 独有的生物学特性使得它们成为肿瘤复发、转移播散和化疗耐受的关键影响因素。

　　事实上，研究者很久之前便提出了肿瘤发生和干细胞有关的观点。1855 年，病理学家 Rudolf Virchow 在观察到肿瘤及胚胎具有相似组织学特性的基础上，提出肿瘤可能来自胚胎细胞。而 Pierce 等在 1988 年从现代肿瘤学理论出发，提出一些肿瘤细胞可能具有正常干细胞基本特点的观点；Bonnet 和 Dick 等则在 1997 年通过实验手段真正在血液肿瘤中证实了 CSC 的存在。自此，国内外研究者相继在包括脑肿瘤、乳腺癌、前列腺癌、结直肠癌、胰腺癌、肝癌等多种实体瘤中分离和鉴定了 CSC。因此，在这一节中，我们首先对来自血液和实体瘤的 CSC 做一简单概述。

　　(1) 血液肿瘤干细胞

　　虽然目前对于实体瘤中 CSC 是否真实存在及其来源存在一些争议，但是白血病干细胞的存在已经获得了研究者的广泛认可，这与白血病干细胞所具有的一些独特的研究优势是分不开的：首先，过去的研究已经较明确地认识了正常造血干细胞的分化层级，而这大大加速了白血病干细胞

的鉴定和功能特性研究；其次，由于白血病干细胞悬浮生长的特性，白血病干细胞更容易在异种、异体移植后适应动物模型异体血管微环境；第三，在分离白血病细胞时不需要额外添加各种蛋白水解酶，也就尽可能地排除了外来处理因素对细胞生物学特性的干扰。

　　通常，白血病可以被分为 4 种主要类型，分别是急性淋巴细胞白血病(ALL)、急性髓细胞白血病(AML)、慢性淋巴细胞白血病(CLL)和慢性髓细胞白血病(CML)。Bonnet 和 Dick 发现，在 AML 细胞中可以分离到一群表达 $CD34^+CD38^-$ 表面标志物的细胞亚群，将这群细胞移植入 NOD/SCID 免疫缺陷小鼠，可以导致受体小鼠体内出现与患者血液一致的白血病细胞谱型。这些实验第一次展示了通过功能学实验来定义 CSC 的重要性。在首次报道之后，AML 中白血病干细胞的表型和调控机制在近年的研究中得到了进一步认识。如有研究发现，尽管 AML 中的白血病干细胞与正常造血干细胞具有许多相似的特性($CD34^+$、$CD38^-$、$CD71^+$、$HLA-DR^-$)，但是 AML 的白血病干细胞也有其他一些不同的特征(如 $CD90^-$、$CD117^-$ 和 $CD123^+$)。而且，AML 的白血病干细胞也显示出一些与正常造血干细胞不同的分子调控机制，比如有研究发现 AML 的白血病干细胞中 $NK-\kappa B$ 蛋白表达激活，而相同的蛋白在正常造血细胞中处于失活状态。STAT 信号通路的激活在 t(6：9)阳性的 AML CSC 中表达显著高于正常造血干细胞。而在其他多种白血病亚型包括 CML 和 ALL 中，目前也鉴定了 CSC 的存在及其生物学特性。如对 CML 患者血细胞样品进行"起始细胞长期培养(long-term culture-initiating cell，LTC-IC)"检测后，发现 CML 细胞中有恶性多潜能细胞存在。儿童 ALL 患者样品中可以分离到 $CD34^+/CD38^-$ 白血病干细胞，同时这群细胞可能与患儿化疗药物耐药形成有关。同时，骨髓中的低氧微环境通过 HIF-1 信号通路参与了 ALL 患者化疗耐药的调控。

　　(2) 实体瘤肿瘤干细胞

　　在实体瘤研究中，Al-Hajj 等在 2003 年首先报道可以通过 $CD44^+CD24^-$ 表面标志物从乳腺癌中分离得到 CSC 亚群。随后，研究者们在一系列的实体瘤中观察到了 CSC 的存在，如恶性胶质瘤、肝癌、恶性黑色素瘤、前列腺癌、卵巢癌、骨肉瘤、软骨肉瘤、肺癌和胃癌。虽然通过免疫缺陷小鼠体内有限

稀释后的肿瘤细胞移植瘤模型,研究者得以从实体瘤中分离和鉴定CSC,但是由于小鼠体内微环境和人体组织微环境明显不同,因此未经过任何外源性因素干扰的肿瘤组织中是否真实存在CSC一直存在争议。然而在2012年,由3个独立研究团队分别在不同肿瘤中进行的研究工作强有力地证明实体瘤发生、发展过程中确实存在CSC参与。这些研究均采用了细胞谱系追踪(lineage tracing)或细胞克隆分析(clonal analysis)技术以追踪肿瘤发生过程中特定标记后的某一小群细胞在其天然微环境中的命运,研究的对象包括胶质瘤、皮肤癌和肠道肿瘤。这些独立研究得出了基本相同的结论,即在未受外界干扰的实体瘤生长过程中可以观察到CSC的存在,同时发现肿瘤组织中CSC干性维持与其所处的肿瘤发展阶段和肿瘤的遗传表型有关。

　　鉴于血液肿瘤和实体瘤之间存在广泛的差异,同时基于对造血干/祖细胞的广泛研究,血液肿瘤干细胞的研究已经具有与实体瘤不尽相同的特定系统脉络,因此本章中不再涉及血液CSC,需要了解的读者可以参考血液病相关章节。本章接下来的内容将主要对实体瘤来源的CSC进行概述。

14.2　肿瘤干细胞的起源

　　正如目前对肿瘤细胞的起源仍不明确,CSC的起源问题也同样存在争议。目前,对于肿瘤细胞的起源问题有3种模型进行解释:① 随机模型(stochastic model)认为,肿瘤最初起源于一群均质的细胞,但是在肿瘤生长中不断出现的随机事件(如点突变)导致了细胞群中异质性的产生。② 层级结构模型(hierarchy model)认为,一种干细胞样的肿瘤细胞逐渐形成了一些异质性的肿瘤细胞群体,后者又进一步地分化形成具有不同生物学特征的肿瘤细胞。位于异质性肿瘤细胞顶端,能够通过分化形成不同肿瘤细胞的特殊肿瘤细胞就是CSC。③ 最后一种理论模型则是把前面两种理论结合了起来,认为CSC细胞群本身所具有的染色体不稳定性(chromosomal instability)及各种不同的外源性环境因子导致了CSC细胞群本身的异质性,后者则进一步形成了肿瘤组织的异质性。这一理论模型可以较好地解释由肿瘤起始到其不断发生、发展的过程,即

CSC中的突变累积会不断促进肿瘤细胞中异质性的形成。上述理论模型很好地解释了突变,特别是发生在干细胞群中的突变在肿瘤发生、发展过程中发挥的作用。而针对最初发生突变的细胞群,也就是造成CSC形成的特定成体细胞群的来源也出现了多种解释。

　　(1) 普通肿瘤细胞去分化学说

　　成体细胞的去分化是指已确定方向(determination)或成熟分化的细胞(即具有特定成熟细胞标志物或特化细胞表型的细胞)在某种条件下转变为具有更强发育潜能的细胞,如干细胞或前体细胞。而在肿瘤细胞中,有研究结果显示肿瘤组织中一些被认为是非肿瘤干细胞(non-CSC)的普通肿瘤细胞在一定条件下可以获得CSC样的表型。如Gupta等在乳腺癌中发现,利用特定标志物分选纯化的CSC与非CSC在经过体外长期培养之后,均重新回到了未分选前的母细胞状态,因此认为不同的肿瘤细胞群体可以发生相互转化,同时这种转化在不同的细胞亚群中是随机和均等的,并由此推测CSC可能来自non-CSC。

　　(2) 成体干细胞转化学说

　　该学说认为,CSC来源于正常成体干细胞。首先,癌症大多来自上皮组织,而上皮组织富含成体干细胞,并且更容易与外界发生相互作用。其次,目前已经发现的多种CSC都与成体干细胞具有相似的表面抗原分子,或可以利用相同的策略进行分选纯化,这从侧面说明两者具有相同的细胞来源。第三,在正常细胞转化为肿瘤细胞的过程中,正常细胞往往需要经过多个突变基因的积累才能发生转化,而成体干细胞的自我更新能力为这一过程在漫长岁月中的发生提供了可能。最后,细胞谱系追踪实验(lineage tracing assay)证实,携带癌基因的成体干细胞或祖细胞可以在动物体内形成肿瘤。如在胶质瘤研究中,有研究者利用神经干细胞标志物之一的*nestin*基因启动子驱动的nestin-△TK-IRES-GFP小鼠(成熟小鼠大脑SVZ区处于静息状态的成体神经干细胞会被绿色荧光蛋白(green fluorescent protein,GFP)标记,同时由于△TK的存在,这群细胞可以被单纯疱疹病毒所灭杀)和Mut7胶质瘤自发模型小鼠(*Nf1*、*p53*和*PTEN*三基因缺失)进行交配,发现子代小鼠自发形成的胶质瘤组织中,有一部分肿瘤细胞表现为GFP⁺,同时这群细胞可以被持续的单纯疱疹病毒注射所清除。进一步的研究结

果显示,这些 GFP$^+$ 肿瘤细胞都是干细胞标志物 SOX2 基因表达阳性并且处于静息状态,不能被化疗药物替莫唑胺所杀伤。而单纯疱疹病毒注射清除 GFP$^+$ 细胞后,不仅可以抑制肿瘤的生长并延长荷瘤小鼠的存活时间,同时可以抑制这些肿瘤细胞的二次成瘤能力。这一研究结果显示,胶质瘤组织中一群具有 CSC 特征的静息细胞推动了胶质瘤的发生、发展。

14.3 肿瘤干细胞的分离和鉴定

14.3.1 肿瘤干细胞的分离策略

研究者根据 CSC 的生物学特征,开发出了多种方法用以从肿瘤组织或肿瘤细胞系中富集 CSC 细胞群,常用的方法包括:细胞表面标志物标记和分选、乙醛脱氢酶(ALDH)活性检测和分选、成球培养、侧群(side population,SP)细胞标记和分选。

14.3.1.1 细胞表面标志物标记和分选

利用 CSC 与成体干细胞相似的表面分子表达特征,研究者从多种肿瘤组织中成功富集了 CSC 细胞群。Dick 等最初发现 CSC 的存在,即是利用造血干细胞表面标志物 CD34$^+$CD38$^-$ 组合,在 AML 患者样品中发现一群肿瘤起始细胞。Al-Hajj 等则利用细胞表面分子 CD44$^+$CD24$^-$ 组合从乳腺癌组织和细胞系中成功分选得到乳腺 CSC,研究结果显示,100 个 CD44$^+$CD24$^-$ 乳腺癌细胞即可以在 NOD/SCID 小鼠体内形成肿瘤,而即使 10 倍细胞数的非 CD44$^+$CD24$^-$ 乳腺癌细胞也不可能在小鼠体内形成新的肿瘤组织。Singh 等在研究大脑成神经管细胞瘤和多形性胶质瘤时发现,脑 CSC 可以使用 CD133 分子作为表面标志物,100 个 CD133$^+$ 胶质瘤细胞足以在 NOD/SCID 小鼠颅内形成肿瘤。Yin 等在肝癌研究中也发现,CD133$^+$ 细胞在肿瘤细胞中所占比例为 0.1%~1%,而分离自肝细胞癌细胞系的 CD133$^+$ 细胞群相较 CD133$^-$ 细胞群具有更强的免疫缺陷小鼠体内成瘤能力。CD133 也同时在结直肠癌、前列腺癌等多种肿瘤中被认为是 CSC 标记分子。而同样是在肝癌组织中,Yamashita 等则发现 EpCAM 也是一种 CSC 标志物,EpCAM$^+$ 肝癌细胞相较于 EpCAM$^-$ 肝癌细胞具有更强的 NOD/SCID 小鼠体内成瘤能力和远处

转移能力。这些研究结果显示,不同器官来源的肿瘤组织中可以具有相同的 CSC 表面标志物,而相同器官来源的肿瘤组织中也可以出现不同的 CSC 表面标志物,这些标志物均可用于富集 CSC 细胞群。然而,这些 CSC 是否具有不同的基因型或表型,以及是否可以通过不同表面标记分子的组合进一步纯化某一器官中的 CSC 细胞群成为最近几年的研究热点。

14.3.1.2 乙醛脱氢酶活性检测和分选

ALDH 是细胞内一种醛脱氢酶,负责催化细胞中的乙醛氧化为乙酸的反应,并可以抑制烷化剂的细胞毒性。ALDEFLUOR 试剂可以用于检测活细胞中的 ALDH 活性,其产生的具有荧光的产物可被用于高 ALDH 活性(ALDH^{high})细胞的流式细胞分选。研究显示,ALDEFLUOR 试剂可以被用于多种成体干细胞/祖细胞的纯化与分选,如造血干细胞、乳腺干细胞、神经干细胞等。而在肿瘤研究中,ALDEFLUOR 最早被用来分选鉴定白血病干细胞,随后被发现也是一种实体瘤 CSC 标志物。如 Ginestier 等发现乳腺癌细胞中存在大约 5% 的 ALDH$^+$ 细胞,这群细胞具有自我更新和多向分化的潜能,500 个 ALDH$^+$ 乳腺癌细胞即可在小鼠乳腺脂肪垫内重建肿瘤,而 50 000 个 ALDH$^-$ 细胞也不能在小鼠体内成瘤。其后,他们又进一步利用 ALDH 联合另一种乳腺癌 CSC 表面标志物 CD44$^+$CD24$^-$ 分选乳腺癌 CSC,结果发现分选得到的 ALDH^{high}CD44$^+$CD24$^-$ 乳腺癌细胞具有极高的成瘤能力,提示这一分选策略进一步纯化了乳腺癌 CSC 细胞群。Ucar 等在肺癌细胞系中分选得到 ALDH$^+$ 和 ALDH$^-$ 细胞群,发现体外培养中 ALDH$^+$ 细胞可以转变为 ALDH$^-$ 细胞,并且 ALDH$^+$ 肺癌细胞在体内成瘤实验中体现出类似干细胞的休眠及分裂次数较少等特点。另外,ALDH 也在其他多种肿瘤组织(如头颈部肿瘤、膀胱癌、胰腺癌、结直肠癌)中被认为是 CSC 标志物。

14.3.1.3 成球培养

对成体干细胞的研究显示,在无血清非贴壁培养条件下,多种器官组织来源的成体干细胞可以形成一种微球体样(sphere)生长,并很大程度上保持其自我更新和多向分化能力,而分化细胞则由于失巢凋亡现象(细胞与细胞外基质或相邻细胞脱离接触而导致的一种程序性细胞死亡)并不能独立成球生长。因此,这一设计用于维持成体干细

胞体外培养的方法也被应用于成体干细胞的体外富集,应用于神经、前列腺、乳腺等器官来源的成体干细胞研究中。成球培养法是利用干细胞和分化细胞之间不同的生长特性来进行分离培养的,无需对细胞进行染色标记等处理,因此对细胞的活性几乎无影响。由于 CSC 具有和成体干细胞类似的生长特性,CSC 也可以在体外无血清并添加合适生长因子(如 EGF 和 bFGF)的条件下形成肿瘤球(tumor-sphere)。目前,成球培养已经成为研究 CSC 的一种普遍方法,应用于包括肝癌、胶质瘤、乳腺癌和肺癌等多种 CSC 的体外富集和鉴定研究中。

14.3.1.4　侧群细胞标记和分选

1996 年,Goodell 等在对小鼠骨髓造血干细胞的研究中发现,极少一部分细胞可以将进入细胞核的荧光燃料 Hoechst33342 排出胞外,在流式细胞术分析时表现为一小群细胞呈彗星状分布在细胞主群一侧,因此称其为侧群细胞,即 SP 细胞。乳腺癌、肝癌、胶质瘤等多种肿瘤中的研究显示,SP 细胞具有多向分化、自我更新和耐药性特征,这与 CSC 十分相似。同时,进一步的研究还显示,SP 细胞表型和 ABC 转运蛋白家族的表达和活性密切相关,ABCG2、ABCB1、ABCC1 和 ABCA2 等多种 ABC 转运蛋白家族分子参与 SP 细胞外排 Hoechst33342 染料的过程。ABC 转运蛋白超家族是人类最大的转运蛋白基因家族,其编码的 ABC 转运蛋白可以看作具有 ATP 结合区域的单向底物外排泵,以主动转运方式完成多种分子的跨膜转运过程。在肿瘤中,ABC 转运蛋白的表达和肿瘤对传统化疗药物的耐药密切相关,常见化疗药物如拓扑替康、多柔比星(阿霉素)、柔红霉素等均是其反应底物,因此对 SP 细胞的研究往往与肿瘤耐药联系起来。

14.3.1.5　目前常见的肿瘤干细胞标志物

不同器官来源的肿瘤组织中的 CSC 具有不同的标志物表达情况,而在同一种来源的肿瘤组织中 CSC 标志物的表达又与肿瘤组织不同的组织学类型和肿瘤分化程度有关。分析这些不同分子标志物分离得到的 CSC 及其生物学特征,对将这些标志物应用于临床诊断和治疗有着重要的意义。表 14-1 列出了目前几种常见肿瘤中的 CSC 标志物情况。

表 14-1　常见肿瘤组织中的肿瘤干细胞标志物

疾病类型	肿瘤干细胞标志物
脑肿瘤	CD133、CD49f、Nestin、CD15、CD44、CD36
肺癌	CD133、CD44、ALDH、EpCAM、CD90、CD166
乳腺癌	EpCAM、CD44、CD24、ALDH、CD49f、CD133
胃癌	Lgr5、CD133、CD44、CD90、ALDH
肝癌	CD133、EpCAM、CD44、CD90、CD13
前列腺癌	CD117、CD133、CD44、CD49f、EpCAM、PSA、ALDH
卵巢癌	CD44、CD133、CD117、CD24、ALDH、EpCAM
结直肠癌	Lgr5、CD133、CD24、CD29、ALDH、CD44、CD166、EpCAM

（1）CD133

CD133 是一种 5 次跨膜单链糖蛋白,属于 prominin 蛋白家族,其蛋白由 prominin 1（*PROM1*）基因编码。CD133 的相对分子质量约为 120 000,最初被发现在 $CD34^+$ 造血干细胞中高表达,其后的研究显示多种成体干细胞中都存在 CD133 分子的高表达。对 CSC 的研究发现,CD133 在多种肿瘤组织中都可以作为 CSC 的表面标志物,如胶质母细胞瘤、肝细胞癌、前列腺癌、结直肠癌、胃癌和卵巢癌等。举例来说,在肝癌研究中发现,CD133 分子可在肝细胞癌组织中广泛表达,免疫组织化学检测结果显示 $CD133^+$ 细胞在肿瘤细胞中所占比例为 0.1%～1%,而分离自肝癌细胞系 SMMC-7721 中的 $CD133^+$ 细胞群相较 $CD133^-$ 细胞群具有更强的免疫缺陷小鼠体内成瘤能力。进一步的研究显示,$CD133^+$ 肝癌细胞中 Bcl-2 和 MAPK 信号通路激活程度高于相应的 $CD133^-$ 细胞,使得 $CD133^+$ 肝癌细胞对化学治疗和放射治疗具有更强的耐受能力。调控机制方面,$CD133^+$ 胶质瘤细胞中,CD133 分子的胞内 C 末端第 828 位酪氨酸可以发生磷酸化,磷酸化的 CD133 分子可以和 PI3K 调节性亚基 p85 蛋白相互结合并促进 PI3K/Akt/NF-kB 信号通路的激活及下游 ABCB1 蛋白表达,进而调控胶质瘤细胞对化疗的敏感性。同时,研究者们也发现,CD133 分子可以和其他细胞表面分子组合起来,进一步纯化不同肿瘤组织中的 CSC 细胞群,如前列腺癌（$CD44^+$ $\alpha2\beta1^{high}$ $CD133^+$）、儿童 ALL（$CD133^+$ $CD19^-$ $CD38^-$）、肝细胞癌（$CD133^+$ $CD44^+$）等。这些研究也从侧面体现出相同器官来源的 CSC 中 CD133 分子表达也存在异质性,可以通过进一步的分离纯化得到具有更强肿瘤起始和耐药能力的特定 CSC 细胞群。

（2）CD44

CD44 蛋白属于单次跨膜糖蛋白家族成员,最初的研究显示 CD44 是细胞外基质成分透明质酸的配体,但最近的研究显示,CD44 可与多种细胞外基质如纤连蛋白、胶原蛋白等,以及细胞因子互相结合,在体内许多正常生理过程如造血、肢体发育和淋巴细胞归巢等生物学过程中起着重要的作用。在人体内所有 CD44 家族蛋白都是由包含 20 个外显子的 CD44 基因编码,20 个外显子按照转录方式不同可分为组成型外显子（C）和可变型拼接外显子（V）两大类。组成型外显子共有 10 个,存在于所有转录产物之中（形成相对分子质量最小的亚型 CD44s）。可选择性拼接外显子也有 10 个,位于第 5、6 组成型外显子之间,含有变异性拼接外显子的 CD44 转录子称为 CD44v。在肿瘤组织中,不同的 CD44 亚型被发现与各种实体瘤的发生、发展密切相关。例如,在宫颈癌、结直肠癌和胰腺癌可以检测到 CD44v6 蛋白亚型的高表达,而 CD44v6 高表达与肿瘤患者的不良预后和肿瘤细胞的转移潜能相关。而在白血病中,由于 CD44 转录后可变拼接调控的改变,可以增强白血病干细胞的自我更新。在结肠癌中,不同蛋白亚型的 CD44v 表达类型出现在不同阶段肿瘤组织中,并且这种表达类型与结肠癌的恶性程度密切相关。

CD44$^+$CD24$^-$乳腺癌细胞代表了一类乳腺癌 CSC 已经为研究者广泛认可,而在很多其他癌症中 CD44 分子也被作为 CSC 标志物,包括头颈部肿瘤、结肠癌、胰腺癌、胃癌、卵巢癌、前列腺癌等。如研究显示,在胃癌组织中 CD44$^+$胃癌细胞对化疗和放疗诱导的细胞凋亡敏感性大为下降,同时 CD44$^+$胃癌 CSC 虽然大多处于缓慢增殖状态,但在胃癌发生中发挥重要作用,这种作用与 CD44$^+$胃癌细胞中 Wnt 信号通路的激活有关。在乳腺癌中,HA 与 CD44 的结合可以通过蛋白激酶 C 的激活来增加干细胞相关转录因子 Nanog 的磷酸化并入核,进而导致原本发挥抑癌作用的 miR-21 表达下调,导致乳腺癌细胞的抗凋亡和耐药能力增强。上皮间充质转化（EMT）现象的发生与肿瘤细胞干性的获得存在密切关系。在乳腺癌细胞中过表达与 EMT 调控密切相关的转录因子 Slug 可以诱导乳腺癌细胞中 CD44$^+$CD24$^-$ CSC 富集并增强其在悬浮培养条件下的肿瘤球形成能力,激活 TGF-β 信号通路也可以在乳腺癌细胞中引起类似的效果。研究显示,特定的 CD44 亚型的表达可能与 CSC 干性调控有关,如肝癌中有报道发现 CD44v9 的高表达与患者预后呈负相关,CD44v9 可能是肝癌 CSC 的表面标志物;而在乳腺癌和胰腺癌中,有研究发现 CD44s 和 ZEB1 表达可以形成正反馈促进肿瘤细胞的 EMT 和干性表型的维持。机制上,研究发现 CD44 的胞内段可以作为转录因子入核并促进自身的表达,而相应配体与 CD44 结合后也可能导致整个 CD44 分子内化入核,与乙酰化的 STAT3 分子一起调控包括细胞周期蛋白 D1 在内的多种下游基因的转录活性。

（3）EpCAM（CD326）

上皮细胞黏附分子（epithelial cell adhesion molecule，EpCAM）又被称为 CD326、上皮特异性抗原（epithelial specific antigen，ESA）等,是一种单次跨膜蛋白,其蛋白序列由 2 个 EGF 样和甲状腺球蛋白样重复序列构成的胞外区、单次跨膜区及一个 26 个氨基酸残基构成的胞内区（intracellular domain，EpICD）构成。EpCAM 最初作为结肠癌组织中高表达的一种分子被发现,后续的研究显示,EpCAM 在一系列人体上皮组织/肿瘤组织和干/祖细胞表面都有表达。CSC 研究中,EpCAM 被认为是肺癌、乳腺癌、肝癌、前列腺癌、卵巢癌、结直肠癌等肿瘤组织中的 CSC 标志物。如在肝癌研究中发现,EpCAM$^+$肝癌细胞呈现与肝干细胞一致的基因表达特征（gene signature）,并且细胞中 Wnt/β-catenin 信号通路处于活化状态,而 EpCAM$^-$肝癌细胞则倾向表达一些与成熟肝上皮细胞有关的基因。同时,功能实验显示 EpCAM$^+$肝癌细胞具有 CSC 特征,包括极强的自我更新、分化和肿瘤起始能力。通过 RNAi 诱导 EpCAM 基因表达沉默可以引起肝细胞癌细胞侵袭、自我更新和肿瘤形成能力受到显著抑制。进一步的机制研究则显示,EpCAM 在被降解后会释放其胞内段 EpICD,EpICD 继而与 FHL2 和 β-连环蛋白形成蛋白复合物并进入细胞核内调控下游靶基因表达,最终促进前列腺癌细胞和乳腺癌细胞的转移能力。同时,EpICD 也可以促进包括 SOX2、POU5F1 和 Nanog 在内的多种干性相关基因的表达,导致包括

CSC 在内的多种干细胞的自我更新能力增强。

（4）ALDH

ALDH 作为体内一种主要负责催化乙醛氧化为乙酸的醛脱氢酶，其底物还包括视黄醛（retinaldehyde，RA）和活性氧（ROS）等。细胞中 ALDH 及其多种底物共同参与了多种生物学过程的调控，如靶基因表达、蛋白翻译和细胞信号转导。人体总共有 19 种不同的乙醛脱氢酶，包括 ALDH1A1、ALDH1A2、ALDH1A3、ALDH2、ALDH3A1、ALDH3A2、ALDH3B1 和 ALDH3B2 等。不同的 ALDH 在共同发挥去除内源性或外源性的醛类物质的同时，也具有一些特定的生物学功能。比如，RA 信号转导在胚胎发育过程中发挥重要调控作用，细胞中的 RA 主要由 ALDH1 家族成员转化为视黄酸。ALDH2 主要参与乙醛的代谢，其表达与酒精性疾病密切相关。而在 CSC 领域研究中，ALDH 已经成为乳腺癌、胃癌、前列腺癌、卵巢癌和结直肠癌等多种肿瘤组织中的 CSC 标志物。ALDH 家族中的 2 种亚型 ALDH1A1 和 ALDH3A1 都被报道在 CSC 细胞群中表达增高。如人白血病 CSC 中 ALDH1 的表达明显高于正常细胞和普通白血病细胞。ALDH1A1 阳性的乳腺癌细胞具有很强的体外侵袭能力，在免疫缺陷小鼠体内更容易形成转移，ALDH1A1 蛋白高表达是乳腺癌患者早期转移和不良预后的独立预测因子之一。进一步的研究则显示，乳腺癌 CSC 的耐药和其他恶性表型与 ALDH1A1 和 ALDH3A1 的活性密切相关。而对肿瘤细胞中 ALDH1 蛋白水平调控机制的研究显示，肿瘤中 ALDH1 蛋白水平受到 Wnt/β-catenin、TGFβ/SMADs 等信号通路的影响。激活的 β-连环蛋白可以直接与卵巢癌细胞中 ALDH1A1 基因启动子结合促进其转录活性，而 TGFβ 处理则可以通过激活 SMAD4 蛋白抑制胰腺癌细胞中 ALDH1A1 基因的表达。同时，ALDH 的酶催化活性是影响体内视黄酸合成的重要调控因素，后者则通过视黄酸相关信号通路调控许多与机体生长和发育相关的重要基因的转录活性，进而又反过来影响了 CSC 的生长和分化进程。

14.3.2 肿瘤干细胞的鉴定方法

自我更新和有限的分化能力是 CSC 重要的两个生物学特性，研究者据此开发了多种方法分离和鉴定 CSC。大体上，这些鉴定方法可以被分为体内鉴定策略和体外鉴定策略。

14.3.2.1 体内鉴定策略

（1）移植实验（transplant assay）

在移植实验中，需要对流式细胞分选或磁珠式细胞分选得到的特定肿瘤细胞亚群进行有限稀释（limited dilution assay，LDA），再将不同稀释倍数的肿瘤细胞接种于免疫缺陷小鼠体内，一段时间后观察小鼠体内肿瘤形成情况及移植瘤中肿瘤细胞多向分化情况。理论上，富集了 CSC 特定标志物阳性的肿瘤细胞群可以在极高稀释倍数的条件下成瘤，表现为极强的成瘤能力，而且形成的肿瘤组织具有和分选来源肿瘤组织一致的组织学特征，体现出一定的多向分化能力；与此相反，特定标志物阴性的肿瘤细胞群很少或不能在稀释后形成肿瘤组织或者不能传代。因此，具有这样特征的特定标志物可以被认为是 CSC 特异性标志物。这一检测方法已经广泛应用于包括急慢性白血病、乳腺癌、肝癌、胶质瘤等多种肿瘤研究中。特别是从已经成瘤的组织中重新分离特定标志物的肿瘤细胞群，重新进行 LDA 和体内移植瘤形成实验的二次成瘤实验（验证该标志物可以持续富集肿瘤组织中具有自我更新和分化能力的 CSC 细胞群），已经成为国内外 CSC 研究领域公认的鉴定 CSC 存在的金标准。

（2）细胞谱系追踪（lineage-tracing assay）

细胞谱系追踪实验最初被用于研究特定肿瘤的不同组织或细胞类型来源，目前也被应用于 CSC 研究中。细胞谱系追踪实验中，通过使用不同的细胞特异性标记分子的启动子驱动特定标记分子（如 GFP），可以使在动物体内追踪单一细胞来源的细胞克隆成为可能。显示单一细胞在肿瘤发生、发展过程中的命运是这一检测方法最大的优势。在判断肿瘤的组织或细胞来源时，研究者通常在转入了持续激活的癌基因或失活的抑癌基因的正常上皮细胞中进行不同标记，当细胞完成转化并形成肿瘤组织后，便可以通过检测不同标记分子的表达分布情况判断肿瘤的来源细胞类型或特征。另一方面，在标记后肿瘤细胞形成的肿瘤组织中，可以通过将不同分子标记的细胞分离开来，而后再通过有限稀释并经体内移植实验来判断是哪一种标志物富集了 CSC 群体。后一种分析策略也可以被应用于分析肿瘤组织或培养细胞中不同肿瘤细胞的异质性。

（3）BrdU 标记

5 - 溴 - 2 - 脱氧尿嘧啶核苷（5-bromo-2-

deoxyuridine，BrdU)是 DNA 胸腺嘧啶核苷类似物，可以通过竞争掺入 S 期细胞单链 DNA 核苷酸序列替代胸腺嘧啶。BrdU 经活体注射或细胞培养加入后，可以利用 BrdU 单克隆抗体对其进行原位显示。肿瘤细胞经过 BrdU 标记并撤去标记液后，随着肿瘤细胞的不断分裂，细胞中的 BrdU 分子被不断稀释直至不能被检测到，BrdU 分子表达的强弱反映了给定时间中单个细胞分裂的情况。由于成体干细胞和 CSC 在体内都具有自我更新缓慢并在大多数生命周期中处于静息状态的特征，所以 BrdU 常被用来鉴定成体干细胞或 CSC 的组织定位及其后续的分选和功能分析，而这种 BrdU 强表达细胞又被称为标记阻滞细胞(label-retaining cell，LRC)。使用和 BrdU 标记方法类似的 CSC 分析策略还包括使用比 BrdU 毒性为低的 5-乙炔基-2-脱氧尿嘧啶核苷(5-ethynyl-2-deoxyuridine，EdU)、5-碘-2-脱氧尿嘧啶核苷(5-iodo-2-deoxyuridine，IdU)标记，以及可用于活细胞荧光标记的 CFDA-SE 细胞染色试剂等。

14.3.2.2 体外鉴定策略

(1) 抗凋亡实验

肿瘤细胞的表面有非常多的分子标志物，在这些分子标志物中鉴定 CSC 相关的特定分子标志物或分子标志物组合一直是研究者需要解决的难题。有研究者提出，可以利用 CSC 的抗凋亡特性筛选潜在的 CSC 标志。已有的研究已经证实，CSC 可以通过如代谢酶、细胞表面转运蛋白和抗凋亡蛋白表达等一些复杂的机制来抵抗凋亡。在诱导凋亡的条件下，普通肿瘤细胞最终会发生凋亡，而 CSC 的比例相应增加，此时以合适的方法将这群细胞纯化后，利用定量蛋白质组学分析或表达谱芯片分析即有可能检测到特定细胞群的表面分子表达情况，而这些分子或分子组合即有可能为 CSC 表面标志物。

(2) 微球形成实验

在无血清非贴壁培养条件下，CSC 可以形成克隆球并悬浮生长，而分化细胞则由于失巢凋亡现象并不能独立成球生长。因此，这一研究策略可以用于体外 CSC 的鉴定。与体内研究中的二次成瘤实验相似，将已经成球生长的特定肿瘤细胞群进一步消化成单细胞后，利用当初分离纯化的标志物对单细胞群重新进行分选，之后将分选后的细胞再次进行成球培养的二次成球实验，也已经成为鉴定 CSC 存在及其富集情况的重要体外研究方法。

另外，CSC 研究中，一些已经鉴定并为所在领域认可的成体干细胞或 CSC 标志物可以用来鉴定新分离的特定 CSC 细胞群。同时，与干细胞自我更新能力调控密切相关的一些重要转录因子，如 Nanog、POU5F1、SOX2、Bmi1 和 Notch1 等基因或干细胞相关基因特征(stem cell-related gene signature)的表达情况也可以从侧面反映细胞群整体的干性(stemness)，这些体外研究和鉴定方法同样为广大研究者广泛采用。

14.4 肿瘤干细胞与肿瘤转移

肿瘤转移是一个多步骤的过程，经典模型认为转移包括以下几个基本的步骤：肿瘤细胞发生 EMT、基底膜屏障的破坏、邻近组织的侵袭、血管内渗、间充质上皮转化(mesenchymal-epithelial transition，MET)、外渗、定植、微小克隆的形成和转移灶形成。肿瘤转移受到了多种相互作用如肿瘤细胞之间、宿主器官和原发灶之间以及相关微环境与肿瘤细胞之间的调控作用。而近年来的研究认为，在肿瘤细胞定植到远隔脏器之前，原发灶就已经通过对远隔脏器组织的改造使之形成一种适合转移细胞定植的"转移前微环境(premetastatic niche)"。转移前微环境由多种细胞如髓源性抑制细胞 MDSC、内皮细胞、间质细胞等构成，并且特定细胞因子、生长因子和黏附分子在其中表达增高以诱导肿瘤细胞对特定器官的定向转移，并在肿瘤细胞到来后支持其生长。有研究显示，肿瘤细胞可以通过分泌血管内皮细胞生长因子(VEGF)、赖氨酸氧化酶(LOX)、白介素(IL)-6、IL-10 和外泌体促进特定器官中转移前微环境的形成，而一些细胞外基质(ECM)成分如骨膜蛋白(periostin)、固生蛋白(tenascin)和骨桥蛋白(osteopontin)的表达增高可以支持转移灶的迅速形成。

虽然通常认为 CSC 在体内长期处于静息状态，但是有一种假说认为 CSC 很可能是转移形成的基础。CSC 既可以在发生 EMT 后转变为转移干细胞，其后从原发灶脱离并形成远隔转移灶，也可能在血流冲击作用下随着无序生长的肿瘤细胞及支持细胞[如肿瘤相关巨噬细胞(TAM)]一起脱落，在转移器官经历一段时间的静息期之后重新形成肿瘤组织(图 14-2)。与普通肿瘤细胞相比，CSC 具有更强的间质细胞特性，同时 DNA 损伤修复能力和耐凋亡能力的都更强,这些都使得 CSC 相比普通肿瘤细胞更加容易适应陌生微环境并更有机会最终形成转移灶。循环肿瘤细胞(circulating tumor cell,CTC)是近年来肿瘤研究的又一个热点,而 CTC 也被发现与多种肿瘤远隔转移的出现密切相关。CTC 中很可能有一小群 CSC 存在,而这群具有干细胞特征的 CTC 极大地促进肿瘤转移的发生。因此,下文将从 EMT 和 CTC 两方面叙述 CSC 在肿瘤转移中发挥的作用。

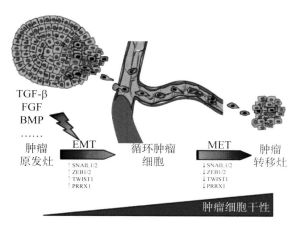

图 14-2　肿瘤细胞经历了 EMT 和 MET 过程并在远处器官形成转移灶

14.4.1　上皮间充质转化和肿瘤干细胞

EMT 是指上皮细胞在特定的条件下通过特定的程序转化为具有间充质细胞表型及特征的细胞的生物学过程。EMT 涉及多种生理和病理过程。根据 EMT 发生的背景和标志物的不同,可以将其分为 3 型:Ⅰ型 EMT 发生在胚胎发育和器官组织分化过程中;Ⅱ型 EMT 发生在组织创伤修复过程中;而在肿瘤组织中,部分肿瘤细胞具有上皮细胞标志物[如 E-钙黏蛋白(E-cad)]表达降低、间充质细胞标志物[如波形蛋白(vimentin)、N-钙黏蛋白(N-cad)]表达升高、细胞呈低分化状态等 EMT 特征,这类肿瘤组织中的 EMT 被称为Ⅲ型 EMT。

EMT 使得肿瘤细胞获得迁移和侵袭能力,并更容易进入循环或淋巴系统,最终形成转移灶。肿瘤细胞迁移侵袭能力的改变包括细胞-基质黏附能力的改变和细胞骨架重排,这涉及到包括 TGF-β 信号通路、Wnt/β-catenin 信号通路、PI3K/Akt 信号通

路、Notch 信号通路、Hedgehog 信号通路及 NF-κB信号通路等通路的激活和调控作用。例如,肿瘤细胞和基质相互之间的黏附作用很大程度上是由细胞表面表达的不同整联蛋白(integrin)与 ECM 中特定成分之间的结合来调控的。整联蛋白和 ECM 中特定底物结合或经特定生长因子诱导的信号转导通路激活后,可以促进细胞黏着斑的形成,继而导致FAK 激酶以及 FAK-Src-MAPK 信号通路的激活。

很多 EMT 相关调控基因在转移的发生过程中是必需的。研究显示,E-cad 表达下调或缺失是EMT 发生的最重要标志,而与 E-cad 转录抑制相关的转录因子主要包括 Snail、Twist、Zeb 等,这些转录因子也被称为 EMT 相关转录因子(EMT transcription factor,EMT-TF)。在乳腺癌中,抑制Twist 的表达可以减少移植瘤模型小鼠肺部的转移灶数目。同时,在处于低氧状态或过表达低氧诱导因子-1α(HIF-1α)的肿瘤细胞中抑制 Twist 的表达可以同时抑制低氧诱导的 EMT 现象和肿瘤转移的发生,而抑制 Snail 则可以减少由炎性因子诱导的转移的发生。进一步的研究显示,Twist 可以通过促进肿瘤细胞的侵袭或增强细胞的生存能力使得血液循环中的 CTC 增多。对处于肿瘤组织侵袭前沿(invasive front)的肿瘤细胞的检测发现,这些肿瘤细胞 E-cad 表达下降或缺失而 Zeb1 表达增高,提示这些细胞处于 EMT 过程中,同时这群细胞脱落原发灶区域、浸润并破坏周围基底膜组织,进一步证明了 EMT 和肿瘤细胞侵袭之间的相关性。p12 是TGF-β 信号通路的下游靶分子之一,参与了对TGF-β 诱导的 EMT 过程的调控。体内实验显示,通过分离处于 EMT 状态(高表达 p12)和非 EMT 状态(低表达 p12)的肿瘤细胞并重新注射入模型小鼠体内,结果发现只有处于 EMT 状态的肿瘤细胞可以长入周围间质组织并发生侵袭。

CSC 可以表达多种 EMT 相关标志物,同时在肿瘤细胞中诱导 EMT 现象的发生可以促进 CSC 的富集。如在结肠癌组织中可以观察到 β-连环蛋白在位于侵袭前沿的肿瘤细胞核中定位增多,而 β-连环蛋白的核定位是与干细胞自我更新调控密切相关的Wnt 信号通路激活的表现。而从正常乳腺组织或肿瘤组织分离的正常乳腺成体干细胞或乳腺癌 CSC都表达 EMT 标志物。在乳腺肿瘤细胞中过表达EMT 相关转录因子如 Snial 或 Twist 可以促进肿瘤细胞在免疫缺陷小鼠体内形成移植瘤的能力,进一

步分析的结果显示乳腺癌CSC也被富集。与Twist在结肠癌中的报导相似,研究发现,Zeb1在胰腺癌组织侵袭前沿的肿瘤细胞中表达增高,抑制Zeb1的表达可以抑制移植瘤模型小鼠体内胰腺癌细胞的侵袭和转移能力,同时有限稀释实验结果显示抑制Zeb1可以通过减少CSC比例抑制肿瘤细胞在小鼠体内形成肿瘤的能力。这些研究共同显示肿瘤细胞中EMT过程的激活可能和这些细胞进入CSC状态密切相关。实际上,由于CSC分化为非CSC的能力被认为与MET过程有关,结合前面提及的肿瘤转移经典模型中肿瘤细胞可以发生可逆的EMT和MET过程的事实,这些共同提示,在肿瘤组织中的一小群肿瘤细胞可能处于CSC状态和非CSC状态的可逆变化过程中,也就是说肿瘤细胞的CSC状态可能具有可塑性。事实上,已有文献报道发现,非CSC肿瘤细胞群可能自发发生EMT样改变并获得CSC样表面标志分子的表达,进而在免疫缺陷小鼠体内形成移植瘤的能力也增高。肿瘤细胞所具有的这一特性令人迷惑,而且这也和正常组织干细胞的报道完全不同。不同于非CSC,正常组织中只有成体干细胞处于组织层级的顶层,也只有干细胞可以重建分化为具有功能的正常组织,而分化的细胞不具有重建组织的能力。因此,这些对CSC状态可塑性的研究也提示研究者需要进一步对正常组织和肿瘤组织中干细胞的调控机制的异同进行研究,这对未来制订特异性靶向CSC而对成体干细胞没有损害的选择性治疗策略具有重要意义。

14.4.2 循环肿瘤干细胞

CTC在肿瘤的血行播散转移过程中扮演着十分重要的角色。肿瘤细胞从原发灶边缘脱落、浸润基底膜并穿过血管壁进入血液循环形成CTC。部分CTC在循环中逐渐消失,一些CTC则相互形成细胞团,只有少部分CTC最终随着血液循环到达特定组织器官并在其中定植,导致远隔器官转移灶的形成。早在1869年,Thomas Ashworth即在肿瘤患者外周血中发现了CTC的存在,但是受限于其分离和后续分析手段,直到近10年,CTC才再次成为肿瘤转移领域的热点。有研究发现,每7.5 ml外周血中的CTC超过5个(乳腺癌、前列腺癌和肺癌)或3个(结直肠癌)时,预示该肿瘤患者具有更短的无病生存期和总生存期。因此,循环系统中CTC数目及其生物学特性与肿瘤转移密切相关,同时从肿瘤患

者体内分离的CTC也使在患者体外直接分析化疗药物敏感性成为可能。基于这些考虑,同时由于CTC可以直接通过简单的抽血操作得到,因此,CTC分析可能成为一种肿瘤患者实时"液体活检(liquid biopsy)"的手段。

最近,有研究者发现通过收集肿瘤患者体内的CTC并注射到免疫缺陷小鼠体内,可以成功构建出患者来源的异种移植瘤模型(patient-derived xenograft experimental model,PDX),说明CTC除形成肿瘤转移的能力外还具有肿瘤起始作用。同时研究结果也显示有很多CSC标志物也在部分CTC中高表达,这群呈现CSC表型的CTC也被称为循环肿瘤干细胞(circulating tumor stem cell,CTSC)。如前文提到,ALDH1蛋白的表达及活性与CSC的耐药和其他恶性表型有关,而研究显示在从原发性乳腺癌、胰腺癌或肺癌患者体内分离得到的CTC中都可以检测到相当比例的ALDH1表达阳性的肿瘤细胞。进一步的研究则从已经发生转移的乳腺癌患者体内成功分离出CTC,并检测发现约35%的CTC呈现出CD44$^+$CD24$^-$的乳腺癌CSC表型。CD90是一种肝癌CSC标志物,研究发现,约91%的参与分析的原发性肝癌患者体内都可以分离得到CD45$^-$CD90$^+$的肝癌CTC,而这些CTC具有比普通肿瘤细胞更高的Bmi1、Oct4、Notch1和Wnt3a等干性相关基因的表达,也更易在免疫缺陷小鼠体内形成移植瘤组织。CTC可以在移植后在移植部位形成与原发灶相似的肿瘤组织的研究在其他肿瘤中也有报道。如肺癌研究中发现,从非小细胞肺癌患者外周血中分离的EpCAM$^+$CK$^+$ CTC在免疫缺陷小鼠进行皮下注射,在4个月内即可以见到明显的移植瘤形成。类似的研究结果在前列腺癌中也可以被观察到。而从转移性乳腺癌患者体内分离得到的EpCAM$^+$CD33$^+$CD47$^+$MET$^+$ CTC被注射入免疫缺陷小鼠清除了造血干细胞后的大腿骨髓腔被继续培养6~12个月后,可以在模型小鼠体内形成多发性骨、肺和肝转移灶。而考虑到EMT和CSC之间的相关性,很容易可以推测EMT和CTSC之间具有联系。TM4SF5蛋白在肝癌组织中高表达并且参与了EMT过程的调控,研究显示肝癌细胞中TM4SF5可以和CD44蛋白相互结合,继而激活c-Scr/STAT3/Twist1/Bmi1信号通路并促进移植瘤小鼠体内CTC的释放与小鼠体内转移灶的形成。

综上,相较于常规的肿瘤诊断途径如组织活检

和高分辨率体内成像技术,CTC的检测损伤较小,可用于监测患者病情并评估其对特定药物的敏感性。但由于CTC在外周血中的浓度很低,目前CTC的检测和分离技术仍然不够完善,需要建立极其敏感和特殊的实验方法,这也意味着需要多种复杂的操作步骤。同时,因为具有形成转移灶或者导致患者复发的CTC在所有被检测到的CTC中只占一小部分,所以不能排除通过这一部分成功分离到的CTC分析和确定的治疗策略完全不能改善患者预后的可能。因此,CTC检测和分析技术在临床上的进一步应用需要对包括检测方法和CTC生物学特性及遗传学信息的进一步优化和了解。

14.5 肿瘤干细胞与肿瘤耐药

随着近十几年肿瘤研究的发展,针对多种类型的肿瘤出现了特异性的靶向治疗药物并取得了可观的治疗效果,但是对于一些晚期患者或者不表达特定靶向药物治疗靶标的肿瘤患者,传统化疗手段仍然是必需的。然而,肿瘤患者往往在治疗过程中或者肿瘤复发时出现对一种或多重耐药(multidrug resistance,MDR),成为患者应用化疗治疗并改善预后的最大阻碍。目前的研究结果显示,大多数肿瘤的复发和化疗药物耐受都与CSC密切相关。与普通肿瘤细胞相比,CSC具有更强的DNA损伤修复能力,更高的药物外排转移蛋白和代谢酶的表达,以及凋亡相关通路的被抑制(图14-3),这些都导致了CSC相较于其他肿瘤细胞具有更强的化疗药物耐受能力。

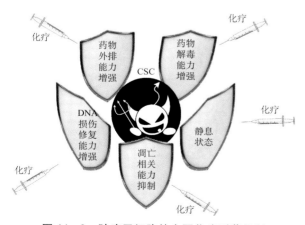

图14-3 肿瘤干细胞的主要化疗耐药机制

(1)肿瘤干细胞的药物外排能力增强

前文已经提到,SP细胞在许多肿瘤中被认为是CSC,同时肿瘤细胞的SP表型和细胞表面ABC家族蛋白的表达有关。而在其他标志物分离得到的不同肿瘤的CSC中,也观察到了不同ABC家族蛋白的表达增高。如前列腺癌CD133$^+$ CSC和卵巢癌CD44$^+$ CD133$^+$ CD117$^+$ CSC中都可以观察到ABCB1表达明显增高。胶质瘤CD133$^+$ CSC不仅ABCB1表达增高,同时也表现出对化疗药物多柔比星、依托泊苷和卡铂的敏感性下降。肝癌中研究发现,Akt信号转导通路可以调控ABCG2蛋白的表达,后者可以影响肝癌CD133$^+$ CSC对多柔比星和长春新碱的耐药能力。头颈部肿瘤SP细胞群具有很高的ABCG2表达水平,并对顺铂、5-氟尿嘧啶(5-FU)、紫杉醇和多烯紫杉醇耐药。而在前列腺CSC中发现Notch信号转导通路可以通过调控ABCC1的表达来增强自身耐药能力。这些研究结果显示,在上述列举的肿瘤以及其他肿瘤中,耐药相关ABC家族蛋白的表达和CSC之间存在显著的相关性,CSC因此获得了相较其他肿瘤细胞更强的药物外排能力。

(2)肿瘤干细胞的药物解毒能力增强

提到药物解毒能力则不得不先提及ALDH。生理条件下ALDH主要参与代谢过程中产生的醛类物质的清除,而化疗药物在细胞中发生生物转化的过程中也会产生活性醛,后者可以进一步增强化疗药物基础药理作用之外的细胞毒性。如在乳腺癌、肺癌、卵巢癌和淋巴瘤治疗中常用的化疗药物环磷酰胺,它本身是一种无活性的前药,需要在肝脏中代谢生成其主要的活性形式4-羟基环磷酰胺,后者作为一种烷化剂可以抑制细胞中DNA的合成过程。4-羟基环磷酰胺及其同分异构体醛磷酰胺处于相互转化的动态平衡中,醛磷酰胺是ALDH1A1和ALDH3A1的底物,可被代谢成为不具有活性的羟基磷酰胺。有意思的是,ALDH1A1和ALDH3A1就是两个在多种肿瘤ALDH$^+$ CSC中表达显著增高的ALDH亚型。不仅如此,在肿瘤组织中高表达ALDH1A1蛋白的乳腺癌患者往往会出现对紫杉醇和表柔比星的耐药。肺癌中,ALDH$^+$ CSC对多种化疗药物如顺铂、吉西他滨、长春瑞滨、多西紫杉醇等耐药能力显著增强,同时ALDH1A1高表达的肺癌患者预后较差。胃癌CSC中ALDH活性增强,同时显示出对5-氟尿嘧啶和顺铂的耐药,而这又可能和 ALDH1A1 可以减少细胞内活性氧类物质并避免后者引发的 DNA 损伤和细胞凋亡有关。虽然对除环磷酰胺外的其他化疗药物来说，没有明显的证据表明 ALDH 可以通过其酶活性减少化疗药物生物转化过程中出现的活性醛类物质，但是有可能 ALDH 活性的增加通过影响与干细胞调控相关的信号通路如 Notch、Hedgehog、RA 信号转导通路的激活，使得高表达 ALDH 的 CSC 具有更强的化疗药物耐受能力。

除了 ALDH 外，还有多种代谢酶可能参与 CSC 中药物解毒能力增强的调控过程，特别是其中的细胞色素 P450(cytochrome P450，CYP)超家族蛋白。人体中有 18 个亚家族 57 种 CYP 分子，其中 CYP1、CYP2 和 CYP3 家族成员在化疗药物和其他异物的解毒过程中发挥重要作用，如 CYP2C 和 CYP3A 便参与机体对紫杉醇和多西紫杉醇的代谢过程。而在前列腺癌 CSC 中可以观察到 CYP3A 的表达增加。低氧可以诱导肿瘤细胞 CYP2C9 表达并增强肝癌 SP 细胞对多柔比星的耐受能力。未来的研究中进一步揭示 CSC 和 CYP 之间的联系及其调控机制，对了解肿瘤细胞耐药并开发靶向 CSC 的治疗策略无疑具有重要意义。

（3）肿瘤干细胞中 DNA 损伤修复能力增强

最初使用的抗肿瘤药物氮芥和叶酸拮抗剂都是引起 DNA 损伤的药物。后继开发的 DNA 烷化剂如环磷酰胺、苯丁酸氮芥和美法仑，顺铂及铂类物质卡铂和奥沙利铂都可以引起 DNA 双链损伤(double-strand break，DSB)。细胞需要对 DSB 进行修复以继续生存，修复的方式主要包括同源重组或非同源末端连接两种方式。正常细胞如果出现难以修复的 DNA 损伤时多会出现 *p53* 依赖的细胞凋亡，但是在晚期肿瘤细胞中 *p53* 基因突变的比例很高，因此很多存活的肿瘤细胞中都出现了 DNA 损伤修复的增强。

正如在前面章节中所叙述的，药物外排是导致 CSC 耐药的主要因素，而在胶质母细胞瘤中的研究显示，DNA 损伤修复也在其中发挥重要作用。替莫唑胺是一种烷化剂，也是胶质母细胞瘤常用的化疗药物。替莫唑胺可以烷基化 DNA 中的鸟嘌呤残基变成 6-氧甲基鸟嘌呤(O6-MeG)，而细胞内的 6-氧甲基鸟嘌呤 DNA 甲基转移酶（O-6-methyguanine-DNA methyltransferase，MGMT）可以修复这种损伤。当修复不足时，O6-MeG 可以在

DNA 复制时和胸腺嘧啶配对，而错配修复(mismatch repair，MMR)系统可以识别这种错配并对胸腺嘧啶进行剪切，然而 O6-MeG 可以持续存在并与新的胸腺嘧啶配对，导致 MMR 系统持续激活并最终引起复制叉延迟、DNA 双链断裂，细胞进而发生周期阻滞和凋亡。因此，MGMT 的低表达和 MMR 机制的正常是细胞对替莫唑胺反应良好的保证。研究显示，CD133+ 胶质瘤 CSC 具有更高水平的 MGMT 表达，使得这群细胞对替莫唑胺耐受。这种损伤修复增强的现象在其他肿瘤中也可以见到。如在一种 p53 缺失的乳腺癌自发模型小鼠中可以发现，小鼠 CD29+ CD24+ CSC 具有更高水平的 DNA 损伤修复反应以及更高水平的修复相关基因，如 *BRCA1*、*UNG*、*XRCC5* 等的表达。从 MCF7 乳腺癌细胞系中分离的 CSC 具有更强的 DNA 单链损伤修复能力。多种脑肿瘤来源的 CSC 中可以观察到 DNA 损伤修复相关基因表达显著增高。

（4）肿瘤干细胞中凋亡相关通路被抑制

化疗药物发挥作用的一个重要机制就是诱导肿瘤细胞的凋亡。而在药物处理条件下，肿瘤细胞是否发挥作用很大程度上与 Bcl-2 家族蛋白的调控有关。化疗可以导致 Bad 和 Bim 蛋白表达增加，而 Bad 和 Bim 可以通过和抗凋亡蛋白 Bcl-2 和 BCL-xL 结合而解除后者对促凋亡蛋白 Bax 和 Bak 的抑制作用，最终导致肿瘤细胞凋亡。由于 CSC 具有很强的耐药特性，因此很多研究都探索了 Bcl-2 家族蛋白在 CSC 中的表达情况。如胶质瘤 CD133+ CSC 中 Bcl-2 表达增高并且对化疗耐药。肝癌 CD133+ CSC 对多柔比星和 5-氟尿嘧啶耐药，而这种耐药作用与 CSC 中 Bcl-2 及 Akt 相关信号通路表达增高有关。

除了以上列举的机制外，CSC 在体内肿瘤组织中多处于 G_0 或 G_1 期，即处于静息状态，使其逃避化疗药物的杀伤能力。如研究显示，从治疗后缓解又复发的胶质瘤中分离的 CD133+ CSC 具有和静息细胞一致的基因表型，而肝癌 CD133+ CSC 对多柔比星和 5-氟尿嘧啶的耐药可能部分源于其激活了静息相关的信号通路。因此，诱导 CSC 进入细胞周期或加速其细胞周期进程也是靶向 CSC 耐药的一种治疗策略。

14.6 肿瘤干细胞的可塑性(异质性)

细胞的可塑性指的是细胞在分化过程中逆向

或者向其他方向分化的能力。在多细胞生物正常发育过程中,决定器官组织特异性细胞类型的分化细胞和干细胞整体上处于稳定平衡中。最近的研究发现,CSC 及相对分化的普通肿瘤细胞处于一种动态平衡状态,即不仅 CSC 可以分化成为特定类型的普通肿瘤细胞,而且非 CSC 同样可以在某种条件下获得 CSC 特征(图 14-4)。如 Gupta 等在乳腺癌中发现,利用特定标志物分选纯化的 CSC 与非 CSC 亚群经过体外长期培养之后,均重新回到了未分选前的母细胞状态,因此认为不同的肿瘤细胞群体可以发生相互转化,同时这种转化在不同的细胞亚群中是随机和均等的,并由此推测 CSC 可能来自非 CSC。有研究发现替莫唑胺处理无论在体内还是体外都可以增加胶质瘤细胞中 CD133$^+$CD15$^+$ CSC 比例,而进一步将 CSC 和非 CSC 分选后再用替莫唑胺处理,结果显示在 CSC 和非 CSC 中都可以看到 CD133$^+$CD15$^+$ 细胞

的扩增,提示胶质瘤中非 CSC 向 CSC 的转化与胶质瘤的治疗后复发和肿瘤进展有关。前列腺癌中活化的肿瘤相关成纤维细胞可以促进肿瘤细胞的侵袭能力,这与肿瘤相关成纤维细胞分泌 IL-6 并诱导普通前列腺癌细胞发生 EMT 现象及 CD133$^+$ CSC 的增加有关。结肠癌中进行的研究显示,通过流式分选技术分离的 CD133$^-$ 非 CSC 可以不通过细胞分裂自发地变为 CD133$^+$ 细胞,而 CD133$^+$ CSC 则需要通过细胞不对称分裂形成 CD133$^-$ 细胞,整体上 CD133$^+$ CSC 和 CD133$^-$ 非 CSC 处于动态平衡之中。上述这些研究展示了肿瘤中非 CSC 在化疗、EMT 或自发形成 CSC 的潜能,然而这些研究都不能排除其观察到的非 CSC 亚群不纯粹的可能,即在这些研究中被认为是非 CSC 中存在静息状态的、表面分子表达状态未知的 CSC 可能,事实上 CSC 本身也存在异质性。

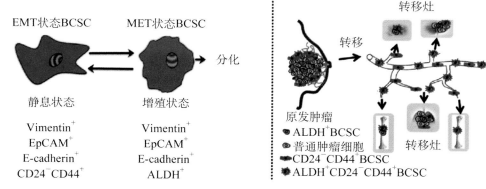

图 14-4　乳腺肿瘤干细胞(BCSC)具有可塑性和异质性:乳腺肿瘤组织中存在着 EMT 状态(转移)和 MET 状态(增殖)的肿瘤干细胞

正如肿瘤组织中存在异质性,CSC 中也存在异质性。CSC 的异质性体现在同一种肿瘤中存在不同标志物为特征的 CSC 亚群,这些亚群具有不完全一样的表型,所处的微环境及其调控机制也不尽相同,在特定的条件下它们可能发生相互转化(可塑性)。如在乳腺癌中,CD44$^+$CD24$^-$ 和 ALDH$^+$ 都可以作为乳腺 CSC(BCSC)标志物。进一步的研究显示,ALDH$^+$CD44$^+$CD24$^-$ 的标志物组合可以进一步纯化 CSC 亚群,20 个具有这种表型的乳腺肿瘤细胞就可以在免疫缺陷小鼠体内形成肿瘤。Liu 等研究发现,肿瘤的边缘部位存在一种处于 EMT 状态的

CSC 类型,它们多处于静息期,但具有很强的侵袭能力,可以进入血管随血液转移至远端器官,这群的细胞以 CD44$^+$CD24$^-$ 标记为主。而一旦到达远端器官,这群 CSC 就会发生 MET,这时肿瘤细胞可以进行快速增殖和自我更新,从而产生新的肿瘤灶,而转化后的这群 CSC 则以 ALDH$^+$ 标记为主。这 2 种干细胞类型都是乳腺肿瘤转移和在远端器官生长所必需的。从 CSC 异质性角度出发,未来的研究需要进一步探索能够针对不同状态 CSC 的靶向治疗策略。

14.7 肿瘤干细胞的调控分子机制

肿瘤干细胞在肿瘤组织中的自我更新和分化受到多种细胞内外环境和机制的调控,下面从内源性的几种常见的 CSC 自我更新相关信号通路和外源性的低氧及免疫微环境两个方面简单介绍一下调控 CSC 的分子机制。

14.7.1 内源性调控机制

(1) Wnt/β-catenin 信号转导通路

Wnt/β-catenin 信号转导通路在进化上高度保守,而遗传学或表观遗传学改变导致的 Wnt/β-catenin 信号转导通路异常与多种肿瘤发生密切相关。正常组织中,Wnt/β-catenin 转导通路可以通过 2 条途径进行信号转导,包括经典信号通路(β-连环蛋白依赖性)和非经典信号通路(β-连环蛋白非依赖性),它们在细胞分化、细胞运动以及与此相关的胚胎发育和成体组织再生过程中都发挥着重要作用。

过去的研究显示,Wnt/β-catenin 信号通路参与调控很多正常组织成体干细胞的干性维持、自我更新和分化的过程,而在 CSC 中 Wnt/β-catenin 信号通路也发挥着重要的调控作用。如慢性髓细胞性白血病研究中最早发现 Wnt/β-catenin 信号通路在 CSC 中异常表达,其异常激活促进白血病 CSC 在体内的维持和细胞群的扩增。不仅如此,Wnt 通路的活性参与多种 CSC 表面标志物表达的调控,如 CD44、CD24、LGR5 和 EpCAM 等都是 Wnt 通路的下游靶基因。举例来说,在肝癌研究中发现,EpCAM 分子是 Wnt 通路下游直接靶基因,同时,EpCAM 分子胞内段 EpICD 进入胞质后可以与 β-连环蛋白分子结合参与 Wnt 通路下游靶分子调控。在胃癌中,抑制 Wnt 通路可以抑制胃癌肿瘤球的自我更新能力,过表达 Wnt 分子可以增强肿瘤细胞中 CD44 分子的表达。在乳腺癌中,CSC 相较于非 CSC 具有更高水平的 Wnt 通路相关分子 LEF1、细胞周期蛋白 D1、β-连环蛋白和 TCF4 的表达。抑制 Wnt 配体的表达可以降低干性相关基因 CD44、ALDH1 和 Sca1 的表达水平,抑制肿瘤球的形成并减少乳腺癌细胞中 CSC 数量。有意思的是,对发生转移或未转移的乳腺癌患者体内分离得到的 CSC 中 Wnt 相关基因的分析结果显示,Wnt/β-catenin 信号通路相关基因 TCF4、Dvl 在转移患者体内分离得到的

CSC 中表达更高。这些研究结果提示,Wnt/β-catenin 信号通路不仅参与 CSC 自我更新的调控,可能也参与 CSC 形成体内转移灶的调控过程。

(2) Notch 信号转导通路

Notch 信号转导通路广泛存在于脊椎和无脊椎动物,进化上高度保守。经典的 Notch 信号通路主要通过相邻细胞的 Notch 配体(包括 Delta-like 1/3/4,Jagged1/2)和 Notch 受体(Notch1/2/3/4)相互作用,Notch 蛋白经过剪切并释放胞内段(NICD)进入胞质,而后 NICD 进入细胞核并与转录因子 CSL 结合形成 NICD/CSL 转录激活复合物,进一步激活 HES、HEY、HERP 等 bHLH 转录抑制因子家族靶基因,发挥生物学作用。

Notch 信号通路在多种肿瘤,如白血病、结直肠癌、肺癌、乳腺癌等,都发挥重要的调控作用。然而,Notch 信号通路在肿瘤中发挥的作用比较复杂,在一种肿瘤中可能发挥抑制肿瘤的作用,而在另一种肿瘤中却可以促进肿瘤的发生、发展,这可能与不同的组织学背景以及细胞内其他信号转导通路的活化程度有关。如在肝癌研究中发现,Notch1 基因在 CSC 中的表达高于非 CSC,同时抑制 Jagged1 的表达会减少 CSC 比例并抑制后者在免疫缺陷小鼠体内的肿瘤形成能力。但是同时也有报道发现,过表达 Notch1 可以诱导肝癌细胞周期阻滞并导致细胞凋亡,最终抑制肝癌的发生、发展。但是在大多数情况下,Notch 信号通路的激活都与 CSC 的干性维持有关。如在乳腺癌 CSC 中,Notch1 和 Notch4 的活性分别相较于普通肿瘤细胞上调了 4 倍和 8 倍。抑制 Notch1 或 Notch4 的表达可以在体外降低乳腺癌 CSC 的自我更新能力,并在体内抑制其成瘤能力,同时 Notch1 信号通路的激活也可以促进乳腺癌细胞对多柔比星和紫杉醇的耐药能力。而在包括卵巢癌、胶质瘤、胰腺癌、结直肠癌在内的肿瘤中,Notch 信号通路都被报道参与 CSC 自我更新和分化的调控过程。

(3) TGF-β 信号转导通路

TGF-β,即转化生长因子 β,属于 TGF 超家族,后者还包括活化素(activins)、骨形成蛋白(BMP)、生长分化因子(GDF)等亚家族,其蛋白都属于生长因子。TGF-β 在人体多种组织中表达,参与了正常干细胞和肿瘤细胞的生长和分化的调控。在细胞内,TGF-β 家族分子的信号转导依赖于 Smad 家族蛋白的级联激活,同时不同的 Smad 倾向于介导不

同 TGF-β 超家族成员的胞内信号转导。而对于 TGF-β 来说,当它作为配体与 TGF-β 受体结合后,可以促使胞质中的 Smad2 和 Smad3 发生磷酸化,后者继而与 Smad4 蛋白形成复合物并进入细胞核中,发挥下游靶基因的转录调控作用。

正如 Notch 信号通路在肿瘤中的作用一样,TGF-β 信号通路在肿瘤中包括 CSC 中的作用也具有双重性。如在乳腺癌中,有报道显示 TGF-β 可以抑制乳腺癌细胞的成瘤能力,这和 TGF-β 减少肿瘤中 CSC 所占的比例或促进处于快速增殖中的 CSC 分化为低增殖能力的普通肿瘤细胞的作用有关。同时在 TGF-β 持续存在的体外环境中,乳腺癌 CSC 不仅数量减少,同时细胞中与基底细胞相关的基因 CK14 和 FZD7 表达下降,而分泌上皮相关基因 MUC1 和 CK18 表达上升,并导致乳腺癌 CSC 增殖能力明显受到抑制。但是同样是在乳腺癌细胞中,有报道发现 TGF-β 可以促进乳腺癌细胞中一类与干细胞相关基因的表达并且增加乳腺癌 CSC 比例,但是这种促进作用只限于 Claudin(low)乳腺癌细胞系中。而在 HER-2+ 乳腺癌 CSC 中可以观察到 EMT 和 TGF-β 相关信号通路相关基因的表达上调,抑制 TGF-β 信号通路的激活会导致 CSC 比例的下降。同样,在很多肿瘤来源的 CSC 中,TGF-β 都发挥富集 CSC 亚群的作用,如肝癌、胃癌、皮肤癌和胶质瘤等。如在肝癌中 TGF-β 通过激活 Smad 信号转导与抑制 DNA 甲基转移酶的作用促进 CSC 表面标志物 CD133 分子的表达。而在胶质瘤中,TGF-β 选择性地诱导胶质瘤 CSC 自我更新但对正常胶质瘤祖细胞没有显著作用,这种调控作用与 TGF-β 对 CSC 中 LIF-JNK-STAT 信号通路的选择性激活有关。这些研究结果显示,TGF-β 信号通路的作用在不同的肿瘤或相同肿瘤的不同亚型中都有所不同,针对 TGF-β 信号通路开发相应靶向 CSC 治疗策略时需要同时考虑特定肿瘤的具体特征和其所在的微环境因素。

（4）Hedgehog 信号转导通路

Hedgehog(Hh)信号转导通路在胚胎发育过程中发挥重要作用,同时也参与多种肿瘤的发生和发展过程。Hh 信号通路主要由 3 种配体 Hh(SHH、IHH 和 DHH)、细胞表面跨膜受体（PTCH 和 SMO）以及下游转录因子（GLI）共同构成。在没有和配体结合时,PTCH 可以通过抑制 SMO 激活来抑制 Hh 信号通路激活,而当配体 Hh 与 PTCH 结合后,PTCH 对 SMO 的抑制作用被解除,使得下游转录因子（GLI1、GLI2 和 GLI3）得以激活并进入细胞核内调控下游靶基因的表达。Hh 信号通路在很多肿瘤中都处于异常激活状态,如胃癌、结直肠癌、乳腺癌、胰腺癌、肝癌和胶质瘤等。如在乳腺癌中,Liu 等发现 PTCH1、Gli1 和 Gli2 分子在 CSC 中的表达高于非干细胞群。利用 Hh 配体激活 Hh 信号通路或过表达 Gli1 或 Gli2 都可以增强干细胞的肿瘤球形成能力,而用环杷明（cyclopamine）抑制 Hh 信号通路的激活则可抑制肿瘤细胞在免疫缺陷小鼠体内的成瘤能力。在从模型小鼠移植瘤中分选得到的胃癌 CSC 中 Hh 配体表达增高,同时胃癌 CSC 中 Shh、Ptch 和 Gli 基因 mRNA 表达增强。而肝癌中 Hh 信号通路相关分子 SMO 在 CSC 中表达高于非 CSC 细胞群,同时 Hh 信号通路在肝癌 CSC 中激活,调控这些肿瘤细胞的耐药和形成远隔转移灶的能力。

（5）Bmi1

Bmi1 基因是多梳家族基因（polycomb group genes,PcG 基因）中重要成员之一,通过染色体表观遗传学调控作用参与干细胞的增殖、分化和衰老,并与器官发生和肿瘤形成过程有关。在乳腺癌 CSC 中沉默 Bmi1 的表达可以抑制细胞中 Hh 信号通路的激活,并抑制 CSC 的肿瘤球形成能力和在免疫缺陷小鼠体内的成瘤能力,因此 Bmi1 可以通过对 Hh 信号通路的调控作用影响乳腺癌 CSC 的自我更新。抑制多形性胶质瘤分离的 CSC 中 Bmi1 的表达则可以使得这群肿瘤细胞无法再形成新的移植瘤组织。肝癌中分选得到的 CSC 亚群中 Bmi1 表达增高,沉默 Bmi1 的表达可以降低肝癌细胞系中 SP 细胞比例并抑制肝癌细胞的体内成瘤能力。Bmi1 的表达增高还可以在其他多种肿瘤来源的 CSC 中被观察到,如胃癌、结直肠癌、胰腺癌和卵巢癌等。

（6）PTEN 信号转导通路

PTEN 是一种抑癌基因,其编码蛋白是一种具有磷酸蛋白/磷脂双重特异性磷酸酶,可以拮抗磷脂酰肌醇 3 激酶（PI3K）功能。PI3K 可以通过两种方式激活,一种是与磷酸化的生长因子受体酪氨酸激酶结合引起构象改变而被激活,另一种是通过 Ras 和 p110 直接结合导致 PI3K 的活化。PI3K 的激活可以在质膜上产生第二信使 PIP3 并导致 Akt 信号通路的激活,因此 PTEN 可以负调控 Akt 信号通路的活化。Akt 信号通路的异常激活或 *PTEN* 的失活可以在多种肿瘤来源的 CSC 中被观察到。如在神经干细胞中敲除 *PTEN* 可以导致神经干细胞出现生长、耐药、迁移和侵袭能力增强等多形性胶质瘤的特征，但不影响神经干细胞干性相关基因如 *Oct4*、*Sox2* 和 *Nanog* 的表达和多向分化能力。在小鼠 Lgr5+ 胃成体干细胞中沉默 *PTEN* 基因的表达可以使这些细胞转变为 CSC 并最终导致小鼠体内的肿瘤发生。在肝癌中，羽扇豆醇可以通过调控 *PTEN* 表达抑制肝癌 CD133+ CSC 比例，并通过 PTEN-Akt-ABCG2 信号途径使肝癌细胞耐药性下降。而在乳腺癌中，研究发现 miR-10b 可以通过抑制 *PTEN* 表达促进 CSC 的自我更新，并增强干性相关基因 *Oct4* 和 *Snail1* 的表达。这些研究结果显示，PTEN 信号通路在 CSC 干性维持过程中发挥抑制性的作用。

（7）IL-6/STAT3 信号转导通路

STAT 信号通路可以由多种配体如白介素、干扰素、生长因子等和相应受体结合后发生激活，参与调控细胞的增殖、分化、凋亡以及免疫调节等重要生物学过程。STAT3 的磷酸化主要由 JAK 特别是 JAK2 介导，继而包括 SHP 磷酸酶和 SOCS 分子在内的负反馈调控机制的快速激活，保证了生理条件下 STAT3 在细胞因子刺激后的激活是快速而短暂的。然而，在很多肿瘤细胞中 STAT3 常常处于异常激活状态。如在胶质瘤中 STAT3 的磷酸化激活对 CSC 的干性维持是必需的，抑制 STAT3 的活化可以抑制 CSC 的增殖和自我更新并导致神经干细胞标记分子 Olig2 和 Nestin 的表达下降。同样，利用小分子化合物抑制 STAT3 在乳腺癌细胞中的活化可以降低 CSC 比例并抑制乳腺癌细胞的增殖和克隆形成能力。在很多肿瘤发生、发展过程中，IL-6 发挥重要的病理作用，同时 IL-6 与其受体结合后主要通过 IL-6R 和 GP130 形成复合物并激活 STAT3 发挥下游调控作用。研究显示，在 HBx 转基因小鼠中，HBx 蛋白可以通过激活 IL-6/STAT3 信号通路促进肝祖细胞扩增并自发形成肿瘤。而在乳腺癌，IL-6 在肿瘤组织中的表达与患者的预后密切相关，IL-6 高表达的肿瘤患者更容易出现复发和转移，同时乳腺癌中 IL-6 的高表达可以促进肿瘤周围免疫细胞中 NF-kB 信号通路的激活并导致后者分泌更多的 IL-6 和 IL-8，从而在肿瘤细胞和周围免疫细胞之间形成一种正反馈调节通路进一步加

速肿瘤的生长和转移。Liu 等则发现乳腺癌细胞分泌的 IL-6 可以吸引骨髓来源的间充质干细胞迁移到肿瘤组织中并通过进一步分泌 IL-6 和 CXCL7 使得乳腺癌组织中 ALDH+ CSC 进一步富集来促进小鼠移植瘤的生长。

14.7.2 外源性因子调控机制

肿瘤的发生、发展不仅取决于肿瘤细胞本身即上述内源性信号通路等的调控作用，而且还取决于肿瘤细胞赖以生存的肿瘤微环境，后者主要由细胞外基质、可溶性分子和间质细胞构成。虽然目前对肿瘤微环境的形成过程还不是十分明确，但是大概可归纳为以下几个步骤：肿瘤生长到 1～2 mm 直径时，低氧微环境开始产生，并促使促血管生成因子如 VEGF 的大量表达，后者作用于周围小血管，在增加其通透性的同时使得血管中一些凝血因子漏出，然后在组织因子的作用下激活纤溶系统并将纤维蛋白水解，进一步促进血管形成，趋化炎性细胞并重塑局部组织结构，此即为肿瘤微环境的雏形。肿瘤微环境一旦形成，众多免疫细胞，如 T 细胞、MDSC、巨噬细胞和粒细胞等，以及一些非免疫细胞（如成纤维细胞等）都趋化至此，构成了肿瘤微环境主要的间质细胞。肿瘤微环境中的细胞和分子表达处于一种动态变化过程中，但最终的结果都是导致肿瘤的免疫逃逸、生长不受限和转移。

（1）低氧微环境对肿瘤干细胞的影响

肿瘤组织内由于肿瘤细胞的快速生长需要消耗大量的氧气和能量，而当新生血管网不能及时建立或已形成的血管网的功能或结构异常，都可以使肿瘤内部血供减少导致低氧微环境的形成。在低氧微环境中，细胞中低氧相关基因的表达依赖于低氧诱导因子（HIF）的激活，后者可以结合到基因启动子区中的低氧调控元件（HRE）并调控相关基因的转录活性。在成体干细胞和 CSC 中，低氧及 HIF 蛋白都可以促进干细胞的干性维持。如肝癌细胞在长期处于低氧微环境后，其中的 CSC 被显著富集。在乳腺癌中，低氧可以促进干细胞标志物的表达和 CSC 的富集，其作用与 HIF-1α 的激活有关。膀胱癌中 HIF-1α 的表达和 CSC 标志物 CD44 的表达呈正相关。同时低氧也可以通过不依赖 HIF 途径调控 CSC 的干性维持，如低氧微环境可以诱导肿瘤细胞胞外基质中碳酸酐酶（carbonic anhydrase）CA9 的表达增高，后者促进了低氧微环境中肿瘤细胞的存活

和 CSC 干性的维持。

前面提到 CSC 与肿瘤的侵袭和转移有关,而在很多研究中也发现低氧可以促进 CSC 的侵袭能力。如在乳腺癌动物模型中,抗血管生成药物可以诱导肿瘤组织中出现低氧并通过 HIF - 1α 和 Akt/β-catenin 信号通路的激活富集了乳腺癌 CSC 并促进肿瘤的转移。胰腺癌 CSC 中 HIF - 1α 的表达和肿瘤细胞的 EMT 及迁移能力的增强正相关。除了对肿瘤细胞侵袭能力的促进外,低氧微环境还可以通过促使 CSC 处于静息状态来提高 CSC 对抑制快速增殖肿瘤细胞的传统化疗药物的耐药能力。如研究显示低氧可以通过促进 SOX2 的表达以及 Notch 信号通路的激活增加卵巢癌细胞中 CSC 的比例,并提高肿瘤细胞对紫杉醇的耐药性。而干扰三阴性乳腺癌细胞中 HIF - 1α 的表达可导致肿瘤细胞中 CSC 的减少,同时干扰后的细胞对吡柔比星的敏感性增强。这些研究结果显示,低氧在 CSC 所处微环境中有重要作用并且参与调控肿瘤细胞干性的维持。

(2) 免疫微环境对肿瘤干细胞的影响

前面已经提到,肿瘤微环境形成过程中众多免疫细胞都会趋化到肿瘤细胞周围,而肿瘤的免疫逃逸是肿瘤能够最终形成的基础,这也是导致目前很多肿瘤免疫疗法失败的主要原因。因此,了解肿瘤微环境对 CSC 的调控作用,需要先了解 CSC 在肿瘤免疫逃逸中发挥的作用。肿瘤细胞可以通过多种策略逃避自然杀伤(NK)T 细胞和 CD8$^+$ 细胞毒性 T 淋巴细胞的浸润和杀伤作用,如免疫抑制细胞的活化、免疫抑制因子的分泌增加以及激活能够导致 T 细胞不应答或凋亡的"免疫检查点"(immune checkpoints)。过去的研究表明,CSC 表面 MHC - Ⅰ 和 MHC - Ⅱ 蛋白表达下降,后者与 T 淋巴细胞识别并激发免疫反应密切相关。PI3K/Akt 信号通路的激活不仅可以令 CSC 对传统化疗药物耐受能力增加,同时可以促进 CSC 的免疫逃逸。头颈部肿瘤 CD44$^+$ CSC 选择性地表达 PD - L1,后者可以与 T 细胞表面 PD - 1 受体结合并抑制 T 细胞的功能。除此之外,CSC 还可以趋化和富集许多免疫抑制细胞至其微环境中,这些免疫抑制细胞主要包括 TAM 和 MDSC 等,它们通过多种信号途径促进 CSC 的干性维持。

TAM 根据其细胞的特性可以分为两种极化亚型,即 M1 亚型和 M2 亚型。M1 亚型 TAM 主要参与一些组织的炎症反应,而 M2 亚型 TAM 则是一种肿瘤促进细胞,它们通过诱导 T 细胞不应答、生成特定胞外基质成分、修复受损组织和诱导血管新生等作用促进肿瘤细胞的生长和转移。M2 亚型 TAM 又被称为肿瘤组织中的 TAM。当 CSC 招募 TAM 来到其微环境后,TAM 即可支持 CSC 自我更新和增殖。如在乳腺癌中,巨噬细胞和 CSC 的直接接触可以激活肿瘤细胞表面的 EphA4 受体,后者导致细胞中 NF - kB 信号通路的激活并促进了 CSC 的自我更新。而在肝癌中,TAM 是肿瘤微环境中 TGF - β 和 IL - 6 分子的主要来源,它们促进肝癌 CSC 的富集。同时,研究显示 CSC 与 TAM 的相互作用可以诱导 TAM 分泌 MFGE8 和 IL - 6,后者进一步增强了 CSC 对化疗药物的耐受能力。

MDSC 是一群造血干细胞分化来源的不成熟的早期髓系细胞。在小鼠中,这群细胞具有 CD11b$^+$ Gr1$^+$ 的特征性表面分子表达,而在人体中,其表型为 Lin$^-$ HLA$^-$ DR$^-$ CD33$^+$ 或 CD11b$^+$ CD14$^-$ CD33$^+$。MDSC 在组织中主要发挥免疫抑制作用,如促进精氨酸酶、iNOS、ROS、TGF - β 和 COX2 等的表达增加,这些因子共同抑制 T 细胞的增殖和细胞杀伤作用。MDSC 参与肿瘤发生、发展的多个过程,并与 CSC 的自我更新调控有关。如在卵巢癌中,MDSC 可以促进与其共培养的肿瘤细胞表达 miR - 101 并抑制 CtBP2 的表达,后者与干性相关基因如 *Nanog*、*Oct4* 和 *Sox2* 的表达调控有关。胰腺癌模型小鼠体内分离的 MDSC 可以直接促进胰腺癌 CSC 的自我更新,类似的作用在胰腺癌患者体内也可以观察到。而在乳腺癌中,CSC 可以通过分泌 G - CSF 募集 MDSC 到其微环境中,而 MDSC 反过来通过 Notch 信号通路的激活增强 CSC 的自我更新能力。

除了 TAM 和 MDSC,调节性 T 细胞(Treg)、NK 细胞、肥大细胞和中性粒细胞都参与肿瘤免疫微环境的形成和对 CSC 的调控。如低氧环境下,FoxP3$^+$ Treg 可以通过分泌 IL - 17 诱导结肠癌 CSC 中 Akt 与 MAPK 信号通路的激活并导致 CSC 的自我更新能力增强。抑制胶质瘤 CSC 中 STAT3 信号通路的激活可以逆转 CSC 引起的 FoxP3$^+$ Treg 在肿瘤组织中的富集作用。中性粒细胞可以增强 CD24$^+$ CD90$^+$ 乳腺癌 CSC 的自我更新,并与 CSC 的成瘤能力和肺转移灶的形成密切相关。这些结果显示,免疫微环境在 CSC 的自我更新、耐药和转移过程中发挥着重要的调控作用,未来各种新型免疫疗法的开发和应用应当考虑肿瘤中存在CSC的特殊因素。

性表型的信号通路也可能存在广泛的互补和交叉对话（crosstalk），因此，往往需要考虑将多种治疗手段进行整合，以最大限度地抑制所有肿瘤（干）细胞的生长和生存。目前肿瘤研究中针对CSC开发的靶向治疗策略大致可以分为：靶向杀伤携带CSC标志物的肿瘤细胞、抑制CSC自我更新相关信号通路、诱导CSC分化、破坏CSC自我更新依赖的低氧和炎症微环境几个方面（图14－5）。实际上，这几种策略互相之间具有很高的相关性和重叠性，如抑制CSC自我更新的相关信号通路的同时可能也会影响CSC标志物的表达和CSC依赖的微环境的稳定，而诱导CSC分化的同时必然会影响CSC的自我更新相关信号通路的激活。

14.8 肿瘤干细胞的靶向治疗及其临床意义

因为肿瘤组织中具有自我更新和耐药能力的CSC存在，所以更有效的肿瘤治疗手段应当不仅可以杀伤分化的普通肿瘤细胞，同时也可以有效杀伤CSC亚群。同时，理想的CSC靶向治疗策略或药物应该在大面积杀伤普通肿瘤细胞和CSC的同时，不引起对机体正常细胞的毒性作用。然而CSC具有十分复杂的自我更新和耐药调控机制，影响其异质

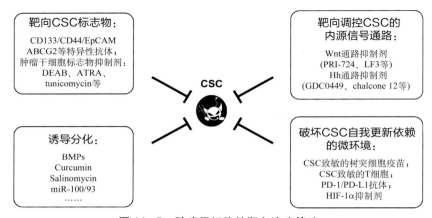

图14－5 肿瘤干细胞的靶向治疗策略

（1）肿瘤干细胞标志物的靶向治疗

由于CSC标志物在多种肿瘤中高表达，因而靶向杀伤高表达CSC标志物的肿瘤细胞成为很多CSC靶向治疗的主要策略。如Gu等在CD44特异性抗体上连接了具有干扰 *ABCB1* 基因（pDNA-iABCB1-shRNA）表达作用的纳米颗粒，结果显示该抗体偶联的纳米颗粒可以抑制乳腺癌耐药细胞株MCF7/ADR细胞中ABCB1的表达并增强其对多柔比星的敏感性。三氟拉嗪可以抑制肺癌细胞CD133的表达及Wnt/β-catenin信号通路的激活，当其与吉非替尼和顺铂联用时可以导致肺癌CD133$^+$CD44$^+$CSC自我更新能力和耐药能力显著下降。CHK1抑制剂UCN－01和ALDH抑制剂全反式维甲酸（ATRA）同时处理可以显著抑制头颈部肿瘤细胞的放疗耐受能力。而EpCAM的单克隆抗体如MT201、ING1和3622W94等已经在一些肿瘤中显

示出肿瘤抑制作用并已进入治疗宫颈癌、前列腺癌和乳腺癌的临床试验。然而，从前文中我们知道很多CSC和正常成体干细胞是共用一些干细胞标志物的，对干细胞标志物的特异性杀伤可能会导致明显的不良反应。因此，进一步探索CSC表面标志物与成体干细胞标志物包括序列和结构在内的微小差异，或结合肿瘤中特有的信号转导通路和代谢途径来有效区分CSC和正常成体干细胞是未来制定新的靶向CSC标志物治疗策略的一大方向。

（2）肿瘤干细胞自我更新相关内源信号通路的靶向治疗

多种干细胞相关信号通路，如Wnt/β-catenin信号通路、Notch信号通路、Hh信号通路、PTEN/Akt信号通路等在CSC自我更新过程中发挥重要调控作用，因此靶向抑制这些信号通路异常激活也是目前CSC靶向治疗的重要策略。如小分子化合物

LF3 可以抑制 β-连环蛋白与 TCF4 的结合并抑制 Wnt/β-catenin 信号通路的激活,在结肠癌和涎腺肿瘤中 LF3 可以显著抑制 CSC 的自我更新能力和成瘤能力。从天然化合物库中筛选得到的查尔酮(chalcone)12 可以通过与野生型或突变型 SMO 受体的结合来抑制 Hh 信号通路的激活,并导致成神经管瘤 CSC 自我更新能力和耐药能力下降。联合应用 γ 分泌酶抑制剂 PF－03084014 和多西紫杉醇可以显著抑制去势抵抗性前列腺癌细胞在模型小鼠体内的生长,这种作用和 PF－03084014 对 Notch 信号通路激活的抑制以及前列腺癌 CSC 的减少有关。肝癌中,Akt 信号通路的抑制剂哌立福辛(perifosine)可以显著抑制肝癌 CSC 的自我更新能力。这些研究显示,信号通路抑制剂可以通过抑制 CSC 的自我更新来抑制肿瘤的生长和耐药能力,但是信号通路抑制剂往往不具有肿瘤细胞杀伤能力,因此将信号通路抑制剂和特定的传统化疗药物联合应用可望显著增强它们的肿瘤抑制作用。

（3）诱导肿瘤干细胞的分化

诱导 CSC 干性标志物表达下降、成熟分化细胞标志物表达上升的分化治疗策略虽然不能直接杀伤 CSC,但是可以使后者失去自我更新和治疗耐受能力。因此,分化治疗策略可以和多种其他肿瘤治疗策略如化疗、放疗和免疫治疗相互补充,使得后者能够有效地杀伤整个肿瘤细胞群体。肿瘤研究中目前最有效的分化治疗策略便是 ATRA 在白血病治疗中的应用。研究显示,ATRA 可以通过与细胞核内 RARs 的结合并促进下游靶基因的转录调控,在急性早幼粒细胞白血病中,ATRA 可以通过促进白血病细胞的分化与进一步的细胞凋亡发挥治疗作用。姜黄素(curcumin)是从植物姜黄根茎中分离的一种天然化合物,它被发现与多种肿瘤来源的 CSC 分化有关。如研究显示在胶质瘤中姜黄素可以通过诱导 CSC 自噬相关通路激活导致其自我更新能力受到抑制并发生分化。在肝癌中,高浓度外源性 BMP4 可以促进 CSC 分化,分化后 CSC 的自我更新、化疗药物耐受及体内成瘤能力都受到明显抑制。BMP 属于 TGF－β 超家族中一类亚群,与 TGF－β 通过诱导细胞内 Smad2/Smad3 发生磷酸化不同,BMP 与受体结合后主要通过诱导 Smad1/5/8 磷酸化再结合 Smad4,复合物进入细胞核后发挥转录调控作用。BMP 家族中的多种分子如 BMP2、BMP4 和 BMP6 都被报道与多种肿瘤来源的 CSC 的自我更新和分

化有关,如白血病、胶质瘤和结直肠癌等。盐霉素(salinomycin)是一种传统的兽用抗生素,在乳腺癌中的研究显示盐霉素可以选择性杀伤 CSC 亚群并诱导 CSC 发生上皮方向的分化,抑制其自我更新和肿瘤形成能力。除了小分子化合物和一些生长因子外,很多非编码 RNA(ncRNA)都具有调控 CSC 分化并抑制肿瘤细胞生长和转移的作用。如乳腺癌中,miR－100 和 miR－93 在 CSC 中表达比较低,而 miR－221 在 CSC 中表达比较高。在乳腺癌 CSC 中过表达 miR－100 和 miR－93,或者抑制 miR－221 的表达,都可以促使乳腺癌 CSC 分化,从而抑制肿瘤的生长和转移。

（4）破坏 CSC 自我更新所依赖的微环境

肿瘤内微环境可以维持和增强 CSC 干性,因此破坏 CSC 所依赖的微环境可能具有减少 CSC 的作用。前面提到,低氧微环境在 CSC 干性维持及其转移能力的调控方面发挥重要作用。如有研究显示,通过基因干扰或者 HIF 抑制剂在慢性髓细胞白血病、乳腺癌和胶质瘤中抑制与低氧调控密切相关的 HIF－1α 或 HIF－2α 转录因子的表达,可以抑制其中 CSC 的自我更新和成瘤能力。而抗血管生成药物在抑制肿瘤血管网形成的同时,可以抑制肿瘤细胞的生长及肿瘤组织中 CSC 的自我更新能力。但是也有研究显示,靶向 VEGF 的抗血管生成药物的使用可以通过制造低氧微环境富集治疗后肿瘤组织中的 CSC 亚群,因此抗血管生成策略的应用还需要在未来研究中进一步优化。影响 CSC 干性的另外一个重要因素就是免疫微环境,过去的研究显示,NK 细胞和 T 细胞都有可能通过非特异性免疫反应杀伤 CSC。如有研究发现,由 CSC 致敏的 T 细胞回输至动物体内后具有靶向杀伤 CSC 的能力,而 CSC 致敏的树突状细胞疫苗可以在体内有效地诱导对 CSC 的免疫反应。而抑制 MDSC 的趋化或 M2 型 TAM 的形成、抑制特定免疫相关因子(如 IL－6、IL－8)的表达或通过特异性抗体抑制免疫检查点(如 PD－1、PD－L1)的功能等,都可以破坏肿瘤组织中免疫微环境的平衡,从而达到抑制 CSC 自我更新和耐药的目的。

14.9 结语与展望

目前在 CSC 研究中,研究者已经在多种肿瘤组织中发现了多种 CSC 标志物,它们大多数是细胞表

面分子如 CD133、CD44、EpCAM 等,但也有一些是通过功能性分析手段如 SP 细胞分选和 ALDH 活性检测来进行分析和鉴定的。越来越多的研究显示,CSC 不仅在肿瘤的起始和生长过程中发挥作用,同时也通过淋巴管侵袭和血管侵袭的方式(CTC)促进肿瘤远隔器官转移灶的生成,这些 CSC 表型的维持需要多种信号转导通路和胞外微环境的密集调控。然而到目前为止,我们对 CSC 的认识包括对这些 CSC 标志物的认识才刚刚开始。如在同一种肿瘤中,有报道发现 CD133 高表达的患者往往预后不良,但在另外的报道中发现大规模的免疫组化分析显示包括 CD133 在内的多种 CSC 表面标志物的表达和患者的临床病理特征和预后没有显著相关性。ALDH 家族由 19 个成员构成,这些特定 ALDH 分子在不同肿瘤来源的 CSC 中的作用需要进一步鉴别。CD44 分子存在多种剪接异构体,它们在 CSC 的表达情况及特定剪接异构体在 CSC 干性维持和转移中的作用并不十分清楚。同时由于 CSC 异质性的存在,目前还无法判断在特定肿瘤患者组织中哪种 CSC 标志物代表了其体内主导或潜在的 CSC 群体,这又需要我们再进一步了解这些已知标志物之间的区别和联系。

除此之外,CSC 研究中还有很多重大的未知因素,如 CSC 的来源问题、CSC 的 niche 是否存在及其构成、CSC 和成体干细胞的区别等。同时由于 CSC 中广泛存在的信号通路之间广泛的交叉对话,单一分子的靶向药物或特定信号通路的抑制剂也许只能产生有限的治疗作用,因此未来的研究也需要探索不同治疗策略的组合,或者开发能够同时靶向多种关键分子或信号通路的新型药物,以抑制包括 CSC 在内的所有肿瘤细胞的生长和转移。期待未来我们能够从 CSC 理论出发,开发出适合于不同肿瘤的特异性治疗策略,最终使肿瘤患者得到治愈。

(张立行　柳素玲)

主要参考文献

[1] Agarwal S, Suri V, Sharma MC, et al. Therapy and progression — induced O6-methylguanine-DNA methyl-transferase and mismatch repair alterations in recurrent glioblastoma multiforme [J]. Indian J Cancer, 2015, 52(4):568 - 573.

[2] Alix-Panabieres C, Pantel K. Characterization of single circulating tumor cells [J]. FEBS Lett, 2017, 591(15): 2241 - 2250.

[3] Bahena-Ocampo I, Espinosa M, Ceballos-Cancino G, et al. miR - 10b expression in breast cancer stem cells supports self-renewal through negative PTEN regulation and sustained AKT activation [J]. EMBO Rep, 2016, 17(5):648 - 658.

[4] Bellomo C, Caja L, Moustakas A. Transforming growth factor beta as regulator of cancer stemness and metastasis [J]. Br J Cancer, 2016, 115(7):761 - 769.

[5] Bray SJ. Notch signalling in context [J]. Nat Rev Mol Cell Biol, 2016, 17(11):722 - 735.

[6] Cabrera MC, Hollingsworth RE, Hurt EM. Cancer stem cell plasticity and tumor hierarchy [J]. World J Stem Cells, 2015, 7(1):27 - 36.

[7] Carter L, Rothwell DG, Mesquita B, et al. Molecular analysis of circulating tumor cells identifies distinct copy-number profiles in patients with chemosensitive and chemorefractory small-cell lung cancer [J]. Nat Med, 2017, 23(1):114 - 119.

[8] Cheloni G, Tanturli M, Tusa I, et al. Targeting chronic myeloid leukemia stem cells with the hypoxia-inducible factor inhibitor acriflavine [J]. Blood, 2017, 130(5):655 - 665.

[9] Chen J, Li Y, Yu TS, et al. A restricted cell population propagates glioblastoma growth after chemotherapy [J]. Nature, 2012, 488(7412):522 - 526.

[10] Chin AR, Wang SE. Cancer tills the premetastatic field: mechanistic basis and clinical implications [J]. Clin Cancer Res, 2016, 22(15):3725 - 3733.

[11] Ciuffreda L, Falcone I, Incani UC, et al. PTEN expression and function in adult cancer stem cells and prospects for therapeutic targeting [J]. Adv Biol Regul, 2014, 56:66 - 80.

[12] Colak S, Ten Dijke P. Targeting TGF-beta signaling in cancer [J]. Trends Cancer, 2017, 3(1):56 - 71.

[13] Eun K, Ham SW, Kim H. Cancer stem cell heterogeneity: origin and new perspectives on CSC targeting [J]. BMB Rep, 2017, 50(3):117 - 125.

[14] Fabregat I, Malfettone A, Soukupova J. New insights into the crossroads between EMT and stemness in the context of cancer [J]. J Clin Med, 2016, 5(3): Epub ahead of print.

[15] Forster JC, Harriss-Phillips WM, Douglass MJ, et al. A review of the development of tumor vasculature and its effects on the tumor microenvironment [J]. Hypoxia (Auckl), 2017, 5:21 - 32.

[16] Fulawka L, Donizy P, Halon A. Cancer stem cells — the current status of an old concept: literature review and clinical approaches [J]. Biol Res, 2014,47:66.

[17] J Ji, Wang XW. Clinical implications of cancer stem cell biology in hepatocellular carcinoma [J]. Semin Oncol, 2012,39(4):461 – 472.

[18] Kalathil SG, Thanavala Y. High immunosuppressive burden in cancer patients: a major hurdle for cancer immunotherapy [J]. Cancer Immunol Immunother, 2016,65(7):813 – 819.

[19] Kreso A, Dick JE. Evolution of the cancer stem cell model [J]. Cell Stem Cell, 2014,14(3):275 – 291.

[20] Kumari N, Dwarakanath BS, Das A, et al. Role of interleukin-6 in cancer progression and therapeutic resistance [J]. Tumour Biol, 2016, 37 (9): 11553 – 11572.

[21] Lau EY, Ho NP, Lee TK. Cancer stem cells and their microenvironment: biology and therapeutic implications [J]. Stem Cells Int, 2017,2017:3714190.

[22] Lee CH, Yu CC, Wang BY, et al. Tumorsphere as an effective in vitro platform for screening anti-cancer stem cell drugs [J]. Oncotarget, 2016,7(2):1215 – 1226.

[23] Lee G, Hall RR 3rd, Ahmed AU. Cancer stem cells: cellular plasticity, niche, and its clinical relevance [J]. J Stem Cell Res Ther, 2016, 6 (10): Epub ahead of print.

[24] Lingala S, Cui YY, Chen X, et al. Immunohistochemical staining of cancer stem cell markers in hepatocellular carcinoma [J]. Exp Mol Pathol, 2010,89 (1):27 – 35.

[25] Liu S, Cong Y, Wang D, et al. Breast cancer stem cells transition between epithelial and mesenchymal states reflective of their normal counterparts [J]. Stem Cell Reports, 2014,2(1):78 – 91.

[26] Liu S, Ginestier C, Ou SJ, et al. Breast cancer stem cells are regulated by mesenchymal stem cells through cytokine networks [J]. Cancer Res, 2011,71(2):614 – 24.

[27] Mayani H. The regulation of hematopoietic stem cell populations [J]. F1000Res, 2016,5:1524.

[28] McCarthy N. Cancer stem cells: tracing clones [J]. Nat Rev Cancer, 2012,12(9):579.

[29] Moreb JS, Ucar-Bilyeu DA, Khan A. Use of retinoic acid/aldehyde dehydrogenase pathway as potential targeted therapy against cancer stem cells [J]. Cancer Chemother Pharmacol, 2017,79(2):295 – 301.

[30] Murar M, Vaidya A. Cancer stem cell markers: premises and prospects [J]. Biomark Med, 2015, 9 (12):1331 – 1342.

[31] Nagano O, Okazaki S, and Saya H. Redox regulation in stem-like cancer cells by CD44 variant isoforms [J]. Oncogene, 2013,32(44):5191 – 5198.

[32] Nusse R, Clevers H. Wnt/beta-catenin signaling, disease, and emerging therapeutic modalities [J]. Cell, 2017,169(6):985 – 999.

[33] Oren O, Smith BD. Eliminating cancer stem cells by targeting embryonic signaling pathways [J]. Stem Cell Rev, 2017,13(1):17 – 23.

[34] Pan Q, Li Q, Liu S, et al. Concise review: targeting cancer stem cells using immunologic approaches [J]. Stem Cells, 2015,33(7):2085 – 2092.

[35] Parajuli B, Georgiadis TM, Fishel ML, et al. Development of selective inhibitors for human aldehyde dehydrogenase 3A1 (ALDH3A1) for the enhancement of cyclophosphamide cytotoxicity [J]. Chembiochem, 2014,15(5):701 – 712.

[36] Prieto-Garcia E, Diaz-Garcia CV, Garcia-Ruiz I, et al., Epithelial-to-mesenchymal transition in tumor progression [J]. Med Oncol, 2017,34(7):122.

[37] Ranji P, Salmani Kesejini T, Saeedikhoo S, et al. Targeting cancer stem cell-specific markers and/or associated signaling pathways for overcoming cancer drug resistance [J]. Tumour Biol, 2016, 37 (10): 13059 – 13075.

[38] Rassouli FB, Matin MM, and Saeinasab M. Cancer stem cells in human digestive tract malignancies [J]. Tumour Biol, 2016,37(1):7 – 21.

[39] Rycaj K, Tang DG. Cell-of-origin of cancer versus cancer stem cells: assays and interpretations [J]. Cancer Res, 2015,75(19):4003 – 4011.

[40] Sainz B, Carron Jr E, Vallespinos M, et al. Cancer stem cells and macrophages: implications in tumor biology and therapeutic strategies [J]. Mediators Inflamm, 2016,2016:9012369.

[41] Shibue T, Weinberg RA. EMT, CSCs, and drug resistance: the mechanistic link and clinical implications [J]. Nat Rev Clin Oncol, 2017,14(10):611 – 629.

[42] Siddique HR, Saleem M. Role of BMI1, a stem cell factor, in cancer recurrence and chemoresistance: preclinical and clinical evidences [J]. Stem Cells, 2012, 30(3):372 – 378.

[43] Takebe N, Miele L, Harris PJ, et al. Targeting Notch, Hedgehog, and Wnt pathways in cancer stem cells: clinical update [J]. Nat Rev Clin Oncol, 2015,12(8):

445－464.

[44] Talukdar S, Emdad L, Das SK, et al. Evolving strategies for therapeutically targeting cancer stem cells [J]. Adv Cancer Res, 2016,131:159－191.

[45] Thomas H. Pancreatic cancer：CYP3A5 contributes to PDAC chemoresistance [J]. Nat Rev Gastroenterol Hepatol, 2016,13(4):188.

[46] Wang M, Zhao J, Zhang L, et al. Role of tumor microenvironment in tumorigenesis [J]. J Cancer, 2017,8(5):761－773.

[47] Xu X, Chai S, Wang P, et al. Aldehyde dehydrogenases and cancer stem cells [J]. Cancer Lett, 2015,369

(1):50－57.

[48] Yang MH, Imrali A, Heeschen C. Circulating cancer stem cells：the importance to select [J]. Chin J Cancer Res, 2015,27(5):437－449.

[49] Zhang J, Stevens MF, Bradshaw TD. Temozolomide：mechanisms of action, repair and resistance [J]. Curr Mol Pharmacol, 2012,5(1):102－114.

[50] Zhang, L, Ge C, Zhao F, et al. NRBP2 overexpression increases the chemosensitivity of hepatocellular carcinoma cells via Akt signaling [J]. Cancer Res, 2016,76(23):7059－7071.

15 肿瘤侵袭与转移

15.1 概述

侵袭转移是恶性肿瘤最显著的特征。大量临床证据表明,远处靶器官转移是导致大约90%的肿瘤患者治疗失败和死亡的主要原因。因此,阐明肿瘤侵袭转移的分子机制是肿瘤研究领域亟待解决的关键科学问题之一。侵袭是指恶性肿瘤细胞离开原发灶穿过基底膜的细胞外基质进入循环系统的过程。转移是指侵袭性肿瘤细胞通过局部浸润或脉管系统迁移到远处靶器官并发展成为继发性肿瘤的过程。侵袭和转移是同一过程中的两个不同阶段,侵袭是转移的前提,转移是侵袭的结果。尽管传统的观点认为,转移是肿瘤患者终末期的表现,但最近的研究证据表明,肿瘤转移在肿瘤发生早期就已开始。以人表皮生长因子受体-2(HER-2)阳性乳腺癌为例,至少80%的转移肿瘤来源于早期播散的肿瘤细胞。因此,早期干预是预防和治疗肿瘤转移的关键。近年来,高通量组学及单细胞测序等技术的发展为揭示肿瘤转移的复杂性、鉴定转移驱动基因以及研发抗转移分子靶向药物带来了新的希望。本章从肿瘤转移生物学行为特征、研究模型与工具、分子调控网络以及抗转移药物研发的

角度,就近期在肿瘤侵袭转移基础研究领域的进展做一概述。

15.2 肿瘤侵袭转移的生物学特征

(1) 复杂性和低效性

肿瘤侵袭转移是一个连续、多步骤、复杂的生物学过程,包括原发肿瘤细胞增殖,新生血管形成,肿瘤细胞从原发灶脱落、降解细胞外基质、迁移、浸入脉管系统、在循环系统中存活、移出脉管系统、在远处靶器官定植生长和转移灶形成。这一过程受到肿瘤细胞自身生物学特性、肿瘤微环境以及机体免疫监视等诸多因素的影响。另外,每天有数百万个肿瘤细胞进入血液循环,但只有不到0.01%的循环肿瘤细胞最终形成转移灶,因此,肿瘤侵袭转移是一个低效的过程。采取腹腔静脉分流术姑息治疗卵巢癌患者难治性腹腔积液的例子最能体现肿瘤转移的低效性。腹腔静脉分流术是将腹腔积液经由单向瓣膜的导管导入上腔静脉,从而缓解患者的不适,但会导致更多的肿瘤细胞进入循环系统。但是,接受这一治疗的患者多年后并未发生转移。另外,乳腺癌患者在早期诊断中发现有骨转移,但只有50%的患者进展为临床可检测的转移灶。

（2）靶器官转移选择性

肿瘤转移并非是一个随机过程，而是具有高度靶器官选择性（organotropism）。临床证据表明，肺、肝、骨及脑是恶性肿瘤最常见的转移靶器官，而肿瘤细胞很少转移到心脏及脾脏。另外，不同组织来源的肿瘤细胞具有靶器官转移特异性。例如，前列腺癌易转移到骨，结直肠癌及胰腺癌易转移到肝脏，而乳腺癌及肺癌等可以转移到不同的靶器官。在乳腺癌中，不同分子亚型的肿瘤具有一定的靶器官转移选择性。例如，激素受体阳性型乳腺癌易转移到骨、HER-2阳性型易转移到肝脏，而三阴性乳腺癌容易转移到脑。另外，肺腺癌通常比肺鳞癌更易转移到脑。

（3）转移异质性

原发肿瘤组织包含多种细胞类型。由于细胞分化状态、细胞可塑性、基因和表观遗传程序的不同，赋予这些细胞功能多样性。在肿瘤转移级联过程中，只有很少一部分具有高度侵袭转移潜能的转移启动细胞（metastasis-initiating cells，MIC）克服重重障碍，最终在靶器官形成转移灶。MIC在原发肿瘤中具有一定的遗传和生长优势，在转移过程中其细胞可塑性、代谢重编程、抗细胞凋亡、免疫逃避等优势特征得到进一步发展和演化。因此，研究者常利用亲代肿瘤细胞建立原位移植瘤模型后经体内连续筛选分离得到具有更高转移潜能的肿瘤细胞系，然后利用由此建立的高、低转移潜能细胞模型结合高通量组学分析技术及基因功能验证手段，筛选和鉴定肿瘤转移驱动基因。另外，同一组织来源的不同肿瘤细胞亚群可以在靶器官形成单克隆、多克隆转移灶，并转移到不同的靶器官。肿瘤转移的异质性也为肿瘤转移的治疗提出了挑战。

（4）原发肿瘤与转移肿瘤的动态相互作用

根据"种子—土壤"学说，原发肿瘤在转移之前通过向血液分泌一些可溶性因子和细胞外囊泡对转移靶器官的微环境进行重塑，营造有利于肿瘤细胞将来定居与生长的"土壤"，即转移前微环境（pre-metastatic niche）。反过来，转移肿瘤形成后能分泌刺激肿瘤生长的各种因子，这些因子通过脉管系统进一步影响原发肿瘤的生长和转移。因此，原发肿瘤与转移肿瘤形成一个动态、双向的相互作用过程。

15.3　肿瘤侵袭转移研究模型与工具

15.3.1　动物模型

肿瘤动物模型主要有自发性、诱发性、基因修饰和移植性肿瘤模型。其中，移植性肿瘤动物模型由于能准确重现所移植的肿瘤特征、可形成足够体积的移植瘤，以及具有较长荷瘤时间利于研究等优点，是目前肿瘤研究领域使用最多的肿瘤模型。在移植瘤转移模型中，影响转移表型的主要因素包括肿瘤细胞的转移潜能、肿瘤细胞的移植部位、宿主的种系和免疫状况等。

（1）原位和异位移植瘤模型

按照肿瘤移植部位不同分为原位和异位移植瘤模型。原位移植瘤模型是将人肿瘤细胞或组织接种到与肿瘤原发部位相对应的宿主器官组织内，使其获得与人肿瘤相似的微环境，产生类似于原来肿瘤的生物学特性。例如，研究者常将高转移潜能的人乳腺癌细胞系 MDA-MB-231 接种于 BALB/c 裸小鼠等免疫缺陷小鼠或将小鼠乳腺癌细胞系 4T1 接种于 BALB/c 小鼠等免疫健全小鼠的乳腺脂肪垫（mfp）或乳腺导管，建立乳腺癌原位移植瘤模型进行乳腺癌转移机制研究。

许多人肿瘤细胞系最常用的异位移植部位为免疫缺陷动物的皮下（如腋窝、侧翼或背部）、尾静脉及腹膜等。皮下移植是将肿瘤细胞或瘤块接种到宿主皮下而形成肿瘤的方法。这种方法操作简单且极易成瘤，易于监测和量化，一般不影响生存率，并且能够模拟肿瘤自发性转移过程，是最常用的异位接种部位。不同的细胞系需要不同的细胞数量达到最佳的肿瘤生长。为了提高移植瘤成功率，研究者常将基质胶（如 Matrigel 基质胶）与肿瘤细胞混合接种到小鼠皮下。血道移植是通过实验动物血管直接注射已制备待用的细胞悬液，使其直接通过血液进入全身循环。最常见的采用方法是将肿瘤细胞注入小鼠的尾部静脉，这种简单的实验性转移模型是模仿晚期肿瘤的转移过程（传播、外渗和定殖克隆），在此情况下，肿瘤的转移部位大多局限于肺。在培养基中生长的肿瘤细胞通常具有良好的定殖克隆能力，并且在大多数情况下，肿瘤细胞的克隆效率被认为与转移能力有关。其他异位移植瘤转移模型包括将肿瘤细胞接种于门静脉循环引起的肝转移，接种于左心室引起的骨转移等。肿瘤细胞也可以直接注射到胸膜、腹腔、骨髓和大脑等部位，但是具有成瘤率低、死亡率高的风险，以及肿瘤观察量化困难等缺点。

建立异位移植瘤模型需要考虑的因素是肿瘤的激素依赖性。例如，许多乳腺癌细胞依赖于雌激素，而前列腺癌细胞依赖于雄激素。因此，在建立移植瘤模型时需要补充相应的性激素。补充性激素的方法通常是将性激素补充剂埋入小鼠皮下组织。例如，卵巢切除的雌性小鼠在补充雌激素后移植人乳腺癌，可排除由于生育周期对小鼠体内性激素波动的影响，从而提高原发肿瘤生长速度和转移率。另外，因为补充额外的雌激素会给小鼠带来毒性甚至引起死亡，所以需要密切监测移植瘤小鼠的状态。

（2）同种和异种移植瘤模型

按照接种的肿瘤细胞与宿主动物是否具有种属同源性，可将转移移植瘤模型分为同种移植和异种移植性模型。同种移植模型多应用于鼠源性肿瘤细胞株移植到鼠体内构建肿瘤模型，具有成瘤率和转移率高、周期短、模型构建相对容易等优点，是目前肿瘤转移研究中重要模型之一。但是，该模型存在鼠源性肿瘤细胞与人肿瘤细胞在遗传及生物学特性诸多方面不同等问题。

异种移植模型是将人肿瘤细胞或组织移植到其他种属的宿主体内建立的移植瘤模型。在异种移植瘤模型构建中，最常使用的移植瘤宿主为无特定病原体（specific pathogen free，SPF）的免疫缺陷裸小鼠和严重联合免疫缺陷（severe combined immune deficiency，SCID）小鼠。这些小鼠具有繁殖速度快、个体小易操作、遗传背景明确以及各种生物学特性都与人类较相近等优点。SCID 小鼠比裸小鼠具有更多的免疫缺陷，因此具有更高的成瘤率和转移率，但 SCID 小鼠对辐射和一些细胞毒性药物的毒性作用更为敏感。由于裸小鼠性情温和、无毛的特点，通常容易观察及量化移植瘤的生长状态。目前，裸小鼠在异种移植瘤模型方面的使用频率更高。

（3）PDX 模型

患者源性异种移植物（patient-derived xenograft，PDX）模型是将患者的新鲜肿瘤细胞或组织移植到免疫缺陷小鼠体内，依靠小鼠提供的环境生长，其特点是能够较完整地保留原代肿瘤微环境和基本特性。PDX 模型取材主要是将原发性或转移性实体瘤在维持组织结构的情况下通过手术或活检方法收集，一些研究还使用肿瘤患者的恶性腹腔积液或

胸腔积液。肿瘤组织在碎片或单细胞悬浮液状态下，单独或者混合基质胶，或与人成纤维细胞或间充质干细胞混合建立移植瘤模型。就移植部位而言，小鼠背侧区（皮下移植）是常用的移植方法。然而，大多数人类实体瘤在免疫缺陷小鼠皮下生长时并不发生转移。因此，将患者源性肿瘤组织进行原位移植（patient-derived orthotopic xenograft，PDOX）可能比皮下移植更能反映肿瘤转移的生物学本质。此外，也有研究者将原发肿瘤植入肾包囊培养可以增加移植成功率。对性激素敏感的肿瘤可通过补充激素来增加移植成功率。另外，转移灶部位的肿瘤较原发瘤具有更高的移植成功率。在 PDX 模型宿主选择方面，重症免疫抑制模型如非肥胖糖尿病（non-obese diabetic，NOD）/SCID 小鼠或 NSG（NOD/SCID IL2-receptor gamma null）小鼠具有较高的移植成功率，适合建立 PDX 模型。PDX 模型用于解决临床相关问题，包括肿瘤异质性对治疗反应性的影响、肿瘤进展期和药物压力下肿瘤细胞进化动力学模式以及抗药性等。PDX 模型虽然模拟了原代肿瘤的生物学特性，为肿瘤研究提供了体内模拟环境，但是存在移植瘤转移率低、建模费用昂贵、时间周期长等不足，在一定程度上限制 PDX 模型的发展应用。提高移植肿瘤的微环境相似性和移植成功率是 PDX 模型发展的一个重要的方向。

15.3.2 斑马鱼

斑马鱼属于辐鳍亚纲鲤科短担尼鱼属，是原产于南亚的一种常见的热带观赏鱼，体侧具有斑马样暗蓝与银色相间的条纹。斑马鱼基因与人类基因的相似度达到 87%，许多与肿瘤相关的基因和信号通路在人类与斑马鱼中高度保守。另外，斑马鱼个体小，发育迅速，产卵 24 小时内就可以发育成形，易于饲养，可以满足样本需求量大的研究。因此，斑马鱼是肿瘤研究常用的模式生物之一。

斑马鱼肿瘤模型的构建主要有移植术、化学诱变和基因突变等几种方式。移植术是将肿瘤细胞直接注射到不同发育阶段的斑马鱼的特定部位，或将肿瘤细胞显微注射到斑马鱼胚胎或者幼鱼中。化学诱变通常用化学诱变剂处理斑马鱼胚胎或者幼鱼，可以快速建立肝癌、血管瘤、细胞间质瘤等模型。但是，化学诱变的肿瘤定位困难并且可能引起非特异性表型。基因突变是将含突变的肿瘤相关基因转入斑马鱼体中，可以进行肿瘤发生的分子机制鉴定。

斑马鱼作为肿瘤转移模型比小鼠模型更具备优势。首先，斑马鱼不受动物数量的限制，每个实验组可以使用成百上千的胚胎，而小鼠如果每组超过10只就会耗费大量的精力和财力；其次，就移植肿瘤细胞显像而言，在小鼠中一般使用荧光蛋白或者生物发光，分辨率较低，而在透明的斑马鱼中可以利用高分辨率荧光共聚焦显微镜对单细胞进行显像，能够从单细胞水平对肿瘤的生长和转移进行体内显像。

15.3.3 活体显微镜成像

原位移植瘤模型往往需要借助超声、微计算机断层扫描、磁共振成像以及活体显微镜等一些成像技术，在肿瘤长到一定体积后监测肿瘤生长和转移情况。活体显微镜成像是近年发展起来的一项分析检测技术，由荧光素、荧光素酶、敏感的电荷耦合器件及其分析软件组成。传统的动物学实验通常在特定的时间点处死动物，得到多个时间点的实验结果。活体显微镜成像能进行实时成像，直接监测活体生物内肿瘤生长和转移等生物学过程，所得数据更加

真实可靠，并且具有操作简便、灵敏度高等优点，已经广泛地应用于肿瘤研究。例如，有研究者将肿瘤细胞进行荧光标记后建立原位移植瘤模型，然后借助活体荧光成像技术连续、动态观察同一批小鼠的肿瘤细胞转移过程。此方法可在细胞和整体水平直接观察肿瘤转移的动态过程，具有灵敏度高及图像信息易于定量分析等优点。另外，通过荧光成像实时检测转移的肿瘤细胞，可以用于某些信号通路或者药物对肿瘤转移的作用研究。

15.4 肿瘤侵袭转移的分子调控网络

自史蒂芬·佩吉特（Stephen Paget）提出肿瘤转移的"种子-土壤"学说以来，越来越多的证据表明肿瘤细胞与微环境相互作用是决定肿瘤转移潜能及器官特异性转移的关键因素。肿瘤细胞可以通过自分泌和旁分泌方式重塑周围微环境，肿瘤微环境也可影响肿瘤细胞的侵袭转移潜能，这一过程受复杂的分子网络调控（表15－1），其机制目前尚未完全阐明。

表 15－1 肿瘤微环境相关因子与肿瘤侵袭转移

类别	因子	作用机制	与肿瘤侵袭转移的关系	参考文献
低氧	LASP1	HIF－1α 转录激活 LASP1	促进胰腺癌转移	(Zhao，et al. 2015)
	Daxx	HIF－1α 下调 Daxx 表达	抑制缺氧诱导的肺癌转移	(Lin，et al. 2016)
	miR－34A	HIF－1α 抑制 miR－34A	抑制结直肠癌	(Li，et al. 2017a)
	YB－1	激活 HIF－1α mRNA 的翻译	促进肉瘤转移	(El-Naggar，et al. 2015)
	WSB1	增加 HIF－1α 蛋白稳定性	促进多种肿瘤转移	(Kim，et al. 2015)
	UCHL1	增加 HIF－1α 蛋白稳定性	促进乳腺癌和黑色素瘤转移	(Goto，et al. 2015)
炎症	NKILA	抑制 NF-κB 通路激活	抑制乳腺癌转移	(Liu，et al. 2015)
	IL1β	促进中性粒细胞积聚	促进抑制乳腺癌肺和淋巴结转移	(Coffelt，et al. 2015)
ECM 重塑	CXCR2	建立转移微环境	促进胰腺导管腺癌转移	(Steele，et al. 2016)
	LH2	肿瘤基质中胶原交联	增加肺癌转移	(Chen，et al. 2015)
	LOX	催化胶原蛋白和弹性蛋白交联	增加乳腺癌骨转移	(Cox，et al. 2015)
	TNF－α	诱导 MMP1 及 MMP14	增强肿瘤细胞转移潜能	(Li，et al. 2017b)
	TNF－β1	诱导 MMP1 及 MMP14	增强肿瘤细胞转移潜能	(Li，et al. 2017b)
	eIF4E	调节 MMP3 及 MMP9	促进乳腺癌肺转移	(Pettersson，et al. 2015)
	JARID1D	抑制 MMP1、MMP2、MMP3 及 MMP7 表达	抑制前列腺癌转移	(Li，et al. 2016b)
	CIC	抑制 MMP24	抑制肺癌转移	(Okimoto，et al. 2017)
	miR－20a	抑制 TIMP2	促进脑胶质瘤细胞侵袭	(Wang，et al. 2015)
	miR－106a	抑制 TIMP2	促进脑胶质瘤细胞侵袭	(Wang，et al. 2015)
CAF	miR－1	促进 CAF 转化	促进肺癌细胞迁移	(Shen，et al. 2016)
	miR－206	诱导 CAF 转化	促进肺癌细胞迁移	(Shen，et al. 2016)
	miR－31	诱导 CAF 转化	促进肺癌细胞迁移	(Shen，et al. 2016)

续　表

类别	因子	作用机制	与肿瘤侵袭转移的关系	参考文献
TAM	Wnt7a	诱导 CAF 转化	促进乳腺癌转移	(Avgustinova, et al. 2016)
	PHD2	激活 CAF	促进肿瘤转移	(Kuchnio, et al. 2015)
	CXCL14	改变糖酵解	促进卵巢癌转移	(Zhao, et al. 2017)
	SKAP2	调节巨噬细胞中的囊泡形成	促进肺癌转移	(Tanaka, et al. 2016)
	RKIP	抑制 TAM 募集	抑制乳腺癌转移	(Frankenberger, et al. 2015)
外泌体	α6β4	激活 Src 磷酸化和 S100 基因表达	乳腺癌肺转移	(Hoshino, et al. 2015)
	α6β1	激活 Src 磷酸化和 S100 基因表达	乳腺癌肺转移	(Hoshino, et al. 2015)
	αVβ5	激活 Src 磷酸化和 S100 基因表达	乳腺癌肝转移	(Hoshino, et al. 2015)
	miR-19a	下调 PTEN	促进乳腺癌脑转移	(Zhang, et al. 2015)
	EGFR	抑制 miR-26a/b 表达	促进胃癌肝转移	(Zhang, et al. 2017)

15.4.1　上皮间充质转化

上皮间充质转化（EMT）是指具有极性的上皮细胞在特定的生理和病理情况下向具有迁移能力的间充质细胞转化的现象。EMT 体现在细胞形态、分子标志物及功能的改变。细胞形态改变表现为具有极性的上皮细胞逐渐出现板状/丝状伪足，转变成无极性、成纤维样、具有迁移能力的间充质细胞；细胞标志物改变包括细胞黏附蛋白逐渐丧失，如上皮钙黏蛋白（E-cad）及紧密连接蛋白（zonula occludens-1，ZO-1）等，同时伴随间充质细胞标志物的上调，如纤连蛋白（fibronectin）、波形蛋白（vimentin）和神经钙黏蛋白（N-cad）等；细胞功能改变包括细胞间黏附丧失、细胞骨架重建以及细胞迁移和运动能力增强等。大量的研究证实，EMT 在肿瘤侵袭转移过程起关键作用（表 15-2）。

表 15-2　上皮间充质转化相关因子与肿瘤转移

基因	作用机制	与肿瘤转移的关系	参考文献
miR-125b	靶向 Smad2 和 Smad4	抑制肝癌转移	(Zhou, et al. 2015)
miR-182	靶向 Smad7	增强乳腺癌转移	(Yu, et al. 2016)
AF6	转录抑制 Snail	抑制胰腺癌转移	(Xu, et al. 2015)
HOPX	转录抑制 Snail	抑制鼻咽癌转移	(Ren, et al. 2017)
PTK6	增加 Snail 蛋白稳定性	促进三阴性乳腺癌转移	(Ito, et al. 2016)
Dub3	增加 Snail 蛋白稳定性	促进乳腺癌转移	(Wu, et al. 2017)
JMJD3	转录激活 Slug	促进肝癌转移	(Tang, et al. 2016)
JARID1D	转录抑制 Slug	抑制前列腺癌转移	(Li, et al. 2016b)
KLF10	转录抑制 Slug	抑制肺癌转移	(Mishra, et al. 2017)
RNF8	激活 Twist1	促进乳腺癌转移	(Lee, et al. 2016)
EGFR	转录激活 Twist1	增加前列腺癌骨转移	(Chang, et al. 2015)
Akt1	降低 Twist1 蛋白稳定性	抑制乳腺癌 EMT	(Li, et al. 2016a)
ZEB1	调节 ESRP1-CD44 通路	增加肺癌转移	(Larsen, et al. 2016)
MEF2D	激活 ZEB1	促进结肠癌转移	(Su, et al. 2016)
ZFAS1	激活 ZEB1	促进肝癌转移	(Li, et al. 2015a)
miR-150	转录抑制 ZEB1	抑制肝癌转移	(Li, et al. 2015a)
miR-218	转录抑制 ZEB2	抑制结肠癌转移	(Mudduluru, et al. 2015)
GATA3	转录抑制 ZEB2	抑制乳腺癌转移	(Si, et al. 2015)
miR-200b	转录抑制 ZEB1/2	抑制迁移和侵袭	(Wang, et al. 2017)
H2A.X	诱导 Slug 和 ZEB1	促进结肠癌转移	(Weyemi, et al. 2016)
miR-520f	转录抑制 TGFBR2、Slug、ZEB1、ZEB2	抑制转移	(van Kampen, et al. 2017)

多种细胞外信号可以诱导上皮细胞发生 EMT。这些细胞外信号包括细胞外基质分子(如胶原)、表皮生长因子(EGF)、转化生长因子-β(TGF-β)、肝细胞生长因子(HGF)、成纤维细胞生长因子(FGF)、胰岛素样生长因子(IGF),以及肿瘤坏死因子-α(TNF-α)等。其中,TGF-β 是目前研究较为深入的 EMT 诱导细胞因子。TGF-β 与细胞表面受体结合后促进效应分子 Smad2/3 的磷酸化,后者与 Smad4 结合形成蛋白复合物后从细胞质转入到细胞核内启动下游靶基因转录程序(图 15-1)。另外,TGF-β 也可通过非 Smad 信号通路途径发挥作用。微小 RNA(miRNA,miR)是真核生物中广泛存在的一种长 21~23 个核苷酸的 RNA 分子,对于调节基因表达至关重要。miR-125b 通过抑制 *Smad2* 和 *Smad4* 基因表达从而抑制肝癌细胞 EMT 发生。最重要的是,合成的 miR-125b 模拟物在小鼠模型中能抑制肝癌转移。*Smad7* 不仅是 TGF-β 的下游靶基因,而且是 TGF-β 通路的负反馈调控因子。miR-182 通过靶向 Smad7 增强 TGF-β 诱导的 EMT 和乳腺癌细胞侵袭。

E-cad 表达下调或沉默是 EMT 发生的重要标志。EMT 核心转录因子 Snail、Slug、Twist 及 Zeb1/2 等直接与 E-cad 启动子结合,转录抑制 *E-cad* 基因表达。这些转录因子往往在肿瘤细胞和组织中异常表达,并在肿瘤侵袭转移过程中扮演关键角色。同时,这些转录因子在基因转录、蛋白稳定性及表观遗传修饰等多个层次受环境及细胞内信号精细调控(图 15-2)。

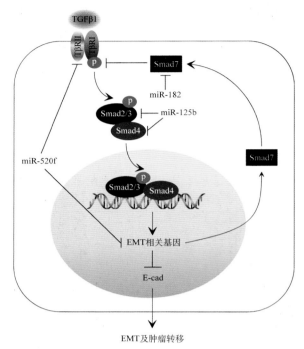

图 15-1 TGFβ 信号通路与肿瘤转移

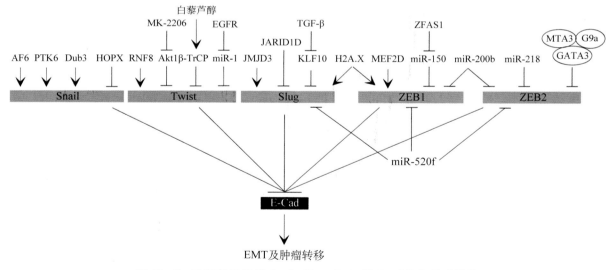

图 15-2 EMT 转录因子 Snail、Slug、Twist 及 Zeb1/2 与肿瘤转移

细胞极性的破坏是晚期上皮来源肿瘤的特征。丧失极性蛋白 AF6 可通过诱导 Snail 基因转录促进胰腺癌转移。HOP 同源异型盒（HOP homeobox，HOPX）基因在鼻咽癌细胞及组织中表达下调，而恢复 HOPX 表达抑制鼻咽癌细胞转移并增强其对化疗药物的敏感性。机制研究发现 HOPX 通过增加 Snail 启动子区域组蛋白 H3 赖氨酸 9（H3K9）去乙酰化而转录沉默 Snail。蛋白酪氨酸激酶 6（protein tyrosine kinase 6，PTK6）在大约 70% 的三阴性乳腺癌中高表达。PTK6 通过增加 Snail 蛋白稳定性抑制 E-cad 表达，从而促进三阴性乳腺癌细胞发生 EMT 及肺转移。去泛素蛋白 3（deubiquitinating protein 3，Dub3）作为 Snail 蛋白的去泛素酶，增加 Snail 蛋白稳定性，从而促进 EMT 和肿瘤细胞迁移、侵袭和转移。另外，Snail 在肿瘤转移中的作用不局限于诱导 EMT。

组蛋白去甲基化酶 JMJD3（也被称为 KDM6B）在发育和癌症中起重要作用。在肝癌细胞中，JMJD3 下调 *Slug* 基因启动子组蛋白 H3 赖氨酸 27 三甲基化（H3K27me3，基因转录沉默标志）水平从而上调 Slug 表达。JMJD3 表达可诱导 EMT、干细胞样特征和转移，而沉默 Slug 阻断 JMJD3 诱导的 EMT、干细胞特征和转移。组蛋白去甲基酶 JARID1D（也被称为 KDM5D）通过下调 Slug 启动子区组蛋白 H3 赖氨酸 4 三甲基化（H3K4me3，基因转录激活标志）抑制 Slug 表达，从而在体内、外抑制前列腺癌细胞侵袭。转录因子 Krüppel 样因子 10（kruppel like factor 10，KLF10）是 TGF-β/Smad 信号转导的关键效应因子，通过招募组蛋白去乙酰化酶 1（HDAC1）到 Slug 启动子抑制 *Slug* 基因转录，从而抑制 TGF-β 诱导的 EMT。

Twist1 在诱导 EMT 及促进肿瘤侵袭和转移过程中具有广泛的作用。E3 泛素连接酶环指蛋白 8（ring finger protein 8，RNF8）在乳腺癌组织中表达上调，并提高细胞迁移、侵袭和转移潜能。RNF8 促进 Twist1 蛋白进行 K63 位泛素化修饰，导致 Twist 定位于细胞核内，从而激活 Twist 转录因子活性及 EMT。蛋白激酶 Akt1 促进 Twist 1 磷酸化，后者被 E3 泛素化连接酶 β-TrCP（β-transducin repeat containing protein）进行多聚泛素化修饰和降解。Akt 抑制剂 MK-2206 能增加 Twist1 蛋白稳定性及乳腺癌细胞发生 EMT。然而，白藜芦醇是一种天然存在的化合物，诱导 β-TrCP 介导的 Twist1 降解，

所以降低乳腺癌细胞中 MK-2206 诱导的 EMT。因此，白藜芦醇结合抗 Akt 治疗可能会取得很好的抗肿瘤治疗效果。表皮生长因子受体（EGFR）信号轴的失调增强实体肿瘤骨转移。EGFR 转位到细胞核内转录肿瘤抑制因子 miR-1，导致 Twist1 表达上调以及加速骨转移。

作为 EMT 转录因子，Zeb1 促进胰腺癌转移。另外，Zeb1 在肺癌细胞中表达上调并促进肺癌细胞恶性进展、侵袭和转移。Zeb1 表达直接抑制上皮剪接调节蛋白 1（epithelial splicing regulatory protein1，ESRP1），导致 CD44 的间质剪接体的表达。转录因子肌细胞增强因子 2D（myocyte enhancer factor 2D，MEF2D）直接调控 Zeb1 的基因转录。功能研究发现 MEF2D 促进肿瘤细胞侵袭和 EMT。更重要的是，MEF2D 响应各种肿瘤微环境信号，并作为多个信号通路的枢纽转录激活 Zeb1。miR-150 通过抑制 Zeb1 和基质金属蛋白酶 14（MMP14）和 MMP16 抑制肝癌细胞侵袭。长链非编码 RNA ZFAS1 通过结合 miR-150 抵消其肿瘤抑制功能，从而激活 Zeb1、MMP14 和 MMP16 的表达并促进肝癌细胞肝内及肝外转移。miR-218 直接抑制 Zeb2 以及侵袭转移。GATA 结合蛋白 3（GATA binding protein 3，GATA3）是一个抑癌蛋白，在许多人乳腺癌病例中往往低表达或缺失。最近发现 GATA3、组蛋白甲基化转移酶 G9a、转移相关蛋白 3（metastasis-associated protein 3，MTA3）形成一个转录抑制复合物抑制 *Zeb2* 基因表达。该复合物在体外抑制乳腺癌细胞的侵袭潜力，并在体内抑制乳腺癌转移。另外，GAT3、G9A 和 MTA3 的表达在乳腺癌进展期间同时下调，导致 Zeb2 的表达升高。miR-200b 抑制 Zeb1/Zeb2，是一种重要的肿瘤转移抑制因子。

另外，肿瘤转移相关基因能同时调节多个 EMT 相关转录因子。比如，组蛋白 H2A 变体 H2A. X 诱导 EMT 转录因子 Slug 和 Zeb1 表达，调节 EMT 和结肠癌转移。miR-520f 通过直接靶向 TGF-β 受体 2（transforming growth factor beta receptor 2，TGF-βR2）和 EMT 转录因子 Slug、Zeb1、Zeb2，从而逆转 EMT。因此，miR-520f 在体外和体内发挥抗侵袭和抗转移作用。

EMT 是一个可逆的过程。间充质上皮转化（MET）对 EMT 进行补充和平衡。激活蛋白激酶 A（protein kinase A，PKA）在间质型人乳腺上皮细

中诱导 MET。PKA 激活通过组蛋白去甲基酶 PHF2 触发肿瘤启动细胞（tumor-initiating cell，TIC）表观遗传重编程，促进其分化和丧失肿瘤起始能力。尽管 EMT 及 MET 在肿瘤侵袭转移过程中的关键作用得到研究者一定程度的认同，最近的研究表明至少在胰腺导管腺癌模型中抑制 EMT 并不影响其侵袭转移潜能，但增强其化疗敏感性。

15.4.2　肿瘤细胞干性

肿瘤干细胞（CSC）具有自我更新及多向分化能力，是驱动肿瘤发生、转移及耐药性产生的根源（表 15-3 和图15-3）。利用 CD44、CD133 和乙醛脱氢酶（ALDH）等标志物可以分离和鉴定 CSC。

表 15-3　肿瘤干细胞相关基因与肿瘤转移

基因	作用机制	与肿瘤侵袭转移的关系	参考文献
miR-141	转录抑制 CD44	抑制前列腺癌转移	(Liu, et al. 2017)
KLF4	转录抑制 CD44	抑制胰腺癌转移	(Yan, et al. 2016)
miR-1246	激活 Wnt/β-连环蛋白通路	促进肝癌转移	(Chai, et al. 2016)
HOXA5	抑制 Wnt 信号通路	抑制直肠癌转移	(Ordonez-Moran, et al. 2015)
EGFL6	激活癌基因 SHP2 及 ERK	促进卵巢癌生长和转移	(Bai, et al. 2016)
SUMO 活化酶 E1	降低 Oct-1 的稳定性	促进结直肠癌细胞干性	(Du, et al. 2016)
ST6Gal-1	调节 Sox9 和 Slug	促进胰腺癌和卵巢癌干性	(Schultz, et al. 2016)
TM4SF1	诱导 SOX2 和 NANOG 表达	促进乳腺癌转移	(Gao, et al. 2016)

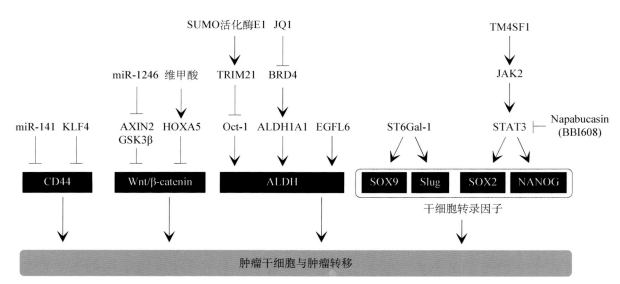

图 15-3　肿瘤干细胞与肿瘤转移

miR-200 家族成员之一 miR-141 在前列腺癌干细胞/祖细胞中低表达。在 CD44 阳性的前列腺癌细胞中过表达 miR-141 可抑制肿瘤干细胞特性，包括干细胞球体形成、侵袭和转移潜能。机制研究发现干细胞分子 CD44 等是 miR-141 下游靶基因。Krüppel 样因子 4（KLF4）是一种含锌指修饰结构的转录因子。KLF4 与 CD44 启动子结合转录抑制 CD44 的表达，从而抑制胰腺癌细胞的干性和转移。

Wnt/β-连环蛋白驱动肝癌和结直肠癌干细胞特性。miR-1246 通过激活 Wnt/β-连环蛋白通路促进肝癌干细胞干性，包括自我更新、耐药性、致瘤性和转移。在结肠癌中，同源异型盒基因 A5（homeobox A5，HOXA5）表达下调，其重新表达通过抑制 Wnt 信号通路导致干细胞表型的丧失，可预防肿瘤进展和转移。重要的是，维甲酸诱能诱导 HOXA5 表达。这些结果为临床使用维甲酸通过诱导肿瘤干细胞分化治疗结肠癌提供了理论依据。

表皮生长因子样蛋白 6（epidermal growth factor-like protein 6，EGFL6）是在卵巢癌细胞和血管中表达的干细胞调节因子,促进 ALDH 阳性的卵巢癌细胞生长和转移。SUMO 活化酶 E1 促进结直肠癌细胞的干性。SUMO 化通过调节 ALDH 的转录因子 Oct－1 调节 CSC。SUMO 不直接修饰 Oct－1,但通过调节 Oct－1 的 E3 泛素化连接酶 TRIM21 增强 Oct－1 泛素化,从而降低 Oct－1 的稳定性。乙醛脱氢酶 1 家族成员 A1（aldehyde dehydrogenase 1 family member A1，ALDH1A1)表达通过调节 ALDH 活性促进化疗耐药和肿瘤复发。最近研究发现,BET 抑制剂 JQ1 通过抑制 BRD4 介导的 ALDH1A1 表达抑制 ALDH 活性,从而抑制卵巢癌细胞生长和转移。

肿瘤相关糖基转移酶 ST6Gal－1 调控干细胞转录因子 Sox9 和 Slug 的表达并赋予胰腺癌和卵巢癌干细胞表型。Gao 等通过遗传筛选发现了一个非典型四联蛋白 TM4SF1（transmembrane 4 L six family member 1),作为乳腺癌转移激活的调节分子。TM4SF1 促使胶原受体酪氨酸激酶(discoidin domain receptor tyrosine kinase 1，DDR1)与皮质衔接子 syntenin 2 相互作用并与 PKCα 结合,后者进一步磷酸化并激活 JAK2,导致 STAT3 的活化,最终诱导 SOX2 和 Nanog 的表达,使得肿瘤细胞可以维持其干性并促进乳腺癌向肺、骨和脑转移。纳帕那霉素（napabucasin,又被称为 BBI608）是以 STAT3 为靶点的干细胞靶向药物。纳帕那霉素可抑制干细胞基因表达,在小鼠模型中有效阻断肿瘤复发和转移。这些研究结果表明,CSC 靶向药物有极大的潜力,并有希望能从根本上抑制肿瘤复发和转移。

15.4.3 代谢重编程

代谢重编程是细胞转化的标志(表 15－4)。正常细胞在有氧条件下主要以线粒体呼吸链-氧化磷酸化途径提供能量,而肿瘤细胞即使在氧气充足的条件下,也主要以糖酵解提供 ATP,并伴随大量的中间代谢产物和乳酸的产生,为癌细胞快速增殖提供物质基础,这种代谢特点被称为 Warburg 效应（或有氧糖酵解)。

表 15－4 代谢重编程相关因子与肿瘤转移

因子	作用机制	与肿瘤侵袭转移的关系	参考文献
PDK1	催化丙酮酸脱羧生成 NADH 和乙酰辅酶 A	促进乳腺癌肝转移	(Dupuy, et al. 2015)
miR－122	抑制丙酮酸激酶	促进乳腺癌肺及脑转移	(Fong, et al. 2015)
hCINAP	增强 LDHA 磷酸化	促进结直肠癌转移	(Ji, et al. 2017)
PFKFB3	促进糖酵解	促进肿瘤转移及化疗耐药	(Cantelmo, et al. 2016)
Fumarate	调节 EMT	促进肾癌转移	(Sciacovelli, et al. 2016)

原发性乳腺癌细胞显示广泛的代谢异质性,并根据其转移部位参与不同的代谢程序。与骨或肺转移细胞相比,肝转移细胞表现出独特的代谢程序,其特征在于将葡萄糖衍生的丙酮酸转化为乳酸,并伴随线粒体代谢的降低。肝转移细胞显示低氧诱导因子 1α（HIF－1α）活性和 HIF－1α 靶基因丙酮酸脱氢酶激酶 1(PDK1)的表达增加。PDK1 调节线粒体丙酮酸脱氢酶复合体催化丙酮酸羧生成还原型烟酰胺腺嘌呤二核苷酸（nicotinamide adenine dinucleotide，NADH）和乙酰辅酶 A。PDK1 在乳腺癌肝转移患者中表达升高,介导肝转移性乳腺癌细胞代谢应激的适应,并且 PDK1 表达是乳腺癌肝转移所必需的。这些结果表明,PDK1 是乳腺癌代谢和转移潜能的关键调节因子。乳腺癌细胞能够分泌携带 miR－122 的囊泡。miR－122 通过下调糖酵解酶丙酮酸激酶抑制转移靶器官中的正常细胞对葡萄糖摄取,从而增加转移前微环境对转移性乳腺癌细胞的营养供应来促进乳腺癌靶器官转移。抑制 miR－122 恢复转移靶器官(包括脑和肺)中正常细胞对葡萄糖摄取,可抑制乳腺癌转移。

人螺旋蛋白相关反应核 ATP 酶蛋白（human coilin-interacting nuclear ATPase protein，hCINAP)在结直肠癌中明显高表达。hCINAP 通过增强乳酸脱氢酶 A（LDHA)的磷酸化和活性来促进结直肠癌干细胞的有氧糖酵解,进而促进结直肠癌细胞发生 EMT、迁移、侵袭、自我更新以及对化疗药物的不敏感性。另外,糖酵解途径对肿瘤新生血管生成具有非常重要的作用。阻断内皮细胞中糖酵解限速酶磷酸果糖激酶-2/果糖-2,6-二磷酸酶3(phosphofructokinase-2/fructose-2,6-bisphosphatase 3,PFKFB3)不影响肿瘤生长,但通过使肿瘤血管正常化、改善血管成熟和灌注减少肿瘤细胞侵袭和转移。机制研究发现抑制 PFKFB3 可以减少内皮细胞中的血管内皮-钙黏蛋白内吞,并通过降低糖酵解使周细胞更多地静止和黏附。

肿瘤细胞中三羧酸循环中间代谢物的积累可引起 EMT,但具体的机制仍不清楚。最近的研究表明,累积在延胡索酸水合酶缺乏型肾癌中的延胡索酸代谢物会诱导 EMT。其具体机制是延胡索酸盐抑制 DNA 去甲基化酶 10-11 易位蛋白(TET)介导的转移抑制因子 miR-200ba429 调节区的去甲基化,导致 EMT 相关转录因子的表达。

15.4.4 肿瘤微环境

(1)低氧

低氧是实体肿瘤中常见的现象,也是促进肿瘤转移进展的关键微环境因子。低氧诱导因子(HIF)是低氧反应的主要调节分子。最近的研究揭示,低氧和 HIF 依赖性信号通过调节代谢重编程、干细胞表型、血管生成、免疫抑制、渗透和(或)外渗等途径促进肿瘤转移。临床上,低氧和 HIF 的表达与多种肿瘤的远处转移和生存率差有关。

HIF 是具有转录活性的核蛋白,因此通过转录调节广泛的靶基因影响肿瘤转移级联反应中的多个步骤(图 15-4)。LASP1(LIM and SH3 protein 1)是一种肌动蛋白结合蛋白。HIF-1α 通过与 LASP1 启动子中的低氧应答元件直接结合诱导 LASP1 表达。LASP1 在胰腺导管腺癌中过表达并促进其侵袭转移。死亡结构域相关蛋白(death domain-associated protein,Daxx)直接与 Slug DNA 结合结构域结合,阻止组蛋白去乙酰化酶 1(HDAC1)与 Slug 的 E 盒(E-box)结合,从而抑制 Slug 介导的 EMT 和细胞侵袭。在缺氧条件下,HIF-1α 下调 Daxx 表达,促进癌症侵袭。HIF-1α 抑制结直肠癌细胞中 miR-34A 表达。miR-34A 通过抑制蛋白磷酸酶 1 调节抑制亚基 11(protein phosphatase 1 regulatory inhibitor subunit 11,PPP1R11)的表达,从而阻止 STAT3 的活化,这样抑制 EMT 和转移。

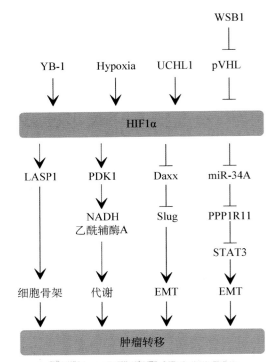

图 15-4 低氧微环境与肿瘤转移

另外,HIF 在基因转录、蛋白翻译及翻译后修饰等多个层面受到严格的调控(图 15-4)。转录因子 YB-1 通过激活 HIF-1α mRNA 的翻译增强 HIF-1α 蛋白的表达,增加肉瘤细胞侵袭和体内转移能力。HIF-1α 的脯氨酸残基会通过脯氨酰羟化酶羟基化,而使其能被希佩尔林道病肿瘤抑制蛋白(protein von Hippel Lindau,pVHL)E3 泛素连接酶辨识并被泛素化,之后通过蛋白酶体使其被快速降解。WD 重复和 SOCS 盒蛋白 1(WD repeat and SOCS box-containing protein 1,WSB1)促进 pVHL 泛素化和蛋白酶体降解,从而稳定 HIF 及上调 HIF-1α 靶基因的表达。这样,WSB1 通过对 pVHL 的作用促进肿瘤侵袭和转移。泛素 C 端水解酶 L1(ubiquitin C-terminal hydrolase-L1,UCHL1)作为 HIF-1α 的去泛素化酶抑制 pVHL 介导的 HIF-1 的泛素化,从而增加 HIF-1α 蛋白稳定性和促进肿瘤转移。这些研究阐明了低氧肿瘤微环境促进转移进展的机制,确定了潜在的生物标志物和受缺氧调节的治疗靶点,可以纳入旨在预防和治疗转移性疾病的策略。

(2)炎症

炎症反应是机体重要的主动防御机制,可以去除病原体并修复组织损伤。肿瘤可以描绘成永远不会愈合的伤口，并被大量的炎症和免疫细胞浸润。高达20%的人类肿瘤由慢性炎症和持续感染引起。肿瘤相关的慢性炎症是促进肿瘤及侵袭转移的关键因子。手术创伤可诱导局部和全身炎症反应，这样可能加速残留和微转移病灶肿瘤生长。

当机体发生炎症反应时，会启动天然免疫应答，这些天然免疫应答细胞释放各种炎症因子，包括肿瘤坏死因子、白细胞介素、干扰素及集落刺激因子等。这些细胞因子的表达依赖于转录因子 NF-κB 的激活。另外，NF-κB 在多种肿瘤中呈现高度活化。因此，NF-κB 是连接炎症和癌症的重要调节因子。最近研究发现，lncRNA NKILA（NF-κB interacting lncRNA）通过抑制炎症刺激的乳腺上皮细胞中 NF-κB 信号通路的过度活化从而抑制乳腺癌转移。并且，低水平的 NKILA 与乳腺癌转移和不良预后密切相关。

中性粒细胞是先天免疫中的关键效应细胞，在各种炎性疾病中发挥关键作用。最近的研究证据表明，肿瘤细胞和肿瘤相关基质细胞协同诱导中性粒细胞扩增、募集和极化。这些激活的中性粒细胞可以促进肿瘤生长、进展及远处转移。肺部炎症能招募骨髓来源的中性粒细胞，这些细胞释放能降解抗肿瘤发生因子血小板反应蛋白 1（thrombosp-ondin 1, TSP1）的丝氨酸蛋白酶、弹性蛋白酶和组织蛋白酶 G。抑制这些蛋白酶可减少 TSP1 的降解并抑制肺转移。这些结果表明，中性粒细胞介导的肺部炎症促进肿瘤肺转移。在乳腺癌原位癌时期肿瘤中的巨噬细胞产生白介素-1β（IL-1β）。IL-1β 能诱导 γδ T 细胞表达 IL-17，后者通过粒细胞集落刺激因子（granulocyte colony-stimulating factor, G-CSF）的生成促进中性粒细胞的机体内大量积聚。肿瘤诱导的中性粒细胞能抑制携带 CD8 抗原的细胞毒性 T 淋巴细胞（CTL）的抗肿瘤转移功能。因此，γδT 细胞或中性粒细胞的缺失显著抑制乳腺癌肺和淋巴结转移，而不影响原发性肿瘤生长。肥胖可引起慢性、低度的炎症。这种与肥胖相关的炎症通过上调粒细胞-巨噬细胞集落刺激因子（GM-CSF）和白介素-5（IL-5）提高肺部中性粒细胞水平，最终促进乳腺癌转移的发生。胰腺导管腺癌肝转移与早期募集炎性单核细胞到肝脏有关（Nielsen, et al. 2016）。CXC 趋化因子受体 2（CXCR2）表达于中性粒细胞/髓源性抑制细胞（MDSC）。抑制 CXCR2 或嗜中性粒细胞/骨髓来源的抑制细胞可抑制胰腺导管腺癌转移。

（3）细胞外基质重塑

细胞外基质（ECM）包括胶原蛋白、纤连蛋白、透明质酸和蛋白聚糖等。大量的研究工作已经证实了 ECM 在肿瘤细胞侵袭和转移中的重要性，包括肿瘤细胞与 ECM 黏附、肿瘤细胞分泌蛋白水解酶降解 ECM 以及肿瘤细胞通过重塑后的 ECM 进行迁移。

胶原蛋白具高度抗张能力，是决定基质韧性的主要因素。胶原交联的积累增加基质硬度并提高上皮来源肿瘤细胞的侵袭潜能。赖氨酰羟化酶 2（lysyl hydroxylase 2, LH2）控制肿瘤基质中胶原交联的相对丰度，从而增强肿瘤细胞侵袭和转移。赖氨酰氧化酶（LOX）通过氧化催化胶原蛋白和弹性蛋白的交联，从而保持细胞外基质的刚性和结构稳定性。LOX 在大多数肿瘤中高表达，并且参与肿瘤微环境重塑、肿瘤发生和转移。

基质金属蛋白酶（MMP）是一组负责降解胶原蛋白和其他蛋白质的蛋白水解酶，在细胞外基质降解和重塑中起重要作用。MMP 的活性受基因转录、酶原活化以及金属蛋白酶组织抑制剂（tissue inhibitor of metalloproteinases, TIMP）调节。大量的研究表明，MMP 和 TIMP 在肿瘤侵袭转移过程中发挥重要的多重生物学功能。巨噬细胞分泌细胞因子 TNF-α 和 TGF-β1，这些因子通过诱导 MMP1 及 MMP14 表达增强肿瘤细胞转移潜能。真核细胞翻译起始因子 4E（eukaryotic translation initiation factor 4E, eIF4E）是在原发性乳腺癌和转移肿瘤中通常高表达的癌基因。eIF4E 抑制剂利巴韦林（ribavirin）有效地抑制乳腺癌生长及肺转移。机制研究发现，沉默或抑制 eIF4E 下调 MMP3 及 MMP9 的活性。TGF-β 诱导 eIF4E 磷酸化以促进 Snail 和 MMP3 mRNA 的翻译以及 EMT。与正常前列腺组织和原发性前列腺肿瘤相比，组蛋白去甲基酶 JARID1D 在转移性前列腺肿瘤中表达下调。JARID1D 通过影响靶基因启动子去组蛋白甲基化水平（H3K4me3）抑制 MMP1、MMP2、MMP3 及 MMP7 的表达，并在体内、外抑制前列腺癌细胞的侵袭。CIC（capicua）蛋白是一种保守的转移抑制因子。在肺癌细胞中，CIC 通过抑制转录激活因子 ETV4（ETS variant 4）的活性抑制肿瘤转移相关蛋白 MMP24，从而抑制肿瘤的侵袭和转移。金属蛋白酶组织抑制剂 TIMP2 在肝细胞癌表达下调，并与肝癌侵袭和患者生存期较差有显著相关性。此外,在肝癌细胞中沉默 TIMP2 可增强细胞侵袭能力和 ECM 降解,表明 TIMP2 是肝癌转移的负调节因子。与此相似,miR‐20a 和‐106a(miR‐20a/106a)通过靶向 TIMP2 促进脑胶质瘤细胞侵袭。

硫酸类肝素(heparan sulfate,HS)是细胞外基质的必需成分,其作为肿瘤侵袭和转移的屏障。肝素酶通过切割蛋白多糖的 HS 链和释放 HS 结合的血管生成生长因子促进肿瘤生长,并通过降解 ECM 促进肿瘤侵袭和转移。HS 模拟物,如 PG545,已被开发为抗肿瘤剂,旨在通过抑制乙酰肝素酶和竞争血管生成生长因子的 HS 结合结构域来抑制肿瘤血管生成和转移。另外,阿司匹林通过靶向肝素酶抑制肿瘤血管生成和转移。

（4）肿瘤相关基质细胞

肿瘤相关成纤维细胞(CAF)是肿瘤微环境中常见的基质细胞类型之一。CAF 通过细胞外基质重塑、血管生成、代谢重编程和化学耐药性等功能在肿瘤侵袭和转移过程中起关键作用。因此,靶向 CAF 有可能成为肿瘤治疗新策略。在 88% 的转移性乳腺癌患者循环血液中可以发现 CAF 的存在,表明循环 CAF 的存在与临床乳腺癌转移相关。最近研究发现,miR‐1、miR‐206 及 miR‐31 在将正常成纤维细胞转化为 CAF 过程中扮演重要角色。侵袭性乳腺肿瘤细胞分泌 Wnt7a,后者诱导 CAF 转化,为乳腺癌细胞侵袭和远处转移创造有利的微环境。脯氨酰羟化酶域蛋白 2(prolyl-hydroxylase domain protein 2,PHD2)是一种能诱导细胞适应应激条件的氧/氧化还原敏感性酶。最近的研究发现,PHD2 通过激活 CAF 促进肿瘤转移。PHD2 缺失不影响肿瘤生长但降低肿瘤转移。机制研究发现,PHD2 缺失通过减少 CAF 激活、基质产生和 CAF 的收缩,以及改善肿瘤血管正常化降低肿瘤转移。卵巢癌相关的成纤维细胞通过分泌 CXC 趋化因子配体 14(CXCL14)促进卵巢癌发生和发展。CXCL14 能上调卵巢癌细胞中 lncRNA LINC00092,后者结合糖酵解酶果糖‐2,6‐二磷酸酶 2(fructose-2,6-biphosphatase 2),通过改变糖酵解促进卵巢癌转移。

TAM 是肿瘤微环境中另外一种重要的基质细胞。TAM 可以促进肿瘤细胞增殖、抑制由 T 细胞介导的抗肿瘤免疫应答、刺激肿瘤血管发生和随后的肿瘤转移。临床研究证实,TAM 密度越高与恶性肿瘤的临床预后更差密切相关。因此,TAM 被认为是肿瘤诊断和预后的潜在生物标志物以及治疗靶点。Src 激酶相关磷蛋白 2(Src kinase associated phosphoprotein 2,SKAP2)是 Src 家族激酶的底物,在各种肿瘤的巨噬细胞中高度表达。SKAP2 调节巨噬细胞中的囊泡形成以促进肿瘤侵袭和转移。转移抑制因子 Raf 激酶抑制蛋白(Raf kinase inhibitory protein,RKIP)通过抑制浸润性 TAM 的数量抑制肿瘤侵袭。RKIP 通过阻断高迁移率族蛋白 A2(high-mobility group AT-hook 2,HMGA2)来调节 TAM 募集,导致许多巨噬细胞趋化因子(如 CCL5)的表达降低。目前研究者正在研发以 TAM 为中心的抗肿瘤治疗方法,包括抑制巨噬细胞在肿瘤组织的募集和在存活、TAM 功能改造。

自然杀伤细胞是先天性淋巴样细胞,可以防止肿瘤的发生和转移。血管周细胞是肿瘤微环境中重要的细胞成分,通常与肿瘤血管系统相关。血小板衍生生长因子(PDGF)诱导周细胞‐成纤维细胞转化,有助于肿瘤侵袭和转移。

（5）外泌体

外泌体(exosome)是各种细胞释放的小囊泡。这些囊泡通过携带的核酸、蛋白质、脂质等生物活性分子介导肿瘤细胞与基质细胞之间的通讯。肿瘤细胞释放大量的外泌体,参与肿瘤发生、血管生成、肿瘤免疫逃逸、耐药及转移过程。外泌体可以从各种体液中检测和分离,因此可用于肿瘤诊断和治疗选择。例如,肿瘤来源的外泌体表面富集细胞表面蛋白多糖磷脂酰肌醇蛋白聚糖 1(GPC1),因此可以利用流式细胞术从肿瘤患者血清中检测和分离循环外泌体(circulating exosome,crExo)。另外,经工程改造的外泌体(engineered exosomes)通过靶向致癌基因可用于肿瘤治疗。

最近研究发现,分泌型外泌体与肿瘤靶器官转移选择性有关。乳腺癌细胞在转移前分泌携带特定蛋白质的外泌体,这些外泌体达到远处靶器官后被相应的细胞摄取,进而重塑转移前微环境为转移性肿瘤细胞在相应的靶器官克隆性生长铺路。外泌体携带整联蛋白种类的不同决定靶器官转移的特异性。例如,携带 α6β4 和 α6β1 整联蛋白与乳腺癌肺转移有关,而携带 αVβ5 整联蛋白的外泌体与乳腺癌肝转移有关。脑星形胶质细胞可分泌携带 miR‐19a 的外泌体。miR‐19a 可逆地下调脑转移乳腺癌中肿瘤抑制因子 PTEN 表达,从而增加趋化因子

CCL2 分泌和募集骨髓细胞,促进脑转移肿瘤生长,导致致命的乳腺癌脑转移。

胃癌细胞分泌的携带表皮生长因子受体(EGFR)的外泌体可以被递送到肝脏并整合在肝脏基质细胞的质膜上。EGFR 通过抑制 miR-26a/b 表达有效激活肝细胞生长因子(HGF)。HGF 与肿瘤细胞膜上的 c-MET 受体结合通过旁分泌方式促进转移性胃癌细胞在肝脏着陆和增殖,最终形成肝转移病灶。胰腺导管腺癌衍生的外泌体能够诱导肝转移前微环境形成从而增加肝转移。肝脏 Kupffer 细胞摄取胰腺导管腺癌衍生的外泌体后引起肝星状细胞分泌 TGF-β,并产生纤连蛋白。这种纤维化微环境募集骨髓来源的巨噬细胞。由于胰腺导管腺癌衍生的外泌体高表达巨噬细胞迁移抑制因子(macrophage migration inhibitory factor,MIF),因此,抑制 MIF 能阻断肝脏转移前微环境形成和转移。Toll 样受体(TLR)是一种模式识别受体,已被证明在肿瘤发生、生长和转移过程中发挥重要的作用。最近研究证明外泌体中的 RNA 可以激活肺上皮细胞中 TLR 并促进其对嗜中性粒细胞的招募,从而促进肺部转移前微环境的形成和肺转移的发生。

15.5 抗肿瘤侵袭转移的药物研究进展

抑制肿瘤细胞侵袭和转移是治疗肿瘤的关键策略。在目前的肿瘤治疗手段中,缺少特定类型的抗侵袭和抗转移药物。研究者为了和细胞增殖类抗肿瘤药物区分,将抗肿瘤侵袭转移类药物命名为"migrastatics"。目前,大多数抗肿瘤侵袭转移药物仍处在临床前研究阶段,进入临床试验阶段及美国 FDA 批准的药物甚少(表 15-5)。目前,以信号转导通路为靶点的 EMT 抑制剂中研究最深入的是 TGF-β 抑制剂。TGF-β I 型受体抑制剂 LY2157299 目前处于 I 期临床试验阶段,用于恶性胶质瘤和晚期肿瘤。在肝癌中,LY2157299 能够抑制 EMT,其 II 期临床试验结果良好。Src 激酶抑制剂塞卡替尼(saracatinib,AZD0530),处于 II 期临床试验中,体内、外实验能够很明显地抑制肿瘤的迁移和侵袭。FAK 激酶抑制剂 PF-00562271 可用于恶性实体瘤,正在进行 I 期临床试验,拥有很好的应用前景。纳帕那霉素(napabucasin,BBI608)是一种靶向 STAT3 通路的 CSC 抑制剂。临床试验证实纳帕那霉素单独使用或联合化疗等常规治疗方法均显示有效的抗肿瘤和抗转移活性。纳帕那霉素的不良反应比较轻微,只有部分患者有 3 级胃肠道不良反应。总之,纳帕那霉素可能有助于靶向肿瘤干细胞,具有抑制转移和预防不同类型肿瘤患者复发的潜力。

表 15-5 抗肿瘤侵袭转移药物

抑制剂	靶点	功能	参考文献
LY2157299	TGF-β I 型受体	抑制 EMT	(Giannelli, et al. 2014; Rodon, et al. 2015)
塞卡替尼(AZD0530)	Src	抑制细胞迁移和侵袭等	(Green, et al. 2009; Huang, et al. 2013; Koppikar, et al. 2008)
PF-00562271	FAK	抑制细胞迁移和侵袭等	(Infante, et al. 2012)
JQ1	BRD4	抑制 CSC 活性	(Yokoyama, et al. 2016)
纳帕那霉素(BBI608)	STAT3	抑制 CSC 活性	(Li, et al. 2015b; Zhang, et al. 2016)
利巴韦林(ribavirin)	eIF4E	抑制 MMP 活性	(Pettersson, et al. 2015)
阿司匹林	肝素酶	抑制 ECM 降解	(Dai, et al. 2017)

15.6 结论与展望

侵袭转移是导致肿瘤患者死亡的主要原因。目前认为转移是肿瘤细胞与周围微环境双向、动态相互作用的结果,其中涉及 EMT/MET、肿瘤干性、代谢重编程以及微环境(低氧、炎症、细胞外基质重塑、基质细胞等)复杂的分子调控网络。动物模型是研究肿瘤转移机制以及筛选抗转移靶向药物的工具。但是,在目前研究过程中常用的动物模型是免疫缺陷性动物移植瘤模型,可能忽略机体免疫系统在肿瘤转移过程中的关键作用。由于缺乏理想的实验模型,目前对肿瘤侵袭转移分子机制的认识及抗转移药物的研发仍处于早期阶段。肿瘤干细胞是肿瘤启动和转移的关键因素,因此,研发肿瘤干细胞靶向药物有可能成为抗肿瘤转移的一个突破点。

(张方琳　刘弘夷　张　琳　孙　锐　李大强)

主要参考文献

[1] Avgustinova A, Iravani M, Robertson D, et al. Tumour cell-derived Wnt7a recruits and activates fibroblasts to promote tumour aggressiveness [J]. Nat Commun, 2016,7:10305.

[2] Brennan TV, Lin L, Brandstadter JD, et al. Heparan sulfate mimetic PG545-mediated antilymphoma effects require TLR9-dependent NK cell activation [J]. J Clin Invest, 2016,126:207-219.

[3] Cantelmo AR, Conradi LC, Brajic A, et al. Inhibition of the glycolytic activator PFKFB3 in endothelium induces tumor vessel normalization, impairs metastasis, and improves chemotherapy [J]. Cancer Cell, 2016,30:968-985.

[4] Chen Y, Terajima M, Yang Y, et al. Lysyl hydroxylase 2 induces a collagen cross-link switch in tumor stroma [J]. J Clin Invest, 2015,125:1147-1162.

[5] Coffelt SB, Kersten K, Doornebal CW, et al. IL-17-producing gammadelta T cells and neutrophils conspire to promote breast cancer metastasis [J]. Nature, 2015, 522:345-348.

[6] Costa-Silva B, Aiello NM, Ocean AJ, et al. Pancreatic cancer exosomes initiate pre-metastatic niche formation in the liver [J]. Nat Cell Biol, 2015,17:816-826.

[7] Cox TR, Rumney RM, Schoof EM, et al. The hypoxic cancer secretome induces pre-metastatic bone lesions through lysyl oxidase [J]. Nature, 2015,522:106-110.

[8] Du L, Li YJ, Fakih M, et al. Role of SUMO activating enzyme in cancer stem cell maintenance and self-renewal [J]. Nat Commun, 2016,7:12326.

[9] Dupuy F, Tabaries S, Andrzejewski S, et al. PDK1-dependent metabolic reprogramming dictates metastatic potential in breast cancer [J]. Cell Metab, 2015,22:577-589.

[10] El-Naggar AM, Veinotte CJ, Cheng H, et al. Translational activation of HIF1alpha by YB-1 promotes sarcoma metastasis [J]. Cancer cell, 2015,27:682-697.

[11] El Rayes T, Catena R, Lee S, et al. Lung inflammation promotes metastasis through neutrophil protease-mediated degradation of Tsp-1 [J]. Proc Natl Acad Sci U S A, 2015,112:16000-16005.

[12] Fischer KR, Durrans A, Lee S, et al. Epithelial-to-mesenchymal transition is not required for lung metastasis but contributes to chemoresistance [J]. Nature, 2015,527:472-476.

[13] Fong MY, Zhou W, et al. Breast-cancer-secreted miR-122 reprograms glucose metabolism in premetastatic niche to promote metastasis [J]. Nat Cell Biol, 2015, 17:183-194.

[14] Gao H, Chakraborty G, Zhang Z, et al. Multi-organ site metastatic reactivation mediated by non-canonical discoidin domain receptor 1 signaling [J]. Cell, 2016, 166:47-62.

[15] Goto Y, Zeng L, Yeom CJ, et al. UCHL1 provides diagnostic and antimetastatic strategies due to its deubiquitinating effect on HIF-1alpha [J]. Nat Commun, 2015,6:6153.

[16] Harper KL, Sosa MS, Entenberg D, et al. Mechanism of early dissemination and metastasis in Her2 + mammary cancer [J]. Nature, 2018,553(7688):366.

[17] Hoshino A, Costa-Silva B, Shen TL, et al. Tumour exosome integrins determine organotropic metastasis [J]. Nature, 2015,527:329-335.

[18] Hosseini H, Obradovic MM, Hoffmann M, et al. Early dissemination seeds metastasis in breast cancer [J]. Nature, 2016, doi: 10.1038/nature20785.

[19] Infante JR, Camidge DR, Mileshkin LR, et al. Safety, pharmacokinetic, and pharmacodynamic phase I dose-escalation trial of PF-00562271, an inhibitor of focal adhesion kinase, in advanced solid tumors [J]. J Clin Oncol, 2012,30:1527-1533.

[20] Ji Y, Yang C, Tang Z, et al. Adenylate kinase hCINAP determines self-renewal of colorectal cancer stem cells by facilitating LDHA phosphorylation [J]. Nat Commun, 2017,8:15308.

[21] Kim JJ, Lee SB, Jang J, et al. WSB1 promotes tumor metastasis by inducing pVHL degradation [J]. Gene Dev, 2015,29:2244-2257.

[22] Larsen JE, Nathan V, Osborne JK, et al. ZEB1 drives epithelial-to-mesenchymal transition in lung cancer [J]. J Clin Invest, 2016,126:3219-3235.

[23] Lee HJ, Li CF, Ruan D, et al. The DNA damage transducer RNF8 facilitates cancer chemoresistance and progression through Twist activation [J]. Mol Cell,

2016,63:1021 - 1033.

[24] Lin CW, Wang LK, Wang SP, et al. Daxx inhibits hypoxia-induced lung cancer cell metastasis by suppressing the HIF-1alpha/HDAC1/Slug axis [J]. Nat Commun, 2016,7:13867.

[25] Liu B, Sun L, Liu Q, et al. A cytoplasmic NF-kappaB interacting long noncoding RNA blocks IkappaB phosphorylation and suppresses breast cancer metastasis [J]. Cancer Cell, 2015,27:370 - 381.

[26] Liu C, Liu R, Zhang D, et al. MicroRNA-141 suppresses prostate cancer stem cells and metastasis by targeting a cohort of pro-metastasis genes [J]. Nat Commun, 2017,8:14270.

[27] Liu Y, Gu Y, Han Y, et al. Tumor exosomal RNAs promote lung pre-metastatic niche formation by activating alveolar epithelial TLR3 to recruit neutrophils [J]. Cancer Cell, 2016,30:243 - 256.

[28] Li Y, Rogoff HA, Keates S, et al. Suppression of cancer relapse and metastasis by inhibiting cancer stemness [J]. Proc Natl Acad Sci U S A, 2015,112: 1839 - 1844.

[29] Mantovani A, Marchesi F, Malesci A, et al. Tumour-associated macrophages as treatment targets in oncology [J]. Nat Rev Clin Oncol, 2017,14:399 - 416.

[30] Nielsen SR, Quaranta V, Linford A, et al. Macrophage-secreted granulin supports pancreatic cancer metastasis by inducing liver fibrosis [J]. Nat Cell Biol, 2016,18:549 - 560.

[31] Okimoto RA, Breitenbuecher F, Olivas VR, et al. Inactivation of Capicua drives cancer metastasis [J]. Nat Genet, 2017,49:87 - 96.

[32] Ordonez-Moran P, Dafflon C, Imajo M, et al. HOXA5 Counteracts Stem Cell Traits by Inhibiting Wnt Signaling in Colorectal Cancer [J]. Cancer Cell, 2015, 28:815 - 829.

[33] Pattabiraman DR, Bierie B, Kober KI, et al. Activation of PKA leads to mesenchymal-to-epithelial transition and loss of tumor-initiating ability [J]. Science, 2016, 351: aad3680.

[34] Quail DF, Olson OC, Bhardwaj P, et al. Obesity alters the lung myeloid cell landscape to enhance breast cancer metastasis through IL5 and GM-CSF [J]. Nat Cell Biol, 2017,19:974 - 987.

[35] Ren X, Yang X, Cheng B, et al. HOPX hypermethylation promotes metastasis via activating SNAIL transcr-iption in nasopharyngeal carcinoma [J]. Nat

Commun, 2017,8:14053.

[36] Sciacovelli M, Goncalves E, Johnson TI, et al. Fumarate is an epigenetic modifier that elicits epithelial-to-mesenchymal transition [J]. Nature, 2016, 537: 544 - 547.

[37] Si W, Huang W, Zheng Y, et al. Dysfunction of the reciprocal feedback loop between GATA3- and ZEB2-nucleated repression programs contributes to breast cancer metastasis [J]. Cancer Cell, 2015,27:822 - 836.

[38] Steele CW, Karim SA, Leach JD, et al. CXCR2 inhibition profoundly suppresses metastases and augments immunotherapy in pancreatic ductal adenocarcinoma [J]. Cancer Cell, 2016,29:832 - 845.

[39] Weyemi U, Redon CE, Choudhuri R, et al. The histone variant H2A. X is a regulator of the epithelial-mesenchymal transition [J]. Nat Commun, 2016, 7:10711.

[40] Wu Y, Wang Y, Lin Y, et al. Dub3 inhibition suppresses breast cancer invasion and metastasis by promoting Snail1 degradation [J]. Nat Commun, 2017, 8:14228.

[41] Xu Y, Chang R, Peng Z, et al. Loss of polarity protein AF6 promotes pancreatic cancer metastasis by inducing Snail expression [J]. Nat Commun, 2015,6:7184.

[42] Yu J, Lei R, Zhuang X, et al. MicroRNA-182 targets SMAD7 to potentiate TGFbeta-induced epithelial-mesenchymal transition and metastasis of cancer cells [J]. Nat Commun, 2016,7:13884.

[43] Zhang H, Deng T, Liu R, et al. Exosome-delivered EGFR regulates liver microenvironment to promote gastric cancer liver metastasis [J]. Nat Commun, 2017, 8:15016.

[44] Zhang L, Zhang S, Yao J, et al. Microenvironment-induced PTEN loss by exosomal microRNA primes brain metastasis outgrowth [J]. Nature, 2015,527:100 - 104.

[45] Zheng X, Carstens JL, Kim J, et al. Epithelial-to-mesenchymal transition is dispensable for metastasis but induces chemoresistance in pancreatic cancer [J]. Nature, 2015,527:525 - 530.

[46] Zhou JN, Zeng Q, Wang HY, et al. MicroRNA-125b attenuates epithelial-mesenchymal transitions and targets stem-like liver cancer cells through small mothers against decapentaplegic 2 and 4 [J]. Hepatology, 2015,62:801 - 815.

16 肿瘤异质性与精准治疗

16.1 肿瘤异质性概述

恶性肿瘤是一类具有高度异质性的疾病。自从 Peter Nowell 在 1976 年研究肿瘤单克隆起源时首次提出异质性的概念,肿瘤异质性即被列为癌症的重要特征,也是目前快速进展的研究领域。随着异质性评估方法的发展,特别是组学技术的应用,科学家对于肿瘤异质性的研究不断深入。早期的相关研究比较关注肿瘤的起源和肿瘤病理学的分型、分级。近几年,一些有影响力的研究通过高通量测序技术,从组学层面阐释了肿瘤耐药和转移等重要临床问题和异质性的关系,也启发了肿瘤精准治疗的思路。

肿瘤异质性的内涵包括肿瘤间异质性(瘤间异质性,inter-tumor heterogeneity)和肿瘤内异质性(瘤内异质性,intra-tumor heterogeneity)。瘤间异质性是指不同患者的肿瘤之间具有的差别,即便是同一种肿瘤,不同患者肿瘤的生物学特性差别也很大。

瘤内异质性是指同一患者体内不同恶性肿瘤细胞之内具有的异质性,瘤体可能是由一个占主导地位的克隆和若干亚克隆组成,每个克隆的生长速度和对治疗的反应性有所不同。在时空两个维度上,瘤内异质性包括空间异质性和时间异质性两部分内涵。空间异质性是指某时间点上,肿瘤由具有异质性的多个克隆组成;时间异质性强调不同的时段,肿瘤在药物、微环境等选择压力下,新的基因突变出现,瘤内克隆成分比例改变的过程。时间异质性与耐药和转移密切相关。空间异质性和时间异质性是紧密联系的。2012年,Gerlinger 等从一位肾癌患者的原发灶中取材 9个区域,并从 2 个转移灶中取材 3 个区域进行测序等分析(图 16-1),研究发现原发灶之间、转移灶之间、原发灶和转移灶之间的突变谱存在显著异质性,并用进化树表示出肿瘤在发展、转移中克隆进化的过程。可以认为空间异质性是瘤内异质性的基础,而时间异质性体现了肿瘤发生、发展过程的特点。

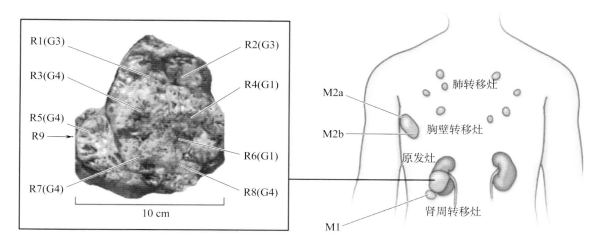

图 16 - 1　肾癌多点取样研究肿瘤原发灶和转移灶的瘤内异质性

原发灶中 9 个区域和转移灶中 3 个区域能够体现出肿瘤克隆进化的过程。左图中 R1～R9 表示 9 个原发灶取材位置,括号中显示了该取样的组织分级。右图中 M1、M2a、M2b 表示从转移灶中取样的 3 个位置

肿瘤异质性的分析难度较大,是肿瘤学研究的瓶颈。异质性研究的特点是"大数据",大数据可以从宏观和微观两个层面来理解。宏观层面上,异质性研究要求取样量大。肿瘤的种类多,组织来源广,不同个体肿瘤间有差异,而且随着时间的推移肿瘤也在不断地进展变化。因此针对异质性的研究要求较大的研究人群队列,多点、多次取样。微观层面上,肿瘤异质性表现为在多个水平都有改变,包括基因、转录、蛋白和表观遗传等层面,这意味着异质性研究需要综合多组学分析。因此,异质性研究的困难在于"大数据"的获得、解释和应用 3 个方面。

肿瘤异质性是近 10 年来研究的热点,在基础理论和临床实践中都有着重大的意义。在基础理论方面,异质性研究可揭示肿瘤发生、发展的生物学特性。例如,Hoadley 等在 2014 年提出基底样型乳腺癌(basal like breast cancer,BLBC)和浆液性卵巢癌在分子层面的突变很接近。虽然肿瘤组织来源不同,但它们的生物学特性却相似,提示临床治疗方案或可相互借鉴。该研究在基础理论层面支持同种肿瘤不同亚型治疗方案有差异的"同病异治"观点,也暗示不同肿瘤可以"异病同治"。

在临床实践方面,异质性研究可以提示如何应对肿瘤的进展。异质性源于肿瘤自身突变和机体环境的相互作用,有助于肿瘤更好地适应体内环境,涉及耐药、转移等过程。以 Laudau 等在 2013 年的研究为例,该研究发现慢性淋巴细胞白血病中的克隆亚群在治疗后重新分布,治疗过程中耐药亚克隆逐渐占据了主导地位。该研究清楚地说明肿瘤细胞在药物治疗的选择压力下,非耐药的亚克隆逐渐消失,因此总的瘤量负荷在短期内下降,同时也为耐药亚克隆提供了更大的增殖空间。在药物选择压力下,耐药亚克隆最终成为瘤内的主导成分。由此可以解释肿瘤在治疗中从对药物敏感到不敏感、初期患者疾病好转、之后肿瘤治疗失败的过程,也为应对治疗中出现的耐药提供了解决思路。

乳腺癌是女性人群中发病率最高的恶性肿瘤。2015 年,我国新发 27.2 万例乳腺癌。上海、北京等大城市的乳腺癌发病率逐渐接近发达国家水平。乳腺癌也是实体肿瘤中研究较为深入的恶性肿瘤之一。内分泌药物和曲妥珠单抗等靶向药物的成功运用是肿瘤分类治疗中具有里程碑意义的进展。鉴于上述原因,本章主要以乳腺癌为例,探讨肿瘤异质性和精准治疗。

16. 2　肿瘤异质性的检测评估方法

从传统的病理切片到高通量测序,技术的发展使得对肿瘤异质性的检测层次从组织细胞层面、分子层面发展到了组学层面。在高通量大数据时代,生物信息学的发展在生物大数据的处理分析中占据

了重要位置，在异质性的评估中起着重要作用。

16.2.1　异质性的传统病理检测

　　组织病理学检查在临床实践中有不可替代的作用。在临床实践中，传统组织病理学从细胞组织的形态入手，结合免疫组织化学分析，主要从细胞和亚细胞层面揭示肿瘤细胞的生物学特征，从而评估肿瘤的分型、分级，乃至分期。乳腺癌异质性的组织病理学检查主要体现在分型和分级两个方面。

　　WHO 的乳腺肿瘤病理分类是乳腺癌组织学分型的标准，其中 2003 版和 2012 版较为常用。2003版 WHO 乳腺肿瘤组织学分类中将乳腺癌分为 19个类型，组织学形态提示了不同的肿瘤细胞生物学特性，这对乳腺癌的个体化治疗，特别是浸润性乳腺癌，有重要的临床意义。例如，导管癌和黏液腺癌患者预后较好，在《临床指南》中建议采用与其他浸润性癌不同的内分泌治疗和放、化疗方案，以减少治疗中不必要的不良反应。而组织学判定为髓样癌，以往认为这类乳腺癌的预后较好，但目前认为其转移风险可达到高度恶性浸润性癌的水平，而且诊断的重复一致性较差，其判定受观察者的影响较大。目前的《临床指南》建议髓样癌采用与浸润性导管癌相同的治疗方案。乳腺癌中的特殊类型在临床上具有特别的表现，如浸润性微乳头状癌较易出现淋巴结转移，临床中需加以注意。对于混合型癌，建议报告不同组织类型的比例，并分别报告两种成分中肿瘤生物标志物的表达情况。

　　乳腺癌的组织学分级是重要的预后因素，分级是乳腺癌术后复发的独立危险因素。浸润性乳腺癌使用的组织学分级标准是改良 Scarff-Bloom-Richardson 分级系统。该系统包括腺管形成比例、细胞异型性和核分裂象计数 3 项指标，每个指标各记 1～3 分。以腺管形成比例为例，该项取 1、2、3分分别表示腺管结构占肿瘤成分多数（＞75％）、中等数量（10％～75％）、少或无（＜10％）。3 项相加后的总分将浸润性乳腺癌划分为高、中、低 3 个级别。该指标是浸润性乳腺癌的危险指标之一。值得注意的是，如果肿瘤中组织细胞异质性明显时，需选择分级更高的区域作为评估对象。

16.2.2　异质性的分子病理检测

　　分子病理检测的理论基础是分子分型。在2000 年，Perou 等利用含有 8 102 个人类基因的cDNA 芯片，将乳腺癌分为 4 种分子分型：腔面 A 型（Luminal A）、腔面 B 型（Luminal B）、HER‑2 过表达型、基底样型。这种分型也被称为固有分型（intrinsic subtype）。不同分型预后的差异十分显著，所以乳腺癌分子分型的理念在临床实践中具有指导意义。利用芯片技术和高通量测序技术得到的基因表达谱分析是鉴定乳腺癌分子分型最准确的工具，但在临床实践中应用有限，这是由于基因表达谱检测需要用新鲜组织，对样本质量要求高，而且检测价格昂贵。免疫组织化学（immunohis‑tochemi-stry，IHC）有低成本、用时少、易操作的优势。在临床实践中 IHC 的病理分型可替代分子分型用于临床治疗和预后判断，因此 IHC 被广泛使用。IHC检测中，ER、PR、HER‑2、Ki‑67 等的检测是判断分型的关键指标。IHC 方法所得到的分型是一种替代分型，它和分子分型的对应关系如表 16‑1所示。

表 16‑1　乳腺癌分子分型的标志物检测和判定*

分子分型	标记物	备注
Luminal A 型	Luminal A 样 ER/PR 阳性且 PR 高表达 HER‑2 阴性 Ki‑67 阳性率低	ER、PR、Ki‑67 的判定值建议采用报告阳性细胞的百分比。Ki‑67 的判定值在不同病理实验中心可能不同，可采用 20％～30％作为判断 Ki‑67 阳性率高低的界值；同时，以 20％作为PR 表达高低的判定界值，可进一步区分 Luminal A 样和Luminal B 样（HER‑2 阴性）
Luminal B 型	Luminal B 样（HER2 阴性） ER/PR 阳性 HER‑2 阴性 且 Ki‑67 阳性率高或 PR 低表达	上述不满足 Luminal A 条件的 Luminal 样肿瘤均可作为Luminal B 样亚型

分子分型	标　记　物	备　　注
	Luminal B 样（HER‑2 阳性） ER/PR 阳性 HER‑2 阳性（蛋白过表达或基因扩增） 任何状态的 Ki‑67	
HER‑2 过 表达型	HER‑2 阳性 HER‑2 阳性（蛋白过表达或基因扩增）、ER 阴性和 PR 阴性	
基底样型	三阴性（非特殊型浸润性导管癌） ER 阴性 PR 阴性、HER‑2 阴性	三阴性乳腺癌和基底样型乳腺癌之间的吻合度约 80%；但是 三阴性乳腺癌也包含一些特殊类型乳腺癌如髓样癌（典型性） 和腺样囊性癌

＊表格修改自《中国抗癌协会乳腺癌诊治指南与规范（2017 版）》

IHC 也存在一些问题。首先，IHC 分型如何更加合理。对于三阴性、HER‑2 过表达型及 HER‑2 阳性的腔面 B 型的判定已经基本确定，Luminal A 型和 Luminal B 型的区分尚未找到一条清楚的界限。目前将 14% 的 Ki‑67 阳性率作为判断界值，但仍有部分病例难以明确地归入两型中的一类，这有待于更多研究来完善指标和方法。其次，IHC 检查的稳定性和一致性有待提高。IHC 是对蛋白水平的检测，受限于样本取样、实验室条件和观察者偏差，不同实验室报告的结果可能存在差异。最后，如何将 IHC 分型和表达谱分型更好地联系起来是一个重要的问题。表达谱分型检测转录组水平，IHC 检测蛋白水平，FISH 检测基因扩增。大部分病例的相符性较高，但仍需调整 IHC 评判标准，使其尽量接近表达谱分型结果。

16.2.3　异质性的高通量检测方法

2001 年，人类基因组图谱项目宣告完成，标志着人类进入了后基因组时代。该项目耗时 3 年，花费数十亿美元，此后测序技术不断更新，二代、三代测序技术相继出现。第二代测序技术将一个人基因组测序的时间和费用分别降为 1 周以内和 1 000 美元以内，而十分有前景的第三代测序技术可以将时间和费用降为 24 小时和 100 美元。测序技术的快速发展，标志着生命科学大数据时代的到来。多层次的高通量检测方法日趋完善，既包括较早的生物芯片，也有逐渐广泛应用的技术，例如基因组学（genomics）、转录组学（transcriptomics）、表观基因组学（epigenomics）、蛋白质组学（proteinomics）、代谢组学（metabolomics）、免疫组学（immunomics）以

及循环肿瘤 DNA 测序等。

（1）生物芯片技术

生物芯片技术（microarray）推广时间较第二代测序早，至今仍广泛运用。2000 年，Perou 等人就是利用基因芯片技术（cDNA microarray）对乳腺癌进行分子分型的。芯片种类多样，可分别对应检测 DNA、RNA、蛋白质、甲基化、组织学等信息。常用的生物芯片可以量产，降低了芯片技术检测的费用。生物芯片常配套有完善的分析软件，使得信息处理简单方便。新一代的液相芯片更加具有前景，如 NanoString 和 Panomics 技术。NanoString 的核心是 nCounter 分析系统技术。该系统使用分子条形码和单分子成像检测每一个反应体系中某指定转录本的数量，而无需反转录和 PCR 扩增，可以应用于拷贝数多样性、基因表达谱、微小 RNA 分析和二代测序后期验证等研究。Panomics 技术结合流式细胞技术、芯片技术和 ELISA 技术的液相芯片平台，利用 branchDNA 放大信号技术捕捉目标 RNA 信号，并可同步定量分析 3～80 个分子的水平。

（2）基因组测序

基因组的生物遗传物质包括所有的 DNA 分子。肿瘤基因组学检测发现的对象包括单核苷酸变异（single nucleotide variants，SNV）、插入缺失突变（insertions and deletions，InDel）、拷贝数变异（copy number variations，CNV）和结构变异（structural variations，SV）等。基因组的高通量测序方法包括全外显子测序（whole exome sequencing，WES）、全基因组测序（whole genome sequencing，WGS）、靶向捕获测序和单细胞测序等。

WES 运用序列捕获技术将核酸中的外显子部

分捕获并富集后进行测序,因为外显子仅占全基因组的1%~2%,因此具有测序费用较低、性价比高的优势,该技术可以发现外显子区变异的绝大部分疾病。

WGS全面检测体细胞突变谱,包括SNV、InDel、CNV和SV,除检测已知功能基因的突变外,还可以发现未知的重要变异。全外显子测序所忽视的非编码DNA过去被认为是垃圾DNA,现在逐步认识到其重要的生物学功能,因此全基因组测序技术有其不可替代的价值。

靶向捕获测序是针对前期研究积累的肿瘤相关基因组变异信息进行富集测序,具有很高的临床应用价值。针对肿瘤相关基因的集合,研究者定制待测序的基因集合。

单细胞测序在肿瘤异质性的研究中很具前景和优势。由于全基因组和全外显子测序得到的是肿瘤样本混合的平均信号,这些信号中混杂了来自间质细胞、淋巴细胞等信息,同时可能掩盖了恶性程度最高的细胞亚群的基因组变异,而单细胞测序的优势在于单一细胞测序,不存在混杂信息。Navin等人即利用该技术从单细胞水平成功追踪了乳腺癌的进化。单细胞测序现在面临的问题是成本较高及如何保证测量单细胞信号的稳健性。

（3）转录组测序

转录组是指细胞或组织在特定状态下所有RNA的集合,在功能分类上包括编码蛋白质的mRNA（信使RNA）和ncRNA（非编码RNA）。mRNA在生物学中心法则中是连接基因和蛋白质的枢纽;ncRNA包括rRNA、tRNA和miRNA等,对细胞的生命活动发挥着重要的调节功能。转录组的特点是具有时间性和空间性,能够反映细胞功能的实时动态变化。

早期的芯片技术（cDNA芯片和寡聚核苷酸芯片）能检测已知基因的表达水平,优点是流程简单、分析方便,缺点是会遗漏位置突变,且需要较高的样本浓度。现在广泛应用的RNA-seq是能够在单核苷酸水平进行检测的转录组学研究方法,能够得到全部RNA转录本的信息,检测发现新的转录本、RNA编辑、可变剪切、基因融合和单核苷酸多态性等。

（4）表观基因组学

表观遗传是指DNA序列不发生变化,但基因表达却发生了可遗传性的改变,并且这种改变在发育和细胞增殖过程中能稳定地传递。表观基因组学（epigenomics）是在基因组水平上对表观遗传学改变的研究,主要检测DNA甲基化、组蛋白修饰（如乙酰化、磷酸化、泛素化等）、染色质重塑、基因组印记等。表观基因组学路线图计划（roadmap epigenomics project）整合分析了111个组织/细胞的人类表观基因组图谱,揭示了表观遗传信息在基因调控、细胞分化和人类疾病的中心作用。DNA甲基化与肿瘤密切相关,异常甲基化包括基因组整体甲基化水平降低和CpG岛局部甲基化程度的异常升高,可能导致基因组不稳定。DNA甲基化测序的技术原理包括亚硫酸氢钠测序（bisulfite sequencing,BS-seq）、免疫共沉淀富集和限制性酶切法三大类,主要技术包括全基因组亚硫酸氢钠甲基化测序、单细胞全基因组亚硫酸氢钠甲基化测序、甲基化DNA免疫共沉淀测序等。

（5）蛋白质组学

蛋白质组学（proteomics）是应用质谱分析,对蛋白质定性、定量和翻译后修饰进行的高通量检测。蛋白质组学可以用于分析样品蛋白的差异化表达,检查翻译后修饰位点及修饰水平的改变,解析蛋白复合物的组成等。蛋白质位居生物学中心法则的末端,是细胞最重要的功能行使者。在肿瘤异质性研究中,蛋白质组学技术可以全面地阐明肿瘤克隆进化过程中相关蛋白质的功能、变化以及信号通路的组成。

（6）循环肿瘤DNA

循环肿瘤DNA（circulating tumor DNA,ctDNA）是外周血中肿瘤来源的游离DNA。检测ctDNA突变可以无创、实时地把握复发转移灶的突变状况,这种"液体活检"有希望应用于肿瘤克隆进化的动态监控。异质性研究要求的取样难度较大,对于体表肿瘤取样较容易,身体内部肿瘤取样对空芯针技术要求高,尤其是肿瘤治疗后和进展后的取样常常存在取样量不足和质量较差的问题。ctDNA技术既可以满足瘤内异质性多点、多次取样测序的要求,也几乎无创而且方便易行。

2015年,Garcia-Murillas等利用ctDNA预测早期乳腺癌的复发并且评估了瘤内异质性。该研究纳入55例早期乳腺癌手术治疗患者,首先利用术前空芯针活检找出原发灶的特征性突变,根据特征性突变设计出个体化微滴数字PCR（digital droplet PCR,ddPCR）实验;然后跟踪患者ctDNA检测,结合临床信息,证实了ctDNA的两个应用价值:① 所有脑外肿瘤复发患者,即使是影像学检查不出的微小残留病变(minimal residual disease,MRD)也能在 ctDNA 检测中预先获得提示,比临床复发能提前 7.9 个月。② ctDNA 的深度测序可以证实瘤内异质性的存在,即在药物系统治疗压力下,瘤内克隆成分出现反应性的改变。ctDNA 的检测能够在耐药克隆进展的早期发现,为临床更换治疗策略提供线索。

ctDNA 在跟踪瘤内异质性方面具有方便、侵入性小等优点,而且随着测序技术的提高,ddPCR 实验的精确性和稳定性达到了单分子灵敏度的水平。值得注意的是,Garcia-Murillas 等人研究发现肿瘤颅内转移患者血液中的 ctDNA 没有提示作用,因此其在临床应用中应注意肿瘤的颅内转移。此外,ctDNA 检测的标准化和稳定性是其推广应用的关键。

16.2.4 异质性的高通量信息处理方法

验证肿瘤异质性的金标准是多点、多次测序,但这种方法取样难度大、成本费用高,因此应用比较少。临床肿瘤标本取样一般是边长为 0.5~1 cm 的肿块,分解组织后进行测序,肿块内部可能存在的多个亚克隆成分会对测序结果产生影响。为解决这个问题,生物信息学开发了从一个样本的测序结果中区分出亚克隆信息的技术,使得在较大规模的样本中探索瘤内异质性生物学特点和临床意义成为可能。常用的评估样本异质性的生物信息学算法有 PyClone 和突变体等位基因肿瘤异质性(mutant allele tumor heterogeneity,MATH)。

PyClone 算法是从深度测序数据中推算出某点突变及其拷贝数在检测细胞中存在的比例,从而推断出肿瘤各基因型、亚克隆的混杂程度。2012 年,Shah 等人利用 SNP 芯片、RNA-seq、基因组测序技术检测了 104 例早期三阴性乳腺癌(triple negative breast cancer,TNBC)的体细胞突变、拷贝数改变等多层面的组学信息,利用 PyClone 算法分析了克隆和突变进化谱,发现 TNBC,特别是 BLBC 中存在较复杂的亚克隆结构。MATH 算法是基于深度测序得到的点突变数据,计算出突变体等位基因分数(mutat allele fraction,MAF)、中位绝对偏差(mean absolute deviation,MAD)等值,继而推算出肿瘤内部异质性。2017 年,Ma 等人利用 MATH 计算了全外显子测序数据的 MATH 值,评估瘤内异质性,发现瘤内异质性和乳腺癌的临床发展相关。这两者对于数据需求的差别是 MATH 算法仅需要全外显子测序,只包括单核苷酸突变;而 PyClone 算法除了需要单核苷酸突变数据,还需要拷贝数变异数据。

16.3 肿瘤间异质性

16.3.1 肿瘤间异质性概述

瘤间异质性反映出肿瘤是一组疾病,不同患者的肿瘤生物学特性和临床症状有所不同。利用前文所介绍的异质性评估方法,在传统病理、分子病理、组学信息等不同层面,乳腺癌均可分为不同的亚型。从分子组学层面探讨乳腺癌的瘤间异质性,其关键是分型。分子分型是在分子层面上区分亚型,关键是区分驱动分子和乘客分子。从还原论的角度来看,无论肿瘤是遗传性疾病还是代谢性疾病,微观分子的异动才是肿瘤的本质。肿瘤细胞中分子的变异很多,关键性的变异称作驱动(driver)变异,是肿瘤发生、发展的关键步骤,而驱动变异引起的其他变异称作乘客(passenger)变异。区别肿瘤的驱动变异和乘客变异是当前研究的重点,对于肿瘤的认识和治疗十分重要。广义的"驱动变异"可能是细胞自发的,也可能是非自发的,它能够促进细胞增殖、变异、侵袭、免疫逃逸等过程,在肿瘤的起始、进展、转移和耐药等过程中发挥重要作用。驱动分子是基因组变异、表观调控异常、信号通路异常的关键点,可能是一个分子的突变,也可能是多个节点分子集合的异动。理论上,驱动分子的数目是很少的,为了证明某个分子是驱动基因需要给出很具有说服力的证据,整个认定过程可能是充满争议的。现在乳腺癌中比较公认的驱动分子仅有 ER、HER-2 和 PIK3CA。

乳腺癌的分子分型是目前制定辅助治疗方案的主要依据。乳腺癌分型研究的历程中,固有分型和 TNBC 分型具有标志性的意义。2000 年,Perou 等人提出了固有分型(intrinsic subtype),这是至今最具有临床意义的分子分型。固有分型的研究深化了乳腺癌分类治疗的理念,成为之后最常用的分子分型的标准,对后来乳腺癌的科学研究和临床实践都产生了深远影响。到了 2011 年,Lehmann 等人针对 TNBC 进行分型,将 TNBC 分为 6 个亚型,进一步证实 TNBC 是一组高度异质性的疾病,也为 TNBC 的分类治疗提出指导。将来推进乳腺癌分子分型的途径在于跨肿瘤起源的分型方式和多组学分型方法，已有一些研究给出了有意义的洞见。

16.3.2 常见的乳腺癌分子分型

（1）固有分型

乳腺癌是较早出现分类治疗的肿瘤。20 世纪 60 年代后，ER、PR 的发现明确了其与肿瘤发生、发展、生物学特征有密切联系。到了 80 年代，人们逐渐意识到 HER－2 的扩增是预后不良因子。70 年代后期出现的内分泌治疗，1998 年获批的针对 HER－2 扩增的曲妥珠单抗都是肿瘤分类治疗的成功典范。Perou 等人提出的"固有分型"概念从整个乳腺癌的视角出发，系统性地建构出分型体系，为分类治疗提出了理论依据。

2000 年，美国斯坦福大学 Perou 等纳入了 65 例乳腺癌样本，其中 42 例有癌旁正常组织的配对，利用包括 8 102 个基因的表达芯片检测癌组织和癌旁组织的表达水平，利用层次聚类算法（hierarchical clustering method）对差异表达进行分组，即将研究对象按照相似性关系，用树形图进行呈现，与进化树的建构相似。它的优点包括不需要预设分组组数，不需要设定额外的参数，而且结果显示清晰，可以对全部纳入样本计算出层次。根据该方法处理表达谱信息可以将乳腺癌分成 4 型：Luminal A、Luminal B、HER－2 过表达和基底样型。Luminal A 型高表达管腔角蛋白及管腔上皮激素受体相关基因，包括 *ESR1*、*GATA3* 和 *FoxA1*，这一类型的乳腺癌预后较好。Luminal B 型也表达激素受体相关基因，但水平较 Luminal A 型低，此外高表达 *GGH*、*LAPTMB4*、*NSEP1* 和 *CCNE1*，且 *TP53* 突变率高，部分病例为 HER－2 阳性。Luminal B 型的临床特点是远期复发转移较常见。HER－2 过表达型高表达 HER－2 相关基因，包括 *c-erbB－2*、*GRB2*，曲妥珠单抗靶向治疗能改善其预后。基底样型高表达上皮细胞相关基因，如 *KRT5*、*KRT17*、*CNN1*、*CAV1* 及 *LAMB11*，预后较差，目前缺乏可靠的治疗靶点。

2009 年，Parker 等开发出 PAM50，简化了固有分型测序基因的个数，从 8 102 个基因缩减到 50 个，是临床应用的重要推进。Parker 等人也在 760 例乳腺癌中证实固有分型是乳腺癌的独立预后因素，而且对全身治疗方案有指导意义。到了 2011 年，St. Gallen 国际乳腺癌治疗专家共识依据对乳腺癌生物学亚型认识的深入，采用将乳腺癌分子分型作为治疗决策的依据，确立了固有分型在乳腺癌治疗中的临床地位。

（2）三阴性乳腺癌分型

TNBC 是病理免疫组化定义的一类乳腺癌，ER、PR 和 HER－2 都显示阴性，故称为三阴性乳腺癌，占乳腺癌的 12%～25%，与固有分型中的 BLBC 有很大的重叠，超过 90% 的 BLBC 属于 TNBC，而 2/3 的 TNBC 的固有分型是 BLBC；不同的研究数据略有差异。TNBC 的蛋白表达特点是不同程度表达基底型角蛋白，如 CK5/6、CK14 和 CK17 等，组织学特点是高级别比例大，淋巴结转移多为阴性，但容易早期局部复发和远处转移。TNBC 的人群特点是非洲裔易患，发病年龄较低。治疗中因为 TNBC 无明确的治疗靶点，以化疗为主，无病生存率和总生存率较低且预后较差，是一类难治性乳腺癌。

固有分型对于 TNBC 的分类局限性较大，临床价值有限。2014 年 Prat 等人从 5 个研究队列中纳入 1 055 例的 TNBC 患者，其中 BLBC 占 55%～81%。研究发现，仅在 BLBC 患者中能观察到基因突变特征与临床预后存在相关性。临床预后的指标包括新辅助化疗后病理完全缓解率（pathological complete response，pCR）、无进展生存期（PFS）等。然而整个 TNBC 中，基因突变特征与临床预后的相关性并不能观察到，提示 TNBC 是一组异质性的疾病，将固有分型应用在 TNBC 中对临床预后指示用处不大。该研究认为固有分型在 TNBC 范畴中不适用的原因可能是固有分型主要考虑的是细胞增殖相关指标。

2011 年，Lehmann 等针对 TNBC 开发出 TNBC 分型（TNBC subtype）。该研究收集了 21 个数据库共 587 例 TNBC 的表达芯片数据，分类方法为 K 均值聚类（K-means clustering）。K 均值聚类算法是根据聚类中的均值进行划分的分割算法，受初始化问题的影响较小，算法简单而且运算快，其步骤是先初始化类中心，随机选定 K 个类中心，计算每个对象与这些类中心的距离，然后重新划分成 K 类，重新计算每类样本的均值，作为更新的类中心。循环该流程 2～3 次，直至每个聚类不再发生变化。根据该方法处理 587 例 TNBC 的基因表达，将其分成 6 型：基底样型 1 和 2（BL1 和 BL2）、间叶细胞型（M）、间充质干细胞型（MSL）、雄激素受体型（LAR）和免疫调节型(MI)。每种亚型有遗传物质改变特征和可能的靶向药物。例如基底样型 TNBC 的细胞周期和 DNA 损伤修复相关基因高表达,对顺铂敏感;免疫调节型大多存在肿瘤相关淋巴细胞浸润和免疫相关分子的表达,可能对免疫治疗,如 PD-1/PD-L1 抑制剂、肿瘤疫苗等表现出更为敏感的特性;雄激素受体型的 TNBC 存在雄激素受体信号通路和 PI3K 通路的活化,表现出对 AR 抑制剂和 PIK3CA 抑制剂敏感;间叶细胞型和间充质干细胞型的 TNBC 上皮间充质转化活跃,表现出对 PI3K/mTOR 通路抑制剂和达沙替尼敏感。

TNBC 分型的临床价值已从多个层面得以证实。2013 年,在预后价值方面,Hiroko 等人依照 Lehmann 的标准,研究了 146 例 TNBC 患者,其中 130 例接受了新辅助化疗。研究发现 TNBC 各亚型和 pCR 关系密切,是 pCR 的独立预后因素,而且比固有分型的预测效力高,各亚型中 BL1 型的 pCR 比例最高,而 BL2 型和 LAR 的 pCR 比例最低。在预测用药方面,Lehmann 等在小鼠体内接种各亚型 TNBC 细胞系,证实各亚型对药物的反应性不同,这些药物包括顺铂、比卡鲁胺(bicalutamide)、NVP-BEZ235 等。例如,LAR 型细胞系对雄激素受体拮抗剂比卡鲁胺敏感。TNBC 亚型分类的出现对生物标志物的选择、药物的开发、临床实验的设计具有指导意义,能帮助扭转 TNBC 无靶向治疗的局面,推进 TNBC 的个体化治疗。

16.3.3　分子分型的展望

固有分型和 TNBC 分型利用高通量组学技术,建立起体现瘤间异质性的分类标准,在乳腺癌的分类治疗中具有指导性和开创性意义,这也使得乳腺癌的瘤间异质性理念步入实体肿瘤最前沿。相比 20 年前,目前乳腺癌瘤间异质性的研究已经取得了很大的进步,目前值得关注的问题是如何揭示瘤间异质性的本质,如何指导临床实践并获益。进一步推进乳腺癌分子分型的研究可以从多组学联合分型和跨肿瘤起源分型的两个角度尝试。

多组学联合分型可以利用更多层次数据,也对分型算法提出了挑战。固有分型和 TNBC 分型是利用表达谱层面的单组学信息进行分型,数据挖掘已经较为深入。未来的研究如果仍然局限于同样层面的数据进行信息挖掘,那么研究的价值会比较有限。联合多个组学的研究,即跨组学研究,可以挖掘

出更加立体、深入的信息。肿瘤的发生和进展是一个持续的动态过程,涉及多个层面的分子事件,一个层面的数据不能解释完整的肿瘤发生和进展的过程。多组学整合分析是整合基因组、转录组、表观基因组学和蛋白组学等多组学信息,对不同来源的数据进行标准化处理,比较不同组学之间的关联和差异,进而根据组学间的内在联系指导肿瘤分型。2012 年,Curtis 等在多组学分型方面报道了具有创新性的研究结果。该研究收入了 2 000 例乳腺癌,数据类型包括单核苷酸多态性、拷贝数变异、表达谱数据 3 个层面,利用方差分析等方法,将乳腺癌分为了 10 个亚型,即 IntClust 1~10。每一型有其特征,如 IntClust 4 有着广泛的淋巴细胞浸润,测序数据显示免疫和炎性反应指标很高,而拷贝数变异少见,这型患者的预后良好,而 IntClust 2 型主要是 ER 阳性的管腔型乳腺癌,有 11q13/14 位点的扩增,这类乳腺癌的位点突变基因与卵巢癌相关,其临床特点是病死率高。这 10 种亚型与预后有关。多组学联合分型的困难在于如何平衡各组学信息,如何"智能"而非机械地融合多组学信息,从而得到具有洞察力的发现。

跨肿瘤起源分型或可揭示瘤间异质性的本质。肿瘤诊断治疗的分类和指南是按照肿瘤组织来源,而某种肿瘤的研究和临床常常参考借鉴其他肿瘤的思路。从细胞分化和去分化的角度来看,各组织的原始干细胞有着很高的相似性,细胞增殖后为了实现不同的功能,细胞分化成专门功能的细胞,蛋白表达受到调控,这是组织器官分类的依据。肿瘤细胞的形成,在一定程度上是一个去分化的过程,肿瘤组织级别越高,原有正常组织形态消失得越多,如腺体、导管、小叶等形态在高级别肿瘤组织中常不可见,而是形成了凌乱无组织结构的状态。因此,各组织肿瘤间的生物学差异可能较正常组织间的差异小。2014 年,Hoadley 等做出了十分有趣的尝试。他们选择了乳腺癌、肾细胞癌等 12 类肿瘤,共 3 527 例样本,涵盖六大组学信息:全外显子测序、拷贝数变异、DNA 甲基化信息、表达谱信息、小 RNA 信息以及蛋白水平信息。该研究通过复杂的数据算法和分型流程,最终将所有的样本分入 11 个亚型。将这 11 个亚型与组织来源交叉分类发现其中 5 个亚型几乎和组织来源分类完全对应,但其余亚型里发现各种组织来源肿瘤混杂存在。例如,肺鳞癌、头颈肿瘤和部分膀胱癌被划分入一个亚型,因为 TP53 突

变、TP63扩增和免疫增殖相关通路激活。乳腺癌绝大部分划分入2种亚型：C3 - BRCA/Luminal型和C4 - BRCA/Basal型。几乎所有的Luminal型和HER - 2阳性的乳腺癌都归入了C3 - BRCA/Luminal型，而139例BLBC中131例归入了C4 - BRCA/Basal型，形成了与其他肿瘤分开的单独亚型。有趣的是，乳腺癌的BLBC和浆液性卵巢癌显示在表达谱层面的相似性，c-Myc和FoxM1等增殖通路发生激活。跨组织起源分型结合多组学数据为更深入的肿瘤生物学发现和新的治疗策略提供启示，如BLBC和浆液性卵巢癌分子生物学特征接近，这对BLBC和浆液性卵巢癌的药物研发有一定的启迪。Hoadley等人的研究具有创新性，但后续没有重要研究跟进，而且尚没有挖掘出可临床应用的价值。然而到了2017年，美国FDA加速批准了首个不区分肿瘤来源的抗肿瘤药帕博利珠单抗（pembralizumab），用于治疗带有微卫星不稳定性高（MSI - H）或错配修复缺陷（dMMR）的实体瘤患者，而不局限在某个组织来源的肿瘤，这说明跨肿瘤起源探讨肿瘤生物学特征是值得探索的方向，可能有着巨大的应用前景。

16.4 肿瘤内部异质性

16.4.1 肿瘤内部异质性概述

瘤内异质性是肿瘤内在的异质性，在同一患者体内恶性肿瘤细胞之内具有的异质性，将影响肿瘤克隆进化的自然选择，有利于肿瘤的持续增长、存活和远处转移。瘤内异质性具有重大的临床意义，相较于瘤间异质性强调肿瘤分型，希望达到肿瘤分类治疗乃至靶向治疗的目标，瘤内异质性进一步贴近个体化治疗，意味着当克隆进化导致耐药和转移出现时，治疗策略也需要调整。

瘤内异质性在乳腺癌诊疗中有很多体现。例如早期乳腺癌患者术前接受新辅助治疗，肿瘤的分子谱可能发生改变；早期乳腺癌患者在术后接受辅助治疗，后来进展为复发转移性乳腺癌，原发灶和转移灶之间具有异质性；转移性乳腺癌患者接受挽救治疗，转移灶的分子谱发生适应性改变导致肿瘤的耐药和疾病进展。20世纪70年代关于肿瘤起源的研究初步，涉及瘤内异质性，当时在组织层面探讨单克隆起源和多克隆起源，但囿于技术限制，讨论并没有

深入。随着高通量检测技术的发展，多点测序越来越被广泛地应用，瘤内异质性成为近几年研究的热点。瘤内异质性的研究关注肿瘤转移耐药等重要临床问题。本节将从空间异质性和时间异质性这两个维度，介绍近几年相关研究进展。

16.4.2 空间异质性

（1）空间异质性的证实

空间异质性是指肿瘤在某时间点上存在着多个亚克隆，是瘤内异质性的基础。组织学层面可以观察到有的肿瘤中存在不同组织成分（图16 - 2），这些不同组织成分很可能具有不同的生物学表现。在较长的时间里，由于缺乏公认的评估方法，瘤内异质性的认知多来自推论和理论模型。多点高通量测序的使用大大推进了这方面的研究，使瘤内异质性渐渐成为研究热点。值得注意的是，肿瘤多点取样的质量决定了进一步测序研究的质量。这类研究中，较早出现的针对肾癌、结肠癌的研究都显示原发灶中存在亚克隆的多样性。

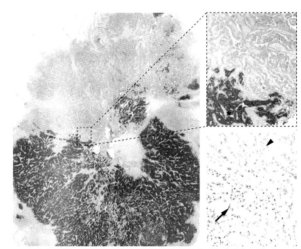

图16 - 2　免疫组化显示瘤内多种克隆成分

HER - 2阳性乳腺癌肿块中存在HER - 2扩增（指针）和未扩增（箭头）的两部分组织，可能对HER - 2靶向药物的反应不同

乳腺癌空间异质性的证实对临床问题具有启发意义。2015年，Yates等对乳腺癌原发灶的多点取样研究为乳腺癌空间异质性奠定了基础。该研究收集了50位患者共303例标本，结合全基因组测序及靶向深度测序，发现在各个亚型乳腺癌中体细胞突变及拷贝数改变均存在显著的肿瘤内部异质性。

TNBC 的瘤内异质性和肿瘤大小有相关性,但其因果关系尚不清楚。该研究对临床实践至少有两点启发。首先,部分患者(13/50)采用的靶向治疗药物仅仅对其某个亚克隆有效,而非对所有克隆都有效,这暗示了靶向药物使用策略中存在的隐患。其次,ER、HER-2 阳性边界值的处理是分子病理检测的一大问题,该研究认为边界值的出现和取样癌组织的异质性相关。

(2)空间异质性的预后价值

异质性是肿瘤重要的生物学特性,它是否具有临床价值是临床医生关心的问题。2015 年,Andor 等人利用 EXPANDS 和 PyClone 评估工具,对 TCGA 数据库中 12 种肿瘤的瘤内异质性和预后进行了评估,发现瘤内多个亚克隆肿瘤的预后较差。乳腺癌等多种恶性肿瘤都存在显著的肿瘤内部空间异质性,为肿瘤的克隆进化提供了佐证。肿瘤各亚型的空间异质性是否具有预后价值还有待进一步探索。针对乳腺癌,已有研究通过直接和间接的证据说明在乳腺癌的 Luminal 型和 HER-2 扩增型中空间异质性越高,预后越差。

通过 MATH 算法发现,Luminal 型乳腺癌中存在空间异质性且和较差的预后相关。2015 年,Pereira 等收入 2 433 例乳腺癌病例的临床信息,检测了 173 个基因的拷贝数变异和表达信息。除了揭示出 40 个突变驱动基因,该研究利用 MATH 算法评估了肿瘤的异质性,发现 Luminal 型乳腺癌中瘤内异质性越高提示预后越差,特别是突变的 PIK3CA 基因提示预后较差。2017 年,Ma 等人利用 MATH 算法在 TCGA 数据库中得到了一致的结论:将患者分为高、中、低 3 个 MATH 组,MATH 分组越高意味着瘤内异质性越高。研究发现,在激素受体阳性、HER-2 受体阴性的患者中,MATH 分数越高的患者有预后越差的趋势。这两个研究利用 MATH 算法,评估了瘤内异质性,发现 Luminal 型乳腺癌中空间异质性和临床发展相关。遗憾的是,激素受体阴性乳腺癌,特别是 TNBC,受限于样本数量及临床信息完整性,空间异质性和预后的关系尚无确切结论。

HER-2 扩增乳腺癌的瘤内异质性给患者的诊断和治疗增加了难度,常提示不良预后。目前临床上对于 HER-2 阳性的定义是超过 30% 肿瘤细胞的 HER-2 免疫组化染色达到 HER-2(+++)及以上,或者 FISH 检测提示 HER-2 基因扩增。这

意味着 HER-2 扩增亚型中可能存在着异质性克隆。2012 年,Seol 等人利用组织芯片技术,收入 96 例已诊断为 HER-2 扩增乳腺癌患者,从病理切面和基因检测两个方面评估了这些患者肿瘤组织的空间异质性。研究发现 18% 患者的肿瘤病理组织中能找出 HER-2 非扩增的亚克隆。多因素回归分析中发现,瘤内 HER-2 的异质性是无病生存期(disease-free survival,DFS)的独立预后因素,如果亚克隆中存在 HER-2 的扩增变异,那么肿瘤更容易发生进展。

16.4.3　时间异质性

(1)时间异质性概述

瘤内异质性不仅体现在同一时间肿瘤亚克隆间的差别,即肿块是由具有异质性的多克隆组成的,还体现在原发灶与复发转移灶的差别,治疗前与治疗后肿块的差别,这些差别体现了时间维度的异质性。时间异质性是肿瘤发生、发展过程中,特别是在药物、微环境等选择压力下,瘤内克隆成分比例改变,新的基因突变出现,使得肿瘤出现耐药和转移的性质。肿瘤异质性的概念和疾病的进展密切相关。

肿瘤从发生到克隆进化都体现了时间异质性。在 20 世纪 70 年代,Nowell 等通过当时的基因研究手段认为肿瘤是单克隆起源的。到了 90 年代,Teixeira 等人的细胞遗传学研究提示高达 70% 的早期乳腺癌是多克隆起源。此后,科学家在组织学层面发现肿瘤可能存在着不断进化的过程,如乳腺浸润型导管癌的组织病理学发展过程可能是通过导管增生、导管不典型增生、导管原位癌、浸润性导管癌等阶段,最后到转移性病变。这些早期的研究开始了对肿瘤时间异质性的探索。到了后人类基因组时代,现在认为时间异质性涉及克隆进化,它既可以来源于原有的瘤内空间异质性,也可以由新生突变引起。达尔文的进化论可以帮助理解肿瘤细胞克隆进化的过程是由内部因素和外部因素共同作用的结果。内部因素是肿瘤发生了新的突变,产生了新的亚克隆;外部因素即环境因素,包括机体的免疫监视、微环境细胞及各种治疗手段等共同构成了选择压力。在内外因素的合力下,肿瘤发生了特定方向的克隆进化。

时间异质性具有重大的生物学和临床意义。时间异质性强调了肿瘤在发生、发展过程中遗传物质和生物学特性的改变,这一点和肿瘤的耐药及转移

有着密切联系。化疗前后乳腺癌异质性体现了肿瘤细胞在特定选择压力下的克隆进化,该过程中富集的基因突变常具有重要的生物学及临床意义,而转移过程中肿瘤也会发生类似的克隆进化。因此,时间异质性已逐渐成为肿瘤认识和治疗的研究热点。

（2）治疗前后的异质性

临床医生常常观察到同样肿瘤的患者对于药物反应性的差别很大,即使在一个肿瘤内部,癌组织的药物反应性似乎也不同,这涉及化疗前后肿瘤的异质性。治疗前后肿瘤的异质性揭示了肿瘤在药物压力下的生物学转变,并为耐药、预后等重要问题的解决提供了线索。

乳腺癌新辅助化疗前后存在 TP53 或 PIK3CA 体细胞突变的现象。2014 年,Jiang 等人纳入 81 例乳腺癌患者,利用激光捕获显微切割测序技术,发现化疗前后 28.4%（23/81）的患者存在 TP53 或 PIK3CA 体细胞突变的肿瘤内部异质性。在另一组包含 364 例接受 PC（紫杉醇＋卡铂）每周新辅助治疗的乳腺癌患者中分析了 TP53、PIK3CA 和临床预后数据的关系,发现化疗后丢失 TP53 和 PIK3CA 突变的患者预后更好。

治疗前后的异质性与耐药有着密切的联系。2014 年,Arteaga 团队对 74 例新辅助化疗后 TNBC 残留病灶进行多组学检测,其中 20 例检测了配对化疗前的标本。该研究利用第二代测序技术对 182 个癌基因的 3 320 个外显子和 14 个重要基因的 37 个内含子进行了测序,并结合了表达谱分析技术。研究发现新辅助化疗耐药 TNBC 的基因突变特征在耐药样本中富集,而且与治疗前样本的拷贝数存在差异。其中 JAK2 基因扩增、PTEN 突变或丢失、MYC 扩增等事件与患者预后显著相关。令人欣慰的是,该研究认为 90% 的耐药病灶存在可靶向治疗的位点,这为临床治疗拓宽了思路。

（3）转移前后的异质性

在肿瘤自身发展程序和临床治疗过程中,转移都是标志性的事件。2013 年,Irmisch 等人的报告指出,癌症患者 90% 的死因可归因于转移,所以转移一直是肿瘤研究的重点。癌症转移是十分复杂的过程,涉及细胞侵袭、免疫逃避、基质黏附等复杂过程,至今没有公认的理论。有影响力的理论包括"种子-土壤"理论、肿瘤自体种植理论（tumor self-seeding）、细胞缠结理论（quantum entanglement）等等。最为人熟知的是"种子-土壤"理论的侵袭转移

级联反应机制。原发灶肿瘤发生后形成了转移种子,这些转移种子可能是肿瘤干细胞,或者是经过克隆筛选具有高侵袭、高转移特性的循环肿瘤细胞,也可能是被原发肿瘤生长挤出脱落的肿瘤细胞。"种子"进入循环系统,发生一系列的遗传学改变而到达适宜的目标区域,即"土壤"。为了适应"土壤"环境,包括血供、免疫、营养等,"种子"需要发生转变。转移性乳腺癌与早期乳腺癌的表型和基因型不完全一致,针对其中差异进行研究具有深远的理论价值和潜在的应用前景。国际多中心转移性乳腺癌的研究计划（如 AURORA 计划）针对原发灶和配对的转移灶进行全外显子测序,有望发现一系列肿瘤相关的基因。目前肿瘤转移前后异质性研究的困境是取样的数量和质量。

这里以一例有关 HER-2 阳性乳腺癌的研究为例,说明研究转移前后异质性的意义。2016 年,Zuo 等人对 1 248 例原发肿瘤和 18 例配对转移标本进行 HER-2 基因外显子的 Sanger 测序。该研究分析了 HER-2 新突变的功能特征,发现转移灶中 HER-2 突变率为 27.8%（5/18）,远高于原发灶中的 2.24%（28/1 248）,转移灶中的突变位点具有促进癌细胞生长、引发拉帕替尼耐药等作用。因此临床治疗中需要注意 HER-2 阳性乳腺癌转移灶中 HER-2 突变率可能已经升高,对原方案药物发生耐药。

16.5 肿瘤异质性与精准治疗

16.5.1 精准医学

精准医学（precision medicine）是应用生物学、遗传学、计算机科学、分子影像学等现代高新技术,结合宿主内外环境和临床大数据实现精确的、实时动态的疾病分类与诊断（含预测）,以制定个性化的疾病预防、诊疗方案的医学模式。精准医学的理念早在 2011 年即由美国国家科学院在《迈向精确医学:构建生物医学研究知识网络和新的疾病分类》报告中提出并进行系统阐述。鉴于巨大的科研和应用前景,美国总统奥巴马在 2015 年国情咨文中正式将"精准医疗计划"作为国家研究项目发布。许多国家政府相继出台精准医学相关的政策,成为了国家层面的战略。

精准医学出现是对传统医学模式的反思。以循证医学为对照,循证医学在对疾病治疗产生巨大推

动力的同时,也凸显出如何平衡方法学可靠性和证据应用性的困境。一方面,研究中人群选择不当,疾病诊断、分期、评估模糊,常常产生模糊的结论,远离临床实际,甚至起到误导作用。另一方面,部分临床研究的结论过分强调统计学上的显著性意义,却脱离了临床实践,没有多大临床意义。已有医学模式系统性的问题呼唤新的医学模式的出现。

精准医学是继经验医学、循证医学后具有广阔前景的医学诊疗模式,医学模式的转变也深刻体现了医生-患者互动模式的改善。经验医学时代,医生在医患关系中占主导地位。经验医学时代因为科学证据和学术交流有限,医生是知识和信息的集中者,医生凭借着经验在治疗中占据优势地位,这个时候诊疗还没有达到科学化,更没有个体化。循证医学时代中,除了医生和患者,研究证据也是诊疗过程中的重要一环,正如循证医学之父 David Sackett 所言:"真正的循证医学应是谨慎、准确和明智地应用当前所能获得的最好研究证据,结合临床医师的个人专业技能和多年临床经验,考虑患者的经济承受能力和意愿,将这三者完美结合,做出治疗决策"。循证医学证据具有科学性,在诊疗过程中具有指导性的地位,但循证医学未能达到个体化的水平。循证医学给出的规范化治疗也需要医生患者相互合作以制订出最适宜的方案。精准医学既满足了科学性,也达到了个体化的要求。在临床实践中追求治疗的个体化,利用后人类基因组学时代的技术检测患者的个体背景和疾病特点,给予相应不同的个体化治疗,在不同的治疗方案中体现出治疗的规范化。精准医学时代的医患关系也会更强调患者的需求和医生作为协助者的身份,使医患关系更加和顺。

16.5.2　精准肿瘤学

精准医学的观念在科研中已逐渐深入人心,引发医学各领域的新思维,其中精准肿瘤学处于精准治疗的最前沿。精准肿瘤学是精准医学的重要组成部分,其目标是选择最有可能受益于药物或其他治疗方式而且具有共同生物学基础的患者群体。它包括精准预防(癌症风险检测和预防性干预)、精准诊断(早期检测和诊断、分子分型)和精准治疗(分子靶向治疗、预后监测及精准手术)。美国国立卫生院主席 Francis Collins 就提出精准医学将首先在肿瘤领域发展,科研和临床的任务是通过评估患者的组学信息,挖掘新的知识并构建网络,促进生物医学研究

及临床研究。医生和科学家已逐渐认识到源于正常细胞的肿瘤是一组高度异质性的疾病,对于总体人群的肿瘤治疗中很可能不存在一个最为优化的治疗方案,目前的临床实践主要是根据患者肿瘤的不同亚型而给予相适应的治疗方案,未来将会利用多组学检测手段推进个体化治疗,因此精准肿瘤学的应用和个体化治疗的前景十分广阔。

精准肿瘤学的提出具有多方面的契机。首先,传统医学思维对于改进肿瘤治疗效果出现了瓶颈,如前文所述经验医学和循证医学存在的一些问题;其次,高通量测序技术的快速发展使得精准肿瘤学成为可能。以美国国立卫生院资助的癌症基因图谱(the cancer genome atlas,TCGA)项目为标志的肿瘤基因组学,引领了对肿瘤的新认知。从 2008 年第一篇关于胶质母细胞瘤研究论文的发表,TCGA 项目团队在高水平杂志总共发表超过 30 篇文章,产生了深远的影响力。第三,精准治疗的经济成本在不断下降。人类基因组图谱项目花费数十亿美元,现在第二代测序全基因组测序费用已降至 1 000 美元,质优价廉的测序技术在未来会不断出现。

实现精准肿瘤学的首要要求是对肿瘤发生进展的分子机制进行更加系统深入的了解。精准治疗的建立包括以下几个步骤:首先,建立起基于大样本的临床队列,建立肿瘤的多组学图谱;其次,根据个体生活的环境和方式、联系和疾病表型,研究肿瘤的基因型和疾病表型的关系,并阐明肿瘤异质性、耐药转移机制,开展各种肿瘤标志物的分析与鉴定;最后,还需要制订联合用药策略并在临床试验中进行验证。

精准肿瘤学目前主要致力于根据患者的分子生物学特征寻找合适的药物。针对瘤间异质性的精准治疗已经逐渐应用到各类别的肿瘤,而针对瘤内异质性的精准治疗还缺乏应用,一些研究从耐药和转移等方面探讨了针对瘤内异质性的精准治疗,这些研究对临床实践有较大的启示性,但尚未纳入临床规范。

16.5.3　针对瘤间异质性的精准治疗

乳腺癌的瘤间异质性治疗是肿瘤精准治疗具有里程碑意义的成果。20 世纪 70 年代,Fisher 提出乳腺癌是一种全身性疾病的观点,自此乳腺癌的治疗在循证医学指导下,由以手术为代表的局部治疗转变为局部与全身治疗相结合的综合治疗模式,并已

逐步迈入以分子分型为基础的精准化治疗的新时代。在前精准医学时代,乳腺癌的分类治疗已经广泛应用到临床中,内分泌治疗和 HER-2 靶向治疗是突出的例子。激素受体阳性乳腺癌和 HER-2 阳性乳腺癌分别从内分泌治疗和曲妥珠单抗治疗中获益,这是肿瘤领域早期的精准治疗成果。首先出现的内分泌治疗是针对 ER 的靶向治疗。临床中针对激素受体阳性乳腺癌患者给予他莫昔芬以及之后出现的芳香化酶抑制剂和氟维司群进行治疗。只要是 ER 阳性或 PR 阳性的乳腺癌患者,无论年龄、淋巴结状况、是否行辅助或新辅助化疗,在术后均应考虑内分泌治疗。1997 年,抗 HER-2 的分子靶向治疗药物曲妥珠单抗用于治疗晚期乳腺癌,开始了分子靶向治疗的新时代。下面从激素受体阳性、HER-2 阳性和 TNBC 3 种亚型阐述针对肿瘤间异质性的精准治疗。

(1)激素受体阳性乳腺癌

针对激素受体(HR)阳性乳腺癌的内分泌治疗药物是最早的分类治疗成功的例子。ERα 是由 ESR1 编码的配体依赖的转录因子。雌激素和 ERα 结合后能够直接或间接地激活基因表达。内分泌治疗药物即针对雌激素和 ERα 结合的靶向药物。现有的内分泌治疗药物主要包括 4 类:选择性激素受体调节剂(selective estrogen receptor modulators, SERM),如他莫昔芬(三苯氧胺);选择性雌激素受体下调剂(selective estrogen receptor degrader, SERD),如氟维司群;芳香化酶抑制剂(aromatases inhibitors, AI),常用阿那曲唑、来曲唑和依西美坦 3 种;卵巢去势治疗,包括促黄体生成激素释放激素(luteinizing hormone-releasing hormone, LHRH)类似物和卵巢去势手术。

21 基因预后预测模型(即 Oncotype DX)对 HR 阳性、HER-2 阴性、0~3 个淋巴结转移的可手术乳腺癌患者具有预后和预测价值。激素受体阳性的早期乳腺癌预后较好,因此个体化治疗的关键问题是如何合理评估复发风险和辅助化疗的获益,筛选出预后好的患者以避免过度治疗带来的副作用和不良反应。2007 年,Cronin 等人通过高通量 RT-PCR 检测,结合文献、数据库等资料,最终筛选出与 10 年远处转移密切相关的 16 个基因和 5 个内参基因,这些基因涉及肿瘤的增殖、侵袭、ER 和 HER-2 的表达。利用这些基因和参数,Oncotype DX 可以计算患者复发风险值,并将其划分为高、中、低危组。

NSABP B-14 和 NSABP B-20 临床试验已证实 Oncotype DX 在激素受体阳性、HER-2 阴性、淋巴结阴性的早期乳腺癌复发风险的预测价值。ECOG E2197 临床试验和 S8814 临床试验也证实 Oncotype DX 对激素受体阳性、HER-2 阴性、0~3 个淋巴结转移的可手术乳腺癌患者的预后和预测价值。

(2)HER-2 阳性乳腺癌的精准治疗

曲妥珠单抗能降低 HER-2 阳性早期乳腺癌患者的复发风险,其耐药的分子标志物值得深入研究。HER-2 阳性乳腺癌约占全部乳腺癌的 25%,若仅接受传统化疗,其生存仅为 HER-2 阴性患者的一半,而曲妥珠单抗辅助治疗 1 年能使 HER-2 阳性早期乳腺癌患者的复发风险降低 50%。目前的困境是约有 50% 的 HER-2 阳性乳腺癌对曲妥珠单抗出现耐药。耐药的类型分为原发性和继发性。原发性耐药是指曲妥珠单抗辅助治疗期间或治疗结束后 1 年内出现疾病复发;而继发性耐药是指曲妥珠单抗治疗结束 1 年后出现的疾病复发或者晚期一线解救治疗中首次影像学评估即发现的疾病进展。因此探索和鉴定与曲妥珠单抗耐药相关的分子标志物是当前研究的重点。

曲妥珠单抗之后出现了一批 HER-2 靶向药物,这些药物作用机制不同,或可丰富临床用药选择。新一批 HER-2 靶向药物包括拉帕替尼、帕妥珠单抗和 T-DM1 等。以帕妥珠单抗为例说明作用机制:表皮生子因子受体家族包括 HER-1、HER-2、HER-3 和 HER-4 共 4 个成员,它们的作用机制是 HER-1、HER-3 或 HER-4 与相应配体结合后,与 HER-2 形成异二聚体并激活下游信号通路。帕妥珠单抗能抑制 HER-2 和 HER-3 异二聚体的形成,可与曲妥珠单抗联用形成协同效应。FDA 已批准帕妥珠单抗用于 HER-2 阳性转移性乳腺癌的一线治疗和局部晚期乳腺癌的新辅助治疗。

(3)三阴性乳腺癌的精准治疗

典型的 TNBC 具有恶性程度高、发病年轻、组织分级高和侵袭性强等特点,淋巴结转移少见,远处转移常见,尤其易发生内脏转移,特别是肺和脑的转移。精准治疗在 TNBC 应用的核心问题是没有靶向药物,而具有应用前景的药物包括紫杉醇、多聚二磷酸腺苷核糖聚合酶-1(poly ADP-ribose polymerase 1, PARP1)抑制剂、表皮生长因子受体(EGFR)信号通路阻断剂、抗血管生成药物和 BET

抑制剂等。然而由于临床试验中常常没有对 TNBC 患者加以选择,试验效果多数差强人意,效果显著的临床药物试验依然很少。可能的原因是 TNBC 作为一组疾病,其中各种亚型有明显区别,可能不存在一致有效的靶点。

PARP1 抑制剂在 *BRCA1* 致病性突变的乳腺癌中比较具有前景。*BRCA1* 突变乳腺癌的大部分(60%～80%)是 TNBC。BRCA1 蛋白和 PARP1 的功能类似,在 DNA 损伤修复和细胞凋亡中发挥细胞增殖和 DNA 修复的关键酶作用。当 *BRCA1* 突变失活后,细胞会更加依赖 PARP1 途径的 DNA 损伤修复。对于 *BRCA1* 发生突变的乳腺癌,PARP1 抑制剂能够大大降低肿瘤细胞的 DNA 修复能力,从而达到杀伤肿瘤细胞的目的,亦即"协同致死(synergistic lethality)"。目前,处于研究中的 PARP 抑制剂包括奥拉帕尼(olaparib)、伊尼帕尼(iniparib)和维利帕尼(veliparib)等。

16.5.4　针对瘤内异质性的精准治疗

(1) 针对耐药的精准治疗

耐药和药物使用如影随形,这是临床医生难以避免的问题。传统的队列研究和个体高通量测序研究都为精准治疗提供了有价值的线索。

临床队列研究从人群水平给出了用药指导。以激素受体阳性乳腺癌为例,内分泌药物耐药是这类乳腺癌治疗失败的首要原因。许多临床试验针对激素受体阳性乳腺癌耐药患者进行设计,为了找到联用药物,包括 mTOR 抑制剂、CDK4/6 抑制剂等,以达到逆转内分泌耐药的目的。目前已有一些研究成果,如对于绝经后芳香化酶抑制剂耐药且携带 *ESR1* 突变的 ER 阳性和 HER-2 阴性转移性乳腺癌,高剂量(500 mg)氟维司群治疗是合理的选择。

个体化高通量测序可以揭示 TNBC 出现耐药的机制并提出相应的对策。2013 年,Balko 等发现 TNBC 在新辅助治疗后可富集 *JAK2* 基因扩增,其与 TNBC 患者的预后显著相关,进一步研究显示 *JAK2* 基因扩增与肿瘤干细胞特性相关,可促进肿瘤发展和耐药,而 JAK2 抑制剂 BSK805 联合紫杉醇对于 JAK2 扩增的细胞具有良好的疗效,可能是其靶向药物。2014 年,Jiang 等对 2 例 BLBC 新辅助化疗前后癌组织及外周血 DNA 进行全外显子组测序,发现约 24% 的 *TNBC* 基因组中出现 *TEKT4* 的

突变富集。*TEKT4* 突变可以通过降低微管稳定性,抵抗紫杉醇的稳定微管作用,引起紫杉醇耐药,提示接受紫杉类化疗患者较差的预后。*TEKT4* 突变增强乳腺癌细胞对微管稳定剂(如紫杉醇)抵抗,但对微管解聚剂(如长春瑞滨)敏感。这些研究结论需要在转化临床试验中进行验证,然后为 TNBC 耐药的精准治疗提供依据。

(2) 针对转移的精准治疗

乳腺癌各亚型发生转移有不同的特点,Luminal B 型的 HER-2 阴性亚群中长链脂肪酸转运限速酶在肿瘤转移中可能扮演重要角色。Luminal B 型乳腺癌中 HER-2 阴性亚群的免疫组化特点是 ER 和(或)PR 阳性、HER-2 阴性、Ki-67 阳性率高,容易远期复发转移,且缺乏有效的后续治疗方法。2014 年,Perou 等人整合了乳腺癌基因组和 RNAi 功能性筛选数据,鉴定了细胞增殖所必需且在高增殖的 Luminal 型乳腺癌特异性扩增的 8 个基因(*FGD5*、*METTL6*、*CPT1A*、*DTX3*、*MRPS23*、*EIF2S2*、*EIF6* 和 *SLC2A10*),并发现 CPT1A 编码的 β-氧化过程中长链脂肪酸转运的限速酶可能是这种类型转移性乳腺癌的治疗靶点。

在 HER-2 阳性转移性标本中的拉帕替尼(lapatinib)耐药乳腺癌组织可能对来那替尼(neratinib)敏感。2016 年,Zuo 等检测了 18 例 HER-2 阳性转移性乳腺癌标本,在转移灶中富集的 *HER-2* 基因突变为已知的 L755S 及新发现的 K753E 突变,体内及体外实验证明携带该突变的肿瘤细胞对拉帕替尼耐药,而可能对来那替尼敏感。

16.6　总结和展望

随着科学技术的发展和进步,目前的技术已可初步支撑肿瘤异质性的深入研究和精准医学理念的探索。肿瘤异质性和精准医学反映肿瘤生物学的"体"和"用"两个方面:肿瘤异质性是"体",异质性是肿瘤重要的生物学特征,既有瘤间的亚型,还有瘤内的时空维度;精准医学是"用",不同于以往的医学模式,精准医学有科学性和个体化两方面要求。在诊断方面,从传统组织病理、分子病理到高通量基因芯片检测,多基因检测平台、新一代测序、液体活检等技术都会为肿瘤的病理诊断、预后判断及疗效预测提供更为精准的信息。在治疗方面,肿瘤分亚型治疗已逐渐成为肿瘤治疗的标准,而肿瘤内异质性的

治疗是目前研究的热点。

未来针对肿瘤异质性实施精准治疗无疑是值得期待的,特别是在以下3个方面。

1) 深刻揭示肿瘤异质性的本质并联系肿瘤学的重要议题。瘤内异质性在基础研究中面临的很大约束是研究模型的缺乏,所以观察性和评估性是现在肿瘤异质性研究的主流。为了找出并证实异质性的发生原因和驱动机制,还需要方法学上的突破。此外,异质性研究需要与肿瘤相关研究议题多结合,肿瘤发生、发展中的许多重要问题,如肿瘤的发生、免疫逃逸、转移及耐药,都与异质性密切相关。

2) 充分利用后人类基因组学时代的工具算法。

以美国 TCGA 项目为代表的肿瘤组学项目已拉开了肿瘤组学的序幕,也提出了新的要求。一方面,高通量技术在飞速发展,第三代测序、文库技术、功能基因组学技术等新技术层出不穷,科学家和临床工作者需要跟上时代的步伐;另一方面,生物学和计算机科学应紧密结合,为了达到高效、准确利用大数据的目的,要求各领域学者的通力合作。生物信息学技术的快速发展源于生物大数据处理的需要,也帮助揭示了肿瘤复杂的生物学特征。例如有研究利用实体瘤 3D 计算机模型演示耐药亚克隆的动态过程(图16-3),帮助理解瘤内异质性和肿瘤生长转移的机制。

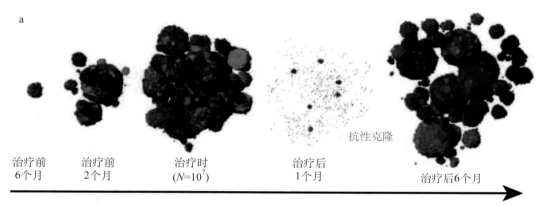

图 16-3　计算机模拟肿瘤受到药物处理后亚克隆变化的动态过程

前期肿瘤自由生长,后期给予药物治疗,耐药亚克隆逐渐成为瘤内主导成分

3) 重视转化医学研究。对于肿瘤的重要问题,基础医学研究和临床研究试图从不同的角度解释回答。基础医学着重疾病的认知层面,从动物模型、组织学水平到分子水平,乃至组学层面一步步地探究;而临床医学实践发展经历了从经验医学、循证医学到精准医学的过程。转化医学是沟通基础研究与临床应用的桥梁。也许可以说现在是学术工业的时代,然而大量研究论文的价值十分有限,如何将对肿瘤生物学性质的深入理解转化为临床获益是值得讨论的问题。

（邵志敏　苟宗超　江一舟）

主要参考文献

［1］中国抗癌协会乳腺癌专业委员会. 中国抗癌协会乳腺癌诊治指南与规范(2017 版)[J]. 中国癌症杂志,2017,27(9):695-760.

［2］邵志敏,余科达. 精准医学时代的乳腺肿瘤学[M]. 上海:复旦大学出版社,2016.

［3］邵志敏,沈镇宙,徐兵河. 乳腺肿瘤学[M]. 上海:复旦大学出版社,2013.

［4］Andor N, Graham TA, Jansen M, et al. Pan-cancer analysis of the extent and consequences of intratumor heterogeneity [J]. Nat Med, 2016,22(1):105-113.

［5］Balko JM, Giltnane JM, Wang K, et al. Molecular profiling of the residual disease of triple-negative breast cancers after neoadjuvant chemotherapy identifies actionable therapeutic targets [J]. Cancer Discov, 2014,4(2):232-245.

［6］Cronin M, Sangli C, Liu ML, et al. Analytical validation of the Oncotype DX genomic diagnostic test for recurrence prognosis and therapeutic response prediction in node-negative, estrogen receptor-positive breast cancer [J]. Clin Chem, 2007, 53(6): 1084 - 1091.

[7] Curtis C, Shah SP, Chin SF, et al. The genomic and transcriptomic architecture of 2 000 breast tumours reveals novel subgroups [J]. Nature, 2012, 486(7403): 346 - 352.

[8] De Mattos-Arruda L, Cortes J, Santarpia L, et al. Circulating tumour cells and cell-free DNA as tools for managing breast cancer [J]. Nat Rev Clin Oncol, 2013, 10(7): 377 - 389.

[9] Garcia-Murillas I, Schiavon G, Weigelt B, et al. Mutation tracking in circulating tumor DNA predicts relapse in early breast cancer [J]. Sci Transl Med, 2015, 7(302): 302ra133.

[10] Gerlinger M, Rowan AJ, Horswell S, et al. Intratumor heterogeneity and branched evolution revealed by multiregion sequencing [J]. N Engl J Med, 2012, 366 (10): 883 - 892.

[11] Hoadley KA, Yau C, Wolf DM, et al. Multiplatform analysis of 12 cancer types reveals molecular classification within and across tissues of origin [J]. Cell, 2014, 158(4): 929 - 944.

[12] Irmisch A, Huelsken J. Metastasis: new insights into organ-specific extravasation and metastatic niches [J]. Exp Cell Res, 2013, 319(11): 1604 - 1610.

[13] Jiang YZ, Yu KD, Peng WT, et al. Enriched variations in TEKT4 and breast cancer resistance to paclitaxel [J]. Nat Commun, 2014, 5: 3802.

[14] Landau DA, Carter SL, Stojanov P, et al. Evolution and impact of subclonal mutations in chronic lymphocytic leukemia [J]. Cell, 2013, 152(4): 714 - 726.

[15] Lehmann BD, Bauer JA, Chen X, et al. Identification of human triple-negative breast cancer subtypes and preclinical models for selection of targeted therapies [J]. J Clin Invest, 2011, 121(7): 2750 - 2767.

[16] Ma D, Jiang YZ, Liu XY, et al. Clinical and molecular relevance of mutant-allele tumor heterogeneity in breast cancer [J]. Breast Cancer Res Treat, 2017, 162(1): 39 - 48.

[17] Masuda H, Baggerly KA, Wang Y, et al. Differential response to neoadjuvant chemotherapy among 7 triple-negative breast cancer molecular subtypes [J]. Clin Cancer Res, 2013, 19(19): 5533 - 5540.

[18] Nowell PC. The clonal evolution of tumor cell populations [J]. Science, 1976, 194(4260): 23 - 28.

[19] Parker JS, Mullins M, Cheang MC, et al. Supervised risk predictor of breast cancer based on intrinsic subtypes [J]. J Clin Oncol, 2009, 27(8): 1160 - 1167.

[20] Pereira B, Chin SF, Rueda OM, et al. The somatic mutation profiles of 2,433 breast cancers refines their genomic and transcriptomic landscapes [J]. Nat Commun, 2016, 7: 11479.

[21] Perou CM, Sorlie T, Eisen MB, et al. Molecular portraits of human breast tumours [J]. Nature, 2000, 406(6797): 747 - 752.

[22] Seol H, Lee HJ, Choi Y, et al. Intratumoral heterogeneity of HER2 gene amplification in breast cancer: its clinicopathological significance [J]. Mod Pathol, 2012, 25(7): 938 - 948.

[23] Shah SP, Roth A, Goya R, et al. The clonal and mutational evolution spectrum of primary triple-negative breast cancers [J]. Nature, 2012, 486(7403): 395 - 399.

[24] Teixeira MR, Pandis N, Bardi G, et al. Clonal heterogeneity in breast cancer: karyotypic comparisons of multiple intra- and extra-tumorous samples from 3 patients [J]. Int J Cancer, 1995, 63(1): 63 - 68.

[25] Waclaw B, Bozic I, Pittman ME, et al. A spatial model predicts that dispersal and cell turnover limit intratumour heterogeneity [J]. Nature, 2015, 525 (7568): 261 - 264.

[26] Yates LR, Gerstung M, Knappskog S, et al. Subclonal diversification of primary breast cancer revealed by multiregion sequencing [J]. Nat Med, 2015, 21(7): 751 - 759.

[27] Zuo WJ, Jiang YZ, Wang YJ, et al. Dual characteristics of novel HER2 kinase domain mutations in response to HER2-targeted therapies in human breast cancer [J]. Clin Cancer Res, 2016, 22(19): 4859 - 4869.

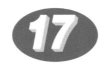

肿瘤的耐药机制

17.1 肿瘤耐药相关信号转导通路

    肿瘤细胞是肿瘤的主要组成成分,具有以下十大特征:自给自足的生长信号、逃避生长抑制、细胞能量代谢异常、持续的血管生成、无限复制的潜能、抵抗细胞死亡、免疫逃逸、组织浸润和转移、促进肿瘤的炎症、基因组不稳定和突变。这些特征贯穿在肿瘤发生、发展的各个过程中,抗肿瘤药物通常针对其中一个或者多个特征对肿瘤进行治疗。但是,在药物治疗过程中,肿瘤总是可以很快激活代偿机制,绕过被药物抑制的信号通路,此即对药物的抵抗性,为肿瘤细胞的耐药现象。肿瘤耐药包括原发性耐药与继发性耐药,两者都可以通过信号通路的重新激活而产生。

肿瘤耐药机制在信号转导通路中的改变主要包括以下几点:① 细胞膜上的转运蛋白上调,从而加快跨膜药物从细胞内被泵出的速率,减弱药物对靶点的抑制作用。② 药物靶点蛋白获得二次基因突变从而降低药物结合能力,或者靶蛋白出现异常增高表达。靶蛋白表达量升高可以通过细胞内的信号传递反馈环路或通过其他基因如转录因子的增强实现。③ 受抑制的信号通路被同一条通路中的平行通路或其他新的通路代偿从而加快细胞增殖。④ 程序性细胞死亡信号通路的失活或者生存因子的激活,这些效应可部分逆转抑制剂促进细胞死亡的能力(图 17 - 1)。

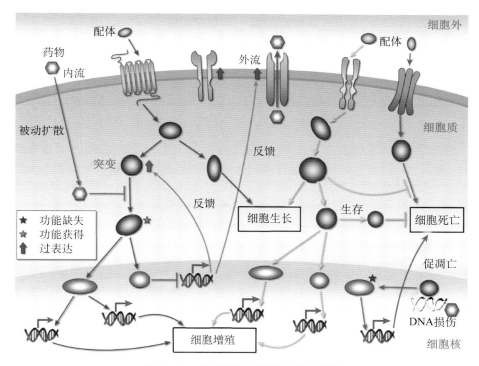

图 17 - 1　肿瘤药物耐药机制途径概述

17.1.1　耐药相关信号转导通路

常见的与耐药相关的信号通路有 4 条,以下将分别讲述。

(1) PI3K/Akt 信号通路

PI3K/Akt 信号通路是促进细胞增殖、抑制细胞凋亡的一条经典信号通路。磷脂酰肌醇 3 激酶(PI3K) 作为受体酪氨酸激酶(receptor tyrosine kinases, RTK)和 G 蛋白偶联受体(G protein coupled receptors,GPCR)的主要下游信号分子,其通过磷脂酰肌醇(phosphatidy-linositols,PtdIns)的磷酸化将许多生长因子等细胞因子的信号传导至细胞内,从而激活下游的蛋白激酶 B(protein kinase B,

PKB/Akt)、哺乳动物雷帕霉素靶蛋白(mTOR)以及其他的信号途径。PI3K/Akt 信号通路被激活后所产生的抗凋亡和促增殖作用在肿瘤耐药的原因中占据主导地位。

环磷酸腺苷效应元件结合蛋白(CREBP)是一种重要的促进细胞生存的转录因子,在多种肿瘤细胞中都出现 CREBP 过表达和组成性磷酸化激活。其经 PI3K/Akt 途径磷酸化激活后,可以结合在髓细胞白血病因子 1(myeloid cell leukemia-1,MCL - 1)的启动子上游正向调控 MCL - 1 的转录表达,进而发挥抗凋亡作用。

又头盒转录因子 O(forkhead-box class O, FoxO)家族包括 FoxO1、FoxO3、FoxO4、FoxO6 等,

位于 PI3K/Akt 信号通路下游,在调节细胞凋亡中发挥重要作用。FoxO 家族蛋白被激活后转位入核转录活性性增强,导致靶基因 *Bim*、*p27*、*p21* 等抑癌基因的蛋白表达水平上调。肿瘤中过度激活的 PI3K/Akt 通路可以致使 FoxO 磷酸化失活,从而阻断其对下游抑癌基因的转录调控,以发挥抗凋亡作用。

细胞死亡 Bcl－2 拮抗剂(Bcl－2 antagonist of cell death,Bad)是 Bcl－2 家族成员之一,在未被磷酸化的情况下,Bad 可以结合并抑制抗凋亡蛋白 Bcl-XL、Bcl－2,从而促进细胞色素 c 从线粒体释放,激活凋亡蛋白,引发凋亡。Bad 的 Ser－99 残基被 Akt 磷酸化后,使 Bad 从线粒体上解离出来,失去了对抗凋亡蛋白 Bcl-XL、Bcl－2 的抑制作用,从而发生凋亡抵抗。

(2) MAPK 信号通路

丝裂原活化蛋白激酶(MAPK)信号通路是哺乳动物细胞内广泛存在的一类丝氨酸-苏氨酸蛋白激酶,在未受到刺激因子作用时,主要以非磷酸化的形式存在于细胞质中,不具有活性;在刺激因子作用下,MAPK 亚显性结构域中的苏氨酸和酪氨酸残基被双重磷酸化而激活。激活后的 MAPK 从细胞质内转位至细胞核,通过特异性地将包括核转录因子在内的底物蛋白丝氨酸和(或)苏氨酸磷酸化进而激活,调节相关基因的表达,使细胞对外界刺激作出反应。到目前为止,在哺乳动物细胞中已发现了 5 条平行的 MAPK 信号通路,包括:① 胞外信号调节激酶(ERK1/2)通路。② c-Jun 氨基末端激酶(c-Jun N-terminal kinase,JNK)通路,又被称为应激活化蛋白激酶(stress-activated protein kinase,SAPK)通路。③ p38 丝裂原活化蛋白激酶(包括 p38α、p38β、p38γ、p38δ)通路。④ ERK3/4通路。⑤ ERK5 通路,又称为大丝裂原活化蛋白激酶 1(big MAP kinase-1,BMK1)。MAPK 信号通路是连接细胞外刺激和细胞内基因表达的桥梁,许多研究认为在肿瘤耐药过程中,MAPK 通路发挥重要作用。

P－糖蛋白(P-gp)是多药耐药基因 *MDR1* 的编码产物,其功能为 ATP 依赖的药物外排泵,可以将一系列细胞毒药物转运至胞外,影响其抗肿瘤作用。因此,P-gp 蛋白与肿瘤耐药密切相关。有文献提示,耐药肿瘤细胞的 ERK1/2 活性与 P-gp 的表达呈正相关,进一步研究表明肿瘤细胞通过激活 ERK1/2 通路调控 MDR1/P-gp 的表达而引起耐药。另外,当用抗肿瘤药物处理肿瘤细胞时,激活的 MAPK 通路能够通过激活毛细血管扩张性共济失调突变蛋白(ATM)阻断 cdc25 到 cdc2 的信号传递,使细胞阻滞在 G₂/M 期,为 DNA 损伤修复提供时间,从而增加肿瘤细胞对抗肿瘤药物的耐受能力。

JNK 和 p38 在肿瘤耐药中的作用目前还存在着争议,一些研究发现 JNK 和 p38 的激活程度与肿瘤化疗的敏感性正相关,而另一些研究却发现它们的持续激活与肿瘤细胞的耐药性正相关。在肿瘤的耐药细胞中,ERK1/2、JNK 和 p38 这 3 条通路都有所激活,ERK1/2 的表达上调主要是促进细胞的增殖,而 JNK 和 p38 这两条通路对于增殖与凋亡的作用还需要进一步的研究。

(3) Wnt 信号通路

Wnt 是一种富含半胱氨酸的分泌型糖蛋白,通过旁分泌或自分泌在发育过程中调控细胞增殖,发挥促进因子分泌的作用。当 Wnt 蛋白与细胞膜表面的 Frz 家族跨膜蛋白(Fz)受体结合后,其配体可以参与信号转导,并激活细胞内的 3 条信号通路:① Wnt/β-catenin 信号通路,通过稳定核内 β-连环蛋白激活靶基因,在胚胎发育和肿瘤进展中发挥作用。② Wnt/Ca²⁺ 信号通路,由 Wnt5α 和 Wnt11 激活,引起细胞内 Ca²⁺ 增加和 Ca²⁺ 敏感信号成分的激活,并能拮抗经典的 Wnt 通路。③ Wnt－细胞平面极化途径,主要调控细胞骨架的重塑,对胚胎发育发挥阶段性调控作用。当经典的 Wnt 信号被激活后,Wnt 与细胞膜表面的跨膜受体结合,阻断了糖原合成酶激酶 3β(GSK－3β)介导的 β-连环蛋白磷酸化,导致细胞质中 β-连环蛋白的稳定和积聚,当达到一定水平后,转位进入细胞核内激活 T 细胞因子/淋巴增强因子(T cell factor/lymphoid enhancer factor,TCF/LEF)的表达,并且促进下游基因如 *c-Myc*、*cyclinD*、*MDR1*、*Bcl－2* 等的表达,从而导致肿瘤细胞异常增殖,影响抗肿瘤药物的敏感性。

(4) Hippo 信号通路

Hippo 信号通路是由一系列蛋白激酶和转录共激活物所组成,其利用细胞增殖与凋亡之间的动态平衡,有效控制组织器官发育成熟的时机,并稳定内环境。如果 Hippo 信号通路中任意因子异常表达,细胞增殖与凋亡之间的动态平衡将会被打破,给肿瘤发生、发展提供重要的突破口。Hippo 信号通路主要由 4 部分组成,包括:① 多重上游信号输入因子;② 核心激酶级联反应链;③ 下游转录共激活因子;④ 下游调节因子。如果核心激酶级联反应链与下游转录共激活因子之间的信号通路被阻断或失活,则会导致转录共激活因子进入细胞核,诱导细胞分化,增强细胞增殖、侵袭和转移能力。例如 Yes 相关蛋白(Yes-associated protein,YAP)是 Hippo 信号通路的转录共激活因子,其受到上游激酶大肿瘤抑制因子 1/2(large tumor suppressor 1/2,LATS1/2)的负调控,而 Hippo 通路以外的其他蛋白质或通路也可直接影响 YAP 功能。YAP 的过表达与许多肿瘤的抗肿瘤药物耐药性存在明显正相关。

17.1.2　小结

除了上述提到的信号通路之外,还有 Notch 信号通路、p53 信号通路等多条与肿瘤耐药相关的信号通路。一般来说,肿瘤细胞的增殖和侵袭是涉及数条信号通路的,肿瘤耐药也同样涉及数条信号通路,这些信号通路之间存在一定的交叉,而且每条信号通路都有多条替代途径,有时耐药发生在某一条信号通路中,但更多的时候是发生在另外一条信号通路中。因此,研究肿瘤的耐药问题,一定要全局地观察和理解信号通路,当观察到信号通路中某个基因发生突变时,要注意基因突变是激活突变还是失活突变,基因突变是否是有意义的——即确实导致了肿瘤细胞的增殖,尤其着重去理解这些基因突变在信号通路中的位置。例如,MAPK 和 Hippo 信号通路是相对独立地在细胞增殖中发挥作用,因此,当两条信号通路同时激活产生耐药时,单独抑制一条信号通路的意义是不大的。准确识别出肿瘤耐药中的关键信号通路,并针对该信号通路准确使用逆转耐药的抗肿瘤药物是非常重要的,但同时也是比较困难的,值得进一步研究与探索。

17.2　肿瘤干细胞与耐药

肿瘤是一种异质性很强的疾病,因此综合治疗是攻克肿瘤的基本策略。尽管对肿瘤的治疗取得了一定的成效,但现有的标准化疗及分子靶向治疗均不同程度地受限于原发性和(或)继发性耐药,因而仍难以满足临床患者的各种需求。针对治疗耐药性的研究一直是生命科学界的一个重点和难点,也因此衍生了诸多耐药机制,肿瘤干细胞(CSC)便是其中之一。

17.2.1　化疗耐药

化疗药物主要作用于快速分裂的肿瘤细胞,通过诱导 DNA 损伤和(或)抑制细胞有丝分裂,最终促使细胞凋亡而发挥抗肿瘤效应。然而分裂慢甚至不分裂的肿瘤细胞及高速分裂的肿瘤细胞,往往能够逃避化疗药物的杀伤作用,从而产生耐药性导致治疗失败。研究证实在肿瘤组织中存在着一小部分细胞在化疗杀伤前就已具备抵抗性,即原发性耐药。与此相对,经由化疗诱导最终产生抵抗的特性称为继发性耐药或获得性耐药。

17.2.2　肿瘤干细胞

肿瘤干细胞的研究历史可以追溯到一个多世纪前,当时研究人员观察到肿瘤组织与胚胎组织在组织形态学上具有一定程度的相似性。随着研究的深入,越来越多的证据支持肿瘤组织中存在着不同亚群细胞,其中包含仅占很小比例的肿瘤干细胞,其与正常干细胞类似,具有自我更新并分化成熟为特定类型细胞的潜能。同时,研究表明肿瘤干细胞广泛参与肿瘤的多种病理生理进程,与肿瘤的发生、发展、转移、耐药性等密切相关。尽管研究取得了长足的进展,但目前对肿瘤干细胞的来源及其转化能力的认识仍是一个盲点,主流的假说有 3 种,如图 17-2 所示。第 1 种假说认为,在上皮间充质转化诱导

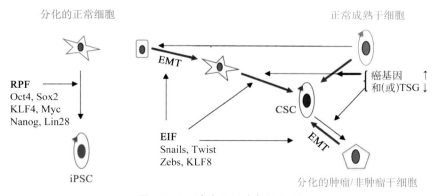

图 17-2　肿瘤干细胞起源假说

因子(EMT-inducing factor，EIF)的作用下，正常上皮细胞首先转化为成纤维样细胞，后者在癌基因或抑制基因突变等驱动因素下，最终转变成肿瘤干细胞。这一假说得以立足的重要力证之一是多能干细胞在重组因子(reprogramming factor，RPF)作用下可由正常成纤维细胞转化而来。第2种假说认为，肿瘤干细胞是正常成熟干细胞(normal adult stem cell)在癌基因或抑癌基因突变作用下的产物。第3种假说认为，在上皮间充质转化驱动下，肿瘤组织中正常分化细胞逆分化而形成肿瘤干细胞。每种假说都有其优势和局限性，还有待更多的研究加以证实和检验。

17.2.3　肿瘤干细胞与耐药的关系

研究证实肿瘤干细胞在多种类型恶性肿瘤中通过一种或多种不同的调控网络与多种药物的耐药性紧密相关。

17.2.3.1　在细胞层面上阻断与药物的直接相互作用

（1）肿瘤干细胞微环境（cancer stem cell niches）

肿瘤干细胞能够模拟正常干细胞巧妙利用解剖生理上的天然屏障减少与不利因素暴露接触的机会。不同于正常干细胞的是，肿瘤干细胞能够最大化利用肿瘤微环境中的特殊介质形成肿瘤干细胞微环境，微环境通过细胞外基质蛋白与细胞和细胞与细胞间的相互作用维系肿瘤干细胞赖以生存的独特空间，阻止肿瘤干细胞与药物的直接接触，从而避开药物的直接杀伤作用。

目前，研究比较成熟且被学术界广为接受的两种肿瘤干细胞微环境理论分别是低氧微环境和血管旁微环境。低氧是肿瘤中常见的现象，影响肿瘤细胞的生长增殖、分化、血管形成、侵袭转移、代谢及药物耐药性等过程。肿瘤干细胞通过低氧诱导因子(HIF)降低局部氧供，进而降低活性氧化物的产生，形成低氧微环境，从而起到了保护性作用。相对于低氧，脉管系统是肿瘤细胞进行物质交换、募集基质细胞等过程的重要渠道。肿瘤干细胞正是利用了脉管系统这种强大的支撑作用而在其周边形成了独特的血管旁微环境。研究提示，在脑胶质瘤和鳞状细胞癌中，肿瘤干细胞常定植在血管内皮周围并且与血管内皮细胞紧密联系，而抑制血管内皮生长因子受体2(VEGFR2)治疗能够有效清除肿瘤干细胞，抑制肿瘤生长。然而临床上观察到抗血管生成治疗效

果并不如预期来的好，其中很重要的原因之一是抗血管生成虽然有效减少了肿瘤血供，但同时也给肿瘤细胞提供了一个相对乏氧的微环境，两者相互拮抗，从而削弱了抗肿瘤疗效。上述两种微环境在理论上似乎是相互矛盾的，而实际上不同组织来源的肿瘤对于不同的微环境具有一定的选择倾向性，它们相互协同分别提供了肿瘤干细胞所需的独特成分，起到保护肿瘤干细胞的作用。

（2）肿瘤干细胞基质成分

除了形成肿瘤干细胞微环境外，微环境中的诸多成分，如细胞外基质、肿瘤相关的成纤维细胞、免疫细胞及炎症因子等通过表面受体激活肿瘤干细胞的其他防御机制，从而诱发抵抗性信号网络，在保护肿瘤干细胞中发挥重要的作用。例如，在结直肠癌和乳腺癌中，肌成纤维细胞通过分泌肝细胞生长因子和骨膜素激活Wnt信号通路维持肿瘤干细胞的特性，诱导多种肿瘤细胞对抗肿瘤药物产生耐药性，尤其是对RAF抑制剂的耐药性。此外，白细胞介素-6、成纤维细胞生长因子、神经调节素1、CD44以及多种细胞因子均在肿瘤干细胞抗肿瘤治疗耐药中发挥重要作用。

17.2.3.2　在分子层面上阻断与药物的相互作用

一旦药物突破细胞层面的防御而进入肿瘤干细胞胞质后，即可触发肿瘤干细胞启动第二道防御体系——促进药物外排。ATP结合盒转运蛋白家族(ATP-binding cassette transporters family，ABCT)在药物排出细胞中发挥重要的作用。在目前已知的49个家族成员中，有3种受到广泛的研究并被证实与耐药性相关，分别是多重耐药蛋白1(multidrug resistance protein 1，MDR1、ABCB1)、多重耐药相关蛋白1(multidrug resistance-associated protein 1，MRP1、ABCC1)和乳腺癌耐药蛋白(breast cancer resistance protein，BCRP、ABCG2)。它们在紫杉醇、拓扑异构酶抑制剂、抗代谢药物等多种抗肿瘤药物细胞外排中发挥功能，并且在一些特定的癌症中起着疗效预测指标的作用。因此，研发针对ABCT的抗肿瘤靶向治疗成为当前克服肿瘤干细胞耐药的一个热点。

17.2.3.3　阻断药物发挥作用的条件

（1）细胞内药物的灭活

如果药物打破肿瘤干细胞的第二道防线，那么肿瘤干细胞又是如何应对的？研究表明，有些抗肿瘤药物是以前体的形式被吸收，这些药物被吸收后处于低活性状态，均需要借助于细胞质中的特定酶代谢而活

化,从而发挥最大化作用。而肿瘤干细胞中高表达药物灭活酶或降低药物活化酶表达量是其对抗药物刺激的一种高效防御机制。如硫醇谷胱甘肽与铂类药物灭活、胸苷磷酸化酶与卡培他滨活化、DNA甲基转移酶（DNMT）与卡培他滨灭活、尿苷二磷酸葡萄糖醛酸基转移酶1（UDP glucuronos-yltransferase 1, UGT1）与拓扑异构酶Ⅰ抑制剂伊立替康耐药性、乙醛脱氢酶（ALDH）与环磷酰胺耐药性等。而如果抗肿瘤药物的酶灭活机制被打破后,肿瘤干细胞将启动细胞自噬,从而保护重要的细胞器并阻止药物进入细胞核破坏基因组DNA稳定性,表现为对治疗的耐药性。相关研究报道应用氯喹或者羟基氯喹等自噬抑制剂能够增强肿瘤细胞对于抗肿瘤药物的敏感性,而相应的分子机制仍有待进一步研究。

（2）进入静止或休眠状态

如果抗肿瘤药物进入细胞质甚至细胞核后,肿瘤干细胞将会改变自身的状态,进入静止或休眠状态,有效对抗药物的作用。众所周知,抗肿瘤药物发挥效应很大程度上取决于细胞的分裂状态,如对快速分裂的肿瘤细胞杀伤效应强。而一般情况下,肿瘤干细胞处于细胞周期的静止期,从而能够有效避开不利因素的影响。一项新近研究发现,在胶质瘤转基因小鼠模型中,肿瘤干细胞处于相对静止期,从而逃避烷化剂替莫唑胺的杀伤,最终导致治疗失败,疾病复发。另一项研究表明,在恶性黑色素瘤的小鼠实验中,H3K4去甲基化酶JAR-ID1B仅在一小部分分裂缓慢的细胞中表达,抑制该酶表达后细胞便处于静止状态,最终导致肿瘤转移。

17.2.4　修复抗肿瘤药物导致的损伤

正常细胞中存在着复杂的DNA损伤应答及损伤修复机制,两者相辅相成而持续监测和修复受损DNA,维持基因组DNA稳定性,使细胞免于死亡。肿瘤细胞尤其是肿瘤干细胞同样能够利用这个复杂精细的调控系统,从而修复抗肿瘤药物造成的损伤,呈现出细胞耐药性的表型。大量的实验室证据支持肿瘤干细胞的这一特性,研究发现相较于非肿瘤干细胞,DNA损伤检测点和损伤修复蛋白（如ATM、Chk1/2、p53、BRCA和XRCC5）在肿瘤干细胞中呈现高表达状态,使肿瘤干细胞有效地逃避放疗及化疗所造成的DNA损伤,表现为对治疗的抵抗性。目前特异性针对这些蛋白质的小分子抑制剂层出不穷,有证据表明抑制ATM和Chk1能够增强胰腺癌

和乳腺癌中的肿瘤干细胞对吉西他滨和放疗的敏感性。针对这些调控蛋白的靶向治疗策略正逐渐成为目前探索肿瘤干细胞耐药性的研究热点。

17.2.5　激活促生长信号通路及抗凋亡信号通路

（1）激活促生长信号通路

如果DNA损伤得不到及时修复,肿瘤细胞将采取两方面的策略。一方面,肿瘤干细胞将启动重要的促生长信号通路,从而在凋亡和自我更新、多向分化等重要的生物学事件之间维系一种利好平衡状态,发挥对抗肿瘤药物等外来刺激的防御功效。研究提示抑制Notch、Hedgehog、Wnt、EGFR（表皮生长因子受体）、BMP（骨生成蛋白,bone morphogenetic protein）、IGF（胰岛素样生长因子）、ERK（细胞外信号调节激酶）、PI3K/Akt、JAK/STAT等信号通路是多种类型肿瘤干细胞得以生存的重要途径。值得注意的是,这些信号通路往往交互作用,形成错综复杂的调控网络,共同发挥作用,这更进一步加大了研究的难度和复杂程度。

（2）促进抗凋亡信号通路抑制凋亡信号通路

另一方面,肿瘤干细胞将同时启动BCL-2蛋白家族、凋亡抑制因子（IAP）和Caspase 8抑制因子FLIP等抗凋亡分子,而抑制促凋亡分子如Bim,进一步发挥其防御功能,表现为对多种治疗的抵抗性。

17.2.6　促进再生

从前述的肿瘤干细胞的来源假说中,可知上皮间充质转化（EMT）及癌基因和抑癌基因突变能够促进肿瘤干细胞的再生。在应激状态下,肿瘤干细胞将重启这些生物学事件,而不断补充肿瘤干细胞库,进而在源头上通过上述多种途径发挥防御功能,如图17-3所示。

17.2.7　小结

消灭肿瘤干细胞已然成了彻底根除肿瘤的一种可能,正受到科研人员和临床工作者的密切关注。正因为放疗和化疗之间具有诸多共同的发挥效应机制,同时化疗与分子靶向治疗之间也存在着许多相似之处,赋予了肿瘤干细胞研究的巨大潜能。与此同时,值得重视的是肿瘤干细胞与正常细胞和正常干细胞之间也具有一些共性,加上肿瘤干细胞自身具有多重复杂的防御体系,给研究带来了极大的挑战。此外,

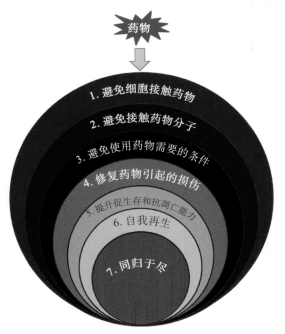

图 17-3 肿瘤干细胞抵抗药物等外源性刺激的防御体系

不同个体来源或不同组织学类型来源的肿瘤干细胞本身也具有很强的异质性,大大增加了研究的难度。但随着现代分子生物学技术的突飞猛进,相信在未来有望开展针对肿瘤干细胞的综合性个体化治疗,从而在根源上攻克肿瘤耐药、复发转移的重大难题。

17.3 肿瘤克隆进化与耐药

"肿瘤克隆进化"是肿瘤研究领域一种非常经典的理论,最早于 1976 年由 Peter Nowell 提出,文章首次描述肿瘤是一个通过体细胞突变、亚克隆选择,从而逐步进化的过程。该理论认为,这个过程类似于达尔文演化的过程,经历了多样化和受到自然选择,最终突变累积和优势克隆选择将驱动肿瘤生长,使其具有更高的异质性和恶性程度。现代癌生物学和基因组学已经证实,许多肿瘤都存在克隆的扩增和基因的异质性,呈现出高度多样性和复杂性。

随着高通量测序技术和突变检测工具的不断发展,我们能够洞察肿瘤发生、发展及其异质性形成的分子机制,并刻画出肿瘤克隆进化的动态。近些年来,在黑色素瘤、乳腺癌、胰腺癌、急性或慢性淋巴细胞白血病等肿瘤中都建立了肿瘤进化树,明确了肿瘤进化过程中关键性的主干及分支突变。

17.3.1 肿瘤的基因组不稳定性与突变

肿瘤的基因组不稳定性是指肿瘤经常随机地产生一些突变,这也被归入肿瘤有别于正常细胞的十大特征之一。各种形式的突变(广泛定义为可导致细胞间任何可遗传的变异)都对肿瘤进展有影响,肿瘤克隆通过优势驱动突变、中性突变和有害突变等的相互作用而发生演化。

驱动突变使得肿瘤细胞获得选择性生长优势,在多种肿瘤中比常见的背景突变发生频率更高,这些突变与克隆扩增相关,另外也与突变类型有关(错义、无义、移码、剪切点、磷酸化位点和双缺失),尤其是突变基因是已知的致癌基因。而中性突变被认为是那些没有选择优势的突变,与突变类型、突变亚群大小也有关系。研究表明,许多克隆可以长时间共存,提示这些克隆中发生的属于中性突变。因此,判断肿瘤突变的类型会对预测克隆扩增并采取可能的措施提供巨大的帮助。虽然现在的测序技术使得获取大量肿瘤基因的突变信息不再困难,但在肿瘤进化过程中,这些突变发生的顺序、速度、频率、相互关系等问题仍有待解决。

17.3.2 肿瘤异质性与克隆进化

肿瘤具有高度异质性,肿瘤内部多样性或者肿瘤内异质性的产生是肿瘤克隆进化的直接结果,亦即异质性起源的单克隆假说:在肿瘤演化过程中,由于基因突变和(或)表观遗传学水平的变化,起始的单一克隆最终发展成为多个具有类似适应度的不同亚克隆。

除了空间异质性,肿瘤在发生、发展的过程中经历了一系列动态变化,因此也存在时间异质性。图 17-4A 显示了一个肺癌患者的基因突变情况,最开始是与吸烟相关的抑癌基因 *TP53* 发生了失活突变,导致一个主要克隆的产生,后面又出现了 *EGFR* 基因和 *PTEN* 基因的突变,产生了不同的亚克隆群;随着肿瘤演化,在 *EGFR* 基因突变的克隆中又出现了 *PIK3CA*(p. E545K)突变,因此最后患者出现症状时,实际肿瘤应该包含很多不同的克隆群。图 17-4B 是一个脑胶质瘤患者在替莫唑胺治疗下基因突变的变化情况,在替莫唑胺的药物选择压力下,分别产生了 *CDKN2A* 和 *mTOR* 基因突变,产生了两类耐药的癌细胞亚克隆。

肿瘤异质性解释了肿瘤的很多特性,如突变并

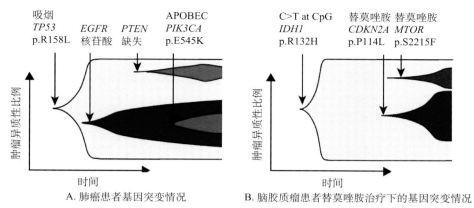

A. 肺癌患者基因突变情况　　　B. 脑胶质瘤患者替莫唑胺治疗下的基因突变情况

图 17-4　肿瘤突变的时间异质性

不是均一地发生在所有肿瘤细胞中；肿瘤中有不同形态结构的细胞共存；尤其重要的是，肿瘤对治疗的不同反应及对治疗抵抗的发生。因而，研究肿瘤异质性有助于深刻认识肿瘤发生的机制、进展规律，解释肿瘤治疗过程中出现不同反应性的原因。

17.3.3　微环境对克隆进化的影响

肿瘤在各个阶段的生长会受到有限的资源、环境结构及其他条件的限制。事实上，大多数的肿瘤细胞最终死亡，而不能分化并存留下来。因此，肿瘤的自然选择和生物界的物竞天择一样，也必然经历空间和资源的竞争。

肿瘤的组织微环境十分复杂，有许多因素均能影响肿瘤的克隆演化。① 系统因素：激素水平，生长因子等各种细胞因子，如转化生长因子 β 因子（TGF-β），免疫和（或）炎症反应。② 局部因素：氧浓度、代谢、营养物质、细胞-细胞、细胞-细胞外基质相互关系。③ 结构限制：物理空间、基底膜等。

值得一提的是，在接受治疗（如化疗、放疗）后的肿瘤中，绝大多数肿瘤细胞死亡，微环境急剧变化，但是变化后的新环境又导致了新的选择性压力和资源重新分布。因此，一些在治疗后存活下来的肿瘤细胞得到机会进行扩增。并且，肿瘤治疗多是基因毒性的，这些能够抵抗治疗的细胞可能会进一步产生基因突变，导致细胞获得更加恶性的潜能。

17.3.4　克隆进化的自然选择

在肿瘤发生、发展的过程中，肿瘤克隆的演化和自然选择可以被称为自然克隆演化（natural clonal evolution）。自然克隆演化源于肿瘤内部的机制，是由前面所述的驱动突变、基因组不稳定性和微环境因素所共同推动的。

肿瘤空间异质性也是自然克隆演化的结果，其中一些细胞群可以获得选择优势并导致肿瘤进展，这种优势可以增快细胞亚群的生长速度，可以增强其侵袭迁移的能力，也可以帮助其逃避抗肿瘤治疗和免疫系统的攻击。

许多克隆可以长期共存，且相互之间存在着复杂的关系，既可以是竞争关系，也可以是掠夺、寄生、互利共生和共栖关系。其中，研究最为广泛的是克隆间的相互竞争关系。鉴于肿瘤细胞数量庞大和高突变频率，克隆间的竞争非常普遍。连续测序可以证实这种情况：在肿瘤发展早期主导克隆出现以前，克隆之间平行扩增，而在此之后则很少出现大规模的克隆扩增。这种相互竞争关系的具体机制仍有待阐明。另外，目前也不清楚那些缺乏选择优势的克隆究竟是如何被主导克隆所淘汰的。

17.3.5　克隆进化的人为选择与耐药

肿瘤治疗常常会导致肿瘤耐药，这是肿瘤治疗中亟待解决的问题。与内在因素导致的自然克隆演化不同，化疗在肿瘤治疗的演化中起着重要的驱动作用。一方面，化疗会直接造成基因突变和新的克隆形成；另一方面，化疗会清除主导克隆，从而为残留的次要克隆提供生长空间。因此相对于自然克隆演化，化疗导致的克隆进化是一种相对人为的选择。

目前，已有一些研究分析了肿瘤化疗后的克隆演化。在血液系统恶性肿瘤，化疗前后的克隆演化在急性髓性白血病、多发性骨髓瘤、弥漫性 B 细胞淋巴瘤等均有报道。在神经胶质瘤、非小细胞肺癌、结肠癌等中也有相关的研究。在乳腺癌中,有研究检测了新辅助化疗前后乳腺癌 *TP53* 和 *PIK3CA* 基因的体细胞突变,发现化疗后两种基因突变的频率下降,提示其可能作为阳性的预测指标。

肿瘤治疗前存在的细胞分裂数目相较于治疗后更重要。进化生物学中有一个较早的经典实验,检测了菌群暴露于选择性压力(一种噬菌体的存在)是否导致新的突变,或者这种压力只是选择了预先存在的突变,结果证明是后一种情况。前已述及,通过肿瘤化疗药物可以改变肿瘤微环境,从而造成人为的选择,进而改变肿瘤克隆的动态变化,但克隆演化的原则仍然适用。

17.3.6 应对措施

基于肿瘤克隆进化,有几种可能的方法来应对肿瘤治疗过程中的耐药问题。

毫无疑问,肿瘤精准治疗是现在极为热门的领域,也是应对该问题的解决方案之一。利用现有的测序技术,多点检测患者的肿瘤来确定主导的驱动突变,从而使得实现个体化的靶向治疗成为可能。此外,为了可以预测治疗效果,研究克隆进化的速率非常必要,因为只有消除肿瘤细胞的速度远高于克隆演化的速度才能消灭肿瘤。

还有其他方法,如化疗有效性的基因评估方案,可以帮助决定残余肿瘤的克隆变化、个体化化疗方案、预测疾病预后。可以预见在不远的将来,针对肿瘤及其残余的基因评估会替代传统的形态学指标。

已有的治疗方案如何应用也会影响肿瘤演化动态。研究表明,有规律地给予几种选择压力与持续性的治疗压力会带来不同的克隆竞争结果。传统的化疗采取不同的疗程进行治疗,而进化生物学的观点提示低剂量、持续性的化疗可能有更好的疗效,临床上也已开始应用节拍化疗。

如何调控肿瘤克隆进化是肿瘤治疗研究中一个新的方向,未来可能可以通过基因编辑人为地确定主导克隆,来替代其他所有克隆,进行针对性的靶向治疗。为此,需要深入研究克隆间的相互竞争机制,并最终达到抑制肿瘤的目的。

17.3.7 小结

深入理解肿瘤的克隆进化,对于研究肿瘤的发生与发展机制、指导肿瘤的治疗,乃至最终实现调控肿瘤克隆进化并应用于肿瘤的预防均具有很大意义。目前而言,如何将这一领域的知识应用于克服肿瘤耐药,仍是亟待解决的问题。

17.4 肿瘤化疗与耐药

自 20 世纪 40 年代化疗药物开始用于临床以来,该疗法一直保持着迅猛发展的势头,在恶性肿瘤的综合治疗中占据着重要地位。化疗药物主要通过细胞毒性作用使肿瘤细胞死亡,主要步骤包括药物在细胞内的转运、有效成分的激活、特定位点发挥作用和细胞发生不可逆的损伤进而诱发凋亡。若上述步骤发生改变,化疗药物就不能有效地杀死癌细胞,肿瘤发生耐药现象。

17.4.1 化疗药物转运

化疗药物能够顺利转运进特定部位是化疗药物发挥作用的前提条件。人体生理屏障如血脑屏障会阻挡药物进入相应部位;肿瘤微环境的改变也会导致药物受酸碱度的影响而降低进入细胞的效率。多种化疗药物的外排主要依靠细胞膜上的"外排泵"实现,最著名的如 ATP 依赖性的跨膜蛋白 P-gp。P-gp在多种肿瘤如肝癌、结肠癌和乳腺癌中高表达,其高表达与 MDR 相关。P-gp 由 *MDR1* 基因编码,研究表明 *MDR1* 启动子区域的甲基化会调节 MDR1 的表达;相关通路的激活如转录因子 NF-κB 的激活也会引起 P-gp 的表达增多。除 P-gp 之外,MRP、BCRP和肺癌耐药蛋白(lung resistance protein,LRP)等也是导致药物转运障碍的重要原因。

17.4.2 药物激活与代谢

许多化疗药物需要在细胞内经过代谢成活性产物后才能结合到作用位点上,药物若未被激活则无法发挥作用。药物也可在细胞内相应的酶的处理下失活并被排出细胞外,这类酶的高表达会使药效下降。例如抗代谢药 5-FU 在体内经过胸苷磷酸化酶(thymidine phosphorylase,TP)代谢成活性形式,现已证实 TP 活性增强可以上调结肠癌对 5-FU 的敏感性。另外,5-FU 经肝内的双氢嘧啶脱氢酶(dihydropyrimidine dehydrogenase,DPD)代谢则活性降低,若肿瘤细胞内 DPD 高表达,则 5-FU 药效下降。参与细胞代谢的酶如谷胱甘肽 S-转移酶(glutathione S-transferase,GST)可以通过增加药物排泄而降低多个药物疗效。研究表明,GST 的增强会导致顺铂在食管癌中的疗效降低。其他药物激活与代谢相关的酶包括拓扑异构酶Ⅱ、蛋白激酶C (protein kinase C, PKC)等。

17.4.3 药物靶点的转变

化疗药物由于药物的靶点结构或者表达量的变化可导致药物作用下降,最常见的如胸苷酸合酶抑制剂5-FU和培美曲塞。这类药物的作用靶点为胸苷酸合酶等叶酸合成所必需的酶,从而抑制肿瘤细胞的生长。药物对胸苷酸合酶的抑制可诱导负反馈调节,抑制胸苷酸合酶mRNA水平,导致该药物靶点的表达量降低,影响药物的疗效。

17.4.4 DNA损伤修复

由于大多数化疗药都通过直接或间接的方式损伤细胞DNA来发挥其细胞毒作用,DNA损伤后导致细胞周期停滞,在此期间细胞进行DNA修复。DNA修复主要方式包括同源重组(HR)、非同源末端连接(NHEJ)、核苷切除修复(NER)和错配修复(MMR)等。

HR采用同源染色体的遗传物质交换,同源染色体作为修复的模板以保证修复的精确性;NHEJ通过连接断裂的末端来实现修复,因而可能导致突变和缺失。HR修复依赖BRCA1、p53、RAD51和RAD52等蛋白结合至DNA断裂位点,从而启动新的DNA链的合成。*BRCA*基因突变的卵巢癌或乳腺癌细胞中HR功能丧失,依靠多聚二磷酸腺苷糖聚合酶1(PARP1)代偿修复功能,PARP1抑制剂联合化疗药对于此类肿瘤可以逆转化疗耐药。此外,研究发现NHEJ通路的活性增加会导致人类慢性B细胞白血病产生化疗耐药。

NER是通过去除损伤的DNA以互补链作为模板合成新的DNA链的修复方式。铂类药物导致的DNA交联可以通过此机制被修复,因此抑制NER可以增加肿瘤细胞对铂类药物的敏感性。已有研究表明,抑制NER通路上的相关蛋白如修复交叉互补蛋白1可以使得卵巢癌细胞对顺铂诱导的凋亡更加敏感。

MMR用来识别和切除复制错误的DNA,而MMR相关基因如*MLH1*和*MSH2*的突变会导致基因组稳定性下降从而诱发肿瘤的发生,并且与化疗耐药密切相关。甲基化MLH1被发现与铂类药物耐药的产生有关;在MMR缺失的肿瘤细胞中联合运用MSH2抑制剂和甲氨蝶呤可产生协同杀伤肿瘤细胞的效应。

NER用来修复没有DNA螺旋扭曲的单个碱基错误,研究发现,DNA聚合酶如脱嘌呤嘧啶内切核酸酶的表达与化疗耐药有关。

17.4.5 药物作用下游机制

化疗药物作用于肿瘤细胞造成其死亡的同时,细胞对抗药物毒性的反应也被激活,从而减少外源刺激对细胞造成的伤害,其中最经典的是细胞凋亡相关通路的改变。Bcl-2蛋白家族失调、*TP53*基因的突变都会引起细胞凋亡功能的改变,继而引发化疗耐药。

Bcl-2家族包括促凋亡蛋白Bax、Bak、Bad和Bid等,也包括抗凋亡蛋白Bcl-2和Bcl-XL等。抗凋亡蛋白的高表达会引起肿瘤细胞产生MDR,该现象已在卵巢癌、胰腺癌等癌症中被证实。目前,Bcl-2抑制剂正在积极研究中且进展较快,首个Bcl-2抑制剂Venclexta已于2016年获FDA批准进入临床,用于单药治疗既往接受过治疗的携带p17删除的慢性淋巴细胞白血病(chronic lymphocytic leukemia, CLL)患者。

17.4.6 药物引发的适应性反应

某些化疗药物在治疗肿瘤的同时也会产生激活肿瘤细胞的促生存信号途径的效应,如EGFR信号通路、PI3K/PTEN/Akt通路和NF-κB信号通路。为了克服这些药物产生的负效应,临床上往往采用联合用药的方式达到抑制肿瘤的目的。

现已在多种肿瘤中证实EGFR信号通路的激活会引起肿瘤细胞MDR现象。FDA已批准EGFR抑制剂西妥昔单抗(cetuximab)上市用于与化疗药联合治疗*Kras*基因野生型大肠癌。

在肺癌和食管癌细胞中已证实磷脂酰肌醇-3-激酶(PI3K)的激活与化疗耐药有关,抑制下游Akt的表达可恢复肿瘤细胞对紫杉醇的敏感性。另外,EGFR也可激活PI3K通路从而引起EGFR抑制剂的耐药反应。

17.4.7 肿瘤微环境

除了细胞内部各因素影响肿瘤细胞的耐药性外,近年研究发现细胞外部所处的局部微环境也影响药物对肿瘤细胞的作用。肿瘤微环境包括细胞外基质(ECM)和介导免疫与炎症的多种细胞及相关因子等。

(1)整联蛋白

整联蛋白为连接细胞与ECM的一类黏附分子。

新近研究发现整联蛋白的高表达与化疗药物耐药密切相关,进一步研究发现它通过抑制细胞凋亡,激活 PI3K/Akt 通路等促细胞增殖通路等方式造成化疗耐药。

（2）细胞因子

细胞因子是通过肿瘤细胞自分泌、免疫细胞旁分泌和腺体内分泌而产生的一大类小分子蛋白,具有调节细胞生长和免疫应答的功能,包括白介素、干扰素、肿瘤坏死因子、趋化因子和生长因子等。研究发现细胞因子通过激活细胞生长通路从而造成细胞耐药,例如在伯基特淋巴瘤中发现当用多柔吡星治疗时,胸腺释放白介素-6(IL-6),IL-6 使得部分淋巴瘤细胞在化疗中得以存活,从而造成病情复发。

17.4.8 小结

几乎所有化疗药物在使用一段时间后都会产生肿瘤细胞耐药现象。目前,关于肿瘤化疗药耐药机制的研究已如上述,但新的观点也在不断涌现,这些都为克服化疗耐药奠定了坚实的基础,依据各耐药靶点而研发的各类抑制剂为化疗耐药后的治疗提供了多种选择余地。

17.5 肿瘤靶向治疗耐药

药物靶向治疗特异的基因是个体化肿瘤治疗的重要组成部分。通过针对特异性基因治疗肿瘤的历史可以追溯到 1998 年曲妥珠单抗被批准治疗 HER-2 基因扩增的乳腺癌。随着肿瘤基因组学的快速发展,肿瘤内部基因变异信息的不断深入挖掘,越来越多靶向特异基因的药物被开发出来,并在多种肿瘤中取得成功。例如,2004 年发现 EGFR 基因突变的非小细胞肺癌患者对酪氨酸激酶抑制剂吉非

替尼和厄洛替尼治疗响应率更高,此外维罗非尼对 BRAF 基因突变的黑色素瘤也有较好的治疗效果。尽管靶向药物在特定的肿瘤患者中有着显著的疗效,但是其中部分患者出现了耐药现象,一般在靶向治疗一年内出现肿瘤进展。治疗过程中出现的肿瘤耐药是个体化肿瘤靶向治疗中面临的重要难题。因此,揭示耐药患者体内肿瘤耐药的分子机制是克服分子靶向药物耐药的有效解决手段。目前克服肿瘤耐药的手段包括使用比一线药物具有更强亲和力或者与靶点不同的药物,或者二线与三线药物联合使用。传统靶向治疗往往聚焦于抑制突变的原癌基因的活性,如酪氨酸激酶受体、胞内蛋白激酶以及下游通路的激活靶点,而肿瘤耐药性的发生也可出现在内分泌治疗、免疫治疗的靶点上。这里所探讨的核心内容是原发耐药和继发耐药、耐药的机制、肿瘤耐药的检测方法及现阶段克服肿瘤耐药的临床治疗手段。由于肿瘤耐药现象在多数肿瘤中都可发生,是肿瘤治疗过程中的共同问题,我们将重点以非小细胞肺癌对于 EGFR 抑制剂的耐药、乳腺癌和前列腺癌内分泌耐药以及恶性黑色素瘤细胞周期调控点耐药等的新发现为例,揭示肿瘤靶向药物治疗中的分子机制,为寻找克服耐药的治疗策略提供启示和思路。

17.5.1 肿瘤靶向治疗耐药的分类

根据肿瘤靶向治疗耐药发生的机制总体上可分为原发性或先天性耐药和继发性或获得性耐药(表 17-1)。尽管临床上对于原发性耐药的定义并未完全确立,多数学者认为靶向药物治疗 2～4 个月内临床评估为疾病进展或稳定可以认为是先天性耐药。原发性耐药究其原因是因为患者体内在治疗前就存在有导致对特异性药物抵抗的胚系突变或体细胞突

表 17-1　靶向治疗的耐药机制

	机　制	举　例
原发性/先天性耐药	1) 药物靶点的下游通路发生了体细胞基因变异	结直肠癌/非小细胞肺癌对 EGFR 靶向药物(西妥昔单抗/EGFR 酪氨酸激酶抑制剂)发生原发性耐药的机制是 EGFR 下游的 Kras 基因突变
	2) 靶向药物无法与翻译后的蛋白质异构体结合阻止其激活,进而抑制其下游通路的激活	非小细胞肺癌 EGFR 的 20 号外显子插入型突变造成第一代 EGFR 酪氨酸激酶抑制剂无法抑制其激活
继发性/获得性耐药	ATP 结合口袋的二次突变造成的药物治疗失败	EGFR 的 20 号外显子 T790M 突变
	下游信号通路通过旁路激活	MET/HER-2 基因拷贝数变异
	组织学改变——向小细胞癌转化	非小细胞肺癌/抵抗性前列腺癌
	组织学改变——上皮组织向间叶组织转化	非小细胞肺癌/抵抗性前列腺癌
再发性/获得性耐药	其他获得性突变使得肿瘤对于第三代靶向药物耐药	EGFR 蛋白 C797S 型突变造成对奥希替尼的耐药

变。先天性的基因变异最常见的发生形式,其一是发生在靶向药物的靶点下游通路上的体细胞变异造成信号通路旁路的激活(如 Kras 基因突变阳性的结直肠癌对西妥昔单抗不敏感);其二是转录翻译后的蛋白存在异构体时,靶向药物无法结合并抑制其激活及活性(如 EGFR 的 20 号外显子插入型突变的非小细胞肺癌对第一代 EGFR 酪氨酸激酶抑制剂不敏感)。

继发性或获得性耐药出现在正在进行或接受过靶向治疗的肿瘤患者身上。目前对于 EGFR 突变阳性的非小细胞肺癌患者发生获得性耐药的定义是,靶向治疗大于 6 个月评估疾病缓解或稳定,继续接受靶向治疗过程中发生疾病进展的情况。肿瘤获得性耐药的发生主要是由于肿瘤生物学特性发生了变化,也可因为不恰当的药物暴露,即所谓的药物抵抗,其发生的主要原因是药物代谢动力学(如血脑屏障)、药物间的相互作用以及患者对医嘱的低依从性。

最后,随着针对获得性突变靶点的新药的研发上市,今后可能会对这些药物出现"再发性"耐药。

17.5.2　肿瘤发生获得性耐药的机制

肿瘤靶向治疗时获得性耐药发生的机制主要有 4 种(表 17-1):① 激酶活性中心的结构域或配体结合的结构域发生获得性突变。② "旁路"信号通路的激活。③ 小细胞癌转化。④ 上皮组织向间叶组织化生。以下将从肺癌的角度出发阐述靶向治疗

获得性耐药发生的机制。

(1) 酪氨酸激酶结构域发生获得性突变

第一代 EGFR 酪氨酸激酶抑制剂是 ATP 与酪氨酸激酶竞争性结合的不可逆性抑制剂,而第二代靶向药物为可逆性抑制剂。接受酪氨酸激酶抑制剂治疗的非小细胞肺癌的患者出现继发性耐药的比例高达 60%,其中最常见的为 EGFR 的 20 号外显子出现 T790M"看门突变"。790 位氨基酸残基位于 ATP 结合口袋的疏水结构入口的关键位置,该位点的突变使得 ATP 结合口袋发生构象改变,苏氨酸突变成甲硫氨酸从空间上阻碍了 EGFR 蛋白与酪氨酸激酶抑制剂的结合。关于这类获得性突变的发生有两种假说:选择性克隆模型和获得性突变模型。克隆选择进化的理论依据是由于肿瘤内部异质性,在治疗前耐药性克隆就存在,在靶向治疗后非耐药性克隆被药物杀灭,耐药性细胞克隆被保留并开始增殖。而获得性突变理论认为药物诱导产生了基因组学和表观遗传学变异。目前,有证据显示 EGFR T790M 突变既可能从治疗前的细胞产生,也可由治疗后药物诱导出现。

(2) "旁路"通路的激活

通过"旁路"信号通路的激活代偿了被抑制的初始肿瘤"驱动"通路,从而使肿瘤细胞继续增殖。MET、c-erbB-2、EGFR 基因的扩增,BRAF 和 PIK3CA 基因的突变都可以导致非 EGFR 依赖通路的激活(图 17-5)。

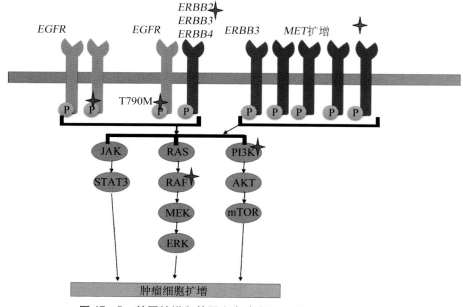

图 17-5　基因扩增和基因突变造成"旁路"信号通路的激活

（3）组织学变化——向小细胞癌转化

经过酪氨酸激酶抑制剂治疗后发生小细胞神经内分泌肺癌（以下简称小细胞肺癌）转化为非小细胞肺癌的发生率可以高达 5%，这类肿瘤除了对 EGFR 抑制剂耐药之外，还有部分病例报道对 ALK 酪氨酸激酶抑制剂产生耐药。关于小细胞肺癌转化的理论有两种，其一是小细胞肺癌细胞一开始就存在于肿瘤组织。目前主流的观点认为小细胞肺癌转化起源于原先对酪氨酸激酶抑制剂敏感的祖细胞。经病理形态学和免疫组化染色对 EGFR 抑制剂耐药的患者活检组织进行分析，证实小细胞肺癌和原发肺腺癌成分中有相同的 EGFR 突变。此外，在两项关于小细胞肺癌的基因组学研究中，既往有重度吸烟史的患者中共发现 7 例患者具有 EGFR 突变，其中 3 人最后从病理学上证实同时有神经内分泌细胞和腺癌细胞存在。在对原发小细胞肺癌进行基因组学分析后，发现其具有 TP53 和 RB1 基因的高频突变，但缺乏常见的肺腺癌驱动基因 EGFR 和 Kras 突变，提示小细胞肺癌和非小细胞肺癌之间具有不同的驱动基因。RB1 基因的缺失在发生小细胞肺癌转化的患者中非常普遍，其失活在小细胞肺癌的发生发展中起着重要作用。除 RB1 基因失活之外，其他因素如 Notch 通路的失活、MYCN 基因的扩增、表观遗传学修饰和基因表达谱的改变在小细胞肺癌转化中也发挥着重要作用。

关于在酪氨酸激酶抑制剂治疗中，肺腺癌和转化的小细胞肺癌具有相同细胞起源的理论仍需要继续研究探讨。近期也有部分研究提示 Ⅱ 型肺泡细胞同时具有向肺腺癌和小细胞肺癌转化的能力。尽管转化的小细胞肺癌也具有原始的 EGFR 突变，这部分患者对于 EGFR 酪氨酸激酶抑制剂的响应不尽相同，临床实践中需要应用特殊的治疗方案。

（4）组织学变化——上皮间充质转化

EMT 对于胚胎组织发育、调节细胞分化、创伤修复、组织再生和纤维化具有重要意义。EMT 过程涉及生物分子和细胞功能复杂的程序化调节，转化的上皮细胞获得了更强的细胞移动性、细胞侵袭性、细胞凋亡抗性等间质细胞的特性，同时丧失了细胞间黏附性和细胞极性等上皮细胞的特征。EMT 的过程涉及多种转录因子参与包括 Zeb、Snail、Slug、Twist 家族及 TGF-β 信号通路和 AXL 活化。肿瘤细胞的 EMT 可以导致肿瘤内部异质性，并会影响肿瘤耐药性、肿瘤侵袭、肿瘤转移以及肿瘤干性。EMT 不仅导致 EGFR 突变的非小细胞肺癌耐药发生，也导致 TP53、Kras 突变型肿瘤发生耐药。在体外细胞实验和小鼠模型中可以看到，TGF-β/SMAD3 诱导的 EMT 可以被控制 2 型糖尿病的药物——PPAR-γ 受体的激动剂和葡萄等植物来源的多酚化合物——白藜芦醇所逆转。少数研究提示，MEK 抑制剂联合 ERBB3 或 FGFR1 抑制剂，可能是发生 EMT 的 Kras 突变阳性非小细胞肺癌的一种有效的治疗方案。

17.5.3　小结

肿瘤靶向治疗中耐药的发生存在着多种机制，为了克服耐药有必要了解肿瘤耐药发生的具体机制。随着新一代测序技术的高速发展，通过针对患者标本或者体液的高效分析，业已部分揭示了肿瘤抵抗靶向药物的途径，为克服肿瘤靶向治疗耐药提供了新的方法和思路。然而，肿瘤发生耐药的靶点和通路多种多样，要克服肿瘤耐药显然还有很长的路要走。

17.6　肿瘤免疫治疗的耐药

免疫系统通常在人体中发挥着免疫监视、免疫防御和免疫调控的作用，但有些肿瘤细胞通过各种方法躲避了免疫系统的监视或防御，在体内迅速复制分裂，引发恶性疾病。

在 20 世纪初，人们就开始尝试激活免疫系统清除肿瘤细胞的"本能"，但因为对免疫系统认知的欠缺和实验技术方法的匮乏，研究进展缓慢。直到 20 世纪 60 年代，人们开始意识到免疫系统的"监视功能"，免疫治疗也进入了飞速发展的新纪元。Allison 等在 1995 年发现细胞毒 T 淋巴细胞相关抗原 4（CTLA-4）在肿瘤免疫中发挥重要作用，为肿瘤的免疫治疗开启了新篇章。其他的免疫检查点陆陆续续被发现，如程序性死亡蛋白 1（PD-1）及其配体（PD-L1）。

迄今，肿瘤免疫治疗的进展大致划分为 3 个阶段（图 17-6）。

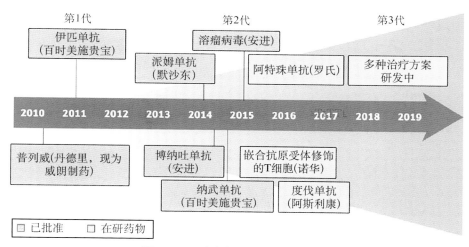

图 17-6　肿瘤免疫治疗进展三阶段

第 1 阶段始于 2010 年肿瘤疫苗 Sipuleucel T 和 2011 年的伊匹单抗(ipilimumab,抗 CTLA-4 单抗)的上市,Ⅲ期随机对照临床试验的结果证明免疫治疗能够延长生存期,宣告肿瘤免疫治疗时代的正式开启。遗憾的是,Sipuleucel-T 未能在商业应用中取得成功,但是伊匹单抗为免疫-肿瘤药物的进一步发展带来了希望。

第 2 阶段中,紧接着伊匹单抗的获批,多种 PD-1-PD-L1 抑制剂,溶瘤病毒 T-vec 和新出现的细胞、基因疗法如 CD19⁺ CAR-T 免疫疗法涌入各项研究和市场。派姆单抗(pembrolizumab)、纳武单抗(niolumab)、博纳吐单抗(blinatumomab)和 T-vec 在 2014~2015 年获批上市,阿特珠单抗(atezolizumab)和度伐单抗(durvalumab)等正在研究中。

第 3 阶段的发展主要以多种治疗手段的联用为中心,该阶段研究的广度和深度为多样化的治疗模式提供了发展机遇,也帮助更多患者从免疫治疗中获益。

尽管免疫治疗近年来发展迅猛,且在患者身上产生的疗效较为持久,但原发性耐药和获得性耐药的存在,使得目前只有极少数的患者能真正从中获益。而且免疫反应在每个人体内都呈动态的持续变化,与患者体内环境、基因及接受的所有治疗措施(如外科手术、化疗、放疗和免疫治疗)等多种因素相关,即使同一个病人体内的不同肿瘤,疗效和耐药性也会有所差异。目前肿瘤免疫治疗的耐药机制尚未明确,主要根据临床特点将耐药性划分为原发性耐药和获得性耐药,根据耐药机制

的来源又可以分为肿瘤内在因素和肿瘤外在因素导致的耐药。

17.6.1　免疫治疗的原发性耐药和获得性耐药

肿瘤免疫治疗的耐药可分为原发性耐药和获得性耐药(图 17-7)。原发性耐药是指肿瘤对免疫治疗始终没有反应,这与肿瘤内在、外在的原因都密切相关;获得性耐药是指肿瘤细胞在免疫治疗的初期有疗效,但治疗一段时间后肿瘤进展。在耐药的情形中,还有一类特殊的适应性免疫耐药,它既可能是原发性耐药,也可能是获得性耐药,这种耐药是指虽然肿瘤能够被免疫系统识别,但它能够通过迅速改变自身与免疫系统相适应,从而逃避免疫系统的攻击。

17.6.2　免疫治疗耐药的肿瘤细胞内在因素

肿瘤细胞中特定基因或通路的表达和抑制,会影响肿瘤微环境中免疫细胞的浸润和功能的发挥。这种机制可能在免疫治疗的初期就存在即原发性耐药,也有可能是后来发生的适应性耐药。近年来,多种肿瘤内部因素被证明会导致免疫治疗的耐药:① MAPK 通路的激活与或 *PTEN* 基因表达的缺失而引起的 PI3K 通路的激活。② Wnt/β-catenin 信号通路的持续表达。③ 干扰素 γ(IFN-γ)相关信号通路的缺失。④ 缺少可被 T 细胞识别的肿瘤抗原(图 17-8)。

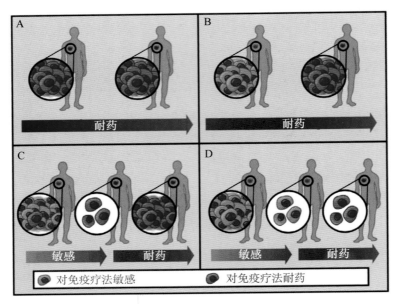

图 17‑7 免疫治疗原发性、适应性、获得性耐药的临床表现

A：患者的肿瘤对于免疫治疗完全没有反应；B：患者的肿瘤对于免疫治疗耐药，有主动抗肿瘤免疫应答，但被免疫检查点或其他获得性耐药机制抑制免疫应答；C：患者在接受治疗初期对于免疫治疗反应佳，但之后病情进展，肿瘤细胞的异质性使得具有耐药性的肿瘤细胞存活与扩增；D：患者在接受治疗初期对于免疫治疗反应佳，但之后病情进展，在免疫治疗过程中肿瘤细胞发生获得性耐药

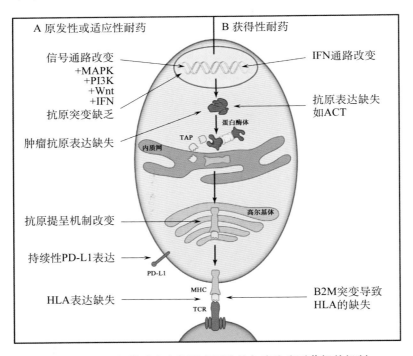

图 17‑8 已知的肿瘤内部因素导致的免疫治疗耐药相关机制

A：导致原发性和适应性耐药的肿瘤内部因素包括缺少抗原突变、肿瘤抗原表达缺失、人类白细胞抗原（HLA）表达缺失、抗原提呈机制改变、信号通路发生变化（MAPK、PI3K、Wnt、IFN）和持续性的 PD‑L1 表达；B：导致获得性耐药的肿瘤内部因素包括靶抗原和 HLA 的缺失，IFN 通路的改变和 T 细胞失能

（1）MAPK 通路激活

致癌通路 MAPK 的激活，导致了 VEGF 和 IL-8(CXCL8) 的产生。在已知的众多分泌蛋白中，这两种蛋白能够抑制 T 细胞的招募和功能的发挥。

（2）PI3K 通路激活

在许多肿瘤患者体内都存在抑癌基因 *PTEN* 的缺失和 PI3K 通路活性上调，这与肿瘤细胞对于免疫检查点抑制剂的耐药有一定的关联。根据癌症基因组图谱（TCGA）中黑色素瘤的数据显示，*PTEN* 的缺失会引起 IFN-γ、颗粒酶 B 相关基因的表达下调，也减少 CD8+ T 细胞的浸润；更重要的是，*PTEN* 的缺失，往往在 T 细胞炎症浸润较少的肿瘤中更为常见。有动物实验表明，*PTEN* 敲除的肿瘤对过继细胞输注（ACT）治疗相对于表达 PTEN 的肿瘤更加不敏感。

（3）Wnt/β-catenin 通路激活

Spranger 等人在 2015 年提出 β-连环蛋白的稳定表达使 Wnt 信号通路持续性地激活，从而导致了 T 细胞从肿瘤中清除。在一项动物模型中，β-连环蛋白表达升高的肿瘤因为趋化因子 CCL4 减少，未能募集 CD103+ DC 细胞的浸润。而且免疫检查点抑制剂在 β-连环蛋白不表达的肿瘤中的疗效要明显优于表达 β-连环蛋白的肿瘤。

（4）PD-L1 高表达

持续表达免疫抑制性表面配体的肿瘤细胞如 PD-L1 也许能够抑制 T 细胞的抗肿瘤作用。无论 *PTEN* 的缺失、*EGFR* 的突变，还是 *MYC* 的过表达都能激活 PD-L1 的持续性表达，但我们并不知道这是否会影响抗 PD-1-PD-L1 信号轴药物的作用，但可以确定的是，PD-L1 的持续性表达会阻碍 T 细胞发挥抗肿瘤作用从而对其他免疫治疗无效。

（5）IFN-γ 缺失

由肿瘤特异性 T 细胞产生的 IFN-γ，能够识别肿瘤细胞或抗原提呈细胞上的相应受体，从而产生有效的抗肿瘤免疫反应：① IFN-γ 能够增强某些在抗原提呈中发挥作用的蛋白表达，如 MHC 分子。② IFN-γ 能够招募其他的免疫细胞。③ IFN-γ 可以直接抑制肿瘤胞的增殖，促进其凋亡。但持续性的 IFN-γ 高表达，会导致肿瘤细胞的免疫编辑，从而带来免疫逃逸的最终结局。在分析一例对于抗 CTLA-4 治疗中没有反应的病人肿瘤标本时，发现该患者的 IFN-γ 通路相关蛋白存在大量的突变与缺失，导致其对免疫检查点抑制剂的耐药。

除了以上基因或通路的变化，肿瘤细胞 DNA 的表观遗传学修饰也会影响抗原加工、提呈和免疫逃逸。

17.6.3 免疫治疗耐药的肿瘤细胞外在因素

肿瘤微环境中除了肿瘤细胞以外，还有许多外在因素导致肿瘤的耐药，例如调节性 T 细胞（Treg）、髓源性抑制细胞（MDSC）、M2 型肿瘤相关巨噬细胞（TAM）和其他的免疫检查点抑制剂，这些都可能抑制抗肿瘤免疫反应。

Treg 是一类表达 FoxP3 的细胞，可以通过分泌抑制性细胞因子或者直接与细胞接触来抑制效应 T 细胞（effector T cell，Teff）。人们在许多肿瘤中发现了 Treg 的浸润，并且肿瘤微环境中 Treg 的减少能够显著增强对抗肿瘤的免疫力。Simpson 等指出当肿瘤中浸润的 Teff 升高，Treg 减少，并且 Teff/Treg 比值升高，意味着肿瘤对于 CTLA-4 抑制剂治疗的敏感性也较高。因此，Teff/Treg 比值可以作为一项疗效预测指标，无论是治疗伊始还是数个疗程之后，都具有参考价值，无法提高该比值的免疫治疗更容易发生耐药。但 Hamid 等提出，Treg 也是免疫细胞的一种，与免疫细胞共存，治疗前 Treg 含量更高的肿瘤对于抗 CTLA-4 治疗的获益更大。

MDSC 在多种病理状态中出现，通常发挥调节免疫应答的作用。人 MDSC 不表达 HLA-DR，既往文献报道它有促进血管生长、肿瘤侵袭与转移的作用。在乳腺癌和结肠癌中已有报道，MDSC 的数量越大，患者的生存期越短，且免疫治疗的疗效越差。

TAM 包括 M1 型和 M2 型，M2 型在肿瘤微环境中通常发挥促进肿瘤生长的作用。M2-TAM 能够分泌抑制性细胞因子如 IL-10 与 TGF-β，从而抑制免疫应答并且促进肿瘤生长与转移。有临床研究显示 TAM 的数目越多，肿瘤预后就越差。有研究者发现在肝癌中 TAM 可以通过作用于 PD-L1 直接抑制 T 细胞效应。

人体的免疫系统处于动态平衡之中，增强抗肿瘤免疫应答的同时也将激活调控免疫应答的抑制性基因和通路，如 CTLA-4 和 Tim-3，同时肿瘤或巨噬细胞也释放免疫抑制性细胞因子如 TGF-β 等来抑制病灶处的免疫反应。此外，一些特殊的趋化因子如 CCL5、CCL7、CXCL8 等，也会通过与其受体相结合，引导 MDSC 和 Treg 细胞到达肿瘤微环境中,抑制肿瘤免疫应答。

17.6.4 获得性耐药的产生原因

肿瘤免疫治疗的特点之一是能在机体内诱发长时间的肿瘤免疫应答,在经历了免疫治疗初期取得疗效的惊喜之后,有可能会面临一部分患者的病情进展,即获得性耐药。免疫检查点抑制剂和 ACT 治疗的耐药原因,绝大多数是 T 细胞的失能、T 细胞的功能表型发生改变、肿瘤抗原表达下调导致 T 细胞无法识别,还有肿瘤细胞新产生的突变导致免疫逃逸。

（1）T 细胞的失能

获得性耐药最常发生在 T 细胞受体编辑过的 ACT 治疗中,初始产生强烈的免疫应答,但在几个月之内肿瘤复发。有学者提出这种现象的产生是因为这些 T 细胞在初始释放大量的细胞毒素之后,随着时间的推移,开始释放大量的 Th2 样的细胞因子,又缺乏细胞毒性作用,失去 T 细胞的特异性抗肿瘤功能,从而肿瘤复发。

（2）T 细胞的功能表型发生改变

Schachter 等报道,即便在持续性地接受 CTLA-4 抑制剂或 PD-1 抑制剂治疗的患者中,仍有1/4～1/3 的晚期黑色素瘤患者在维持疗效一段时间后,病情进展。据报道在一例较晚获得 PD-1 抑制剂耐药性的患者中,发现了 *B2M* 突变导致抗原提呈机制缺陷,在其他免疫检查点抑制剂的耐药研究中也发现基因或表型发生改变导致 MHC 提呈的抗原变化,并产生获得性耐药。一旦抗肿瘤 T 细胞的功能表型发生改变,不再发挥细胞毒性作用,意味着任何调动自身 T 细胞免疫应答的治疗均会失效。

肿瘤抗原表达下调或突变 T 细胞发挥抗肿瘤作用依赖于对肿瘤特异性抗原的识别,部分肿瘤细胞通过降低抗原表达或发生突变,以逃脱 T 细胞的识别与攻击。在急性淋巴细胞白血病患者中,一些患者治疗初期对于靶向 CD19 的 CAR-T 治疗反应良好,但治疗一段时间后出现耐药。研究者发现在这些耐药患者体内肿瘤细胞上 CD19 表位中能够被 CAR 识别的一段序列发生删除突变,从而成功摆脱 T 细胞的追杀。

17.6.5 小结

相对于免疫治疗获得的进步与成功,耐药后复发是目前大部分患者所面临的困境。对于原发性耐

药的肿瘤患者,目前主要采取的措施是试图将其转换成对免疫治疗敏感的肿瘤,或者通过体外扩增肿瘤浸润免疫细胞中的抗原特异性 T 细胞进行过继治疗,或者通过基因工程的方法改造 T 细胞特异性识别肿瘤抗原。对于获得性免疫治疗耐药的肿瘤患者,换药或联合用药是目前最常见的应对措施,如 CTLA-4 抑制剂和 PD-1 抑制剂之间的联合使用。随着免疫治疗耐药机制的逐渐深入,阐明其分子机制、寻找更有效的生物标志物来预测免疫治疗的应答与耐药、指导个性化用药,可望最终将免疫治疗打造成为人类对抗肿瘤战争中的一把利刃。

（胡 欣）

主要参考文献

[1] Akasaka E, Takekoshi S, Horikoshi Y, et al. Protein oxidative damage and heme oxygenase in sunlight-exposed human skin: roles of MAPK responses to oxidative stress [J]. Tokai J Exp Clin Med, 2010,35 (4):152-164.

[2] Balajee AS, Bohr VA. Genomic heterogeneity of nucleo-tide excision repair [J]. Gene, 2000,250(1-2): 15-30.

[3] Bernstein C, Bernstein H, Payne CM, et al. DNA repair/pro-apoptotic dual-role proteins in five major DNA repair pathways: fail-safe protection against carcinogenesis [J]. Mutat Res, 2002,511(2):145-178.

[4] Bignami M, Casorelli I, Karran P. Mismatch repair and response to DNA-damaging antitumour therapies [J]. Eur J Cancer, 2003,39(15):2142-2149.

[5] Boreddy SR, Pramanik KC, Srivastava SK. Pancreatic tumor suppression by benzyl isothiocyanate is associated with inhibition of PI3K/AKT/FOXO pathway [J]. Clin Cancer Res, 2011,17(7):1784-1795.

[6] Buonato JM, Lazzara MJ. ERK1/2 blockade prevents epithelial-mesenchymal transition in lung cancer cells and promotes their sensitivity to EGFR inhibition [J]. Cancer Res, 2014,74(1):309-319.

[7] Camidge DR, Pao W, Sequist LV. Acquired resistance to TKIs in solid tumours: learning from lung cancer [J]. Nat Rev Clin Oncol, 2014,11(8):473-481.

[8] Chanmee T, Ontong P, Konno K, et al. Tumor-associated macrophages as major players in the tumor microenvironment [J]. Cancers, 2014,6(3):1670-1690.

[9] Chaturvedi MM, Sung B, Yadav VR, et al. NF-kappaB addiction and its role in cancer: 'one size does not fit all' [J]. Oncogene, 2011,30(14):1615 – 1630.

[10] Chaudhary B, Elkord E. Regulatory T cells in the tumor microenvironment and cancer progression: role and therapeutic targeting [J]. Vaccines, 2016, 4 (3):28.

[11] Choi CH. ABC transporters as multidrug resistance mechanisms and the development of chemosensitizers for their reversal [J]. Cancer Cell Int, 2005,5:30.

[12] Damiano JS. Integrins as novel drug targets for overcoming innate drug resistance [J]. Curr Cancer Drug Targets, 2002,2(1):37 – 43.

[13] Delbridge AR, Grabow S, Strasser A, et al. Thirty years of BCL – 2: translating cell death discoveries into novel cancer therapies [J]. Nat Rev Cancer, 2016,16 (2):99 – 109.

[14] Farmer H, McCabe N, Lord CJ, et al. Targeting the DNA repair defect in BRCA mutant cells as a therapeutic strategy [J]. Nature, 2005,434(7035): 917 – 921.

[15] Fuchs E, Tumbar T, Guasch G. Socializing with the neighbors: stem cells and their niche [J]. Cell, 2004, 116(6):769 – 778.

[16] George J, Lim JS, Jang SJ, et al. Comprehensive genomic profiles of small cell lung cancer [J]. Nature, 2015,524(7563):47 – 53.

[17] Gottesman MM, Fojo T, Bates S E. Multidrug resistance in cancer: role of ATP-dependent transporters [J]. Nat Rev Cancer, 2002,2(1):48.

[18] Hanahan D, Weinberg RA. The hallmarks of cancer [J]. Cell, 2000,100(1):57 – 70.

[19] Highfill SL, Cui Y, Giles AJ, et al. Disruption of CXCR2-mediated MDSC tumor trafficking enhances anti-PD1 efficacy [J]. Sci Transl Med, 2014, 6 (237):237ra67.

[20] Hoffmeyer K, Raggioli A, Rudloff S, et al. Wnt/beta-catenin signaling regulates telomerase in stem cells and cancer cells [J]. Science, 2012, 336 (6088): 1549 – 1554.

[21] Hu W, Li X, Zhang C, et al. Tumor-associated macrophages in cancers [J]. Clin Transl Oncol, 2016, 18(3):251 – 258.

[22] Johnson GL, Lapadat R. Mitogen-activated protein kinase pathways mediated by ERK, JNK, and p38 protein kinases [J]. Science, 2002,298(5600):1911 – 1912.

[23] Kitada S, Andersen J, Akar S, et al. Expression of apoptosis-regulating proteins in chronic lymphocytic leukemia: correlations with in vitro and in vivo chemoresponses [J]. Blood, 1998,91(9):3379 – 3389.

[24] Kitai H, Ebi H. Key roles of EMT for adaptive resistance to MEK inhibitor in KRAS mutant lung cancer [J]. Small GTPases, 2017,8(3):172 – 176.

[25] Leach DR, Krummel MF, Allison JP. Enhancement of antitumor immunity by CTLA – 4 blockade. Science [J], 1996,271(5256):1734 – 1736.

[26] Lebrun JJ. The dual role of TGFbeta in human cancer: from tumor suppression to cancer metastasis [J]. ISRN Mol Biol, 2012:381428.

[27] Letai AG. Diagnosing and exploiting cancer's addiction to blocks in apoptosis [J]. Nat Rev Cancer, 2008,8 (2):121.

[28] Liu C, Peng W, Xu C, et al. BRAF inhibition increases tumor infiltration by T cells and enhances the antitumor activity of adoptive immunotherapy in mice [J]. Clin Cancer Res, 2013,19(2):393 – 403.

[29] Nguyen DM, Chen GA, Reddy R, et al. Potentiation of paclitaxel cytotoxicity in lung and esophageal cancer cells by pharmacologic inhibition of the phosphoinositide 3-kinase/protein kinase B (Akt)-mediated signaling pathway [J]. J Thorac Cardiovasc Surg, 2004,127(2): 365 – 375.

[30] Pao W, Miller VA, Politi KA, et al. Acquired resistance of lung adenocarcinomas to gefitinib or erlotinib is associated with a second mutation in the EGFR kinase domain [J]. PLoS Med, 2005,2(3):e73.

[31] Pardoll DM. The blockade of immune checkpoints in cancer immunotherapy [J]. Nat Rev Cancer, 2012,12 (4):252 – 264.

[32] Postow MA, Chesney J, Pavlick AC, et al. Nivolumab and ipilimumab versus ipilimumab in untreated melanoma [J]. N Engl J Med, 2015,372(21):2006 – 2017.

[33] Sakamaki J, Daitoku H, Ueno K, et al. Arginine methylation of BCL – 2 antagonist of cell death (BAD) counteracts its phosphorylation and inactivation by Akt [J]. Pro Natl Acad Sci U S A, 2011,108(15):6085 – 6090.

[34] Sakamoto KM, Frank DA. CREB in the pathophysi-ology of cancer: implications for targeting transcription factors for cancer therapy [J]. Clin Cancer Res, 2009, 15(8):2583 – 2587.

[35] Sharma P, Hu-Lieskovan S, Wargo JA, et al. Primary,

adaptive, and acquired resistance to cancer immunotherapy [J]. Cell, 2017,168(4):707 - 723.

[36] Shiao SL, Ganesan AP, Rugo HS, et al. Immune microenvironments in solid tumors: new targets for therapy [J]. Genes Dev, 2011,25(24):2559 - 2572.

[37] Shiao TH, Chang YL, Yu CJ, et al. Epidermal growth factor receptor mutations in small cell lung cancer: a brief report [J]. J Thorac Oncol, 2011,6(1):195 - 198.

[38] Solito S, Falisi E, Diaz-Montero CM, et al. A human promyelocytic-like population is responsible for the immune suppression mediated by myeloid-derived suppressor cells [J]. Blood, 2011,118(8):2254 - 2265.

[39] Spranger S, Bao R, Gajewski TF. Melanoma-intrinsic beta-catenin signalling prevents anti-tumour immunity [J]. Nature, 2015,523(7559):231 - 235.

[40] Thiery JP, Acloque H, Huang RY, et al. Epithelial-mesenchymal transitions in development and disease [J]. Cell, 2009,139(5):871 - 890.

[41] Thomas H, Coley HM. Overcoming multidrug resistance in cancer: an update on the clinical strategy of inhibiting p-glycoprotein [J]. Cancer Control, 2003,10(2): 159 - 165.

[42] Van SS, Karaiskou-McCaul A, Kelly D, et al.

Epidermal growth factor receptor activity determines response of colorectal cancer cells to gefitinib alone and in combination with chemotherapy [J]. Clin Cancer Res, 2005,11(20):7480 - 7489.

[43] Venkatesha VA, Parsels LA, Parsels JD, et al. Sensitization of pancreatic cancer stem cells to gemcitabine by Chk1 inhibition [J]. Neoplasia, 2012, 14(6):519 - 525.

[44] Wei F, Xie Y, Tao L, et al. Both ERK1 and ERK2 kinases promote G2/M arrest in etoposide-treated MCF7 cells by facilitating ATM activation [J]. Cell Signal, 2010,22(11):1783 - 1789.

[45] Yin H, Glass J. The phenotypic radiation resistance of CD44$^+$/CD24$^-$ or low breast cancer cells is mediated through the enhanced activation of ATM signaling [J]. PloS one, 2011,6(9):e24080.

[46] Zhang M, Behbod F, Atkinson RL, et al. Identification of tumor-initiating cells in a p53-null mouse model of breast cancer [J]. Cancer Res, 2008,68(12):4674 - 4682.

[47] Zhao J. Cancer stem cells and chemoresistance: the smartest survives the raid [J]. Pharmacol Ther, 2016, 160:145 - 158.

 **肿瘤的预防和控制**

恶性肿瘤的流行是一个全球性的公共卫生问题。随着世界人口老龄化的进程加速,全球恶性肿瘤的负担越来越重。根据全球肿瘤流行病统计数据(global cancer epidemiology statistics, 简称 GLOBOCAN)的预测,到 2040 年全球恶性肿瘤的新发病人数将达到 2 953 万人,比 2018 年增加63.4%,届时会给全球的卫生、经济和发展带来巨大压力。因此,如何降低肿瘤的危害是全球各国面临的共同挑战。

控制和消除恶性肿瘤对人类危害的最有效途径和方法是预防。据《世界癌症报告(2014)》估计,根据现有证据,如果采取积极的措施,将近 50% 的癌症是可以预防的。现有的证据还表明,如果采取适当的筛查措施,乳腺癌、结直肠癌和宫颈癌等常见恶性肿瘤几乎是可以治愈的。即使恶性肿瘤诊断时已属晚期,采取适当的措施仍能减轻患者痛苦、延缓肿瘤进展、提高生活质量。基于上述认识,WHO 推荐预防、早筛、规范诊治和姑息照护四大策略,以指导全球各国采取行动,实现肿瘤预防和控制的目标。各个国家和地区所制定肿瘤预防控制的目标,必须依赖于多年来从肿瘤病因学研究中获得、并且已在人群研究中得到证实的科学证据。

预防肿瘤可以从根本上控制肿瘤危害。随着世界人口寿命的进一步增长,老龄化进程加速,有一部分人难以避免发生恶性肿瘤,乃至最终死于恶性肿瘤。为此,肿瘤预防更多地强调降低恶性肿瘤的发病率,降低各个年龄段人群发生恶性肿瘤和死于恶性肿瘤的风险,从而减缓肿瘤的发生与发展,使肿瘤发生的年龄延后,减少最终死于恶性肿瘤的人数。基于这样的认识,WHO 确定的全球肿瘤预防和控制目标是降低人群肿瘤风险,控制肿瘤的疾病负担。

肿瘤预防和控制是一个从认识到行动的复杂过程,各种肿瘤防控措施的形成、规划和实施,受到社会、经济、人的行为等多种因素的影响,要获得预期的肿瘤防控效果,肿瘤的三级预防缺一不可。

18.1 肿瘤的三级预防

根据疾病发生发展过程及健康影响因素的作用规律,在实施公共卫生服务时,通常将疾病的预防策略按等级分类,称为三级预防策略(three levels of prevention)。

第一级预防(primary prevention)又称病因学预防,包括根本性预防措施、针对社会和环境的预防措施、针对个体和人群的预防措施。根本性预防是从全球性预防战略和各国政府策略及政策角度以法令或法规的形式,颁布一系列法律或条例,起到降低全人群肿瘤风险的效果。

针对社会和环境的预防措施,包括各种法规、卫生标准和有益于健康的公共政策的制定,对大气、水源、土壤的环境保护措施、食品安全等,以创造并维护有利于健康的自然条件和社会条件,减少致病因素对人群的影响。

肿瘤一级预防的任务包括研究各种癌症病因和危险因素,针对化学、物理、生物等具体致癌、促癌因素和体内外致病条件,采取预防措施,并针对个体,采取改善饮食、控烟限酒、控制体重、增加运动等生活方式干预,降低个体癌症风险。

第二级预防(secondary prevention)也称临床前期预防,即在癌症的临床前期做好早发现、早诊断、早治疗的"三早"预防工作,以控制疾病的发展。癌症多因致病因素长期作用,并且疾病的发展过程较长。对于某些处于临床前期有可能逆转的疾病,早期发现就显得更为重要。早期发现可通过普查、筛查、定期健康体检、高危人群采取重点项目检查及自我检查等实现。实施"三早"预防工作的关键办法是提高医务人员的诊断水平,制订工作指南来推行灵敏而又可靠的癌症筛查措施。

第三级预防(tertiary prevention)即临床预防,对癌症患者采取及时有效的治疗措施,延缓病情恶化,预防并发症和伤残;为已经丧失劳动力或残疾的患者提供适宜的康复场所和就业机会,及时做好功能恢复、心理康复,使患者尽量恢复生活和劳动能力,并参加社会活动,延长寿命。癌症三级预防的任务是采取多学科综合诊断(multidisciplinary discussions,MDD)和治疗(multidisciplinary team,MDT),正确选择合理乃至最佳诊疗方案,以尽早控制癌症,减少症状,恢复功能,提高生活质量,延长生存。

18.1.1 一级预防

肿瘤的一级预防就是针对与恶性肿瘤相关的外部危险因素采取预防措施,具体而言,就是保持和促进那些可以降低恶性肿瘤风险的保护因素,降低和消除那些可以增高恶性肿瘤风险的危险因素。

肿瘤的一级预防措施针对目前公认的可预防的因素,主要是控制吸烟,减少有害饮酒,控制超重、肥胖和体力活动不足,改善饮食和营养,控制室内外空气污染,控制职业致癌物,采取接种疫苗等方法减少与癌症相关的感染等。

18.1.1.1 控制烟草

烟草的控制目前仍然是癌症和其他疾病预防控制的首要选择。吸烟是烟草使用最主要的方式,也是癌症和其他疾病发生的主要原因,停止使用烟草后可以使部分损害恢复,且可预防继续发展的风险。而由政府支持的烟草控制策略对于限制烟草的使用和鼓励戒烟是非常有必要的。

(1)烟草的危害与流行现状

烟草是目前为止确认的导致肿瘤发生和死亡的最主要原因。烟草燃烧时的烟雾中含有超过60种化合物对人体或者实验动物致癌。目前已经有充分的证据显示使用烟草会导致肺、口腔等16个部位的恶性肿瘤。除此之外,吸烟也是导致心脑血管疾病和慢性阻塞性肺疾病等慢性疾病的主要原因。烟草使用是全球可预防死亡的首要原因,每年造成700多万人死亡。全球每10个人死亡中,就有1个人是由于烟草而死亡的。其经济代价也是巨大的,卫生保健费用及生产力损失合计超过1.4万亿美元。

控制烟草使用同时也是2030年可持续发展目标(sustainable development goal,SDG)议程的一个重要组成部分。该议程包括加强国家执行《世界卫生组织烟草控制框架公约》的具体目标,以及将心脏病、肺部疾病、癌症和糖尿病等非传染性疾病导致的过早死亡减少1/3的具体目标。烟草使用是非传染性疾病的一个共同主要风险因素。非传染性疾病每年导致4 000万人死亡,相当于全球所有死亡人数的70%,其中1 500万人年龄在30～69岁。这些"过早"死亡中80%以上发生在低收入和中等收入国家。

尽管烟草的危害如此巨大,全球估计仍有13亿的烟民,其中,中国的烟民人数超过3亿,相当于美国的全国人口(3.24亿)。

(2)《世界卫生组织烟草控制框架公约》与MPOWER

一般情况,预防癌症暴露的法规往往会针对被动暴露的特定环境,而不是注重通过影响个人行为来减少暴露,但往往影响个人行为的法规对癌症的发生和死亡有重大影响。一些国家早在数十年前就在控烟工作中做出了创造性的实践。1975年瑞典强制在烟草品上贴烟草危害相关警告语,此后每日吸烟者由1976年全人口的43%下降至1980年的31%,其中青少年吸烟人数下降尤为明显,与学校进行的义务教育有关;1983年法国开始征收烟酒税,收益交给国家健康保险基金以弥补使用烟酒导致的健康花费；澳大利亚、埃及、泰国和美国加利福尼亚州、马萨诸塞州指定一部分的税收用于资助烟草控制项目，如广告宣传烟草危害或广泛的公众健康活动。

为了减少烟草的危害，世界卫生大会于2003年5月21日在第56届世界卫生大会上通过了第一个限制烟草的全球性公约——《世界卫生组织烟草控制框架公约》(World Health Organization Framework Convention on Tobacco Control，WHO FCTC，以下简称《公约》)。中国于2003年11月成为该公约的第77个签约国。2005年2月27日，《公约》正式生效，成为全球首个具有法律效力的公共卫生条约。《公约》的目标是提供一个由各缔约方在国家、区域和全球各级实施烟草控制措施的框架，促使烟草使用和接触烟草烟雾持续大幅度下降，从而保护当代和后代免受烟草消费和接触烟草烟雾对健康、社会、环境和经济造成的破坏性影响。

有许多符合成本-效益的烟草控制措施可以用在不同环境并且显著降低烟草的消费，其中最有效的措施是基于人群的政策，这些政策是控烟工作的核心，包括：① 通过提高税收使烟草价格上涨。② 在所有公共场所和工作场所创造100%无烟环境。③ 禁止直接和间接的烟草广告。④ 烟草包装上应有大而明确清晰的健康警示。

为了帮助相关缔约方履行《公约》，WHO于2008年颁布了MPOWER系列政策，包括6项以证据为基础的烟草控制措施：① Monitor：监测烟草使用与预防政策。② Protect：保护人们免受烟草烟雾危害。③ Offer：提供戒烟帮助。④ Warn：警示烟草危害。⑤ Enforce：确保禁止烟草广告、促销和赞助。⑥ Raise：提高烟草税。

在过去10年中，全球控烟得益于MPOWER政策，取得了巨大进展，避免了数百万人过早死亡，并节省了数千亿美元。根据2017年全球烟草流行报告，全球194个国家中的121个国家(覆盖全球63%的人口)已经推行至少1项MPOWER措施并达到最高实现水平，相比2007年(覆盖全球人口的15%，42个国家)有大幅增加；有1/3的国家(覆盖全球29亿人口)已经实现了其中警示(warn)方面的工作，包括包装警示和大众传媒，分别已经覆盖了全球47%和44%的人口。

（3）控烟对降低肿瘤的效果

美国国民健康访谈调查(national health interview survey，NHIS)显示，美国成人的戒烟率自1990年的2.4%上升到2014年的4.5%，这在很大程度上是得益于美国烟草控制法规的颁布。烟草的控制对降低全美恶性肿瘤的发生和死亡有巨大贡献。美国1964年发表了医务总监报告，让美国民众认识到了烟草的危害，之后国会通过了规定卷烟包装标明警示、禁止大众媒体进行烟草广告宣传、宣布政府机关禁止吸烟等法律。1995年，各州政府在联邦政府的激励之下加强了控烟立法，制定了适合各自州的控烟法律。美国男性的肿瘤死亡率降低有40%归功于成功的烟草控制。1991～2003年，由于成功的控烟措施预防了14.6万例男性肺癌的死亡(图18-1)。

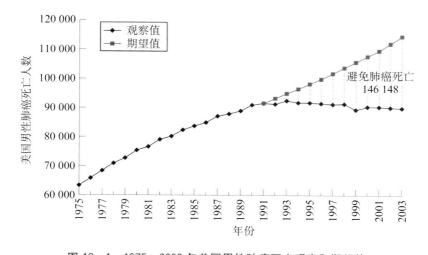

图18-1　1975～2003年美国男性肺癌死亡观察和期望值

资料来源：Thun MJ，Jemal A. Tob Control，2006，15(5)：345-347

据估计,在全球范围通过控制烟草可以减少30%左右恶性肿瘤死亡病例。2017年美国癌症报告中指出,自1991年以来,美国人癌症死亡率下降了1/4,共计减少了200万以上癌症死亡,其中肺癌的死亡率下降了43%,主要归因于全美吸烟率的持续下降,综合性控制烟草措施的实施起到了重要作用。

18.1.1.2 改善人群的生活方式

健康的生活方式被许多的研究证明对降低肿瘤的发病具有积极作用。健康的生活方式包括控制体重、增加身体活动以及采取平衡的膳食等。观察性研究已经表明肥胖和体育活动与某些类型的肿瘤发生存在关联,且这种关联可能的生理学机制也已被实验证实。实际上,流行病学研究也发现体育活动和减轻体重可以降低乳腺癌风险。而体重过重和低

水平的身体活动与肿瘤风险及较差的生存结果存在关联。此外,也有多种食物成分疑似跟肿瘤的发生具有有益或者有害关系。例如,煎炸类食物可能具有致癌性,而十字花科类蔬菜可能具有抗癌作用,保证健康的饮食对肿瘤预防具有积极作用,同时还对其他慢性疾病如糖尿病等具有预防作用。改善生活方式是可以通过个人的行为实现的,是通过努力可控的因素,因此对个人而言,应积极遵守相关的建议和指南,降低肿瘤的发病与死亡率。

世界癌症研究基金(world cancer research fund,WCRF)和美国癌症研究机构(American institution for cancer research,AICR)对各类饮食、身体活动和肥胖的因素与恶性肿瘤发病的危险或保护因素及其证据的强度进行了总结(图18-2)。

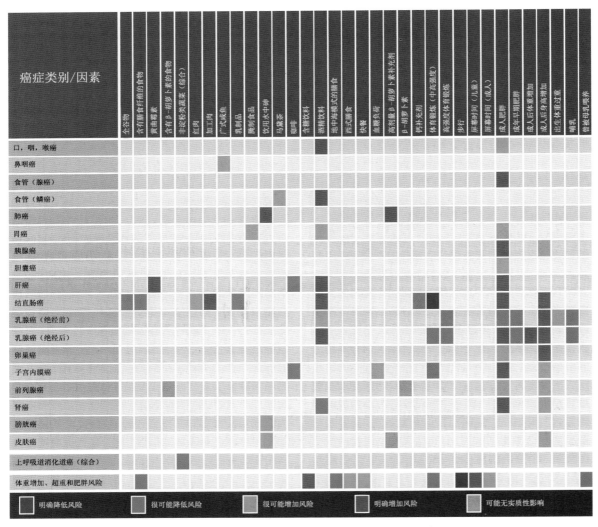

图18-2 增加或降低恶性肿瘤发病风险的相关因素

WCRF/AICR 根据生活方式与恶性肿瘤发病关系的证据强度,在个人层面和公共卫生层面对恶性肿瘤在生活方式上的预防措施列出了 10 条建议和目标。

(1) 保持健康体重

有很强的证据表明超重与肥胖会增加结直肠癌、食管(腺)癌、子宫内膜癌等 11 种恶性肿瘤的风险。通过平衡的膳食以及经常性的运动,保持健康的体重可能是预防恶性肿瘤重要的方法之一,同时对许多其他慢性病,如心脑血管疾病和糖尿病,也有预防作用。因此,建议尽量保持健康体重。对个人而言,应避免儿童时期的肥胖。儿童时期的身高和体重应按照一定的模式增长,使得到 21 岁时体重能够处于正常体质指数(BMI)范围内的较低水平;同时从 21 岁起保持体重在正常范围内,在整个成年期避免体重增长和腰围增加。从公共卫生的目标看,除了让不同人群将成年期 BMI 中位值控制在 21～23,还应控制 10 年内超重或肥胖人群的比例不要超过目前水平,并尽可能降低。

(2) 增加身体活动

工业化国家和城市中大多数人群的个人习惯性活动水平低于人类所能适应的活动水平。而不断有证据证明,各类身体活动对恶性肿瘤和肥胖具有预防作用,各种类型的身体活动还可以间接预防一些由肥胖而使其危险性增加的肿瘤。个体每天应有至少 30 min 的中度身体活动(相当于快走);随着适应性的增加,应将中度身体活动时间提高到 60 min 或 30 min 更加剧烈的运动,同时避免诸如看电视之类的久坐行为。从公共卫生的目标看,久坐的行为应在 10 年后减少一半,平均身体活动水平(physical activity level,PAL)高于 1.6(PAL 代表每日平均身体活动强度,由总能量消耗除以基础代谢率来计算)。

(3) 控制饮食

个体需要控制高能量密度食物的摄入[高能量密度指能量超过 941.4～1 150.6 kJ(225～275 kcal)/100 g 的食物],同时避免含糖饮料并少吃快餐。从公共卫生目标看,应让平均膳食密度低于 523.0 kJ(125 kcal)/100 g,平均人群含糖饮料消费每 10 年应减少一半。

(4) 增加植物性食物

个体每天应食用至少 400 g 不同种类的非淀粉类蔬菜或水果,每餐都应食用相对未加工的谷物或豆类,同时限制精加工的淀粉类食物。而公共卫生的目标则需要将人群非淀粉类蔬菜和水果的消费提高到每天 600 g,同时每天至少为人们提供 25 g 的非淀粉多聚糖。

(5) 减少动物性食物

需要尽量减少红肉的摄入,避免食用加工肉类。个体建议每周食用的红肉少于 500 g,并尽可能少吃加工肉类。而公共卫生的目标则是未来将人群平均红肉摄入量控制在 300 g 以内。

(6) 控制酒精摄入

对个体而言,从预防肿瘤的角度来说尽可能不要喝酒,但是考虑到部分酒类对预防心血管疾病方面的作用,酒精类饮料并不需要完全禁止,适量饮酒应遵照国家的指南(以美国的标准即男性每天不超过 2 份,女性不超过 1 份)(美国标准 1 份酒精＝含 14 g 纯酒精的饮料,相当于约 350 ml 啤酒或 150 ml 红酒或 44 ml 烈酒,以此类推),同时儿童和孕妇不允许饮用含酒精的饮料。从公共卫生目标看,超量饮酒的人群数量每 10 年应下降 1/3。

(7) 注意食物卫生和加工方法

个人应保证每日的盐摄入量少于 6 g,避免食用腌制、盐腌或咸的食物,不吃霉变的谷类或豆类。从公共卫生角度需要将各来源盐的人群平均摄入量控制在 5 g 之内,每天盐摄入量超过 6 g 的人群每 10 年减半,同时最大可能地避免对霉变谷物/豆类产生的黄曲霉毒素的暴露。

(8) 谨慎使用膳食补充剂

对个体而言不推荐使用膳食补充剂来预防恶性肿瘤,而是应通过营养丰富的食物和饮料来达到平衡的膳食。除非是某些疾病或者膳食不足的情况下需要使用膳食补充剂。而公共卫生的目标则在于让人群可以不通过膳食补充剂就能获取充足营养人群的比例最大化。

(9) 提倡母乳喂养

肿瘤的相关证据显示生命早期人乳能最好地维持和增进健康以预防疾病,包括恶性肿瘤在内。持续完全母乳喂养对母亲和婴儿均有保护作用。对新生儿应进行 6 个月的完全母乳喂养,而后在添加辅食的同时进行母乳喂养。而公共卫生目标则需要使大多数的母亲进行母乳喂养 6 个月。

(10) 对肿瘤患者的建议

如有条件的话,除特殊情况之外,所有肿瘤患者都需要遵循膳食、健康体重和身体活动的建议,接受专业人员提供的营养照顾。由于每个患者的情况不尽相同,考虑到食物、营养、身体活动和体成分对幸存者的重要性,确诊的恶性肿瘤患者应尽早咨询有相关背景的卫生专业人员,并在考虑个人的条件和处境前提下接受相关建议。正在接受手术、放疗和化疗治疗,以及治疗后的患者由于治疗改变了其摄入或代谢的功能,也需要特殊的营养咨询。恶性肿瘤晚期的患者同样需要专业人员的建议来帮助其控制或减缓体重的下降。

18.1.1.3 预防与肿瘤相关的感染

大约16％的人类肿瘤是由感染引起的,且可以通过有效的预防干预得以控制。其中最重要的肿瘤相关感染主要包括乙型肝炎病毒(hepatitis B virus,HBV)、丙型肝炎病毒(hepatitis C virus,HCV)、人乳头状瘤病毒(human papillomavirus,HPV)和幽门螺杆菌(helicobacter pylori,HP)的感染。HBV感染在西太平洋地区和非洲地区是非常常见的感染,人群中的感染率分别可达5.26％和8.83％。HBV是肝癌最重要的病因,自1982年就已经有针对HBV的高效疫苗,目前大部分国家已将HBV疫苗接种纳入儿童免疫接种计划之中。HPV,特别是HPV 16和18型,会引起宫颈癌和肛门癌,而且是外阴、阴道、阴茎和口咽部位肿瘤发生的重要因素,目前有针对HPV的2价、4价和9价疫苗,能有效预防HPV感染相关肿瘤。

（1）HBV与疫苗

中国是肝癌高发的国家。2013年我国仍有26.76万人新发肝癌,并有23.39万人死于肝癌,发病和死亡人数分别位列各瘤别的第三和第二位。虽然影响肝癌发病的因素有许多,包括酒精使用、黄曲霉素、水污染和其他致癌物质的暴露,但乙型肝炎病毒感染是导致肝癌的主要原因之一。在我国的肝癌患者中,有80％～90％有乙肝病史,HBV阳性的患者比阴性患者发生肝癌的风险高约100倍。

控制HBV感染的主要途径是为新生儿接种乙肝疫苗,切断母婴传播,同时注意医疗操作及输血中的安全。

目前全球各国将控制HBV感染作为降低肝癌发病的重要措施。我国于1992年开始实施乙肝疫苗的计划免疫,2002年6月1日起我国正式将乙肝疫苗纳入计划免疫范围,免费为适龄儿童接种乙肝疫苗。新生儿出生24小时内进行第一次接种,1个月和6个月时再进行加强,每次10 μg。

乙肝疫苗接种对肝癌发生有重要的预防作用。我国台湾地区早在1984年就完成了儿童乙肝疫苗接种的全覆盖,台湾地区6～14岁儿童肝细胞肝癌的发病率在1981～1986年为0.7/100 000;1986～1990年下降至0.57/100 000;而到了1990～1994年,进一步下降至0.36/100 000。而我国启东地区是肝癌的高发地区,通过对黄曲霉毒素控制和乙肝疫苗接种的共同努力,启东地区的肝癌发病率有了显著的下降。与1980～1983年相比,2005～2008年20～24岁组肝癌发病率下降为7.1％(11.85/100 000 vs. 0.84/100 000),25～29岁组下降为11.1％(28.82/100 000 vs. 3.2/100 000),30～34岁组下降为25％(52.05/100 000 vs. 12.81/100 000)。尽管目前看来,似乎年龄越大,肝癌发病率下降越不明显,但随着乙肝疫苗接种者年龄的增长,高年龄组肝癌发病率也将降低。

截至2010年,全球已经有179个国家宣布开展新生儿乙肝疫苗接种项目,覆盖全球70％的新生儿。

（2）HPV与疫苗

宫颈癌是全球女性恶性肿瘤发病率第四的恶性肿瘤。2012年,全球女性有超过52万人发病,26万人死于宫颈癌。导致女性宫颈癌的主要原因是HPV,研究发现99.7％的宫颈癌患者中都能发现HPV感染。由于HPV感染和宫颈癌之间关系的明确,使得宫颈癌成为目前世界上唯一病因明确并可以通过早期预防而有希望被消灭的恶性肿瘤。HPV感染和宫颈癌关系的发现者哈拉尔德·楚尔·豪森(H. Zur Hausen)教授也因此被授予2008年诺贝尔生理学或医学奖。

预防宫颈癌的最主要途径就是预防HPV的感染。

在经历了10多年的研发之后,全球首支HPV疫苗于2006年通过美国FDA的批准上市。目前针对HPV的疫苗主要有2价、4价和9价疫苗3种类型。其中2价疫苗覆盖了HPV 16和HPV 18两种最主要的基因型,可预防约70％的宫颈癌发生,也可防止由HPV 16和HPV 18型导致的肛门感染;4价疫苗包括了HPV 6、11、16和18这4种基因型,除了宫颈癌之外还能预防大部分由上述4种基因型HPV导致的外阴和阴道病变。一项澳大利亚的研究显示,通过4价疫苗的注射,2009～2012年,18～24岁女性宫颈涂片中上述4类基因型的HPV比

2005～2007 年下降了 77%。4 价 HPV 疫苗在男性中同样显示可以预防外生殖器的病变,包括生殖器疣、阴茎和会阴上皮内病变;而 9 价疫苗则在 4 价的基础上又增加了 HPV 31、33、45、52 和 52 这 5 种基因型 HPV。研究表明 9 价疫苗的保护效力可高达 96.7%(95% CI:80.9%～99.8%),同时还能预防由上述 9 种基因型 HPV 引起的宫颈、外阴、会阴、阴道、肛门和男性生殖器的其他疾病。2016年,美国疾病预防控制中心(center for disease control,CDC)宣布自 2016 年 4 月起只采购 9 价疫苗,而早期使用的 2 价和 4 价疫苗由于市场需求量过低将逐步退出市场。

HPV 疫苗接种主要推荐的对象为有性行为之前的青少年女性,主要覆盖范围为 9～25 岁。在超过 25 岁的女性中,HPV 疫苗同样有保护作用,但是其成本-效益比不及 25 岁之前的女性,部分原因是由于 HPV 后期再感染所造成的病变及宫颈癌的发病率较早期感染更低。

2012 年之前,全球已经有至少 40 个国家开展了 HPV 疫苗的接种。我国对 HPV 疫苗的引入相对滞后。2016 年,2 价的 HPV 疫苗才通过国家食品药品监督管理总局(China Food and Drug Administration,CFDA)审批,并于 2017 年 7 月 31 日上市,4 价和 9 价 HPV 疫苗也已通过 CFDA 审批并上市。

(3) 幽门螺杆菌(HP)治疗与胃癌

胃癌是全球第五大常见的恶性肿瘤,2018 年估计全球新发 103.4 万例胃癌病例(占全部恶性肿瘤发病的 5.7%),因胃癌死亡 78.3 万例(占全部恶性肿瘤死亡的 8.2%)。全球各国胃癌的发病率差异较大,东亚各国,包括中国、日本、韩国、蒙古等国胃癌发病率均较高。HP 与非贲门部胃癌之间的关联已经得以证明。国际癌症研究机构(IARC)1994 年就将 HP 列为 1 类致癌因子,并于 2009 年再次确认了其分类。尽管环境因素如饮食习惯或宿主遗传因素也会影响胃癌的发生,但是目前与非贲门部胃腺癌关联最强的仍是 HP。估计 89% 的非贲门癌(占所有胃癌中的 78%)与 HP 的慢性感染有关。HP感染的患者发生该类胃癌的风险为 5.9 倍(95% CI:3.4～10.3),HP 的人群归因危险度(population attributable fraction,PAF)可达到 75%。

HP 的传播主要是通过粪-口传播或者口-口传播,HP 可在家庭中传播。如 HP 感染的母亲将食物经咀嚼后喂给婴儿,则孩子感染 HP 的风险增高。也有研究显示经济条件差、卫生条件差的家庭中更容易发生 HP 感染。除注重个人卫生、提倡分餐、饭前便后洗手之外,HP 的治疗也是一个预防胃癌发生的重要策略。

2013 年 12 月,IARC 召开了工作组会议,通过对证据的分析,将 HP 的治疗作为预防胃癌的策略。胃癌的疾病负担大多在中低收入国家,这些国家可用于治疗晚期胃癌的资源有限,因此急需一个更佳成本-效益比的预防策略。

一项中国山东的随机对照试验及长期随访显示,对 HP 的治疗可降低 39% 的胃癌风险;一项 Meta 分析也显示 HP 治疗组的风险为对照组的 0.66(95% CI:0.46～0.95)。通过一种廉价的血液测试可以分辨出可能需要接受治疗的患者,灵敏度和特异度分别可达到 95% 和 90%,虽然该检测不是最佳的方法,但是在以人群为基础的筛查项目中具有更好的可接受度。尿素呼气试验以及粪便抗原测试具有更好的特异度,尤其是“C-13 呼气试验检测系统”,该方法方便易行,被称为“胃病检验史上的里程碑”,但相对来说成本更高。

HP 的治疗方案通常包括了 2～3 种廉价的广谱抗生素加上一个质子泵抑制剂。通过 7～14 天的治疗消除 HP 感染的成功率 >80%。其治疗效果因个体差异和对药物的耐药性不同而异。治疗后 3～4 周应再次进行 HP 的复查。

18.1.1.4　控制环境致癌因素暴露

一些肿瘤是由大气、水或者一些特定的致癌因子的暴露所引起的。与个人生活方式不同的是,这些环境致癌因子的暴露有一部分无法通过个人的行为改变而改变,或仅通过个人行为的改变不足以有效降低其暴露。需要通过出台和施行相关的政策和法律法规降低致癌物质的暴露,达到降低发病率的效果。

(1) 控制职业暴露

职业相关肿瘤是完全可以通过立法或监管措施预防的。因为职业性肿瘤就是因为从事某一工作,暴露于某个或某些化学物质从而增加疾病风险,所建立的因果关系是极其明显的。人群中归因于职业暴露造成的肿瘤占所有肿瘤的 2%～8%(男性 3%～14%,女性 1%～2%)。目前《中华人民共和国职业病防治法》包括了 11 种职业性肿瘤:石棉所致肺癌、间皮瘤;联苯胺所致膀胱癌;苯所致白血病;氯甲醚所致肺癌；砷所致肺癌、皮肤癌；氯乙烯所致肝血管肉瘤；焦炉逸散物所致肺癌；六价铬化物所致肺癌；毛沸石所致肺癌、胸膜间皮瘤；煤焦油、煤焦油沥青、石油沥青所致皮肤癌；β-萘胺所致膀胱癌。另外，在职业性放射性疾病中列入了放射性肿瘤。

制定劳动保护法规，限制有毒化合物的职业暴露水平是控制职业相关肿瘤的主要方法，规定对致癌物的职业暴露限值是一种最基本的管理方法，通常由国家制定相应的标准。如中国就颁布了《工作场所有害因素职业接触限值》，这是强制性标准。美国、日本、德国等国也有各自严格的职业暴露限值（occupational exposure limits，OEL）。虽然全球各国都有相应的职业暴露限值标准，但与发达国家相比，中低收入国家暴露于致癌物质的机会更多。预防职业性肿瘤很大程度上依赖于立法措施、工作场所已知致癌物使用的监管、工作场所和工作流程致癌风险的系统评估、用低危险性化学品替代致癌物质、减少人类暴露的技术措施。不同的职业性肿瘤预防措施有效性各不相同，应该优先采取最有效的措施，在无法实行该措施的情况下再依次选取下一层级的措施。

1）采用风险更低的物质替代来减少工作场所致癌物质使用是最有效的措施。如阿根廷早在2003年就已经禁止了所有形式的石棉的采矿和进口。如果无法替换，可以采用避免或减少工人暴露于致癌物的措施，通常是通过封装和封闭程序使致癌物质不要泄露到工作环境中。

2）如果致癌物暴露不能消除，控制工作环境中致癌物数量是必要的，应建立在国家确定的阈值基础上。

3）如果不能确定暴露处的可接受限制，必须提供工人个人防护装置，以便进行高风险的工作。

4）有必要对进行作业的工人的健康进行监测，从而可以在早期阶段检测到职业因素所致肿瘤。然而，目前并没有直接证据证明该方法的有效性。

（2）控制空气污染

1）大气污染：大气污染的危害近年来受到了广泛的关注。由于 PM2.5 的暴露每年导致 320 万人的过早死亡，其中包括了 22.3 万例因大气污染导致的肺癌引起的过早死亡。其中有一半归因于 PM2.5 的肺癌死亡发生在中国以及其他东亚国家。

我国的研究显示，随着 PM2.5 浓度每上升 $10\ \mu g/m^3$ 男性肺癌的发病风险为 1.055（95% CI 1.038～1.072），女性为 1.149（1.120～1.178）。30～65 岁人群为 1.074（1.052～1.096），75 岁以上老年人 1.111（1.077～1.146）。

2013 年 11 月，IARC 召开会议，公布出版《空气污染与癌症》一书，宣布将室外空气污染物归类为人类 1 类致癌因子。颗粒物（particulate matter，PM）是室外空气污染物的主要组成部分，该书对其单独作出评估，颗粒物也被归类为人类致癌物（1 组）。IARC 的评估表明，肺癌患病风险随颗粒物质和空气污染暴露水平的增高而增加。IARC 此次出版的《空气污染与癌症》一书，根据在世界范围内的大量研究对"空气污染与癌症"进行了全面综述，首次对空气污染这一现象而不是某一种类致癌物进行了全面评估。这本出版物的问世，有利于提高各国政府部门对空气污染严重性的认识，为各国制定相应的防控政策及措施提供依据。同时，通过这本出版物对于全球在空气污染与癌症研究方面的总结，可以了解全球在该领域已经做的研究工作、尚需要投入的研究领域以及普遍采用的研究方法，对于各国规划空气污染与健康相关科学研究也极具参考价值。

近年来，全球空气污染问题日趋严重，特别是我国大陆各地频现雾霾天气，污染物浓度超标严重，以 2013 年 PM2.5 监测结果为例，达标城市比例仅为 4.1%。京、津、冀 13 个城市有半年以上时间空气质量不达标。面对日益严重的大气污染对人体的危害，经过修订的《中华人民共和国大气污染防治法》自 2016 年 1 月 1 日起开始施行，新的法案强化了地方政府责任，坚持优化产业结构，对大气污染的主要污染源来源于燃煤、工业、机动车的实际作了具体规定，对重点区域联防联治、重污染天气的应对措施也作了明确要求，同时还加大了处罚的力度，规定了大量具体的有针对性措施，提高了可操作性。

2）室内空气污染：室内空气污染是危害人类健康的五大环境因素之一，会导致包括肺癌在内的多种呼吸系统疾病。室内燃煤污染、甲醛、氡、石棉尘、高温油烟排放物等都是导致恶性肿瘤的室内空气污染。通过政府推进的以证据为基础的环境改造，可消除部分肿瘤的病因，降低肿瘤的发病率和死亡率。以我国为例，宣威是云南省肺癌发病高发地区，由于使用无烟囱的火塘烧烟煤、无烟煤和木柴取暖做饭，室内空气悬浮颗粒浓度极高，并含有大量以苯并（a）芘（BaP）为代表的强致癌物质多环芳烃（PAH），导致宣威肺癌的高发病率。所幸通过改变炉灶类型、给炉灶加装烟囱以及使用室外生火的手提炉的干预措施,20~30 年后宣威肺癌的发病率显著下降。

18.1.1.5 化学预防

肿瘤的发生与许多因素有关,某些肿瘤的发病可能是由于膳食中某种元素缺乏导致的。如江苏启东是我国肝癌高发地区,虽然导致肝癌可能的因素很多,包括乙肝病毒感染、霉变玉米中黄曲霉素、饮用被污染的沟塘水等。但是研究还发现肝癌发病率与当地粮食和居民血中硒含量呈负相关,于是在启东开展了多项补硒的干预试验,如在肝癌患者一级亲属中进行硒的补充,补硒组肝癌发生率为0.69%显著低于对照组的 1.26%;在食用盐中加入硒后,肝癌发生率比对照组下降了 34.8%($P<0.001$)。目前,国际上证实的可用于肿瘤临床预防的药物,分别是三苯氧胺(tamoxifen,TAM,他莫昔芬)可用于预防 ER^+ 乳腺癌;维甲酸类(retinoids)可用于预防头颈肿瘤;环氧合酶抑制剂(COX-2 inhibitors)具有预防结直肠癌的作用;而非环式维甲酸(acyclic retinoic acid)则可以预防肝癌。虽然目前有一定的证据证明少数药物可用于肿瘤化学预防,但尚没有研究显示化学性预防可以在人群中广泛应用。

18.1.2 二级预防

肿瘤的二级预防是指肿瘤的早发现、早诊断和早治疗。由于肿瘤病因的不确定性,因此无法完全做到一级预防,而此时对肿瘤的早发现、早治疗就显得尤为重要。

在肿瘤的早期阶段筛查,并提供有效的治疗对肿瘤预防是非常重要的。而早期筛查和治疗需要高质量的医疗服务,包括适当的人力、财力和技术资源,以及较高水平的服务可及性。基于人群的筛查项目可以减少乳腺癌、宫颈癌和结直肠癌的发病率和死亡率,比因症就诊的机会性筛查更为有效。宫颈癌的筛查包括宫颈外观检查、宫颈细胞学检查和HPV 感染检测。结直肠癌的筛查包括粪便隐血试验、结肠镜和乙状结肠镜检查,乳房 X 线与 B 超检查可用于早期诊断乳腺癌。

为了最大限度地提高收益,减少危害,筛查项目的实施必须有适当的计划,有明确的目标人群,由足够的经过培训的专业人员来实施筛查,还需完善的筛查质量保障体系。从开始计划到全面推广实施,基于人群的肿瘤筛查项目可能需要几年的时间。政府提供可持续的资源和支持对于以人群为基础的筛查项目的实施和推广具有决定性作用,可以保证筛查项目获得预期效果。

自 20 世纪 70~80 年代开始,全球实施了多项基于人群的肿瘤筛查项目,主要集中于 3 种类型的肿瘤,即乳腺癌、宫颈癌和结直肠癌。在高收入国家和部分中等收入国家中,对乳腺癌和宫颈癌的筛查项目有的开展了几十年,有的时间较短,有的已经出现了乳腺癌、宫颈癌死亡率显著下降的效果。结直肠癌的筛查项目开始较晚,由于筛查方法不仅可以早期筛查结直肠癌,还可以筛查并处理包括腺瘤在内的癌前期病变,目前在美国已经取得了发病率和死亡率双双下降的效果。低收入国家中基于人群的筛查项目较少。筛查项目需要政府支持、社会参与、有力监管以及可持续发展所需的资源。国际合作能够帮助各国在实施项目的时候避免常见的问题,并且共享成功的知识和方法,使大规模人群筛查项目更容易获得成功,并且避免不必要的花费和延误。

18.1.2.1 识别肿瘤的高危人群

高危人群指的是人群中某一部分人由于遗传、感染、生活方式、环境职业暴露等或是发生了某些症状,其发生恶性肿瘤的风险比普通人群高数倍至数十倍。该类人群是肿瘤预防的重点对象,应改善生活方式、减少环境暴露,同时注意自身的症状体征,如有异常应及时就诊,并做好每年的体检,做到无病防病,有病早治。

总体来说,对恶性肿瘤风险增高的状况有:

1)有恶性肿瘤既往史、家族史和癌前病变的人。

2)有不良嗜好或与之相关者:长期吸烟、重度吸烟、嗜酒、嗜嚼槟榔者。

3)长期接触下列物质或从事相关工作者:石棉、苯、镉、铬、镍、砷、电离辐射、紫外线、烷化剂、芳香胺、多环芳烃、氯乙烯、4-氨基联苯、双氯甲基醚、煤烟、焦油、杀虫剂、橡胶、家具制造、冶金行业等。

4)其他高危的因素:如 HBV、HCV、HPV、HIV 感染以及慢性血吸虫病、肥胖、不育、性交年龄过早、多性伴等。

对不同的恶性肿瘤,其高危人群有各自特异性或非特异性的特征。常见的 6 种恶性肿瘤高危人群如表 18-1 所示。

表 18-1　中国不同常见肿瘤的高危人群特征

肿瘤部位	高危人群特征
肺癌	1）40 岁以上长期吸烟者 2）经常接触煤烟或高温油烟排放物 3）接受过量放射线照射 4）职业上接触无机砷、石棉、铬、镍等 5）慢性肺部疾病 6）慢性咳嗽，痰中带血或隐血试验阳性
胃和食管癌	1）40 岁以上长期慢性上消化道疾病，有症状或已接受过部分切除手术 2）常吃被真菌污染、腌制、烟熏、火烤、腐烂变质食物 3）吸烟及嗜酒 4）幽门螺杆菌感染者 5）有食管癌、胃癌家族史 6）食管上皮重度增生或慢性萎缩性胃炎、胃溃疡、胃息肉者 7）原因不明呕血、黑便或胃液、粪便中隐血试验阳性
肝癌	1）慢性肝炎史，有乙肝或丙肝病毒感染 2）长期进食霉变粮食者 3）长期饮水受污染 4）40 岁以上有肝癌家族史 5）血清中甲胎蛋白含量偏高
宫颈癌	1）性生活过早（18 岁以前）、早婚早育、多孕早产 2）HPV、HIV、单纯疱疹病毒或其他性传播疾病病原体感染 3）本人或伴侣性混乱，多性伴 4）有宫颈糜烂或宫颈慢性疾病如宫颈炎、宫颈撕裂等 5）宫颈涂片发现可疑细胞及病理学检查发现细胞不典型增生 6）吸烟、吸毒、营养不良 7）免疫功能低下
乳腺癌	1）月经初潮年龄早于 13 岁，绝经年龄大于 55 岁，行经 40 年以上 2）40 岁以上，未婚未孕未授乳 3）乳腺癌家族史 4）一侧乳腺患过肿瘤者 5）良性乳腺疾病或乳腺囊性增生、乳腺导管内单发或多发性乳头瘤等癌前期疾病 6）长期高脂肪饮食
结直肠癌	1）有结直肠癌家族史 2）粪便隐血阳性 3）多发性家族性腺瘤 4）慢性溃疡性结肠炎、结肠息肉、溃疡 5）长期高脂低纤维膳食 6）经常慢性腹泻、黏液性血便、慢性便秘 7）盆腔接受过放射治疗者

需要注意的是，虽然具有上述高危因素者发生恶性肿瘤的风险显著高于无上述因素者，但是除了极个别现象的出现提示已经是癌前期症状以外，发生恶性肿瘤的概率仍较小。因此，不应造成不必要的恐慌和心理负担，应改善生活方式，定期体检有助于降低风险，早期发现可能的病变。

18.1.2.2　肿瘤的早期检测

恶性肿瘤的发生需要经历多个阶段，从正常细胞发展为细胞增生，到不典型增生及过度不典型增生，再发展为早期癌，成为浸润癌和转移癌。这是一个漫长的过程，在此过程中通过筛查和早期诊断即可发现早期肿瘤病人或癌前病变，然后通过有计划的治疗提高治愈率，降低死亡率和发病率。通过对癌症和癌前病变的治疗，能够在某些肿瘤中发挥重要的预防作用。肿瘤的早期检测分为早期诊断和筛查两部分，两者虽然在对象、内容和资源需求上有所不同，但是都是肿瘤早发现、早诊断、早治疗的核心内容。

（1）肿瘤的早期诊断

肿瘤早期诊断的定义为在具有疾病症状的患者中早期识别出肿瘤。其目的是在疾病可能的最早期识别出，并将患者与诊断和治疗无延迟地衔接。如果能够及时进行，肿瘤可能就会在一个可治愈的阶段被发现，进而改善患者的生存和生命质量。早期诊断包括 3 个主要步骤。

1）意识到肿瘤的症状并获取医疗服务：该步骤分为两个内容，一是症状的评估（从发现身体的变化、感知到与医务人员讨论症状的必要性），二是就医行为（从感知、与医务人员讨论到前往医疗机构进行评估）。患者必须意识到与肿瘤相关的症状，了解出现这些症状后的紧迫性，并且需要克服对肿瘤的恐惧和污名化才能获取卫生服务，切勿"讳疾忌医"。对疾病的警觉需要被转化为就医的行为，同时卫生服务需要使患者能够可及、可负担、可接受。

2）临床评估、诊断和肿瘤分期：该步包括准确的临床诊断、诊断测试及分期，以及转为治疗 3 个步骤，这一步也被称为诊断间隔。

在此阶段，卫生服务提供者需要具备临床技巧和进行准确临床诊断的资源。随后有可疑肿瘤发现的患者应接受诊断检查包括放射学检查、实验室检查、病理学确诊和分期。

病理学诊断用以评估细胞癌变的情况，是开始肿瘤治疗前极为关键的步骤。获取细胞的方法可以包括抽血、细针抽吸、粗针活检、内镜活检、影像学引导下的活检或外科活检。在开始分期和活检之前，需要将肿瘤确切的证据记录在案。

一旦肿瘤被确认，患者需要接受分期的检查，用以评估肿瘤是否发生扩散以及扩散到了哪里。分期可以是基于临床发现、影像学、手术发现或是以上方法的综合。准确的分期对有效的肿瘤治疗非常必要，一个远处转移的肿瘤患者和一个局限性肿瘤患者的治疗是不同的。

3) 获取治疗：确诊的肿瘤患者需要及时获取高质量、可支付的治疗。肿瘤需要由一支训练有素的多学科团队来进行有效的管理、记录、确定治疗方案。目的就是保证尽可能多的患者能够在诊断确认的 1 个月之内启动治疗。

从症状出现到开始治疗的 3 步应该在 90 天之内完成，以减少延误，避免失访，并提高治疗的有效性和时效性。

（2）肿瘤的筛查

肿瘤筛查是指通过试验、检查和其他的方法，将表面上看似健康的人区分为可能患病者和可能无病者。筛查的目的是在表面正常的人群中发现癌前病变或者未被识别的肿瘤。通过对这些患者的筛查后进行确诊，进行早发现、早治疗，在肿瘤预防中发挥着重要作用。筛查也可能发现其他中晚期肿瘤患者，为治疗和更好的预后争取时间。与早期诊断不同，肿瘤早期诊断关注的重点是具有与肿瘤相关的早期信号和症状人群，而筛查对象中通常尚未出现临床症状。两者服务的对象和肿瘤发展阶段是不同的（图 18 - 3）。

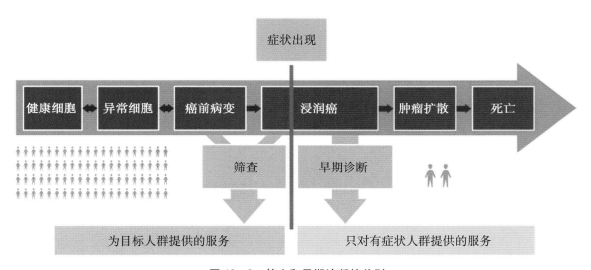

图 18 - 3　筛查和早期诊断的差别

早期诊断和筛查对肿瘤的综合控制管理都有重要作用，但是两者对于观察对象以及资源、基础设施、影响和成本的需求是不同的。筛查所需要的资源更多，也比早期诊断更复杂。当资源较少时，工作重点应放在有症状人群的早期诊断上，才有更高的成本-效益比，当适合早期诊断的肿瘤中晚期患者比例较高时，更是如此。当资源相对充足时，将早期诊断和低成本的筛查结合起来是一种合理的策略。在缺乏基础设施的国家，实施国家肿瘤控制规划时，如果需要将筛查作为肿瘤早期检查的一部分，就应避免强制使用发达国家的高新技术。过分强调高新技

术，可能使筛查不能覆盖到足够的人群而最终导致筛查的失败。

WHO 对各个部位的肿瘤开展早期诊断和筛查有一定的推荐（表 18 - 2）。

表 18 - 2　WHO 对不同部位肿瘤早期诊断和筛查的推荐建议

肿瘤部位	措　施	
	早期诊断	筛查
乳腺	是	是*
宫颈	是	是*

续　表

肿瘤部位	措施	
	早期诊断	筛查
结直肠	是	是
口腔	是	是
鼻咽	是	否
喉	是	否
肺	否	否
食管	否	否
胃	是	否
皮肤	是	否
卵巢	否	否
膀胱	是	否
前列腺	是	否
视网膜（视网膜母细胞瘤）	是	否
睾丸	是	否

＊仅适用于资源丰富的情况

进行肿瘤筛查是一项大工程，需要有各个方面的资源和支持。要保证筛查成功，就要有足够的工作人员做筛查试验，还要有用于诊断、治疗和随访的设备。此外，对不同目标群体筛查肿瘤的患者应有系统的随访和相应的服务机制。

肿瘤筛查需要满足以下 3 条基本原则：① 筛查的疾病是常见肿瘤，发病率和死亡率均较高；② 具备有效的治疗方法，能够降低发病率和死亡率；③ 筛查试验应该易于接受，安全且费用低廉。

同时，国家癌症控制规划中，筛查项目应该保证筛查范围覆盖大部分的目标人群，并确保异常的个体能够接受合适的诊断和治疗。国家癌症控制项目的指导方针应该在以下几个方面达成一致。

1）筛查的频率和开始筛查的适宜年龄。

2）筛查试验的质量控制方法。

3）确定异常者转诊和治疗的机制。

4）统一的信息系统，并具备下列功能：① 对首次筛查的人群发出筛查邀请；② 对需要重复筛查的对象予以提醒；③ 对异常个体进行随访；④ 项目监测和评估。

在进行肿瘤筛查项目时，需要对筛查的效果进行评价，其评价指标包括 5 个：① 灵敏度（sensitivity）：实际有病且按该诊断试验被正确判断为有病的概率。② 特异度（specificity）：实际无病按诊断试验被正确判断为无病的概率。③ 阳性预测值（positive predictive value，PPV）：试验阳性结果中，真正患病的比例。④ 阴性预测值（negative predictive value，NPV）：试验阴性结果中真正未患病的比例。⑤ 可接受性：在设计试验的人群中愿意接受试验的范围。

患者经常由于各种原因没有坚持筛查试验。在很多情况下患者和卫生保健人员虽然都了解早期筛查的概念，但是却不遵照推荐的程序执行。低依从性是一个普遍存在的卫生问题，应该采用更全面的方法来解决这个问题，从而改善疾病结局，减少资源浪费。

肿瘤筛查可以降低肿瘤的发病率。通过筛查，可以探测到癌前期的病变，通过对异常组织的摘除或治疗可以降低甚至消除个体发展为恶性肿瘤的风险。例如，通过宫颈涂片可以在组织发展成为宫颈癌之前发现宫颈组织的病变。

肿瘤筛查也能降低晚期疾病的发病。如在筛查当中发现组织已经发展成为恶性肿瘤，这种提早的发现也可以降低个体发展成为晚期恶性肿瘤或全身播散的风险。

筛查还能降低死亡率，早期诊断肿瘤可以增加患者被成功治疗的概率，进而降低个体死于该肿瘤的风险。如钼靶 X 线检查可以早期发现乳腺癌，通过手术可使乳腺癌治愈；胃癌 I 期的患者经过正规治疗后生存率可达 90%，到了 II 期和 III 期则降至66% 和 51%；而晚期肺癌的 5 年生存率仅为 14%。日本是胃癌的高发国家，从 20 世纪 60 年代开始，日本采用 X 线双重造影初步筛查加胃内镜检查的方法，使得胃癌的检出率大大提高，早期胃癌的检出率已经达到 30% 以上。通过人群筛查，使胃癌的死亡率下降了 50%~60%。

然而筛查不可能是完美的，仍存在潜在的风险，如在进行筛查的医疗操作中总是可能携带某些风险，部分患者在进行结肠镜检查的过程中出现穿孔。然而发生此类事件的概率是极低的，总体来说筛查所带来的收益远高于其可能存在的风险。有时筛查也会给非高危人群在等候结果的过程中带来一些焦虑。筛查的结果无法做到百分之百的准确，可能会出现假阳性和假阴性的情况。如假阳性，尽管假阳性率很低，但是一旦发生患者将面临不必要的过度治疗和极大的焦虑；而假阴性则会导致患者错失早期治疗的机会。

美国预防服务工作组（U. S. preventive service task force，USPSTF）对下列 4 种恶性肿瘤推荐进行

以人群为基础的早期恶性肿瘤筛查。未列入其中的肿瘤是 USPSTF 认为还不具备足够证据来开展以人群为基础的肿瘤筛查。这 4 种推荐是针对全人群而并不考虑个体独有的病史或危险因素,因此所有符合筛查标准的人都应咨询其医生有关肿瘤筛查的相关事宜。

1) 乳腺癌:50～74 岁的女性每 2 年应进行 1 次钼靶 X 线筛查。50 岁以下的女性应结合自身实际,在与医生进行沟通后决定何时开始进行常规的筛查。

2) 宫颈癌:21～29 岁女性每 3 年应进行 1 次宫颈涂片检查;30～65 岁的女性应每 3 年进行 1 次宫颈涂片试验或每 5 年进行 1 次宫颈涂片和 HPV 检测。

3) 结直肠癌:50～75 年龄的人群应每年进行粪便隐血检测,每 5 年进行乙状结肠镜检查并每 3 年进行粪便隐血检测,或是每 10 年进行一次乙状结肠镜检查。欧美等西方国家的研究结果显示结直肠癌筛查可以有效地降低其发病率和死亡率。美国较早地开展了人群结直肠癌筛查,结直肠癌死亡率 1988～2001 年间下降 25%。英国的研究显示参与结直肠癌筛查的人群结直肠癌死亡率降低了 27%。世界各国生存率的差异与当地的结直肠癌早期诊断率有关,结直肠癌筛查的参与率与筛查效果关系密切。美国国立癌症研究院的最新统计数据结果表明,美国 50 岁以上人群接受过乙状结肠镜或全结肠镜检查的比例为 54%～75%,2003～2007 年期间,结直肠癌发病率每年下降 3.4%,死亡率每年下降 3.0%,35 个州的发病率有显著性下降,49 个州的死亡率有显著性下降,结直肠癌死亡率下降的 50% 归因于筛查参与率的提升。

4) 肺癌:55～79 岁的男性,吸烟量超过 600 年支[年支指的是吸烟年数×每天吸烟的支数,如 600 年支可以为每天 1 包(20 支),抽了 30 年或每天 2 包,抽了 15 年等],目前仍在吸烟或戒烟年数不满 15 年者,应每年采用低剂量螺旋 CT 进行筛查。

18.1.3 三级预防

肿瘤的三级预防是指在恶性肿瘤发生后,通过完善的临床诊治、高效配合的医疗卫生服务,提高治疗效果,改善和控制患者症状,治愈或显著延长患者的寿命,尽可能地提高患者的生存质量,防止致残并促进功能恢复,降低病死率。三级预防最重要的内容是为患者提供符合规范的诊疗服务,并为无法治愈的患者提供姑息照护。三级预防覆盖的目标人群不仅包括肿瘤患者,也包括他们的家属。

国际抗癌联盟(Union for International Cancer Control,UICC)在《世界癌症宣言》中提出的 9 个目标中,有 3 个是三级预防的目标,分别是:① 提高对规范的肿瘤诊断、综合治疗、康复、支持性和姑息性治疗服务的可及性,包括提供适宜的、可负担的基本药物和技术;② 推广有效的疼痛和紧张的控制和处理服务;③ 对与肿瘤控制相关的医疗卫生专业人员提供教育和培训,特别是在中低收入国家。要实现上述目标,在肿瘤的治疗和护理方面,需要提升多学科综合治疗的意识,包括手术、放射治疗、化学治疗和系统性治疗;提升肿瘤照护的整体意识,包含精神健康、康复、支持和姑息治疗;促进开发和应用肿瘤诊断治疗、患者管理的指南,与患者需求和资源相匹配,提供有质量的治疗和护理;与医药行业紧密合作,确保提供安全、负担得起和有效的抗肿瘤药物、放射治疗和诊断的技术等;采取措施来消除实现疼痛控制的障碍,确保肿瘤患者获得适当的镇痛药物,并与防止滥用达到适当的平衡等。

三级预防从传统的规范诊治和姑息治疗发展至今,涵盖了患者确诊之后所有的医疗卫生干预的内容。三级预防措施的实施,需要对患者人群的诊断治疗、姑息照顾甚至社会支持的需求进行评估,建立健全高效、公平和以患者为中心的诊断、治疗、康复、姑息照护服务,为可治愈的肿瘤患者,或者可治疗但不可治愈的肿瘤患者利用。服务的公平性非常重要,需要充分考虑社会经济发展和卫生资源的可及性,为低收入的患者提供基本的药物和医疗服务。医疗服务项目应优先考虑早期诊断和治疗、高质量低成本的姑息照护服务,避免过多投入对晚期肿瘤患者的无效治疗。

分工明确、良好协作的医疗卫生体系可以为肿瘤三级预防措施实施奠定良好的基础。实践证明,医疗卫生机构内部、不同医疗卫生机构之间、与社区建立起专业的协作网络,可以提供肿瘤诊断、治疗、康复、姑息治疗、临终关怀和社会心理支持的服务,姑息照护服务甚至可以在家庭中进行。有效的社会支撑体系越来越受到重视,成为三级预防的重要内容。社会支撑体系承担着对患者进行康复、社会心理支持和病患教育等职责,需要依托现有的医疗卫生体系,由不同的医疗卫生机构与社区、社会组织进行有效合作,评估肿瘤现患人群的现况、患者及其家属在身体、情感、社会和精神方面的需求,可利用的干预技术的适宜性、成本效果、可及性和可负担性。

更多的现代技术应用提升了肿瘤三级预防措施的组织实施效果。例如,创新的信息和通讯技术使得远程医疗更为普及,既提高边远地区的肿瘤诊断治疗水平,也可保证对不同层次的医务人员提供持续性的培训;系统的质量管理和控制,可以监管诊疗和照护服务项目的过程,保证医务人员按照既定的临床和照护指南提供服务;以医院为基础的病患登记系统确保对所有肿瘤患者提供适当的随访服务,了解和评价诊治服务的质量,并及时掌握患者需求,提供有针对性的诊疗和照护服务等。

(1) 姑息性治疗与临终关怀

姑息性治疗(palliative care)的目的在于满足患者的需求,减轻并发症给他们带来的身心痛苦。通过姑息性治疗可满足那些处于肿瘤晚期、治愈希望渺茫、面临死亡的患者的需求。在情感、精神、社会关系和家庭经济等方面,肿瘤与其治疗过程都给患者和患者家属带来了一系列沉重的负担。而姑息性治疗则能为他们提供服务,改善他们的生存质量,帮助他们提高应对这些沉重负担的能力。2002 年,WHO 对姑息性治疗和处理的解释为:"肿瘤终末期患者面临一个死亡的威胁,姑息性治疗和处理要改进患者和家属的生活质量,要尽量避免和缓解患者的痛苦,对患者的症状要及时地进行诊断、评估和必要的治疗。从身体上、心理上、精神上支持和安慰患者。"

WHO 提出的姑息性治疗和处理包括:① 缓解患者疼痛和一些痛苦症状;② 关注生命,尊重死亡;③ 既不加速也不延后患者死亡;④ 结合心理方面和精神方面对患者予以关怀;⑤ 支持患者积极对待生命直到死亡;⑥ 支持患者家属处理好与患者有关的事情。

有效的姑息性治疗是由多学科团队完成的,包括肿瘤内外科的专家、麻醉科专家、护理人员、姑息治疗专业人员、宗教人士和社会工作者等。其分工各有不同:医师和护士对症状进行控制和处理,社会、宗教工作者和精神健康专家负责其精神和社会心理问题。多学科姑息治疗团队能够帮助患者和家属满足其个体化的需求,为其提供有效的建议和指导。

在临床上,针对患者病情,可以提供各种姑息性治疗包括姑息性手术、姑息性放疗和姑息性化疗,以及各种其他支持性治疗。

(2) 癌症疼痛控制

在晚期肿瘤患者中疼痛是常见的症状,并有可能严重影响患者生命质量。对疼痛的控制是三级预防中重要的一部分。也是姑息性治疗的主要内容之一。

疼痛的程度可以分为 4 级:

0 级:无痛。

1 级(轻度):虽有疼痛但是可以忍受,能够正常生活,睡眠不受干扰。

2 级(中度):疼痛明显,不能忍受,要求服用镇痛剂,睡眠受到干扰。

3 级(重度):疼痛剧烈,不能忍受,需要镇痛剂,睡眠受到严重干扰,可伴有自主神经功能紊乱或被动体位。

对疼痛的处理应根据患者疼痛原因和精神因素方面的评估进行全面处理,包括抗肿瘤、抗感染、精神安慰和药物治疗,其中药物治疗是癌痛治疗的主要方法。WHO 提出的三阶梯癌痛治疗方法已在国际上获得了广泛的认可。

三阶梯方法是对癌痛的性质和原因作出正确评估之后,根据患者疼痛程度适当选择相应的止痛剂。对轻度疼痛主要选用非阿片类解热镇痛药作为镇痛剂,中度疼痛应选用弱阿片类药物,而重度疼痛则应选用强阿片类药物。镇痛剂使用由弱到强逐步增加,给药必须遵守 5 个原则:

1) 按阶梯顺序给药。

2) 力争口服给药,如无法口服则可选用直肠或无创性给药途径。阿片类药物口服给药时吸收慢,峰值较低,不易产生药物依赖性。

3) 按时给药,而不是按需给药,如每隔 4 h 给 1 次药,可保证疼痛的连续缓解。

4) 个体化给药,如选用阿片类药物时,应从小剂量开始,逐步增加到患者舒适为止。

5) 对使用镇痛剂的患者需要注意观察,密切监护。

对姑息治疗和疼痛控制 WHO 认为需要在多方面得到支持包括药物的可及性,如果没有全国性的药物管理政策,姑息治疗是不可能存在的。对药物可及性的政策来说需要包括:① 接受 WHO 基本药物清单;② 保证遭受病痛的患者能够获得阿片类药物的法规;③ 药品市场价格合理,发展中国家患者能够买到低廉的一线药以及保证药物在国家和地区间流通;④ 制订合理的计划以保障药物在国内公平分配;相关专业学校加强一线药物应用方面的培训。

WHO 成员国有义务制订疼痛缓解和姑息治疗的国家策略和规划,包括:① 确保姑息治疗能够整合到现有的卫生服务系统中;② 保证医务工作者得到足够的癌症疼痛缓解和姑息治疗培训;③ 保证姑息治疗项目得到公平支持,特别是基于家庭的姑息治疗,必要时适当修改卫生政策;④ 保证医院能够进行适当的专家储备,并对家庭护理提供支持;⑤ 保障口服阿片类、非阿片类及其他辅助镇痛剂,尤其是吗啡的供应。

18.2　全球肿瘤控制的目标与策略

肿瘤的控制不是仅靠医生和科研人员的努力就可以达成的。政府部门、非政府部门、个人以及专业机构,都必须为抗击肿瘤活动提供支持,为降低癌症发病率和死亡率这一目标通力合作。在全球的肿瘤控制当中,需要设立全球肿瘤的控制目标,同时也需要通过不同的策略来达到肿瘤控制的目标。

尽管由于各国国情不同、各部门负责任务不同,但是在癌症控制项目/规划/战略中,都应扮演重要的角色。为此,国际抗癌联盟(UICC)和 WHO 紧密合作,提高了非政府组织参与国家癌症控制策略的机会,提高了非政府组织在肿瘤预防和早期治疗领域的能力。同时 UICC 制订了《世界抗癌宣言》(world cancer declaration),为全球肿瘤控制制订了目标。WHO 编写了《国家癌症控制规划》,为促进癌症控制从策略的制订提供了强有力的工具。该规划将科学方法应用于公共卫生实践中,概括了国家癌症控制规划依据的科学理论,总结了已经拥有或者正在规划建设国家癌症控制规划国家的宝贵经验,涵盖了建立维护国家癌症控制规划时应该考虑的因素,成为全球各国政府和非政府组织控制肿瘤的重要纲领性文件。

18.2.1　世界抗癌宣言

《世界抗癌宣言》是由国际抗癌联盟制订的全球肿瘤控制目标,于 2008 年发布,并于 2013 年更新;呼吁各国领导人及卫生政策制定者共同努力以大幅降低全球肿瘤负担,促进全球肿瘤防控的平等性,并将肿瘤防控提上世界健康与发展议程。总体目标是

实现大幅减少肿瘤导致的过早死亡,提高肿瘤患者的生活质量和生存率。

具体实施目标为到 2025 年实现:

1) 加强各国卫生体系建设,确保全面有效、以病人为中心的终身肿瘤防控项目得以顺利推进。

2) 在各国建立和完善以人群为基础的肿瘤患者登记及监测系统,以评估全球肿瘤负担及各国肿瘤防控项目的效果和影响。

3) 全球范围内显著遏制各类肿瘤的危险因素,包括烟草使用、超重及肥胖、不健康饮食、饮酒、缺乏体育锻炼和其他公认的危险因素。

4) 将具有致癌性的传染病病原体 HPV 和 HBV 纳入各国基础疫苗接种计划。

5) 降低肿瘤的"污名化",消除人们对肿瘤的错误认知和误解。

6) 人群为基础的肿瘤筛查和早期诊断项目得以普遍推广,公众和专业人员对于重要的肿瘤早期征兆及症状的认识水平得到大幅度提高。

7) 肿瘤患者能获得及时准确的诊断、多种模式的优质治疗、康复保健、支持和姑息治疗,包括获得必要的药物和医疗技术服务。

8) 有效的癌痛控制和心理支持服务将得到广泛实现。

9) 让肿瘤防控各领域的医务人员获得更多的教育和培训机会,特别是针对中低收入国家。

同时,宣言还倡导肿瘤防控的全球行动,将肿瘤防控提高到一个新的战略高度,包括:① 在制订全球、地区和国家的卫生政策和国际公认的发展目标时,癌症防控要置于最优先的位置;② 提高各国癌症防控的能力;③ 减少可控的癌症危险因素;④ 加强和改进国家卫生体系以增强对癌症的防控能力;⑤ 支持和促进国家对于癌症防控领域的研究和发展;⑥ 掌握癌症的发展趋势和决定因素,并且及时评估癌症防控领域的研究进展。

18.2.2　设计和评估全人群项目

全人群项目是改变人群癌症风险的有效方式,在设计和评估全人群项目时应该平衡影响个人癌症相关行为发生的环境、背景与内在决定因素。此处的全人群项目是指以改变癌症相关行为为目的的项目,并非提升癌症相关意识的项目。实际上,旨在提升癌症意识项目的公共卫生效益是受到质疑的,有时这种项目反而呈现有害性,如前列腺癌患者意识

的提高可能会引起不合理的疾病筛查从而导致损害。全人群项目需要以良好的政策为基础,提升公众对有利于行为改变的法规需求的认可度。

18.2.3 非传染性疾病的预防策略

虽然在高危人群中的癌症预防很重要,也有措施可以用来降低某些高危人群的癌症风险,但在一般人群中,最好的方式是应当将癌症预防纳入慢性非传染性疾病预防之中,针对生活方式相关危险因素,将健康促进和政策发展结合起来。WHO 预防和控制非传染性疾病的全球策略目标主要针对 4 个行为危险因素,包括烟草、不健康饮食、体育活动和酒精有害使用,其中烟草控制是最有效的方式。此外,WHO 也采取了多项循证的针对饮食和体育活动的干预措施,以及减少酒精损害的公共政策。如何将已有的疾病相关的科学知识转化为最终的公共卫生实践,以最终降低疾病发病率,是全球在实施慢性非传染性疾病预防措施过程中面临的最大的挑战。

18.2.4 不同资源水平肿瘤防控的优先级

世界上任何一个国家的医疗资源都是缺乏的,不可能满足所有的健康需求,在制订肿瘤预防措施和策略的同时,同样应该考虑当地所处环境及其实际情况,合理安排,高效、有效地利用资源开展防控工作。要做到这一点,需要确立优先领域、统筹资源,有效管理,保证资源能够在实施的全程起作用。

WHO 认为,不同资源水平的国家、同一国家内不同发展水平的地区和人群应该采用不同的肿瘤防治策略。

（1）资源缺乏的国家和地区

在低收入国家,本来社会经济水平就较低,由于传染性疾病盛行,用于肿瘤和慢性病防治的卫生资源显得捉襟见肘,甚至完全缺乏。这些国家和地区人口大多位于农村,有较高的死亡率,人口的期望寿命较低。虽然肿瘤不是这些国家的主要死因,但随着社会经济水平的上升和生活方式的改变,肿瘤将逐渐成为未来成人死亡的重要原因之一,尤其是目前在亚洲和非洲部分国家,已经出现了传染病尚未完全控制而慢性病已经开始上升的趋势。这些国家和地区由感染（HPV、血吸虫、HBV、HIV 感染）诱发的肿瘤比例相对较高,医疗条件差,患者即使得到

诊断也多为晚期,人们对于肿瘤的科学认识度也低。

在这些条件下,肿瘤防控应遵循如下的做法:

1）建立肿瘤或慢性病的预防控制基础,控制吸烟、不均衡膳食以及感染等公共卫生问题。

2）加强培训,提高公众和卫生专业人员对恶性肿瘤早期征兆的认识,早诊早治。

3）规范治疗,促进卫生资源平衡。

4）建立姑息性治疗体系,缓解疼痛,提高晚期患者终末期生活质量。

（2）资源中等的国家和地区

中等收入的国家和地区大部分已经处于城镇化阶段,人均寿命超过 60 岁,恶性肿瘤已经和正在成为疾病导致死亡的主要原因之一。人群中肿瘤危险因素的暴露水平较高,如烟草、饮食、环境致癌物等。这些国家和地区具有肿瘤预防、筛查、诊断、治疗和姑息治疗的设施和人力资源,但是相对整个人群而言,仍是缺乏的,且数量、质量和可接受性都有限,优先领域设置和监测评估信息薄弱,对早期预防诊断较为忽视,而是采用以治疗为主的不计成本策略。在这类国家需要:

1）控制肿瘤危险因素（如吸烟、饮酒、工作场所致癌物暴露、感染等）,提倡合理膳食,增加身体活动,减少肥胖和酒精消费。

2）通过教育培训提高公众对常见肿瘤早期征兆的认识。

3）推广实施宫颈癌的早期筛查,扩大人群覆盖率。

4）规范肿瘤的治疗,避免患者不必要的经济负担。

5）通过放化疗,使用低成本药物或者其他干预手段,缓解疼痛,扩大覆盖范围。

（3）资源丰富的国家和地区

资源丰富的国家一般为工业化国家和地区,人口寿命较长,肿瘤是导致居民死亡的主要原因。这些国家和地区多数已经开展了肿瘤的控制工作,但是尚未完整地纳入全国性的防控体系中。同时肿瘤控制也会由于卫生资源分布不均导致农村和流动人口较难获得肿瘤防控服务,且在缓解痛苦和姑息治疗服务中缺乏合适的资源配置。针对这样的情况可以开展:

1）提高公众对常见恶性肿瘤早期征兆的认识。

2）推广宫颈癌、乳腺癌和结直肠癌的早期筛查。

3）规范姑息治疗的方案，缓解疼痛，使公众容易享受到公众卫生服务。

4）建立监测体系，以应对疾病谱的变化和公共卫生服务的不足。

（郑　莹　周昌明）

主要参考文献

［1］中华人民共和国国家卫生和计划生育委员会.中华人民共和国国家职业卫生标准 GBZ94 - 2017 职业性肿瘤的诊断［S］.北京：中国标准出版社,2017.

［2］中国疾病预防控制中心,慢性非传染性疾病预防控制中心.国家癌症控制规划:政策管理指南［M］.2 版.北京：人民卫生出版社,2011.

［3］世界卫生组织.癌症控制——从理论到行动　世界卫生组织行动规划指南［M］.北京：人民卫生出版社,2012.

［4］陆加昊,郑莹.国际癌症研究所出版《空气污染与癌症》报告［J］.环境与职业医学,2014,（08）:648 - 650.

［5］赵平,王陇德,黎钧耀.预防肿瘤学［M］.北京：人民卫生出版社,2014.

［6］Chang MH, Chen CJ, Lai MS, et al. Universal hepatitis B vaccination in Taiwan and the incidence of hepatocellular carcinoma in children. Taiwan Childhood Hepatoma Study Group ［J］. N Engl J Med, 1997,336 (26):1855 - 1859.

［7］Chen G, Sun X, Ren H, et al. The mortality patterns of lung cancer between 1990 and 2013 in Xuanwei, China ［J］. Lung Cancer, 2015,90(2):155 - 160.

［8］Cokkinides V, Bandi P, McMahon C, et al. Tobacco control in the United States — recent progress and opportunities ［J］. CA Cancer J Clin, 2009,59(6):352 - 365.

［9］De Martel C, Ferlay J, Franceschi S, et al. Global burden of cancers attributable to infections in 2008: a review and synthetic analysis ［J］. Lancet Oncol, 2012, 13(6):607 - 615.

［10］Edwards BK, Ward E, Kohler BA, et al. Annual report to the nation on the status of cancer, 1975 - 2006, featuring colorectal cancer trends and impact of interventions (risk factors, screening, and treatment) to reduce future rates ［J］. Cancer, 2010,116(3):544 - 573.

［11］Ford AC, Forman D, Hunt RH, et al. Helicobacter pylori eradication therapy to prevent gastric cancer in healthy asymptomatic infected individuals: systematic review and meta-analysis of randomised controlled trials ［J］. BMJ, 2014,348(may20 1):g3174.

［12］Guo Y, Zeng H, Zheng R, et al. The association between lung cancer incidence and ambient air pollution in China: a spatiotemporal analysis ［J］. Environ Res, 2016,144(Pt A):60 - 65.

［13］Hardcastle JD, Chamberlain JO, Robinson MH, et al. Randomised controlled trial of faecal-occult-blood screening for colorectal cancer ［J］. Lancet, 1996, 348 (9040):1472 - 1477.

［14］Helicobacter and Cancer Collaborative Group. Gastric cancer and Helicobacter pylori: a combined analysis of 12 case control studies nested within prospective cohorts ［J］. Gut, 2001,49(3):347 - 353.

［15］International Agency for Research on Cancer, World Health Organization. Helicobacter pylori Eradication as a Strategy for Preventing Gastric Cancer ［M］. Lyon, France: International Agency for Research on Cancer (IARC Working Group Reports, No. 8), 2014.

［16］Joura EA, Giuliano AR, Iversen OE, et al. A 9-valent HPV vaccine against infection and intraepithelial neoplasia in women ［J］. NEJM, 2015,8(372):711 - 723.

［17］Kraus S, Naumov I, Arber N. COX - 2 active agents in the chemoprevention of colorectal cancer ［J］. Recent Results Cancer Res, 2013,191:95 - 103.

［18］Lee KM, Chapman RS, Shen M, et al. Differential effects of smoking on lung cancer mortality before and after household stove improvement in Xuanwei, China ［J］. Br J Cancer, 2010,103(5):727 - 729.

［19］Liang Y, Wong O, Yang L, et al. The development and regulation of occupational exposure limits in China ［J］. Regul Toxicol Pharmacol, 2006,46(2):107 - 113.

［20］Li F, Dou J, Wei L, et al. The selective estrogen receptor modulators in breast cancer prevention ［J］. Cancer Chemother Pharmacol, 2016,77(5):895 - 903.

［21］Lim SS, Vos T, Flaxman AD, et al. A comparative risk assessment of burden of disease and injury attributable to 67 risk factors and risk factor clusters in 21 regions, 1990 - 2010: a systematic analysis for the Global Burden of Disease Study 2010 ［J］. Lancet, 2012,380(9859):2224 - 2260.

［22］Moscicki AB, Schiffman M, Burchell A, et al. Updating the natural history of human papillomavirus and anogenital cancers ［J］. Vaccine, 2012,301 (suppl 5):F24 - 33.

［23］Purdue MP, Hutchings SJ, Rushton L, et al. The proportion of cancer attributable to occupational exposures ［J］. Ann Epidemiol, 2015,25(3):188 - 192.

[24] Ren H, Cao W, Chen G, et al. Lung cancer mortality and topography: a Xuanwei case study [J]. Int J Environ Res Public Health, 2016,13(5):473.

[25] Schiller JT, Castellsagué X, Garland SM. A review of clinical trials of human papillomavirus prophylactic vaccines [J]. Vaccine, 2012,30:F123 – F138.

[26] Schweitzer A, Horn J, Mikolajczyk RT, et al. Estimations of worldwide prevalence of chronic hepatitis B virus infection: a systematic review of data published between 1965 and 2013 [J]. Lancet, 2015, 386 (10003):1546 – 1555.

[27] Smith W, Saba N. Retinoids as chemoprevention for head and neck cancer: where do we go from here? [J]. Crit Rev Oncol Hematol, 2005,55(2):143 – 152.

[28] Stewart BW, Wild CP. World Cancer Report 2014 [M]. Geneva: WHO Press, 2014.

[29] Stock C, Knudsen AB, Lansdorp-Vogelaar I, et al. Colorectal cancer mortality prevented by use and attributable to nonuse of colonoscopy [J]. Gastrointest Endosc, 2011,73(3):435 – 443.

[30] Straif K, Cohen A, Samet J. Air Pollution and Cancer [M]. Geneva: WHO Press, 2013.

[31] Sun Z, Chen T, Thorgeirsson SS, et al. Dramatic reduction of liver cancer incidence in young adults: 28 year follow-up of etiological interventions in an endemic area of China [J]. Carcinogenesis, 2013,34(8):1800 – 1805.

[32] Tabrizi SN, Brotherton JML, Kaldor JM, et al. Fall in human papillomavirus prevalence following a national vaccination program [J]. J Infect Dis, 2012,206(11):1645 – 1651.

[33] Thun MJ, Jemal A. How much of the decrease in cancer death rates in the United States is attributable to reductions in tobacco smoking? [J]. Tob Control, 2006,15(5):345 – 347.

[34] Union of International Cancer Control. The World Cancer Declaration [R/OL]. [2017/8/18]. http://www.uicc.org/sites/main/files/private/131119_UICC_WorldCan-cerDeclaration_2013_1.pdf.

[35] Uray IP, Dmitrovsky E, Brown PH. Retinoids and rexinoids in cancer prevention: from laboratory to clinic [J]. Semin Oncol, 2016,43(1):49 – 64.

[36] Westra TA, Rozenbaum MH, Rogoza RM, et al. Until which age should women be vaccinated against HPV infection? Recommendation based on cost-effectiveness analyses [J]. J Infect Dis, 2011,204(3):377 – 384.

[37] World Health Organization. WHO report on the global tobacco epidemic, 2017: monitoring tobacco use and prevention policies [R]. Geneva: WHO Press, 2017.

[38] Yu S, Yang CS, Li J, et al. Cancer prevention research in China [J]. Cancer Prev Res, 2015,8(8):662 – 674.

第二部分
诊　断

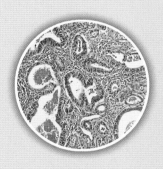

19 肿瘤的早期诊断

19.1　肿瘤早期诊断的意义

如前所述,就目前的科技与医学的发展水平而言,肿瘤的一级预防几乎无法做到,而三级预防则似乎已经晚矣,因此只有做好肿瘤的早期发现和早期诊断,才能对患者进行早期治疗,从而降低肿瘤带来的死亡风险和对患者的损害。

对于绝大部分的实体肿瘤患者,早期手术治疗是根治的关键,肿瘤的手术必须保证有足够的切缘,否则将会导致切除不彻底,达不到根治的目的,这就需要有足够的手术范围。然而手术治疗必然会导致部分组织或器官的缺失,手术范围越大,对器官和功能的影响就越大。因此,只有病灶小而局限的肿瘤才有手术根治的机会。如果病灶已经转移扩散,就失去了手术的机会,根治也基本无望。同样,放疗也是一种局部治疗手段,亦需要病灶较为局限,已远处转移或病变范围很大的情况下也不适合进行放疗。尽管化疗是一种全身治疗手段,但也是在病变早期应用效果更好。一方面,早期患者肿瘤负荷小,肿瘤细胞增殖概率高,对化学药物敏感性高;另一方面,晚期肿瘤患者由于肿瘤负荷大,通常体能状态评分较差,经常难以耐受化疗。因此,从理论上来讲,无论是手术、放疗,还是化疗,这3种治疗肿瘤的武器都对早期发现、早期诊断的患者更有效。

事实上,临床实践的数据也证明肿瘤早期诊断、早期治疗的效果更好。例如,Ⅳ期胃癌患者的中位生存时间不到1年,而病变局限于黏膜层的患者,手术切除后5年生存率可达90.9%。再如Ⅳ期的乳腺癌,尽管现在单抗、小分子靶向药物层出不穷,最终仍无法治愈,且化疗及靶向药物均会带来各种不良反应,严重影响生活质量;而非常早期的乳腺癌不仅可以手术根治,而且有望通过保乳手术＋放疗、化疗,保留乳房,保留女性患者的美丽和尊严。此外,还有很多肿瘤在早期可以获得非常高的生存率,如宫颈原位癌和Ⅰ期宫颈癌通过手术和放疗的综合治疗,5年生存率可高达99.1%,早期食管癌术后5年生存率也在90%以上。即使是令人闻风色变的肝癌,早期诊断并予根治性切除者5年生存率也可达61.3%,而晚期肝癌中位生存时间通常不到6个月。

因此,无论从理论上,还是实践上,肿瘤的早期诊断都是非常值得重视的。

19.2　肿瘤早期诊断的方法

19.2.1　肿瘤筛查

肿瘤筛查是指对无症状个体的检查,其目的并不是最大数量地诊断出肿瘤患者,而是通过筛查出阳性患者进行早期诊断、早期治疗,最终降低肿瘤的死亡率。早在20世纪20年代,美国医师协会就提倡"周期性体格检查(periodic physical examination)"的做法,即通过触诊发现肿块或肿大淋巴结,通过听诊发现摩擦音等异常声音来早期发现肿瘤,也是最早意义上的筛查了。如今,筛查已经包含了诸如影像学检查、血清肿瘤标志物检查,甚至基因检测在内的多种检测手段。

（1）适宜筛查的瘤种:并非所有肿瘤都适宜进行筛查。一般而言,适合进行筛查的瘤种需要符合以下特点:① 具有严重的危害性。有些肿瘤并不产生临床症状,不会导致患者死亡,例如某些甲状腺癌,至死也不会发病,就不适宜进行筛查。② 具有可检测出的临床前期,也就是说可以在出现症状前检测出尚未发生浸润转移的临床前期病变。有些疾病发病进展迅速,如T淋巴母细胞性淋巴瘤,通常一发病就已广泛播散,也不适宜做筛查。③ 对筛查阳性者能进一步明确诊断并有效治疗。对于有些即便早期发现疾病也无法有效治疗并降低死亡率的肿瘤如胰腺癌也不适宜进行筛查。④ 具有安全、方便、经济的筛查方法,同时具有高敏感性和高特异性。由于筛查是在没有临床症状的人群中进行,所以必须考虑到成本-经济效益,同时也要安全便利,不能对人体有较大的伤害。目前,较为公认的可进行筛查的肿瘤有宫颈癌、乳腺癌、前列腺癌、结直肠癌、肺癌等。

（2）常见肿瘤的筛查人群和筛查方法

1）宫颈癌:宫颈涂片细胞学检查是最早即被公认的宫颈癌筛查方法,早在20世纪40年代就已提出,目前已在国内外广泛应用并被充分肯定。由于提出很早,并无前瞻性研究证实其有效性,但多个流行病学调查研究已充分证明宫颈涂片检查作为筛查手段,确实能降低宫颈癌的死亡率。至今,除了单纯的宫颈涂片染色,液基薄层细胞学检查也已经广泛应用,这项检查可以使用计算机进行分析,不需要依赖人工进行显微镜下观察,大大节约了人力成本。另外,目前已有证据表明,人类乳头状瘤病毒（HPV）16和18的感染与超过70%的宫颈癌相关,而另外13种HPV也与宫颈癌发病相关。因此,HPV检测也成为宫颈癌筛查的重要方法。HPV检测有非常好的阴性预测值。尽管HPV阳性的人不一定罹患宫颈癌,但HPV阴性的一定可以排除宫颈癌。当然,在20～29岁的女性中,经常会出现急性HPV感染的情况,这种感染和感染所致的宫颈增生大多会在8～24个月内自发消退。因此,HPV检测在<30岁的女性中意义不大。而在30岁以上

的女性中,HPV检测甚至更优于细胞学检查。

目前,美国指南推荐女性应从21岁起就常规进行宫颈癌筛查。21～29岁的女性每3年接受宫颈细胞学检查（可使用常规涂片细胞学检测或液基薄层细胞学检测）。30～65岁的女性也可每3年接受宫颈细胞学检查,或每5年同时接受细胞学检查和HPV检测。65岁以上的女性和因非肿瘤性因素行子宫全切除术的女性通常不需要进行宫颈癌筛查。同样,我国的指南"中国癌症筛查及早诊早治指南"也建议任何有3年以上性行为或21岁以前有性行为的女性均为宫颈癌筛查对象,而有多个性伴侣、性生活过早、HIV/HPV感染、免疫功能低下者均为高危人群。

2）乳腺癌:研究显示,乳腺癌筛查可以显著提高乳腺癌的发病率,却并未大幅度降低晚期患者的比例。一项美国的调查数据显示,自1976年至2008年,美国>40岁的乳腺癌患者发病率上升了122/100 000（从112/100 000上升至234/100 000）,但晚期患者仅下降了8/100 000,显示有31%的过度诊断率。另一项系统综述显示,在17个针对50～69岁女性的筛查研究中,仅有4项研究显示筛查可以降低乳腺癌死亡风险约33%,而5项显示无法降低死亡风险,该综述认为,总体而言筛查仅能降低乳腺癌死亡风险不到10%,而近年来乳腺癌的死亡率下降主要得益于治疗手段的进展。尽管如此,一项美国联邦预防医学工作组的系统综述还是提倡在40～79岁的女性中进行乳腺癌筛查,并认为在50～79岁女性中进行乳腺癌筛查意义更大。

目前,乳腺癌筛查最公认的方法是每年1次的乳腺钼靶X线摄影,有很高的阳性预测值,其检出率与放射科医师的经验有关,经验丰富的医师甚至可以检出直径<0.5 cm的病灶。但不足之处为存在一定的假阳性和假阴性率,同时存在辐射。有学者估算若从40岁起到80岁止,每年进行1次乳腺钼靶X线摄影,则会引起每千人中发生1例因辐射引起的乳腺癌。尤其对年轻女性,风险更大。

有研究认为乳腺钼靶检查更适合于50岁以上的女性。因为40～49岁的女性一方面乳腺仍然较为致密,影响病灶的检出;另一方面,年轻女性往往病变进展迅速,而每年1次的检查往往难以及时检查出早期病变。当然,乳腺钼靶筛查更适宜于易罹患乳腺癌的高危人群,如乳腺异常致密者、一级亲属（母亲、姐妹）有患乳腺癌病史者、未生育者、长期口

服避孕药者、曾患乳腺囊性增生病等其他良性乳腺肿瘤者，以及已患过一侧乳腺癌者等。此外，近年来，*BRCA1*、*BRCA2* 等基因突变也被认为是乳腺癌的高危因素。对于此类患者，通常较为年轻时即发病，因此乳腺钼靶检查敏感性不高，而乳腺 MRI 有着较高的敏感性，其缺点是价格较为昂贵且特异性不高。

另外，也有专家提倡女性做乳房自检以早期发现肿瘤。但有学者报道，自检的检出率很低，其中检出的 I 期病变极为罕见。这可能与自检的方法并未被很好掌握有关。

总体而言，目前建议在 50 岁以上的女性中进行乳腺癌筛查，40～49 岁女性也可视情况进行筛查，而对于某些高风险人群，如有 *BRCA* 基因突变、有 *BRCA* 基因突变的一级亲属、曾因霍奇金淋巴瘤行胸部放疗等，可以将筛查年龄提前至 30 岁。

3）前列腺癌：20 世纪初，Hugh Hampton Young 就已首次提出用直肠指检的方法早期诊断前列腺癌。到 80 年代，血清前列腺特异抗原（PSA）检查联合直肠指检开始得到应用并在 90 年代获得认可。PSA 检测由于简单、方便、客观及费用低廉得到广泛开展，但是也存在不足之处。PSA 存在比较高的假阳性率，如良性前列腺增生、前列腺炎症或外伤都会导致 PSA 升高。此外，即便筛查发现前列腺癌，也存在过度诊断的问题，因为有较多的前列腺癌患者病变进展缓慢，不需要积极治疗。欧洲前列腺癌的随机筛查（European randomized screening for prostate cancer，ERSPC）研究显示，每 4 年进行 1 次 PSA 检测并不能降低 50～74 岁人群的前列腺癌死亡率，但在预先设定的 55～69 岁的 162 243 例受试者组群中，进行 PSA 筛查确实可以降低 21％的死亡率。尽管如此，该项研究显示，从绝对数上来说，PSA 检测仅把每千人死亡数从 5 降至 4，同时也使 37 人被过度诊断为前列腺癌。因此，PSA 检测并不适合在所有男性人群中进行筛查。对于 40 岁以下、40～54 岁无高危因素、>70 岁或预期寿命不足 10 年者，不推荐进行 PSA 筛查。即使对于 55～69 岁者，也需在告知筛查可能的后果、充分协商后慎重进行。

4）结直肠癌：随着生活水平的提高，我国结直肠癌的发病率也逐年上升。对于 50 岁以上的人群，每年进行 1 次大便隐血检查（fecal occult blood testing，FOBT），既便宜又简便。有研究显示，每年

1 次 FOBT 可以降低 33％的结直肠癌相对死亡率。粪便免疫化学检测法（fecal immunochemical tests，FIT）不受食物影响，比 FOBT 法敏感性和特异性更高。近年来，纤维结肠镜作为筛查手段得到推荐，其优点在于可以更为直观地显示病变，同时也可以活检并早期处理一些肠道息肉，但需要进行肠道准备且为侵袭性检查，一般推荐 5～10 年进行 1 次。相比而言，CT 结肠显像也可以模拟结肠镜的图像，经验丰富的医师可以检出长 6 mm 的息肉，也可以作为结直肠癌的筛查项目，其优点是不需要进行侵袭性操作，缺点是需要经验丰富的医师进行，并且在发现病变之后仍需要结肠镜确诊。此外，粪便 DNA 检测、钡灌肠等检查也可作为筛查手段。

尽管也有一些患者在 50 岁以下患病，但目前并未推荐 50 岁以下患者常规进行结直肠癌的筛查。不过，有高危因素的患者，如有家族性或遗传性因素（家族性结肠息肉病、结肠腺瘤综合征、Gardner 综合征等），或有炎症性肠病（慢性溃疡性结肠癌、克罗恩病）等临床表现的，则需要进行定期监测，而不是常规筛查。对于具有遗传性非息肉病性结肠癌家族史的人群，通常建议在 20 岁左右即开始定期进行结肠镜检查。

5）肺癌：早在 20 世纪 40 年代，国外就开展了使用胸部 X 线摄片和痰细胞学检查进行肺癌的筛查。在 1971 年进行的一项研究入组了 9 200 余例男性吸烟者，随机分为两组，一组接受每 4 个月 1 次的胸片和痰细胞学检查，共 6 年，另一组则接受每年 1 次的检查。研究结果显示，频率更高的筛查尽管发现了更多的早期病例（99 例与 51 例），但两组的晚期患者检出率（107 例与 109 例）却无明显差异。同样，尽管频率更高的筛查组 5 年生存率高于对照组（35％与 15％），但两组的年病死率却无差别（3.2/1 000 与 3.0/1 000），这个结果提示有部分患者被过度诊断。

近年来，低剂量 CT（low-dose computerized tomography，LDCT）也逐渐得到推广。LDCT 相比常规 CT，耗时短，辐射小，尽管图像不如常规 CT 清晰，但检出肺癌的敏感性和特异性相差无几。一项名为 NLST 的研究入组了近 53 000 例 55～74 岁的既往吸烟史超过 30 包/年者，显示使用 LDCT 组比胸部 X 线摄片组多诊断出 13％的肺癌患者，同时降低了 20％的死亡率。当然，这种差异在高风险人群中得到了更为明确的体现，而在低风险人群中并不明显。LDCT 的缺点是假阳性率比较高，从而导致

过度诊断,带来患者的焦虑甚至过度治疗。因此,目前提倡进行 LDCT 筛查的高风险人群应该符合以下几点:55～74 岁,既往吸烟史至少 30 包/年,目前仍在吸烟或戒烟不超过 15 年,相对身体情况良好。

6) 肝癌:肝癌的高危人群是 40 岁以上的乙型肝炎病毒表面抗原阳性及有慢性肝炎史的患者。这一特定人群筛查的肝癌检出率是自然人群的 34 倍。我国是乙型肝炎大国,血清甲胎蛋白(AFP)检查用于肝癌筛查有丰富经验,但 AFP 存在假阳性与假阴性,肝炎、妊娠甚至某些生殖细胞肿瘤的患者都会有不同程度的 AFP 升高;另一方面,我国有 30%～40% 的肝癌病例为 AFP 阴性,而这一比例比西方国家更高。因此,西方国家推荐用超声检查作为肝癌早期诊断的辅助检查,但其敏感性与特异性与超声医师的经验有关。近年来,也有建议将 CT 检查用于肝炎、肝硬化患者作为肝癌的筛查。

复旦大学附属中山医院张博恒等进行的一项前瞻性随访分组研究显示,通过结合血清 AFP 与超声检查,筛查检出的肝癌病例 60.5% 属于亚临床期,46.5% 的患者可行手术切除,而对照组为已出现临床症状就诊的患者,手术切除率仅 7.5%。筛查可使肝癌死亡率降低 37%。

(3) 筛查的评价

上文提到,筛查是否有效不是看增加了多少早期患者,而是看是否降低肿瘤的死亡率。然而,在评价筛查结果时必须注意以下 3 种偏倚,否则会导致结论的偏差。

1) 志愿者偏倚:筛查工作往往在自愿基础上开展,因此会存在志愿者偏倚。一种情况下,志愿者多为身体健康者,有较好的依从性,这些人通常病死率较低。因此,在一个观察性研究中下结论筛查可以降低死亡率就需要慎重考虑到这种偏倚。而另一种相反的情况下,志愿者中也常有自我感觉身体有异常者或者有肿瘤家族史者,这些人通常有较高的肿瘤检出率,预后可能也较差。因此,只有进行随机对照研究才能消除这种偏倚。

2) 领先时间偏倚:领先时间偏倚是指因筛查导致肿瘤诊断时间早于未经筛查因出现临床症状而诊断的时间。由于生存期是从诊断开始计算,因而早的诊断从定义上来讲肯定延长了生存期。即便早期诊断后没有进行有效的干预,或者干预无效,其生存期也比因临床症状诊断的患者多了一个领先时间。此种情况下,患者的自然病程并未得到延长,筛查并

未延缓死亡的步伐,这样的筛查是无效的。因此,在评价筛查时,需要避免这种偏倚,一种方法是比较两组的年龄别死亡率,而不是比较生存率;另一种方法是直接估计领先时间并扣除。

3) 病程长短偏倚:病程长短偏倚的出现是肿瘤的不同生物学行为所致。由于筛查工作是有间隔期的,而同一种肿瘤不同个体之间的自然病程存在差异。因而,临床前期较长的患者也就是肿瘤生长较慢的患者易于被筛查检出,而临床前期短即肿瘤生长迅速的患者往往等不到下一次筛查,便会出现症状就诊。如果筛查组包含了很高比例的长临床前期患者,自然死亡率就会低,实际上可能这个筛查项目并无效果,只是病程长短偏倚造成的。

过度诊断实际上是一种极端情况下的病程长短偏倚,一般是用先进的影像学技术或其他检测手段检测出生物学上惰性、无害的肿瘤。过度诊断有两种,一种是发现了组织学上的肿瘤,但该肿瘤不会转移造成危害;另一种在特定人群的生存期内不会转移造成危害,后者通常是指年龄很大的人,通常筛查对这些人毫无益处。过度诊断存在于很多肿瘤中,包括肺癌、乳腺癌、前列腺癌、肾癌、黑色素瘤和甲状腺癌等。儿童神经母细胞瘤的过度诊断是一个经典的例子,曾在德国、日本和加拿大通过尿 VMA 检测筛查儿童神经母细胞瘤,由于敏感性高,导致这些国家的儿童神经母细胞瘤发病率显著上升,然而其病死率却与周边无筛查的地区类似;后来研究显示通过筛查诊断的无症状神经母细胞瘤通常非常惰性,甚至有很多病灶可以自发消退。

此外,对筛查结果的描述也需注意。通常来讲,死亡率的降低一般会用相对死亡风险描述。然而,这样的结果描述通常具有误导性。目前,倾向筛查研究需要同时报道死亡率降低的相对值和绝对值。如上文提到的前列腺癌 ERSPC 研究,结果显示筛查降低前列腺癌死亡风险 20%,然而在绝对数值上,每千人中仅减少了 1 人的死亡。

19.2.2 健康体检

随着生活水平的提高,人们对健康的重视度也不断提高。各种形式的健康体检也成为早期发现癌症的重要途径之一。中山医院肝癌研究所分析近年来收治的肝癌患者,已有超过 50% 的患者是由各种形式的体检发现的。肿瘤医院每年的职工体检,也早期发现并诊断了相当一部分早期的肿瘤患者,经

过早期治疗预后令人满意。有研究报道,在连续 10 年对超过 2 000 名 60 岁以上的一群人定期做体格检查,检出各种恶性肿瘤 52 例,发现可疑经进一步检查证实者 36 例,多为肺癌、胃癌、结肠癌。其中 71 例行手术治疗,术后 5 年生存率达 72.2%。因此,我国经济较为发达的许多城市目前都开展了对退休职工的每 1～2 年一次的定期体检。

19.2.3　警惕癌前病变和早期症状

癌前病变是指某些易演变为肿瘤的增生性病变。常见的癌前病变有:① 黏膜白斑,是指黏膜上皮的局限性增生,多发生于口腔和外阴,容易癌变。② 宫颈糜烂,其修复过程中存在鳞状上皮增生,易发展为鳞状上皮细胞癌。③ 多发性家族性结肠息肉病。④ 慢性萎缩性胃炎伴肠上皮组织转化(化生)和间变者。⑤ 老年日光性角化病、色素性干皮病,可发展为皮肤鳞癌或基底细胞癌。⑥ 囊性乳腺病,有时可发生癌变。

对癌前病变必须做好定期的随访检查,以期在其发生癌变的早期及时诊断并治疗。

此外,做好科普宣传,让大众了解恶性肿瘤的早期症状,也是提高肿瘤早期诊断率的重要途径之一。常见的肿瘤早期症状有:① 无痛性淋巴结肿大,需警惕恶性淋巴瘤。② 回缩性涕血,需警惕鼻咽癌。③ 大便带血或性状改变,需警惕结直肠癌。④ 黑便或中上腹不适,需警惕胃癌。⑤ 口腔溃疡迁延不愈,需警惕口腔癌。⑥ 黑痣局部破损,需警惕黑色素瘤等。

19.3　展望

随着医学技术的不断进步,各种辅助检查和肿瘤标志物检查已得到广泛应用,肿瘤的早期诊断率有了很大的提高。

近年来,许多学者致力于从基因层面研究肿瘤的早期诊断。较为热门的有外周血循环肿瘤细胞(CTC)检测、循环肿瘤 DNA(ctDNA)检测等。已有研究显示,除了血液系统恶性肿瘤外,在肾癌、膀胱癌、结直肠癌等多种实体瘤中均发现,外周血 ctDNA 水平高于正常人群。其中有一项研究入组的 168 例慢性阻塞性肺病患者,在 5 例患者中检测出肺癌 CTC,且在随后随访中患者最终确诊肺癌。因此,研究人员曾一度想要将其开发成为早期检测

肿瘤的肿瘤标志物。然而,进一步研究显示,越是晚期的肿瘤,外周血 CTC 和 ctDNA 的浓度越高,而在早期病变中浓度非常低,而且此种检测的特异性不高,因此到目前为止,该检测还是主要用于诊断时评价预后、指导靶向治疗、治疗中评价疗效和治疗后检测有无残留病灶和监测有无复发,对早期诊断尚无明确作用,需要更多的研究证据支持。

无论如何,目前基因检测已经广泛应用于指导肿瘤的治疗,且比传统化疗显示出了优势。因此,我们也非常期待基因检测在不久的将来会给肿瘤的早期诊断带来新的和更大的希望。

（吕方芳　胡夕春）

主要参考文献

[1] Aberle DR, Adams AM, Berg CD, et al. Reduced lung-cancer mortality with low-dose computed tomographic screening [J]. N Engl J Med, 2011, 365: 395 - 409.

[2] Chalasani N, Horlander JC Sr, Said A, et al. Screening for hepatocellular carcinoma in patients with advanced cirrhosis [J]. Am J Gastroenterol, 1999, 94: 2988 - 2993.

[3] Fontana RS, Sanderson DR, Woolner LB, et al. Screening for lung cancer. A critique of the Mayo lung project [J]. Cancer, 1991, 67: 1155 - 1164.

[4] Harris R, Yeatts J, Kinsinger L. Breast cancer screening for women ages 50 to 69 years a systematic review of observational evidence [J]. Prev Med, 2011, 53: 108 - 114.

[5] Imperiale TF, Wagner DR, Lin CY, et al. Using risk for advanced proximal colonic neoplasia to tailor endoscopic screening for colorectal cancer [J]. Ann Intern Med, 2003, 139: 959 - 965.

[6] Levin B, Brooks D, Smith RA, et al. Emerging technologies in screening for colorectal cancer: CT colonography, immunochemical fecal occult blood tests, and stool screening using molecular markers [J]. CA Cancer J Clin, 2003, 53: 44 - 55.

[7] Nelson HD, Zakher B, Cantor A, et al. Risk factors for breast cancer for women aged 40 to 49 years: a systematic review and meta-analysis [J]. Ann Intern Med, 2012, 156: 635 - 648.

[8] Pijpe A, Andrieu N, Easton DF, et al. Exposure to diagnostic radiation and risk of breast cancer among carriers of BRCA1/2 mutations: retrospective cohort study （GENE-RAD-RISK）[J]. BMJ, 2012,

345:e5660.

[9] Saslow D, Boetes C, Burke W, et al. American Cancer Society guidelines for breast screening with MRI as an adjunct to mammography [J]. CA Cancer J Clin, 2007, 57:75 – 89.

[10] Schroder FH, Hugosson J, Roobol MJ, et al. Prostate-cancer mortality at 11 years of follow-up [J]. N Engl J Med, 2012,366:981 – 990.

[11] Schroder FH, Hugosson J, Roobol MJ, et al. Screening and prostate-cancer mortality in a randomized European study [J]. N Engl J Med, 2009,360:1320 – 1328.

[12] Winawer S, Fletcher R, Rex D, et al. Colorectal cancer screening and surveillance: clinical guidelines and rationale-Update based on new evidence [J]. Gastroen-terology, 2003,124:544 – 560.

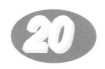 肿瘤标志物的检测与应用

20.1 肿瘤标志物概述

20.1.1 肿瘤标志物的定义

肿瘤标志物(tumor marker，TM)，是指由恶性肿瘤细胞产生的物质，或是由于肿瘤的存在导致机体产生的物质。它反映肿瘤生长或变化的特征，可用于监测肿瘤的发生、发展和疗效。肿瘤标志物存在于肿瘤患者的组织、体液和排泄物中，可用免疫学、生物学及化学等方法检测。近年来，用分子生物学技术和蛋白质组学技术发现了许多新标志物；随着肿瘤发病机制的深入研究，人们对肿瘤标志物特别是肿瘤分子标志物的认识也趋于成熟。

恶性肿瘤发生的不同阶段，可检测到的不同标志物演变(图 20-1)。

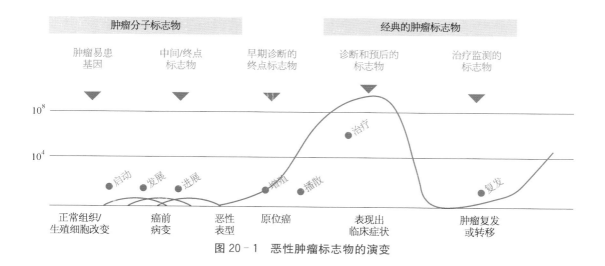

图 20-1 恶性肿瘤标志物的演变

20.1.2 肿瘤标志物发展简史

1978年,Herberman在美国召开的人类肿瘤免疫诊断大会上提出肿瘤标志物的概念;次年,在英国第七届肿瘤发生生物学和医学会议上被确认,并应用于临床。

早在1848年,Henry Bence Jones在多发性骨髓瘤患者的尿中发现了一种特殊蛋白,与骨髓瘤发生有关,后来称为本周蛋白(Bence-Jones蛋白)。该蛋白可作为诊断多发性骨髓瘤的指标,是第一个肿瘤标志物。此为肿瘤标志物的开创阶段,即第一阶段。自此至20世纪60年代,发现甲胎蛋白(AFP)是肝癌特异的标志物;70年代单克隆抗体技术诞生,癌胚抗原(CEA)及糖类抗原相关标志物如CA19-9等被发现,此后陆续鉴定出一系列肿瘤标志物,此为肿瘤标志物的发展阶段,即第二阶段。20世纪90年代,随着蛋白质组学及分子生物学技术的飞速发展,将肿瘤标志物概念延伸至生物标志物(biomarker),其中也涵盖了分子标志物的范畴,如循环肿瘤DNA(ctDNA)、外泌体(exosome)、微小RNA(miRNA)、长链非编码RNA(lnc RNA)、环状RNA(circRNA)等,大大促进了肿瘤标志物的发展,此为肿瘤标志物的成熟阶段,即第三阶段。

20.2 肿瘤标志物的来源和分类

(1)肿瘤标志物的来源

1)肿瘤基因过量表达产物,如AFP、CEA、人附睾蛋白4(human epididymis protein 4,HE4)、乳酸脱氢酶(LDH)及其同工酶等。

2)肿瘤细胞的代谢产物,如糖酵解产物、组织多肽抗原、核酸分解产物等。

3)肿瘤细胞坏死崩解释放进入血循环的物质,主要是某些细胞骨架蛋白成分,如细胞角蛋白19(cytokeratin-19-fragment,CYFRA21-1)、多胺类物质;也包括细胞核内的成分,如ctDNA等。

4)肿瘤宿主细胞的反应性产物,如病毒衣壳抗原(viral capsid antigen,VCA)-IgA和早期抗原(early antigen,EA)-IgA。

(2)肿瘤标志物的分类

从临床应用的角度可分类为血清肿瘤标志物(蛋白质类、糖类、酶类、激素类、病毒类等)、细胞表面标志物(EpCAM+、CT18或CT19、CD分子等)、分子类标志物(ctDNA、miRNA、lncRNA、circRNA等)。

20.3 常用肿瘤标志物介绍

20.3.1 血清肿瘤标志物

20.3.1.1 蛋白质类

(1)AFP及其异质体

AFP是一种由591个氨基酸残基构成的糖蛋白,相对分子质量为69 000,其编码基因位于4q11-q13。AFP从胎儿期开始合成,血清AFP浓度在妊娠期间通常很高,达到成人正常值的25～30倍;新生儿12～18个月后下降至成人水平(<20 μg/L)。临床上,AFP测定主要用于肝细胞癌(hepatocellular carcinoma,HCC)的辅助诊断,血清含量>400 μg/L为诊断阈值,其诊断HCC的阳性率可达60%～80%。AFP在HCC的诊断中强调动态观察,小肝癌应辅以其他HCC标志物及超声检测。

AFP具有异质性,根据糖(碳水化合物)的唾液酸化作用和岩藻糖基化不同,可以通过凝集素亲和电泳进行检测,以扁豆凝集素(lens culinaris agglutinin,LCA)的结合反应,可将AFP分为非结合型AFP(AFP-L1、AFP-L2)及结合型AFP(AFP-L3);其中AFP-L1见于各种良性肝病,AFP-L2见于转移性肝癌、胚胎性肿瘤等,AFP-L3多见于HCC。

血清AFP结合β-HCG还可用于生殖细胞瘤的诊断。精原细胞瘤β-HCG升高、AFP不升高;80%～85%的非精原细胞生殖细胞瘤AFP和(或)β-HCG升高。AFP阳性亦见于急性或慢性肝炎、中毒性肝病或者其他肝脏疾病如肝脓肿、胆道闭锁等,此时AFP通常低于100 μg/L。

(2)CEA

CEA是一个高相对分子质量的糖蛋白,相对分子质量180 000,C-末端片段由28个高疏水性氨基酸残基组成;其编码基因位于19号染色体长臂。CEA早期由胎儿胃肠道上皮组织、胰和肝的细胞所合成,出生后血清中含量降低,健康成年人血清中CEA浓度<5 μg/L。

CEA是应用最广泛的肿瘤标志物,属于非器官特异性肿瘤相关抗原。血清CEA升高主要见于

70%～90%的结肠腺癌患者,在其他恶性肿瘤中的阳性率顺序为胃癌、胰腺癌、小肠腺癌、肺癌、肝癌、乳腺癌、泌尿系统恶性肿瘤。在妇科恶性肿瘤中,卵巢黏液性囊腺癌 CEA 阳性率最高,其次是 Brenner 瘤;子宫内膜样癌及透明细胞癌也有较高的 CEA 表达,浆液性肿瘤阳性率相对较低。良性肿瘤、炎症和退行性疾病(如胆汁淤积、结肠息肉、慢性肝炎、肺气肿等)CEA 含量会轻度上升,但通常不超过 10 μg/L。吸烟者中约有 30%的人 CEA＞5 μg/L。临床 CEA 测定主要用于肿瘤随访,能对病情判断、预后及疗效观察提供重要的依据。CEA 的检测对肿瘤术后复发的敏感度高,可达 80%以上,往往早于临床及影像学检查。

（3）前列腺特异抗原(PSA)

PSA 是前列腺组织中的一种具有丝氨酸蛋白酶活性的单链糖蛋白。生理情况下,血清 PSA 含量极微,以两种形式存在,一种(5%～40%)是以相对分子质量 33 000 的游离 PSA(f－PSA)形式存在;另一种(60%～90%)是以 f－PSA 和 α－1－抗胰凝乳蛋白酶、α－2 巨球蛋白等以结合形式存在,称结合 PSA（c－PSA）;两种形式合起来称总 PSA（t－PSA）。血清 PSA 水平随年龄的增长而增加,因此不同年龄段对应不同的参考范围。

PSA 是前列腺癌特异的肿瘤标志物,广泛应用于初步筛查、辅助诊断和疗效监测。当前列腺发生癌变时,前列腺产生的 PSA 进入血液循环,使血液中 PSA 升高;此外导致 PSA 增加的原因也可能是前列腺炎和良性前列腺增生。前列腺癌术后 t－PSA 可降至正常,若术后 t－PSA 浓度不降或降后又升高,提示肿瘤转移或复发。前列腺癌患者的 f－PSA 低于正常和良性疾病,因此 f－PSA/t－PSA 比值可作为前列腺癌的诊断指标,当 f－PSA/t－PSA＜21%,高度提示前列腺癌变,可用于前列腺良恶性疾病的鉴别诊断。

（4）HE4

HE4 是一种分泌性糖蛋白,编码基因为 WFDC2,该蛋白的单体相对分子质量为 11 000,N－端糖基化后相对分子质量为 20 000～25 000。HE4 属于乳清酸性蛋白(whey acidic protein，WAP)家族,是参与免疫功能的蛋白酶抑制剂。HE4 在生殖系统和呼吸道上皮细胞、远端肾小管、唾液腺和结肠黏膜均有不同程度的表达。卵巢癌发生后,其表达水平明显升高,甚至在早期卵巢癌就有所升高;HE4

作为肿瘤标志物主要在浆液性癌和子宫内膜癌表达,而在黏液癌不表达。肺癌也可有 HE4 表达水平升高,其他肿瘤通常不表达。血清 HE4 水平与年龄有关,正常水平应低于 100～150 pmol/L。其代谢主要通过肾脏排泄,肾功能不全时可引起 HE4 假性升高,最高可达正常值上限的 10 倍。HE4 在妇科肿瘤的特异性远高于 CA125,随访中可以与 CA125 联合检测,实现对 CA125 有效补充。在健康体检时,可联合 CA125 求出卵巢恶性肿瘤风险算法(risk of ovarian malignancy algorithm，ROMA),可更好地评估卵巢癌的发病风险。

（5）细胞角蛋白 19(CK19)

细胞角蛋白(cytokeratin，CK)主要分布于上皮细胞,是角质细胞中的主要骨架蛋白,可分成 20 种不同的亚型,统归于Ⅰ类和Ⅱ类两个亚群。CK19 属于Ⅰ类角蛋白,在上皮细胞癌变后使得大量的 CK19 片段被释放入血,其可溶性片段可与两种单克隆抗体 BM 19.21 和 KS 19.1 特异性结合,故被称 CYFRA21－1,其相对分子质量约为 30 000。

临床上,CYFRA21－1 主要作为肺癌的肿瘤标志物,尤其对非小细胞肺癌(non-small cell lung carcinoma，NSCLC)的诊断具有重要价值,阳性检出率为 70%～85%;肺炎、肺结核、支气管炎、支气管哮喘、肺气肿等疾病一般不引起 CYFRA21－1 升高。血清 CYFRA21－1 水平高低与肿瘤临床分期正相关,血清高浓度水平提示疾病处于进展期和预后不良;而治疗有效血清浓度迅速下降,反之则表示病灶未完全清除。血清水平下降后又升高,则提示疾病复发。此外,CYFRA21－1 对其他恶性肿瘤如肝癌、侵袭性膀胱癌及头颈部、乳腺、宫颈、消化道肿瘤均有一定的阳性率。

（6）HER－2

原癌基因 *HER－2* 位于染色体 17q21,编码相对分子质量 185 000 的跨膜蛋白,具有跨膜酪氨酸激酶活性,又被称为 p185;是表皮生长因子受体(EGFR)家族的成员。根据标本来源不同,HER－2 检测方法分为两种,一种是基于组织切片的检测方法即免疫组织化学法(IHC)和荧光原位杂交(fluorescence in situ hybridization，FISH)技术等;另一种是血清 HER－2 水平的检测,主要是 HER－2 胞外区(extracellular domain，ECD)脱落部分入血液,从而实现其检测。

HER－2 是影响乳腺癌预后的一个重要因素,

有15%～30%的乳腺癌患者体内的肿瘤细胞的 *HER-2* 基因存在高表达。血清 HER-2 ECD 水平的升高对乳腺癌的预后判断、指导治疗方案的制定及预测治疗反应有极其重要的价值。

（7）胃蛋白酶原

胃蛋白酶原（pepsinogen，PG）是胃蛋白酶没有消化活性的前体物质，分为胃蛋白酶原Ⅰ（PGⅠ）和胃蛋白酶原Ⅱ（PGⅡ）两类，PGⅠ主要由胃腺的主细胞和黏液颈细胞分泌，PGⅡ主要由胃体和胃底黏膜的泌酸腺主细胞分泌；其中只有约1%透过毛细血管进入血液可被检测到。

萎缩性胃炎是胃癌的主要癌前病变。当发生萎缩性胃炎时，腺体和主细胞数量减少，引起 PGⅠ 分泌下降，而 PGⅡ 含量保持稳定，因此血清 PGⅠ/PGⅡ 比值降低；PGⅠ/PGⅡ 比值是胃癌预防和治疗中重要的监测指标。检测血清 PGⅠ 与 PGⅡ 的含量及其比值变化对胃部疾病的诊断具有多方面应用价值。

（8）本周蛋白

免疫球蛋白轻链根据其恒定区差异分为 κ 和 λ 两种类型，正常人血清中游离 κ 与 λ 的比例约为2:1；游离轻链能自由通过肾小球滤过，但绝大部分被肾小管重吸收回到血液循环，故正常人尿液中只存在少量轻链。当多发性骨髓瘤发生时，血清中游离轻链浓度升高，并由尿液排出，称本周蛋白（Bence-Jones protein，BJP）。临床上可采用免疫比浊法检测。需特别注意的是，其他多克隆免疫球蛋白血症如自身免疫性疾病、肾脏疾病、慢性感染等 κ 和 λ 型轻链也均会升高。

（9）β_2 微球蛋白

β_2 微球蛋白（β_2-microglobulin，β_2-MG）是由血小板、淋巴细胞和多形核白细胞产生的一种小分子球蛋白。其相对分子质量为 11 800，由 99 个氨基酸残基组成。临床上，β_2-MG 是淋巴瘤、细胞增殖性疾病的主要标志物。多发性骨髓瘤、慢性淋巴细胞白血病患者血 β_2-MG 浓度也可明显增加；血清 β_2-MG 水平可用于骨髓瘤的预后判断和疗效监测。肾功能是影响 β_2-MG 浓度的最主要因素，各种原发性或继发性肾小球病变均可致血 β_2-MG 升高。目前 β_2-MG 的检测方法有胶乳增强免疫比浊法、化学发光免疫测定（chemiluminescent immunoassay，CLIA）等，其中 CLIA 法正常参考范围为：血清1.3～2.7 mg/L，随机尿<0.2 mg/L。

（10）异常凝血酶原

异常凝血酶原（abnormal prothrombin，APT）是通过维生素 K 缺乏或拮抗剂Ⅱ诱导的蛋白质（protein induced by vitamine K absence or antagonist Ⅱ，PIVKA Ⅱ），又称为右旋 γ 羧基凝血酶原，它是肝脏合成的无凝血活性的异常凝血酶原。在 HCC 时，肝癌细胞对凝血酶原前体的生成亢进，凝血酶原前体的氨基末端不能被羧化而大量产生一种只有凝血酶原抗原性而无凝血功能的异常凝血酶原即 PIVKA Ⅱ，因此 PIVKA Ⅱ 可作为 HCC 的肿瘤标志物。

临床上，80%左右的 HCC 患者 PIVKA Ⅱ 升高，均值为 900 μg/L，而转移性肝癌和慢性肝炎仅是轻度升高，多＜42 μg/L，转移性肝癌的阳性率为40%～50%。在肝癌治疗有效时，PIVKA Ⅱ 即可明显下降，复发后又升高。联合检测 PIVKA Ⅱ 和 AFP 可以提高肝癌的早期诊断率。

20.3.1.2 糖类

（1）鳞状上皮细胞癌抗原

鳞状上皮细胞癌抗原（squamous cell carcinoma antigen，SCCA）属于丝氨酸蛋白酶抑制物（serpin）家族，可在外阴、宫颈、肺、食管和皮肤的鳞状上皮组织通过免疫组化检测到，恶变时表达增加。SCCA 的基因，位于染色体18q21.3，为两种抗原编码，编码产物分别是中性 SCCA1（细胞内）和酸性的 SCCA2（易释放到细胞外），可在血清中测得。

血清 SCCA 检测常用于以宫颈癌为代表的所有鳞状上皮细胞起源癌的辅助诊断和监测，特异性高。原发性宫颈鳞癌敏感性为44%～69%，特异性为90%～96%，早期的诊断价值有限，但在治疗疗效及复发转移的监测上有重要临床意义。此外，SCCA 可作为肺鳞癌的辅助诊断指标，其血清水平与肿瘤进展程度相关，与 CYFRA21-1、神经元特异性烯醇化酶（neuron-specific enolase，NSE）和 CEA 联合检测可提供肺癌患者诊断的敏感性。

（2）CA125

CA125 是一种高相对分子质量的糖链抗原（carbohydrate antigen，CA），1981 年被发现存在于人卵巢浆液性囊腺癌细胞中，可与单克隆抗体 OC125 特异结合而得名。CA125 在正常女性输卵管、子宫内膜和宫颈上皮细胞中有低水平的表达。临床上，血清 CA125 水平的增高主要见于上皮卵巢癌患者，可作为卵巢癌的辅助诊断和复发监测的敏感指标,动态监测血清 CA125 水平有助于卵巢癌的预后分析及治疗监测。卵巢癌治疗有效者 CA125 很快下降;复发时 CA125 升高可早于临床症状出现。CA125 的升高还可见于卵巢囊肿、卵巢组织转化(化生)、子宫内膜异位、子宫肌瘤和宫颈炎等妇科良性疾病,其他各种恶性肿瘤所引起的腹腔积液也可见 CA125 升高。

(3) CA15-3

CA15-3 是一种由腺体分泌的糖链抗原,其抗原决定簇由糖和多肽两部分组成,为两种抗体所识别,将其命名为 CA15-3。CA15-3 是乳腺癌的肿瘤标志物,但非特异性;其他肿瘤如卵巢癌、子宫内膜癌、肺癌等也会升高。血清 CA15-3 水平可用于判断乳腺癌的进展、转移及疗效监测,对转移性乳腺癌的敏感性和特异性高于 CEA,故可作为诊断转移性乳腺癌的首选指标。CA15-3 亦是检测乳腺癌术后复发情况及转移的重要指标,血清 CA15-3 水平增高,提示乳腺癌的局部或全身复发。

(4) CA19-9

CA19-9 是 1979 年从大肠癌细胞株 SW1116 的培养基中分离获得,是用一个特异的单克隆抗体鉴定出,因此得名为 CA19-9。CA19-9 是细胞膜上的糖脂质,主要分布于正常成人胰腺、胆管上皮等处,血清中含量很低。CA19-9 是一种胃肠道肿瘤相关抗原,在胰腺癌和胆管癌中阳性率最高;胰腺癌发生时,其阳性率达 80% 左右,但不能作为胰腺癌的早期检查指标。结肠癌和胃癌、子宫内膜癌及宫颈管腺癌等也有一定阳性表达;良性疾病如慢性胰腺炎、胆石症、肝炎及肝硬化等也有一定程度升高,但往往为一过性增高,且其浓度多低于 120 U/mL。CA19-9 主要用于疗效监测和预后判断,若术后降低又升高则预示肿瘤复发。

(5) CA242

CA242 是一种唾液酸化的黏蛋白多糖,其抗原决定簇的化学结构尚不完全清楚,具有与 CA19-9 相关但不相同的表位。CA242 在正常人和良性肿瘤中含量都比较低,但消化道等多种器官发生恶性肿瘤时 CA242 呈高表达,尤其是胰腺癌、直肠癌。CA242 在诊断胰腺癌时的敏感性可以达到 66%~100%,对大肠癌的诊断敏感性也可以达到 60%~72%;同时与 CEA、CA19-9 联合使用可以提高胰腺癌、结直肠癌诊断的敏感性。

(6) CA72-4

CA72-4 是从乳腺癌肝转移灶中分离得到的肿瘤相关糖链抗原,相对分子质量 >106 000。CA72-4 主要存在于胃癌、卵巢癌、结直肠癌和胰腺癌等肿瘤中;CA72-4 对胃癌具有较高的敏感性,可以提高胃癌的检出率,它的血清学水平与胃癌的淋巴结转移相关,因此还可以用来评估临床分期。同时,CA72-4 对肺肿瘤、胆道系统肿瘤、结直肠癌、胰腺癌和卵巢癌也具有一定的敏感性。健康成人血清中的浓度 $<6 \times 10^3$ U/L。

(7) CA50

CA50 与 CA19-9、CA72-4 一样,属于血型抗原肿瘤标志物,是唾液酸岩藻糖的衍生物。CA50 是一种非特异性的广谱肿瘤标志物,与 CA19-9 有一定交叉,主要用于胰腺癌、结肠癌、直肠癌、胃癌的辅助诊断,其中胰腺癌患者升高最明显。

20.3.1.3 酶类

(1) 神经元特异性烯醇化酶

NSE 是一种糖酵解酶,催化 2-磷酸甘油酸脱水生成磷酸烯醇式丙酮酸。该酶有 5 种同工酶,由 α、β 和 γ 3 个亚基构成。目前检测 NSE 的免疫学技术主要是检测样品中的 γ 同工酶。NSE 存在于神经组织、神经内分泌系统及胺前体摄取和脱羧组织,因此在神经内分泌器官相关性肿瘤中升高,如小细胞肺癌(small cell lung cancer,SCLC)、成神经细胞瘤、嗜铬细胞瘤、甲状腺髓样癌等。SCLC 患者血清 NSE 明显增高,其灵敏度达 80%;而 NSCLC 患者 NSE 并无明显增高,因此可作为 SCLC 与 NSCLC 的鉴别诊断指标,是目前公认的 SCLC 高特异性和高灵敏性的肿瘤标志物。此外,NSE 水平与 SCLC 转移程度和治疗反应性有良好相关性,动态监测可判断 SCLC 的病情进展和治疗效果。健康人的 NSE 水平一般低于 16 μg/L。

(2) 乳酸脱氢酶及同工酶

LDH 是糖酵解中的主要酶,催化乳酸变成丙酮酸的氧化反应,广泛分布于各种细胞中。在细胞受到肿瘤侵袭等破坏时,LDH 就从细胞中释放出来,血中 LDH 水平增高。LDH 作为肿瘤标志物有以下特点:特异性较差,在多种疾病如肾炎、肝炎、心肌损伤,多种肿瘤如肝癌、非霍奇金淋巴瘤等都可以升高;由于组织中 LDH 的含量较血清高上千倍,微量损伤也会引起血清 LDH 的升高,故敏感性较高;血清 LDH 水平在实体瘤中与肿瘤大小相关,可以用于监测病程,提示预后。

LDH 由两种亚基（H 和 M）组成,构成 5 种 LDH 同工酶,即 LDH1、LDH2、LDH3、LDH4 和 LDH5。不同亚型分布不同,存在组织特异性,因此 LDH 同工酶检测可协助判断疾病性质或部位。目前常用 LDH 同工酶的检测方法主要是电泳法。测定 LDH 及其同工酶,可以为早期发现肿瘤,恶性肿瘤和肝脏疾病时,M 亚单位（LDH4 和 LDH5）升高,肺、胰、脾等疾病时 LDH2、LDH3、LDH4 升高。

20.3.1.4 激素类

（1）人绒毛膜促性腺激素

人绒毛膜促性腺激素（human choionic gonadotophin，HCG）是由胎盘合体滋养层细胞合成的一种糖蛋白激素,主要功能是维持黄体酮的分泌,并维持黄体在妊娠最初阶段的功能。HCG 由 α 和 β 两个亚基构成,β 亚基具有特异性和生物活性。β 亚基与其他激素无交叉反应,β - HCG 的正常值一般低于 2 IU/L。非妊娠女性 β - HCG 增高应怀疑肿瘤的存在,主要应用于滋养细胞瘤、生殖细胞卵巢癌和睾丸癌。在其他晚期未分化肿瘤如胃肠道、乳腺、肺、肾脏肿瘤或淋巴瘤也存在 β - HCG 水平升高,但相对水平较低。

（2）降钙素

降钙素（calcitonin，CT）是一个由 32 个氨基酸残基组成的单链多肽,由甲状腺滤泡 C 细胞分泌。其他内分泌细胞也可以合成低浓度的 CT。作为肿瘤标志物,CT 常用于筛查甲状腺髓样癌患者的无症状家族成员,其与肿瘤大小、浸润、转移有关,可用于监测甲状腺髓样癌的治疗和疾病复发。此外,肾癌和肝癌患者也常见 CT 升高,乳腺癌、消化道癌患者偶见 CT 升高;自身免疫性甲状腺疾病、其他非甲状腺疾病包括重度肾衰竭、高钙血症和高促胃激素（胃泌素）血症也可出现升高。目前的检测方法多检测成熟形式的 CT,健康人含量一般低于 100 ng/L。

（3）促甲状腺激素

促甲状腺激素（thyroid stimulating hormone，TSH）是腺垂体分泌的促进甲状腺的生长和机能的激素。人 TSH 为一种糖蛋白,含 211 个氨基酸残基,糖类约占整个分子的 15%,整个分子由两条肽链——α 链和 β 链组成。临床上,促甲状腺激素是诊断原发性甲状腺功能减退症最灵敏的指标,对甲状腺功能紊乱及病变部位诊断有很大价值。作为肿瘤标志物,TSH 在肺癌（主要是 SCLC）、库欣综合征等疾病中可出现升高。

（4）促胃液素释放肽前体

促胃液素释放肽前体（pro-gastrin releasing peptide，ProGRP）是胃蛋白酶释放肽的前体,属于脑肠激素。在人的胃肠道中分泌,支气管肺泡细胞和神经元中均有表达。ProGRP 作为肿瘤标志物时,主要用于未分化 SCLC 的辅助诊断,特异性优于 NSE;SCLC 患者血清 ProGRP 阳性率约 68.6%;治疗前 ProGRP 水平增高的 SCLC 患者,动态分析有助于疗效监测和预后评价。此外,神经内分泌肿瘤也可发现 ProGRP 升高;30% 的未分化 NSCLC 也会升高,但通常低于 150 ng/L。值得注意的是,需检查患者的肾功能以排除肾小球滤过率降低导致的血 ProGRP 增高。

20.3.1.5 病毒类

EB 病毒（EBV）属疱疹病毒科 γ 亚科中唯一能引起人类感染的淋巴滤泡病毒（B 细胞病毒）,90% 以上的成人血清中可检测到 EBV 抗体。它在体内主要侵袭 B 淋巴细胞与鼻咽部上皮细胞。近年来的研究表明,EBV 与淋巴瘤、白血病、移植后淋巴增生性疾病、鼻咽癌、胃癌等多种人类肿瘤发生有关。最早被证实与 EBV 感染有关的是 Burkitt 瘤;未分化型鼻咽癌与 EBV 感染亦有关,EBV 阳性者患鼻咽癌的概率明显高于阴性者。此外,EBV 的 VCA - IgA 对鼻咽癌具有早期诊断价值。

20.3.2 细胞表面标志物

（1）上皮细胞黏附分子（EpCAM）

EpCAM 又称 CD326,是一种在上皮源性肿瘤细胞表面广泛表达的糖蛋白,具有很强的抗原表位,可被多种抗体识别。EpCAM 特异性单抗可以区分上皮和非上皮来源的组织,可作为上皮源性肿瘤可靠的诊断标志物。因此,EpCAM 已在肿瘤诊断中得到应用,可作为一种新的免疫组织化学标志物用以鉴别肝细胞癌与胆管细胞癌、肾嫌色细胞癌、透明细胞癌等多种恶性肿瘤。另外,EpCAM 分子扩增可用于鉴别良恶性渗出液。

（2）CD 分子

用单克隆抗体为主的聚类分析法识别的同一白细胞分化抗原归为一个分化群（cluster of differentiation，CD）。肿瘤干细胞表面 CD 分子如 CD133 为多种肿瘤共同的细胞表面标志物,通过

CD133 特异性分选干细胞,有助于研究肿瘤干细胞的生物学特性、信号转导通路和耐放化疗机制。此外,因血液肿瘤细胞都具有其独特的抗原,当形态学检查难以区别时,免疫表型参数对各种急性白血病的诊断和鉴别诊断有决定性的作用。例如,造血干细胞表达 CD34;髓系表达 CD13、CD14;B 细胞系表达 CD10、CD19、CD20;T 细胞系表达 CD2、CD3、CD5、CD7;利用流式细胞术可测定血液细胞各种抗原的表达水平,辅助临床确诊。

20.3.3 分子标志物

（1）ctDNA

ctDNA 是存在于循环系统中、游离于细胞外的,由肿瘤细胞释放的小片段 DNA 的总称。最早发现于 1977 年,其与非肿瘤细胞释放的小片段 DNA,共同构成细胞游离 DNA（cell free DNA，cfDNA）。ctDNA 与肿瘤的发生、发展密切相关,反映肿瘤的性质及状态。检测其基因信息的突变情况,可指导临床用药;临床上,ctDNA 检测可克服肿瘤的异质性,并可动态监测肿瘤动态信息;具有创伤小、取材方便等优点。

（2）外泌体

外泌体是由各类细胞（尤其是肿瘤细胞）释放的一种磷脂双层封闭的球形颗粒。外泌体含有受体、生物活性脂类物质、蛋白和重要遗传物质如 mRNA、miRNA 及片段化 DNA 等组分,在肿瘤的发生、发展中起着重要的作用,特别是有携带肿瘤遗传信息、调节肿瘤微环境、促进肿瘤血管生成等效应。根据其生物学特征,可在体液中检测到。近年来研究发现,检测体液中外泌体水平及其所含的 miRNA 和 DNA 可以反映肿瘤进展和治疗预后,可作为一种新的肿瘤标志物,在临床诊疗中有较好的应用前景。

（3）调控型非编码 RNA

调控型非编码 RNA 包括了微小非编码 RNA（miRNA、siRNA、piRNA）和 lncRNA、circRNA 等,对维持生殖系 DNA 完整、抑制转座子转录、抑制翻译、参与异染色质的形成,执行表观遗传调控和肿瘤的发生、发展等均有重要作用。目前认为,调控型非编码 RNA 与肿瘤的药物敏感度及疾病预后密切相关,可实时监测其动态信息,用于肿瘤化疗疗效及疾病预后的评估。

20.4 肿瘤标志物的应用

（1）用于肿瘤辅助诊断和鉴别诊断

在肿瘤诊疗过程中,通常不能单凭肿瘤标志物阳性进行确诊;但有家族史、长期存在高危因素或肿瘤高发地区,可用于高危人群的筛查,起到预警和辅助诊断的作用,这类标志物主要有 AFP、PSA 等。针对同一肿瘤可出现多种肿瘤标志物异常或同一标志物可在不同肿瘤中出现异常的情况,在肿瘤早期辅助诊断时需要合理选择标志物组合;同时应兼顾几种肿瘤标志物的特异性和敏感度,综合考虑临床应用中存在的影响因素,借助临床统计分析或人工智能技术,将肿瘤标志物进行有机地整合,考虑各个肿瘤标志物的权重系数,建立相应的评分预测模型,提高恶性肿瘤的早期检出率,从而有助于肿瘤的早期诊断、早期治疗。

（2）疗效监测与预后评估

目前认为,肿瘤标志物最主要的临床应用价值是对肿瘤的疗效判断和复发监测。肿瘤经过有效治疗后,其标志物浓度的变化与治疗效果之间有一定的相关性。一般认为,肿瘤标志物浓度下降到参考范围内或下降 95% 以上,提示肿瘤治疗有效;若浓度下降不明显或升高,提示有肿瘤残留;下降一段时间后,又重新升高,提示肿瘤复发或转移。肿瘤治疗结束后,通常建议治疗后 6 周来复查肿瘤标志物的水平,前两年内每 3 个月检测 1 次,3～5 年内每半年检测 1 次,5～7 年内每年检测 1 次。

20.5 肿瘤标志物的检测方法

（1）放射免疫测定（radioimmunoassay，RIA）

RIA 是利用放射性核素的微量检测能力与免疫反应的基本原理结合的一种体外检测方法。RIA 是最早用于肿瘤标志物免疫测定的方法,具有灵敏度高、特异性强、精确度佳及样品用量少等优点,但也存在一些局限性,如试剂的半衰期短,需要闪烁计数仪等专门设备,放射性核素对人体存在着一定的潜在危害性,试验废物处理困难,从而限制其应用,近年来临床上日渐少用。

（2）酶免疫测定（enzyme immunoassay，EIA）

EIA 是将酶催化作用的高效性与抗原抗体反应的特异性相结合的一种微量分析技术。酶标记抗原、抗体后形成的酶标志物,既保留抗原或抗体的免疫活性,又保留酶的催化活性。当酶标志物与待测样品中相应的抗原或抗体相互作用时,可形成酶标记抗原抗体复合物。利用复合物上标记的酶催化底物显色,其颜色深浅与待测样品中抗原或抗体的量相关。该方法灵敏度可达到 μg/L 水平。其中,最为常用的是酶联免疫吸附分析(enzyme-linked immunosor-bent assay,ELISA);该技术曾广泛用于肿瘤标志物的测定,近年来,由于其手工操作成分多,重复性稍差,多在中、小医院使用。

(3)荧光免疫测定(immunofluorescence assay,IFA)

IFA 是 20 世纪 70 年代创立的,采用荧光素作为标志物的一种免疫测定方法。常用的荧光素有异硫氰酸荧光素(FITC)、四乙基罗丹明(RB200)等。这种传统的荧光免疫分析受到散射光、来自样品的背景荧光和荧光淬灭等因素的干扰,敏感度高,可达到 $10^{-12} \sim 10^{-8}$ mol/L 水平。

(4)CLIA

CLIA 是用化学发光剂直接标记抗原或抗体,与待测标本中相应抗体或抗原、磁颗粒性的抗原或抗体反应,通过磁场将结合物和游离的发光标志物分离,然后加入光促剂进行发光反应,利用发光强度进行定量检测。与其他标记免疫分析技术相比,CLIA 具有以下几方面的临床应用优点:特异性强;灵敏度高,可实现 ng 甚至 pg 级微量检测;线性范围宽;标志物稳定,试剂有效期长;自动化程度高。CLIA 是目前大型医院中肿瘤标志物检测最常采用的免疫测定方法。

(5)胶体金免疫测定(colloid gold immun-oassay,GIA)

GIA 是以胶体金为标志物,以硝酸纤维素膜为固相载体,形成肉眼可见的红色免疫复合物。它是 20 世纪 80 年代末发展起来的一种检测方法,根据结合物和游离标志物的分离方式有两种类型即胶体金免疫渗滤法(colloidal gold immunofiltration assay,GIFA)和胶体金免疫层析法(colloidal gold immunochromatography assay,GICA),后者整个反应只需一步就可完成,而且价格一般不贵,满足即时检验(point-of-care testing,POCT)的需求,目前用于肿瘤标志物的快速测定,如测定 HCG、尿核基质蛋白 22(nuclear metrix protein 22,NMP22)等。

(6)免疫传感器测定

它是 90 年代提出的将高灵敏的传感技术与特异性免疫反应结合起来,用以监测抗原抗体反应的一种技术,广泛地应用于临床检验等领域。目前,电化学免疫传感器是免疫传感器中较为成熟的,具有选择性好、快速、测试费用低,适合联机化等优点;在肿瘤标志物免疫测定中也有良好的应用。

(7)流式细胞术

流式细胞术(flow cytometry,FCM)是对悬液中的单细胞或其他生物分子,通过检测标记的荧光信号,实现高速、逐一的细胞定量分析和分选的技术。FCM 最早应用在肿瘤检测中。① 发现癌前病变,协助肿瘤早期诊断:人体正常的体细胞均具有比较稳定的 DNA 二倍体含量,当发生癌变时,在其发生、发展过程中可伴随细胞 DNA 含量的异常改变,FCM 可精确定量 DNA 含量的改变,作为诊断癌前病变的一个有价值的标志,有助于其早期诊断。② 在肿瘤的诊断、预后判断和治疗中的作用:FCM 在肿瘤诊断中的重要作用已经被认可,不仅可对恶性肿瘤 DNA 含量进行分析,还可根据化疗中肿瘤细胞 DNA 分布直方图的变化来评估疗效;对肿瘤化疗具有重要的意义。此外,FCM 近几年还被应用于细胞凋亡和多药耐药基因的研究中,如 FCM 对多种耐药基因(P170 等)的测定,可为临床治疗效果分析提供有力依据。检测白血病和淋巴瘤细胞表面标志(CD 分子),可用于其诊断和鉴别诊断。

(8)分子标志物的检测

1)以基因扩增为基础的检测:主要是用于检测肿瘤相关基因的表达水平。采用的方法通常有突变扩增阻滞系统(amplification refractory mutation system,ARMS)、高分辨溶解曲线(high-resolution melting,HRM)、实时荧光定量聚合酶链式反应(PCR)、数字 PCR 等技术。

2)以测序技术为基础的检测:主要用于鉴定基因突变是否存在。所采用的方法主要有一代 Sanger 测序、二代测序(next-generation sequencing,NGS)、焦磷酸测序等。

3)以分子杂交为基础的检测:主要用于待测基因的表达水平以及是否存在突变情况。代表性的方法有 FISH、生物芯片。

4)其他分子诊断技术:质谱、遗传分析技术等,也常用来测定肿瘤分子标志物。

(郭　林　卢仁泉)

主要参考文献

［1］陈福祥,陈广洁. 医学免疫学与免疫学检验［M］. 北京:科学出版社,2016:135－142.

［2］郝希山,魏于全. 肿瘤学［M］. 北京:人民卫生出版社,2010:166－171.

［3］蒋国梁,朱雄增. 临床肿瘤学概论［M］.2版. 上海:复旦大学出版社,2013:106－110.

［4］Chen WT,Gao X,Han XD,et al. HE4 as a serum biomarker for ROMA prediction and prognosis of epithelial ovarian cancer［J］. Asian Pac J Cancer Prev,2014,15(1):101－105.

［5］Hamashima C,Sasazuki S,Inoue M,et al. Receiver operating characteristic analysis of prediction for gastric cancer development using serum pepsinogen and Helicobacter pylori antibody tests［J］. BMC Cancer,2017,17(1):183.

［6］Li D,Satomura S. Biomarkers for hepatocellular carcinoma(HCC):an update［J］. Adv Exp Med Biol,2015,867:179－193.

［7］Lippman M,Osborne CK. Circulating tumor DNA-ready for prime time［J］? N Engl J Med,2013,368(13):1249－1250.

［8］Loibl S,Gianni L. HER2－positive breast cancer［J］. Lancet,2017,389(10087):2415－2429.

［9］Lu RQ,Jiang ML,Chen ZJ,et al. Lactate dehydrogenase 5 expression in non-Hodgkin lymphoma is associated with the induced hypoxia regulated protein and poor prognosis［J］. PLoS One,2013,8(9):e74853.

［10］O'Driscoll L. Expanding on exosomes and ectosomes in cancer［J］. N Engl J Med,2015,372(24):2359－2362.

［11］Pavsic M,Guncar G,Djinovic C,et al. Crystal structure and its bearing towards an understanding of key biological functions of EpCAM［J］. Nat Commun,2014,5:4764.

［12］Sheridan C. Milestone approval lifts Illumina's NGS from research into clinic［J］. Nat Biotechnol,2014,32(2):111－112.

［13］Tamburro M,Ripabelli G. High resolution melting as a rapid,reliable,accurate and cost-effective emerging tool for genotyping pathogenic bacteria and enhancing molecular epidemiological surveillance:a comprehensive review of the literature［J］. Ann Ig,2017,29(4):293－316.

［14］Wan JCM,Massie C,Garcia CJ,et al. Liquid biopsies come of age:towards implementation of circulating tumor DNA［J］. Nat Revi Cancer,2017,17(4):223－238.

［15］Wojcik E,Kulpa JK. Pro-gastrin-releasing peptide(ProGRP) as a biomarker in small-cell lung cancer diagnosis,monitoring and evaluation of treatment response［J］. Lung Cancer,2017,8:231－240.

［16］Yu R,Tan Z,Xiang X,et al. Effectiveness of PIVKA－Ⅱ in the detection of hepatocellular carcinoma based on real-world clinical data［J］. BMC Cancer,2017,17(1):608.

［17］Zheng Q,Bao C,Guo W. Circular RNA profiling reveals an abundant circHIPK3 that regulates cell growth by sponging multiple miRNAs［J］. Nat Commun,2016,7:11215.

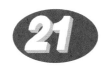

肿瘤的影像学诊断

21.1 X线摄影

X射线(通常简称X线)由德国物理学家伦琴于1895年发现,故又称伦琴射线。随后X线被广泛应用于医学诊断,它第一次无创伤地为人类提供了人体内部器官组织的解剖形态图像。X线是一种波长极短、能量很大的电磁波,其波长比可见光的波长更短(为0.001~100 nm,医学上应用的X线波长在0.001~0.1 nm),其光子能量比可见光的光子能量大几万至几十万倍。X线具有以下几种特性:物理特性(穿透作用、电离作用、荧光作用、热作用及干涉、衍射、反射、折射作用)、化学特性(感光作用、着色作用)及生物特性。基于以上特性,X线主要用于医学诊断、治疗及某些工业领域。

21.1.1 X线摄影技术发展及临床应用

(1) 传统X线摄影

球管在高压刺激下产生的X线经人体后,经过潜影(胶片记录)过程,再经暗室特殊处理形成最终图像以供阅读。传统X线摄影过程繁琐,而且图像质量较差,故无法用于现代医学影像诊断,已退出历史舞台,此处不再赘述。

(2) 计算机X线摄影(computed radiography, CR)

CR系统主要是用IP探测器,俗称IP板,这个是采集记录图像信息的载体。CR的成像原理是IP板有光激励荧光体,在X线照射到上面时,能吸收并存储X线能量。然后在附加适当波长的激光能量的激励下,能将俘获的能量释放。释放的能量,由光电倍增管将光信号转换成电压,电压经过增幅,输入模/数转换器转成数字,通过采样和量化,存储到电脑里,并由专门的CR阅读器读出图像。影像读取完后,IP板上的数据通过施加强光照射消除,从而可以重复使用。

CR较传统X线摄影有很多显著优点:① 成像速度快(传统X线摄影约10 min,CR为几十秒)。② 图像清晰(数字影像具有很高的密度分辨率)。③ 图像处理功能强(后处理软件可对图像进行窗宽与窗位调整、图像翻转、黑白翻转等后处理)。④ 获取信息更多(由于数字系统动态范围广,一次拍摄可看到多种组织)。⑤图像保存方便(硬盘、磁盘及光盘等保存形式)。⑥图像可以远程传送[利用图片存档及通信系统(picture archiving and communication system,PACS)实现图像的远程传送、异地会诊]。⑦提高工作效率(减少不必要的检查时间,创造更好的经济效益及时间效益)。

基于上述优点,CR在国内各级医院放射科已经普及、广泛应用于全身各系统的X线摄影检查。但我们应该看到,CR与传统X线摄影相比工作流程并未发生根本性变化,甚至变得更复杂;IP板为易耗品,图像质量随使用次数增多而下降,到一定时候需要更换。

(3)数字X线摄影(digital radiography,DR)

如上所述,CR仍存在一些缺点,随着计算机及信息技术的高速发展,DR的出现变得水到渠成。DR与CR均是将模拟信息转换成数字信息,两者的区别主要在于X线采集和图像转换方式的不同。DR一般是指基于电荷耦合器件(charge-coupled device,CCD)技术的数字摄影,常用碘化铯晶体作为探测器材料。碘化铯晶体受到X线照射后,能直接将X线光子转换为可见光,可见光激发碘化铯层下方的光电二极管,使光电二极管产生电流,然后在二极管自身电容上储存。再由读取电路将电信号读出,量化为数字信号。最后经过通信接口传至图像处理器,存到电脑里。

显而易见,基于成像原理及过程,DR要比CR和传统X线摄影方便很多。在进行CR时,科室内必须准备一定数量的空白IP板,否则每检查完一个患者,就要读取再擦除,才能进行下一个患者的摄影。其次,假如某患者的图像不符合诊断要求,那么CR要到使用阅读器读出后传到电脑上才能发现,而DR在曝光完成后,直接就可以在电脑上看到。另外DR提高了图像质量,并显著地降低了曝光条件;DR成像速度快,采集时间在10 ms以下,放射技师可即刻在屏幕上观察图像,数秒即可传送至后期处理工作站,根据需要决定是否需要打印激光胶片。DR能量减影技术使人们第一次在普通X线片上将骨组织和心、肺组织分开,对肺部小结节的特异性诊断有很大的提高。DR具备了强大的后处理能力,可与PACS无缝链接,为医院实现网络化提供了最佳的数字平台。由于兼顾了图像质量和网络传递的要求,DR有效解决了图像的存档管理与传输问题,采用光盘刻录成本低廉,具有良好的经济效益。DR也可提高放射科的工作效率,增加患者的流通量,减少

患者检查等待时间,具有良好的社会效益。

临床应用中,DR主要用于骨骼、肺、消化道造影检查,以及腹部平片观察有无肠梗阻和结石等。DR因其图像分辨率高,在胸部摄影中有很大的优势,对结节性病变的检出率高于传统的X线成像,DR强大的图像后处理功能有利于发现细微病变。双能量减影技术可以弥补不同组织重叠的缺陷,降低DR胸片诊断的漏诊率。黑白反转对比观察,能更好地显示肺内细小结节,避免漏诊和误诊。图像拼接技术可显示全脊柱图像,为脊柱侧弯患者术前病变程度评估、手术方式制定及术后疗效评估提供很好的手段,融合的全脊柱图像分辨率高,可真实地反映整个脊柱全貌。

DR在观察肠梗阻、气腹和结石等方面优于传统X线图像。对腹部的游离气体、尿路结石等病变,通过后处理增加了组织的空间分辨力及微小病灶的显示能力。因DR采用了大平板探测器,在上消化道造影中应用广泛,气钡双重造影在显示食管黏膜、胃小区及细微病方面变效果良好。

21.1.2　乳腺X线摄影新技术临床应用

乳腺摄影是一种特殊的X线摄影。数字乳腺X线摄影具有方便、快捷等优点,软组织分辨率及空间分辨率均较高,对细小钙化敏感,已成为乳腺癌筛查的首选方法。研究显示在非致密型乳腺中绝大多数病灶能够被检出,但在致密型乳腺中,乳腺组织与瘤体间对比差,或乳腺组织遮盖病灶,会有一部分的病灶难以显示,其诊断的敏感性和特异性仍有待提高。随着科技发展,为解决上述问题,数字乳腺断层融合(digital breast tomosynthesis,DBT)和对比增强乳腺X线摄影(contrast-enhanced spectral/digital mammo-graphy,CESM)技术应运而生,并成为研究热点。

DBT成像方法是一项基于平板探测器技术的高级应用,通过一系列不同角度对乳腺进行连续快速曝光采集,获取不同投影角度下的小剂量照射下的投影数据,再重建出与探测器平面平行的乳腺任意层面X线影像(图21-1)。这种方法获得的图像有助于显示在二维扫描中可能会结构重叠而模糊不清的肿瘤。使病变的检出、性质的判读及良恶性判定,均较常规的乳腺X线摄影有明显优势,可显著提高诊断敏感性和准确性,减少假阳性率,在乳腺癌筛查和诊断评估中具有独特的价值。

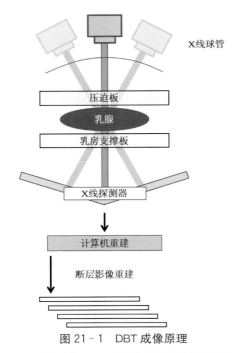

图 21-1 DBT 成像原理

X 线球管在一定角度内间隔固定角度连续摄影,得到原始图像后进行三维重建,得到清晰的乳腺断层图像

DBT 的缺点是投照时间较常规乳腺 X 线摄影延长,这相对延长了乳房压迫的时间。并且由于目前大部分的 DBT 还需要综合常规 X 线摄影一起评估,患者因为要接受同时的断层和常规扫描而使辐射剂量增加一倍或更多。目前更新的技术如断层三维图像重建出模拟二维图像,从而减少一次真实的二维扫描曝光,这样的改进可以减少检查时间,更重要的是减少了辐射剂量,同时诊断效能与断层加真实二维图像所得一致。

CESM 成像是一项基于碘造影剂在 33.2 keV 时 K 边缘效应(K-edge)而出现显著吸收衰减差异现象的高级应用,一次注射碘造影剂后分别拍摄双乳内外侧斜位(mediolateral dolique,MLO)和头尾位(craniocaudal,CC)高低能量图像,将高能和低能图像相减获得双能减影影像(图 21-2)。该方法较常规

乳腺 X 线摄影的优势是由于造影剂的引入而获得的病变血流供应情况,减影技术则使没有异常强化的纤维腺体实质作为背景而不显影,从而凸显强化的病灶。采用这一技术可以发现常规乳腺 X 线摄影上"阴性"的病灶,特别是在致密型乳腺中。CESM 将成为诊断性乳腺 X 线摄影的有力辅助手段,是协助诊断疑难病症及肿瘤分期的很好的检查方法。摄片流程是使用普通 CT 增强所使用的碘造影剂,其浓度为碘 300~350 g/L,剂量为 1.5 ml/kg 体重。造影剂以 2~3 ml/s 的速率经高压注射器注入上臂静脉内,2 min 后,压迫一侧乳房拍摄 MLO 和 CC 位图像,每个位置压迫一次短时间内同时获得高低能量曝光,再以同样方法拍摄对侧乳腺 MLO 及 CC 位图像。曝光后会出现低能和高、低能减影的一套图像,病灶因为有血供而强化,结合低能和减影图可显著提高诊断准确率,减少假阳性率。整个剂量会有所增加,大致是常规乳腺 X 线摄影的 1.2 倍。

CESM 去除了不强化的纤维腺体重叠,最主要的是可获得病灶的血流动力学信息,显示病灶更为清晰。较多研究显示这个技术与同样需要应用造影剂的乳腺磁共振检查诊断效能相当。这个技术的相对不利之处在于注射含碘造影剂后可能会发生的变态反应(过敏反应),这需要检查医师和技师高度关注。

综上所述,X 线从 1895 年发现到现在 100 多年间,在医学影像诊断领域应用越来越广泛。随着电脑科技及数字技术的发展,医学 X 线摄影经历了多次飞跃及更新,从最传统的胶片到 CR 再到 DR,检查速度越来越快,图像分辨率显著提高,各种后处理技术提供了丰富翔实的图片信息,这极大地方便了医师诊断。近年来,X 线摄影在乳腺成像上出现较多新技术,如 DBT 和 CESM 等,使得乳腺癌的早期诊断、精确诊断成为可能,而且检查费用低于乳腺磁共振,检查速度快,可极大地减轻患者经济负担,具有重大的经济和社会效益。

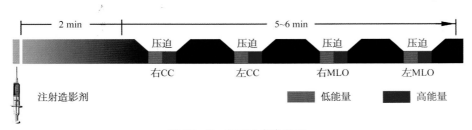

图 21-2 CESM 成像原理

21.2　X线计算机断层摄影

21.2.1　CT成像原理

计算机断层摄影(CT)由 Hounsfield 于 1969 年设计成功。与传统 X 线摄影相比,CT 图像是真正的断面图像,它显示的是人体某个断面的组织密度分布图,其图像清晰、密度分辨率高、无断面以外组织结构干扰,因而显著扩大了人体的检查范围,提高了病变的检出率和诊断准确率。

CT 是用 X 射线束对人体某部一定厚度的层面进行扫描,由探测器接收透过该层面的 X 射线,转变为可见光后,通过光电转换变为电信号,再经模拟/数字转换器(analog/digital converter)转换为数字,输入计算机处理。图像形成的处理有如对选定层面分成若干个体积相同的长方体,称之为体素(voxel)。扫描所得信息经计算而获得每个体素的 X 射线衰减系数或吸收系数,再排列成矩阵,即数字矩阵(digital matrix),数字矩阵可存贮于磁盘或光盘中。经数字/模拟转换器(digital/analog converter)把数字矩阵中的每个数字转为由黑到白不等灰度的小方块,即像素(pixel),并按矩阵排列,即构成 CT 图像。所以,CT 图像是重建图像。每个体素的 X 射线吸收系数可以通过不同的数学方法算出。

21.2.2　CT诊断技术

(1) 平扫

平扫又称普通扫描或非增强扫描,是指不用对比剂增强或造影的普通扫描。扫描方位多采用横断层面。常规 CT 检查一般先作平扫。

(2) 增强扫描

增强扫描指血管内注入对比剂后再行扫描的方法。目的是提高病变组织与正常组织的密度差,以显示平扫上显示不清或未见显示的病变,观察病变有无强化及强化类型,有助于病变定性。

21.2.3　常见头颈部肿瘤的CT诊断

(1) 颅脑

CT 扫描有较高的密度分辨力和空间分辨力,可清楚地显示肿瘤的部位、轮廓和内部结构,是颅内肿瘤的主要检查方法之一。

1)胶质瘤:CT 扫描可大致显示病灶的部位及范围,并能较好显示肿瘤的钙化及出血的情况。

A. 低级别胶质瘤:平扫示均匀低密度灶,边缘清楚或部分清楚,瘤周无水肿或仅见轻微水肿;增强扫描后强化不明显,少部分肿瘤可见轻度强化。

B. 高级别胶质瘤:平扫多为混合低密度灶,多数肿瘤浸润生长,边界不清,常伴周围脑组织水肿带;增强扫描后明显不均匀强化或花环状强化,大部分病灶内可见片状无强化区。

2)脑膜瘤:CT 扫描对肿瘤内部钙化比较敏感,并能较好地观察临近颅骨的骨质改变情况。

肿瘤边界清,广基底附着于硬膜表面,与硬膜呈钝角,多数呈均匀高密度,部分可见瘤内斑点状、弧线状钙化,瘤周水肿轻重不一;增强扫描可见明显均匀强化,60%的脑膜瘤显示肿瘤相邻硬膜有强化,即脑膜尾征。骨窗可见颅骨内板局限性、弥漫性骨质增生。间变性脑膜瘤可见局部骨质破坏。

3)生殖细胞瘤:诊断价值 MRI 检查优于 CT 扫描。

CT 平扫示第三脑室后部和(或)鞍上包绕的等或高密度肿块,周围有结节状、团簇状钙斑,可伴有脑积水;增强扫描可见明显均匀强化。

4)垂体瘤:CT 可明确显示蝶鞍大小及骨质改变。

CT 平扫示鞍内及鞍上软组织肿块,常见囊变、坏死,部分可见出血,肿瘤较大时可见蝶鞍扩大、鞍底变薄;增强扫描可见中度不均匀强化。肿瘤较大穿过鞍隔时可见"束腰征"。肿瘤较大可向上压迫视交叉,向两侧鞍旁包绕颈内动脉及海绵窦。

5)室管膜瘤:CT 扫描对钙化敏感,但对于颅后窝病灶显示欠佳。

CT 平扫多为等密度肿块,可伴出血、囊变,约50%伴斑点状钙化灶;增强扫描可见不均匀强化。

6)颅咽管瘤:CT 扫描对囊壁及实性肿瘤钙化显示敏感,有重要诊断意义。

CT 平扫示鞍上囊实性肿块影伴多发钙化灶,局部见典型"蛋壳样钙化";增强扫描实性成分结节状或环状强化。

7)转移瘤:平扫示脑内多发散在环形或结节形等密度或低密度影,多位于皮质或皮质下,瘤周水肿明显;增强扫描可见环状强化或轻中度强化。

8)鼻咽癌:CT 扫描可详细显示鼻咽及其周围的解剖结构,目前为鼻咽癌的基本检查方法。观察颅底及周围结构骨质破坏情况,应首选 CT。

约80％的鼻咽癌起自鼻咽侧壁，早期表现为鼻咽壁增厚，咽隐窝变浅，中晚期有明显肿块，可伴咽隐窝消失、咽旁间隙变窄、颅底骨质破坏和鼻旁窦炎症。另外，鼻咽癌常合并有单侧或双侧颈部及咽后淋巴结肿大。

（2）颈部

1）喉癌：CT扫描可详细显示喉部及其周围的解剖结构，目前是喉部最常用的影像检查方法，它能明确肿瘤的部位、大小，判断肿瘤浸润的深度、喉旁间隙的侵犯、喉软骨的破坏及颈部淋巴结转移等，对喉癌的TNM分期非常重要；骨窗对喉软骨的观察亦十分有意义。主要表现为喉部软组织局部不均匀增厚，伴喉腔肿物，呈浸润性或息肉样生长，可使喉腔变形和阻塞气道。会厌前间隙、喉旁间隙受侵，咽后间隙脂肪消失，甲状软骨板、杓状软骨、环状软骨常受侵。CT骨窗可显示软骨早期、微小的受侵，显示为软骨边缘毛糙及软骨变小、断裂或推移改变。喉癌常有两侧颈部淋巴结转移。

2）下咽癌：常规X线钡餐检查对下咽癌的影像诊断有一定的价值，但CT扫描可详细地显示下咽及其周围的解剖结构。CT可显示咽-下咽部椎前软组织增厚伴肿块形成，杓状软骨-椎间距、环状软骨-椎间距、甲状软骨-椎间距增大（＞1 cm）。下咽癌常伴有颈部淋巴结转移。

3）腮腺多形性腺瘤：多有完整或不完整的包膜，直径较小的多形性腺瘤CT扫描多表现为密度均匀且高于腮腺组织的软组织肿块，增强扫描无强化或轻度均匀强化；较大的多形性腺瘤则多表现为密度不均的软组织肿块，其内可有低密度液化坏死、陈旧性出血及囊变区，增强扫描不均匀强化。

4）甲状腺腺瘤：CT增强扫描显示解剖关系清晰，对观察甲状腺占位性病变有无侵犯周围结构有重要意义，也可以显示肿物内部的钙化、出血、坏死、囊性变和颈部淋巴结的改变，但对于显示小的甲状腺病变不如超声。超声成像目前为甲状腺占位的首选影像检查方法。CT表现为甲状腺低密度结节，边缘光整，密度均匀，可伴囊变，增强后结节轻度强化。少数可见边缘钙化。

5）甲状腺癌：CT扫描可见结节边界欠清，密度不均，可伴囊变，也可出现点状、簇状钙化灶，增强扫描不均匀强化。肿瘤可突破甲状腺包膜，侵犯临近咽喉部、气管及食管；亦常伴颈部、纵隔淋巴结及远处脏器（肺、骨骼）转移，且其转移淋巴结密度大多与原发或复发甲状腺肿瘤一致。

6）颈部神经鞘瘤：多数位于咽旁间隙-茎突后间隙，CT平扫多为类圆形均匀低密度软组织肿块，增强扫描肿块轻度强化，常无钙化，颈鞘内血管向前或前外侧移位。

7）颈动脉体瘤：颈动脉体瘤多位于咽旁间隙-茎突后间隙，颈动脉分叉部，边界清楚，密度均匀，肿瘤血供丰富；CT增强扫描时强化明显，密度与邻近的血管相仿。肿瘤使颈动、静脉向外侧移位，颈内外动脉夹角被瘤体撑开、增大为本病特征性影像学表现。

（3）常见胸部肿瘤的CT诊断

1）肺癌：CT已成为肺癌早期检出、诊断与鉴别、分期、疗效评价及终生随访最主要和最常用的方法。应用低剂量螺旋CT对高危人群进行肺癌筛查能提高肺癌早期检出率和手术根治率，并可根据病变的大小和部位在CT引导下进行穿刺肺活检及微波、冷冻等介入治疗。

A. 中央型肺癌：CT表现包括原发肿瘤直接和间接征象。直接征象为段或段支气管以上支气管腔内结节、局限性管壁增厚或腔内外生长肿块；继发征象主要指肿瘤远端阻塞性肺改变，包括阻塞性肺炎、肺不张、肺气肿及支气管扩张。另外还常见肺内播散、肺门及纵隔淋巴结肿大、胸腔积液。

CT对检出支气管腔内小结节或局限性支气管管壁增厚、区分肿瘤与远端阻塞性改变、检出转移性病变等均显著优于X线平片。薄层重建及MPR等后处理功能使CT更加优越。

B. 周围型肺癌：发生于段支气管以远的肺癌称为周围型肺癌。周围型肺癌早期可表现为边缘清楚的磨玻璃小结节、空泡征、细支气管充气征及边缘毛糙。分叶改变更提示周围型肺癌可能。稍晚期则表现为结节、肿块影，边缘毛刺，常见分叶，肿块内部密度常不均匀，若中心坏死还可形成不均匀厚壁空洞，增强扫描结节可见明显强化。另外还常见肺内播散、肺门及纵隔淋巴结肿大、胸腔积液。高分辨率CT（high resolution CT，HRCT）能最好地显示上述特征。

2）纵隔：疑为纵隔肿瘤时，CT应为首选和必需的检查手段，MRI可作为CT的替补或辅助手段。纵隔肿瘤的诊断主要依据肿瘤的部位、内部结构及强化特征、生长方式，并要结合患者的性别、年龄等临床特征。例如，前纵隔是胸腺瘤、畸胎瘤的好发部位,神经源肿瘤好发于后纵隔,中纵隔病变多为淋巴结来源或各种囊肿,而间叶来源软组织肉瘤可发生于纵隔任何部位。

A. 胸腺瘤:CT 显示前纵隔边界清楚的圆形、卵圆形、分叶状肿块,大都密度均匀,紧贴心包及大血管前外侧缘表面,增强扫描轻中度均匀强化,可伴出血、坏死、囊变,少数可见心包或瘤内弧形、斑点状或粗大钙化。侵袭性胸腺瘤可沿胸膜、心包膜种植转移。

B. 畸胎瘤:畸胎瘤常呈脂肪、钙化、囊性及软组织等多种密度混杂性肿块,有较厚的囊壁,增强扫描不均匀强化。

C. 淋巴瘤:前纵隔异常增大的孤立性淋巴结或多方融合成团的软组织肿块,密度均匀,强化均匀包绕周围大血管,可侵犯临近纵隔结构,肿块较大时可因局灶性出血、坏死、囊变而密度欠均匀。

D. 神经源肿瘤:平扫示境界清楚的圆形或类圆形等密度或低密度肿块,边界光滑,增强扫描可见片絮样强化。常与椎间孔相连或与后肋下缘关系紧密,可使椎间孔或肋间隙撑大,伴局部骨硬化或压迹形成。

(4)常见腹部肿瘤的 CT 诊断

1)肝脏:CT 平扫可以显示密度较高的转移瘤,如类癌、肾癌、乳腺癌等的肝转移。增强扫描的目的主要是形成肝实质与病灶之间的密度差,以利诊断。由于正常肝实质大部分由门静脉供血,肝肿瘤主要由肝动脉供血,两者之间有一定的时间差,也就形成了密度差。CT 平扫加动态增强扫描可以了解肝脏肿瘤的位置、特点,对肝脏肿瘤进行定性诊断。

A. 原发性肝细胞癌:大部分表现为单发或多发的肿块或结节。平扫时密度常低于邻近肝组织,癌灶内可合并坏死、囊变、出血,部分有包膜。典型肝癌主要由肝动脉供血,动态增强呈典型"快进快出"征象,增强扫描动脉期见肿瘤明显强化,门脉期及延迟期呈低密度。多期增强扫描对肝癌的诊断与鉴别诊断极为关键。

B. 肝脏转移瘤:肝内多发大小不一低密度结节灶,边缘多模糊,增强扫描呈环状强化、结节状强化;部分结节呈牛眼征:病灶中心为低密度,边缘为高密度强化,最外层密度又低于肝实质。转移瘤的强化方式取决于肿瘤血供。

2)胆道:

A. 胆囊癌:平扫示胆囊壁不规则增厚,单发或多发结节突向腔内,肿块可充满整个胆囊并侵犯临近肝组织,可出现胆道梗阻;增强扫描肿块明显强

化。常见肝门部及腹膜后淋巴结肿大。

B. 胆管癌:表现为胆管走行区边缘不规则的低密度占位性病变,一般密度比较均匀;增强扫描肿块轻中度强化,并可见肿瘤末梢侧支肝内胆管扩张征象。

3)胰腺:CT 是胰腺疾病最重要、最可靠和最佳的检查方法。CT 平扫示胰腺外形变化,肿块较大时可见胰腺局部膨隆或不规则肿大,局部出现低密度影,少数为等或高密度灶,少数可伴坏死、液化及囊变。胰管、胆总管、肝内胆管不同程度扩张,扩大的胆总管、胰管于胰头肿块处骤然截断,这是胰头癌的主要间接征象,可伴胰周脂肪层消失,增强扫描肿块强化低于正常胰腺,为相对低密度。血管及邻近脏器受侵是胰腺癌常见的间接征象,同时还可见到淋巴结转移和肝转移等。

4)脾脏:

A. 脾血管瘤:块状血管瘤呈均匀的低密度或等密度区,有清晰的边缘;囊状血管瘤表现为等密度的实性肿块内多个囊性低密度区,少数有钙化环。增强后,实性成分从边缘开始结节状充填样强化。

B. 脾淋巴瘤:CT 平扫示脾内单发或多发低密度影,边界不清,增强扫描病灶轻度不规则强化,但密度仍低于正常脾脏,境界较清。

5)胃:

A. 胃癌:得益于 CT 机器性能的改善、技术的提高及对比剂的引入,结合增强扫描,能获得较好的胃壁图像,可提高病变的检出率,对胃癌分期的准确性亦有较大提高。螺旋 CT 具有扫描速度快,无呼吸运动伪影,采用容积扫描和采样,同时还具有多项图像后处理功能,更有利于检出微小病变,并对判断肿瘤与邻近脏器的关系提供更多信息。螺旋 CT 由于采用容积扫描技术,能够实现对肿瘤的多期相扫描,并具图像重建功能,有利于提高肿瘤 T 分期的准确率。不过,螺旋 CT 对精准判断肿瘤的浸润深度仍存在高估或低估的问题。

早期胃癌 CT 扫描主要表现为胃壁局限性增厚,表面欠光整,增强扫描可有强化。进展期胃癌主要表现为胃壁局限性或弥漫性增厚,可见向腔内或腔外突出的肿块,也可伴有溃疡,增强扫描有不同程度强化。当肿瘤侵透浆膜层时表现为浆膜面不光整,周围脂肪间隙内有点、条状影;如病变与邻近脏器间脂肪层消失,提示有脏器受侵的可能;强化的肿瘤明显伸入邻近脏器则为诊断受侵的可靠依据。在胃的邻近脏器

或结构中,大网膜受累最为常见,其次是胰腺、肝脏、结肠等。淋巴结转移是胃癌扩散的主要方式。

B. 胃肠道间质瘤(GIST):CT有助于显示不同种类、部位GIST的大小、外形、质地及其内部变化,如出血、坏死、囊变、钙化、溃疡,有无与胃肠道相通及其对毗邻结构的影响,有无远隔脏器转移等。

胃肠道腔内可见边界光滑的圆形、类圆形软组织密度肿块,肿块腔内面可见坏死、浅表溃疡,肿块内可见片状不规则低密度坏死区,肿块内坏死区与胃肠道腔相通时,可见对比剂充盈。若肿瘤为恶性,肝内常可见转移灶。增强扫描肿块常不均匀强化。

6)肾脏:肾脏髓质、皮质及被膜均可发生各种组织肿瘤。肾皮质肿瘤占80%,其中恶性占85%,最常见的是肾细胞癌(肾癌)及肾血管平滑肌脂肪瘤。肾髓质肿瘤占20%,几乎全部是肾盂癌。肾脏髓质及皮质的间叶组织和被膜也可发生肿瘤,仅占全部肾脏肿瘤1.1%,如血管瘤、脂肪瘤、神经源肿瘤及其各种组织的肉瘤。故临床上最常见的肾脏肿瘤为肾癌、血管平滑肌脂肪瘤和肾盂癌。

CT扫描的密度及空间分辨率高,是肾脏肿瘤最主要的检查方法,尤其在肾脏小肿瘤的检出、诊断、鉴别诊断中发挥重要的作用。CT对肾脏肿块的检出率近100%,肿瘤诊断准确率达95%。采用薄层扫描可清晰显示肿瘤内密度,显示肿瘤组织成分,有利于肿瘤的正确诊断。快速薄层扫描加二维、三维重建,可清楚地显示肿瘤部位及与周围器官、组织结构的关系,有利于肿瘤的定位诊断,协助外科医师制订术前治疗计划。

A. 肾细胞癌:平扫肾实质内类圆形肿块,边界清楚,肿块呈不均匀略低、等或略高密度,可伴囊变、坏死、出血;增强扫描多不均匀明显强化;肾静脉、下腔静脉可受累,静脉增宽,内见不均匀强化的软组织密度肿块形成的充盈缺损。可伴淋巴结肿大及远处转移。肾细胞癌的淋巴结转移首先达肾周、肾门及腹膜后主动脉和下腔静脉周围,可出现软组织孤立结节或融合成团。

B. 肾脏血管平滑肌脂肪瘤:CT平扫示混杂低密度肿块,内可见脂肪成分,增强扫,非脂肪成分可见中度强化。肿瘤内出血时,平扫可表现为高密度区,增强扫描有时可见明显强化,提示肿瘤内假性动脉瘤形成。

C. 肾盂癌:平扫示肾盂内软组织密度结节,增强扫描可见轻中度强化,分泌期可见肾盂内肿瘤结

节状充盈缺损。肾盂癌侵犯肾实质表现为肿瘤与邻近肾实质分界欠清,邻近肾实质受侵破坏。晚期肿瘤可穿出肾实质侵犯肾周脂肪或邻近结构。

7)肾上腺:目前,公认CT是肾上腺病变的最佳影像检查方法,其空间分辨力及密度分辨力高,有助于病变的定位定性诊断。

A. 肾上腺腺瘤:单侧肾上腺类圆形或椭圆形肿块,密度均,边界清,与肾上腺侧肢相连,密度类似或低于肾实质,增强扫描肿块快速均匀强化和迅速廓清,呈快进快出征象。

B. 肾上腺嗜铬细胞瘤:CT表现为一侧肾上腺圆形或类圆形肿块,较小肿瘤密度尚均匀,较大肿瘤常因陈旧性出血、坏死而密度不均,内有单发或多发低密度区,少数肿瘤中心或边缘可见点状、弧线状钙化灶。增强扫描肿瘤明显不均匀强化。有时可发现肝脏或(和)淋巴结转移征象。嗜铬细胞瘤有时可双侧发生,亦可异位,少数为恶性。

8)常见盆腔肿瘤的CT诊断:

A. 膀胱肿瘤:CT能够检出、诊断膀胱肿瘤,进行肿瘤分期。横断面扫描对膀胱顶部、底壁肿瘤易丢失遗漏,螺旋CT多平面重组图像可减少遗漏。CT对中晚期肿瘤诊断及分期较准确,对小于T_3的肿瘤分期、鉴别纤维化与复发有困难。

肿瘤常呈结节状、块状突向腔内生长的软组织密度肿块,常位于膀胱侧壁及三角区。肿块大小不等,呈菜花、结节、分叶或不规则状,基底常较宽。肿瘤侵犯膀胱壁时膀胱壁僵硬、内陷,侵犯膀胱壁外时膀胱壁不光整,膀胱周围脂肪组织内有软组织结节、条索,侵犯周围器官时膀胱病变与周围结构界限不清或其结构消失。增强扫描肿瘤多为均匀强化,如有坏死则表现为无强化区。

B. 子宫肿瘤:CT扫描对子宫早期病变的检出非常不敏感,CT平扫时因子宫肿瘤与宫体呈等密度而不能显示,对宫颈肿瘤也只能根据宫颈增大,密度不均匀而怀疑。增强扫描增加病变与正常子宫肌肉的对比,可以显示局限在子宫内的肿瘤,但仍不能区别癌与息肉、内膜增生。CT对显示子宫恶性肿瘤向宫外、宫旁侵犯及盆腔转移有帮助。对临床工作者而言,子宫恶性肿瘤的诊断和分期应首选MRI。

a. 子宫平滑肌瘤:子宫肌瘤表现为子宫增大,可呈分叶状改变,主要见于较大的肌壁间肌瘤和浆膜下肌瘤。CT平扫肌瘤密度可等或略低于周围正常子宫肌,增强扫描不同程度强化,强化程度多低于

正常子宫肌。

b. 子宫内膜癌:子宫内膜癌在肿瘤较小时,CT表现可无异常发现,肿瘤较大时,CT显示宫腔内有软组织密度肿物,密度低于强化的正常子宫肌。肿瘤呈菜花状或结节状,周围可为更低密度的宫腔内积液所环绕,肿瘤侵入肌层时强化的正常子宫肌内有局限或弥漫性低密度区,肌层变薄,肿瘤外侵时常表现为子宫边缘模糊或有软组织条索或结节影。盆腔内也可见肿大的淋巴结。

C. 宫颈癌:宫颈癌在肿瘤较小时,CT表现可无异常发现,肿瘤较大且明显侵犯宫颈基质时,可表现为宫颈增大,>3.5 cm;增强扫描肿瘤强化程度低于正常宫颈,肿瘤外侵时常表现为宫颈边缘不规则或模糊,宫旁脂肪间隙密度增高或有软组织条索或结节影。肿块继续生长可显示软组织肿块侵犯闭孔内肌或梨状肌,伴盆腔内肿大淋巴结。

D. 卵巢肿瘤:CT扫描在女性卵巢肿瘤的检查方法中最重要、最常用。卵巢肿瘤细胞易发生脱落种植,出现广泛腹腔转移,故被视为全腹性病变。CT扫查范围广,对小病变的显示及发现少量的脂肪与钙化较其他方法敏感,因此最常用。CT检查的目的是为盆腔肿瘤进行诊断、鉴别和确定病变范围,尤其是为肿瘤患者提供肿瘤分期信息,以便临床术前制订合理的治疗计划。

a. 浆液性囊腺瘤和黏液性囊腺瘤:CT显示为低密度(接近水密度)薄壁囊性肿块,无软组织成分及乳头结构,壁规则,可有斑点状钙化。浆液性囊腺瘤大部分呈单房或少量多房改变,黏液性囊腺瘤是典型多房肿块,囊内液体为黏液、蛋白量高,其内可有少量出血。增强后显示肿瘤囊壁及间隔更加清晰,无不规则乳头或结节。

b. 浆液性囊腺癌和黏液性囊腺癌:肿瘤呈囊性或以囊性为主时,显示肿瘤为低密度,囊壁及分隔厚且不规则,有时可见软组织结节或肿块,软组织成分内可见肿瘤血管或增强后明显强化。肿瘤边缘清楚。压迫周围肠管或器官移位。肿瘤呈囊实性时,肿瘤形态多不规则,边缘不清晰,压迫周围肠管或器官移位,两者界限常不清楚。肿瘤内囊实性部分的形态亦不规则,界限可不清晰,软组织实性部分增强后有强化或可见肿瘤血管。肿瘤呈实性时,形态不规则,边缘模糊与周围肠管或器官粘连或侵蚀,致肠管狭窄,肠壁增厚不规则,致周围膀胱或子宫形态不规则,边缘模糊,膀胱腔内可有软组织影或子宫密度

不均匀。卵巢肿瘤密度因肿瘤坏死可显示不均匀,增强后肿瘤有强化或有肿瘤血管。卵巢癌常有钙化,CT对钙化显示及检出敏感性高。

卵巢癌转移常为种植转移,伴发腹腔积液。腹膜转移灶呈小结节状、斑片状或饼状,也可呈大片状腹膜增厚改变,或大结节状、块状。腹腔的假黏液瘤表现为限局性囊肿,边缘清楚,其内呈水或接近水的密度,且均匀。

c. 颗粒细胞瘤:颗粒细胞瘤是性索间质肿瘤中最常见的恶性肿瘤。肿瘤可呈不均质实性、多房囊性或单房囊性肿块。肿块的囊壁及间隔较厚,间隔内有肿瘤血管。CT显示肿瘤为软组织不均质肿块,增强后实性部分、囊壁及间隔有明显强化,实性部分密度不均匀。

d. 畸胎瘤:畸胎瘤是卵巢常见肿瘤。畸胎瘤在影像学检查时一般都有特征性表现。CT扫描可以较完整地显示肿瘤的大小及范围,肿瘤多数呈混合密度,其内可见高密度的牙齿、骨骼及钙化,低密度的脂肪或脂液分层,增厚的囊壁及不均质的软组织肿块。

9) 前列腺肿瘤:CT扫描能够清晰显示前列腺及其周围解剖结构,但不能显示前列腺内的分区,因此不能显示前列腺内的小肿瘤,仅能发现前列腺的形态不对称,如有局部结节状隆起,提示有肿瘤的可能。CT有助于检出前列腺肿瘤向外周侵犯,表现为前列腺、精囊间脂肪层消失或向膀胱底部不规则隆起、精囊膀胱角不对称。精囊一侧增大或一侧输尿管、肾盂积水,说明肿瘤偏一侧生长,侵犯相应的结构。

早期前列腺癌可仅显示前列腺增大,而密度无异常改变。对于进展期前列腺癌,CT可表现为正常形态消失,代之以较大的分叶状肿块。肿瘤侵犯精囊,造成精囊不对称、精囊角消失和精囊增大。膀胱受累时,膀胱底壁增厚,以致出现突向膀胱腔内的分叶状肿块。CT检查可发现盆腔淋巴结转移及远隔器官或骨的转移。

21.3 磁共振成像

21.3.1 MRI原理及技术发展

(1) 原理

自然界任何原子核的内部均含质子与中子,统称核子。核子具有自旋性,并由此产生自旋磁场,具有偶数核子的许多原子核其自旋磁场相互抵消,不

呈现磁场,只有那些具有奇数核子的原子核在自旋中具有磁矩或磁场,如^1H、^{13}C、^{19}F和^{31}P等。原子核的自旋很像一个微小磁棒沿自己的纵轴旋转,无外加磁场时,质子或中子的自旋方向是随机的。当处于一个外加磁场中时,单数原子的原子核自旋轴就会趋于平行或反平行于外加的磁场方向,并以一种特定的方式绕主磁场方向旋转,这种旋转动作称为进动。进动的频率取决于外加磁场的强度、原子核的性质和磁旋比。处于静磁场中的原子核系统受到一个频率和进动频率相同的射频脉冲(radio frequency pulse,RF)激发,原子核将在它们的能级间产生共振跃迁,引起原子核的共振现象,即核磁共振。当RF激发停止后,受激原子核的相位和能级都恢复到激发前的状态,这个过程称为弛豫。核系统从共振激发到恢复平衡所需要的时间称为自旋-晶格弛豫时间,即纵向弛豫时间,通常用T_1表示。T_2弛豫时间又称横向弛豫时间,表示在完全均匀的外磁场中横向磁化所维持的时间。人体不同组织,不论它们是正常的还是异常的,其组织器官的T_1、T_2值的差别是很大的,这是磁共振成像(magnetic resonance imaging,MRI)的基础。MRI的作用之一就是利用这些差别来诊断和鉴别诊断疾病。由于人体中氢原子的数量最多,且只有一个质子而不含中子,最不稳定、最易受外加磁场的影响而发生核磁共振现象,所以现阶段临床上用的磁共振成像主要涉及氢原子核。人体一旦进入磁场中,体内的磁性核就具备了共振的特性,也就是说,生物体可以吸收电磁波的能量,然后再发射具有特定频率的电磁波,计算机把这种电信号再转化成图像,磁共振图像实际上是体内质子的分布状态图或弛豫特性图。

(2)MRI技术

MRI的脉冲序列实际上是各种参数测量技术的总称。MRI主要依赖于下列因素:质子密度、弛豫时间(T_1、T_2)和流动效应。质子密度、T_1弛豫时间、T_2弛豫时间及流动效应等都是组织的本征参数,通过它们就可以推知组织的结构甚至功能状态。应用不同的磁共振射频脉冲程序,可以重点反映其中某些因素,从而得到各种不同的MR图像。如通过调节重复时间(repetition time,TR)、回波时间(echo time,TE)、反转时间(inversion time,TI)或翻转角等脉冲序列参数,就可达到在图像中突出某一对比度的目的,常将这样获取的图像称为加权像

(weighted image,WI)。常见的加权图像有T_1加权像、T_2加权像和质子密度加权像等。在快速成像及其应用领域中,现在还采用扩散加权、灌注加权和血氧水平依赖加权等技术,加权图像的概念有日益拓展的趋势。此外,MRI中还将图像对比度突出的程度叫做权重。根据所用权重的大小,加权图像又有轻度加权、中度加权及重度加权之分。

1)T_1加权像:在序列中采用短TR<500 ms和短TE<25 ms就可得到所谓的T_1加权像(T_1 weighted image,T_1WI)。取短TR进行扫描时,脂肪等短T_1组织可较充分弛豫,而脑脊液等长T_1组织弛豫量相对较少。因此,短T_1组织因吸收能量多而显示强信号,长T_1组织则因不能吸收太多的能量,进而表现出低信号。这种组织间信号强度的变化使图像的T_1弛豫对比度得到增强。采用短TE可最大限度地削减由于T_2弛豫造成的横向信号损失,从而排除了T_2弛豫的作用。

2)T_2加权像:T_2加权像(T_2 weighted image,T_2WI)通过长TR(1 500~2 500 ms)和长TE(90~120 ms)的扫描序列来取得。在长TR的情况下,扫描周期内纵向磁化矢量已按T_1时间常数充分弛豫,采用长的TE后,信号中的T_1弛豫效应也被进一步排除,长TE的另一作用是突出液体等横向弛豫较慢的组织之信号。用T_2WI可以非常满意地显示水的分布。因此,T_2WI在确定病变范围上有重要作用。

3)质子密度加权:选用长TR(1 500~500 ms)和短TE(15~25 ms)的脉冲序列进行扫描,就可获得反映体内质子密度分布的图像,称为质子密度加权(proton density weighted image)或质子密度像(proton density image)。这里的长TR可使组织的纵向磁化矢量在下个激励脉冲到来之前充分弛豫,以削减T_1弛豫对信号的影响;短TE的作用则主要是削减T_2弛豫对图像的影响,这时图像的对比度仅与质子密度有关。

21.3.2 临床常用的脉冲程序

(1)自旋回波序列(spin echo sequence,SE序列)

自旋回波序列能产生可靠、稳定,令人满意的高对比图像,目前仍然是临床上最基本、最常用的序列。但由于其成像速度较慢,已部分地被较快成像序列所替代。

（2）梯度回波序列（gradient echo sequence，GRE 序列）

所谓梯度回波就是通过有关梯度场方向的翻转而产生的回波信号。梯度回波又叫场回波（field echo）。梯度回波与自旋回波都是利用回波信号来成像的技术，其区别主要在于后者产生回波的激励方式不同。梯度回波序列最显著的特点是成像速度快，在某些情况下，其成像速度要比自旋回波序列快数十倍，是快速成像序列中较为成熟的一种。缺点是对梯度系统的要求较高，梯度切换时产生的噪声也进一步加大，信噪比（signal-noise ratio，SNR）较低。如果应用长回波时间进行扫描，则很容易导致磁敏感性伪影和化学位移伪影等多种伪影，图像质量在很大程度上受磁场均匀性的影响。

（3）翻转回复序列（inversion recovery sequence，IR 序列）

翻转回复序列一般作为 T_1WI 序列，主要用于增加脑灰白质之间的 T_1 弛豫对比，其中短 T_1 翻转回复序列（short T_1 inversion recovery，STIR）可选择性地抑制脂肪组织，如对乳腺、腹部等含脂肪较多的部位检查时，选择性地抑制脂肪信号，去除脂肪高信号造成的伪影，可使病变组织信号更明显。液体抑制翻转回复序列（fliud attenutated inversion recovery，FLAIR）可以有效地抑制脑脊液的信号，充分暴露被高信号脑脊液掩盖的病灶。

21.3.3　快速成像技术

在快速成像技术出现以前，成像速度慢是 MRI 临床应用中的一大缺点，一组 MRI 往往需要 10～20 min 时间才能得到。扫描时间长往往给患者带来不适，加之呼吸、心搏、胃肠蠕动及某些自主运动所造成的伪影，使图像质量下降。提高 MRI 系统的成像速度，无论对于拓宽其应用领域还是提高它的利用效率，都有着非常重要的意义。近年来，以小角度激励技术为代表，在 GRE 序列基础上，发展起来一系列快速成像序列，已使成像时间缩短至秒级甚至亚秒级。快速的采集和重建实现了磁共振的实时或准实时成像或磁共振透视。除了 GRE 序列以外，SE 序列的扫描速度也大大提高。扫描时间的缩短，不仅提高了 MRI 系统的工作效率，消除或减弱运动伪影的影响，更重要的是拓宽了 MRI 应用领域，使影像学对疾病的认识深入到了病理、生理、生化和分子扩散运动等层次。灌注成像、扩散成像和功能成像等都是成功的快速成像技术。现在，MRI 已经从单纯形态学观察，提高到形态学观察与功能成像结合的崭新水平。快速成像技术的应用，还使 3D 成像成为一种实用的成像方法。快速成像序列内容包括快速自旋回波序列、快速梯度回波序列、回波平面成像序列以及各种组合的快速序列。

（1）快速自旋回波（fast spin echo，FSE）

通过多回波和（或）多层面自旋回波技术，使成像速度明显加快，图像与 SE 所获者相仿，现已广泛应用。

（2）快速 GRE

快速 GRE 的优点体现在扫描速度快，对比度控制灵活，单位时间内信噪比高。近年来，超快速的 GRE 技术发展突飞猛进，成为 MRI 系列中的重要部分。

（3）回波平面成像（echo planar imaging，EPI）

EPI 是当今最快速的成像方法。它通常可以在 30 ms 之内采集一幅完整的图像，使每秒钟获取的图像达到 20 幅，因此，EPI 是一种真正意义上的超快速成像方法。它能使运动器官"冻结"，清晰地观察运动器官等的断层图像，而且不用呼吸门控就能实时或准实时地显示心脏的动态图像。此外，其在脑功能成像、扩散成像和灌注成像等方面得到很好的应用。EPI 正在开拓着更多的应用领域，在临床应用中有着良好的前景。

（4）敏感编码技术（sensitivity encoding technique，SENSE 技术）

SENSE 技术又称阵列空间敏感编码技术（array spatial sensitivity encoding technique，ASSET），是利用较高的局部梯度磁场，在 K-空间增加采样位置的距离，从而减少 K-空间的采样密度，在小视野（field of view，FOV）内通过专门的重建算法，在保持空间分辨力不衰减的情况下，使采集时间减少的一种快速成像技术。采集速度可达到 50 层/12～15 s。应用 SENSE 技术可使成像时间减半，最新的技术可使采集效率提高 4 倍，甚至有望提高 9 倍，同时仍能保持良好的图像质量。此外，SENSE 技术还可降低检查中的噪声，减少伪影。一般认为 SENSE 技术可用于所有扫描序列，SENSE 技术常与如自旋回波、快速自旋回波、梯度回波、快速梯度回波等结合应用。另外，SENSE 技术也用于一些特殊序列中如 3D MRA、EPI、波谱成像、扩散加权成像。

21.3.4 快速成像技术的临床应用

功能 MRI（function MRI，fMRI）广义上讲，它包括扩散成像、灌注成像和波谱成像等几个方面，但大多数情况下，fMRI 特指脑功能 MRI。fMRI 技术因其能够无创伤地对神经元活动进行较准确的定位，具有较高的空间和时间分辨率以及较好的可重复性和可行性等优势，已经成为脑功能成像发展最迅速的新技术。脑的 fMRI 打开了从语言、记忆和认知等神经科学领域进行研究的窗口。

（1）磁共振扩散加权成像（diffusion-weighted imaging，DWI）

是研究分子微观运动的成像方法。人体中大约 70% 是水，水分子在不停地运动之中，这种运动称扩散。不同的组织扩散系数不同，在病理状况下，扩散系数会发生变化，扩散成像利用成像平面内水分子扩散系数的变化来产生图像对比。DWI 是在常规扫描序列中加入对称的扩散敏感梯度脉冲，使得在施加梯度场方向上的水分子的相位离散加剧，信号降低，目前 DWI 常采用 EPI 序列采集。扩散梯度的程度由梯度脉冲的强度和持续时间即所谓的梯度因子（gradient factor）决定，用 b 值表示。由于 DWI 受到微循环及体内生理运动的影响，常采用表观扩散系数（apparent diffusion coefficient，ADC）来代替实际扩散系数（D 值）。一般恶性肿瘤组织细胞核增大，核质比增高，肿瘤细胞增多且排列紧密，导致细胞外间隙减小，水分子扩散受限，因而 ADC 值降低。

（2）背景信号抑制磁共振扩散成像（diffusion weighted imaging with background body signal suppression，DWIBS）

DWIBS 是在传统扩散加权成像基础上衍生出来的一种新的成像技术。该序列将扩散加权成像与脂肪抑制和快速成像技术结合，克服了传统体部扩散成像必须在屏气条件下进行、扫描范围有限、图像信噪比和分辨率较低的局限，可以在自由呼吸状态下完成体部大范围（包括头颈、胸部、腹部及盆腔）、薄层、无间断扫描，并得到高信噪比、高分辨率和高对比度的图像，可直观、立体地显示病变部位、形态、大小及范围，并可行 ADC 值和体积的定量测量。DWIBS 的核心技术包括：单次激发平面回波成像（single-shot echo planar imaging，SS－EPI）、STIR 和 SENSE。DWI 所得图像经最大信号强度投影（maximum intensity projection，MIP）重建，因为去

除了运动伪影和复杂背景信号的影响，得到良好的背景抑制效果，使病变与周围组织的对比噪声比提高，病变清晰显示；同时利用黑白翻转技术，使病变的显示达到可与 PET 相媲美的效果，故又称为"类 PET"成像。它具有与 PET 相似的效果但又毋须像 PET 检查一样接受电离辐射，因此作为一种无创的功能成像新方法，DWIBS 在肿瘤及其他疾病的全身检查中具有广阔前景，但是也有其局限性：① STIR 在进行脂肪抑制的同时，也会降低图像的对比度，有可能遗漏病变。② 小的病变有可能因为自由呼吸而遗漏。③ DWI 的敏感性较高，但特异性较差，因而，当发现病变不能确定其性质时，需要结合常规 MRI 图像进一步确定。

（3）磁共振扩散张量成像（diffustion tensor imaging，DTI）

水分子的不规则热运动将导致氢质子相位缺失而产生信号丢失，但 DWI 的原理却是利用一对扩散敏感性梯度脉冲将此效应扩大，并以此来研究不同组织中水分子扩散运动状态的差异。脑白质中水分子的扩散是三维的，其中只有与神经纤维轴突走行方向平行的水分子的扩散运动不受抑制，而与其垂直方向上的扩散明显减弱，即各向异性。DTI 是指在常规扩散成像的基础上通过在三维空间内改变扩散梯度敏感性脉冲的方向来观察水分子扩散的各向异性的技术。脑肿瘤是 DTI 的研究热点之一。Sinha 等研究发现，在正常脑白质、瘤周水肿和强化的肿瘤组织间平均扩散率具有显著差别。脑组织自由水含量增加会产生平均扩散率的增加，肿瘤组织和瘤周水肿区组织完整性的消失则产生各项异性系数（fractional anisotropy，FA）值的下降。然而另一学者认为，肿瘤组织中 FA 值与病理变化的相关性十分复杂，其下降代表肿瘤白质纤维束的破坏，而肿瘤组织的细胞化（肿瘤细胞被神经元包绕但不破坏后者的结构）将导致 FA 值的上升，肿瘤组织中 FA 值的变化是上述两种因素综合作用的结果。另外，DTI 对脑肿瘤的研究还表明，DTI 能显示肿瘤旁在常规 MRI 中显示为正常的脑白质束浸润。有报道 DTI 有 77% 恶性胶质瘤的累及范围超过 T_2WI，30% 发现了对侧半球的侵犯，而常规 MRI 显示为正常。

（4）磁共振扩散峰度成像（diffusion kurtosis imaging，DKI）

DWI 和 DTI 技术已广泛应用于临床，最常使用

的定量指标如 ADC、FA 等已普遍用以诊断和评估中枢神经系统相关疾病。但是在人体组织中，水分子扩散情况因组织结构的不同而产生差异。若水分子在各个方向上扩散程度相同，则表现为高斯分布，称为各向同性扩散；若水分子在各个方向上扩散程度不同，则表现为非高斯分布，也称各向异性扩散。DWI 与 DTI 技术的理论基础是假定水分子扩散符合高斯分布模型，然而在人体大多数复杂的组织结构中例如肿瘤组织中，由于细胞中、细胞周围复杂微环境等因素不同程度地改变水分子的扩散，导致其分布表现为非高斯特征。DKI 以非高斯分布模型为基础，相比 DWI 及 DTI，其能更加真实、准确地把握人体组织微观结构信息，为临床提供更准确的诊断信息。DKI 的主要特征参数有平均峰度（mean kurtosis，MK）、平均扩散率（mean diffusion，MD）、径向峰度（radial kurtosis，RK）、轴位峰度（axial kurtosis，AK）与峰度各向异性（kurtosis anisotropy，KA）。与 KA 不同，MK 的大小不会依赖组织结构的空间方位，它是所有方向上峰度的平均值，其大小与感兴趣区（region of interest，ROI）内组织的结构复杂程度呈正相关，即 ROI 内结构越复杂，非高斯分布水分子扩散受限越显著，MK 也越大。AK 是指主本征向量方向上的峰度值，而 RK 是指垂直于主本征向量方向上峰度的平均值，即主要扩散正交方向上峰度的平均值，由于扩散受限主要在径向方向，因此 RK 较 AK 更为重要。KA 值与 DTI 的部分 FA 值较为相似，但会随着峰度的改变而发生变化，KA 值越大表明组织的扩散越趋近于各向异性，提示组织结构越致密复杂。良性肿瘤细胞增殖相对较慢，细胞较为均一，而恶变后的肿瘤细胞增殖较快，排列较密，细胞间隙小，细胞核大，核异型性多见，核浆比增加，新生血管增多，坏死与囊变多见，这些病理改变让恶性肿瘤组织结构更为复杂，水分子的非高斯扩散受限更加明显，从而在 DKI 上表现为峰度参数值增高。

（5）磁共振灌注成像（perfusion-weighted MR imaging，PWI）

灌注（perfusion）是血流通过毛细血管网，将携带的氧和营养物质输送给组织细胞。灌注成像（perfusion imaging）是建立在流动效应基础上成像方法，与磁共振血管成像不同的是，它观察的不是血液流动的宏观流动，而是分子的微观运动。反映组织的微循环血流灌注分布情况，了解其血流动力学

及功能动态变化，对肿瘤临床诊断及治疗均有重要参考价值。例如，可以评价肿瘤组织的新生血管分布及成熟度，据此可以监测肿瘤对于放射治疗和（或）化疗的反应，还能预测某些抗肿瘤新生血管靶向药物的疗效。

PWI 可按是否需要注射外源性造影剂大致分为两种类型，即对比剂动态增强灌注成像、动脉血质子自旋标记技术。对比剂动态增强磁共振成像（dynamic contrast enhanced MRI，DCE MRI）技术与 CT 增强扫描方法大致相同，所不同的是注入顺磁性造影剂如钆喷酸葡胺（Gd - DTPA）。顺磁性的钆剂一进入组织毛细血管床便在毛细血管内外建立起多个小的局部磁场，即形成一定的磁敏感性差别，类似于在毛细管与组织间建立了无数小梯度磁场，这样不仅使组织质子所经历的磁场均匀性降低，而且导致质子相位相干的损失，即加速了质子的失相位过程，从而使组织的 T_1、T_2 弛豫时间均缩短。这时使用 T_2^* 敏感序列进行测量，即可观察到组织信号的显著减小，即所谓的"负性增强（negative enhancement）"；如果用对 T_1 弛豫时间敏感的序列检查，则表现为组织的正性增强。这种方法能综合评价组织灌注、血容量及血管的渗透率。既往对 DCE MRI 的分析主要是通过观察病变的时间-信号强度曲线，分析其特点进行半定量分析，但是由于信号强度会随扫描参数的改变而改变，且个体心排血量的变化也会改变增强曲线的形状，所以半定量的分析方法无法在多中心达到统一的标准成像，信号强度曲线不能反映含钆对比剂引起组织增强的病理生理改变。Tofts 和 Kermode 建立了单室和双室模型等药代动力学模型来定量分析对比剂在肿瘤血管内和血管外细胞外间隙（extravascular extracellular space，EES）的扩散过程和分布，从而推动了 MR 动态增强成像真正实现定量分析。定量分析能够测量肿瘤微血管的生理解剖结构，能够提供其渗透性特点的分析，可用于肿瘤定性诊断、恶性程度分级、肿瘤治疗疗效评估及抗肿瘤药物的开发等，但 T_1 弛豫动态增强与多种因素有关，如肿瘤组织的 T_1 弛豫值、肿瘤的灌注情况、肿瘤间质的 T_1 弛豫值、毛细血管密度及毛细血管的渗透性等，有时不能完全反映整个肿瘤的微血管灌注特征，只在肿瘤中一个感兴趣层面进行动态扫描，从而片面地反映肿瘤的整体情况。当然，新型磁共振扫描仪及 EPI 等快速成像序列的出现，使得对整个肿瘤的灌注成像成为可能，

在提高时间分辨率的同时又保证了高的空间分辨率,能较全面地反映肿瘤的整体微血管灌注。

第二种是流入法。如动脉自旋标记法(artery spin-labeling,ASL),通过将血液水分子作为内在的弥散标志物,磁化标记成像层面上游的动脉血液内水分子,然后观察它弥散进入组织的效应,具体做法是在感兴趣的层面之前即用反转或预饱和技术将动脉血中的水分子标记,当其进入感兴趣区,扩散进入细胞外空间,并与未受干扰的组织自旋相作用,组织净磁化矢量就会变小,从而导致信号下降 $1\% \sim 2\%$。局部的信号强度取决于血流和 T_1 弛豫间的相互作用,将标记后获得的图像与未标记所获得的图像比较可计算组织的灌注。目前翻转技术是较为理想的灌注成像方法,翻转可以得到双倍的观察效果,但是必须采用一系列技术来补偿灌注定量测量的不完善性,其中包括修正磁化传递对比(magnetization transfer contrast,MTC)效应,抑制宏观血管效应,准确估算动脉血翻转的程度。动脉血自旋标记法不需要外源的对比剂,通过对感兴趣层面采集没自旋和自旋标记后两次不同的 T_1 弛豫时间就可以通过公式定量地测定感兴趣区内血流的灌注量。Peter Schmitt 等用这种方法对头颈部鳞癌及转移淋巴结进行了放疗前及放疗中的定量灌注研究,结果显示较高灌注率的肿瘤对放疗有着较好的反应,定量的灌注值(P 值)可以作为一个独立的预测因子来评价肿瘤对放疗的反应及推断肿瘤的预后。同时也可以用来对一些抗血管生成的药物进行疗效评价。但是,它从使用标记脉冲到标记的动脉血质子到达成像层面使 T_1 弛豫翻转需要较长的通过延迟时间,降低了灌注对比。因此,即使增加信号平均次数(这会增加成像时间),此技术的信噪比也较差。ASL 作为一种完全无创的测量区域灌注的 MRI 方法,从提出至今有了很大发展。但是 ASL 技术作为一种新兴的技术,本身尚存在一些不足,除了对序列设置要求较高外,信噪比也较低,由于存在传输延迟效应、区域脑血流量(cerebral blood flow,CBF)值往往被低估等,尤其在颅脑以外的部位,ASL 技术受运动伪影、邻近组织器官影响明显,ASL 影像易与解剖影像匹配不准,使 ASL 在颅脑以外的应用受到明显的限制。随着理论和技术的不断进步,ASL 技术存在的问题正在被逐一解决。今后它有可能取代有创性技术来测量区域灌注,其研究领域与临床应用将会得到更广泛的拓展。

灌注成像可以更深入了解肿瘤的血供情况、血管分布和血管通透性情况,从而十分有助于对肿瘤的诊断及鉴别诊断、恶性肿瘤的分期及对肿瘤治疗疗效的评价,特别是抗肿瘤新生血管生成药物的疗效评价等。

(6)磁共振波谱(magnetic resonance spectroscopy,MRS)

MRS 是基于化学位移原理测定体内化学成分的一种无创伤性技术。如今在医学上能用于磁共振波谱研究的原子核有 ^1H、^{31}P、^{23}Na、^{13}C、^{19}F、^7Li 等,但临床应用最多的是 ^1H 和 ^{31}P,尤其是氢质子磁共振波谱(proton magnetic resonance spectroscopy,^1HMRS)。由于人体内质子含量最高,因而信号较易采集。但水质子的信号远大于其他组织,故须先行水抑制,常用化学位移选择饱和法(chemical shift selective saturation,CHESS 法)。MRS 需在一个非常均匀的磁场中方可成像,因此,MRS 检查一般要求高场磁共振机且检查前须充分匀场(shimming)。MRS 作为功能成像方法,能在细胞分子水平检测代谢变化。在 MRS 谱线上,不同共振峰面积的比值可代表各类核的相对数目,它既与产生波峰的物质浓度成正比,也与化合物的结构有关。^1HMRS 谱线上的胆碱峰代表了细胞膜磷脂代谢的活跃程度,已有实验证明,胆碱含量与肿瘤恶性程度呈正相关,可以用于帮助判断肿瘤细胞的活性程度。同时认为其在治疗前后的变化可反映肿瘤内部的代谢过程和细胞活性的改变,可以用来定量地判断治疗效果。目前,MRS 技术用于脑外部位如肝脏、乳腺、软组织、子宫等病变的研究处于探索阶段,可能有广阔的应用前景。

(7)基于血氧水平依赖(blood oxygenation level dependent,BOLD)效应的 fMRI

即狭义的 fMRI,主要应用于在脑功能的研究,又称 BOLD 脑功能成像。其主要原理是:血液中的脱氧血红蛋白是顺磁性物质,含氧血红蛋白是逆磁性物质。顺磁性物质的存在产生磁场不均匀性,会引起局部磁共振信号的下降。当脑组织兴奋时,局部血管扩张,流入大量含氧丰富的新鲜血液,其携带的含氧血红蛋白远远超过耗氧的消耗,因此总的来说,静脉血中逆磁性物质也就是含氧血红蛋白的含量是增加的,而顺磁性物质脱氧血红蛋白比例是相对降低的,通过磁共振成像系统采集到的图像上可见到激活脑区的信号强度增加,从而获得激活脑区的功能成像图。fMRI 在定位脑功能活动区方面具有较高的敏感性,已成为研究的热点之一。通过有针对性的任务设计,fMRI 可以精确显示运动和感觉中枢的位置,以及脑的高级认知功能,如视觉、听觉、语言、计算、理解、情感等的中枢活动与联系。对定位于中枢神经系统的肿瘤患者进行脑的 fMRI 扫描,可以显示病变与运动皮层及重要认知功能区的关系,为临床医师制定保留功能的治疗方案提供有重要价值的信息。另外在某些体部肿瘤的应用,如肿瘤乏氧性的研究、器官特殊功能的研究等尚处于研究探索阶段。

21.3.5　磁共振特殊成像技术的临床应用

(1) 磁共振水成像技术

MR 水成像技术是利用体内相对静止或缓慢流动的液体具有长 T_2 弛豫值,在磁共振重 T_2 加权时表现出的明显高信号强度,通过计算机各种后处理技术(最大信号强度投影法重建)以获得类似于 X 线造影效果的 MRI 影像。该技术具有无创、无毒性、无电离辐射、操作简单等诸多优点。MR 水成像包括许多部位的成像技术,其中以磁共振胰胆管造影(MR cholangiopancreatography,MRCP)、磁共振尿路造影(MR urography,MRU)、磁共振脊髓造影(MR myelography,MRM)在临床上应用较多。其他包括腮腺导管造影、瘘管造影等。特别是 MRCP,由于无须使用造影剂、无创伤性,且具有常规 X 线胰胆管造影所不具有的一些优点,目前该技术已被临床广泛接受,成为胰胆系疾病,特别是梗阻性病变诊断与鉴别诊断的重要手段之一。随着 MR 设备及 MR 新技术的不断发展,MR 水成像技术正在取代某些有创伤性 X 线检查造影手段。

(2) 磁共振血管成像(MR angiography,MRA)

MRA 是利用 MRI 技术对血管形态的显示及对血流的描绘。MRA 不仅能够了解正常血管的解剖及其病理改变,同时还可显示血流的速率和方向,在肿瘤病变中可显示肿瘤供血动脉、引流静脉以及肿瘤邻近血管的影响,如压迫、侵犯、包裹以及血管内有无瘤栓等。常规 MRA 是利用 MRI 的流动效应来显示血管,其基本原理为流动相关效应和相位改变效应。目前临床上将上述技术广泛应用于头颈部的血管、下肢血管、肾动脉、大血管成像及肿瘤周围血管显像等。常规 MRA 图像采集时间较长,胸腹部血管由于受呼吸运动及心脏大血管搏动产生伪影的影响图像质量差,扭曲的血管及血管分叉处等显

示不佳,局限性狭窄或扩张的血管由于血流的不均匀性会产生信号丢失,造成失真。三维对比剂增强磁共振血管造影通过静脉内注射造影剂结合快速的 MRI 扫描技术及计算机后处理可以得到类似常规血管造影的图像,该技术克服了常规 MRA 的缺陷,同时具有无创、危险性低的优点,受到临床的广泛关注。

21.3.6　磁共振成像的优点和限度

一般的医学成像技术都是使用单一的成像参数,MRI 是一种多参数成像方法,可提供丰富的诊断信息。MRI 区别于 CT 的关键点是对比分辨率高,特别是软组织对比分辨率明显高于 CT,可以得到详尽的解剖学图像,如 MRI 图像能很好地区分脑的灰质、白质、脑神经核团,可使肌肉、肌腱、韧带、关节软骨、半月板等清晰显像。磁共振扩散及波谱成像可以在活体状态下观察组织器官的能量代谢及分子水平信息,使影像学医师对组织形态的观察与代谢功能的研究结合起来。磁共振灌注成像可以观测到组织微循环的血流灌注信息。MRI 的另一个明显的优点是不使用造影剂能实现心脏和血管成像,与传统的血管造影相比,具有无创伤性,因此,磁共振血管成像是全新的血管造影术。MRI 成像无骨伪影干扰也是其优点之一。研究表明,临床使用的 MRI 成像的磁场强度对人体健康尚不至于带来不良影响,所以是一种非损伤性的检查方法。目前,MRI 对中枢神经系统、头颈部、脊柱、四肢、骨关节及盆腔病变、肝脏病变的诊断和鉴别诊断是最佳影像学检测手段,对腹部实质性脏器肿瘤的诊断,如肝脏、胰腺、脾脏、肾脏内占位性病变的诊断和鉴别诊断均优于 CT 和 B 超检查。未来揉核医学与影像医学优势为一体的 PET/MR 的投入将极大地拓宽磁共振的应用范围。

MRI 随着计算机技术、工程技术的快速发展及成像技术的不断进步正日趋完善,但相对而言,MRI 仍有以下缺点:① 普通 MRI 仪图像数据采集时间尚较长,某些脏器的空间分辨率不如 CT。② MRI 对钙化灶的显示不敏感,对骨骼微细病灶的显示不如 CT。③ 图像易受多种因素影响,如自主运动伪影、流动伪影、金属伪影等。④ MRI 也不能如同 CT 一样在图像上进行简便的定量诊断。⑤ 禁忌证稍多,如带心脏起搏器和体内有金属植入物者,幽闭恐怖症患者均不能进行 MRI 检查。⑥ MRI 的检查费

用相对较高。⑦ MRI 设备本身采购成本及维护成本较高。

（顾雅佳　周正荣　彭卫军）

主要参考文献

[1] 孔秋英. 妇产科影像诊断与介入治疗学[M]. 北京：人民卫生出版社，2001.

[2] 白人驹. 医学影像诊断学[M]. 北京：人民卫生出版社，2010.

[3] 李松年. 中华影像医学·泌尿生殖系统卷[M]. 北京：人民卫生出版社，2002.

[4] 李铁一. 中华影像医学·呼吸系统卷[M]. 北京：人民卫生出版社，2002.

[5] 吴恩惠. 医学影像学[M]. 北京：人民卫生出版社，2010.

[6] 沈茜刚，王礼荣，钟国明. 普通 X 线摄影与数字 X 线摄影[J]. 医用放射技术杂志，2004，10(130)：1 - 2.

[7] 陈星荣. 全身 CT 和 MRI[M]. 上海：上海医科大学出版社，1994.

[8] 尚克中. 中华影像医学·消化系统卷[M]. 北京：人民卫生出版社，2002.

[9] 周康荣. 中华影像医学·肝胆胰脾卷[M]. 北京：人民卫生出版社，2002.

[10] 周景玮，陈克敏，刘林祥，等. CR 系统的临床应用价值[J]. 中华现代影像学杂志，2006，3(8)：714 - 715.

[11] 郭启勇. 实用放射学[M]. 北京：人民卫生出版社，2007.

[12] 蒋国梁. 临床肿瘤学概论[M]. 上海：复旦大学出版社，2013.

[13] 鲜军舫. 头颈部影像诊断必读[M]. 北京：人民军医出版社，2007.

[14] Ambicka A，Luczynska E，Adamczyk A，et al. The tumour border on contrast-enhanced spectral mammography and its relation to histological characteristics of invasive breast cancer [J]. Pol J Pathol，2016，67(3)：295 - 299.

[15] Blue Cross Blue Shield Assocation，Kaiser Foundation Health Plan，Southern California Permanente Medical Group. Use of digital breast tomosynthesis with mammography for breast cancer screening or diagnosis [J]. Technol Eval Cent Assess Program Exec Summ，2014，28(6)：1 - 6.

[16] Gilbert FJ，Tucker L，Gillan MG，et al. The TOMMY trial：a comparison of tomosynthesis with digital mammography in the UK NHS breast screening programme — a multicentre retrospective reading study comparing the diagnostic performance of digital breast tomosynthesis and digital mammography with digital mammography alone [J]. Health Technol Assess，2015，19(4)：i - xxv；1 - 136.

[17] Greenberg JS，Javitt MC，Katzen J，et al. Clinical performance metrics of 3D digital breast tomosynthesis compared with 2D digital mammography for breast cancer screening in community practice [J]. AJR Am J Roentgenol，2014，203(3)：687 - 693.

[18] Houssami N，Macaskill P，Bernardi D，et al. Breast screening using 2D-mammography or integrating digital breast tomosynthesis（3D-mammography）for single-reading or double-reading — evidence to guide future screening strategies [J]. Eur J Cancer，2014，50(10)：1799 - 1807.

[19] James JR，Pavlicek W，Hanson JA，et al. Breast radiation dose with CESM compared with 2D FFDM and 3D tomosynthesis mammography [J]. AJR Am J Roentgenol，2017，208(2)：362 - 372.

[20] Kim WH，Chang JM，Moon HG，et al. Comparison of the diagnostic performance of digital breast tomosynthesis and magnetic resonance imaging added to digital mammography in women with known breast cancers [J]. Eur Radiol，2016，26(6)：1556 - 1564.

[21] Lee SC，Grant E，Sheth P，et al. Accuracy of contrast-enhanced ultrasound compared with magnetic resonance imaging in assessing the tumor response after neoadjuvant chemotherapy for breast cancer [J]. J Ultrasound Med，2017，36(5)：901 - 911.

[22] McGuire A，O'Leary DP，Livingstone V，et al. Contrast-enhanced spectrum mammography—a useful adjunct to digital mammography in predicting tumor size [J]. Breast J，2017，23(4)：484 - 486.

[23] Phillips J，Miller MM，Mehta TS，et al. Contrast-enhanced spectral mammography（CESM）versus MRI in the high-risk screening setting：patient preferences and attitudes [J]. Clin Imaging，2017，(42)：193 - 197.

[24] Thomassin-Naggara I，Perrot N，Dechoux S，et al. Added value of one-view breast tomosynthesis combined with digital mammography according to reader experience [J]. Eur J Radiol，2015，84(2)：235 - 241.

22 肿瘤的超声诊断

22.1　常用肿瘤诊断的超声种类

（1）B型超声

B型超声是使用灰度调制显示（brightness modulation display）声束扫查人体切面的声像图的超声诊断法，简称B超。B型超声的扫查方式主要有两种，即线性扫查和扇形扫查。前者以声束平移位置为横坐标，以超声波的传播距离（即检测深度）为纵坐标；后者是以距离轴为半径，圆周角为扫查角的极坐标形式扫查。B型超声不仅利用组织界面的回波，而且十分重视组织的散射回波（后散射）。利用组织界面回波及组织后散射幅度变化来传达人体组织及器官的解剖形态和结构反面的信息。

（2）多普勒超声

多普勒成像（Doppler imaging）是利用多普勒效应获取人体血流的运动速度在组织平面上的分布，并以灰阶色编码或彩色编码方式形成运动速度分布图。利用频谱多普勒可判断血流性质及血流的动力学参数。

（3）彩色多普勒超声

在二维超声的基础上用彩色图像实时显示血流的方向与相对速度的方法，称为彩色多普勒成像（color Doppler flowing imaging，CDFI）。在此基础上已发展出彩色能量图及方向能量图，亦称彩色多普勒组织成像法。这类成像方法，既可以了解组织的解剖结构信息，又可以了解人体的血流（或组织）运动信息。

（4）超声造影

通过静脉注射造影剂增强器官内的血流信号，令病灶强化，提高病变的显示率，同时实时动态观察组织器官的血流灌注，将特征性的灌注过程作为肿瘤诊断与鉴别诊断的依据，以提高鉴别诊断的准确性。

（5）弹性成像

弹性成像（elasticity imaging），是对生物组织的弹性参数（elasticity coefficient）或硬度（stiffness）进行成像及量化。弹性成像分为静态弹性成像及动态弹性成像。静态弹性成像，采用人手加压法，受人为因素影响较多，组织形变的程度可因施加压力的大小而异，也因施加及释放压力的频率不同而不同，同时对成像的位置及深度均有限制，因而只能提供定性的弹性信息。动态弹性成像可弥补静态弹性成像的缺陷，在普通超声探头的基础上增加了一组激励组织运动的超声束，以取代人工加压。弹性成像能反应组织的力学特征，对传统超声成像是个重要的补充。

（6）介入超声

介入超声即由超声引导完成各种诊断与治疗，应用广泛，几乎涉及所有临床医学学科，如穿刺活检、液体引流、局部注射药物等。

22.2 常见浅表小器官肿瘤的超声诊断

22.2.1 眼部病变超声诊断

（1）检查方法

常用于眼部的超声频率为 7～15 MHz。患者平卧闭眼，探头置于眼睑表面探查。常规行横切面及纵切面扫查。扫查时，可嘱患者转动眼球，以全面观察眼球的内部结构。

（2）正常超声影像

正常眼球基本呈圆形或椭圆形无回声，眼球壁呈高回声，可清楚地显示前房、玻璃体和晶状体。正常眼球中轴从角膜至球后外壁为 22～24 mm。

（3）眼部常见占位病变的超声影像特点

1）视网膜母细胞瘤：在眼底、前房或玻璃体无回声区内壁出现成堆的高回声，形态可不规则，可呈球形、半球形。

2）脉络膜黑色素瘤：在玻璃体区呈现密集高回声区，形态不规则或者呈乳头状，突入玻璃体内。

3）眼眶内囊肿：眼眶内可见边缘清晰、包膜完整的无回声区，包膜呈条状高回声或中等回声，形态规则，内部血流不明显。

4）球后血管瘤：边界清晰，形态略呈圆形，内部回声较高，可伴有短小管状无回声区。应用超声检查眼疾不受角膜、白内障、玻璃体混浊或出血等影响，对鉴别视网膜母细胞瘤与球内黑色素瘤有一定的临床实用价值。

22.2.2 腮腺病变超声诊断

（1）检查方法

常用于腮腺的超声频率为 7～15 MHz。患者平卧，在腮腺部位全面扫查。

（2）正常腮腺声像图

腮腺位于耳前、耳垂下方及耳后方。正常腮腺声像图呈中等回声，内部回声分布均匀，边界清晰，与周围组织有明显边界。

（3）腮腺常见占位病变的超声影像特点

1）囊肿：腺体内无回声，边界清晰，内部血流不明显，后方回声增强。

2）混合瘤：常单发，腺体内低回声，边界清晰，形态可为圆形，或分叶状，或不规则，内部回声高低不一，分布不均匀，可见低回声、中等回声、无回声及强回声，CDFI 显示血流往往不丰富。血流呈短条状。

3）淋巴乳头状囊腺瘤：常多发，中老年囊性多见，低回声为主，肿块内部回声常欠均匀或不均匀，可见高回声带呈"网格状"分布，且多数瘤体局部可见液性暗区，CDFI 显示血流往往较丰富，呈分支状、长条状。

4）腮腺恶性肿瘤：均表现为腺体内部不规则的中、低回声，有时伴有无回声，分布不均匀，呈结节状，边界清晰或不清晰，边缘欠光整，CDFI 显示内部血流较丰富。

5）腮腺淋巴瘤：腺体增大，内部呈弥漫性结节状低回声改变，边界欠清晰或清晰，内部血流较丰富。

22.2.3 颌下腺病变超声诊断

（1）检查方法

常用于颌下腺的超声频率为 7～15 MHz。患者平卧仰头，在颌下腺部位全面扫查。

（2）正常颌下腺声像图

颌下腺位于下颌骨内下方。正常颌下腺声像图呈中等回声，内部回声分布均匀，边界清晰，与周围组织有明显边界。

（3）颌下腺常见占位病变的超声影像特点

1）囊肿：颌下腺腺体内无回声，边界清晰，内部血流不明显，后方回声增强，有时颌下腺囊肿伴结石强回声及导管多个或单个囊性扩张。

2）混合瘤：常单发，腺体内低回声，边界清晰，形态尚规则，或呈不规则分叶状，内部回声高低不一，分布尚均匀，部分内部伴小区无回声。

3）颌下腺恶性肿瘤：均表现为腺体内部不规则的中、低回声，有时伴有无回声，分布不均匀，呈结节状，边界清晰或不清晰，边缘欠光整，CDFI 显示内部血流较丰富。

22.2.4　甲状腺病变超声诊断

（1）检查方法

常用于甲状腺的超声频率为 7～15 MHz。患者平卧仰头，在颈前甲状腺区全面扫查。

（2）正常甲状腺声像图

正常甲状腺腺体呈马蹄形，有左右两叶甲状腺，中间峡部横跨气管连接两叶。正常甲状腺内部回声呈中等或稍低回声，分布均匀，甲状腺表面光滑，轮廓清晰。

（3）甲状腺常见病变的超声影像特点

甲状腺内部占位性病变，根据病变的范围，分为弥漫性及局限性。临床上常见的弥漫性占位病变包括亚急性甲状腺炎、慢性淋巴性甲状腺炎（桥本甲状腺炎）、弥漫硬化性甲状腺癌。常见的局限性占位病变包括结节性甲状腺肿、甲状腺腺瘤、甲状腺癌。

1）亚急性甲状腺炎：甲状腺形态正常或稍大，病变弥漫性分布于双侧甲状腺或单侧甲状腺。甲状腺腺体内见弥漫性或斑片状低回声，边界欠清，边缘模糊，形态不规则，内部可见条状血流；通常继发于上呼吸道感染后，出现颈前区肿块和疼痛，常伴发热；随着病情好转，甲状腺回声不均匀，低回声范围缩小，甚至消失。

2）慢性淋巴性甲状腺炎：多数患者的甲状腺弥漫性非均匀性增大，常见甲状腺前后径大于左右径，双侧甲状腺后缘甲状腺组织趋向气管后方增大，甲状腺峡部增厚；甲状腺实质回声减低，伴有广泛分布的条索状高回声分隔，呈网格样改变；甲状腺内可见结节状稍高回声及低回声，稍高回声及低回声内回声相对均匀。CDFI 显示甲状腺腺体内血流较丰富。

3）弥漫硬化性甲状腺癌：甲状腺弥漫性回声不均或减低，可伴有低回声，边界不清；腺体内弥漫分布细小点状强回声，累一侧或双侧甲状腺；常伴有颈部转移性淋巴结，淋巴结内部可见多数微钙化。

4）结节性甲状腺肿：甲状腺肿大或正常；内部回声增粗、增强；内部可见多种回声（无回声、低回声、中等回声）结节，单一结节内部可见多种回声。典型结节性甲状腺肿内部呈低回声伴小区无回声，呈筛网样结构，结节边界欠清晰，形态尚规则，内部可见稀疏血流。

5）甲状腺腺瘤：甲状腺腺体内可见结节状低、中等或稍高回声，回声较均匀，形态呈圆形、椭圆形；边界清晰；边缘光整；腺瘤囊性变时伴无回声，肿瘤整体表现为混合性回声，周边见声晕或清晰包膜，周边环绕条状血流。

6）甲状腺癌：临床常见的甲状腺癌组织病理类型主要为甲状腺乳头状癌。乳头状癌多为低回声或中等稍低回声，内部回声欠均匀，可伴细小及颗粒状强回声，或混合性钙化（细小及颗粒状钙化合并粗大钙化），肿瘤形态可呈饱满圆形或者不规则，纵横比（A/T_C）增大，典型声像图呈垂直位；肿瘤边缘常不光整，亦可见分叶状边缘，部分乳头状癌内部血流不明显，部分内部可见粗短、走行不规则血流。肿瘤较大时，侵犯甲状腺包膜，引起甲状腺形态改变。

22.2.5　颈部淋巴结病变超声诊断

（1）检查方法

常用于甲状腺检查的超声频率为 7～15 MHz。患者平卧仰头，常规扫查颈前区，至侧颈部至双侧胸锁乳突肌后缘，颈部淋巴结常分布于颈部大血管（颈总动脉、颈内静脉、锁骨上动静脉）周边。

（2）正常淋巴结声像图

颈部正常淋巴结为长椭圆形，长轴与短轴之比＞2，边缘光整，淋巴结皮质回声为低回声，分布均匀，内部中央可见稍高回声的淋巴门结构。

（3）异常淋巴结超声影像特点

1）炎性淋巴结：淋巴结形态增大，部分形态稍饱满，部分可表现为皮质均匀性的增厚，无淋巴结融合现象。

2）淋巴瘤：淋巴结形态饱满，长轴与短轴之比＜2，近圆形，边界清晰，边缘光整，内部回声明显减低，皮质非均匀性增厚，淋巴门结构偏移或消失。多发淋巴结集聚融合，呈分叶状，内部血流丰富，较紊乱。

3）转移性淋巴结病变：淋巴结形态饱满或无改变，淋巴结内部回声欠均匀，因原发灶不同，内部回声可表现不同，典型鼻咽癌转移淋巴结，内部回声较低，常见液化无回声，淋巴门结构消失，常见于上颈部。典型甲状腺乳头状癌转移淋巴结,内部回声呈弥漫性中等稍高回声,或淋巴结皮质内可见结节状中等或稍高回声,常伴有内部液化无回声及点状强回声,淋巴结内部可见条状血流,常见于颈前区甲状腺下方、侧颈部颈动脉周边。典型乳腺癌转移淋巴结形态饱满,内部回声较低,淋巴结淋巴门消失,或淋巴结皮质局部不均质增厚,淋巴门偏移,以下颈部近锁骨上多见,常呈融合状改变。

22.2.6 乳腺病变超声诊断

（1）检查方法

常用于乳腺检查的超声频率为 7～15 MHz。患者平卧,乳腺充分暴露,全面扫查整个乳腺组织,可逐层显示乳房皮肤、皮下脂肪、腺体间脂肪、乳腺 Cooper 韧带、乳腺小叶、乳腺导管及乳腺后方的肌肉组织。

（2）正常乳腺声像图

正常乳腺组织回声为中等回声,边界尚清晰,与腺体间脂肪交错,乳腺 Cooper 韧带声像图显示为条索状稍高回声。

（3）乳腺常见占位病变的超声影像特点

1）囊肿:乳腺内结节状无回声,形态规则圆形或椭圆形,边界清晰,后方回声增强,内部伴分泌物时可表现为弱回声,内部血流不明显。乳汁潴留性囊肿呈弱回声,探头加压后,内部弱回声可见浮动现象,常见于哺乳期女性。

2）导管内乳头状瘤:超声可见典型导管内乳头状瘤,较大者表现为圆形或椭圆形无回声或弱回声,边界尚清,两端与扩张导管相连,内部可见乳头状稍低或中等回声,乳头内部可见条状血流。部分非典型乳头状瘤表现条状无回声（扩张导管）,内部可见结节状稍低回声,部分内部可见稀疏血流。

3）纤维腺瘤:乳腺组织内探及低回声,形态呈椭圆形,边界清晰,边缘光整,内部呈均匀的低回声或中等回声,内部可见稀疏血流,侧壁可见声影,后方回声改变不明显。少部分纤维腺瘤内部可粗大强回声伴声影。

4）分叶状肿瘤:多数呈乳腺内低回声,有时内部伴无回声,瘤体常较大,边界清晰,形态不规则,呈分叶状,边缘光整,内部可见稀疏条状血流。

5）浸润性乳腺癌:典型乳腺癌呈低回声,边界清晰或欠清晰,形态不规则,部分边缘呈蟹足状,内

部可见条状血流,血流阻力指数较高。内部常伴有颗粒状及砂粒状低回声。

6）导管原位癌:超声可见典型导管原位癌,可见团块状低回声,边界欠清,形态不规则,团块内可见沿导管弥漫分布的细点样强回声,团块内可见条状血流。

22.2.7 腋下淋巴结病变超声诊断

（1）检查方法

常用腋下检查的超声频率为 7～15 MHz。患者仰卧,双臂抬举,自然摆放于头部两侧。

（2）正常淋巴结声像图

腋下正常淋巴结形态较规则,类椭圆形,边缘尚光整,淋巴结皮质回声为低回声,通常较薄,内部中央可见稍高回声的淋巴门结构,淋巴门结构较大。

（3）异常淋巴结超声影像特点

1）炎性淋巴结:同颈部异常淋巴结超声影像。

2）淋巴瘤:同颈部异常淋巴结超声影像。

3）转移性淋巴结病变:腋下转移性淋巴结,多来源于乳腺恶性肿瘤,淋巴结形态饱满,淋巴结皮质增厚,淋巴结偏移或消失,淋巴结皮质回声较低,内部可见条状血流。乳腺转移淋巴结多最先出现于腋窝近乳腺外上区域（前哨淋巴结区域）,多发转移性淋巴结常呈融合状改变。

22.2.8 阴囊、睾丸及附睾病变超声诊断

（1）检查方法

常用检查的超声频率为 7～15 MHz。患者仰卧,将阴茎提至耻骨联合。探头贴于阴囊进行扫查。

（2）正常声像图

阴囊皮肤呈稍强回声,鞘膜壁层整齐光滑。睾丸纵切呈卵圆形,包膜整齐光滑,睾丸内部呈均匀的中等回声。附睾分头体尾部,附着于睾丸上端至下端。

（3）睾丸肿瘤声像图

1）睾丸精原细胞瘤及睾丸淋巴瘤:肿瘤较小时,睾丸形态与大小无明显异常,睾丸内部回声异常,可见结节状低回声,低回声内部回声较均匀,边界尚清,内部血流增加或显著增加,血流较紊乱。

2）胚胎癌:阴囊内可见低回声,边界伤情,形态不规则,内部回声增粗,内可见强回声,或低回声伴无回声。

22.3　常见腹腔脏器肿瘤的超声诊断

22.3.1　肝脏病变超声诊断

（1）检查方法

肝脏超声检查常用凸型探头，频率 2.5～5 MHz。检查前一般不需要特殊准备，如果需要同时观察胆道系统情况，则应空腹。通常患者仰卧，扫查中根据要求取左侧卧位或右侧卧位。

（2）肝脏超声分叶、分段

Couinaud 分段法，以肝裂和门静脉及肝静脉在肝内分布为基础将肝脏分为 5 叶、8 段：尾状叶为Ⅰ段，左外叶为Ⅱ、Ⅲ段，左内叶为Ⅳ段，右前叶为Ⅴ、Ⅷ段，右后叶为Ⅵ、Ⅶ段。

1）正中裂：内有肝中静脉走行，将肝分为左右半肝，直接分开相邻的左内叶与右前叶。

2）左叶间裂：内有左叶间静脉和门静脉左支矢状部走行，分开左内叶与左外叶。

3）左内叶（Ⅳ段）：左内叶两个亚段之间并肝裂分段，鉴于门静脉左支大致居左半肝上下径的中份，外科又有亚段切除的实例，故以门静脉左支平面作为左内页两亚段的标志。

4）左段间裂：内有肝左静脉走行，分为左外叶上段（Ⅱ段）和下段（Ⅲ段）。

5）背裂：上起三大干静脉出肝处，下至第一肝门，将尾状叶（Ⅰ段）同肝左内叶和右前叶分开。

6）右叶间裂：内有肝右静脉走行，分开右前叶与右后叶。

7）右段间裂：内有门静脉右支。门静脉右支平面以上为右前叶上段（Ⅷ段）和右后叶上段（Ⅶ段），以下为右前叶下段（Ⅴ段）和右后叶下段（Ⅵ段）。

（3）超声扫查肝脏的标准切面

1）肋下斜切显示第一肝门：将探头置于右腹直肌外缘与肋弓交点和脐的连线上，适当侧动探头并使声束平面对准肝门的双管结构。常用于显示肝外胆管"工字形"门静脉的主干和分支。此切面主要显示门静脉左支矢状段、门静脉左支横断、门静脉主干、门静脉右支、门静脉右前支、静脉韧带裂、门静脉右后支、膈顶部和下腔静脉等。

2）肋下斜切显示第二肝门：在上述操作的基础上继续向横膈方向偏移探头至清晰显示肝中静脉和肝右静脉的全长，可称为肝静脉平面。此切面主要显示肝左静脉、肝中静脉、肝右静脉、门静脉右支和膈面等。

3）剑突下横切显示左外侧角：将探头置于左肋缘下，嘱患者不断深吸气运动，声束朝向被检查者的左肩方向，以充分观察左叶被胃肠气体遮盖部分。此切面主要显示左外叶前缘，左外侧角和肝左静脉属支等。

4）剑突下矢状切显示左叶间裂：将探头置于左上腹，使声束平行腹正中线自左向右缓慢移动探头，显示左叶间裂的结构。此切面主要显示左叶前缘、左横膈面、尾状叶、肝圆韧带、静脉韧带、门静脉矢状段和下腔静脉等。

5）剑突下矢状切显示左叶经腹主动脉长轴切面：将探头置于剑突下，使声束平行于腹正中线自右向左缓慢移动探头显示至腹主动脉长轴切面。此切面主要显示左叶前缘、左叶下面、左横膈面、腹主动脉、肠系膜上动脉和胰体部等。

6）右肋下矢状切显示正中裂：将探头置于右侧肋下，使声束平行于腹正中线使探头稍上翘，缓慢移动至显示正中裂。此切面主要显示胆囊、肝动脉右支、门静脉主干、下腔静脉、胆总管和肝前缘等。

7）肋下斜切显示膈顶：将探头置于右肋缘下与肋弓平行，是声束由垂直向患者右肩横膈方向缓慢扫查，观察肝脏外形、肝实质、特别是观察膈顶是否有病变，此切面主要显示膈顶区、肝右静脉、门静脉左右支等。

8）右肋间斜切显示肝右间裂：将探头放在右侧第 7 至第 9 间，以肋间为轴进行扇形侧动扫查，作为对肝右叶的补充观察，同时可清晰显示右叶间裂。此切面主要显示肝底面、肝前缘、门静脉右后支、门静脉前支和肝右叶静脉长支等。

（4）正常二维灰阶声像图

正常肝脏的外形在肝脏横切面上近似楔形，右侧厚而大，为楔底，左侧小而薄，为楔尖。在纵切面声像图上，肝的形态略呈三角形，右半肝的截面积较左半肝大。正常肝脏轮廓光滑，整齐，轮廓线右含纤维结缔组织的肝饱满形成，呈一条线状纤细、光滑强回声围绕整个肝脏。正常肝实质呈弥漫均匀一致分布的中低点状回声，其回声是由肝细胞和其纤维组织支架、胆管、小血管等无数小界面形成的。肥胖者肝实质回声水平可相对提升，同时远场出现衰减现象。在肝横断面图像上，常可在左内叶与左外叶之间，见到肝圆韧带的横断面，呈圆形强回声，直径约数毫米。肝左叶与尾叶之间,可见有静脉韧带形成的线状强回声。肝内管道结构呈树枝状分布,肝内门静脉管壁回声较强,壁较厚,可显示至三级分支。肝静脉管壁回声弱,壁薄,可显示一至二级分支,肝内胆管与门静脉平行伴行,管径较细,约为伴行门静脉内径的1/3。位于肝门区的肝动脉常可显示,穿行于门静脉和胆管之间。

(5)正常肝脏彩色多普勒检查

肝内门静脉血流彩色均匀向肝流入,而肝静脉为离肝血流,肝动脉血流方向与门静脉血流一致,为进肝血流。

(6)正常肝脏脉冲多普勒检查

肝内门静脉呈持续性平稳频谱,随呼吸略有波动,呼气时血流速度增快,波幅稍高,吸气时血流速度减慢,波幅较低,呈向肝性连续低速血流,流速为15～25 cm/s。肝静脉呈三相波形频谱,其主要振幅为基线以下的负向波形,即在收缩期及舒张期血流之后还可见一反向血流波形。肝动脉呈持续性低阻型动脉频谱,收缩期舒张期均为正向血流,肝固有动脉峰值速度约为60 cm/s。

(7)常见肝脏占位病变声像图

1)肝囊肿:通常肝脏形态没有变化,当囊肿较大时,可引起肝脏相对增大,肝内血管胆道位置受推移或压迫。近肝脏表面的囊肿可使肝脏局部隆起;肝囊肿可单发或多发;囊肿大小可由数毫米到20 cm以上,超声通常能观察到>5 mm的囊肿,有时可探及更小的囊肿;囊肿形态多为圆形或椭圆形,少数有分隔或融合状的囊肿形态可欠规则;囊肿有完整包膜,轮廓光滑整齐,与周围肝组织的境界清晰;囊肿内呈无回声,透声好,一般回声均匀,肝内小囊肿(一般直径<1.0 cm)由于部分容积效应呈极低回声;CDFI显示囊肿内无血流信号。

2)多囊肝:肝脏形态普遍增大,表面呈不规则隆起,形态异常,轮廓不清,可推移周边组织的正常位置。多囊肝囊肿的超声表现同单纯性囊肿,大小不等的囊肿之间正常肝实质由于纤维化改变,回声增强,部分严重的多囊肝不能探及正常的实质回声,囊壁间呈线形回声。如囊内出血或感染时,部分囊内透声减低,内可见絮状回声漂浮。

3)肝脓肿:肝脏形态可增大,局限病变则局部肿大明显,处于边缘的脓肿可见肝表面局部向外隆起。肝脓肿形态多为圆形或类圆形。细菌性肝脓肿常为多发,分布于全肝或局限于一叶,大小及数目不

一,大的直径可超过10 cm。粟粒样肝脓肿可见散布全肝的低回声脓肿灶,肝脏实质回声不均匀。阿米巴肝脓肿常为单发,一般较大,多位于肝右叶,靠近膈肌。根据肝脓肿不同时期声像图也随之变化。脓肿早期由于脓腔尚未形成,边界不清楚、欠规则,囊壁不明显,内部呈中低回声,可见粗大的光点或不规则稍强光团,后方回声可轻度增强;形成期脓肿出现液化,液化区逐渐增大并融合,脓肿囊壁渐明显,较囊肿壁厚,内缘不平整,呈"虫蚀状",周边纤维组织呈较清晰的增强回声带,周围肝细胞水肿,壁外周可有弱回声环绕,致边界欠清,脓肿内壁液化呈无回声,液化不全时呈蜂窝状,不规则无回声区内夹杂光点和高回声团;脓肿完全液化时,脓液的稠厚程度不同内部回声相应变化,稀薄的脓液为无回声,内部可见少许光点,较稠厚的脓液回声呈不均匀低回声,光点较多,随体位呼吸改变有漂浮感,有时由于漂浮物沉降,可见"分层现象",上层为无回声或稀疏的微弱回声,下层为不规则的增强回声;脓肿吸收期,液性无回声区逐渐缩小,可有残存光团回声,然后仅残留小的高回声灶,最后可逐渐消失或形成钙化斑;发展成慢性脓肿时,囊壁的回声增强清楚,有时可伴有钙化、后方回声减低。CDFI显示脓肿早期,病灶及周边可见点状或条状血流信号,脓肿形成期,脓肿周边血流信号较丰富。

4)肝硬化:早期肝硬化的超声表现为肝脏增大,内部回声稍增粗、密集、分布较均匀,肝脏包膜尚平整;门静脉、肝静脉和肝动脉内径、结构和血流频谱改变不明显;脾一般不增大。中晚期肝硬化结缔组织大量增生,纤维间隔明显增多,正常肝细胞破坏,大量的肝再生结节形成,假小叶形成,肝脏形态发生改变,主要表现为右叶和左内叶萎缩,而尾叶和左外叶肥大,有时在尾叶可形成乳头状结节,严重者肝门右移。肝表面高低不平,可呈波浪状、锯齿状或凹凸状等。肝内回声增高、增粗、增多,分布不均匀。再生结节明显时,肝内密布大小不等的稍高回声或低回声,形态圆形或类圆形,直径为1～5 mm。再生结节较大时,表现为近似圆形或稍不规则形低回声,境界清楚。肝静脉可部分不显示或呈粗细不一、弯曲的不规则状。彩色多普勒超声显示肝静脉内血流的走向较僵直。门静脉主干及左右支常可有扩张,通常在14 mm以上,脾静脉和肠系膜上静脉亦可扩张。门静脉主干可呈双向血流,色彩随血流方向而改变。脉冲多普勒显示门脉流速减慢。

5）肝血管瘤：

A. 毛细血管瘤：一般呈中等回声，形态欠规则，边界清晰，常可见小凹陷状豁口，无包膜。内部回声分布欠均匀，可见有细小管道状及小圆点无回声结构。可单发或多发，后方回声无明显变化。随访观察，短期内病变无明显增大，一般无血流信号显示。

B. 海绵状血管瘤：低回声型形态多呈类圆形或欠规则形。一般边界清晰，无包膜回声；有时边缘处可见线状中等回声环绕。内部回声呈弱回声，分布略欠均匀，可见细小管道状及粗大圆点状无回声，类似筛状结构。高回声型形态多呈类圆形或不规则中等致密回声，境界清楚，无包膜回声，周边可见线状中等回声环绕。内部回声尚均匀，较大时内部回声强弱不一，分布欠规则，欠均匀，呈条索状或蜂窝状，并有大小不一、形态不规则的无回声区，大多呈片状或窦状。

6）肝腺瘤：肝腺瘤形态多呈圆形或椭圆形，大的腺瘤肝脏可有局限性增大、增厚，有的可向肝表面隆起。肿瘤边界清晰，边缘光整，无完整包膜，内部回声为尚均匀的低回声，大的腺瘤部分内部回声欠均匀，部分可呈高回声，间以不规则低回声。

7）原发性肝癌：早期病变较小，肝脏形态无明显改变。随着病变的增大，肝脏可有局限性增大，当病变范围较广时，肝脏因增大、增厚显著，而呈不规则形。结节型病灶大部分呈高回声团块，部分是低至中等回声，周边可见圆环状低回声声晕。弥漫性肝癌肝实质回声强弱不一，分布不均匀，有的全肝呈小结节状或不规则斑块状低或高回声，直径从数毫米至1 cm，门静脉内常见结节状低回声癌栓；巨块型肝癌肿块较大，有时有压迫肝内血管现象，肿块内部回声不均匀，瘤体内部呈结节状低回声或中等回声——"瘤中瘤"，原发性肝癌肿瘤内部可见高速高阻的粗短血流，部分较多，部分较稀少。

8）转移性肝癌：病灶多位于肝脏边缘或肝包膜下，随着病程的发展，转移灶逐渐增多、增大，并散在或弥漫分布于全肝。大部分为多发，形态以圆形、类圆形多见，结节大小较为接近，无包膜，形态尚规则，较大或者融合成巨块的转移灶，形态可不规则或呈分叶状。病灶内部回声从无回声至高回声，部分呈混合性回声。

22.3.2　胆囊病变超声诊断

（1）检查方法

胆囊超声检查常用凸型探头，频率2.5～5 MHz。为了保证胆囊、胆道内有足够的胆汁充盈，并减少胃肠内容物和气体的干扰，超声检查胆囊前，需禁止使用影响胆囊收缩的药物，并需禁食8 h以上。常规扫查胆囊将探头置于右肋缘下，与肋弓基本呈垂直，让患者适当深吸气时，左右侧动探头，可显示较完整的胆囊长轴断面，以此断面为基准，做胆囊的纵断面和横断面扫查，可显示胆囊内部结构及其周边组织关系。

（2）正常胆囊声像图

正常胆囊的纵断面呈长茄形、梨形或椭圆形，胆囊轮廓清晰，囊壁线明亮，光滑整齐，胆囊腔内呈无回声暗区。后壁回声增强，显示典型的囊性结构。

（3）常见胆囊占位病变声像图

1）胆囊结石：胆囊内见一个或多个强回声，有时可见半圆形强回声光带；胆囊强回声后方可伴有声影；结石强回声随体位改变，可沿重力方向移动。

2）胆囊胆固醇结晶：胆囊壁呈局限性或弥漫性轻度增厚，内壁粗糙；胆囊内可见球形或乳头状高回声团块附着于内壁，带蒂或者基底较窄，直径一般＜1 cm；后方无声影；一般不随体位改变而移动，但有时可因脱落而随体位移动；常为多发。

3）胆囊腺肌增生症：又称胆囊腺肌病。根据病变的部分和范围，将其分为3型：局限型、节段型和弥漫型。局限型多见，好发于胆囊底部；节段型，好发于胆囊体；弥漫型，常为胆囊壁均匀而广泛的增厚。局限型表现为胆囊壁底部或体部圆锥帽样增厚；节段型声像图表现为胆囊壁呈节段型增厚，囊壁向腔内突入；弥漫型胆囊壁呈广泛性增厚，内腔狭窄。

4）胆囊息肉与腺瘤：附着于胆囊壁呈乳头状、圆形或半圆形中等回声，向胆囊腔内突出，不随着体位改变移动，后方无声影，有时有蒂，直径一般＜15 mm，腺瘤基底部稍宽。

5）胆囊癌：

A. 结节型：囊壁的癌瘤向胆囊腔内突出，形成结节状突起，直径＞1 cm，基底宽，边缘不光整，呈分叶状，内部回声不均匀，多为弱回声或中等回声，有时衰减。伴有结石时，后方伴有声影。病变不随体位改变移动。

B. 壁厚型：胆囊壁呈局限性或弥漫型不均匀的增厚，常以颈部或体部明显。回声多为高回声，整个胆囊僵硬、变形，胆囊外壁不光滑，内壁不均匀性增厚、粗糙或不规则。

C. 实块型:整个胆囊表现为杂乱的低回声或中等回声实性肿块。胆囊内暗区消失或者基本消失。常伴有不典型声影的结石强回声。

D. 混合型:厚壁型和结节型同时存在,具有上述两型声像图表现。

22.3.3 胰腺病变超声诊断

(1)检查方法

胰腺超声检查常用凸型探头,频率 2.5～5 MHz。常规需禁食 8 h 以上,晨起空腹检查为宜。如胃内仍有较多气体影响胰腺显示时,可饮水400～800 ml,以胃内液体为透声窗。常规扫查胰腺将探头置于剑突下横切扫查,可以行左侧肋间斜扫查,以脾为超声窗,显示胰尾的脾门部分。

(2)正常胰腺声像图

正常胰腺长轴切面呈蝌蚪形、哑铃型或腊肠形 3 种形态,胰腺无包膜回声,其轮廓的显示主要取决于胰腺和邻近脏器及周围脂肪组织。一般胰腺边缘平滑整齐,胰腺实质内部为均匀的点状回声,比肝实质回声稍高且较粗糙,回声随年龄增加而改变。儿童与青年人的胰腺回声与肝相比回声更低,胰腺外形较饱满,而老年人胰腺回声则比肝实质增强,外形通常萎缩。主胰管通常在胰体部显示,内径不超过 3 mm。

(3)常见胰腺占位病变声像图

1)胰腺真性囊肿:胰腺真性囊肿中较常见的为潴留性囊肿,由于胰腺导管阻塞引起胰液潴留而形成。超声显示胰腺实质内无回声暗区,多为单发,体积不大,位于主胰管附近。有时可见暗区与扩张的胰管相通。

2)假性囊肿:胰腺假性囊肿多继发于急、慢性胰腺炎、胰腺外伤或胰腺手术后。由于胰液、渗出液和血液等聚积,刺激周围组织,继而纤维组织增生包裹形成,多位于胰腺的周围,少数位于胰内。声像图表现为胰腺或胰周部位圆形、椭圆或不规则无回声,早期因囊壁不成熟,边缘模糊或不完整,后期囊壁增厚为数毫米,囊壁为强回声,清晰规整。有坏死组织或继发感染者囊内可探及絮状低回声团块。

3)囊腺瘤与囊腺癌:

A. 浆液性囊腺瘤:肿瘤呈圆形,边缘光滑,边界清晰,内部为无数大小不等的无回声小囊,组成密集蜂窝状结构,有时因多数囊肿微小超声表现为类似实质性肿块的高回声或低回声灶,但后方回声增强

为其特征。

B. 黏液性囊腺瘤:肿块呈类圆形或分叶状,包膜完整,囊壁轮廓清晰。内部呈多方囊性结构,囊腔直径可>2 cm,可有较厚的强回声分隔带,囊壁较厚,内壁欠平整,可有乳头状结构向腔内突起。

C. 胰腺囊腺癌:声像图与囊腺瘤相似,只能根据病理检查而确诊。但可见恶性肿瘤的间接征象,周边淋巴结转移或肝转移;肿瘤侵犯周边组织,出现相应的超声表现。

4)胰腺癌:肿瘤所在部位胰腺局部呈不规则增大、膨出,全胰腺癌的胰腺呈弥漫性增大而形态失常。肿瘤内呈分布不均匀的低回声或中等回声,或高回声与低回声混合存在,当肿瘤有坏死液化时可出现小区无回声,肿瘤往往形态不规则,边界模糊,呈蟹足样向外浸润。胰头癌、胰体癌可见主胰管扩张,并可显示扩张自梗阻段至胰尾。胰头癌可伴有胆管扩张及胆囊增大。在晚期患者可显示胰腺周围及腹主动脉旁肿大的淋巴结转移。肿瘤附近的血管被推移、挤压、变形。

5)壶腹部癌:位于胰腺与十二指肠之间,多为低或中等回声,圆形,边界不清,胆总管、主胰管均可有不同程度扩张。

6)胰岛细胞瘤:胰腺实质内的圆形或椭圆形肿块,形态多较规整,边界清晰,有时可见包膜回声,内部多呈均匀的低回声或"弱回声",透声好,肿瘤内部血流信号丰富。

22.3.4 脾脏病变超声诊断

(1)检查方法

脾超声检查常用凸型探头,频率 2.5～5 MHz。无须特殊准备但空腹扫查更佳,为了显示胃、胰尾、左肾与脾的关系,可空腹饮水 400～800 ml,以胃内液体为透声窗。常规采用左侧卧位,探头置于腋前线至腋后线间的第9～11 肋间逐一扫查。

(2)正常脾声像图

正常脾左侧肋间斜切扫查时呈半月形,上部较下部靠近中线,长轴常与左第 10 肋间平行。脾轮廓清晰,表面光滑整齐,实质回声均匀细腻,回声强度一般稍低于正常肝组织。CDFI 能显示脾动脉、静脉的血流及其流速。

(3)常见脾占位病变声像图

1)脾囊肿:脾内可见类圆形无回声,囊壁薄而清晰,内透声佳。

2）脾脓肿：脾大，肿大的程度与脓肿的大小及数目有关。早期表现为单个或多个圆形或不规则的回声增高或减低区。随病情发展，脓肿坏死液化后呈现边界清晰的无回声，壁较厚，内缘不整齐，内有散在的小点状或斑片状回声，可随体位改变浮动。

3）脾血管瘤：脾血管瘤多为海绵状血管瘤，偶尔为毛细血管瘤，声像图为单个或多个结节，边界清晰，边缘不规则增强回声，分布均匀，可见回声较低的圆点状或细绵样结构。较大者呈内部回声欠均匀的低回声，混合回声或伴有不规则无回声。

4）脾错构瘤：脾内边界清晰的强回声结节，与血管瘤较相似。

5）脾恶性淋巴瘤：多数为恶性淋巴瘤脾侵犯，是全身性淋巴瘤一种表现。当恶性淋巴组织弥漫浸润脾时，脾弥漫性肿大，实质回声减低，分布尚均匀；当恶性淋巴组织局限性浸润时，脾内可见单个或多个低回声区，境界清晰。病变进展时，团块可呈弥漫分布或融合呈巨块状，血流可轻～中度增多。

6）脾转移癌：声像图表现多种多样，呈无回声、低回声、等回声及高回声、混合性回声等，与肿瘤的病理结构相关，可单发或多发，多结节融合状的转移灶可呈巨块型。直接浸润的脾转移癌常由脾脏表面开始，与胰尾或胃底肿块相连分界不清，向脾实质内发展。

22.3.5 胃病变超声诊断

（1）检查方法

胃超声检查常用凸型探头，频率 2.5～5 MHz。检查当日空腹，检查应在 X 线钡餐和胃镜检查之前进行，以防止钡剂和气体干扰。

（2）正常胃壁声像图

超声声像图从胃腔由内而外呈 5 层实质性回声，依次为一、三、五层为高回声，二、四层为低回声。正常胃壁总厚度为 3～5 mm，扩张时变薄，收缩时及幽门部略厚。

（3）胃癌声像图

早期胃癌常规超声非首选检查方法，经腹壁探查多难显示。中晚期胃癌，病灶部位胃壁 5 层结构消失，局部性或弥漫性增厚，见形态大小不等的团块或巨块，僵硬，蠕动消失，胃腔变小出现"假肾征"。病灶明显增厚呈低回声在周边，胃内较少的气体高回声在中间，外形类似肾回声，但无肾的结构，且肿块内高回声有动态变化。

22.3.6 肾脏病变超声诊断

（1）检查方法

肾超声检查常用凸型探头，频率 2.5～5 MHz。凸型探头可较好地避免肋骨的遮挡，又可减少肺下界遮盖肾上极的影响，较清晰地显示肾轮廓。超声扫查肾脏可仰卧位或左、右侧卧位经过腰侧部扫查，仰卧位经上腹部扫查，俯卧位或侧卧位经背部检查。

（2）正常肾脏声像图

正常肾脏纵断面呈椭圆形，肾门位于肾轮廓的中部，向内凹陷，肾动脉、肾静脉和肾盂的管状结构由此出入。肾皮质回声强度略低于肝和脾的回声，呈均匀分布的点状低回声，正常人肾皮质厚度约为 1 cm。肾髓质回声强度较肾皮质更低，呈弱回声，肾髓质近似边缘圆钝的三角形，围绕肾窦呈放射状排列。肾窦位于肾的中央部，也称为肾集合系统，边缘不规则，类似椭圆形。肾窦回声是由肾盂、肾盏、肾内血管、神经和脂肪等构成。肾窦回声呈典型的高回声。由于肾小盏和肾内血管向肾窦边缘伸展，或肾柱与肾乳头的深入，形成了边缘不规则的肾窦边界。

（3）常见肾脏占位病变声像图

1）肾囊肿：单侧或双侧肾实质内显示单个或多个呈圆形或椭圆形无回声区，轮廓清晰，囊壁薄而光滑，内部透声好，后壁回声增强。多个囊肿之间肾实质回声正常。

2）肾错构瘤（血管平滑肌脂肪瘤）：根据声像图表现，可将本病分为 3 种类型。

A. 结节型：肿瘤体积较小，直径一般为 1～2 cm，呈圆形或椭圆形，表面欠光整，边界清晰。肿瘤内部呈稍高回声。通常位置较浅，接近体表肾包膜下肿瘤回声较高；脂肪成分含量较多的肿瘤回声较高；含有血管或平滑肌成分较多、位置较深、体积较大的肿瘤，回声相对较低。CDFI 显示内部血流不明显。

B. 团块型：肿瘤直径一般为 3～4 cm，肿瘤向肾包膜外突出使肾外形饱满或肾包膜局部膨隆，肿瘤向内生长时，肾窦局部可有受压。肿瘤内部呈稍高回声，回声强度较结节型低。CDFI 显示内部血流不明显。

C. 多结节团块型：单侧肾或双侧肾可见多个大小不等的高回声结节或团块，直径 1～5 cm，边缘不光整，内部回声高低不均匀，内部可见散在的小区无回声。CDFI 显示内部血流不明显。

3）肾嗜酸细胞瘤：肾脏轮廓可根据肿瘤的大小而有差异,通常可见肾增大,包膜不光滑,内部回声不均匀,肾实质内显示圆形或椭圆形团块,边缘与周围肾组织分界清晰,内部多呈中等回声,也可呈低回声,多数内部回声较均匀。

4）肾细胞癌：肾实质厚薄不均,肿瘤多呈圆形或椭圆形,边界尚清,肿瘤内部回声多呈低回声或混杂有高回声与弱回声,少数可呈弱回声或等回声,分化较好的肿瘤边缘较规则,内部回声较高；低分化的肿瘤边缘不规则,可呈分叶状,内部回声较弱；较大肿瘤内部多有出血、坏死或液化,呈边缘不规则透声较差的无回声区,肿瘤发生钙化时呈斑点或斑片状高回声或强回声。CDFI 显示内部血流可从稀疏到丰富。

5）肾盂癌：肾盂癌声像图多首先发现肾窦外形饱满或伴有不同程度肾积水,扩张的肾盂或肾盏内有边缘不规则,呈乳头状或菜花状中等回声；肿瘤较小时有瘤蒂或基底较窄,肿瘤较大时基底较宽,突出肾盂或肾盏。肿瘤较小时内部可见星点状血流,较大实质内部可见条状棒状血流信号。

6）肾母细胞瘤：肾脏外形显著增大,肾包膜局限性较大范围的隆凸,肾实质受肿瘤推压变形,仅可显示比率很少的残存肾实质或肾窦回声。肿瘤呈圆形或椭圆形,多数边缘较光整,边界清晰,较小的肿瘤内部回声多呈低回声,分布较均匀；多数肿瘤为高回声、低回声与弱回声混合,分布不均匀,较大肿瘤可有出血、坏死或囊性变,呈透声较差的无回声。较小的瘤体,可在肿瘤周边显示血管绕行,多数肿瘤内部血流较丰富。

22.3.7　肾上腺病变超声诊断

（1）检查方法

肾上腺超声检查常用凸型探头,频率 2.5～5 MHz。超声扫查肾上腺可仰卧位经肋间、经腰部、经腹部检查,或俯卧位经背部检查。

（2）正常肾上腺声像图

正常肾上腺声像图形态各异,典型者可呈三角形、新月形、"Y"字形或"V"字形。右侧肾上腺位于右肾上极的内上方、下腔静脉的后外方；左侧肾上腺位于左肾上极的内前方、胰尾的后上方和腹主动脉外侧。成人肾上腺呈均匀等回声,略高于肝或脾,一般不能区分肾上腺皮质或髓质。

（3）常见肾上腺占位病变声像图

1）肾上腺皮质腺瘤：声像图肾上腺区出现圆形或椭圆形实性低回声结节,边界光滑、整齐、有完整包膜,内部回声均匀,肿瘤较大发生出血坏死或囊性变时,内部可见无回声区。

2）肾上腺皮质腺癌：声像图肾上腺区出现圆形或椭圆形、分叶状或不规则低回声,边界清楚或不清楚,肿瘤内部出血坏死或钙化而形成混合性回声。

3）嗜铬细胞瘤：肿瘤大小不一,圆形或椭圆形,周边有明显包膜,呈明亮高回声,内部常呈均匀等回声,肿瘤内部出血坏死或钙化而形成混合性回声,CDFI 显示肿瘤内部血流较丰富。

4）神经母细胞瘤：声像图表现为肾上腺区域巨大实质性肿瘤,多呈分叶状,肿瘤内部常伴钙化、出血、坏死,内部回声不均匀。CDFI 显示肿瘤周边及内部血流丰富。

22.4　常见盆腔脏器肿瘤的超声诊断

22.4.1　膀胱病变超声诊断

（1）检查方法

检查前 1～2 h 饮水 500～800 ml,待膀胱充盈时检查。用 3.5 MHz 探头经过腹壁探查。

（2）正常膀胱声像图

正常膀胱充盈时,纵断面声像图呈边缘圆钝的三角形,横断面呈圆形或椭圆形。膀胱内尿液为无回声。正中纵断面见膀胱颈部,该颈部有一开口为尿道内口。向两侧移动可见膀胱后侧壁内的输尿管膀胱壁段,横断面后下方为膀胱三角区,输尿管开口呈略隆起的小乳头状高回声。膀胱壁回声较强,连续性完整,内表面为黏膜与尿液形成的高回声界面,外面为膀胱表面与周围组织形成的高回声界面。

（3）常见膀胱占位病变声像图

1）膀胱结石及异物：膀胱内见单个或多个强回声,后方伴有声影,随体位改变移动。

2）膀胱肿瘤：上皮性肿瘤占 95％以上,多数为移行细胞乳头状肿瘤,非上皮性肿瘤罕见。

A. 上皮性膀胱肿瘤：膀胱腔内可见菜花样、乳头状或结节样中等回声,通过细窄的蒂或广基底与膀胱壁相连。用探头振动膀胱时,肿瘤在膀胱腔内摆动。CDFI 显示肿瘤基底探及血流信号。

B. 间质性膀胱肿瘤：膀胱壁内圆形、椭圆形低回声,边界清楚,表面黏膜光滑。CDFI 显示内部血流较丰富。

22.4.2　子宫病变超声诊断

（1）检查方法

用 3.5 MHz 探头,经腹壁探查,探查前 1～2 h 饮水 500～800 ml,待膀胱充盈后探查。也可用 5.0～7.5 MHz 腔内探头经阴道探查。

（2）常见子宫占位病变声像图

1）子宫平滑肌瘤:子宫肌瘤的声像图表面与肌瘤的位置、大小和有无继发性改变等因素有关。

A. 肌壁间肌瘤:子宫增大或出现局限性隆起,致使子宫形态失常,轮廓线不规则,肌瘤可单发或多发。无继发变性时回声较均匀,多为圆形或类圆形低回声或等回声,周围有时可见假包膜形成的低回声晕圈。肿瘤较大时,内部回声不均匀,呈旋涡状。CDFI 显示周边环绕血流。

B. 浆膜下肌瘤:子宫增大,形态失常,浆膜向外呈圆形或半圆形突出的低回声,有蒂的浆膜下肌瘤子宫部分切面大小、形态可正常,部分切面见有子宫肌层向外凸出的低回声结节。

C. 黏膜下肌瘤:位于宫腔黏膜下,当肌瘤完全突入子宫宫腔内时,声像图表现为子宫腔内实质结节,常为圆形,其凸入宫腔内部分表面覆盖子宫内膜,肌瘤蒂部子宫内膜回声中断。

D. 宫颈肌瘤:宫颈唇部实性结节,边界清晰,多为圆形或类圆形,以低回声者居多。

E. 肌瘤合并变性:肌瘤合并变性坏死时,结节内可出现圆形或不规则低回声或无回声;肌瘤红色变性声像图表现与肌瘤液化相似;肌瘤内伴钙化可显示为团状或弧形强回声,后方伴声影;肌瘤局限性脂肪变性亦表现为强回声,但后方无声影;肌瘤肉瘤样变时表现为短期内肌瘤生长迅速,回声较前减低或不均匀。

2）子宫体癌(内膜癌):早期内膜癌组织局限于子宫内膜内时,子宫形态及大小可正常或体积稍增大,内膜增厚不明显,肌层回声均匀,与内膜分界清晰。肿瘤中晚期,子宫增大,内膜不规则增厚,内部回声不均匀,内膜与肌层界限可清晰或不清晰,病灶侵蚀肌层后,肌层回声不均。CDFI 显示大部分内膜癌肿瘤内部或周边可见彩色血流信号。

3）子宫内膜息肉:子宫增大不明显或略大,宫腔线消失或变形,宫腔内见中、高回声结构,可为单个或多个,大小差别很大,常呈舌形、带形或椭圆形,基底部子宫内膜连续。

4）子宫颈癌:早期超声不易显示。当肿瘤形成明显结节时,宫颈增大,形态如常或失常,于病变部位见低回声或中、高回声,边界常不清晰,形态多不规则。

5）恶性葡萄胎:子宫形态不规则增大,内膜回声边界模糊不清、结构紊乱,病变部位肌层厚薄不匀,回声强弱不等,呈蜂窝状;CDFI 显示病变内部血流丰富。

22.4.3　卵巢病变超声诊断

（1）检查方法

用 3.5 MHz 探头,经腹壁探查,探查前 1～2 h 饮水 500～800 ml,待膀胱充盈后探查。也可用 5.0～7.5 MHz 腔内探头经阴道探查。

（2）常见卵巢占位病变声像图

1）卵泡囊肿:卵巢内无回声,一般较小,直径多不超过 3 cm,囊壁菲薄,囊腔内透声性好,CDFI 囊壁无血流信号。

2）黄体囊肿:多种多样,直径多不超过 4 cm,囊壁较厚,回声可稍增强,囊腔内透声常较差,可表现为网状回声,囊壁上有时可见类乳头状突起;CDFI 囊壁上可没有明显血流信号,也可见丰富环状血流信号。

3）子宫内膜异位囊肿:典型者囊壁毛糙,腔内充满均匀密集的点状回声;不典型者有的囊腔内类似无回声,有的有分隔,有的有分层现象。

4）浆液性囊腺瘤:附件区圆形或卵圆形囊性包块,囊壁薄、光滑,大多数囊肿为单房性,少数囊内有薄壁分隔,囊腔内透声性良好,囊壁及分隔上稍有血流信号。

轮廓光滑的圆形肿块,内部为单房或大小不等的多房无回声,伴回声较强的乳头状突起。

5）黏液性囊腺瘤:附件区后壁囊性包块,体积巨大时可充满腹腔,囊腔内透声差,多有多条纤维分隔。

6）卵巢畸胎瘤:声像图上具有以下特异征象,囊腔内散在毛发呈线样强回声;液体脂肪比重轻,常浮在囊内液体上方;内部回声高低不均匀,结构杂乱。良性和恶性畸胎瘤鉴别在声像图上常较难,恶性畸胎瘤往往实质部分较多。

7）浆液性乳头状囊腺癌:盆腔一侧或双侧探及囊实混合性包块,外形多不规则,边界清晰或欠清晰。CDFI 实质部分多见较丰富血流信号。盆腹腔常可见游离液体。

8）内胚窦瘤：盆腔探及巨大实性包块，边界清楚，内部回声不均，常见多个大小不等的囊性区。CDFI 显示内部血流较丰富。

22.4.4　前列腺病变超声诊断

（1）**检查方法**　用 3.5 MHz 探头，经腹壁探查，探查前 1～2 h 饮水 500～800 ml，待膀胱中等充盈后探查。也可用 5.0～7.5 MHz 腔内探头经直肠探查。

（2）**正常前列腺声像图**　正常前列腺横切面呈左右对称的栗形，包膜呈光滑的带状高回声，移行区回声略低，周围区回声略高，内部回声分布均匀。纵切面前列腺呈椭圆形，其尖部指向前下方，正中线尖尿道口呈轻微凹入。CDFI 检查显示前列腺内有稀疏点状血流。

（3）**常见前列腺占位病变声像图**

1）前列腺增生：体积增大，形态饱满，前列腺呈类圆形改变，并向膀胱凸出。前列腺移行区回声不均匀，可呈结节样改变，增生结节多呈等回声或强回声。实质内多发前列腺结石，表现为点状或斑状强回声，常位于移行区和周围区之间。CDFI 显示部分增生组织供血增加，移行区内可见较丰富血流信号。

2）前列腺癌：周围区低回声病灶是前列腺癌的最主要特征，小病灶周围为正常组织，由于癌组织与正常组织相互交错，因此，有时难以确定病灶的边界。除低回声病灶外，癌组织还可以表现为等回声、强回声和不均质回声。前列腺表面不光滑癌组织向周围隆起。CDFI 显示肿瘤内部弥漫性血流最常见。

（常　才　高　毅）

主要参考文献

［1］王快雄. 影像诊断学［M］. 上海：上海医科大学出版社，1991：285 - 298.

［2］郝玉芝. 腹部肿瘤超声图解［M］. 北京：中国协和医科大学出版，2006.

［3］郭万学. 超声医学［M］. 6 版. 北京：人民军医出版社，2011.

［4］常才. 经阴道超声诊断学［M］. 北京：科学出版社，2011.

［5］蒋国梁，朱雄增. 临床肿瘤学概论［M］. 2 版. 上海：复旦大学出版社，2013：92 - 96.

肿瘤的病理学诊断

23.1 肿瘤病理学

23.1.1 肿瘤的一般形态学特征

肿瘤的形态特征是肿瘤诊断中的重要依据,肉眼上主要从以下 6 个方面予以观察。

（1）数目

多数肿瘤为单发(一个肿瘤),但也可同时或先后发生多个肿瘤,如子宫多发性平滑肌瘤、神经纤维瘤病、肠道遗传性息肉病(图 23-1、23-2)。这要求在手术过程及后续的病理检查中都要全面仔细,避免因只关注明显的肿瘤而忽略多发性肿瘤的可能性。

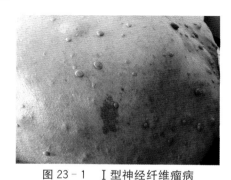

图 23-1　Ⅰ型神经纤维瘤病

患者躯干皮肤多发性神经纤维瘤,并见咖啡色素斑

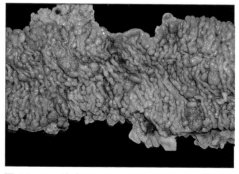

图 23-2　伴发 Gardner 综合征的肠腺性息肉

（2）大小

肿瘤体积差别很大,可以从仅在显微镜下查见(如甲状腺乳头状微癌)到直径几十厘米的大肿瘤(如卵巢的囊腺瘤、腹膜后脂肪肉瘤等)(图 23-3、23-4)。肿瘤的大小与多种因素相关,包括肿瘤的性质、发生部位及生长时间等。一般良性肿瘤体积较大、生长周期较长,而恶性肿瘤体积相对较小。发生于腹腔内的肿瘤由于空间足够,在未出现症状前可以生长得很大。而在密闭狭小的腔道,如颅腔、椎管等由于空间受限,肿瘤体积往往较小。恶性肿瘤体积越大发生转移的机会也越大,因此恶性肿瘤的体积是肿瘤分期的重要指标之一,甚至是判断肿瘤良恶性生物学行为的重要依据(如胃肠间质肿瘤、血管外周上皮样细胞肿瘤等)。

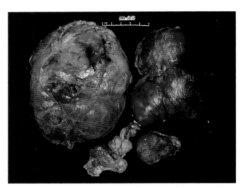

图 23-3　腹膜后高分化脂肪肉瘤,呈多结节性

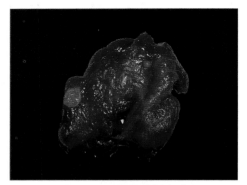

图 23-4　甲状腺微小癌

（3）形状

肿瘤的形状因发生部位、生长方式和肿瘤性质不同而不同,常见乳头状、绒毛状、息肉状、结节状、斑块状、分叶状、溃疡型、囊状等形态（图 23-5、23-6）。

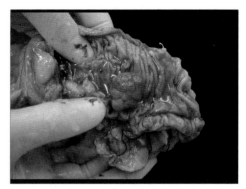

图 23-5　肠腺瘤,呈息肉样

（4）颜色

肿瘤的颜色由肿瘤的组织来源、产物等决定,

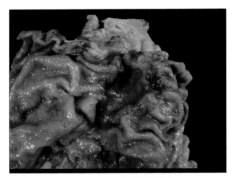

图 23-6　溃疡性胃癌

如纤维组织来源的肿瘤多呈灰白色,脂肪源性的肿瘤呈黄色,血管瘤则呈红色;有些肿瘤产生特定的色素,如黑色素瘤大部分可以产生黑色素,从而使肿瘤呈现黑褐色。此外,肿瘤的继发性改变,如变性、出血、坏死等,可以使肿瘤的原来颜色发生改变。

（5）质地

肿瘤的质地取决于肿瘤的组织来源,以及有无继发性改变,例如脂肪瘤质地较软,纤维源性或肌源性肿瘤往往质地较韧。若发生继发性改变,如出血、囊性变等,也可以改变肿瘤的原有质地。此外,还与肿瘤细胞与间质的比例相关,纤维间质少的肿瘤质地较软,而纤维间质成分多的肿瘤,则质地较硬。

（6）肿瘤与周围组织的关系

这是判断肿瘤良恶性的重要指标,肉眼可见良性肿瘤一般与周围组织分界清晰,而恶性肿瘤则往往呈蟹足状浸润周围组织,与周围组织没有明确的分界线。

肿瘤除了肉眼观察外,显微镜下的组织形态更是千变万化,是肿瘤组织病理诊断的基础。肿瘤分为实质（parenechyma）和间质（stroma）两种成分（图 23-7）。实质成分是指肿瘤细胞,其细胞形态、组成结构或产物是判断肿瘤的分化方向、组织学分类的主要依据。间质成分则是由纤维结缔组织构成的非特异性成分,不会因为肿瘤类型不同而不同,起着支持和营养肿瘤实质的作用。肿瘤细胞可刺激血管生成,从而维持肿瘤的生长;肿瘤间质内常可见淋巴细胞浸润,可能与机体对肿瘤组织的免疫反应有关。

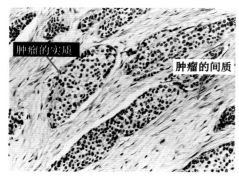

图 23 - 7 肿瘤实质由成巢小圆细胞组成,间质为增生的纤维结缔组织

23.1.2 良性肿瘤和恶性肿瘤的区别

肿瘤的性质对机体健康和治疗方式影响巨大,大多数肿瘤可以分为良性和恶性两类(表 23 - 1)。良性肿瘤一般经过治疗后,效果好;恶性肿瘤危害大,需要长期采取治疗措施。随着现代治疗手段的发展,相当一部分恶性肿瘤的预后明显改善,但部分恶性肿瘤的治疗效果仍不十分理想。因此,准确诊断良性、恶性肿瘤对患者的临床干预意义重大。若把恶性肿瘤误诊为良性肿瘤,则可能延误治疗;若把良性肿瘤误诊为恶性肿瘤,可能导致过度治疗,对患者的精神、肉体、经济等多方面造成重大损失。因此,准确区分两者有重要的临床、社会意义。

表 23 - 1 良性肿瘤与恶性肿瘤的主要区别

	良性肿瘤	恶性肿瘤
分化程度	分化好,异型性小	分化不好,异型性大
核分裂象	无或少,不见病理性核分裂象	多,可见病理性核分裂象
生长速度	缓慢	较快
生长方式	膨胀性或外生性生长	浸润性或外生性生长
继发改变	少见	常见,如出血、坏死、溃疡形成
转移	不转移	可转移
复发	不复发或很少复发	易复发
对机体的影响	较小,主要为局部压迫或阻塞	较大,破坏原发部位和转移部位的组织;坏死、出血,合并感染;恶病质

还有一小部分肿瘤不能简单地划分为良性、恶性肿瘤,而应根据病理形态特点评估其复发转移的风险度(低、中、高)。某些肿瘤存在一组形态和生物学行为介于良性和恶性肿瘤之间的肿瘤,称为交界性肿瘤(borderline tumor),如卵巢的浆液性、黏液性、内膜样等肿瘤,均具有良性、交界性、恶性的谱系。

瘤样病变(tumor-like lesions)或假肿瘤性病变(pseudoneoplastic lesions)是指本身并不是真正的肿瘤,但临床上往往形成肉眼可见的肿块,其临床表现或组织形态类似肿瘤的病变。这些瘤样病变有时可能会被误诊为恶性肿瘤,因此认识该类病变非常重要。

要强调的是,肿瘤的良性、恶性指的是肿瘤的生物学行为。病理诊断通过组织形态、免疫组化、分子改变等来判断肿瘤的生物学行为和预后在大多数情况下是可行的,但要注意,影响一个肿瘤的生物学行为的因素既多又复杂,病理学检查在一定程度上可能仅仅观察到了某些方便的问题,而其他因素尤其

是分子水平的改变我们知之甚少,并且可能由于样本本身并不具有代表性,从而造成病理诊断的局限性及对预后评估的不准确性,因此需要临床、病理、影像、检验等多个学科的综合判断和最终决策。

23.1.3 肿瘤的命名与分类

肿瘤的种类繁多,其命名也十分复杂。肿瘤的命名和分类是肿瘤病理学的核心内容之一。

(1) 肿瘤的命名

1) 一般命名法:根据肿瘤的组织来源和生物学行为进行命名。良性肿瘤称为"瘤",其命名原则一般是组织来源+形态特征+瘤,如血管瘤、脂肪瘤、平滑肌瘤、神经纤维瘤、囊腺瘤、乳头状瘤、胰岛细胞瘤等。恶性肿瘤中上皮来源的称为"癌",如鳞状细胞癌(图 23 - 8～23 - 10)、腺癌(图 23 - 11～23 - 13)、移行细胞癌等;间叶来源的称为"肉瘤",如平滑肌肉瘤、横纹肌肉瘤、骨肉瘤、软骨肉瘤等。需

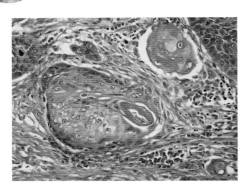

图 23-8　高分化鳞状细胞癌,可见角化珠

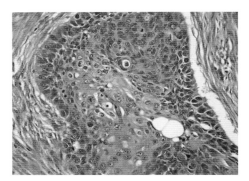

图 23-9　中分化鳞状细胞癌

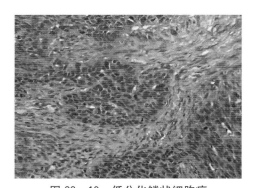

图 23-10　低分化鳞状细胞癌

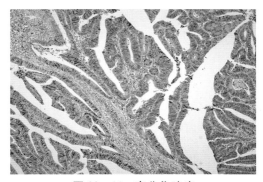

图 23-11　高分化腺癌

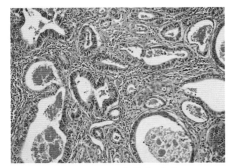

图 23-12　中分化腺癌

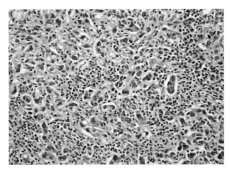

图 23-13　低分化腺癌

要注意的是,有些恶性肿瘤也称为"瘤"或"病",如淋巴瘤、卵黄囊瘤、无性细胞瘤、恶性黑色素瘤、白血病等。有些肿瘤的性质介于良恶性之间,被称为交界性肿瘤,常在肿瘤前加上交界性、中间型、非典型性等修饰语,如交界性浆液性肿瘤,非典型性纤维黄色瘤。

2)特殊命名法:来自胚胎组织的肿瘤被称为"母细胞瘤",大部分为恶性,如肺母细胞瘤、肾母细胞瘤、神经母细胞瘤,但也有少部分为良性,如脂肪母细胞瘤、骨母细胞瘤。部分肿瘤采用人名来命名,如 Wilm 瘤、Warthin 瘤、Hodgkin 淋巴瘤、Ewing 肉瘤、Askin 瘤、Merkel 细胞癌等。部分肿瘤根据肿瘤的形态学特点进行描述性命名,如海绵状血管瘤、巨细胞瘤、丛状神经纤维瘤等。

(2)肿瘤的分类

肿瘤的分类方法繁多,可以从病因、组织起源、病理形态、肿瘤发展阶段等诸方面进行分类。良好的肿瘤分类应该能够准确、客观地反映肿瘤的生物学特性,且具有广泛的应用性。

1)肿瘤的组织学分类:世界卫生组织(WHO)的《WHO 肿瘤组织学分类》丛书,以常规组织病理学为基础,结合免疫组织化学、细胞生物学和分子遗传学以及临床特点对肿瘤进行组织学分类和分型,是目前肿瘤病理学领域中运用最广泛的肿瘤分类方法。同一类型的肿瘤可以有不同的亚型。

2）根据肿瘤的发展阶段进行分类：如癌前病变、上皮内瘤变、早期浸润性癌、浸润性癌。

3）肿瘤的分子分型：随着分子生物学的发展，根据肿瘤的基因表达状态进行分子分型已经在临床上使用，在部分肿瘤中对治疗决策起着至关重要的作用。例如，基因表达谱研究显示浸润性乳腺癌可分为腔面 A 型、腔面 B 型、HER－2 亚型、基底样型 4 种分子亚型，分别具有不同的预后，且对内分泌治疗、HER－2 靶向治疗和化疗有不同的反应。

23.1.4　恶性肿瘤的病理分级和分期

23.1.4.1　恶性肿瘤的病理分级

根据恶性肿瘤的病理组织学形态进行病理分级，是评价肿瘤生物学行为的重要指标，可为临床治疗和预后判断提供依据。病理分级主要依据恶性细胞的分化程度、异型性和核分裂象来进行。由于肿瘤具有异质性，病理学形态极其复杂，目前尚无统一的方法进行病理分级。国际上普遍采用的是 3 级法，有些肿瘤采用 4 级、2 级或不做进一步分级，有时对某些肿瘤采用特殊分级法，良性肿瘤为 0 级。

（1）三级法

1）鳞状细胞癌：

Ⅰ级：癌细胞分化好，排列仍显示皮肤各层细胞的相似形态，可见基底细胞、棘细胞和角化细胞，并有细胞间桥和角化珠。

Ⅱ级：癌细胞分化较差，各层细胞的区别不明显，仍可见角化不良细胞。

Ⅲ级：癌细胞分化差，无细胞间桥，无角化珠。

2）腺癌，依据癌细胞形态和腺管结构分级：

Ⅰ级：癌细胞相似于正常腺上皮，异型性小，且有明显腺管形成。

Ⅱ级：癌细胞异型性中等，有少量腺管形成。

Ⅲ级：癌细胞异型性大，无明显腺管形成，常呈条索状或巢团状。

（2）特殊分级法

1）软组织肿瘤组织学分级对诊断、治疗及预后评估非常重要，目前应用最广泛的分级系统是美国国立癌症研究所（National Cancer Institute，NCI）系统和法国癌症中心联盟（French Fédération Nationale des Centres de lutte Contre le Cancer，FNCLCC）系统。NCI 分级系统主要结合了组织学类型、细胞形态、多形性和核分裂象制订了 1 级和 3 级标准，所有其他分为 2 级和 3 级的肉瘤主要靠肿瘤坏死范围，15％坏死范围是 2 级和 3 级之间的分界线。FNCLCC 系统通过几个组织学特征的多变量分析评分后分级，其中包括肿瘤分化、核分裂象计数和肿瘤坏死。每个参数之间独立评分，将 3 个评分相加后得出分级。肿瘤分化主要依靠组织性分型及亚型来判断。

2）前列腺癌的 Gleason 分级：Gleason 分级的决定因素是肿瘤的组织结构，在某些级别，细胞形态有参考价值，但核的形态不是分级的指标。根据肿瘤组织结构，分为 5 级（图 23－14）。3、4、5 级又细分为 3a、3b、3c、4a、4b、5a 和 5b，用来描述具有特点的形态结构。评分＝主要结构类型（级别）＋次要结构类型（级别），其范围为 2～10，最低的为 1＋1＝2，最高的为 5＋5＝10。从治疗和预后的角度，目前多认为评分可以划分为 4 组：2～4，5～6，7，8～10。

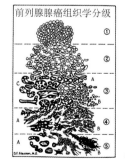
Gleason初始图表1977

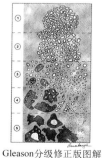
Gleason分级修正版图解
ISUP修正版(2005)

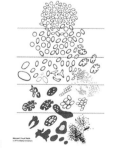
WHO(2016)

图 23－14　前列腺癌 Gleason 初始图、ISUP 修正版及 WHO(2016)版

①代表 1 级：单个的分化良好的腺体密集排列，形成界限清楚的结节；②代表 2 级：单个分化良好的腺体较疏松的排列，形成界限较清楚的结节（可伴微小浸润）；③代表 3 级：分散、独立的分化良好的腺体；④代表 4 级：分化良好、融合的或筛状（包括肾小球样结构）的腺体；⑤代表 5 级：缺乏腺性分化（片状、条索状、线状、实性、单个细胞）和（或）坏死（乳头/筛状/实性伴坏死）

3）中枢神经系统肿瘤的 WHO 分级法，该分级法也是按不同肿瘤的恶性程度分级。

Ⅰ级：肿瘤的增殖活性低，手术切除能治愈，如室管膜下巨细胞性星形细胞瘤和毛细胞性星行细胞瘤。

Ⅱ级：肿瘤的增殖活性低，但通常呈浸润性生长，手术切除后易复发，如黏液样毛细胞性星形细胞瘤、弥漫性星形细胞瘤和多形性黄色星形细胞瘤。

Ⅲ级：组织学有恶性证据，包括核的非典型性和核分裂活跃，如间变性星形细胞瘤。Ⅲ级肿瘤患者需要接受辅助放疗和（或）化疗。

Ⅳ级：细胞学恶性，核分裂活跃，常伴有坏死，如胶质母细胞瘤、巨细胞性胶质母细胞瘤等。有些Ⅳ级肿瘤广泛浸润周围组织，易在颅内及脊髓内播散。

4）乳腺浸润性癌组织学分级与生存率之间存在明显的关联，作为有价值的预后指标，组织学分级是病理报告的主要项目之一。乳腺浸润性癌半定量的分级系统通过对腺管/腺体形成、核多形性和核分裂计数的评估来进行分级（表 23－2）。

表 23－2 乳腺癌组织学半定量分级法

组织学形态表现	评分（分）
腺腔形成	
占肿瘤的大部分（＞75%）	1
中等程度（10%～75%）	2
少和无（＜10%）	3
核多形性	
小而规则一致的细胞	1
中等大小及异型性细胞	2
明显异型性细胞	3
核分裂计数	
取决于显微镜视野*	1～3
组织学分级	
1 级：高分化	3～5
2 级：中分化	6～7
3 级：低分化	8～9

* :3 种不同的显微镜视野核分裂计数测量标准

视野直径（mm）	0.44	0.59	0.63
视野面积（mm²）	0.152	0.274	0.312

核分裂计数（每 10 个 HPF）			
评分			
1 分	0～5	0～9	0～11
2 分	6～10	10～19	12～22
3 分	≥11	≥20	≥23

23.1.4.2 恶性肿瘤的病理分期

肿瘤的分期是根据原发肿瘤的大小、浸润的深度、范围及是否累及邻近器官、有无局部和远处淋巴结的转移、有无血源性或其他远处转移等参数来确定的，其实质是反映肿瘤的侵袭转移程度，是评价恶性肿瘤侵袭转移范围、病程进展程度、转归和预后的重要指标。国际抗癌联盟（UICC）和美国癌症联合委员会（the American Joint Committee on Cancer，AJCC）提出的 TNM 分期系统（TNM staging system）是目前被广泛接受和公认的恶性肿瘤分期系统。其目的在于帮助临床医师制订治疗策略，提供预后指标及评价治疗效果。分期系统必须对所有不同部位的肿瘤都适用，而且在手术后取得病理报告的结果可予以补充。为此，针对每个部位均设有两种分期方法：临床分期（治疗前临床分期）称为 cTNM 分期；病理分期（治疗后病理分期）又称为 pTNM 分期。

pTNM 分期是在治疗前获得的证据再加上手术和病理学检查获得的新证据予以补充和修正而成的分期（表 23－3、23－4）。原发肿瘤（pT）能更准确地确定原发肿瘤的范围、浸润深度和局部播散情况；区域淋巴结（pN）能更准确地确定切除的淋巴结有无转移以及淋巴结转移的数目和范围；远处转移（pM）可确定有无远处转移。

全身各个部位病理分期总的定义如下：

（1）pT

pTx：组织学上无法评价原发性肿瘤。

pT0：组织学上无原发性肿瘤的依据。

pTis：原位癌。

pT1、pT2、pT3、pT4：组织学上原发性肿瘤体积增大和（或）局部范围扩大。

（2）pN

pNx：组织学上无法评价区域淋巴结。

pN0：组织学上无区域淋巴结转移。

pN1、pN2、pN3：组织学上有区域淋巴结转移。

（3）pM

pMx：无法评价远处转移。

pM0：无远处转移。

pM1：有远处转移。

表 23 - 3　肺癌第 8 版 TNM 分期

T 分期

Tx:未发现原发肿瘤,或者通过痰细胞学或支气管灌洗发现癌细胞,但影像学及支气管镜无法发现

T0:无原发肿瘤的证据

Tis:原位癌

T1:肿瘤最大径≤3 cm,周围包绕肺组织及脏层胸膜,支气管镜见肿瘤侵及叶支气管,未侵及主支气管

　　T1a:肿瘤最大径≤1 cm

　　T1b:肿瘤最大径>1 cm,≤2 cm

　　T1c:肿瘤最大径>2 cm,≤3 cm

T2:肿瘤最大径>3 cm,≤5 cm;侵犯主支气管,但未侵及隆突;侵及脏层胸膜;有阻塞性肺炎或者部分或全肺肺不张。符合以上任何一个条件即归为 T2

　　T2a:肿瘤最大径>3 cm,≤4 cm

　　T2b:肿瘤最大径>4 cm,≤5 cm

T3:肿瘤最大径>5 cm,≤7 cm。直接侵犯以下任何一个器官:胸壁、膈神经、心包;同一肺叶出现孤立性癌结节。符合以上任何一个条件即归为 T3

T4:肿瘤最大径>7 cm;无论大小,侵及以下任何一个器官:纵隔、心脏、大血管、隆突、喉返神经、主气管、食管、椎体、膈肌;同侧不同肺叶内孤立性癌结节

N 分期

Nx:区域淋巴结无法评估

N0:无区域淋巴结转移

N1:同侧支气管周围和(或)同侧肺门以及肺内淋巴结有转移,包括直接侵犯而累及的

N2:同侧纵隔内和(或)隆突下淋巴结转移

N3:对侧纵隔、对侧肺门、同侧或对侧前斜角肌及锁骨上淋巴结转移

M 分期

Mx:远处转移不能被判定

M0:没有远处转移

M1:远处转移

M1a:局限于胸腔内,包括胸膜播散(恶性胸腔积液、心包积液或胸膜结节)及对侧肺叶出现癌结节

　　M1b:远处器官单发转移灶为 M1b

　　M1c:多个或单个器官多处转移为 M1c

表 23 - 4　肺癌的临床分期

隐匿癌	Tx	N0	M0
0 期	Tis	N0	M0
ⅠA1 期	T1a(mi)	N0	M0
	T1a	N0	M0
ⅠA2 期	T1b	N0	M0
ⅠA3 期	T1c	N0	M0
ⅠB 期	T2a	N0	M0
ⅡA 期	T2b	N0	M0
ⅡB 期	T1a~c	N1	M0
	T2a	N1	M0
	T2b	N1	M0
	T3	N0	M0
ⅢA 期	T1a~c	N2	M0
	T2a~b	N2	M0
	T3	N1	M0
	T4	N0	M0
	T4	N1	M0

续　表

隐匿癌	Tx	N0	M0
ⅢB 期	T1a~c	N3	M0
	T2a~b	N3	M0
	T3	N2	M0
	T4	N2	M0
ⅢC 期	T3	N3	M0
	T4	N3	M0
ⅣA 期	任何 T	任何 N	M1a
	任何 T	任何 N	M1b
ⅣB 期	任何 T	任何 N	M1c

23.2　肿瘤病理学诊断

23.2.1　概述

　　肿瘤诊断是一个多学科的综合分析过程。临床

医师通过病史、体格检查和各种诊断技术,对全部资料进行综合分析,才能确定诊断。随着肿瘤诊断技术不断改进和新技术不断涌现,肿瘤诊断的准确性已大幅提高。然而要确定是否为肿瘤、鉴别肿瘤的良恶性、判定恶性程度以及明确肿瘤的组织学分型,目前仍然要依赖病理学诊断。病理学诊断被公认为是最终诊断,是"金标准"。肿瘤病理学(tumor pathology)是研究肿瘤的病因、发病机制、病理变化和转归的科学,是外科病理学的一个重要分支,是肿瘤治疗的依据。随着病理学研究方法和技术的不断发展,肿瘤病理诊断的任务已经不仅仅是提供准确的病理诊断,还需要为肿瘤患者的疗效预测和预后判断提供相关信息。

23.2.2 肿瘤的组织病理学诊断

肿瘤的组织病理学诊断是指将各类肿瘤标本制成病理切片后在显微镜下进行组织学检查而作出的诊断和分型,为临床治疗和预后判断提供依据。

23.2.2.1 标本的类型

(1)细针抽吸活检标本

细针抽吸活检(fine needle aspiration,FNA)指用带针芯的细针(21~23号)穿刺、吸取肿瘤组织(图23-15)。位于消化道壁内的病变(如胃肠道间质瘤等)也可进行超声内镜细针穿刺活检(endoscopic ultrasound-guided fine-needle aspiration biopsy,EUS-FNAB)(图23-16)。

(2)空芯针活检标本

空芯针活检(core needle biopsy,CNB)又称针切活检(cutting-needle biopsy)或钻取活检(drill biopsy),是采用套管类活检针在B超和CT定位下采集约1 mm×10 mm的细长组织条,制成病理切片,供组织病理学诊断,如乳腺肿瘤和深部软组织肿瘤的针芯穿刺活检(图23-17)。

(3)咬取活检标本

咬取活检标本(bite biopsy)是采用咬检钳咬取的少量肿瘤实质,包括各种内镜(胃镜、肠镜、支气管镜、鼻咽镜、胸腔镜和腹腔镜等)咬取的标本,从鼻咽部、宫颈及外露有破溃的浅表肿瘤咬取的标本等。

(4)切取活检标本

切取活检(incisional biopsy)标本是采用手术方法切取的小块肿瘤组织。切取活检适用于肿瘤体积较大或位置较深的部位,如位于头颈部、躯干、四肢、腹盆腔或腹膜后等部位的巨大肿瘤。切取活检的目

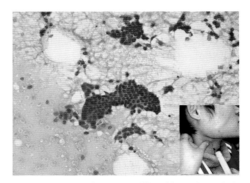

图 23-15 颈部淋巴结转移性腺癌细针穿刺活检

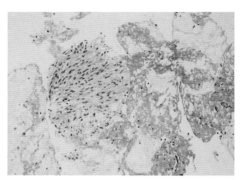

图 23-16 超声定位下胃间质瘤细针穿刺活检

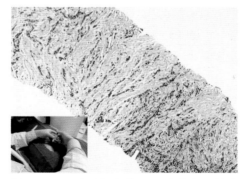

图 23-17 大腿根部软组织肿瘤空芯针穿刺活检

的在于获取肿瘤组织并得到明确的病理诊断,以便选择下一步治疗方案。

(5)切除活检或摘除标本

切除活检或摘除(excisional biopsy or enucleation)标本是采用手术方法切除整个肿瘤组

织,常附带少量正常的周边组织。切除活检或摘除适用于位置浅表、体积较小的肿瘤。对多数良性肿瘤而言,切除活检多能达到诊断和治疗的双重目的,对恶性肿瘤则可根据肿瘤的病理类型决定下一步的治疗方案,如局部补充扩大切除等。

（6）手术切除标本

手术切除标本(excisional specimen)是经外科手术切除的标本,包括各种根治标本、病灶内切除(intralesional resection)、边缘性切除(marginal resection)、局部扩大切除(wide local excision)、间室切除(compartmentectomy)、根治性切除(radical excision)和截肢(amputation)等多种标本类型。

23.2.2.2 标本的送检和预处理

送检医师必须将各类原始标本完整送检。不可分送不同单位,或自行切取肿瘤组织留作己用。有组织库的单位,应由专业人员按照相应的操作规范和流程进行,包括留取少量新鲜的肿瘤组织冻存,或提取 DNA 等,以备以后的特殊研究和分子检测等。

送检医师在取完各类小标本后应立即固定于标配的固定液(4% 中性甲醛或 10% 中性甲醛固定液)中。

手术切除标本离体后应在 30 min 内置入固定液中,送检医师需做好离体时间和固定时间的记录。标本与固定液的比例是 1∶10。较大标本应切开后固定,空腔脏器应剪开冲洗干净后固定。对部分标本(如局部扩大切除标本),外科医师应作适当标记(包括涂色或缝线等),以提供病变解剖方向、侧切缘和基底切缘等信息,所有淋巴结都应分组,并注明部位,记载于病理申请单上,或输入电脑内(已实行电子病理申请的单位)。

应采用统一的塑料袋、瓶子等容器装置标本并做好标记。有条件的单位标本可实行条形码或二维码进行信息化管理。

23.2.2.3 标本的验收

病理科验收标本时应认真核对每一例标本的病理申请单、送检标本及相关标记是否一致,包括姓名、性别、年龄、住院号、送检科室和日期、患者临床病史和其他检查(检验、影像学等)结果、手术所见,以及临床诊断、取材部位及标本件数。对送检医师将一份标本送两家医院病理科或以上者,应拒绝接收。标本干涸、严重自溶或腐败者,应与送检医师联系后予以退回。对标本太小、难以制作切片或其他可能影响病理检查可行性和诊断准确性的情况,应对送检医师说明或不予接收。

核对无误后签收。病理科应建立与送检方交接申请单和标本的签收制度,并严格执行。杜绝由患者或家属自行送检活检或手术切除标本的现象。

23.2.2.4 标本的巨检、取材及记录

在大体标本处理前,病理医师必须了解临床病史、实验室检查和影像学检查等结果,以确定如何取材。

小标本的处理较简单,可稍作切取(如皮肤痣和脂肪瘤等),或视标本具体情况直接置入包埋盒内。对微小标本或易碎标本(如直肠腺瘤等),应用滤纸或擦镜纸包裹再放入包埋盒内(微小标本可用染料标记),以防止在后续脱水等过程中发生标本遗失情况。

手术切除标本的巨检和取材必须按照有关的操作规范进行。大体标本,尤其根治性标本应详细描述肿瘤的外形、大小、切面、颜色、质地、病变距切缘最近的距离。所有病变及可疑处、切缘和淋巴结均应取材镜检。

如果肉眼没有发现明确病灶或与申请单所述明显不符,应请手术医师到现场指点。临床诊断结核、艾滋病等具有传染性的标本,需固定 1 周后取材。

23.2.2.5 病理切片的类型

（1）常规石蜡切片

各种病理标本固定后,经取材、脱水、浸蜡、包埋、切片、染色和封片后光镜下观察。全部制片过程一般 1 d 左右可完成,一般情况下 4 d 内就可做出病理诊断,小标本根据具体情况和需求可加快至 2 d 内出报告。

石蜡切片的优点是取材广泛而全面,制片质量较稳定,组织结构清晰,便于阅片,适用于针芯穿刺、咬取、切取和切除等各种标本的组织学检查。有时还可根据诊断或研究工作的需要,做成大切片,如前列腺和直肠腺瘤大切片,把部分或整个病变的切面制成一张切片,长达 2～5 cm 或更大,以观察病变的全貌。

（2）冷冻切片

1）概述:术中冷冻切片病理学检查是临床医师在手术过程中需决定手术方案,请病理科进行的快速紧急会诊。需注意的是,术中冷冻切片诊断具有一定的局限性和误诊的可能性,需要临床医师与病

理医师之间及时沟通、密切合作。临床医师术前应向患者和(或)患者授权人说明术中冷冻切片诊断的意义及局限性,取得患方知情和理解。患方应在《术中冷冻切片病理检查患方知情同意书》签署意见和全名。

申请术中冷冻切片会诊,应符合冷冻切片检查的指征,并于手术前与病理诊断医师取得联系。

2) 应用范围:术中冷冻切片检查指征:① 确定病变的性质,是肿瘤性还是非肿瘤性病变。若为肿瘤则应进一步确定是良性、恶性或交界性肿瘤。② 了解肿瘤的播散情况,尤其是确定区域性淋巴结有无肿瘤转移或邻近脏器有无浸润。③ 明确手术切缘情况,是否残留肿瘤组织。④ 手术中帮助辨认组织,如甲状旁腺、输卵管、输精管及异位组织等。

以下情况不适宜送术中冰冻检查:① 组织过小(标本直径<0.2 cm),如声门黏膜微小病灶或指(趾)皮肤黑斑等。② 骨和脂肪组织。③ 淋巴结增生性病变,需要确定良、恶性者。④ 术前易于进行常规活检(如声门、食道、胃、肠黏膜、宫颈和宫内膜等)组织。⑤ 仅据组织学形态难以判断生物学行为的肿瘤(如甲状腺滤泡肿瘤等)。⑥ 已知具有传染性的标本,如结核病、梅毒、病毒性肝炎、艾滋病等。

3) 术中冷冻切片制作:采用恒冷切片机制作,整个切片过程均在恒冷箱内进行,制片质量良好且稳定,接近于常规石蜡切片,出片速度快,从组织冷冻、切片到观察,仅需 15 min 左右即可做出病理诊断。

4) 术中冷冻切片病理诊断:负责冷冻切片诊断的病理医师具有中级以上病理专业技术职务任职资格,并有 5 年以上病理阅片诊断经历。

进行术中冷冻切片病理诊断时,应了解冷冻切片申请单上提供病史资料、手术所见和术前是否做过病理检查等。对于难以做出明确诊断的病例,如交界性肿瘤、病变不典型、送检组织不适宜等,病理医师可以不作出明确诊断、等待石蜡切片报告。冷冻切片诊断的结果仅作为手术中治疗选择的参考,不能作为最终病理诊断,最后的病理诊断必须根据石蜡切片做出。

冷冻切片诊断由于取材少而局限、时间紧迫、技术要求高,确诊率比常规石蜡切片低,有一定的误诊率和延迟诊断率。冷冻切片的确诊率一般为 90%～98%,误诊率为 1%～2%,延迟诊断率为 2%～6%。因此,除在手术前外科医师需与病理医师沟通外,在手术中如遇到疑难病例,病理医师应及时与手术医师联系或亲临手术室了解术中情况和取材部位。当冷冻切片诊断与临床不符或手术医师对冷冻诊断有疑问时,应立即与病理医师联系,共同商讨处理办法。对需截肢或手术范围广泛的根治性切除之前,冷冻切片诊断一般应有两位高年资病理医师共同确诊才可签发报告。

(3) 印片

将巨检所见可疑组织与玻片接触,制成印片染色后观察,做出快速诊断,此法虽属细胞学诊断,但常与冷冻切片同时应用,可以提高术中诊断的确诊率。

23.2.2.6 病理诊断

(1) 病理医师资质

能够独立签发常规病理诊断报告书的病理医师必须经过病理诊断专业知识培训 3 年以上。

(2) 病理诊断报告

是重要的医疗文件,报告中的各项内容应准确填入,电脑打印(暂无条件单位可手工书写,必须字迹清楚)。报告书不得有任何形式的涂改。病理诊断报告书由病理医师本人亲笔签署,三级医院要求采用双签名制。严禁以任何理由出具假病理诊断报告书。

(3) 病理诊断报告的基本内容

1) 患者基本情况:包括病理号、姓名、性别、年龄、送检医院或科室、住院号、门诊号、送检和收验日期。

2) 巨检和镜检要点描述:不强求。

3) 病理诊断:应包括病变部位、大体类型、组织学分型、分化程度或组织学分级、肿瘤大小、癌组织浸润深度和范围、脉管与神经侵犯情况、各切缘情况、各组淋巴结转移及另送检组织受累情况等。组织学分型参考最新版的 WHO 病理学分类。

4) 与病理学诊断相关特殊检查:包括免疫组织化学和分子检测等特殊检查的结果。

5) 相关建议及解释。

常见肿瘤推荐格式化诊断报告,参见表 23-5。

表 23 - 5　胃癌根治标本格式化病理报告

标本类型:远端胃大部切除
肿瘤所在位置:胃窦小弯
肿瘤大体类型:溃疡型
肿瘤大小:4 cm×3 cm×2 cm
组织学类型(WHO):印戒细胞癌
组织学分级:低分化
浸润深度:浆膜下
侵犯邻近器官:无
脉管内癌栓:(+);　　　　　　　　神经侵犯:(+)
标本上切缘:(-),距离肿瘤 7 cm;标本下切缘:(-),距离肿瘤 3.5 cm
另送上切缘:(-);另送下切缘:(-)
胃小弯侧网膜癌结节:(-);胃大弯侧网膜癌结节:(-);大网膜癌结节:(-)
淋巴结转移情况:
　　总数:(6/32)(转移淋巴结枚数/淋巴结总枚数)
　　胃小弯(6/10);胃大弯(0/8);第 1 组(0/2);第 5 组(0/2);第 6 组(0/4);
　　第 7 组为脂肪组织;第 8 组(0/2);第 9 组为脂肪组织;第 12 组(0/4)
其他或另送:无
Lauren 分型:弥漫型
pTNMG 分期:T3N2MxG3

（4）诊断表述基本类型

Ⅰ类:检材部位、疾病名称、病变性质明确和基本明确的病理学诊断。

Ⅱ类:不能完全肯定疾病名称、病变性质,或是对于拟诊的疾病名称、病变性质有所保留的病理学诊断意向,可在拟诊疾病/病变名称之前冠以诸如病变"符合为""考虑为""倾向为""提示为""可能为""疑为""不能排除(除外)"之类词语。

Ⅲ类:检材切片所显示的病变不足以诊断为某种疾病(即不能做出Ⅰ类或Ⅱ类病理学诊断),只能进行病变的形态描述。

Ⅳ类:送检标本因过于细小、破碎、固定不当、自溶、严重受挤压(变形)、被烧灼、干涸等,无法做出病理诊断。

对于Ⅱ、Ⅲ类病理学诊断的病例,可酌情就病理学诊断及其相关问题附加建议、注释和讨论。Ⅳ类病理学诊断的病例,通常要求临床医师重取活组织检查。

（5）病理诊断报告时间

1) 各类小活检标本:应在接到标本后 2～3 d 内发出病理诊断报告,需要加做其他检测(如免疫组化和分子检测)另计。

2) 手术切除标本:应在接到标本后 5 个工作日内发出病理诊断报告。疑难病例和需特殊处理病例(如脱钙标本,加做免疫组化、特染、分子病理等检测时)除外。

23.2.2.7　病理会诊

（1）概述

病理会诊是病理科常规工作之一,其目的是征询第二种或更多种意见,以提高病理学诊断的质量。由于用于病理学诊断的组织学切片可以永久保存,同时能够让不同或相同,一个或多个病理医师在相同或不同时间进行评价,这对疑难或有争议的病例进行会诊提供了可能。

我国现有的大多数医院病理科几乎每天都要面对涉及全身各部位的不同疾病作出病理学诊断,而病理医师由于自身经验、知识累积和工作条件所限,任何一位病理医师都不可能通晓所有疾病的诊断。临床医学的发展,各学科的分支越来越细,仅外科学就已分成神经外科、胸外科、普外科、泌尿科、矫形外科、小儿外科、肿瘤外科等十几个专科,对病理学诊断的要求也越来越高。综合性医院的病理科医师对专科疾病(如血液病理学、肾脏病理学、肝脏病理学、神经病理学和皮肤病理学等)的诊断标准较难于掌握,而专科医院的病理科医师一般也不熟悉本专科以外疾病的病理诊断和鉴别诊断。所以,对病理医师而言,需要病理会诊来解决一些疑难病例和少见病例的病理学诊断。

病理会诊可在病理诊断报告书签发前或后进行。病理诊断报告书签发前的病理会诊常因病例疑难或少见,主检病理医师难以作出明确诊断,递交科内或院外会诊。

病理诊断报告书签发后的病理会诊原因较复杂,第一种情况是原诊治医院受医疗技术限制,无法治疗或无法进一步治疗而需要转院,收治医院的临床医师为确保在准确诊断前提下进行治疗,提出病理会诊;第二种情况是原诊治医院的临床医师认为病理学诊断结果与临床不符,与病理医师沟通后仍不能达成一致意见,提出院外会诊;第三种情况是患者及其家属对原诊治医院病理学诊断的报告存有疑虑而要求院外会诊,此时往往由患者或其家属到一家或多家医院要求会诊;第四种情况是基层医院病理科条件所限,不能进行一些特殊检查如免疫组织化学、电镜等,要求上一级有条件医院会诊;第五种情况是原诊治医院与患者发生医疗纠纷,患者及其家属提出法律诉讼,法院要求上一级医院予以会诊。

病理会诊可由申请方(医院或患方)将病理切片直接带至会诊方会诊,这称为直接会诊。申请方如通过图像传送系统要求会诊方进行远程切片会诊,称为间接会诊。无论何种情况,会诊方如接受会诊,应提出会诊意见。病理会诊报告是会诊方组织有关病理专家个人或集体阅片后的咨询意见。会诊意见书上应写明:"病理医师个人会诊咨询意见,仅供原病理学诊断的病理医师参考。"原病理学诊断的病理医师应自行决定是否采纳病理会诊的咨询意见和采纳的程度。

对既往时间长久病例的病理会诊,应参考诊断当时的病理学理论、技术水平、相关病变或疾病诊断标准、原诊断病理科当时的客观条件,给出恰如其分的病理诊断咨询意见。

（2）本院病例会诊

科室内应定期举行科内会诊或疑难病例读片讨论会。诊断困难病例可外送会诊,或远程病理会诊。

（3）外院病例会诊

应由科室内高级职称病理医师负责完成。开展病理亚专科的单位,可由各亚专科高级职称病理医师负责会诊。

（4）远程病理会诊

受多种因素的影响,远程病理会诊有一定的局限性,会诊意见仅供原单位参考。

23.2.3 肿瘤的细胞病理学诊断

23.2.3.1 细胞病理学与组织病理学的联系

19世纪中叶始,人类已开展在显微镜下对肿瘤细胞的观察。早期研究对象多来自较易获取的呼吸

道、泌尿道和女生殖道的脱落分泌物,利用针刺抽吸方法从体表肿块获取细胞以供镜检的穿刺技术亦几乎在同时期得到开展,故细胞病理学可相应分为脱落细胞学和穿刺细胞学。此外,因巴氏涂片(宫颈涂片)在宫颈癌筛查中的重要价值及大规模开展,细胞病理学尚可分类为妇科细胞学和非妇科细胞学。同为病理学的两个分支,细胞病理学与组织病理学之间联系和区别共存。细胞病理学镜下需观察细胞数量、细胞类型组成、细胞排列方式、细胞核及胞质的性状,以及细胞外物质。作为金标准的组织病理学同样包含对上述细胞本身形态指标的观察,然而更频繁地将"组织学结构"列为重要的诊断依据,如有否脉管和基底膜侵犯是判断部分肿瘤良恶性或浸润与否的线索,对此细胞学无法判别而构成其主要局限性。即便如此,细胞学标本中一些特殊的细胞排列方式和残存的少量组织片段仍可一定程度折射组织学特征而被作为重要的诊断线索,如甲状腺滤泡上皮的微滤泡状和真乳头排列分别是细胞学中提示滤泡性肿瘤和乳头状癌的线索。另一方面,细胞学获取标本具有抽样性质,可能难以代表病变全貌,手术所获的组织学标本则更具完整性。因此细胞病理学诊断应以组织病理学为基础,通过熟悉组织学特征以了解特定病变的完整细胞组成和组织学结构可能对细胞学诊断带来的影响。反之,细胞病理学亦有组织病理学所不具备的优点。细胞学检查方法灵活多样,是对组织学检查方法的极好补充。制片过程中细胞不受切片影响,除机械损伤小、细胞核浆特征表达更完整清晰外,尚能体现某些组织学切片难以观察或易受忽视的诊断线索,如甲状腺髓样癌在细胞学标本中为散在分布,排列方式和细胞形态均更能体现其神经内分泌肿瘤的特点而易于诊断。总体而言,从事细胞病理诊断必须在规范的组织病理学基础上加以系统的细胞学培训。

23.2.3.2 标本采集与制片技术

（1）标本采集

1）脱落细胞学:指从体表、体腔或与体表相通的管道内自然脱落、分离或经一定器械作用脱落的浅表细胞。常见脱落细胞学标本为宫颈、阴道、肛门、痰、食管拉网和鼻咽活检物涂片;皮肤、乳晕和口腔黏膜刮片;内镜刷片;尿、乳头溢液、胸腔或腹腔积液、心包积液、脑脊液、内镜灌洗液和胸/盆腹腔冲洗液等液体标本沉渣涂片。

2）穿刺细胞学:现代细胞病理学中指FNA,即

使用外径一般不超过 0.7 mm(22 G 及以上)的不同长度的细针刺入肿块内获取细胞检查的方法,可施以负压吸取细胞,也可无负压穿刺,并可分类为触诊下穿刺和影像学引导下穿刺。

A. 触诊下穿刺:用于淋巴结、涎腺、甲状腺、乳腺、皮肤和软组织肿块等及其他体表可触及的肿块。一般不需麻醉,推荐由细胞病理医师亲自操作,以便获得有关肿块部位、进针感觉和针吸物外观等精确的第一手资料,以利诊断。触诊明确肿块位置后,用非优势手(非利手)的手指固定,酒精消毒后用优势手(利手)将细针头刺入肿块。如采用负压吸取方法,针头一般连接 5～10 ml 一次性塑料注射器,手持注射器将前端针头刺入肿块后拉出针芯以维持负压吸取,迅速来回移动针头若干次,同时保持针尖于肿块内且不改变进针方向。若需改变进针方向,要将针头退出肿块至皮下后,改变角度再进针,否则将人为导致针道拓宽,增加损伤和肿瘤播散危险。最后释放负压,完全退出针头于皮肤外,棉球压迫止血。将针内容物推出后涂片,并可取针头洗液离心备用。Zajdela 等率先使用无负压穿刺,方法为手指直接持针头刺入肿块,针头移动等过程同负压吸取,差异为仅利用虹吸原理获得细胞,不连接产生负压的装置,囊性病变可连接注射器或输液皮条等以防液体标本漏出,但不施以负压。虽然获取细胞量有所减少,但进针角度易于把握,更易命中病灶,同时可减少穿刺出血概率,避免由此造成的损伤和涂片质量下降。

B. 影像学引导下穿刺:常用于难以触及的深部肿块,如甲状腺、乳腺、肺、纵隔、肝、胰、肾、肾上腺、后腹膜、消化道和呼吸道管壁肿块等。此外,对于体表可触及的性质不均一的肿块,也可经影像学引导定位,选择性地对影像学有所怀疑的区域,或是囊性肿块的囊壁和囊实性肿块的实质区域等进行穿刺,以便获取有诊断意义的细胞。可用于定位的影像学技术常用者为超声、CT、内镜及超声内镜等。由于影像学引导技术经济成本和患者耐受性等原因,为避免因穿刺标本不满意或额外的病理辅助检查等导致的术后往返追加穿刺,建议有条件者进行现场快速评价或在累积一定操作和判断经验后酌情增加穿刺次数。

C. 现场快速评价(rapid on-site evaluation, ROSE):指通过在穿刺现场涂片、快速染色和阅片,即刻判断取材满意程度,包括是否取到有诊断意义

的细胞及细胞量是否足够,由此明确有否当场追加穿刺的必要性,减少患者日后不必要的往返检查及随之带来的检查创伤和医疗支出的增加。ROSE 除可帮助形态学诊断外,对于合理标本分配极为重要,通过初步的阅片判断,了解有否辅助检查的需求,并适时追加穿刺,事先留取足量标本。

D. 适应证和禁忌证:细针穿刺的应用范围很广,理论上手可触及或影像学引导下穿刺针可安全介入的肿块都可穿刺。然而 FNA 的取舍应根据患者的个体情况和诊断治疗的需要,权衡利弊后决定。由于 FNA 造成的损伤很小,禁忌证相对少见。体表肿块穿刺几乎无绝对的禁忌证。颈部的副神经节瘤/化学感受体瘤因可能产生高血压危象等致死性并发症而成为禁忌证,虽然事先未能发现而行穿刺者也有无并发症发生的病例,临床体征和血管造影有助诊断而避免穿刺的进行。鉴于其微创性质,深部穿刺禁忌证总体较有限,普遍的禁忌证为患者不能合作及出血素质包括抗凝血药物使用者,血管源性疾病也因出血而不宜穿刺。按病变性质、解剖部位、合并疾病及既往病史等不同,深部肿块穿刺亦有其他特殊的禁忌证。例如,深部的副神经节瘤/嗜铬细胞瘤如上所述为禁忌证,除非术前予以 α 肾上腺素能受体阻滞剂等特殊药物处理;病灶随呼吸移动而患者难以控制呼吸影响穿刺目标的命中;与合并疾病及既往病史相关者例如严重的心、肺功能障碍,对侧肺切除术后或对侧大量胸腔积液、肺实变,手术区域急性感染未能控制,难以控制的咳嗽等属于肺穿刺禁忌证。

E. 并发症:总体而言,规范使用 22G 或更细的针头损伤极小,并发症发生率随穿刺针径增粗而上升。体表肿块穿刺并发症少且通常较轻微,深部肿块穿刺并发症及严重并发症发生机会相对更多见。出血是最常见的并发症,局部血肿和瘀斑可发生于体表穿刺后,深部穿刺因压迫止血困难更易发生血肿,也可引起咯血、血尿等。并发感染可为局部或全身感染。体表肿块中锁骨上区穿刺最常并发气胸,腋下和乳房肿块穿刺也可引起,有症状者表现为穿刺后继发的肩胸区疼痛。经胸穿刺者有报道气胸发生率可高达 20％～30％,但所幸仅 5％～10％需采取肋管减压术等治疗措施。关于 FNA 是否会导致肿瘤播散,目前并未发现确切证据表明 FNA 会缩短恶性肿瘤患者的生存期;严格规范地使用 22G 及更细的针头进行穿刺有报道针道播散发生率仅为

0.003%～0.009%。穿刺后手术标本可见肉芽组织形成、出血、坏死、梗死、纤维化及针道残存等组织形态学改变,但并不影响组织病理学诊断。其他并发症尚有血管迷走神经反应如晕厥等、空气栓塞、皮下气肿等、副神经节瘤/嗜铬细胞瘤穿刺引发高血压危象、胰腺穿刺引起的血淀粉酶升高和胰腺炎等。穿刺致死极为罕见,以腹部穿刺为例,文献总结死亡发生率为0.008%～0.031%。复旦大学附属肿瘤医院总结了1985～2005年中临床怀疑原发性肝癌而行超声引导下肝脏FNA的死亡原因,结果发现患者均有肝细胞癌和严重的肝硬化,肿瘤皆位于肝脏表面,缺乏正常肝组织的覆盖,癌结节破裂后腹腔内大出血致死。因此,虽然FNA严重并发症少见,但仍应重视合适患者的选择和止血等减少并发症的恰当措施的实施,影像学引导的深部肿块穿刺后患者应静卧留观,注意血压等生命体征变化,便于及时抢救。

(2)制片方法

1)直接涂片:脱落细胞学和穿刺细胞学标本都适用。将所获细胞尽快涂布于载玻片上,可用推片或涂抹等方法,原则均应注意涂片动作宜轻快,忌刮擦,以避免细胞机械损伤,尽量保持涂片厚薄均一,不宜过厚,以免造成固定染色质量下降及细胞过度重叠导致阅片困难。涂片张数因不同标本、染色方法和辅助检查等要求而异。

2)印片:将组织学活检或手术切除标本的新鲜剖面在固定前轻触玻片可制成印片,以作出相对快速的细胞学诊断,如常见的前哨淋巴结中印片和空芯针活检物印片。规范的印片一般不影响组织学诊断,与冷冻切片合用时,通过提供额外的细胞学诊断线索有望提高术中诊断准确率,尤其对于淋巴造血系统病变而言。一般不提倡将组织学标本制作为压片供细胞学检查,因会挤压破坏组织,影响后续的组织学检查。

3)离心涂片:将液体标本离心后,弃上清,取沉渣涂片。适用于各类脱落或穿刺细胞学的液态标本。

4)细胞块(cell block):技术原理为通过不同的促凝方法,如使用琼脂、促凝血酶原激酶(thromboplastin)、10%中性甲醛或商品化试剂使已制成离心沉渣形式的细胞学标本得以凝固,随后按组织学方法石蜡包埋成块,并切片染色镜检。体腔积液等液态标本经离心后获取沉渣,FNA检查则用针头吸取细胞保存液(Hanks平衡盐溶液、

RPMI1640细胞培养液、磷酸盐缓冲液或液基细胞保存液等)洗涤针头、针筒,所获洗涤液经离心后获取沉渣。与涂片相比,细胞块的优点首先为使细胞学标本可如组织学标本般以石蜡块形式长期保存,细胞学检查完毕后仍有机会开展回顾性的免疫组化及分子等辅助检查。细胞块切片形式的免疫组化检查可保证稳定的切片质量,满足多个抗体或重复检测的要求,更可做到连续切片,有机会对相同靶区内的细胞进行不同抗体染色情况的比较。另外,细胞块切片与常规组织学切片有较好的可比性,可能保留一些组织学结构,尤其当标本存在较大组织碎块时,有望借鉴到某些涂片难以观察到的组织病理学形态诊断线索。然而细胞块中缺乏足够有诊断意义细胞的情况并不少见,报告时间滞后于涂片,人力物力消耗及检查费用上升,皆为其缺点。

5)液基细胞学(liquid-based cytology,LBC):相较传统涂片(conventional smear),LBC是一项重要的细胞学技术改革,诞生于20世纪90年代中期,在标本收集、固定、玻片制作和细胞保存等多个环节上均有革新,最早在宫颈细胞学检查中应用,目前亦可应用于非妇科细胞学检查。核心技术原理包括两大类别,分别为滤膜过滤后负压吸取细胞和密度梯度离心后细胞沉降,均可做到大幅度去除红细胞、炎症细胞、坏死或黏液性物质等可能覆盖诊断线索的成分,并通过自动化制片系统使细胞均匀薄层分布于直径1～2cm的圆形区域,从而避免手工涂片常有的细胞机械损伤、细胞涂布厚薄不均及细胞过度重叠等现象,使细胞清晰易辨,且可用于计算机细胞图像分析,并因缩小玻片上细胞分布面积而大大缩短阅片时间,减少阅片疲劳。此外,在标本采集步骤,LBC使用了商品化的细胞保存液处理细胞学标本,通过洗涤标本采集装置(如宫颈刷和穿刺针头)完整地收集细胞,包括传统涂片难以获得的大量残留于标本采集装置上的细胞,并能即刻固定标本,方便携带转运。细胞保存液也有消化裂解红细胞、炎症细胞和坏死物质等的作用,更可有效保护细胞的RNA、DNA和蛋白质,使之较长期地保存,以便回顾性开展免疫组化和分子检测,使细胞学标本更能适应个体化医疗的需求。LBC主要缺陷为制片成本大幅提高,部分平台制片时间延长,含过多血液、黏液和坏死物的标本需额外步骤特殊处理,保存液有固定作用使Romanowsky类染色和流式细胞免疫表型分析无法进行等。LBC过滤或沉降步

骤所致细胞漂浮感和细胞形态与传统涂片的些许差异，令病理医生需调整阅片习惯，并需累积相关的诊断经验。

（3）固定

1）湿固定：常用95％乙醇固定。可将涂片浸入固定液，或用气雾喷洒固定液于玻片上的方法。湿固定必须及时，以防止涂片干燥引起的细胞蜕变，从而更好地保留细胞核的形态。然而未干的标本与玻片的结合相对不紧密，注意涂片厚薄均匀并避免制片染色过程中的过渡冲洗有助于减少细胞脱落及其造成的污染。适用的染色方法为苏木素伊红（HE）和巴氏（Papanicoloau）染色。

2）经空气干燥后固定：此法通常需制作薄片，经空气干燥后细胞更紧密地黏附于玻片而不易脱落，面积大于湿固定者，形状更趋扁平，细胞外形的变化放大，但干燥引起细胞核细节保存欠佳，不适用HE和巴氏染色，而配用更着重胞质、间质和细胞外物质着色的Romanowsky类染色。

（4）染色

1）HE染色：为组织病理学常规染色方法。由碱性染料苏木素和酸性染料伊红组成，简言之细胞核由苏木素染为蓝色，胞质和细胞外基质由伊红染为（淡）红色，核质对比鲜明，染色质和核仁等细胞核细节清晰。染液渗透力强，能用于较厚的涂片，包括含大量液化坏死物质的涂片。

2）巴氏染色：为经典的细胞学常规染色方法，最早用于宫颈涂片的染色，并因对宫颈癌筛查和这种染色方法的诞生做出重要贡献的Papanicolaou医师而获命名。染色特点和HE染色相似，着重核形态，可用于厚片，但因含有除苏木素和伊红以外的染液成分而令胞质和细胞外基质的色彩变化更多，相应的染色步骤更为复杂，耗时长为其缺点。

3）Romanowsky类染色：包括一系列原理相仿的染色方法，如MGG、Wright和Giemsa染色等，也包括商品化的Diff-Quik和刘氏（Riu）染色等。以Diff-Quik为例，主要成分为起固定作用的甲醇、酸性染液（伊红）和碱性染液（亚甲蓝），对胞质和细胞外物质（诸如黏液、胶质、脂肪空泡、淀粉样物等）的染色效果更好。该类染色最早用于血细胞的分类，现为血液病理和非妇科细胞学检查的常用染色方法。由于操作步骤少，染色快，常用于现场快速染色评价。然而对于炎症细胞和坏死物质过多或过厚的涂片染色效果不良。

23.2.3.3　辅助检查在细胞学标本中的应用

组织化学、免疫表型分析、分子遗传学（包括二代测序）、电镜、DNA图像分析技术和病原微生物等检测项目在细胞学标本均可开展，特别当细胞块和液基细胞学技术得以普及后，细胞学标本可更长期地保存，利用细胞块连续切片或是液基细胞学保存液中的剩余标本可更方便地进行回顾性的辅助检查。此外，流式细胞免疫表型分析（flow cytometric immunophenotyping，FCI）等需要新鲜标本进行的辅助检查亦可容易地通过细胞学检查获取。另一方面，针对涂片和液基细胞片进行的免疫细胞化学、荧光原位杂交（FISH）和图像分析等检查仍有其应用价值。ROSE的开展为细胞学标本辅助检查提供了标本量和质量方面更多的保障。至此，现代细胞病理学诊断已逐步发展为结合细胞形态学-免疫表型分析-分子遗传-临床的综合性诊断平台，能够适应肿瘤个体化诊治对细胞病理领域的新要求，如细胞学标本可识别不同的分子亚型，筛选可使用靶向药物的患者。尤其因细胞学检查方式灵活多样且安全经济，细胞学标本往往是晚期或者靶向治疗发生耐药后患者的唯一可获得的样本，有重要的临床价值和发展前景。

23.2.3.4　细胞病理学诊断的价值

细胞病理学检查普遍具有安全微创、操作简便、可重复开展、检查方式灵活多样、报告快速且费用低廉的优点。综合形态-免疫表型-分子遗传-临床的现代细胞病理学检查具有较好的诊断准确性，形态诊断特异性强，细胞学标本的辅助检查不仅可提高准确率，更为个体化治疗提供了重要的依据，这些优点是细胞学得以起始并发展壮大的原因。以巴氏涂片为例，因可有效检出宫颈癌及其癌前病变所造成的细胞形态变化，且操作便利、安全经济，适合在大规模普通人群中广泛开展，并可多次重复检查，因此成为宫颈癌普查的工具，也使该筛查成为最成功的防癌筛查工具，有效降低了宫颈癌发生率和死亡率。在开展宫颈癌筛查50年后的1949年，美国宫颈癌发生率和死亡率分别降低75％和74％。因制片及报告快速，细胞学可用于空芯针穿刺等组织学活检的现场快速评价，更可用于术中前哨淋巴结的良恶性评价。取材方式的优势亦令细胞学成为组织学检查的有益补充，尤其在组织学检查不必要或难以开展的情况。胸、腹腔积液等体腔积液标本难以采用组织学方法来检查。内镜刷片由于取材面积远大于组织学活检,而且恶性细胞黏附性差更易脱落刷取,因而能在活检阴性时得到阳性结果,两者合用可提高诊断准确率。FNA 因微创易行,可避免不必要的诊断性手术及由此对患者带来的不必要的伤害及经济支出,如通过甲状腺 FNA 可筛选出发生率远低于甲状腺结节的需要手术或抗肿瘤治疗的甲状腺肿瘤。FNA 也可用于手术难以切除的病变,以及不能耐受手术的患者,可在门诊进行,或在重病患者床边开展。对于多发肿块或复发病变,手术活检难以多处或多次进行,可能遗漏阳性病变,FNA 则可开展,不仅能明确需要手术活检的病灶,而且有助于疾病分期、病情监测和预后判断。如在肺癌分期方面,相对于纵隔镜检查的不可重复性,经支气管镜超声引导的 FNA 还可用于放化疗后的再分期。有别于手术活检的不可逆性,FNA 保留了病变,对淋巴瘤等患者经观察病变变化有助评价疗效。

细胞病理学检查的局限性主要为难以使用组织学结构这一重要的诊断线索,且存在一定的"假阴性"结果,取材偏倚是后者的主要原因。除取材抽样性外,病变的解剖部位、本身性质和检查方式也是导致"假阴性"的重要原因,如周围型肺癌患者因癌细胞难以经气道脱落至痰液而使痰检阴性,又如宫颈腺癌如未累及移行区或不累及表面黏膜可导致取样困难而产生假阴性结果,乳头溢液等因肿瘤细胞未脱落于溢液中的情况频繁发生而致诊断灵敏度低,因此,阴性报告不能排除肿瘤存在。此外,部分细胞学检查(如尿、体腔积液、食管拉网和痰检等)即使产生阳性结果,依然存在难以提供肿瘤精确定位的缺陷,需配合影像学或其他检查手段。

23.2.3.5 细胞病理学报告

历史上数字式分级诊断曾广泛应用于细胞学报告。以曾对宫颈癌筛查做出巨大贡献并推动细胞学发展的宫颈涂片巴氏五级诊断分类为例,该分类将未见不典型或异常细胞到明确为恶性之间由轻到重分为Ⅰ～Ⅴ级。然而该五级的诊断标准定义模糊,客观性和可重复性欠理想,受年代限制未能反映宫颈癌前病变的存在、宫颈癌可能由癌前病变发展而来以及与高危型人乳头状瘤病毒感染的相关性等发生机制问题,亦无法与现有组织学名称相对照,易在不同使用者间造成歧义,已不能满足诊断和治疗的要求。为此美国国立癌症研究所 1988 年起制定并保持更新的子宫颈细胞学 Bethesda 报告系统(The Bethesda System,TBS),开始使用格式化的能反映

发病机制的描述性判读分类替代意义含混的数字分级,不仅统一了细胞学诊断术语,提高了诊断标准的可重复性,而且对各分类提供了相应的处理建议,更符合临床区分诊治的需求。类似的规范化描述性细胞学诊断报告系统近年来在多个学科领域陆续出现,如甲状腺细胞病理学 Bethesda 报告系统、巴氏细胞病理学会胰腺胆道细胞学报告系统和尿细胞学 Paris 报告系统等。另外,受取材方法局限,细胞病理学检查都存在抽样性的特点,仅凭有限的标本所见,理论上阴性结果不能推论至病变全部。判断细胞学报告的可靠性必须结合临床及其相关检查,如有不符,各方应及时沟通。这是理解细胞学报告的不可忽视的要点。

23.2.4 病理学诊断的常用技术

23.2.4.1 特殊染色

为了显示与确定组织或细胞中的正常结构或病理过程中出现的异常物质、病变及病原体等,需要分别选用相应的显示这些成分的染色方法进行染色。常用于肿瘤病理诊断的染色方法主要有以下几种。

(1)糖原染色(periodic acid-Schiff stain,PAS)

用于显示糖原和中性黏液、基底膜、大多数真菌和寄生虫,还可显示腺泡状软组织肉瘤细胞胞质内结晶,阳性反应呈红色(图 23 - 18)。

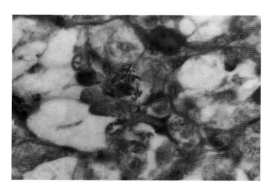

图 23 - 18　PAS 染色示腺泡状软组织肉瘤胞质内结晶

(2)胶原纤维染色(Masson 等)

用于显示多种结缔组织成分,胶原纤维、黏液和软骨呈蓝色,肌肉、神经胶质、纤维素和细胞质呈红色,胞核呈黑色。

(3)网状纤维染色

用于显示网状纤维和基底膜,两者都能吸附银,

可用以银为基础的网状纤维染色显示黑色的网状纤维。可区分上皮性和非上皮性肿瘤、原位癌和浸润性癌,用于各种间叶来源肿瘤之间的鉴别诊断。

（4）脂肪染色（苏丹Ⅲ）

通常用脂溶性色素如油红O、苏丹Ⅲ或Ⅳ等染色。这些色素既能溶于有机溶剂,又能溶于脂质内,因此不能用于石蜡包埋切片,只能在新鲜组织冷冻切片上染色,阳性反应呈红色。主要用于脂肪肉瘤和皮脂腺肿瘤的诊断,卵巢纤维瘤和卵泡膜细胞瘤的鉴别诊断。

（5）黏液染色

黏液可分为中性黏液和酸性黏液两大类。中性黏液对PAS染色呈阳性反应,不能被淀粉酶消化。酸性染色（包括透明质酸）对奥辛蓝（AB）、黏液卡红、胶体铁和高铁二胺（HID）等染色呈不同染色反应。

（6）色素染色

最常用的是显示黑色素的Masson-Fontana银染色法和显示含铁血黄素的Perls（普鲁士蓝）法。Masson-Fontana银染使黑色素颗粒呈黑色,可用于恶性黑色素瘤或含有黑色素的病变,如色素痣、蓝痣、色素性神经鞘瘤、透明细胞肉瘤等。Perls法使含铁血黄素呈蓝色,可用于证实血色病。

（7）亲银和嗜银染色

Masson-Fontana是常用亲银染色法,将亲银颗粒和黑色素颗粒染成棕黑色或黑色,见于肾上腺嗜铬细胞瘤、中肠和少数后肠起源的神经内分泌肿瘤。Grimelius硝酸银法是常用的嗜银染色法,将嗜银颗粒染成棕黑色,见于大多数神经内分泌肿瘤、甲状腺髓样癌、垂体腺瘤等。

23.2.4.2　免疫组织化学染色

免疫组织化学（IHC）是应用免疫学的特异性抗原抗体反应,在组织细胞水平显示抗原成分,具有特异性强、敏感性高、定位准确及形态与功能相结合等优点。IHC方法根据标志物的不同分为:① 免疫荧光法;② 免疫酶标法;③ 免疫胶体金法。目前免疫酶标法是最普及、最常用的方法,成为肿瘤病理学诊断和研究必不可少的重要技术之一。IHC染色所用的抗体分为两大类:多克隆抗体和单克隆抗体。根据抗体的使用方法分为浓缩型和即用型。浓缩型抗体需要冷冻（−40～−20℃）保存,使用时用缓冲液稀释后短期内使用完。即用型抗体可稳定保存于4℃冰箱,可直接反复使用,无需冻融及稀释,避免了

反复冻融导致的效价降低,因此目前商品化的一抗以即用型最常见。对于甲醛或其他固定液固定的石蜡包埋切片,抗原部位可被遮盖而无法与抗体结合,需对抗原进行修复。常用的抗原修复法为蛋白酶消化法和加热（如微波炉、水浴、高压锅等）处理,使抗原暴露并与抗体进行结合反应。在病理诊断的IHC日常工作中,需要设立阳性对照和阴性对照,有的抗体染色还需结合切片内正常组织的染色作为内对照,如乳腺的正常小叶和导管癌的ER、PR阳性染色,如果乳腺癌的肿瘤组织ER、PR为阴性,正常导管或小叶ER、PR有着色,说明肿瘤组织中ER、PR为真阴性;如果正常导管或小叶无ER、PR着色,则需要重新进行IHC染色进行评估。IHC染色结果的判读时必须明确抗体的阳性定位,是细胞膜、细胞质还是细胞核阳性,不同抗体染色结果的标准化问题尚待解决。

IHC染色的应用包括以下方面。

1）对分化差恶性肿瘤的组织起源进行判断和鉴别:应用角蛋白、波形蛋白、白细胞共同抗原和S100蛋白可将分化差的癌、肉瘤、恶性淋巴瘤和恶性黑色素瘤大致区分开来。

2）恶性淋巴瘤和白血病诊断和分型:B淋巴细胞表达CD20（图23-19）、CD79α和PAX5,如再用CD5、CD23、Cyclin D1和CD10等可以将小B细胞淋巴瘤进一步区分出小B淋巴细胞淋巴瘤、套细胞淋巴瘤和滤泡性淋巴瘤等类型。T淋巴细胞表达CD3和CD45RO,如同时表达CD10、CXCL3和PD-1,则可诊断为血管免疫母细胞性T细胞淋巴瘤。

3）确定肿瘤良恶性,如免疫球蛋白轻链κ和可用于鉴别反应性滤泡增生（λ⁺/κ⁺）还是滤泡性淋巴

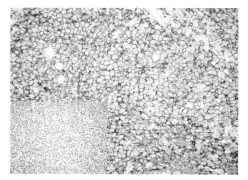

图23-19　弥漫大B细胞性淋巴瘤CD20标记

瘤(λ^+/κ^- 或 λ^-/κ^+)。

4)确定转移性肿瘤的原发部位,如淋巴结转移性甲状腺癌表达甲状腺球蛋白(thyroglobulin,TG)和甲状腺转录因子-1(thyroid transcription factor 1,TTF-1)、骨的转移性前列腺癌表达前列腺特异抗原(PSA)和前列腺酸性磷酸酶(prostatic acid phosphatase,PAP)。

5)发现微小转移灶,如对淋巴结内极小转移性瘤细胞的查找。

6)为临床提供治疗方案的选择,如乳腺癌患者检测 ER、PR 和 HER-2,如果 ER/PR 阳性,患者可用内分泌药物(他莫昔芬)治疗;如果 ER 和 PR 阴性,HER-2 强阳性,则患者内分泌治疗无效,但可用靶向药物曲妥珠单抗(赫赛汀)治疗。

23.2.4.3 流式细胞免疫表型分析

原理为在细胞悬液基础上进行的抗原-抗体结合的蛋白水平检测,其重要技术优势在于可在单个细胞上同时标记多种荧光抗体,并可进行计算机定量分析,检测及报告快速。临床应用需使用新鲜未固定的标本。主要用途涉及非霍奇金淋巴瘤(non-Hodgkin lymphoma,NHL)和白血病的诊断和鉴别诊断,包括这些疾病与淋巴结反应性增生(reactive hyperplasia of lymph node,RH)的鉴别、淋巴造血系统肿瘤谱系来源鉴别及部分亚型的鉴别。对于淋巴瘤诊断的局限性主要在于未预留新鲜标本的病例回顾性研究受限;无镜下形态观察过程;对于免疫表型异常细胞过少或夹杂大量反应性细胞的淋巴瘤诊断较困难,例如霍奇金淋巴瘤(HL),虽有个别文献报道可使用流式细胞术(FCM)辅助诊断,但尚未能成熟地应用于临床检测;少数 NHL 缺乏明显免疫表型异常细胞,如 T 细胞 NHL 中的少数;仍有部分 B 和 T 细胞 NHL 的亚型诊断较困难。

23.2.4.4 细胞遗传学

(1)核型分析(karytyping)

是指传统核型分析,分析有丝分裂中期细胞核染色体的表型,用经典的显带染色技术,如 G-显带技术,根据每条染色体独特的显带带型,通过肉眼或结合软件分析确定各条染色体特征。其优点是不需要特异性探针、经济、可发现染色体的结构和数目异常,缺点是费时费力、敏感性和特异性差、对复杂染色体异常分析困难。

(2)多重 FISH(multiplex-FISH,M-FISH)和光谱核型分析(spectral karytyping,SKY)

两者都是用组合标记的染色体涂染探针与中期染色体共杂交,对全部 24 条染色体标记上不同的颜色,然后以不同的方法进行快速准确分析,确认标记染色体。两者的区别是分析方法不同,M-FISH 是用特殊的滤色片及数字化成像技术,用电荷耦合器件(CCD)对不同荧光染料进行数字成像,经过荧光显微镜及专门的计算机分析系统对图像进行分析;SKY 技术是采用波谱影像分析方法,用傅立叶频谱、CCD 成像和光学显微方法,同时计量样本在可见光和近红外范围内所有点的发射频谱,它是将 CCD 成像与傅立叶光谱学结合,利用一个光谱干涉仪(interfero-meter)及傅立叶变换,将图像中每一像素做光谱分析后再重新显示,通过计算机特定的 SKY 软件确定光谱组成,使每条染色体显示特有的色彩。M-FISH 和 SKY 技术是敏感特异的核型分析技术,其优点是快速分析中期染色体、确认标记染色体,能够分辨出传统显带分析不能发现的染色体异常,发现染色体数目和结构重排,明确染色体易位、大片段缺失、额外染色体等,提供更准确的核型,是传统核型分析的有力补充。由于肿瘤中有复杂的染色体异常,M-FISH 和 SKY 使染色体异常的筛查成为可能,特别是有助于新的染色体异常形式的发现。缺点是试剂和设备昂贵,不能检测出染色体内畸变,不能精确定位染色体断裂点,对小的染色体改变如小的缺失、重复、倒位等检测能力也有限。

23.2.4.5 分子病理学

(1)聚合酶链式反应(PCR)

PCR 技术是以 DNA 为模板,以 4 种核苷酸和寡核苷酸引物为原料,在 DNA 聚合酶作用下发生的一种酶促反应。整个过程包括:模板 DNA 变性、模板 DNA 与引物的退火(复性)和引物的延伸。这 3 步反应构成一个反应周期,每个周期所产生的 DNA 即成为下一周期的模板,PCR 产物以指数方式增加,即经过 n 次扩增后,目的 DNA 扩增了 2^n 倍。PCR 技术简单、快速、敏感性高,可用于各种不同的组织标本、细胞标本和外周血标本。在肿瘤中的主要应用是:① 克隆性基因重排,通过 *IGH*、*IGL*、*TCRB*、*TCRG* 及 *TCRD* 基因不同区的特异性引物设计、PCR 扩增反应后,应用聚丙烯酰胺凝胶电脉(polyacrylamide gel electrophoresis,PAGE)异源双链分析或毛细管电泳基因扫描分析,判断是否具有单克隆性条带,确定是否有克隆性增生。② 染色体易位,当易位染色体断裂点相对固定、产生一定范围大小的融合片段时可用 PCR 技术检测,引物通常设计在两个基因断裂点的两侧。如可用 PCR 技术检测 t(14；18)中 Bcl-2-IGH、t(11；14)中的 Bcl-1-IGH,但对于断裂片段包括内含子或断裂区可变时不适宜用 PCR 检测易位,如间变大细胞淋巴瘤中的 t(2；5)(p23；q35)、Burkitt 淋巴瘤中的 t(8；14)通常不采用 PCR 法检测。

(2)反转录 PCR(reverse transcription-PCR, RT-PCR)

RT-PCR 是 PCR 技术的一个变型,它是在依赖 RNA 的 DNA 聚合酶(反转录酶)的作用下,将一条 RNA 单链转录为互补 DNA(cDNA),然后再在依赖 DNA 的 DNA 聚合酶作用下,通过特异性引物和脱氧核糖核苷三磷酸(deoxy-ribonucleoside triphosphate, dNTP)进行扩增。RT-PCR 可用于检测或定量检测某种 mRNA。在肿瘤中常用于融合转录子的检测,如间变性大细胞淋巴瘤(anaplastic large cell lymphoma, ALCL)中 t(2；5)所致的核仁磷酸蛋白(nucleophosmin, NPM)/间变性淋巴激酶(anaplastic lymphoma kinase, ALK),由于融合转录产物通常较小,可以检测石蜡组织中提取的 RNA。由于一对引物 RT-PCR 法不能检测 t(2；5)以外的其他与 ALK 相关的易位,采用多组引物才能检测其他已知的 ALK 相关易位。

(3)实时定量 PCR(real-time quantitative PCR, RQ-PCR)

RQ-PCR 是应用实时监测荧光信号的仪器,在 PCR 反应完全封闭的情况下实时检测 PCR 扩增的动力学变化,对标本扩增过程中的起始拷贝数快速准确地定量。目前主要有两种方法:TaqMan 荧光探针法和 SYBR Green Ⅰ荧光染料法。TaqMan 荧光探针法是在 PCR 扩增加入一对引物的同时加入一个特异性的荧光探针,该探针为特异性寡核苷酸,两端分别标记一个报告荧光基团和淬灭荧光基团。探针完整时,报告基团发射的荧光信号被淬灭基团吸收,PCR 扩增是 Taq 酶的 5'-3' 外切酶活性将探针酶切降解,报告荧光基团和淬灭荧光基团分离,从而荧光检测系统可接收到荧光信号,即每扩增一条 DNA 就有一个荧光分子形成,荧光信号的强度反映了 PCR 产物的量,可反映样本中特异基因的起始拷贝数。SYBR Green 荧光染料法是在 PCR 反应体系中加入一种可结合于 DNA 小沟中的结合染料 SYBR Green Ⅰ,加入量过量,荧光染料特异地渗入

DNA 双链后激发荧光信号,而未渗入双链中的染料不发出任何荧光信号,因此荧光信号的增加与 PCR 产物的增加一致,同样可反映样本中特异性基因的起始拷贝数。RQ-PCR 不用于肿瘤诊断,可用于检测淋巴瘤的骨髓或外周血累及情况,帮助准确分期,指导临床治疗,也可用来做治疗后多因子降维法(MDR)的评价或疾病复发监控,以判断治疗效果和疾病进展情况。它的敏感性高,可检测到低至 0.001% 的肿瘤负荷。理想的方法是对淋巴瘤活检组织的特异性 PCR 产物进行克隆,如 IGH 克隆性基因重排或特异性染色体易位 PCR 检测产物,对连接区进行测序,再设计患者特异的引物做 RQ-PCR 进行 MDR 的定性和定量评价。

(4)原位杂交(in situ hybridization, ISH)

ISH 是将核酸分子杂交与组织化学相结合的一项技术,它用标记探针在原位通过变性、杂交和洗涤等程序检测细胞内特定的 DNA 或 RNA 序列,可对靶核酸分子进行定性、定量和定位。ISH 与 IHC 相比,能反映 DNA 和 mRNA 水平,在时相上要比 IHC 检测的最终翻译产物蛋白表达早;ISH 的特异性和敏感性比 IHC 在蛋白水平的免疫识别强。ISH 在肿瘤中的主要应用有:① 病原体的检测,如 EBV 感染与多种淋巴瘤发生有关,而其最可靠的证据是在组织、细胞中直接证明病毒的存在。在 EBV 感染的肿瘤细胞中具有高拷贝的 EBER RNA,如采用特异性探针,ISH 可在石蜡组织中检测到 EBER RNA,定位于肿瘤细胞的核中。ISH 检测快速、敏感,不仅能确定感染病毒的存在,又可同时观察到组织病理变化,确定受感染细胞的类型,对研究病毒在淋巴瘤发生与发展中的作用、对淋巴瘤预后的影响及某些肿瘤类型的诊断与鉴别诊断有重要意义。② 肿瘤相关基因转录体的检测:ISH 能特异敏感地检测出与肿瘤相关的基因及其转录体,特别是当 IHC 不能敏感地检测出基因蛋白时,用 ISH 非常有用。如淋巴瘤中免疫球蛋白轻链呈限制性表达,用免疫组化检测有时不满意,据文献报道,用轻链的 cDNA 探针,ISH 可在石蜡切片上敏感特异地检测轻链 mRNA 的限制性表达。

(5)荧光原位杂交

FISH 是属于原位杂交的一种形式,它是用荧光素标记的 DNA 或 RNA 探针检测感兴趣的基因序列。FISH 也包括变性、杂交和洗涤等过程,在杂交过程中通常将切片密封,使其在湿润的环境、适合温

度下孵育,以保证变性探针和组织中 DNA 互补结合的特异性,而没有非特异性结合,杂交后将非特异性探针洗掉,然后在荧光显微镜下观察结果,并可用图像分析系统拍摄储存照片。与传统的细胞遗传学方法相比,它分辨率高、可识别特异性的异常位点;适用于多种临床标本,包括新鲜及石蜡包埋的组织标本、血液、骨髓体液及组织印片;可将组织形态和杂交信号相结合进行观察。通常用标记的细菌人工染色体(bacterial artifical chromosome,BAC)或酵母人工染色体(yeast artifical chromosome,YAC)做 FISH 探针。目前有许多针对染色体易位断裂区和基因缺失或扩增的探针已商品化,对于检测已知的染色体异常敏感、特异,非常有用,既可检测结构异常,也可检测数量的异常。在肿瘤中最常见的非随机性染色体易位可用 FISH 法检测出,已逐渐成为肿瘤诊断的常规。肿瘤中检测易位的 FISH 探针有融合探针和分离探针两种,分别是针对不同基因或同一基因断裂点两侧设计的探针。FISH 对断裂区分散的易位检测特别有用(图 23 - 20),因为 FISH 探针通常较长,远长于 Southern 印迹杂交中的探针或 PCR 法中的引物长度。FISH 法可检测到 Burkitt 淋巴瘤中几乎所有 t(8;14)。在 ALCL 中,与 RT - PCR 相比,FISH 法对 t(2;5)的检测率较高。

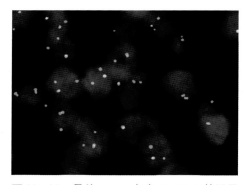

图 23 - 20　骨外 Ewing 肉瘤 *EWSR 1* 基因易位(红绿信号分离,FISH 分离探针法)

(6) 基因表达谱(gene expression profiling,GEP)**分析**

GEP 是指一次同时定量检测特定组织中数十个、数百个或成千上万个基因的表达,根据基因表达种类和丰度信息,构建出基因表达的数据表或谱型(或称指纹),是一种高通量的分析技术。GEP 研究

最常用的平台是基因芯片技术。基因芯片是一种高密度的寡核苷酸或 cDNA 阵列,将其作为探针,与标记的基因组 cDNA 杂交,通过扫描和一系列生物信息学分析手段分析组织中基因表达谱特点或不同组别的差异表达。目前肿瘤的诊断和分型主要根据形态学、免疫组织化学和分子遗传学特征,但由于每一种肿瘤在临床过程和治疗反应上具有很大的异质性,现有的分析方法有待进一步改善,GEP 分析则可以全面了解不同肿瘤的基因表达特征,它可能反映疾病的生物学本质。除了基因芯片技术外,荧光定量 PCR、NanoString、下一代测序等多个技术平台都可以进行多基因表达谱型的分析。GEP 分析可有以下临床应用:① 鉴别出不同生物学和临床特征的肿瘤亚型;② 筛选并确定不同肿瘤亚型中关键基因;③ 发现新的分子靶向治疗靶点;④ 发现与预后相关的一组特异性基因;⑤ 发现与临床治疗或预后相关的未知新基因;⑥ 确定原发灶不明肿瘤的组织起源。应用基因芯片技术进行不同类型肿瘤 GEP 分析已有很多研究报道,如弥漫性大 B 细胞淋巴瘤、乳腺癌等肿瘤中的分子分型;不同的分子分型对化疗反应不一,预后不同,故可用于临床诊治中。

(7) 下一代测序技术

下一代测序(NGS),又称为大规模平行测序(massively parallel sequencing,MPS),可以对数以千至亿个短核苷酸序列同时进行高通量测序,与 Sanger 测序法相比,NGS 具有通量高、灵敏度高、检测异常形式多样、单碱基成本低、节约样本等优势。NGS 以 Illumina 公司的 Solexa 技术、ABI 公司的 SOLiD 技术和 Roche 公司的 454 技术为发展标志,开始于 2005 年,近年来,在技术平台、检测流程、试剂开发及基础研究和临床应用等方面得到了长足的发展。

NGS 主要包括样本准备、核酸提取、文库构建、上机测序和生物信息学分析等环节。NGS 技术可用于多种样本类型,如新鲜/冻存组织、甲醛石蜡包埋样本、细胞学、外周血和骨髓等。针对不同的样本类型,需选择合适的核酸(DNA/RNA/cfDNA)提取试剂,按标准操作流程手工或全自动提取核酸。文库制备方法主要有杂交捕获和扩增子建库。杂交捕获的优点是能检测基因数范围大,并能检测基因突变、重排和拷贝数变异等多种变异,缺点是对核酸完整性要求相对较高,核酸需要量相对较大;扩增子建库的优点是对核酸完整性要求相对较低,核酸需要量相对较少,其缺点是不能在 DNA 水平检测重排。杂交捕获法文库制备的主要流程:① 采用酶切或 Covaris 超声随机打断法将基因组 DNA 片段化,根据检测方法设定打断片段长度。② 末端修复、DNA 片段 3' 端加 A 及 DNA 双末端连接接头。③ 根据待测基因/区域设计靶区探针,应用靶区探针对预文库进行杂交捕获;也可先采用 PCR 扩增制备预文库,以富集 DNA 片段后再进行杂交捕获。④ 对杂交捕获产物进行 PCR 扩增引入标签序列。扩增子法文库制备的主要流程:① 设计针对靶区的特异性引物。② 用特异性的引物对 DNA 模板进行待测区域的 PCR 特异性扩增。③ 对扩增产物进行酶切、连接特定的核苷酸序列(接头和标签序列)得到 DNA 文库。④ 对 DNA 文库进行磁珠纯化、富集后可进一步对 DNA 文库进行扩增。

NGS 平台主要有两大类,一类是 Illumina 测序平台,如 MiSeq、NextSeq500、HiSeq,其原理是用多色荧光标志物用可逆终止法边合成边测序,通过激光扫描、荧光成像,根据光点的颜色和空间位置判读 DNA 序列。该测序技术每次只添加一个 dNTP,其优点是能精确检测核苷酸同聚物长度。另一类是 Ion Torrent 测序平台,如 Ion PGM 和 Ion Proton,其基于后光学原理,通过 pH 微传感器的测序芯片检测氢离子来确定碱基类型。这种方法属于直接检测 DNA 的合成,因少了 CCD 扫描、荧光激发等环节,测序速度快;其缺点是当检测多个相同碱基时有可能导致电压信号的记录错误。每类测序仪都配有不同容量的芯片,测序时根据检测样本量和质量要求确定应用适当的芯片类型,以保证测序质量和靶区覆盖深度。

根据检测的范围与复杂程度,NGS 可分为以下 4 种:① 全基因组测序(WGS),覆盖基因组的全部编码与非编码区域(约 3 G)。WGS 的优势在于其能够检出非编码区的变异,并且更容易检出拷贝数变异(CNV)及结构变异(SV);另外,在测序前不需要通过 PCR 或杂交技术对目标区域进行富集,但其所需样本量大、平均覆盖深度低,敏感性与特异性较差。② 全外显子组测序(WES),覆盖基因组的全部编码区域(约 30 M)。WES 不仅可以检测已知的疾病相关基因的变异,还可以发现基因-疾病之间新的关联。WES 与 WGS 一样,也是了解全局遗传信息的测序方法。其区别在于,WES 仅仅对基因组中外显子即可以转录的区域进行覆盖,这样既可以了解编码序列的改变,亦可保证相当的测序深度,因为人

类基因组中 98% 的片段为非编码的序列。WES 对样本的要求仍然很高,甲醛固定石蜡包埋组织的测序可靠性不佳。由于其数据量巨大、数据分析难度大、成本高,因此也在一定程度上限制了它的使用和普及。③ 转录组测序(RNA-Seq):把 mRNA、小分子 RNA(smallRNA,sRNA)和非编码 RNA(ncRNA)等用 NGS 检测它们的序列,可分析转录本的结构、表达水平,还能发现未知转录本和稀有转录本,提供全面的转录组信息,是目前深入研究转录组复杂性的强大工具。④ 目标基因集(targeted gene panels)测序,也称为靶向测序,是通过目标序列捕获技术将检测范围聚焦于与某种或某类疾病相关的一组基因(几个到数百个)。目标基因集测序是在对特定目标序列进行检测,不仅降低了费用,还提高了测序效率,可以获得对目标序列更高的测序深度,增加检测的敏感性与特异性。需要的样本量较少,且每次可以检测多个样本;产生的数据量较小,存贮要求较低。目标基因集内包含基因检测目标明确,结果的临床意义解读比较简单,易于掌握,在临床实践中具有重要的应用价值。

(8) 微滴数字 PCR(ddPCR)

20 世纪末,Vogelstein 等提出数字 PCR 的概念,即通过将一个样本分成几十至几万份,分配到不同的反应单元,每个单元包含一个或多个拷贝的目标分子(DNA 模板),在每个反应单元中分别对目标分子进行 PCR 扩增,扩增结束后对各个反应单元的荧光信号进行统计学分析。数字 PCR 是一种核酸分子绝对定量技术,具有敏感性高、重复性好并可绝对定量的优势,可应用于拷贝数变异、突变检测、基因表达、下一代测序结果验证、液体活检、疗效和耐药监测等。如肺癌中 EGFR 靶向治疗耐药后外周血中 EGFR 基因 T790M 的检出,可一方面明确耐药的机制,同时可筛选是否可用 EGFR 第三代靶向药物。目前有 Bio-Rad、LIFE Technologies、RainDance、Beaming 等厂家的较为成熟的数字 PCR 仪,可应用到临床及转化医学研究中。

23.2.4.6 电子显微镜技术

电子显微镜(电镜)分辨率高,最大分辨率能达到 0.2 mm,能够清晰地识别细胞和细胞间质中的超微结构,如细胞膜及其特有结构;细胞质中的细胞器包含物、分泌颗粒、细胞核膜、核仁、染色质;间质中的外板、基板、纤维结合点、肌丝、肌原纤维等。不同组织类型的细胞有其特征性的超微结构,即使是低

分化肿瘤细胞仍会在很大程度上保留同源细胞的超微结构特点,电镜能从这些特点上判断肿瘤细胞的组织类型和分化程度。如鳞状细胞的张力原纤维、桥粒;腺上皮细胞的连接复合体、微绒毛;横纹肌细胞内的肌原纤维;平滑肌细胞的肌丝等。因此电镜可用于肿瘤的诊断与鉴别诊断,以及肿瘤的病因与发病机制的研究。电镜有数种类型,包括透射电镜、扫描电镜和分析电镜等,肿瘤病理诊断中最常用的是透射电镜。

(1) 电镜在肿瘤诊断和鉴别诊断中的作用

1) 恶性小圆细胞肿瘤:包括恶性淋巴瘤、神经内分泌肿瘤、无色素型黑色素瘤、未分化癌等,在光镜下瘤细胞形态缺少分化特征,但在电镜下,恶性淋巴瘤细胞质内多聚核糖体丰富,其他细胞器极少见,细胞外无基板,细胞间无连接;神经内分泌细胞来源的癌细胞质内有致密核心的神经内分泌颗粒且大小不一;恶性黑色素瘤细胞胞质内存在不同成熟阶段的前黑色素小体和黑色素小体。免疫组织化学和电镜在恶性小圆细胞肿瘤诊断上有互补作用,而电镜在一些病例更有帮助,可提高诊断的准确性。

2) 软组织梭形细胞肿瘤:包括平滑肌肉瘤、纤维肉瘤、横纹肌肉瘤、脂肪肉瘤、血管肉瘤、恶性间皮瘤等。电镜下,平滑肌肉瘤细胞核有齿状凹陷,胞质内有许多细丝、吞饮泡、致密小体(图 23 - 21),质膜内侧面有致密斑,外侧有基板;纤维肉瘤细胞质内有丰富的粗面内质网、高尔基复合体,细胞间有胶原纤维;横纹肌肉瘤可见胞质内横纹;脂肪肉瘤胞质内可见脂肪空泡;血管肉瘤细胞质丰富,有吞饮小泡棒状微管小体,细胞间有紧密连接,细胞外有基板;腺泡状软组织肉瘤有类晶体和大量线粒体;透明细胞肉瘤有黑色素小体。

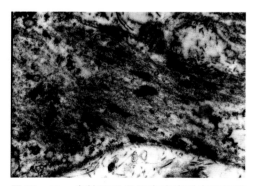

图 23 - 21 电镜下平滑肌肉瘤胞质内平行排列的肌丝和致密斑

3) 区别低分化癌:癌有细胞连接和基膜,而肉瘤通常无细胞连接,但可有外板。鳞癌有发育良好的细胞间桥粒和胞质中的张力微丝;腺癌有微绒毛、连接复合体,胞质内有黏液颗粒或酶原颗粒。

(2) 注意事项

1) 电镜结果的解释必须结合临床资料、大体形态、光镜检查及其他辅助方法。

2) 组织离体后必须迅速取材和固定,超过 1 h 未固定的组织不宜做电镜检查。电镜观察范围小,应结合光镜,先在 1 mm 薄切片定位后再做超薄切片观察。

3) 肿瘤电镜诊断时,超微结构特点一般无法用于区别肿瘤的良恶性。在分化差的恶性肿瘤,不是每个肿瘤都有特征性的超微结构特点。

23.2.4.7 数字病理

(1) 数字病理概述

最早应用于数字病理的是使用模拟式或数字式摄像头进行图像采集、存储和传输(即病理图文系统),目前仍在医疗、教学、科研等各方面工作中广泛应用。近年来,病理图像的数字化开始实现更细致、更完整的图像扫描,利用专业的 CCD 扫描相机对整张玻璃切片进行扫描,即利用线性或面扫描相机扫描整张切片,获得全景高清病理数字切片。同时与病理科管理系统有机结合,将整个病理科的流程数字化存储,能实现更好的数据存储与共享。

数字病理切片将传统玻璃病理切片的信息无一遗漏地通过全自动显微镜或光学放大系统扫描采集得到高分辨数字图像,计算机对得到的图像自动进行高精度多视野无缝隙拼接和处理,通过浏览器能方便地对数字图像进行显示和任意方向移动观察。病理医师在特殊需要下,不用通过显微镜就能完全模拟显微镜下的操作环境看到仿真的病理图像,这对于异地专家阅片和携带数字切片教学会诊提供了方便。也可以在远程会诊中发送给专家浏览,这种优质的可视化数据已应用于病理学的各个领域。

数字病理切片的色彩还原要求高,存储量大,浏览实时性要求高。病理数字图像没有统一格式,目前已经被广泛应用的 Motic、APERIO、NanoZoomer 等几大数字切片系统分别以自身的系统运行,分析和处理软件的界面和工作平台各不相同,图片格式也不一致。但是各厂家扫描图像的格式和容量,基本都在一个量级上。相比于传统物理存储,病理切片的数字化优点如下:① 易于保存与管理。利用超大容量的数字病理切片库,解决不易储存保管、易褪色、易损伤、易丢片掉片和切片检索困难等问题,并实现同一张切片可在不同地点同时多人共同浏览。② 方便浏览与传输。应用者可随时随地对显微切片的任何区域进行不同放大倍率的浏览,资料传输不受时间和空间的约束。③ 为教学与远程会诊提供便利。④ 高效、高速、高通量。采用先进技术的数字切片系统可达到高通量切片扫描,提高了工作效率。⑤ 可实现荧光切片的扫描。只需外加相应的荧光光源和更换滤光镜就能扫描荧光切片,克服了玻璃荧光切片易褪色、不宜长久保存的缺点。

总之,数字化对病理学科的发展具有极大的推动作用,病理切片数字化存储与共享作为整个数字病理中的核心部分,在我国各地区已经被逐渐接受。

（2）图像分析技术和计算机辅助阅片系统

传统的细胞学人工阅片往往费时费力,而且结果判读很大程度上依靠主观经验,阅片疲劳或因疏忽而遗漏可疑细胞的现象不可避免。使用有效的图像处理与分析方法,进行自动化或半自动化的细胞图像分析、特征提取和分类识别,可以辅助细胞病理医生做出准确、快速的诊断。随着计算机技术的发展和应用,细胞病理图像分析和自动阅片系统发展迅速。从最初的基于细胞图像几何形状测量的图像分析系统（image analysis system，IAS）发展为计算机细胞 DNA 图像光度定量分析技术——图像细胞分析（image cytometry，ICM）。

ICM 的原理是通过对细胞核内 DNA 含量或染色体倍数的测定来判断细胞的生理状态和病理改变,同时还能获取核面积、核形状、核质比等形态参数。正常细胞和肿瘤细胞在生长增殖时,细胞核内 DNA 结构和含量都会发生变化,但恶性肿瘤的重要特征之一就是细胞无限制地生长,细胞核增大,核内染色质增多,其 DNA 含量的变化幅度与增殖速度都与正常细胞不同。因此,通过定量检测细胞核内 DNA 含量的变化可以对细胞病变的良恶性进行区分。对于细胞核 DNA 含量的测定还可以使用流式细胞术（FCM）,但 FCM 仪器价格昂贵,且需首先制成单个细胞悬液,对细胞含量很少的样本不能测定,也无法同时获得一些形态参数。ICM 具有设备不太昂贵、标本制作简单、能同时观察细胞形态学变化

及可重复性好等优点,目前已有许多基于此原理的商品化的设备,可用于多种脱落（包括妇科和非妇科）细胞和穿刺细胞学标本。

宫颈细胞学涂片一直是细胞学实验室数量最多的送检标本之一,宫颈细胞学涂片判读自动化能够在初筛、质控等方面部分替代细胞学医生,降低医生的劳动强度和工作量,提高宫颈涂片判读的准确性、客观性,节约宝贵的医疗资源。由于薄层细胞涂片的成功制作,使计算机人工智能系统自动阅片成为可能。从 20 世纪 90 年代中期开始,陆续出现了计算机辅助判读的商业系统,目前比较有代表性的已获得美国食品药品监督管理局（FDA）许可的有 Hologic 公司生产的"ThinPrep Imaging system，TIS"和 Becton Dickinson 公司生产的"FocalPoint Guided Screening（GS）Imaging"系统。TIS 的工作原理是通过扫描阅读玻片上的每个细胞和细胞团,计算细胞灰度值,分析细胞形状、大小、核质比及细胞核的光密度,依据光学细胞选择（optical cellular selection，OCS）算法原理从 120 个视野（FOV）中挑选 22 个最可疑的 FOV 并存储坐标值,诊断医师对 22 个 FOV 进行阅读,若 22 个 FOV 中未发现异常细胞,该玻片即可判读为未见上皮内病变及恶性病变（negative for intraepithelial lesion of malignancy，NILM）。若有异常细胞,则需对整张玻片进行全面阅片,再做诊断。"FocalPoint GS Imaging"的技术源于 AutoPap 和 AutoCyte,使用编程算法测量细胞特征,如核大小、整合光密度、核质比和核轮廓,利用平面几何特性和目镜测微法判读鳞状上皮和腺上皮病变。可以判读传统巴氏涂片和 SurePath LBC 液基涂片,排除 25％的涂片不用人工判读,剩下 75％的涂片选出 10 个视野供细胞学医师判读。

（3）远程病理会诊

远程病理会诊是远程医学当中的专科服务模式,它是将病理玻片全视野高分辨率数字化,结合信息化管理和网络平台,整合病理专家资源,实现远程专家会诊、远程教学等。根据统计,日常病理工作中,至少有 5％～10％的疑难病例需要病理学家会诊。我国病理学资源具有明显的地域差异,边远地区和基层医院技术力量相对比较薄弱,需要会诊的疑难、罕见病例数量多,地区间也需要相互交流。通过开展远程病理诊断,可以实现各地病理资源、专家技术和经验的共享,无疑是一种符合我国国情的诊断模式。

远程病理会诊需要如下支持：① 数字切片化扫描设备将病理玻片全视野、高分辨率数字化。② 数字病理远程共享平台。基层病理医生将数字切片上传到共享平台，供病理专家远程同步读片、会诊、咨询、培训及教学。③ 病理专家资源整合。集合全国优秀病理专家资源，通过数字病理远程共享平台对边远地区上传的数字切片进行会诊。

（王　坚　杨文涛　周晓燕　李　媛　毕　蕊　平　波　陈　颖）

主要参考文献

［1］ Coquia S，Hamper U. Image-guided fine needle aspiration of intra-abdominal masses and organs：liver，kidney，and adrenal gland［M］. New York：Springer，2015.

［2］ Erozan YS，Tatsas A. Cytopathology of liver，biliary tract，kidney and adrenal gland. New York：Springer，2015.

［3］ Guidelines of the Papanicolaou Society of Cytopathology for fine-needle aspiration procedure and reporting. The Papanicolaou Society of Cytopathology Task Force on Standards of Practice［J］. Diagn Cytopathol，1997，17(4)：239 – 247.

［4］ Kit chener HC，Blanks R，Dunn G，et al. Automation-assistedversus manual reading of cervical cytology（MAVARIC）：a randomizedcontrolled trial［J］. Lancet Oncol，2011,12(1)：56 – 64.

［5］ Levi AW，Chhieng DC，Schofield K，et al. Implementation of FocalPoint GS location-guided imaging system：experience in aclinical setting［J］. Cancer Cytopathol，2012,120(2)：126 – 133.

［6］ Saslow D，Castle PE，Cox JT，et al.，American Cancer Society Guideline for human papillomavirus（HPV）vaccine use to prevent cervical cancer and its precursors［J］. CA Cancer J Clin，2007,57(1)：7 – 28.

［7］ Wang P，Meng ZQ，Chen Z，et al. Diagnostic value and complications of fine needle aspiration for primary liver cancer and its influence on the treatment outcome-a study based on 3011 patients in China［J］. Eur J SurgOncol，2008,34(5)：541 – 546.

［8］ Wu M，Burstein DE. Fine needle aspiration［J］. Cancer Invest，2004,22(4)：620 – 628.

［9］ Zajdela A，Zillhardt P，Voillemot N. Cytological diagnosis by fine needle sampling without aspiration［J］. Cancer，1987,59(6)：1201 – 1205.

24 肿瘤核医学

24.1 概述

24.1.1 分子影像

    核医学影像诊断的最基本过程是利用放射性测量仪探测积聚在体内特定组织器官的放射性药物发出的射线,一个由计算机处理、可以产生断层图像的测量仪,即为发射型计算机断层显像仪,有单光子发射计算机断层显像(single photon emission computed tomography,SPECT)和正电子发射计算机断层显像(PET)之分。核医学影像能在活体状态下显示组织、细胞和亚细胞水平上的特定分子,在分子水平上反映疾病的变化,用影像学的方法定性和定量分析其生物学特性与过程,因此是一门最为活跃的分子影像学。产生核医学影像的各种放射性药物,是针对分子靶点的可视化分子探针(即分子影像探针),比起其他影像学的造影剂在化学含量上极少,因此也就最为安全。

24.1.2 放射性核素

    单光子放射性核素在 β^- 衰变后回复基态时释放单个 γ 光子,可由反应堆、回旋加速器或发生器生产,其放射性药物可用于 SPECT 显像。正电子放射

性核素在 β⁺ 衰变中释放正电子,后者在组织中发生湮没辐射,产生一对能量均为 511 keV 但辐射方向呈 180°角的 γ 光子,故又称为双光子放射性核素,主要由回旋加速器及发生器产生,其中除物理半衰期相对较长的¹⁸F 等放射性药物可用多功能 SPECT 检查外,均需用 PET 来显像。

24.1.3 放射性药物

起示踪作用的上述放射性核素,标记在可被细胞摄取或能滞留在组织腔隙中、起导向作用的化合物或生化物上,即构成放射性药物,具有亲和某种组织细胞的放射性核素也可直接被用作放射性药物。

单光子放射性药物和半衰期较长的正电子放射性药物如氟[¹⁸F]-脱氧葡萄糖(Fluorine-18-D-deoxyglucose,¹⁸F-FDG)等,可由厂家或放射性药房制备后运送到医院使用。碳[¹¹C]乙酸(carbon-11-acetate,¹¹C-AC)等半衰期极短的正电子放射性药物,需要使用部门配备医用回旋加速器和自动化合成仪当场生产、质检后即刻使用。

目前,已商品化或已报道用于人体的放射性药物见表 24-1。其中,最常用的放射性药物主要是半衰期为 6 h,发射单一低能 γ 射线的锝[⁹⁹ᵐTc]-亚甲基二膦酸盐(technetium-99m methylene diphosphonate,⁹⁹ᵐTc-MDP)骨 ECT 显像剂和半衰期仅 110 min,发射正电子 β⁺ 射线的¹⁸F-FDG 糖代谢 PET 显像剂。

表 24-1　肿瘤诊疗常用的放射性药物

名称	缩写	物理半衰期	来源	主要射线及能量	标记化合物举例
单光子核素-ECT 显像					
锝	⁹⁹ᵐTc	6.02 h	⁹⁹Mo-⁹⁹ᵐTc 发生器	γ 140 KeV	⁹⁹ᵐTc-MDP、⁹⁹ᵐTc-MIBI、⁹⁹ᵐTc(V)-DMSA、⁹⁹ᵐTc-TOC、⁹⁹ᵐTc-PSMA 等
碘	¹²³I	13.3 h	大型回旋加速器 ¹²⁴Xe(p,2n)¹²³Cs →¹²³Xe→¹²³I	γ 159 KeV	Na¹²³I
铊	²⁰¹Tl	73 h	大型回旋加速器 ²⁰³Tl(p,3n)²⁰¹Pb →²⁰¹Tl	γ 135、167 KeV	²⁰¹TlCl
正电子核素-PET 显像					
碳	¹¹C	20 min	回旋加速器 ¹⁴N(p,α)¹¹C	β⁺ 0.97 MeV γ 511 KeV	¹¹C-胆碱、¹¹C-乙酸
镓	⁶⁸Ga	68 min	⁶⁸Ge-⁶⁸Ga 发生器	β⁺ 平均 0.836 MeV γ 511 KeV	⁶⁸Ga-DOTATATE、⁶⁸Ga-PSMA
氟	¹⁸F	110 min	回旋加速器 ¹⁸O(p,n)¹⁸F	β⁺ 平均 0.250MeV γ 511 KeV	¹⁸F-FDG、¹⁸F-FMISO、¹⁸F-FLT、¹⁸F-FES、¹⁸F-RGD、¹⁸F-FET 等
铜	⁶⁴Cu	12.7 h	回旋加速器 ⁶⁴Ni(p,n)⁶⁴Cu	β⁺ 平均 0.653 MeV 38.4%β⁻ 43.8% EC γ 511 KeV	⁶⁴Cu-ATSM
锆	⁸⁹Zr	78.4 h	回旋加速器 ⁸⁹Y(p,n)⁸⁹Zr	β⁺ 平均 0.389 MeV 77% EC γ511 KeV	标记单抗及单抗衍生物[如糖基化修饰抗体、抗体-药物偶合物(ADC)、抗体片段、亲和体、微抗体、双抗体等]、多肽、蛋白质、细胞,以及一些人造结构如纳米材料、微球体等
碘	¹²⁴I	4.5d	回旋加速器 ¹²⁴Te(p,n)¹²⁴I	β⁺ 平均 0.832 MeV 75% EC γ511 KeV	Na¹²⁴I
治疗性核素-ECT γ 监测或韧致辐射监测					
铼	¹⁸⁸Re	16.9 h	¹⁸⁸W-¹⁸⁸Re 发生器	β⁻ 1.5~2.12 MeV,15%γ155 KeV	¹⁸⁸Re-HEDP
钇	⁹⁰Y	64 h	⁹⁰Sr-⁹⁰Y 发生器	β⁻ 2.27 MeV	⁹⁰Y-玻璃微球、⁹⁰Y-替伊莫单抗

名称	缩写	物理半衰期	来源	主要射线及能量	标记化合物举例
镥	^{177}Lu	6.71d	反应堆	β^- 497 KeV, γ 208、113 KeV	^{177}Lu - DOTATATE、^{177}Lu - PSMA
碘	^{131}I	8.04d	反应堆	β^- 606、334 KeV γ 365、637 KeV	Na^{131}I、^{131}I - MIBG、^{131}I -美妥昔单抗
镭	^{223}Ra	11.43 d	^{227}Ac -^{227}Th 发生器	α 5.99 MeV	^{223}RaCl$_2$
磷	^{32}P	14.3 d	反应堆	β^- 1.7 MeV	^{32}P-胶体磷酸铬
锶	^{89}Sr	50.6 d	反应堆	β^- 1.46 MeV	^{89}SrCl$_2$
碘	^{125}I	60.1 d	反应堆	γ 35 KeV	^{125}I 粒子

24.1.4　显像设备

（1）SPECT

SPECT 由下列单元组成：① 不同类型的准直器（使探测器只接受体内对应位置上发射的 γ 射线）。② 一块碘化钠晶体（吸收 γ 射线、产生可见光）。③ 数十个光电倍增管（将可见光转化为光电子并放大为含位置与能量信号的电脉冲）。④ 电子线路（放大、传输和保存电脉冲，分析、校正每个射线的位置、能量信号）。⑤ 采集控制（决定探测射线的时间、间隔和方式）⑥ 检查床。⑦ 图像处理（图像重建、衰减校正和感兴趣区内计数分析）。⑧ 显示装置（干片机、网络打印机）。其中晶体、光电倍增管和部分电子线路等组成探测器，加上准直器后形成探头。现在的 SPECT 探头数已从单个增加 2～3 个，视野从小圆形发展到矩形大视野，测量能力从单光子核素发展到能测正电子核素^{18}F（利用符合探测原理）和 X 线（带有低剂量定位 CT）形成多功能 SPECT，但后者符合探测效率、灵敏度和分辨率远低于 PET。

带有诊断 CT 的 SPECT/CT 可改善核医学断层图像质量、形成同机功能-解剖融合影像，达到更好的定性定位作用，使核医学诊断有了质的飞跃。

（2）PET

PET 由数百个模块状探测器组成多环型探测仪，专用于测量正电子放射性核素，效率高、速度快、图像质量好。其中，探测器中的晶体从碘化钠（clinical PET，cPET）、锗酸铋（dedicated PET，dPET）发展到硅酸镥等光电转换效率更优的晶体，光电转换发展为硅光电倍增管（SiPM）、雪崩二极管（APD）。晶体更小、探测器数量更多使分辨率、灵敏度更好。探测仪轴向及横向视野更大，检查床由步进发展到连续方式，使检查效率更高。拥有双光子飞行时间差甄别能力的 PET 对病灶分辨更高、图像更优。

带有诊断 CT 的 PET/CT 利用低剂量 X 线对 PET 图像进行衰减校正、缩短了 PET 检查时间，同时将 PET 对恶性病灶探测灵敏度高、特异性强的特点与 CT 精确解剖定性定位的优势联合在一起，实现了高质量的同机图像融合，实现对各种良、恶性疾病进行早期、准确的生物活性分析和高精度的定位，进一步提高了肿块定性、肿瘤分期、疗效分析和复发诊断的准确性。在卵巢、子宫内膜和头颈部等普通 PET 不易解决的癌症诊断上有了满意的结果，可改变治疗计划达 31%～75%。

带有同机 MR 的 PET/MRI 减少了患者检查时的辐射剂量，弥补了 X 线对骨骼、软组织检查的不足，在神经系统、骨与软组织病变、头颈、乳腺、上腹部、泌尿生殖系统、神经内分泌、儿科肿瘤、脑功能分析和心血管疾病等方面具有独特价值，能明显促进分子影像探针研发及其临床转化。

（3）专用设备

上述 SPECT（含 SPECT/CT）和 PET/CT 等设备均为适合全身显像而使探测间距或孔径做的较大，SPECT 的准直器孔径为提高灵敏度也做得较宽导致分辨率不足，由此两类设备分别对 1 cm、0.5 cm 以下病灶的探测能力有限。为提高灵敏度和分辨率，乳腺伽玛相机（breast specific gamma imaging，BSGI）和乳腺 PET（MAMMI breast PET）相继面世，其探头均能贴近乳腺，最小探测病灶分别达到 3 mm 和 1.4 mm，靶/本底比值或/和 SUVmax 明显提高，且不带 CT 使乳腺免受 X 线辐射。此外还有甲状腺伽玛相机、心脏伽玛相机、肾图仪、甲状腺吸碘率仪,可满足数量众多的小脏器采集,提高了这些脏器检查的质量,同时减轻全身检查设备的运行压力。术中探测仪方便携带和消毒、可用于术中寻找放射性热点。

24.1.5 数据采集与影像分析

（1）数据采集

SPECT 采集方法有：① 局部静态平面显像。② 局部动态平面显像。③ 局部静态断层显像。④ 全身静态平面显像（俗称全身扫描）。⑤ 门电路控制动态显像。⑥ 局部双核素采集。⑦ 符合探测。随着计算机性能的提高,目前有公司产品增加了动态断层显像的功能。PET 检查方法有局部断层、门控断层和局部动态表模式（list mode）采集,能将多个断层自动依次连接在一起并作校正、产生一个全身的静态断层图像。核医学影像中极为重要的采集、校正和处理方法介绍如下。

1）符合探测：是正电子核素测量的基础。一个正电子核素在组织中湮没后产生一对方向相反的两个 γ 光子,利用 180°配置的两个探头、在同一时刻（10～15 ns）内可以在直线方向上分别接受这两个光子,在该时刻内直线以外或其他探头接收到的光子,或在该直线方向上不同时刻接收到的光子都被认为与该正电子核素无关,这种时间甄别、电子准直的测量方式即为符合探测。上述 PET 在同一环内两个相对探测器的符合为直接符合,邻近环间相对探测器的符合为交叉符合,三维采集就是多层面的交叉符合,能提高测量灵敏度。在实际的测量中,毫无时间与空间关系的两个光子可落在符合时间窗内形成随机符合、增加了图像噪声,来源于同一正电子的两个光子可在散射、偏离后再发生符合（即散射符合）从而影响图像的位置精度,这些都不是真符合,应分别通过控制注射剂量和改进软硬件以消除。

2）衰减校正：光子到达探头前在组织中的行经路程越长,能量消耗越大而有可能被衰减掉,因此需要进行衰减校正,这对符合探测的图像有重要意义,能改善局部不均匀、高密度结构畸变和边缘效应,使图像容易判读、定位更加准确,并可供正确计算标准摄取值（SUV）。但值得注意的是,体内金属植入物部位经衰减校正后会产生假阳性结果。以前使用放射源的透射影像来校正,现在则使用 CT 或 MRI 影像。

3）图像融合：是将核医学灵敏度特异性强但分辨率低、解剖结构不清的功能性图像,与分辨率高、解剖结构清晰但灵敏度、特异性低的解剖图像进行空间配准和叠加,可获得两种图像的互补信息,有利于判断阳性病灶的来源、性质、解剖关系、鉴别生理性摄取,对诊断、分期、制订治疗方案和随访特别有用。现在,SPECT/CT、PET/CT 和 PET/MRI 均可得到同机融合图像,在空间配准上准确性高,但对活动器官、组织的图像融合结果需要合理判断。

（2）数据分析

核医学影像反映功能、生化、分子浓度的变化,每种放射性药物又有一定的生理性分布,因此,对其判读应结合病史和诊疗过程综合分析。

核医学影像的判断包括单纯肉眼定性分析,建立不同感兴趣区进行计数比值（T/NT）和时间-计数曲线（TAC）等半定量分析。通过感兴趣区获得的重要观察指标有：

1）滞留指数（RI）：反映病灶放射性摄取的变化,对判断良恶性或多药耐药有用。RI＝（延迟相计数比值—早期相计数比值）×100％/早期相计数比值。

2）标准摄取值（SUV）：是 PET 常用的半定量分析指标,反映肿瘤摄取放射性的程度。SUV＝感兴趣区平均活度（Bq）/注射剂量（Bq）/体重（g）。其中,SUVmax 指在感兴趣区中最大的 SUV,反映肿瘤组织中最高代谢程度,SUVmean 代表整个肿瘤平均代谢值,常用于不均质肿块的代谢测量。由于 SUVmean 受肿瘤体积及主观因素影响较大,临床上仍主要应用 SUVmax。

3）肿瘤代谢体积（MTV）：是高代谢病变的体积,反映异常代谢的肿瘤细胞数量。MTV 常用测量方法为视觉分析法（或肉眼法）和基于不同 SUVmax 阈值的半自动勾画法（分割方法）。后者阈值有 SUVmax＝2.5、40％SUVmax、50％SUVmax 及 60％SUVmax 等。

4）糖酵解总量（TLG）：为 ROI 内病灶 MTV 与 SUVmean 的乘积,代表了肿瘤负荷及肿瘤细胞葡萄糖利用率,是一个既能反映肿瘤代谢活性又能反映肿瘤代谢体积的综合参数。

（3）影像组学分析

肿瘤在任意尺度包括宏观、生理、微观和遗传等均是异质的实体。表现其在基因表达、生物化学、组织病理学和宏观结构中出现实质性的空间变化,最后反映出不同的侵袭性、转移潜力和对特定治疗的反应程度,并因此反映预后。量化这些异质性,可以为临床提供更有价值的信息,以在诊断和治疗研究中对患者分层,检出治疗不佳者以及时更换新的治疗方案。

组织学方法测量肿瘤异质性空间分辨率高、生物特异性强,但难以定位并受到抽样误差的影响,结果几乎不能重复。影像学可以提供活体实时空间信息,方法简单,不会额外增加患者负担并且可以重复测量,但常规的分析仅限于标准量度,即中值血流量、最大或平均标准化摄取值(SUV max 和 SUV mean)或代谢体积(MTV),没有完全描述肿瘤的性质,丢弃了肿瘤空间丰富的信息。

影像组学(radiomics)通过影像学手段测量肿瘤异质性,将肿瘤的异质性转化为影像图像体素强度的异质性,而图像强度的异质性可以通过不同的图像处理和分析方法来量化,包括纹理分析(texture analysis,TA)、分形分析、形状模型、强度直方图分析、滤波结合统计和频率方法。鉴于核医学分子影像探针种类繁多,又结合了 CT、MRI 影像,核医学影像组学必将为临床提供更多更好的信息。

24.1.6 检查注意事项和诊断影响因素

(1) 核医学检查注意事项有:① 葡萄糖代谢显像药物注射前至少需空腹 4 h 并避免剧烈运动,注射后放松休息。② 不穿金属纽扣的内衣,检查前去除金属佩带物。③ 检查前适量多饮水、排尿可减少辐射。④ 全身或下腹部显像前,应排空膀胱放射性,并注意勿使尿液沾染内裤或皮肤。⑤ 肠道有较多放射性内容物干扰的检查,应先服缓泻药促排。

(2) 影响核医学诊断的因素

1) 病灶因素:① 体积过小,放射性探测灵敏度、分辨率有限。② 位于放射性排泄或高生理性分布区域或附近,受高本底放射性的掩盖或干扰。③ 代谢、分级或黏液组分等影响,如低糖代谢的前列腺癌、低分级的神经内分泌肿瘤、黏液成分较多的黏液腺癌和印戒细胞癌等在 FDG 显像中,高分级的神经内分泌肿瘤(NEC)在生长抑素显像时,均会呈假阴性。④ 活动脏器内,其病灶放射性改变与解剖信息不符。⑤ 良性、非特异性摄取。

2) 干预因素:① 经有效治疗的病灶放射性摄取可减少(如代谢、受体表达类显像)也可增高(如凋

亡、骨显像类),前者下降要考虑血供因素,后者增高要考虑炎症和修复因素。② G-CSF 药物使用后 5 d 内,骨髓反应性增生可致放射性摄取增高。③ 特殊检查因素,如碘造影检查影响放射性碘摄取,钡剂灌肠等影响图像衰减校正。④ 穿刺活检、放疗、手术区域、截肢残端等均有创伤性、炎性、修复等非特异性摄取。

3) 个体因素:① 增高的血糖干扰肿瘤摄取 FDG,降低显像图质量,影响恶性病变的检出。② 注射前后如未安静休息,可致活动或紧张的肌肉、喉部、大脑等条索状或局部异常增强。③ 肠道准备不充分,肠内容物放射性的干扰。

4) 仪器因素:未做衰减校正或衰减校正过度、旋转中心偏离、均匀度不足等。

24.2 肿瘤显像类型及其意义

核医学肿瘤显像药物研究最为活跃、发展最快,不同显像药物可用于同一肿瘤反映肿瘤不同的生物学信息,同一种显像药物又可用于不同的肿瘤反映出肿瘤的生物学共性。目前,复旦大学附属肿瘤医院最常开展的肿瘤显像是 FDG PET/CT 检查(年检量过 1.3 万例)(图24-1),其次是骨 ECT 显像(年检量达 1.2 万例)。以下根据我院的检查情况和国内外报道依次简述如下。

24.2.1 葡萄糖代谢显像

$^{18}F-FDG$ 是 PET 检查最主要的显像剂,70% 以上用于肿瘤,其次用于心、脑血管疾病和炎症检查。

恶性肿瘤的代谢特点之一是旺盛的有氧条件下的糖酵解,FDG 类似葡萄糖,可经同一途径被细胞摄取、磷酸化,但因不再进一步代谢而滞留在细胞内(即代谢捕获)从而显示肿瘤。空腹 4 h 以上、血糖正常、平静休息后静脉注射 FDG 7.4 MBq/kg 体重,45 min 后排尿、饮水充盈胃部后检查。体内放射性经肾脏排泄,主要分布在脑皮质、肾脏、输尿管、膀胱。FDG 可用于:① 恶性肿瘤辅助分期;② 预后分析;③ 辅助制定放疗靶区;④ 疗效评估;⑤ 诊断残留、复发;⑥ 复发患者再分期;⑦ 寻找肿瘤原发灶;⑧ 多原发恶性肿瘤转移灶来源分析;⑨ 病灶定性;⑩ 高危人群恶性肿瘤筛查;⑪ 其他,脑、心血管、炎症显像。

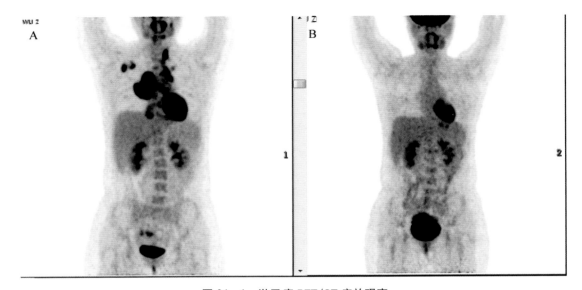

图 24 - 1　淋巴瘤 PET/CT 疗效观察
A. 治疗前　　B. 治疗 3 个月（锁骨上、下和纵隔等葡萄糖代谢异常消失）

FDG 在恶性肿瘤 T 分期上不如 MRI、超声及诊断 CT，但在 N、M 尤其是 M 分期上有较大的优势，能发现外观虽小但代谢增高的早期淋巴结转移，能及时发现内镜不能抵达的多节段病灶，早期发现远处播散、淋巴结和血行转移，对减少其他创伤性的检查、辅助制订准确的治疗方案，提高患者及家属抗病信心有很大帮助。

恶性肿瘤原发及转移灶代谢程度和病灶内放射性分布情况，对肿瘤分级、侵袭性、异质性分析、疗效预测和预后分析十分有用，通常代谢越高，分级、侵袭性也越高，预后越差。某些肿瘤治疗前高的代谢，和各种肿瘤治疗后代谢明显下降，均提示有好的治疗反应。

FDG 是广谱、非特异性、反映糖代谢的肿瘤显像剂，和其他特异性较高的肿瘤显像剂比较，病灶摄取或不摄取 FDG 均有其独特的含义存在。通常来说，各种恶性肿瘤对应的特异性显像如为阳性，表示分化和预后较好，FDG 代谢则常常较低或呈假阴性，如显像为阴性则 FDG 常为高代谢，提示失分化、侵袭性高，如甲状腺分化性癌[131]I 与 FDG、神经内分泌肿瘤 TOC 与 FDG、原发性肝细胞性肝癌 AC 与 FDG、前列腺癌胆碱与 FDG 等。因此，有时需要两种以上的联合检查，以得到更多生物学信息或发现更多病灶，在个体化治疗基础上采取更精准的治疗手段。

FDG 提供了肿瘤代谢边界、内部活性分布的信息，可为放疗科医师决定治疗靶区和生物调强方案提供参考。能在治疗后的解剖改变或胸腹水或闭塞不张的组织中发现肿瘤残留或复发，结合解剖影像可辅助定性难于获得病理学诊断的深部、孤立性肿块。

FDG 假阳性最多见于炎症因素的干扰，如活动性肺结核、淋巴结反应性增生、脂肪坏死、息肉、各种肉芽肿、结节病、活动性炎症、肺脓疡、炎性假瘤，少见的有组织浆细胞病、曲霉病、肺寄生虫病、棘球囊肿、支气管囊肿，一些良性肿瘤如甲状腺腺瘤、平滑肌瘤、垂体瘤、神经鞘瘤、支气管腺瘤、良性间皮瘤、软骨瘤。延迟显像中最大标准摄取值（standard uptake value，SUV）下降的意义大于增高，下降者可考虑为良性，继续增高则不能排除炎症。假阴性多见于病灶过小、低代谢腺癌、低分级肿瘤、高本底掩盖、治疗后血供减退、黏液成分较多、表层肿瘤厚度较薄的恶性肿瘤可呈假阴性，如神经内分泌肿瘤、细支气管肺泡癌、软组织肉瘤、黏液腺癌、印戒细胞癌等。

FDG 检查尤其适合于进行疗效分析，有别于"实体瘤疗效评价标准"（Response Evaluation Criteria in Solid Tumors，RECIST）评估限定数量的可测量病灶最大直径的变化，肝癌 mRECIST 标准评估 CT 和 MRI 动态增强扫描中动脉期可强化病灶的直径变化，把肿瘤治疗反应分为完全缓解（complele remissin，CR）、部分缓解（partial remissin，PR）、病情稳定（stable disease，SD）和病情进展（progressive disease，PD），基于 [18]F - FDG PET 分子影像的疗效评价,通过测定 SUV 的变化将疗效分为完全代谢缓解(complete metabolic response,CMR)、部分代谢缓解(partial metabolic response,PMR)、代谢稳定(stable metabolic disease,SMD)和代谢进展(progressive metabolic disease,PMD),形成了新的实体瘤疗效 PET 评估标准(PET Response Criteria in Solid Tumors,PERCIST),已在淋巴瘤、肺癌等化疗疗效评估中得到较多的应用。此外,针对肠癌治疗后肠道生理性摄取或治疗引起的炎症干扰,已推出 PREDIST 标准,专用于结直肠癌疗效评价。近年又针对霍奇金淋巴瘤(HL)、弥漫大 B 细胞淋巴瘤(DLBCL)和滤泡性淋巴瘤(follicular lymphoma,FL)制订了可量化、重复性好的新淋巴瘤分期和疗效评价体系(Lugano 体系)。

24.2.2 骨骼显像

(1) ^{99m}Tc - MDP 骨显像

^{99m}Tc- MDP 可与骨骼中的羟基磷灰石发生类似离子交换的反应而显示骨骼,经肾脏排泄。主要用于寻找或除外骨骼转移性病灶,评价骨转移性肿瘤治疗效果,鉴别诊断骨性疼痛,此外可诊断各种代谢性骨病及骨关节病变,诊断急性骨髓炎,辅助诊断特殊部位、X 线不易发现的骨折,评价原发性恶性骨肿瘤的侵犯范围,观察移植骨血供和成骨活性,决定是否适于骨骼核素治疗。静脉注射 925 MBq 后3~4 h 行全身前、后位扫描,加做 SPECT/CT 断层、图像融合可增加病灶探测率、提高诊断准确性。患者在静脉注射后 1 h 宜适量饮水,疼痛或烦躁患者需要事先止痛或镇静,盆腔疾患者可能需要导尿。

癌细胞转移到骨骼时局部常有溶骨反应,溶骨区的周围则常有修复性成骨反应,因此参与骨代谢的^{99m}Tc - MDP 被成骨区浓聚,从而可早期诊断转移;一些转移灶因直接产生成骨反应而可被直接显示;主要发生溶骨反应时,需大到产生"冷区"时才能被显示,早期则常被正常骨放射性掩盖。骨骼的各种原发性良恶性肿瘤和骨折也有上述各种反应及表现,故鉴别诊断应结合病史、病程、局部治疗情况,结合病灶的浓聚变化、病损数量与形态、发生部位,结合骨外浓聚情况和特殊表现。骨显像出现下列表现时多考虑为恶性:新病灶,不断增大、增浓,不对称,稀疏、缺损,中央稀疏外围浓聚,肾脏放射性明显减少或消失,病灶 X 线表现阴性或见破骨或伴成骨,远离关节和侵入骨髓腔,椎体病变累及椎弓根,软组织

放射性摄取,奇形怪状,肋骨上或下缘索状浓聚。考虑为良性的情况有:椎间盘、肋软骨交界处等关节旁骨质,椎骨之横突、棘突和椎小关节等部位的病变,以及相邻肋骨同时出现的多个病灶。但胸膜恶性间皮瘤的肋骨转移灶则常同时兼有良性样表现。

4%~16%的骨转移可表现为孤立性病灶,其中经过数月至数年可发展成多发性病灶。定性孤立性病灶的方法有:① 进行 SPECT/CT 断层采集、图像融合,了解病变特性和累及范围;② 测定血清肿瘤标志物水平;③ 及时复查了解进展;④ 进行下述 FDG 或其他放射性核素检查。

各种恶性肿瘤骨转移发生率、好发部位及骨骼反应有一定的特点,前列腺癌及乳腺癌等的骨转移灶经有效治疗后,可有闪烁现象,即骨显像异常加重,直到半年左右才好转,故复查时间至少需半年。

骨显像可发现成骨肉瘤的骨外转移灶,发现个别乳腺、卵巢部位的原发癌灶。肺癌患者可有肺性肥大性骨关节病,一般表现为双侧下肢长骨皮质条索状增强,也有双侧掌指多发性局灶性增强等多种表现,X 线常为阴性,经有效治疗后可消失。如图 24 - 2 所示,乙状结肠癌骨转移全身骨显像所见,枕骨、骨盆(骶、髂、髋部)、多处肋骨异常放射性分布提示转移。

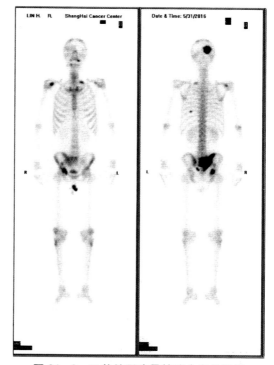

图 24 - 2　乙状结肠癌骨转移全身骨显像

骨显像可早于 X 线 3～6 个月做出阳性诊断,结合 SPECT/CT 断层采集、图像融合能显示病变细节。

（2）^{18}F－FDG PET/CT 显像

Yang 对 127 个骨骼病灶进行了^{18}F－FDG PET/CT 与^{99m}Tc－MDP 比较,认为 PET/CT 检查的灵敏度、特异性优于骨显像（分别 95.2%、94.5% *vs* 93.3%、78.7%）。^{18}F－FDG PET/CT 的优势在于可用 PET 早期发现高代谢的各种骨转移（包括骨髓,不论有无形态、密度改变）,用 CT 定性已有密度改变的各种骨病灶（不论有无代谢改变）,因此在肺癌患者中,相关指南已认为^{18}F－FDG PET/CT 检查可以取代^{99m}Tc－MDP 骨显像。但鉴于 PET/CT 辐射和费用问题,对其恶性肿瘤骨转移的排查仍宜首选^{99m}Tc－MDP,且对^{18}F－FDG PET/CT 结果应注意造血系统药物对骨髓影响引起的假阳性。

（3）其他

Na^{18}F 与血浆蛋白的结合率很低,能自由扩散到骨骼表面,其^{18}F 离子能与骨骼的羟基磷灰石交换而显示骨骼,排泄也迅速,静脉注射 1 h 即有 50% 的 Na^{18}F 吸附于骨骼系统,血中仅残留 10% 左右的放射性。因此,Na^{18}F 是个非常好的骨显像剂,静脉注射后 1 h 即能进行 PET/CT 骨骼检查,敏感性优于 MDP,是^{99m}Tc－MDP 供药不足时的一种选择。但因其化学量较少,体内骨骼分布欠均匀,判读时仍要避免假阳性。

^{99m}Tc－MIBI 检查可用于破骨为主、伴实体瘤形成或颈椎等部位的骨转移性肿瘤显像,如用于甲状腺分化性癌、甲状旁腺癌、肾癌等,病灶表现为异常浓聚,而这些患者^{99m}Tc－MDP 检查时的骨骼病灶多呈放射性稀疏或缺损,不易被识别。

^{99m}Tc(V)－二巯基丁二酸（dimercaptosuccinic acid,DMSA）对转移性骨肿瘤诊断灵敏度为 74.2%,特异性则明显高于^{99m}Tc－MDP 骨显像为 100%,有利于鉴别骨病灶良恶性。对甲状腺髓样癌骨转移诊断有很高价值。

24.2.3 淋巴显像

锝[^{99m}Tc]－硫胶体（technetium-99m sulphur colloid,^{99m}Tc－SC）未过滤时颗粒直径多在 10～500 nm,适用于前哨淋巴结（sentinel lymph node,SLN）探测;过滤后颗粒直径多在 30 nm,可用于淋巴、骨髓和肝脾显像。类似药物有^{99m}Tc－硫化锑胶体（^{99m}Tc-antimony sulfide colloid,^{99m}Tc－ASC）,颗粒直径多在 4～12 nm。^{99m}Tc－右旋糖酐（^{99m}Tc-dextran,^{99m}Tc－DX）专用于淋巴结和淋巴管显像。^{99m}Tc－人血清蛋白（^{99m}Tc-human serum albumin,^{99m}Tc－HSA）皮下注射时也可用于淋巴检查。近年 FDA 批准了一种靶向结合淋巴网状内皮细胞表面甘露糖受体（mannose receptor,CD206）的新型前哨淋巴结显像剂（Technetium Tc－99m tilmanocept，Lympho-seek™）,含有多个甘露糖和二乙烯三胺五醋酸（diethylene triamine penta acetic acid,DTPA）片段及其所依托的右旋糖苷骨架,总相对分子质量在 19 000 左右。皮下注射后显像剂中的甘露糖可以结合淋巴结中甘露糖受体,从而在淋巴结内滞留时间较长。

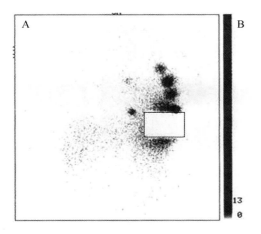
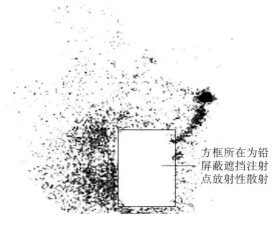

方框所在为铅屏蔽遮挡注射点放射性散射

图 24－3 乳腺癌前哨淋巴结显像

A. 当药物颗粒合适、注射深度得当时,腋下和内乳前哨淋巴结均可显示;B. 药物粒径较小时,快速进入淋巴管及其前哨淋巴结

前哨淋巴结探测时在瘤周乳腺组织或瘤体上方或乳晕皮下注射少量(约 37 MBq)上述示踪剂,2～20 h 内用微型 γ 探测仪在手术中寻找淋巴引流区域的放射性热点。可在术前进行 SLN 显像,目的在于识别和定位拟手术活检的 SLN,了解可能存在的异位引流、发现部位特殊的 SLN,了解药物质量,连接治疗性药物或核素的淋巴显像剂可用于微转移治疗研究。影响 SLN 定位的因素有:① 药物粒径;② 注射体积;③ 探测仪使用熟练程度;④ 临床医师经验;⑤ 淋巴引流异常,如淋巴结发生转移、破坏,淋巴结脂肪变等。

普通淋巴显像时,在淋巴引流区域的远端皮下注射上述各种示踪剂 370 MBq/每侧,重点观察淋巴管时优选 ^{99m}Tc - DX。注射点可选双侧第一趾蹼或指翼、耳后乳突、腹直肌鞘、会阴等。通过观察淋巴结链的完整性、淋巴结放射性形态、摄取强度和侧支引流情况,判断恶性肿瘤患者有无淋巴结转移;鉴别诊断各种乳糜证,了解淋巴阻塞部位,观察治疗效果。

静脉注射 ^{99m}Tc - SC 或 ^{99m}Tc - ASC 时,可用于骨髓(用量 370 MBq)或肝、脾(185 MBq)显像。

24.2.4 雌激素受体显像

16α - [^{18}F]氟 - 17β - 雌二醇(^{18}F-fluoroestradiol, ^{18}F - FES)主要与雌激素受体(ER)中的 α 亚型结合,与 α 亚型的亲和力是 β 亚型的 6.3 倍。ERα 主要分布在子宫、乳腺、胎盘、肝脏、中枢神经系统、心血管系统和骨组织等具有雌激素效应的组织中。雌激素依赖型(ER 阳性)乳腺癌组织中,ERα/ERβ 比值显著高于周围正常乳腺组织,表现为 ERα 表达升高,ERβ 表达减少。作为类固醇激素,^{18}F - FES 注入体内后,迅速被肝脏摄取和代谢,20～30 min 达到高峰,血本底在 30 min 后基本稳定。其代谢产物多以葡萄糖醛酸结合形式快速经肾脏排除,另随胆汁进入肠道,部分经肝肠循环再吸收。^{18}F - FES 在正常乳腺的分布较少,绝经前子宫摄取较多,其内膜的 SUV 在增生期高于分泌期,与内源性雌激素水平无关,而肌层 SUV 不受月经周期变化的影响。依据乳腺癌患者和校正到 60 kg 体重标准女性模型,有效剂量当量为 0.022 cSv/MBq,最大受照正常组织是肝脏,推荐静脉注射剂量不大于 222 MBq(6 mCi),注射后 1 h 检查。^{18}F - FES 比活度过低或过高、血液性激素结合球蛋白(sex hormone binding globulin, SHBG)水平较高或正在服用 ER 拮抗剂三苯氧胺者易出现假阴性,后者需停药 5～6 周;放射性

肺炎及骨纤维结构发育不良、肋骨骨折等可致假阳性摄取,但结合形态特征不难鉴别。^{18}F - FES 注射液含乙醇,为避免局部不良反应,需适当缓慢静脉注射,而注射过缓易致注射侧静脉有较多放射性分布。我院首先开展了两步-两锅自动化合成 ^{18}F - FES,以后结合自制的固相萃取装置,实现了"一锅法"合成和分离,目前常规使用自制的微流体-微反应器合成。

^{18}F - FES PET/CT 显像能全身、无创、动态诊断乳腺癌病灶 ER 表达状况(图 24 - 4)。原发灶术前显像与术后免疫组化 ER 分析一致性研究提示 SUVmax>1.1 时 ER 阳性诊断符合率达 94%,诊断 ER 阳性的灵敏度、特异性分别为 93.3%、100%;对原发灶、淋巴结及远处转移灶的研究证实 FES 摄取值与免疫组化 ER 密度呈线性关系(r=0.96),可发现原发与转移灶 ER 表达的异质性,治疗后 ER 表达的变化。可检出葡萄糖代谢不高但 ER 高表达的隐匿性乳腺癌或低度恶性的乳腺癌病灶,对同时伴有 ER 阳性乳腺癌的多原发恶性肿瘤患者的肿块定性、转移灶来源判断和决定合适治疗方案有很大的临床价值。

^{18}F - FES PET/CT 基线显像可筛选乳腺癌内分泌治疗适应证患者,定制个体化内分泌治疗方案,并预测其疗效。多项研究提示对 ER 阳性乳腺癌患者内分泌治疗后的复查发现,有效者的基线 SUV 均明显高于无效患者;以 SUV>1.5 作为 ER 阳性界值预测 6 个月后的内分泌治疗疗效,结果显示 SUV>1.5 者除了同时 HER - 2 阳性外均有效,以 ^{18}F - FES 检查筛选内分泌治疗患者能提高治疗有效率 10%。笔者单位用 ^{18}F - FES 联合 ^{18}F - FDG 预测乳腺癌新辅助化疗疗效,发现有效者的基线 ^{18}F - FES SUVmax 和 ^{18}F - FES/18F -FDG 比值明显低于无效者(1.75±0.66 *vs.* 4.42±1.14; 0.16± 0.06 *vs.* 0.54±0.22; P=0.002),以 0.3 作为 ^{18}F - FES/^{18}F - FDG 比值的临界值,敏感性 100%,特异性 87.5%。

他莫昔芬(三苯氧胺)具有激动和拮抗雌激素的双重作用,早期轻度雌激素样激动作用促进了代谢,一般出现在给药后的 7～10 d,称之为代谢闪烁现象。对他莫昔芬治疗的乳腺癌患者进行 ^{18}F - FDG 和 ^{18}F - FES 联合显像结果提示,有效者(52%)^{18}F - FDG SUV 增加了 28.4%±23.3%、^{18}F - FES 降低了 54.8%±14.2%。以 ^{18}F - FDG 的 SUV 增加 10% 为代谢闪烁临界值,内分泌治疗阳性预测值为 91%,阴性预测值为 94%。其他内分泌药物如来曲

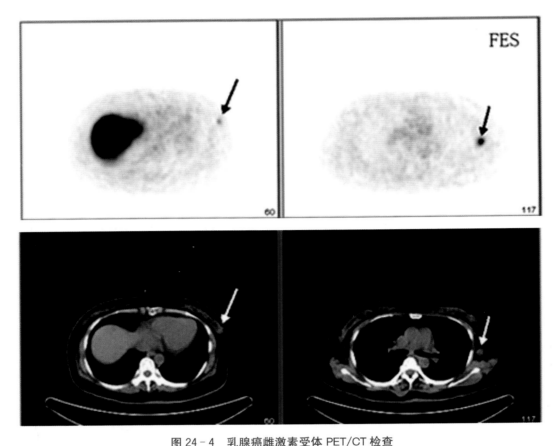

图 24－4　乳腺癌雌激素受体 PET/CT 检查

左列:左乳原发灶;右列:左腋下转移灶,均见高度摄取^{18}F－FES,提示雌激素受体高度表达

唑、氟维司群本身没有雌激素样的激动作用,但通过雌二醇诱导引发代谢闪烁预测后续疗效的研究同样发现有效者中有代谢闪烁占^{18}F－FES PET/CT 88％(15/17),无效者中没有观察到代谢闪烁,有代谢闪烁患者总体生存期得到提高。

内分泌治疗有效者 ER 活性下降,其中,他莫昔芬和氟维司群药物治疗组肿瘤的^{18}F－FES 摄取下降可达 54％,来曲唑治疗组肿瘤^{18}F－FES 摄取下降也有 15％,^{18}F－FES 能监测到内分泌治疗期间各个肿瘤灶的 ER 变化,发现内分泌药物对受体作用的差异。

^{18}F－FDG 联合^{18}F－FES 检查可发现子宫占位摄取两者放射性量与恶性程度分别呈正比和反比关系,其 SUVmax 子宫内膜增生分别为 1.7±0.3、7.0±2.9,子宫肌瘤分别为 2.2±1.2、4.2±2.4,平滑肌肉瘤分别为 6.4±4.3、1.6±0.6,子宫内膜癌分别为 9.6±3.3、3.8±1.8。以^{18}F－FDG/^{18}F－

FES 比值 2.0 为临界值,子宫内膜癌高风险度诊断的敏感性、特异性和准确性分别为 73％、100％和 86％,超声和磁共振检查难于鉴别的子宫肉瘤诊断敏感性、特异性和准确性分别为 90.9％、92.3％和 91.3％。

24.2.5　乳腺专用设备检查

乳腺专用 PET 病灶分辨率(图 24－5)明显高于PET/CT,对年轻女性致密乳房疑似病灶,隐匿性乳腺癌患者,判断是否存在多灶或多中心性肿瘤,不明性质肿块拒绝穿刺,决定穿刺部位,常规 PET/CT检查发现乳腺疑似代谢增高,发现高代谢范围较广需要判断是否存在乳腺内播散,宜进行乳腺专用PET FDG 检查,可发现乳腺原发病灶、乳腺内多个病灶或大病灶内的高代谢部位。由于无 X 线辐射,适合短时内多次复查,因此对新辅助化疗/内分泌治疗疗效观察有用。为判断乳腺癌的不同生物学特性,如 ER、新生血管等分布密度、增殖活性和乏氧状况等,可分别使用相应的分子影像探针进行显像。

乳腺专用 PET 不能发现腋窝和乳腺深部贴近胸壁部位的病灶。

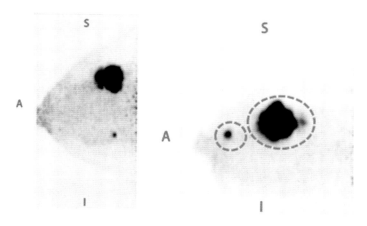

图 24-5 乳腺专用 PET 检查

两例乳腺癌均发现大病灶外的小病灶,大小病灶均高度摄取^{18}F-FDG

乳腺专用伽玛相机分辨率明显高于 SPECT/CT,可进行多方位的乳腺^{99m}Tc-甲氧基异丁基异腈(methoxy isobutyl isonitrile, MIBI)显像,发现年轻女性致密乳房内的病灶,决定穿刺部位,和进行多药耐药研究。能补充乳腺摄片和其他检查手段的不足,对乳腺辐射剂量小,已被公认在提高乳腺癌诊断特异性、改善灵敏度方面起到重要的作用。影响^{99m}Tc-MIBI 诊断灵敏度、特异性的因素有患者选择、阳性标准、采集技术、拍片技术及读片经验等的差异。目前认为乳腺癌诊断的灵敏度在 83%～95%,特异性在 83%～98%,准确性约为 92%,阳性预测值为 88%～92%,最小可测直径 7 mm 肿块,能检出 54.2%(13/24)未及肿块的早期乳腺癌患者。

24.2.6 生长抑素受体显像

放射性核素标记的生长抑素类似物(somatostatin analogue,SSA)能与神经内分泌肿瘤(neuroendocrine neoplasm,NEN)细胞表面的生长抑素受体(somatostatin receptor,SSTR)特异性结合而使这类肿瘤显像。SSTR 有 5 种亚型,约 80% 的 NEN 细胞表面主要表达 $SSTR_2$,铟[^{111}In]-生长抑素(^{111}In-DTPA-D-Phe1-Octreotid,或^{111}In-pentetreotide,^{111}In-OCT)、锝[^{99m}Tc]-生长抑素(^{99m}Tc-HYNIC-Tyr^3-octreotide,^{99m}Tc-HYNIC-TOC)和镓[^{68}Ga]-生长抑素(DOTA-TOC、DOTA-TATE、DOTA-NOC)均与 $SSTR_2$ 及 $SSTR_5$ 有较高的亲和力,其中 DOTA-NOC 还与 $SSTR_3$ 有较高的亲和力。NEN 又可分为高分化的神经内分泌瘤(neuroendocrine tumor,NET)与低分化的神经内分泌癌(neuroendorine carcinoma,NEC),前者生物学行为惰性、葡萄糖代谢活性低但生长抑素受体高表达,常规的^{18}F-FDG PET/CT 多为阴性,^{99m}Tc-HYNIC-TOC SPECT/CT 则为阳性,后者侵袭性高、葡萄糖代谢活性强而生长抑素受体低表达,故核医学显像结果相反。因此,核医学生长抑素受体显像能定性神经内分泌肿瘤,判断其分化程度,寻找神经内分泌肿瘤原发灶,对生长抑素受体高表达者辅助分期、制订个体化治疗方案、评估生长抑素受体靶向治疗局部控制和进展情况有很大帮助。对显像阳性者除可用高剂量奥曲肽长时间治疗以缓解激素过度分泌所致的临床综合征,还可用镥[^{177}Lu]-生长抑素(^{177}Lu-DOTATATE)进行肿瘤内照射靶向治疗。

^{111}In-OCT 在 1989 年就被美国 FDA 批准上市,Krenning 等作者报道了 1 000 余例临床应用结果,认为可定位垂体瘤、胃泌素瘤、胰岛瘤、高血糖素瘤、副神经节瘤、成神经细胞瘤、嗜铬细胞瘤、甲状腺髓样癌及类癌等多种神经内分泌肿瘤,阳性率 60%～100%。其中对垂体瘤,不论有无症状、原发

性还是继发性,都能被阳性显示,在疗效评价中有独特的临床价值;是胃泌素瘤、胰岛瘤、高血糖素瘤等肿瘤术前首选的定位方法;副神经节瘤的全身性显像比 CT、MRI 检查可发现更多的病灶,可作为筛选检查而先于 CT、MRI 或超声检查。

生长抑素受体显像对表现为多处骨痛、骨软化、骨折、血磷降低、尿磷和血碱性磷酸酶增加的磷酸盐尿性间叶肿瘤特别有用,能准确定位病灶所在,使术后患者完全恢复正常(图 24 - 6、24 - 7)。

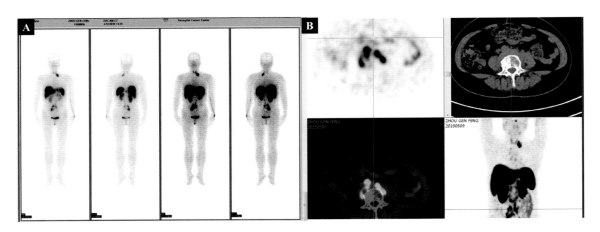

图 24 - 6 神经内分泌肿瘤生长抑素受体检查

A:^{99m}Tc - HYNIC - TOC ECT;B:^{68}Ga - DOTATATE PET/CT,两种检查均能很好显示颈部、腹膜后淋巴结转移灶

生长抑素受体显像还适用于脑瘤、小细胞肺癌、乳腺癌及恶性淋巴瘤等其他富含生长抑素受体的肿瘤研究。在分化性甲状腺癌中,可发现^{131}I 治疗前、后不吸碘的病灶。显像阳性者预后优于阴性者,可试用奥曲肽治疗,而治疗有效者常有显像剂摄取强度改变等肿瘤活性减退表现。

2017 年,FDA 批准上市的^{68}Ga - DOTE - TOC 因图像质量好、检查灵敏度更高有望取代^{111}In - OCT,但鉴于后者需要大能量回旋加速器制备,前者需要进口锗[^{68}Ge] - 镓[^{68}Ga]发生器,低辐射的^{99m}Tc - HYNIC - TOC 仍将是适合国情、便于常规开展和在疗效判断中适宜多次使用的神经内分泌肿瘤显像剂。笔者单位使用共配体 Tricine/EDDA 介导下药盒化完成^{99m}Tc 标记 HYNIC - TOC,标记率高,质量稳定,显像效果好,病灶 T/NT 可达 37.9,最低 T/NT 为 1.2,发现最小病灶直径为 0.4cm。用医学内照射剂量(medical internal radiation dose, MIRD)分析方法经小鼠体内分布估算出人体全身有效剂量为 4.59E - 03 μSv/MBq。正常放射性分布主要存在于肝、脾、肾和膀胱,甲状腺、脑垂体常见显影。

24.2.7 前列腺特异性显像

前列腺特异性膜抗原(PSMA)是一种 Ⅱ 型跨膜糖蛋白,几乎表达于所有的前列腺癌(prostate cancer, PC),在转移性去势抵抗性前列腺癌(castration resistant prostate cancer, CRPC)中表达含量增加,因具有叶酸水解酶和神经羧肽酶活性,可以促进 PC 增殖、浸润,抑制凋亡。针对 PSMA 靶点的最初分子影像探针是^{111}铟(In)-抗 PSMA 单克隆抗体 7E11(又称为 capromab pendetide,商品名 ProstaScint)用于放射免疫探测(radioimmunodetection, RID),以后研制出针对 PSMA 胞外域、结合率更高的单抗 J591 和其人源化 J591(huJ591),已有^{111}In - huJ591 RID 和^{90}Y - huJ591、^{177}Lu - huJ591 等的 RIT。目前,针对 PSMA 的各种小分子抑制剂的放射性核素标志物已用于临床,其中各种小分子抑制剂的核心成分是"谷氨酸-脲",其标志物有^{99m}Tc - MIP - 1404、^{124}I - MIP - 1095、^{68}Ga - PSMA、^{18}F - ACBC、^{18}F - DCFPyL 等。笔者单位用双功能螯合剂 6 - 肼基烟酸(HYNIC)制备了^{99m}Tc 标记的 PSMA 小分子抑制剂类似物(^{99m}Tc - HYNIC -

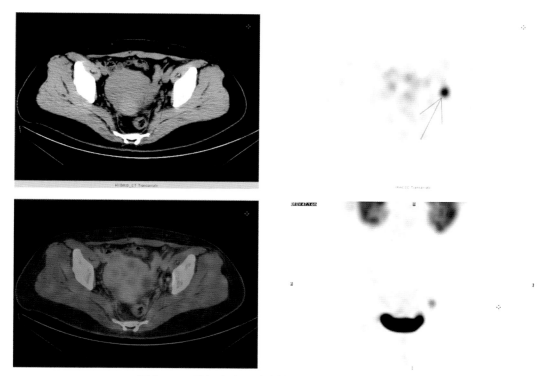

图 24 - 7　神经内分泌肿瘤转移灶生长抑素受体检查

直肠神经内分泌肿瘤(G2)术后复查,^{99m}Tc - HYNIC - TOC 显像提示左侧髂血管旁 1 枚淋巴结转移,大小约 0.5 cm×0.4 cm,放射性摄取异常增高(箭头所指),T/NT 约为 5.7。

PSMA),在 PSMA 表达阳性的 LNCaP 模型上 1、2 和 4 h 时肿瘤/肌肉比值分别高达 17.3、20.4 和 18.1,在 PSMA 阴性的 PC - 3 肿瘤模型上仅为 1.2。临床上,静脉注射 20 mCi 后 1 h 显像,先全身平面显像,再对躯干部进行 SPECT/CT 融合断层显像(图 24 - 8)。^{99m}Tc - HYNIC - PSMA 的正常放射性分布见于唾液腺、肝、肾、脾,我们发现前列腺原发灶(20 例)靶/本比为 5.8～149.5,淋巴结转移灶(23 例)为 4.5～200.1,骨骼转移灶(25 例)为 2.7～132.9,肝转移灶(3 例)为 13.1～55.4,肺转移(1 例)为 3.6。在初诊和 PSA＞1.0 μg/L 的复发患者中,阳性率高达 97.4%(37/38),未治患者 PSA＞20.0 μg/L(n= 7),经治患者 PSA＞10.0 μg/L(n=24)时,^{99m}Tc - PSMA 阳性率均达 100%。

PSMA 分子影像已成为前列腺癌诊断、分期、疗效观察、再分期、辅助精准治疗和随访等的最重要的工具,能发现常规影像不易发现的直径＜5 mm 的淋巴结转移,能早期定位生化复发的病灶以决定进一步的个体化治疗方案。其中 PET/CT 检查更灵敏,

SPECT/CT 检查则因辐射剂量低而便于疗效评估、多次复查(图 24 - 9)。

24.2.8　乏氧显像

氟[^{18}F]化硝基咪唑(^{18}F-fluoromisonidazole, ^{18}F - MISO)是一种放射性氟标记的硝基咪唑类化合物,进入细胞后在黄嘌呤氧化酶作用下有效基团(- NO$_2$)发生还原而产生阴离子自由基,乏氧情况下该基团不能再氧化而与细胞内组分共价结合,滞留在细胞内。到目前为止,氧电极"极谱法"(polarographic oxygen microelectrode)是乏氧检测的"金标准",但作为创伤性和局部性的检测,难以动态、整体地反映肿瘤内、病灶间和治疗前后的乏氧改变。而 ^{18}F- MISO 能动态、无创、实时和整体反映乏氧,且仅对有活力的乏氧细胞敏感,在细胞内的滞留程度取决于细胞内的氧浓度而与肿瘤组织血液供应无关,在乏氧组织中的摄取量与组织细胞的氧合程度呈反比,与内源性乏氧标志物碳酸酐酶 9(carbonic anhydrase Ⅸ. CAIX)及外源性乏氧标志物哌莫硝

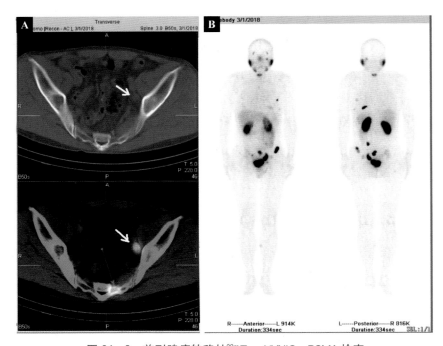

图 24 - 8 前列腺癌转移灶^{99m}Tc - HYNIC - PSMA 检查

A：盆腔淋巴结（白箭头）和骶骨（红箭头）转移灶 SPECT/CT 表现；B：全身平面显像还见肋骨、颈椎等其他多处转移灶

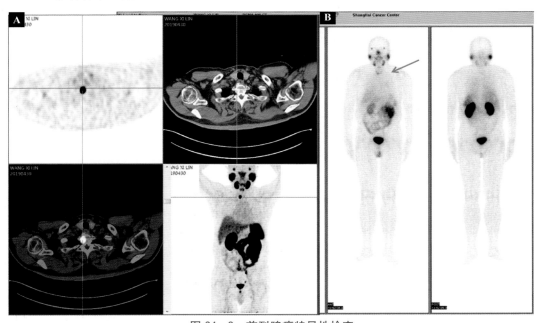

图 24 - 9 前列腺癌特异性检查

A：^{68}Ga - PSMA PET/CT ；B：^{99m}Tc - PSMA ECT,两者均能检测出颈椎转移灶

唑（pimonidazole）均呈正相关。^{18}F - MISO 浓聚区对应的极谱法探测得到的氧分压在肾癌有报道是

$<10\,mmHg$,在头颈部鳞癌淋巴结转移灶平均为 $16.3\,mmHg$（可低至 $2.5\,mmHg$）。^{18}F - MISO 的

SUV_{max}能很好地预测组织氧分压,在头颈部鳞癌淋巴结转移灶内,两者关系有报道为 $SUVmax = 1.05 + 6.7^{(-0.117pO_2)}$。

^{18}F-MISO乏氧显像可用于判断肿瘤恶性程度和预后,以 T/B>1.2 为乏氧标准,证实[18]F-FMISO的摄取量与神经胶质瘤的分级相关,分级越高乏氧越明显,根据乏氧程度可识别恶性度最高的多形性胶质母细胞瘤;治疗前高乏氧和治疗后改善少的肿瘤提示预后差、生存率低。[18]F-MISO乏氧显像还可用于优化放疗计划和某些化疗方案,通过对乏氧肿瘤或区域增加治疗量或改变方案来提高局部控制和治愈率,筛选理想的放射增敏剂和化疗辅助药(图 24-10)。利用[18]F-MISO 还可诊断、定位鼻咽癌患者厌氧菌所致的牙周炎、牙周脓肿或牙根感染,其诊断灵敏度、特异性、阳性预测值、阴性预测值和正确性分别为 93%、97%、84%、99% 和 96%,对分析牙齿条件、制订头颈部肿瘤放疗计划有一定的作用。

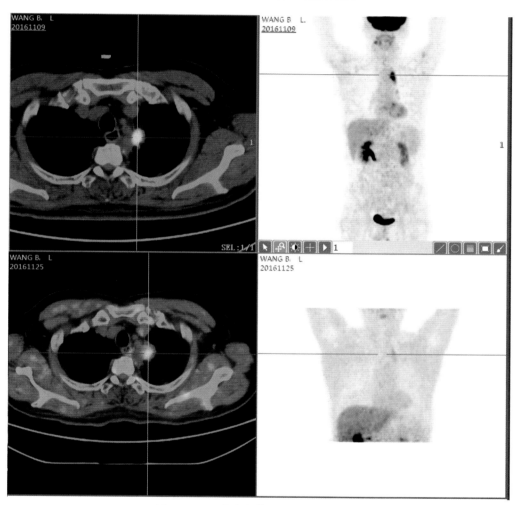

图 24-10 肺癌葡萄糖代谢和乏氧显像

上行:左肺上叶病灶葡萄糖代谢增强;下行:同一病灶提示高度乏氧;左列:PET/CT 融合图像;右列:PET 最大密度投影图

静脉注射 300 MBq 后 3~4 h 进行 PET 显像。应用感兴趣区(ROI)技术,测量各 ROI 内平均 SUV、SUV_{max},计算肿瘤与非肿瘤、肿瘤部位浓聚区与非浓聚区、治疗前与治疗后放射性比值变化。不同的肿瘤应选择不同的乏氧阈值,应注意肿瘤内的乏氧区域随时间而有变化。

其他的硝基咪唑和非硝基咪唑类乏氧显像剂有⁹⁹ᵐTc-HL91、¹²³I-IAZA、¹⁸F-FETNIM、¹⁸F-FAZA、¹⁸F-HX4、¹⁸F-EF3、⁶⁴Cu-ATSM等,在亲脂性、体内分布、代谢途径、最佳显像时间、靶本比等方面各有特点,其中,我们在对⁶⁴Cu-ATSM与¹⁸F-FMISO的比较研究中发现,前者最佳显像时间点可提前至1h,且T/M高达5.28。但不管怎样,目前¹⁸F-MISO仍被公认为是乏氧分子影像的金标准。

24.2.9 增殖显像

DNA的合成有以氨基酸为原料的从头合成和以碱基或核苷为原料的补救合成两种途径,DNA的特征之一是含有胸腺嘧啶这一嘧啶碱基,补救合成中胸腺嘧啶核苷激酶1(TK1)上调。胸腺嘧啶类似物3'-脱氧-3'-氟[¹⁸F]代胸苷(¹⁸F-FLT)经被动扩散和Na⁺依赖的载体进入细胞,被高活性的TK1磷酸化,由于3位上的羟基被¹⁸F取代,其磷酸化后的代谢产物不能真正参与DNA的合成而被滞留在细胞内。因此¹⁸F-FLT通过反映S期TK1的活性而间接反映肿瘤细胞的增殖状况。目前为止,¹⁸F-FLT仍是一个无创评价体内肿瘤增殖状况的经典PET显像剂,其摄取值正比于DNA合成和增殖指数。和常用的FDG比较,没有炎症因素的干扰,通过对治疗前、中、后的观察获得病灶对治疗反应信息。推荐空腹至少4h后静脉注射222MBq(6mCi),对感兴趣部位动态采集30min,可获得肿瘤增殖信息,通常注射后1h全身显像(图24-11)。

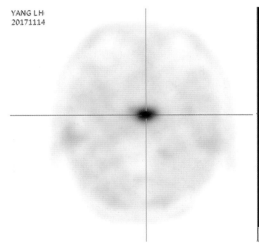

A. PET图像

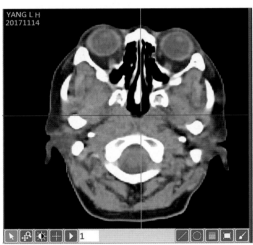

B. 低剂量CT图像

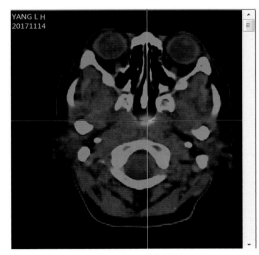

C. PET/CT融合图像

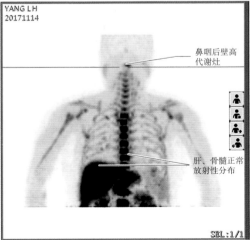

D. 躯干上部最大密度投影

图24-11 鼻咽癌局部复发肿瘤增殖显像

$^{18}F-FLT$ 在疗效评价中，与基线相比，治疗后摄取下降者提示为好的治疗反应，但在含 5 - FU 这类干扰内源性胸腺嘧啶合成的化疗中，常因 TK1 活性的增加而表现出闪烁效应，此时闪烁效应较低者生存期更长；在局部晚期直肠癌新辅助放化疗疗效判断中，2 周后 FLT SUVmax＜2.2 且下降百分数＞60％预示无病生存期（DFS）延长，但还需结合组织学反应，且要考虑继发于放疗后的血供减退所致的 FLT 摄取的减少；首轮治疗后如见肿瘤继续高摄取 FLT 即可认为该药无效，是抗肿瘤药物的"有效判官"。

FLT 在肺部肿瘤研究较多，在对 43 例肺内孤立性结节（solitary pulmonary nodule，SPN）患者行 $^{18}F-FLT$ PET 显像并比较术后标本测定 p53、PCNA、Ki67、nm23 和 VEGF，发现 SUVmax 能反映肿瘤恶性程度和细胞增殖，但不能反映肿瘤转移潜力；在与 $^{18}F-FDG$ 非小细肺癌（NSCLC）淋巴结分期比较中发现灵敏度低于 FDG；在晚期 NSCLC 特罗凯治疗病例中，基线 FLT 检查 SUVmax＜3.0 者预后较好但其摄取值在检查时间点、摄取变化等方面的研究都显示与总生存期（overall survival，OS）不相关，而 FDG 的同期研究均与无进展生存期（PFS）、OS 良好相关，因此 FLT 在 NSCLC 研究价值有限。

笔者单位报道 FLT 对胃癌原发灶检出率为 92.3％（36/39），与同期 FDG 检出率 94.9％（37/39）相当，而骨、肝转移灶检出率则远低于 FDG（20％～30％ vs. 100％），因为 FLT 在骨髓、肝脏的平均 SUVmax 分别高达 14.8（10.8～22.0）、5.5（4.5～8.3）。FLT 漏检的病灶在病理上主要是印戒细胞类，在部位上主要是高本底区域的病灶，FDG 漏检病灶主要是印戒细胞类。FLT 的假阳性摄取，可能与淋巴结内 B 淋巴细胞以及良性结节内的巨噬细胞也存在 FLT 的高摄取有关。

$^{18}F-FMAU$ 和 $^{18}F-FT$ 也是胸腺嘧啶核苷类似物，更是 TK2 的底物，血液清除快，骨髓等正常组织摄取少，临床前研究显示肿瘤 T/NT 比值更高，对探测骨髓转移比 FLT 更好。

24.2.10 整联蛋白受体显像

整联蛋白是由 α 和 β 两个亚基组成的异二聚体跨膜糖蛋白，随各亚基的不同而多达 24 种，其中整联蛋白 αvβ3 高表达于肿瘤细胞和肿瘤新生血管内皮表面，成为肿瘤新生血管显像和治疗的主要靶点。放射性核素标记的含精氨酸-甘氨酸-天冬氨酸（Arg - Gly - Asp，RGD）序列的多肽能特异性结合这种整合素，比靶向这种整联蛋白的抗体及其片段具有更好的穿透能力，不易被网状内皮系统捕捉和引起免疫反应，成为目前最主要的整联蛋白 αvβ3 受体显像剂。

已有包括 ^{18}F、^{68}Ga、^{64}Cu 或 ^{99m}Tc 标记的各种 RGD 多肽，如 $^{18}F-Galacto-RGD$、$^{18}F-FPPRGD_2$、$^{18}F-AIF-NOTA-PRGD_2$、$^{99m}Tc-HYNIC-PEG_4-E[PEG_{4-c}(RGDfk)]_2$ 等用于整联蛋白受体相关的肿瘤侵袭性研究，抗血管生成治疗筛选和疗效预测、评价，此外还用于心肌梗死、动脉粥样硬化、烟雾病等良性疾病的研究。

多篇 RGD 与 FDG PET/CT 临床病例-对照研究提示，除在脑胶质瘤靶/本底比值优于 FDG $[(13.4±8.5)\,vs.\,(1.1±0.5)]$ 外，在乳腺癌、NSCLC、宫颈癌及卵巢癌等体部恶性肿瘤中的摄取程度一般稍低于 FDG，但有文献认为两者之间的差异并无统计学上的显著性意义 $[(3.2±1.9)\,vs.\,(4.4±4.2)]$，另两者摄取值（SUVmax 和 SUVmin）均无明显相关性，放射性分布在肿块内的部位、范围与 FDG 明显不同，显示两者所供生物学信息明显有异。RGD 在淋巴结核中未见假阳性摄取。

Withofs 等在肾癌研究中证实，肾脏肿块摄取 $^{18}F-FPPRGD_2$ 与整联蛋白 αvβ3 表达水平高度相关，其中肾透明细胞癌因肿瘤细胞和新生血管均高度表达整联蛋白而明显摄取放射性（SUVmax 4.1±1.2），肾乳头状癌因仅新生血管表达而放射性摄取（SUVmax 3.3±0.7）少于前者，嫌色细胞肾癌 SUVmax 2.8，虽然 2 例良性的肾嗜酸细胞腺瘤高度摄取放射性（SUVmax 达13.1）但免疫组化证实其肿瘤细胞和血管均高度表达整联蛋白。因此作者指出只有肿瘤细胞不表达整联蛋白情况下，RGD 的摄取才能反映新生血管含量。

患者无须空腹等准备，静脉注射 185～370MBq（5～10 mCi）1 h 后显像。因亲脂性不同，放射性标记 RGD 在肝内分布程度有异，经肾脏排泄，放射性生理性分布强度以肾膀胱最高，其次依次为脉络膜丛、脾脏、唾液腺、甲状腺、肝脏、胰腺及大肠（图 24 - 12）。

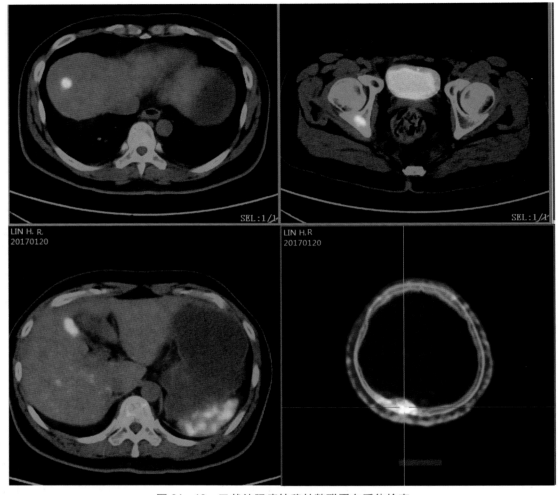

图 24 - 12　乙状结肠癌转移灶整联蛋白受体检查

同前图 24 - 2 患者,除枕骨(右下图)、髋骨(右上图)等骨显像所见转移灶外,另见肝转移灶(左上图)。左下图示¹⁸F - RGD 的正常分布(胆囊和脾脏有较高放射性)。

24.2.11　乙酸代谢显像

乙酸是人体内自然存在的化合物,可在线粒体内转化为三羧酸循环的底物——乙酰辅酶 A,氧化为二氧化碳和水,也参与合成胆固醇和脂肪酸。^{11}C - AC 积聚在肿瘤内的确切机制不明,推测与整合到细胞膜脂质内有关,在体内各种器官内代谢、经胰腺分泌,不经肾脏排泄,早期膀胱内无放射性分布,可用于前列腺癌显像。静脉注射 555 MBq 后快速显像,正常放射性主要分布在胰腺、脾脏、肝脏及肾皮质。研究显示,^{11}C - AC 对前列腺癌原发或复发灶,淋巴结和骨转移灶的检出均优于 FDG,但也有对 1.5 ml 体积癌灶的漏检和在前列腺增生中假阳性的报道。对前列腺多灶性异常患者,^{11}C - AC 联合 3T MRI 与 MRS 有望识别高癌症风险病灶和引导临床选择性穿刺与治疗。

^{11}C - AC PET 肾细胞肾癌的阳性率优于 FDG(85.7% *vs.* 42.9%),结合动态显像对肾脏占位性病变的定性有帮助。占位直径>1 cm 时,AC 放射性摄取快进快出者考虑肾细胞肾癌,持续增高者考虑为血管周上皮样细胞分化的肿瘤或嗜酸细胞瘤(后者平台期后见下降),AC 阴性而 FDG 阳性时要考虑为弥漫性大 B 细胞淋巴瘤或肾盂鳞状细胞癌,多房囊性肾细胞癌和平滑肌肉瘤中 AC 和 FDG 均呈假阴性。

肝细胞性癌 FDG PET/CT(图 24 - 13)假阴性率高达 30%~60%,假阴性者提示分化较好,与正常肝细胞相似、内含较高浓度的葡萄糖-6 磷酸酶,使[18]F - FDG 去磷酸化而流出细胞。[11]C - AC PET 有助于提高肝细胞性癌的检出率,且摄取越多代表分化越好(此时 FDG 多为假阴性或 SUVmax 多在 1.5 以下而 AC SUVmax 可在 3.0 以上),假阴性则表示分化差(此时 FDG 多为阳性、SUVmax 2.0 以上);FDG 和[11]C - AC 均阳性代表中度分化。

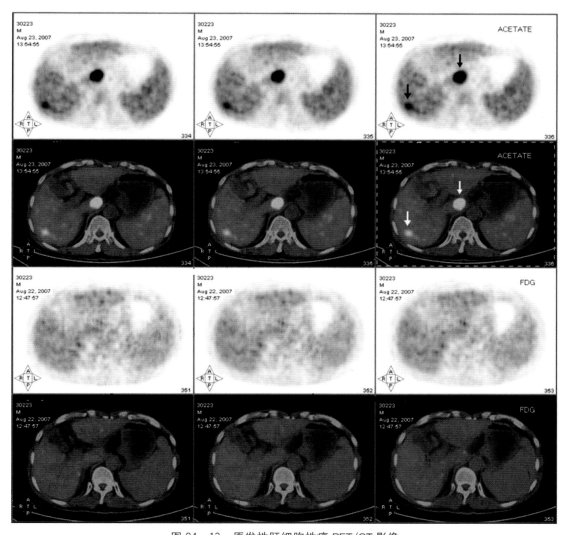

图 24 - 13　原发性肝细胞性癌 PET/CT 影像

尾叶及右叶病灶[11]C - AC 高度摄取,但在[18]F - FDG 检查中与周边正常肝组织代谢相似,提示分化和预后好。其中,第 1~2 排为[11]C - AC 检查,第 3~4 排为[18]F - FDG 检查;第 1、3 排为 PET 影像,第 2、4 排为 PET/CT 融合影像。

[11]C - AC 在脑内分布很少,因此也是重要的脑肿瘤显像剂。

氟[18]F]乙酸盐(^{18}F-fluoroacetate,[18]F - FAC)在体内与三羧酸循环中与柠檬酸结合,生成氟柠檬酸滞留于肿瘤细胞内,其生物学分布与[11]C-aceret 相似,且肝脏清除率高,有研究认为可替代[11]C - AC。

24.2.12　胆碱代谢显像

肿瘤细胞分裂、增殖迅速,细胞膜生物合成活跃,胆碱激酶活性增高,对底物胆碱的需求增加以作为原料合成磷脂酰胆碱（PC）。碳[11C]-胆碱（11C-choline，11C-Ch）在胆碱激酶的催化下被磷酸化为磷酸胆碱，参与细胞膜的合成。静脉注射 555 MBq 后快速显像，正常放射性主要分布在肝、胰、脾和肾皮质，而脑、输尿管、膀胱放射性极少。故最初应用于脑肿瘤显像，目前多用于前列腺癌显像，适于前列

腺癌治疗后 PSA 增高而骨显像、CT、MR 无明确病灶的疑似复发患者。脑肿瘤、前列腺癌及其转移灶摄取量明显增高，优于 FDG PET。如图 24-14 所示，腹膜后、纵隔转移灶在11C-Ch 检查中见高度摄取（图 24-14A），但在常规18F-FDG 检查中未见代谢增高（图 24-14B）。

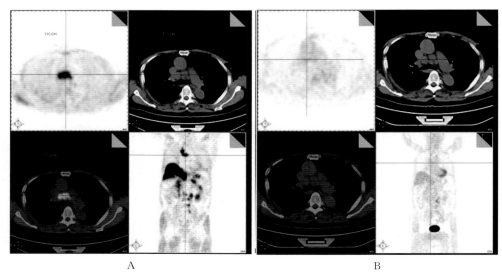

A   B

图 24-14　前列腺癌转移灶 PET/CT 影像

11C 的半衰期非常短，11C-ChPET 只能在有回旋加速器的 PET 中心应用，18F-Ch 研制成功有助于胆碱肿瘤显像的推广。

24.2.13　氨基酸代谢显像

碳[11C]蛋氨酸（11C-methionine，11C-MET）进入体内后，可参与体内蛋白质合成，或转化为 S-腺苷蛋氨酸作为甲基供体，因而能在活体反映氨基酸的转运代谢及蛋白质合成情况。静脉注射 740 MBq 后快速显像，体内正常分布主要在胰腺、肝、脾。其正常脑组织摄取很低的优点使之对脑瘤尤其对 FDG 摄取不高的脑瘤诊断价值高，对发现肿瘤病灶、鉴别脑肿瘤良恶性、预后判断、勾画肿瘤浸润边界、早期评价治疗效果、鉴别肿瘤复发与放疗后改变等方面有特定的临床价值。在炎症中的摄取也明显低于18F-FDG，对炎症鉴别有用，对乳腺肿块定性也有参考价值。

目前，用于人体 PET 显像的氨基酸还有 L-甲基-11C-MET、L-1-11C-亮氨酸、L-11C-酪氨酸、L-11C-苯丙氨酸、L-1-11C-MET、11C-氨基异丙氨酸、13N-谷氨酸、L-2-18F-酪氨酸、18F-乙基酪

氨酸（O-(2-[18F]fluoroethyl)-L-tyrosine，18F-FET）、L-4-18F-苯丙氨酸等，其中的18F 标记氨基酸尤其是18F-FET，因物理半衰期优于11C，使酪氨酸有足够时间滞留在肿瘤细胞内，在周围脑组织代谢洗脱后可使肿瘤显示更清楚，对分化程度好的胶质瘤灵敏度很高（图 24-15）。

反式-18F-氟环丁羧酸（Anti-1-amino-3-18F-fluorocyclobutane-1-carboxylic acid，18F-fluciclovine，18F-FACBC）是人工合成的 L 亮氨酸的类似物，其被肿瘤摄取的机制可能与 L-型转运蛋白和能量依赖型 A 转运蛋白的介导有关。可用于前列腺癌和脑肿瘤检查，并在鉴别急性炎症方面优于 FDG。有作者用反式-14C-FACBC、3H-甲基蛋氨酸（3H-methyl-l-methionine，3H-Met）、3H-胸腺嘧啶脱氧核苷（3H-thymidine，TdR）和 MRI 观察实验性脑胶质瘤对替莫唑胺治疗的反应，认为反式-18F-FACBC 可望替代11C-Met 和 MRI 早期判断脑胶质瘤对治疗的反应。目前已被 FDA 批准上市，商品名 Axumin™，用于前列腺癌诊断。

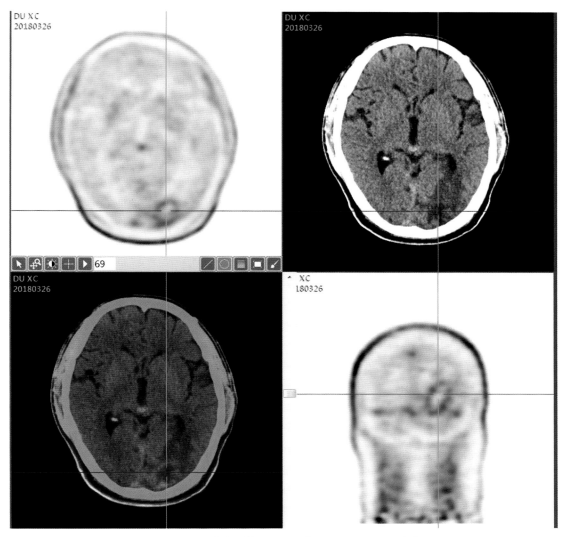

图 24－15　肺癌脑转移治疗后^{18}F－FET PET/CT 检查

图示左枕叶转移灶放疗后改变(环状、稍高于正常的氨基酸代谢)

24.2.14　锝甲状腺、唾液腺、Mechel 憩室显像

高锝［^{99m}Tc］酸盐(sodium pertechnetate-99m，Na^{99m}TcO$_4$，简作^{99m}TcO$_4^-$)直接静脉注射 185～370 MBq可用于甲状腺、唾液腺或胃黏膜显像,结合^{201}Tl 或^{99m}Tc－MIBI 可显示甲状旁腺肿瘤,或在氯化亚锡作用下标记红细胞进行血池显像或标记其他各种锝标记化合物如 MDP。^{99m}Tc O$_4^-$可用于甲状腺肿瘤检查。

适用于:① 诊断甲状腺功能自主性腺瘤,表现为肿瘤高度摄取放射性而呈"热"结节状,可通过甲状腺激素抑制试验或 MIBI 显像进一步确诊。② 定性、定位分化型甲状腺癌局部转移灶。当甲状腺肿块患者显像时发现肿大淋巴结有放射性摄取,或显像范围内有局灶性异常浓聚,可诊断为高分化、功能性甲状腺癌转移。一般的分化型转移灶当正常甲状腺残留较多时常不显影,需在手术切除或^{131}I 消除正常组织后才能被显示。③ 判断舌根部、舌骨下或胸骨后肿块的来源。这些部位的肿块明显摄取放射性,而甲状腺部位即使用 MIBI 显像也无放射性分布者,可确诊为异位甲状腺,应避免误诊切除。胸骨后肿块高度摄取放射性或放射性与甲状腺相连,可确诊为甲状腺来源。

类似检查有 ^{131}I 显像，以 ^{131}I 的正确性为强，以 ^{99m}Tc 图像质量为优，在寻找甲状腺癌转移灶时应使用 ^{131}I。^{99m}Tc 显像可同时测得反映甲状腺早期摄碘功能的摄锝比值，比值 <2.5 为甲减，>11.02 为甲亢。

本检查不适合于甲状腺激素治疗中和 CT 碘造影检查后的患者。

^{99m}TcO$_4^-$ 唾液腺动态显像可了解唾液腺功能，发现腮腺区热结节可诊断为腺淋巴瘤（Warthin 瘤）。

^{99m}Tc O$_4^-$ 的上腹部显像可发现 Mechel 憩室，因其有胃黏膜分布、能摄取 ^{99m}Tc 放射性而被显示。

24.2.15　放射性碘显像

甲状腺主动摄碘用于合成甲状腺激素。分化性甲状腺癌转移灶保留一定的摄碘功能，能在正常甲状腺大部切除情况下被放射性碘［^{131}I］（sodium iodide-131，Na^{131}I）显示和治疗。^{131}I 的半衰期长且伴高能 β-射线，进入体内后对甲状腺辐射较大，因此需要严格管理。进行甲状腺吸碘功能测定时应控制用量在 0.74 MBq 左右，甲亢治疗单次用量不宜超过 185 MBq，分化性甲状腺癌术后寻找转移灶时才可用较大剂量（370 MBq），对分化性甲状腺癌亚临床或临床转移灶进行内照射治疗可使用大剂量（3 700～5 550 MBq）。^{131}I SPECT/CT 常规显像适用于诊断异位甲状腺和甲状腺功能自主性腺瘤，寻找分化性甲状腺癌术后血清甲状腺球蛋白动态增高者的复发或转移灶，判断多次 ^{131}I 治疗后病灶的吸碘活性。其中，^{131}I 全身显像可检出 75% 的分化性甲状腺癌转移灶，对于仅有甲状腺球蛋白升高、^{131}I 检查阴性的失分化甲状腺癌转移患者应改用 FDG，后者可检出其中 60% 的转移灶。过去，如遇不摄碘病灶可能采取诱导吸碘或加大 ^{131}I 剂量复查甚至直接超大剂量碘治疗。现在，对 FDG 发现的颈部病灶可考虑再次手术，其他部位的单个病灶可考虑局部放疗，因此 FDG 检查可改变 51% 患者的治疗方案。

^{131}I 服用前 3～4 周应停服含碘食物、药品，停服甲状腺激素，禁止碘造影检查。对儿童和孕妇宜使用半衰期短、辐射剂量小的 ^{123}I。

24.2.16　MIBI 显像

^{99m}Tc - MIBI 为心肌和肿瘤显像剂，属亲脂分子，因带正电荷与线粒体内膜之间形成电位差而进入细胞，其中 90% 进入线粒体。MIBI 已被证实是与多重耐药（MDR）有关的细胞膜上 P 糖蛋白（P-glycoprotein，Pgp）的转运底物，存在 MDR 的肿瘤可快速清除放射性。常规用于甲状腺-甲状旁腺显像、各种肿块辅助定性和肿瘤 MDR 分析。静脉注射后 5～15 min 进行早期显像，1～2 h 后做延迟观察。MDR 研究时，宜包括血流动态采集、延迟显像或与 ^{201}Tl 对比。^{99m}Tc - MIBI 在心肌、肝胆、肠道、涎腺、甲状腺、肾及膀胱均有正常放射性分布。

甲状腺肿瘤检查适用于：① 甲状腺激素、抗甲状腺药物或含碘食物、药物服用者及 CT 造影检查后甲状腺摄锝或碘减少、形态不清者。② 显示囊肿以外的各种甲状腺良恶性肿瘤和转移灶。③ 可替代促甲状腺激素（TSH）兴奋试验确诊功能自主性腺瘤。④ 胸骨后甲状腺肿块的摄锝或摄碘功能变异较大，单纯用锝或碘显像可因肿块不摄取或部分摄取放射性而难以确定来源，MIBI 则不论是否恶变，常可高度完整地显示其形态，当放射性与甲状腺相连时可确认为甲状腺来源。

甲状旁腺肿瘤检查时采取双时相或与 ^{99m}TcO$_4^-$ 图像减影法可定性、定位甲状旁腺功能亢进病灶，全身显像可用于癌转移灶定位。

MDR 研究时，在肺癌发现 Pgp 阴性或 Pgp mRNA 低表达者的 ^{99m}Tc - MIBI 延迟摄取比值明显增高，洗脱率明显降低。在乳腺癌证实 Pgp 阳性者 T/NT 比值明显低于阴性病例［（1.40±0.11）vs.（2.76±0.60），P<0.05］。在骨骼肌恶性肿瘤中，^{99m}Tc - MIBI 肿瘤灌注指数和早期 T/NT 比值均与 Pgp 无关，所有病灶均能明显摄取 MIBI，但洗脱率与 Pgp 表达相关（r=0.61，P<0.01），高表达者洗脱率明显高于低表达者。此外，在肝细胞癌、淋巴瘤、鼻咽癌等肿瘤中也均发现 Pgp 阳性的耐药细胞株很少摄取 ^{99m}Tc - MIBI。

同类药物还有锝［^{99m}Tc］-替曲膦（^{99m}Tc-tetrofosmin，^{99m}Tc - TF），静脉注射用量和体内排泄途径同 ^{99m}Tc - MIBI，但标记简单，肺、肝放射性清除迅速，约 15 min 胆囊即达峰时，辐射剂量低。氯化亚铊［^{201}Tl］（thallous-201 chloride，^{201}TlCl）更早用于心肌和肿瘤显像，类似钾离子，在存活肿瘤细胞膜上 Na$^+$- K$^+$ ATP 酶的主动转运下进入细胞，根据摄取量可判断其代谢程度，间接定性肿瘤，在肿瘤中的积聚与清除与 MDR 无关。

24.2.17　五价锝 DMSA 显像

^{99m}Tc(Ⅴ)-DMSA 被肿瘤细胞浓集的机制可能与类似磷酸根(PO_4^{3-})的锝酸根(TcO_4^{3-})参与细胞磷酸代谢有关。可用于：① 甲状腺髓样癌病灶定性、定位(图 24-16)，治疗后随访，诊断残留与复发灵敏度＞80％，特异性 100％，结合^{99m}Tc-MIBI 显像可明显提高病灶探测率。② 定位恶性及某些良性软组织肿瘤，辅助定性，了解复发、转移和浸润情况。③ 辅助定性与定位头颈部肿瘤。④ 辅助定性肺部肿块和骨骼病变。一般静脉注射 740～925 MBq 后 2～3 h 显像，必要时延迟相复查。

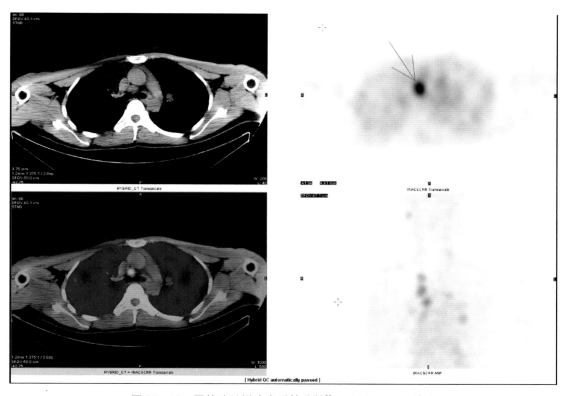

图 24-16　甲状腺髓样癌术后转移灶^{99m}Tc(Ⅴ)-DMSA 检查

右下图：颈胸部最大密度投影(见右侧上颈部和纵隔成串淋巴结转移)，其他为 SPECT/CT 图(见腔静脉后气管前转移淋巴结)

24.2.18　血流血池显像

锝[^{99m}Tc]-自体红细胞(technetium-99m red blood cell，^{99m}Tc-RBC)血池显像，可诊断血管瘤、观察肿块血供、胃肠道出血和心功能。体内标记^{99m}Tc-RBC 时，先静脉注射焦磷酸锡 1～2 支，30 min 后静脉注射 740～925 MBq 的^{99m}Tc，0.5～1 h 后检查。肿块检查时对患部作平面显像、断层采集和图像融合，胃肠道出血检查时进行连续的多时相平面显像，心功能检查时用门电路控制多幅动态采集。除心功能检查，其他各种检查应注意延迟相复查，可弹丸状注射^{99m}Tc 以便动态采集血流相影像。

24.2.19　肾上腺髓质显像

碘[^{131}I]-间位碘苄胍(iodine-131 meta-iodobenzyl-guanidine，^{131}I-MIBG)类似于去甲肾上腺素，参与相关的代谢，在正常肾上腺髓质分布极少，而功能增强的嗜铬细胞瘤等摄取增强。用于：① 阵发性高血压患者诊断嗜铬细胞瘤，灵敏度 88％，特异性 95％以上。② 定性、定位异位嗜铬细胞瘤。③ 寻找恶性嗜铬细胞瘤转移灶。④ 辅助诊断神经母细胞瘤，灵敏度 90％，特异性 100％。⑤ 判断其他神经内分泌肿瘤的功能状况。⑥ 大剂量时可用于恶性嗜铬细胞瘤治疗。检查前停用利舍平类等影响放射性摄取的药物2周以上,口服卢戈液(10滴,每日3次)以封闭、保护甲状腺组织,缓慢静脉注射37~111 MBq,48 h后显像,必要时72 h至1周后复查。同类药物有[123]I－MIBG、[18]F－MIBG。

24.2.20 血管活性肠肽受体显像

血管活性肠肽(vasoactive intestinal peptide,VIP)是一种神经多肽,调节水、电解质分泌和各种免疫细胞。其受体广泛分布于全身,在神经内分泌肿瘤、结肠腺癌和胰腺癌等中过度表达。Virgrolini等人1992年首先应用[123]I－VIP对肠道腺癌、类癌和其他肿瘤进行了SPECT显像,肿瘤病灶检出率达90.7%,在与[123]I－奥曲肽(octreotid,OCT,生长抑素类似物)的显像比较中,发现[123]I－VIP不仅是胰腺癌和某些内分泌肿瘤强有力的示踪剂,也是一个优于[123]I－OCT的肠道肿瘤显像剂。[123]I－VIP可检出75%的结直肠腺癌原发或复发灶,可发现90%的肝转移和50%的肺转移灶。探测原发性和转移性类癌的灵敏度＞85%,血管活性肠肽探测率100%。Rao等人制备了VIP的类似物TP3654并用[99m]Tc标记用于结直肠腺癌显像,效果满意。目前,Thakur等使用[64]Cu标记VIP的类似物TP3982,期望用高端的PET设备定性、定位VIP受体阳性的肿瘤。

24.2.21 凋亡显像

早期、无创观察肿瘤细胞凋亡是评价肿瘤疗效的重要手段,在细胞凋亡的早期阶段,细胞膜上的磷脂酰丝氨酸(phosphatidylserine,PS)和磷脂酰乙醇胺(phosphatidylethanolamine,PE)从细胞膜内外翻到膜外,细胞膜印迹发生外膜小叶酸化、细胞内液永久酸化,胞膜磷脂化爬行酶系统活化,线粒体膜电位消失发生通透性改变,天冬氨酸特异性半胱氨酸蛋白酶3(cystenyl asparate-specific protease 3,caspase 3)被激活导致DNA降解、细胞骨架降解、核蛋白降解等变化,最终细胞裂解成凋亡小体被吞噬细胞清除。因此,针对PS靶点的大分子内源性生理蛋白质结合物膜联蛋白V(annexin V)、小分子结合物PSBP－6和DPA,针对PE靶点的耐久霉素(duramycin),反映细胞膜印迹变化的小分子化合物的2-(5-氟代戊基)-2-甲基丙二酸(ML-10),反映线粒体膜通透性改变的亲脂性阳离子探针氟苯基三苯基膦(FBnTP),caspase 3的底物、含天冬氨酸-谷氨酸-缬氨酸-天冬氨酸(Asp－Glu－Val－Asp,DEVD)链的多肽CP－18和CSNAT,共价结合caspase 3活性中心的半胱氨酸残基以抑制caspase 3活性的靛红类的小分子化合物抑制剂WC－Ⅱ－89、ICMT－ll、WC－Ⅳ－3等被核素标记后用于凋亡探测研究。

其中,[99m]Tc－HYNIC－rh－annexin V已进入Ⅲ期临床试验,[18]F－FSB－annexin V、[68]Ga－Cysl65－annexin V、SAAC([99m]Tc－)－PSBP－6、[18]F－FB－DPA、[99m]Tc－HYNIC－duramycin等的研究仍主要集中在临床前阶段,这类凋亡显像剂难于鉴别同样会发生膜成分外翻的细胞坏死,如需与TUNEL检测结果相关需避免坏死细胞的干扰。[99m]Tc－HYNIC－rh－Annexin V注射(254±34 MBq)3 h后显像,主要通过泌尿系统排泄,肠道未见明显放射性分布,有效治疗(完全缓解和部分缓解)后短时间内肿瘤部位显像剂摄取明显增加,且与疗效反应程度相关;而无效治疗(病情稳定和进展)患者摄取程度不变或减低。

[18]F－ML－10是首个用于临床研究的小分子凋亡显像剂,能在膜完整性保留情况下反映凋亡膜印迹变化,能选择性集聚于凋亡细胞而不与坏死细胞结合,在人体内有很好的安全性、稳定性及生物分布,主要经肾脏排泄,禁食后静脉注射370 MBq(10 mCi)显像剂,120~150 min后检查。在脑转移患者全脑放疗后的疗效评估中发现治疗后10 d左右的凋亡显像结果和治疗后6~8周的增强MR所示肿瘤大小存在相关性,提示[18]F－ML－10可以检测肿瘤治疗后的早期反应和效果。

[18]F－氟苄基三苯基膦(^{18}F-fluorobenzyl triphenyl phosphonium,[18]F－FBnTP)是一种对电位敏感的阳离子化合物,其细胞摄取量依赖于细胞膜电势,线粒体的功能障碍时细胞摄取值反而降低。研究发现紫杉醇诱导前列腺癌细胞凋亡后,其摄取值降低了52.4%,而同期[18]F－FDG的摄取值仅下降12%,类似在化疗后的肺癌细胞、乳腺癌细胞中均可见其放射性摄取明显减低的现象。

DEVD类分子探针[18]F－CP－18在多柔比星(阿霉素)诱导心肌毒性的小鼠模型中的积聚情况与心肌细胞caspase 3表达的增长呈正相关;化疗后的肿瘤模型中,肿瘤放射性摄取量与离体测定的caspase 3活性相关,肿瘤放射性自显影与体外caspase 3免疫组化染色结果相匹配。[18]F－CSNAT被caspase 3

切割后能发生环化及聚合反应而积聚在细胞内，荷HeLa小鼠移植瘤内注射多柔比星治疗后肿瘤内显像剂的摄取量较化疗前明显增高，与caspase 3活性明显增加密切相关。该类探针必须先进入细胞才能被caspase 3裂解并滞留，而肽及纳米分子结构决定其无法通过自由弥散的方式进入细胞，因此需要进一步探索。

^{18}F - ICMT（isoamyl cysteine carboxyl methyl transferase，异戊烯半胱氨酸羧基甲基转移酶）-11与肿瘤结合的程度与凋亡正相关，可在治疗后24 h内检测肿瘤细胞的凋亡反应，并已进入Ⅰ期临床研究，静脉注射后以肝胆为主排泄，腹部肿瘤评价受限。此外，体内肿瘤caspase 3活性低于体外细胞学研究，故体内显像时用量增大。

24.2.22　孕激素受体显像

孕激素受体（PR）也是内分泌治疗疗效的重要预测因子。目前报道的PR示踪剂是^{18}F - FFNP（[（（R）- 1''- α-furylme-thylidene) dioxy]-19-norpregn-4-ene-3，20-dione)，Dehdashti等首次用于22例乳腺癌患者显像，结果PR阳性与阴性组的SUVmax差异不明显（2.5 ± 0.9 vs. 2.0 ± 1.3，$P>0.05$），但SUVmax的肿瘤/肌肉比值有统计学意义（2.6 ± 0.9 vs. 1.5 ± 0.3，$P<0.01$）。分子影像分析ER/PR进行疗效预测尚处临床前的研究中，Fowler等建立氟维司群敏感和不敏感的ER^+/PR^+乳腺癌模型（SSM3，SSM2），氟维司群治疗3天后重复显像，发现有效组（SSM3）对^{18}F - FES和^{18}F - FFNP的摄取同时下降；而无效组（SSM2）仅有^{18}F - FES摄取降低。因此，联合ER/PR早期预测内分泌疗效可能更优于单独的ER显像。

24.2.23　雄激素受体显像

16β -^{18}F - 5α - 双氢睾酮（16β-^{18}F-fluoro-5α-dihydrotestosterone，^{18}F - FDHT）作为双氢睾酮（DHT）的类似物能高度亲和雄激素受体（AR），静脉注射后的体内代谢类似^{18}F - FES，经肝胆肾排泄，但血液中与性激素结合球蛋白结合更多，因此可以看到较高的心血池放射性。^{18}F - FDHT在血液中的半衰期为6～7 min，因此20 min后AR阳性病灶摄取可达到高峰。依据前列腺癌患者和校正到70 kg体重标准男性模型，有效剂量当量为0.001 77 cSv/MBq，最大受照正常组织是膀胱壁，推荐静脉注射剂量不大于329.3 MBq(8.9 mCi)。

^{18}F - FDHT PET/CT检查能判断前列腺癌AR表达程度、AR生物活性，筛选去势治疗适应证患者和判断去势治疗疗效。和ECT骨显像比较，^{18}F - FDHT能实时反映疗效，显像阳性者接受雄激素受体拮抗剂治疗后1 d，病灶平均SUV即可见下降（由7.0 ± 4.7降为3.0 ± 1.5），对研发靶向AR的新型治疗药物与方法有用。和^{18}F - FDG PET/CT检查相比，^{18}F - FDHT对转移灶探测率为78%（平均SUVmax为5.28），^{18}F - FDG为97%（平均SUVmax为5.22），前者漏检病灶主要是AR低表达者、阳性者预后好，后者阳性提示分化差。内分泌治疗有效者病灶摄取^{18}F - FDHT减少。

24.2.24　免疫显像

传统的免疫显像用各种放射性核素标记鼠单克隆抗体、人-鼠嵌合抗体、人源化抗体或相对分子质量更小的单链抗原结合蛋白、超变区肽段等进行相应抗原的放射免疫测定，有人用癌胚抗原（CEA）单抗进行盆腔放射免疫测定，卵巢癌定性准确性可达95%，有利于早期诊断、分期和随访；CEA放射免疫测定可及时发现数毫米大小的卵巢癌或大肠癌转移灶，可鉴别复发与纤维瘢痕组织，还可用于胃癌、肺癌、甲状腺髓样癌转移灶的定性、定位。

肿瘤微环境（tumor microenvironment）中免疫细胞和细胞因子参与免疫调节，促进抗肿瘤免疫或者免疫抑制，决定着预后。现在的免疫显像涉及肿瘤微环境中肿瘤细胞、肿瘤间质细胞、免疫细胞及新生血管系统的各种免疫检查点（immune check-point，ICP），可视化研究免疫监控、激活或阻断，免疫治疗靶点验证、适应证筛查和评估预后等复杂作用。放射性核素不仅要标记抗体、配体还要示踪免疫细胞。其中，Natarajan等人研发了^{64}Cu - DOTA -抗PD - 1单克隆抗体，48 h时黑色素瘤小鼠成像中肿瘤摄取值达7.4%±0.71% ID/g，肿瘤/肌肉比值高达11，同时荧光素酶转染生物成像证实了表达PD - 1的T淋巴细胞渗透在肿瘤内部。该显像对研究T淋巴细胞肿瘤免疫治疗有很大价值。Hettich等人研制了^{64}Cu - NOTA -抗PD - L1单克隆抗体，以期可视化阻断PD - L1受体、增强T细胞活性。Higashikawa等通过^{64}Cu标记抗小鼠CTLA - 4抗体抑制CTLA - 4活性、促进T细胞增殖。

亲和小体(affibody)是源自抗体上scFv结构,相对分子质量小,有Z段结构而稳定性高的"人工抗体",体内特异性强,血液清除快,可用^{18}F这样短半衰期核素标记,靶向HER-2的亲和小体(Z_{HER2-4}),在1 h的荷瘤动物显像上就获得理想的靶本比,而传统免疫影像有时需要24~48 h。

24.2.25 基因显像

基因显像用于监测基因表达与基因治疗。

直接基因显像即放射性核素标记的反义寡聚核苷酸(radiolabeled antisense oligonucleotide,RASON)显像,RASON能与目标mRNA或DNA的一小片段互补,并具有与任何特定的mRNA或DNA系列靶向结合的潜力,直接在转录水平显示内源性基因的表达情况。Touboul等用^{125}I标记人多药耐药基因的RASON,化疗抵抗细胞系的肿瘤/肌肉和肿瘤/血液值为20和3,而化疗敏感细胞系分别为1和0.3。

间接基因显像又称为报告基因显像,指将一外源性基因(报告基因)导入细胞内,该报告基因能表达特定产物,如酶、受体蛋白及转运蛋白等,然后利用放射性核素标记的该基因表达产物的底物或配体(报告探针)进行显像分析。报告基因与治疗基因重组进入细胞后,两种基因的表达高度相关。因此,通过有活性的报告基因表达产物与报告探针特异性结合,可间接获得治疗基因表达的程度、位置和持续时间等信息,从而反映、监测治疗基因。报告基因按编码产物不同,有以酶为基础的单纯疱疹病毒1型胸苷激酶(HSV1-tk)报告基因,以转运体为基础的人钠碘同向转运体(hNIS)报告基因,和以受体为基础的人生长抑素2型受体(hSSTTR2)报告基因等。

^{18}F-羟甲基丁基鸟嘌呤(^{18}F-FHBG)是HSV1-tk的报告探针,Yang等用^{18}F-FHBG小动物PET对前列腺癌移植瘤进行HSV1-sr39tk基因显像分析,发现了直径小至3 mm的转移灶。^{18}F-FES是新型报告基因人ER配体结合域(human ER ligand binding domain,hERL)的报告探针,hERL与治疗基因VEGF(血管内皮生长因子)整合进入肿瘤细胞后,根据细胞对^{18}F-FES的摄取情况即可监测VEGF治疗结果。

24.3 核素治疗

国内外放射性核素内放射和近距离治疗应用久远,包括口服^{131}I进行功能自主性甲状腺瘤治疗以消除甲亢症状,对分化性甲状腺癌术后患者清除残余甲状腺组织以利随访和进一步的治疗,对其高复发风险患者进行辅助治疗以降低复发和肿瘤相关死亡风险,对其无法手术切除的转移灶治疗以改善疾病相关生存率及无病生存率,以及静脉注射^{89}Sr或^{188}Re-羟基乙叉二膦酸(HEDP)治疗晚期肿瘤成骨性转移所致疼痛以改善其生活质量,腔内注射^{32}P-胶体控制恶性胸腹水,^{90}Y-玻璃微球局部注射控制肝癌,^{125}I粒子植入治疗前列腺癌等恶性实体瘤,^{90}Y皮肤敷贴治疗血管瘤等,已获得临床认可。近年,国际上^{177}Lu标记的生长抑素类似物对神经内分泌肿瘤治疗,标记PSMA小分子抑制剂对前列腺癌治疗已有获得治愈性效果的报道(图24-17)。^{177}Lu的半衰期较长,适于远距离供应,既能治疗又能显像监测,其放射性治疗药物必将成为国内核素治疗的新宠。

基于抗原-抗体特异性结合特点的核素治疗有放射免疫治疗(标记抗体)及免疫放射治疗(标记抗原),靶点和种类繁多。其中针对血液淋巴系统抗原CD20、美国FDA已批准的^{90}Y-替伊莫单抗(ibritumomab tiuxetan)(ZEVALIN ®)和^{131}I-托西莫单抗(tositumomab)(BEXXAR ®)均用于治疗复发或难治性低分级、滤泡型B细胞来源的非霍奇金淋巴瘤(NHL),前者临床总缓解率与完全缓解率分别为80%、30%,后者总缓解率65%;针对实体瘤各种抗原的治疗则进展缓慢,多处研究阶段。在国内有CFDA批准的针对肿瘤坏死细胞核的^{131}I-Ch-TNT-1/B(唯美生 ®)治疗晚期肺癌和针对HAb18G膜抗原的^{131}I-美妥昔单抗(metuximab)(利卡汀 ®)治疗肝癌,均有一定疗效。

实体瘤血流灌注差、乏氧、容易产生放射耐受,其核素治疗疗效及其对正常组织的辐射损伤尤其是血液毒性与核素特性(种类、能量、射程、半衰期等)、所标记抗体特性(相对分子质量、生物分布、药代动力学等)、靶点特性(膜表面、胞内等)和治疗方法(如到达方式、剂量、给药策略等)有关。α衰变核素能量高达4~9 Mev,有高的线性能量传递(liner energy transfer,LET)和比光子放疗及β$^-$照射高3~7倍的相对生物效应(relative biological effectiveness,RBE),组织内射程仅40~90 μm,生物学效应不完全依赖组织氧含量,对治疗微小和播散性病灶有益。β$^-$衰变的核素射程长,如^{90}Y达12 mm,

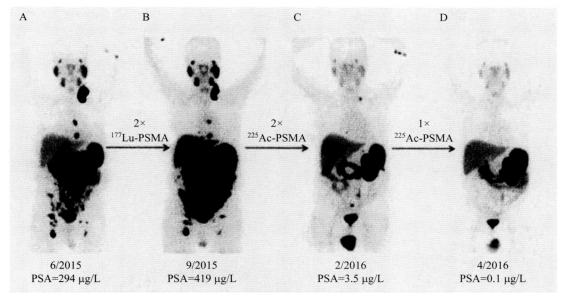

A 2×
^{177}Lu-PSMA B 2×
^{225}Ac-PSMA C 1×
^{225}Ac-PSMA D

6/2015
PSA=294 μg/L 9/2015
PSA=419 μg/L 2/2016
PSA=3.5 μg/L 4/2016
PSA=0.1 μg/L

图 24-17 前列腺癌转移灶核素治疗效果

注:本图来自参考文献

适于治疗大体积肿瘤。能量最低的俄歇电子(EC 捕获衰变)射程较短(<1 μm),如^{125}I 半衰期较长,适于永久植入、近距离持续照射。完整单克隆抗体相对分子质量大,体内循环时间长,对血液毒性较大,不易渗透至肿瘤组织致肿瘤剂量低。单抗片段相对分子质量小,能快速结合肿瘤致靶/本比高,但容易透过肾小球产生较大的肾毒性。继人-鼠嵌合、人源化抗体产生以减少变态反应、改善生物分布后,又一基因工程抗体——双价特异性抗体(diabody)诞生,可作为预定位抗体在充分结合肿瘤、在体内循环不断消失后,再用核素标记的抗原结合到肿瘤细胞膜上抗体的另一结合位点,达到减少正常组织辐射、提高肿瘤剂量的目的。

Takahiro Yoshida 在用多柔比星脂质体乳腺导管内注射控制 70% 的乳腺导管内原位癌(ductal carcinoma in situ,DCIS)基础上,对 NSG 小鼠使用^{225}Ac-曲妥单抗(trastuzumab)(每侧腺叶 10~40 nCi,每只小鼠总量 30~120 nCi)导管内注射放射免疫治疗荷 HER-2 阳性人 DCIS 模型,获得极大的成功。^{225}Ac 为高 LET、高 RBE 核素,能释放 5 种高能 α 粒子,半衰期有 10 d。导管内局部注射后对 DCIS 产生了有效的局部放射治疗,然后手术切除,不会摄入体内引起肾功能和造血系统毒性。

(章英剑)

主要参考文献

[1] 李毅,徐俊彦,许晓平,等.^{99m}Tc-HYNIC-TOC SPECT/CT 显像探测结直肠神经内分泌肿瘤的临床价值[J].肿瘤影像学,2017,26(1):67-71.

[2] 何思敏,曹天野,章英剑.分子影像探针^{18}F-FES 的研究进展[J].肿瘤影像学,2014,23(3):178-183.

[3] 张晓军,张锦明.凋亡显像剂的研究进展[J].中华核医学与分子影像杂志,2017,37(6):366-369.

[4] 胡四龙,许晓平,朱耀,等.^{99m}Tc 标记 PSMA 小分子抑制剂靶向前列腺癌分子影像初步临床研究[J].中国癌症,2016,26(7):608-615.

[5] 翁丁虎,秦赛酶,安锐.实体瘤放射免疫治疗[J].中华核医学与分子影像杂志,2018,38(2):134-137.

[6] 程竞仪,耿道颖,章英剑.肿瘤乏氧和乏氧分子影像进展[J].肿瘤影像学,2014,23(3):172-177.

[7] Barrington SF, Mikhaeel NG, Kostakoglu L, et al. Role of imaging in the staging and response assessment of lymphoma: consensus of the International Conference on Malignant Lymphomas Imaging Working Group[J]. J Clin Oncol, 2014, 32:3048-3058.

[8] Zhou M, Wang CC, Hu SL, et al. ^{18}F-FLT PET/CT imaging is not competent for the pretreatment evaluation of metastatic gastric cancer: a comparison with ^{18}F-FDG PET/CT imaging[J]. NMC, 2013, 34(7):694-700.

［9］ Kojima S，Cuttler JM，Shimura N，et al. Present and future prospects of radiation therapy using α-emitting nuclides［J］. Dose Response. 2018,16(1):1559325817 747387.

［10］ Yoshida T，Jin K，Song H ，et al. Effective treatment of ductal carcinoma in situ with a HER-2-targeted alpha-particle emitting radionuclide in a preclinical model of human breast cancer［J］. Oncotarget，2016,7 (22):33306 − 33315.

［11］ Yang ZY，Shi Q，Zhang YP，et al. Pretreatment [18]F − FDG uptake heterogeneity can predict survival in patients with locally advanced nasopharyngeal carcinoma—a retrospective study［J］. Radiat Oncol，2015,10:4. DOI: 10. 1186/s13014 − 014 − 0268 − 5.

［12］ Xu ZY，Li XE，Zou HY，et al. ^{18}F-Fluoromisonidazole in tumor hypoxia imaging［J］. Oncotarget，2017, 8 (55):94969 − 94979.

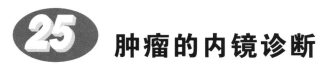

25 肿瘤的内镜诊断

随着内镜技术的不断进步,其在肿瘤的诊断、治疗领域逐渐发挥更加重要的作用。早期发现、早期诊断、早期治疗是肿瘤诊疗策略的核心,超声内镜、放大内镜、电子染色内镜等不断出现的内镜技术突破性进展使得越来越多的早期肿瘤被及时诊断并最终使患者获益。本章就内镜的发展、内镜检查的注意事项及各种常见肿瘤的内镜下表现,以及常用的内镜下活检取材技术进行论述。

25.1　常用肿瘤诊断的内镜种类

25.1.1　电子胃肠镜

电子内镜是美国 Welch Allyn 公司于 1983 年首创并应用于临床的。电子胃肠镜主要由 3 部分组成:内镜、视频处理器和电视监视器。它是通过安装在内镜顶端被称为微型摄像机的电荷耦合器件(CCD)将光能转变为电能,再由电缆导出,经视频处理器处理后将图像重建在监视器上。因其图像处理信号直接为电信号,很容易将其数字化,方便贮存、打印、局部放大、录像等。电子内镜的出现是消化内镜发展史的第 3 个里程碑(硬式胃镜-纤维内镜-电子内镜)。在诊断和治疗疾病时,操作者和助手及其他工作人员,都能在监视器的直视下进行各种操作,使各方面的操作者都能配合默契且安全。因此,电子胃肠镜相对于纤维内镜操作起来灵活、方便、易于掌握。并且由于内镜镜身的细径化,在镜身插入体腔时,使患者的不适感降到了最低程度。由于 CCD 的应用,电子胃肠镜像素比纤维内镜大大增加,图像更加清晰逼真,且有放大功能。因此,它具有很高的分辨能力,它可以观察到胃黏膜的微细结构。可以发现微小病变,达到早期发现、早期诊断、早期治疗的最终目的。除此之外,由于电子内镜的视野宽阔,内镜前端的弯曲角度大,避免了盲区,从而提高诊断能力,避免漏诊。由于是在监视器屏幕上观察图像,可以供更多人员共同观察学习,进行病例讨论。由于电子内镜可以对检查过程进行录像、照相,所以为今后的教学、科研提供真实、可靠的第一手资料。另外,电子胃肠镜还可利用电视信息中心调整红、蓝、绿,调整不同颜色去观察不同的组织结构,从而达到各种组织结构的最佳分辨能力。目前,电子内镜除了能观察到胃黏膜的最小解剖单位(胃小区、胃小沟)外,还可以观察到黏膜的肠上皮组织转化(化生)

的绒毛状改变、溃疡周围的再生上皮、新生血管、黏膜下血管等显微镜下才能观察的组织结构。

25.1.2　放大内镜

常规的放大内镜的构造与原理和普通的内镜并无本质区别,只是物镜与导光束或物镜与 CCD 间装有不同倍数的放大镜头,同时像素更密集,以达到满意的清晰度。一般放大内镜最大可放大 100 倍,最高可达 170 倍。放大内镜可更详细地观察胃肠道黏膜,与组织学检查相比较,其放大倍数介于肉眼与纤维镜之间,激光共聚焦放大内镜,其放大倍数可达 1 000 倍,能清楚地显示与病理切片媲美的细胞形态,可达到"光活检"的目的。

25.1.3　超声内镜

超声内镜系将超声探头安装于内镜的顶端,当内镜进入腔道后,既可直接观察黏膜表面的病变形态,又可进行超声扫描,获得管壁各层的组织学特点及毗邻脏器、组织结构的超声影像。超声波在空气中传导不良,所以在含气的器官内必须充以水或其他介质。超声内镜浸入其中才能获得清晰的超声图像。超声内镜前端还可安装水囊,囊内注入无气水后,紧贴黏膜可获得清晰图像。线阵型超声内镜又叫纵轴超声内镜,探头的发生器发生平行的直线形超声波,扫查的图像呈扇形,需依靠转动内镜方向连续显示病变。线阵型超声内镜可进行穿刺或其他治疗。环扫型超声内镜形成圆周扫描,此型的扫描范围较广,可达 360°,扫查的图像呈环周形,但该型超声内镜无法引导穿刺。微探头型超声内镜为超小型的超声探头,通过内镜的活检钳道进入腔道内,有环扫型及纵轴型小探头。

25.1.4　电子十二指肠镜

电子十二指肠镜与电子胃镜的区别在于,十二指肠镜的镜头位于内镜头端的一侧,内镜的前端和镜头的背侧为"盲区"。该型内镜一般用于内镜逆行胰胆管造影(endoscopil retrograde cholangiopancreatography, ERCP)的操作,有时也可用于十二指肠、壶腹部疾病的诊断。电子十二指肠镜除内镜镜头位置的设计与胃肠镜不同外,其余系统组成与胃肠镜相同。

25.1.5　电子小肠镜

目前最常用的是推进式双气囊小肠镜,结构上与其他小肠镜基本相似,只是头端多了一个气孔以向头端气囊内充气。内镜视角 120°，长 2 m，通过 2.2 mm 的工作钳道可向肠腔内充气、注水、吸引及活检。内镜操作系统分为主机、内镜、外套管及气泵 4 个部分。内镜和外套管前端各安装一个可充气、放气的气囊，两个气囊分别连于气泵。操作时通过充气、放气、滑行外套管及钩拉动作等不断循环，可使内镜缓慢、匀速地进入深部小肠。双气囊小肠镜一侧进镜很难观察到全部小肠，因此检查仅能观察部分小肠，应根据临床表现及其他检查结果对进镜途径做出初步判断后再进镜可提高病变的检出率。经口、经肛联合检查可达到观察全小肠的目的，但是不推荐在同一天内进行经口和经肛的操作。

25.1.6　胶囊内镜

胶囊内镜的仪器设备包括内镜胶囊、信号记录器及图像处理工作站。胶囊外壳由防水、抗腐蚀的特殊材料做成，吞服后，借助胃肠道蠕动，胶囊顺消化道下滑，并可通过一个短焦距透镜获得图像，不需要向腔内充气。图像保存在记录器里，可在计算机下处理、分析。胶囊内镜为小肠疾病提供了一个全新的检查手段，无创、无交叉感染，并且易为患者所接受。但胶囊内镜也有其自身的局限性，如肠道积液对观察影响、图像分辨率不如常规电子内镜、无活检功能及可能产生胶囊的肠道梗阻或滞留等。应根据患者的实际情况选用胶囊内镜或小肠镜，必要时辅助影像学检查，以提高小肠疾病的诊断。

25.1.7　电子支气管镜

电子支气管镜检查是呼吸系统疾病重要的诊治手段之一，它对于气管-支气管病变、肺肿瘤、肺结核、肺不张、肺感染、气管-支气管内异物等的诊断及治疗具有十分重要的价值。电子支气管镜可用于咯血需明确出血部位和咯血原因者，或内科治疗无效或反复大咯血而不能行急诊手术，需局部止血治疗者。对于 X 线胸片显示肿块、肺不张、疑为肺癌者，或是 X 线胸片阴性，但痰细胞学阳性的肺癌者，电子支气管镜往往可能有阳性发现。电子支气管镜还可对肿块进行钳取或针吸病变组织作病理切片或细胞学检查。呼吸内镜下的介入治疗，已成为气道和肺部疾病必不可少的治疗手段，与传统意义上的手术、放疗、化疗相比有更多的优势。

25.1.8　电子鼻咽喉镜

电子鼻咽喉镜管径小且可弯曲，光亮度较强，能够直接探入到鼻咽腔和喉腔内，并能够充分检查到口腔、鼻腔、鼻咽腔、下咽部和声门下等部位的黏膜情况，因此是发现这些部位病变的主要手段，尤其是可以发现一些浅表的病变。当怀疑鼻咽、喉部有异常情况时，均可使用鼻咽喉镜检查来明确诊断，如鼻塞、鼻出血、流脓涕、回抽涕中带血、耳鸣、听力下降、咽痛或咽部不适、异物感、吞咽不畅、声嘶等。内镜检查后还可以通过内镜的活检孔道探入活检钳，咬取病变组织做病理学检查。鼻咽喉部恶性肿瘤在治疗后的随访中，鼻咽镜也起着重要的作用。另外甲状腺术前声带运动的评估也需鼻咽喉镜检查。

25.2　内镜操作的注意事项

25.2.1　内镜医师的思想准备

内镜检查是一种将医疗器械置入人体内的检查方式，检查过程会给患者带来痛苦。而内镜检查的效果是否理想又需要被检查者与检查医生密切配合。因此，内镜医生应与患者有较好的沟通并建立良好的医患关系，获取患者的信任，这是完成高质量内镜检查的前提。

内镜医生需了解患者的病情，了解检查目的，掌握适应证与禁忌证，并对被检查者加以甄别和判断，这不但有利于提高检查质量，更有利于减少操作风险，避免一部分可能发生的医疗事故。内镜医生需要对内镜检查的风险性有清晰的认识，应了解内镜检查的常见并发症，以及严重并发症可能致患者死亡，在操作过程中应尽力避免。检查过程中应当轻柔操作，避免粗暴，尽量减少内镜检查给患者带来的痛苦。要避免漏诊、误诊，在有重点的同时尽量做到全面检查，尽量对异物、黏液、气泡下面的黏膜加以检查，如果因专业能力的限制无法对病变进行正确的诊断，也要对其有完整、清晰及准确的描述，这有利于患者今后的诊疗。内镜操作过程中要熟练掌握手技，应遵循操作原则，对于病变的诊断应不断地归纳、总结，不断学习，拓宽知识储备，提高对病变的鉴别能力，要明确，任何内镜下对病变的治疗都是建立在正确的诊断基础之上的。

25.2.2　内镜检查的适应证与禁忌证

1）上消化道内镜检查的适应证：凡有上消化道症状，疑及食管、胃及十二指肠病变，需要明确诊断者；原因不明的消化道出血；上消化道 X 钡餐检查不能确定病变性质者；已确诊的上消化道病变如溃疡、慢性胃炎、胃癌前病变等，需胃镜随访复查者；怀疑上消化道异物者；有胃癌家族史，需行胃镜检查者；有其他系统疾病或临床其他发现，需要胃镜检查进行辅助诊断者。

禁忌证包括相对禁忌证和绝对禁忌证。① 相对禁忌证：心、肺功能不全；消化道出血患者血压未平稳；有出血倾向，血红蛋白低于 50 g/L 者；高度脊柱畸形，有巨大食管或十二指肠憩室。② 绝对禁忌证：严重心、肺疾病，如严重心律失常、心肌梗死急性期、重度心力衰竭、哮喘发作期、呼吸衰竭不能平卧患者；以及休克、消化道穿孔等危重患者；严重精神失常，不合作的精神病患者（必要时可进行无痛内镜）；口腔、咽喉急性炎症患者；食管、胃急性腐蚀性炎症患者；明显的主动脉瘤、脑梗死急性期、脑出血患者；烈性传染病患者。

2）电子结肠镜检查的适应证：凡有腹痛、腹泻、贫血及腹部包块等症状、体征而原因不明者；原因不明的消化道出血；钡剂灌肠或其他检查不能确定病变性质者；已确诊的肠道病变如炎症性肠病、结肠息肉、结肠癌术后需肠镜定期复查；有结肠癌家族史，需行肠镜检查者；有其他系统疾病或临床其他发现，需要肠镜检查进行辅助诊断者。

禁忌证有：① 相对禁忌证：心、肺功能不全；消化道出血患者血压未平稳；有出血倾向，血红蛋白低于 50 g/L 者；高度脊柱畸形。② 绝对禁忌证：严重心、肺疾病，如严重心律失常、心肌梗死急性期、重度心力衰竭、哮喘发作期、呼吸衰竭不能平卧患者；疑及休克、肠坏死等危重患者；严重精神失常，不合作的精神病患者（必要时可进行无痛内镜）；巨大腹主动脉瘤、脑梗急性期、脑出血患者；烈性传染病患者。

3）电子支气管镜检查的适应证：支气管阻塞表现、原因不明的咯血及慢性刺激性咳嗽；疑有气管、支气管肿瘤者；原因不明的喉返神经或膈神经麻痹；痰中发现癌细胞或找到结核分枝杆菌，而胸片未找到病变者；疑有支气管异物、结石者；肺部弥漫性病变或肺周边肿块，需行肺活检、刷检或灌洗进行细胞学或细菌学检查，以明确诊断者；胸片有原因不明的浸润性病变、肺门肿大、肺部原因不明的肿块；收集下呼吸道分泌物进行细菌学检查；支气管肺泡灌洗、支气管给药及抽吸治疗。

禁忌证：严重心、肺功能不全，呼吸衰竭，心绞痛，严重高血压及心律失常者；严重肝、肾功能不全，全身状态极度衰竭；出凝血机制障碍者；哮喘发作或大咯血者；主动脉瘤有破裂危险者。

4）电子鼻咽喉镜检查的适应证：鼻腔、鼻旁窦和鼻咽部不明原因的出血；鼻腔、鼻旁窦和鼻咽部炎症；鼻腔、鼻旁窦和鼻咽部异物或肿瘤；间接喉镜检查有困难，如咽反射极度敏感，上切牙突出，舌体过高等；一般直达喉镜检查不能承受者，如牙关紧闭、颈椎强直、短颈等；对喉部隐蔽的病变或微小的早期喉肿瘤的检查，以及观察声带活动等；对鼻咽部、喉部活检钳取组织或刷取细胞送病理检查，或较小的声带息肉和小结的手术治疗。

禁忌证：鼻腔、鼻旁窦和鼻咽部有急性炎症或大量出血时需暂缓进行；对有重度全身疾病，特别是心脏病，呼吸困难或年老体弱者，应暂缓检查，急需者，需慎重施行。

25.2.3　内镜检查前准备

内镜检查前应签署知情同意书，其中应包括的内容有：内镜检查的必要性，并对检查过程进行适当说明，以改善受检查者对内镜检查的痛苦认知并消除焦虑；内镜检查与其他可替代方法优缺点的比较；内镜检查中可能出现的并发症及相应的处理措施；对于特殊活检方法、内镜下特殊染色及内镜下造影增强等技术的应用要额外加以说明。患者在知情同意后应签署表示对检查予以理解的承诺书。

关于内镜检查前的准备方法，根据设备不同多少有差别。①上消化道内镜的一般准备方法是：检查前一晚 20:00 起禁食，可少量饮水，检查当日起至检查结束保持禁食、水的状态。如有消化道梗阻致食物残留的情况，应于检查前一天限制饮食。②肠镜检查的准备方法是：检查前依次半流饮食、流质饮食 3 d。禁食蔬菜类粗纤维食物，禁食牛奶、豆浆等豆类制品食物，以少渣流质食物为主。检查前一天以粥、果汁等流质食物为主，17:00～18:00 晚餐（流质）；19:00 左右开始口服肠道清洁剂并在 1～1.5 h 内快速喝完，大量饮水约 4 000 ml；检查前禁食、禁饮 6 h。③气管镜的检查前当日禁食、禁饮 6 h，鼻咽喉镜与之相同。④内镜检查当日应尽量不要服药，必须服药的除外。因内镜活检为有创检查，为避免出血风险，服用阿司匹林、华法林、氯吡格雷等药物的患者应在心血管医师的指导下停服药物 5d 以上方可安全活检。⑤患者在检查当日应带全病史资料，以利于检查医师对病史全面了解。

25.2.4　内镜检查术中用药

上消化道内镜及喉镜检查一般采用口服咽部麻醉药物的方法，鼻咽镜检查采用呋麻滴鼻。肠镜检查肌注山莨菪碱可缓解肠道痉挛，降低操作难度，提高完全插入成功率。有时为提高胃镜检查质量，还需采用抗胆碱药物抑制胃蠕动及唾液、胃液分泌。服用西甲硅油或二甲硅油等消泡剂可减少胃内的泡沫，也可在操作过程中直接在胃肠道内用注射器推注稀释后的消泡剂以减少气泡。胃镜检查前 15 min 服用链酶蛋白与小苏打的混合溶液可减少胃黏膜上的白色黏液。有时内镜检查还需用安定、镇静药物，但随着年代推移，与镇静相关的并发症、死亡例数逐年增多，因此应用安定、镇静药物前需要详细询问病史，排除禁忌用药的患者，并要保证有家属陪同及随时照顾，用药后还需要密切监测并观察患者的呼吸、循环系统的变化。被检者处于镇静状态时，医师和被检者需保持口头上的交流，达到有意识下的镇静状态较为理想。

25.2.5　检查后处理

嘱被检查者吐出口垫，吐出唾液，并观察是否混有血液，如混有血液，需观察患者是否一般情况良好，生命体征正常，无明显特殊不适才可让患者自检查床下地。可用水轻轻漱口，但咽部麻醉应避免水呛入气管。嘱被检查者安静 0.5～1 h，1～2 h 内禁食。一段时间内不宜驾车。已行活检者，检查当日禁止刺激性饮食并禁酒。肠镜检查结束前尽量吸尽肠腔内残余气体，检查后嘱患者多走动，观察患者有无腹痛、腹胀及腹部有无压痛、反跳痛等症状，待患者无明显不适并排除穿孔等并发症发生才可让其回家。对检查过程中应用镇静药物的患者，检查结束后嘱其充分休息，尽量避免让其马上回家，如镇静、嗜睡、注意力不集中、反应运动能力低下等症状持续存在，必要时可给予拮抗剂。应观察至患者充分觉醒才可让其回家，绝对禁止驾车。

25.3　食管肿瘤的内镜诊断

25.3.1　食管癌

早期食管癌表现为点状充血糜烂，其次为颗粒

样增生。黏膜不光整或剥脱样充血、粗糙、易出血等表现均提示可能为恶性病变。可多方位活检、刷检结合的方法提高阳性率。电子染色可提高诊断率。进展期食管癌可表现为蕈伞、溃疡或浸润型（图 25－1、25－2）。超声内镜可表现为食管管壁层次紊乱或不规则低回声团块，伴不同程度地向管壁深层浸润（图 25－3）。

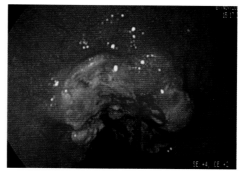

图 25－1　食管癌的胃镜下表现

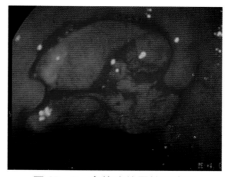

图 25－2　食管癌的胃镜下表现

局部呈结节样隆起

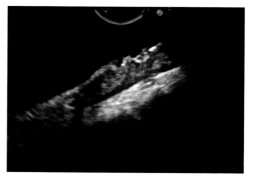

图 25－3　食管癌的超声胃镜下表现

管壁层次结构紊乱，溃疡面形似"火山口样"

25.3.2　食管平滑肌瘤

平滑肌瘤可发生在食管各段,胃镜下可见隆起性病变表面覆盖正常黏膜,无蒂,呈半球形或椭圆形隆起,黏膜表面可见血管网(图25-4)。活检钳触之质地较硬,可轻微活动。超声内镜可探及起源于食管黏膜肌层或固有肌层的低回声团块(图25-5),回声一般较均匀,恶变后也可不均匀,可有无回声的坏死区域,或高回声区。

图25-4　食管平滑肌瘤

为黏膜下隆起,表面光滑

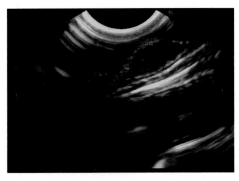

图25-5　食管平滑肌瘤

超声内镜表现为管壁第2层的梭形低回声结构

25.4　胃肿瘤的内镜诊断

25.4.1　胃息肉

胃的各部位均可生长息肉,多为无蒂或亚蒂,长蒂型少见。一般按山田分类法分成Ⅰ~Ⅳ型:①Ⅰ型,广基无蒂息肉;②Ⅱ型,直角无蒂息肉;③Ⅲ型,亚蒂息肉;④Ⅳ型,有蒂息肉。按组织学分类一般分为腺瘤性息肉及增生性息肉。腺瘤性息肉病理可为管状腺瘤或绒毛状腺瘤,可单发或多发,可有蒂或无蒂。一般无周围黏膜纠集,顶部可见糜烂或浅溃疡,超声内镜表现为源自胃壁第1层的高低混杂回声结构,有时内部可探及腺管样结构。增生性息肉最多见,胃窦居多,超声内镜下表现为源自胃壁第1层的等、高回声结构,内部回声可均匀或不均匀。图25-6为息肉的胃镜下表现。

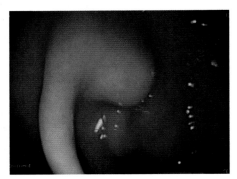

图25-6　胃窦小弯侧息肉的胃镜下表现

25.4.2　胃癌

胃癌可发生于胃的任何部位。早期胃癌多表现为胃黏膜局部充血,一般分为3型:Ⅰ型,隆起型,局部病变在胃腔内隆起高度>5 mm。Ⅱ型,平坦型,又分3个亚型:①Ⅱa型,浅表隆起型,局部病变隆起高度<5 mm;②Ⅱb型,局部病变平坦仅有色泽改变;③Ⅱc型,局部病变轻度浅凹陷,相当于浅糜烂。Ⅲ型,凹陷型,相当于浅溃疡。早期胃癌常仅侵犯黏膜层,由于病灶微小,病变平坦,极易疏漏。

进展期胃癌可呈平坦、凹陷或隆起等各种形态,但以溃疡型最为多见,胃镜下常采用Borrmann分型。Borrmann Ⅰ型:隆起型,癌肿明显突出于黏膜表面,向胃腔内生长,表面粗糙可伴充血、糜烂,边界与周围正常黏膜组织分界清楚(图25-7)。Borrmann Ⅱ型:溃疡局限型,癌肿中心部为溃疡,周围有明显隆起的环堤,边界与周围的正常黏膜组织分界清楚,无明显浸润现象。Borrmann Ⅲ型:溃疡浸润型,癌肿呈中心为溃疡的肿块,溃疡边缘界限不清,延入周围黏膜。Borrmann Ⅳ型:弥漫浸润型,癌肿在胃壁内广泛弥漫性浸润,难以肉眼确认,胃腔扩张度下降,蠕动波消失,即所谓的"皮革胃"(图

25 - 8)。进展期胃癌多呈 Borrmann Ⅱ型及Ⅲ型。

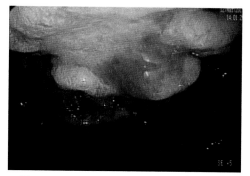

图 25 - 7 胃癌的胃镜下表现(呈溃疡型)

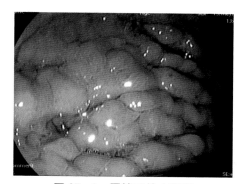

图 25 - 8 胃镜下的皮革胃

超声内镜下胃癌表现为边界不规则的不均匀低回声或混杂回声,肿块导致正常胃壁的层次结构紊乱(图 25 - 9)。病变侵犯的最深层即为肿瘤浸润深度,病变是否突破第 3 层侵犯至固有肌层(第 4 层)为鉴别早期胃癌与进展期胃癌的标准。超声内镜下

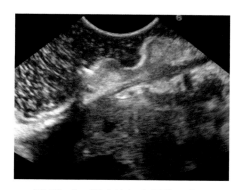

图 25 - 9 胃癌的超声胃镜下表现

病变侵犯至固有肌层

皮革胃表现为胃壁弥漫增厚伴正常层次、结构完全消失(图 25 - 10),少数还可表现为局限于肌层的病变。超声内镜尚可探及转移性淋巴结。转移性淋巴结多为圆形、类圆形低回声结构,边界清晰,内部回声常与肿瘤组织相似或更低,可均匀或不均匀,短轴半径常>1 cm。胃癌肝脏转移可形成单个或多发的致密均匀的强回声光团,周围有低回声晕环,形成"牛眼征"。胃癌还可在腹腔内形成腹腔积液,表现为胃周的无回声区。

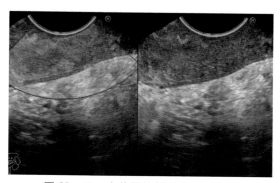

图 25 - 10 皮革胃的超声胃镜下表现

可见胃壁层次消失,呈不均匀低回声,弹性成像以蓝色为主,提示质地偏硬

25.4.3 胃间质瘤

胃间质瘤可发生于胃的任何部位,呈无蒂的隆起性病变,表面覆盖正常黏膜(图 25 - 11、25 - 12),也可形成糜烂或溃疡,少数也可因缺血、坏死形成穿孔或瘘管。基底部与周围正常黏膜界限不清,可有桥形黏膜皱襞形成,活检钳触其时质地多坚硬,表面

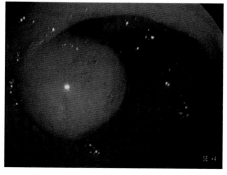

图 25 - 11 胃间质瘤的内镜下表现

可见胃窦小弯近前壁的黏膜下隆起,表面光滑

光滑,病变也可在黏膜下滑动。采用剥除表面黏膜或打洞性穿透黏膜层深挖活检可取到病变组织。

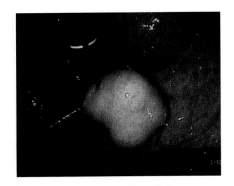

图 25－12　胃间质瘤

可见胃镜下可见不规则形的黏膜下隆起

胃间质瘤在超声内镜下表现为位于胃壁肌层(第2层或第4层)均匀低回声病灶(图 25－13、25－14)。间质瘤恶变后可见低回声团块与胃壁肌层相延续,可侵犯胃壁其他层次结构,内部呈不均匀低回声,局部可呈无回声区。超声内镜可对肿瘤的大小、浸润层次及范围进行评估。

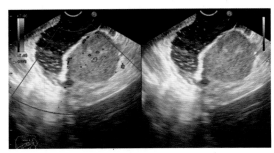

边界规则,可探及少量血流信号

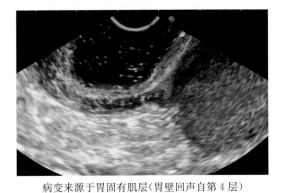

病变来源于胃固有肌层(胃壁回声自第4层)

图 25－13　图 25－11 病例的超声内镜下表现

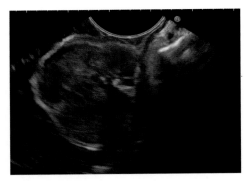

图 25－14　图 25－12 病例的超声内镜下表现

可见来源于胃壁固有肌层的不均匀低回声占位

25.4.4　胃淋巴瘤

胃淋巴瘤可呈表层型、溃疡型、隆起型、弥漫浸润型和巨大皱襞型,多种形态混合。病变在胃镜下边界不清,表面黏膜可凹凸不平,呈颗粒状,或不规则糜烂、溃疡(图 25－15),病变常多发。超声内镜下病变早期以胃壁第2,3层增厚为主,其中第2层呈均匀低回声(图 25－16)。病变进展时,胃壁5层结构消失,可呈均匀的低回声改变。有时病变附近、腹膜后、后纵隔可探及多发的低回声肿大淋巴结。

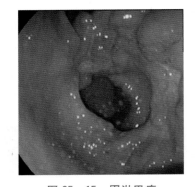

图 25－15　胃淋巴瘤

可见位于胃窦小弯和后壁相邻的两处溃疡,底部附着薄白苔,周围黏膜结节样隆起

25.4.5　胃神经内分泌肿瘤

胃神经内分泌肿瘤起源于胃黏膜下层,内镜下表现为类似息肉样隆起,色泽可发红或发黄,表面可有糜烂(图 25－17)。有时呈多灶性病变。超声

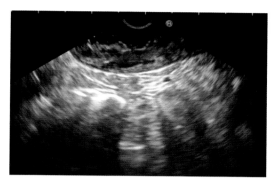

图 25 - 16 胃淋巴瘤

超声内镜可见胃壁第 1～4 层呈低回声增厚

内镜下多表现为源自胃壁黏膜下层(第 3 层)与肌层分界不清的低回声病变,有时内可探及血流信号(图 25 - 18)。

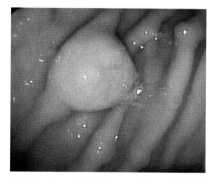

图 25 - 17 胃神经内分泌肿瘤的胃镜下表现

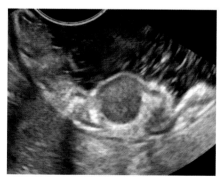

图 25 - 18 胃神经内分泌肿瘤的超声内镜下表现

25.4.6 胃脂肪瘤

胃镜下可见胃壁黏膜下隆起,表面为正常的胃黏膜,质地软,色泽可发黄(图 25 - 19)。超声内镜下表现为胃黏膜下层(胃壁回声第 3 层)的高回声结构(图 25 - 20)。

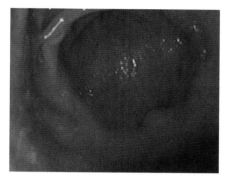

图 25 - 19 胃脂肪瘤的胃镜下表现

胃窦大弯侧的黏膜下隆起,表面光滑

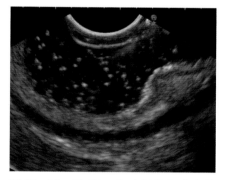

图 25 - 20 图 25 - 19 病例的超声内镜下表现

可见来源于胃壁黏膜下层(第 3 层)的高回声结构

25.5 小肠肿瘤的内镜诊断

25.5.1 小肠腺瘤

小肠腺瘤为隆起于黏膜表面,并向肠腔内突出的局限性病变,可有蒂或无蒂。内镜超声表现为位于肠管壁第 1 层的低回声,或混杂回声结构。

25.5.2 小肠癌

小肠癌可表现为隆起、溃疡或弥漫浸润等；内镜超声表现为小肠黏膜层低回声增厚，严重时可表现为小肠壁层次结构消失，肠壁增厚呈不均匀低回声改变。

25.5.3 小肠黏膜下肿瘤

小肠黏膜下肿瘤为球形或半球形隆起，表面黏膜与周围黏膜色泽相同，基底较宽，少数隆起顶部有糜烂或溃疡。见于间质瘤、平滑肌瘤、纤维瘤、脂肪瘤等。内镜超声下间质瘤、平滑肌瘤表现为位于固有肌层或黏膜肌层的低回声占位；纤维瘤、脂肪瘤则位于黏膜下层，呈高回声或等回声的肿块。

25.6 胆胰及壶腹部肿瘤的内镜诊断

25.6.1 胰腺癌

胰腺癌可发生于在胰腺钩突、头、颈、体、尾等各个部位。超声内镜下表现为胰腺实质内或与胰腺分界不清并向胰腺外延伸的肿块，边界不规则，周边常呈"蟹足样生长"，内部呈不均匀低回声，出现坏死时可散在分布无回声区，也可有高回声的钙化灶。可伴有胰管呈"犬牙交错状"扩张（图25－21、25－22）。病变实质内血流信号常不丰富，弹性成像以蓝色为主，提示病变质地硬。病变可侵犯门静脉、肠系膜上动静脉、腹腔干、脾动脉及脾静脉等血管。有时可在病变附近、腹膜后探及转移的低回声淋巴结影。形成腹腔积液时，腹腔内可探及无回声区。超声内镜下对病灶行细针穿刺抽吸活检术（即 EUS－FNA）可获得胰腺癌的细胞病理及组织病理学诊断。胰腺癌 ERCP 可见主胰管狭窄、中断及不规则弯曲。分支胰管阻塞、扩张。胆总管及主胰管呈"双管征"（图25－23）。早期胰腺癌则以胰管扩张为主要表现。ERCP 下可通过收集胰液及刷检获得细胞病理诊断。胰管内超声（intraductal ultrasound，IDUS）是借用十二指肠镜将高频微超声探头经由内镜活检钳道置入胰管内进行实时超声扫查的一种检查技术，管状腺癌常表现为低回声病灶外伴强回声区，正常胰腺实质消失，乳头状腺癌则表现为胰管内的高回声病灶，正常胰腺实质存在。

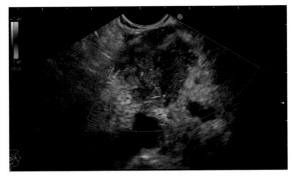

图 25－21 胰腺癌的超声内镜下表现

可见位于胰腺体部的不规则低回声占位，边界不规则，内部回声不均匀，血流不丰富

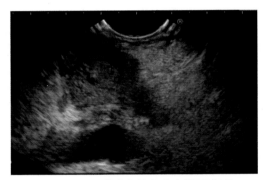

图 25－22 胰腺癌的超声内镜下表现

可见不规则形低回声占位，内部回声不均匀，边界不规则

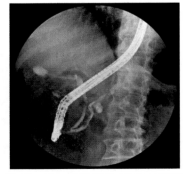

图 25－23 胰腺癌的 ERCP 下表现

可见胆总管及主胰管均扩张，呈"双管征"

25.6.2 胰腺囊性肿瘤

胰腺浆液性囊腺瘤可发生于胰腺各个部位，但

以胰体、尾较多见,超声内镜下表现为多发聚集的囊性病变,囊肿排列多呈蜂窝状,囊肿直径多<1 cm,大小差异相对黏液性囊腺瘤较小,病变不与胰管相通,囊壁无结节形成(图 25-24)。黏液性囊腺瘤以胰腺体、尾部较多见。超声内镜下表现为单个或多发的囊性病变,囊肿直径常>1 cm,大小差异较大,病变不与胰管相通(图 25-25),囊壁有时可形成结节样结构。胰腺导管内乳头状黏液性肿瘤(intraductal papillary mucinous neoplasm,IPMN)分为主胰管型及分支胰管型。十二指肠镜可见患者的十二指肠乳头呈鱼口状,可见黏液流出。ERCP下主胰管型 IPMN 可见主胰管全程扩张,伴或不伴有胰管充盈缺损;分支胰管型可见分支胰管呈囊性扩张,内可伴充盈缺损,主胰管可扩张。超声内镜下主胰管型 IPMN 表现为主胰管弥漫性扩张,胰管壁可探及结节(图 25-26、25-27);分支胰管型呈单发或多发的与胰管相通的囊肿,囊壁有时可探及结节(图 25-28)。实性假乳头装瘤超声内镜下表现为低回声的囊实性占位,病变部分区域可呈蜂窝状,边缘可呈高回声,本病可见于胰腺任何部位。

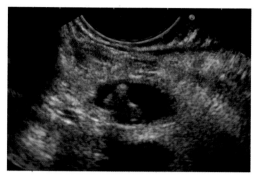

图 25-26　主胰管型 IPMN 的超声内镜下表现

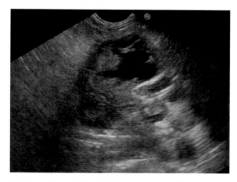

图 25-27　主胰管型 IPMN 超声内镜下表现

胰管明显扩张,可见生长于管壁的低回声结节

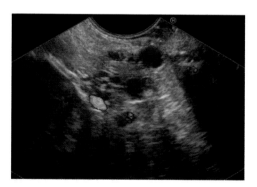

图 25-24　胰尾部浆液性囊腺瘤(呈蜂窝样改变)

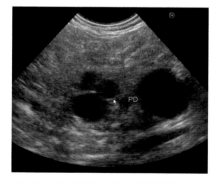

图 25-25　胰腺头部的黏液性囊腺瘤

囊性病变与胰管不相通

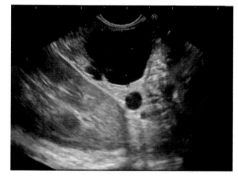

图 25-28　分支胰管型 IPMN 的超声内镜下表现

可见与胰管相通的囊性病灶,内壁可见低回声结节

25.6.3　胰腺神经内分泌肿瘤

胰腺神经内分泌肿瘤超声内镜下一般表现

为类圆形占位,边界清晰,内部回声多为均匀的低回声,有时也可与胰腺回声相似。若内部回声不均匀或出现坏死则提示恶变可能。病变大多血流信号丰富(图25-29),弹性成像一般提示质地较硬。

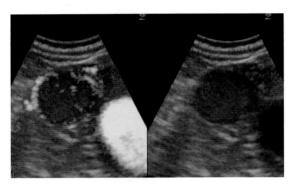

图25-29 胰腺神经内分泌肿瘤

呈类圆形低回声病变,回声均匀,边界规则,血流信号丰富

25.6.4 胰腺淋巴瘤

胰腺淋巴瘤多为B淋巴细胞型,可发生于胰腺的任何部位。超声内镜下表现为胰腺实质内的低回声占位,可单发或多发。采用EUS-FNA可与其他胰腺实质性占位鉴别。

25.6.5 胆管癌

胆管癌超声内镜下表现为源自胆管壁向胆管腔或管壁周围延伸的低回声影,胆管壁层次破坏消失,呈不均匀低回声改变。有时病变可局部形成实体瘤,表现为低回声的占位。病变也可填塞胆管致管腔消失。病变附近可探及低回声肿大淋巴结影。EUS-FNA可获得胆管癌的病理诊断。ERCP不但可明确胆管狭窄的部位和严重程度,还可通过刷检获得细胞病理学诊断。

25.6.6 胆囊癌

胆囊癌超声内镜下可表现为自胆囊壁凸向囊腔内生长的新生物,可为结节样,也可呈蕈伞、菜花样(图25-30),病变较大时也可呈充盈囊腔的巨大占位。胆囊壁层次结构破坏消失。严重时病变侵犯破坏胆囊正常结构,胆囊不可探及,仅可在胆囊区域探及形状不规则、边界不清晰的低回声实性占位性病变。胆囊癌常浸润肝总管及右肝管,胰周淋巴结转移可压迫胆管胰腺水平段,ERCP下可见相应部位的胆管狭窄。

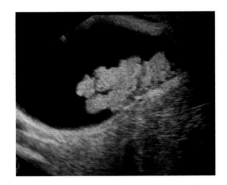

图25-30 胆囊癌的超声内镜下表现

可见生长于胆囊内壁的菜花样隆起性病变

25.6.7 壶腹周围癌

胃镜及十二指肠镜下十二指肠乳头可呈菜花样隆起,表面伴坏死、出血(图25-31),也可表现为正常的十二指肠乳头或仅表现为乳头略饱满、充血或表面黏膜粗糙。超声内镜下可见侵犯肝胰壶腹、十二指肠乳头、胆胰管末端及十二指肠内侧壁的不规则形低回声占位,内部回声不均匀、边界不清(图25-32)。病变早期可仅表现为凸向壶腹内、胰胆管末端管腔内的结节样结构。壶腹周围癌可出现胆总管及主胰管的扩张,ERCP可有相应表现。

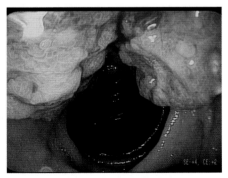

图25-31 十二指肠乳头癌的胃镜下表现

十二指肠主乳头呈菜花样隆起,局部可见鲜血附着

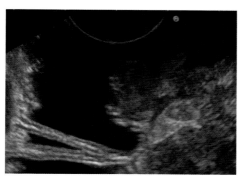

图 25 - 32　图 25 - 31 病例超声内镜下表现

病变处肠壁第 1～2 层呈不均匀低回声增厚,部分区域第 3 层消失,1～4 层呈不均匀低回声改变

25.7　大肠肿瘤的内镜诊断

25.7.1　大肠息肉

大肠息肉以左半结肠为多。大肠息肉分为肿瘤性、错构瘤性、炎症性和增生性 4 类。息肉直径越大,发生重度不典型增生及癌变的机会越大。大肠息肉可呈广基、无蒂、亚蒂或有蒂,头端可呈半球形、椭圆形、不规则形或菜花样,或整体表现为结肠黏膜见桥形皱襞样息肉或网桥样黏膜隆起,表面黏膜光滑(图 25 - 33、25 - 34)。

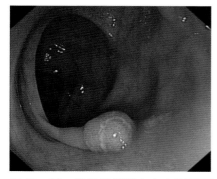

图 25 - 33　结肠的长蒂息肉在肠镜下的表现

管状腺瘤或绒毛状腺瘤常为亚蒂或有蒂,有时可为长蒂。大肠扁平腺瘤肠镜下病灶为圆形或类圆形,直径＜1 cm,表面微红、轻微隆起,病灶中央轻微凹陷。与相似大小的腺瘤性息肉相比,扁平腺瘤中重度不典型增生比例高达 40%。

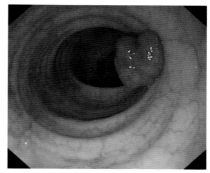

图 25 - 34　肠镜下所见结肠息肉

结肠黏膜桥形息肉属于慢性炎症导致的炎性增生性息肉,是一种非遗传性炎性息肉综合征,又称为炎症后息肉,其特点是:① 症状无特异性;② 表现为单发或多发性的特征性黏膜桥状息肉,形态呈多样性;③ 多见于乙状结肠;④ 多见于 60 岁以上老年人。

幼年性息肉属错构瘤性,主要位于直肠及乙状结肠,发病部位以直肠最多,其次为乙状结肠。幼年性息肉或幼年性息肉病的诊断标准:典型的幼年性息肉表面覆盖正常的大肠黏膜,因而外表光滑、有光泽,呈红褐色或红色,切面常可见到充满液体的囊腔。具备以下条件之一即可诊断为幼年性息肉病:① 结肠或直肠幼年性息肉超过 5 枚;② 全胃肠道有幼年性息肉;③ 发现幼年性息肉并有幼年性息肉病家族史。

家族性大肠息肉病是一种可累及结肠、直肠,具有很大癌变倾向的遗传性疾病。本病多发于青春期,可伴发严重并发症及各种肠外表现,如 P - J 综合征、Gardner 综合征、视网膜色素沉着及全身表现。当用直肠镜仅发现 1～2 个息肉时,诊断会遇到困难。结肠镜可显示全大肠的息肉以确诊;严重时表现为全大肠黏膜见密布、大小不等的息肉,大息肉表面可充血、糜烂。

超声内镜下大肠息肉表现为生长于肠壁黏膜层(第 1 层)的高回声病变,肠壁其余层次结构完整。

25.7.2　大肠癌

大肠癌大体分为隆起型、浸润型与溃疡型。大肠息肉恶变可导致大肠癌,息肉恶变的组织学诊断是否为癌变有待于活检病理结果,但有时活检病理检查结果与摘除整个病变后的病理检查结果不符。造成这种差异的原因可能为活检时所取的组织不足,以及病变本身癌变的灶性分布导致未能取到癌变组织。所以对所有大肠息肉应进行多部位活检和(或)肠镜下完整摘除,以减少以后的癌变机会和提高大肠早期癌的检出率。大肠癌发病部位依次为直肠、乙状结肠、盲肠、升结肠、降结肠、横结肠。当肿瘤突破黏膜下层、浸润肌层时,即为进展期大肠癌,结肠镜下可有肿块、溃疡、狭窄等表现。隆起型病变可表现为半球形或菜花样肿物,表面黏膜不均匀充血、水肿,表面不光滑,可溃烂,病变组织脆,易出血(图25-35),可堵塞肠管腔。溃疡型病变可表现为不规则溃疡,边缘黏膜不规则充血、水肿、隆起、僵硬,肠腔狭窄,病变可累及肠管全周。浸润型可表现为黏膜弥漫性充血、水肿、增厚,病变侵及肠管腔部分或全周。大肠癌超声内镜下表现为边界不规则,质地不均匀的低回声病变侵犯正常的肠壁层次结构,病变可突破至浆膜外,侵犯附近组织器官。附近可探查到低回声肿大淋巴结影。

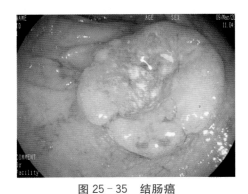

图25-35　结肠癌

见结肠盘状隆起,中央部可见溃疡,质脆,易出血

25.7.3　大肠神经内分泌肿瘤

大肠神经内分泌肿瘤又称为大肠类癌,以阑尾和直肠多见,早期大肠神经内分泌肿瘤肠镜检查主要表现为黏膜下结节,局部黏膜呈浅黄色(图25-36),触之发硬。超声内镜下表现为肠壁黏膜下层来源的不规则低回声肿块,边界清晰;病变恶变进展时可向肠壁深层侵犯,有时可突破浆膜侵犯至肠周组织。

25.7.4　大肠淋巴瘤

大肠淋巴瘤多为 B 淋巴细胞型的黏膜相关淋巴

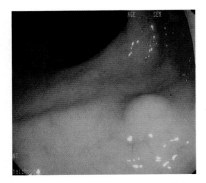

图25-36　直肠神经内分泌肿瘤

表面光滑,色泽呈浅黄色

样组织淋巴瘤(MALT 淋巴瘤),可为表浅、溃疡型、隆起型、弥漫浸润型及多种形态混合。病变表面黏膜可凹凸不平,呈颗粒状,或不规则糜烂、溃疡。超声内镜下病变早期以肠壁第2层均匀低回声增厚为主;病变进展时,第2、4层增厚,再发展为肠壁5层结构消失,呈均匀的低回声;有时病变附近可探及多发的低回声肿大淋巴结。

25.7.5　大肠黏膜下肿瘤

大肠脂肪瘤好发于老年,女性多见,好发部位为回盲瓣、盲肠、升结肠,较少发生于直肠、乙状结肠。肿瘤质地软,表面色泽发黄。肿瘤较大时可因重力牵拉下垂出现肠套叠、肠梗阻,肿瘤表面肠黏膜多光滑,为正常的黏膜(图25-37),也可有糜烂、溃疡或坏死。超声内镜下表现为位于黏膜下层的高回声肿块,边界清晰,其余肠壁层次结构完整。

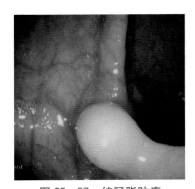

图25-37　结肠脂肪瘤

大肠平滑肌瘤及间质瘤的发病率低,可发生于大肠各段,可有蒂及包膜。大肠平滑肌瘤及间质瘤

等肿瘤可以无症状,多因其他下消化道症状行大肠镜检查、腹腔镜或行外科手术时偶然发现。肿瘤既可向肠腔内突出,亦可向肠腔外生长,肿块增大后可出现腹部包块,或因病变压迫堵塞肠管出现慢性肠梗阻而就诊;有的患者可出现急性机械性肠梗阻。肠镜下病变表现为半球形的黏膜下隆起性肿物,表面黏膜光滑。有时可见桥形牵拉黏膜皱襞。超声内镜下表现为肌层来源的低回声病灶,一般以向肠腔突出为主,包膜多完整,病变较大时也可以腔外突出为主。肿瘤恶变时可向肠壁其他层次及肠壁外侵犯。

25.7.6 直肠黑色素瘤

直肠黑色素瘤非常少见,病灶多为单发,少数病例可因黏膜下播散而形成多发的黏膜下卫星结节。多数病例病灶可见色素,呈棕黑色或深黑色,病灶一般呈息肉状,有蒂或无蒂,病变局部常形成溃疡。病灶大小不一,极易发生转移。

25.8 呼吸系统肿瘤的内镜诊断

25.8.1 中央型肺癌

中央型肺癌是电子支气管镜的重要适应证,对影像学资料怀疑中央型肺癌的患者,应用电子支气管镜不但能观察到病变的形态、大小及部位,还可活检及刷检,进行病理学检查。中央型肺癌在内镜下的特征分为直接征象及间接征象。直接征象即直接观察肿瘤的内镜下表现。增生型肿瘤内镜下呈结节状、息肉状、乳头状及菜花状改变。肿瘤一般突向管腔,造成支气管腔的阻塞,可见坏死及血管怒张。浸润型中央型肺癌内镜下表现为肿瘤在支气管黏膜下层浸润性生长(图 25-38),内镜下可见支气管黏膜粗糙不平,局部增生隆起,肿瘤在支气管壁呈结节状、多结节状、平滑或颗粒状,管腔不同程度狭窄或内镜无法通过,局部黏膜苍白、肿胀、充血,软骨轮廓不清,表面黏膜触之易出血。也可有增生型与浸润型同时存在。中央型肺癌的间接征象表现为内镜下未见到明确的瘤体,肿瘤穿透支气管外膜向肺内生长。管腔仅表现为黏膜充血、水肿、糜烂、溃疡、增厚、僵硬及管腔受压狭窄等表现。

中央型肺癌以鳞癌最常见,其次为未分化癌、腺癌、小细胞癌。鳞癌多表现为段支气管以上的向腔

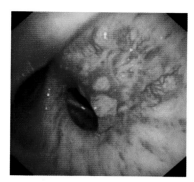

图 25-38 气管镜下显示的中央型肺癌

内生长的菜花样、息肉样肿瘤,表现常有坏死或苔覆盖,易造成管腔狭窄。肿瘤血供差,表现多呈灰白色。未分化癌多发生于较大的支气管,以黏膜下浸润为主,少数能见到赘生物,黏膜下肿瘤以结节样生长为主,较少见到坏死。一般表面黏膜多充血,软骨环不清。当肿瘤较大突破黏膜达支气管腔时,表面也可有坏死物覆盖。腺癌一般在段支气管远端部位,内镜下一般不易见到肿瘤。偶尔看到肿瘤时,肿瘤呈息肉、鱼肉或桑葚样,表面呈绛红色,含较多毛细血管网,活检易出血。小细胞癌以浸润性生长为主,管腔狭窄或阻塞,可见管壁的结节样隆起,常有不同程度的黏膜充血、水肿、糜烂,表面呈颗粒状。

肺癌的气管镜下活检取材方法包括钳取、刷检、肺泡灌洗及超声支气管镜下对病灶行细针穿刺抽吸活检术等,一般需要2~3种方法联合应用以提高活检检出率。

25.8.2 周围型肺癌

周围型肺癌大多内镜下无法看到病变,呈内镜下未见异常。偶尔在内镜下出现间接征象的表现,主要表现为支气管黏膜的浸润、充血、水肿、糜烂、管腔狭窄等。

25.9 鼻咽喉镜的应用

25.9.1 鼻咽癌

鼻咽癌多发生于鼻咽顶后壁及咽隐窝,常表现为鼻出血,可有听力下降等表现。肿瘤侵犯颅底时可以头痛及脑神经功能障碍为主要表现。淋巴结转移时颈部可扪及肿块。内镜下鼻咽癌表现为鼻咽

顶、咽隐窝及鼻咽侧壁的新生物。病变呈不规则粗糙肿块,大小不一,肿块可沿鼻咽顶向上延伸至后鼻孔。肿瘤表面可见血管扩张及出血坏死。鼻咽癌也可呈浸润型生长,表现为鼻咽顶的隆起,表面黏膜粗糙、充血(图25-39、25-40)。有时鼻咽癌也可表现为鼻咽溃疡,底覆坏死物,可同时侵犯鼻咽顶及侧壁。鼻咽癌活检大多质地脆,活检时应尽量取深部的肿瘤组织。

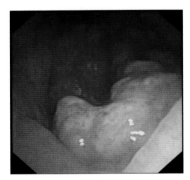

图 25-39 鼻咽癌的内镜下表现

位于鼻咽顶的不规则隆起

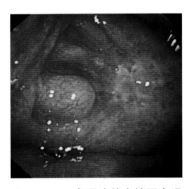

图 25-40 鼻咽癌的内镜下表现

位于鼻咽顶的结节样隆起

鼻咽镜常用于鼻咽恶性肿瘤放疗的随访,在疗程中或结束后,鼻咽部都可能会有不同程度的反应,常有大量脓性分泌物及痂皮形成,复查时应加以清理。鼻咽恶性肿瘤放疗后随访是为了观察肿瘤是否复发。刚放疗后肿瘤不一定完全消退,对放疗后3个月内所见的鼻咽肿物应与之前的进行对照,如为未消退的肿瘤可不活检。肿瘤复发一般在原发部位,清除痂皮及分泌物后活检。

25.9.2 鼻咽淋巴瘤

鼻咽淋巴瘤常伴双侧颈部淋巴结转移,生长迅速,多有鼻咽不适、涕中带血、鼻塞等症状。内镜下可见鼻咽隆起、鼻咽新生物或是鼻咽黏膜糜烂,T细胞型常伴有鼻腔病变。

25.9.3 鼻咽纤维血管瘤

鼻咽纤维血管瘤好发于青少年,多位于鼻腔外侧壁后部蝶腭孔、鼻咽顶侧壁,易出血,是血管与结缔组织混合的良性肿瘤。内镜下可见形状呈半球形或者椭圆形或呈分叶状,有蒂或无蒂的肿瘤,表面光滑,有包膜。常可见表面的血管纹路,质地较韧,颜色呈粉红或暗红色。

25.9.4 咽部血管瘤

咽部血管瘤以海绵状血管瘤最为常见,好发于咽侧壁、软腭、舌根及会厌等部位,可引起咯血、咽部异物感、听力下降、吞咽困难等临床表现。内镜下血管瘤一般基底较宽、无蒂,表面呈结节状隆起,颜色呈青蓝或紫红,质地软,具有海绵样弹性,其表面有血管网,瘤体可因血压的变化而改变大小。

25.9.5 咽旁神经源性肿瘤

内镜下咽旁神经源性肿瘤表现为咽后壁或侧壁的黏膜下隆起,多为单发,广基,呈半球形或椭圆形,表面黏膜光滑,色泽正常。肿瘤质地较硬,可移动。

25.9.6 扁桃体癌

扁桃体癌一般可见扁桃体肿大或扁桃体新生物,表面可见溃疡、糜烂。

25.9.7 下咽癌

下咽癌分为梨状窝癌、咽后壁癌及环状软骨后癌3种,内镜下可见位于下咽部的菜花样、溃疡型、浸润型或黏膜下隆起病变(图25-41、25-42)。梨状窝癌发病早期位于梨状窝内,随病变进展,可侵犯至喉、食管及下咽后壁(图25-43)。咽后壁癌内镜下表现为咽后壁或侧壁的溃疡或结节样隆起,溃疡边缘黏膜凹凸不平,形似火山口样,也可口咽侧壁或后壁表面光滑的包块。环后癌内镜下多为结节状隆起,病变进展时可侵犯至环后全周及食管、甲状腺。

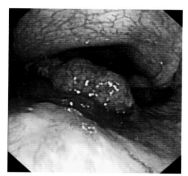

图 25-41 位于下咽后壁的下咽癌

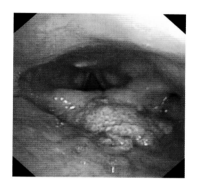

图 25-42 下咽癌累及环后间隙

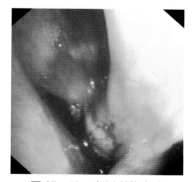

图 25-43 左侧梨状窝癌

25.9.8 舌根会厌谷癌

舌根会厌谷癌内镜下表现为舌根部的硬性肿块或溃疡(图 25-44),与舌根部淋巴组织增生的鉴别点是舌根部淋巴组织增生为舌根部广泛的组织增生,表面不平但,质地软。

25.9.9 声带息肉

声带息肉多因用声不当或发声过度导致声带机械性损伤,上呼吸道感染、烟酒刺激、变态反应都可

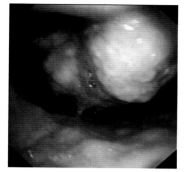

图 25-44 喉镜下所见的舌根癌

表面粗糙,易出血

导致声带息肉的产生。临床表现为声音嘶哑,内镜下表现为声带边缘或声带表面的光滑结节样隆起,颜色与声带相似或略偏红,有蒂或广基(图 25-45),可单发或双侧声带均有息肉。

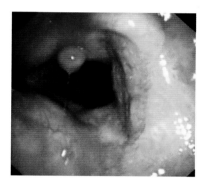

图 25-45 位于右侧声带的声带息肉

25.9.10 声带小结

声带小结为长期用声不当或用声过度所导致的声带黏膜局限性水肿、增生、角化、间质纤维化而形成的对称性粟粒样结节。内镜下表现为声带不充血或轻度充血,双侧声带前中 1/3 的对称性隆起,颜色与声带相同,表面常有白色黏液附着(图 25-46)。如病变严重,小结可增大、变硬,影响声门闭合。

25.9.11 声带白斑

声带白斑内镜下表现为声带表面或其边缘的前、中 1/3 部位,微凸起的白色扁平的斑片,范围局限,不易去除。声带白斑一般认为是喉癌的癌前病变。

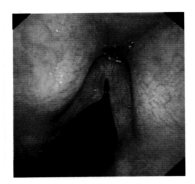

图 25-46　喉镜下所见的声带小结

表面光滑,颜色与声带相同

25.9.12　喉乳头状瘤

喉乳头状瘤一般为良性,但易复发、恶变。内镜下表现为声带、假声带及声带前联合处单发或多发的苍白色乳头样隆起,表面粗糙,或表现为声带边缘覆盖的白色假膜。

25.9.13　喉癌

喉癌常为鳞状上皮细胞癌,按发生部位分为:声门上型、声门型及声门下型。声门上型肿瘤侵犯会厌、室带、喉室、杓会厌襞,呈溃疡、菜花样,或呈结节样隆起型病变,肿瘤侵犯可导致声带固定。声门型肿瘤早期病变位于声带前、中 1/3 处,可表现为结节样隆起,溃疡或菜花样病变(图 25-47)。肿瘤侵犯可导致声门狭窄及声带固定。声门下型肿瘤位于声带以下,环状软骨以上,可见新生物,表面不光滑,可有糜烂、溃疡、坏死。

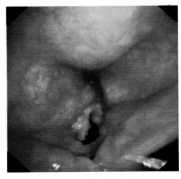

图 25-47　同时累及两侧声带的
声门型癌

25.10　内镜下活检

25.10.1　活检钳钳夹活检

1) 活检的目的:在内镜技术产生并发展的过程中,活检的最初目的是诊断癌症。但随着内镜技术的不断进步与病理学的不断发展,活检的目的演变为通过病理学诊断证实内镜所见。活检是获取人体一部分组织的操作,有筛选的作用,但也有引起出血、穿孔及感染等的风险。因此应该向患者充分询问病史,充分沟通,了解有无活检的禁忌证,获得患者的配合,并在患者知情同意的情况下活检。良恶性病变鉴别以外的活检应慎重进行。

2) 活检的部位:为得到正确的病理诊断,正确的活检部位是重要的。内镜医师应该熟悉病变的内镜表现并具有一定的病理知识。对于癌的活检应选择癌与非癌的交界处,最理想的情况是一个活检组织中癌与非癌成分都取到了。选择准确的位置,需要内镜下准确的判断肿瘤的边界范围。如肿瘤表面附着坏死物,应尽量去除并钳取坏死物下的肿瘤组织,如取到坏死组织,即使可看到癌细胞,也是变性细胞,会对正确的病理诊断造成干扰。活检应多部位,钳取多个组织。对于微小的肿瘤,第一个活检非常重要,因为活检造成的出血可遮挡病变,影响后续的活检。

25.10.2　内镜下细胞刷刷检

细胞刷检的适应证为:消化道或支气管壁黏膜表面的早期癌及病变范围小的肿瘤;消化管壁蠕动剧烈或咳嗽无法克制可导致活检困难,取材部位不准或过于表浅,不能正确反映病变;病变组织脆、松散、易出血,钳夹后易影响视野,降低进一步活检的阳性率;病变发生率高并且黏膜面积小的部位,细胞刷检可提高检出率。因为活检钳钳夹活检的局限性,如活检部位偏差可能无法获得阳性结果,而细胞刷检是对钳夹活检的较好的补充措施。细胞刷检后得到的样本可用以制成刷片,或置入液基检查液中漂洗,进一步行液基细胞学检查。

25.10.3　EUS-FNA

EUS-FNA,即超声内镜引导下细针穿刺活检术(endoscopic ultrasonography-guided fine needle aspiration），是在超声内镜引导下使用专用的穿刺针对消化道壁及周围病灶进行穿刺抽吸以获得组织细胞学诊断的一种技术。EUS－FNA 需要在纵轴超声内镜下进行，在超声的实时探查下，将病变置于视野内，安装固定穿刺针，用内镜的抬钳器调整进针方向，将穿刺针刺入病变后，抽出针芯，在针柄的末端接负压吸引，在持续的负压吸引下，采用"快进慢出"的手法来回抽插穿刺针，针尖应持续保证在病变范围内。然后关闭负压，拔出并卸下穿刺针，将穿得的组织用插回的针芯及空注射器置于载破片上，血性成分置入液基细胞学检查液中，固体组织成分置于甲醛中，然后将剩余的组织进行涂片染色。然后分别进行细胞病理及组织病理学的诊断。EUS－FNA 穿刺距离短，安全系数高，已成为一种成熟的内镜技术。

25.10.4　内镜下黏膜切除活检

包括圈套器直接切除和内镜下黏膜切除术技术，可获取大片黏膜病变或治疗黏膜病变。不仅获取组织较深，而且来自深层组织的面积也较大。但缺点是创面较大，易发生出血、穿孔等并发症。

25.10.5　超声引导下活检钳深挖活检

对于浸润性肿瘤，可在超声内镜引导下，于同一部位逐渐由浅入深连续向下活检，对于黏膜下肿瘤，可采用"开窗去顶"的方法，即先切开或剥除表面的正常黏膜，再于纵轴超声内镜引导下，避开血管，将小直径的活检钳插入病变组织深部，尽量伸入病变内部或尽量靠近病变，期间可用抬钳器调整方向，再在同一路径下，逐渐由浅入深地连续向下活检，直到活检到病变组织。在深挖活检的操作过程中可用肾上腺素及凝血酶止血，同时要避免穿孔。

（刘　渊　杨秀疆）

主要参考文献

［1］艾尼瓦尔·苏力旦，地木拉提，阿不都艾尼.小儿巨大横结肠平滑肌瘤一例［J］.中华小儿外科杂志，2002，23（6）：507.

［2］刘阳，徐启明，石怀银.36 例原发性食管小细胞癌的病理及外科疗效分析［J］.中国肿瘤临床，2004，31（19）：1106－1108.

［3］许永春，李兆申，孙振兴，等.早期十二指肠乳头癌二例

［J］.中华消化杂志，2004，24（6）：384.

［4］李文波，张修礼，陈桂荣.高频电切除术在微小食管平滑肌瘤诊断和治疗中的作用［J］.临床消化病杂志，2004，16（4）：157－158.

［5］李智宇，覃建章，汪建平.结肠脂肪瘤的诊断和治疗［J］.中华胃肠外科杂志，2002，5（4）：269－271.

［6］张亚历.大肠息肉癌变的内镜活检诊断［J］.中华消化内镜杂志，1999，16（3）：188－190.

［7］张志镒，米登海，吴正奇，等.内镜诊断 603 例食管癌分析［J］.中国内镜杂志，2002，8（2）：54－55.

［8］谭杰雄，廖爱军.大肠息肉 181 例临床分析［J］.中华消化杂志，2004，24（2）：125.

［9］Ahmad SR，Adler DG. Cancer of the ampulla ofvater：current evaluation and therapy［J］. Hosp Pract（1995），2014，42（5）：45－61.

［10］Aldaoud N，Joudeh A，Al-Momen S，et al. Anaplastic carcinoma arising in a mucinous cystic neoplasm masquerading as pancreatic pseudocyst［J］. Diagn Cytopathol，2016，44（6）：538－542.

［11］Areia M，Pimentel-Nunes P，Marcos-Pinto R，et al. Gastric cancer：an opportunity for prevention［J］. Acta Med Port，2013，26（6）：627－629.

［12］Atalay R，Solakoğlu T，Ozer S，et al. Evaluation of gastric polyps detected by endoscopy：a single-center study of a four-year experience in Turkey［J］. Turk J Gastroenterol，2014，25（4）：370－373.

［13］Bhutani MS. Endoscopic ultrasound comes of age：mature，established，creative and here to stay［J］！Endosc Ultrasound，2014，3（3）：143－151.

［14］Boute P，Page C，Biet A，et al. Epidemiology，prognosis and treatment of simultaneous squamous cell carcinomas of the oral cavity and hypopharynx［J］. Eur Ann Otorhinolaryngol Head Neck Dis，2014，131（5）：283－287.

［15］Chen WG，Shan GD，Zhang H，et al. Double-balloon enteroscopy in small bowel diseases：eight years single-center experience in China［J］. Medicine（Baltimore），2016，95（42）：e5104.

［16］Csontos AA，Fekete B，LÖrinczy K，et al. Prevalence of gastric polypoid lesions at an endoscopic facility［J］. Orv Hetil，2013，154（20）：770－774.

［17］DeRoza MA，Quah KH，Tay CK，et al. Diagnosis of peripheral lung lesions via conventional flexible bronchoscopy with multiplanar CT planning［J］. Pulm Med，2016，2016：5048961.

［18］deSio I，Funaro A，Vitale LM，et al. Ultrasound-guided percutaneous biopsy for diagnosis of gastrointestinal lesions[J]. Dig Liver Dis, 2013,45(10):816 – 819.

[19] Dessain A, Snauwaert C, Baldin P, et al. Endoscopic submucosal dissection specimens in early colorectal cancer: lateral margins, macroscopic techniques, and possible pitfalls[J]. Virchows Arch, 2017, 470(2): 165 – 174.

[20] DeVogelaere K, Aerts M, Haentjens P, et al. Gastrointestinal stromal tumor of the stomach: progresses in diagnosis and treatment [J]. Acta Gastroen-terol Belg, 2013,76(4):403 – 406.

[21] Dralle H, Satiroglu I. Endoscopic resection of type 1 gastric neuroendocrine tumors[J]. Chirurg, 2014, 85 (4):347.

[22] Gao Y, Liu JJ, Zhu SY, et al. The diagnostic accuracy of ultrasonography versus endoscopy for primary nasopharyngeal carcinoma [J]. PLoS One, 2014, 9 (6):e99679.

[23] Goda K, Dobashi A, Tajiri H. Perspectives on narrow-band imaging endoscopy for superficial squamous neoplasms of the orohypopharynx and esophagus[J]. Dig Endosc, 2014,26 (Suppl 1):1 – 11.

[24] Guglielmi S, D'Angelo F, Gkouvatsos K, et al. Gastroenterology and hepatology in 2016[J]. Rev Med Suisse, 2017,13(544 – 545):49 – 53.

[25] Hanada K, Okazaki A, Hirano N, et al. Diagnostic strategies for early pancreatic cancer [J]. J Gastroenterol, 2015,50(2):147 – 154.

[26] Kaur S, Sharma R, KaushalV, et al. Diagnostic accuracy of endoscopic brush cytology in malignancies of upper gastrointestinal tract: a prospective study of 251 patients in North India[J]. J Cancer Res Ther, 2016,12 (2):681 – 684.

[27] Kawada N, Tanaka S. Elastography for the pancreas: Current status and future perspective [J]. World J Gastroenterol, 2016,22(14):3712 – 3724.

[28] Kandasamy G, Chinnasamy R. Heuristic classifier for observe accuracy of cancer polyp using video capsuleEndoscopy [J]. Asian Pac J Cancer Prev, 2017, 18(6):1681 – 1688.

[29] Khan F, Anker CJ, Garrison G, et al. Endobronchial ultrasound-guided transbronchial needle injection for local control of recurrent non-small cell lung cancer[J]. Ann Am Thorac Soc, 2015,12(1):101 – 104.

[30] Kim JH, Kim YJ, An J, et al. Endoscopic features suggesting gastric cancer in biopsy-proven gastric adenoma with high-grade neoplasia [J]. World J Gastroenterol, 2014,20(34):12233 – 12240.

[31] Kim NH, Jung YS, Jeong WS, et al. Miss rate of colorectal neoplastic polyps and risk factors for missed polyps in consecutive colonoscopies [J]. Intest Res, 2017,15(3):411 – 418.

[32] Kin T, Katanuma A, Yane K, et al. Diagnostic ability of EUS-FNA for pancreatic solid lesions with conventional 22-gauge needle using the slow pull technique: a prospective study [J]. Scand J Gastroenterol, 2015,50(7):900 – 907.

[33] Koc B, Bircan HY, Adas G, et al. Complications following endoscopic retrograde cholangiopancreatog-raphy: minimal invasive surgical recommendations [J]. PLoS One. 2014,9(11):e113073.

[34] Koirala K. Epidemiological study of laryngeal carcinoma in Western Nepal [J]. Asian Pac J Cancer Prev, 2015, 16(15):6541 – 6544.

[35] Koletsa T, Markou K, Ouzounidou S, et al. In situ mantle cell lymphoma in the nasopharynx[J]. Head Neck, 2013,35(11):E333 – E337.

[36] Kravochuck S, Gao R, Church J. Differences in colonoscopy technique impact quality[J]. Surg Endosc, 2014,28(5):1588 – 1593.

[37] Laks S, Meyers MO, Kim HJ. Surveillance for gastric cancer [J]. Surg Clin North Am, 2017,97(2): 317 – 331.

[38] Lin YC, Wang WH, Lee KF, et al. Value of narrow band imaging endoscopy in early mucosal head and neck cancer [J]. Head Neck, 2012,34(11):1574 – 1579.

[39] Lu X, Zhang S, Ma C, et al. The diagnostic value of EUS in pancreatic cystic neoplasms compared with CT and MRI[J]. Endosc Ultrasound, 2015, 4(4): 324 – 329.

[40] Makhasana JA, Kulkarni MA, Vaze S, et al. Juvenile nasopharyngeal angiofibroma [J]. J Oral Maxillofac Pathol, 2016,20(2):330.

[41] Mohamadnejad M, Khosravi P, Khani M, et al. Primary pancreatic Hodgkin's lymphoma diagnosed on EUS-guided FNA[J]. Gastrointest Endosc, 2016, 83 (4):844 – 845; discussion 845.

[42] Morlino A, La Torre G, Vitagliano G, et al. Malignant rectal melanoma. Case report [J]. Ann Ital Chir, 2015: 86(Epub).

[43] Morrison JE, Hodgdon IA. Laparoscopic management of obstructing small bowel GIST tumor [J]. JSLS, 2013,17(4):645 – 650.

[44] Ni XG. Role of Narrow-band imaging endoscopy in the diagnosis ofhypopharyngeal carcinoma [J]. Zhonghua

Er Bi Yan Hou Tou Jing Wai Ke Za Zhi，2016，51（2）：104.

[45] Okubo Y，Motohashi O，Nakayama N，et al. The clinicopathological significance of angiogenesis in hindgut neuroendocrine tumors obtained via an endoscopic procedure［J］. Diagn Pathol，2016，11（1）：128.

[46] Panchabhai TS，Mehta AC. Historical perspectives of bronchoscopy. Connecting the dots［J］. Ann Am Thorac Soc，2015，12（5）：631－641.

[47] Patel RR，Unnikrishnan H，Donohue KD. et al. Effects of vocal fold nodules on glottal cycle measurements derived from high-speed videoendoscopy in children［J］. PLoS One，2016，11（4）：e0154586.

[48] Patnana S. Review of bowel preparation agents for colonoscopy［J］. J Miss State Med Assoc，2016，57（3）：94－102.

[49] Pickhard A，Reiter R. Benign vocal fold lesions［J］. Laryngorhinootologie，2013，92（5）：304－312.

[50] Prabhu A，Wu M，DiMaio CJ. Successful endoscopic ultrasound-guided fine-needle aspiration through a gastroduodenal stent for the diagnosis of recurrent gallbladder carcinoma［J］. Endoscopy，2015，47（Suppl 1 UCTN）：E109－E110.

[51] Rabe KF. Lung cancer staging：a true story［J］. Lancet Respir Med，2015，3（4）：258－259.

[52] Rondonotti E，Koulaouzidis A，Yung DE，et al. Neoplastic diseases of the small bowel［J］. Gastrointest Endosc Clin N Am，2017，27（1）：93－112.

[53] Seo SW，Lee SH，Lee DJ，et al. Colonic mucosa-associated lymphoid tissue lymphoma identified by chromoendoscopy［J］. World J Gastroenterol，2014，20（48）：18487－18494.

[54] Shin JY，Lee SH，Shin SM，et al. Prescribing patterns of the four most commonly used sedatives in endoscopic examination in Korea：propofol，midazolam，diazepam，and lorazepam［J］. Regul Toxicol Pharmacol，2015，71（3）：565－570.

[55] Staníková L，Šatanková J，Kučová H，et al. The role of narrow-band imaging（NBI）endoscopy in optical biopsy of vocal cord leukoplakia［J］. Eur Arch Otorhinolaryngol，2017，274（1）：355－359.

[56] Staníková L，Kučová H，Walderová R，et al. Value of narrow band imaging endoscopy in detection of early laryngeal squamous cellcarcinoma［J］. Klin Onkol，2015，28（2）：116－120.

[57] Steffen A，Weber MF，Roder DM，et al. Colorectal cancer screening and subsequent incidence of colorectal cancer：results from the 45 and up study［J］. Med J Aust，2014，201（9）：523－527.

[58] Sun C，Han X，Li X，et al. Diagnostic performance of narrow band imaging for laryngeal cancer：a systematic review and meta-analysis［J］. Otolaryngol Head Neck Surg，2017，156（4）：589－597.

[59] Takeda K，Kudo SE，Mori Y，et al. Magnifying chromoendoscopic and endocytoscopic findings of juvenile polyps in the colon and rectum［J］. Oncol Lett，2016，11（1）：237－242.

[60] Topazian M. Endoscopic ultrasonography in the evaluation of indeterminate biliary strictures［J］. Clin Endosc，2012，45（3）：328－330.

[61] Toth E，Yung DE，Nemeth A，et al. Video capsule colonoscopy in routine clinical practice［J］. Ann Transl Med，2017，5（9）：195.

[62] vanAsselt SJ，Brouwers AH，van Dullemen HM，et al. EUS is superior for detection of pancreatic lesions compared with standard imaging in patients with multiple endocrine neoplasia type 1［J］. Gastrointest Endosc，2015，81（1）：159－167.

[63] Varadarajulu S，Bang JY. Role of endoscopic ultrasonography and endoscopic retrograde cholangio-pancreatography in the clinical assessment of pancreatic neoplasms［J］. Surg Oncol Clin N Am，2016，25（2）：255－272.

[64] Vlantis AC，Woo JK，Tong MC，et al. Narrow band imaging endoscopy of the nasopharynx is not more useful than white lightendoscopy for suspected nasopharyngeal carcinoma［J］. Eur Arch Otorhinolaryngol，2016，273（10）：3363－3369.

[65] Voigtländer T，Lankisch TO. Endoscopic diagnosis of cholangiocarcinoma：From endoscopic retrograde chol-angiography to bile proteomics［J］. Best Pract Res Clin Gastroenterol，2015，29（2）：267－275.

[66] Wernberg JA，Lucarelli DD. Gallbladder cancer［J］. Surg Clin North Am，2014，94（2）：343－360.

[67] Wu AP，Sulica L. Diagnosis of vocal fold paresis：current opinion and practice［J］. Laryngoscope，2015，125（4）：904－908.

[68] Yang HJ，Lee C，Lim SH，et al. Clinical characteristics of primary gastric lymphoma detected during screening for gastric cancer in Korea［J］. J Gastroenterol Hepatol，2016，31（9）：1572－1583.

[69] Yang HJ，Lim SH，Lee C，et al. Management of suspicious mucosa-associated lymphoid tissue lym-

phoma in gastric biopsy specimens obtained during screening endoscopy [J]. J Korean Med Sci，2016,31 (7):1075-1081.

[70] Yang Y，Song F，Liu J. The value of target biopsy using narrow band imaging endoscopy for diagnosis of laryngealcarcinoma [J]. Lin Chuang Er Bi Yan Hou Tou Jing Wai Ke Za Zhi，2015,29(23):2078-2082.

[71] Zhou T，Yi H. The progress of radiofrequency ablation technique in the early glottic cancer [J]. Lin Chuang Er Bi Yan Hou Tou Jing Wai Ke Za Zhi，2015,29(6): 577-580.

[72] Zimmon DS，Smith FB，Manheimer F，et al. Endoscopic multiple biopsy and rapid diagnosis by in situ fixation and histopathologic processing [J]. Gastrointest Endosc，2017,86(2):333-342.

第三部分
治疗

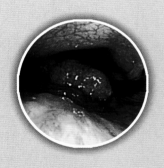

26 肿瘤的放射治疗

26.1 总论

放射治疗(radiotherapy,RT)简称放疗,是指通过放射线的电离辐射作用治疗肿瘤的方法。作为恶性肿瘤最主要的治疗手段之一,放疗已经有 100 多年的历史。近代肿瘤放疗的发展主要是建立在临床放射肿瘤学、放射物理学及放射生物学基础上的。进入 21 世纪以来,随着多学科综合发展和精准医疗理念的逐步深入,放疗学与临床肿瘤学、医学影像学、分子生物学、生物信息学等学科的发展,以及基因工程技术、计算机技术、机械制造业等技术行业的进步,都产生了紧密联系和相互影响,其学科发展进入了一个新时代。主要表现在两个方面:一是基于技术驱动的精确治疗,包括先进的图像引导和粒子治疗;二是基于个性化治疗新概念的精准放疗,包括以生物标志物指导治疗策略以及自适应治疗。这些进展将进一步扩大放射肿瘤学在精准医学时代的应用。

26.1.1 放疗的发展历史

1895 年 10 月,德国人威尔姆·康拉德·伦琴(Wilhelm Konrad Röntgen,1845~1923)发现了可以穿透人体的 X 线(图 26-1)。仅仅几个月后,在 1896 年 3 月,美国芝加哥医学院学生埃米利·葛鲁伯(Emil Grubbe,1875~1960)尝试利用 X 线治疗一位晚期乳腺癌患者,这一治疗标志着放疗的开端。1896 年贝克勒尔(Antoine Henri Becquerel),发现放射性核素铀,1898 年居里(Curie)夫妇发现了放射性核素镭。这些物理学上的发现为放疗奠定了基础。

此后,放疗在设备研发、物理和生物技术方面取得了快速发展。1913 年研制成功了 X 线管,可控制射线的质和量。1922 年生产了首台深部 X 线治疗机,使得晚期喉癌患者得到治愈。1934 年 Courtard 建立了分割照射的方式并沿用至今。20 世纪 30 年代建立了物理剂量单位伦琴(R),50 年代的研究发现了氧效应在放疗敏感性中的重要性。这些进步为放射线有效地用于临床放疗提供了技术保证。

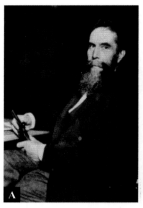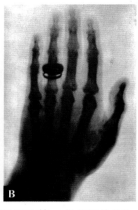

图 26-1　X 线发现者伦琴(A)及第一张 X 线片(B)

1951 年,第一台钴-60 远距离治疗机问世,这是放疗历史上的一个重大进步。钴-60 所产生的 γ 射线具有较强的穿透力,适用于治疗较深部位肿瘤,从此开创了高能放射线治疗深部恶性肿瘤的新时代。20 世纪 50～70 年代医用直线加速器(linear accelerator,LA)开始投入临床使用,其主要产生兆伏级(MV)的 X 线,可使深部肿瘤剂量进一步提高,并通过多野技术将肿瘤周围正常组织接受的剂量限定在可耐受的范围内。直线加速器的应用标志着放疗形成了一门完全独立的学科。60 年代,现代放疗的有效性在临床研究中得到证实,MD Anderson 肿瘤中心发表的研究结果显示放疗可显著改善宫颈癌患者的生存率。另一方面,50 年代开始探索利用质子和重离子射线进行临床治疗,并出现了用于质子和重粒子放疗的回旋加速器和同步加速器。到 90 年代质子放疗技术逐渐成熟,并在美国洛马琳达(Loma Linda)大学医疗中心建成了世界上第一个质子医院。

随着放疗设备的研发,放射线给予技术也在不断进步,从早年的近距离治疗,逐步发展为以体外照射为主的放疗。外放疗先是采用二维同心照射技术,随后 Takahashi 教授提出了基于多叶准直器(multi-leaf collimator,MLC)的三维适形放疗的概念。20 世纪 70 年代随着计算机的应用和 CT、MRI 的出现,建立了三维治疗计划系统(treatment planning system,TPS),使放疗进入了三维适形放疗(three dimensional conformal radiotherapy,3DCRT)时代。80 年代出现了更为精确的调强放疗(intensity-modulated radiation therapy,IMRT),以及基于直线加速器的立体定向体部放疗

(stereotactic body radiotherapy,SBRT)。进入 21 世纪后,伴随着影像技术的进步发展,放疗进入了影像引导放疗(image guide radiation therapy,IGRT)时代,即利用各种先进的影像设备对肿瘤及正常器官进行实时监控,减小摆位误差和器官生理运动对肿瘤靶区的影响,让放射线紧跟肿瘤靶区,从而实现精确治疗。

我国的肿瘤放疗始于 20 世纪 30 年代,开始仅局限于上海、北京、广州等城市,且只有上海镭锭医院一个独立的放疗科。1949 年新中国成立时,全国约有 5 家医院拥有放疗设备。1986 年中华放射肿瘤学会成立,出版了《中华放射肿瘤学杂志》,并在全国范围内对放疗从业单位和人员进行了统计。当时全国设放疗科的医院有 264 家,从事放疗的专业医务人员仅为 4 679 人,有直线加速器 71 台、钴-60 治疗机 224 台。到 2015 年 12 月,全国放疗单位数量增长到 1 314 家,放疗从业人员已达到 52 496 人,其中医师(含综合医院肿瘤科医生)、物理师、技术人员分别为 15 841、3 294 和 8 454 人,有能力实施 3DCRT、IMRT、IGRT 技术的单位分别达到70.6%、50.1%和 31.5%,能完成先进放疗技术如 VMAT、SBRT 的单位占 7.9%和16.3%;并且,中国大陆地区有 2 家单位已经开展了质子重离子治疗。现阶段我国不仅实现了利用各类放疗技术手段对患者进行治疗,并且拥有自主研发制造包括产生质子射线的回旋加速器在内的各类放疗设备的能力。

26.1.2　放疗的临床应用

目前放疗绝大多数用于恶性肿瘤的治疗。与手术或化疗相比,放疗的特点之一在于其应用范围非常广泛,几乎适用于实体瘤的各个期别,约 2/3 的恶性肿瘤患者需要在其病程的某一阶段接受放疗。近年来,生物治疗等学科得到了迅速发展,一方面为肿瘤治疗提供了新的方法,另一方面也为放疗联合其他新型治疗模式提供了可能。因此,放疗在目前和未来仍是恶性肿瘤治疗的重要手段之一。

26.1.2.1　放疗的类型

从治疗目的的角度来看,放疗主要分为根治性放疗和姑息性放疗两大类型。根治性放疗是指在给予足够剂量的照射后,可以达到肿瘤的长期控制,患者可获得长期生存,同时治疗的毒性和不良反应应控制在可接受的范围内,包括放疗作为主要治疗手

段,以及放疗作为辅助或新辅助治疗方式配合其他治疗达到根治目的。再者,近年来肿瘤综合治疗的进展使部分Ⅳ期肿瘤患者的预后得到了极大改善,其中根治剂量的放疗对于转移灶的控制起着重要作用。姑息性放疗的主要目的在于缓解症状,以及在一定程度上控制肿瘤,一般不产生明显的毒性和不良反应,以不增加患者的痛苦为原则。

(1) 放疗作为根治性治疗方式

放疗作为局限性肿瘤根治性治疗手段通常是基于原发肿瘤的位置以及肿瘤细胞是否对放射线敏感。对于某些类型的肿瘤来说,虽然放疗和手术具有类似的治愈率,但如果患者因医学或其他原因难以耐受手术,或者手术会对器官功能造成严重损毁,则放疗优于手术。

鼻咽癌可通过根治性放疗获得较为满意的疗效。鼻咽腔位置深入且狭小,邻近处有许多重要的神经血管等结构,肿瘤常向颅底、颈动脉鞘区及咽旁间隙浸润,导致手术治疗非常困难,难以达到根治性切除。而鼻咽癌对放射线中度敏感,其周围组织能耐受较高剂量照射,因而放疗是鼻咽癌的首选治疗方法。早期鼻咽癌一般采用单纯放疗,包括外照射或外照射配合腔内放疗。对于中、晚期患者可采取放疗和化疗的综合治疗,包括同期放疗和化疗、放疗联合诱导化疗或辅助化疗,但放疗在其中仍是最重要的手段。目前以放疗为基础的综合治疗可使鼻咽癌患者总体5年生存率达75%以上。复旦大学附属肿瘤医院报道869例Ⅰ~Ⅳ期鼻咽癌患者(Ⅲ期和Ⅳ期患者比例为63.6%)接受IMRT治疗后5年生存率为84%。并且,随着调强适形放疗技术的开展,鼻咽癌放疗中正常组织如颞叶、腮腺、颞下颌关节、软腭等得到了更好的保护,患者的生存质量也得以提高。

采用放疗(或放、化疗)作为根治性治疗手段的一个重要考虑是对于器官功能的保留。早期喉癌可首选根治性放疗,因放疗能够有效地保留患者的发音和吞咽功能完整,并取得和手术相似的治愈效果,即使放疗后复发还可以通过手术挽救治疗。尤其是对于发音要求比较高的患者,可选择以根治性放疗为主的治疗方式。对于局部进展期喉癌,采取放疗联合同期化疗可以避免全喉切除,保留器官功能。与此类似,根治性放、化疗可使肛管癌患者保留肛门功能,且疗效优于传统手术切除。

对于一些通常以手术为首选的早期肿瘤,若患者无法耐受手术,根治性放疗是一种有效的局部治

疗手段。RTOG0236研究前瞻性评估了临床上不能手术切除的早期非小细胞肺癌(NSCLC)接受SBRT治疗的疗效,给予放疗处方剂量54 Gy/3次,共治疗57例患者,结果显示3年肿瘤控制率达97.6%,生存率为55.8%,且患者耐受性良好。MD Anderson肿瘤中心总结了2004~2014年间1 092例早期NSCLC($T_{1-2}N_0M_0$)患者接受SBRT治疗后的长期随访结果,显示3年生存率达59.7%,5年生存率44.8%。目前认为SBRT是不能手术或拒绝手术的早期NSCLC患者的标准治疗。需要指出的是,应用SBRT治疗早期肺癌时,放疗的生物有效剂量(BED)与治疗后肿瘤局部控制和患者生存率相关,因此有必要在限定正常组织耐受范围内尽可能提高靶区内BED,一般要求达到100 Gy以上。

以根治剂量的放疗作为主要的局部治疗手段,同时联合化疗或分子靶向治疗对于一些难以通过手术达到根治性切除的局部进展期肿瘤患者也具有良好的疗效,如头颈部鳞癌、非小细胞肺癌、食管癌及宫颈癌,可使15%~40%的患者获得治愈或长期肿瘤控制。

(2) 放疗用于辅助和新辅助治疗

放疗可作为综合治疗的一部分,用于配合其他治疗方法增强疗效。根据放疗与其他治疗手段(主要为手术或化疗)的配合时机,分为辅助放疗和新辅助放疗。辅助放疗应用于全部或大部分肿瘤被消灭之后,目的在于杀灭局部残留或潜在残留病灶,降低复发转移。总体来说,完全切除术后的辅助放疗可将局部复发率降低到10%以下。而未达到完全性切除,大体肿瘤有残留时,需接受更高剂量强度的辅助放疗。新辅助放疗一般在手术前进行,目的在于减少肿瘤负荷,使瘤体降期,及早杀灭潜在播散病灶,以利于后续治疗,提高患者治愈率。

乳腺癌的术后辅助放疗是辅助放疗临床成功应用的典型案例。乳腺癌的辅助放疗分为两种情况:
① 保留乳房术后的辅助放疗。早期乳腺癌临床试验协作组(EBCTCG)对17项随机临床研究共计10 801例早期乳腺癌患者的Meta分析显示,保乳术后辅助放疗不仅将10年复发风险(包括局部复发或转移)从35%降低至19.3%,并且使患者15年总生存率从21.4%提高至25.2%。目前认为,采用保留乳房的肿块切除加术后辅助性放疗和化疗,可以取得与乳腺癌根治术相似的无瘤生存和总生存时间。因此,术后全乳放疗是保乳治疗的重要组成部分。

尽管近年来研究认为对于部分复发低危患者可考虑给予强度更低的部分乳腺照射（PBI）或酌情免除放疗，但一般保乳术后患者建议均应给予全乳放疗。② 乳房切除术后的辅助放疗。接受乳房切除或改良根治术的患者，即使已经接受了辅助化疗，术后放疗仍可显著降低局部区域复发率及乳腺癌死亡率。对于术后腋窝淋巴结转移≥4 个的乳腺癌患者，术后辅助放疗为标准治疗。而对术后腋窝 1～3 枚阳性淋巴结的患者是否需辅助放疗长久以来存有争议。EBCTCG 在 2014 年发表的 Meta 分析报道了 1 314 例乳腺癌根治术后腋窝淋巴结 1～3 个转移患者的治疗结果，显示放疗具有明确的局部获益和长期生存获益，因此目前指南推荐针对这部分患者做术后辅助放疗。一项综合了 78 个随机临床研究总计 42 000 名患者的汇总分析显示，5 年复发率每下降 4％，可使 15 年时乳腺癌死亡率下降 1％，即所谓的 4∶1 效应，肯定了在有效的全身治疗前提下局部放疗的积极意义。

在前列腺癌的外科治疗中，为了尽可能地保护患者性功能，改善生活质量，手术切缘阳性率及局部复发随之增加。对于局部进展期病变，如前列腺包膜侵犯、精囊腺侵犯，则术后常出现较高的复发转移率。因此，辅助放疗应用于这些具有不良病理特征的患者，有利于增加肿瘤局部控制率和降低远处转移。

NSCLC 术后有肿瘤残留或切缘阳性的患者，推荐进行术后辅助放疗。但对于完全切除术后是否需要放疗一直存在争议。早期的荟萃分析显示辅助放疗未能改善纵隔淋巴结转移（N2）患者的生存时间，但当时的研究具有很大局限性，并且放疗设备和技术陈旧，不可避免治疗不良反应多、疗效差的问题。近年来基于适形放疗技术的回顾性研究显示术后辅助放（化）疗有利于改善 ⅢA-N2 期 NSCLC 患者的肿瘤局部控制和长期生存。2016 年 ASCO 会议上报道了来自南方医科大学的 Meta 分析，共纳入 8 项随机对照试验（779 例患者）和 8 项回顾性研究（2 499 例患者），结果显示对于可手术切除 ⅢA-N2 期 NSCLC 术后放疗可降低局部复发率和远处转移率，延长总生存期，5 年生存率由单纯手术治疗组的 21％增加到术后联合辅助放疗组的 29％。目前认为现代精准技术的放疗可改善 ⅢA-N2 等高危患者的治疗效果，相应的前瞻性临床研究正在进行中（EORTC 22055 -08053 LungART）。

局部进展期直肠癌术前新辅助放（化）疗是新辅助放疗临床应用的典型案例。德国 CAO/ARO/AIO - 94 研究通过分析来自于欧洲 26 个中心的 823 例 T3 - 4/N＋可切除直肠癌患者，对比了术前新辅助放（化）疗与术后辅助放（化）疗的疗效，结果显示新辅助放（化）疗明显增加了这部分患者的肛门保留率，显著降低了盆腔复发和后期不良反应。尽管两组患者的无瘤生存率和总生存率均无显著差异，但该研究奠定了术前新辅助放（化）疗作为局部进展期直肠癌的标准治疗方案。对于局部晚期食管癌，单纯行手术切除或行手术联合术后辅助放（化）疗效果不甚理想，近年来大多数临床试验及 Meta 分析结果均支持新辅助放（化）疗联合手术治疗比单纯手术治疗具有生存获益优势。一项基于 1 147 例患者的 Meta 分析显示，新辅助放疗可轻度增加食管癌患者 5 年生存率。2015 年发表的 CROSS 研究将 366 例进展期食管癌或胃食管结合部癌患者（其中 75％为腺癌、23％为鳞癌、2％为大细胞未分化癌）随机分为新辅助放（化）疗组和单纯手术组，其结果显示，新辅助放（化）疗组 R0 切除率，中位生存时间，1 年、3 年、5 年生存率均明显优于单纯手术组，差异均有统计学意义；不仅如此，食管鳞癌患者行新辅助放（化）疗后肿瘤病理学完全缓解率更高、生存获益更显著。因此，对于局部进展期食管癌，新辅助放（化）疗联合手术治疗开始成为学者共识。总体来说，新辅助放（化）疗在消化系统（食管、胃、胰腺、直肠）肿瘤中的应用显现出越来越明显的趋势。

（3）放疗用于肿瘤寡转移

近年来随着肿瘤综合治疗的发展和疗效的提高，部分转移瘤数目和累及器官有限的寡转移患者可以通过积极的局部干预和有效的全身治疗达到肿瘤长期控制。这一结果改变了局部治疗在晚期肿瘤患者中仅作为姑息性治疗手段的传统观念，同时，也扩展了以根治为目标的放疗应用指征，即在部分转移性肿瘤患者中，在全身治疗有效和原发病灶得到控制的前提下，通过局部放疗消灭转移病灶，使患者获得无瘤状态以至长期生存。例如，部分肝脏寡转移瘤因为肿块大小或者位置的限制，难以进行手术切除或射频消融治疗。对于这部分患者，应用高剂量的 SBRT 进行治疗，患者耐受良好，2 年肿瘤局部控制率可达 80％～100％，与手术相似。回顾性研究发现，对于乳腺癌、结直肠癌、软组织肉瘤等肺部寡转移瘤患者应用 SBRT，可获得和手术切除类似的疗效，2 年局部控制率在 90％以上，严重不良反应发生率低于

5%。在一部分经过选择的患者中,5 年生存率可达到 20%。尽管目前尚缺乏大规模随机对照试验的结果,放疗在寡转移或有限转移瘤患者中应用的潜力值得进一步探索。

(4) 姑息性放疗

对于不能根治的晚期肿瘤患者,针对原发和(或)转移病灶进行放疗,以达到减轻痛苦、改善症状、提高生活质量为目的治疗方式称为姑息性放疗。姑息性放疗一般具有较好成本效益及时效性,且具有低毒性特点,可缓解原发性或转移性癌症患者的各种症状,包括肿瘤压迫、疼痛、梗阻、出血及神经症状。由于治疗目的不是根治性消灭肿瘤,因此给予照射的总剂量不一定要求达到完全控制肿瘤的水平。并且,基于快速缓解症状的考虑,尤其对于预期存活时间短的晚期肿瘤患者,在保证疗效的前提下应尽可能短时间内完成放疗,而相对较少考虑治疗的后期不良反应,因此姑息性放疗常采用大分割照射的方案。

姑息性放疗有效治疗的有力例证之一是缓解骨转移灶的疼痛,尤其是对溶骨性转移灶,放疗的止痛效果较好。在治疗后的数天至数周内,80%~90%的患者可获得疼痛缓解,其中 40%~50%患者可以得到完全缓解。对于椎体和肢体长骨病灶的姑息性放疗,还可以起到防止病理性骨折的作用。目前,美国放射肿瘤学会(ASTRO)骨转移指南推荐分割方案为 30 Gy/10 次、24 Gy/6 次、20 Gy/5 次或单次8 Gy 的放疗。值得一提的是,越来越多的研究提示利用 SBRT 技术治疗骨转移病灶,不仅可以快速有效地缓解疼痛症状,并且可作为之前已经接受过放疗患者的再程治疗方案。

多发颅内转移瘤也是姑息性放疗的常见适应证,尤其是引起颅内压升高和颅内占位有关症状的转移瘤患者。对于多发性转移一般采用全脑放疗,或先给予全脑照射,然后采用立体定向放疗对病灶进行加量放疗,同时可配合脱水和激素治疗以预防脑水肿,迅速缓解症状。

对于肿瘤引起的压迫或阻塞症状,如脊柱转移瘤引起的脊髓压迫、肺癌或纵隔淋巴瘤引起的上腔静脉综合征、消化系统肿瘤引起的消化道梗阻、腹腔肿瘤引起的泌尿系统梗阻等,姑息性放疗可起到有效的缓解作用。可能引起脊髓压迫的转移瘤一旦确诊应尽早放疗,可有效预防截瘫。对于非小细胞肺癌引起的上腔静脉阻塞综合征,局部姑息性放疗是缓解症状的首要选择。对于纵隔淋巴瘤引起的上腔静脉阻塞综合征,放疗与化疗或放(化)疗具有相似的缓解效果,但放疗的参与可推迟症状再次发生。Armstrong 报道了不同原发肿瘤引起的上腔静脉综合征 125 例,总体上 80% 的患者通过放疗获得症状缓解,且每天给予 3~4 Gy 的大分割方案有利于达到快速减症的效果。

26.1.2.2 放疗的疗效评价

放疗的疗效评价包括两方面:一是放疗对肿瘤靶区的准确度和杀伤效果;二是需要保护的正常组织器官的损伤,即放疗造成的毒性和不良反应。

(1) 对肿瘤靶区的疗效评价

在患者执行放疗期间、完成放疗后 2~4 周内、完成放疗后 3 个月以后,均应在相应的随访时间内安排患者进行常规体检、血液学检查、肿瘤靶区以及其他部位相应的影像学检查。其中,对可见治疗靶区进行肉眼观察及形态大小测量,结合放疗前的同类检查结果进行对比,作为疗效评价标准的参考依据。对不可见治疗靶区也须行影像学检查,结合测量数据对照标准进行疗效评价。放疗作为一种以局部治疗为主的手段,短期效果评价以放疗靶区的影像学检查对比结论为主,目前主要参考实体瘤疗效评价标准(RECIST);而长期疗效评价须考虑治疗对于肿瘤局部控制和长期生存的影响。

需要特别指出的是,近年来随着影像学的发展,尤其是功能分子影像技术的应用,突破了既往主要依赖 X 线和 CT 的解剖学显像,开启了生物学显像的新时代。磁共振功能显像(fMRI)、磁共振波谱成像(MRS)、放射性核素显像(SPECT 和 PET)等影像学手段有助于展现肿瘤及其微环境中细胞增殖、代谢、血供、氧供等情况,从而为临床疗效评价提供重要参考信息。对于放疗来说,以照射靶区影像学检查所提供的生物学信息最为重要,基于这些信息的疗效评价不仅与患者的预后密切相关,还可能具有指导下一步治疗策略的潜力。

(2) 放疗的毒性和不良反应

放疗引起的毒性和不良反应包括全身反应和局部放射性损伤。全身反应包括乏力、食欲减退、骨髓抑制等,一般发生在放疗期间。局部放射性损伤与使用的放射线种类、剂量、分割方式、受照射部位和体积、患者自身生物学因素等密切相关。从时间上看可划分为早期和晚期放射性损伤,前者是指从放疗开始前 3 个月内出现的因放射线所导致的反应,后者是指 3 个月以后发生的放射性损伤。早期放射性损伤是正常组织细胞丢失和炎症反应的结果,与照射总剂量和疗程相关,多为暂时性,随着组织启动修复过程而缓解;晚期放射性损伤是由于组织器官实质细胞的丢失或增殖功能受损,血管结缔组织损伤,纤维组织增生替代相关实质细胞造成器官功能障碍,如皮下纤维化和骨坏死等,其发生与较大的分割剂量和总剂量有关。因晚期放射性损伤可能对患者生活质量产生较大影响,在治疗时需特别注意将其发生风险控制在可接受的低水平范围内,尤其是在以治愈或长期生存为目的患者的治疗中。对于姑息性放疗,由于患者生存期有限,通常较少考虑放疗引起的长期并发症,需避免增加患者痛苦的毒性反应。目前一般采用 RTOG 毒性反应分级评价标准评估放疗引起的早期和晚期不良反应,亦可参考药物毒性标准(CTC)进行评价。

一些长期随访发现接受放疗后长期生存的患者中发生了辐射诱导的第二原发性肿瘤,也属于放疗的长期毒性反应之一。就目前的知识水平而言我们还不能从形态学上将这些肿瘤与"自然发生"的肿瘤进行区分,可参考修正的 Cahan 标准来定义放射源性恶性肿瘤,其内容包括:① 放射源性恶性肿瘤必须发生于接受放疗的部位;② 从最初受辐射到所诱发的恶性肿瘤发生,必须经过充足的潜伏期,一般应长于 4 年;③ 受治疗的恶性肿瘤与所谓的放射源性恶性肿瘤均必须经过活组织检查,二者具有不同的组织形态;④ 产生放射源性恶性肿瘤的组织在放疗之前具有正常的代谢和遗传学特征。

26.1.3 放疗的实施

26.1.3.1 放疗的技术类型及其临床适应证

放疗根据其照射方式可分为远距离照射和近距离照射两种类型。

(1)远距离照射

远距离照射也称为外照射,是指将放射源置于患者体外一定距离(多为 80~100 cm)对病灶部位进行照射。放射源能量强度较高,有效距离长,穿透力强,肿瘤能得到相对均匀的放疗剂量。外放射是放疗应用的最主要方式。根据射线类型的不同,外照射放疗技术包括光子放疗和粒子放疗;根据产生放射线的设备不同,又包括深部 X 线治疗机、钴-60 治疗机、医用直线加速器、回旋或同步加速器。前两种设备主要产生低能 X 线和 γ 射线,曾用于浅表部位肿瘤的放疗,现已较少使用。目前用于临床放疗的最主要设备为医用直线加速器,主要产生 4-25M X 线和 5-20MeV 电子线,能量高低可根据需要进行调节。回旋或同步加速器可产生质子和重离子等粒子射线,是近年来逐步开展的一种放疗技术,其特点是射线具有 Bragg 峰的物理特性。

1)光子和电子:电子线穿射进入人体后,经过一段比较短的距离后达到高剂量,维持一定深度后剂量锐减。因此其具有皮肤表面剂量低、跌落快、有利于保护肿瘤后方正常组织的优点。通过选择不同能量的电子线,可以控制照射的有效剂量深度及范围。因此,电子线最常被用于治疗浅表性肿瘤,如用于皮肤癌或乳腺癌术后进行胸壁区域电子线照射时,可以有效减少深部肺组织受照剂量。

光子射线(主要指兆级 X 线)进入人体后,在其穿透路径上持续释放能量,具有穿透力强、有效剂量深度大的特点,是使用时间最长、应用最广泛的射线,几乎可用于身体所有部位肿瘤的放疗。应用光子线进行照射时,通过采取适形放疗技术,对多角度射线束进行调控,使之在肿瘤靶区范围内聚集形成高剂量区,同时尽量减少其在靶区外的分布或重叠以保护正常组织。但由于光子线在组织内的能量释放是连续的,因此多个射线束穿透将会带来相对较大范围内的正常组织接收到低剂量照射。

2)质子、中子、重离子:质子射线不同于高能 X 线,进入体内后能量释放不多,但在达到射程末时会释放全部能量,形成所谓的 Bragg 峰,而在之后深度剂量陡然跌落接近于零。这种物理剂量分布特点非常有利于肿瘤治疗:将肿瘤置于 Bragg 峰处,肿瘤深部的正常组织几乎不受到照射。但质子射线的生物学特性基本和光子射线相同,属于低 LET 射线,对细胞的损伤主要来自其间接作用,造成 DNA 单链断裂。质子放疗的优点主要来自其物理剂量特点:① 肿瘤靶区后剂量迅速跌落,因此有助于后方正常组织保护,可用于位置与周围关键器官或结构非常邻近的肿瘤,如葡萄膜黑色素瘤、颅底脊索瘤和软骨肉瘤等。② 减少接受低剂量照射的区域,因此可用于儿童肿瘤的放疗,以减少辐射诱发第二肿瘤的危险性;用于中枢神经系统肿瘤,以减少放疗可能造成的神经认知功能损害。虽然目前几乎没有任何比较光子和质子放疗的随机临床研究,但其可行性和有效性的证据越来越多,适应证除了上述肿瘤外,逐渐扩展到局限在原位或有区域淋巴结转移,但未出现远处转移的多种肿瘤的治疗,包括头颈部鳞癌、脑肿瘤、前列腺癌、肺癌、乳腺癌等。近年来我国也开始将质子放疗投入临床应用。

中子射线是一种不带电的中性粒子射线,进入人体后产生可产生致密电离从而释放出大量能量。其生物学特性属于高 LET 射线,可对细胞造成不可修复损伤,相对生物效应约为光子射线的 3 倍,因此可用于治疗一些通常对光子照射抵抗的肿瘤,但由于剂量分布不佳导致的严重后期不良反应限制了中子射线的应用。

涉及放疗的重离子包括氦离子、碳离子、氖离子、硅离子等。重离子穿越组织时产生致密电离,在单位射程上释放大量能量,因此具有高 LET 射线杀灭肿瘤的特点;对氧的依赖小,不同周期细胞的敏感性相似。并且,重离子射线具有能量分布的 Bragg 峰,可减少正常组织受照剂量,因此具备了生物学和物理学的双重优势。目前应用较多的是碳离子,对抗拒光子射线的软组织肿瘤、恶性黑色素瘤以及含有较多乏氧细胞的肿瘤来说,应用碳离子放疗可明显提高疗效。重离子放疗最初主要在德国和日本进行,在非小细胞肺癌、前列腺癌、头颈部鳞癌、宫颈癌等肿瘤中获得了令人鼓舞的疗效。2015 年 5 月,上海质子重离子医院正式投入使用,成为我国首个拥有质子、重离子两种技术的医疗机构。

3)外照射常见的技术类型:

3DCRT:是 20 世纪 90 年代后期逐渐成熟起来的放疗技术,它利用 CT 图像重建三维的肿瘤结构,通过在多个角度设置一系列不同的共面或非共面照射野,并采用与病灶形状一致的适形挡铅,从而达到剂量分布形状在三维方向(前后、左右、上下方向)上与靶区形状一致,同时使得病灶周围正常组织的受量降低。3DCRT 的广泛应用将放疗从二维时代推进到三维时代。目前,根据美国 NCCN 的建议,三维适形技术是目前放疗的最低标准和要求。

IMRT:其在三维适形技术的基础上进行了拓展,它利用对每束射线内的子射线进行强度调控,使三维立体方向的剂量分布与肿瘤靶区形状完全一致,从而更好地达到肿瘤靶区内高剂量而周边正常组织为低剂量的优越剂量分布。IMRT 多采用逆向计划设计方案,首先确定目标函数,即靶区剂量要求和危及器官(OAR)剂量耐受等临床参数,输入优化参数后计划系统通过数学方法(如迭代法、蒙特卡洛法等)自动进行优化,在经过几百乃至上千次计算与

比较后得出最接近目标函数并能够实现的计划方案。IMRT 可通过静态或动态技术实现。静态技术的特点是在治疗实施过程中,加速器出束和关闭与多叶准直器(MLC)的运动是不同步的,每个子野的 MLC 调整至规定位置停下后才开始出束,直至强度累加到完成整个射野。而在动态方法中,计算机控制 MLC 叶片持续做变速运动,同时加速器不停地以变化的剂量率出束,由此得到所要求的强度分布。将动态 MLC 与弧形治疗相结合,用旋转射线束来实现剂量分布优化的方法称为容积旋转调强放疗(volumetric modulated arc therapy,VMAT)。与传统的 IMRT 相比,VMAT 的主要优点是可缩短治疗所需的时间;对于非常复杂的肿瘤靶区,VMAT 可能达到更好的剂量分布形状(图 26-2)。目前,基于 IMRT 的放疗实施技术已成为主流,适用于绝大部分的肿瘤,尤其是脑肿瘤、头颈部肿瘤(鼻咽癌、喉癌、上颌窦癌、口腔癌等)、肺癌、纵隔肿瘤、肝肿瘤、前列腺癌等。与 3DCRT 相比,IMRT 的优势在于降低正常组织受照射剂量,尤其有利于降低放疗引起的后期毒性和不良反应。头颈部肿瘤放疗的前瞻性研究显示,IMRT 可显著降低口干的发生率和严重程度。在前列腺癌治疗中,应用 IMRT 技术将靶区剂量递增到 81 Gy,对比接受三维适形技术下靶区照射 70 Gy,IMRT 81 Gy 并未增加直肠的毒性。

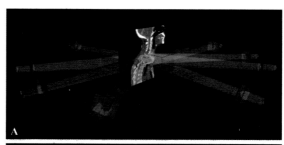

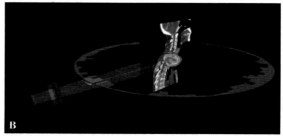

图 26-2　IMRT 技术(A)与 VMAT 技术(B)

(图片来源:Baumann M,et al. Radiation oncology in the era of precision medicine. Nature Reviews Cancer,2016.)

立体定向放疗:1951 年,瑞典神经外科医生 Lars Leksell 首先提出立体定向放射外科(stereotactic radiosurgery,SRS)这一概念,是指利用聚焦式放疗技术治疗颅内肿瘤。近年来,随着计算机技术、影像技术、精确定位技术的发展,这种治疗方式扩展到针对体部肿瘤进行照射,也称之为立体定向体部放疗(SBRT)。两者均依赖于先进的影像学技术(如 CT、MRI、PET 等)来实现病灶范围和邻近重要组织器官的精确定位,并基于影像指引系统,采用单次或数次分割照射,对肿瘤进行损毁性高剂量放疗。SRS 和 SBRT 的剂量学特点包括:高剂量小野聚焦照射,剂量分布集中,靶区内剂量分布不均匀,靶区周围剂量迅速跌落。基于这些特点,立体定向放疗对于靶区以及正常组织的位置和体积的确定性要求非常高,否则可能造成病灶遗漏和正常组织严重并发症。因此,立体定向放疗实施过程中需要有效精确固定患者,用现代影像系统精确整合靶区位置,追踪病灶在治疗中的位置移动并进行位置验证,利用门控技术对脏器运动进行严格控制和管理等,以达到提高靶区生物等效剂量和减少正常组织损伤的目的。立体定向放疗已广泛应用于全身多个部位肿瘤的治疗中,如前列腺、肺部、肝脏、中枢神经系统的原发性肿瘤和转移性肿瘤、骨转移瘤等(图 26‐3)。

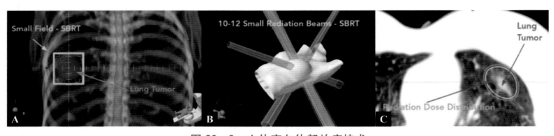

图 26‐3 立体定向体部放疗技术

A. 照射野大小;B. 射野数量及方向;C. 剂量分布

IGRT:这是一种四维的放疗技术,在三维放疗技术的基础上加入了时间因子的概念,充分考虑了同一分次内和多次分次间患者固定的不确定性、肿瘤运动(包括肺和肝随呼吸运动发生位置改变)、肿瘤体积和患者身体轮廓的变化等引起放疗剂量分布的变化和对治疗计划的影响。IGRT 技术要求在患者进行治疗前、治疗中利用各种先进的影像设备对肿瘤及正常器官进行适时监控,并能根据器官位置的变化调整治疗条件使照射野紧紧"追随"靶区。例如使用千伏级 X 线透视或锥形束 CT 评估患者、肿瘤和器官位置的变化。自适应放疗(adaptive radiotherapy,ART)是 IGRT 的一种,其通过图像引导实现治疗计划的实时更新和优化,以适应放疗过程中患者解剖位置以及器官和肿瘤形状的变化(图 26‐4)。应用 IGRT 技术有利于实现更好的肿瘤控制和功能保护。

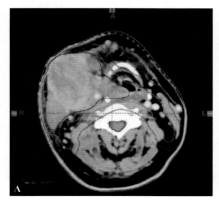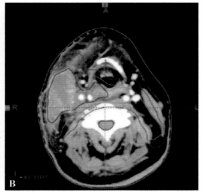

图 26‐4 自适应放疗技术

A. 首次扫描图像;B. 治疗开始后再次扫描图像

（2）近距离照射

近距离照射也称为内照射，是指将放射源直接放入患者被治疗的组织内（如肿瘤组织内粒子植入），或放入肿瘤邻近的自然腔道（气管、食管、阴道等），或皮肤表面等处进行治疗，所用的放射源能量较低、射线有效距离短、穿透力弱。内照射的特点在于剂量强度和照射物间距离的平方成反比，即距离放射源越远，剂量衰减越快。因此，内照射的优点在于距离放射源很近的肿瘤处可以得到较高的剂量，周围正常组织因剂量迅速衰减而得到较好的保护；但其缺点是剂量分布不均匀，容易造成热点和冷点，增加肿瘤残留和复发危险。目前内照射主要作为外照射的补充剂量应用，不单独应用。

按照参考点接受照射的剂量率高低，近距离放疗可分为高剂量率照射（＞12 Gy/h）和低剂量率照射（0.4～2 Gy/h），前者一般使用远程应用程序或传输系统控制一个或多个更高活性的放射源（存储在患者外部，治疗时输送至患者身体内）实现一个或多个更高剂量的治疗，其时间尺度和计划更接近远距离放疗。而后者可以通过植入放射性粒子，通过其连续作用使得肿瘤接受治疗性照射，一般需要几天或者更长时间。对于放射源的选择需要考虑源本身的特点和治疗的要求，如放射源释放射线的能量、放射源半衰期的长短、有效剂量范围等。应用较多的包括^{125}I、^{192}Ir、^{137}Cs等放射性核素。

1）后装放射技术：后装放射技术是指将不带放射源的施源器和假源置于治疗部位，模拟放疗条件并对剂量进行计算和优化，再由电脑遥控步进电机将放射源送入施源器内进行放疗，如此可避免放置治疗容器过程中医务人员受到辐射。高剂量率的后装治疗是目前临床上应用较多的一种近距离放疗，最典型的应用是作为宫颈癌的有效治疗手段，这也是内照射和外照射相结合的最常见方式。宫颈癌可通过后装结合外照射，使子宫颈原发灶、宫旁及盆腔淋巴结引流区都获得较高的剂量，取得较好的局部控制和长期疗效。

2）放射性粒子植入技术：放射性粒子植入是指将低剂量率放射性粒子或小球植入肿瘤或治疗位置并长久留在体内，放射性逐渐衰减，在几周或几月后放射性水平会趋近于零。这种粒子植入治疗目前大多用于前列腺癌的治疗，采用的是^{125}I或^{103}Pd，对早期前列腺癌具有根治效果，并且创伤小，可以有效地保护患者膀胱功能和性功能，在较长时间内达到疾病控制，防止生化复发。

3）放射性栓塞：属于内照射的一种，是指以血管为媒介将放射性核素标记的微球导入到肿瘤病灶处，通过肿瘤血管栓塞并同时进行高剂量照射，达到杀灭肿瘤的治疗方法，适用于血供丰富肿瘤的治疗。用于放射性栓塞术的微球材料主要为玻璃、树脂和可降解聚合物，标记微球的核素包括^{90}Y、^{188}Re、^{131}I等，其中最常用的为^{90}Y，因其产生高能β射线，半衰期相对短（64 h），适中射程（约1 cm），与承载体稳固结合，具有良好的生物学特性。^{90}Y放射性栓塞治疗最常用于原发性肝细胞癌和结直肠癌肝转移的治疗，这是由于肝内肿瘤的微血管密度高并以动脉供血为主，而正常肝组织以门静脉供血为主，因此经肝动脉灌注放射性^{90}Y微球可被优先捕获入肝肿瘤组织，并持续产生射线杀伤肿瘤细胞，使局部接受高剂量放疗和部分栓塞效应，而对周围正常肝组织影响较小，实现选择性内放疗（图26-5）。研究显示^{90}Y放射性栓塞联合肝动脉化疗可取得更高的客观缓解率和肝内病灶更长时间的局部控制，且安全性较好。

26.1.3.2 不同放射剂量及分割方式的应用

决定放疗剂量-效应的几个关键参数包括照射总剂量、分割剂量（单次照射剂量）、分次频率以及疗程时间。其中，总剂量的给予与肿瘤特性密切相关。对于部分射线高度敏感的肿瘤如淋巴瘤，较低剂量照射即可取得90%以上的局部控制率，甚至低至4 Gy/2次的照射也可获得良好的姑息治疗效果。但大部分上皮类型的恶性肿瘤则需要60～70 Gy作为根治性照射剂量，部分高度恶性或放疗不敏感的肿瘤，如黑色素瘤、胶质母细胞瘤和间变性甲状腺癌，可能需要更高剂量照射以取得肿瘤控制。除了细胞类型，肿瘤负荷也是考虑放疗剂量分割的重要因素。例如，对于大小为1 cm^{3}的鳞状细胞肿瘤，给予60～70 Gy常规分割照射可取得90%左右的肿瘤控制率，而对于3～4 cm^{3}的病灶则难以达到相似的疗效；若肿块达到5 cm^{3}以上，则单纯常规分割放疗往往不能达到根治效果。临床上应用最多的常规分割方案（每日1次，每次1.8～2.0 Gy，每周照射5次）来源于治疗上皮源性癌的长期实践经验，这种分割方案既能达到有效的肿瘤控制，又不产生严重并发症。现代放疗发展出非常规分割模式，以利于不同肿瘤类型和治疗目的，主要包括超分割、加速分割、大分割。

（1）超分割放疗和加速分割放疗

超分割放疗每次分割剂量低于常规放疗（1～

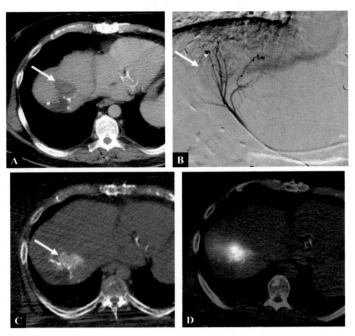

图 26 - 5 结肠癌肝转移病灶选择性内照射钇- 90 微球栓塞治疗

A. 常规增强 CT 上显示的转移病灶；B. 血管造影显示病灶主要为动脉血供；C. 经相应肝段供血动脉造影显示的病灶强化表现；D. 钇- 90 微球栓塞治疗后显示的局部核素选择性浓聚(图片来源：Boas FE, et al. Radioembolization of colorectal liver metastases: indications, technique, and outcomes. J Nucl Med, 2017.)

1.2 Gy)，每日照射 2～3 次，每次间隔时间大于 6 h，总的治疗时间和常规分割相似，总剂量略高于常规放疗。超分割放疗的生物学基础在于通过降低分割剂量，增加照射次数，给予晚反应组织更多修复机会，从而将早反应组织和晚反应组织放射损伤的差距扩大。由于大多数肿瘤对放疗反应形式类似于早反应组织，因此，与常规分割相比，超分割放疗在晚反应组织耐受的情况下，有利于提高总剂量，从而增加肿瘤控制；或者在相似的肿瘤控制和急性期反应的条件下，可以保护晚期反应组织，减少后期放射并发症的发生；超分割放疗可用于治疗头颈部、膀胱、肺和脑肿瘤。在头颈部肿瘤中，早期研究结果认为较高剂量的超分割放疗对局部进展期头颈部肿瘤的疗效优于常规分割，可使局部控制率提高 8%～20%，总生存率提高 10%～19%；在毒性反应方面虽然增加了早期反应急性黏膜炎，但不增加晚期并发症发生率。超分割不伴剂量增加的研究显示其无生存优势。因此，认为超分割放疗为增加放疗剂量且不增加严重的晚期不良反应的最简单有效的方式。

动物实验和临床研究已证实疗程延长会导致肿瘤的局部控制率下降，在疗程延长时需要追加放疗剂量以保持相似的疗效，这一现象被认为来自于疗程中肿瘤细胞的加速再增殖。对于上皮源性肿瘤，细胞的加速增殖可以在治疗开始后的 2 周即出现。克服肿瘤细胞加速再增殖较好的方法是缩短放疗总疗程，使残存的肿瘤细胞没有再增殖的机会；同时必须保持较高的放疗总剂量以保证肿瘤杀灭效应。这种在短的疗程内给予高剂量照射被称为加速分割放疗，实施方式为分割剂量在 1～2 Gy，每天照射 1 次以上，总疗程缩短，总剂量与常规分割相似或略低。临床研究显示加速分割放疗对增殖较快的肿瘤可提高局部控制率，但对增殖较慢的肿瘤则提高疗效不明显。加速分割放疗包括几种形式，如全程加速分割放疗、同期加量照射、后程加速超分割，其中同期加量照射应用较多，方法为在大野照射的同时期内使用小野加量照射，这种方法用于头颈部肿瘤的治疗可将总疗程由 7 周缩短到 5～6 周完成。

早期的临床研究显示，超分割以及同期加量的加速分割放疗，相比单纯常规放疗均可显著的提高肿瘤的局部控制率，并显示出改善患者生存率的趋势。但随着放疗进入 IMRT 时代以及联合同期化疗的广泛应用，由非常规分割带来的疗效改善逐渐被取代。2014年发表的随机研究 RTOG9003 对比了这两种分割方式与常规分割治疗局部晚期头颈部肿瘤的疗效,结果仅超分割放疗能够提高患者的5年局部区域控制率和总生存率。另外两项随机研究,RTOG0129 和 GORTEC9002 均显示加速分割联合化疗并不优于常规分割联合化疗,且非常规分割方式的治疗增加了严重急性期反应。这些结果提示,相比常规放疗联合同期化疗,超分割以及加速分割对于疗效的提高和正常组织保护的优势已经不再明显,特别是在未经选择的患者人群中,并未能进一步使患者取得局控和生存获益。但对于部分因肿瘤反应好或患者耐受原因考虑免除系统治疗的患者,超分割或加速分割放疗可能还是有益的。

(2)大分割放疗

大分割放疗是指通过增加分割剂量,采用较少的分割次数完成治疗。广义上说当分次剂量大于常规分割即可称为大分割治疗,因此立体定向放疗也属于大分割放疗的一种,利用的是其较高的生物有效剂量来达到高的肿瘤局部控制。另一方面,提高分割剂量,可增加晚反应组织并发症风险,因此大分割放疗也可用于预计生存期较短的患者作为姑息减症的治疗手段,以求在较短的时间内完成治疗,改善患者生活质量,而较少考虑放疗带来的晚期毒性反应。再者,大分割放疗可用于治疗 α/β 值较小的肿瘤,因其增殖速度较慢,对分割剂量的增加更敏感,如前列腺癌和乳腺癌的放疗。但对这些肿瘤应用大分割放疗时,需考虑增加晚反应组织并发症的风险,因此特别强调 IGRT,以达到最大限度地发挥大分割照射生物学优势的同时,尽可能保护周围正常组织。

一项来自美国的前瞻性Ⅲ期随机对照研究比较了影像引导下中等剂量大分割调强放疗(70.2 Gy/26次/5周)对比常规分割调强放疗(76 Gy/38次/7.5周)在局限期前列腺癌治疗中的疗效和毒性。结果显示两组的5年临床和生化失败率、晚期治疗毒性均无差别,但大分割方案将治疗疗程缩短了2.5周。另一项来自意大利的Ⅲ期研究在高危前列腺癌患者中比较了常规分割放疗(80 Gy/40次/8周)与中等剂量大分割放疗(62 Gy/20次/5周)联合9个月内分泌治疗的疗效和毒性,结果显示大分割组较常规分割降低了10.3%的生化失败率,局部复发率和远处转移率相当,治疗相关晚期反应亦无差别。另外两项大样本的Ⅲ期临床研究也得出了基本一致的结论,中等剂量短疗程大分割放疗(分割剂量在

2.4~4 Gy 之间,疗程5周左右)治疗局限期前列腺癌是安全有效的。目前美国国立综合癌症网络(NCCN)前列腺癌临床治疗指南认为,中等剂量的大分割影像引导调强放疗(2.4~4 Gy/次,4~6周)具有与常规分割方案调强适形放疗相似的疗效和毒性,可作为常规分割方案的替代治疗。

在乳腺癌中,采用大分割放疗技术进行保乳术后的全乳放疗也是近年来研究的热点。加拿大和英国的大型随机临床试验证实大分割放疗与传统分割放疗在肿瘤控制方面有相同的疗效。最近发表的两项对比大分割和传统分割放疗(全乳放疗)的临床试验结果也得出了一致的结论,认为与传统分割放疗组相比,大分割放疗不但更方便,而且患者的急性毒性反应更少,依从性更好。但这些研究的结果尚缺乏长期临床随访数据的支持。目前,在乳腺癌治疗中应用大分割放疗的比例有所上升,但仍需更多数据对该方案的后期毒性进行评估。

26.1.3.3 放疗与其他治疗的联合

提高肿瘤治疗疗效需要多学科共同参与已成为共识。综合治疗是指将多种治疗手段有计划、规范性地相结合,实施最适合患者的个体化治疗,以达到在毒性和不良反应可耐受的范围内,最大限度地提高肿瘤治疗疗效的目的。放疗作为一种有效的治疗手段,在不同肿瘤中发挥着不同的治疗作用,并与其他治疗手段可形成多种联合应用的治疗模式。

(1)放疗联合手术

放疗和手术都属于以局部为主的治疗手段,各有特点,两者的联合具有空间互补效应。手术通过直接切除肿瘤,消灭病灶中央部分放射相对不敏感的乏氧细胞;而大体肿瘤周边的亚临床病灶血供好,对射线较敏感,放疗有利于缩小手术范围,或消灭切缘可能的残留病灶。放疗和手术联合使用的目的在于增加局部和区域性肿瘤的控制,包括以下几种方式。

1)术后放疗:用于术后肿瘤细胞有残留(肉眼或镜下残留),或手术切除后肿瘤局部复发高危的患者。其主要优点包括:通过手术可以清楚地了解病灶范围,提供明确的术后病理分期,用于指导术后放疗的目的性和照射区域;术中外科医师可以留置标记以帮助术后放疗的定位;术后放疗不会延迟手术时间,不增加手术并发症。缺点包括:手术后原解剖结构受到破坏和改变,放疗范围可能比较大,会增加正常组织的放射性损伤;可能因为手术并发症而推迟放疗开始的时间,若有残留肿瘤细胞,可能发生加速增

殖造成复发或转移。术后放疗一般在手术切口痊愈后3个月以内进行。完全切除术后的放疗剂量为50～60 Gy，若术后有肉眼或镜下残留则需要更高的照射剂量。术后放疗应用广泛，凡是具有局部和区域性高危复发因素者均可接受术后放疗，其疗效在不同的肿瘤各不相同。一般来说，对于生长局限、较少出现远处转移的肿瘤，术后放疗不但可以提高局部控制率，还有利于提高患者生存率。而对于恶性程度高、易发生远处转移的肿瘤，术后放疗可提高局部控制率，但是否可影响患者的长期生存仍有待研究。

2）术前放疗：目的在于减少肿瘤负荷，消灭潜在播散病灶，以利于后续手术治疗。其主要优点包括：使瘤体降期，或由初治不可切除转化为可切除病灶，提高切除率和正常组织器官保存率；降低肿瘤细胞活性，减少手术中播散可能性；肿瘤血供未受到手术破坏，对放疗敏感性较高；放疗后肿瘤退缩情况常常较基线分期更具有提示患者预后的价值；术前放疗一般耐受性较术后放疗好。而局限性在于：放疗无法按照准确的病理分期进行选择，部分患者的治疗策略可能存在偏差，手术后的病理分期不能真正反映基线疾病状况；延迟手术开始时间，部分对于放疗不敏感的病灶可能发生增殖从而影响后续治疗疗效。术前放疗剂量多为45～50 Gy，手术可在放疗后4～8周开始，以利肿瘤退缩和正常组织修复。更低剂量的照射如25 Gy/5次，放疗后立即手术，用于直肠癌新辅助治疗可降低术后局部复发率。部分患者通过术前放（化）疗达到肿瘤完全退缩，后续可考虑采用免除手术的等待观察策略，以实现器官功能的保留。这种术前放（化）疗起到了病例筛选作用。

3）术中放疗：是指在手术中对于暴露的肿瘤或残留肿瘤、瘤床、淋巴结引流区进行直接照射。其主要优点是可以通过手术的方式将所需要照射的区域和需要保护的正常组织分开，以达到在最大限度地杀死肿瘤细胞的同时最大限度地保护正常组织。由于其操作较为复杂，牵涉到外科医生的参与和手术室的放射防护，因此多采用低能X线或电子线单次照射的方式。乳腺癌术中放疗可作为部分乳腺照射的方法之一，但两项Ⅲ期随机对照临床研究显示单纯术中放疗带来的肿瘤局部控制不及常规术后全乳放疗。目前术中放疗多作为外照射的补充手段。

（2）放疗联合化疗

放、化综合治疗的目的在于提高肿瘤局控率、降低远处转移，使部分患者避免或减少手术造成的器官功能显著降低，以及提高患者的总体治愈率。不论是对于肿瘤组织还是正常组织，放化综合治疗的影响都不同于两种疗法的单独应用。放、化疗协同作用的生物学机制主要包括两方面：一是放疗和化疗的空间联合作用，放疗主要作用于局部病灶，化疗消灭全身病灶；二是化疗药物的放射增敏作用。其机制可能涉及：① 化疗药物可以抑制潜在或亚致死性损伤的修复，如顺铂、多柔比星、博莱霉素、羟基脲和亚硝基脲；② 化疗改变了细胞动力学，使细胞聚集在放疗敏感期内，如紫杉醇；③ 化疗药物直接作用于乏氧细胞，如丝裂霉素；或者改变乏氧细胞的氧代谢，如顺铂；④ 化疗抑制肿瘤细胞再群体化；⑤ 化疗后肿瘤缩小，改善血供和血红蛋白氧合度，提高放射敏感性。另外，两者不同杀灭机制可阻止耐药肿瘤细胞亚群的产生，而化疗后肿瘤退缩可降低放疗剂量和照射范围，从而有效地保护正常组织或器官。

放、化联合治疗的效果可以是独立、累加或互相作用（协同）的，联合的方式为序贯治疗或者同步实施。序贯治疗的主要优点是避开了两种治疗同时展开时毒性和不良反应的叠加，而缺点在于治疗强度小，肿瘤杀灭效应较同步放、化疗低。后者的肿瘤杀灭效应强，并且总疗程缩短，减少了肿瘤细胞的加速再增殖可能，但同时也增加了正常组织的损伤。头颈部肿瘤中的Meta分析显示，同步放、化较序贯放、化疗可以更显著地改善患者的总体生存率。在NSCLC的研究中，同步放、化疗也表现出较序贯治疗更好的疗效，目前已成为不能手术的Ⅲ期NSCLC的标准治疗。这些疗效的增强被认为主要来源于放、化疗综合应用时化疗药物起到了放射增敏的作用。另一方面，放、化疗的空间协同效应也起到了重要作用，如在局部进展期宫颈癌的治疗中，放、化联合治疗不仅提高了肿瘤局部控制率，也降低了远处转移。值得一提的是，放、化联合治疗由于其协同效应，可用较少的剂量强度达到单独应用放疗或化疗时相同的疗效，相对减少了各自的毒性反应，例如放、化综合治疗用于早期霍奇金淋巴瘤的治疗时效果更好。

（3）放疗联合分子靶向治疗

分子靶向药物是近年来恶性肿瘤治疗的一个重要突破，但分子靶向药物单独使用疗效较弱，且较长时间使用后存在耐药的缺点，故在临床上还需要结合传统的放、化疗才能取得理想的疗效。与传统化疗相比，靶向药物毒性和不良反应较轻，也为其与放疗的联合应用提供了广阔的空间。

放射线引起的细胞内分子调节网络与靶向药物靶点调节网络之间具有交互作用，意味着针对相关通路及其受体的靶向药物理论上具有增强癌细胞的放射敏感性的潜力。例如，癌细胞中生长因子通过与其相应的受体结合激活 RAS 信号途径，同时通过 RAS 信号途径下游 NF－κB 模块增强线粒体 Bcl－2 和 Bcl－XL 蛋白的活性，或通过抑制 Caspase 3、Caspase 9 的活性，最后抑制细胞凋亡。而放疗可通过 DNA 断裂诱发 RAD 等传感器分子激活 p53 模块，抑制 Bcl－2 和 Bcl－XL 蛋白的活性而诱发细胞凋亡。因此放疗联合针对这些生长因子及其受体的分子靶向药物可以起到协同作用，加速肿瘤细胞死亡。另一方面，靶向药物可以通过影响肿瘤血管生成来提高放疗的疗效，如针对血管内皮生长因子及其受体或上下游调节因子的靶向药物（贝伐珠单抗等）可调节肿瘤内部血管网络的成熟度，改善低氧状态，提高肿瘤的放射敏感性。再者，靶向药物可通过影响细胞周期检查点使肿瘤细胞聚集于对放射损伤敏感的时相，如 Chk1 抑制剂，或改变放射损伤后 DNA 修复能力，如 PARP 抑制剂，均可达到放射增敏效果。

放疗联合靶向治疗在头颈部肿瘤中取得的疗效使其成为该领域联合治疗的典型案例。一项 Ⅲ 期随机对照临床研究结果显示，在 424 例局部晚期头颈部鳞癌患者中，西妥昔单抗联合放疗对比单纯放疗显著延长了患者的生存时间，将 5 年生存率从 36.4％提高到 45.6％，且两组之间毒性反应无明显差异。这项研究首次证实了放疗与靶向治疗协同作用的生存获益。在 NSCLC 治疗中，近年来也开展了多项 Ⅰ/Ⅱ 期临床研究，但规模较小且结果不完全一致。多数证据表明西妥昔单抗或 EGFR-TKI 联合胸部放疗的疗效并未超过标准同步放、化疗，但因毒性和不良反应较轻，在老年体弱、无法耐受标准同步化疗的患者中可能具有一定的优势。不仅如此，因靶向治疗小分子药物透过血脑屏障能力强，有利于改善 NSCLC 脑转移预后。因此对于驱动基因阳性患者，放疗联合靶向治疗策略可以用于治疗颅内转移患者。

（4）放疗联合内分泌治疗

内分泌治疗可以通过手术切除腺体阻断激素的产生，或者通过药物直接作用于激素受体或其上游/下游分子，抑制（拮抗）或增强（激动）特定激素的作用，从而抑制某些激素依赖性肿瘤的生长。放疗联合内分泌治疗也可发挥协同的空间效应和放射生物学效应，如增强细胞凋亡、减少肿瘤缺氧。对于不能手术根治的前列腺癌，放疗联合内分泌治疗较单纯内分泌治疗显著改善预后。2016 年 JCO 上发表的研究比较了美国国家癌症数据库（NCDB）中接受雄激素阻断治疗（ADT）的转移性前列腺癌联合或不联合放疗的疗效，在 6 382 例转移性前列腺癌患者中，8.4％（538 例）接受了前列腺放疗，放疗在单因素和多因素分析中均为总生存（OS）的预后良好因素。倾向评分配对后，放疗组的中位生存时间（55 个月 vs. 37 个月）和 5 年 OS（49％ vs. 33％）显著优于单纯 ADT 组。

26.1.4　放疗的发展趋势

随着现代多学科相互融合的进一步深入，肿瘤放疗的发展很大程度上依赖于其他学科和技术手段的进步，如分子生物学、计算机科学、生物信息学、医学影像学、机械制造业等，并与肿瘤治疗相关其他学科的进展产生互相影响。总体来说，放疗的发展趋势表现在以下几个方面。

26.1.4.1　放疗作为根治性治疗的比重增加

肿瘤治疗的最终目标体现在疾病的三级预防措施中，即病因预防、早期诊断、规范合理治疗。其中，筛查是早期发现肿瘤、提高治愈率、降低死亡率的重要手段。近年来肿瘤筛查概念逐渐深入人心，同时，筛查措施不断改进，极大地推动了肿瘤的早期发现和诊断，例如胸部低剂量螺旋 CT 提高了早期肺癌的检出率；PSA 和肛门指诊筛查前列腺癌，大便潜血、肛门指诊和结肠镜检查可有效检出结直肠癌，HPV 感染的检测及子宫颈脱落细胞涂片检查宫颈癌，乳腺 B 超和钼钯检查提高了乳腺癌检出的敏感性和特异性等。因此，肿瘤患者中早期患者的占比将逐渐上升。对于这部分患者来说，以最小的创伤代价换取肿瘤根治的疗效尤为重要。放疗作为一种非侵入性、有利于器官功能保留的治疗手段，在这部分患者中将有良好的应用前景，取决于放疗技术本身的完善及放疗疗效评价手段的进步。

（1）立体定向放疗作为根治性放疗

SBRT/立体定向消融（stereotactic ablative radiotherapy，SABR）的关键在于高精确性的治疗，以及足以消灭肿瘤细胞的消融性放疗剂量。当生物有效剂量达到 100 Gy 及以上时，SBRT 对肿瘤杀灭作用所达到的局部控制效果可与外科手术相似，在早期肿瘤根治性治疗方面具有很大的应用潜力。

目前的循证医学证据已支持 SBRT 作为无法手术早期 NSCLC 患者的标准治疗。对于非中央型肿块,54 Gy/3 次的 SBRT 治疗可取得 97.6％的 3 年局控率和 55.8％的生存率。RTOG0813 临床试验探索了 SBRT 治疗中央型 NSCLC($T_{1-2}N_0M_0$,肿瘤最大直径小于 5 cm)的最大耐受剂量(MDT)及有效性,试验实现了设计的最大剂量 60 Gy/5 次照射,结果显示 2 年肿瘤局控率为 87.7％,生存率为 72.7％。2016 年发表的首项多中心随机对照临床研究(SPACE)比较了 SBRT 和 3DCRT 对因医学原因无法手术或拒绝手术且肿瘤最大径小于 6 cm 的Ⅰ期($T_{1-2}N_0M_0$,AJCC 第 6 版)NSCLC 患者的疗效,SBRT 组剂量为 66 Gy/3 次,3DCRT 组为剂量为 70 Gy/35 次。在最终入组的 102 例患者分析中,虽然 SBRT 组中最大径大于 3 cm 的肿瘤占比较大,治疗后疾病控制率达 73％,高于 3DCRT 的 54％,两组 3 年局部控制、无进展生存率和总生存率相似,且 SBRT 组食管损伤和肺损伤发生率均低于常规放疗,治疗后患者症状改善明显优于 3DCRT。另一方面,研究者开始探索 SBRT 在可手术临床Ⅰ期 NSCLC 治疗中的作用。目前对于 SBRT 的主要担心来自于因不做预防性照射而可能导致肺内或区域淋巴结较高的复发率。2015 年 *Lancet Oncol* 发表了两项随机对照临床研究的汇总分析,首次前瞻性地对比了 SBRT 与手术治疗Ⅰ期 NSCLC 的疗效。结果显示 SBRT 治疗组 3 年总生存率高于手术组;3 年无区域淋巴结复发生存率、无局部复发生存率、无远处转移生存率均无明显差异;SBRT 组 3 级治疗相关毒性和不良反应 10％,无 4 级及以上毒性和不良反应,手术组 3~4 级毒性和不良反应 44％,1 例患者死于手术并发症,这表明 SBRT 的效果与手术相似甚至优于手术。最近这项研究的更新数据表明,虽未进行淋巴结清扫,SBRT 治疗后患者的局部复发和远端转移在长期随访后并无显著增加。尽管这项研究病例数目较少,结果尚需进一步大样本随机对照研究进行验证,但其提示对于可手术的Ⅰ期 NSCLC,SBRT 可以作为治疗选择,尤其是年龄大或是合并有多种疾病的患者。

早期前列腺癌的治疗可选择手术或根治性放疗,但传统手术后尿失禁和勃起功能障碍的发生率较高。近年来 SBRT 作为根治性放疗应用于低危或中危前列腺癌患者,目的在于根治肿瘤的同时尽可能降低治疗对患者生活质量所带来的不利影响。几项前瞻性研究以及一项 1 100 例患者的大样本汇总分析均显示,对于低-中危且病变局限的前列腺癌患者,给予

33~36 Gy/5 次照射的 SBRT 可取得 90％以上的 5 年无生化复发生存率,不良反应主要为泌尿系统和胃肠道毒性,其中 3 级以上毒性发生率在 4％以下,75％的患者可避免勃起功能障碍的发生。目前认为影像引导下的 SBRT 用于中低危前列腺癌治疗具备与常规放疗相似的疗效和毒性,并且可以极大地缩短患者的治疗时间,但其长期疗效和毒性仍有待进一步明确。

(2)新辅助放(化)疗后等待观察策略

放疗由早期对手术进行补充的术后治疗模式,转变为具有改善疗效和提示预后的术前新辅助治疗模式,其典型应用案例为直肠癌的新辅助放(化)疗。近年来,由于放疗新技术及与化疗的联合优化,新辅助治疗疗效得以提升,进一步提高了低位直肠癌患者的保肛率,降低了局部复发率。更重要的是,对于新辅助放(化)疗后达到临床完全缓解(cCR)的患者,又提出了新的"等待观察"治疗策略,可使低位直肠癌患者避免手术,得以保留器官及功能,极大地提高了患者治疗后的生活质量。"等待观察"策略的出现意味着放(化)疗由新辅助治疗得以转变为根治性治疗的可能,这一策略实施的关键问题之一在于合适人群的选择,这就对新辅助放(化)疗的疗效评价提出了新的要求。在传统评价方式包括肛门指诊、内镜(超声)、CT 或常规 MRI 检查等的基础上,探寻新的成像技术或检测方法对于直肠癌新辅助放(化)疗的疗效评价将成为以后的研究方向。目前在这一方面的探索包括以下几个方面。

1)功能 MRI 成像:MRI 在评价肿瘤放(化)疗疗效方面有其独特的优势,除了目前常用的指标如 ADC 值、T2 和肿瘤体积等,Kim 等研究发现,弥散加权成像(DWI)对直肠癌新辅助治疗后病理学完全缓解(pCR)的诊断效能明显提高。Lambregts 等大规模多中心研究显示,采用 T2W 序列行 MRI 扫描,联合 DWI 诊断 pCR 的 AUC 明显增加。Wu 等发现,DWI 联合 T2WI 诊断 pCR 的敏感度明显高于单一采用 T2WI。在放、化疗后应用高分辨 MRI 结合磁共振参数对肿瘤再次进行 T、N 降期的评估和 TRG 评分,对于疗效评估及预后预测具有重要意义。

2)核素显像:^{18}F-FDG PET/CT 在预测 pCR 方面具有较好的敏感性。新辅助放、化疗后 ^{18}F-FDG PET/CT 检测阴性患者的存活率可与临床报道 pCR 的患者类似。van Stiphout 等用肿瘤长度、放(化)疗前后肿瘤细胞 ^{18}F-FDG 最大摄取值及其变化几项指标建立了一个预测局部进展期直肠癌放化疗后

pCR 的模型,取得了较好的准确度(AUC＝0.86)。复旦大学附属肿瘤医院的研究显示,在新辅助放、化疗反应较好的一组病例中,^{18}F-FDG PET/CT 测量的肿瘤代谢体积(MV)及总病变糖酵解(TLG)在放、化疗前后有更为显著的差别,提示这些参数也可能作为疗效预测指标。这些研究的结果表明 ^{18}F-FDG PET/CT 不仅可以评估放、化疗反应,也能对患者的预后做出较好的判断。

3) 除了影像学检查,多项生物学指标如传统的癌胚抗原(CEA)等以及近来研究增多的液态活检、CTC、循环肿瘤 DNA 检测等具有一定的预测疗效和提示预后的作用。将上述这些指标进行有机组合,提高疗效预测的准确性,可用于指导后续治疗策略的调整。

在目前精准医学的背景下,将功能影像、分子标志物等信息应用到指导评价治疗模式优化中是未来发展的方向。这一评价手段的不断成熟,有利于指导新辅助放(化)疗后真正获得完全缓解的患者实现下一步治疗策略的优化。

26.1.4.2 针对老年患者的放疗

随着全球范围内人类寿命的增加和社会结构的变化,许多国家都逐渐步入老龄化社会,以欧美、日本和我国最为显著。中国随着实行计划生育政策和平均寿命的延长,21 世纪初开始人口老龄化的进程逐渐加快,2010 年第六次全国人口普查显示 60 岁及以上人口占 13.26%,比 2000 年人口普查上升 2.93%。老龄化无疑是今后中国面临的人口、经济、社会问题之一,尤其给医疗界带来了巨大挑战。根据欧洲及美国的统计数据,60% 以上的新发肿瘤病例及 70% 以上的癌症死亡均发生在 65 岁以上的老年人群中。我国国家癌症中心"2015 中国癌症统计数据"(共统计了 170 万余人的数据)显示,癌症发病率和死亡率均随年龄增大而逐渐增高,其中 70~74 岁年龄组人群的发病率为 1 153.65/10 万,死亡率高达 854.42/10 万。

老年肿瘤患者有其不同于年轻患者的特点,与其治疗选择和疗效密切相关,包括以下方面:① 老年患者人群异质性较大,同一年龄段的不同患者,其功能状态差别可能很大。这也就需要在临床评估预后及制定治疗决策时对老年患者的生理和功能状态进行有效和准确的评估。② 大多数老年患者有一种或多种合并症,并且可能随着年龄不断增加,如第二肿瘤、心脑血管疾病、糖尿病、慢性阻塞性肺病、骨关节疾病等。这些合并症可能影响肿瘤的发生发展、疗效和生存。③ 老年患者生理功能减退,器官代偿

能力降低,对治疗的耐受性较差,并发症的处理也相对困难,这就要求对老年患者进行更加合适的治疗提高疗效,特别注重于生活质量的改善。另外,老年肿瘤的治疗应用不足,规范化和标准治疗模式应用欠佳;在临床研究方面因入组标准中常设定年龄上限,普遍缺乏老年人的统计数据,或是仅入组一部分状况好的老年患者,代表性差。美国国立卫生研究院(NIH)的全国协作组开展的研究人群统计显示,60~64 岁、65~74 岁以及 75 岁以上各年龄段的患者入组比例分别为 3.0%、1.3% 和 0.5%。针对这一情况,临床肿瘤学界已经成立了专门的老年肿瘤治疗学会,开始关注老年肿瘤患者的规范化诊疗,针对性地围绕老年肿瘤患者诊治中多个维度制定了相关指南并持续更新,致力于推动老年肿瘤学的相关研究。更重要的是,因老年患者预期寿命短、合并症多、耐受性相对较差等原因,患者群体更少接受创伤性治疗(手术),而更多接受放疗,意味着老年肿瘤的放疗是今后肿瘤放疗界的重要责任和研究前沿方向。

过去认为老年患者的放疗毒性反应大、耐受性差,主要原因之一为当时采用的放疗技术照射范围大,难以对正常组织形成有效的保护;而现代放疗技术应用后,老年患者接受放疗后的毒性反应与年轻人并无显著差异。老年患者可能存在的内科合并症不应成为放疗禁忌证,在得到充分重视、积极控制和处理后,不仅不会阻碍放疗的实施,也有利于改善患者的生存期和生活质量。因此,这提示对于治疗前全方位评价老年患者状态,将其进一步细化分层以便给予适当治疗的重要性。美国国立综合癌症网络(NCCN)、欧洲肿瘤内科学会(ESMO)等多家指南推荐老年综合评估(CGA)用于临床实践,即对老年患者日常生活能力、合并症、营养、心理、社会支持等多方面进行量表评分,以指导治疗决策的实行。

在治疗方面,过去常把年龄作为负性因素考虑,在临床试验中剔除年龄上限以外的患者。实际上,选择合适的治疗方案和技术手段可使老年肿瘤患者从放疗或放、化疗中取得与年轻人类似的疗效,年龄本身不应单独作为决定治疗策略的依据。来自日本 8 个中心小样本研究汇总分析了 57 例大于 90 岁的老年患者,肿瘤类型包括从头颈部到盆腔肿瘤,放疗完成度达到 75%,照射剂量达到同类疾病年轻患者的 80% 以上,疗效和安全性良好,患者 ECOG 评分与中位生存相关。研究提示即使是高龄患者,在合理评估后也可以安全地从放疗中获益。基于对这一

事实的理解,近年来 EORTC 数据显示越来越多放疗的临床研究开始放弃设定年龄上限,而将符合入组条件的老年患者纳入研究。

今后在老年肿瘤放疗方面的探索可在以下几个方面:① 推进老年患者 CGA 评估,在此基础上逐渐放开临床研究中年龄的限制,将符合入组条件的老年患者纳入研究。② 探索年龄与放疗毒性之间的相关关系;2010 年 3 月国际放疗权威杂志 *Int J Radiat Oncol Biol Phys* 刊登了《正常组织效益临床定量分析》(QUANTEC)指南,指出放疗中不同器官受辐射后存在晚期损伤,但该指南未考虑年龄因素调整下的损伤发生率。在今后进一步完善老年肿瘤治疗数据的基础上,细化年龄参数对于正常组织效益定量分析有助于指导放疗更为安全有效的实施。③ 针对不合适入组,有合并症患者或虚弱的老年(包括年轻人)患者,开展探索降低治疗强度的临床研究;例如对无症状小肿瘤实施低强度治疗或等待观察;乳腺癌中老年患者保乳术后的减免放疗或采用部分乳腺照射或大分割放疗的研究,老年直肠癌采用外照射+腔内放疗作为根治手段的研究等,重视在治疗耐受性下降的患者中,将治疗目标由"治愈疾病"向"保留功能,提高生活质量"偏移。同时,我国自 2012 年开始成立了中国老年肿瘤学会放疗分会,将有助于大力推动放疗作为一种高效低毒的治疗手段,在老年肿瘤患者的治疗中发挥积极的作用。

26.1.4.3 基于计算机技术和生物大数据的放疗策略

据 2015 年的调查结果显示,我国开展放疗的单位数量在 15 年间翻了接近一番,全国放疗医师和物理师数量分别是 2001 年的 3.10 倍和 5.32 倍,从事放疗的医生和物理师比例为 4.81:1。但这一数据与发达国家相比仍有差距,相对来说专业医技人员和放疗设备尚不能满足医疗需求,因此继续优化放疗从业人员结构,提高放疗质量和质控水平显得尤为重要。另外,精准放疗理论的不断进步,推动着生物、技术和临床等方面的发展,越来越多的信息推动了大数据应用和分析在放疗领域的高速发展。因此,基于计算机技术,将放疗数据全面结构化和电子化,利用大数据实现机器对于放疗流程和质控的收集和管理将成为未来学科发展的必然趋势。这一趋势可表现为以下两个方面:①大数据及机器学习在放疗计划和质控中的应用,即通过数据筛选、算法研发、模型建立和训练、模型验证、预测结果等一系列过程,将人工智能应用到放疗计划的设计和评估中;该方法不仅达到了快速高效的结果输出,并且可减少整个流程中人为因素导致的差异和变异性,提高临床实践效能。②基于云技术的放疗质控系统,改变了以往以设备为主导的放疗管理模式,实现数据的高效获取、分享、利用和统计,并且将有助于放疗质控标准化的建立,为放疗多中心研究中的质控环节提供全方位的保障。

26.1.4.4 精准医疗理念下的精准放疗

随着肿瘤学中精准医疗的概念逐渐深入人心以及研究的兴起,作为肿瘤治疗最重要组成部分之一的放疗也必然逐步推进精准放疗这一策略。精准放疗不同于以往所说的精确放疗,后者强调的是放疗实施过程的精确,而前者是指通过影像组、蛋白组、基因组等组学技术,对于大样本人群与特定疾病类型进行生物标志物的分析与鉴定、验证与应用,基于这些信息寻找最适合接受放疗的患者人群,并结合疾病和患者的不同状态,指导调整放疗给予的方式和剂量,实现高度针对性的个性化精准放疗的目的。

尽管个体化放疗理念由来已久,但长期以来决定放疗指征和治疗方式的仍是传统的患者特征(年龄、性别、功能状态等)、肿瘤特性(位置、分期、病理类型等)和治疗特点,生物标志物的应用非常有限。要实现精准放疗,患者及肿瘤特征的表型和基因型将成为预测放疗疗效、指导放疗实施、影响放疗策略进一步细化的重要因素,寻找和发现有价值的生物标志物已经成为目前研究的重要热点。例如,多项研究显示人乳头瘤病毒(HPV)感染是头颈部肿瘤重要的预后因子,HPV 阳性口咽癌患者接受放(化)疗后无复发生存(PFS)和 OS 显著优于 HPV 阴性患者。目前认为原因之一在于 HPV 感染改变了肿瘤微环境中的免疫反应,从而提高了肿瘤对于放疗的敏感性。基于这一认识,研究者开展了在 HPV 阳性口咽癌患者中探索降低放疗剂量的前瞻性临床研究。最近发表在 *Lancet* 上的一项 Ⅱ 期研究显示,对于接受放(化)疗的Ⅲ~Ⅳ期 HPV 阳性口咽癌患者,采用标准剂量 80%~85% 的放疗剂量(54~60 Gy)可取得 92% 的 2 年无进展生存率,与相同化疗方案下联合 70 Gy 放疗的疗效相似,不良反应发生率降低。这一研究结果提示基于生物标志物调整放疗剂量可能有助于提高治疗增益比,其可行性值得进一步研究。

2016 年发表在 *Lancet Oncol* 的一项研究介绍了基于基因表达调控的放疗剂量(genomic-adjusted radiation dose)来预测放疗效果。研究通过 9 种不同类型肿瘤共 48 种细胞系基因芯片表达谱的结果筛选与细胞放疗敏感性(用 SF2 表示)相关的差异表达的基因,并构建模型计算放疗敏感性指数(RSI),并在接受放疗的不同肿瘤类型(直肠癌、食管癌、头颈部鳞状细胞癌、乳腺癌、胰腺癌、结直肠癌)中进行验证,证实 RSI 与放疗效果相关。在此基础上,研究者利用 RSI 值、线性二次数学模型以及标准放疗剂量和样本中每个患者接受放疗的时间和剂量推导出了以基因组为基础的放疗剂量调整模型(a genome-based model for adjusting radiotherapy dose, GARD)用以预测放疗的疗效,并指导放疗剂量以匹配个体的肿瘤放射敏感性。结果显示 GARD 与肿瘤特有的放射敏感性、生物有效剂量相关,在多个肿瘤类型中可以作为预测放疗疗效、预测临床预后 RFS、局部控制率(LCR)、OS 的独立因素。该研究提供了针对不同个体肿瘤放疗敏感性来调整放疗剂量模型,并验证了其有效性,提示基因组学应用于精准放疗的指导意义和应用前景。

另一方面,近年来分子影像学和影像组学的兴起,为揭示患者和疾病的"表型"提供了一个全新的视角。现代分子影像学不仅可以提供解剖学信息,更在肿瘤代谢、增殖、信号转导通路、低氧、血管生成等方面提供了定量信息。影像组学利用自动化高通量的数据特征提取算法将影像信息转化为具有高分辨率的可挖掘的影像特征数据,通过这些数据挖掘描述组织特性。与蛋白组学和基因组学手段相比,影像学方法具有独有的优势:①不需要组织活检,是一种无创性检测手段;②可以反映人体组织器官的整体特点,而非局限于可测量的组织样本;③影像学检查贯穿临床病例的诊断、治疗、随访全过程,是一种常规、多次使用的手段,可在不同的时间点进行重复检测。因此,应用影像组学数据对患者或肿瘤表型进行精确区分,可以成为对临床参数的一种有效补充。目前,越来越多的研究尝试利用影像组学提取的数据来综合评价肿瘤的各种表型(phenotypes),包括组织形态、细胞分子、基因遗传等各个层次,从而帮助判断组织特性,预测其对治疗的反应,以及提示患者的预后。Aerts 等从 1 019 名肺癌和头颈部肿瘤患者的 CT 影像中提取了 440 个影像特征,其中包括了肿瘤的影像灰度分布、肿瘤的形状和纹理特征。结果显示,这些影像特征捕捉的肿瘤异质性,与肿瘤病理类型、T 分期、基因表达的模式相关,并且与患者的预后有显著关联。Yoon 等

分析了 539 例肺腺癌的 CT 特征,分析了肿瘤大小、位置、体积、密度、CT 值,以及基于像素的纹理特征与基因表达模式的关系,发现这些影像特征在 ALK 基因阳性和 ROS/RET 融合基因阳性组有显著差别。这些研究均提示影像特征数据分析可以有效地区分肿瘤组织的表型。同时,影像组学用于放疗疗效和毒性分析方面也进行了一些初步探索。Cunliffe 等选取了 106 名接受放疗的肺癌患者进行影像学分析,通过提取放疗靶区的肿瘤直方图特征、肿瘤形状特征、肿瘤纹理特征以及肿瘤小波特征等,对放疗的疗效进行评估以及并发症的分析,结果显示影像学特征值可随着放疗剂量的增加而改变,并可以用于区分肺组织放疗前后的改变。该研究组还指出影像组学可以提供量化的指标来描述肺组织对放疗的反应,并可用于预测放射性肺炎。在国内,复旦大学附属肿瘤医院放疗中心较早开展了相关研究,Zhong 等选取了接受新辅助放(化)疗的直肠癌患者,发现治疗前直肠原发病灶的 CT 影像中提取的图像特征可用于预测新辅助放(化)疗后患者的预后。这一结果提示影像组学分析不但有预后意义,还可能为制订下一步临床策略提供重要依据。未来影像组学的进一步发展将更好地服务于临床精准放疗。

26.1.4.5　放疗与免疫治疗

2011 年以来取得突破性进展的免疫治疗是目前肿瘤治疗中炙手可热且令人振奋的发展领域。抗 CTLA4(细胞毒性 T 淋巴细胞相关抗原 4)和抗 PD-1/PD-L1(程序性死亡受体/配体-1)等免疫检查点抑制剂(immune checkpoint inhibitors, ICI)在以转移性黑色素瘤和 NSCLC 为代表的多种恶性肿瘤治疗中的巨大成功开启了肿瘤治疗的一个新时代。更重要的是,近年来对于放疗介导的抗肿瘤免疫效应机制的诠释为放疗联合免疫治疗开辟了新的思路。

早在 60 年前研究者就发现放疗作为一种局部治疗手段,却具有激发放射野外抗肿瘤效应的作用,即放疗的"远位效应",这被认为是放疗激发了机体抗肿瘤免疫应答的例证。近年来临床前研究提示,放疗对肿瘤的杀伤作用来自于其对于肿瘤细胞的直接打击,以及诱发的有效抗肿瘤免疫应答效应的总和。其机制主要包括以下两方面:①放疗诱导肿瘤原位疫苗形成,促进抗肿瘤免疫应答的产生和发展:通过引起肿瘤细胞免疫源性死亡,释放肿瘤抗原和损伤相关分子模式(DAMPs)等免疫活化信号,促进树突状细胞(DC)识别并递呈肿瘤抗原,从而激活抗原特异性 T 细胞活化

增殖。②放疗重建肿瘤免疫微环境,克服肿瘤细胞的免疫逃逸,改变肿瘤细胞表型如上调表达凋亡受体Fas、黏附因子 ICAM、抗原递呈相关分子 MHCI 等,诱导炎症介质和细胞因子如 I 型干扰素,增加 T 细胞浸润等,使肿瘤细胞更容易被免疫系统攻击和杀灭。

对于这些机制的阐述,启发了放疗联合相关免疫制剂的临床研究,如放疗联合 Toll 样受体(TLR)激动剂、粒-巨噬细胞集落刺激因子(GM-CSF)、淋巴细胞生长因子、白介素 2(IL-2)等,进一步证实了放疗对机体抗肿瘤免疫的协同作用(图 26-6)。

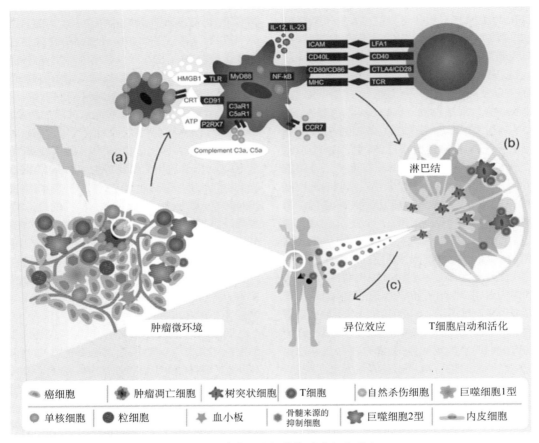

图 26-6　放疗促进机体抗肿瘤免疫反应

图片来源:Herrera, et al. Radiotherapy combination opportunities leveraging immunity for the next oncology practice. CA Cancer J Clin, 2016.

放疗联合免疫治疗显示了良好前景,但如何发挥联合治疗的协同效应还需进一步探索。目前,两项放疗联合 CTLA-4 单抗(伊匹单抗)的前瞻性临床研究并未得到阳性结果。一项 I 期剂量学研究中,对于 22 例转移性黑色素瘤患者采取 6～8 Gy×(1～3)次放疗联合伊匹单抗,结果只在 4 名患者中观察到了远位效应,结果并不优于单纯免疫治疗。另一项 799 例前列腺癌骨转移患者的随机 III 期研究中,给予放疗(8 Gy×1 次)联合伊匹单抗治疗或安慰剂,结果显示中位生存时间没有差异(伊匹单抗组

11.2 个月 vs. 安慰剂组 10.0 个月,P>0.05)。进一步分析认为,放疗的剂量/分割、照射部位、与免疫治疗联合的顺序,都可能影响联合治疗的疗效。但在另一项放疗联合 IL-2 的临床研究中,转移性黑色素瘤和肾细胞癌患者接受了 20 Gy×(1～3)次的照射联合IL-2,结果在 60% 的患者中观察到了远位效应,疗效显著优于单纯免疫治疗。因此,如何将放疗和免疫治疗进行恰当的组合,选择合适的照射剂量、部位和时机,激发有效的免疫应答,是联合治疗成功的关键因素之一。另一方面,积极发掘放疗激发机体免疫反应

的机制,探索与更多免疫制剂联合的可能性和方案,也是未来放疗联合免疫治疗的研究方向,这些方面还需更多的临床前期研究提供证据。目前,多项相关的临床前期和临床研究正在进行中。

26.2　临床放射生物学

临床放射生物学是从实验室研究走向临床放疗的桥梁,主要探讨电离辐射和生物体(包括肿瘤和正常组织)相互作用的方式及机制,为电离辐射应用于临床治疗提供了基础和依据,直接指导临床治疗计划的优化,例如,当前采用的能明显提高肿瘤控制率而又不会导致正常组织并发症增加的非常规放疗方案,即建立在组织和肿瘤不同增殖动力学的生物学基础上。另外,由于临床治疗的需要,进一步推动临床放射生物学走向分子生物学水平,预计不久的将来,分子生物学的知识将直接融入到临床治疗之中。

26.2.1　细胞水平的辐射效应

26.2.1.1　辐射引起的 DNA 损伤

多种辐射线作用于细胞产生辐射效应,包括不同性质的射线,如光子射线和粒子射线,前者的代表有高能 X 线和 γ 射线,后者有质子、重离子及电子线等。有机体的细胞内有多种细胞器,而接受辐射后对细胞的存活与否休戚相关的主要细胞内组织结构为 DNA。不同性质的射线进入有机体细胞后对 DNA 的损伤分为两种杀伤效应:直接效应和间接效应。直接效应中射线作用于有机体激发的高能电子直接打击 DNA 的单链或双链,造成 DNA 损伤;更为常见的效应是间接效应,辐射线作用于有机体内的水分子,继发产生自由基,自由基作用并绑定在 DNA 链上,由于 DNA 链的直径不超过 2 nm,而产生的自由基的直径超过 4 nm,超过 DNA 链直径的自由基使 DNA 损伤无法得到及时修复,从而"固定"了辐射产生的 DNA 损伤。早期放射生物学家通过直接的微束(microbeam)研究及一系列间接研究,确定了和辐射后细胞死亡最为相关的辐射后细胞器事件为 DNA 双链断裂(DSB),在常规和低剂量辐射后的细胞死亡最主要原因是由于 DNA 双链断裂后导致复杂修复错误,进而使细胞有丝分裂失败。

26.2.1.2　细胞周期辐射敏感性差异

哺乳动物细胞的繁殖和分化通过有丝分裂实现,如图 26－7 所示,组织中增殖的细胞均需经历完

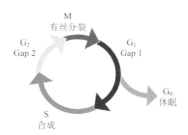

图 26－7　细胞周期示意简图

整的细胞周期,即有丝分裂期(M)－ G_1 期－ DNA 合成期(S)－ G_2 期,周而复始,不断进行细胞的分裂。其中各个时相的长短取决于不同的研究细胞。如在周期中细胞停止分裂而处于静止或休眠状态,这类细胞被称为进入 G_0 期。

通过对处于不同分裂时相的细胞株进行照射后观察到的不同时相放射敏感性差别甚大。M 期和接近 M 期的细胞对放疗最为敏感,S 期(尤其是 S 的后期)对放射最为抵抗,如果 G_1 期足够长,那么在 G_1 期早期细胞存在放射抵抗,而在 G_1 期后期则转变为放射敏感。通常认为 G_2 期细胞也对放射敏感。S 期的放射抵抗可能的原因为 DNA 合成期时存在模版链,可以随时进行 DNA 修复和同源重组,而 G_2 期和 M 期的放射敏感则可能由于在分裂启动后细胞无足够时间来修复放射引起的损伤。

26.2.1.3　细胞存活曲线

细胞存活曲线(cell survival curves)是表达照射后细胞存活比率与照射剂量的相互关系。如按照线性坐标来对细胞存活曲线作图,它们的关系呈"S"形曲线,然而若以半对数坐标来描述细胞存活曲线则基本呈线性状态,从而使我们能对辐射生物效应进行定量分析。

26.2.1.4　细胞杀灭模型和机制

细胞杀灭模型的建立是以假设的"靶学说"为基础的。认为在细胞的 DNA 双链中的某一特定区域存在关键位点即存在所谓的靶,它受到放射损伤后将直接或间接引起细胞死亡。由此发展出了"单击单靶杀灭"和"单击多靶杀灭"两种理论。"单击单靶杀灭"理论假设单次打击细胞内的单个关键靶点即可引起细胞的死亡(又称为 α 型细胞死亡),而"单击多靶杀灭"理论则认为细胞内有 n 个靶,只有把 n 个靶全部打中,细胞才会死亡(又称 β 型细胞死亡)。

至今,已发展了多个数学模型以完善以上的细胞杀灭的理论和模式。目前在实验室和临床上应用最广泛的是线性-二次模式(linear-quadratic model,

L-Q 模型),其相应的细胞生存方程式如下:

$$-\ln(S) = \alpha D + \beta D^2$$
$$S(survival) = \exp(-\alpha D - \beta D^2)$$

其中的 α 与 β 为常数,分别代表射线单击所致的细胞死亡事件及双击所致的细胞死亡事件,同时,β 参数与细胞的修复相关。而 α/β(Gy)代表的是产生相等的 α 型细胞死亡和 β 型细胞死亡时所需的剂量(Gy),同时也代表了细胞存活曲线肩区的大小。图 26-8 显示了 L-Q 模式中的哺乳动物细胞经照射后的细胞存活曲线及 α/β(Gy)的图示。

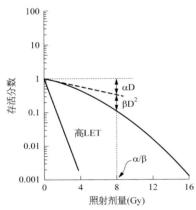

图 26-8 哺乳动物细胞经照射后的细胞存活曲线

以半对数坐标来描述细胞存活曲线,如图示,对于产生"密集电离"的射线,其细胞的剂量-效应曲线基本为一直线,而对于产生"稀疏电离"的射线,起始段为直线,紧接着为肩区,高剂量区仍然表现为直线特征。图中存在两种细胞杀灭模型,一种与剂量成正比(αD),另一种与剂量平方成正比(βD²),α/β(Gy)代表的是两种细胞杀灭模型产生相等的细胞死亡时所需的剂量(Gy)。(摘自 Hall EJ, Giaccia AJ. Radiobiology for the radiologist. 6 th ed. Philadelphia: Lippincott Williams & Wilkins, 2006.)

26.2.2 现代放疗的生物学基础

26.2.2.1 "5R"学说

根据 Withers 和 Steel 对肿瘤和正常组织分次放疗的生物效应总结了下述的概念,它们已成为当代放射肿瘤学的理论基础。

(1) 修复(repair)

实验室证据显示并经临床证实不管是肿瘤细胞还是正常组织的细胞在经放射后能对其受到的损伤进行修复,它主要包括亚致死性损伤修复(SLDR)和潜在性致死性损伤修复(PLDR)。

(2) 细胞周期再分布(reassortment)

细胞经放射后会导致细胞周期时相出现重新分布,一般而言,经一次放射后,由于处于对射线敏感的细胞被杀灭,存活的细胞即处在对放射相对抵抗的时相的细胞如 G_1,S 期细胞经几小时后能重新进入到细胞周期中的不同时相,其中包括再次进入放射敏感的细胞周期。

(3) 再增殖(repopulation)

放疗期间细胞一方面会产生死亡,另一方面,组织和肿瘤内的干细胞分裂速度加快,导致细胞增殖速度增加,这种现象随着放疗时间延长越来越明显,特别是增殖快的组织和肿瘤。

(4) 再充氧(reoxygenation)

在肿瘤内存在乏氧细胞群,它们对射线具有抗性。在分次放疗中,经一次放射后由于富氧细胞被大量杀灭,剩余大量乏氧细胞,这时因细胞内氧供情况改善,如氧的弥散距离缩短等因素能导致乏氧细胞内氧浓度增加而增加乏氧细胞的放射敏感性。这过程主要存在于肿瘤组织内。

(5) 放射敏感性(radiosensitivity)

根据"4R"理论,修复和再增殖过程将会使细胞对射线更为抵抗,而再分布和再充氧的过程会使细胞对射线更为敏感。而不同肿瘤组织与正常组织对放射的效应在很大程度上取决于细胞内在放射敏感性,如血液系统的肿瘤比其他实体瘤对放射线更为敏感。

上述概念在临床上具有不同的意义。迄今根据不同类型组织具有不同细胞修复特点及再增殖的理论设计的非常规放疗计划较大地提高了肿瘤控制率,并一直延续到目前在调强放疗中应用的分割方法(如 SMART 及 SIB 方法等)。此外,对克服肿瘤内乏氧细胞方法的探索也取得了一定的成绩,但仍尚有许多问题有待解决。至于细胞周期再分布及放射敏感性的影响的调控仍停留在理论探索阶段,尚无法在临床上直接应用。

26.2.2.2 线性能量传递

线性能量传递(linear energy transfer,LET)被用来描述粒子射线经过生物体时入射轨迹的电离密度,定义为带电粒子在单位长度上(μm)所产生的平均能量(keV),单位是 keV/μm。对于给定的带电粒子而言,通常能量越高,LET 越低,因此生物效应越

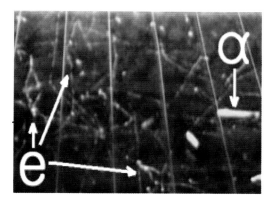

图 26-9　带电粒子在云室中的运动轨迹

在威尔逊云室中可见几种带电粒子的轨迹，高能电子产生较细的轨迹，而较低能量的电子产生较粗的轨迹，其中最粗的轨迹为 α 粒子产生

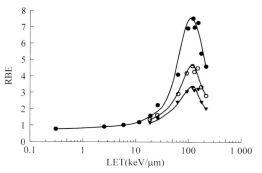

图 26-10　RBE 和 LET 之间的关系

当 LET 值超过 100 keV/μm 时，由于细胞的过度杀灭反而导致 RBE 的下降。(摘自 Barendsen GW. Responses of cultured cells, tumours and normal tissues to radiations of different linear energy transfer. Curr Topics Radiat Res Q, 1968, 4:293-356.)

低(图 26-9)。从临床角度考虑界定高 LET 射线和低 LET 射线的区别主要根据不同射线的辐射生物效应，具有高 LET 射线生物学特点，称之为高 LET 射线如快中子、重离子等；反之则称之为低 LET 射线，如 X 线、质子、γ 射线等。

26.2.2.3　相对生物效应

相对生物效应(relative biological effectiveness，RBE)是用来定量比较在产生相同生物效应时的不同射线的剂量差别的参数。其计算公式定义如下：

$$RBE = \frac{(相同生物效应基础上)参考射线的剂量}{被测试射线的剂量}$$

通常作为参考的低 LET 射线是 250 KVp X 线或 γ 射线。

对于某种特定的放射类型而言，RBE 值不是固定的，很多因素能影响 RBE 值的大小，特别是与以下因素有关。

1) LET：当 LET 值增加到约 100 keV/μm 时，RBE 亦随之增加；如 LET 值超过 100 keV/μm 时，由于细胞的过度杀灭反而导致 RBE 的下降(图 26-10)。

2) 分次剂量：随着分次剂量的减少而 RBE 增加。

26.2.2.4　氧效应

细胞对低 LET 射线照射的反应与组织间含氧量关系极为密切，富氧情况下射线对细胞的杀灭远大于乏氧情况。增加氧含量可增强辐射所致的损伤，因此分子氧可充当剂量调节剂(dose-modifying)，而且是目前最重要的放射增敏剂。用来

测量氧的放射增敏作用的参数为氧增强化(oxygen enhancement ratio，OER)，定义如下：达到相同生物效应时，OER＝在乏氧情况下所需的剂量/含氧情况下所需剂量。

对于低 LET 射线如 γ 射线和 X 线而言，单次大剂量照射时 OER 可达 3.0 左右。但在分次剂量较低时，ORE 值会下降。

OER、LET 和 RBE 三者之间的关系密切，产生稀疏电离的低 LET 射线通常 OER 值较大，约为 2.5；而产生密集电离的高 LET 射线 OER 值偏小，如中子的 OER 值为 1.6，2.5 MeV α 粒子 OER 值为 1，意味着在高 LET 射线作用下乏氧细胞放射敏感性接近或相等于富氧细胞。图 26-11 反映的是 OER、LET 和 RBE 三者之间的关系，可以观察到最佳 RBE 值和 OER 值迅速跌落区域相对应于 LET 为同一范围，LET 约 100 keV/μm。

如前所述，分子氧是目前最重要的放射增敏剂，

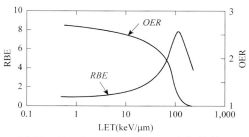

图 26-11　OER、RBE 和 LET 之间的关系

图中可见在 LET 为 100 keV/μm 时，RBE 迅速上升而 OER 迅速跌落。(摘自 Hall EJ. Radiobiology for the radiologist. 6 th ed. Philadelphia：Lippincott Williams & Wilkins, 2006.)

其放射增敏机制与"自由基"关系密切,分子氧"固定"了"自由基"产生的辐射损伤,而在乏氧情况下,这些损伤可能被修复,从而产生放射抵抗。随着分子氧浓度下降,细胞存活增加,当氧分压在 0~20 mmHg 时,辐射引起的生物效应存在巨大变化。

细胞存在两种乏氧形式,即慢性乏氧和急性乏氧,产生机制各异。慢性乏氧由于肿瘤细胞离血管较远,分子氧弥散距离有限产生;急性乏氧是由于肿瘤血管暂时关闭引起,呈一过性。在动物肿瘤模型中观察到由于照射后大量充氧细胞的死亡,乏氧细胞变成充氧细胞,这一过程被称为"再充氧"(reoxygenation)。动物实验中显示再充氧的过程快慢不一,慢性乏氧的充氧过程较慢,较快的充氧过程与急性乏氧的改善有关。在人类肿瘤中较难检测再充氧这一过程的存在,只有一些间接证据。

来自实验室的证据显示肿瘤的乏氧是肿瘤对放射和化疗药物抵抗的一个预测指标,此外乏氧和肿瘤的恶性进程关系密切,乏氧和再充氧过程可诱导基因扩增,使基因组不稳定性增加,同时增加了实体肿瘤潜在的转移机会。

26.2.3 放疗中的时间-剂量-分割因子

现代肿瘤治疗中,放疗是肿瘤综合治疗中的不可缺少的组成之一。对于放疗而言,其治疗计划的优化均是建立在放射生物学的时间-剂量-分割的基本原则之上。

26.2.3.1 早反应组织和晚反应组织的生物学特点

根据细胞增殖动力学,可把正常组织和肿瘤分成两大类,即增殖快的为早期反应组织或肿瘤,如皮肤和小肠上皮细胞等;增殖慢的为晚期反应组织或肿瘤如中枢神经系统、肺等组织。在临床上直接表现为放射反应出现时间的早晚。于 1982 年 Thames 及其同事发表了在实验室中得到的不同正常组织的剂量-效应曲线,发现早反应组织和晚反应组织对不同分次剂量大小存在不同效应(图 26-12),晚反应组织的剂量-效应曲线要比早反应组织更为陡峭。提示晚反应组织对分次剂量大小的敏感性远大于早反应组织,即分次剂量的变化会显著性的影响晚反应组织或肿瘤耐受性的变化,但对早反应组织或肿瘤却影响甚微。同时期的一系列临床实践经验也显示了早反应组织和晚反应组织对不同分次剂量的差异。首先,在产生相似早期效应的基础上如增加每次放疗剂量减少放疗次数,可观察到更多的

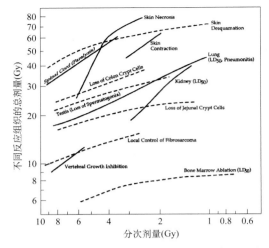

图 26-12 早反应组织和晚反应组织对不同分次剂量的效应

图中的虚线代表早反应组织,实线代表晚反应组织。晚反应组织的剂量-效应曲线要比早反应组织更为陡峭。两种组织对不同分次剂量大小存在不同效应,提示晚反应组织对分次剂量大小的敏感性远大于早反应组织。(摘自 Thames HD, Withers HR, Peters LJ, et al. Changes in early and late radiation responses with altered dose fractionation: implications for dose survival relationships. Int J Radiat Oncol Biol Phys, 1982,8:219-226.)

严重晚期不良反应的出现;其次,在超分割的临床研究中,每天给予 2 次放疗,总疗程共 6~7 周,晚期不良反应明显减少,而早期的毒性和不良反应有明显增加,肿瘤控制率相似或略为改善。因此,在理解放射生物学中的时间、分次剂量因素对治疗的影响时,需考虑到这些因素在早反应组织及晚反应组织中的不同效应。

26.2.3.2 时间-分次剂量因素

（1）总疗程（时间因素）

肿瘤和正常组织细胞在经过细胞毒药物治疗和射线照射后,可以引发细胞分裂加速,这一现象被称为加速再增殖(accelerated repopulation),在动物实验及人类肿瘤中都观察到这一现象的存在(图 26-13)。

当治疗总疗程超过 4 周,如需达到相同肿瘤控制率,则需增加每天的照射剂量以克服肿瘤细胞加速再增殖的影响。Withers 等认为在头颈部肿瘤放疗中每天需增加 0.6 Gy 以克服再增殖细胞的生长,也有作者认为在头颈部鳞癌的治疗后期每天需补偿的剂量约为 1 Gy。

短疗程放疗适合增殖比较快或 α/β 比值较高的肿瘤,对于潜在倍增时间约为 5 d 或放射敏感性中等的

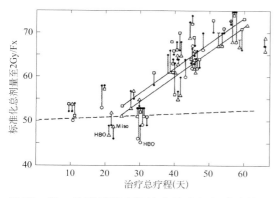

图 26 - 13　头颈部鳞癌的治疗总疗程和肿瘤控制率之间的关系

以上数据均为已发表文献中的实际数据，由于实际分次量大小有差异，将不同研究中的总剂量换算成分次量为 2 Gy 时的总剂量(摘自 Withers HR, Taylor JMG, Maciejewski B. The hazard of accelerated tumor clonogen repopulation during radiotherapy. Acta Oncol, 1988, 27:131 - 146.)

肿瘤，必须缩短总的治疗疗程。而总疗程的长短对增殖较慢的肿瘤如前列腺癌、软组织肿瘤等影响不大。

（2）分次剂量

如前所述，晚反应组织对分次剂量改变的敏感性大于早反应组织，降低照射分次剂量时，要达到相同的生物效应，晚反应组织所需增加的总剂量比早反应组织更多；超分割方案中，晚期效应的耐受剂量比早期效应增加更多，即晚反应组织的辐射耐受性增加；在给予每次大剂量照射时，晚反应组织可能出现更为严重的晚期并发症。

综上所述，早反应组织的 α/β 比值较高(8～15 Gy)，晚反应组织的 α/β 比值较低(1～5 Gy)，在晚期效应中起决定性作用的是分次剂量的大小，总疗程对晚期效应影响不大；而总疗程的长短却是决定早反应组织和肿瘤生物效应的决定因素，分次剂量的变化对早反应组织和肿瘤影响甚微。主要的人类组织和肿瘤的 α/β 值在已发表的文献中有详细表述。

（3）分次照射间隔时间

由于早反应组织的半修复期($T_{1/2}$)很短，仅半小时左右，而晚反应组织的半修复期可长达数小时，因而在考虑间隔时间长短之际必须以晚反应组织的完全修复为基准，否则会产生严重的晚期并发症。

26.2.3.3　非常规分割

分次剂量大小和总疗程时间长短对早期效应和晚期效应的影响并非各不相干，而是相辅相成的。分次剂量缩小时可能会增加总疗程时间，而总疗程时间的缩短需增加分次剂量或增加分次照射的频率。同时，总疗程时间的延长是面"双刃剑"，一方面治疗时间的延长有利于减少急性反应的发生和为肿瘤的"再充氧"提供了足够的时间；另一方面延长治疗时间并不能降低晚期损伤的发生率，相反使存活的肿瘤干细胞有足够的时间进行增殖，特别是加速再增殖，会导致肿瘤局部控制率下降。

为了更好地保护晚反应组织及克服治疗中肿瘤细胞的加速再增殖问题，在常规分割和放疗的时间-剂量-分割基本原则基础上，产生了几种非常规分割方案对时间-分次剂量因素进行修改，在表 26 - 1 中进行了总结。

表 26 - 1　几种非常规分割方案的比较

方案	超分割 （hyperfractionation）	加速治疗 （accelerated treatment）	连续加速超分割（CHART）	大分割 （hypofractionation）
分次剂量	低于常规剂量(1.1～1.3 Gy)	与常规基本相似	低于常规剂量 (1.4～1.5 Gy)	高于常规剂量
每天放疗次数	2 次，间隔≥6 h	2次或多次，相隔6h以上	3 次，间隔≥6 h	1 次或 2～3 d 1 次
总疗程	不改变或基本相仿	缩短	缩短	不改变或略短
方案设计目的	降低晚期毒性和不良反应，得到相似或更好的肿瘤控制，早期毒性和不良反应相似或略微增加，总剂量增加	克服肿瘤细胞的快速增殖	克服肿瘤细胞增殖，降低晚期毒性和不良反应	增加增殖缓慢肿瘤的杀灭，并减少治疗次数及治疗时间
晚反应组织效应（晚期毒性）	降低	相似	降低或无明显变化	可能增加
早反应组织效应（早期毒性）	相似或略增加	增加	增加（通常在治疗结束后达高峰）	增加或相似，决定于如何优化
肿瘤控制率	相似或增加	增加	增加	相似或增加
适用情况	增殖快的肿瘤（高 α/β 值），肿瘤周围为增殖缓慢的晚期反应正常组织	肿瘤增殖速度快	肿瘤增殖速度快，且周围后期反应正常组织增殖较慢	肿瘤增殖速度较慢，α/β 值与周围后期反应正常组织相似或低于周围组织

26.2.3.4 生物剂量的意义及临床应用 L-Q 模式的基础、临床应用计划及工作条件

在照射的靶区体积中不仅存在肿瘤（大部分为增殖快的肿瘤如鼻咽癌、直肠癌等，小部分为增殖慢的肿瘤如黑色素瘤、软组织肉瘤等），而且还包括早反应组织和晚反应组织。如上所述，它们具有不同的生物学特点。另外，在以上介绍的不同的分割治疗模式和放疗策略中，当改变分次剂量的大小时，肿瘤和周围正常组织所受的总剂量也相应改变，但无法直接与常规分割时的总剂量相比较。在放射治疗中应用了不同的治疗计划，它们会直接影响最终的生物效应。例如，超分割和快速放疗，细胞增殖和时间因素、剂量率效应等对呈现不同增殖动力学和修复能力的肿瘤和正常组织的生物效应会产生巨大的影响。为了上述不同生物效应有可比性，放疗治疗学发展了多个生物学数学模式来计算不同条件治疗下等效剂量。早期的主要是名义标准剂量（NSD），但在临床实践中存在许多缺陷，所以不再在工作中使用。目前常用的是线性二次模式，经临床实践证实，在一定条件下基本符合治疗要求，故应用较为普遍。

（1）线性二次模式的理论基础

细胞经照射后产生的死亡主要是由 DNA 双链断裂或染色体的双臂损伤而致，这可以由于一次射线同时击中二个链或二次射线分别击中每一个链后相互作用而引起。前面一种相当于单击单靶模式。按 Poisson 模式，每个细胞平均击中次数为 αD，所以存活率为：

$$S = \exp(-\alpha D)$$

α 在这里代表不能修复的损伤。后一种由于射线分别击中不同的 DNA 链，最后由于相互作用而造成 DNA 双链断裂，其中产生部分修复。所以存活率为：

$$S = \exp(-\beta D^2)$$

总的线性二次公式为：

$$S = \exp(-\alpha D - \beta D^2)$$

所以按照线性二次模式拟合的细胞存活曲线由 2 种类型组成，即 α 类型损伤（不能修复的致死性的损伤）及 β 类型损伤（能修复的损伤）。当在产生 α 型生物效应和 β 型生物效应相等时的剂量为 α/β，即 $\alpha D = \beta D^2$，$D = \alpha/\beta$。α/β 即代表细胞存活曲线的弯曲程度。高 α/β 值，存活曲线较直；也说明细胞的修复能力较差，致死性损伤发生较高，这主要存在于增殖快的肿瘤中如头颈部鳞状上皮细胞癌及急性反应组织等。而低 α/β 值提示致死性损伤发生率低而修复能力强，这主要存在增殖慢的肿瘤中如黑色素瘤及晚反应组织中。可以利用肿瘤细胞高 α/β 值及晚反应组织的低 α/β 值的差异设计不同的治疗方案。

（2）L-Q 模式的临床应用

上述 L-Q 模式是建立在单次放疗基础上的，但临床实践是分次照射。如果设定每次分次照射所产生生物效应是相同的，那么分次照射（n 次）的模式可以表达如下：

$$S = \exp(-\alpha d - \beta D^2)^n$$

或

$$-\ln S = n(\alpha D + \beta D^2)$$

由于该模式无法用于临床计算，可演变成下列公式：

$$-\ln S/a = BED = nd[1 + d/(\alpha/\beta)]$$

在该公式中仅 1 个参数 α/β。

1）在应用该模式中要注意下面几点：① 每一次照射的生物效应是相等的；在整个治疗过程中，其生物效应可以相加。② BED 的剂量单位为 Gy，这是生物剂量单位而非物理剂量单位。③ 主要适用于单次剂量为 $2\sim8$ Gy 的剂量范围。④ 该模式没有考虑细胞增殖即时间因素及细胞周期，乏氧和剂量率等条件。⑤ 该模式是建立在低 LET 射线照射基础上。⑥ α/β 值取决于所在靶区内拟计算的组织或肿瘤类型。⑦ 分割治疗中，两次照射间隔时间内必须保证细胞能得到完全的修复。

2）实际上临床治疗计划是错综复杂的，下面根据不同临床情况介绍几种常用的模式。

A. 不同治疗计划换算成每次分割剂量 2 Gy 时（d=2 Gy）计划的比较（EQD2）。

$$EQD2 = D[d + (\alpha/\beta)]/[2\,Gy + (\alpha/\beta)]$$

例：针对 T_5 胸椎转移性肿瘤进行姑息性治疗，拟用 d=5 Gy，共照射 5 次。问：相当于 d=2 Gy 常规照射时脊髓的剂量是多少？其中脊髓的 $\alpha/\beta = 2$ Gy。

$$EQD2 = 20\,Gy(5\,Gy + 2\,Gy)/(2\,Gy + 2\,Gy) = 35\,Gy$$

所以,姑息照射剂量 20 Gy 相当于常规照射剂量 35 Gy。在这基础上,就可对不同治疗计划的生物效应进行比较和计划。

B. L-Q 模式和时间因素:在对肿瘤实施放疗的过程中,一些增殖和更新快的肿瘤在治疗疗程结束以前细胞会开始增殖,时间越长,速度越快,如头颈部鳞状细胞癌,它的潜在性倍增时间(Tpot)为平均 4 d 左右,在照射后 4 周左右,约 28 d 开始增殖。相反,更新慢的肿瘤可以在整个治疗疗程中无细胞增殖,如前列腺癌、黑色素瘤等,对于正常组织来讲也存在同样情况,这就是时间因素。在对不同的治疗计划进行比较时,若二者的总的治疗时间不一致,则对增殖快的肿瘤和正常组织必须进行时间因素纠正,而对增殖慢的肿瘤和正常组织则不需要进行时间因素纠正。但在对细胞增殖进行剂量纠正中,由于细胞增殖的速度和时间并非呈线性关系,因而无法获得一个增殖常数,只能是一个估计值。而且不同的肿瘤由于治疗时间延长其生物效应下降程度也不一样,在头颈部鳞状细胞癌中,按常规放疗计划考虑(2 Gy/d),由于细胞增殖而相当于每天损失 $0.5 \sim 0.7$ Gy/d。

例:头颈部鳞状细胞癌,原计划从周一开始治疗,共 33 次,每次 2 Gy,每周 5 次,总疗程 45 d。现改为,每周治疗 6 次,总疗程 38 d。其余不变。问:上述两个治疗计划生物效应的差异性如何?

$$\text{EQD2.38} = \text{EQD2.45} - (38-45)d \times$$
$$0.7 \text{ Gy/d} = 66 \text{ Gy} + 4.9 \text{ Gy} = 70.9 \text{ Gy}$$

因而,在应用 $d=2$ Gy 照射时,要达到与更改后计划的同样的生物效应,原计划的总剂量必须增加到 70.9 Gy。

在这里需要注意的是,若分次剂量不一致,必须把不同计划均换算成 EQD2 才能进行时间的纠正。另外,在对肿瘤进行时间纠正后,很重要的是要进行晚反应组织生物剂量计算,以了解有否增加晚反应组织并发症。

C. L-Q 模式在低剂量率治疗中的应用:在接受低剂量率照射时其生物效应明显下降,因而在计算和比较时必须进行纠正。其模式为:

$$\text{BED} = D[1 + g. d/(\alpha/\beta)]$$

式中 g 为低剂量照射时的不全修复因子,可以从不完全修复因子的表中找到。

例:舌癌,肿瘤体积 3.5 cm³,治疗计划由两部分组成。先行外放疗,D = 50 Gy,n = 25 次。再做低剂量率间质插植,D = 30 Gy,3 d 完成。问:若按 $d=2$ Gy 常规放疗,计算晚反应组织的等效生物效应。设 $\alpha/\beta = 3.5$ Gy,$T_{1/2} = 1.0$ h,g(3 d) = 0.04。

$$\text{PE1(外放疗)} = 50 \times (1 + 2/3.5) = 78.6 \text{(Gy)}$$
$$\text{PE2(插植治疗)} = 30 \times [1 + (0.04 \times 30/3.5)]$$
$$= 40.3 \text{(Gy)}$$
$$\text{BED} = 78.6 + 40.3 = 118.9 \text{(Gy)}$$

若 $d=2$ Gy,BED = $D \times (1+2/3.5)$,D = 118.9/1.57 = 75.7(Gy)。

3) 对 L-Q 模式的初步评价:依据 L-Q 计算的剂量仅是作为临床参考和指南,并不完全正确。在应用该 L-Q 模型时,最重要的是确定 α/β 值和 $T_{1/2}$。在早期反应组织和大部分肿瘤,其 α/β 值在 $5 \sim 25$ Gy。而晚反应组织和少数肿瘤在 $1 \sim 3$ Gy。虽然,L-Q 模式已经临床证实能符合大部分状况,但应用于临床治疗计划时仍然要慎重。如,当分次剂量过低时,如小于 1 Gy,可能存在超敏现象;在应用 SBRT 进行高剂量治疗时,特别在放疗、化疗或靶向药物联合应用时等,L-Q 模式中并没有把这些因素考虑在内。另外,可见肿瘤和手术后的亚临床病灶的 α/β 值不一致性也会导致 L-Q 模式临床应用得出不正确的结论。所以在现代放疗中对 L-Q 模式应根据具体情况进行考虑,尚需更多的验证才行。

EQD2 模型计算的优势在于由于 2 Gy 是放疗中最为常规的分次剂量,因此计算所得到的 EQD2 在数值上即是放疗科医生最为熟悉的处方剂量,在临床实践中很容易被放疗科医生认同;同时,如果治疗计划中涉及不同分割方法的治疗,最终总剂量不能由各段总剂量简单相加,而需通过换算成 EQD2 后才能从数值上相加。与 EQD2 模型计算相似,各段治疗的 BED 值也可直接相加,同时,BED 的概念更为经典,很多关于正常组织损伤的实验室研究所用的参数采用 BED 概念。BED 模型的不足之处在于其计算所得的剂量在数值上远大于临床所用的处方剂量,因此在日常工作中很难直接参考。需要强调的是,不管是 EQD2 还是 BED,都是从 L-Q 模式发展而来,而 L-Q 模式本身是一个基于实验室研究的推导和假设,尚有很多需要完备之处。因此 EQD2 和 BED 目前更多用于对初级放疗医生进行放射生物的培训和对不同分割治疗方案研究时的比较和判断,计算结果不能直接代替临床经验,在实际临床工作中应用需特别谨慎。在计算中关键是要挑选合适的 α/β 值。当计算早期反应组织生物剂量时,大约选择 α/β 为 10 Gy,不太会产生总剂量很大变化,但在计算晚期反应组织生物剂量时则必须很谨慎地选择 α/β 值,如脊髓以 2 Gy 为宜。

26.2.4 放疗新技术的生物学基础

26.2.4.1 大分割及SBRT

(1) 大分割放疗和SBRT的定义及区别

以往的概念共识中,相对于常规放疗,所谓大分割放疗是指分次照射量大于 2 Gy 的非常规治疗计划。关于大分割放疗的具体定义和适用治疗情况在前文 26.1.3.2 节已有阐述。当前 SBRT 在多种肿瘤放疗领域内有较多应用,尤其是早期肺癌的放疗进展使我们看到分次剂量为 10 Gy 以上,经数次照射完成整个治疗疗程后,经临床随访证实在局控和生存方面已能达到和手术相差无几的疗效。从物理角度上看大分割剂量照射和 SBRT 治疗似乎无明显差异,但从生物学意义理解有很大差异。在这里,把前者分次剂量界定为大于 2 Gy 到 5 Gy 之间,而 SBRT 为至少大于 8 Gy。依据细胞存活曲线中剂量和细胞存活率的关系,大分割照射时的分次剂量位于细胞存活曲线的肩区,其肩区的宽度取决于肿瘤细胞的修复能力,修复能力越强其肩区越宽。如黑色素瘤其肩区达 4 Gy 以上,而修复能力差的其肩区也窄,如淋巴瘤肩区为 0.6 Gy 左右。因而若应用该肩区剂量(大分割剂量)照射时其所产生的生物效应程度与细胞的修复密切相关,由于存在细胞损伤的修复,因而会显著降低辐射生物效应。然而,当 SBRT 照射时,其剂量落在细胞存活曲线的线性部分,表现为细胞对辐射损伤修复的能力很差,细胞的照射后存活率的下降和剂量呈线性关系,照射剂量增大导致细胞存活率呈指数性下降。综上所述,大分割照射和 SBRT 具有明显不同的生物学特点。

(2) SBRT 和细胞增殖的关系

肿瘤组织在受到照射后经一段潜伏期(潜伏期的长短取决于细胞的更新速度,更新速度快的则潜伏期短,更新速度慢的则潜伏期长)后,其细胞的增殖速度明显加快,这会导致辐射生物效应明显下降。所以在临床可看到治疗疗程越长则肿瘤局部控制率越低。在应用 SBRT 治疗中,完成整个治疗仅数天,肿瘤细胞尚未开始增殖,故不存在辐射生物效应下降而使局部控制率降低的情况。

(3) SBRT 和乏氧细胞的关系

实体性肿瘤基本由富氧和乏氧细胞组成,它们的放射敏感性有很大差异,富氧细胞的敏感性是乏氧细胞的 2.5~3.0 倍。在常规的分次照射中,由于照射的分次剂量下降,会导致 OER 明显降低。每次照射相隔 24 h,这就完全有利于照射后残留的乏氧细胞重新获取氧而转变成富氧细胞增加了放疗敏感性,即再充氧过程。但在 SBRT 治疗中,已证实,与常规放疗相比,SBRT 使肿瘤的 OER 明显升高,也就是显著地增加乏氧细胞的抵抗性。故在 SBRT 治疗或者同时可应用乏氧细胞增敏剂或改每天 1 次照射为隔天照射 1 次以保证有充足的时间让乏氧细胞得到最大程度的再氧化,以增加肿瘤细胞的放射敏感性。

(4) SBRT 治疗中的肿瘤和正常组织辐射生物效应

在照射靶区内同时存在肿瘤和正常组织。毫无疑问,由于存在分次放射的敏感性(fractionated sensitivity),照射分次剂量的增加如大分割或 SBRT 等对于更新速度慢的肿瘤(低 α/β 值)特别有利,能显著地增加辐射生物效应,这也是 SBRT 优于常规放疗而能提高肿瘤控制率的主要原因。但对更新速度快的肿瘤(高 α/β 值),其辐射生物效应的增加要低于前者。若靶区内肿瘤和正常组织均具有更新速度慢的特点,它们二者均能获得较高的生物效应,包括肿瘤细胞杀灭和正常组织损伤,特别是晚反应并发症。这一点可以解释在 NSCLC 经 SBRT,若照射范围中涉及小支气管,在间隔一段时间后,这些小支气管会产生纤维化、闭塞等使得所支配的下游肺组织产生不张和炎症。上面所述的并发症主要发生在呈串联排列的组织和器官,如支气管等。若靶区内由晚反应正常组织及更新快的肿瘤所组成,应用 SBRT 方式照射后可能会产生更严重的晚期并发症。如在食管鳞状细胞癌治疗中可能会出现出血、穿孔或溃疡等并发症,而肿瘤获益可能并不大。

(5) SBRT 治疗和线性平方模式(L-Q 模式)

迄今,L-Q 模式已证实基本符合临床应用的要求,但是否能适合于 SBRT 应用尚无定论。争论焦点主要在于 L-Q 模式拟合的曲线呈连续弯曲而不是线性的,但高剂量照射后其曲线可能成为指数性线性关系，L-Q 模式不适合线性关系的生物模拟，因此单次高剂量下 L-Q 模式无法用来预测辐射生物效应；同时在用 SBRT 照射后可能存在其他影响辐射生物效应的因素如免疫反应，乏氧细胞增加及血管内皮细胞凋亡等因素。最后可能导致 L-Q 模式的计算过高或过低估计实际存在的生物效应。对这方面的不同意见尚需要进行整体水平的研究工作。关于上面所述 L-Q 模式，迄今尚不知道在什么剂量照射后，细胞存活曲线由弯曲状态变成线性的，或许是在 10～12 Gy。实际上已有一些证据提示，在单次剂量 19 Gy 照射以前该曲线还是呈弯曲形状的，所以在这照射剂量以前的 L-Q 模式可能还是适用的。另外，在应用 SBRT 治疗时，所产生的生物效应主要来自射线的直接杀灭作用，而其他因素所起作用很微小。无论如何，上述的设想需要动物水平和尤其是临床的验证。就当前情况看，在未找到更可靠的模式以前，SBRT 治疗中可以使用 L-Q 模式作为辐射生物效应预测的手段。

26.2.4.2 粒子放疗

长久以来，放射肿瘤学所追求的目标是通过不同方法让照射剂量集中在靶区以提高治疗概率。目前所用的技术中，粒子放疗（particle radiotherapy）是当前最佳的治疗手段。虽然粒子（包括质子和重离子）在肿瘤治疗领域应用越来越多，特别是质子治疗，但仍有一些问题尚未解决，如剂量异质性和呼吸控制以及如何把 LET 生物效应整合到生物靶区勾画中去等。另外，目前尚不清楚在不同 LET 条件下，什么是最佳的分割剂量和次数。

（1）质子治疗（proton therapy）

众所周知，不同于高能 X 线，质子射线存在 Bragg 峰，物理上有很大优势，肿瘤靶区的正常组织受到很大保护，可以用较高的剂量治疗肿瘤。特别在儿童肿瘤治疗中，由于减少或避免了射线对健康正常组织的作用，使得辐射致癌的可能性显著下降，这是应用质子治疗的主要依据。

临床应用的质子是低 LET 射线。它所产生的生物效应与高能 X 线相似。依据 ICRU 的推荐，质子的通用 RBE 值为 1.1。目前国际上质子治疗中心均在治疗中使用该 RBE 值。这个数据是建立在对已发表的应用临床相关剂量照射后的体内研究结果进行分析后得出的。它是一个 SOBP（Bragg 峰的拓展范围）中点的平均值。在不同的组织和照射剂量之间的确存在生物效应的不一致性，但这种差异范围很小，对临床应用影响不大。迄今临床按 RBE 值 1.1 治疗患者并未观察到严重的并发症。总而言之，质子治疗重点是保护正常组织而不是提高肿瘤的局部控制率。

（2）碳离子放疗（carbon ion radiotherapy）

重离子射线包括碳离子在内均是高 LET 射线，它们具有与高能 X 线和质子不同的生物学特点。

1）RBE 值：碳离子形成的 Bragg 峰具有高 RBE 值即较高的生物效应，但 RBE 值不是恒量而是变量。当把 Bragg 峰在治疗中扩展 SOBP 时会导致 RBE 值明显下降。例如当 SOBP 为 10 cm 时，在人类 T1 细胞体外培养研究中，碳离子照射后，于 50% 细胞存活率处，平段 RBE 为 1.9，SOBP 中点的 RBE 为 2.2，这意味着二者之间的生物效应明显缩小了。以上现象提示用于临床肿瘤治时不能用单野，而最好要用相对野以增加靶区的生物效应。

2）OER 值：从对 Bragg 峰的研究中证实，重离子能降低 OER 值而减少乏氧细胞对射线的抵抗，这是它最大的优势和特点，因为临床治疗必须把 Bragg 峰扩展为 SOBP。所以还必须了解由 Bragg 峰扩展为 SOBP 时 OER 值的改变情况。从对 V79 细胞体外培养的研究中，证实于 50% 细胞存活率处 10 cm 宽的 SOBP 中点的 OER 值为 2.2。而低 LET 射线照射后其 OER 值为 2.8～3.0，所以碳离子克服乏氧细胞抵抗的能力仅属于中等程度。根据来自日本千叶等碳离子临床研究资料，头颈部鳞状细胞癌应用碳离子治疗并未获益，其原因可能与碳离子无法有效地克服肿瘤中的乏氧细胞抵抗性有关，而临床中已证实肿瘤中的乏氧细胞存在是影响头颈部鳞状细胞癌预后的重要因素。

3）细胞照射后修复能力的消失：重离子照射后，其主要产生 DNA 双键断裂，肿瘤细胞的修复能力明显下降，生物效应增加。毫无疑问，也增加了正常组织损伤和并发症。

4）减少了细胞周期中不同时相放射敏感性的差异：在低 LET 射线照射时，不同细胞周期中时相的放射敏感性是有明显差异的。例如，G_2/M 期敏感性较高，S 期的后期抵抗性较强。但在碳离子照射后其差异性明显缩小，提高了辐射生物效应。另外，对于碳离子生物效应的分子生物学机制也正在不断研究中，已初步了解了相应的机制。如在口腔鳞状上皮细胞癌中，经碳离子照射后会导致 SPHK1

基因上调和过表达,而 X 线照射后并不会使产生过表达。由于 SPHK1 过表达能促使肿瘤细胞增殖,或许这就是碳离子并不适宜用于头颈部鳞状上皮细胞癌治疗的原因之一。

在重离子治疗中,由于靶区内肿瘤在正常组织内的浸润性生长,再精确的射线也无法避免肿瘤组织本身存在的亚临床病灶,因此为了安全起见,照射范围要包括一部分周边正常组织。所以治疗中不能仅注意对肿瘤的作用,还应注意正常组织损伤和并发症,尤其是晚期损伤。

(3) 中子治疗(neutron therapy)

中子治疗可能的生物学优势在于其 OER 低,乏氧对治疗影响小;在一些生长缓慢的肿瘤中,RBE 值大,亚致死性损伤及潜在致死性损伤几乎无修复;中子治疗时细胞周期各时相放射敏感性差异不大。中子虽不带电荷,但仍属高 LET 射线,但其辐射效应为间接效应。中子不和轨道电子产生直接电离作用,而是作用于原子核,释放能量产生反冲质子、α 粒子等产生辐射效应。中子治疗现有的临床试验局限在腮腺、前列腺及软组织肿瘤中,早期研究经验认为中子治疗中正常组织后遗症严重,因此目前在临床上不再应用。

(4) 硼中子俘获治疗(boron neutron-capture therapy,BNCT)

硼中子俘获治疗的原理为给予患者肿瘤特异性的含硼原子药物,药物只被肿瘤吸收。当患者暴露于低能量中子射线中时,中子与硼原子产生辐射效应并生成短程、密集电离的 α 粒子,从而治疗肿瘤,周围正常组织得以保护。尽管 BNCT 的原理引人入胜,类似于"靶向治疗",但无论在实验室研究和临床试验中均存在太多不确定性,因此尚处于实验室研究阶段。

26.2.5 正常组织的放疗生物效应及耐受剂量

26.2.5.1 正常组织容积效应

正常组织对放疗的耐受性可分为功能性耐受性(临床耐受性)和结构性组织耐受性。结构性组织耐受性主要取决于细胞的放射敏感性和细胞集落的再生能力,而放疗科医师最为关注的正常组织的功能性耐受性即临床耐受性则主要取决于正常组织的受照体积。按照不同组织的功能性亚单位(FSU)的排列和存在方式及对照射剂量和受照体积的不同敏感性反应,理论上可将正常组织分为 3 类,见表 26 - 2。

表 26 - 2　正常组织照射耐受性类型

类型	FSU 排列方式	代表器官	保护器官功能的限制条件	小体积"热点"对功能的影响
平行器官	并联排列	肾、肺、肝	设定最大阈体积	基本无影响
串行器官	串联排列	脊髓、小肠	设定最高阈剂量	可能产生严重功能损伤
中间类型器官	并联、串联混合排列	脑	剂量和体积兼顾,特定部位采取特定限制方式	视特定部位而定

表 26 - 2 对正常组织的照射耐受性的分类虽然是理论上的模式,但在临床实践和研究中常作为正常组织耐受性限制剂量制定的理论依据。平行器官的放疗耐受性主要取决于受照体积的多少,而非剂量的高低,小体积的"热点"剂量不会引起严重并发症;串行器官的放疗耐受性主要取决于剂量高低,最高阈剂量的设定显得尤为重要,相反受照体积的多少影响并不大;对于中间类型器官而言,如脑组织,由于脑细胞损伤后的不可再生性及生理功能的复杂性,特定的区域负责特定的功能,因此正常脑组织的放疗耐受性取决于放疗的部位而非受照体积。

26.2.5.2　早期反应和晚期反应的特点及细胞因子作用

放疗后正常组织的效应通常分为两类:早期反应和晚期反应,反映在临床上为发生治疗相关毒性时间的早晚。如前文 26.2.3 节中所述,早反应组织和晚反应组织对不同分次剂量大小存在不同效应,反映出这两类不同的组织的 α/β 值的差异。早反应组织的早期效应通常在放疗后数天或数周发生,通常在更新较快的组织中发生,如皮肤、胃肠道黏膜组织,早期效应发生的时间与构成这些组织的干细胞的自然生存时间有很大相关性,同时效应的严重程度反映了组织干细胞的杀灭和存活细胞集落繁殖再生之间的平衡。晚期反应通常出现于增殖比较缓慢的组织中,效应发生的时间通常在放疗后数月或数年。

放疗后早期毒性损伤一般可被完全修复,而晚期损伤基本不可被完全修复。随着细胞和分子生物学的进展,早期效应和晚期效应之间已不是泾渭分明,实验室研究观察到如果放疗计划过于强烈,导致存活的干细胞数无法满足组织有效的重建和再生,可使早期毒性迁延不愈,从而发展成慢性损伤,或被称为继发性晚期并发症(consequential late complications)。

在正常组织放疗效应发生的过程中,正常组织干细胞的丢失和失去增殖能力无疑是产生早期和晚期毒性反应最重要的原因,但放疗后的一系列炎症和致纤维化因子的启动对早期反应和晚期反应的形成影响越来越受重视。尤其对于晚期反应而言,由于认识到这些因子的存在,使晚期毒性反应进展后不可逆转的概念发生了革命性的变化,认为如果能调控这些因子的启动和作用,便能临床干预晚期毒性反应的发生和反应强度。例如放疗导致的纤维化通常被认为由成纤维细胞介导的不可逆的晚期反应,但在过去的 20 年中,越来越多的实验室研究提示细胞因子 TGF-β 家族在纤维化形成中起决定性的介导作用,主要作用在于刺激成纤维细胞增生、促进其向纤维细胞的分化及增强胶原合成。除了 TGF-β 家族以外,研究发现其他的细胞因子共同参与了纤维化的形成,如 PDGF、IGF-1 和 TNF-α 等,形成了细胞因子网络,其中由 TGF-β 家族占主导地位。目前更多的研究方向指向对这些细胞因子或其下游事件的阻断和干预,如干预由 TGF-β1 介导的结缔组织生长因子(CTGF)的形成通路SMAD信号通路等。

26.2.5.3　正常组织的耐受剂量

正常组织的耐受剂量依据单纯放疗中组织和器官的生物效应及在 d=2 Gy 的常规分次放疗条件下讨论,但最终要结合患者及其肿瘤情况进行个体化考虑决定其耐受剂量。

(1) 皮肤

由于高能射线的皮肤减免作用,皮肤辐射损伤一般均较轻微,但在某些情况下尚存在产生严重并发症的可能性,如颈淋巴结清扫术后、乳腺癌根治术后等。

1) 皮肤损伤的临床表现:其症状出现是随着照射后不同时间而发生的,一般在开始照射后 2 周内不会出现明显症状。2 周后开始上皮改变,第 3 周出现红斑反应及水肿。到第 4 和第 5 周开始进入干性及湿性脱皮。放疗结束后 1 周,从照射野的边缘细胞开始恢复和增殖,3 周后可达到基本修复。典型的皮肤晚反应为皮肤萎缩,同时放疗结束约 1 年后会逐步出现毛细血管扩张,且随着时间延长越发明显。毛细血管扩张的发生率和严重性取决于剂量高低。例如皮肤受量 50 Gy 和 60 Gy 时其发生率分别为 70% 和 90% 以上,如果皮肤受到较高剂量照射后即使受到轻微的外伤也很容易导致坏死。由于高能射线的应用,目前临床上已很少观察到(电子束治疗中偶尔会发生),但可观察到另外一种晚反应形式即皮下组织纤维化-随着时间延长其真皮和皮下纤维化越来越明显。所以,皮肤照射后的急性反应和晚期反应的发生来自于不同的靶细胞,前者来自皮肤的上皮或表皮细胞,而晚期反应来自于皮下的真皮细胞。因而,即使皮肤受到照射后产生严重的急性反应并不能预测会有严重的晚期并发症,如果急性反应合并感染或外伤并导致真皮细胞损伤则会产生严重的晚期并发症。

皮肤反应的严重程度取决于身体不同的部位皮肤的耐受性。皮肤皱褶的部位如腋下、腹股沟等为易产生损伤的部位。儿童和老年人群皮肤放射抵抗性较强,成年人皮肤放射敏感性较高。

2) 皮肤放射耐受性和照射野大小的关系:皮肤反应的严重性、急性反应、坏死、晚反应及耐受剂量均与照射野大小有关。较早期的研究来自Klostermann(1966 年)。在应用 X 线治疗皮肤血管瘤中,治疗计划为 d=5 Gy,n=3 次观察皮肤萎缩的发生率,其中照射野小于 1 cm² 的 27 个野均未见到萎缩;照射野 1.5 cm² 中,1/22 野有萎缩;而 2.5 cm² 野中,5/8 野最终出现皮肤萎缩并发症。所以治疗中若出现皮肤剂量,则必须控制在范围 1 cm² 以内,这归因于皮肤内干细胞存在迁移功能,在小于 1 cm² 的范围内有能力及时修复周边损伤的皮肤细胞。

3) L-Q 模式和皮肤反应:由于应用的观察指标不一样,及主要来自于动物的研究,α/β 比值的确定较为困难。依据 Bentzen 等总结的人类乳腺癌根治术后放疗的 2 组病例,分别为每周 2 次和 5 次照射,皮肤严重纤维化(晚反应)α/β 为 1.4～2.1 Gy;红斑反应和脱皮(早反应)的 α/β 为 12.3 Gy。这些数据基本符合放射生物学的理论。

（2）眼及其附属器官

1）泪腺：泪腺损伤易产生眼球干燥，一般来说50～60 Gy会导致泪腺萎缩。

2）结膜：50 Gy能导致结膜炎，在这基础上可能会并发感染。若损伤累及结膜深层会形成瘢痕以及挛缩。

3）角膜：角膜损伤包括早期和晚期反应。30～50 Gy/4～5周可能会产生点状角膜炎，表现为角膜上皮多处很小的缺损。一般在治疗结束后数周或数月经处理后会愈合。照射剂量达60 Gy或以上在点状角膜炎基础上可能产生溃疡，甚而穿孔，最终失明。另外，剂量达50 Gy或以上可能会导致晚反应即角膜角化，同时也可出现角膜血管形成及脂肪浸润。数年后这些晚反应会导致失明。

4）晶状体：辐射性白内障是重要的并发症。白内障的产生还受许多其他因素影响如年龄、糖尿病、家族史、紫外线暴露史及药物等因素，所以在评估辐射性白内障时必须把这些因素均考虑在内。辐射性白内障的严重性和潜伏期长短与放疗剂量有关。剂量越大，潜伏期越短。年轻患者晶状体的放射敏感性高于年老患者。分次放疗有助于减少白内障的发生及延迟发生的时间。可惜的是，直到现在尚无法肯定产生白内障的最低剂量潜伏期。Merriam等对临床资料进行了分析，发生白内障的潜伏期为6个月到数年，平均2～3年。接受2 Gy照射后仅2例发展成静止性白内障，发展成进展性白内障最低剂量为5 Gy。如前面所述，在计划晶状体放射耐受性时还需考虑其他因素。

5）视网膜：放射性所致的视网膜病变过程类似于糖尿病引起的视网膜病变，伴有糖尿病或小血管阻塞的患者放射性视网膜发生率增加，但尚未发现放射性视网膜病变与年龄有相关性。化疗的应用是否影响放射性视网膜病变不肯定。症状出现一般在受到照射后1.5～3年，其间视力正常。病变可局限于视网膜，但视力则不断恶化。大约半数患者可发展成充血性虹膜炎，最终转化成青光眼。由于目前资料不对称，涉及分次剂量、总剂量及并发症等情况，要想确定放射性视网膜病变的阈值很难。

6）视神经：视神经病变可分为两大类，即球前和球后视神经病变，实际临床表现是一样的。区别仅在于球后病变于失明后要较长时间才能被发现。一般潜伏期为1～5年，个别可达5年，甚至14年，

若以前有小血管阻塞则易产生放射性神经病变，50岁以上及很年轻的患者耐受性较好。放射性视神经病变首先表现为视野缺失，进展到失明，个别患者也会突然失明。目前有助于放射性视神经损伤诊断的较好方法是MRI。

（3）唾液腺

口腔内大的唾液腺均由分散的腺体组织结构所组成，通过许多管道和口腔相通。主要唾液腺包括腮腺、颌下腺和舌下腺，分泌70%～80%的唾液，其余由小唾液腺分泌。这些小唾液腺分布在上腭、口唇、颊部、舌和扁桃体等部位。全身照射10 Gy可导致暂时性唾液腺功能失调。唾液腺照射后会产生急性损伤的症状，这在颌下腺中表现更显著，如肿胀、疼痛等，后发展为口腔干燥、吞咽困难及高淀粉酶症等。在常规放疗中可发生在治疗开始后12 h，或1～2周以内，这些急性反应症状可在出现后数天自动减轻。以后出现的重要后遗症即口腔干燥症，它会最终导致牙病、味觉异常等。全腮腺接受40～60 Gy，会产生永久性口腔干燥。

在3D或IMRT技术治疗头颈部肿瘤时代，腮腺可达到部分保护，降低腮腺的平均照射剂量和体积，从而减少永久性口腔干燥的发生。唾液腺照射中存在容积剂量效应，根据临床资料分析，部分容积为25%、50%和60%的剂量阈值分别为45、30和15 Gy。动物实验证实，腮腺不同部位的放射敏感性不一样。头端腮腺的放射敏感性要高于尾端，更易产生损伤，唾液减少。在头颈部肿瘤治疗中要尽可能保护一侧腮腺组织和颌下腺，至少一侧腮腺平均剂量小于20 Gy或双侧腮腺平均剂量小于25 Gy。

（4）中枢神经系统（CNS）

虽然中枢神经系统的放射敏感性要低于其他晚反应组织如肺、肾等，但若产生放射性损伤，则会造成极其严重的后果。

1）脑：脑组织经照射后首先产生急性反应包括恶心、呕吐、头痛等症状，但一般是暂时的，可以对症处理而缓解。重要的晚反应是放射性坏死和认知功能障碍。在常规放疗中，根据其剂量效应曲线，设α/β为3 Gy（这里仅是假设，或许2 Gy较适宜，有待进一步证实），计算BED，当BED分别为120 Gy和150 Gy时，坏死发生率分别为5%和10%。目前SBRT等治疗的剂量与坏死的关系尚不清楚。

在认知障碍方面，儿童白血病患者全脑放疗后，若总剂量达到24 Gy，5年后智商明显下降，但14～

18 Gy 时对智商影响不大。然而在成人中,由于通常在发生脑转移的患者中实施放疗,因此对认知和智商的影响很难作出判断,需要用脑认知量表严格评估。

　　许多因素会导致脑损伤,包括总剂量、分次剂量、治疗容积、年龄、化疗药物,总的治疗时间过短以及糖尿病等因素。由于脑组织是一个很复杂的器官,轻微的损伤会产生严重的后果,因而所谓剂量容积限制因素必须建立在临床资料基础上。在制订临床治疗计划时要很谨慎地选择剂量容积因素,在这方面尚缺乏高级别证据。

　　实施常规放疗及部分脑组织照射时,其生物剂量上面已提及。换算成物理剂量及分次剂量为 2 Gy 时,导致 5 年的 5% 脑坏死发生率的总剂量为 72 Gy,分次剂量大于 2 Gy 会导致脑耐受性明显下降。

　　2) 脊髓:脊髓受到照射后,早期可产生 Lhermittte 症。一般出现在照射后数月,持续数月到 1 年以上,但该反应是可逆的而且并不能预测脊髓的晚反应,它甚至在常规放疗时总剂量低于 35 Gy 时也可发生。晚反应包括 2 种类型,第一种发生在照射后 6~8 个月,表现为右白质脱髓鞘病变和坏死;第二种则是在 1~4 年或更长时间发生的血管病变。影响脊髓耐受性的主要因素为分次剂量大小,常规放疗中时间因素并不重要。虽然脊髓被认为是串联器官,但也存在容积效应。它主要存在于照射长度 1 cm 以内,这归因于未受到损伤的脊髓干细胞能向受到损伤部位进行短距离迁移。常规放疗中(d= 2 Gy),总剂量 50、60 和 69 Gy 放疗后可分别产生 0.2%、6% 和 50% 的放射性脊髓炎晚反应。

　　3) 周围神经:周围神经损伤主要指神经根和神经丛损伤。在常规放疗中,总剂量 60 Gy 可造成 5% 的神经损伤,表现为血管变性、纤维化和脱髓鞘病变等,在臂丛神经损伤中可引起感觉和运动障碍,潜伏期从 6 个月至数年。

　　(5) 肺

　　肺是一个很复杂的器官,许多疾病的放疗均涉及它。如全身照射治疗食管和肺腺癌、乳腺癌等。当前依据临床资料来定出确定肺组织放射性损伤的阈值剂量依然很困难,主要由于所获得的临床数据异质性很大,很多因素会影响对肺组织损伤的评估,如评估标准、年龄、基础肺功能、手术和化疗药物、肺内照射部位、剂量时间因素、PTV 是否包括在正常肺组织以内,以及放疗中由于肿瘤退缩而导致治疗前受到照射的肺容积和治疗中及结束时的肺容积不一致等。

　　肺组织接受放疗后的放射性损伤分两大类,即早期放射性肺炎和晚期纤维化,它们具有不同靶细胞起源,并不能简单地认为纤维化是放射性肺炎发展的结果。但目前临床上以放射性肺炎作为对象的研究居多,因而其研究数据无法用来判断肺纤维化病变。肺组织是并联排列的器官,因而肺功能存在明显的容积效应,其容积效应主要依赖于未受到照射肺组织功能的代偿,然而肺组织内细胞的放射敏感性却与放射容积无关。

　　目前临床上常用的分析放射性肺炎的方法是平均肺活量(mean lung dose,MLD)和 V20/V30 模式,比较简单,且有较好的预测性。依据其剂量效应关系,不存在所谓安全 MLD 剂量,即在该剂量下不会产生放射性肺炎。该模式不适宜用于非常规放疗如 SBRT、IMRT 及质子治疗。肺组织内不同的部位存在放射敏感性差异,肺下叶的放射敏感性高于肺上叶,所以在应用 MLD 模式评价时把 MLD 和照射部位结合起来更好。

　　在临床上要确定一个明确的剂量容积参数较困难,且多个剂量容积参数之间存在高度相关性,建议常规放疗中若考虑放射性肺炎发生率低于 20%,那么其剂量限制在 V20≤35% 和 MLD≤23 Gy,但仍需要按个体化原则考虑。

　　(6) 心脏

　　心脏受到低剂量照射即可在心电图上看到变化,但这种改变是可逆的,与晚反应无关。高剂量照射后可出现心包炎伴有心包积液,其潜伏期短则 6 个月,长则 2 年。主观症状一般不明显,大部分能自行消退。较为严重的是产生心肌病变,表现为射血分数下降、房室传导阻滞等,发展长达 10~20 年。心肌晚反应主要表现为间质及血管周围纤维化、心肌细胞丢失等。血管放射性损伤会导致心肌梗死。心脏不同亚结构的放射敏感性不一致,冠状动脉近端和心耳有较高的放射敏感性。心脏也存在容积效应。随着乳腺癌治疗技术的不断进步,心脏受照范围越来越少,放射性心脏损伤的发生率也明显下降。霍奇金淋巴瘤放疗中由于采用铅块保护了一部分心脏使得因心脏创伤而死亡的概率也明显下降。这些现象提示放射容积的大小与放射性心脏损伤有显著相关性。一般全心照射 30 Gy 能耐受,但在淋巴瘤等治疗中通常放疗和化疗联合应用,全心脏剂量不能超过 15 Gy。在乳腺癌放疗中，在保证靶区全覆盖的情况下，应尽可能减少心脏照射容积。

（7）肝脏

放射性肝脏损伤可分为两大类：① 经典型放射性肝损伤，表现为无黄疸型肝肿大和腹水，碱性磷酸酶升高，发生于放疗后 2 周至 3 个月。主要由于肝叶中央静脉阻塞，以至充血及肝坏死，最终导致肝功能衰竭死亡。② 非经典型放射性肝损伤，通常发生在放疗后 1 周至 3 个月。涉及转氨酶升高，或相当于 CTCAE4 级，或整个肝功能衰退，其发生机制不明。

肝脏是一个很典型的并联排列的器官，全肝常规放疗（d＝2 Gy），总剂量 30 Gy 能产生 5％～10％放射性肝炎。部分肝脏放疗能明显提高总剂量。目前所建议的常规条件放疗（d＝2 Gy）的肝耐受量如下。

1）全肝放疗：转移性肝癌，其肝总剂量小于 30 Gy；原发性肝癌，总剂量小于 28 Gy。

2）部分肝放疗：转移性肝癌，正常肝（不包括肿瘤）平均剂量小于 32 Gy；原发性肝癌正常肝（不包括肿瘤）平均剂量小于 28 Gy。

（8）肾脏

肾脏是晚反应组织中很敏感的重要器官，儿童肾脏的放射敏感性明显高于成人。肾放射性损伤发展相当缓慢，其潜伏期达数年之久。最终产生的放射性肾病可表现为蛋白尿、高血压、贫血及尿浓缩能力的损伤。与其他晚反应组织和器官一样，肾脏也存在分次放射敏感性（低 α/β 值）。但肾脏有其自身的特点，肾脏的耐受剂量并不会随着放疗结束后的时间推移而增加，反而其耐受剂量会不断下降，这主要归因于放疗结束后肾脏放射性损伤不是在修复而是会继续发展，即使治疗剂量低于放射性肾功能损伤阈值以下也是如此，所以肾脏不建议进行再次放射治疗。

在放射性肾病发展过程中，首先是肾小球内皮细胞损伤，导致肾小球硬化及肾小管间质纤维化。由于肾小管内皮细胞破坏，纤维素很容易逸出进入间质，而产生肾小管间质纤维化。在考虑肾脏放射耐受剂量时，除了考虑全肾（双肾或单肾）和肾脏容积及剂量外，许多其他因素也能对肾脏有毒性作用而影响肾脏的放射耐受性，如化疗药物、糖尿病、高血压、肝病、心脏病变、吸烟及肾脏基础性疾病等均能降低肾脏对放射的耐受性，所以上述情况必须在

估计肾脏耐受剂量时予以慎重考虑。

1）全肾脏受到照射的剂量容积关系：主要出现在 TBI 治疗中。分次剂量为 0.5～1.25 Gy，5 年时分别产生 5％和 50％放射性肾病的总剂量为 18～23 Gy 和 28 Gy。

2）部分肾脏照射时的剂量容积关系：目前很难找到基线性的标准。下面为以 5％的放射性肾病发生率为终点目标所给的参考剂量。

双肾照射　　　平均肾脏剂量＜18 Gy
双肾照射　　　V28 Gy＜20％
双肾照射　　　V23 Gy＜30％
双肾照射　　　V20 Gy＜32％
双肾照射　　　V12 Gy＜55％

如一侧肾脏平均剂量达到 18 Gy，则残余肾脏 V6 Gy＜30％。

（9）膀胱

膀胱本身会在不同程度和维度上充盈扩张，所以其容积会不断变化，即使排空后的残余容积也会改变，而且其位置也会随着呼吸、小肠充盈度而产生改变，因而在临床上所获得的 DVH 图并不能完全代表治疗中膀胱的剂量分布，许多患者在治疗中不可能维持固定的照射容积。许多临床研究经治疗期间多次 CT 检查证实，膀胱壁和肿瘤移动范围为 1～4 cm，容积变化不超过 44％，所以要明确地说明放疗容积与照射后毒性的关系很困难。

膀胱经照射后出现的正常组织反应有两种形式。早期反应出现在放疗开始后 2～6 周，表现为膀胱黏膜充血水肿，此时易诱发感染。晚期反应需经较长潜伏期后出现，潜伏期长短与放疗剂量有关，剂量高则潜伏期短，可以长达 10 年以上。表现为上皮细胞部分脱落、坏死溃疡，甚至穿孔瘘管。另外，尿道上皮也可出现代偿性增生。血管和局部缺血性改变可最终导致膀胱纤维化，毛细血管扩张可致间歇性血尿。早期反应和晚期反应有明显相关性，所以晚期反应是早期反应进展的结果，它们均使膀胱容积显著缩小。在 RTOG0415 研究中，以前列腺癌常规放疗为例，80 Gy＜15％容积，75 Gy＜25％容积，70 Gy＜35％容积和 65 Gy＜50％容积。

（10）胃和小肠

胃和小肠都是空腔脏器，腹腔肿瘤和术后辅助放疗时通常无法避免受到累及。胃的放射性急性反应临床经验不多，并且也不了解胃照射容积和耐受剂量的关系。但在晚期反应方面，当大部

分胃接受放疗时,文献报道能导致产生 2%～6% 放射性胃溃疡和穿孔等晚反应的总剂量为 50 Gy;全胃照射时,45 Gy 使 5%～7%患者可能产生以溃疡为主的晚反应;65 Gy可导致 50%患者产生上述晚反应。

小肠平时能处于位置不断变动的状态,但在术后辅助放疗中,由于手术造成的创伤粘连,小肠常常处在固定的位置故易受到放射性损伤,会使小肠的放射耐受性下降。早期可观察到小肠照射后活动亢进,接着肠管会形成弛缓性扩张以及伴有隐窝上皮细胞和绒毛的丢失,最后会导致水、电解质紊乱,腹泻,感染等症状。晚期反应包括慢性溃疡、纤维化后导致肠腔狭窄及肠梗阻,毛细血管损伤可产生小肠出血。

在盆腔肿瘤放疗中,总剂量 15 Gy 范围不超过 120 cc,在小肠能活动的情况下,总剂量 45 Gy 范围不超过 195 cc。

(11) 直肠

在盆腔肿瘤放疗中,直肠是很重要的正常组织器官。急性放射性直肠炎一般发生在放疗期间及结束后不久,主要表现为腹泻、腹痛及直肠痉挛等症状,偶尔黏膜表面可发现浅表性溃疡出血等,一般经临床处理后能治愈。晚期反应一般发生在放疗后3～4 个月,表现为管腔狭窄、排便次数增加及出血等,这些晚期反应和受高剂量照射的容积有关。

在三维常规放疗中,其剂量容积关系如下:V50<50%、V60<35%、V65<25%、V70<20% 及 V75<15%。但在临床工作中要在不影响肿瘤治疗的情况下,尽可能减少高剂量的容积范围如 V70、V75 的容积,若能减少 V75 的容积 5%会明显降低并发症。应用 IMRT 技术进行治疗会较三维技术更有优势,能更进一步减少低和中等剂量照射的容积。

上面推荐了直肠的剂量容积的限制因素,但这些指标还需要在临床上不断地验证。许多因素能影响直肠耐受剂量的选择,如糖尿病、痔疮、肠道炎症、年龄、抗雄激素治疗、直肠大小、先前肠道手术及药物的应用等。所以,要全面进行评估后才能按DVH图把握直肠的剂量容积限制因素。

26.2.6　放射增敏剂

放射增敏剂与放疗同期应用时能增加细胞辐射

致死效应,这些化学合成药物成为放射增敏剂的必要前提是增加肿瘤组织的放射敏感性而不改变正常组织的放射敏感性。临床放疗中狭义的放射增敏剂有两类:卤化嘧啶和乏氧细胞增敏剂。广义的放射增敏剂包括某些化疗药物和分子靶向药物等,以下将作简单介绍。

(1) 卤化嘧啶(halogenated pyrimidines)

胸腺嘧啶的甲基基团被溴基、氯基、碘基等取代从而形成卤化嘧啶,由于卤化嘧啶结构与正常胸腺嘧啶脱氧核糖相似,故被整合入 DNA 链。卤化嘧啶结构降低了 DNA 链的稳固性,使其更容易被射线或紫外线损伤。卤化嘧啶结构实现放射增敏的条件为肿瘤组织增殖较周围正常组织快,肿瘤组织增殖越快,肿瘤细胞 DNA 链中的卤化嘧啶结构越多,放射增敏的作用越强,对周围缓慢增殖或几乎不增殖的正常组织无增敏作用。

(2) 乏氧细胞增敏剂(hypoxic-cell sensitizers)

乏氧细胞增敏剂作用于乏氧细胞而非有氧细胞,因此乏氧细胞增敏剂的增敏效应取决于肿瘤中乏氧细胞的多少。增敏剂增敏过程即为自由基损伤过程,作用类似于氧效应,固定由自由基作用产生的损伤,使其不能修复。目前为止研究最多的乏氧细胞增敏剂为硝基咪唑(misonidazole)、依他硝唑(etanidazole)和尼莫唑(nimorazole),增敏作用依次减小,同时其治疗毒性随增敏作用的减小而下降。

(3) 环氧化酶(COX)通路

COX 是目前大肠癌中研究比较热门的肿瘤治疗靶点。COX 为前列腺素合成的必需酶,而前列腺素在肿瘤的发生、发展中起重要作用。COX‒1 在所有组织中均有表达,而 COX‒2 仅在炎症和肿瘤组织中表达。选择性 COX‒2 抑制剂被实验室和临床研究证实有抑制肿瘤生长和增加肿瘤放射敏感性作用。

(4) 胸腺嘧啶合成酶抑制剂(FU, FdUrd)

此类药物产生放射增敏的机制和发挥细胞毒作用的机制不尽相同,可能的放射增敏机制为清除对放射抵抗的 S 期细胞,抑制 DNA 双链损伤的修复。临床上 FU 和放疗联合治疗胃肠道肿瘤被证实可增加肿瘤局控率和生存率。有研究显示 FU 持续滴注比弹丸式给予有更好的放射增敏效果。口服胸腺嘧啶合成酶抑制剂卡培他滨(capecitabine)在肿瘤组织中转化成 FU 需胸腺磷酸化酶催化,放疗可诱导增强肿瘤组织内的胸腺磷酸化酶活性,因此在胃肠道肿瘤同期放、化疗研究中,卡培他滨可被用作放疗增敏剂。

（5）顺铂

可能的放射增敏机制为结合于 DNA 链,可产生链间和链内的交联,从而产生细胞毒性作用,增强放疗产生的自由基作用,并抑制 DNA 链损伤的修复。

（6）吉西他滨（gemcitabine）

体内和体外实验均证实吉西他滨有放射增敏效应,增敏机制主要与抑制核苷酸还原酶相关,致使合成 DNA 必需的 dATP 产生减少,抑制 DNA 合成;同时由于 dATP 的减少导致细胞内错配修复（MMR）的减少,而修复减少导致辐射杀灭细胞效应增加;其他可能的机制为诱导细胞分裂时相聚集在 S 期产生更好的放射增敏作用。吉西他滨联合放疗的初步临床试验结果显示有明显放疗增敏效应,但同时在部分头颈部肿瘤及非小细胞肺癌患者中出现较严重的毒性和不良反应。

（7）紫杉类药物

紫杉醇和多西紫杉醇为有丝分裂抑制剂,稳定微管系统,防止微管解聚,并诱导细胞静止在 G_2/M 期,为细胞周期内对辐射敏感的周期时相;另有研究显示可使细胞内放射抵抗细胞发生再充氧过程,改善氧含量,增加放疗疗效。

（8）EGFR 抑制剂与抗代谢化疗药物及放疗配合

应用原理为 EGFR 抑制剂抑制细胞生长,使细胞出现 G_1 期堆积,而抗代谢药物如吉西他滨诱导细胞出现 S 期堆积后产生放疗增敏。实验室及临床研究中建议的化疗、放疗、EGFR 抑制剂 3 种治疗方案时间顺序为先给予抗代谢类化疗药,再同期应用 EGFR 抑制剂和放疗。

26.3 肿瘤放射物理学

26.3.1 肿瘤放射物理学发展概述

肿瘤放射物理学是医学物理学的一个重要分支,是放射肿瘤学的重要基础。肿瘤放射物理学是将放射物理的基本原理和概念应用于肿瘤放疗的一门学科。自从 1895 年伦琴发现 X 线及 1898 年居里夫妇发现放射性镭元素后,肿瘤放疗走上

了历史舞台,并随着放射物理技术的发展而逐步成长壮大。放射物理技术在放疗的发展,主要可分为实施技术和影像引导技术两大方面。放疗的实施上经历了实施射线从光子到质子及重离子的发展及实施技术上从二维适形到三维适形放疗（3DCRT）、调强放疗（IMRT）及容积旋转调强放疗（VMAT）等的发展。影像引导上也从最初的二维影像引导向三维及四维影像引导发展,同时影像模式也从单一基于射线的影像模式（如 CBCT）,向多模式（如 MR、B 超等发展）,而且兼顾了解剖影像和功能影像技术。当前,国内外正通过实施技术和影像技术的整合来实现现代放疗中的精准放疗。

3DCRT 的出现基本实现了剂量与靶区形状的几何适形,一定程度上减少危及器官的辐射剂量。IMRT 使得靶区内部的剂量分布可按照需求进行调整,甚至可契合肿瘤内部的生物学特性,如对肿瘤内部的乏氧细胞给予更高剂量来提高杀伤力,同时又能有效保护危及器官不超过剂量限值。由于 IMRT 计划中剂量分布在靶区外跌落快,这势必需要患者在分次间及分次内的治疗有较高的位置重复性,故而需要分次治疗前或分次治疗中采集患者的相关信息如影像信息来对位置等进行验证或修正。为了满足这一需求,图像引导放疗（IGRT）技术得到了快速的发展,但是 IGRT 技术只是部分解决了治疗位置准确性问题,并不能确切知道患者实际接受的剂量。为此,剂量引导放疗（dose-guided radiotherapy, DGRT）及自适应放疗（ART）技术的提出和研究,为上述问题的解决开启了新的方向。

质子重离子技术是放疗技术发展的另一个飞跃,其独特的剂量学及生物学特性受到了国内外的普遍关注。相比于光子,质子重离子除了有射线本质的不同外,其临床应用的发展也如光子技术一般,经历着从适形到调强、从影像引导到剂量引导及自适应的发展。此外,随着计算机和信息化技术的飞速发展,人工智能和放疗大数据相关的研究也蒸蒸日上,可以预见,未来的放疗将将从基于剂量和位置的精准向基于临床效果的精准迈进。

26.3.2 现代放射物理技术进展

26.3.2.1 基于实施技术的放疗技术进展

（1）光子技术

放疗中的光子技术一般指采用 X 线或 γ 射线

进行治疗,其射线的产生可通过直线加速器或放射源产生。根据其临床应用,可分为外照射和内照射放疗。外照射光子放疗是放疗中最常用的技术,一般使用加速器或放射源将高能光子从患者体外对准肿瘤位置进行治疗。内照射放疗是将放射源置于患者体内的肿瘤位置附近,使用计算机控制运动位置和照射时间的疗法。相比于内照射,外照射技术是目前的主流,并且随着计算机、医学影像及制造技术的提高而发展迅速。外照射光子技术经历了从二维(2D)、3DCRT 到 IMRT 及 VMAT的发展。

1) 三维适形:3DCRT 是采用多个不同照射方向的射野并通过多叶光栅或是挡块在射野方向观(Beam's eye view,BEV)上达成与肿瘤靶区形状一致,从而避免正常组织和器官接受不必要的照射。与二维放疗技术相比,3DCRT 可实现在正常组织保护不变的前提下提高肿瘤内的照射剂量。3DCRT 目前在鼻咽癌、食管癌、喉癌、肺癌、肝癌、胃癌、前列腺癌等全身多种实体瘤得到了广泛的应用。

2) 调强放疗:IMRT 是在三维适形基础上的一大进步。IMRT 可实现射野内诸点的输出剂量按照要求的方式进行调整,最终使靶区内及表面的剂量处处相等。目前其最常用的实现方式是通过利用逆向治疗计划系统和计算机控制的多叶准直器来实现。一般而言,调强技术有动态调强和静态调强的区别,但总的原理可理解为将每个射野细分为多个小的子野,然后通过动态滑窗或直接多个小野静态照射野的叠加来实现每个射野出射的射束强度调整,从而获得更高的肿瘤剂量及更佳的正常组织保护。相比于 3DCRT,IMRT 能够得到高度的剂量适形和更陡的剂量梯度,尤其适用于靶区形状不规则并且周围有重要的组织器官。临床上也显示了3DCRT 和 IMRT 的优势,如 Moon 等对于鼻咽癌中接受 IMRT、3DCRT 和 2DRT 治疗的患者进行了统计分析。结果表明,接受 3DCRT 和 IMRT 治疗的患者,其 5 年生存率(分别为 73.6% 和 76.6%)比2DRT 的患者高(59.7%,$P<0.001$)。对于 T3 至T4 分期的患者来说,IMRT 的 5 年生存率(70.7%)比 2DRT(50.4%,$P\leqslant0.001$)和 3DCRT(57.8%,$P<0.05$)都有显著的提高。不良反应方面,ZhangBinglan 等报道 IMRT 技术可降低牙关紧闭和颞叶神经病变(TLD)这类慢性毒性反应。

3) 容积旋转调强:VMAT 为同时通过高速动态多叶光栅、连续可变剂量率、可变机架旋转速度等,并以优化的连续单次(或多次)弧形照射来完成治疗,可以使治疗时间从 IMRT 的 10～30 min 缩短到 2～6 min,但在剂量学上,诸多报道显示 VMAT技术只是略优或类似于 IMRT。

4) 立体定向放疗:相比于 3DCRT、IMRT 及VMAT,立体定向放射外科(SRS)和立体定向体部放疗(SBRT)并不是新的技术或是新的突破,而是上述这 3 种技术的特殊应用,即利用 3DCRT、IMRT或 VMAT 来实现单次或多次的大剂量照射。从这点来说,SRS 或 SBRT 是整合精准的影像引导及定位技术和上述的先进射束实施技术而实现对肿瘤的精确照射。

5) 螺旋断层放疗系统:螺旋断层放疗系统(tomotherapy)将 CT 成像原理应用于放疗中。该系统将 6MV 直线加速器安装到类似于 CT 机架的环形机架上,同时整合 IMRT 技术和图像引导放疗技术。通过 360° 旋转,以相同于螺旋 CT 旋转扫描的方式进行照射。治疗时机架连续旋转、匀速进床,进行螺旋断层照射,实现调强放疗。该技术在部分肿瘤治疗上显示出比加速器更大的优势。

6) 近距离放疗和术中放疗:近距离放疗(brachytherapy)是将封装好的放射源通过施源器放入患者体内的肿瘤部位进行照射。由于靠近肿瘤部位,可以有效杀伤肿瘤组织,而正常组织受到的剂量会随距离增加迅速降低。近距离放疗一般作为外照射放疗的辅助手段,用于提高局部控制率。其发展也经历了从二维影像到基于三维影像和 TPS 优化及计算的发展。

术中放疗(IORT)是用电子射线或者高剂量近距离放疗进行。IORT 可以提高靶区剂量 10～15 Gy,并减少对周边正常组织的损伤。在一些腹膜后和盆腔肉瘤的病例中,由于瘤周重要正常组织的耐受性低而使得靶区剂量受到限制,IORT 主要适用于此类情况。

(2) 质子重离子技术

质子重离子放疗是一种区别于传统光子放疗的"新兴"的肿瘤治疗方式,成为当下肿瘤治疗界最热门的两个字眼。说是"新兴",实际上早在 1946 年,利用高能带电粒子(包括质子和重离子等带电粒子)精确治疗肿瘤的想法已经被 Wilson 提出来了。重离子是指质量大于氦离子的离子。与光子线相比,高能量带电粒子有以下特点:① 带电粒子有特有的深度剂量分布特性,其深度剂量曲线有非常小的入射剂量,但在接近射程末端时突然进行剂量释放,形成尖锐的剂量跌落—布拉格峰。② 带电粒子有固定的射程以及较小的散射。③ 对于质量大于质子的重带电粒子在 Bragg 峰区域可产生稠密的电离,可使 DNA 形成双键断裂损伤,导致细胞修复的减少和生物效应的增加。

得益于上述物理学和生物学上的优势,通过使用非侵入性的带电粒子治疗控制肿瘤优于常规放疗。带电粒子比 X 线能更有选择性地沉积能量,允许更大限度地控制肿瘤,而且在治疗区域内对靶区周围健康组织的损伤较小,并发症的风险较低。其中重离子(目前通常指碳离子)具有优于质子的潜在优势:横向散射更小,提供了更好的物理剂量分布;同时具有较高的相对生物效应和较低的氧增强比,具有杀灭抗放射性、乏氧性肿瘤的理想特征。重离

子产生密集电离与 X 线以及质子产生稀疏电离之间的差异可呈现更多的放射生物学优点,例如细胞修复能力下降、细胞周期依赖性降低,以及可能更强的免疫反应。

目前运行中的粒子治疗中心大部分为质子治疗中心,只有中国、德国、意大利及日本有碳离子治疗。中国上海的 SPHIC、德国的 HIT、意大利的 CNAO 和日本 HIBMC 同时拥有质子和碳离子治疗装置。目前全世界有 10 余万例肿瘤患者接受了质子治疗,1 万余例的肿瘤患者接受了碳离子治疗。

1) 加速器:带电粒子治疗中高能量的带电粒子束流需要使用加速器来产生,目前所使用的加速器主要可分为两种类型:回旋加速器和同步加速器(图 26－14)。

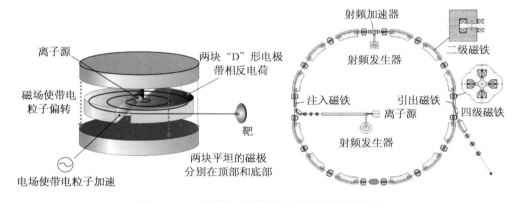

图 26－14　回旋加速器(左)和同步加速器(右)

最初的粒子加速器系统的设计都是为粒子物理实验服务的,而不是为临床治疗设计的,医用系统需要考虑临床治疗过程中患者的安全,因此设备操作和束流控制的可靠性是非常关键的问题。医用粒子治疗系统中加速器的选择是非常重要的,回旋加速器操作简便,可靠性较高并且体积非常小,可以提供非常稳定并且可以调节的束流强度,但是不能提供可变的束流能量,因此需要使用主动降能器来改变束流能量。同步加速器可以提供能量迅速改变的离子束流,但是需要特定设计的粒子注入和引出系统,设计和操作都比回旋加速器复杂。目前所有的重离子治疗系统均采用同步加速器设计,质子治疗系统大部分都采用回旋

加速器设计。

重离子回旋加速器需有比质子回旋加速器更高的磁场强度,该要求限制了重离子回旋加速器的发展。随着超导磁铁的使用这一限制在渐渐克服,其用于重离子的回旋加速器也正在研制过程中。最新的超导回旋加速器设计研究显示,对于 A/Z＝2 粒子最高加速能量可以达到 250～300 MeV/u。回旋加速器系统最大的缺点是能量不可变,需要用被动降能器,这一方法适用于质子,但不适用于碳离子,因为碳离子核反应截面较大,很难得到纯净的碳离子。对此,一种可行的解决方法是使用回旋加速器联合使用直线加速器,可以提供最大能量 430 MeV/u,并且可以实现迅速的能量改变。

根据 PTCOG 数据,目前正在运行中的粒子治疗中心有 25 家使用同步加速器,51 家使用回旋加速器。正在建造的粒子治疗中心中有 13 家使用同步加速器,23 家使用回旋加速器。

2）束流投照系统:束流投照系统把粒子投射到治疗位置并且按照 TPS 计算的要求让粒子精确地覆盖靶区。束流投照系统大体上可分为两种:被动散射系统和主动扫描系统。对于被动散射系统,离子束流在三维方向上通过被动散射野成形装置对靶区形成适形剂量分布。对于主动扫描系统,靶区被分为许多小的体素,被精确调节的笔形束流按照相应的剂量精确地填充到各个体素。

早期的粒子治疗系统都使用的是被动散射系统,被动散射系统的最大缺点是 SOBP 的宽度固定,这样将会导致部分高剂量落在靶区外,也就是落在射野的近端靶区外,同时被动散射系统不能使用调强技术,对剂量分布的优化有局限性;优点是束流投照速度较快,在治疗运动靶区时不容易造成剂量缺失。

随着工业技术的发展,主动扫描束系统得以实现。主动扫描方式有如下优点:① 不需要根据患者进行相关硬件装置特制并且原则上任何形状的靶区都可以被精确地照射;② 剂量可以在体素之间迅速改变;③ 最大限度地减小了束流路径上的材料,减少了束流的损失和次级粒子的产生。但是主动扫描系统对加速器的稳定性、束流位置的重复性以及控制和安全系统有严格的要求。扫描离子束流的设计原理决定了它在射野内可以进行快速强度调节,并且在剂量分布的调节上比被动散射系统更容易。因此,与光子放疗中的 IMRT 相对应,调强质子治疗（intensity-modulated particle therapy,IMPT）的概念被引入了粒子放疗。对于多野治疗计划,通过对每一个射野进行优化获得不均匀的粒子通量,当所有的射野都完成照射后可实现满足靶区适形要求的剂量分布。IMRT 只能在垂直于射野的方向上进行强度调节,而 IMPT 可以实现额外的在沿射束方向上的调节,即通过改变能量来改变布拉格峰的深度。对于扫描技术,束流实施监控系统有非常重要的作用:① 控制每个点的剂量;② 测量并微调每个束流点的位置;③ 当发现位置偏差超过允许误差后,反馈给安全系统停止束流。到目前为止,世界上所有相关厂商均提供扫描束流系统。

3）旋转机架:早期的离子治疗都是基于大型的科研用加速器系统,束流系统的设计并不能满足最优化的治疗,基本上都是使用水平束流,患者主要采取仰卧或者坐姿进行治疗。这一状况直到第一个质子治疗中心的设计开始才有所改变。旋转机架的使用更好地体现出离子治疗相比于传统光子放疗深度剂量分布的优势。

首个质子旋转机架系统于 1990 年在美国 Loma Linda 大学医学中心的医用质子治疗系统上使用。截至目前,大部分质子治疗中心拥有 1 个或者多个旋转机架。对于重离子,束流需要更高的偏转能量,这就导致需要更大的机架直径。如在水中的射程为 25 cm 的 380 MeV/u 碳离子的磁刚性是具有相同射程的 200 MeV/u 质子的 3 倍多,而磁刚性是影响机架直径的一个重要因素。另外,扫描束治疗要求机架有很高的旋转精度。考虑到这些设计难题后,国内外部分临床治疗中心使用了一些替代方法,如在日本 HIMAC,一间治疗室配备 0°和 90°固定束流,另外一个房间配备 45°束流,允许患者可以顺序使用不同的角度,配合可以旋转的治疗床,来满足大多数临床治疗的角度要求。

世界上首个使用重离子等中心机架系统的是海德堡离子治疗中心,但是该旋转机架系统目前并不是任何一个角度都可以使用,只有通过了临床验收测试的少数角度在使用。该机架长 20 m,直径 13 m,总重量为 670 t。该机架可偏转的最大束流能量为 430 MeV/u。

目前,东芝为 NIRS 设计了超导重离子旋转机架系统,重量约 300 t,约为 HIT 机架重量的一半。但临床上重离子旋转机架相对于多角度固定束的优势仍需大量临床结果的验证。

4）治疗计划系统:任何放疗的实施都离不开治疗计划的设计,粒子治疗计划系统与常规光子治疗计划系统相比,主要的难点是生物效应模型的建立。对于质子的剂量计算通常就是对吸收剂量进行优化,然后乘以固定的相对生物效应值（relative biological effectiveness,RBE）,通常取 1.1,进行生物等效剂量的转换。而对于重离子,由于不同位置的 RBE 值不同,因此就需要对生物等效剂量进行优化,这一算法是非常复杂和困难的,而且对于被动散射系统和主动扫描系统,优化的方法也完全不一样。目前市场上使用的主要有两种模型,德国 GSI 开发的 LEM 模型和日本

HIMAC 开发的 MKM 模型。这两种模型都是近似模型,它们之间存在一定差别,都需要进一步的优化。Olaf Steinstrater 等人在 2012 年发表了比较 LEM 和 MKM 两种模型计算光子等效剂量的结果,该研究计算了特定条件下两种模型之间光子等效剂量的转换系数,定量直观地描述了两种模型的差别。与 MKM 模型相比,LEM 模型在剂量低于 5 GyE 时高估了光子等效剂量,在剂量高于 5 GyE 时低估了光子等效剂量,两种模型在 5 GyE 附近光子等效剂量计算结果一致。该研究结果对于使用不同模型的治疗中心比较临床结果至关重要。值得注意的是,由于相对生物效应的复杂性,光子等效剂量与被照射组织和研究终点有很大关系,因此该文章的结果只能用于与文章相同参数下临床数据的比较。

5)运动靶区管理:从几何学的角度来看,器官运动对粒子治疗的影响与它对光子放疗的影响类似,也就是靶区运动将会使靶区和正常组织之间的剂量梯度模糊。除此之外,对质子重离子治疗而言,靶区范围内的器官运动和束流路径上的器官运动都会改变放射学的路径长度进而改变剂量分布,这些影响与束流的投照方式无关。但是对于扫描束治疗方式,扫描束和器官运动之间的相互作用会导致靶区内的低剂量和高剂量。因此器官运动的管理对于精确的治疗至关重要。目前已经应用于临床的和正在发展中的控制剂量投照精度的方法,主要有边界外放、呼吸门控、重复扫描及射束追踪技术。对于边界外方和呼吸门控技术,与光子类似,这里不做过多解释。

重复扫描技术目前还没有商用于临床,但是多个治疗中心都已进行了该技术的相关研究。它的原理是在单个分次治疗中对靶区进行多次重复扫描,多次扫描的剂量总和为分次剂量,多次扫描将会平均每一次扫描造成的低剂量或者高剂量。如果重复扫描次数足够多,最终将会使靶区内的剂量分布均匀。重复扫描可以有多种实现方式,主要有逐层重复扫描(在每个能量层内重复扫描)和体积重复扫描(对整个靶区多次重复扫描)。因现有的同步加速器能量改变时间较长,体积重复扫描暂不适用于基于同步加速器的治疗系统。

射束追踪技术与重复扫描类似可被用于扫描束流系统。该技术名义上是最精确的运动缓解方法,因为 CTV 的运动得到了补偿,故不需要额外考虑靶区运动的边界外放。该方法是 Keall 在 2001 年提出的,目前被用于射波刀等治疗系统。在粒子治疗中,横向和纵向两个方向都需要追踪,因为对于单一能量的粒子束流射程是固定的,因此纵向上的路径长度改变也需要进行补偿。Grozinger 等人在 2004 年提出了用于碳离子扫描治疗的追踪方法,并且随后发表了应用的结果。他们用光栅扫描补偿横向的运动,同时使用一个由线性马达驱动的能量补偿系统来补偿纵向路径深度的改变。目前,该追踪系统已经被完全集成到了 GSI 的治疗控制系统中。最近的研究把目光聚焦在了基于离子光学方法与静态楔形吸收器相结合的束流能量调节系统。在 2010 年的可行性研究结果报告中显示了该方法很有前景,但是该方法的完全应用还需要进一步的发展,包括补偿速度的改进以及束线系统硬件的改进等。从技术角度看,射束追踪可以被转化为工业产品,但是目前的临床应用受限于治疗流程和快速精确的四维治疗计划系统。

26.3.2.2 基于影像技术的放疗技术进展

放疗过程中有多种误差会引起计划的剂量分布与实际治疗的剂量分布之间的差别,其中一种就是治疗过程中患者位置的不确定性引起的,IGRT 是指在放疗过程中使用二维或者三维影像通过匹配影像坐标与计划坐标来确保患者在治疗室中正确的摆位。

IGRT 技术旨在治疗实施之前采集患者的影像数据,甚至在治疗过程中通过实时获得的影像数据调整治疗参数,自动追踪靶目标,及时自动调整治疗条件,确保照射准确无误。它不应仅仅是一种影像技术,而且也是目前一个不可或缺的放疗流程。

(1)基于解剖学信息的图像引导技术

1)图像引导设备和技术概述:

A. 电子射野影像系统(electronic portal device,EPID):电子射野影像系统是由射野拍片技术发展而来的,由射线探测和探测信号的计算机处理两部分组成。当直线加速器发出的射线照射到靶区时,在加速器机头对侧的成像装置可获取数字图像(图 26-15)。射野影像系统在位置验证方面有 4 种形式,即治疗前校正患者摆位、离线患者摆位评估、治疗前校正射野、治疗间校正患者摆位,可同时实现离线校正和在线校正。

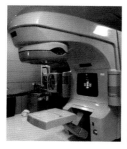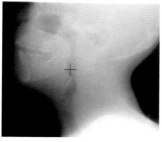

图 26 - 15 EPID(Varian 设备)及获取的二维图像

B. 千伏级 X 线摄影和透视：千伏级 X 线摄影和透视设备常与治疗设备结合在一起。它可以根据人体内的骨性标志或是体内植入的金标，实现实时追踪并监测治疗时肿瘤和周围正常组织的运动情况。千伏级 X 线摄影像较清楚（对骨性标志），但难以检测放疗过程中软组织的相对形态变化。相比于 EPID，它也是一种二维验证，并且它与放疗所使用的射线源不同，因此通常还要验证 X 线源的位置。其优势在于满足：① 可验证及监测摆位重复性；② 不增加摆位次数；③ 设备与治疗计划配合度高；④ 不额外增加治疗时间的临床要求。

C. 千伏级 CT：CT 具有扫描速度快、成像清晰、较高的空间和密度分辨率等特点。CT 引导放疗与加速器共用治疗床可提供 3 个旋转和 3 个平移共 6 个自由度的摆位误差。将千伏级 CT 和直线加速器同时安装在治疗室内，两者之间通过滑轨相连接，患者可在一台治疗床上完成两者间的转换，以实现在线校正，其精确度可达 1 mm，但该系统不能在治疗时成像，无法对治疗时的肿瘤运动进行实时追踪。

D. 锥形束 CT(cone beam CT，CBCT)：CBCT 基于二维大面积非晶硅数字化 X 线探测板，具有体积小、重量轻、开放式架构、直接得到三维图像等特点，可直接整合到医用直线加速器上。CBCT 图像是探测采集围绕患者旋转的锥形束射线，经过计算机后台对探测信号进行处理和图像重建而获得，与计划 CT 进行配准后也可在治疗过程中提供 3 个旋转和 3 个平移共 6 个自由度的摆位误差数据。CBCT 可获取患者的容积断层图像，利用刚性及形变配准技术实时观察肿瘤及周围组织器官的形状变化，进行在线校正并保证摆位精确度。

CBCT 又分为 kV-CBCT 和 MV-CBCT 两种，kV-CBCT 空间分辨率高，但密度分辨率较低；MV-CBCT 具有和治疗束同源的优点，但在图像分辨率、

信噪比方面处于劣势。图 26 - 16 所示为 CT 和 KV-CBCT 在腹部的示意图。

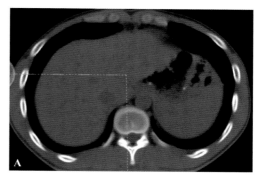

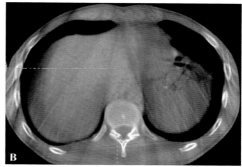

图 26 - 16 KVCT(A) 和 KV-CBCT(B)

E. 兆伏级扇形束 CT：以螺旋断层放疗系统(tomotherapy)为代表，是集定位、兆伏级 CT 扫描、治疗计划、剂量计算和螺旋照射治疗功能于一体的调强放疗系统。该系统应用扇形束 CT 扫描获得患者治疗前和治疗中照射范围图像，可提供肿瘤及肿瘤周围组织的详尽信息，实现患者体位的治疗前及治疗中的 CT 验证及照射后肿瘤的实际受量重建及实现自适应放疗。

F. 超声：超声扫描通常产生二维图像，其对三维解剖的真实重现比较难，并且高度依赖操作者的技术以及专业知识。三维超声图像已经克服了这些限制。比如这类系统的其中之一叫做光学引导三维超声靶区定位系统，三维超声数据可与 CT 进行配准，整合超声对软组织显像的优势，准确确定治疗时的靶区位置。

G. MRI：将磁共振图像实时三维成像与治疗系统进行整合（图 26 - 17），使用一个低磁场开放式 MRI 实时成像，并使用 X(γ)射线进行放疗，可实现实时动态成像及靶区追踪，用于精准定位及后续的自适应放疗。

EPID、X 线摄影和透视、CT、CBCT 等均未加入时间变量因素,因此不能真正解决靶区实时运动问题(特别是呼吸运动问题)。如果在影像扫描和加速器照射时加入时间变量因素,就称为四维放疗(4DRT),加入时间变量的 CT 扫描,称为四维 CT(图 26－18)。四维放疗由四维影像定位、四维计划设计、四维治疗实施三部分构成。四维影像定位是在一个呼吸运动周期或其他运动周期的每个时相采集一组三维图像,所有时相的三维图像构成一个时间序列,即四维图像。现在商用设备上已有很多提

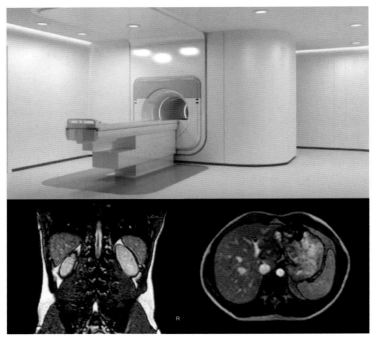

图 26－17　MR 引导下的直线加速器及其产生的 MR 影像

图片来源于 Elekta 公司

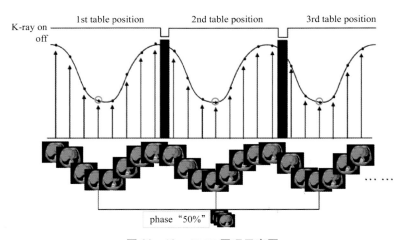

图 26－18　4DCT 原理示意图

每一个位置的多幅 CT 图像被打上不同的时相标签,然后将所有同一时相数据集中(图片来源:Pan T, et al. 4D-CT imaging of a volume influenced by respiratory motion on multi-slice CT. Med Phys, 2004.)

供了四维影像的功能如 4DCT、4DPET 等。4DCT 需要在高速螺旋 CT 上进行，它在患者的一个呼吸周期中在同一个位置上重复采集多个图像，这些图像采集时按照呼吸标示系统在其对应的呼吸周期时相上给予不同的时间标签，然后床移动一个层间距再重复上述过程。重建时，各不同位置上对应同一呼吸时相的 CT 层面被组合在一起重建，这些三维重建结构按呼吸相位回放就构成了患者的四维模型。除 4DCT 外，具有 4D-CBCT 功能的 IGRT 技术也已经有了一些相关临床研究，其原理是机载千伏成像系统以很慢的速率随着机架旋转一圈，使患者不同呼吸相的图像都被采集下来，系统会根据采集时间或采集影像中相关部位位置信息的不同，将采集影像归入不同呼吸相进行重建，得到不同呼吸相的重建 3DCT 影像，从而成为具有不同呼吸时相信息的 4D-CBCT。4DCT 与 4D-CBCT 的联合应用可更准确地实现靶区的精准打击。

2) 图像引导放疗中的图像配准技术：医学图像配准是指通过寻找某种空间变换，使两幅图像的特征点达到空间位置和解剖结构上的完全一致。要求配准的结果能使两幅图像上所有的解剖点或至少是所有具有诊断意义的点都达到匹配。医学图像配准的应用范围极广，主要有疾病诊断，对疾病发展和治疗过程的监控，外科手术导航，放疗和立体定向放射外科治疗计划的制订，以及医学图像三维重建与可视化等。

图像融合是指在配准的基础上将多个模式采集到的关于同一目标的图像数据经过图像处理和计算机技术等，最大限度地提取各自的有利信息，最后综合成高质量的图像，以提高图像信息的利用率，改善计算机解译精度和可靠性，提升原始图像的空间分辨率和光谱分辨率等。放疗中，图像融合技术主要是在相同或是不同影像模态配准的基础下，通过两幅或是多幅影响的叠加显示，突出显示靶区等临床关注组织。因此，在目前放疗临床的实际应用中，基于图像配准的靶区或关键组织勾画、剂量累积等是研究重点。

图像配准的主要过程为空间变换、插值方法、优化算法和相似性测度。按照坐标变换的性质，图像配准方法可分为刚性配准和非刚性配准或称形变配准。由于人体器官组织的运动和变化，非刚性配准有着更广泛的临床需求。非刚性配准的空间变换有平移、旋转和变形。非刚性配准的方法主要有基于空间变换和基于物理模型两大类。

非刚性配准相比于刚性配准可以更准确地得到治疗时的位置、解剖结构、照射剂量与治疗计划时的差异，从而通过自动靶区勾画、在线校位和自适应等实现方式，达到精确放疗的目的。

3) 图像配准在放疗中的应用：

A. 图像配准在治疗计划中的应用：将 CT、PET、MRI、SPECT 等多模态图像进行配准，有助于放疗科医师做治疗计划时，更准确地勾画靶区和危及器官。图 26 - 19 所示为 CT 与 PET 的配准和融合的结果，很明显，融合图像有助于更准确地确

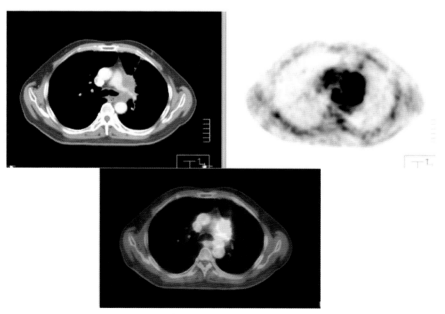

图 26 - 19 CT 与 PET 的配准(上图)和融合(下图)

定靶区范围。常用于头颈部肿瘤和肺部肿瘤。另外,通过变形配准,将医师已勾画好的器官轮廓形变复制到第2次、第3次扫描的计划CT影像中,可大大缩短制订后续治疗计划所需的时间。

B. 图像配准在治疗实施中的应用:将治疗体位图像,如EPID、kV-CBCT或MV-CBCT等图像,与计划CT图像或是数字重建图像(DRR)进行配准,可实现放疗临床摆位误差的在线纠正,用以提高治疗的准确性,实现基于解剖影像的图像引导放疗。实际应用中,当使用一种自动配准技术时进行位置校准,操作者应明白配准过程的模块,以及相关算法的准确性和局限性,而不只是机械的应用。

C. 图像配准在放疗评估中的应用:通过刚性或是形变配准后建立分次影像上体素间对应的关系就可以进行计划叠加和分次剂量累积,根据累积剂量来评估是否对后续治疗作相应调整,实现剂量引导的放疗或是自适应放疗。形变配准使分次DVH和BED得以更精准的叠加,这为今后开展生物剂量引导放疗等更高层次的技术奠定了基础。

目前医学图像配准研究的热点主要是多模态图像形变配准、四维影像配准、基于GPU加速的3D图像配准等。形变配准中很关键的一点就是如何评估配准结果的准确性。尽管已有各种评估方法,如利用模体、患者数据及人为产生的模拟数据等,但尚不存在金标准。因此,需要设备制造商提供非常好的图像配准算法,也需要用户根据自己的实际情况对不同病例进行图像配准算法的验证。

(2)基于功能影像的图像引导技术

细胞和分子影像技术的发展为实现患者的生物学信息与放疗的融合提供了平台。根据生物学特性及相关的影像技术可获得人体空间的代谢分布,相信未来可在毫米级和亚毫米级的空间分辨率上定制出肿瘤靶区的剂量分布。如磁共振波谱成像(MRSI)的生理功能显像和PET的细胞分子代谢显像,这种新型的图像模式可清晰地勾画出肿瘤靶区内细胞代谢旺盛的肿瘤活化区即生物靶区,通过计算机对治疗计划的优化,可使肿瘤代谢旺盛的细胞接受高剂量照射,形成精确的"剂量绘画"或"剂量雕刻",实现肿瘤生物靶区意义上的适形调强放疗,即生物适形放疗。

1)生物适形放疗的概念:常规IMRT计划的优化都是基于CT/MRI影像,并假定靶区内的生物学特性是均匀分布的,获得的只是空间几何形态上的

适形剂量分布。然而事实上,大部分肿瘤和正常组织内的生物学特性的空间分布是异质的。随着各种分子和功能影像技术的出现,勾画患者体内的生物学信息分布成为可能,从而出现了生物学靶区(biology target volume, BTV)的概念。BTV指由一系列肿瘤生物学因素决定的靶区内放射敏感性不同的区域。这些生物学因素包括乏氧及血供、增殖、凋亡及细胞周期调控、癌基因和抑癌基因改变、侵袭及转移特性等。它既要考虑肿瘤区内的敏感性差异,也应考虑正常组织的敏感性差异,而且均可通过分子影像学技术予以显示。

生物适形调强放疗(BIMRT)就是指利用先进的物理IMRT技术,给予不同BTV以不同剂量的照射,并最大限度地保护敏感组织的放疗技术。

2)生物适形调强放疗步骤:精确放疗中的三维计划要求CT、MR、SPECT、PET等多种图像信息数据综合应用,通过图像融合技术更全面地显示肿瘤与正常组织的对比。在目前的研究中还包括了分子型、基因型及表现型图像。

对放疗来说,带有影响放射敏感性及治疗结果因子(如肿瘤乏氧、潜在倍增时间等)的图像被认为是放射生物性图像。它可指导放疗方案的设计和实施,特别是精确放疗计划的靶区勾画,大体肿瘤(GTV)、临床靶区(CTV)、计划靶区(PTV)和生物靶区(BTV)的确定,对放射线剂量的分布产生直接的影响,可以使生物代谢活跃的肿瘤细胞选择性接受高剂量的照射,更适用于复杂部位敏感区域的调强放疗计划的实施。凭借生物适形技术不但可以提高肿瘤的局部控制率,降低局部复发率,而且可以更有效地保护周围正常组织免受照射,降低放疗并发症的发生率。

3)生物适形逆向调强治疗:分子/功能影像对目前的放疗过程具有两个最基本的影响:一是提供了一种可更加精确地勾画靶区轮廓的有效手段;二是提供了有价值的肿瘤内和敏感器官内的空间代谢信息,并可根据治疗体积内的代谢变化,直接修改照射野。因此,需要找到剂量优化和治疗决策的新方法,更好地发挥代谢信息与调强放疗的全部优势。目前已经出现了三维几何数据加代谢/功能信息的逆向计划设计概念,并对MRSI和IMRT计划相结合的应用情况进行了研究。这种方法的目的就是为了获得生物适形剂量分布,以代替由常规放疗计划生成的几何适形剂量分布。研究结果显示,在

MRSI 代谢信息的引导下,对放射抗拒或者肿瘤细胞密集区域可以给予更高的照射剂量。同样,采用此技术后,也可以按照功能区域的重要性,尽可能降低敏感器官的受量。但在生物适形逆向调强优化中需要注意以下问题:代谢异常水平和照射剂量之间的关系;在 IMRT 中实现代谢/功能优化;结构体内部的剂量权衡;波谱不确定性;分子/功能影像引导调强放疗的生物模型;计划评估工具等。

　　PET/CT 影像,即在 CT 序列的基础上融合 PET 信号,同时得到肿瘤的解剖及功能影像。除了运用 PET/CT 影像在治疗前进行更加准确(相比于单独 CT)的勾画外,由于 PET 对肿瘤的高灵敏度获取能力,能更好地体现靶区范围在每个分次治疗后的变化,所以可以依据 PET 信号,在治疗分次之间进行自适应的放疗计划(PET-guided adaptive radiation therapy)。图 26 - 20 是肿瘤在放疗第 11、29 以及 32 分次时分别采集的 PET/CT 影像,可以看到靶区范围会随着放疗分次的增加呈现一定的退缩形变,而 PET 信号可以很明显地观察到这种变化,从而进行自适应的放疗计划调整。

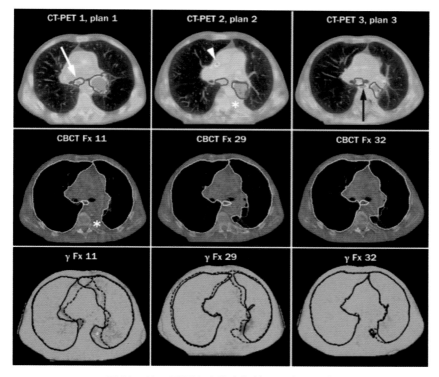

图 26 - 20　不同治疗分次间的 PET/CT 影像

(图片来源:Grootjans, et al. PET in the management of locally advanced and metastatic NSCLC. Nat Rev Clin Oncol,2015,12:395 - 407.)

（3）剂量引导放疗

　　DGRT 是在 IGRT 的基础上发展出来的,是通过评估计划剂量和实际照射剂量之间的差异,并根据实际差异来引导后续的治疗。DGRT 是在图像引导的基础上,着重比较治疗时肿瘤及周围正常组织所受剂量与治疗计划中的差异,以及时调整后续的治疗,这些调整包括计划重新设计等。实现根据患者每个分次实际照射剂量累积情况,调整后续分次照射剂量,或者根据疗程中肿瘤对治疗的响应情况,调整靶区和(或)处方剂量。

　　剂量引导下的放疗,其大致流程如下:① 治疗前获得患者的一个千伏/兆伏级 CBCT 图像,这个图像用以配准患者摆位与计划位置,同时收集其 CBCT 值对应密度或是电子密度信息,用于剂量的重建。② 获取治疗期间治疗束的信息,该信息可由 EPID 获取也可直接采用 TPS 中的信息或是治疗记录和验证系统中的信息等。③ 采用剂量相关算法直接获得基于 CBCT 的剂量分布。④ 剂量分布评估及治疗分次剂量累积,指导后续治疗,实现 DGRT 功能。

图 26-21 所示为一例腹部肿瘤患者剂量引导放疗下进行分次剂量验证的示意图。分别获取治疗过程中的不同分次(图中为分次 1、6、13、18)的 CBCT 影像,根据 CBCT 影像进行剂量的重新计算,获得各个分次上剂量分布,并与计划剂量分布进行对比来评估实际执行剂量的正确与否。如图中的棕色及红色区域为剂量差异大于 3% 及 7% 的区域。

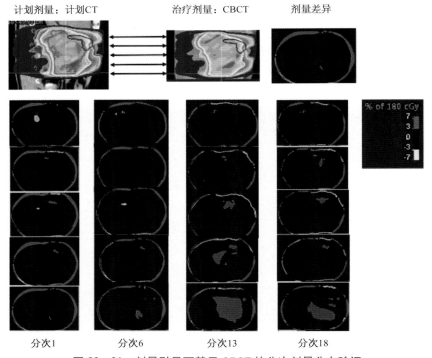

图 26-21　剂量引导下基于 CBCT 的分次剂量分布验证

相比于直线加速器,螺旋断层放疗系统是在传统 CT 机 X 线球管的位置换成了一个可以产生双能 6MV X 线的小型加速器,此加速器可以像传统 CT 一样扫描患者,也可用调强后的射线来治疗癌症患者,其治疗过程相当于逆向 CT 重建,可产生精确的、按照肿瘤形状分布的理想剂量分布。在螺旋断层放疗系统上,每次治疗前的 MVCT 不仅可以校正摆位误差,而且可以计算当天实际照射剂量分布,并用来评估和调整分次治疗的计划是否需要调整以及如何调整。因此,螺旋断层放疗系统本身有着强有力的剂量引导功能。

目前的剂量引导放疗设备大部分还只是停留在剂量验证阶段,利用验证结果来实时修改治疗计划,并调节加速器出束,改变患者的实际接受剂量尚在进一步研究中。可见,剂量引导放疗还有很长的一段路要走。

（4）自适应技术

ART 是图像引导放疗基础上作的另一个延伸。它最早由美国 Yan 等于 1997 年首次提出,其将整个放疗过程,即从诊断定位、计划设计、治疗实施到验证作为一个可自我响应、自我修正的动态闭环系统,通过 IGRT 来监测患者解剖、生理及各系统的变化,继而根据变化的反馈信息(如肿瘤的大小、形态及位置变化,剂量的分布情况,正常器官随呼吸运动的形态、位置变化,患者体重的增减,时间因数的变化等因素)分析分次治疗间和分次治疗内与原计划设计之间的差异,及时修正或相对应地重新优化治疗计划,提高肿瘤放疗的精准性(图 26-22)。

1）ART 的实现方式:就 ART 的实现方式而言,大致可分为离线和在线 ART 两种方式。离线 ART 是指根据最初的数次治疗时获取患者解剖影像,以离线分析方式获得摆位误差,根据测量分析结

图像引导放疗(IGRT)

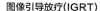

自适应放疗(ART)

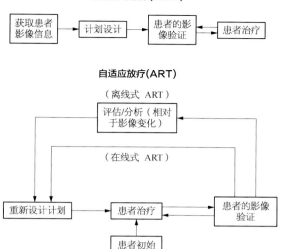

图 26 - 22　影像引导放疗和自适应放疗流程示意图

果调整临床靶区的外扩范围或是调整摆位策略,实施后续分次治疗计划。离线 ART 方式容易实现,可根据患者具体情况设置相应的靶区外放边距,主要解决分次治疗间的系统误差。在线 ART 则是指根据当前分次的反馈信号(患者当天的解剖结构信息),纠正患者位置或是修改治疗计划,并按照修改后的治疗计划实施当前分次治疗。在线 ART 可以解决随机误差以及形变误差。虽然在线 ART 技术可以使放疗过程更加精确,但所需时间比较长,而且直接占用机器时间,一定程度上限制了其临床上的应用。

就 ART 的校正方法而言,主要可通过图像引导的摆位校正和剂量优化等来进行。简言之,摆位校正是指通过图像引导,在每个分次治疗过程中,摆位后采集患者的二维或三维图像信息反馈给临床医生,通过与参考图像比较,确定摆位误差和射野位置误差,并予以校正,然后实施放疗。而剂量优化除了要对比图像数据外,还要将治疗时的肿瘤靶区和周围正常组织实际吸收剂量与治疗计划中计算出来的剂量进行快速比对,通过剂量校验工具检测实际照射剂量和计划剂量之间是否存在差别,以及时调整患者摆位、治疗计划再优化,也即根据临床反馈及时调整剂量和靶区,根据剂量优化引导后续分次治疗,

从而达到更精细化的治疗。

2) ART 的作用特点:① 结构上为闭环的放疗过程;② 可实现对治疗过程中出现的偏差进行检测;③ 在治疗前对原始治疗计划根据反馈结果进行再优化;④ 治疗实现个体化,达到因人而异。

目前可将 ART 理解为将放疗整个过程从诊断、计划设计、治疗实施到验证作为一个可自我响应、自我修正的动态闭环系统,需要考虑诸多纠正参数,如肿瘤的位置和剂量分布、肿瘤的形状、呼吸运动和时间等,逐步调整从而实现准确的放疗。

3) ART 的种类和实施方案:ART 方法是将放疗的整个过程从医师诊断、处方制订、计划设计、治疗实施到验证作为一个可自我响应、自我修正的动态闭环系统,在每一环节依据相应的反馈信息修正参数,如器官的呼吸运动位移、肿瘤解剖学结构变化、剂量累积等,逐一修正来实现准确的放疗。如前所述,根据反馈的不同节点可将 ART 方案,分为离线的 ART 和在线的 ART。

A. 离线的 ART 方案:是根据之前分次的反馈信息决定后续分次的计划方案,适用于渐进的、系统性的变化,例如头颈部、肺部、胸部以及宫颈部肿瘤的放疗。通过分析采集到的各种反馈信息,及其累积效果在必要的节点上对放疗计划进行适当的调整,重新评价计划并予以实施。例如:鼻咽癌患者中采用 2 程的自适应方案,根据第 2～3 周放疗后的CT 图像进行自适应重新计划。这种自适应方案可以减轻因患者体重大幅下降及相关器官解剖学结构的形变而导致的剂量影响。

B. 在线的 ART 方案:是依据当前已有的各种反馈信息即刻修正治疗计划,并将修正后的治疗计划投入当次的治疗中。它适用于不可预见的、随机性的变化,例如前列腺、胰腺、胸部以及宫颈部肿瘤的放疗。

目前广泛应用于临床的在线 ART 方法主要为以图像引导为基础的位置修正方案。

4) ART 的发展现状及优势:临床关于 ART 研究较多的肿瘤包括头颈部的鼻咽癌、腹部的宫颈癌、前列腺癌、膀胱癌及一些小细胞肺癌等。其中针对不同种类的肿瘤放疗的特点,人们尝试了相应的ART 方案的研究。

头颈部肿瘤的放疗特点在于其复杂的解剖学结构,以及经常处于纠缠状态的肿瘤和正常组织器官。如果对靶区进行过度预防外放将可能使正常组织并

发症的发生率（NTCP）升高,若对正常组织进行严格保护将可能使肿瘤控制率（TCP）下降,因此控制好靶区与正常组织之间的剂量及剂量梯度十分重要。调强放疗相较于普通的常规放疗及三维适形放疗有更好的适形度和更高的剂量梯度,但如何确保这一较高的剂量梯度得以精确的实施也是必须解决的问题,利用 ART 技术便可以很好地解决这个问题。首先,通过在线图像引导方式做位置校正以保证原计划在一定的精准度下实施;其次,通过离线的 ART 方案可以补偿头颈部肿瘤解剖学结构渐进性变化所带来的剂量学影响。多个研究中均得出较为积极的结果,虽然采用的设备及具体治疗方案不尽相同,但结论均可以证明采用 ART 方案的剂量结果明显优于常规调强放疗,其可以在很大程度上补偿由于位置不确定度及解剖学变化所带来的剂量偏差,从而更好地保护正常组织。

腹部肿瘤的放疗特点在于其器官形态和位置受膀胱和小肠充盈程度的影响,可变动性较大。这类变化的分次间差异较大,无规律可循,且患者的个体化因素影响也非常大。通常采取对肿瘤靶区和周围正常组织给予一定的外放来消除这类变化,但那仍然是将群体化的标准施于个体化患者的治疗方式,通过 ART 的方式便可以改变这一现状。

除了理论方法的完善,ART 过程中的图像数据获取以及图像配准,剂量分布的评估以及剂量叠加,都离不开先进的软、硬件技术的支持。随着软、硬件技术的发展,ART 的发展方向大致有两个方面,即由离线 ART 向实时 ART 发展及从单一影像反馈向影像、剂量等相结合的多反馈发展。综上可见,无论是在放疗方案方面还是在放疗技术方面,自适应技术的研究已较为广泛,且大部分结果都证明其是明显优于常规放疗方案的,但仍旧需要更多数量的临床实践来形成完整的自适应放疗方案。

26.3.3 未来物理技术展望

26.3.3.1 多学科协同发展

当代科技发展迅猛,其显著特点就是科学技术高度分化与融合并存、互补,学科交叉日益频繁,科技创新加速。学科交叉融合是当代科技发展的必然趋势。医学物理学是以物理学知识为基础,融合相关学科,研究解决医学诊断、治疗以及基础医学研究中的有关问题。医学物理学有机地整合了物理学、医学、生物学、电子学、计算机技术和信息科学等诸多学科而形成,适应了近代物理、现代医学以及相应医疗器械产业不断发展的迫切需要。

医学物理技术是一个多学科综合应用的技术,放疗物理作为医学物理的一个分支,从肿瘤的诊断、肿瘤定位、治疗计划的设计、治疗计划的实施,都离不开多学科的协同应用。随着个性化治疗的需求,先进的数字技术（高计算性能和存储资源）以及高素质的多学科团队（临床医生、流行病学家、生物学家、计算机科学家、统计学家和数学家）的协同作用更加明显,也显得更加重要。先进的诊疗技术的发展和应用中面临的挑战,也迫切需要多学科的高度融合协同发展。例如,目前很热门的大数据让大家看到了个性化精准治疗的希望,包括基因组学、蛋白质组学、转录组学等都是个性化精准治疗的基础。但是,大数据的应用还充满挑战。如数据的异质性呈现出新的挑战,需要充分了解潜在的生物学概念和分析算法的专家进行数据整合和解释;以及目前大多数的研究人员通过自学来进行软件开发,这可能会导致他们缺乏基本训练,如任务自动化、代码审查、单元测试、版本控制和问题跟踪等。由于学科背景的差异,信息学家、数学家、统计学家、生物学家和临床医师之间仍然存在着学科之间的障碍。虽然增加个人知识是现代社会发展的关键因素,但一个人可以拥有的知识和专门知识是有上限的。因此未来除了培训掌握多学科知识的个人之外,鼓励大学、研究机构和政府通过新的举措将不同科学背景的研究人员与系统生物学和个性化医学连接起来。也就是说,未来的多学科协同发展方向主要是各个学科领域的专家协同作用,而不是单个人对多学科知识的掌握和应用。如约翰·霍普金斯大学正在通过改变教学计划并在医学院建立新的项目来整合个性化医学的概念来引领这一改变。最近由加拿大卫生研究院从资助单一学科（如遗传学）转向资助生物医学研究的多学科专家小组,正是朝着正确的方向迈出的一步。

26.3.3.2 大数据引导放疗

大数据不是一个概念,而是方法论,其核心在于从海量的数据资源中提取有价值的部分加以分析和处理。医学大数据的研究涉及多数据集的收集、分析和整合,可被视为在医学信息学主导下,基于科学数据分析的分支学科。医学大数据与传统狭义医学统计学的区别在于,狭义医学统计强调用统计学的知识验证结论的合理性,而医学大数据则是基于数据为人类生命健康提供预测与指导。

如今我们处于信息爆炸的时代，能够从患者身上获取海量数据。基于放疗临床研究观察以及多学科协作实践，学者发现在所有患者数据中，约97%的数据内容被称为"暗数据"，尽管它们源于常规临床流程中，但仍处于"混沌态"（杂乱、无条理、未开发和非置信），难以被直接提取并应用于后续分析，故无法用于提升研究成果，改善质量评估或临床护理。大数据引导放疗便是旨在"拨云见日"，希望能够基于科学技术来挖掘并揭示这部分暗藏的海量数据，促进医学实践中的正向改变。

放疗与医学临床统计已有多重结合，如放射组学（radiomics）、基因组学（genomics）、蛋白质组学（proteomics）和代谢组学（metabolomics）。具体来说，病理学和影像组学能够提升我们对于治疗疾病的特征描述准确性；基因组学为正常解剖组织的放射敏感性提供了指示；而蛋白质组学研究不仅能为生命活动规律提供物质基础，也能为众多疾病机制的阐明及攻克提供理论根据和解决途径。大数据能够支持多协会、多组织以及多平台的信息交流共享，搜集大量、精准且详细的数据分析并能够显著提升我们对于肿瘤应答的理解，同时亦可优化治疗流程，改良治疗模式。

（1）放疗大数据特性

放疗领域的大数据研究，则是医学大数据的分支之一。放疗大数据同样具有"5V"特性：庞大数据库（volume），强调反应和处理速度（velocity），多样性（variety），精准性（veracity）和确切量化值（value）。

大数据内容按照治疗流程可以分为3个模块：诊断和预测，治疗及临床病症管理，结果记录。未来放疗大数据能够发育进化成为具有"生命力"的系统，关键在于能够周期性自动地从电子病历系统中录入、挖掘、分析、学习和预测数据。具体来说，它能够利用已有的诊断和预测因子来量化病理分期，基于临床治疗病症来改善管理决策，以反馈的结果记录与随访信息为导向，从而不断优化治疗成果以服务后续新肿瘤患者。

（2）放疗大数据发展所面临的问题

放疗大数据的发展建立在数目庞大和精确且完整的数据集上。提高数据完整性能够显著提升我们对于患者组别的定位和分类，而临床治疗结果的相关数据是最难以捕捉的，因此需要保证每一位患者所采集样本数据的准确性，比如治疗前诊断和病理分期、组织学、剂量分布、仪器设备和技术，同时治疗

后毒性、病症管理、疾病应答、生存质量等。这些数据往往是离散化存储于电子病历系统（EHR）中，如放疗中常用的是 Mosaiq（Elekta，Stockholm，Sweden）和 Aria（Varian Medical Systems，Palo Alto，California），以及治疗计划系统（TPS）。这些离散系统对放疗大数据研究的开展是一项不小的阻力。

放疗大数据不仅要求数据具有完整性和精确性，庞大的数据库也是必不可少的。数据库中数据采集是平台发展的基石，目前主要有两种方法增加数据集样本以便于研究，其一是遵循严格定义的数据收集统一标准，逐年增加可分析患者数量，该方法主要取决于时间跨度；其二是跨区域的多数据库整合，该方法主要受到数据对接、信息交互传输影响，即不同数据库所存在的差异以及患者数据隐私安全保护恐会成为最大阻力。比如 AAPM-TG263 报告中就提出，希望能够拥有一套标准化人体解剖结构名称。现有数据大多存储于基于各厂商研发的不同平台，而不同操作模式、电脑软件兼容性与工作流程要求等，使得数据库整合更具难度。尽管过往的 20 年中，放疗医学数字成像和通信（DICOM-RT）数据类型为跨系统平台信息交流提供可能，不同系统间合作的便捷程度已有所提升，但语义可交互性等的功能研发依旧停留在萌芽期。具体来说，如何从碎片化、离散的众多数据库中收集归纳已接受放疗和基因型检测的完整患者数据；如何协调统一不同评估仪器所管理记录的临床信息；如何面对潜在的法律与伦理挑战，降低患者对个人隐私的担忧；如何优化患者记录、治疗、护理和随访流程；如何将从放射基因组学获取的大数据应用于临床检验，预测放疗预后和毒性；如何宣传展示放疗领域大数据的巨大发展潜力，以吸引更多的专家学者团队参与合作；如何从技术层次实现患者放疗计划的个体定制最优化等，都是放疗大数据发展所面临的问题。

（3）放疗大数据发展措施

"如何更好地帮助患者"始终是放疗领域亘古不变的主题。同样，放疗的安全、质量以及效率也是行业人员不懈的追求。针对放疗大数据发展所面临的问题，落实在实际环节中，主要强调两点，即注重基础设施建设与完善规章制度。

放疗大数据发展的基础设施建设，是多层次、多方面和多概念的。放疗大数据建设需要整合优化已

有的放疗设备,结合利用多学科技术,实现创新发展。除了硬件更新,软件基础设施搭建也是至关重要的。软件建设的基层便是数据库的搭建和预处理,包括整个临床肿瘤放疗流程数据的录入、存储、传输和筛选等。进一步细化,则可定义多组数据间的交互路径,如患者-医生、医生-物理师、平台-平台。

有了数据,如何利用数据就是面临的最大问题。美国临床肿瘤协会(ASCO)提出,放疗大数据工作思路为:通过电子病历整合海量数据,将经历完整放疗流程的数据供以训练网络,深入多层次思考,学习传统临床试验研究方法,后在肿瘤临床管理中得以实践验证,作出假设推论并分析验证,最终将观察到的数据转化为临床研究成果。数据挖掘的理念暗示了我们数据的藏匿性。针对放疗大数据领域,"数据耕种"的比喻或许比临床组织结构、流程和技术革新更为贴切,它能够从电子病历和 TPS 中自动汲取巨量、精确和完整的数据集。

大数据项目是基于人类已知的知识框架和流程,它能够凭借无与伦比的"洞察力"深入平常人类难以观测的维度进行探究,但对于未知领域则需要更多的科学研究来完整理解其潜在的生理机制。值得注意的是,有时候用于提升放疗质量的核心数据或许并不存于电子记录中,而是在最为朴素也最缺乏结构层次的纯文字记录中,因而自动汲取电子病历数据并不是可行方案,此时则需要不断完善规章制度来细化功能分类。

放疗系统相对复杂,需要软、硬件和人工操作的紧密结合。围绕放疗的严格质控流程,应当进一步拓展到常规数据整合、数据管理和数据安全规章制度中。目前放疗大数据项目由 ASTRO/AAPM/NIH/NCI 等协会共同支持,协会也在努力号召多方权益相关者,鼓励各肿瘤中心从所有患者处收集数据内容,共同努力完善放疗大数据规章制度。

系统地收集如此繁杂的数据需要众多从业人员的努力,时间和精力或许是最为艰难的挑战。大数据应用于放疗领域的前景是光明的,但同样也是遥远的。需要努力促进科学研究和社会的共识,并提供一套完整可靠、切实可行的途径来实现目标,同时客观分析成本与动机,为放疗大数据进步进行宣传和呼吁,吸引更多学者或权益相关者共同参加放疗大数据的挖掘。目标是利用大数据来归纳形成一套快速学习的健康管理系统,能够为临床工作者们提供参考与帮助,从而更好地服务于患者。

(章　真　胡伟刚　俞晓立)

主要参考文献

[1] 谢力,李贤富,郭飞,等. 三维适形放疗和常规放疗治疗食管癌的剂量学和治疗学差异分析[J]. 中国医学物理学杂志,2017,34(06):585-589.

[2] 戴建荣,胡逸民. 图像引导放疗的实现方式[J]. 中华放射肿瘤学杂志,2006,15(2):132-135.

[3] Adhya AK, Srinivasan R, Patel FD. Radiation therapy induced changes in apoptosis and its major regulatory proteins, Bcl-2, Bcl-XL, and Bax, in locally advanced invasive squamous cell carcinoma of the cervix[J]. Int J Gynecol Pathol, 2006,25:281-287.

[4] Aerts HJ, Velazquez ER, Leijenaar RT, et al. Decoding tumour phenotype by noninvasive imaging using a quantitative radiomics approach[J]. Nat Commun, 2014,5:4006.

[5] Alektiar KM, Hu K, Anderson L, et al. High-dose-rate intraoperative radiation therapy (HDR-IORT) for retroperitoneal sarcomas[J]. Int J Radiat Oncol Biol Phys, 2000,47(1):157-163.

[6] Aluwini S, Pos F, Schimmel E, et al. Hypofractionated versus conventionally fractionated radiotherapy for patients with prostate cancer (HYPRO): acute toxicity results from a randomised non-inferiority phase 3 trial [J]. Lancet Oncol, 2015,16:274-283.

[7] Ang KK, Harris J, Wheeler R, et al. Human papillomavirus and survival of patients with oropharyngeal cancer[J]. N Engl J Med, 2010,363:24-35.

[8] Arcangeli G, Fowler J, Gomellini S, et al. Acute and late toxicity in a randomized trial of conventional versus hypofractionated three-dimensional conformal radiotherapy for prostate cancer[J]. Int J Radiat Oncol Biol Phys, 2011,79:1013-1021.

[9] Arcangeli S, Strigari L, Gomellini S, et al. Updated results and patterns of failure in a randomized hypofractionation trial for high-risk prostate cancer[J]. Int J Radiat Oncol Biol Phys, 2012,84:1172-1178.

[10] Armstrong BA, Perez CA, Simpson JR, et al. Role of irradiation in the management of superior vena cava syndrome[J]. Int J Radiat Oncol Biol Phys, 1987,13:531-539.

[11] Arnott SJ, Duncan W, Gignoux M, et al. Preoperative radiotherapy for esophageal carcinoma[J]. Cochrane

Database Syst Rev, 2005:CD001799.

[12] Baik CS, Chamberlain MC, and Chow LQ. Targeted therapy for brain metastases in EGFR-mutated and ALK-rearranged non-small-cell lung cancer [J]. J Thorac Oncol, 2015,10:1268 – 1278.

[13] Barendsen GW. Responses of cultured cells, tumours and normal tissues to radiations of different linear energy transfer[J]. Curr Topics Radiat Res Q, 1968, 4:293 – 356.

[14] Beitler JJ, Zhang Q, Fu KK, et al. Final results of local-regional control and late toxicity of RTOG 9003: a randomized trial of altered fractionation radiation for locally advanced head and neck cancer[J]. Int J Radiat Oncol Biol Phys, 2014,89:13 – 20.

[15] Bert C, Durante M. Motion in radiotherapy: particle therapy[J]. Physics Med Biol, 2011,56(16): R113.

[16] Bezjak A, Paulus R, Gaspar LE, et al. Primary study endpoint analysis for NRG oncology/RTOG 0813 trial of stereotactic body radiation therapy (SBRT) for centrally located non-small cell lung cancer (NSCLC) [J]. Int J Radiat Oncol Biol Phys, 2016,94:5 – 6.

[17] Billiet C, Decaluwe H, Peeters S, et al. Modern post-operative radiotherapy for stage III non-small cell lung cancer may improve local control and survival[J]: a Meta-analysis[J]. Radiother Oncol, 2014,110:3 – 8.

[18] Blanchard P, Baujat B, Holostenco V, et al. Meta-analysis of chemotherapy in head and neck cancer (MACH-NC): a comprehensive analysis by tumour site [J]. Radiother Oncol, 2011,100:33 – 40.

[19] Bonner JA, Harari PM, Giralt J, et al. Radiotherapy plus cetuximab for locoregionally advanced head and neck cancer: 5-year survival data from a phase 3 randomised trial, and relation between cetuximab-induced rash and survival[J]. Lancet Oncol, 2010,11: 21 – 28.

[20] Boone MLM, Lawrence JH, Connor WG, et al. Introduction to the use of protons and heavy ions in radiation therapy: Historical perspective [J]. Int J Radiat Oncol Biol Phys, 1977:65 – 69.

[21] Bourhis J, Sire C, Graff P, et al. Concomitant chemoradiotherapy versus acceleration of radiotherapy with or without concomitant chemotherapy in locally advanced head and neck carcinoma (GORTEC 99 – 02): an open-label phase 3 randomised trial [J]. Lancet Oncol, 2012,13:145 – 153.

[22] Bridges KA, Chen X, Liu H, et al. MK-8776, a novel chk1 kinase inhibitor, radiosensitizes p53-defective

human tumor cells[J]. Oncotarget, 2016,7: 71660 – 71672.

[23] Brizel DM, Scully SP, Harrelson JM, et al. Tumor oxygenation predicts for the likelihood of distant metastases in human soft tissue sarcoma[J]. Cancer Res, 1996, 56:941 – 943.

[24] Brody JD, Ai WZ, Czerwinski DK, et al. In situ vaccination with a TLR9 agonist induces systemic lymphoma regression: a phase I/II study[J]. J Clin Oncol, 2010,28:4324 – 4332.

[25] Brown JM. Evidence for acutely hypoxic cells in mouse tumours, and a possible mechanism of reoxygenation [J]. Br J Radiol, 1979, 52:650 – 656.

[26] Cahan WG, Woodard HQ, Higinbotham NL, et al. Sarcoma arising in irradiated bone: report of eleven cases[J]. 1948, Cancer, 1998,82:8 – 34.

[27] Castro JR, Saunders WM, Tobias CA, et al. Treatment of cancer with heavy charged particles[J]. Int J Radiat Oncol Biol Phys, 1982, 8 (12): 2191 – 2198.

[28] Cercek A, Goodman KA, Hajj C, et al. Neoadjuvant chemotherapy first, followed by chemoradiation and then surgery, in the management of locally advanced rectal cancer[J]. J Natl Compr Canc Netw, 2014,12: 513 – 519.

[29] Chang JY, Senan S, Paul MA, et al. Stereotactic ablative radiotherapy versus lobectomy for operable stage I non-small-cell lung cancer: a pooled analysis of two randomised trials [J]. Lancet Oncol, 2015, 16: 630 – 637.

[30] Cha YJ, Kim MS, Jang WI, et al. Stereotactic body radiation therapy for liver oligo-recurrence and oligo-progression from various tumors[J]. Radiat Oncol J, 2017,35:172 – 179.

[31] Chen AM, Felix C, Wang PC, et al. Reduced-dose radiotherapy for human papillomavirus-associated squamous-cell carcinoma of the oropharynx: a single-arm, phase 2 study [J]. Lancet Oncol, 2017, 18: 803 – 811.

[32] Chen J, Morin O, Aubin M, et al. Dose-guided radiation therapy with megavoltage cone-beam CT[J]. Br J Rad, 2006,79:S87 – S98.

[33] Chera BS, Amdur RJ, Tepper J, et al. Phase 2 trial of de-intensified chemoradiation therapy for favorable-risk human papillomavirus-associated oropharyngeal squamous cell carcinoma[J]. Int J Radiat Oncol Biol Phys, 2015,93:976 – 985.

[34] Cheung J, Aubry JF, Yom SS, et al. Dose recalculation and the dose-guided radiation therapy (DGRT) process using megavoltage cone-beam CT [J]. Int J Radiat Oncol Biol Phys, 2009,74(2):583 - 592.

[35] Clarke M, Collins R, Darby S, et al. Effects of radiotherapy and of differences in the extent of surgery for early breast cancer on local recurrence and 15-year survival: an overview of the randomised trials [J]. Lancet, 2005,366:2087 - 2106.

[36] Collaborative G, Darby S, McGale P, et al. Effect of radiotherapy after breast-conserving surgery on 10-year recurrence and 15-year breast cancer death: meta-analysis of individual patient data for 10,801 women in 17 randomised trials [J]. Lancet, 2011, 378: 1707 - 1716.

[37] Coutard H. Cancer of the larynx: results of roentgen therapy after five and ten years of control[J]. Am J Roentgenol, 1938,40:509.

[38] Cunliffe AR, Al-Hallaq HA, Labby ZE, et al. Lung texture in serial thoracic CT scans: assessment of change introduced by image registration[J]. Med Phys, 2012,39:4679 - 4690.

[39] Curtis SB. Lethal and potentially lethal lesions induced by radiation: a unified repair model[J]. Radiat Res, 1986, 106:252 - 270.

[40] Denekamp J. Physiological hypoxia and its influence on radiotherapy[M]//Steel GG, Adams GE, Horwich A, eds. The biological basis of radiotherapy. 2nd ed. Amsterdam: Elsevier Science, 1989.

[41] Deng L, Liang H, Xu M, et al. STING-Dependent cytosolic DNA sensing promotes radiation-induced type I interferon-dependent antitumor immunity in immunogenic tumors[J]. Immunity, 2014,41:843 - 852.

[42] De Ruysscher D, Belderbos J, Reymen B, et al. State of the art radiation therapy for lung cancer 2012: a glimpse of the future[J]. Clin Lung Cancer, 2013,14: 89 - 95.

[43] Dittmann KH, Mayer C, Ohneseit PA, et al. Celecoxib induced tumor cell radiosensitization by inhibiting radiation induced nuclear EGFR transport and DNA-repair: a COX-2 independent mechanism [J]. Int J Radiat Oncol Biol Phys, 2008,70(1):203 - 212.

[44] Ebctcg S, McGale P, Taylor C, et al. Effect of radiotherapy after mastectomy and axillary surgery on 10-year recurrence and 20-year breast cancer mortality: meta-analysis of individual patient data for 8135 women in 22 randomised trials[J]. Lancet, 2014,383:2127 - 2135

[45] El Naqa I, Li R, Murphy MJ. Machine learning in radiation oncology[J]. Theory Appl, 2015:57 - 70.

[46] Falkmer U, Jarhult J, Wersall P, et al. A systematic overview of radiation therapy effects in skeletal metastases[J]. Acta Oncol, 2003,42:620 - 633.

[47] Fields MT, Eisbruch A, Normolle D, et al. Radio-sensitization produced in vivo by once- vs. twice- weekly 2'2'-difluoro-2'-deoxycytidine (gemcitabine)[J]. Int J Radiat Oncol Biol Phys, 2000, 47:785 - 791.

[48] Filippi AR, Badellino S, Ceccarelli M, et al. Stereotactic ablative radiation therapy as first local therapy for lung oligometastases from colorectal cancer: a single-institution cohort study[J]. Int J Radiat Oncol Biol Phys, 2015,91:524 - 529.

[49] Fletcher GH. Supervoltage radiotherapy for cancer of the uterine cervix[J]. Br J Radiol, 1962:5 - 17.

[50] Forastiere AA, Zhang Q, Weber RS, et al. Long-term results of RTOG 91 - 11: a comparison of three nonsurgical treatment strategies to preserve the larynx in patients with locally advanced larynx cancer[J]. J Clin Oncol, 2013,31:845 - 852.

[51] Garcia-Aguilar J, Chow OS, Smith DD, et al. Effect of adding mFOLFOX6 after neoadjuvant chemoradiation in locally advanced rectal cancer: a multicentre, phase 2 trial[J]. Lancet Oncol, 2015,16:957 - 966.

[52] Garnett CT, Palena C, Chakraborty M, et al. Sublethal irradiation of human tumor cells modulates phenotype resulting in enhanced killing by cytotoxic T lymphocytes[J]. Cancer Res, 2004,64:7985 - 7994.

[53] Georg P, Lang S, Dimopoulos JC, et al. Dose-volume histogram parameters and late side effects in magnetic resonance image-guided adaptive cervical cancer brachytherapy[J]. Int J Radiat Oncol Biol Phys, 2011, 79:356 - 362.

[54] Golden EB, Chhabra A, Chachoua A, et al. Local radiotherapy and granulocyte-macrophage colony-stimulating factor to generate abscopal responses in patients with metastatic solid tumours: a proof-of-principle trial[J]. Lancet Oncol, 2015,16:795 - 803.

[55] Goodman BD, Mannina EM, Althouse SK, et al. Long-term safety and efficacy of stereotactic body radiation therapy for hepatic oligometastases[J]. Pract Radiat Oncol, 2016,6:86 - 95.

[56] Gray B, Van Hazel G, Hope M, et al. Randomised trial of SIR-spheres plus chemotherapy vs. chemotherapy alone for treating patients with liver

metastases from primary large bowel cancer[J]. Ann Oncol, 2001, 12: 1711 - 1720.

[57] Gray LH, Conger AD, Ebert M, et al. The concentration of oxygen dissolved in tissues at the time of irradiation as a factor in radiotherapy[J]. Br J Radiol, 1953, 26: 638 - 648.

[58] Grootjans W, de Geus-Oei L F, Troost E G C, et al. PET in the management of locally advanced and metastatic NSCLC[J]. Nat Rev Clin Oncol, 2015, 12 (7): 395 - 407.

[59] Group P, Ma T. Postoperative radiotherapy for non-small cell lung cancer[J]. Cochrane Database Syst Rev, 2005: CD002142.

[60] Gunderson LL, Winter KA, Ajani JA, et al. Long-term update of US GI intergroup RTOG 98 - 11 phase III trial for anal carcinoma: survival, relapse, and colostomy failure with concurrent chemoradiation involving fluorouracil/mitomycin versus fluorouracil/cisplatin[J]. J Clin Oncol, 2012, 30: 4344 - 4351.

[61] Gupta T, Agarwal J, Jain S, et al. Three-dimensional conformal radiotherapy (3DCRT) versus intensity modulated radiation therapy (IMRT) in squamous cell carcinoma of the head and neck: a randomized controlled trial[J]. Radiother Oncol, 2012, 104: 343 - 348.

[62] Hall EJ, Giaccia AJ. Radiobiology for the radiologist [M]. 6th ed. Philadelphia: Lippincott Williams & Wilkins, 2006.

[63] Han M, Partin AW, Zahurak M, et al. Biochemical (prostate specific antigen) recurrence probability following radical prostatectomy for clinically localized prostate cancer[J]. J Urol, 2003, 169: 517 - 523

[64] Horiot JC, Le Fur R, N'Guyen T, et al. Hyperfractionation versus conventional fractionation in oropharyngeal carcinoma: final analysis of a randomized trial of the EORTC cooperative group of radiotherapy [J]. Radiother Oncol, 1992, 25: 231 - 241.

[65] Hoskin PJ, Kirkwood AA, Popova B, et al. 4 Gy versus 24 Gy radiotherapy for patients with indolent lymphoma (FORT): a randomised phase 3 non-inferiority trial[J]. Lancet Oncol, 2014, 15: 457 - 463.

[66] Howard-Flanders P, Moore D. The time interval after pulsed irradiation within which injury in bacteria can be modified by dissolved oxygen: I. A search for an effect of oxygen 0.02 seconds after pulsed irradiation[J]. Radiat Res, 1958, 9: 422 - 437.

[67] Hurria A, Levit L A, Dale W, et al. Improving the Evidence Base for Treating Older Adults With Cancer: American Society of Clinical Oncology Statement[J]. J Clin Oncol, 2015, 33: 3826 - 3833.

[68] Ikeda H, Ishikura S, Oguchi M, et al. Analysis of 57 nonagenarian cancer patients treated by radical radiotherapy: a survey of eight institutions[J]. Jpn J Clin Oncol, 1999, 29: 378 - 381.

[69] Jagsi R, Griffith KA, Boike TP, et al. Differences in the Acute Toxic Effects of Breast Radiotherapy by Fractionation Schedule: Comparative Analysis of Physician-Assessed and Patient-Reported Outcomes in a Large Multicenter Cohort[J]. JAMA Oncol, 2015, 1: 918 - 930.

[70] Joosten A, Bochud F, Moeckli R. A critical evaluation of secondary cancer risk models applied to Monte Carlo dose distributions of 2-dimensional, 3-dimensional conformal and hybrid intensity-modulated radiation therapy for breast cancer[J]. Physics Med Biol, 2014, 59(16): 4697.

[71] Kallman RF. The phenomenon of reoxygenation and its implication for fractionated radiotherapy[J]. Radiology, 1972, 105: 135 - 142.

[72] Kanai T, Furusawa Y, Fukutsu K, et al. Irradiation of mixed beam and design of spread-out Bragg peak for heavy-ion radiotherapy[J]. Radiation Research, 1997, 147(1): 78 - 85.

[73] Katayama S, Hantschke M, Lissner S, et al. Helical tomotherapy of the complete scalp and the ipsilateral lymph nodes in a case of scalp angiosarcoma[J]. Ear, Nose, Throat J, 2014, 93(6): E24 - 28.

[74] Kerr C. Chemoradiotherapy in early-stage Hodgkin's disease[J]. Lancet Oncol, 2007, 8: 1061.

[75] Kimple RJ and Harari PM. The prognostic value of HPV in head and neck cancer patients undergoing postoperative chemoradiotherapy[J]. Ann Transl Med, 2015, 3: S14.

[76] Kim SH, Lee JM, Hong SH, et al. Locally advanced rectal cancer: added value of diffusion-weighted MR imaging in the evaluation of tumor response to neoadjuvant chemo-and radiation therapy [J]. Radiology, 2009, 253: 116 - 125.

[77] King CR, Freeman D, Kaplan I, et al. Stereotactic body radiotherapy for localized prostate cancer: pooled analysis from a multi-institutional consortium of prospective phase II trials[J]. Radiother Oncol, 2013, 109: 217 - 221.

[78] Kirou-Mauro A, Hird A, Wong J, et al. Is response to radiotherapy in patients related to the severity of

pretreatment pain? [J] Int J Radiat Oncol Biol Phys, 2008,71:1208 - 1212.

［79］ Klopp AH , Eifel PJ. Chemoradiotherapy for cervical cancer in 2010[J]. Curr Oncol Rep, 2011,13:77 - 85.

［80］ Kunkler IH, Audisio R, Belkacemi Y, et al. Review of current best practice and priorities for research in radiation oncology for elderly patients with cancer: the International Society of Geriatric Oncology (SIOG) task force[J]. Ann Oncol, 2014,25:2134 - 2146.

［81］ Kwon ED, Drake CG, Scher HI, et al. Ipilimumab versus placebo after radiotherapy in patients with metastatic castration-resistant prostate cancer that had progressed after docetaxel chemotherapy (CA184 - 043): a multicentre, randomised, double-blind, phase 3 trial[J]. Lancet Oncol, 2014,15:700 - 712.

［82］ Lambin P, Rios-Velazquez E, Leijenaar R, et al. Radiomics: extracting more information from medical images using advanced feature analysis [J]. Eur J Cancer, 2012,48:441 - 446.

［83］ Lambin P, Rios-Velazquez E, Leijenaar R, et al. Radiomics: extracting more information from medical images using advanced feature analysis [J]. Eur J Cancer, 2012,48(4):441 - 446.

［84］ Lambregts DM, Rao SX, Sassen S, et al. MRI and diffusion-weighted MRI volumetry for Identification of complete tumor responders after preoperative chemoradiotherapy in patients with rectal cancer: a bi-institutional validation study[J]. Ann Surg, 2015, 262:1034 - 1039.

［85］ Lang J, Wang P, Wu D, et al. An investigation of the basic situation of radiotherapy in mainland China in 2015[J]. Chinese J Radiat Oncol, 2016,25:541 - 545.

［86］ Lassen P, Primdahl H, Johansen J, et al. Impact of HPV-associated p16-expression on radiotherapy outcome in advanced oropharynx and non-oropharynx cancer[J]. Radiother Oncol, 2014,113:310 - 316.

［87］ Lee WR, Dignam JJ, Amin MB, et al. Randomized Phase III Noninferiority Study Comparing Two Radiotherapy Fractionation Schedules in Patients With Low-Risk Prostate Cancer[J]. J Clin Oncol, 2016,34: 2325 - 2332.

［88］ Leksell L. The stereotaxic method and radiosurgery of the brain[J]. Acta Chir Scand, 1951,102:316 - 319.

［89］ Lim JY, Gerber SA, Murphy SP, et al. Type I interferons induced by radiation therapy mediate recruitment and effector function of CD8[+] T cells[J]. Cancer Immunol Immunother, 2014,63:259 - 271.

［90］ Ling CC, Yorke E, Fuks Z. From IMRT to IGRT: frontierland or neverland? [J] Radiother Oncol, 2006, 78(2):119 - 122.

［91］ Loeffler JS, Durante M. Charged particle therapy— optimization, challenges and future directions [J]. Nature Reviews Clin Oncol, 2013,10(7): 411 - 424.

［92］ Lowry L, Smith P, Qian W, et al. Reduced dose radiotherapy for local control in non-Hodgkin lymphoma: a randomised phase III trial[J]. Radiother Oncol, 2011,100:86 - 92.

［93］ Lutz S, Balboni T, Jones J, et al. Palliative radiation therapy for bone metastases: Update of an ASTRO Evidence-Based Guideline [J]. Pract Radiat Oncol, 2017,7:4 - 12.

［94］ Mackie TR, Holmes T, Swerdloff S, et al. Tomotherapy: a new concept for the delivery of dynamic conformal radiotherapy [J]. Med Physics, 1993, 20 (6):1709 - 1719.

［95］ Maeda J, Cartwright IM, Haskins JS, et al. Relative biological effectiveness in canine osteosarcoma cells irradiated with accelerated charged particles[J]. Oncol Letters, 2016,12(2): 1597 - 1601.

［96］ Marur S, Li S, Cmelak A J, et al. E1308: Phase II Trial of Induction Chemotherapy Followed by Reduced-Dose Radiation and Weekly Cetuximab in Patients With HPV-Associated Resectable Squamous Cell Carcinoma of the Oropharynx-ECOG-ACRIN Cancer Research Group [J]. J Clin Oncol, 2016: JCO 2016683300.

［97］ Matsufuji N. Overview summary of clinical heavier-ion progress in Japan J Physics: Conference Series［J］. IOP Publishing, 2017,860(1): 012027.

［98］ Matsumura S, Wang B, Kawashima N, et al. Radiation-induced CXCL16 release by breast cancer cells attracts effector T cells[J]. J Immunol, 2008, 181:3099 - 3107 .

［99］ Mayo CS, Deasy JO, Chera BS, et al. How can we effect culture change toward data-driven medicine? [J] Internat J Radiat Oncol Biol Physics, 2016, 95 (3): 916 - 921.

［100］ Meeks SL, Harmon JF, Langen KM, et al. Performance characterization of megavoltage computed tomography imaging on a helical tomotherapy unit[J]. Medical Physics, 2005,32(8):2673 - 2681.

［101］ Mikell JL, Gillespie TW, Hall WA, et al. Postoperative radiotherapy is associated with better survival in non-small cell lung cancer with involved N2 lymph nodes: results of an analysis of the National Cancer Data Base[J]. J Thorac Oncol, 2015,10:462 – 471.

[102] Milas L, Fujii T, Hunter N, et al. Enhancement of tumor radioresponse in vivo by gemcitabine[J]. Cancer Res, 1999, 59:107 – 114.

[103] Milas L, Milas MM, Mason KA. Combination of taxtanes with radiation: preclinical studies[J]. Semin Radiat Oncol, 1999,9:12 – 26.

[104] Mole RH. Whole body irradiation: radiobiology or medicine? [J] Br J Radiol, 1953,26:234 – 241.

[105] Moon SH, Cho KH, Lee CG, et al. IMRT vs. 2D-radiotherapy or 3D-conformal radiotherapy of naso-pharyngeal carcinoma [J]. Strahlentherapie Onkol, 2016,192(6): 377 – 385.

[106] Nieder C, Pawinski A, Dalhaug A, et al. A review of clinical trials of cetuximab combined with radiotherapy for non-small cell lung cancer[J]. Radiat Oncol, 2012, 7:3.

[107] Norihisa Y, Nagata Y, Takayama K, et al. Stereotactic body radiotherapy for oligometastatic lung tumors[J]. Int J Radiat Oncol Biol Phys, 2008,72: 398 – 403.

[108] Nyman J, Hallqvist A, Lund JA, et al. SPACE-A randomized study of SBRT vs. conventional fractionated radiotherapy in medically inoperable stage I NSCLC[J]. Radiother Oncol, 2016,121:1 – 8.

[109] Ohshima Y, Tsukimoto M, Takenouchi T, et al. gamma-Irradiation induces P2X(7) receptor-dependent ATP release from B16 melanoma cells[J]. Biochim Biophys Acta, 2010,1800:40 – 46.

[110] Onishi H, Araki T, Shirato H, et al. Stereotactic hypofractionated high-dose irradiation for stage I nonsmall cell lung carcinoma: clinical outcomes in 245 subjects in a Japanese multiinstitutional study [J]. Cancer, 2004,101:1623 – 1631.

[111] Orton A, Boothe D, Williams N, et al. Brachytherapy improves survival in primary vaginal cancer [J]. Gynecol Oncol, 2016,141(3): 501 – 506.

[112] Ou X, Zhou X, Shi Q, et al. Treatment outcomes and late toxicities of 869 patients with nasopharyngeal carcinoma treated with definitive intensity modulated radiation therapy: new insight into the value of total dose of cisplatin and radiation boost[J]. Oncotarget, 2015,6:38381 – 38397.

[113] Pan T, Lee TY, Rietzel E, et al. 4D - CT imaging of a volume influenced by respiratory motion on multi -

slice CT[J]. Med Physics, 2004,31(2):333 – 340.

[114] Perez-Soler R, McLaughlin P, Velasquez WS, et al. Clinical features and results of management of superior vena cava syndrome secondary to lymphoma[J]. J Clin Oncol, 1984,2:260 – 266.

[115] Peters LJ , Withers HR. Applying radiobiological principles to combined modality treatment of head and neck cancer-the time factor[J]. Int J Radiat Oncol Biol Phys, 1997,39:831 – 836.

[116] Pinn-Bingham M, Puthawala AA, Syed AM, et al. Outcomes of high-dose-rate interstitial brachytherapy in the treatment of locally advanced cervical cancer: long-term results[J]. Int J Radiat Oncol Biol Phys, 2013,85:714 – 720.

[117] Piotrowski T, Ryczkowski A, Kazmierska J. B-spline registration based on new concept of an intelligent masking procedure and GPU computations for the head and neck adaptive tomotherapy[J]. Technol Cancer Research treatment, 2012,11(3):257 – 266.

[118] Pollack A, Walker G, Horwitz EM, et al. Randomized trial of hypofractionated external-beam radiotherapy for prostate cancer [J]. J Clin Oncol, 2013,31:3860 – 3868.

[119] Pompos A, Durante M, Choy H. Heavy Ions in Cancer Therapy[J]. JAMA Oncol, 2016, 2: 1539 – 1540.

[120] Potter R, Georg P, Dimopoulos JC, et al. Clinical outcome of protocol based image (MRI) guided adaptive brachytherapy combined with 3D conformal radiotherapy with or without chemotherapy in patients with locally advanced cervical cancer [J]. Radiother Oncol, 2011,100:116 – 123.

[121] Raaymakers BW, Lagendijk JJW, Overweg J, et al. Integrating a 1. 5 T MRI scanner with a 6 MV accelerator: proof of concept [J]. Physics Med Biol, 2009,54(12):N229.

[122] Raju U, Ariga H, Dittmann K, et al. Inhibition of DNA repair as a mechanism of enhanced radioresponse of head and neck carcinoma cells by a selective cyclooxygenase-2 inhibitor, celecoxib[J]. Int J Radiat Oncol Biol Phys, 2005,63(2):520 – 528.

[123] Reits EA, Hodge JW, Herberts CA, et al. Radiation modulates the peptide repertoire, enhances MHC class I expression, and induces successful antitumor immun-otherapy[J]. J Exp Med, 2006,203:1259 – 1271.

[124] Reyes DK and Pienta KJ. The biology and treatment of oligometastatic cancer [J]. Oncotarget, 2015, 6:

8491 – 8524.

[125] Rodel C, Graeven U, Fietkau R, et al. Oxaliplatin added to fluorouracil-based preoperative chemoradiotherapy and postoperative chemotherapy of locally advanced rectal cancer (the German CAO/ARO/AIO-04 study): final results of the multicentre, open-label, randomised, phase 3 trial[J]. Lancet Oncol, 2015,16: 979 – 989.

[126] Roehl KA, Han M, Ramos CG, et al. Cancer progression and survival rates following anatomical radical retropubic prostatectomy in 3,478 consecutive patients: long-term results[J]. J Urol, 2004, 172: 910 – 914.

[127] Rowell NP and Gleeson FV. Steroids, radiotherapy, chemotherapy and stents for superior vena caval obstruction in carcinoma of the bronchus: a systematic review[J]. Clin Oncol (R Coll Radiol),2002,14:338 – 351.

[128] Rowland JH and Bellizzi KM. Cancer survivorship issues: life after treatment and implications for an aging population[J]. J Clin Oncol, 2014, 32: 2662 – 2668.

[129] Rule W, Timmerman R, Tong L, et al. Phase I dose-escalation study of stereotactic body radiotherapy in patients with hepatic metastases[J]. Ann Surg Oncol, 2011,18:1081 – 1087.

[130] Rusthoven CG, Jones BL, Flaig TW, et al. Improved Survival With Prostate Radiation in Addition to Androgen Deprivation Therapy for Men With Newly Diagnosed Metastatic Prostate Cancer [J]. J Clin Oncol, 2016,34:2835 – 2842.

[131] Sanchiz F, Milla A, Torner J, et al. Single fraction per day versus two fractions per day versus radiochemotherapy in the treatment of head and neck cancer[J]. Int J Radiat Oncol Biol Phys, 1990, 19:1347 – 1350.

[132] Sauer R, Becker H, Hohenberger W, et al. Preoperative versus postoperative chemoradiotherapy for rectal cancer [J]. N Engl J Med, 2004, 351:1731 – 1740.

[133] Schardt D, Elsässer T, Schulz-Ertner D. Heavy-ion tumor therapy: physical and radiobiological benefits [J]. Reviews of Modern Physics, 2010,82(1): 383.

[134] Schilsky RL, Michels DL, Kearbey AH, et al. Building a rapid learning health care system for oncology: the regulatory framework of CancerLinQ [J]. J Clin Oncol, 2014,32(22):2373 – 2379.

[135] Schmidt B, Lee HJ, Ryeom S, et al. Combining bevacizumab with radiation or chemoradiation for solid tumors: a review of the scientific rationale, and clinical trials[J]. Curr Angiogenes, 2012,1:169 – 179.

[136] Schwartz DL. Current progress in adaptive radiation therapy for head and neck cancer[J]. Current oncol reports, 2012,14(2):139 – 147.

[137] Scorsetti M, Comito T, Tozzi A, et al. Final results of a phase II trial for stereotactic body radiation therapy for patients with inoperable liver metastases from colorectal cancer[J]. J Cancer Res Clin Oncol, 2015,141:543 – 553.

[138] Scott JG, Berglund A, Schell MJ, et al. A genome-based model for adjusting radiotherapy dose (GARD): a retrospective, cohort-based study[J]. Lancet Oncol, 2017,18:202 – 211.

[139] Sebag-Montefiore D, Stephens R J, Steele R, et al. Preoperative radiotherapy versus selective postoperative chemoradiotherapy in patients with rectal cancer (MRC CR07 and NCIC-CTG C016): a multicentre, randomised trial[J]. Lancet, 2009,373: 811 – 820.

[140] Senra JM, Telfer BA, Cherry KE, et al. Inhibition of PARP-1 by olaparib (AZD2281) increases the radiosensitivity of a lung tumor xenograft[J]. Mol Cancer Ther, 2011,10:1949 – 1958.

[141] Seung SK, Curti BD, Crittenden M, et al. Phase 1 study of stereotactic body radiotherapy and interleukin-2—tumor and immunological responses[J]. Sci Transl Med, 2012,4:137ra174.

[142] Shaitelman SF, Schlembach PJ, Arzu I, et al. Acute and short-term toxic effects of conventionally fractionated vs hypofractionated whole-breast irradiation: a randomized clinical trial [J]. JAMA Oncol, 2015,1:931 – 941.

[143] Shapiro J, van Lanschot JJ, Hulshof MC, et al. Neoadjuvant chemoradiotherapy plus surgery versus surgery alone for oesophageal or junctional cancer (CROSS): long-term results of a randomised controlled trial[J]. Lancet Oncol, 2015, 16: 1090 – 1098.

[144] Sharabi AB, Nirschl CJ, Kochel CM, et al. Stereotactic radiation therapy augments antigen-specific PD-1-mediated antitumor immune responses via cross-presentation of tumor antigen [J]. Cancer Immunol Res, 2015,3:345 – 355.

[145] Shewach DS, Lawrence TS. Antimetabolite radio-

sensitizers[J]. J Clin Ocol, 2007, 25(26):4043 - 4050.

[146] Sinclair WK. Cyclic X-ray responses in mammalian cells in vitro[J]. Radiat Res, 1968, 33:620 - 643.

[147] Sinclair WK, Morton RA. X-ray sensitivity during the cell generation cycle of cultured Chinese hamster cells [J]. Radiat Res, 1966, 29:450 - 474.

[148] Smyth G, McCALLUM HM, Pearson MJM, et al. Comparison of a simple dose-guided intervention technique for prostate radiotherapy with existing anatomical image guidance methods [J]. British J Radiol, 2012, 85(1010):127 - 134.

[149] Steel GG ed. Basic clinical radiobiology[M]. 3rd ed. London: Edward Arnold, 2002, 64 - 70.

[150] Steel GG, McMillan TJ, Peacock JH. The 5Rs of radiobiology[J]. Int J Radiat Biol, 1989, 56:1045 - 1048.

[151] Steuer CE, El-Deiry M, Parks J R, et al. An update on larynx cancer[J]. CA Cancer J Clin, 2017, 67:31 - 50.

[152] Sun B, Brooks ED, Komaki RU, et al. 7-year follow-up after stereotactic ablative radiotherapy for patients with stage I non-small cell lung cancer: results of a phase 2 clinical trial[J]. Cancer, 2017, 123:3031 - 3039.

[153] Sun W, Xu J, Hu W, et al. The role of sequential 18 (F)-FDG PET/CT in predicting tumour response after preoperative chemoradiation for rectal cancer [J]. Colorectal Dis, 2013, 15:e231 - 238.

[154] Takeda A, Kunieda E, Ohashi T, et al. Stereotactic body radiotherapy (SBRT) for oligometastatic lung tumors from colorectal cancer and other primary cancers in comparison with primary lung cancer[J]. Radiother Oncol, 2011, 101:255 - 259.

[155] Tang D, Kang R, Zhe HJ, et al. High-mobility group box 1, oxidative stress, and disease[J]. Antioxid Redox Signal, 2011, 14:1315 - 1335.

[156] Terasima R, Tolmach LJ. X-ray sensitivity and DNA synthesis in synchronous populations of HeLa cells[J]. Science, 1963, 140:490 - 492.

[157] Terasima T, Tolmach LJ. Variation in several responses of HeLa cells to x-irradiation during the division cycle[J]. Bio phys J, 1963, 3:11 - 33.

[158] Thames HD. An "incomplete-repair" model for survival after fractionated and continuous irradiations [J]. Int J Radiat Biol, 1985, 47:319 - 339.

[159] Thames HD, Withers HR, Peters LJ, et al. Changes in early and late radiation responses with altered dose fractionation: implications for dose survival relationships[J]. Int J Radiat Oncol Biol Phys, 1982, 8:219 - 226.

[160] Thariat J, Hannoun-Levi JM, Myint AS, et al. Past, present, and future of radiotherapy for the benefit of patients [J]. Nat Reviews Clin Oncol, 2013, 10 (1): 52 - 60.

[161] Thomlinson RH. Changes of oxygenation in tumors in relation to irradiation[J]. Front Radiat Ther Oncol, 1968, 3:109 - 121.

[162] Thompson IM, Tangen CM, Paradelo J, et al. Adjuvant radiotherapy for pathological T3N0M0 prostate cancer significantly reduces risk of metastases and improves survival: long-term followup of a randomized clinical trial [J]. J Urol, 2009, 181:956 - 962.

[163] Timmerman R, Paulus R, Galvin J, et al. Stereotactic body radiation therapy for inoperable early stage lung cancer[J]. JAMA, 2010, 303:1070 - 1076.

[164] Tsang MWK. Stereotactic body radiotherapy: current strategies and future development [J]. Thoracic Disease, 2016, 8(Suppl 6): S517.

[165] Twyman-Saint Victor C, Rech AJ, Maity A, et al. Radiation and dual checkpoint blockade activate non-redundant immune mechanisms in cancer[J]. Nature, 2015, 520:373 - 377.

[166] Vaidya JS, Wenz F, Bulsara M, et al. Risk-adapted targeted intraoperative radiotherapy versus whole-breast radiotherapy for breast cancer: 5-year results for local control and overall survival from the TARGIT-A randomised trial[J]. Lancet, 2014, 383: 603 - 613.

[167] Valentini V, van Stiphout RG, Lammering G, et al. Selection of appropriate end-points (pCR vs. 2yDFS) for tailoring treatments with prediction models in locally advanced rectal cancer[J]. Radiother Oncol, 2015, 114:302 - 309.

[168] van Rooijen DC, van Wieringen N, Stippel G, et al. Dose-guided radiotherapy: potential benefit of online dose recalculation for stereotactic lung irradiation in patients with non-small-cell lung cancer[J]. Internat J Radiat Oncol Biol Physics, 2012, 83(4):e557 - e562.

[169] Vaupel P, Mayer A, Hockel M. Tumor hypoxia and malignant progression[J]. Methods Enzymol, 2004, 381:335 - 354.

[170] Veronesi U, Orecchia R, Maisonneuve P, et al. Intraoperative radiotherapy versus external radiotherapy for early breast cancer (ELIOT): a randomised

controlled equivalence trial［J］. Lancet Oncol, 2013,
14:1269 - 1277.

［171］ Walz J, Chun FK, Klein EA, et al. Risk-adjusted
hazard rates of biochemical recurrence for prostate
cancer patients after radical prostatectomy［J］. Eur
Urol, 2009,55:412 - 419.

［172］ Wang J, Bai S, Chen N, et al. The clinical feasibility
and effect of online cone beam computer tomography-
guided intensity-modulated radiotherapy for
nasopharyngeal cancer［J］. Radiotherapy Oncol, 2009,
90(2):221 - 227.

［173］ Wang X, Schoenhals JE, Li A, et al. Suppression of
type I IFN signaling in tumors mediates resistance to
anti-PD-1 treatment that can be overcome by
radiotherapy［J］. Cancer Res, 2017,77:839 - 850.

［174］ Widder J, Klinkenberg TJ, Ubbels JF, et al.
Pulmonary oligometastases: metastasectomy or
stereotactic ablative radiotherapy? ［J］ Radiother
Oncol, 2013,107:409 - 413.

［175］ Withers HR, Mason K, Reid BO, et al. Response of
mouse intestine to neutrons and gamma rays in relation
to dose fractionation and division cycle［J］. Cancer,
1974, 34:39 - 47.

［176］ Withers HR, Taylor JMG, Maciejewski B. The hazard of
accelerated tumor clonogen repopulation during
radiotherapy［J］. Acta Oncol, 1988, 27:131 - 146.

［177］ Withers HR. The four R's of radiotherapy［J］. Adv
Radiat Biol, 1975, 5:241 - 247.

［178］ Wright EA, Howard-Flanders P. The influence of
oxygen on the radiosensitivity of mammalian tissues
［J］. Acta Radiol, 1957, 48:26 - 32.

［179］ Wu LM, Xu JR, Ye YQ, et al. The clinical value of
diffusion-weighted imaging in combination with T2-
weighted imaging in diagnosing prostate carcinoma: a
systematic review and meta-analysis［J］. AJR Am J
Roentgenol, 2012,199:103 - 110.

［180］ Yadav P, Tolakanahalli R, Rong Y, et al. The effect
and stability of MVCT images on adaptive tomotherapy
［J］. J Appl Clin Med Physics, 2010,11(4):4 - 14.

［181］ Yan D, Vicini F, Wong J, et al. Adaptive radiation
therapy［J］. Physics Med Biol, 1997,42(1):123.

［182］ Yin W, Chen B, Tian F, et al. The growth of radiation
oncology in mainland China during the last 10 years［J］.
Int J Radiat Oncol Biol Phys, 2008,70:795 - 798.

［183］ Yoon HJ, Sohn I, Cho JH, et al. Decoding tumor
phenotypes for ALK, ROS1, and RET fusions in lung
adenocarcinoma using a radiomics approach ［J］.

Medicine (Baltimore),2015,94:e1753.

［184］ Yu J, Hu T, Chen Y. Small-arc volumetric-modulated
arc therapy: a new approach that is superior to fixed-
field IMRT in optimizing dosimetric and treatment-
relevant parameters for patients undergoing whole-
breast irradiation following breast-conserving surgery
［J］. Medicine, 2016,95(34):e4609.

［185］ Zarzycka M, Ziolkowska E, Wisniewski T, et al. The
role of postoperative radiotherapy in prostate cancer
patients［J］. Contemp Oncol (Pozn), 2013, 17: 413 -
420.

［186］ Zelefsky MJ, Chan H, Hunt M, et al. Long-term
outcome of high dose intensity modulated radiation
therapy for patients with clinically localized prostate
cancer［J］. J Urol, 2006,176:1415 - 1419.

［187］ Zerp SF, Stoter TR, Hoebers FJ, et al. Targeting
anti-apoptotic Bcl-2 by AT-101 to increase radiation
efficacy: data from in vitro and clinical pharmacokinetic
studies in head and neck cancer［J］. Radiat Oncol,
2015,10:158.

［188］ Zhang B, Mo Z, Du W, et al. Intensity-modulated
radiation therapy versus 2D-RT or 3D-CRT for the
treatment of nasopharyngeal carcinoma: a systematic
review and meta-analysis［J］. Oral Oncology, 2015,51
(11): 1041 - 1046.

［189］ Zhao L, Zhou S, Balter P, et al. Planning target
volume D95 and mean dose should be considered for
optimal local control for stereotactic ablative radiation
therapy［J］. Int J Radiat Oncol Biol Phys, 2016,95:
1226 - 1235.

［190］ Zhen X, Gu X, Yan H, et al. CT to cone-beam CT
deformable registration with simultaneous intensity
correction［J］. Physics Med Biol, 2012,57(21):6807.

［191］ Zhong H, Wang J, Hu W, et al. Edge detection and
fractal dimension analysis of CT images to predict
outcome of rectal cancer with neoadjuvant
chemoradiation［J］. Int J Radiat Oncol Biol Phys 2015,
93:S182.

［192］ Zhong H, Wang J, Shen L, et al. Predicting
metastasis-free survival of rectal cancer patients treated
with neoadjuvant chemo-radiotherapy by data-mining
of CT texture features of primary lesions［J］. Medical
Physics, 2015,42:3325.

［193］ Zuber S, Weiss S, Baaske D, et al. Iodine-125 seed
brachytherapy for early stage prostate cancer: a single-
institution review［J］. Radiat Oncol, 2015,10:49.

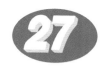 **肿瘤的外科手术治疗**

27.1　肿瘤外科的历史回顾

　　肿瘤外科学与整个医学的发展一样，源自人们长期同疾病作斗争的经验总结，目前外科、放疗、化疗是对抗癌症的三大治疗手段。如以二战期间首先用氮芥治疗淋巴瘤开始，以 20 世纪 20 年代人们造出第一代放射治疗设备算起，化、放疗至今也不足百年历史。肿瘤外科较之蓬勃发展的化疗、不断进步的放疗，无疑是一门更为古老和成熟的学科。

　　在公元前 1600 年古埃及就有手术切除肿瘤的记录，而我国《三国志·华佗传》记载"若病结积在内，针药所不能及，当须刳割者，便饮其麻沸散，须臾便如醉死无所知"。考虑到当时医疗条件，外科医师对肿瘤的治疗，也仅局限于四肢、乳房及其他体表肿瘤的简单切除或者灼烧，甚至在中世纪由文化水平不高的理发师来充当施术的匠人。McDowell 于 1809 年实施了剖腹及卵巢肿瘤切除术，为一位女性患者切除了重达 10 kg 的病灶，报道该患者术后生存 30 年。后来 Johannes Müller（1838 年）及 Rudolf Virchow（1858 年）建立了较完整的细胞病理学。Vesalius 发现了淋巴系统并建立了癌症的淋巴学

说，认为恶性肿瘤是一种涉及淋巴系统的疾病。Henri Francois 描述了乳腺癌自原发部位转移至区域淋巴结，其后又可能因为播散而成为全身疾病。

　　1846 年美国麻省总医院首次使用全身乙醚麻醉，1867 年 Joseph Lister 发明了抗菌法，这两大技术的诞生，快速推动了肿瘤外科的发展。19 世纪中后叶，奥地利的 Theodor Billroth 及其瑞士籍学生 Theodor Kocher 成为肿瘤外科的先驱。Billlroth 首先报道了对远端胃癌成功地施行胃部分切除术及胃十二指肠吻合术，其后又建立了 Billroth Ⅱ 式式，1872 年又成功地施行了食管胃切除术，次年又做了喉切除术、小肠广泛切除术及重建术，因而被誉为现代胃肠外科之父。Theodor Kocher 曾于 1909 年因其在甲状腺生理及外科方面杰出的划时代贡献而成为第一个被授予诺贝尔奖的外科医师。19 世纪后叶，各种肿瘤切除手术蓬勃开展，例如 Pean 于 1879 年完成了第一例胃癌根治性切除，1887 年 Schlatter 与 Kraske 描述了经骶部入路做直肠癌切除，1883 年 Czerng 与 1894 年 Maunsell 分别介绍了经腹、会阴联合径路的直肠癌切除术。肿瘤外科和各种相关基础学科的发展，逐渐成为外科中的一个分支。

　　Halsted 于 1894 年创立的乳腺癌根治术，对肿

瘤外科的发展起了很大的促进作用,提出乳腺癌首先转移至腋窝的倾向,因而做乳腺癌根治术时应该将乳腺连同覆盖的皮肤、乳头、胸肌以及腋窝内容一并切除。该手术主要根据解剖及生理学的特点制订了肿瘤的手术原则,将原发灶行广泛切除与区域淋巴结行整块的切除。他报道了210例乳腺癌的长期随访结果,60例患者的病灶局限在乳腺内,75%被治愈。110例发生腋窝淋巴结转移的患者5年存活率为31%,而40例腋窝及锁骨上均有淋巴结转移的病例,5年的存活率为10%,已经是当时令人为之振奋的历史记录。之后Crile规范了颈部淋巴结清扫术,直到20世纪50年代仍作为治疗颈部原发肿瘤的标准颈部淋巴清扫术。头颈部鳞癌在诊断的时候往往分期较晚,术后容易复发,由此一些肿瘤科医师建议结合镭进行治疗。20世纪40~50年代,在Martin领导下,开创了针吸细胞学诊断技术,也成立了头颈外科学会。Miles于1908年发表了直肠癌经腹、会阴联合切除术,一直沿用至今。Brunschwig于1948年创建了盆腔多个脏器一并整块切除治疗晚期盆腔肿瘤的技术。Wangensteen发现胃肠道恶性肿瘤术后仍会出现局部复发,建议在第一次术后6~9个月尚未发现复发前,可考虑行再次剖腹术,切除可能存在的复发灶,即所谓的"二次探查术"。Whipple于1935年成功地对3例壶腹癌做了分期的胰十二指肠根治术,其后在1940年一期完成了此项手术。Handley通过对恶性黑色素瘤的病理学观察,发现肿瘤细胞可以通过皮下淋巴管转移。因此建议皮肤切缘至少离病灶2.5cm,皮下切缘应更广,应达5cm,直到深筋膜一并切除。其后又建议对肢端的恶性黑色素瘤做截肢及区域淋巴结清扫。这些手术方式以单纯的解剖学为基础,主张广泛切除病灶及局部组织的整体观念,无疑是奠定了现代肿瘤外科学的基础。

随着化学治疗、放射治疗的进展,已经逐渐改变了外科在肿瘤治疗中的价值,现今单纯外科手术治疗在恶性肿瘤中只占小部分,而之前扩大手术范围以期获得更好预后的观念也在发生改变。人们对肿瘤发生、发展、浸润及转移机制的认识不断加深,使人们的观念有所改变,逐步认识到肿瘤的治疗不仅不能单靠扩大手术范围来提高疗效,且由于不少患者术时已经有亚临床转移灶的存在,更非单纯手术所能奏效。肿瘤治疗需要考虑到术后的并发症和对术后生活的影响,还要考虑患者精神、心理和功能

上的需求。1954年有学者在报道了127例早期乳腺癌做原发病灶局部完整切除及术后局部和腋窝放疗,其结果与乳腺癌根治术相仿,且局部复发率很低。之后多个临床研究中心,例如美国乳腺癌和肠癌外科协作组(NSABP)开展了一系列乳腺癌保乳术临床试验,并修正了Halsted的观点,指出乳腺癌在其早期就已经是全身性疾病。头颈部肿瘤方面,学者也逐步发现即使做更为广泛的切除手术也常常因为淋巴结外播散而导致手术失败,多学科的综合治疗较单纯手术的治疗效果更佳。Dixon发现在Hartmann手术后遗留的直肠远端很少有肿瘤局部复发,建立了直肠癌的低位前切术,之后发现直肠癌主要向近侧淋巴转移,且其沿肠壁浸润很少超过2cm,从而使多数直肠癌患者可以安全地保留肛门,减少膀胱及性功能障碍。自动吻合器的发明,克服了保留肛门手术受限于盆腔狭窄等技术因素。早年Bowden & Booher提出肢体的肉瘤需将受累肌群从起端到止端完整切除,现在已清除手术只要切除病灶并且无肿瘤残留即可,较保守的手术辅以放射治疗已经证实对控制肿瘤的局部及区域复发疗效并不亚于截肢术。现在肿瘤外科趋向于缩小手术范围,更加注意保存功能及借助多学科的综合治疗以提高疗效。

自20世纪40年代以后,以沈克非、黄家驷、吴阶平、方先之、裘法祖等著名外科专家为首的我国外科领域已经开始涉及肿瘤的治疗。例如张纪正在天津实施了肺癌全肺切除术,吴英恺在北京实施了首例食管癌切除胸内食管胃吻合术。第二次世界大战期间在美国纽约斯隆-凯特琳纪念癌症中心(MSKCC)学习、工作的金显宅、李月云两位前辈真正把肿瘤外科理念引入中国。他们回国后,形成"北金南李"的格局,是我国肿瘤外科的奠基人。1941年,金显宅在国内首创"舌癌根治性联合切除术",并在国内推广乳腺癌及头颈部肿瘤的临床诊断、病理诊断及手术规范。李月云在国内推广乳腺癌及盆腔手术。

在20世纪50年代,上海、天津、北京、广州分别成立了肿瘤医院。上海市肿瘤医院的肿瘤外科在李月云的牵头下成立,开展妇科肿瘤切除术、乳腺癌根治术、肉瘤广泛切除术等。天津以金显宅为代表,成立了肿瘤外科,开办肿瘤外科学习班,使学员形成肿瘤整体概念。在北京,吴恒兴、李冰等建立了中国医学科学院肿瘤医院,以外科手术为主形成头部、胸部及腹部为主体的框架。广东中山大学肿瘤医院于

1964年成立,头颈外科的李振权以及肝胆外科的李国材奠定了肿瘤外科的基础。

20世纪70年代开始,肿瘤的手术方式在国外诊疗趋势进步中开始发生改变,多学科治疗理念的引入,使手术更趋于合理化,例如头颈外科的经典颈清扫术被改良为功能性颈清扫术(图27-1),外科手术从超根治转为合理的手术。外科医师的观念也在发生改变,例如沈镇宙将乳腺癌扩大根治术改为乳腺癌改良根治术,疗效相似但生存质量明显提高。直肠癌的保肛手术也在逐步尝试。

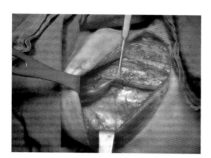

图27-1　颈清扫术

20世纪90年代中国肿瘤外科取得长足进步,术前影像学评估技术的进展,各种肿瘤诊治指南的建立以及NCCN指南在中国的推广,使肿瘤外科跨入新的阶段。钟守先、倪泉兴开了胰腺癌综合治疗的先河。陈峻青、詹文华、王舒宝、张岂凡等的胃癌分期及规范化治疗为同行所赞誉。郑树、万德森、莫善兢等进行了我国大肠癌的流行病学调查,并推动了直肠癌全系膜切除手术。

进入21世纪,在黄志强、汤钊猷、黎介寿等院士的大力推动下,微创外科在国内许多综合性医院和肿瘤专科医院开展。在结直肠癌、肺癌、胃癌、胰腺癌、甲状腺癌治疗中已经有相当成熟的经验。既往认为微创手术不适合癌症治疗的观点已经发生根本性转变。各种新的检查治疗技术(例如PET、内镜、加热及冷冻等)的发展,使外科医师能够开展新的手术,使肿瘤治疗的并发症大大减少,患者获得了更好的治疗效果。

27.2　肿瘤外科的生物学概念

外科手术是治疗肿瘤的重要手段,在实体瘤的治疗上仍然为首选治疗方法。良性肿瘤应用手术治疗能达到治愈,而恶性肿瘤手术能切除的病例有些可以获得治愈,但有些也可能复发或由于手术时已存在的亚临床转移灶,最终因转移而导致治疗失败。肿瘤的发展是一个漫长的过程,外科手术可用于病变过程中的一些阶段。例如在诱发期可以行预防性切除,如多发性结肠息肉、外阴白斑、黑痣等;原位癌时期局部切除可以手术治愈;浸润期行根治手术可使部分患者得到根治;一旦进入播散期,常丧失了手术机会,很难获得根治。肿瘤外科学是建立在解剖学、病理学、病理生理学、免疫学、细胞生物学、分子生物学等几乎全部医学学科的基础之上。

肿瘤发生、发展过程中,机体的免疫反应起很大的作用。研究表明,正常免疫机制的破坏,可能是肿瘤发生及发展的一个重要因素。免疫功能一方面能防御病原体的侵袭,同时也可能防止因基因突变的细胞向恶性转化。机体免疫功能有缺陷或减弱时,免疫系统即不再发挥作用。Fisher等认为手术切除肿瘤的目的包括可以提高机体的免疫功能,这与我国金元时期张从正"祛邪即是扶正"的观点吻合。但手术是局部治疗的方法,不能防止血道和淋巴道的转移,因而肿瘤的治疗必须根据肿瘤的不同生物学行为而定。有些肿瘤倾向于淋巴道转移,对此手术应包括原发灶及区域淋巴结的切除。有些肿瘤易于血道播散,此时即使再扩大手术范围,其治疗效果也未能有明显提高,而应加强手术前后的综合治疗。对区域淋巴结进行切除的手术治疗同样存在不同观点,手术切除有转移的淋巴结是肿瘤局部治疗的一部分,而早期无明确转移的淋巴结是否要切除尚存在很大的争议,例如前哨淋巴结活检。根治手术能清除原发及区域性淋巴结的病灶,但不能完全清除体内已发生转移的癌细胞。辅助化疗可以提高生存率,但是,少量的癌细胞最终可能还是要靠调动机体的免疫系统来消灭。

27.3　肿瘤外科的治疗原则

27.3.1　肿瘤外科的术前准备及分期

肿瘤手术治疗尤其是恶性肿瘤手术前必须对病情及患者的一般情况以及手术对机体功能的影响做出正确的估计。手术前必须考虑如下几方面。

1)恶性肿瘤患者的平均年龄较高,虽然高龄并不是手术的禁忌证,但术前须正确评估患者的一般情况能否耐受手术,患者是否合并有其他严重的疾病,例如心、肺、肝、肾等慢性疾病;老年人的糖尿病发病率亦较高,术前必须对糖尿病有良好的控制。

2)手术切除范围对正常生理功能的影响程度需要评估。恶性肿瘤手术常切除脏器及邻近组织,在一定程度上影响正常的生理功能,如肺叶切除后对肺功能的影响、肝部分切除后对肝功能的影响、肢体肿瘤切除手术后对运动功能的影响、乳腺切除对患者心理的影响等。手术前应该估计术后的生活质量,术后的生活质量越接近正常越好,同时需要告知患者及家属术后的正常生理功能可能发生的改变。

3)肿瘤外科手术本身有较高的并发症及一定的死亡率,特别是难度较大的手术。但有时即使较小或姑息性手术对一般情况较差的患者亦有较大的危险性,因而必须根据患者本身的情况选择合适的手术治疗方式。

4)良性肿瘤可以采用局麻或其他合适的麻醉方式,而恶性肿瘤一般不宜用局部麻醉。如患者一般情况较弱,近期有脑梗死、心脏病、肺水肿等情况,则任何麻醉均须注意慎重选择。

5)肿瘤的手术治疗范围有一定的规范,尤其是恶性肿瘤的切除范围常较大,既需要做原发灶的广泛切除,还涉及区域淋巴结的清除。有时需要同时切除多个潜在或已经发生转移的脏器,因而手术治疗前还须对病变做出正确的分期,以选择恰当的治疗方法,选择根治性切除还是姑息性切除,或采用手术与其他方法的综合治疗等。

6)手术前必须对病情做出正确的分期,以便作为选择正确治疗方法的依据,是比较各种治疗方法的效果以及正确估计预后的依据。目前常用分期方法是国际抗癌联盟制定的 TNM 分期法,以 T 代表原发肿瘤,根据不同原发病灶的大小分为 T0、Tx、Tis、T1、T2、T3、T4 等;N 代表区域淋巴结,根据淋巴结大小有无累及等,分为 N0、N1、N2、N3 等;M 代表远处转移,根据有无远处转移分为 M0、M1 等。根据不同的 TNM 再组成不同的临床分期。但有些肿瘤还有一些特殊的分期方法,如直肠结肠癌应用的 Dukes 分期。国际分期中有临床治疗前的临床分期(cTNM),亦有在手术中根据肿瘤侵犯的范围、淋巴结有无转移及远处转移的手术分期(sTNM),还有经病理检查后根据病理证实肿瘤大小及淋巴结有无转移的病理分期(pTNM)。

首次治疗后复发转移病例常需要完善全身检查,评估患者是局部复发还是远处转移,相对应采取局部根治性治疗还是全身治疗为主。有时则可根据各项临床或病理检查重新评估分期。死亡后尸体解剖发现的肿瘤,根据有无区域淋巴结及远处转移,病理检查明确肿瘤侵犯范围及组织切片等分期则是非常正确的分期,但对临床治疗已无意义。肿瘤根治性手术治疗的目的是希望能将局部病灶及区域淋巴结做切除,以达到治愈的目的。有时根据病情,手术治疗仅能达到姑息的目的,或需要与其他治疗方法配合,来争取最佳的疗效。

27.3.2 肿瘤外科的治疗原则

(1)良性肿瘤的治疗原则

良性肿瘤的生长方式以局部膨胀性生长为主,其边界清楚,多数有完整的包膜,几乎不会发生淋巴道和血道侵袭和转移,其治疗以局部手术为主,一般手术切除即可治愈。

良性肿瘤的手术原则是完整切除肿瘤,其包括肿瘤包膜及周围少量正常组织,肿瘤部分切除术是诊断使用,而治疗则需尽可能做到完整切除。但有些生长部位特殊的良性肿瘤,如发生于脑部的神经纤维瘤、神经鞘瘤、垂体瘤等,无法大范围切除时,只能行肿瘤剥离或姑息性切除术。乳腺纤维腺瘤需做乳腺象限切除;卵巢囊肿则考虑做单侧卵巢切除,注意要避免术中囊肿破裂;软组织纤维瘤应完整切除带有包膜的瘤体。切除的肿瘤必须送检病理,需要明确病理类型,避免误诊。如果证实为恶性肿瘤,则需要按恶性肿瘤治疗原则进一步处理。部分良性肿瘤有可能后期会发展成为恶性或交界性肿瘤,切除范围应相应扩大。例如乳腺交界性分叶状肿瘤、腹壁带状瘤、膀胱乳头状瘤等。

(2)恶性肿瘤的治疗原则

1)明确诊断,严格按照肿瘤分期制定外科治疗方案的原则。没有明确的诊断就不可能有正确的治疗。肿瘤的诊断包括病理诊断和临床分期。肿瘤的病理组织学类型、临床或病理分期是制订恶性肿瘤外科治疗最重要的依据。病理组织学诊断是确诊恶性肿瘤诊断的金标准,肿瘤外科手术,特别是大手术或易致残手术,术前必须有病理诊断,以免误诊误治,给患者带来严重后果。术前可行乳腺肿块空芯针活检、胃镜肠镜活检等创伤较小的检查手段取得病理标本。但有些病例在术前难以取得病理诊断,应在术中切取组织做冰冻切片检查。恶性肿瘤的外科治疗往往创伤大,致残率较高。例如乳腺癌根治术后失去整个乳房;直肠癌经腹会阴切除术后失去肛门而要终生肠造口;全喉切除术后不能发音且需终生气管造口;骨肉瘤截肢术后不能行走。因此,术前最好能明确病理诊断。

临床诊断和分期对肿瘤外科治疗实施同样十分重要,临床诊断分期包括肿瘤原发灶的部位及大小、区域淋巴结的情况、继发转移部位等。临床诊断与分期则通过体检、B超、CT、MRI、骨扫描、PET/CT等手段,争取术前发现潜在的远处转移灶,更全面了解患者的全身情况,有助于外科手术方案的制订,决定外科手术切除范围和后续综合治疗。例如病理诊断乳腺癌,并不表示患者可施行乳腺癌根治术。临床医生将全身检查情况综合分析,如果患者没有临床腋窝淋巴结的转移,可避免直接行腋窝淋巴结清扫术;如果有锁骨上淋巴结的转移,则评估为局部晚期乳腺癌,先考虑行新辅助化疗。

2) 制订合适的治疗方案。恶性肿瘤的治疗涉及多个学科,外科治疗是其重要的组成部分。方法的选择是否正确,直接关系到治疗效果和预后。早期恶性肿瘤,实施局部广泛切除、根治术或扩大切除术,达到根治的目的。局部晚期恶性肿瘤,估计难以切除的局部病变,先做术前化疗/放疗或化放疗,即新辅助治疗(neoadjuvant therapy),待肿瘤缩小降期后再行手术。根据术后病理类型和淋巴结转移的情况,判断是否需要术后辅助治疗。晚期恶性肿瘤尤其是合并恶病质者则禁忌手术。

3) 选择合理术式的原则。一旦确定治疗方案为手术治疗,则需要根据病情选择合适的手术方式。切忌不顾后果,随意试行不成熟或无把握的新术式。例如乳腺癌选用扩大根治术、改良根治术还是保乳手术? 腋窝淋巴结是清扫还是做前哨淋巴结活检? 喉癌手术采用半喉切除抑或全喉切除? 对于中下段的直肠癌,是选择保留肛门的 Dixons 术式还是切除肛门的 Miles 手术? 肺癌手术采用全肺切除还是袖状肺叶切除? 是常规开胸手术还是胸腔镜手术? 肿瘤外科医师在临床工作中均会面临这些手术方式的选择,究竟采用何种手术方式,需遵循如下原则。

A. 根据肿瘤生物学特性选择术式。表皮或黏膜癌常伴有淋巴道转移,需要清扫局部淋巴结,但皮肤基底细胞癌以局部浸润为主,很少出现淋巴结转移,手术以局部治疗为主;肉瘤易局部复发但很少发生淋巴结转移,所以应做广泛切除术而不必行常规

区域淋巴结清扫;食管癌、大肠癌等常有多中心起源的特点,应尽量扩大切除范围;肉瘤侵犯肌肉时,肿瘤易沿肌间隙扩散,应将肌肉连同筋膜从起点到止点全部切除;低位直肠癌有逆行浸润的可能,切除范围应足够,必要时只能做 Miles 手术。

B. 保证足够的切除范围。切除范围应遵照"两个最大"的原则,亦即最大限度切除肿瘤和最大限度保护正常组织和功能。两者有矛盾时,应服从前者。目前的主流观点认为,对大多数早期实体瘤而言手术切除的治愈希望最大,术式不宜过于保守。但当为了达到最大限度切除肿瘤,导致保留正常组织过少会严重影响功能,甚至危及生命时,必须缩小切除范围。例如肺癌患者行肺叶切除可以彻底切除肿瘤就无须行全肺切除;必须行全肺切除才能清除全部肿瘤,但对侧肺功能难以代偿时,则只能放弃该手术。又如当肝癌伴有中度以上的肝硬化,切除肝脏不宜超过50%,否则术后剩余肝脏代偿功能不足,可导致肝功能衰竭,危及生命。有时,术式在手术探查后才能最后抉择,必要时还需做冰冻切片切缘检查帮助确定手术范围。

C. 根据患者年龄、全身状况和伴随疾病选择术式。从流行病学来看,发生恶性肿瘤的患者以中老年人为多,虽然年龄不是手术的绝对禁忌证,但高龄患者的手术危险性相对较大,应引起足够重视。老年人常伴有高血压、冠心病、糖尿病等,会影响手术的实施,应做好术前治疗并按控制的情况选择术式。重要器官如心、肺、肝、肾等脏器功能需特别注意,如其功能严重不全甚至衰竭则难以承受手术的打击。对于年龄过大、全身情况过差者不宜手术,个别患者通过积极处理全身情况得到改善者可考虑手术,但可以选择相对较小的手术或者姑息手术。此外,选择术式时还应考虑到术者的手术技巧和经验、麻醉和手术室、ICU 的设备等各种因素,如果条件不成熟则不要勉强施行手术。

4) 防止医源性播散。肿瘤外科除了要遵循一般外科的无菌操作、术野暴露充分、避免损伤需保留正常组织等原则外,还要求有严格的无瘤观念。癌细胞可因手术操作而脱落播散,引起术后转移或复发,所以施行肿瘤外科手术必须注意防止医源性播散。

A. 术前检查应该轻柔,防止粗暴,检查次数相应减少。

B. 对已有破溃的体表肿瘤或已侵犯浆膜表面

的内脏肿瘤,应先用纱布覆盖、包裹,避免肿瘤细胞脱落、种植。

C. 处理血管时,先阻断结扎肿瘤部位输出静脉,然后结扎处理动脉。如此可减少术中癌细胞进入循环的可能性,减少血道转移机会。

D. 尽量锐性分离,少用钝性分离,减少挤压肿瘤的操作,减少肿瘤播散的机会。电刀分离不仅可以减少出血,还可以封闭小血管和淋巴结,减少肿瘤细胞进入循环系统的机会。

E. 先清扫远处淋巴结,然后清扫邻近淋巴结。即先从远处开始解剖,堵住癌细胞从淋巴道或血道播散的可能。

F. 应从肿瘤周围的正常组织向中央区解剖,切忌进入肿瘤内部,尽量做到肿瘤和淋巴结整块切除。

G. 肿瘤切除后的冲洗。肿瘤切除后应更换手套,创面用大量无菌蒸馏水或特定药物冲洗,以清洗或杀灭可能脱落的肿瘤细胞。创面或体腔内放置引流管也可能减少肿瘤细胞种植或复发的机会。

（3）对肿瘤外科医师的要求

当前我国肿瘤发病率逐步攀升,有些肿瘤的发病有年轻化趋势,已经成为常见病、多发病,肿瘤外科医师肩负重大责任。国内外肿瘤的治疗方法在迅速发展,如免疫治疗、靶向治疗等,肿瘤外科医师应对此有所了解,并考虑能否作为治疗中的选择。组织有关放疗、内科、病理科、影像诊断等专家组成综合治疗的研究体系,对每一个患者均应考虑综合治疗的措施。有些肿瘤在临床较少见,如软组织肿瘤、头颈部肿瘤在一般外科中较少开展,但肿瘤外科的专家们应很好地掌握此类少见的手术。肿瘤外科医师应该常参加多个临床研究的项目,及时让合适的患者参加临床试验,可为患者提供最合适的研究项目,同时应具备一定的基础研究知识,了解各项最新的基础及临床研究的结果。对治疗过的患者应该定期随访,既可及时发现肿瘤的复发转移并给予相应的治疗,又可以评价手术效果,总结经验教训。

（4）外科治疗在恶性肿瘤综合治疗中的地位

肿瘤外科治疗是目前首选的局部治疗手段,其他局部治疗手段还包括放疗、介入治疗等。肿瘤发展是一个漫长的过程,外科的治疗结果也不尽相同。手术切除一些癌前病变,可以预防肿瘤的发生。原位癌时如能及时地治疗也可以获得良好的效果。例如乳腺原位癌,其发生淋巴结转移率为2%以下。研究报道,乳腺癌在原位癌阶段进行手术的治愈率

可达95%～100%,但实际上多数的肿瘤在确诊时已为侵袭期或播散期。侵袭期随着病变的发展,其淋巴结转移增多,血道转移的概率亦增高。同样以乳腺癌为例,其发展过程与淋巴结转移呈正相关,在原位癌阶段,几乎完全是一种局部的病变,而Ⅳ期乳腺癌阶段则是一种播散性病变。

对侵袭性肿瘤手术可能有3种结果:① 手术治疗后获得长期生存,即临床治愈。治疗结果是消灭既有的癌细胞,即使有少量亚临床型转移的癌细胞,也能通过后续治疗杀灭。② 手术未能完整切除肿瘤,继续发展而致患者死亡。③ 手术后在一个明显的缓解期后复发,出现新的病灶,说明肿瘤未能完全杀灭,机体的功能或者系统治疗不能消灭所有亚临床癌细胞,因而临床治愈的患者不一定是永久治愈。

27.4 肿瘤外科的手术方式

27.4.1 手术用于肿瘤的预防

肿瘤的预防性手术包括两个方面。其一是对各类癌（肉瘤）前病变的预防性切除,例如各种腺瘤、结肠息肉、隐睾、黑痣的切除。此类病变一般具有较高的发展为恶性肿瘤的机会,可能具有遗传背景（如家族性结肠息肉）,从而促使医生更倾向于预防性切除的决策。此类手术目前获益明确,争议较少。其二主要是针对有遗传背景或高危患者,预防性切除其目前处于正常状态的器官。最典型的例子即 BRCA 基因的突变,带来较高的乳腺癌和卵巢癌发病率,从而使正常乳腺和卵巢的切除成为一种治疗策略。这类治疗争议较大,目前并没有得到广泛的认可。

人类 BRCA1 基因位于第 17 号染色体长臂的 17q21 位置。BRCA1 在乳房和其他组织的细胞中表达,协助修复受损 DNA,或者摧毁含无法修复的 DNA 的细胞。BRCA2 基因位于第 13 号染色体长臂的 13q12.3 位置。BRCA2 基因编码的 BRCA2 蛋白与 BRCA1 具有相似功能,也与 RAD51 蛋白发生互作。BRCA1、BRCA2 及 RAD51 蛋白在维持人类基因组稳定中发挥重要作用。对家族性乳腺癌家系的研究表明,BRCA1 和 BRCA2 存在可遗传的突变。约有一半的家族性乳腺癌患者有 BRCA1 突变,而家族性乳腺癌和卵巢癌患者 BRCA1 突变达 80%。家族性乳腺癌中 BRCA2 突变达到 35%,在男性乳腺癌患者中 BRCA2 突变更为多见。

BRCA1、*BRCA2* 与乳腺癌和卵巢癌之间的密切关系已经受到越来越广泛的重视,研究也日趋深入。有 *BRCA1* 基因突变者,患乳腺癌和卵巢癌的风险分别是50%～85%和15%～45%,有 *BRCA2* 基因突变者,患乳腺癌和卵巢癌的风险分别是50%～85%和10%～20%。对于具有明确 *BRCA* 突变的患者,目前普遍的预防性策略主要包括增强的随访计划、化学预防以及预防性手术切除。对双侧乳腺的预防性切除术(bilateral prophylactic mastectomy,BPM)目前仍存在着广泛的争议,部分专家学者认为,由于并非所有的 *BRCA* 突变患者均会罹患乳腺癌,即使患癌对其早期根治性治疗也能够获得较好的预后,因此这一策略可能过于激进。

对于预防性的卵巢切除而言,尽管突变患者具有相对较低的罹患卵巢癌的可能性,由于卵巢癌的早期诊断相对较为困难,这一预防性手术策略显然具有更为重要的意义。*BRCA1/2* 基因突变诱发的卵巢癌大部分属恶性程度较高的高级别浆液性癌和癌肉瘤,其发病最为隐匿,早期没有明显症状,很难被及时发现,患者往往在出现腹胀、腹大或腹水等症状的时候才会就医,很多时候一发现就已经有播散现象,治疗较为困难。此外,预防性卵巢切除还对激素依赖性乳腺癌的预防和治疗具有一定的作用。因此美国国家综合癌症网络(NCCN)指南建议这部分突变患者在35～40岁之间,完成生育时接受预防性输卵管-卵巢切除术或根据家族中卵巢癌发病的最早年龄选择个体化的手术时机。一项大型国际多中心前瞻性队列研究再次通过大样本的研究支持开展预防性输卵管-卵巢切除术。研究显示,*BRCA1/2* 基因突变女性接受预防性卵巢切除能够降低80%的卵巢癌、输卵管癌及原发性腹膜癌患病风险,并降低77%的全因死亡风险。研究者给出的最佳手术年龄推荐为,*BRCA1* 基因突变女性如在35岁以前接受预防性手术获益最大,而 *BRCA2* 突变携带者则可适当延后至40岁左右。但总的来说,*BRCA1/2* 基因突变女性接受预防性卵巢切除的推荐年龄段为35～40岁之间。值得关注的是,做了预防性输卵管-卵巢切除术后随之而来的是丧失生育能力、提前绝经,并出现一些更年期症状。卵巢功能对女性骨骼、心血管健康、神经系统健康都有着重要的作用,因此作出预防性切除决策时,仍应慎之又慎。

27.4.2　手术用于肿瘤的诊断

正确的诊断是治疗肿瘤的基础。大部分肿瘤主要通过临床表现、体征、影像学诊断(X线、B超、CT、磁共振等)、内镜等方法进行诊断和分期,这种诊断和分期被称为临床诊断和临床分期。但肿瘤的最终确诊则是依靠对穿刺或手术获取的肿瘤组织进行病理学检查而获得的,以病理诊断或病理分期为目的而施行的手术被称为诊断性手术。某些肿瘤在切除器官或放、化疗之前,需要通过手术取出部分肿瘤组织作病理学检查以获得病理诊断,为手术或放、化疗提供依据。因此,具有代表性的组织学标本的获取是肿瘤诊断中最为关键的环节。诊断性手术能为正确诊断、精确分期,进而采取合理的治疗提供可靠的依据。其目的主要包括协助临床对病变做出诊断或为疾病诊断提供线索;了解病变性质、发展趋势,判断疾病的预后;验证及观察药物疗效,为临床用药提供参考依据;以及参与临床科研,发现新的疾病或新的类型,为临床科研提供病理组织学依据。获取组织标本的外科技术包括以下几点。

(1)切除活检术

指将肿瘤完整切除进行组织学检查。切除活检适用于较小的或位置较浅的肿瘤,既达到活检目的,也是一种治疗措施,是肿瘤活检的首选方式。优点是可以提供最后诊断,如果是良性肿瘤可不必做进一步处理,若为恶性肿瘤其损伤也最小。切除活检的切口应仔细设计,以适合再次扩大手术的需要。

(2)切取活检术

指在病变部位切取一块组织进行组织学检查以明确诊断。切取活检多用于病变体积较大、部位较深的肿瘤,也适用于开胸和剖腹探查时确定病变性质和肿瘤有无转移。做切取活检时必须注意手术切口及进入途径,使手术切口和操作间隙在以后再次根治手术时能一并切除。因切取活检有造成肿瘤扩散的可能,故与第二次手术间隔的时间越短越好。

(3)剖腹探查术

用其他方法无法明确诊断,又无法排除腹内恶性肿瘤时可考虑行剖腹探查术。剖腹探查可获取组织进行病理诊断,为治疗肿瘤赢得时间,同时也可识别非癌病变。若腹内恶性肿瘤已转移至其他部位,如锁骨上淋巴结,则可从转移部位活检以明确诊断,此时已无剖腹探查指征。

肿瘤组织的诊断性手术中,最为重要的环节是准确、有效地取材,因此应遵循一定的原则。首先取材部位要准确,要避开坏死组织或明显继发感染区。在病变与正常组织的交界处取材,要求取到病变组织及周围少许正常组织,其大小一般以 1.5 cm×1.5 cm×0.2 cm 为宜。取材应有一定的深度,要求与病灶深度平行的垂直切取,胃黏膜活检应包括黏膜肌层。有腔标本应取管壁的各层;有被膜的标本取材时应尽量采取;淋巴结等附属组织均应取材以备镜下观察。切取或钳取组织时应避免挤压,避免使用齿镊,以免组织变形而影响诊断。活体组织直径小于 0.5 cm 者,必须用透明纸或纱布包好,以免遗失。含骨组织首先应进行脱钙处理后取材。

近年来,在新影像学技术的支持下,肿瘤的诊断性手术又有了新的发展。各类超声、CT、MR 等影像学引导下的诊断性手术操作大大提高了活检病灶取材的准确性。介入手术及消化道内镜的广泛应用也大大降低了诊断性手术的创伤,使其真正实现微创化。此外,随着前哨淋巴结概念的逐步深入人心,诊断性切除前哨淋巴结缩小了部分患者的手术范围,减少了手术创伤,已成为近年来乳腺癌、黑色素瘤、结直肠癌等多种实体肿瘤根治性手术的重要组成部分,进一步延伸了诊断性手术的概念和应用。

27.4.3　手术用于肿瘤的治疗

（1）肿瘤的治愈性手术

1）基本概念:治愈性手术,或称根治性手术,是指以根除疾病为目的的手术治疗。该手术属于局部性治疗,能够治愈的病变仍局限于原发组织及所属区域淋巴结。因此其范围包括广泛切除原发肿瘤及其直接侵犯的组织,以及根据病情清除原发肿瘤区域淋巴结。治愈性手术的概念在不同的年代也有所不同,基本的趋势是手术切除范围逐渐缩小,即逐渐强调"最大限度切除病灶,最大限度保护功能";此外,系统性治疗的发展也逐步扩展了根治性手术的指证,部分过去认为无法进行根治性手术的局部晚期肿瘤患者,在经过手术前化疗（新辅助化疗）后病灶明显缩小,从而使根治性切除成为可能,亦取得较好的疗效。

2）治疗原则:治愈性手术应连同周围有关组织和器官及区域淋巴结进行完整的切除。恶性肿瘤往往自原发病灶向周围组织浸润和扩散,有些肉眼可见,有些不能见到,手术的原则是要切除原发病灶和可能累及的周围组织和器官。例如乳腺癌的根治术应完整切除乳腺癌组织和邻近皮肤;胃癌的根治术应行胃大部切除术或全胃切除术,肺癌根治术行侵犯的肺叶切除术。当原发病灶侵犯附近脏器则一并切除,如胃癌侵犯横结肠或横结肠系膜根部则应同时切除横结肠;胃癌侵犯肝左叶时,将肝左叶同时切除。原发病灶的切除,有助于提高机体免疫功能,增加抗癌能力和综合治疗效果,也有助于减少复发转移。

淋巴结的清除也是肿瘤根治性手术的关键部分。乳腺癌的根治术,将腋下脂肪、淋巴组织做整块切除,在切除可能转移病灶的同时,还起到了病理分期的作用,对后续治疗具有重要的指导意义。而对于部分发生淋巴结转移概率极低的肿瘤,如乳腺肉瘤、原位癌、恶性分叶状肿瘤而言,则不必行淋巴结清除。淋巴结的清除可与受累器官做整块切除,也可分段甚至分期做清除。肛管癌有向两侧腹股沟淋巴结转移的特点,行经腹会阴直肠癌根治术的同时分段或分期行两侧腹股沟淋巴结清除术。肢体恶性黑色素瘤原发病灶切除后,区域淋巴结可分期分段进行。

根治性手术最为重要的原则是无瘤原则,以防止肿瘤在术中的播散。任何不规范的操作,都有可能造成医源性播散。现代肿瘤外科对此有相应的预防措施,对不同癌症手术提出了不同规范。

3）部分实体肿瘤的根治术举例:

A. 乳腺癌的根治术:乳腺癌是女性最常见的恶性肿瘤,其发病率近年来居高不下。外科治疗在乳腺癌治疗中地位突出。自 1894 年 Halsted 创立乳腺癌根治术后的 100 多年间乳腺癌外科治疗经历了扩大根治术和改良根治术的尝试和修正,外科治疗模式已逐渐从"可以耐受的最大治疗"转变到"最小有效治疗"的道路上来。传统的根治术范围包括整个患病的乳腺连同肿瘤周围 5 cm 宽的皮肤、乳腺周围脂肪组织、胸大小肌及其筋膜,以及腋窝、锁骨下所有脂肪组织和淋巴结的整块切除。而改良根治术则保留了胸大、小肌,因而更为广泛地应用于当前的乳腺癌根治性手术中（图 27-2）。除了切除乳房的传统术式外,保乳手术及在此基础上建立起来的保乳治疗模式,堪称近 30 年来乳腺癌人性化治疗的典范。保乳治疗是一个综合性概念,不仅包括原发肿瘤的切除、腋淋巴结评价和清扫,也包括术后辅助放、化疗和内分泌治疗。切除癌灶手术显然是保乳治疗的重要部分,综合多个临床试验,保乳治疗后 6～

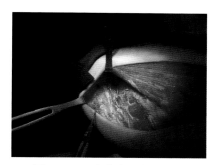

图 27-2　乳腺癌改良根治术

20 年局部复发率为 3%～22%，保乳患者 20 年总生存率可与根治术患者相媲美。虽然保乳后乳房复发风险持续存在，但远期复发往往提示着同侧乳房第二原发，而并非保乳手术失败。有限的资料显示，保乳术后的局部复发，仍可通过全乳切除达到治疗效果，远期总生存率与一开始就接受全乳切除的患者基本可比。当然，乳腺癌术后复发领域的研究尚处于探索阶段，需要大型临床试验来证实。一项关于保乳治疗的前瞻性、回顾性研究，不仅验证了保乳治疗可以取得很高的局部控制率及令人鼓舞的美容效果，而且长期随访有助于人们了解保乳治疗后局部复发的方式、病程，局部复发相关的因素及影响乳房外形的因素。一项包含 12 万例 Ⅰ 期或 Ⅱ 期乳腺癌患者的回顾性研究显示，创伤性较小的保乳术联合放疗相比传统的乳腺全切手术可提供更好的生存获益，其中 50 岁以上且内分泌受体阳性接受保乳手术的女性生存获益最大。2015 年圣·安东尼奥乳腺癌大会上一项包含 37 207 例患者的研究同样得出了类似的结论。考虑到保乳病例选择存在着一定的偏倚，保乳组与全切组在全身治疗等方面也存在一定的不匹配性，大多数专家对这一结论持保留态度。但从某种程度上来说，这些数据为保乳术作为乳房切除术的一种有效替代治疗手段提供了信心和依据。对于某些特殊情况的乳腺癌，比如具有病灶弥散和双侧癌倾向的小叶癌、5 年局部复发率可达 15% 的广泛导管内癌成分（EIC）、风险较高的年轻患者等，目前的证据认为在能够达到阴性切缘的前提下保乳手术同样是安全的。

　　B. 肺癌的根治术：肺癌的手术治疗原则是最大限度切除肿瘤和最大限度保留肺功能。早期肺癌患者比较少见，大部分为中晚期患者。有关资料表明，15%～20% 的患者来院就诊时被认为有手术指征，而其余 80% 以上的患者由于病变广泛而失去手术

条件，需采用其他方法进行治疗。对有手术指征的患者，不应片面地强调手术切除，手术后应根据不同病期、不同病理、不同的肿瘤生物学行为以及患者的全身情况进行全面考虑，采用综合治疗的原则，也就是要强调肺癌的多学科治疗。

　　肺癌根治性手术切除有下列几种方式。① 袖状肺叶切除和楔形袖状肺叶切除术：这种术式多应用于右肺上、中叶肺癌，如癌瘤位于叶支气管，且累及叶支气管开口者，可行袖状肺叶切除；如未累及叶支气管开口，可行楔形袖状肺叶切除。② 全肺切除（一般尽量不做右全肺切除）：凡病变广泛，用上述方法不能切除病灶时，可慎重考虑行全肺切除。③ 隆突切除和重建术：肺肿瘤超过主支气管，累及隆突或气管侧壁但未超过 2 cm 时可做隆突切除重建术或袖式全肺切除；若还保留一叶肺时，则力争保留，术式可根据当时情况而定。④ 局部切除术：是指楔形癌块切除和肺段切除，即对于体积很小的原发癌、年老体弱肺功能差或癌分化好、恶性度较低者等，均可考虑做肺局部切除术。⑤ 肺叶切除术：对于孤立性周围型肺癌局限于一个肺叶内，无明显淋巴结肿大，可行肺叶切除术。若肿瘤累及两叶或中间支气管，可行上、中叶或下、中叶两叶肺切除。

　　C. 直肠癌的根治术：根治性手术切除仍然是直肠癌的主要治疗方法。凡能切除的直肠癌如无手术禁忌证，都应尽早施行直肠癌根治术。临床上将直肠癌分为低位直肠癌、中位直肠癌和高位直肠癌。这种分类对直肠癌根治手术方式的选择有重要的参考价值。手术方式的选择应根据肿瘤所在部位、大小、活动度、细胞分化程度以及术前的排便控制能力等因素综合判断。直肠癌根治术有多种手术方式，但经典的术式仍然是经腹直肠前切除术和腹会阴联合直肠癌根治术。

　　腹会阴联合直肠癌根治术（Miles 手术）：1908 年首先由 Miles 报道。适用于腹膜反折以下的下段直肠癌及病变较晚、浸润较重的中上段直肠癌。切除范围包括乙状结肠远端、全部直肠、肠系膜下动脉及其区域淋巴结、全直肠系膜、肛提肌、坐骨直肠窝内脂肪、肛管及肛门周围皮肤、皮下组织及全部肛门括约肌，于左下腹行永久性乙状结肠单腔造口。也有人在行 Miles 手术时用股薄肌或臀大肌代替括约肌行原位肛门成形术，但疗效不肯定。

　　经腹直肠癌根治术（直肠低位前切除术、Dixon 手术）：1939 年首先由 Dixon 报道，是目前临床上应

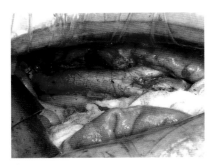

用最多的保留肛门的直肠癌根治术。适用于距齿状线 125 px 以上的直肠癌，亦有更近距离的直肠癌行 Dixon 手术的报道。但原则上是以根治性切除为前提，要求远端切缘距癌肿下缘 50 px 以上。它的基本操作为经腹部切除肿瘤及其上下端一定长度的正常肠管，行结肠与直肠吻合术(图 27 - 3)。由于吻合口位于齿状线附近，在术后的一段时期内患者易出现便意频繁、控便能力较差等现象。由于双吻合器技术的应用，操作并不复杂。

图 27 - 3 Dixon 手术

经腹直肠癌切除、近端造口、远端封闭手术(Hartmann 手术)：适用于因全身一般情况很差，不能耐受 Miles 手术或急性梗阻不宜行 Dixon 手术的直肠癌患者。

结肠肛管吻合术(Parks 手术)：于 1972 年由 Parks 首先提出，即经腹部及肛门切除直肠，然后在会阴部行结肠肛管吻合。适用于距肛门 5～150 px 的肿瘤，肿瘤远端切缘达 2～75 px 长，吻合口仍然可以位于齿状线上，而且因经腹操作，可以达到良好的根治性，术后可以保证一定的肛门功能。

对于多种直肠癌根治术而言，首要选择的原则是对病灶的完整切除和对肛门功能的尽量保留。对于高位直肠癌，保肛手术后肛门的功能几乎不受到影响，可以恢复到正常；而对于低位保肛手术的患者，因为直肠刺激症状而导致不受控制的排便。对于这些患者来说，虽然保留了肛门，但肛门的功能很差。此外，部分术式虽然保留了肛门，但其功能已经丧失，需要在合适的位置做乙状结肠造瘘来获得排便功能。

D. 胃癌的根治术：胃癌的基本术式包括远端胃次全切除、近端胃次全切除、全胃切除和扩大胃根治性切除(包括同时切除脾脏和胰体尾部和伴部分肠切除)等。其主要关注点在于胃癌病灶的完整切除、区域淋巴结的清扫以及消化道的吻合。胃癌根治术切除范围及术式已日趋标准化，手术适应证也日益明确。目前胃癌根治术分为根治Ⅰ式(R1)、根治Ⅱ式(R2)和根治Ⅲ式(R3)3 种基本术式。对某些早期胃癌，即病变局限于黏膜层，做 R1 手术，清除胃周第 1 站淋巴结即可达到治疗要求。对于一般进行期胃癌，R2 手术可作为基本术式，应清除第 2 站淋巴结。对某些已有第 3 站淋巴结转移的胃癌，应施 R3 根治术以争取相对性治愈切除。所谓胃癌根治术，其根治性亦是相对而言的，其效果取决于胃癌的分期、病变部位、淋巴结转移、生物学特性等因素。因此此式也据此而作抉择。根据近年来国内外报道，扩大根治术获得了更好的疗效，因而以 R3 为基础的根治性全胃切除术或联合脏器切除术，已日益引起人们的重视。全胃切除后消化道重建的方法很多，常用的包括食管空肠端侧吻合术、食管空肠端端 Y 式吻合、叠空肠囊代胃术等。

E. 前列腺癌根治术：根治性前列腺切除术是第一种用于治疗前列腺癌的方法，也是治愈局限性前列腺癌最有效的方法之一。对于 T1～T2c 期患者推荐行根治术；对于 T3a 期亦可行根治术，部分患者术后病理证实为 pT2 期，患者因为已施行根治术而得到了治愈，而对于术后病理证实为 pT3 期的患者则可根据情况，再进行术后辅助内分泌治疗或辅助放疗，也有较好的治疗效果。对于 N1 期，目前有学者主张对淋巴结阳性患者行根治术，术后再给予辅助治疗，可使患者受益。手术切除范围包括完整的前列腺、双侧精囊和双侧输精管壶腹段、膀胱颈部。对于术前有勃起功能的低危局限性前列腺癌患者，可行保留神经的手术(即保留性功能的手术)，其中 T2a 患者可选择保留单侧神经手术。

除根治性手术外，前列腺癌的治疗方法还包括姑息性手术治疗、放射治疗、内分泌治疗，以及局部治疗中的冷冻治疗、高强度聚焦超声治疗等，选用何种方案需根据患者的年龄、全身状况、肿瘤分期、免疫状态等综合考虑。目前对于 70 岁以下的患者，应首选根治性前列腺切除术。而年龄在 70 岁以后伴随年龄增长，手术并发症出现率会增加，故临床上常根据患者的身体条件而决定是否实施。随着机器人辅助技术的成熟，根治性前列腺切除术有了新的发展；目前，前列腺癌是应用此设备最早、病例数最多的适应证，已得到全世界范围内泌尿外科医师的广泛认可。

F. 宫颈癌根治术:宫颈癌是最常见的妇科生殖系统肿瘤。有 10%~15% 的宫颈癌患者在生育年龄阶段被诊断,其中包括一些尚未生育的患者。长久以来宫颈癌根治术的范围包括盆腔淋巴结清扫术(髂总、髂内、髂外、子宫颈旁及闭孔淋巴结)及广泛性子宫切除术(包括全子宫、附件、主韧带、骶骨韧带、阴道上段和阴道旁组织),因此导致患者的不孕。目前随着医学技术的不断发展,新的治疗方法和思路使得不少年轻的女性患者既要根治疾病又要保留生育功能的愿望成为可能。保留宫颈癌患者生育功能的根治性手术包括子宫颈锥切术、根治性子宫颈切除术和保留卵巢辅以助孕技术。

根治性宫颈切除术是 1994 年由法国的 Dargent 首次提出的。手术范围包括盆腔淋巴清扫,切除部分阴道和穹窿、近端部分主韧带及 80% 子宫颈。最后对保留的子宫颈进行环扎,并将剩下的子宫颈和阴道进行缝合衔接。目前国内外文献报道大部分在一些欧美国家中进行,国内北京协和医院和复旦大学附属肿瘤医院开展了这项技术。但是这种技术有严格的指征,包括渴望生育的年轻患者,不存在不育因素,宫颈肿瘤直径<2 cm,临床分期为 IA2~IB1,鳞癌或腺癌,未发现区域淋巴结有转移,阴道镜检查未发现宫颈内口上方有浸润。资料报道,术后 1 年内的妊娠率为 37%~61%。对于宫颈癌保留卵巢的问题,由于鳞癌卵巢转移的概率很低(<1%),因此早期年轻宫颈鳞癌患者在手术时可以考虑保留卵巢,行卵巢悬吊术。

(2) 肿瘤的姑息性切除

对于肿瘤范围较广,已有转移而不能做根治性手术的晚期患者,为减轻痛苦、维持营养和延长生命,可以只切除部分肿瘤或做些减轻症状的手术,如造瘘术、消化道短路手术等,称为姑息性手术(palliative care)。这是相对于根治性手术而言的一个概念,是一类能够减轻患者的症状却不能治愈基础疾病的治疗方法。其内涵包括姑息性切除和减轻症状两大方面。前者指切除肿瘤的原发灶与转移灶的大部分,肉眼尚有癌残留;后者则根本不切除肿瘤,只是解除肿瘤引起的症状。

对于姑息性切除手术来说,其与根治性手术的区别首先在于手术医师主观上认为无法达到根治。事实上,在临床实践中,即使主观上努力地实施了根治性手术,而在客观上却不一定都能够达到"根治"的效果,在一些晚期病例仍会出现癌残留。以胃癌为例,早年根据手术清除的范围将胃癌根治术分为"R0~R3"4 种,同时,将手术的结果又分为治愈性、非治愈性两大类,表示根治手术后是否还有癌残留,以此评价实施胃癌根治术所获得的客观结果。随着对癌本质认识的提高,以及对癌治疗理解的深入,手术方式也由根治范围改为清除范围:D0~D3 共 4 种;而将手术的结果由治愈程度改为根治程度:A、B、C 3 级,分别指手术切除的范围超过(A)或等于(B)或小于(C)癌浸润与转移的范围。虽然其中的 C 级手术结果与姑息性肿瘤切除术的本质相同,都是指手术后的癌残留,但两者的含义却略有不同。C 级手术结果是指进行清除手术后的客观结果,而姑息性肿瘤切除术则是指手术治疗的主观行为与过程,通常是在预料到有癌残留的前提下策划手术方式,实施主观行为。合理的姑息性手术就是设计 C 级手术结果,使其利于患者的生存与生活。随着对肿瘤诊断水平的提高,临床上对于掌握肿瘤浸润、转移规律以及对机体造成的危害的能力也不断在提高,使术前设计合理的姑息性手术方案成为可能。

减轻症状手术则是人性化治疗的体现。该部分患者肿瘤未予切除,手术仅是减轻恶性肿瘤继发和并发的症状,减轻患者的痛苦,延长患者的生命。例如胰腺癌造成的梗阻性黄疸,通过手术引流胆汁的减黄手术就是经典的姑息性术式。又如晚期肺癌引起的难治性胸膜腔和心包积液,通过切除胸膜和心包种植结节,切除部分心包和胸膜,治愈或缓解心包和胸膜腔积液导致的临床症状,延长生命或改善生活质量。

(3) 转移性肿瘤的手术治疗

当前,转移性肿瘤的手术治疗日益受到重视。重要脏器的转移是导致患者死亡的重要原因之一,及时有效的手术治疗可以延长患者生命,提供其他综合治疗的机会。转移性肿瘤的治疗应包括两个方面,一是对于原发灶的姑息性切除,二是对于转移灶的手术切除。对于原发灶而言,前文已阐述姑息性切除能够最大限度地降低肿瘤负荷,延长部分患者的生命,尤其对缓解肿瘤压迫、侵袭造成的症状从而提高生存质量具有显著的意义。此处重点阐述转移灶的手术治疗。

转移灶的手术治疗主要有以下适应证:① 原发肿瘤得到较好的控制,而转移病灶为单个或较少,无其他远处转移灶,手术切除又无严重并发症者。② 转移灶出现于距原发灶被控制后的 1 年后或更长时间。

近年来，肿瘤寡转移的概念逐渐成为热点。寡转移被认为是肿瘤转移的中间状态，是原发灶和转移灶之间生物学行为相对温和的阶段，转移数目一般少于5枚。此概念的提出大大提高了局部治疗在转移灶治疗中的地位，部分改变了转移灶以系统性治疗为主的传统观念，从而使部分晚期肿瘤的治愈成为可能。

例如肝脏转移性肿瘤的手术治疗。肝脏转移性肿瘤可来源于许多部位的原发肿瘤。肺、乳腺、胃肠道、胰腺、肾脏、卵巢等部位的肿瘤和其他部位的恶性肿瘤都可转移到肝脏。由于肝脏门静脉引流的特点，消化道恶性肿瘤出现的远处转移，最常出现肝脏转移。目前，肝脏转移瘤的治疗手段主要包括局部手术切除、全身或局部灌注化疗、肝动脉栓塞治疗、冷冻治疗和外照射放疗。局部手术切除主要用于转移瘤局限在肝的一叶或一段；对累及双叶的转移瘤经过严格筛选，少数病例也可能手术切除。据文献报道，结直肠癌肝转移手术切除后5年无瘤生存率可达39.1%，总生存率为64.9%。一般来讲，转移灶肿瘤生长缓慢、倍增时间越长，手术处理的疗效越好；原发肿瘤恶化程度越高，转移瘤切除的疗效就越差。

肺癌的寡转移手术目前应用也较为广泛。对于NSCLC肺内寡转移治疗，手术是首选的方法。如果原发灶需要行肺叶切除或双肺叶切除术，则对侧转移瘤应行肺段切除术或楔形切除术。一项临床研究报道了同时性多发肺癌根治性切除术后患者的远期疗效，其中同侧多发患者27例，对侧多发患者28例。结果显示，两组患者的5年生存率分别达27%与43%，差异无统计学上的显著性意义，仅淋巴结转移是重要的预后危险因素。另一项研究回顾了66例经根治切除术治疗的双侧同时性肺癌患者，结果显示术后患者的总体中位生存期为25.4个月，5年生存率为38%。因此，若无淋巴结受累或其他远处转移的证据，即便对侧肺内转移仍建议手术治疗，其疗效远优于被界定为病理Ⅳ期而行全身姑息性化疗。对于脑内寡转移，外科技术的进步使手术切除再次成为治疗孤立性脑转移的首选方法，术后并发症的发生率及死亡率均较低(0～3%)。对患者外科术区进行辅助颅脑立体定向放射治疗以巩固放疗与手术效果，初诊时无颅外转移灶且仅孤立性脑转移是影响预后的两项因素。随着术后颅脑立体定向放

射治疗对于不同病理类型转移瘤的疗效不断提高，患者术后中位生存期范围可达12～15个月，且转移瘤的局部控制率超过70%。

随着诸多更敏感的检测技术问世，越来越多的疑似"寡转移"患者将被发现。由于全身化疗后短暂性"静息"状态并未消除恶性肿瘤细胞潜在侵袭性生物学特质，如果凭借检测技术识别出真正的"寡转移"患者，进一步积极治疗则可以改善此类患者的预后，最终确保提高肿瘤的总体疗效。因此肿瘤转移灶的手术治疗将在不远的将来得到更广泛的应用。

(4) 肿瘤的外科急症处理

肿瘤急症是指肿瘤患者在疾病发生、发展过程或治疗中，出现的一切危象或危及生命的合并症。这些急症如果不能及时得到处理，往往会导致严重后果，甚至死亡。所以，临床上一旦发现这些急症，一定要采取紧急措施，进行治疗，使患者转危为安，而且也可为以后肿瘤的治疗争取时间、提供机会。随着肿瘤放疗、化疗及外科手术水平的不断提高，癌症患者的生存期逐渐延长，由此而引发的肿瘤急症也在相应增加。目前对肿瘤急症及其范畴的认识尚不一致。一般来讲，有下列一些病症需要紧急处理：急性肿瘤溶解综合征、上腔静脉综合征、癌性胸腔或腹腔积液、恶性心包积液、脊髓压迫症、急性代谢紊乱(如高钙血症和低钠血症)、严重感染、消化道反复及大量出血、呼吸衰竭、颅内压增高症、肠梗阻、弥散性血管内凝血等。其中与外科相关的部分急症处理如下。

1) 上腔静脉综合征(CVCS)：是一组由于通过上腔静脉回流到右心房的血流部分或完全受阻相互影响所致的症候群，为肿瘤常见的急症。这部分患者手术难度较大，危险性较高，目前，手术治疗一般用于病因为良性病变者或放、化疗无效，估计生存将超过6个月者。通常情况下，外科治疗仅属于综合治疗的一部分。例如胸腺瘤所致的SVCS，因胸腺瘤对放疗和化疗的反应相对较差，比较适合手术治疗，但首先是术前化疗，然后是手术切除和上腔静脉重建，最后才是术后放疗。

2) 脊髓压迫：是一组具有占位效应的椎管内病变。脊髓受压后的变化与受压迫的部位、外界压迫的性质及发生速度有关。部分患者需要手术治疗，其手术指征包括因椎体骨质破坏，由骨片导致的脊髓压迫；脊髓压迫原因不明而神经系统症状迅速恶化，需要取得组织样本的患者；放疗无效的患者；已

有病理性骨折,脊椎不稳定并脊髓压迫者。如果没有明显的禁忌证,术后常规行放射治疗。

3) 恶性浆膜腔积液:晚期肿瘤引起的难治性胸膜腔和心包积液,可导致呼吸、循环系统的功能受限,直接威胁生命。应首选穿刺引流术。在紧急情况下通过外科切除胸膜和心包开窗,切除部分心包和胸膜,治愈或缓解心包和胸膜腔积液导致的临床症状,可以延长生命或改善生活质量。

4) 出血:晚期肿瘤造成的出血可因肿瘤破裂及邻近血管被侵犯造成。常见的如肝癌破裂出血,短期内同时伴有急性出血和腹膜炎的表现。对一般情况尚好,伴有休克症状,脏器功能尚可的患者应及时手术干预。

5) 梗阻:恶性肠梗阻(malignant bowel obstruction,MBO)是指原发性或转移性恶性肿瘤造成的肠道梗阻,是胃肠道肿瘤和盆腔肿瘤晚期的常见并发症之一,不适症状多,梗阻部位常为多发,手术切除可能性小,病情危重,预后差,患者的生活质量严重下降,治疗非常困难。急性期甚至可出现肠穿孔、感染性腹膜炎、感染性休克等严重并发症。手术治疗仅可有选择性地用于某些机械性肠梗阻患者。对于一般情况差,不能耐受手术,预计生存期短,且手术并发症率、死亡率高的患者,可考虑内镜下放置支架治疗。

(5) 内分泌器官切除治疗激素依赖性肿瘤

部分肿瘤具有激素依赖性的特点,因此切除相应的内分泌器官(去势治疗)具有一定的治疗作用。最经典的范例包括切除卵巢对激素依赖性乳腺癌的治疗作用以及切除睾丸对前列腺癌的治疗作用。

对于激素受体阳性乳腺癌患者来说,卵巢去势是目前较为强力的内分泌治疗手段,主要用于相对高危且无生育要求的绝经前女性患者。值得注意的是,对于部分有 BRCA 突变的患者,卵巢去势同时具有预防卵巢癌的作用,因此对于这部分患者而言卵巢的切除可能是较为推荐的治疗手段。卵巢去势后的患者易患心血管疾病,其血清胆固醇、三酰甘油都较未去势者为高。而对于绝经已经多年的患者,卵巢可能已萎缩及丧失功能,去势治疗已无意义。

对于前列腺癌患者,睾丸切除术也是较为广泛应用的治疗方式。对于初次发现就已经局部浸润和远处转移的患者(T3~T4),内分泌治疗是首选的有效治疗手段,常用的方法有药物去势或者手术去势。尤其对于没有生育及性生活要求的老年男性,睾丸切除为一种经济、简便、有效的治疗手段。

随着近年来戈舍瑞林等 LHRH 类似物的广泛应用,其疗效并不亚于传统的去势治疗,并且具有保留生育功能等作用可逆的特点,相比传统去势手术具有一定的优势,将有望逐步取代这一术式。

(6) 外科术后康复和重建手术

外科手术切除是恶性肿瘤综合治疗的重要组成部分,部分肿瘤根治性切除后,局部遗留大而深的创面,甚至存在血管、神经、肌腱的暴露。这类创面的修复往往较为困难,口腔颌面、耳鼻咽喉、乳腺、胸腹壁、四肢、会阴部等对外形和功能要求较高的部位更是如此。这类创面必须借鉴整形外科技术、显微外科技术、血管外科技术等,使缺损部位的外观和功能得到较为满意的修复。肿瘤整形外科特别强调肿瘤的根治性切除与术后缺损完美修复相结合,修复手段的保障使肿瘤根治性手术更加彻底,从而使得患者的生存期明显延长、生存质量进一步提高,对外科手术患者术后的重建和康复起着独特而重要的作用。

乳房再造虽非"疾病治疗性"手术范畴,却是对审美缺损和心理创伤的补救性手术。对没有机会保乳而全乳切除的患者,乳房再造为她们带来了重塑乳房外形的可能。再造要从肿瘤治疗和整形美容两个角度考虑:① 再造后不会干扰乳腺癌的治疗与预后,不影响复发的及时检出和再治疗;② 再造要达到患者可接受的美容效果,预见效果不佳时不宜进行。这两条应当成为考察乳房再造的标准。总体上,一期再造相对于二期再造更有优势性。一期再造能节省时间,提高安全性,降低花费,减轻心理障碍;若是保留皮肤的乳房切除(skin-sparing mastectomy,SSM)则可以提高再造乳房的自然度,保留皮肤神经末梢感觉,又不影响局部复发率。自体组织再造成为再造组织的首选。带蒂 TRAM、游离 TRAM、腹壁下动脉穿支(DIEP)皮瓣以及和背阔肌肌皮瓣再造都是较为常用的选择。另一些再造方式如 Super-charged TRAM、臀大肌肌皮瓣、臀上动脉穿支皮瓣等术式也都有开展。

头颈部的解剖及生理功能既复杂又重要,特别是口腔颌面及咽喉部,不但担负着咀嚼、吞咽、语言、呼吸等主要生理功能,且人的容貌完整性与美观性直接涉及人的日常人际交流与情感交流。头颈部晚期恶性肿瘤手术后组织及器官的缺损,特别是大损伤将十分严重地影响到上述功能,因此对头颈肿瘤术后缺损的修复重建要求很高;随着外科手术水平及肿瘤切除率的提高,对修复重建的技术要求也相应提高。头颈肿瘤切除后缺损修复的目的不仅是为了恢复解剖学上的完整性、促进伤口愈合,更重要的是选择合理的修复方案以重建原有器官的生理功能,使患者重返社会。因此选择修复手段时应更加注重修复后的功能重建,而不仅仅是一期愈合,如舌癌致1/2舌缺损多采用游离前臂皮瓣修复,而较大的缺损多常用游离股前外侧皮瓣而并非胸大肌肌皮瓣,因游离股前外侧皮瓣再造舌的功能和外形均优于胸大肌肌皮瓣,且供区更隐蔽,只是需要一定的显微血管吻合技术。又如颌骨缺损修复需要在功能、解剖和美观上综合考虑。

骨肿瘤行广泛切除后往往造成大块骨缺损,目前的临床重建这些骨缺损常用方法有大块异体骨移植、自体骨移植、灭活再植、人工假体等。自体骨移植的优点为骨愈合率高,缺点是宿主骨选择受到一定限制,最常选择腓骨移植。异体骨移植可以完整保留骨的形态、大小及强度,并可保留韧带以供软组织重建所用。异体骨具有骨诱导性及骨传导性,能够达到骨科医师所期望的骨性愈合目的,但其不连接、疲劳骨折、异体骨吸收以及感染都比自体骨发生率高,且其免疫排斥反应尚未完全解决。目前应用最广泛的重建方法是人工假体。随着3D打印技术的不断进展,应用该技术可以较精确地估计肿瘤原发灶的部位和范围,同时可在术前对手术的具体过程及术后缺损修复进行模拟演练,根据模拟手术的数据在术前即准备好个体化修复材料,增加手术的安全性和修复的准确性,节约大量手术时间并获得更精准的手术效果。

27.4.4　肿瘤微创外科进展及评价

肿瘤微创治疗是肿瘤治疗的新模式,是一种人性化、理性化、个体化的治疗模式。它是一种集先进的医学影像学技术以及手术、药物、生物和基因等高新技术为一体的现代肿瘤治疗方法。其中,微创外科主要通过各类辅助设备,如内镜、腹腔镜、胆道镜、机器人等进行微小创口下的手术操作,具有创伤小、恢复快、局部疗效确切、定位准确、最大限度地保护正常组织器官功能等特点,较易被患者所接受。广义的微创外科还包括最小切口下进行的肿瘤切除手术,如保乳手术、直肠癌局部切除、肝癌的局部切除等,均在直视下操作。

传统的腔镜手术目前广泛应用于多种实体肿瘤的外科治疗。它比传统的手术引起的损伤更少,对于患者而言住院时间缩短,手术后疼痛更少,恢复更快,瘢痕更小。在肺癌中,纤维支气管镜下钳取活检并刷检以及胸腔镜下的部分肺段切除,可作为肺癌早期诊断、手术治疗的重要方法;在消化道肿瘤中,腹腔镜可直视腹腔内病变并活检,因此对胃癌、肠癌等分期,尤其对肝脏、腹膜远处转移的判断有很高的价值;在妇科肿瘤中,腹腔镜术有切口小、能探查全腹腔、视野广的优势,还可进行淋巴结切除、网膜切除、卵巢动静脉高位结扎等操作,相比传统的开腹手术更具有显著的优势。

长久以来人们比较关心的两个问题是术中气腹是否会促进恶性肿瘤转移,以及术后切口种植的问题,直接制约着腔镜手术在肿瘤外科中的应用。有学者在对小鼠肿瘤模型的研究中发现,气腹组肿瘤细胞的种植指数显著高于对照组(空气组),凋亡率则显著低于对照组。他认为,二氧化碳能刺激肿瘤细胞以较高的增殖率生长,可能是腹腔镜术在恶性肿瘤手术中应用的一个潜在威胁。然而,在最近的研究中,许多学者却提出了相反的结论,体外环境中气腹压强增加时,肿瘤细胞种植率逐渐降低,与气体压强呈负相关,压强越高,种植率越低,气腹并没有增加肿瘤细胞的有丝分裂。此外,早期的统计发现腹腔镜手术后切口发生种植的概率较大,但随着操作技术的规范和手术技巧的完善,目前切口种植的概率明显较少,与开刀手术切口种植的发生率相近。所以,只要是规范操作、注意无瘤原则,就无须过于担心切口种植的问题。

但是,腔镜手术的缺点也经常被外科医师和患者低估。因为手术医师使用监视器,他们看到的手术界面只是二维图像;在体外用长柄手术器械操作,感觉没有传统的手术器械灵敏;更重要的是,由于腔镜手术复杂,又是新技术,所以发生错误的概率常比传统手术要高。最后,虽然腔镜手术比传统手术引起疼痛更少,但仍有疼痛,经常比预期的还要多。

不可否认的是,腹腔镜存在感觉能力差、二维图像距离感缺失、完成精细分离操作难度大等缺点。这些因素在很大程度上制约了腹腔镜技术向更为复杂的外科手术的拓展,也成为当今腹腔镜发展中的"瓶颈"。于是,更稳定、更安全、更精确、更规范的现代外科手术机器人应运而生,给肿瘤外科提供了进入真正微创时代的思路。目前的机器人手术系统主要由控制台和操作臂组成。采用最先进的主-仆式远距离操作模式,灵活的"内腕"可消除医生手的颤抖,特有的三维立体成像系统,在术中能将手术视野放大 15 倍,大大提高了手术的精确性和平稳性。目前,机器人手术系统在前列腺癌、结直肠癌、妇科肿瘤、盆腔淋巴结清扫等肿瘤根治术中发挥了巨大的作用。以前列腺癌根治术为例,2000 年达芬奇机器人系统被美国 FDA 批准使用,同年 Binder 和 Kramer 首次报道了机器人辅助腹腔镜下根治性前列腺切除术。由于前列腺位于盆腔深处,腔镜下的前列腺癌根治术在泌尿外科微创手术界一直是公认最难的手术。应用机器人手术系统可使一些高难度的手术操作变得相对简单。机器人外科技术经过 20 余年的发展,在前列腺癌高发的美国及欧洲大部分国家,机器人辅助的前列腺癌根治术已成为治疗局限性前列腺癌的金标准。大量文献报道认为相比传统微创术式,机器人辅助的前列腺癌根治术能达到相同的治疗效果,术中出血更少,而且在术后控尿功能和勃起功能的恢复方面更有优势。不可否认的是,机器人辅助系统存在以下缺点:① 设备昂贵,使用和维护成本较高;② 缺乏触觉反馈,术者对手术野内的组织器官没有触觉感知;③ 系统技术复杂,容易发生机械故障;④ 庞大的机器对存储空间和手术空间要求较高;⑤ 术前准备时间较长等劣势。随着这一技术的改进,必将进一步提高机械手的灵活性和视野的精确度、缩小机器人的体积和减少费用,必将使机器人在医学领域的应用更加广泛,并最终可以达到使患者获得最佳外科治疗效果的目标。

总体而言,微创手术在肿瘤外科治疗中逐渐深入人心,扮演着越来越重要的角色,堪称生存率和生存并重的肿瘤人性化治疗模式的典范。但同时也应该清醒地认识到微创治疗的局限性,尤其是不应一味追求微创和手术技艺的提高而忽视了最基本的肿瘤根治原则。相比传统开放性术式,微创手术尤其是机器人辅助的手术还有待于更长的随访数据的支持,以明确其在肿瘤治疗中的适应证和禁忌证。

27.5　肿瘤外科发展的方向

27.5.1　迈向细胞分子水平

从 19 世纪肿瘤外科逐渐形成体系,在麻醉学、无菌术的发展下,外科手术范围从体表进入体腔内。病理学的发展使得肿瘤的治疗从大体形态深入到组织形态、细胞形态水平。现代肿瘤基础研究主要以分子机制阐明肿瘤发生、发展的规律,并试图用分子手段去诊断、预测、治疗肿瘤,于是出现分子诊断、分子指征、分子预后、分子治疗的概念。肿瘤外科治疗中,分子分期、分子分型、分子预后已具有临床实用意义。

相对于国际上目前的 TNM 分期存在的不足,分子分型扮演了重要角色,例如第 8 版 AJCC 癌症分期手册,乳腺癌分期系统增加预后分期评价,涉及分子分型内容。早期激素敏感性乳腺癌,通过 Oncotype DX 等检测可以区分不同危险的亚组。病理为 Ⅰ 期的早期肺癌,通过分子水平检测可能发现新的微转移证据,改变了原来的临床病理分期。通过血液检测循环肿瘤细胞或者循环肿瘤 DNA 的基因突变。用分子生物学技术可以确定用常规方法不能发现的淋巴结转移、血液转移和骨髓转移。分子分期对于准确了解患者病情和个体化治疗意义重大,对外科治疗也必将带来新的研究思路。

精确判断患者的预后对设计患者综合治疗方案颇为关键。既往的判断预后主要依据组织病理学和临床分期,然而同一病理期别的肿瘤存在较大的异质性。同样为 Ⅱ 期的乳腺癌,有些患者在术后 3 年内就出现复发;又如大肠癌的 Dukes 分期,在无临床转移的 Dukes B 期中有 20% 左右的患者出现复发转移;Ⅰ 期肺癌亦有 30% 左右生存不及 5 年。大量的基础研究和临床转化研究表明,各种肿瘤的异质性可以通过一些生物学标志物发现。应用免疫组化、PCR、基因序列分析等方法来评估肿瘤的恶性程度、转移复发的危险,补充病理学检查的不足,也为大量临床试验的开展奠定了基础,进而转化为临床实践。

27.5.2　兼顾根治与生活质量

在诊治过程中给予更多的人文关怀,在治疗疾病的过程中不断提高患者的生活质量是现代医学发展的目标之一。

随着乳腺癌诊疗技术的迅速发展,乳腺癌患者术后无病生存率得到了进一步提高,因此注重术后生活质量已经成为现代医疗的重要组成部分。乳腺癌手术已从最大可耐受切除发展到最小有效切除的治疗理念,对于符合保乳指征的乳腺癌患者保乳手术无疑是较为理想的术式选择。而部分失去保乳机会的患者采取全乳切除可选择乳房再造,使更多乳腺癌患者在确保根治的同时,获得了更高的术后生活质量。

提高早期低位直肠癌患者的生活质量,开展术前的新辅助放(化)疗,结合保留肛门外括约肌的保肛手术,可治疗超低位较早期直肠癌。针对中晚期胃肠道肿瘤则开展围手术期放(化)疗的综合治疗及联合脏器切除的扩大根治术。这些治疗方案既保留了早期消化道肿瘤患者的更多脏器功能、提高了术后的生活质量,又大大提高了中晚期肿瘤根治性手术比例,延长了患者的生存期。

随着宫颈癌筛查的普及,早期和年轻患者逐渐增多,很多年轻的宫颈癌患者渴望保留生育功能。这要求临床肿瘤医师重视患者术后生存质量,为患者选择最佳手术治疗方案,针对不同患者的情况制订规范化和个体化有机结合的手术方案。对于年轻和(或)有生育要求并符合指征的患者,应尽可能保留其生育功能、卵巢功能、阴道功能;对于无生育要求的育龄患者,应尽可能保留其卵巢功能和阴道功能;对于绝经后的患者,应尽可能减少手术相关的创伤和并发症。

27.5.3 注重综合治疗

由于肿瘤疾病病因复杂,在很多情况下,单一治疗局限性较大,往往达不到预期效果。大量的临床实例表明,任何单一的治疗方式都无法完成恶性肿瘤的根治性治疗任务,肿瘤的治疗需要全方位、多学科的综合治疗。随着大量循证医学证据的出现,在治疗肿瘤的过程中,以外科手术为主的传统的治疗模式正逐渐被综合性治疗所取代。

多学科协作诊治(multi-disciplinary treatment,MDT)模式起源于20世纪90年代的欧美,其在预防和诊治肿瘤方面取得的巨大成就,很大程度上得益于多学科研究和MDT临床实践。现在美国一些重要的肿瘤治疗中心均建立了MDT工作制度。美国国家综合癌症网络(NCCN)发布的肿瘤诊治指南,即是MDT模式讨论后得出的诊疗规范,是全球公认比较成熟的诊疗规范,已经被包括中国在内的许多国家使用。很多肿瘤患者需要接受术前的综合治疗,而不是手术第一,也可以明显提高总生存率和生活质量。MDT模式还可以加强医师间的交流和合作,有助于分享相关领域的专业知识,从而提高医疗水平。

(陈 盛 黄 亮 邵志敏)

主要参考文献

[1] 万德森. 临床肿瘤学[M]. 北京:科学出版社,2015.

[2] 沈镇宙,师英强. 肿瘤外科手术学[M]. 南京:江苏科学技术出版社,2008.

[3] 张贺龙,刘文超. 临床肿瘤学[M]. 西安:第四军医大学出版社,2016.

[4] 季加孚. 肿瘤学概论[M]. 北京:北京大学医学出版社,2016.

[5] 周晓. 中国肿瘤整形外科的历史与现状[J]. 中国耳鼻咽喉颅底外科杂志,2016,22(2):85 - 90.

[6] 赫捷. 临床肿瘤学[M]. 北京:人民卫生出版社,2016.

[7] Aokage K, Yoshida J, Hishida T, et al. Limited resection for early-stage non-small cell lung cancer as function-preserving radical surgery: a review[J]. Jpn J Clin Oncol, 2017,47(1):7 - 11.

[8] Bandar MH, Kim NK. Current status and future perspectives on treatment of liver metastasis in colorectal cancer[J]. Oncol Rep, 2017,37(5):2553 - 2564.

[9] Clarke M, Collins R, Darby S, et al. Effects of radiotherapy and of differences in the extent of surgery for early breast cancer on local recurrence and 15-year survival: an overview of the randomised trials[J]. Lancet, 2005,366(9503):2087 - 2106.

[10] Dulskas A, Miliauskas P, Tikuisis R, et al. The functional results of radical rectal cancer surgery: review of the literature[J]. Acta Chir Belg, 2016,116(1):1 - 10.

[11] Kotsopoulos J, Huzarski T, Gronwald J, et al. Bilateral oophorectomy and breast cancer risk in BRCA1 and BRCA2 mutation carriers[J]. J Natl Cancer Inst, 2016,109(1):djw177

[12] Lee S, Son T, Kim HI, et al. Status and prospects of robotic gastrectomy for gastric cancer: our experience and a review of the literature[J]. Gastroenterol Res Pract, 2017,7197652.

[13] Novoa NM, Varela G, Jiménez MF, et al. Surgical management of oligometastatic non-small cell lung cancer[J]. J Thorac Dis, 2016,8(Suppl 11):S895 - S900.

[14] Padamsee TJ, Wills CE, Yee LD, et al. Decision making for breast cancer prevention among women at elevated risk[J]. Breast Cancer Res, 2017,19(1):34.

［15］ Pai A，Marecik S，Park J，et al． Robotic colorectal surgery for neoplasia［J］． Surg Clin North Am，2017,97(3):561－572．

［16］ Semerjian A，Pavlovich CP． Extraperitoneal robot-assisted radical prostatectomy：indications，technique and outcomes［J］． Curr Urol Rep，2017,18(6):42．

［17］ van Maaren MC，de Munck L，de Bock GH，et al． The effect of breast conserving surgery and mastectomy on 10-year survival［J］． Oral presentation at：San Antonio Breast Cancer Symposium，2015，S03－05．

［18］ Wallace MB，Wang KK，Adler DG，et al． Recent advances in endoscopy［J］． Gastroenterology，2017,21．

［19］ Yoshida N，Naito Y，Murakami T，et al． Tips for safety in endoscopic submucosal dissection for colorectal tumors［J］． Ann Transl Med，2017,5(8):185．

 **微创手术在肿瘤诊治中的应用**

28.1 微创技术的发展历程

28.1.1 发展历史

微创的理念是要在救治患者的同时,尽可能减少对患者的创伤。人类医学发展的历史中,不断有医学家们秉持着微创的理念,创造出新器械与新技术,给微创治疗带来一次又一次飞跃式的发展。

最早关于微创理念的记录可追溯到古希腊时代,著名的医学家 Hippocrates 写道:"患者仰卧,然后用一个窥器观察直肠里的病变。"这是史上关于利用器械直接观察人体内部器官最早的记载。

现代腔镜学开始于 19 世纪。1804 年,德国医生 Phillip Bozzini 首先提出了观察人体内脏器官的构想,并于 1805 年用一根金属管在蜡烛的反光下观察人体下尿道,他将此称为"Lichtleiter",这就是最早的膀胱镜。1853 年,法国外科医生 A. J. Desormeaux 将"Lichtleiter"改进为由一个镜面和透镜组成的系统,成为可直接窥视的膀胱镜,因此也有

人称他为"内镜之父"。1877 年,奥地利人 Nitze 将光学透射系统引入了内腔镜。1879 年 Nitze 与仪器制造商 Leiter 合作,制成了历史上第一台具有现代意义的间接膀胱镜,尤其是 1880 年 Edison 发明了白炽灯,更少的光源散热使得其更适用于人体内部器官的检查。这种当时被称为 Nitze-Leiter 膀胱镜的器械,不仅是现代腹腔镜的雏形,也是微创技术发展的里程碑。

到了 20 世纪,微创技术经历了快速的发展。1901 年,德国汉堡召开的生理和医学学会会议上,德国外科医生 Geroge Kelling 报道了在活狗腹腔内注入过滤的空气,插入膀胱镜检查狗的内脏,并称之为"koelioskopie",即体腔镜检查。第一次将这种方法应用于人体的却是瑞典的内科医生 Hans Christian Jacobeus(图 28-1)。1910 年 Jacobeus 发表的文章中,认为这种方法可以用来研究肝脏的膈面。他首次将这种方法称为腹腔镜检查(laparoscopy),并在检查中使用了穿刺套管和穿刺锥。Kelling 和 Jacobeus 两人对腹腔镜的发展作出了巨大的贡献,两人也被视为现代腹腔镜的鼻祖。

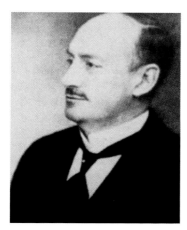

图 28-1　Hans Christian Jacobeus

此后于 1924 年,瑞士人 F. Zollikofer 第一次用 CO_2 代替了过滤的空气和氮气,作为腹腔充气的气体。1938 年,匈牙利医生 Veress Janos 发明了用于人工气腹的装置和气腹穿刺针(也被称为 Veress 针)。1929 年,德国的胃肠病学家、腹腔镜学院的创始人 H. Kalk 改良了直角前斜视透镜,制造了前斜 135°视角的腹腔镜,并且首先使用了双套管技术。1944 年,法国医生 R. Palmer 首次采用了头低臀高位,即 Trendelemburg 体位,以便盆腔的显露,并强调了腹腔镜术中持续腹腔内压力监测的重要性。1947 年,他总结了 250 例诊断性腹腔镜操作,制订了腹腔镜的操作常规和技术规范,因此 Palmer 也被称为"现代腹腔镜之父"。

20 世纪 50 年代以来,现代科技和制造工艺的快速发展,为微创技术带来了新的飞跃。1952 年,N. Fourestier 发明了现在被广泛采用的"冷光源",减少"内光源"可能造成局部组织的灼伤。1953 年,英国工程师 Hopkins 发明了柱状透镜系统,减少了光的损失,使图像更清晰。可屈性光导纤维的引入,使图像更逼真。1959 年,Fourestier 将一根光导纤维连接于摄像机与内腔镜之间,采集到了第一幅镜下彩色内脏器官图像。德国医生 Kurt Semm 为腹腔镜器械的发展作出了巨大的贡献。1966～1973 年,Semm 发明了自动 CO_2 气腹机和气腹压力监测系统、盆腔冲洗泵和内镜热凝装置等。他发明的腔内套圈结扎技术、钩型剪刀和组织粉碎器等至今仍被广泛使用。与此同时,他还设计了腹腔镜手术模拟器来训练腹腔镜手术技术,强调腹腔镜医师的基本功培训。Semm 的开创性工作,为现代微创外科

的发展奠定了坚实的基础。

20 世纪 70 年代开始,随着电子工业的发展,摄像头小型化和视频摄录系统的不断完善,方便了腔镜操作的开展。1980 年,美国 Nezhat 医师开始在电视监控下进行腹腔镜操作。高分辨率监视器的出现,使得手术视野可以清晰地显示在电视屏幕上,同时也方便了多人参与手术,使得镜下的复杂操作和腹腔镜外科技术培训获得了进一步发展。

微创技术的进步,使得消化道肿瘤外科的发展迎来了新的契机。1983 年,还是德国的 Semm 医生,完成了第一台完全腔内操作的腹腔镜阑尾切除术。随着适用于胃肠吻合的线性闭合器和圆形吻合器以及超声刀的问世,使得腹腔镜下可以完成复杂的胃肠手术操作,并减少了腹腔镜下操作的难度,提高了安全性。1990 年,美国外科医师 Moises Jacobs 完成了第一例腹腔镜辅助右半结肠切除手术。1991 年,Joseph Uddo 完成了首例全腹腔镜下右半结肠切除术。随后新加坡的 Gob 医生完成了首例腹腔镜胃大部切除手术。

20 世纪 90 年代,微创外科技术与机器人技术相结合,产生了机器人手术系统。1996 年,推出了第一代达芬奇机器人系统(图 28-2),使得医生通过操控机械手臂完成手术成为可能。机器人手术具有三维视觉、机械臂更为灵活、增加视野角度、减少手部颤动等特点。自 2002 年美国 FDA 批准的达芬奇手术系统完成了第一例机器人结直肠癌手术以来,机器人微创外科技术在消化道肿瘤外科领域的应用逐渐增多。

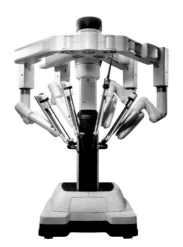

图 28-2　达芬奇手术机器人

28.1.2　手术适应证和禁忌证的发展

微创理念从诞生的那一刻起就服务于临床治疗的需求。与此同时,新的需求促进着微创技术与器械制造工艺的革新,微创技术的进步也不断带来适应证和禁忌证的发展。

早期的微创技术大多用于诊断。1804 年德国医生 Bozzini 利用金属管和蜡烛照明制成了称为"Lichtleiter"的最早的膀胱镜。法国外科医Desormeaux 将其改进后用于泌尿系统疾病的患者,然后"热光源"带来的灼伤也限制了其使用。1879 年奥地利人 Nitze 引入光学透射系统,与人合作发明了 Nitze-Leiter 膀胱镜,成为第一台具有现代意义的间接膀胱镜;在采用 Edison 发明的灯泡后,"内光源"的使用减少了内镜带来的并发症。早期内镜是微创外科的先行者。

随着麻醉和无菌术的不断发展,尽可能减少手术创伤,达到检查人体内器官的目的,成为了外科领域新的需求。腔镜手术作为一种诊断技术就是在这样的背景下诞生的。瑞典医生 Jacobeus 首次将腹腔镜用于人体器官的检查,他没有在患者身上使用气腹,主要对有腹腔积液的患者进行这种检查。1911 年,他报告了 115 次腹腔镜检查的结果。1 个月后,腹腔镜检查方法的发明者德国医生 Kelling 报告了 45 例肝脏、腹腔肿瘤、腹腔结核的腹腔镜检查结果。1929 年,德国腹腔镜学院的创始人 Kalk 又改进了腹腔镜的视角,并使用双套管技术。在 1939 年,他报告了 2 000 例肝脏检查经验,没有一例死亡。腔镜已经可以安全地应用于肝脏和胆囊疾病的诊断。

随着影像学等现代医疗检查技术的飞速发展,利用腔镜进行有创检查以明确诊断的使用越来越少。而与此同时,将微创技术应用于治疗的方法应运而生,并得到了发展与推广。首次将微创技术应用于外科治疗的是德国医生 Fervers,他于 1933 年报告了首例腹腔镜下腹腔粘连松解术。1934 年美国医生 Ruddock 发明了带有单极电凝的腹腔镜器械。1944 年,法国医生 Palmer 将腔镜技术引入了妇产科领域。德国医生 Semm 进行了大量腹腔镜手术治疗的探索,他发明了自动气腹机、内镜热凝装置等,并设计了一系列腔镜手术。在镜下他完成了输卵管结扎、输卵管切除、肿瘤活检、恶性肿瘤及附件切除等。他领导的治疗小组进行的腹腔镜治疗手术比诊断手术多 2 倍。Semm 极大地扩展了腔镜技术

的适应证,并第一次将微创技术应用于恶性肿瘤的治疗。

1985 年,德国医生 Mühe 完成了第一例全腹腔镜下的胆囊切除术(laparoscopic cholecystectomy,LC),并于 1986 年德国外科学会议上发言。1987 年法国医生 Mouret 将自己的手术录像带展示给了法国外科界的泰斗之一 Dubois 医生,受到了极高的肯定。随后 Dubois 在 1989 美国胃肠腔镜外科会议介绍了 50 例 LC 操作经验。以 LC 为代表的腔镜微创技术开始了史无前例的迅速发展,真正进入了以干预性治疗为主的诊断和治疗相结合的现代微创外科时代。

LC 之后,腔镜微创技术在腹部外科领域获得了长足的发展。早期以开展良性病变切除为主。1990 年,美国医生 Bailey 和 Zucker 完成了第一例腹腔镜胃高选择性迷走神经切断术。线形闭合器和圆形吻合器的产生降低了胃肠手术的难度。其他良性病变手术如胃良性肿瘤切除术、溃疡穿孔修补术、肠憩室切除术以及炎症性肠病病变肠段切除术等都开始成功在腔镜下开展。

对于腔镜治疗应用于恶性肿瘤的治疗,在探索的早期曾引起质疑,主要在于裸化血管困难和防止肿瘤种植不力。单极电凝热损伤范围较大,影响了血管裸化,以及缺乏切口保护装置引起的切口肿瘤种植造成了根治效果的下降。以超声刀为代表的腔镜操作器械的发展大大推动了微创技术在恶性肿瘤治疗中的应用。20 世纪 90 年代最早超声刀应用于眼科和神经外科手术,主要用来进行精细分割,由于其刀头热度远低于单极电凝,热损伤范围仅为 2 mm,有助于清扫血管周围的淋巴结和脂肪组织。超声刀可以凝固切断直径小于 3 mm 的血管,在腹腔手术中可以简化肠系膜和大网膜的分离操作,在保证根治效果的同时减少出血和缩短手术时间,使得腔镜微创技术在腹部肿瘤外科中的应用不断获得推广。

近年来,对患者损伤更小的微型化手术设备和操作器械已经逐渐应用于肿瘤微创外科的治疗。智能化电凝系统、血管闭合系统等新型能源系统使得腔镜手术的安全性进一步提升,在肿瘤治疗中的应用也愈加广泛。在应用于微创技术与肿瘤外科治疗的同时,需要考虑其技术特点,把握适应证与禁忌证。除了开腹手术的禁忌证以外,患者如合并有不能耐受长时间气腹的疾病包括严重的心肺疾病和严重感染等,应视为腔镜手术的禁忌证。病理性肥胖、

腹腔内广泛粘连等使腔镜技术受限的情况为腔镜手术的相对禁忌证。

对于早期胃癌,腹腔镜手术已成为标准治疗之一。对于进展期胃癌患者,腹腔镜手术治疗是否能达到淋巴结清扫彻底的要求仍存在一定争议。除考虑患者体型、基础情况以外,对于有大面积浆膜层受侵,或肿瘤直径大于 10 cm,或淋巴结转移灶融合并包绕重要血管,或(和)肿瘤向周围组织广泛浸润的胃癌患者,行腹腔镜手术有较大难度,为手术的相对禁忌证。

腹腔镜结肠癌手术是目前较成熟的腹腔镜手术之一,截至目前治疗例数多、随访时间长、近期和远期疗效均达开腹手术水平。2010 年起,NCCN 结肠癌临床实践指南将腹腔镜作为结肠癌根治手术的可选方案之一。对于腹腔镜在直肠癌手术中的应用,NCCN 尚持谨慎态度,未推荐作为常规术式,但近期关于腹腔镜与开腹直肠癌根治疗效对比的 COLOR Ⅱ 研究已经对腹腔镜直肠癌根治手术的疗效给出肯定的答案。对于肠道肿瘤发生急性梗阻、穿孔,目前仍不推荐腹腔镜下处理。

腹腔镜肝脏肿瘤切除需要选择合适肝段部位肿瘤,通过体位的变化显露手术野,可以扩大腹腔镜肝脏切除术的范围。对于原发性肝癌,伴有肝炎和肝硬化的患者,手术耐受性将会降低,因此应当评估残肝体积,严格把握手术指征。由于术中无法用手触及肿块及相邻组织,因此对于转移性肝癌,术中需行腹腔镜 B 超探查,排除可能存在其他的转移灶;对于病变范围超过 2 个以上肝段;病灶位置影响第一和第二肝门暴露和分离、紧邻或侵犯下腔静脉或肝静脉根或合并肝内转移、门静脉癌栓、肝门淋巴结转移等为手术的相对禁忌证。

胆道系统结构复杂,肿瘤根治术常手术范围广泛,手术难度较大。无肝脏转移的早期胆道系统肿瘤行腹腔镜根治术,技术上可行且根治效果可观。然而仍需预防胆汁漏污染腹腔及胆囊外壁污染切口。尚无足够临床证据支持腹腔镜下行 Ⅲ 和 Ⅳ 期肿瘤根治术。腹腔镜治疗胆囊癌、胆管癌仍属辅助性措施。

胰腺位于腹膜后,邻近下腔静脉和腹主动脉等大血管,手术难度较高。目前开展最多的腹腔镜胰腺手术是腹腔镜下胰体尾部切除,适用于各类胰体尾部肿瘤;对于良性肿瘤,尚可以行保留脾脏的胰体尾部切除术。腹腔镜胰十二指肠切除术是目前腹腔镜外科较大的手术之一,涉及多个实质性脏器的离断及空腔脏器的重建,手术较复杂。胰腺周围与许多重要血管及脏器相邻,手术难度较大。目前胰十二指肠切除术在腹腔镜下开展较少,少数外科医生的成功开展证明了腹腔镜胰十二指肠切除术技术上的可行性,但也要求术者具有丰富的开腹胰腺手术经验和熟练的腹腔镜手术技巧,一旦出现难以控制的出血或其他情况,需要及时中转开腹。对于腹腔镜胰十二指肠切除术的获益尚存在争论,因此其适应证仍需进一步的证据完善。

除了肿瘤根治目的以外,微创技术在肿瘤外科中的应用还包括不明原因病灶及淋巴结的诊断与活检、姑息治疗中解除梗阻症状等。随着微创技术的不断创新,手术器械的不断改进,微创技术在肿瘤外科的诊疗适应证相对拓宽,禁忌证相对缩小,微创肿瘤外科将迎来新的时代。

28.2　微创技术在消化道肿瘤外科的应用

28.2.1　微创技术在食管癌中的应用

食管癌根治术要确保肿瘤完整切除、切缘阴性和足够的淋巴结清扫。食管癌手术方式的选择主要取决于外科医生的经验和患者肿瘤的解剖结构。微创食管癌切除术(minimally invasive esophagectomy,MIE)可以在保证肿瘤根治的前提下,显著降低术后并发症,加速患者术后康复。最近美国国家癌症数据库的一项研究表明,在 2015 年,约有 55.9% 的 MIE 是通过腹腔镜或机器人手术进行的。

MIE 的 3 种常用方法是 McKeown 或 3-field、Ivor Lewis MIE(IL-MIE)和经膈食管癌切除术或经口腔食管癌切除术(TH-MIE)。在所有方法中,胃优选作为恢复肠道连续性的导管。

McKeown 食管癌切除术需要在腹部、右胸和颈部进行解剖,并进行颈部吻合术。将这种方法用于患有食管或近端肿瘤或显著区域淋巴结转移的患者,需要进行 3 次淋巴结清扫术。如果可能,这种方法可用于颈部手术或放射史或先前胃手术史的患者,这可能会损害胃导管长度。由于吻合口在颈部,手术仅需较少的时间在胸部,这可能有益于患有潜在肺部疾病的患者。McKeown 食管癌切除术与喉返神经(RLN)损伤的发生率较高有关,而吻合口漏发生率更高。

IL-MIE需要在胸腔内进行胸腔和胸腔右侧吻合术。IL-MIE术后吻合口漏发生率较低,很少需要再次进行手术。经食管或经口腔食管癌切除术(包括从腹部和颈部解剖食管,而不进入胸腔)主要适用于肺功能相对较差或主动吸烟的患者、单肺通气耐受性差或有右肺手术史的患者。如果存在纵隔疾病,这种方法是相对禁忌的,并且对于病态肥胖或心脏肥大的患者可能具有挑战性。

MIE和RAMIE的学习曲线非常丰富,需要投入人力、设备和资源才能取得成功。与开腹食管癌切除术相比,这两种方法都具有益处。腹腔镜或机器人MIE与3种方法(IL、TH或McKeown),选择哪种方法取决于外科医生的培训情况和当地资源。

28.2.2 腹腔镜技术治疗消化道肿瘤的现状

(1)腹腔镜胃肠道肿瘤手术

近年来,高清可视技术、超声刀技术以及腹腔镜活体解剖研究日渐深入,为腹腔镜手术的发展提供了良好的契机。此外,外科医师在腹腔镜结直肠手术方面积累了相当丰富的经验,在一些发展较好的中心,腹腔镜结直肠手术已成为首选的术式。欧美几家大型试验结果均提示,腹腔镜结直肠癌手术与开腹手术有相同的远期疗效。国外研究已证实,腹腔镜结直肠癌与同类开腹手术总医疗费用无明显差异。只要手术者术中严格执行肿瘤手术原则和手术步骤,腹腔镜手术一样可以达到根治目的,是治疗结直肠癌的有效治疗手段。

通过腹部切口引入辅助手的手助腹腔镜手术(hand-assisted laparoscopic surgery,HALS)简化了手术操作、减少中转率,且学习曲线及手术时间较标准腔镜短,易于外科医师掌握,被认为是腔镜外科学习的过渡。HALS技术最大的优势是辅助手触觉的恢复,可以协助术中解剖操作。国外学者认为HALS更适用于肿瘤分期更高、手术更为复杂的患者,且可明显改善患者预后。国内学者也认为HALS能很好地完成全腹腔镜难以完成的扩大右半结肠癌根治术。然而,辅助手的遮挡及疲劳会对手术产生潜在的不利影响,是否会导致技术上的退化,HALS的应用价值有待进一步探究。

经肛门全直肠系膜切除术(transanal total mesorectal excision,taTME)是近年研究热点之一,目前已有10多个国家开展了该术式。taTME融合了经肛门微创手术及全直肠系膜切除术的概念,在保证直肠癌肿瘤根治的基础上达到腹部无瘢痕的效果。taTME是经肛门途径在内镜或腔镜下,自下而上地游离直肠系膜而进行完全直肠系膜切除的新术式,从广义上讲也属于经自然腔道取标本的手术。taTME对于中低位直肠癌尤其是男性、肥胖、骨盆狭小患者,可提高手术质量和降低损伤,与常规腹腔镜手术相比在神经保护方面具有一定的优势。

肝转移是结直肠癌血行转移的主要脏器。结直肠癌肝转移可在开腹或腹腔镜下切除,临床应用显示腹腔镜肝转移的切除安全、有效,和开腹手术的切除效果及预后生存率相当,且并发症少,能达到快速康复。而结直肠癌肝转移存在同时或术后肝转移两种情况,转移发生时间不同,其手术方法也不同。同时性肝转移的手术切除又分为结直肠肿瘤和肝转移肿瘤同时、优先结直肠或肝脏肿瘤切除,其中同期切除即同时切除肠肿瘤灶和肝转移灶,手术难度和手术风险都大大提高,必须严格把握手术指征,充分了解患者及肿瘤情况,遵循结直肠癌肝转移治疗规范原则,对于有丰富手术经验和娴熟技术的医疗机构推荐腹腔镜下结直肠癌肝转移的切除,使患者获益最大化。目前尚无明确证据阐明何种切除策略更有益于治疗,且相关临床资料匮乏,一些外科医师较倾向于腹腔镜下同时进行结直肠癌切除和肝转移灶的切除,可以有效减轻手术创伤。

腹腔镜具有放大作用,使细小血管、神经的解剖显示得更清晰,有利于盆腔自主神经丛的保护,手术时间短,手术视野好,系膜和筋膜间隙解剖层次的辨认更为清晰,淋巴结清扫更彻底。腹腔镜下结肠癌的全结肠系膜切除术、腹腔镜直肠癌的全直肠系膜切除术、腹腔镜中低位直肠癌经肛全直肠系膜切除术、腹腔镜下拖出式直肠外翻技术不断发展,能实现超低位的保肛手术。超声刀的使用,沿着解剖平面和筋膜间隙进行手术,术中出血少,对肠道干扰小,术后胃肠功能恢复快,腹壁切口小,疼痛轻,患者能早期进食和下床活动,并缩短平均住院时间。

腹腔镜胃癌根治术包括完全腹腔镜胃癌根治术和腹腔镜辅助的胃癌根治术。完全腹腔镜手术与腹腔镜辅助下的胃癌根治手术比较,术式切口更小、手术视野好、创伤小、术后患者恢复快。由于腔镜下缝合较为困难,胃壁与肠壁厚薄不一致,吻合时黏膜常常外翻,导致完全腹腔镜下消化道重建较为困难,而安全、合理的消化道重建对患者的生活质量和减少术后近期、远期的并发症非常重要。因此,多数胃肠外科医师为了安全起见愿意选择腹腔镜辅助手术，即淋巴结清扫与血管结扎在腹腔镜下进行，而消化道的重建通过腹壁的小切口在腹腔镜外完成。

目前认为，隆起型病变直径小于 25 mm 或凹陷型病变直径小于 15 mm 且不伴溃疡的患者，可行腹腔镜下楔形切除术，适用于胃前壁、大弯和小弯侧病变；腹腔镜下胃内黏膜切除术，适用于高分化、局限于黏膜内、没有溃疡并且直径小于 2 cm 的胃癌，尤其是适用于胃后壁、邻近贲门或幽门处病变。近年来，Abe 等提出，直径小于 2 cm 黏膜内癌，可以通过内镜下黏膜切除术＋腹腔镜下淋巴结清扫术得到彻底的治疗。日韩是开展腹腔镜胃癌手术较为广泛的地区。日本早在 1994 年就首次报道开展了腹腔镜胃癌根治术，相对于传统的开放手术，具有明显的微创优势。早期胃癌定义为侵犯至黏膜下层以上，无论是否有淋巴结转移。得益于筛查的开展，日韩地区 25％～50％ 诊断的胃癌属早期胃癌，早在 2009 年，其腹腔镜胃切除术就已占到胃癌手术治疗总量的 25％。局部进展期胃癌是侵犯至黏膜下层以下的胃癌，无论是否有淋巴结转移。基于早期胃癌的治疗经验，外科医生也开始对进展期胃癌进行腹腔镜胃切除术治疗。在中国，胃癌在诊断时表现为进展期的比例相比日韩更高，外科医师也更多地开展进展期胃癌的腹腔镜治疗，并获得了接近开放手术的效果。与亚洲国家相比，西方国家的腹腔镜胃切除术应用相对较少。一项针对美国大学健康系统联盟数据库的分析，2008～2013 年间，超过 9 500 例胃切除术中，开腹手术、腹腔镜手术和机器人手术的比例分别为 89.5％、8.2％和2.3％。另一项分析美国国家癌症数据库的研究显示，2010～2012 年间，超过 6 400 例胃切除中，开腹手术、腹腔镜手术和机器人手术的比例分别为 73.4％、23.1％和3.5％。腹腔镜下胃癌根治术的技术优势在于：① 可以克服胃癌手术操作平面多，血管处理较复杂等困难；② 腹腔镜下操作器械的改进可减少术中出血；③ 腹腔镜的放大作用，使得处理血管结扎时，视野更清晰。④ 晚期胃癌患者的姑息性治疗，腹腔镜下多可完成，且具有耐受度高、恢复快的优势。术中严格遵循无瘤原则和标准的根治范围，腹腔镜胃癌根治与开腹手术同样可以取得良好的远期疗效，有望成为治疗胃癌的标准术式。

近几年来，完全腹腔镜下的各种吻合技术包括远端胃切除残胃空肠 Un-cutRoux-en-Y 吻合技术、全胃切除食管空肠侧侧吻合技术、近端胃切除双通道消化道重建技术逐渐被越来越多的医师掌握，完全腹腔镜下胃癌根治手术得到了较快的发展，可以预见完全腹腔镜技术必将是未来胃癌手术的发展方向。

（2）腹腔镜肝脏肿瘤手术

腹腔镜肝切除术最早在 1991 年由美国妇产科医生 H. Reich 报道。腹腔镜肝脏肿瘤手术发展相对迟缓，主要在于肝脏血运丰富，腹腔镜下肝门血流阻断困难，难以对意料外的出血进行快速处理；同时由于失去了触觉反馈，不能用手触及肝脏，判断癌与正常肝组织的界限较困难，可能切缘残留的机会增多。目前已开展腹腔镜肝切除术的肿瘤部位大多位于肝脏 Ⅱ、Ⅲ、Ⅳ、Ⅴ 和 Ⅵ 段的肝表面，对肿瘤侵犯左肝管的 3a 型、肿瘤侵犯右肝管的 3b 型胆管癌，需切除右半肝或左半肝时，腹腔镜下切除也是可行的。对于 Ⅰ、Ⅱ、Ⅶ 肝段肝脏膈面和深面，又与腔静脉窝及主要肝静脉分支相邻的肝脏肿瘤，一般不采用腹腔镜肝切除术。

腹腔镜肝切除是一个对技术要求相当高的手术，需要一些复杂而精密的器械和装备。不断改进的仪器设备为腹腔镜手术的安全进行提供了保障，尽管它们到目前为止还并不完美。腹腔镜术中超声可为肿瘤的切除范围和与周围肝脏血管的关系提供清晰的可视化图像，更为切除平面的确立提供帮助。对于超声探头灵活性的改进使得肿瘤更为显而易见。超声刀的问世更增加了外科医生在腹腔镜手术中止血的把握。新型超声刀在肝脏切除术中十分有效，包括控制小血管的出血。结合超声外科吸引装置，可以尽量避免术中出血。氩气刀也有减少术中出血的作用，它可以对肝切除表面进行快速、弥散的电凝，使得肝组织发生轻微碳化。闭合器用于肝脏较大血管的离断，使得肝实质的切除更快、更安全。

一般来说，腹腔镜肝癌切除的适应证包括：① 肿瘤位于肝脏 Ⅱ 段、Ⅲ 段、Ⅳa 段、Ⅴ 段、Ⅵ 段和 Ⅶ 段（靠 Ⅵ 段的部位），可做局部切除、肝段切除、不规则多段联合切除和肝叶切除。② 肿瘤较大，位于左半肝，不侵犯另一侧，不累及第一、第二肝门及下腔静脉，可做左半肝切除。③ 直径小于 10 cm 的肝癌，而对于直径 5 cm 以下的肝癌最为适宜。对直径大于 10 cm 的肝癌，腹腔镜操作较困难。即使肿瘤位于周边，由于肿瘤体积较大，在暴露术野翻动时，或切下标本装袋时容易弄破。④ 没有合并门静脉癌栓，无肝内转移及远处转移。⑤ 必须要有肿瘤切除的安全距离,一般是 1～2 cm。⑥ 没有心、肺、肝、肾等重要脏器功能和凝血功能障碍。禁忌证包括:① 位于肝 Ⅰ段、Ⅶ段中心型、Ⅷ段,由于腹腔镜显露困难和与下腔静脉主干近,有极高的出血风险。② 肝癌累及肝门、下腔静脉、骑跨左右叶、多发,可能难以切除干净。③ 肿瘤较大,若位于右半肝,要做右半肝切除,由于瘤体大,翻动暴露困难,风险极大,即使勉强切除下来,但难免在操作中不弄破肿瘤。④ 有多次上腹腔手术史,腹腔粘连严重等为相对禁忌证。

随着技术的进步和设备的完善,腹腔镜肝切除技术日渐成熟,在病例选择适当时,腹腔镜肝切除是安全可行的,其创伤小、恢复快、并发症少。目前已能较好地完成肝左叶各段至左半肝和肝右叶部分肝段的切除,甚至右半肝的切除。对于病种,不仅适用于肝脏良性肿瘤,也为肝脏恶性肿瘤患者提供了切除肿瘤的又一途径。在我国,需要手术治疗的肝病患者很多,使得腹腔镜肝切除技术具有广泛的应用前景,具有显著的社会效益和经济效益。

(3)腹腔镜胰腺肿瘤手术

胰头及壶腹部肿瘤因其解剖的复杂性及术中可能涉及多个吻合口的重建,曾被认为是腹腔镜的禁区,但随着技术的不断成熟,即使是手术风险大、技术要求高的腹腔镜下胰十二指肠切除术,也有不少成功的报道。腹腔镜胰十二指肠切除术存在的主要问题是手术时间长、牵引困难、完全离断胰腺,尤其是处理胰钩突部难度较大,触觉感受的缺乏,可能导致操作平面的混淆,而各吻合口重建的操作难度更高,必要时手助腹腔镜技术有助于解决以上问题。关于开展腹腔镜胰腺及壶腹部恶性肿瘤治疗,已有研究显示其可行性,但该类手术价值仍有待进一步证实。针对胰腺肿瘤梗阻问题,开展各类腹腔镜下姑息性胆肠吻合术及胃肠吻合术,具有创伤小、恢复快的优势,可以改善患者生活质量。

腹腔镜胰腺手术中难度最大的无疑是腹腔镜下胰十二指肠切除术,原因在于不仅切除过程困难,还要进行复杂的消化道重建。Gagner 等于 1992 年首先在腹腔镜下对 1 例慢性胰腺炎患者成功实施了保留幽门的胰十二指肠切除术。该例患者术后出现胃排空障碍,没有其他严重并发症,是腹腔镜胰腺外科史的重要里程碑,但手术耗时 10 h 以上,术后患者住院时间长达 30 d。

近 10 年来,腹腔镜胰腺外科飞速发展,腹腔镜手术开始应用于胰腺外科的各个方面。腹腔镜胰腺肿物剜除术、腹腔镜胰体尾切除术业已成为部分胰腺肿瘤治疗的首选术式,大量临床报道验证了其安全可行性及临床疗效,但仍缺乏大宗病例的前瞻性随机对照研究。与此同时,我们也应认识到腹腔镜胰腺手术难度大、风险高、学习曲线长,腹腔镜胰腺手术在一些方面仍处于探索阶段,如腹腔镜胰十二指肠切除术。相信随着腹腔镜手术技术及器械的进一步发展,腹腔镜胰腺手术将走向成熟。

28.2.3 微创手术的临床效益

(1)与传统手术相比微创手术的近期效益

腹腔镜技术在结直肠肿瘤的手术治疗中已经开展得较为成熟。随着微创观念的深入,腹腔镜手术也为更多的患者和外科医师所青睐,大型临床试验的数据也证实腹腔镜结直肠癌微创手术相比传统手术,在手术的手术质量、安全性等方面没有差异,更有术中失血量少、术后恢复快等优势。在手术质量方面,COST 试验结果显示腹腔镜组与开腹组相比,切除肠管长度和淋巴结检出数目无显著差异。COLOR 试验以及纳入直肠癌的 COLOR Ⅱ试验中腹腔镜组和开腹组的肿瘤分期、肿瘤大小和病理类型无显著差异,两组的切缘阳性率及淋巴结检出无显著差异。英国的 CLASICC 试验也得到了相似的结果。在手术安全性方面,腹腔镜手术也与开腹手术相近。COST 试验中,腹腔镜手术在术中并发症、术后 30 d 病死率、再手术率和再入院率等各项指标上与开腹手术无明显差异。COLOR 认为腹腔镜手术可安全用于右半、左半和乙状结肠根治性切除。CLASSIC 试验基于术中、术后 30 d 和术后 3 个月并发症的结果,认为腹腔镜手术可安全有效地用于结直肠癌根治,但应用于直肠前切除术应当谨慎。COLOR Ⅱ试验结果则认为腹腔镜直肠癌术后 28 d 的并发症率和病死率与开腹手术相近,腹腔镜直肠癌手术在手术安全性方面不亚于开腹手术。在术后恢复方面,腹腔镜手术比起开腹手术表现出明显的优势。腹腔镜手术后第 1 天疼痛更轻,术后镇痛药使用量少,COST 试验、COLOR 试验以及 COLOR Ⅱ试验中腹腔镜组术后排气时间、肠蠕动恢复时间、饮食恢复时间均早于开腹手术;与此同时,患者的住院天数缩短,术后恢复更快。对于直肠癌新辅助治疗后的手术治疗,韩国的 COREN 试验数据同样认为腹腔镜相比于开腹手术,术后肠功能恢复更快,术后住院时间缩短。各大临床试验发现,腹腔镜手术平均时间虽然均长于开腹手术,但失血量更少,并且随着腹腔镜技术开展的普及,以及经验的总结与推广,腹腔镜手术的平均时间也在不断缩短之中。

相比肠癌的腹腔镜手术治疗,腹腔镜与开腹手术在胃癌治疗中的疗效对比研究相对滞后。胃癌腹腔镜手术治疗的依据主要来自日本临床肿瘤学组JCOG0912试验和韩国腹腔镜胃肠手术研究KLASS-01试验。日本的临床试验JCOG0912,在2010～2013年间,将921名临床Ⅰ期的位置在中、下1/3的胃癌患者,随机入组腹腔镜或开腹组。与开腹组比较,腹腔镜组需要更长的手术时间,但术中出血量更少;另一方面,短期病死率及并发症率方面没有差异。韩国的临床试验KLASS-01中,2006～2010年间,超过1 400位Ⅰ期的早期胃癌患者随机分入开腹或腹腔镜组进行远端胃切除术。总体并发症率(13% vs. 20%)以及伤口并发症率(3.6% vs. 7%)方面,均是腹腔镜组发生率更低。主要的腹部并发症以及围术期死亡率在两组间相近。中国一项试验,在2012～2014年间,将超过1 000例局部进展期胃癌的患者,随机进行腹腔镜或开腹胃切除术,包括D2淋巴结清扫。报告的短期结果中,两组在围术期并发症(腹腔镜组15% vs. 开腹组13%)和病死率(0.4% vs. 0)以及D2淋巴结清扫的完成率(两组都大于99%)上都没有差异。短期效果上,相比于开腹手术,腹腔镜胃癌根治术手术时间较开腹手术长,但术中出血量少,术后肛门排气时间较早,术后平均住院时间也较短。

微创技术在肝脏肿瘤中的运用还处于发展阶段。与开腹手术相比,腹腔镜肝脏切除术缩短住院天数,手术出血量更少,术后疼痛更轻,伤口感染发生率更低。2016年的一项Meta分析,纳入了87项研究,其中腹腔镜2 900例、开腹手术3 749例,发现腹腔镜手术的出血量、需要输血的比例、住院天数,以及并发症的发生率均低于开腹手术。腹腔镜肝切除术的手术时间在Meta分析中与开腹手术没有明显差异。有研究者对美国国家外科质量提升项目和美国全国住院患者样本中12年样本的分析表明,腹腔镜肝切除的使用在逐渐增加,并且腹腔镜肝切除术相比开腹手术能够减少住院天数。与此同时,在并发症和死亡率上没有差异。对于老年患者,腹腔镜手术的潜在获益包括更短的住院天数及减少并发症。在一项大于65岁患者的肝恶性病变的研究中,患者对腹腔镜肝切除的耐受性与射频消融相同。与

开腹手术相比,腹腔镜肝肿瘤切除的费用相近,甚至更低。腹腔镜肝切除的患者也接受快速康复流程,减少副作用并提升了患者满意度。除此之外,肝脏肿瘤患者如同时合并有肝硬化,腹腔镜治疗不仅可以减少腹壁损伤,还可以产生更好的静脉回流效果,提高膈肌的血流动力学效应,减少术后腹水。此外,肝脏肿瘤患者可能面临二次手术或肝移植的机会,腹腔镜治疗减少手术创伤与术后粘连,便于二次手术的开展。

相比其他消化器官,胰腺处于腹膜后,邻近下腔静脉和腹主动脉等大血管,接受腹腔干动脉和肠系膜上动脉的丰富血液供应,内有门静脉和脾静脉,手术难度极高。并且一旦术后发生胰瘘,后果极其严重。因此,腹腔镜胰腺手术存在很高的难度和风险。随着腹腔镜技术的发展,腹腔镜手术在胰腺肿瘤的治疗中开始得以应用。目前腹腔镜微创技术可用于胰腺肿物剜除、远端胰腺切除、晚期胰腺癌的姑息治疗、胰腺空肠吻合以及腹腔镜下胰十二指肠切除术等。文献报道的腹腔镜胰十二指肠切除术大多数研究病例数有限。其中来自Dulucql和Huscer等的研究,分别报道了25例和33例腹腔镜胰十二指肠切除术,表现出与开腹手术相似的近期效益,但手术时间更长。总体来说,由于胰腺肿瘤的手术量相对较少,因此开展大规模前瞻性随机对照研究的样本数太少。根据大部分研究结果显示,腹腔镜切除术的围手术期死亡率小于1%。欧洲进行的大型多中心研究的结果显示,腹腔镜胰腺手术总的并发症发生率为31%。胰腺相关的局部并发症比与胰腺无关的并发症更常见。胰腺手术后胰漏和积液的发生相当常见,但文献报道的发生率差别很大,从0到50%不等,可能与对胰瘘的定义差别有关,开腹远端胰腺切除术后胰瘘的发生率平均为13%。

规范的手术操作可以降低和防止术后切口种植率,包括:① 在手术中要严格遵循肿瘤根治的无瘤原则,避免超声刀直接切割肿瘤。② 自腹壁取出肿瘤标本时不应盲目追求过小切口以避免牵拉时肿瘤细胞脱落,应动作轻柔并辅以切口保护器或标本袋以保护切口;重视切口冲洗。③ 手术结束拔除套管前,先通过Trocar套管的排气孔让气体慢慢排出。

（2）与传统手术相比微创手术的远期效益

随着临床研究随访数据的公布,使得微创技术应用于肿瘤外科治疗获得了循证医学证据的支持。腹腔镜应用于结肠癌手术得到NCCN的推荐,主要

基于几项前瞻性临床研究结果的支持。COST 试验平均随访 52.8 个月，共 160 例复发，其中开腹组 84 例，腹腔镜组 76 例；186 例死亡，其中开腹组 95 例，腹腔镜组 91 例；两组的肿瘤复发时间、总存活率和无病存活率差异无统计学意义。2008 年 CLASICC 试验的 3 年随访结果表明两组在无病生存率、局部复发率以及生活质量方面无差异。腹腔镜应用于直肠癌手术的远期效益尚没有定论，2015 年 COLOR Ⅱ 研究两组的局部复发率均为 5.0%，腹腔镜组无瘤生存率和总体生存率分别为 74.8% 和 86.7%，与开腹组的 70.8% 和 83.6% 没有显著性差异。而近期公布于 JAMA 的 ACOSOGZ6051 试验结果则显示对于 Ⅱ、Ⅲ 期的直肠癌患者，与开腹手术相比，腹腔镜手术在病理结果上未能达到非劣效性的标准。而对于进行术前新辅助放（化）疗的患者，COREAN 研究报道，局部晚期中低位直肠癌术前同步放（化）疗后腹腔镜手术和开腹手术患者的 3 年无瘤生存率无差异。因此，对于腹腔镜应用于直肠癌手术的远期效益，仍需要更多生存率和复发率的长期随访数据结果。

Kitano 等和日本腹腔镜外科学组对接受腹腔镜胃切除术的胃腺癌患者进行了肿瘤学结果的评价。这项大规模研究在 1994～2003 年从日本 16 个中心中纳入了 1 294 名接受腹腔镜胃切除术的胃癌患者（91.5% 为远端胃切除术），并剔除了合并有其他恶性肿瘤、先前行上腹部腹腔镜手术或明显的心、肺、肝功能不全的患者。术后死亡率和并发症率分别为 0 和 14.8%，经过了平均 36 个月的随访，有 6 例发生了复发和转移的胃癌均为肿瘤侵犯黏膜下层，其中 3 例有第 2 站淋巴结转移，复发率为 0.6%。无论是腹腔镜还是开腹手术治疗早期胃癌，短期随访都显示了较好的根治效果。日本的 LOC－1 研究比较了 2006～2012 年间 3 630 位早期胃癌患者行腹腔镜或开放胃切除术的结果。通过倾向得分匹配分析，发现两者在总生存率（腹腔镜组 97.1% vs. 开腹组 96.3%），3 年无复发生存率（腹腔镜组 97.7% vs. 开腹组 97.4%）或局部复发率（腹腔镜组 2.3% vs. 开腹组 2.4%）上都没有明显差异。Huscher 等进行的关于胃癌治疗的随机对照研究结果显示，腹腔镜与开腹胃癌根治术在复发率及 5 年生存率方面的差异并无统计学上的显著性意义。我国针对进展期胃癌的腹腔镜手术开展的多中心的 RCT 研究已发表了多中心的回顾性研究结果，其中回顾性分析 2003～2009

年我国 1 184 例进展期胃癌腹腔镜辅助手术的患者资料，3 年总生存率和无病生存率分别为 75.3% 和 69.0%，显示腹腔镜应用于局部进展期胃癌可获得满意的肿瘤学效果。

腹腔镜用于肝脏肿瘤治疗的应用时间还不长，远期效益的评估仍在进行之中。几项研究评价了腹腔镜肝切除术治疗肝细胞肝癌的随访结果。Kaneko 等报道，腹腔镜肝切除术与开放手术间的 5 年生存率没有显著差异，腹腔镜组为 61%，而开放手术组为 62%；复发率腹腔镜组为 31%，开放手术组为 29%，均没有显著差异。Laurent 等报道，腹腔镜组 3 年无复发生存率为 44%，而开放手术组为 46%，两者无显著差异，但腹腔镜组的 3 年生存率明显较高。Belli 等报道腹腔镜组与开放手术组在术后 2 年时具有相似的肿瘤学结果。一项研究显示肝细胞癌合并肝硬化患者行腹腔镜和开腹手术的 10 年总生存率没有差异，腹腔镜组为 69%，开腹组为 57%。在控制变量因素后，结直肠癌肝转移患者接受腹腔镜肝切除术也表现出与开腹手术相似的短期和长期生存总生存率和无疾病生存率。

腹腔镜应用于胰腺肿瘤的治疗经历了发展的过程。目前关于腹腔镜胰腺剜除术应用于胰腺良性肿瘤尤其是胰腺内分泌肿瘤治疗的远期疗效是肯定的，Gumbs 等回顾性分析该中心 1992～2006 年 31 例胰腺肿物剜除术治疗胰腺内分泌肿瘤的临床数据，其中开腹手术 13 例，腹腔镜手术 18 例，两者在 5 年生存率上无明显差异。Palanivelu 等报道了 35 例腹腔镜胰十二指肠切除术，其中包括胰头腺癌 9 例、十二指肠乳头癌 24 例、慢性胰腺炎合并胰头肿瘤 2 例，5 年生存率分别为 33.3%、32.0% 和 50%。研究者认为在合适的病例中，腹腔镜胰十二指肠切除术可以获得满意的肿瘤学效果。

（3）指南和共识

在 COST 研究以及 COLOR 研究的支持下，腹腔镜结肠癌手术早已得到 NCCN 指南的推荐，但指南中仍要求手术医师对腹腔镜辅助下的结肠切除术有较丰富经验，结肠肿瘤应为非局部晚期肿瘤，同时考虑术前标记病灶，并需要进行全腹部探查。NCCN 指南中指出腹腔镜不宜用于肿瘤引起的急性肠梗阻或穿孔。关于腹腔镜直肠癌手术，目前 NCCN 指南尚未给予推荐，但腹腔镜直肠癌手术的随机试验数据近几年逐渐成熟。也有一些研究如

COLOR II 研究的随访结果给出了肯定的答案。因此专家组认为腹腔镜直肠癌手术可由有经验的外科医师进行,术中需全面细致的腹腔探查,仅用于指南中描述的低危型肿瘤。与此同时,国际专家组也已经制订了腹腔镜下 TME 的标准技术细节。2017 版 CSSO 结直肠癌诊疗指南中,中国专家组基于腹腔镜在中国开展的现状,给出了以下推荐:所有的局部切除术或结肠切除术选择传统开腹手术、腹腔镜或机器人手术,取决于当地的技术和设备可获得性。对于直肠癌根治术,2017 版 CSSO 结直肠癌诊疗指南则认为有待进一步评估,建议在有经验的中心谨慎开展。

关于胃癌的腹腔镜治疗,NCCN 指南中指出,腹腔镜切除术目前已经逐渐开展,对于胃癌患者,它比其他开腹手术有更多重要的优势,如术中出血少、术后疼痛轻、恢复快、肠道он恢复早以及患者住院时间缩短等。但是对于进一步确定腹腔镜切除术在胃癌治疗尤其是进展期胃癌中的地位仍需更大规模的随机临床研究。

针对原发性肝癌的诊疗共识指出,有经验的医师可开展腹腔镜或机器人辅助微创肝切除术。微创手术具有创伤小和术后恢复快等优点,证据等级为 2 级,但其长期疗效仍需要与传统的开腹手术进行前瞻性的多中心随机对照研究。经腹腔镜行肝癌切除的指征包括病变位于 Couinaud Ⅱ、Ⅲ、Ⅳb、Ⅴ、Ⅵ 段;病变大小以不影响第一和第二肝门的解剖为准,一般不超过 10 cm。对于有丰富经验的医师可逐步开展腹腔镜半肝切除、肝 3 叶切除和 Couinaud Ⅰ、Ⅶ、Ⅷ 段肝切除。

NCCN 胰腺癌指南中针对胰腺癌的治疗,指出胰头部肿瘤患者可进行开腹或腹腔镜胰十二指肠切除术。腹腔镜在远端胰腺切除中的价值越来越受到重视。多项研究显示,腹腔镜远端胰腺切除术相比于开腹手术,能够降低术中出血、缩短禁食时间、缩短住院时间,显示出随着腹腔镜技术的发展,微创技术应用于胰腺治疗的指南推荐也在不断进展中。

28.2.4 展望与前景

机器人系统在直肠手术中应用较为普遍,得益于机械臂灵活、精确、稳定的特性,在保证手术安全和肿瘤根治的同时,能够更好地保护盆腔自主神经功能。在肿瘤根治方面,机器人手术的淋巴结检出率、远端切缘阳性率、局部复发率和长期生存率与腹腔镜和开放手术相似,在降低环周切缘阳性率方面具有潜在的优势。从 2006 年第一台达芬奇手术机器人落户中国大陆,截至 2015 年 12 月已装机 37 台,总计完成手术 2 万余例。目前美国达芬奇机器人装机超过 2 000 台,仅 2007～2013 年共 170 万例患者接受了机器人手术。最近的资料显示,对于局部晚期行扩大根治术和侧方清扫的病例,机器人手术同样能达到良好的效果,5 年局部复发率为 3.6%。虽然机器人微创手术在国内经过 10 年的发展已趋于成熟,但推广和普及的主要难度还在于其高昂的价格。随着设备的普及以及成本的下降,机器人微创手术的应用范围正在逐步扩展,目前已有机器人微创手术应用于胃癌、泌尿及呼吸系统肿瘤的报道。未来,机器人微创手术的适应证还将不断扩展。

迷你腹腔镜又称微型腹腔镜和针式腹腔镜,是指直径小于 3 mm 的腹腔镜及器械,是目前对腹壁切口和损伤最小的手术器械。与传统腹腔镜相比,迷你腹腔镜具有切口和创伤更小,出血、感染、皮下气肿、切口疝等并发症更少等优点。早期的迷你腹腔镜镜头透光度和清晰度较差,所以一般仅作为关节镜或内腔镜检查。随着技术的发展和革新,目前镜头的亮度及清晰度比传统技术制成的微型镜头均有大幅度提高,除了手术视野较小外,5 mm 腹腔镜也已达 1 080 p 水平。近年来,美国一些经验丰富的腹腔镜微创手术中心已开始尝试探索迷你腹腔镜联合内镜治疗早期肿瘤。随着患者对于微创要求的不断提高,迷你腹腔镜在特殊患者中的应用也在不断拓展。

3D 腹腔镜设计的初衷是希望恢复外科医生的立体视觉,但早期 3D 腹腔镜极易导致术者眼睛的疲劳,一直未得到推广。随着腹腔镜成像设备的快速发展,最新的 3D 腹腔镜系统收集处理图像更加快捷,通过特殊的视频信号控制器使图像快速交替无交叉地显示出来,外科医生仅需一副眼镜就能像开腹手术一样获得物体的空间纵深感觉(图 28 - 3)。3D 腹腔镜的优势在于可还原真实的手术视野,组织间隙的显露具有层次感,便于保护血管、神经和重要的器官。成像近似于真实术野,加速了腹腔镜下缝合的过程,使初学者学习曲线缩短。淋巴结扩大清扫时,可以良好地显示淋巴结、脂肪、筋膜、神经等精细的组织结构,进行立体的解剖和游离,避免手术造成的损伤。总之,3D 腹腔镜的优势在于真实手术视野重现,成像系统也在持续改进之中。

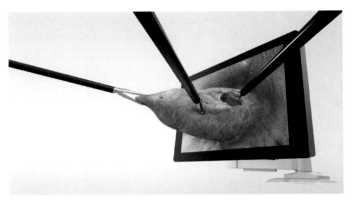

图 28-3　3D 腹腔镜手术

各种微创技术不断发展的同时,与腹腔镜手术相关的各种设备、器械也在不断发展和革新。高清腹腔镜摄像系统和显示系统的研发,使手术操作更精确。同时,结合各种血管、淋巴管及肿瘤边缘的荧光显影技术的应用,使肿瘤与血管的关系、肿瘤侵犯的边缘更清楚,结合术前及术中的 3D 成像打印技术,从而达到真正的精准肿瘤外科切除,既能完整地切除肿瘤侵犯的部位,又能有效地保护脏器的功能。当前各种微创新技术的不断涌现,最终可能因集成创新而导致一场新的微创外科技术革命,引领微创技术在肿瘤外科中的应用不断进步。

28.3　微创技术在泌尿系统肿瘤外科的应用

1990 年,Clayman 首次报道了腹腔镜下肾肿瘤切除术。但由于腔镜技术及其器械的不足,导致了当时很多患者术后出现腹腔内脏器受损、肠麻痹、腹膜炎等情况。1992 年,Gagner 等首次成功完成腹腔镜下肾上腺肿瘤切除手术。自此之后,腹腔镜手术技术就成为治疗肾上腺肿瘤的主要治疗方式之一。但是能够采取肾上腺肿瘤微创治疗的一般都为良性病变,且肿瘤直径小于 6cm。相比于传统开腹手术,腹腔镜下肾上腺肿瘤切除手术视野更好,出血较少,恢复快。1993 年,Kerbl 首次报道了腹腔镜下肾癌根治术,自此,在肾癌领域可应用腹腔镜技术的治疗的患者越来越多。目前腹腔镜下肾癌根治术手术的时间与开放手术相当,但是其损伤更小,患者恢复更快。

在 20 世纪 90 年代初期,腹腔镜技术刚刚兴起之时,由于腹腔镜下对缝合的要求比较高,导致在腹腔镜下实行前列腺切除手术后,膀胱与尿道的吻合需要花费大量的时间,影响了病人的正常生活,所以在当时根治性前列腺切除未获得较好的发展。近年来,随着社会医学的不断进步,操作技术日益完善,腹腔镜根治性前列腺切除术逐渐成熟。腹腔镜下前列腺癌根治术具有创伤小、出血少、操作精细、视野清晰、术后恢复快、花费少、控尿功能及勃起功能好等优点,目前在临床已广泛开展。其手术方式主要包括单孔腹腔镜、机器人辅助腹腔镜手术、手助腹腔镜手术及经自然腔道内镜技术。

手术是膀胱癌主要治疗手段,但由于常规开放式膀胱癌切除术对患者造成的创伤较大,术后恢复慢。腹腔镜手术作为一种微创技术在对膀胱癌进行治疗中,可获得较为清晰的手术视野,且可清晰显示闭孔神经,能够将淋巴结进行彻底清扫;同时可对腹腔镜镜体进行调整,多角度操作和观察,并于腹腔镜下应用超声刀等进行解剖分离,止血效果明显,且可控制膀胱侧韧带和阴茎背深静脉复合体;有效减少术中出血量,减轻术后伤口疼痛,促进患者早期下床活动,有利于患者术后恢复,降低术后并发症发生风险。有研究报道,应用开放性膀胱切除术治疗膀胱癌后,并发症如吻合口狭窄、粘连性肠梗阻、肠瘘、直肠损伤等的发生率明显高于腹腔镜下根治性膀胱切除。但由于腹腔镜根治性膀胱切除术是泌尿外科较为复杂的一种手术,因此需要手术医生熟悉患者盆腔解剖结构,具备娴熟的腹腔镜操作技能,以及在腹腔镜下处理各种意外事件的能力,从而为膀胱癌患者手术治疗的有效性和安全性提供保障。

机器人辅助腹腔镜手术解决了传统腹腔镜手术的一些弊端,机器人技术已成为泌尿外科肿瘤的手术治疗极重要的一个手术方式。近年来的数据逐步显示了机器人手术的优越性。机器人肾脏手术,特别是部分肾切除术,在美国越来越普及。机器人辅助根治性膀胱切除术与传统开放性手术的随机对照研究也逐步显示了其优越性。一项随机对照研究显示,传统的开放性前列腺切除手术与机器人前列腺切除术在勃起和泌尿功能方面无差异。

28.4　微创技术在胸外科肿瘤中的应用

视频辅助胸腔手术自 20 世纪 90 年代以来已被广泛应用,并已成为主要用于早期非小细胞肺癌的标准治疗方法。目前几项高质量 Meta 分析和少量随机对照试验已经逐步证实了 VATS 肺叶切除术的有效性。这些研究显示,与传统开胸手术相比,视频辅助胸腔手术的并发症更小,胸管引流持续时间更短,住院时间更短。此外,视频辅助胸腔手术与开胸术具有相当的肿瘤学结果。而且,视频辅助胸腔手术最近已应用于晚期病例和先前禁忌的复杂程序,如支气管成形术和胸壁切除术。

28.5　微创技术在妇科肿瘤外科的应用

在过去的 20 年中,微创手术已成为治疗许多妇科疾病(包括良性和恶性)的标准治疗方法。有许多研究证明了微创妇科手术技术的益处,包括减少失血、减轻术后疼痛、减少围手术期并发症、缩短住院时间,以及与剖宫手术相比恢复更快。2007～2011 年间接受子宫内膜癌微创子宫切除术的美国患者从 22% 增加到 50%。最重要的是,接受微创手术患者的肿瘤学结果似乎与开放手术效果相当。目前微创技术包括传统的多端口腹腔镜、机器人辅助腹腔镜、腹腔镜单点手术和机器人辅助腹腔镜单点手术。

目前许多回顾性和少数前瞻性研究表明传统的腹腔镜检查是安全的、可行的。一项正在进行的国际随机对照研究有望为宫颈癌的治疗提供支持微创手术的高质量证据。多个随机对照研究已表明腹腔镜手术是早期子宫内膜癌的首选手术方式。

迄今为止最大规模的研究是一项多中心回顾性研究,其中包括 300 名患有明显早期卵巢癌的患者,她们接受了腹腔镜分期手术。该研究的肿瘤学结果(包括复发率、无病生存率和总体生存率等)与目前公布的通过剖宫手术治疗的早期卵巢癌患者的数据相当。

对于晚期卵巢癌,目前不建议将微创手术用于原发性细胞减少术。但腹腔镜评估可能是一种有用的决策工具,可用于识别那些处于次优原发性减压手术风险较高的患者,从而从新辅助化疗中获益,然后进行间隔减压手术。目前正在进行一项随机对照试验,即 LapOvaCa 试验,以评估腹腔镜在预测主要减压手术结果中的作用。

2000 年,达芬奇手术系统(Intuitive Surgical Inc.,Sunnyvale,CA)成为第一个获得美国食品和药物管理局(FDA)批准的机器人手术系统。它于 2005 年被批准用于妇科手术。机器人手术可以减轻传统腹腔镜手术的一些局限性,包括缺乏深度感知、相机不稳定性、运动范围减小及学习曲线陡峭等。相比之下,机器人手术提供了卓越的可视化,具有三维立体视觉,相机和仪器的性能更稳定,可提高灵活性,允许手和手腕更自然运动,以及可提高手术精度的震颤取消软件。然而,这些优点也带来一些限制,包括增加成本,可能增加操作时间,没有触觉反馈,需要额外端口,兼容仪器和能源有限,机械故障的风险增加及额外的外科训练等。

(李心翔)

主要参考文献

[1] 陈达,阎乙夫,夏溟. 不同手术方式治疗局限性高危前列腺癌的比较研究[J]. 中华泌尿外科杂志,2016,35(9):672 - 675.

[2] Aarts JWM, Nieboer TE, Johnson N, et al. Surgical approach to hysterectomy for benign gynaecological disease [J]. Cochrane database Syst Rev, 2015, 8:CD003677.

[3] Bagante F, Spolverato G, Strasberg SM, et al. Minimally invasive vs. open hepatectomy: a comparative analysis of the national surgical quality improvement program database [J]. J Gastrointest Surg, 2016,20:1608.

[4] Ben-David K, Tuttle R, Kukar M, et al. Minimally invasive esophagectomy utilizing a stapled side-to-side anastomosis is safe in the western patient population. Ann Surg Oncol, 2016, 23, 3056 - 3062.

[5] Cauchy F, Fuks D, Nomi T, et al. Benefits of

laparoscopy in elderly patients requiring major liver resection[J]. J Am Coll Surg, 2016,222:174.

[6] Cianchi F, Indennitate G, Trallori G, et al. Robotic vs laparoscopic distal gastrectomy with D2 lymphadenectomy for gastric cancer: a retrospective comparative mono-institutional study[J]. BMC Surg, 2016,16:65.

[7] Constantine K, George S. Laparoscopic versus open enucleation for solitary insulinoma in the body and tail of the pancreas[J]. J Gastrointest Surg, 2009, 13 (10):1869.

[8] Fader AN, Weise RM, Sinno AK, et al. Utilization of minimally invasive surgery in endometrial cancer care: a quality and cost disparity[J]. Obstet Gynecol, 2016, 127:91 – 100.

[9] Fagotti A, Perelli F, Pedone L, et al. Current recommendations for minimally invasive surgical staging in ovarian cancer. Curr Treat Options Oncol, 2016, 17:3.

[10] Fleshman J, Bran da M, Sargent DJ, et al. Effect of laparoscopic-As-sisted resection vs open resection of stage II or IE rectal cancer on pathologic outcomes: the ACOSOG Z6051 randomized clinical trial[J]. JAMA, 2015,314(13):1346 – 1355.

[11] Garabedian C, Merlot B, Bresson L, et al. Minimally invasive surgical management of early-stage cervical cancer: an analysis of the risk factors of surgical complications and of oncologic outcomes[J]. Int J Gynecol Cancer, 2015, 25:714 – 721.

[12] Hanna N, Leow JJ, Sun M, et al. Comparative effectiveness of robot-assisted vs. open radical cystectomy[J]. Urol Oncol, 2018, 36,e1-9.

[13] Jiang HT, Cao JY. Impact of laparoscopic versus open hepatectomy on perioperative clinical outcomes of patients with primary hepatic carcinoma[J]. Chin Med Sci J, 2015,30:80 – 83.

[14] Kukar M, Hochwald SN. Special operative and multimodal therapy considerations in EGJ cancer care: western viewpoints. In Morita SY, Balch CM, Klimberg VS (eds). Textbook of complex general surgical oncology[J]. New York: McGraw-Hill Education, 2018, 985 – 994.

[15] Leow JJ, Chang SL, Meyer CP, et al. Robot-assisted versus open radical prostatectomy: a contemporary analysis of an all-payer discharge database[J]. EurUrol, 2016, 70(5):837 – 845.

[16] Paye F, Micelli Lupinacci R, Bachellier P, et al. Distal pancreatectomy for pancreatic carcinoma in the era of multimodal treatment[J]. Br J Surg, 2015,102:229.

[17] Pearce NW, Di Fabio F, Teng MJ, et al. Laparoscopic right hepatectomy: a challenging, but feasible, safe and efficient procedure[J]. Am J Surg, 2011,202:e52.

[18] Reyes CD, Weber KJ, Gagner M, et al. Laparoscopic vs open gastrectomy. A retrospective review[J]. Surg Endosc, 2001,15:928 – 931.

[19] Scatton O, Brustia R, Belli G, et al. What kind of energy devices should be used for laparoscopic liver resection? Recommendations from a systematic review [J]. J Hepatobiliary Pancreat Sci, 2015,22:327.

[20] Shoda K, Ichikawa D, Arita T, et al. Risk Stratification According to the Total Number of Factors That Meet the Indication Criteria for Radical Lymph Node Dissection in Patients with Early Gastric Cancer at Risk for Lymph Node Metastasis[J]. Ann Surg Oncol, 2016,23:792.

[21] Tranchart H, O'Rourke N, Van Dam R, et al. Bleeding control during laparoscopic liver resection: a review of literature[J]. J Hepatobiliary Pancreat Sci, 2015,22:371.

[22] Uedo N, Iishi H, Tatsuta M, et al. Longterm outcomes after endoscopic mucosal resection for early gastric cancer[J]. Gastric Cancer, 2006,9:88.

[23] Walker JL, Piedmonte MR, Spirtos NM, et al. Laparoscopy compared with laparotomy for comprehensive surgical staging of uterine cancer: Gynecologic Oncology Group Study LAP2[J]. J Clin Oncol, 2009, 27:5331 – 5336.

[24] Walker JL, Piedmonte MR, Spirtos NM, et al. Recurrence and survival after random assignment to laparoscopy versus laparotomy for comprehensive surgical staging of uterine cancer: Gynecologic Oncology Group LAP2 Study[J]. J Clin Oncol, 2012, 30:695 – 700.

[25] Wang W, Li Z, Tang J, et al. Laparoscopic versus open total gastrectomy with D2 dissection for gastric cancer: a meta-analysis[J]. J Cancer Res Clin Oncol, 2013, 139:1721 – 1734.

[26] Whitson BA, Groth SS, Duval SJ, et al. Surgery for early-stage non-small cell lung cancer: a systematic review of the video-assisted thoracoscopic surgery versus thora-cotomy approaches to lobectomy[J]. Ann Thorac Surg, 2008, 86:2008 – 2016.

29 肿瘤的化学治疗

肿瘤的化学治疗(简称化疗)始于20世纪40年代第2次世界大战期间,历史相对较短,但发展迅猛。新药的不断研发、疗效的不断提高,使之成为当代恶性肿瘤临床实践和研究中非常活跃的领域之一。

29.1 细胞增殖动力学概念

恶性肿瘤是一种细胞生长调节异常导致细胞生长失控的疾病。肿瘤细胞增殖动力学是研究肿瘤细胞增殖、分化、死亡的科学。细胞增殖动力学的研究有助于深入了解肿瘤细胞的生物学特征、正常人体细胞群和肿瘤细胞群的差异,以及化疗药物抑制细胞增殖的机制,从而为设计化疗方案、合理用药提供理论依据。

29.1.1 细胞周期时间

细胞周期时间(cell cycle time)是指细胞从一次分裂结束到下一次分裂结束所需的时间。细胞增殖周期可分为 G_1、S、G_2 和 M 期 4 期。

G_1 期:DNA 合成前期,前一次有丝分裂新生成的子细胞合成与特定细胞的特殊功能有关的 RNA(特别是 mRNA)及蛋白质,为 S 期作准备。G_1 期时长数小时至若干天不等。

S 期:DNA 合成期,进行 DNA 复制和组蛋白合成,结束时,细胞内 DNA 量增加 1 倍。此期正常细胞所占时间为 11~13 h,良性肿瘤为 11~17 h,恶性肿瘤细胞为 18~30 h。

G_2 期:DNA 合成后期,除继续合成 RNA 和蛋白质外,出现染色体凝聚并形成有丝分裂所需的细胞器,为 M 期作准备,需时 2～3 h,较为恒定。

M 期:有丝分裂期,细胞通过有丝分裂形成两个含有全部遗传信息的子细胞。M 期又可分为前、中、后和末期四相,经 1～2 h 后细胞平分为两半。

有些细胞由于缺乏营养或机体免疫抑制,G_1 期延长,暂时处于非增殖的静止状态,称为 G_0 期细胞。G_0 期细胞仍有细胞代谢及分化功能,但暂不分裂,对通常启动 DNA 合成的刺激信号无反应。在一定条件下如免疫抑制解除、血供改善、营养加强等情况下,G_0 期细胞即可补充进入增殖周期。G_0 期细胞对化疗不敏感,常为复发或转移的根源(图 29-1)。

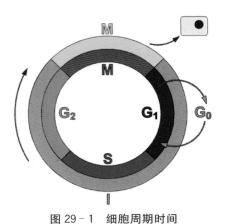

图 29-1　细胞周期时间

29.1.2　增殖比率和倍增时间

增殖比率(growth fraction)和倍增时间(doubling time)是常用的表示肿瘤增殖状态的参数。增殖比率是指处于增殖周期的肿瘤细胞数与肿瘤细胞总数之比。倍增时间是指细胞数增加 1 倍所需要的时间。实际应用中指肿瘤体积增大 1 倍所需时间。在肿瘤发生的初期,肿瘤细胞群的生长呈指数式,倍增时间短,随着肿瘤体积的增大,可能因血供不足、缺氧,营养和生长激素减少,毒性产物堆积,细胞间信息传递抑制等原因,倍增时间逐渐延长。肿瘤的生长可用 Gompertzian 增殖曲线来表示。肿瘤生长越快,增殖比例越高,倍增时间越短,对化疗药物的敏感性也越高。反之,肿瘤生长越慢,增殖比例越低,倍增时间越长,对化疗药物的敏感性也越低(图 29-2)。

肿瘤细胞增殖到 10^8 个时,约需要 30 次的倍增,

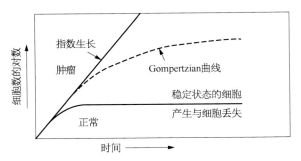

图 29-2　Gompertzian 增殖曲线

形成直径约 1 cm 的肿块,此时临床可以诊断。当肿瘤细胞数量达 10^{12} 个时,约 1 kg,约还需 10 次的倍增,但后 10 次比前 30 次速度要慢得多。当肿瘤发展到临床可以诊断时,肿瘤细胞数已达到 10^9 个以上的数量级,这时肿瘤的倍增时间延长,增殖比例降低,如果通过手术或放疗减瘤,残留肿瘤细胞的增殖比例会明显提高,倍增时间明显缩短,处于 G_0 期的细胞重新进入增殖周期。如果此时给予有效的化疗,可以获得更好疗效,这也是辅助化疗的部分理论依据。

29.1.3　"一级动力学"效应

抗肿瘤细胞毒药物对肿瘤细胞的杀伤作用遵循"一级动力学"效应,即一定剂量的药物杀灭一定比率的肿瘤细胞,而不是相同数目的肿瘤细胞。据此理论,即使全部肿瘤细胞对抗癌药物有效,无耐药产生,也需要多疗程化疗才能杀灭所有肿瘤细胞。临床上即使达到完全缓解,即肿瘤细胞数 $<10^9$ 个时,也不等于治愈。对于有治愈可能的肿瘤,往往需要在临床完全缓解以后再巩固化疗 2 个疗程以上,以杀灭处于亚临床状态的残留肿瘤细胞。

29.2　抗肿瘤药物的代谢动力学

抗肿瘤药物的药物代谢动力学(pharmacokinetics)主要研究抗肿瘤药物在体内的动态变化及规律,包括吸收、分布、代谢和排泄的动态变化,对临床用药选择合理给药途径、剂量、给药间隔时间和最佳治疗方案等有指导意义。

29.2.1　吸收

吸收是药物从给药部位到体循环的过程。临床上以生物利用度来反映药物吸收的程度。生物利用

度(F)是指药物通过非静脉途径相对于静脉给药途径被吸收入血的相对量。可通过公式来计算：$F = AUC_{po}/AUC_{iv} \times 100\%$($AUC$ 表示曲线下面积，po 表示口服给药，iv 表示静脉给药)。药物在肠道经肠液或肠菌酶的破坏，在肝脏经肝酶代谢或与肝内组织结合后，到达体循环的药量少于吸收量。药物由肠道吸收后进入门静脉，然后首次通过肝脏的过程称为首过效应。口服给药主要由小肠吸收，通过被动扩散和主动运转两种方式。一般而言，脂溶性药物吸收较好，如洛莫司汀（环己亚硝脲，lomustine，CCNU）、司莫司汀（甲基亚硝脲，semustine，Me-CCNU）。水溶性药物在肠道内吸收主要依靠被动扩散，吸收不完全，如环磷酰胺（cyclophosphamide，CTX）。口服给药影响因素较多，个体差异大。接受过胃肠道切除手术或有慢性腹泻的患者，对口服给药的吸收有一定影响。口服给药能否达到有效血药浓度直接关系到药物疗效及毒性，可通过测定血药浓度了解口服药物吸收情况。肌肉或皮下给药一般在 15 min 内吸收，因肌肉、皮下血流丰富，生物利用度高，静脉给药吸收率为 100%。

29.2.2 分布

分布是药物从体循环到达各种组织的过程。抗癌药物在组织中分布广泛，但对肿瘤选择性分布较差。例如：博来霉素（bleomycin，BLM）分布广泛，但在肺、皮肤、鳞癌细胞中水解 BLM 的肽酶活力很低，故在这些组织中药物浓度相对较高。亚硝脲类药物、丝裂霉素（mitomycin，MMC）等储存在骨髓的脂肪组织中，故有延迟性骨髓抑制。长春新碱（vincristine，VCR）反复给药后缓慢积蓄于有丰富微血管的神经组织中引起神经毒性。亚硝脲类脂溶性强，可透过血脑屏障。此外，抗肿瘤细胞毒药物全身给药时胸腹腔内分布较少，可通过穿刺腔内局部给药使药物浓度增加数倍到数百倍。

近年来，已经成功研发出一些载体，如将药物包埋在脂质体、白蛋白包裹等，使抗癌药物有选择性地进入肿瘤细胞，并在肿瘤细胞内积聚，提高抗肿瘤效应，减少对正常细胞的杀伤作用，从而减少毒性。如多柔比星（doxorubicin；阿霉素，adriamycin，ADM）脂质体，除可以增加 ADM 在肿瘤细胞内的浓度，增加抗肿瘤作用外，脂质体包裹后可以减少游离 ADM 的心脏毒性，脱发、呕吐等不良反应亦减少。紫杉醇经白蛋白包裹后可增加水溶性，避免溶酶引起的过敏反应，不需要

预防性用药。抗体偶联药物（ADC）由单克隆抗体和强效细胞毒药物通过生物活性连接器偶联而成，是一种定点靶向癌细胞的强效抗癌药物。如 Vintafolide 是叶酸偶联长春碱，IMMU-132 为抗 Trop-2 偶联 SN-38，ABBV-39 为靶向 c-Met 的 ADC。

29.2.3 代谢

代谢是抗肿瘤药物代谢动力学中的一个复杂又重要的过程。大多数抗癌药经肝微粒体酶催化代谢而解毒或活化成为活性物质。其中细胞色素 P450 酶起重要作用。某些药物在体外无活性，经过体内代谢后才产生抗肿瘤活性。如 CTX 在体外无活性，在体内经肝微粒体酶代谢后转变为醛磷酰胺，醛磷酰胺不稳定，在细胞内分解成磷酰胺氮芥及丙烯醛，磷酰胺氮芥有抗癌活性，而丙烯醛则可导致出血性膀胱炎。卡培他滨（capecitabine）是一种口服 5-氟尿嘧啶（5-fluorouracil，5-FU）衍生物，原药在体外无活性，在体内经羧酸酯酶、胞嘧啶核苷脱氨酶和胸腺嘧啶核苷磷酸化酶（TP）三级代谢后成为 5-FU 而起作用。TP 在某些肿瘤组织中的活性明显高于正常组织，因此 5-FU 的浓度在肿瘤细胞中选择性增高。

有些药物在联合应用时可产生相互作用。例如一种药物可产生酶诱导使同时使用的另一种药物的作用减弱；或者一种药物引起酶抑制使同时使用的另一种药物的代谢减少，作用增强，毒性及不良反应增加。例如甾体类激素、苯巴比妥、CTX、异环磷酰胺（ifosfamide，holoxan，IFO）等诱导 CYP3A 使 VCR、依托泊苷（etoposide，VP-16）清除率增加；酮康唑、伊曲康唑、红霉素抑制 CYP3A4，使 VCR、VP-16 清除率降低。

29.2.4 排泄

肝胆系统和肾脏是抗癌药物排泄的主要途径。主要由肾脏排泄的药物有 CTX、IFO、甲氨蝶呤（methotrexate，MTX）、VP-16 等。脂溶性药物通过肾小球后大部分由肾小管再吸收，不易从尿中排泄。而高度亲水性离子化的药物不再由肾小管再吸收，可迅速从尿中排泄。MTX 的排泄与尿液的酸碱性有关，呈碱性时排泄增加，因此使用中高剂量 MTX 时需要静脉滴注碳酸氢钠，碱化尿液，增加排泄。主要由肝胆系统排泄的药物有 ADM、放线菌素 D（更生霉素，actinomycin，ACTD）、长春碱类等药物。肝脏有损伤时，药物排泄减慢，毒性增加。因此

当肝、肾功能损害时,药物排泄会受到影响,使药物毒性增加,特别是某些抗癌药物本身具有肝或肾毒性时,更要慎用或减量使用,甚至不用。

29.3 化疗的适应证和禁忌证

尽管迄今为止单用化疗能基本治愈的恶性肿瘤仅有为数不多的数种,如滋养叶细胞癌、急性淋巴细胞白血病、恶性淋巴瘤、急性早幼粒细胞白血病、生殖细胞肿瘤、某些儿童实体瘤(Ewing 肉瘤、胚胎性横纹肌肉瘤、肾母细胞瘤)等,但已有多种恶性肿瘤可用化疗延长生存期,减少术后复发和转移,并明显提高肿瘤患者的生活质量。

29.3.1 化疗的适应证

包括:① 对化疗敏感的全身性恶性肿瘤,化疗为首选治疗,如各种类型的白血病、恶性淋巴瘤。② 化疗是综合治疗的重要组成部分,如绒毛膜上皮细胞癌、恶性葡萄胎、生殖细胞瘤和神经母细胞瘤。③ 在综合治疗中用化疗控制远处转移,提高局部缓解率,如肾母细胞瘤已部分可获治愈。④ 辅助化疗、新辅助化疗,如直肠癌的辅助化疗,新辅助化疗能提高生存率。新辅助化疗已用于多种实体瘤的综合治疗,对缩小手术和放疗范围、控制远处转移、提高生存有帮助,如乳腺癌、头颈部肿瘤的新辅助化疗。⑤ 无手术和放疗指征的晚期播散性肿瘤及手术治疗或放疗后复发转移的病例。⑥ 姑息化疗,如用化疗缓解上腔静脉综合征、脊髓压迫等。

29.3.2 化疗的禁忌证

包括:① 明显衰竭或恶病质,如 ECOG 行为状态评估在 3 及以上时一般不宜用全身化疗。② 骨髓功能不全者一般禁用全身化疗,如治疗前外周血粒细胞绝对计数低于 1.5×10^9/L 或血小板计数低于 80×10^9/L 者。③ 心血管、肝、肾功能损害时禁用大剂量MTX、顺铂(cisplatin, DDP)。肝功能明显异常者禁用 MTX 和 ADM。器质性心脏病患者禁用 ADM;心功能异常者慎用或禁用蒽环类或蒽醌类抗癌药,特别是 ADM。另外大剂量 CTX 和 5-FU、三尖杉酯碱和喜树碱等也可引发心脏毒性。严重肺功能减退者禁用 BLM、MTX 和白消安(busulfan, BSF, BUS)等。④ 高热、大出血、严重感染、水及电解质和酸碱平衡失调者不宜用全身化疗。⑤ 胃肠道梗阻者。

29.4 抗肿瘤化疗药物的分类

常用的抗肿瘤细胞毒药物分类方法有 3 种,即传统分类法、细胞动力学分类法和作用机制分类法。

29.4.1 传统分类法

(1)烷化剂

主要有氮芥(nitrogen mustard, HN2)、CTX、IFO、苯丁酸氮芥(chlorambucil, CB1348)、苯丙氨酸氮芥(mephalan, L-phenylalanine mustard)、噻替哌(thiotepa, TSPA)、卡莫司汀(carmustine, BCNU, 卡氮芥)、CCNU、Me-CCNU、福莫司汀(fotemustine)等。烷化剂通过有活性的反应基团与核酸、蛋白质和小分子中富电子基团形成共价键,引起单股或双股DNA 断裂,影响 DNA 的转录和修复,导致细胞死亡、基因突变或致癌,主要作用于已形成的核酸,对增殖和非增殖细胞都有很强的毒性,会引起深而长的造血系统毒性,还可引起不孕不育症及致癌。

(2)抗代谢类药物

主要有 MTX、5-FU、卡培他滨、阿糖胞苷(cytarabine, Ara-C)、吉西他滨(gemcitabine, GEM)、6-巯基嘌呤(6-Mercaptopurine, 6-MP)、巯鸟嘌呤(thioguanene, 6-TG)、氟达拉滨(fludarabine)等。抗代谢类药物和正常代谢物竞争合成过程中或调节部位的主要酶,取代 DNA 或RNA 合成所需的前体物质,主要干扰核酸的合成,对非增殖细胞作用很小,而对 S 期细胞作用最强,对干细胞无作用,骨髓抑制短而轻,致癌作用轻。

(3)抗癌抗生素

主要有 MMC、ADM、表柔比星(epirubicin, EPI;表阿霉素)、柔比星(pirarubicin, THP)、米托蒽醌(mitoxantrone, MIT)、BLM、ACTD 等。ACTD能选择性地分布于细胞核中,与 DNA 结合,抑制以DNA 为模板的 RNA 多聚酶,从而抑制 RNA 合成,结合方式可能是嵌入 DNA 的碱基对之间,而其肽链则位于 DNA 双螺旋的小沟内。本品选择性地与鸟嘌呤结合,但不能阻止 DNA 的复制,它对 G_1 期前半段最为敏感,对 G_1 和 S 期也有作用,属细胞周期非特异性化疗药。蒽环类抗癌抗生素除抑制DNA 依赖性 RNA 多聚酶外,还可在代谢过程中产生游离基,后者与氧作用产生超氧基。由于细胞膜和 DNA 对超氧基非常敏感,所以最易受超氧基作用而导致严重损伤。这类药物均属细胞周期非特异性抗癌药,对 G_2 和 S 期细胞最为敏感,并能阻止 G_2 期细胞进入 M 期。蒽环类药物中的氨基葡萄糖能促使药物进入细胞,特别是心肌细胞,因此具有一定的心肌毒性。BLM 是一种糖肽类抗生素,其作用机制主要是 BLM 与其所含铁的复合物嵌入 DNA,引起 DNA 单链和双链的断裂,并出现染色体丢失和断裂,此复合物还可进一步形成超氧基或羟自由基。

（4）植物类药物

主要有长春碱（vinblastine，VLB）、VCR、长春地辛（vindesine，VDS）、长春瑞滨（vinorelbine，NVB）、VP-16、鬼臼噻吩苷（teniposide，VM26）、羟基喜树碱（hydroxycamptothecine，HCPT）、伊立替康（irinotecan，CPT-11）、拓扑替康（topotecan，TPT）、紫杉醇（paclitaxel，PTX）、多西他赛（docetaxel，TXT）等。长春碱类药物是微管蛋白聚合抑制剂,使细胞分裂停止在中期。鬼臼类药物主要通过干扰拓扑异构酶 II,使 DNA 断裂,有丝分裂停止在中期。紫杉类药物主要通过阻止微管蛋白解聚,干扰有丝分裂。喜树碱类药物是拓扑异构酶 I 抑制剂,影响 DNA 合成和复制。

（5）激素类

主要有肾上腺糖皮质激素类如泼尼松（prednisone）、地塞米松（dexamethasone）；雌激素类如己烯雌酚（diethylstibestrol，stilbestrol）；孕激素类如甲孕酮（medroxyprogesterone，MPA）和甲地孕酮（megestrol acetate）；雄激素类如丙酸睾丸酮（testosterone propionate）；抗雌激素类如三苯氧胺（tamoxifen，TAM）、氟维司群（fulvestrant）；芳香化酶抑制剂如氨鲁米特（aminoglutethimide）、福美坦（formestane）、依西美坦（exemstane）、来曲唑（letrozole）和阿那曲唑（anastrozole）；抗雄激素类如氟他胺（flutamide）；促性腺激素释放激素（LHRH）激动剂/拮抗剂如戈舍瑞林（goserelin）、亮丙瑞林（leuprorelin）；甲状腺素（thyroxine）等。

（6）杂类

DDP、卡铂（carboplatin，CBP）、奥沙利铂（oxaliplatin，L-OHP）、甲基苄肼（procarbazine，PCZ）、左旋门冬酰胺酶（L-asparaginase，L-ASP）、氮烯咪胺（dacarbazine，DTIC）、替莫唑胺（temozolomide，TZM）等。铂类药中 DDP 和 CBP 能使氯解离后与 DNA 双链上的鸟嘌呤、腺嘌呤和胞嘧啶形成交叉联结,或与 DNA 双链架桥结合,从而直接破坏 DNA。TZM 属咪唑并四嗪类烷化物,其代谢产物 5-氨基咪唑-4-甲酰胺和甲肼起细胞毒作用。

29.4.2　细胞动力学分类法

结合细胞增殖动力学概念可将抗肿瘤细胞毒药物分为细胞周期特异性药物（CCSA）和细胞周期非特异性药物（CCNSA）。细胞周期特异性药物主要是抗代谢类药物和有丝分裂抑制剂,前者如 5-FU、MTX、Ara-C、羟基脲（hydroxyurea，HU）等；后者如长春碱类药物（包括 VLB、VCR、VDS 和 NVB）和紫杉类等。细胞周期特异性药物只能杀灭增殖周期中的某期细胞如 S 期或 M 期细胞；对增长迅速的肿瘤有效；作用弱、慢；剂量反应曲线呈渐近线,药效主要依赖于药物作用于肿瘤细胞时间的长短；需持续给药维持有效血药浓度。细胞周期非特异性药物主要包括烷化剂和抗癌抗生素,如 HN2、CTX、MMC、ADM 等。细胞周期非特异性药物作用于各期；对癌细胞杀伤力较强,但选择性差,对增长缓慢的肿瘤也有一定疗效；作用快、强；剂量反应曲线是直线,药效更大程度上取决于血药浓度高低；一定范围内与剂量呈正相关；大剂量间断给药优于小剂量连续给药。

29.4.3　分子水平的作用机制分类

（1）直接破坏 DNA 的结构或与 DNA 结合影响其功能

这类药物主要包括 HN2、CTX、CB1348、苯丙氨酸氮芥、DTIC、TSPA 等烷化剂,BCNU、CCNU 等亚硝脲类药物,MMC、BLM 等抗癌抗生素和 DDP 等金属化合物。烷化剂代谢后产生的中间产物乙撑亚胺离子与 DNA 鸟嘌呤（G）第 7 位氮原子（N7）共价结合发生烷化反应是此类药物的主要作用机制,DNA 链间或链内发生交叉联结,使 DNA 复制受阻,但其对 RNA 的作用则较弱。

（2）干扰核酸合成进度而影响 DNA 合成

这类药物包括叶酸拮抗剂 MTX、雷替曲塞（raltitrexed）、培美曲塞（pemetrexed）,嘌呤类拮抗剂 6-MP、6-TG,嘧啶类拮抗剂 5-FU、Ara-C、GEM。MTX 在体内与二氢叶酸还原酶结合,阻止二氢叶酸还原为四氢叶酸,导致嘌呤与嘧啶核苷酸合成所需还原型叶酸缺乏。培美曲塞是一种多靶点抗叶酸药。通过抑制胸苷酸合成酶,二氢叶酸还原酶和甘氨酸核糖核苷甲酰基转移酶,干扰细胞复制过程中叶酸依赖性代谢而起作用。5-FU 在体内活化成 5 - FU 脱氧核苷酸(FdUMP)与胸苷酸合成酶结合,使脱氧脲苷酸(dUMP)不能转化为脱氧胸苷酸(dTMP),使 DNA 合成受阻。

（3）影响 RNA 转录

此类药物的主要药理作用是插入 DNA 双螺旋与其形成非共价结合,从而干扰 DNA 上的遗传信息转录到依赖 DNA 的 mRNA 上,导致模板功能受到损害、转录受阻。大多抗癌抗生素均属此类,为周期非特异性化疗药。如 Act-D 插入 DNA,抑制 RNA 聚合酶的活力,影响 RNA 的合成。ADM 嵌入 DNA 后使 DNA 链裂解,阻碍 DNA 及 RNA 的合成。

（4）影响核糖体功能及蛋白质合成

门冬酰胺是蛋白质合成必不可少的氨基酸,某些肿瘤细胞如淋巴细胞性白血病细胞自身不能合成门冬酰胺,必须从细胞外摄取。L-ASP 能水解门冬酰胺,使肿瘤细胞蛋白质合成时缺乏门冬酰胺,从而达到抑制肿瘤细胞生长的目的。正常细胞自身能合成门冬酰胺,因此对其无影响。三尖杉酯碱类植物药作用于蛋白质合成的起始阶段,使核糖体分解并释出新生肽链,但不能阻止 mRNA 和 tRNA 与核糖体的结合。这类药可使核 DNA 和胞质 RNA 减少、多聚核糖体解聚,并抑制有丝分裂。它对各期细胞都敏感,因此属细胞周期非特异性化疗药。

（5）影响微管蛋白

长春花碱类能抑制微管蛋白的聚合,纺锤丝形成受阻,使有丝分裂停止于中期。PTX 使微管蛋白过度聚合成团块或束状,抑制纺锤丝形成,阻碍有丝分裂。甲磺酸艾日布林(halaven, eribulin mesylate)是来自海绵 halichondria okadai 的一种有化疗活性化合物的合成形式。该药物是一种微管抑制剂,能抑制癌细胞生长。

（6）拓扑异构酶抑制剂

喜树碱类药物如 HCPT、CPT - 11 等是拓扑异构酶 I 抑制剂,此类药物与拓扑异构酶 I 和 DNA 形成稳定复合物,而使 DNA 单链断裂无法重新连接,DNA 复制受阻,导致细胞死亡。鬼臼毒素类药物如 VP - 16 作用于拓扑异构酶 II,使 DNA 双链断裂,阻碍 DNA 复制。

29.5 抗肿瘤细胞毒药物的不良反应及防治

几乎所有的抗肿瘤细胞毒药物,在杀伤肿瘤细胞的同时,对正常细胞也有损害,尤以对生长旺盛、经常更新的骨髓造血干细胞、胃肠道黏膜上皮细胞、皮肤毛发等更为明显。熟悉各种抗肿瘤药物的毒性并熟练掌握处理方法有助于安全有效地进行抗肿瘤治疗。

抗肿瘤细胞毒药物的毒性和不良作用按发生的时间可分为近期毒性反应和远期毒性反应。近期毒性反应是指给药后 4 周内发生的毒性和不良反应。远期毒性反应是指给药 4 周后发生的毒性和不良反应,可延续至数个月甚至数年以后发生。随着化疗疗效的提高,在长期生存患者中远期毒性反应日益受到关注。按部位又可分为局部反应和全身反应,全身反应中可按系统进一步分类。

29.5.1 局部反应

抗肿瘤药物的局部反应主要是抗肿瘤药物局部渗漏引起组织反应或坏死以及栓塞性静脉炎,与一部分抗肿瘤药物的组织刺激性有关。

（1）局部药物渗漏引起局部组织坏死及溃疡

局部药物渗漏引起局部组织坏死、溃疡,有时溃疡经久不愈或形成纤维化,造成功能障碍。对组织有强刺激性的药物有 Act-D、ADM、MMC、HN2、VCR、VLB、VDS、NVB 等,VP - 16、VM - 26、DTIC、TXT、PTX、MIT 也有明显的刺激性。根据静脉炎的临床表现可分为 3 类：① 红热型,沿静脉血管走向区域红、肿、热、痛；② 栓塞型,沿静脉走向处变硬、呈条索状硬结,外观皮肤有色素沉着,血流不畅伴疼痛；③ 坏死型,沿静脉穿刺部位疼痛加剧,皮肤发黑、坏死,甚至深达肌层。对于药物外渗后应立即：① 停止输液,抬高肢体；② 保留针头,尽量回抽外渗的药物；③ 拔针；④ 局部给予相应的解毒剂,并按不同需要局部冷敷或热敷；⑤ 外渗部位避免压迫；⑥ 局部使用中药/硫酸镁；⑦ 及时报告和记录。

（2）栓塞性静脉炎

栓塞性静脉炎早期表现为红肿、疼痛,后期表现为静脉栓塞、变硬呈条索状,色素沉着。NVB、HN2、5 - FU、ADM、DTIC、VM26 易引起静脉炎。静脉炎的处理以预防为主,药物应有一定的稀释度、合理的滴速。在顺利畅流的滴注过程中,直接推注或经输液管将这些药物注入静脉后再冲洗,可有效避免静脉炎或栓塞。强刺激性药物宜深静脉置管给药。局部热敷或中药外敷有助于减轻症状和恢复。

29.5.2　全身反应

（1）变态反应（过敏反应）

可引起变态反应的抗肿瘤细胞毒药物可分为局部和全身两种。

1）局部反应：局部反应表现为沿静脉出现的风团、荨麻疹或红斑，常见于 ADM、EPI 给药后，使用氢化可的松、地塞米松后可缓解，反应消退后仍可继续用药，但滴速宜缓。

2）全身反应：全身反应可表现为颜面发红、荨麻疹、低血压、发绀等，严重的可引起休克。临床表现为典型的 I 型变态反应，需立即停止输液并作相应处理。易引起变态反应的抗肿瘤药物有 L-ASP、PTX、鬼臼毒类等。应用 L-ASP 前应做皮试；应用紫杉醇前应用地塞米松、西咪替丁、苯海拉明预防变态反应。典型的 I 型变态反应多发生在给药后 1 h 内，但也可发生在接触药物后 24 h 内。预防用药可防止变态反应的发生，但仍有少数患者会有变态反应而需及时处理。

（2）发热

发热是药物急性全身反应的一种表现。BLM 引起的过高热系罕见的不寻常敏感个体直接释放致热原所致。发热一般在给药后 2～4 h 出现，也可发生在 6 h 后，通常为自限性。偶尔发生过高热，伴呼吸急促、低血压、谵妄，甚至死亡。恶性淋巴瘤患者有与疾病相关的发热而更为敏感。应先给予 1 mg BLM 做试验，严密观察体温、血压。高热时及时补液，使用退热剂和肾上腺皮质激素可避免严重后果。其他可引起发热反应的药物有 ADM、L-ASP、ACTD、DTIC、PCZ、GEM、大剂量 MTX、Ara-C 等。大多数细胞因子也可以引起发热反应。

（3）造血系统反应

大部分细胞毒药物都有不同程度的骨髓抑制。由于血细胞半衰期（红细胞 120 d，血小板 5～7 d，白细胞 4～6 h）不同，影响最大的是白细胞，其次是血小板，严重时会引起血红蛋白降低。不同药物引起骨髓抑制发生的时间、持续时间及严重程度各不相同。影响骨髓抑制的因素，除药物外与患者个体骨髓储备能力密切相关。用药前有肝病、脾功能亢进、接受过放射性核素内照射或过去曾行放（化）疗（尤以曾有白细胞或血小板计数明显低下）者更易引起明显的骨髓抑制。化疗引起的骨髓抑制多于停药后

2～3 周恢复，但 TSPA、亚硝脲类、MMC 和苯丁酸氮芥有延迟性骨髓抑制，恢复需 6 周以上。

1）白细胞/粒细胞减少：化疗引起的骨髓抑制首先表现为粒系受抑制，单核/巨噬细胞减少，稍晚淋巴细胞也受抑制。白细胞减少以嗜中性粒细胞减少为主，严重中性粒细胞减少时，感染机会明显增加，甚至造成生命危险。导致中性粒细胞抑制较明显的药物有：亚硝脲类、蒽环类、紫杉类、NVB、VLB、VP16、IFO 等。仅有少数药物没有或少有骨髓抑制，包括肾上腺皮质激素、BLM、L-ASP 和 VCR。

白细胞/粒细胞减少的处理：① 化疗前后查白细胞总数和粒细胞计数，每周 1～2 次，明显减少时加查，直至恢复正常。② 必要时给予粒细胞集落刺激因子（G-CSF）。G-CSF 可缩短细胞毒化疗引起的严重中性粒细胞缺乏的持续时间，使感染机会减少。G-CSF 还可应用于增强剂量强度或剂量密度化疗时的支持治疗；大剂量化疗加骨髓或外周血干细胞移植中的支持治疗等。③ 减少化疗剂量或停药。④ 注意预防感染的措施。⑤ 必要时给予抗生素。

2）血小板减少：对血小板影响较明显的抗癌药物有 MMC、CBP、GEM、亚硝脲类，严重的血小板下降会引起凝血功能障碍，可伴有出血并危及生命。

血小板减少的处理：① 化疗前后查血小板计数，每周 1～2 次，明显减少时增加检查次数，直至恢复正常。② 密切注意出血倾向，防止出血的发生。③ 避免使用有抗凝作用的药物。④ 严重血小板降低患者有条件时应输注单采血小板。⑤ 重组人白细胞介素-11（rhIL-11）是由骨髓基质细胞产生的多效性细胞因子，能刺激血小板生成，使外周血血小板计数增加，减少输注血小板的机会。⑥ 给予止血药防止出血。

3）贫血：癌性贫血的成因是多样的，包括肿瘤本身原因、放（化）疗引起的骨髓抑制、肿瘤侵犯骨髓、溶血、脾大、失血、铁生成障碍和促红细胞生成素（EPO）缺乏等。

贫血的处理：① 定期查血红蛋白、红细胞、血细胞比容。② 贫血严重时输注红细胞悬液。③ 必要时吸氧。④ 有明显眩晕、乏力者适当休息。⑤ 给予 EPO。EPO 可缓解癌性贫血，阻止造血祖细胞凋亡，减少输血，改善患者的一般状况。

（4）消化道反应

几乎所有抗肿瘤细胞毒药物都有不同程度的消

化道反应。

1) 食欲缺乏:为化疗最初反应,发生于化疗后 1～2 d。可能与药物本身刺激胃肠道、胃肠道上皮受损以及血浆游离色氨酸升高有关,一般不需要特殊处理,孕酮类药物有助于改善食欲。

2) 恶心、呕吐:化疗所致恶心、呕吐(chemotherapy induced nausea and vomiting,CINV)是抗肿瘤药物最常见的毒性反应,也是患者感官体验甚差的反应之一。

A. CINV 分类:化疗所致呕吐按发生的时间可分为急性呕吐、延迟性呕吐、预期性呕吐、暴发性呕吐及难治性呕吐 5 种类型。急性呕吐发生于化疗后 24 h 内,通常在给药后 1～2 h 内出现,给药后 4～6 h 最严重。延迟性呕吐发生于化疗 24 h 后,可持续 48～72 h。常见于接受了明显致吐的化疗药物后,

如 DDP、CBP、CTX 和 ADM 等,可持续数天。预期性呕吐是指患者在前一次化疗时经历了难以控制的 CINV 后,在下一次化疗开始之前即发生的呕吐,是一种条件反射,主要由于精神心理因素引起。预期性呕吐往往伴随焦虑、抑郁,与以往 CINV 控制不良有关。暴发性呕吐是指即使进行了止吐处理但仍出现的呕吐,并需要进行"解救性治疗"。难治性呕吐是指以往的化疗周期中使用预防性和(或)解救性止吐治疗失败,而在接下来的化疗周期中仍然出现呕吐。

B. 抗肿瘤药物的催吐性分级:抗肿瘤药物所致呕吐主要取决于药物的催吐潜能,一般可分为高度、中度、低度和轻微 4 个等级,致吐风险分别为 >90%、30%～90%、10%～30% 和 <10%(表 29-1)。

表 29-1　抗肿瘤药物的催吐性分级

级别	静脉给药[a]		口服给药[a]
高致吐风险版[b,c](呕吐发生率 >90%)	AC 组合方案定义为包含蒽环类药物和 CTX 的任一化疗方案 CBP AUC≥4 BCNU>250 mg/m² DDP CTX>1 500 mg/m² 达卡巴嗪	ADM≥60 mg/m² EPI>90 mg/m² IFO≥2 g/m²(每次) HN2 链佐星(STZ)	丙卡巴肼 六甲蜜胺
中致吐风险[b,c](呕吐发生率为 30%～90%)	白介素>(12～15)百万 IU/m² 氨磷汀>300 mg/m² 三氧化二砷 阿扎胞苷 苯达莫司汀 BSF CBP AUC<4 BCNU[d]≤250 mg/m² 氯法拉滨 CTX≤1 500 mg/m² Ara-C>200 mg/m² ACTD DNR[d] dinutuximab ADM<60 mg/m²	EPI[d]≤90 mg/m² 去甲氧基柔红霉素 IFO[d]<2 g/m²(每次) 干扰素 α≥1 000 万 IU/m² CPT-11 马法兰 MTX[d]≥250 mg/m² 奥沙利铂 TZM 曲贝替定	CTX TZM
低致吐风险[b](呕吐发生率为 10%～30%)	TDM-1(Ado-曲妥珠单抗) 白介素-2≤12 百万 IU/m² 氨磷汀≤300 mg/m² 阿特珠单抗(atezolizumab) 贝利司他(belinostat,一种组蛋白去乙酰化酶抑制剂) 博纳吐单抗(blinatumomab)	艾日布林 依托泊苷 5-FU 氟脲苷 GEM	卡培他滨 替加氟 氟达拉滨 沙利度胺 依托泊苷 来那度胺

级别	静脉给药[a]		口服给药[a]
	本妥昔单抗(brentuximab vedotin) 卡巴他赛 卡非佐米 Ara-C(低剂量)100～200 mg/m² TXT ADM(脂质体) 耐昔妥珠单抗(necitumumab) 高三尖杉酯碱 罗米地辛 T-Vec TSPA	干扰素 α＞5 IU/m² 且＜ 10 IU/m² CPT-11(脂质体) 伊沙匹隆 MTX 50～250 mg/m² MMC 米托蒽醌 PTX 白蛋白紫杉醇 培美曲塞 喷司他丁 普拉曲沙 TPT 阿柏西普	
轻微致吐风险[b] (呕吐发生率 ＜10%)	阿伦单抗 L-ASP 贝伐单抗 BLM 硼替佐米 西妥昔单抗 克拉屈滨(2-氯脱氧腺苷) Ara-C＜100 mg/m² 达雷木单抗(daratumumab) 地西他滨 denileukin diftitox 右雷佐生 埃罗妥珠单抗 氟达拉滨 干扰素 α≤5 百万 IU/m² 伊匹单抗 MTX≤50 mg/m² 奈拉滨	佩乐能 帕姆单抗 帕妥珠单抗 雷莫芦单抗 利妥惜单抗 西妥昔单抗 替西罗莫司 曲妥珠单抗 戊柔比星 VLB VCR VCR(脂质体) NVB 奥滨尤妥珠单抗 奥法木单抗 帕尼单抗 培门冬酶 纳武单抗	CB1348 HU 苯丙氨酸氮芥 6-TG MTX

a. 应该考虑抗肿瘤药物/止吐剂和各种其他药物之间潜在的药物相互作用;b. 患者在缺乏有效的止吐预防时发生呕吐的比例;c. 持续性的输注可能降低致吐风险;d. 在特定患者中这些方案可能为高致吐性

C. CINV 控制原则:

a. 预防恶心/呕吐是目标。在肿瘤治疗开始前,应充分评估呕吐发生风险,制订个体化的呕吐防治方案,在化疗前给予预防性的止吐治疗。在高致吐方案中持续至少 3 d,在中度致吐方案中持续至少 2 d。患者止吐治疗保护需要贯穿整个风险周期。

b. 选择止吐剂应该基于治疗方案的催吐风险、之前的止吐治疗过程和患者因素。

c. 在适当的剂量和给药间隔下,口服或静脉注射 5-HT₃ 受体拮抗剂具有近似的疗效。

d. 对于多药联合方案,止吐方案的选择基于其中致吐风险最高的药物。

e. 在防治呕吐的同时,还应该注意避免或减轻特定止吐药物的毒性。

f. 应注意其他潜在的导致癌症患者呕吐的原因。如部分或完整的肠阻塞;前庭功能障碍;脑转移;电解质失衡:高钙血症、高血糖症或低钠血症;尿毒症;合并用药,包括阿片类药物;胃轻瘫:肿瘤或化疗(如 VCR)引起,或其他原因(如糖尿病);恶性腹腔积液;心理因素,如焦虑、预期性恶心及呕吐。

g. 考虑使用 H₂ 受体阻滞剂或质子泵抑制剂,防止消化不良和恶心等相似症状。

h. 良好的生活方式可能有助于缓解恶心、呕吐,如选择流食、健康的食物,控制食物量,在室温下进食,饮食咨询也可能具有一定作用。

D. 临床常用的止吐药物:

a. 5－HT₃受体拮抗剂:通过与消化道黏膜的5－HT₃受体结合而发挥止吐作用。各种司琼类药物具有类似的止吐作用和安全性,可以互换。口服和静脉用药的疗效和安全性相似。常见的不良反应包括轻度的头痛、短暂无症状的转氨酶升高和便秘。值得注意的是,增加5－HT₃受体拮抗剂用药剂量不会增加疗效,但可能增加不良反应,甚至发生严重的不良反应(QT间期延长)。该类药物包括帕洛诺司琼、昂丹司琼、格拉司琼、托烷司琼、阿扎司琼、雷莫司琼、多拉司琼等。

b. NK1受体拮抗剂:与大脑中的NK1受体高选择性地结合,拮抗P物质。P物质是一种位于中枢和外周神经系统神经元中的神经激肽,通过NK1受体介导发挥作用,与呕吐、抑郁、疼痛和哮喘等多种炎症免疫反应相关。NK1受体拮抗剂治疗核心在于预防CINV,而不是治疗CINV,尤其在预防延迟性呕吐中会有更大临床获益,此类药物包括阿瑞匹坦、福沙吡坦、奈妥吡坦、罗拉吡坦等。

c. 类固醇:临床研究证明,地塞米松是预防急性呕吐的有效药物,更是预防延迟性呕吐的基本用药。预防高致吐性化疗的急性呕吐:地塞米松与5－HT₃受体拮抗剂、NK1受体拮抗剂三药联合,于化疗当天用药。预防延迟性呕吐:地塞米松与NK1受体拮抗剂两药联合,连续用药3 d。

d. 多巴胺受体阻滞剂:甲氧氯普胺通过抑制中枢催吐化学感受区(CTZ)的多巴胺受体而提高CTZ阈值,发挥较强的中枢性止吐作用。丁酰苯类如氟哌啶醇用于化疗所致恶心、呕吐的解救性治疗,主要不良反应为锥体外系反应。吩噻嗪类的氯丙嗪主要阻断脑内多巴胺受体,小剂量抑制延脑催吐化学感受区的多巴胺受体,大剂量时直接抑制呕吐中枢,兼有镇静作用。苯海拉明为乙醇胺的衍生物,有抗组胺效应,通过中枢抑制发挥较强的镇吐作用,兼有镇静作用。异丙嗪是吩噻嗪类衍生物,为抗组胺药,通过抑制延髓的催吐化学受体触发区发挥镇吐作用,兼有镇静催眠作用。

e. 非典型抗精神病药:奥氮平可用于化疗所致恶心、呕吐的解救性治疗。

f. 苯二氮䓬类:包括劳拉西泮(lorazepam,氯羟安定)、阿普唑仑(alprazolam),可考虑用于预期性CINV或爆发性CINV伴焦患者。

g. 其他:莨菪碱可考虑用于由位置变化、运动或分泌物过多引起的恶心、呕吐。大麻素可能刺激食欲。

3) 黏膜炎:消化道上皮细胞更新受到抑制可使口腔到肛门整个消化道黏膜变薄,容易发生继发感染,如口角炎、舌炎、肠炎等,严重的会引起消化道溃疡、出血、出血性或伪膜性肠炎与腹泻等。口腔黏膜损伤一般发生于化疗后5～7 d,以抗代谢药与抗癌抗生素类用药后多见。反应程度常与给药方案、方式和剂量有关,并成累积性。大剂量5－FU给药可产生严重的黏膜炎,伴血性腹泻,甚至危及生命。如果用药后早期出现严重的黏膜反应和粒细胞缺乏,应怀疑患者具有二氢叶酸还原酶(DPD)缺乏症。体质衰弱和免疫抑制的患者,容易继发真菌感染。应事先向患者介绍有关口腔卫生及护理的常识,发生口腔炎后,应给予口腔护理,用复方硼砂液、3%碳酸钠或3%过氧化氢漱口,局部涂抹溃疡合剂(含制霉菌素、新霉素、地卡因等)。口腔溃疡出血严重者可用G-CSF或GM-CSF口含及锡类散等外敷治疗。应注意进食相当于室温的高营养软食或流质,避免刺激性食物,忌烟酒。急性期疼痛明显时可在进食前15～30 min用抗组胺药物或表面麻醉剂(如普鲁卡因或利多卡因)止痛。加强支持治疗,纠正水及电解质紊乱。

4) 腹泻:化疗药物引起腹泻常见于5－FU类(优福定、FT207、氟铁龙、卡培他滨)、MTX、Ara-C、CPT－11。化疗引起的腹泻次数一日超过5次以上,或有血性腹泻,应立即停用相关化疗药物。近年来发现奥曲肽控制药物引起的腹泻以及类癌综合征相关腹泻常有效。CPT－11引起的腹泻有两种:① 给药后24 h内发生的乙酰胆碱综合征所致的腹痛、腹泻、出汗、流泪、低血压等症状,给予阿托品可缓解,并在下次治疗前用阿托品0.25 mg皮下注射,预防乙酰胆碱综合征的发生。② 给药后24 h出现的腹泻称为延迟性腹泻,与CPT－11的代谢产物SN－38有关。腹泻的发生不可预测,无累积性,无法预防,在整个化疗间歇期都有可能发生,中位发生于5～7 d,3周方案一般在应用后6～14 d,2周方案中位时间为5 d,可发生在任何剂量水平。延迟性腹泻的发生率为2.4%～7.6%,可能和UGT 1A1基因多态性相关,在高加索人群该基因28位点杂合子频率高,而东亚人群野生基因型TA6/6分布频率较高,可能是造成东亚人群腹泻发生率较低的原因。用 CPT-11 后一旦出现稀便、水样便、肠蠕动异常，必须立即开始口服洛哌丁胺（易蒙停）2 片并补充液体，继之洛哌丁胺每 2 h 1 片，直至末次稀便后继续服用 12 h，最多不超过 48 h，以免引起麻痹性肠梗阻。值得注意的是，不应预防性使用洛哌丁胺。如按上述治疗腹泻仍持续超过 48 h，则应开始预防性口服广谱抗生素，并给予胃肠外支持治疗，重症患者联合生长抑素治疗，直至腹泻完全控制。同时注意维持水及电解质平衡，随访外周血白细胞计数，白细胞严重低下时，感染性腹泻可导致严重后果。

5）便秘：长春碱类药物如 VCR、VDS、VLB、NVB 等可引起便秘。特别是 VCR，偶可引起麻痹性肠梗阻，高龄患者应适当减量。5-HT$_3$ 受体拮抗剂、吗啡类止痛药、高钙血症或脱水也与便秘有关。多食富含膳食纤维的新鲜水果和蔬菜，充分摄入液体均有助于减轻便秘。需控制 5-HT$_3$ 受体拮抗剂的使用次数，必要时应同时用缓泻剂。

6）胰腺炎：如使用 L-ASP、CCNU、6-MP。

7）高血糖：如使用链脲佐菌素（streptozocin, STZ）、L-ASP。

（5）心脏毒性

许多抗肿瘤药物对心脏有一定的毒性，其中以蒽环类药物最明显（表 29-2）。蒽环类药物相关的心肌病临床上可分为以下几类。① 急性心肌炎、心包炎：一般在用药后数天内发生，表现为一过性心律失常、心包积液和心肌功能不全，偶可导致短暂的心力衰竭，甚至死亡。② 亚急性心脏毒性：起病隐匿，以末次用药后 3 个月发病者居多，最长可达 30 个月后。临床表现可为心动过速和疲劳，部分患者出现进行性呼吸困难，最后可出现右心充血和心排血量降低。强心药物可使病情稳定。③ 迟发性心肌病：临床表现出现于用药后 5 年或以上，包括亚急性心脏病恢复患者所出现的失代偿和突然发生的心力衰竭。

蒽环类药物引起的急性心脏毒性与蒽环类药物剂量无关，而迟发性心脏毒性与蒽环类药物累积剂量有关。ADM 450 mg/m²、柔红霉素（daunorubicin, DNR）900 mg/m²、EPI 935 mg/m²、去甲柔红霉素 223 mg/m² 时发生率为 5%；ADM>600 mg/m² 时为 30%、>1 000 mg/m² 时为 50% 左右。因此 ADM 累积剂量一般应该<550 mg/m²。高龄（>70 岁）、原有心脏疾病、曾接受纵隔放疗，或曾用大剂量 CTX 治疗的患者，ADM 累积剂量不宜超过 450 mg/m²。MIT 的累积量不宜超过 140 mg/m²。EPI 的累积量不宜超过 1 100 mg/m²。ADM 心肌毒性的检测包括心电图、心脏血池扫描、超声心动图以及心内膜下心肌活检。对有危险因素的患者，ADM 累积剂量每增加 200 mg/m²，应监测一次左心射血分数（LVEF）。可以使用脂质体 ADM 以减少心脏毒性。

大剂量 CTX 可引起急性出血性心包炎。应用紫杉醇可发现心律失常和传导阻滞，因此 ADM 与 PTX 联合应用时，两者间隔时间最好在 4～24 h。MMC 和蒽环类联合应用时，可能增加蒽环类的心脏毒性。5-FU 可引起冠状动脉痉挛，导致心前区疼痛、ST-T 改变、心律失常等心脏毒性。

表 29-2 抗肿瘤药物有关的心脏毒性

药物	毒性剂量范围	评价
ADM	>550 mg/m²（总量）	CHF（累积毒性作用），心律失常
	<550 mg/m²（总量）	伴附加危险因素的心毒性
DNR	>550 mg/m²（总量）	同 ADM
MIT	>100 mg/m²（总量）	CHF, LVEF
CTX	>100 mg/kg，>2 d	CHF，出血性心肌炎、心包炎、坏死
5-FU	常规量	心绞痛、心肌梗死
VCR	常规量	心肌梗死
VLB	常规量	心肌梗死
BUS	常规每日口服量	心内膜纤维化
MMC	常规量	类似于放射损伤引起的心肌损害
DDP	常规量	急性心肌缺血
安吖啶	常规量	室性心律失常
PTX	常规量	心动过缓
干扰素-γ	常规量	加重基础心脏疾病
白介素	常规量	急性心肌损害，室性心律失常，低血压

（6）肺毒性

亚硝脲类、植物碱类、烷化剂等多种抗肿瘤药物可引起肺毒性，其中以 BLM 为甚（表 29-3）。BLM 所致的肺毒性病理改变为肺间质性改变，与其他药物所致肺间质改变相似，包括纤维性渗出、透明膜形成、间质及肺泡纤维化。临床上首先表现为肺活量及弥散功能下降,继续使用后部分患者 X 线片显示两肺底间质性渗出,呈弥漫性或粟粒性。有 3%～12% 的病例有影像学表现或生理功能改变,1%～2% 可发生致死性肺损害。一般 BLM 累积用量不宜超过 300 mg。肌注给药肺毒性可能较静脉给药为小。高龄(>70 岁)、慢性肺部疾患、肺功能不良、曾接受肺或纵隔放疗均需慎用或不用 BLM,用药期间宜定期检查肺功能及胸部 CT。

表 29-3 抗肿瘤药物有关的肺毒性

药物	毒性剂量范围	评价
BLM	>400 U(总量)	间质性肺炎、纤维化,早期症状为呼吸困难、咳嗽,早期体征为细啰音、弥散能力下降及限制性病变
MMC	常规量	间质性肺炎
BCNU	>1 mg/m²(总量)	间质性肺炎、迟发性肺纤维化
BUS	常规量	支气管肺发育不良、延迟数月或数年发生的肺纤维化
CTX	大剂量治疗	间质性肺炎、纤维化
CB1348	常规量	间质性肺炎、纤维化
苯丙氨酸氮芥	大剂量治疗	间质性肺炎
Ara-C	常规量	肺水肿
MTX	常规量	间质性肺炎
氟达拉宾	常规量	间质性肺炎
吉非替尼	常规量	间质性肺炎

BCNU 的肺毒性可表现为远期发生的慢性损害或急性可逆性的综合征。临床上以肺水肿及急性呼吸窘迫综合征为特征。肺症状大多与剂量有关,剂量累积达到 1 200～1 500 mg/m² 后大多有肺部症状;累积剂量>1 500 mg/m²,50% 有明确毒性。BSF 可致症状性肺病和肺泡内纤维化。

MTX 的肺毒性在抗代谢药中为最常见,可表现为急性自限性变态反应,停药后病变可逆。VCR 和 MMC 联合应用时,可出现急性呼吸窘迫综合征,可能是由药物对肺血管的直接损伤所引起。

处理化疗有关肺毒性的最好方法是预防。用药前对患者身体状况进行全面评估,高龄、肺功能不良、慢性支气管炎、曾接受肺或纵隔放疗患者应禁用或慎用 BLM 等易发生肺毒性的药物。BLM 累积量不宜超过 300 mg,BCNU、CCNU 不宜超过 1 200 mg/m²和 1 100 mg/m²,BSF 不宜超过 500 mg。肺毒性发生率高的药物应避免联合使用或与胸部放疗同时进行。一旦发生肺毒性应立即停药,急性期应用皮质类固醇激素,逐渐减量并维持足够长时间,配合有效抗生素预防可能发生的感染,低氧流量吸入可缓解症状。

(7)肝毒性

抗癌药物引起的肝毒性(表 29-4)可表现为急性化学性损伤所致的肝细胞功能不全和化学性肝炎以及慢性长期用药后引起的慢性肝纤维化、肝脏脂肪沉淀、静脉闭塞性疾病。引起肝毒性的抗肿瘤药物主要有如下几类。① 有高度可能的药物:L-ASP、MTX(长期)、Ara-C、STZ、干扰素(高剂量)。② 大剂量作用时有高度可能的药物:BSF、ACTD、BCNU、MTX、CTX、MMC、Ara-C。③ 偶致不可逆肝毒性的药物:BSF(高剂量)、DTIC、BCNU(高剂量)、MTX、Ara-C、MMC。④ 个案报道肝毒性的药物:DTIC、6-MP、HU、喷妥司汀、干扰素(低剂量)、6-TG、VCR。CPT-11 可导致脂肪性肝炎、肝脂肪变性;奥沙利铂可引起肝血窦阻塞;长期应用 MTX 会导致肝纤维化。

表 29-4 抗肿瘤药物相关的肝毒性

药物	毒性剂量范围	评价
L-ASP	常规量	转氨酶/ALP↑,弥漫性脂肪变,凝血因子降低
HN2	常规量	转氨酶/ALP↑
6-MP	常规量	转氨酶/ALP↑,肝细胞病变
MTX	常规量	转氨酶↑,总量>1.5 g 后门脉纤维化/硬化
Ara-C	常规量	转氨酶↑
HU	常规量	转氨酶/ALP↑
普卡霉素	>30 μg/(kg·d)或>10 次	转氨酶/ALP↑,出血素质/剂量有关的凝血因子↓(Ⅱ、Ⅴ、Ⅶ、Ⅹ)
DTIC	常规量	转氨酶↑,肝细胞坏死,肝静脉血栓形成
CPT-11	常规量	脂肪性肝炎,肝脂肪样变性
奥沙利铂	常规量	肝血窦阻塞

化疗患者应先了解病史,包括用药史,有肝功能不全者慎用或减量使用抗肿瘤药物,尤其是有肝损害的药物。化疗期间应定期查肝功能。大多数肝功能损伤呈一过性,尤其是给药后短期内出现的氨基转移酶升高,停药及护肝治疗后可迅速恢复,大多仍可继续接受治疗。对于出现较迟的肝功能损害,应

予重视。乙型或丙型肝炎病毒阳性患者应定期检测乙型肝炎病毒 DNA 颗粒或丙型肝炎病毒 RNA,密切监测肝功能,必要时使用抗病毒药物。

（8）泌尿系统反应

1）肾损害:多数抗肿瘤药物引起的肾功能障碍是损伤肾小管（表 29 - 5）,引起肾小管上皮细胞水肿、变性、脱落及管腔扩张。DDP 的肾毒性最为突出,用药后可出现血清尿素氮和肌酐升高,肌酐清除率下降。大剂量 DDP 对肾小管损伤更明显,严重者可导致急性肾衰竭。监测肾功能、充分水化和利尿,有助于减轻肾毒性。MTX 对肾脏有直接毒性,损害肾小管滤过和排泄。大剂量 MTX 使用后血浓度监测及 CF 解救、水化和碱化尿液等措施可预防肾毒性发生。CCNU 及 Me-CCNU 可引起肾小球硬化、肾小管萎缩和肾间质纤维化而导致肾衰竭。临床上表现为尿素氮和肌酐缓慢升高和肾脏缩小。预防措施包括累计总量不超过 1 500 mg/m²,监测肾功能和肾脏大小。MMC 引起的肾损伤以微血管溶血过程为特点,起病较急,表现为溶血性贫血,周围血涂片有红细胞碎片,可有发热、皮疹、高血压、心包炎、间质性肺炎、非心源性肺水肿及中枢神经系统功能障碍,检查可有血尿和蛋白尿。发病后 1～2 周出现肾功能障碍。停用有关药物并迅速采取血浆置换术可获恢复。值得注意的是,输血可促发或加重此种病症,应尽量避免。IFO 也可引起肾损害。

表 29 - 5　抗肿瘤药物有关的泌尿系统反应

药物	毒性剂量范围	评价
DDP	50～200 mg/m²	肾毒性为剂量限制性毒性（DLT）,对肾小管呈剂量相关/累积效应,低血镁、低血钙
CBP	常规量	肾功能不全较顺铂少见
BCNU	>1 200 mg/m²	肾功能不全/累积效应,肾小球硬化、肾小管萎缩,间质纤维化
STZ	常规量	剂量有关/累积肾毒性,早期表现为蛋白尿、间质性肾炎、肾小管萎缩
CTX	>50 mg/kg	出血性膀胱炎（可发生于低剂量每天给药）,肾小管损伤/水潴留
IFO	1.2 g/(m² · d)×5d	见 CTX
MTX	不定	与药物及代谢物经肾排出发生沉积有关
MMC	>30 mg/m²（总量）	肾功能不全、溶血性尿毒症综合征

2）出血性膀胱炎:应用 IFO 和 CTX,特别是大剂量 CTX 后,它们的代谢产物丙烯醛经泌尿系统排泄入膀胱后,直接接触膀胱黏膜可引起化学性膀胱炎,为无菌性、出血性。足量补液、预防性给予巯乙磺酸钠可防止化学性膀胱炎的发生。发生膀胱炎宜停药,以后尽可能避免使用。

（9）神经毒性

抗肿瘤药物引起的神经毒性可分为外周神经毒性和中枢神经毒性。

作用于微管的抗肿瘤药物主要引起外周神经毒性,如长春碱类、紫杉类、铂类（表 29 - 6）。这种毒性是剂量依赖性的,并且通常在停药后可恢复。VCR 的毒性表现为肢体远端麻木、感觉异常、腱反射迟钝或消失、肌无力,有时还会引起麻痹性肠梗阻。老年患者常需减量应用。DDP 的神经毒性发生率约 50%,主要表现为周围神经炎,治疗方法为停止用药。DDP 还可以引起耳鸣和高频区听力缺损,发生率高达 11%,严重者可致耳聋。奥沙利铂引起的外周感觉神经异常,包括急性和累积性的。急性症状表现为肢端和（或）口周的感觉迟钝和（或）感觉异常,偶可见可逆性的急性咽喉感觉障碍,通常为轻度,可发生在输注的数分钟内,并在数分钟至数小时,或数天内自行恢复,可因寒冷或接触冷物体而激发或加剧。因此应嘱患者勿进冷食、冷饮及勿接触冷水或其他冷的物品。后续治疗中将静脉输注的时间由 2 h 延长至 6 h 可以防止症状复发。奥沙利铂的主要剂量限制性毒性为剂量相关的、累积性、可逆转的外周神经毒性,主要表现为肢体感觉迟钝和（或）感觉异常,遇冷可诱发或加重,在累积剂量达到 850 mg/m² 以上时尤为明显,发生率为 82%,其中 12% 可出现功能障碍。75% 的周围神经病变可逆,平均在中止用药后 12～13 周逐渐恢复。硼替佐米可能会导致周围神经病变,主要是感觉神经,极少感觉运动神经病,也可使原有的神经病变的症状加重。如果患者出现新的周围神经病或其症状加重,剂量和治疗方案则需要调整。

FU 类大剂量用药可发生可逆性的小脑共济失调。IFO 引起的中枢神经毒性可表现为小脑共济失调、意识模糊、人格改变、焦虑失眠,甚至于轻度偏瘫、癫痫发作等。儿童颅脑放疗后全身用 MTX 可发生坏死性脑白质病。MTX、Ara-C 鞘内给药也可发生化学性脑病。

表 29－6　抗肿瘤药物有关的神经毒性

药物	毒性剂量范围	评价
MTX	＞12 mg/m²，鞘内注射	急性脑膜刺激，蛛网膜炎/截瘫，坏死性白质脑病
Ara-C	＞100 mg/m²，鞘内注射	坏死性脑白质病
	≥2 g/m²	大脑/小脑功能不全
5－FU	常规量	急性小脑综合征
VCR	常规量	对称性外周感觉/运动神经病变，脑神经运动神经病变
DDP	常规量	外周神经病变，耳毒性
喷妥司汀	高剂量	中枢神经系统毒性（癫痫发作/昏迷）
IFO	高剂量	中枢神经系统毒性（嗜睡/意识模糊/昏迷）
氟达拉滨	低剂量	外周神经病变/可能的中枢神经系统毒性
	高剂量	迟发中枢神经系统毒性（视觉缺失/昏迷）
PTX	常规量	外周神经病变
L-OHP	常规量	外周神经病变
干扰素	常规量	精神不振/头晕和感觉异常
白介素-2	常规量	精神状态改变/嗜睡

（10）皮肤及附属器反应

1）光敏感性：ACTD、MTX、5－FU 类、BLM、ADM 和培美曲塞等可引起皮肤对阳光敏感度的增高，稍微暴露后即出现急性晒伤和皮肤不寻常变黑。

2）色素过度沉着：许多药物可引起皮肤颜色变深，部分也是对阳光敏感所致，属此类的药物有 ACTD、BSF、CTX、5－FU、ADM、BLM、MTX 和 6－MP。

3）回忆反应：过去曾放射治疗并发生放射性皮炎的患者，在用 ACTD 以后原照射过的部位可再现类似放射性皮炎的改变，称为回忆反应。5－FU、ADM 也会引起回忆反应，包括急性红斑及皮肤色素沉着。

4）指甲变形：有 BLM、多西紫杉醇、5－FU、ADM、HU 等。

5）皮疹：以 BLM、CB1348、TXT、DNR、去甲柔红霉素、HU、CCNU、ACTD、CTX、5－FU、吉西他滨等较常见。培美曲赛使用前 1 d、当天和应用后 1 d，需服用地塞米松（4 mg，每日 2 次），以防止皮肤反应。

6）脱发：以蒽环类和植物类药物最为明显。脱发一般发生在首剂化疗后 2～3 周，在停止化疗后 6～8 周再逐渐长出。

7）手足综合征：以卡培他滨最为明显，脂质体 ADM 也有报道。有文献报道塞来昔布胶囊（西乐葆）和维生素 B₆ 有一定的预防作用。

（11）凝血障碍

MTH 和 L-ASP 最易引起凝血障碍。MTH 发生的凝血障碍与剂量和疗程相关。患者有多种凝血因子抑制和中度血小板计数减少。出血的主要原因可能是小血管损害。MTH 引起的凝血障碍，改每天用药为隔天用药，发生率大为降低。L-ASP 应用后有凝血指标的异常、凝血因子的减少，但临床上很少有严重出血情况。化疗药物引起的凝血障碍必要时可补充血小板和红细胞。

（12）免疫抑制

多数抗癌药物包括肾上腺皮质激素都是免疫抑制剂，CTX、6－TG、L-ASP 和可的松类最为明显，长期应用可导致患者免疫功能低下，化疗药物引起的免疫抑制通常在完成治疗后 6 个月内免疫功能可望恢复正常。

29.5.3　远期毒性

由于肿瘤治疗的进展，许多患者能长期生存。随访中发现与治疗相关的远期毒性，较为常见的有生长迟缓、不孕不育、免疫抑制（所有这些均可能在某种程度发生逆转）、肝纤维化、神经损害和第二原发恶性肿瘤。

（1）性腺反应

化疗对性腺的影响可能是长时间的，在不少情况下导致生殖能力的完全破坏。通常在男性导致睾丸功能不全，可引起精子缺乏、睾丸萎缩。临床上以 HN2 类药物，CTX 和 PCB 最易引起不育，可引起睾丸损害，导致精子缺乏、睾丸活检找不到胚芽细胞，对某些男性为不可逆，而大多抗代谢药物似不易发生。对女性引起卵巢过早衰竭，表现为闭经、不育。烷化剂类药物 BSF、CB1348、CTX、PCZ 和 VLB 常可导致闭经。卵巢功能低下有时为可逆性，如停化疗后月经可以逐渐恢复正常，并逐渐恢复生育功能。产生性激素的细胞受药物影响较小，故对青春发育和第二性征的影响较生育影响为小。

妊娠早期进行抗肿瘤治疗可致畸胎、流产，妊娠后期抗肿瘤药物对胎儿生长影响不大。在预期可能获得长期生存的患者接受抗肿瘤治疗前，应先评价其性腺的功能状况和生育情况。由于烷化剂对性腺的毒性最大，在选择化疗药物前应考虑治疗后对性腺的远期影响。在疗效相当的情况下，尽量选择毒性较小的药物，如用 ABVD 方案替代 MOPP 方案治疗霍奇金病。对于需要保存生育能力的患者，在接受烷化剂治疗前可将精子和卵子采集后保存以备后需。

（2）第二原发肿瘤的发生

由于抗癌药物本身又是致癌物质，化疗后长期生存患者的第二原发肿瘤比正常人的预期发病率高 $20 \sim 30$ 倍。发生在治疗后 $1 \sim 20$ 年，发病高峰为 $3 \sim 9$ 年。第二原发肿瘤以白血病和淋巴瘤最常见。实体瘤的发生可出现在 10 年以后。如霍奇金淋巴瘤放（化）疗后治愈的患者发生白血病的危险性比普通人群高 30 倍。抗癌药物中以烷化剂、PCB 等最易引起第二原发肿瘤，但并不是所有第二原发肿瘤都与治疗有关。

化疗药物中，烷化剂、鬼臼毒素、蒽环类和铂类药物被认为具有致癌性，并随着累积剂量的增加而危险性增加。烷化剂相关白血病的危险性在化疗后 $1 \sim 2$ 年开始增加，高峰在 $5 \sim 10$ 年，10 年后危险性减少。化疗引起的白血病主要为急性髓性白血病（AML），占所有 AML 的 $10\% \sim 20\%$。其次为急性淋巴细胞白血病（ALL）、慢性髓性白血病（CML）和骨髓增生异常综合征（MDS）。

29.6　临床应用中化疗策略的选择

29.6.1　化疗的目的

（1）辅助化疗

辅助化疗（adjuvant chemotherapy）是指恶性肿瘤在局部有效治疗，如手术或放疗后给予的化疗。研究表明肿瘤早期就有细胞从瘤体脱落形成微小转移灶，并最终导致复发转移。因此，辅助化疗的目的是消灭亚临床微小转移灶，提高患者治愈率，是根治性治疗的一部分。对于化疗敏感或复发危险性较大的患者，辅助化疗意义更大。局部治疗后残留的亚临床微小转移灶，由于肿瘤负荷小，肿瘤细胞有较高的增殖比率，较少的耐药细胞，此时给予化疗更敏感，因此，手术后辅助化疗应尽早开始，通常在术后 $2 \sim 4$ 周开始为宜。单一疗程不足以杀灭所有残留肿瘤细胞，需多疗程化疗。辅助化疗所选用的方案应为标准方案。不同的部位或类型的肿瘤，辅助化疗的适应证、化疗药物和方案以及疗程各不相同。因此，是否需要辅助化疗以及辅助化疗方案的选择取决于肿瘤类型、分期、复发危险性、患者个体情况等因素。

（2）新辅助化疗

新辅助化疗（neoadjuvant chemotherapy，NAC）是指局限性肿瘤手术或放疗前所给予的化疗。新辅助化疗的优点在于：① 希望通过化疗使局部肿瘤退缩，使无法切除的肿瘤能够完整切除，增加手术切除率，达到降期的目的；或缩小手术或放疗的范围，减少手术或放疗损伤。② 消除或抑制可能存在的亚临床微小转移病灶，提高治愈率。③ 早期使用化疗，肿瘤细胞产生耐药性的机会少。④ 从手术切除标本中了解化疗敏感性。⑤ 可避免体内潜在的继发灶在原发灶切除后 $1 \sim 7$ d 内由于肿瘤负荷减少而加速生长。⑥ 可使手术时肿瘤细胞活力降低，不易播散入血。⑦ 可避免体内残留的肿瘤在手术后因凝血机制加强及免疫抑制而容易转移。目前，新辅助化疗已应用于多种恶性肿瘤的治疗，如乳腺癌、头颈部肿瘤、直肠癌、食管癌、肺癌、骨肉瘤等，能延长患者的生存。新辅助化疗所选用的方案也应为标准方案。

（3）根治性化疗

根治性化疗的目的是要完全杀灭肿瘤细胞，使患者获得治愈。细胞增殖动力学理论告诉我们，肿瘤细胞数达 10^9 个时，临床上可检测到直径 1 cm 的肿块。抗癌药物杀灭肿瘤细胞遵循"一级动力学"的规律，即使肿瘤细胞被杀灭 99.999%，即达 5 个对数级杀灭时，体内仍残留 10^4 个肿瘤细胞，而临床上并不能检测到肿块，即所谓临床完全缓解。但如果此时停止治疗，残留肿瘤细胞会重新增殖达到 10^9 个，即临床复发。因此，有效的根治性化疗应分两个阶段：第一阶段诱导缓解，快速杀灭肿瘤细胞，达临床完全缓解；第二阶段巩固治疗，杀灭剩余的肿瘤细胞直到完全治愈。但从"一级动力学"理论来看，最后残留的少量肿瘤细胞无法通过化疗杀灭，可能需要通过机体免疫系统被清除而达治愈（图 29 - 3）。

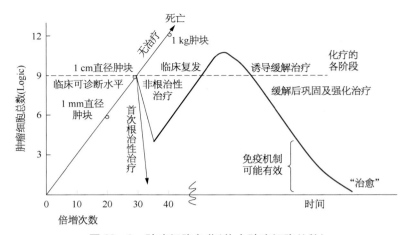

图 29‑3　肿瘤细胞负荷(体内肿瘤细胞总数)

根治性化疗主要用于经积极化疗有治愈可能的恶性肿瘤,如绒毛膜上皮细胞癌、急性淋巴细胞白血病、霍奇金淋巴瘤、非霍奇金淋巴瘤、生殖细胞瘤等。根治性化疗应选择:① 联合化疗;② 足够剂量强度和足够的疗程;③ 适当的间隔。当然,在尽可能给予足量化疗的前提下,也应积极预防及处理副作用及不良反应,并给予积极的支持治疗。对于长期生存的患者要关注远期毒性。

(4) 姑息性化疗

对于化疗无法达到根治的进展期或复发转移性肿瘤,以延长生存期、提高生活质量、减轻痛苦为目的的化疗,称为姑息性化疗。如转移性乳腺癌、转移性肺癌等是不可治愈的,但部分患者通过化疗能够延长生存,提高生活质量。晚期恶性肿瘤患者体力状况及对化疗的耐受性均较差,因此与根治性化疗不同,姑息性化疗应权衡治疗与不良反应的利弊关系。过度治疗不仅会给患者带来不必要的痛苦,甚至会造成治疗相关的死亡。

对于化疗敏感性差的肿瘤,如晚期胰腺癌、原发性肝癌等,或患者体力状况较差,既往已经使用过二、三线化疗药化疗且获益不大,预期再次化疗很难获益者,则以减轻疼痛、缓解压迫或梗阻等并发症、改善生活质量为主,避免化疗本身给患者造成的伤害。目前大多数学者主张对此类患者仅给予最佳支持治疗,患者能够带瘤生存为主要目的,不必追求治疗的彻底性。近年来研究表明,对于晚期非小细胞肺癌、大肠癌、乳腺癌等患者,姑息性化疗优于最佳支持治疗,一些含新药物的方案优于过去的标准方案。经姑息性化疗后,晚期非小细胞肺癌、大肠癌、乳腺癌等患者带瘤生存期延长,生活质量提高,且治疗毒性可以耐受。

29.6.2　化疗的方法

(1) 系统或静脉化疗

系统或静脉化疗是目前大多数抗癌药的给药途径,吸收快并完全,但有局部刺激作用,现在多采用经外周静脉置管(PICC)进入上腔静脉输注化疗药物或使用皮下埋藏输液器(PORT)经中心静脉给药,尽量避免静脉炎及药物漏于皮下引起局部组织溃疡坏死。

(2) 介入化疗

介入化疗是指在 DSA、CT、B 超等直视引导下将特制的器械,如导管、穿刺针等经皮或经体腔由导丝引导,将其选择性地插入病变器官或区域,灌注化疗药物和(或)栓塞剂等;或直接对病变部位注射化疗药物的方法。该方法始于 20 世纪 60 年代,目前已经成为肿瘤治疗的常规方法之一。最常用的是经皮动脉灌注化疗和经动脉栓塞治疗。

(3) 腔内化疗

腔内化疗是指将抗癌药物直接注入胸、腹、心包等体腔,蛛网膜下隙及膀胱腔内的治疗方法,目的是提高局部药物浓度,增强抗肿瘤药物对肿瘤的杀灭作用。对于胸膜腔还能产生局部化学性炎症,导致胸膜腔闭塞。但是腔内给药,药物仅能渗透到肿瘤的 1～3 mm 深度,效果并不理想。腔内化疗既可单药,也可根据肿瘤类型联合几种药物,一般选择局部刺激性小的药物,以免引起剧烈疼痛。

1) 胸腔内化疗:通过胸腔闭式引流的方法尽量

排出胸腔积液,然后胸腔内注入抗癌药物或其他非抗癌药物。胸腔内注入抗癌药物除局部药物浓度提高直接杀灭肿瘤细胞外,另一作用是使胸膜产生化学性炎症,导致胸膜粘连而胸膜腔闭塞。常用的抗癌药物有 BLM、DDP、MMC、ADM 等。另外还可在胸腔积液引流后注入非抗癌药物,包括四环素、干扰素、沙培林、万特普安、香菇多糖等,主要作用是使胸膜腔粘连闭塞。胸膜穿刺及局部用药过程中应注意避免肿瘤种植及气胸。胸腔内化疗后应每隔 10～15 min 变换体位,持续 2～6 h。胸腔内化疗仍可有骨髓抑制、发热、疼痛等不良反应。

2) 腹腔内化疗:腹腔内化疗适用于卵巢癌、恶性间皮瘤和消化道肿瘤等术后病灶残留、腹腔种植转移或恶性腹腔积液的患者。其中卵巢癌的效果较好。常用药物有 5 - FU、DDP、MMC、CBP 等。为使药物在腹腔内均匀分布,需将药物溶于大量液体(1 500～2 000 ml 等渗温热液体)中注入腹腔。如有腹腔积液,应先尽量引流腹腔积液,然后注入药物。一次性大量放腹腔积液应注意避免低血容量性休克,反复大量放腹腔积液应注意维持水、电解质平衡。腹腔化疗除与药物相关的全身不良反应外,还可能会产生腹腔感染、腹痛、肠粘连、肠梗阻等并发症。

3) 心包腔内化疗:恶性心包积液可在心包穿刺引流后注入化疗药物,适用于胸腔化疗的药物一般均能用于心包腔内。

4) 鞘内化疗:腰椎穿刺后将抗癌药物直接注入脊髓腔中,药物在脑脊液中的浓度明显提高。鞘内化疗适用于:① 急性淋巴细胞性白血病或高度恶性淋巴瘤的中枢神经系统预防。② 恶性肿瘤脑脊髓膜转移。常用药物有 MTX、Ara-C,用 0.9% 氯化钠溶液或脑脊液稀释后鞘内注射,同时给予地塞米松。5 - FU、VCR 禁用于鞘内注射。鞘内注射药物不能含有防腐剂。鞘内化疗不良反应有恶心、呕吐、急性蛛网膜炎,反复鞘内注射化疗药物引起脑白质病变等。

5) 膀胱内灌注化疗:① 膀胱癌术后辅助治疗,以防止复发、减少术中种植转移。② 多灶复发的浅表性膀胱癌的治疗。常用药物有卡介苗、MMC、ADM。

29.6.3 联合化疗

(1) 联合化疗的原则

细胞动力学研究表明,肿瘤是由处于细胞周期不同时相的各个肿瘤细胞组成,各类抗癌药物由于其作用机制不同,有些仅对处于增殖周期的细胞有作用,有些对 G_0 期细胞也有作用。因此,联合应用作用于不同细胞周期时相的抗癌药物,有助于提高化疗疗效。由于联合化疗方案中每个药物在人体允许的范围内可达最大细胞杀伤,因此联合化疗可以达到单药无法企及的效果。其次,肿瘤细胞具有异质性,联合不同的药物可使药物对肿瘤细胞有更广泛的作用。联合化疗还可防止或减慢耐药性的产生。

组成联合化疗方案应遵循以下几个原则。

1) 单药有效:组成联合化疗方案中的各个单药均应对该肿瘤具抗肿瘤活性,有几种药物可供选择时,应选择缓解率高的药物。

2) 联合应用不同作用机制的药物发挥协同作用,至少为相加作用。在同一系列药物中有几种药物疗效相等时,应根据毒性最小原则进行选择。

3) 所选药物的毒性反应在不同的器官、不同的时间,以免毒性相加。尽管这样选择会使毒性种类增加,但发生致命性毒性的机会最小,允许每种药物的剂量强度最大化。反之,联合应用多种作用于相同器官的药物可能导致致命毒性。

4) 制订合适的给药剂量、方案和适当的间隔时间。大多数抗癌药物骨髓抑制发生在给药后的 7～14 d,一般联合化疗方案两疗程间的间隔时间为 2 周,因此常用每 21 d 重复的方案。但也有例外:一是有延迟性骨髓抑制的药物如 MMC、亚硝脲类,骨髓功能可能需 6 周时间才能恢复,化疗间隔时间应延长;二是一些倍增时间短、发展快速的肿瘤,间歇期肿瘤可能又有增长甚至恢复到治疗前水平。在这种情况下,可在间歇期加用无骨髓毒性或骨髓毒性小的药物如 BLM、L-ASP,或缩短化疗间隔时间,提高化疗的剂量密度。延长化疗间隔时间会降低化疗的剂量强度。

5) 对于联合化疗方案中各种药物间的生化、分子和药物代谢动力学机制及其相互作用有全面的了解,以达到最大疗效、最低毒性。

(2) 剂量强度

剂量强度(dose intensity)是指不论给药途径、给药方案如何,单位时间内所给药物的剂量,可以用 $mg/(m^2 \cdot w)$ 来表示。相对剂量强度是指实际给药的剂量强度与人为的标准剂量强度之比。联合化疗的几种药物可分别计算剂量强度,并可计算平均相对剂量强度。

因剂量强度是单位时间内所给予的剂量,因此降低给药剂量或延长时间间隔都会导致剂量强度下降,反之,可使剂量强度增加。实验及临床研究显示,对抗癌药物敏感的肿瘤,药物剂量与疗效呈正相关,在一定范围内提高剂量强度可增加疗效。因此,对于化疗可能治愈的肿瘤,应在毒性反应可以耐受的情况下尽量选择足量化疗。集落刺激因子问世后,以粒细胞减少为主要剂量限制性毒性的药物剂量得以明显提高。近年来,应用大剂量化疗加外周血干细胞移植或骨髓移植的方法,不仅使淋巴造血系统恶性肿瘤如白血病和淋巴瘤的疗效提高,而且也应用于一些化疗敏感的实体瘤的治疗。

化疗剂量提高后药物的毒性亦明显增加,对于那些不良反应目前尚无有效办法防治的药物或是姑息治疗,不应盲目提高剂量。

（3）剂量调整

在患者骨髓储备功能、肝肾功能、心功能等正常,无其他严重伴随疾病时,一般推荐给予按体表积计算的标准化疗剂量。如患者出现上述任何功能的减退,应在治疗前或治疗中进行剂量调整。化疗后药物相关毒性的判断,采用国际通用的毒性评价标准（NCI-CTC-AE）。出现药物相关毒性时,首先应给予相应处理并等待毒性恢复到Ⅰ度以下。出现Ⅳ度骨髓抑制或Ⅲ度粒细胞减少伴发热时,以后疗程化疗需要减量。需减量的药物包括除 VCR、BLM、*L*-ASP 以外大部分具有骨髓毒性的药物。出现Ⅲ度非血液学毒性时,与毒性相关的药物需要减量。第一次减量一般为标准剂量的 $20\%\sim25\%$,第二次可再减量 $20\%\sim25\%$,通常最多减量 2 次。此外,肝功能不全时应禁用或慎用在肝脏代谢或经胆道排泄的药物,如蒽环类药物、紫杉类、MTX 和 ACTD 等。肾功能不全时应禁用或慎用经肾脏排泄或对肾脏有毒性的药物,如大剂量 MTX 和 DDP。

29.7 肿瘤化疗的疗效及其判断标准

29.7.1 肿瘤化疗的疗效

（1）经化疗可获治愈的部分肿瘤

绒毛膜上皮细胞癌、急性淋巴细胞白血病、霍奇金病、Burkitt 淋巴瘤、某些类型的非霍奇金淋巴瘤、睾丸癌、卵巢癌、肾母细胞瘤、Ewing 瘤、胚胎性横纹肌肉瘤。

（2）化疗能延长生存期的肿瘤

乳腺癌、慢性粒细胞白血病、多发性骨髓瘤、肺癌、软组织肉瘤、胃癌、恶性胰岛细胞瘤、髓母细胞瘤、神经母细胞瘤、前列腺癌、子宫内膜癌、头颈部鳞癌、大肠癌。

（3）化疗对部分患者有效但不能延长生存期的肿瘤

膀胱癌、宫颈癌、类癌、恶性黑色素瘤、甲状腺癌、肝癌、胰腺癌、阴茎癌。

29.7.2 RECIST 疗效判断标准

判断实体肿瘤药物治疗后的疗效,国际上均采用通用的疗效判断标准,以便所发表的研究结果具有可比性。目前实体瘤疗效评价标准（response evaluation criteria in solid tumors,RECIST）采用 RECIST 1.1 版标准。

（1）肿瘤病灶的测量

1）肿瘤病灶基线的定义:在基线水平上,肿瘤病灶/淋巴结将按以下定义分为可测量和不可测量两种。

A. 可测量病灶:至少有 1 条可以精确测量的径线（记录最长径）,其最小长度如下。CT 扫描 10 mm（CT 扫描层厚≤5 mm）;或临床检查卡尺测量 10 mm（不能用卡尺准确测量的应记录为不可测量病灶）,应通过有标尺的彩色照片明确标示其大小,若成像技术能评估应首选成像技术评估;或胸部 X 线 20 mm;或恶性淋巴结:病理性增大且可测量,单个淋巴结 CT 扫描短径需≥15 mm（CT 扫描层厚推荐不超过 5 mm）。

骨扫描、PET 和 X 线平片不可用于测量骨病变,但可用于确定其存在与消退。对于伴有可识别的符合可测量标准的软组织病变的溶骨性或溶骨成骨混合性病变,如果可用断层成像技术（如 CT 或 MRI）评估,则可作为可测量靶病灶。非囊性病变和囊性病变同时存在时,应首选非囊性病变作为靶病灶。

B. 不可测量病灶:所有其他病灶,包括小病灶（最长径＜10 mm 或者病理淋巴结短径≥10 mm 且＜15 mm）和无法测量的病灶。无法测量的病灶包括:软脑膜病变、腹腔积液、胸膜或者心包积液、炎性乳腺癌、皮肤/肺的癌性淋巴管炎、影像学不能确诊和随诊的腹部包块,以及囊性病变。若病变位于曾放疗过或其他局部治疗过的区域,一般作为不可测量病灶,除非该病灶出现明确进展。研究方案应详细描述这些病灶属于可测量病灶的条件。不可测量病灶不需要测量，但在整个随访过程中要注明其存在与否。

2) 测量方法：基线和随访应用同样的技术和方法评估病灶。① 临床表浅病灶如可扪及的淋巴结或皮肤结节可作为可测量病灶，皮肤病灶应用有标尺大小的彩色照片。② 胸部 X 线片：有清晰明确的病灶可作为可测量病灶，但最好用 CT 扫描。③ CT和 MRI：是目前最好的并可重复随诊的方法。对于胸、腹和盆腔，CT 和 MRI 用 10 mm 或更薄的层面扫描，螺旋 CT 用 5 mm 层面连续扫描，而头颈部及特殊部位要用特殊的方案。④ 超声检查：不能用于测量肿瘤病灶，仅可用于测量表浅可扪及的淋巴结、皮下结节和甲状腺结节，亦可用于确认临床查体后浅表病灶的完全消失。⑤ 内镜和腹腔镜：作为客观肿瘤疗效评价至今尚未广泛充分的应用，仅在有争议的病灶或有明确验证目的高水平的研究中心应用。这种方法取得的活检标本可证实病理完全缓解。⑥ 肿瘤标志物：不能单独应用判断疗效。但治疗前肿瘤标志物高于正常水平时，临床评价完全缓解时，所有的标志物需恢复至正常。疾病进展的要求是肿瘤标志物的增加必须伴有影像学病灶进展。⑦ 细胞学和病理组织学：在少数病例中，细胞学和病理组织学可用于鉴别完全缓解和部分缓解，区分治疗后的良性病变还是残存的恶性病变。治疗中出现的任何渗出，需用细胞学方法区别肿瘤的缓解、稳定及进展。

（2）肿瘤缓解的评价

1) 肿瘤病灶基线的评价：要确立基线的全部肿瘤负荷，对此在其后的测量中进行比较，可测量的靶病灶至少有 1 个，有限的孤立病灶需组织病理学证实。① 可测量的靶病灶：每个脏器最多 2 个病灶，全部病灶总数最多 5 个，在基线时测量并记录。靶病灶应根据病灶长径大小和可准确重复测量性来选择。所有靶病灶的长度总和，作为有效缓解记录的参考基线。② 非靶病灶：所有其他病灶应作为非靶病灶并在基线上记录，不需测量的病灶在随诊期间要注意其存在或消失。

2) 缓解的标准：

A. 可测量病灶的评价：

完全缓解（complete response，CR）：所有可测量病灶消失。

部分缓解（partial response，PR）：可测量病灶最长径之和至少减少 30%（以最长径之和作为参考）。

疾病稳定（stable disease，SD）：以治疗开始（包括基线值）最长径之和的最小值为参考，未达到部分缓解标准，也未达到疾病进展标准。

疾病进展（progressive disease，PD）：可测量病灶最长径之和至少增加 20%，以治疗开始时的最小值（包括基线值）为参考，或最长径之和的绝对值增加至少 5 mm，或出现 1 个或多个新病灶。

B. 不可测量病灶的评价：

完全缓解（CR）：所有不可测量病灶都消失，而且肿瘤标志物水平恢复正常。所有淋巴结都必须达到非病理性淋巴结的大小（短径＜10 mm）。

未完全缓解/疾病稳定（non-CR/non-PD）：1 个或多个不可测量病灶持续存在和（或）肿瘤标志物水平持续高于正常。

疾病进展（PD）：出现 1 个或多个新病灶和（或）已有的不可测量病灶有明确进展。

C. 总体疗效评价：见表 29 - 7、29 - 8。

表 29 - 7　RECIST 最佳总体疗效评价（1.1 版）

可测量病灶	不可测量病灶	新病灶	总疗效
CR	CR	无	CR
CR	非 CR/非 PD	无	PR
CR	没有评价	没有	PR
PR	不可评价	无	PR
PR	非 PD/不完全可评价	无	PR
SD	非 PD/不完全可评价	无	SD
不完全可评价	非 PD	无	不可评价
PD	任何	是或否	PD
任何	PD	是或否	PD
任何	任何	是	PD

表 29 - 8　RECIST 最佳总体疗效评价（1.1 版）
　　　　——仅有不可测量病灶的患者

不可测量病灶	新病灶	总缓解
CR	非	CR
非 CR 或者非 PD	非	非 CR 或非 PD
不能完全评估	非	不能评估
明确的 PD	是或否	PD
任何情况	是	PD

29.8　体力状况评分标准

评价一般体力状况常用 Karnofsky（KPS）评分

和美国东部肿瘤协作组（ECOG）评分标准。目前更多地采用 ECOG 评分标准（表 29 – 9）。

表 29 – 9　行为状态评估

Karnofsky(KPS)评分		ECOG 评分	
功能状态	评分	评分	功能状态
正常,无症状及体征	100	0	正常活动
能进行正常活动,有轻微症状及体征	90		
勉强可进行正常活动,有一些症状或体征	80	1	有症状,但几乎完全可自由活动
生活可自理,但不能维持正常生活或工作	70		
有时需人协助,但大多数时间可自理	60	2	有时卧床,但白天卧床时间不超过 50%
常需人照料	50	3	需要卧床,卧床时间白天超过 50%
生活不能自理,需特别照顾	40		
生活严重不能自理	30	4	卧床不起
病重,需住院积极支持治疗	20		
病危,临近死亡	10		
死亡	0	5	死亡

（洪小南　王佳蕾）

主要参考文献

［1］汤钊猷. 现代肿瘤学［M］. 第 3 版. 上海：复旦大学出版社,2011.

［2］李进. 肿瘤内科诊治策略［M］. 第 3 版. 上海：上海科学技术出版社,2017.

［3］Bertino JR, Salmon SE. Principles of cancer therapy［M］//Goldman L, Schafer AI. Goldman's cecil medicine. 25th ed. Philadelphia, Pennsylvania：Elsevier Saun-ders, 2014.

［4］Cairns RA, Harris IS, Mak TW. Regulation of cancer cell metabolism［J］. Nat Rev Cancer, 2011,11：85 – 95.

［5］Cohen IJ. Neurotoxicity after high-dose methotrexate（MTX）is adequately explained by insufficient folinic acid rescue［J］. Cancer Chemother Pharmacol, 2017, 79：1057 – 1065.

［6］Cortijo-Cascajares S, Jimenez-Cerezo MJ, Herreros de Tejada A. Review of hypersensitivity reactions to antineoplastic agents［J］. Farm Hosp, 2012,36：148 – 158.

［7］de Jonge ME, Huitema AD, Rodenhuis S, et al. Clinical pharmacokinetics of cyclophosphamide［J］. Clin Pharmacokinet, 2005,44：1135 – 1164.

［8］Devita VT, Lawrence TS, Rosenberg SA. Cancer：principles & practice of oncology［M］. 10th ed. Lippincott Williams & Wilkins Inc, 2015.

［9］Dutt R, Madan AK. Classification models for anticancer activity［J］. Curr Top Med Chem, 2012, 12：2705 – 2726.

［10］Edwardson DW, Narendrula R, Chewchuk S, et al. Role of drug metabolism in the cytotoxicity and clinical efficacy of anthracyclines［J］. Curr Drug Metab, 2015, 16：412 – 426.

［11］Einhorn LH, Rapoport B, Navari RM, et al. 2016 updated MASCC/ESMO consensus recommendations：prevention of nausea and vomiting following multiple-day chemotherapy, high-dose chemotherapy, and break-through nausea and vomiting［J］. Support Care Cancer, 2017,25：303 – 308.

［12］Eisenhauer EA, Therasse P, Bogaerts J, et al. New response evaluation criteria in solid tumours：revised RECIST guideline（version1. 1）［J］. Eur J Cancer, 2009,45：228 – 247.

［13］Gegechkori N, Haines L, Lin JJ. Long-term and latent side effects of specific cancer types［J］. Med Clin North Am, 2017,101：1053 – 1073.

［14］Golias CH, Charalabopoulos A, Charalabopoulos K. Cell proliferation and cell cycle control：a mini review［J］. Int J Clin Pract, 2004,58：1134 – 1141.

［15］Hahn WC, Stewart SA, Brooks MW, et al. Inhibition of telomerase limits the growth of human cancer cells［J］. Nat Med, 1999,5：1164 – 1170.

［16］Hanahan D, Weinberg RA. Hallmarks of cancer：the next generation［J］. Cell, 2011,144：646 – 674.

［17］Hesketh PJ, Schnadig ID, Schwartzberg LS, et al. Efficacy of the neurokinin-1 receptor antagonist rolapitant in preventing nausea and vomiting in patients receiving carboplatin-based chemotherapy［J］. Cancer, 2016,122：2418 – 2425.

［18］Howard SC, McCormick J, Pui CH, et al. Preventing and managing toxicities of high-dose methotrexate［J］. Oncologist, 2016,21：1471 – 1482.

［19］Hudis C, Dang C. The development of dose-dense adjuvant chemotherapy［J］. Breast J, 2015,21：42 – 51.

［20］Lee JJ, Beumer JH, Chu E. Therapeutic drug monitoring of 5-fluorouracil［J］. Cancer Chemother Phar-macol, 2016,78：447 – 464.

［21］ Mitchison TJ. The proliferation rate paradox in antimitotic chemotherapy ［J］. Mol Biol Cell, 2012,23: 1－6.

［22］ Ranchoux B, Gunther S, Quarck R, et al. Chemotherapy-induced pulmonary hypertension: role of alkylating agents ［J］. Am J Pathol, 2015,185: 356－ 371.

［23］ Rapoport B, van Eeden R, Smit T. Rolapitant for the prevention of delayed nausea and vomiting over initial and repeat courses of emetogenic chemotherapy ［J］. Expert Rev Clin Pharmacol, 2017,10: 17－29.

［24］ Rashad N, Abdel-Rahman O. Differential clinical pharmacology of rolapitant in delayed chemotherapy-induced nausea and vomiting (CINV) ［J］. Drug Des Devel Ther, 2017,11: 947－954.

［25］ Reyes-Habito CM, Roh EK. Cutaneous reactions to chemotherapeutic drugs and targeted therapies for cancer: part I. Conventional chemotherapeutic drugs ［J］. J Am Acad Dermatol, 2014,71: 203. e1－203. e12; quiz 215－6.

［26］ Rosa GM, Gigli L, Tagliasacchi MI, et al. Update on cardiotoxicity of anti-cancer treatments ［J］. Eur J Clin Invest, 2016,46: 264－284.

［27］ Sagi JC, Kutszegi N, Kelemen A, et al. Pharmacogenetics of anthracyclines ［J］. Pharmacogenomics, 2016,17: 1075－1087.

［28］ Shah MA, Schwartz GK. Cell cycle-mediated drug resistance: an emerging concept in cancer therapy ［J］. Clin Cancer Res, 2001,7: 2168－2181.

［29］ Sherr CJ. Cancer cell cycles ［J］. Science, 1996,274: 1672－1677.

［30］ Tahover E, Patil YP, Gabizon AA. Emerging delivery systems to reduce doxorubicin cardiotoxicity and improve therapeutic index: focus on liposomes ［J］. Anticancer Drugs, 2015,26: 241－258.

［31］ van Vuuren RJ, Visagie MH, Theron AE, et al. Antimitotic drugs in the treatment of cancer ［J］. Cancer Chemother Pharmacol, 2015,76: 1101－1112.

［32］ Veldhoen R, Banman S, Hemmerling D, et al. The chemotherapeutic agent paclitaxel inhibits autophagy through two distinct mechanisms that regulate apoptosis ［J］. Oncogene, 2013,32: 736－746.

［33］ Veldhoen R, Banman S, Hemmerling D, et al. The chemotherapeutic agent paclitaxel inhibits autophagy through two distinct mechanisms that regulate apoptosis ［J］. Oncogene, 2013,32: 736－746.

［34］ Widemann BC, Adamson PC. Understanding and managing methotrexate nephrotoxicity ［J］. Oncologist, 2006,11: 694－703.

［35］ Yoodee J, Permsuwan U, Nimworapan M. Efficacy and safety of olanzapine for the prevention of chemotherapy-induced nausea and vomiting: a systematic review and meta-analysis ［J］. Crit Rev Oncol Hematol, 2017,112: 113－125.

30 肿瘤的内分泌治疗

30.1 概述

30.1.1 恶性肿瘤内分泌治疗的定义和原理

内分泌治疗又称激素治疗。激素是由机体内分泌细胞产生的一类化学物质,其随血液循环到全身,可对特定的组织或细胞(称为靶组织或靶细胞)发挥特有的效用。肿瘤细胞恶变时,细胞可以部分地或全部地保留正常的受体系统,肿瘤细胞中激素受体的功能与正常细胞相似,说明该肿瘤细胞的生长,仍然依赖原来的激素环境调节,这类肿瘤称为激素依赖性肿瘤,治疗中可应用一些激素或抗激素类物质以使肿瘤生长所依赖的条件发生变化,从而抑制肿瘤的生长。相反,有些肿瘤在癌变过程中,其受体系统保留很少或完全丧失,不能再作为激素的靶细胞,其生长不再受激素的控制与调节,此属非激素依赖性肿瘤。

内分泌治疗主要用于对激素敏感的肿瘤,包括乳腺癌、前列腺癌和子宫内膜癌等,具有给药方便、不良反应少和疗效持久等优点,目前已成为治疗癌症的重要手段。以乳腺癌为例,其在临床上分为雌激素受体(ER)阳性和 ER 阴性肿瘤。内分泌治疗通过改变 ER 阳性肿瘤生长所需的内分泌环境,使乳腺癌细胞增殖停止于 G_0/G_1 期,从而抑制肿瘤的生长。乳腺癌的内分泌药物治疗已经有一百余年的历史,比化疗药物的应用要长得多。早在 1896 年,Beatson 首先在《柳叶刀》杂志上报道切除卵巢可使乳腺癌退缩,之后促黄体生成激素释放激素类似物(luteinizing hormone releasing hormone agonist, LHRHa)、孕激素、他莫昔芬(tamoxifen, TAM;又名三苯氧胺)、芳香化酶抑制剂(AI)、氟维司群等一系列新药被研发和应用,对 ER 阳性乳腺癌的治疗产生了深刻的影响(图 30 - 1)。另外,需注意的是,内分泌治疗也可用于控制副瘤综合征(如类癌综合征)和控制由癌症引起的症状(包括厌食)。

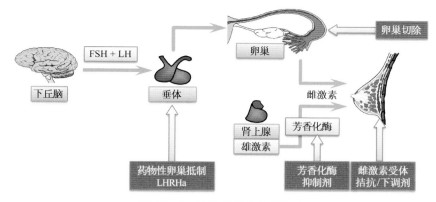

图 30 - 1　乳腺癌的内分泌治疗

30.1.2　恶性肿瘤内分泌治疗的方法

（1）外科内分泌治疗

手术治疗是比较传统的治疗方法,其通过手术切除分泌激素的器官来达到治疗目的。卵巢切除术可降低雌激素对肿瘤(如 ER 阳性乳腺癌)的作用。肾上腺切除术及脑垂体切除术两种手术均用于绝经后或已去除卵巢的妇女,以进一步清除体内雌激素的来源。因不良反应大,目前这两种手术均不再采用。双侧睾丸切除术可去除机体雄激素的来源,术后12 h内即可达到去势水平,可抑制前列腺癌的发展,使局部病灶缩小,症状缓解。

（2）内科内分泌治疗

内科内分泌治疗主要是使用某种激素的抑制剂来减少该激素的合成和(或)分泌,或用该激素的拮抗剂与其激素受体竞争性结合,阻碍该激素与靶细胞上的受体结合,甚至下调靶细胞上的受体水平,从而降低体内该激素的水平或阻断其生物学效应的发挥,延缓肿瘤的生长,促使瘤体缩小,达到治疗的目的。依据作用机制主要分为竞争性治疗、添加性治疗和抑制性治疗。

竞争性治疗是内分泌治疗药物和体内的激素竞争结合癌细胞的靶受体,如:氟他胺与雄激素竞争雄激素受体;利用与 ER 结合速度比雌二醇（E_2）快 4 倍,而解离速度却慢 100 倍的药物 TAM 与雌激素竞争 ER。部分内分泌治疗药物,如氟维司群,除竞争作用外,还有下调 ER 的效应。

添加性治疗中应用最多的是孕激素,它的作用机制是改变体内内分泌环境和通过负反馈作用抑制下丘脑-垂体-肾上腺轴,使雄激素前体生成减少,从而使雌激素生成减少。

抑制性治疗是抑制激素生成,如芳香化酶抑制剂通过抑制芳香化酶的活性,阻断雌激素的合成,进而达到抑制乳腺癌细胞生长的效果。

30.2　各种恶性肿瘤的内分泌治疗

30.2.1　乳腺癌的内分泌治疗

乳腺癌根据免疫组化检测的 ER、孕激素受体（PR）、人表皮生长因子受体 2（HER - 2）和 Ki - 67 的结果,作为基因芯片的替代被划分为 4 种类型:Luminal A 样型、Luminal B 样型、HER - 2 过表达型、三阴性（triple negative, TN）型。前两者 Luminal 型,即 ER 表达阳性的乳腺癌患者是内分泌治疗的主要对象,也是恶性肿瘤内分泌治疗的典型代表。乳腺癌内分泌治疗按照治疗目的和阶段分为新辅助、辅助和晚期 3 部分。

（1）乳腺癌的新辅助内分泌治疗

新辅助治疗对于局部晚期乳腺癌地位重要,其主要目的为减小肿瘤和降期。Luminal 型患者在新辅助化疗之外还可选择新辅助内分泌治疗。新辅助内分泌治疗中的病理完全缓解（pCR）预后提示作用尚不明确。一项纳入 199 例 ER/PR 阳性乳腺癌患者的回顾性研究结果显示,经新辅助 TAM 治疗后的可手术和局部晚期乳腺癌的保乳率分别为 54% 和 44%,提示 TAM 对减小肿瘤有益。对于该型绝经后患者,包括 P024、IMPACT、PROACT 在内的多项临床试验结果显示,使用 AI 新辅助治疗的有效率和(或)保乳率较 TAM 有所提高,部分差异具有显著性意义。但 ACOSOG Z1031 研究结果没有显示出来曲唑、阿那曲唑和依西美坦 3 种 AI 在新辅助内分泌治疗中临床疗效及生物学敏感性上的差异。激素受体呈强阳性、疾病进展较缓慢的老年绝经患者是新辅助内分泌治疗的适合人群，AI 类药为主要的选择药物，至少应用 3 个月，建议应用 6 个月（除非早期出现疗效平台期），亦可长达 12 个月或更长。对于绝经前患者，Masuda 等开展的 STAGE 试验入组 204 例 ER 阳性、HER‐2 阴性绝经前女性乳腺癌，随机分成戈舍瑞林＋TAM 组和戈舍瑞林＋阿那曲唑组，治疗时长 6 个月，发现阿那曲唑组相对 TAM 组总有效率（overall response rate，ORR）更高（70.4％ *vs.* 50.5％，$P<0.01$）。目前尚无其他绝经前新辅助内分泌治疗的大型临床试验结果披露。

新辅助内分泌治疗后的术前内分泌治疗预后指数（preoperative endocrine therapy prognosis index，PEPI）评分可以有效地评估 ER 阳性乳腺癌患者个体内分泌治疗反应，可以使一部分患者术后免于化疗。IMPACT 试验中，淋巴结阴性、PEPI 评分为 0 的患者（低 Ki‐67 阳性率和 ER 高表达）无复发。综上所述，由于不良反应较轻、耐受性好且疗效确切，内分泌治疗已成为新辅助治疗的重要选择之一，但应严格筛选可能获益的人群，避免无效而贻误治疗。

（2）乳腺癌的辅助内分泌治疗

绝经前女性乳腺癌患者辅助内分泌治疗的主要手段包括：选择性激素受体调节剂（SERM），如 TAM 和托瑞米芬；卵巢功能抑制（ovarian function suppression，OFS），包括手术、放射或药物去势；及卵巢功能抑制联合 TAM 或 AI 等。其中 TAM 作为标准选择依然处于核心地位。2011 年的一项 Meta 分析显示，5 年 TAM 治疗后 10 年里，疾病复发率减少了 50％，15 年里乳腺癌每年的死亡率减少了约 33％。卵巢放疗，与卵巢切除术相比，研究显示 20％～30％的患者经放疗后不能成功达到卵巢去势的效果，且整体诱导雌激素下降的水平显著差于卵巢切除术，因而临床使用受到了限制。ABCSG‐12 试验是第一项比较药物性卵巢功能抑制（戈舍瑞林）联合 TAM 或 AI 阿那曲唑治疗 ER 阳性绝经前早期乳腺癌的研究，中位随访 62 个月的结果显示戈舍瑞林＋TAM×3 年组与戈舍瑞林＋阿那曲唑×3 年组的无病生存期（DFS）无显著性差异（$P>0.05$），甚至总生存（overall survival，OS）戈舍

瑞林＋TAM 组数值上更占优。但是由于 ABCSG‐12 的患者只接受了 3 年的戈舍瑞林联合阿那曲唑治疗，且患者大都为未接受化疗的相对低危患者，可能影响了患者的长期获益。随后 2014 年公布了 SOFT 研究的结果，5 年随访结果显示 OFS 联合 TAM 对比 TAM 在总体人群没有显著获益。但在接受化疗的亚组中，与 TAM 单药组相比，OFS 联合芳香化酶抑制剂组和 OFS 联合 TAM 组的 5 年无乳腺癌生存绝对获益分别为 7.7％和 4.5％，复发风险分别降低了 35％（HR＝0.78；95％ CI 0.60～1.02）和 22％（HR＝0.65；95％ CI 0.49～0.87）；在年龄<35 岁的年轻患者中，与 TAM 单药组相比，OFS 联合 AI 组和 OFS 联合 TAM 组的 5 年无乳腺癌生存绝对获益分别为 15.7％和 11.2％；在未化疗的亚组中，3 个治疗组的无乳腺癌生存率都在 95％以上。通过 STEPP 方法综合定量评价患者的复发风险，进一步分析 TEXT 联合 SOFT 亚组人群的治疗绝对获益，结果发现中度复发风险患者，辅助 OFS 联合 AI 对比 TAM 单药，5 年无乳腺癌生存绝对获益超过 5％；在高度复发风险患者，辅助 OFS 联合 AI 对比 TAM 单药，5 年无乳腺癌生存绝对获益达到 10％～15％；OFS 联合 TAM 对比 TAM 单药的获益在高度复发风险的患者较为显著。故 2015 年 St. Gallen 专家共识指出，考虑使用 OFS 的因素包括：年龄≤35 岁、接受辅助化疗后仍为绝经前雌激素水平、4 个淋巴结转移、组织学分级为 3 级或多基因检测显示不良预后的患者。2016 年 ASCO 更新的 OFS 治疗指南指出，较高危患者应当接受含 OFS 的内分泌治疗，低危患者则不需要使用 OFS；临床分期为 Ⅱ 或 Ⅲ 期患者应接受辅助化疗的患者，推荐接受含 OFS 的内分泌治疗；临床分期为 Ⅰ 或 Ⅱ 期考虑使用化疗的较高危患者，考虑含 OFS 的内分泌治疗。TEXT 联合 SOFT 这两项研究联合分析的结果还显示，OFS 联合 AI 治疗组相对于 OFS 联合他莫昔芬治疗组，5 年无病生存率分别为 91.1％和 87.3％，绝对获益率为 3.8％（HR＝0.72，$P<0.001$），故 2015 年 St. Gallen 专家共识建议，对于≥4 个淋巴结转移、组织学分级为 3 级或≤35 岁等作为优选 OFS 联合 AI 而非选 OFS 联合 TAM 的影响因素。在国内，中国抗癌协会乳腺癌专业委员会召集了国内乳腺癌治疗领域的临床专家，基于一些新的循证医学数据共同商讨制定了《中国早期乳腺癌卵巢功能抑制临床应用专家共识》（2016 版），该共识为规范和

优化 OFS 在早期绝经前乳腺癌患者中的临床应用提供了指导意见。

对于绝经后 ER 阳性乳腺癌，通过 ATAC、BIG1－98、TEAM 等临床试验证实 5 年 AI 治疗应该作为初始选择。而综合 IES－031、MA.17 等研究结果，AI 无论采用起始应用还是中间换药或后续延长策略皆优于既往 5 年 TAM 标准治疗。MA.27 比较了甾体类与非甾体类 AI（依西美坦对比阿那曲唑）之间的差异，FACE 研究比较了淋巴结阳性患者中非甾体类 AI（来曲唑对比阿那曲唑）之间的差异，试验的结果表明，不同 AI 之间在辅助疗效上没有显著性差别。

由于 ER 阳性乳腺癌的复发风险是持续存在的。因此有必要探讨绝经前和绝经后患者延长内分泌治疗的问题。两个研究 10 年长程内分泌治疗的大型临床试验结果的发布，即 ATLAS 试验（12 894例）和 aTTom 试验（6 953 例），为临床提供了重要的证据。ATLAS 试验比较了 10 年 TAM 治疗与 5 年 TAM 治疗对 ER 阳性乳腺癌患者复发率和乳腺癌相关死亡率的影响。入组的 12 894 例患者均完成了 5 年 TAM 治疗，随机分配到 10 年 TAM 治疗组和终止治疗组，中位随访 15 年的结果显示：在 ER 阳性的乳腺癌患者中，10 年 TAM 治疗能够进一步降低乳腺癌复发（10 年与 5 年 TAM 组复发例数分别为 617 例/3 428 例与 711 例/3 418 例，$P<0.01$）、乳腺癌死亡（两组例数分别为 331 例与 397 例，$P<0.05$）和全因死亡（分别为 639 例与 772 例，$P<0.05$）的风险，两组患者的长期疗效结果的差异有统计学意义。该试验结果还显示，10 年长程 TAM 治疗使所有女性均有获益，疗效不受患者年龄、肿瘤大小、淋巴结受累情况、是否绝经、地域特点等因素影响。2013 年在 ASCO 发布的 aTTom 试验是另一个比较 6 953 例患者 10 年 TAM 治疗与 5 年 TAM 治疗对复发率影响的研究。结果显示，TAM 治疗 10年组和 5 年组的乳腺癌复发率分别为 16.7％和19.3％（$P<0.01$），和 ATLAS 试验一样，减少复发风险具有时间依赖性，10 年治疗减少死亡率也有时间依赖性，非乳腺癌死亡率几乎不受影响。综合分析 ATLAS 试验与 aTTom 试验的结果支持绝经前（尽管试验中纳入比例较低）和绝经后临床实践使用10 年 TAM 治疗。对于 AI 延长治疗的问题，MA.17R 为经典试验之一。该研究入组既往接受AI 治疗 5 年的女性，将其随机分为接受额外的 5 年

AI 组或不接受组，2016 年 ASCO 上报告显示，延长AI 治疗时间的获益绝对值虽然较小但有统计学意义。有趣的是，在这项研究中，几乎所有患者在随机前都接受 5 年 TAM 序贯 5 年 AI 的治疗，因此接受15 年还是 10 年的内分泌治疗成了一个新的问题。2016 年的 SABCS 大会上又报道了 NSABP B42、DATA 和 IDEAL 三项研究的结果。NSABP B42 入组既往接受过 5 年内分泌治疗的女性（5 年 AI 或2～3 年 TAM 序贯 2～3 年 AI），随机分为来曲唑组和安慰剂组。随访 5 年后显示，延长内分泌治疗可以降低 3％～4％的乳腺癌事件风险，差异接近有统计学意义，并且可以降低转移事件（1％～2％）和对侧/第二原发乳腺癌发生率；同时进一步的治疗也会轻微增加骨折风险等不良反应。后两项荷兰临床试验（DATA 和 IDEAL）关注了类似问题，入组接受TAM 序贯 AI 或仅接受 TAM 治疗的女性患者，两组均显示延长 AI 内分泌治疗时间可以降低风险，但无统计学意义。综上，关于 AI 辅助内分泌治疗持续时间的问题，目前的研究建议对于高风险患者，现在试图将治疗时间延长至 10 年；对于低风险患者，5年治疗也许就足够了。

（3）晚期乳腺癌的内分泌治疗

复发转移性乳腺癌的分子分型对分类药物治疗帮助甚大。但是，原发灶及后来出现的复发转移灶两者分子分型并非完全一致。Liedtke 等比较了原发和转移灶的 ER、PR、HER－2 状态，结果发现不一致率分别达到 18.4％、40.3％和 13.6％。由此，2012 年 ESMO《局部复发或转移性乳腺癌诊治和随访临床实践指南》进一步强调了转移灶激素受体和HER－2 状态再评估的重要性，这对后期的治疗决策非常关键，任何一次活检结果显示 ER 阳性的患者，都可在适当时机实施内分泌治疗。对于非内脏危象的患者，经过医生的综合判断，可推荐采用内分泌优先的治疗策略。

在非靶向时代，ER 阳性晚期乳腺癌内分泌治疗的大致疗效为：一线治疗的无进展生存期（PFS）10～14 个月，二线约 5 个月，三线约 3 个月。这里需要引入原发性耐药和继发性（获得性）耐药的定义，根据 ABC3，原发性内分泌耐药是指辅助内分泌治疗不足 2 年就出现复发转移，或一线内分泌治疗 6个月内出现进展；继发性内分泌耐药是指辅助内分泌治疗超过 2 年至结束 12 个月内出现的复发转移，或转移性乳腺癌内分泌治疗 6 个月以上进展的（对

于 6 个月内先缓解后进展的患者,笔者认为应当归为继发性耐药)。那些辅助内分泌治疗结束 12 个月以后才出现的复发转移仍可视为内分泌敏感。

对于内分泌敏感患者一线治疗,绝经前可使用 SERM 类(他莫昔芬、托瑞米芬),绝经后可使用 SERM 类(他莫昔芬、托瑞米芬)、AI 和氟维司群。NCCN 2017 乳腺癌指南指出,在 OFS 使用后,可以将绝经后内分泌药物,如 AI、氟维司群用在绝经前。对于绝经后患者,第三代 AI 在至肿瘤进展时间(time to progression, TTP)甚至 OS 指标上均优于 TAM;未曾接受内分泌治疗的转移性乳腺癌患者,FALCON 研究显示,一线氟维司群治疗较阿那曲唑显著延长了 PFS(分别为 16.6 个月和 13.8 个月,HR: 0.797,$P < 0.05$),尤其在无内脏转移的亚组中,氟维司群较阿那曲唑治疗延长了 PFS 近 10 个月(两组分别为 22.3 个月和 13.8 个月,HR 0.59,95% CI 0.42~0.84);FALCON 研究进一步验证了 II 期研究(FIRST 研究)的结果,为氟维司群在转移性乳腺癌一线内分泌治疗提供了新证据。2016 年美国临床肿瘤学会(ASCO)年会和欧洲肿瘤内科学会(ESMO)年会陆续公布了 PALOMA - 2 和 MONALEESA - 2 两个重磅 III 期临床研究,这两项研究分别证实了 CDK4/6 抑制剂帕博西尼(palbociclib)、瑞博西尼(ribociclib)联合来曲唑在 HR+、HER - 2- 绝经后转移性乳腺癌中的一线治疗地位。两项研究的入组条件类似,与来曲唑单药对比,CDK4/6 抑制剂联合来曲唑治疗较大幅度地提高了 PFS。帕博西尼联合来曲唑一线治疗将 PFS 时间绝对延长 10.3 个月(PFS 时间分别为 24.8 个月和 14.5 个月,HR: 0.58,$P < 0.001$);瑞博西尼联合来曲唑在 2 年的中期随访时尚未达到 PFS 期中位时间,较对照组来曲唑单药(PFS 时间 14.7 个月)降低肿瘤进展风险 44%(HR 0.56,$P < 0.001$)。

对于内分泌原发或继发耐药的患者,后续如继续采用内分泌治疗,建议在此基础上联合靶向药物(如 mTOR 抑制剂依维莫司、CDK4/6 抑制剂、抗 HER - 2 治疗、PI3K 抑制剂、HDAC 抑制剂等)以逆转耐药。举例说明如下:BOLERO - 2 研究纳入了 724 例非甾体类 AI 治疗失败(辅助内分泌治疗期间或治疗结束后 12 个月内复发;或晚期治疗期间或治疗结束后 1 个月内疾病进展)的绝经后 ABC 患者。患者按 2:1 随机分组接受依维莫司 10 mg/d+依西美坦 25 mg/d($n = 485$)或安慰剂+依西美坦 25 mg/d($n = 239$)治疗。结果显示,依维莫司联合依西美坦显著延长了 PFS,当地评估——中位 PFS 为 7.82 个月和 3.19 个月(HR 0.45,$P < 0.001$);中心评估——11.01 个月和 4.14 个月(HR 0.38,$P < 0.001$)。PrECOG 0102 研究入组 130 例曾行 AI 治疗的 ER+/HER - 2- 绝经后转移性乳腺癌,比较依维莫司+氟维司群与氟维司群单药的疗效。研究结果显示,依维莫司联合氟维司群较单药氟维司群治疗显著提高的 PFS 期约 5 个月(两组 PFS 期分别为 10.4 个月和 5.1 个月,HR 0.61,$P < 0.05$),两组总生存(OS)无显著差异,这是继 BOLERO - 2 研究(mTOR 抑制剂联合甾体类 AI)和 TAMRAD 研究(mTOR 抑制剂联合 TAM)后,mTOR 抑制剂用于 AI 耐药的 MBC 的又一新选择。PALOMA - 3 是一项 III 期帕博西尼联合氟维司群对比氟维司群单药在 ER+/HER - 2- 内分泌耐药 MBC 的临床研究,由于 palbociclib+氟维司群组在延长 PFS 上具有显著优势(9.5 个月 vs. 4.6 个月),该研究被提前终止,并且促成了 2016 年美国食品药品管理局(FDA)批准帕博西尼联合氟维司群用于内分泌耐药转移性乳腺癌适应证。

三阴性乳腺癌(TNBC)虽然没有 ER 表达,但部分会有 AR 表达且可作为驱动基因存在,因而作为广义的抗雄激素内分泌治疗对晚期 TNBC 会产生一定疗效。一项 II 期临床研究(TBCRC011)筛查了 424 例 TNBC,发现其中 28 例为 AR 阳性,这些患者经雄激素拮抗剂比卡鲁胺治疗后,19% 的患者疾病稳定时间超过 6 个月,从该项治疗中获益,因此对于 TNBC 中 LAR 型,可以考虑进行雄激素受体拮抗剂的内分泌治疗,但需更大样本临床研究的结果验证。2015 年 ASCO 还报道了另一种活性很强的雄激素拮抗剂恩杂鲁胺(enzalutamide)治疗晚期 AR 阳性 TNBC 疗效的开放 II 期临床试验(MDV3100 - 11)结果,主要研究终点为 16 周时的临床获益率(clinical benefit rate, CBR16),其他如 CBR24、PFS、有效率和安全性等;研究第一阶段为 26 例患者接受恩杂鲁胺(160 mg/d,口服)治疗,16 周评估 CBR 时至少 3 例患者获益(可评价患者的 AR 表达率至少为 10%,且至少有 1 个可评价病灶),则进入第二阶段研究。第二阶段有 62 例患者,全组入组 118 例患者,43 例患者无可评价病灶(29 例 AR<10%,14 AR≥10%),可评价患者有 75 例,结果显示,CBR16 为 35%(26 例),CBR24 为 29%(22 例),

有效率为 8%[2 例完全缓解（CR）、5 例部分缓解（PR）]，雄激素基因检测阳性（Dx$^+$）者的中位 PFS 期为 32 周，阴性者（Dx$^-$）为 9 周。

30.2.2 前列腺癌的内分泌治疗

内分泌治疗是前列腺癌的重要治疗手段之一。正常前列腺组织及前列腺癌细胞的生长与雄激素密切相关，在前列腺组织中睾酮经 5α-还原酶的催化作用而转化为双氢睾酮（DHT），DHT 对正常前列腺组织和前列腺癌细胞的生长起促进作用。雄激素的生成及作用途径主要经历 4 个阶段：① 下丘脑分泌促黄体生成素释放激素（LHRH）作用于腺垂体；② LHRH 刺激腺垂体产生黄体生成素（LH）作用于睾丸间质细胞；③ 睾丸及肾上腺细胞合成睾酮；④ 睾酮在前列腺组织内转变成双氢睾酮，睾酮或双氢睾酮与前列腺的雄激素受体（AR）结合，从而促进前列腺细胞的生长。当体内睾酮或雌激素水平上升时又可通过负反馈调节抑制 LHRH 及 LH 的产生和释放，从而抑制雄激素产生。基于以上理论，通过阻断雄激素合成和作用途径以及增强负反馈调节均可达到内分泌治疗的目的。

30.2.2.1 治疗方法

前列腺癌内分泌治疗的方法包括去势治疗、抗雄激素治疗以及使用 5α-还原酶抑制剂治疗。

（1）去势治疗

去势治疗是使血清睾酮浓度降低至去势水平（治疗前基线值的 10% 以下），从而抑制前列腺癌细胞生长的治疗方法。去势治疗主要包括手术去势和药物去势两种方法。

手术去势的主要方法包括双侧睾丸切除术和双侧睾丸实质剥脱术，双侧睾丸切除术是目前手术去势的标准治疗手段，可以直接完全阻断来源于睾丸的睾酮，迅速降低血清雄激素至去势水平，术后 24 h 即可使患者症状得到明显改善。手术去势后由睾丸产生的雄性激素会显著降低，但由肾上腺产生分泌的雄激素仍可促进前列腺癌的进展。且手术去势对患者心理状态的影响较大。另外，在进一步的治疗中无法灵活调节方案也是手术去势的不足之处。因此，单纯手术切除一般难以达到预期的治疗效果，目前多用于已有骨转移脊髓压迫患者的治疗。

对于大多数患者应该首选药物去势治疗，主要包括促 LHRH 激动剂和拮抗剂，两者可以通过药物降低睾酮至去势水平而无需切除睾丸，已有临床试验证明其疗效与双侧睾丸切除术相当且药物去势作用是可逆的。相比于手术去势，药物去势对患者心理及生理的影响较小，容易被患者接受，故已成为目前标准的内分泌治疗方案。

LHRHa 是人工合成的黄体生成素释放激素类似物，临床常用的药物有戈舍瑞林、亮丙瑞林、曲普瑞林等，是目前雄激素剥夺治疗的主要方法。LHRHa 的主要作用机制是持续刺激脑垂体，下调 LHRH 受体的表达，抑制 LHRH 对腺垂体释放 LH 的激动作用。在注射 LHRHa 后 3～4 周血清睾酮即可降至去势水平。通常在停药后 6～9 个月，低血清睾酮所致的症状就会缓解，其可逆性的特点降低了该类药物的心脏毒性及发生其他不良反应的可能。但在初次注射 LHRHa 后会出现血清睾酮一过性升高，持续时间约 20 d，出现性欲减退、潮热、骨痛、认知功能障碍、疲劳等并发症。故 EAU 指南建议在注射 LHRHa 类似物治疗前 2 周或当日开始，给予抗雄激素治疗至治疗后 2 周以对抗血清睾酮一过性升高所致的病情加剧，并将其推荐为晚期激素敏感性前列腺癌的标准治疗方案。

促性腺激素释放激素（GnRH）拮抗剂可与 GnRH 的受体竞争性结合，直接抑制腺垂体释放 LH，迅速降低体内血清睾酮及双氢睾酮的水平，从而达到去势的目的。一项多中心 III 期临床试验结果表明，GnRH 拮抗剂阿巴瑞克在维持睾酮至去势水平及降低前列腺特异性抗原（PSA）水平方面与联合雄激素阻断（CAB）效果相同且不引起睾酮的一过性升高，且阿巴瑞克的起效更为迅速。Tombal 等报道的一项随机的 III 期临床研究表明 GnRH 拮抗剂在前列腺癌特异性死亡率及 PSA 进展方面具有明显优势且抑制睾酮的效果更迅速。虽然可发生过敏等严重的不良反应，但由于其去势效果迅速而有效，故其在晚期前列腺癌治疗方面潜力巨大。

雌激素也可以用于治疗前列腺癌，其主要机制包括：通过负反馈作用抑制 LHRH 的分泌、对雄激素活性的抑制、直接抑制睾丸 Leydig 细胞的功能、对前列腺细胞有直接毒性。最常用的雌激素是己烯雌酚，可达到去势的临床效果。但长期口服雌激素可导致心肌梗死、性欲减退、深静脉血栓形成、水肿及乳房发育等并发症。为减少上述并发症，在应用时可经肠外途径给药或者结合华法林等应用以预防心血管并发症的发生，但疗效并不满意。基于上述不良反应，目前临床上雌激素治疗已不作为药物去势的一线治疗方案,但对部分雄激素非依赖性前列腺癌患者,应用低剂量的雌激素仍有一定的疗效,可作为二线药物治疗的选择方案。

(2)抗雄激素治疗

抗雄激素治疗是运用抗雄激素药物阻断或减少雄激素的作用,抗雄激素药物可与 DHT 或睾酮竞争性结合前列腺细胞中的雄激素受体,启动细胞凋亡及抑制雄激素依赖性前列腺癌的生长,单一抗雄激素药物几乎不会影响血清睾酮及黄体生成素的水平。目前常用的抗雄激素药物根据化学结构不同主要分为两类。① 类固醇类:代表药物为醋酸环丙孕酮(CPA)及醋酸甲地孕酮。CPA 是最早被批准应用于临床的抗雄激素药物,这种药物除了抗雄激素作用外,还有孕激素及糖皮质激素活性,因此 CPA 具有心血管并发症、性欲减低、勃起功能障碍、乳房发育及乳房胀痛等不良反应。由于其不能完全抑制雄激素水平且不良反应显著,故目前在临床很少应用。② 非类固醇类:常用的药物有比卡鲁胺和氟他胺,该类药物除了抑制 DTH 对前列腺癌细胞刺激作用外,还能抑制雄激素对下丘脑的负反馈作用,从而增加睾酮及雌激素的分泌而降低疗效。近期一项临床研究表明,在治疗局部进展性前列腺癌方面,单用比卡鲁胺组与 CAB 组的 PSA 进展、中位生存时间、不良反应差异无明显统计学意义,但是比卡鲁胺组对性功能的影响要小得多,故对于有性功能要求的局部进展期前列腺癌患者可单用比卡鲁胺治疗。Stefan Latz 等研究发现 50 mg 比卡鲁胺用于治疗局部进展性前列腺癌可获得长期无进展生存,而过高剂量的比卡鲁胺并不能在长期生存中获益。目前,非类固醇类抗雄激素药物主要用于局部进展行前列腺癌的治疗,与手术或药物去势相比,总生存率无明显差异,但患者性功能可获得明显提高而心血管疾病及骨质疏松发生率明显降低。另外,根据比卡鲁胺和氟他胺作用机制不同的特点,在临床上激素非依赖性前列腺癌的内分泌治疗中,停用比卡鲁胺或氟他胺后,约 30% 的患者可出现 PSA 下降 50% 以上,持续时间半年左右,称为"抗雄激素撤除综合征"。钱苏波等进行的一项 48 例的临床研究显示,抗雄激素撤退治疗对部分去势抵抗性前列腺癌患者有效。可首先用于 MAB 治疗后进展为去势抵抗性前列腺癌的患者。醋酸阿比特龙是新型抗雄激素药物,于 2011 年被 FDA 批准用于激素抵抗性前列腺癌(HRPC)化疗后进展患者的治疗,主要是通过抑制雄激素合成关键酶 CYP17 而达到抗雄激素作用,其可以延长骨转移时间、缓解疼痛等相关并发症等,目前多用于转移性去势抵抗性前列腺癌的治疗。

(3)5α-还原酶抑制剂治疗

代表药物为非那雄胺。5α-还原酶主要功能是在前列腺组织中将睾酮转化为 DHT,通过阻断此关键酶即可减少 DHT 的生成,目前主要应用于激素非依赖性前列腺癌。

30.2.2.2 治疗分类

前列腺癌内分泌治疗按照治疗目的和阶段分为新辅助、辅助和晚期三部分。

(1)前列腺癌的新辅助/辅助内分泌治疗

在接受根治性前列腺切除术的患者中,新辅助或辅助雄激素剥夺治疗(ADT)通常没有额外获益。ASCO 指南推荐 ADT 辅助治疗淋巴结阳性的前列腺癌,但仍有争议。抗雄激素单药在辅助阶段也无地位。ADT 常常作为主要治疗用于早期低危的老年患者,但近期这种做法已受到一项包括 66 717 位 T1~T2 肿瘤老年男性患者的大型队列研究的质疑,其结果显示接受 ADT 的患者与单纯采取观察的患者相比并未出现 15 年生存率的获益。此外还有一项纳入 15 170 位未经根治性治疗的临床局限性前列腺癌患者队列研究在校正后亦未显示生存获益。对于中危患者,ADT 联合放疗已显示出一定优势。对于高危或极高危患者,ADT 联合放疗是一种有效的主要治疗,在多项随机Ⅲ期临床研究中,这种联合治疗的疾病特异性和总体生存均始终优于单一方式治疗组;当然目前越来越多的证据倾向于认为 T2c 及以上的患者长期(甚至终身)新辅助/辅助 ADT 优于相应的短期治疗。

(2)复发转移性前列腺癌的内分泌治疗

ADT 和抗雄激素治疗都是晚期前列腺癌重要的内分泌治疗手段。对于明显转移且有可能因初期单纯使用 LHRH 激动剂治疗引起睾酮急剧增加而出现相关症状的患者,抗雄激素治疗应当与初始 LHRH 激动剂同时开始,或者提前开始,并应当持续这种联合治疗至少 7 d 的时间,以阻断配体与雄激素受体的结合。不同的是,LHRH 拮抗剂可迅速和直接抑制雄激素的释放,不会出现睾酮初始急剧增加,无需同时服用抗雄激素药物。药物或手术去势联合一种抗雄激素药物被称为 CAB,但尚未有前瞻性随机研究证实 CAB 比序贯使用 LHRH 激动剂和抗雄激素治疗有生存优势。Meta 分析显示比卡鲁胺可能会使总生存率相对于使用 LHRH 激动剂单一治疗改善 5%～20%,但需要临床试验对这一假设进行检验。更完全的雄激素阻断(去势基础上联合非那雄胺、度他雄胺或抗雄激素药)相比单纯去势几乎没有优势。一般不主张单用抗雄激素药物治疗,因为其单药治疗的有效性似乎还不如药物或手术去势。抗雄激素药物不良反应不同于 ADT,似乎耐受性更差。

对于根治性治疗后 PSA 水平升高作为唯一前列腺癌证据(生化复发)的患者,其使用 ADT 的时机受到 PSA 变化速度、患者和医生焦虑程度、ADT 的短期和长期不良反应以及患者合并症的影响。可以选择早期持续使用 ADT,也可以密切观察至癌症进展后再采用适当的治疗方案。PSA 升高和(或)PSA 倍增时间较短且预期寿命较长的患者,应当鼓励尽早接受 ADT。对于间歇性 ADT 和连续性 ADT,PR.7、ICELAND 研究及 Meta 分析均提示两者无总生存差异,但是间歇性 ADT 有生活质量的改善,Gleason 评分＞7 的患者是否能从连续 ADT 中获益尚需更多的数据支持。

对于未经局部治疗的淋巴结阳性患者,EORTC30846 研究显示延迟接受 ADT 与立即接受 ADT 有相似的生存期。对于有其他部位转移的患者,ADT 是治疗的金标准,对于新诊断的转移性前列腺癌患者,经 7 个月 ADT 诱导治疗后,PSA 值≤4 μg/L 与患者生存期改善相关。对于这部分患者之后采用间歇还是连续 ADT 治疗的问题,目前认为前者可以改善生活质量但无明确证据降低生存,可适当推荐。实际上,个体化治疗措施可能更有意义。对于 ADT 无或轻症状的患者,建议连续给药,有症状的患者依据 7 个月后的 PSA 水平将患者分为低中高危,低中危患者可适当推荐间歇治疗。对于高危和极高危的患者,2016 年 NCCN 指南基于未发表的数据已经认为可以考虑 ADT 基础上联合多西他赛。

传统 ADT 治疗失败的患者可定义为去势抵抗性前列腺癌(CRPC),实际上目前发现非性腺源雄激素信号在 CRPC 中具有重要作用,因此,开发的新型激素治疗仍有用武之地。如雄激素合成抑制剂醋酸阿比特龙联合低剂量泼尼松,或抗雄激素药恩杂鲁胺单药均可用于治疗先前未化疗或经含多西他赛方案治疗失败的转移性 CRPC。此外,醋酸阿比特龙治疗 CRPC 已经证实有效,而关键酶 CYP17A 的抑制剂(TAK - 700/orteronel)、同时抑制 CYP17 和小分子激素受体的拮抗剂(TOK - 001)以及与恩杂鲁胺相似的第二代选择性雄激素受体拮抗剂 ARN - 509 也已展现出重要的临床价值。

CRPC 患者部分可考虑二线内分泌治疗,如抗雄激素治疗(包括氟他胺等)、抗雄激素撤除、酮康唑±氢化可的松、皮质醇、己烯雌酚或其他雌激素。

30.2.3 妇科肿瘤的内分泌治疗

女性生殖系统肿瘤均有不同程度的 ER 及 PR 表达。许多学者发现,雌、孕激素与其受体相互作用在妇科恶性肿瘤的发生和发展中起重要作用,并在某种程度上可以反映患者的预后。

(1) 子宫内膜癌

在女性生殖系统中,子宫内膜受雌、孕激素的影响最为明显,ER、PR 阳性率较高,并且随月经周期发生周期性变化。文献报道,正常子宫内膜 ER、PR 表达的双阳性率为 90%～100%;子宫内膜癌 ER、PR 的表达较正常子宫内膜显著下降,ER 和 PR 亚型的表达也发生变化,而且 ER、PR 的表达与肿瘤的组织学类型、临床分期、细胞分化、浸润深度、转移和预后等密切相关。子宫内膜癌的激素治疗开始于 20 世纪 60 年代,应用的药物有孕激素类、TAM、LHRHa 和米非司酮等,均显示出一定的疗效。

1) 孕激素治疗:孕激素治疗子宫内膜癌的机制有多种可能。孕激素可以对 ER 产生降调节作用、增加 PR-A 和 PR-B mRNA 在子宫内膜间质细胞中的表达水平;同时,它还可以提高 17 - β 羟甾脱氢酶和芳香硫基转移酶的活性,通过受体水平以及细胞内酶系统等拮抗雌激素的作用,对子宫内膜癌组织起抑制作用。另外,孕激素也可通过对性激素结合蛋白及生长因子等产生影响,直接影响癌细胞代谢。国内外有不少学者应用孕激素治疗晚期或复发性子宫内膜癌。美国妇科肿瘤学组(GOG)曾进行大规模多中心随机对照研究,299 例晚期或复发性子宫内膜癌患者随机接受甲羟孕酮(medroxyprogesterone acetate,MPA)200 mg/d(低剂量),或 1 000 mg/d(大剂量)口服。在接受低剂量的 145 例患者中,25 例完全反应,11 例部分反应,总反应率为 24.8%;在接受大剂量的 154 例患者中,14 例完全反应,10 例部分反应,总反应率为 15.6%。应用低剂量和大剂量患者的肿瘤无进展的生存时间中位数分别为 3.2 个月和 2.5 个月,总生存时间中位数分别为 11.1 个月和 7.0 个月。因此提出,应用 MPA 对子宫内膜癌有效,口服 MPA 200 mg/d 是对晚期或复发性子宫内膜癌患者较合理的初始治疗方法,特别是对肿瘤分化较好和(或)PR 水平较高(>50 fmol/mg蛋白)的患者,而分化较差和(或)PR 水平较低(≤50 fmol/mg 蛋白)患者的总反应率较低(8%～9%)。有学者对年轻或早期子宫内膜癌患者进行孕激素治疗,以保留患者的生育能力。

2) TAM 治疗:有学者对 TAM 治疗子宫内膜癌的作用进行了研究。Nola 等对绝经后诊断性刮宫后的子宫内膜癌患者给予 TAM 30 mg/d,7～10 d 后发现患者 PR 增加而 ER 减少。作者认为,TAM 可以增加子宫内膜癌患者的 PR 水平,即使是在初始治疗 PR 水平较低的患者,TAM 也可诱导 PR 合成,使患者对孕激素治疗有潜在的反应性。但是,在目前的临床治疗研究中,TAM 并没有显示出很好的治疗效果。

3) LHRHa 治疗:法国学者 Lhomme 等对晚期或复发性子宫内膜癌进行多中心临床研究,24 例晚期或复发性子宫内膜癌患者接受了 LHRHa 肌内注射,用药时间的中位数为 3 个月(1～12 个月)。在23 例可对药物治疗效果进行评价(可评价)的患者中,1 例为完全反应,1 例为部分反应,总反应率为8.7%,并有 5 例患者病情稳定,总生存时间中位数为 7.2 个月,仅 4 例患者发现了可能与治疗有关的 1 级毒性反应。作者认为,LHRHa 对预后较差的子宫内膜癌患者是一种安全、易控制、毒性低的药物。

4) 米非司酮治疗:Schneider 等观察米非司酮对子宫内膜癌细胞系的作用发现,米非司酮对 3 种子宫内膜癌细胞系均有剂量依赖性的生长抑制作用,并使 3 种细胞系均产生不同程度的细胞凋亡,其中 2 种细胞系的 PR 水平下降,1 种细胞系没有明显变化;凋亡相关基因 Bax、Bcl-2 和 WAF 的表达水平均相应下降。作者认为,米非司酮可以通过对凋亡相关基因的作用,抑制子宫内膜癌细胞的生长。

(2)卵巢癌

卵巢恶性肿瘤中,上皮性肿瘤含 ER、PR 最高,性索间质肿瘤次之,浆液性囊腺癌的 ER、PR 含量低于子宫内膜样癌,高于其他恶性肿瘤,受体含量在黏液性腺癌较低,在透明细胞癌中更低。70%卵巢癌患者有雄激素受体,60%患者有 ER,50%患者有 PR,86%患者有 LHRH 受体,因此卵巢癌的内分泌治疗是有物质基础的。但需要首先测定受体表达情况,ER、PR 阳性则性激素治疗可能有效。临床应用激素治疗卵巢癌的指征应为 ER 和 PR 阳性、早期、分化好、手术比较彻底。但有复发转移可能者,配合化疗更好。Pendina 在 1982 年曾报道,用 MPA 300～800 mg 可使 15%的卵巢上皮性癌获短期缓解,卵巢内膜样癌的 50%可获得缓解。Hatch 在 1991 年报道 105 例术后复发卵巢上皮性癌采用 TAM 40 mg/d,10%获完全缓解,8%部分缓解,38%短期稳定。其中 ER、PR 阳性者效果较单纯 ER 阳性为好。应用激素治疗卵巢癌虽有一定短期疗效,但一般仅用于复发转移阶段。

30.2.4 甲状腺癌的内分泌治疗

甲状腺激素为人体正常生长发育所必需,其分泌不足或过量都可引起疾病。儿童甲状腺功能不足时,躯体与智力发育均受影响,可致呆小病(克汀病);成人甲状腺功能不全时,则可引起黏液性水肿。甲状腺激素还能促进物质氧化,增加氧耗,提高基础代谢率,使产热增多。功能亢进时出现神经过敏、急躁、震颤、心率加快、心输出量增加等现象,因甲状腺激素可增强心脏对儿茶酚胺的敏感性。正常人每天释放四碘甲状腺原氨酸(甲状腺素,T4)与三碘甲状腺原氨酸(T3)量分别为 75 μg 及 25 μg。T3 与蛋白质的亲和力低于 T4,其游离量可为 T4 的 10 倍,T3 作用快而强,维持时间短,而 T4 则作用慢而弱、维持时间长。T4 半衰期为 8 d,T3 半衰期为 1 d,主要在肝、肾线粒体内脱碘,并与葡萄糖醛酸和硫酸结合而经肾排泄。

甲状腺癌患者内分泌治疗的主要方式为服用甲状腺素,其目的不仅是用于替代治疗,而且可抑制促甲状腺激素(TSH)升高。TSH 是一种致癌因子,可以刺激分化性甲状腺癌生长。所有甲状腺癌做全甲状腺切除患者均需终身服用甲状腺素,以防止甲状腺功能减退和抑制 TSH 升高。做腺叶切除的甲状腺癌患者也要定期检测体内血浆 T4 和 TSH 水平,也需用甲状腺素进行调整。

通常甲状腺片为家畜甲状腺经纯化、干燥处理而得,口服后兼具 T3 和 T4 的作用,用于治疗成人甲状腺功能减退。由于本品 T3、T4 含量不恒定,在治疗中应该根据临床病情及体内 T3、T4 和 TSH 测定结果调整剂量。成人初始剂量每日 15 mg,逐渐增加,维持量一般为 80～120 mg,最大剂量不超过 180 mg/d。

左甲状腺素钠为人工合成的四碘甲腺原氨酸，作用和应用与甲状腺片相似。口服吸收约50%，起效缓慢、平稳，$t_{1/2}$ 为6~7 d，体内贮量大，近似于生理激素。在成人应以小剂量开始，逐渐增加至最佳剂量，一般为每日100~150 μg。个别病例由于对剂量不耐受或服用过量，特别是由于治疗开始时剂量增加过快，可能出现甲状腺功能亢进症状。在治疗中应该根据体内 T3、T4 和 TSH 测定结果调整剂量，以使 TSH 一直维持在低水平。

30.2.5　神经内分泌肿瘤的内分泌治疗

神经内分泌肿瘤（NET）曾经被认为是一类罕见的疾病。但是，随着内镜和生物标志物精确检测等诊断技术的应用，过去的30年来，NET 的发病率和患病率均有显著的上升。长期以来，由于对该类疾病认识不足，NET 的命名和分类较为混乱。NET 分为分化好的类癌和分化差的神经内分泌癌。类癌往往起源于胃肠道和肺，而神经内分泌癌可起源于身体任何部位。神经内分泌癌是指神经内分泌细胞应占肿瘤细胞的50%以上；神经内分泌细胞占50%以下者则称为神经内分泌分化。

类癌过量分泌5-羟色胺、缓激肽、组胺、前列腺素及多肽激素等作用于血管的物质，引起皮肤潮红、哮喘、心脏疾病、脱水和腹泻等，称为类癌综合征。5-羟色胺作用于平滑肌可引起腹泻、结肠炎及吸收不良；组胺和缓激肽通过扩血管作用而引起皮肤潮红；前列腺素和多肽激素的作用尚需进一步研究。可引起类癌综合征的神经内分泌癌也称为功能性神经内分泌癌。功能性神经内分泌癌的确诊需证明尿中5-羟色胺的代谢产物5-羟基吲哚乙酸（5-HIAA）的排泄量增加，5-HIAA 的正常值＜10 mg/d（＜52 μmol/d），而类癌综合征患者往往＞50 mg/d（＞260 μmol/d）。

奥曲肽（octreotide）是合成的生长抑素八肽衍生物，其中4个氨基酸残基在排列上与天然内源性生长抑素相同，药理作用和天然生长抑素一样，具有多种生理活性，但半衰期较天然生长抑素延长30倍。奥曲肽抑制生长激素、胰高血糖素和胰岛素的作用较生长抑素更强。奥曲肽能抑制绝大多数具有神经内分泌功能肿瘤的增殖，适用于神经内分泌系统肿瘤，如类癌和胰高血糖素瘤等，其疗效与肿瘤表达生长抑素受体程度有关。奥曲肽和放射性核素[111]In结合在一起可用于神经内分泌癌的诊断、分期和治疗。

以胃肠胰腺神经内分泌肿瘤（GEP-NET）为例，此类肿瘤占所有 NET 的65%~75%。最常使用和参考的分类方法是 WHO 的 GEP NET 分类法。此方法根据肿瘤生物学行为的不同，将肿瘤分为高分化的神经内分泌瘤（WEDT）、良性胰腺瘤、低度恶性类癌中分化好的神经内分泌癌（WDEC）和分化好的胰腺内分泌癌以及分化差的神经内分泌癌（PDEC）。一般认为，神经内分泌细胞是产激素的细胞，激素分泌受生长抑素和 G 蛋白偶联受体的调控。这些受体经过配体，即内源性生长抑素激活后，导致腺苷酸环化酶抑制，结果使细胞内 cAMP 的降低和 K^+、Ca^{2+} 通道激活，最终使细胞内 Ca^{2+} 浓度降低。这个生化过程阻止了胞内产生的肽类的胞吐作用。但是，内源性生长抑素的半衰期很短（＜3 min）。合成的类似物（如奥曲肽和兰瑞肽）是临床常用的药物，这些药物的作用时间延长，需皮下注射，每天2~3次。为了避免多次注射，又研制出奥曲肽和兰瑞肽的长效释放（LAR）制剂，但客观有效率极低，以往认为仅能控制症状，现在的新理念是这些药物不仅能减轻症状，还有抗肿瘤活性。其抗瘤活性包括直接和间接作用，直接作用是通过与细胞表面的受体结合，刺激生长抑素受体，增加 P53 和 Bax 以诱导凋亡，阻滞 Ras/Raf/MAPK、PI3K/AKT/mTOR 通路以抑制肿瘤增殖，避免生长因子和旁分泌生长激素的产生和释放。间接作用是通过对生长因子受体表达的抑制、对免疫系统的刺激和对血管生成的抑制而发挥作用的。生长抑素类药物抑制几种血管前因子，如血管内皮生长因子（VEGF）、血小板衍化生长因子（PDGF）、类胰岛素生长因子（IGF）和碱性成纤维细胞生长因子（b-FGF）的释放。生长抑素还能通过抑制 T 细胞释放 α-干扰素、纠正肿瘤所致的免疫缺陷发挥作用。已知生长抑素受体（SSTR）1~5存在于神经内分泌细胞的表面。奥曲肽和兰瑞肽与 SSTR-2 和 SSTR-5 紧密结合，而对其他受体的作用很小。德国曾进行过一个计划入组162例晚期分化好的类癌的前瞻性随机临床研究。这是第一个前瞻性、随机、安慰剂对照的奥曲肽 LAR 治疗转移性神经内分泌中肠肿瘤的研究（PROMID），主要研究终点是 TTP。遗憾的是，8年仅入组85例患者。结果与安慰剂相比，奥曲肽组的 TTP 明显延长（15.6个月 *vs.* 5.9个月，$P＜0.001$）。说明与安慰剂相比，奥曲肽对高分化的胃肠道神经内分泌肿瘤（GI-NET）具有抗瘤活性。

PI3K/Akt/mTOR 信号转导通路在调控肿瘤细胞的增殖、生长、代谢、运动和生存中起关键作用,部分研究评价了奥曲肽 LAR 联合该通路抑制剂在 GEP-NET 的应用价值。Missiaglia 回顾性分析中 72 例组织标本,认为这个通道在 pNET 的形成和发展中起重要作用。第一个治疗 pNET 的 mTOR 抑制剂是替西罗莫司(temsirolimus)。在一个入组 36 例晚期 GEP-NET 的 Ⅱ 期研究中,替西罗莫司 25 mg 静脉滴注每周 1 次的给药方案,pNET 的有效率和 SD 率分别是6.7%和60%,GI-NET 则分别是 4.8% 和 57.1%。GI-NET 和胰腺肿瘤的中位 TTP 分别是 10.6 个月和 6 个月。另一个口服的 mTOR 抑制剂依维莫司(everolimus,RAD001)的 Ⅱ 期临床研究评价了 RAD001 联合奥曲肽 LAR 治疗 67 例晚期低分化和中分化 GEP-NET 的疗效。结果有效率和 SD 分别是 22% 和 70%,中位 OS 是 60 周。其中 pNET 为 50 周。这个概念证实性研究推动了 RAD001 治疗晚期 NET 的临床研究,即 RADIANT 项目。该项目由 3 个试验组成,其中,RADIANT-1 是针对晚期 pNET 的 Ⅱ 期临床研究。第 1 组 115 例患者接受 RAD001 单药 10 mg/d,第 2 组 45 例患者接受相同剂量的 RAD001+奥曲肽 LAR。第 1 组 RAD001 单药表现出活性,有效率 9.6%,SD67.8%,中位 PFS 是 9.7 个月。尽管这个研究设计并非是要比较两组的结果,但结果提示,联合组的效果更好,中位 PFS 为 16.7 个月,临床获益率为 84.4%。RADIANT-2 研究比较的是奥曲肽 LAR ± RAD001 治疗晚期类癌,结果奥曲肽 LAR + RAD001 的 PFS 是 16.4 个月,显著长于奥曲肽 LAR 单药的 11.3 个月($P<0.05$)。而 RADIANT-3 是 RAD001 对比安慰剂治疗进展期 pNET 的 Ⅲ 期随机剂对照研究。这一研究比较了 RAD001 10 mg/d 联合最佳支持治疗与安慰剂联合最佳支持治疗对于 12 个月内进展的低分化或中分化的 pNET 的疗效。试验入组 410 例患者。结果 RAD001 组降低了 65% 的疾病进展风险,中位 PFS 是安慰剂组的 2.4 倍(11.04 个月 *vs.* 4.6 个月)。

30.2.6 肾上腺皮质癌的内分泌治疗

肾上腺皮质癌是少见的恶性肿瘤,按照其激素分泌情况,可分为功能性肾上腺皮质癌和无功能性肾上腺皮质癌。发病年龄常见于 40～70 岁。可在影像检查中意外发现,但多数患者可有腹痛症状,有

40% 患者有库欣综合征。该病早期诊断困难,晚期预后很差。根治性切除手术是目前主要的治疗手段。

转移和复发性肾上腺皮质癌可采用米托坦(mitotane,双氯苯二氯乙烷)来治疗。该药是杀虫剂滴滴涕(DDT)一类化合物,是抗肾上腺皮质激素药。它对肾上腺皮质细胞的线粒体发挥直接细胞毒作用,引起索状带及网状带的局部变性,从而使甾体激素分泌降低,并可改变甾体激素的代谢;对球状带细胞作用轻,故醛固酮分泌不受影响。米托坦能抑制肾上腺皮质组织增生和肾上腺皮质肿瘤转移。大多数患者用药后有恶心、呕吐、腹泻;40% 病例使用后有眩晕、嗜睡、共济失调等中枢神经毒性症状,严重不良反应是肾上腺皮质萎缩、坏死。

30.3 内分泌治疗的疗效评价和预测

30.3.1 恶性肿瘤内分泌治疗的疗效评价

疗效评价因新辅助治疗、辅助治疗、晚期治疗而有所不同。

(1)辅助治疗

一般以 2～5 年的 DFS、RFS 或 OS 为主要评价方式。以早期乳腺癌为例,尽管在大多数辅助治疗的情况下,OS 是一个传统终点,但是当 ER 阳性乳腺癌这种亚型生存期延长而使得 OS 终点难以达到的情况下,DFS 可作为一个替代终点。特别是由于非乳腺癌死亡事件的影响,乳腺癌研究中 OS 作为明确疗效终点已受到挑战,换言之,OS 在一定程度上并非准确的疗效终点指标,也未必真实反映疾病相关的死亡。

(2)新辅助治疗

多按照 RECIST 1.1 的要求评估缓解率。以乳腺癌为例,新辅助治疗期间抗肿瘤效果通过乳腺钼靶 X 线检查和 B 超来监测。相比 CT 和 PET 检查,乳腺 MRI 应用越来越广泛,这些监测手段假阳性率和假阴性率仍然存在。需联合几种评估方法平行评价新辅助治疗抗肿瘤疗效来决定个体手术的最佳时间窗。新辅助治疗可以提高保乳率,可以用来评估预后,对肿瘤起效往往预示着长的无病生存期。部分研究显示,新辅助内分泌治疗后有病理性变化[pCR 和病理部分缓解(pathologic partial response,pPR)]与无变化患者的无病生存期比较差异有统计

学意义，预后优于无变化患者。

（3）晚期治疗

也是按 RECIST 1.1 的要求进行，但缓解率通常不作为主要观察终点，以乳腺癌为例，因为内分泌治疗虽起效慢，但维持时间长，大多数研究是以临床获益率（clinical benefit rate，CBR）（CR＋PR＋SD≥6 个月）、PFS 和 OS 为主要终点，部分研究也包括生活质量（quality of life，QOL）。

30.3.2 恶性肿瘤内分泌治疗的疗效预测

各种恶性肿瘤并不总是对内分泌治疗敏感，如果能找到一些疗效预测指标，将更有利于筛选出需要内分泌治疗，甚至需要强化内分泌治疗的人群。还是以乳腺癌为例（其他恶性肿瘤相关研究不多），预测指标包括临床因素、多基因评分、靶点效应评价等。

（1）临床因素方面

通常会给淋巴结阳性的 ER 阳性高危乳腺癌给予 TAM 延长到 10 年，或 TAM 到 AI 的转换，或 AI 治疗延长到 10 年的治疗推荐。我们也会推荐那些 <35 岁、转移淋巴结≥3 个、病理分级为 3 级的绝经前乳腺癌患者推荐在 TAM 或 AI 的基础上联合 LHRHa。以上都基于在相应临床研究中发现高危人群能够从强化内分泌治疗中获得更好的疗效。特别需要指出的是，基于 TEXT 和 SOFT 研究的数据，利用 STEPP 方法综合定量评价患者的复发风险，那些复发风险评分高于 1.59 甚至 2.21 的患者更建议推荐联合 LHRHa，可操作性更强。

（2）多基因评分方面

ATAC 试验的免疫组化 IHC 评分和 2 个基因表达检测［OncoType DX 复发评分（RS）和 PAM50 复发风险（ROR）］用于评估 5～10 年的预后时；发现 ROR 是很有用的工具，用于预测远期复发并区分患者是高危晚期复发组还是中、低危组；ROR 评分不同风险组 5～10 年远处复发风险不同，低、中、高组分别为 5.7%、14.6% 和 29.3%，研究认为可以通过 ROR 选择能从延长内分泌治疗中获益最多的患者。免疫组化 IHC 评分和 RS 对 5～10 年预后评估只有较弱的预测作用。EP 评分是一个多基因评分，结合了增殖基因表达水平和 ER 基因信号/分化有关的基因。在一项研究中检测了 1 702 名绝经后已接受 5 年辅助内分泌治疗的女性，结果显示高 EP 评分组近期和远期复发风险更高，而且即使经过临床-病理

变量的调整这种风险也一直存在。EP 评分低的组中，远处转移风险在 5～10 年为 3.71%。联合 EP、淋巴结状态和肿瘤大小进行评分，低危组只有 1.8% 的可能性在 5～10 年发生远处转移。HOXB13/IL17BR（BCI H/I）标志预后评分也已用于预测 ER 阳性、淋巴结阴性患者的复发风险，MA.17 试验中在未接受来曲唑延长治疗组，高 H/I 鉴定了一组 ER 阳性、5 年他莫昔芬治疗后无病生存、具有远期复发风险的患者。当延长来曲唑治疗时，高 H/I 预测从治疗中获益，减少晚期疾病复发可能性。综上，分子特征和多基因评分的进一步研究可以使临床-病理标准进一步标准化，更利于筛选出需要内分泌治疗、强化内分泌治疗、预测疗效好的人群。

（3）靶点效应评价方面

应用正电子发射断层扫描（PET）和 PET/CT，并使用 16α-$[^{18}F]$氟-17β-雌二醇（FES）示踪，可为临床提供乳腺癌组织及转移灶内癌细胞的 ER 分布、密度变化等方面的信息。近期一项研究纳入了 16 例接受氟维司群 500 mg 治疗的转移性乳腺癌患者，采用 PET/CT 监测患者在治疗期间的 FES 摄取情况，据此评估氟维司群对于 ER 的下调效应，并评价 FES 摄取和预后的关系。结果显示，9 例 FES 中位摄入减少≥75%（完全 ER 下降）的患者，中位 PFS 长达 11.7 个月，而 6 例 FES 中位摄取<75%（不完全 ER 下降）的患者，中位 PFS 仅为 3.3 个月（$P<0.05$）。该研究表明，FES PET/CT 不仅可以无创实时动态监测 ER 的变化，更有助于准确预测氟维司群内分泌治疗的疗效。

30.4 恶性肿瘤内分泌治疗的展望

恶性肿瘤内分泌治疗今后的研究方向主要集中在新型内分泌治疗药物的开发、内分泌耐药问题的解决、疗效预测因子的进一步鉴定等方面。

以乳腺癌为例，面对当下 ER 阳性乳腺癌内分泌治疗耐药和新型药物开发的挑战，以基因组学为主要内容的多组学研究会是未来的方向。研究发现，在未经治疗的原发性 ER 阳性乳腺癌患者中较少发现 ESR1 基因突变；而在经过内分泌治疗出现耐药的转移性 ER 阳性乳腺癌患者中则较多发现 ESR1 基因突变，这一比例可达到 20%～50%。除了 ESR1 基因突变，还发现 AF1、DBD/hinge、AF2（LBD）、ERα 等基因突变。目前已经有针对 ESR1

突变位点的特异性抑制剂正在开发。为克服耐药问题,目前多采用内分泌治疗＋靶向治疗(如针对CDK4/6、PI3K、mTOR、HER-2、HDAC靶点)的策略,但今后还需要研究靶向治疗的序贯顺序问题,以及是否可以跨线治疗问题。

综上,激素敏感型恶性肿瘤的综合治疗中,内分泌治疗是重要且不可或缺的一环,必须给予重视。同时,建议临床医师利用现有的循证医学证据,为患者采用现阶段可获得的最佳内分泌治疗策略,这有助于降低早期患者的复发、延长晚期患者的生存。最后,我们期望挖掘出更多可靠的因子,用于早、晚期肿瘤内内分泌治疗优势人群的筛选和疗效的预测。

(胡夕春　张　剑)

主要参考文献

[1] 钱苏波,沈海波,曹奇峰,等. 抗雄激素撤退治疗去势抵抗性前列腺癌的疗效分析[J]. 现代泌尿外科杂志,2015,20:40-43.

[2] 徐兵河,邵志敏,胡夕春,等. 中国早期乳腺癌卵巢功能抑制临床应用专家共识[J]. 中国癌症杂志,2016,26(8):712-718.

[3] Akashi-Tanaka S, Omatsu M, Shimizu C, et al. Favorable outcome in patients with breast cancer in the presence of pathological response after neoadjuvant endocrine therapy [J]. Breast, 2007,16(5):482-488.

[4] Bachelot T, Bourgier C, Cropet C, et al. Randomized phase II trial of everolimus in combination with tamoxifen in patients with hormone receptor-positive, human epidermal growth factor receptor 2-negative metastatic breast cancer with prior exposure to aromatase inhibitors: a GINECO study [J]. J Clin Oncol, 2012,30:2718-2724.

[5] Barroso-Sousa R, Silva DD, Alessi JV, et al. Neoadjuvant endocrine therapy in breast cancer: current role and future perspectives [J]. E Cancer Medicalscience, 2016,10:609.

[6] Baselga J, Campone M, Piccart M, et al. Everolimus in postmenopausal hormone-receptor-positive advanced breast cancer [J]. N Engl J Med, 2012,366:520-529.

[7] Burstein HJ, Lacchetti C, Anderson H, et al. Adjuvant endocrine therapy for women with hormone receptor-positive breast cancer: American society of clinical oncology clinical practice guideline update on ovarian suppression [J]. J Clin Oncol, 2016, 34(14):1689-1701.

[8] Cardoso F, Costa A, Senkus E, et al. 3rd ESO-ESMO international consensus guidelines for advanced breast cancer (ABC 3)[J]. Breast, 2017,31:244-259.

[9] Cataliotti L, Buzdar AU, Noguchi S, et al. Comparison of anastrozole versus tamoxifen as preoperative therapy in postmenopausal women with hormone receptor-positive breast cancer: the pre-operative "arimidex" compared to tamoxifen (PROACT) trial [J]. Cancer, 2006,106(10):2095-2103.

[10] Coates AS, Winer EP, Goldhirsch A, et al. Tailoring therapies-improving the management of early breast cancer: St Gallen international expert consensus on the primary therapy of early breast cancer 2015 [J]. Ann Oncol, 2015,26(8):1533-1546.

[11] Cristofanilli M, Turner NC, Bondarenko I, et al. Fulvestrant plus palbociclib versus fulvestrant plus placebo for treatment of hormone-receptor-positive, HER2-negative metastatic breast cancer that progressed on previous endocrine therapy (PALOMA-3): final analysis of the multicentre, double-blind, phase 3 randomised controlled trial [J]. Lancet Oncol, 2016, 17:425-439.

[12] Danila DC, Fleisher M, Scher HI. Circulating tumor cells as biomarkers in prostate cancer [J]. Clin Cancer Res, 2011,17:3903-3912.

[13] Davies C, Godwin J, Gray R, et al. Relevance of breast cancer hormone receptors and other factors to the efficacy of adjuvant tamoxifen: patient-level meta-analysis of randomised trials [J]. Lancet, 2011, 378:771-784.

[14] Davies C, Pan H, Godwin J, et al. Long-term effects of continuing adjuvant Tamoxifen to 10 years versus stopping at 5 years after diagnosis of oestrogen receptor-positive breast cancer: ATLAS, a rand omised trial. Lancet, 2013,381(9869):805-816.

[15] Eiermann W, Paepke S, Appfelstaedt J, et al. Preoperative treatment of postmenopausal breast cancer patients with letrozole: A randomized double-blind multicenter study [J]. Ann Oncol, 2001; 12(11), 1527-1532.

[16] Ellis MJ, Suman VJ, Hoog J, et al. Randomized phase II neoadjuvant comparison between letrozole, anastrozole, and exemestane for postmenopausal women with estrogen receptor-rich stage 2 to 3 breast cancer: clinical and biomarker outcomes and predictive value of

the baseline PAM50-based intrinsic subtype—ACOSOG Z1031 [J]. J Clin Oncol, 2011,29(17):2342 - 2349.

[17] Ellis MJ, Tao Y, Luo J, et al. Outcome prediction for estrogen receptor-positive breast cancer based on postneoadjuvant endocrine therapy tumor characteristics [J]. J Natl Cancer Inst, 2008, 100 (19): 1380 - 1388.

[18] Finn RS, Martin M, Rugo HS, et al. Palbociclib and letrozole in advanced breast cancer [J]. N Engl J Med, 2016,375:1925 - 1936.

[19] Francis PA, Regan MM, Fleming GF, et al. Adjuvant ovarian suppression in premenopausal breast cancer [J]. N Engl J Med, 2015,372(5):436 - 446.

[20] Gnant M, Mlineritsch B, Stoeger H, et al. Adjuvant endocrine therapy plus zoledronic acid in premenopausal women with early-stage breast cancer: 62-month follow-up from the ABCSG-12 randomised trial [J]. Lancet Oncol, 2011,12:631 - 641.

[21] Goss PE, Ingle JN, Pritchard KI, et al. Exemestane versus anastrozole in postmenopausal women with early breast cancer: NCIC CTG MA. 27—a randomized controlled phase III trial [J]. J Clin Oncol, 2013, 31: 1398 - 404.

[22] Gray RG, Rea D, Hand LK, et al. aTTom: Long-term effects of continuing adjuvant Tamoxifen to 10 years versus stopping at 5 years in 6,953 women with early breast cancer [J]. J Clin Oncol, 2013, 31 (18s): abstr 5.

[23] Gucalp A, Tolaney S, Isakoff SJ, et al. Phase II trial of bicalutamide in patients with androgen receptor-positive estrogen receptor-negative metastatic breast cancer [J]. Clin Cancer Res, 9(19),5505 - 5512

[24] Kang YJ, Kim KH, Lee KS. Efficacy of bicalutamide 150-mg monotherapy compared with combined androgen blockade in patients with locally advanced prostate cancer [J]. Korean J Urol, 2014,55:315 - 320.

[25] Latz S, Fisang C, Ebert W, et al. Long term progression-free survival in a patient with locally advanced prostate cancer under low dose intermittent androgen deprivation therapy with bicalutamide only [J]. Case Rep Urol, 2015,928787.

[26] Liedtke C, Broglio K, Moulder S, et al. Prognostic impact of discordance between triple-receptor measurements in primary and recurrent breast cancer [J]. Ann Oncol, 2009,20(12):1953 - 1958.

[27] Masuda N, Sagara Y, Kinoshita T, et al. Neoadjuvant Anastrozole versus Tamoxifen in patients receiving

Goserelin for premenopausal breast cancer (STAGE): a double-blind, rand omised phase 3 trial [J]. Lancet Oncol, 2012,13(4):345 - 352.

[28] Mauriac L, Debled M, Durand M, et al. Neoadjuvant tamoxifen for hormone-sensitive non-metastatic breast carcinomas in early postmenopausal women [J]. Ann Oncol, 2002,13(2):293 - 298.

[29] Oesterreich S, Davidson NE. The search for ESR1 mutations in breast cancer [J]. Nat Genet, 2013,45: 1415 - 1416.

[30] O'Leary CG, Ellis H, Higgins M. Extended adjuvant endocrine therapy in hormone-receptor-positive early breast cancer [J]. Curr Opin Oncol, 2016, 28: 455 - 460.

[31] Regan MM, Francis PA, Pagani O, et al. Absolute benefit of adjuvant endocrine therapies for premenopausal women with hormone receptor positive, human epidermal growth factor receptor 2-negative early breast cancer: TEXT and SOFT trials [J]. J Clin Oncol, 2016,34(19):2221 - 2231.

[32] Robertson J, Bondarenko IM, Trishkina E, et al. Fulvestrant 500 mg versus anastrozole 1 mg for hormone receptor-positive advanced breast cancer (FALCON): an international, randomised, double-blind, phase 3 trial [J]. Lancet, 2016, 388: 2997 - 3005.

[33] Robertson JF, Lindemann JP, Llombart-Cussac A, et al. Fulvestrant 500 mg versus anastrozole 1 mg for the first-line treatment of advanced breast cancer: follow-up analysis from the randomized "FIRST" study [J]. Breast Cancer Res Treat 2012,136:503 - 511.

[34] Schiavon G, Smith IE. Status of adjuvant endocrine therapy for breast cancer [J]. Breast Cancer Res, 2014,16:206.

[35] Smith I, Yardley D, Burris H, et al. Comparative efficacy and safety of adjuvant letrozole versus anastrozole in postmenopausal patients with hormone receptor-positive, node-positive early breast cancer: final results of the randomized phase III femara versus anastrozole clinical evaluation (FACE) trial [J]. J Clin Oncol, 2017,35:1041 - 1048.

[36] Smith IE, Dowsett M, Ebbs SR, et al. Neoadjuvant treatment of postmenopausal breast cancer with anastrozole, tamoxifen, or both in combination: the immediate preoperative anastrozole, tamoxifen, or combined with tamoxifen (IMPACT) multicenter double-blind randomized trial [J]. J Clin Oncol, 2005,

23(22):5108 - 5116.

[37] Tombal B, Miller K, Boccon-Gibod L, et al. Additional analysis of the secondary end point of biochemical recurrence rate in a phase 3 trial (CS21) comparing degarelix 80 mg versus leuprolide in prostate cancer patients segmented by baseline characteristics [J]. Eur Urol, 2010,57:836 - 842.

[38] Trachtenberg J, Gittleman M, Steidle C, et al. A phase 3, multicenter, open label, randomized study of abarelix versus leuprolide plus daily antiandrogen in men with prostate cancer [J]. J Urol, 2002, 167: 1670 - 1674.

[39] Traina TA, Miller K, Yardley DA, et al. Results from a phase 2 study of enzalutamide (ENZA), an androgen receptor (AR) inhibitor, in advanced AR + triple-negative breast cancer (TNBC). J Clin Oncol, 2015,33 (suppl):abstr 1003.

[40] van Kruchten M, de Vries EG, Glaudemans AW, et al. Measuring residual estrogen receptor availability during Fulvestrant therapy in patients with metastatic breast cancer [J]. Cancer Discov, 2015,5(1):72 - 81.

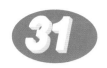 **肿瘤的靶向治疗**

31.1 概述

  靶向治疗是在细胞分子水平上,针对已经明确的致癌位点、驱动基因或肿瘤生存微环境的关键调节因子来设计相应的治疗药物,药物进入体内会特异地选择致癌位点相结合发生作用,使肿瘤细胞特异性死亡,而不会波及肿瘤周围的正常组织细胞,所以分子靶向治疗又被称为"生物导弹"。

  某些肿瘤是由于单一致癌基因的异常激活而形成并依赖于该异常基因的激活,这种现象称为致癌基因依赖。识别可用药的致癌驱动因子创造了可使用高效治疗性干预的可能性,已经有识别致癌驱动因子包括 KRAS、EGFR、EML4 - ALK、BRAF、c-kit、CD20 和 HER - 2 等。例如,治疗非小细胞肺癌的靶向药有:吉非替尼、厄洛替尼针对 *EGFR* 突变;克唑替尼针对 EML4 - ALK;维莫非尼针对 *Braf* 突变的恶性黑色素瘤;曲妥珠单抗(赫赛汀)针对 HER -2 阳性的乳腺癌;利妥昔单抗(美罗华)针对 CD20 阳性的淋巴瘤等。目前,国外靶向药物层出不穷,我国近年来也上市了许多靶向药物,也有自主研发的创新性靶向药物,为国内患者带来了福音。

  大数据时代分子靶点的证据等级分类:① Ⅰ级证据,依据Ⅲ期临床试验或多个 Ⅰ/Ⅱ期试验的结果,已经确认为分子靶向治疗的靶点的分子变异,如ER 阳性和 ErbB2 扩增。② Ⅱ级证据,在小样本或独特的Ⅰ/Ⅱ期试验中,显示和治疗疗效相关的分子变异,如 PI3KCA 突变。③ Ⅲ级证据,临床前研究提示有希望成为靶点的分子变异,如 ErbB2 和 ESR1 突变。④ Ⅳ级证据,仅利用生物信息学分析筛选出的基因组异常,没有任何生物学研究数据的支持。⑤ 同样强调阴性对照,如没有异常的患者则不能从靶向治疗中获益。这个证据等级分类没有评估靶向分子异常的医学用途,即相对于标准治疗的获益情况,仅仅评估了抗癌活性。

31.2 针对单一靶点的治疗及其药物

31.2.1 抗 EGFR 药物

31.2.1.1 小分子拮抗剂

(1) 吉非替尼(易瑞沙)

吉非替尼(gefitinib)是合成的小分子格拉非宁类化合物,是第一个国内上市的 EGFR-TKI,通过竞争性结合细胞内的 EGFR-TK 催化区域的镁-三磷酸腺苷(Mg-ATP)结合位点,阻断蛋白激酶的自身磷酸化和底物磷酸化,进而阻断 EGFR 信号转导通路,从而引起下游一系列信号通路如 P13K/Akt 和 RAS/RAF/MAPK 激酶通路等活化的下调,从而阻碍肿瘤的生长、转移和血管生成,并可诱导肿瘤细胞的凋亡。

吉非替尼治疗非小细胞肺癌的临床研究截至目前已开展很多,从二、三线治疗研究设计逐渐提高到一线治疗地位。多项前瞻性临床研究证实第一代 EGFR-TKI 一线治疗 EGFR 突变的晚期非小细胞肺癌在客观缓解率(objective response rate,ORR)和无进展生存期(PFS)方面均显著优于传统含铂两药联合方案,充分奠定了 EGFR-TKI 在 EGFR 敏感突变阳性患者中的一线治疗地位。针对吉非替尼的大型临床一线研究包括 IPASS、NEJ002WJ、TOG3405 和 First-SIGNA 等,二线研究包括 ISEL、INTEREST、V-15-32 等,维持研究有 INFORM等,其中 IPASS 研究为靶向治疗的里程碑,评价了吉非替尼对比卡铂-紫杉醇双药化疗一线治疗临床选择的亚洲晚期(ⅢB 或 Ⅳ期)非小细胞肺癌(NSCLC)的疗效、安全性和耐受性的开放、随机、平行、多中心、Ⅲ期临床研究。结果表明,对于有

EGFR 突变的患者,吉非替尼组的 PFS 明显优于化疗组,相反,对于没有 EGFR 突变的患者,化疗组的PFS 明显优于吉非替尼组;从有效率上看,没有EGFR 突变的患者接受吉非替尼治疗的有效率竟然低至 1.1%,不仅低于有 EGFR 突变患者接受吉非替尼治疗的 71.2%,也显著低于化疗组的 47.3% 和23.5%,从而阐明了 EGFR 突变在指导 EGFR-TKI临床选择中的重要作用。

吉非替尼的吸收相对缓慢,给药后 3~7 h 达到最大血药浓度(Cmax),清除半衰期为 48 h,给药 7~10 d 后达稳态血药浓度,血浆蛋白结合率约为90%。其表现为剂量依赖性药动学,即随着多次给药,浓度-时间曲线下面积(AUC)和 Cmax 成比例增加;当与食物同服时,其 AUC 和 Cmax 无显著性降低。患者的平均吸收生物利用度为 59%,主要通过肝脏代谢,参与其氧化代谢的细胞色素 P450 同工酶主要是 CYP3A4,吉非替尼在人体内的清除主要是通过粪便排泄(86%),其代谢物以去甲基吉非替尼为主;约 4% 通过肾脏以原型和代谢物的形式清除。吉非替尼最大耐受剂量为 1 000 mg/d。最常见的药物不良反应为腹泻、皮疹、瘙痒、皮肤干燥和痤疮,发生率 20% 以上,一般见于服药后 1 个月内,通常是可逆性的。

(2) 厄洛替尼(特罗凯)

厄洛替尼(erlotinib)是一种小分子喹唑啉类衍生物,为高选择性的 EGFR-TKI。厄洛替尼具有浓度依赖性的 EGFR 介导的信号转导阻断作用,它能竞争性地结合细胞内酪氨酸激酶三磷酸腺苷(ATP)的结合位点,抑制磷酸化反应,从而阻滞向下游增殖信号传导,抑制肿瘤细胞配体依赖或配体外依赖的 EGFR 的活性,从而抑制下游导致血管发生、细胞增殖和细胞存活的信号途径,达到抑制癌细胞增殖作用。

针对厄洛替尼治疗的一线研究有 OPTIMAL、EURTAC、 TORCH、 FIELT、 CALGB30406、SLCG 等,二线研究有 BR.21、TITAN,维持研究有SATURN 等。其中 OPTIMAL 研究是由中国学者牵头的国际上第一个前瞻性头对头比较厄洛替尼和含铂两药化疗对 *EGFR* 突变阳性 NSCLC 患者疗效的Ⅲ期临床研究。研究入组 165 例 *EGFR* 突变晚期NSCLC 患者,主要研究终点是 PFS。研究结果显示相比于标准一线含铂两药化疗,厄洛替尼可显著延长 *EGFR* 突变晚期 NSCLC 患者的 PFS。OPTI-

MAL 研究和欧洲Ⅲ期临床研究（EURTAC）及其他一线研究，共同奠定了厄洛替尼在 *EGFR* 突变 NSCLC 患者中的一线治疗地位。

厄洛替尼口服吸收率约为 60%，与食物同服生物利用度明显提高到几乎 100%。半衰期大约为 36 h，达到稳态血浆浓度需 7～8 d。主要通过 CYP3A4 代谢清除，另有小部分通过 CYP1A2 代谢。口服 150 mg 剂量时厄洛替尼的生物利用度大约为 60%，用药后 4 小时达到血浆峰浓度。食物可显著提高生物利用度，达到几乎 100%。吸收后大约 93% 厄洛替尼与白蛋白和 α1 酸性糖蛋白（AAG）结合。厄洛替尼的表观分布容积为 232 L。口服 100 mg 剂量后，可以回收到 91% 的药物，其中在粪便中为 83%（1% 剂量为原形），尿液中为 8%（0.3% 剂量为原形）。清除率与年龄之间无明显相关性。吸烟者厄洛替尼的清除率增高 24%。特殊人群肝功能异常患者厄洛替尼主要在肝脏清除。最常见的不良反应是皮疹（75%）和腹泻（54%），多为 1 度或 2 度，其余有恶心、呕吐、食欲缺乏、皮肤溃烂、肝功能异常、出血、呼吸困难、间质性肺炎等。

（3）埃克替尼（凯美纳）

埃克替尼（icotinib）是我国自主研发的小分子靶向药，也通过阻断 EGFR 信号转导通路抑制肿瘤生长。

在埃克替尼与吉非替尼Ⅲ期临床双盲对照试验（ICOGEN 试验）中，埃克替尼与吉非替尼疗效相似，埃克替尼在 PFS、ORR、总生存期（OS）及不良反应方面均优于吉非替尼。CONVINCE 研究中，埃克替尼对照培美曲塞联合顺铂方案一线治疗 285 例 *EGFR* 19/21 突变的Ⅲb 期/Ⅳ期肺腺癌患者，ORR 显著高于化疗组（64.8% *vs.* 33.8%，*P* < 0.001）；中位 PFS（mPFS）达到 296 d，也显著长于化疗组（219 d，HR = 0.67，*P* < 0.01）。并且埃克替尼组与化疗组相比，不良事件、3 级以上药物相关不良反应发生率均显著更低。对比埃克替尼与全脑放疗联合化疗应用于 *EGFR* 突变伴脑转移 NSCLC 患者的Ⅲ期临床研究（BRAIN，CTONG 1201）结果显示，埃克替尼显著提高了患者的颅内 PFS（10.0 个月 *vs.* 4.8 个月，*P* < 0.05），体现了优越的客观缓解率（67.1% *vs.* 40.9%，*P* < 0.001）和疾病控制率（55.0% *vs.* 11.1%，*P* < 0.001）。该项研究结果充分证明对于 *EGFR* 突变的 NSCLC 脑转移患者，一线应用埃克替尼是推荐的首选治疗方案。

埃克替尼口服后吸收迅速，分布广泛。平均血浆半衰期约为 6 h，口服 7～11 d 后达到稳态，没有明显的蓄积。达峰时间在 0.5～4 h，食物可显著增加其吸收。埃克替尼在人体主要经肝脏代谢，通过细胞色素 P450 单加氧酶系统的 CYP2C19 和 CYP3A4 代谢，对 CYP2C9 和 CYP3A4 有明显的抑制作用。主要通过粪便与尿液排泄（79.5%），其中粪便排泄占 74.7%。排出形式以代谢产物为主（81.4%），原型药物占 18.6%。最常见不良反应为皮疹（39.5%）、腹泻（18.5%）和氨基转移酶升高（8.0%），绝大多数为Ⅰ～Ⅱ级，一般见于服药后 1～3 周，通常是可逆性的，无需特殊处理，可自行消失。

（4）奥希替尼（泰瑞沙）

奥希替尼（osimertini）为靶向 EGFR 激活和抗性（T790M）突变的口服、不可逆、选择性抑制剂，是一种单苯胺基嘧啶小分子，其丙烯酰胺基与 *EGFR* 基因催化域 ATP 结合位点边缘的 C797 形成共价结合，从而与特定的 *EGFR* 突变形式（L858R，19Del 和含有 T790M 的双突变）进行不可逆结合，通过阻断 EGFR 下游信号转导途径而抑制肿瘤细胞生长。

奥希替尼是第一个获批的第三代 EGFR-TKI，其获批数据主要来自于Ⅰ期/Ⅱ期临床研究 AURA 及Ⅱ期临床研究 AURA2。AURA 研究Ⅰ期阶段共入组 253 例第一代 TKI 获得性耐药患者，所有可评价疗效患者的 ORR 为 51%，CR 为 84%，PFS 为 8.2 个月。其中 127 例 T790M 突变患者中，ORR 为 61%，DCR 为 95%，中位 PFS 为 9.6 个月。AURA 研究Ⅱ期阶段选择 80 mg 的治疗剂量，也入组 T790M 突变的耐药患者，经独立盲审中心评定 ORR 66%，中位持续缓解时间（mDOR）、mPFS 分别为 12.5 个月和 11.0 个月。基于上述两项Ⅱ期临床试验结果，奥希替尼 2015 年 11 月 13 日获美国 FDA 快速批准上市。AURA3 是一项在一线 EGFR-TKI 进展后且 T790M 突变阳性的患者中对比奥希替尼和培美曲塞含铂化疗疗效的Ⅲ期临床试验。结果显示与化疗相比，奥希替尼显著延长 PFS（10.1 个月 *vs.* 4.4 个月；HR = 0.3；95% CI：0.23～0.41；*P* < 0.001），ORR 也显著优于化疗（71% *vs.* 31%；OR = 5.39；95% CI：3.47～8.48；*P* < 0.001）。该研究确立奥希替尼在一线 TKI 进展后 T790M 突变阳性患者中的首选地位。另外，BLOOM 研究结果显示奥希替尼在经治的 *EGFR* 突变的软脑膜转移患者中的疗效显著。

奥希替尼的血浆表观清除率为 14.2 L/h,终末半衰期约为 48 h。在 20～240 mg 的剂量范围内,奥希替尼的 AUC 和 Cmax 与剂量呈正比。奥希替尼每天 1 次,口服 15 d 后达到稳态,暴露蓄积量约为 3 倍。稳态时,循环血浆浓度在 24 h 的给药间期内通常会保持在 1.6 倍的范围之内。奥希替尼的血浆峰浓度大约在 6 h 达到,部分患者在给药后的 24 h 内会出现数个峰值。食物不会对奥希替尼的生物利用度产生临床显著性影响。奥希替尼主要通过 CYP3A4 和 CYP3A5 代谢,主要经粪便排泄(约 68%),其次为尿液(14%)。主要不良反应为腹泻、皮疹、皮肤干燥和指(趾)甲毒性。

31.2.1.2 单克隆抗体

针对 EGFR 靶点的药物除小分子 TKI 之外,还有靶向于 EGFR 胞外域的单克隆抗体。这是一类大分子蛋白类药物,这类药物和受体结合的亲和力显著高于内源性配体如 TGF-α、EGF 等,通过竞争性结合受体的胞外域,抑制 EGFR 信号通路而发挥抗肿瘤作用,此外还可以通过抗体依赖性细胞介导的细胞毒作用(ADCC)和补体依赖的细胞毒作用(CDC)机制而抑制肿瘤的生长(图31-1)。

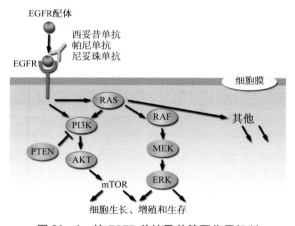

图 31-1 抗 EGFR 单抗及其简要作用机制

(1) 西妥昔单抗

西妥昔单抗(cetuximab)是一种针对 EGFR 的人鼠嵌合型 IgG1 型单克隆抗体,除上述提及的作用机制之外,西妥昔单抗还能增强放、化疗敏感性。西妥昔单抗批准的适应证为转移性结直肠癌及头颈部鳞癌中单药或者联合全身化疗,以及在头颈部鳞癌和放疗联合应用。

西妥昔单抗进入人体后显示出非线性药代动力学特征,体内分布容积和血液的分布体积几乎相同(2～3 L/m²)。推荐剂量下,注射后第 3 周达到稳态血药浓度。通过和多种组织内(包括肝脏和皮肤)的 EGFR 相结合,内化为抗体受体复合物从循环中清除。西妥昔单抗平均终末半衰期(terminal half life, $t_{1/2}$)较长,约为 112 h。西妥昔单抗清除率随体表面积增大而增加,从 1.3～2.3 m² 时有 1.8 倍的增长,因此需要根据体表面积来计算剂量,推荐剂量为第 1 周 400 mg/m²,以后每周 250 mg/m²。性别、种族、年龄、肝肾功能状态、联合放疗,以及顺铂、紫杉醇、吉西他滨和伊立替康等化疗药物不影响西妥昔单抗药代动力学参数。

60%～80% 的转移性结直肠癌(metastatic colorectal cancer, mCRC)中 EGFR 通路呈活化状态,多种信号通路蛋白呈过度表达,因此,抗 EGFR 治疗是 mCRC 治疗的理想靶点并对其进行了广泛研究。数项研究证实,西妥昔单抗单用或者联合化疗,在 mCRC 一线或二线治疗能给患者带来生存受益,一项比较 FOLFIRI 方案或者联合西妥昔单抗的 Ⅲ 期随机对照 CRYSTAL 研究,在 KRAS 野生型 mCRC 一线治疗中,单用化疗的 PFS 为 8.7 个月,而在联合西妥昔单抗组为 9.9 个月,OS 分别为 21.0 个月和 24.9 个月。早期的回顾性研究发现 KRAS 基因 2 号外显子突变的患者不能从西妥昔单抗治疗中获益,之后的拓展分析发现 *KRAS* 和 *NRAS* 基因的 2、3、4 号外显子存在任何突变的患者均不能从西妥昔单抗的治疗中得到生存获益,并且发现 MAPK 通路中 *RAS* 基因下游 *BRAF* 基因 V600E 突变和 *PIK3CA* 基因 20 号外显子突变患者,从西妥昔单抗治疗中的获益很少甚或是有害,因此在临床实践中,*RAS* 和 *BRAF* 基因突变作为负性预测分子标志物,在选择西妥昔单抗治疗 mCRC 时,应排除具有这些基因突变患者。

除结直肠癌之外,超过 80% 的头颈部鳞癌(squamous cell carcinoma of the head and neck, SCCHN)高表达 EGFR。西妥昔单抗在 SCCHN 的应用主要包括两方面:一方面,局部晚期无法手术切除的 SCCHN,西妥昔单抗联合局部放疗和现有联合铂类的放、化疗方案相比,具有相似的疗效但毒性更低;另一方面,在转移性 SCCHN 中,西妥昔单抗加含铂类化疗方案的联合治疗已作为此类患者的一线治疗选择,在一项名为 EXTREME 的 Ⅲ

期 RCT 研究中，纳入 442 例晚期复发和/或转移的 SCCHN，比较西妥昔单抗联合铂类方案化疗对照单纯化疗，最后生存时间分别为 10.1 个月和 7.4 个月，在过去近 30 年中，此类患者的生存一直徘徊在 6～7 个月，而西妥昔单抗联合改变了过去举足不前的困境。

西妥昔单抗最常见的不良反应主要发生于皮肤，包括皮疹、脱屑、皮肤干燥、皮肤瘙痒、指甲改变等，单药使用发生皮疹的概率高达 95%，在和放、化疗联合时发生率也在 70%～80%。其中脓疱疮样或痤疮样皮疹是皮肤毒性的最常见形式，好发于头皮和面部，尤其是两颊、鼻、鼻唇沟、下颌、口周和前额，治疗开始后 2～4 周即可出现，60%～80% 的患者可受其影响，但严重程度一般在轻至中度，5%～20% 的患者可为 3～4 度，有些在 mCRC 的研究发现皮疹的严重程度和临床疗效有一定相关性。西妥昔单抗治疗相关的皮肤毒性是抗肿瘤治疗过程中对患者困扰比较明显的一种不良反应，需要根据皮肤毒性的严重程度及类型适当适时地加以医学干预，通过皮肤局部处理和全身系统性治疗，减轻皮肤毒性的严重程度，可以提高患者治疗的依从性，改善治疗效果。消化系统不良反应如腹泻、恶心、呕吐也比较常见。其他毒性还包括体重减轻、头痛、乏力、感染等，实验室检查异常包括转氨酶升高、低镁血症和电解质异常等。少见但是发生程度严重的不良反应还包括输注相关反应，心跳、呼吸骤停，严重肺毒性。因西妥昔单抗是一种人鼠嵌合型单抗，存在异种免疫原性，敏感人群可能发生以过敏机制为主导的输注相关反应，90% 的患者在首次使用时发生，大部分输注相关反应为轻至中度，对症处理后可继续应用，如果出现严重输注相关反应，如迅速发作气道阻塞（支气管痉挛、喘鸣、嘶哑）、低血压、休克、意识丧失、心肌梗死和（或）心脏骤停，则需要永久停用。此外，0.5%～1% 的患者发生间质性肺疾病，一旦确诊，也需要永久终止使用该药进行治疗。

（2）帕尼单抗（帕妥单抗）

帕尼单抗（panitumumab）是一种全人源化 IgG2 型靶向于 EGFR 的单克隆抗体，作用机制和西妥昔单抗相似。帕尼单抗的应用剂量为 6 mg/kg，每 2 周重复。帕尼单抗单药或者联合化疗时，也呈非线性药代动力学特点，在＞2 mg/kg 周剂量水平时，帕尼单抗曲线下面积（AUC）的增加以剂量比例模式

增加，在每周 2.5 mg、6 mg/kg 每 2 周或者 9 mg/kg 每 3 周不同剂量应用时，血清谷浓度相似。标准用法下，第 3 次应用帕尼单抗后达到稳态血药浓度。群体药代动力学数据显示帕尼单抗的代谢为两室模型，兼顾有线性和非线性药代动力学特点，随着应用剂量的增加帕尼单抗清除率随之降低，推测其机制可能是低剂量帕尼单抗在和细胞表面 EGFR 结合未饱和之前，以线性动力学代谢，清除以内质网系统为主，而在和 EGFR 结合饱和之后，则以非线性动力学代谢，以蛋白质的内化和降解清除为主。帕尼单抗药代动力学参数受到体重影响最大，年龄、性别和肿瘤类型影响较小，此外也不受联合应用化疗药物，包括伊立替康、亚叶酸、氟尿嘧啶和紫杉类药物影响。帕尼单抗主要应用于 mCRC 治疗中，包括一线、二线和后续治疗，和西妥昔单抗同样要求 RAS 和 BRAF 基因检测为野生型患者可以使用。例如 Ⅲ 期 PRIME 研究中，比较帕尼单抗联合 FOLFOX4 方案和单纯化疗，结果显示，KRAS 野生型 mCRC 患者中，PFS 为 10 个月对照化疗组的 8.6 个月。此外，一项研究比较西妥昔单抗及帕尼单抗在难治性 mCRC 中的疗效，显示这两种单抗的疗效相似，在常规治疗无效的 mCRC 患者中，OS 分别为 10.4 个月和 10.0 个月。帕尼单抗的不良反应和西妥昔单抗类似，因其为人源化单抗，因此输注相关反应发生比例略低于西妥昔单抗，但是一旦发生严重的输注相关反应，也需要永久停用该药物治疗。

（3）尼妥珠单抗

尼妥珠单抗（nimotuzumab）也是一种人源化 IgG1 同种型抗 EGFR 单克隆抗体，通过计算机建模将鼠源 IgG2a 型抗体 ior egf/r3 的互补决定簇（complementary determining region，CDR）移植到人源抗体的框架中，而前者是小鼠骨髓瘤细胞 SP2/Ag14 和 BALB/c 小鼠脾细胞免疫人富含 EGFR 的胎盘片段所得。尼妥珠单抗的作用机制和其他 2 种单抗类似，但与 EGFR 的亲和力相对较低，因此其与表达 EGFR 的正常组织单价结合且易于解离，与 EGFR 高表达的肿瘤组织则共价结合且不易解离，因此可能具有与西妥昔单抗相似的抗肿瘤效应而不良反应轻微。尼妥珠单抗没有观察到任何程度的皮肤毒性，即使其临床疗效和其他抗 EGFR 单抗类似的情况下，可能的机制是尼妥珠单抗在肿瘤组织中具有更强的结合和内化，而在非肿瘤组织中内化程度非常低。尼妥珠单抗目前主要用于和放疗联合应

用治疗鼻咽癌,于 2008 年在我国被批准用于和放疗联合治疗 EGFR 表达阳性的Ⅲ/Ⅳ期鼻咽癌。Ⅰ期临床研究显示,与本药物相关的不良反应主要为轻度发热、血压下降、恶心、头晕、皮疹等;在和放疗联合应用时,主要不良反应为白细胞降低、血小板降低、皮疹、口腔炎、味觉改变、恶心、呕吐、体重减轻等,最常见的 3/4 度不良反应为口腔炎、皮肤炎症及体重减轻。

31.2.2 抗 VEGF-VEGFR 轴药物

血管生成(angiogenesis)既是一个正常的生理过程,对机体创伤修复、胚胎发育及侧支循环形成改善组织灌注至关重要;也是一种病理学过程,异常及病理的血管生成和多种疾病息息相关,能够导致多种类型肿瘤的临床表型更加恶性、发展更迅速。维系血管生成的过程实质上是促血管生成因子和抑制血管生成因子之间的动态平衡不受系统调控所致。快速增殖的肿瘤细胞通过释放一系列促血管生成因子,改变平衡状态,使得向不受控制的异常血管生成转化,以适应肿瘤组织旺盛的氧气和营养需求。而在此过程中,血管内皮生长因子(VEGF)及其受体(VEGFR)轴是肿瘤组织内一类强有力的促血管生成因子及其受体,通过往周围组织分泌 VEGF,可使得肿瘤组织迅速从新生血管供养,除了促进血管生成之外,VEGF 还能增加血管通透性、动员骨髓中的内皮前体细胞,并且通过抑制凋亡维持血管内皮细胞存活。

VEGF 家族包括 5 种糖蛋白,分别为 VEGF-A、VEGF-B、VEGF-C、VEGF-D 和胎盘生长因子。VEGFR 分为 3 种,分别是 VEGFR-1(Flt-1)、VEGFR-2(Flk/KDR)和 VEGFR-3(Flt-4),其中 VEGF-A 及 VEGFR-2 轴在肿瘤的血管生成中发挥着重要作用。靶向于 VEGF 及 VEGFR 的药物分为两种主要类型:一类是大分子的蛋白血管内皮抑素或多肽类,包括贝伐珠单抗、阿柏西普、血管内皮抑素和雷莫芦单抗;另一类是小分子抑制剂,这类药物靶点往往较多,但以抗血管生成机制为主,涉及其他靶点还有抗肿瘤增殖作用,包括舒尼替尼、索拉非尼、阿昔替尼、帕唑帕尼、瑞戈非尼等(图 31-2)。靶向于血管生成的药物,已经被广泛应用于多种实体恶性肿瘤,包括结直肠癌、非小细胞肺癌、胃癌、肾癌和甲状腺癌等多种常见类型肿瘤。

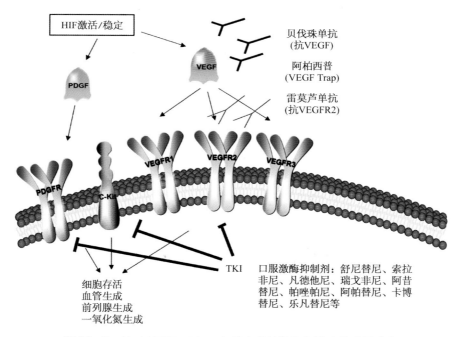

图 31-2 针对 VEGF-VEGFR 血管生成轴的靶向治疗策略及药物

（1）贝伐珠单抗

贝伐珠单抗（bevacizumab）是靶向于 VEGF-A 的一种人源化 IgG 单克隆抗体，其中人源化的抗体骨架成分占 93%，鼠源成分为 7%，主要结合于 VEGF 的 CDR 区域。贝伐珠单抗能够识别 VEGF-A 的所有亚型，阻断 VEGF-A 和内皮细胞表面的 VEGFR-1 和-2 型，从而导致已存在的肿瘤毛细血管网退化，抑制新生肿瘤血管的形成；同时通过肿瘤毛细血管网的正常化以及降低升高的组织间隙压力，从而改善化疗药物的局部输送。

在标准剂量应用时，静脉注射贝伐珠单抗后呈线性药代动力学代谢，血管外分布较为有限，肿瘤患者接受贝伐珠单抗治疗后典型的中央室分布容积为男性 3.28 L，女性为 2.73 L；体重校正后男性比女性分布容积大 20%。贝伐珠单抗的体内消除过程类似于其他的 IgG 型抗体的蛋白消除途径，其清除并不主要依赖于肝脏或者肾脏。贝伐珠单抗的清除率较低，半衰期长，性别和体重主要影响贝伐珠单抗清除的个体间差异。群体药代动力学数据显示男性和女性的半衰期分别为 0.262 L/d 和 0.207 L/d，中位半数清除时间分别为 19.5 d 和 20.6 d。人血白蛋白和肿瘤负荷对贝伐珠单抗的清除速率也有明显影响，低人血白蛋白和肿瘤负荷高的患者贝伐珠单抗的清除更快。

贝伐珠单抗的药代动力学不受种族、年龄和用药方案的影响，在中国人群和高加索人群，或者不同年龄的患者，以及采用 7.5 mg/kg 每 3 周或者 5 mg/kg 每 2 周用法的药代动力学数据基本相似；此外，贝伐珠单抗的代谢也基本不受合并用药的影响，包括同时应用干扰素-α-2a、伊立替康、氟尿嘧啶、卡培他滨、铂类及紫杉醇类等药物，而同时，上述化疗药物的代谢基本也不受贝伐珠单抗的影响，因此临床实践中，贝伐珠单抗和化疗药物的联合应用安全，并不会明显增加化疗药物的不良反应。

贝伐珠单抗作为一种近乎广谱的靶向治疗药物，已经得到批准的适应证包括 mCRC 的一线、二线治疗；非鳞癌转移性非小细胞肺癌一线治疗；单药治疗脑胶质细胞瘤、晚期肾癌、复发或转移性宫颈癌以及对铂类耐药的卵巢癌、输卵管癌等。贝伐珠单抗的治疗剂量为每周 2.5～5 mg/kg，依据不同的适应证类型而有所不同。例如，在 mCRC 一线治疗中贝伐珠单抗联合伊立替康、亚叶酸和氟尿嘧啶比较单用化疗的Ⅲ期随机对照 Avf2107g 研究，结果显示在

联合贝伐珠单抗治疗组 PFS 为 10.6 个月，而单用化疗组为 6.2 个月，OS 分别为 20.3 个月和 15.6 个月，延长 4.7 个月，两者均 $P<0.001$。在纳入对伊立替康治疗失败的二线 mCRC 患者 ECOG 3200 研究中，比较贝伐珠单抗联合奥沙利铂、亚叶酸以及氟尿嘧啶和单用化疗，结果显示在联合贝伐珠单抗治疗组中位 OS 为 13.0 个月，而对照组为 10.8 个月（$P<0.01$）。

贝伐珠单抗单药使用的临床研究和经验较少，因此在联合治疗中表现的不良反应主要是化疗药物常见不良反应，但不能完全排除贝伐珠单抗加重反应的可能性，如与多柔比星脂质体或卡培他滨联用时发生的手足综合征，与紫杉醇或奥沙利铂联用时发生的外周感觉神经病变等。常见的贝伐珠单抗治疗相关不良反应包括高血压、疲乏或乏力、腹泻和腹痛。贝伐珠单抗治疗患者中，各级高血压发生率为 42.1%，高于对照组的 14%。临床研究中，3/4 度高血压的总发生率为 0.4%～17.9%。高血压危象的发生率为 1.0%，而对照的化疗组中，发生率不超过 0.2%。一般而言，通过口服抗高血压药物，如血管紧张素转化酶抑制剂、利尿剂和钙通道阻滞剂，可以对高血压进行充分控制，罕有病例因为高血压而导致贝伐珠单抗治疗中断或住院。和贝伐珠单抗治疗相关的严重不良反应包括胃肠道穿孔、出血、血栓栓塞等。胃肠道穿孔的发生率在不同的肿瘤类型不完全相同，结直肠癌和卵巢癌发生率高于其他肿瘤，既往接受放疗、肠道置入支架患者是发生穿孔的高危因素。贝伐珠单抗治疗过程中的出血主要是肿瘤相关性出血，其次是黏膜与皮肤出血（如鼻出血）。肿瘤相关性出血主要是非小细胞肺癌患者中观察到严重的肺出血或咯血，导致出血可能的高危因素包括肺癌、NSAIDs 治疗史、抗凝治疗、既往放疗史、中央型肺癌及肺部肿瘤空洞，此外在 mCRC 中可以发现直肠出血和黑便。轻度黏膜与皮肤出血的发生率可高达 50%。多为 1 度鼻出血，持续少于 5 min，不需要临床处理，也不需要进行贝伐珠单抗治疗方案调整。和贝伐珠单抗治疗相关的血栓栓塞发生率与对照相比增加，临床研究中，贝伐珠单抗治疗组动脉血栓发生率为 5.9%，而对照化疗组为 1.7%，发作类型包括脑血管意外、心肌梗死、短暂性脑缺血发作及其他动脉血栓栓塞事件等。此外，静脉血栓事件包括深静脉血栓和肺栓塞，总发生率为 2.8%～17.3%，而对照组为 3.2%～15.6%。既往发生血栓

的患者,接受贝伐珠单抗联合化疗,血栓复发的风险较高,3～5度静脉血栓发生率最高达7.8%,而仅用化疗者最高为4.9%。在临床治疗中,其他需要注意的情况还包括伤口愈合、蛋白尿、输注相关反应、感染等。贝伐珠单抗影响伤口愈合,因此术前使用贝伐珠单抗治疗者,至少应停用贝伐珠单抗5周以上后进行手术;而进行大手术患者,术后6周后方可开始贝伐珠单抗治疗。

（2）雷莫芦单抗

雷莫芦单抗(ramucirumab)是一种全人源化的IgG1型单克隆抗体,和贝伐珠单抗不同的是,雷莫芦单抗靶向于VEGFR-2,能够阻断VEGF-A、VEGF-C和VEGF-D与之结合,从而抑制VEGFR与配体结合后诱导的内皮细胞增殖和迁移。雷莫芦单抗已经用于一线治疗失败的转移性胃癌或者胃-食管结合部癌,以及一线治疗失败的mCRC治疗。

8 mg/kg每2周标准剂量下,6周和12周的最低药物浓度为50 mg/L和74 mg/L。在2～16 mg/kg剂量递增的Ⅰ期临床研究中,发现雷莫芦单抗药代动力学表现为非线性特征,其清除为不相称的剂量依赖性模式,说明进入体内后代谢为饱和清除机制。第1次注射后,雷莫芦单抗平均半衰期在68.4～123 h,达到谷浓度的平均时间是在治疗后7 d。达到稳态浓度后,半衰期在200～300 h,在≥32个周期治疗中观察到的残留也可忽略不计。目前,没有研究发现肝肾功能的损害影响雷莫芦单抗药代动力学,也没有研究涉及和其他药物的相互作用。

雷莫芦单抗目前批准的适应证包括晚期胃癌的二线单药或联合紫杉醇治疗;一线治疗失败的非小细胞肺癌二线联合多西他赛治疗;mCRC二线联合FOLFIRI方案治疗。雷莫芦单抗治疗剂量为8 mg/kg,每2周1次,而在肺癌中的剂量水平为10 mg/kg,每3周治疗1次。在一项晚期胃癌二线治疗患者中进行的Ⅲ期随机对照临床试验比较了雷莫芦单抗和安慰剂疗效和安全性,结果显示在雷莫芦单抗治疗组中位PFS为2.1个月,安慰剂对照组为1.3个月,HR为0.48($P<0.001$),OS分别为5.2个月和3.8个月($P<0.05$)。另一项晚期胃癌二线治疗RAINBOW研究比较紫杉醇联合雷莫芦单抗对照紫杉醇单药,结果显示联合组中位PFS为4.4个月,紫杉醇对照组为2.9个月,HR为0.64($P<0.001$),OS分别为9.6个月和7.4个月($P<0.05$)。雷莫芦单抗治疗相关的特殊不良事件和

贝伐珠单抗类似,主要包括出血、动脉血栓栓塞、高血压、输注相关反应、胃肠道穿孔、伤口愈合等。

（3）阿柏西普

阿柏西普(aflibercept)是一种全人源化的重组融合蛋白,充当VEGF可溶性伪受体,它包含人类VEGFR-1和-2型的第2及第3段细胞外结合域,然后和人IgG1免疫球蛋白Fc段进行融合。阿柏西普和VEGF-A、VEGF-B及PlGF形成稳定的结合复合物,从而阻止后者和真正的膜受体结合。阿柏西普抗VEGF及抗肿瘤活性似乎强于贝伐珠单抗,如阿柏西普和VEGF-A165同型异构体的结合力较贝伐珠单抗能力强118倍。

阿柏西普经静脉应用于人体后,以游离或者VEGF结合的形式存在于血浆中,游离阿柏西普在2～7 mg/kg剂量范围内,表现为线性药代动力学特征,第1周期用药后,游离阿柏西普达到最大浓度后稳步降低,尔后血浆中VEGF结合形式的阿柏西普则逐渐增加,第2周期后,游离阿柏西普达到稳态的血浆浓度,而且体内积蓄最低。在推荐剂量4 mg/kg每2周水平,游离及VEGF结合形式阿柏西普的谷浓度比例在整个治疗期间>1,说明在此剂量水平阿柏西普足以结合所有的VEGF并且能维持一个相对过剩的游离阿柏西普浓度。阿柏西普的清除途径主要是结合VEGF及蛋白水解。以靶点介导的药物消除模型(target-mediated drug disposition model,TMDD)可以清晰地描述阿柏西普的药代动力学,游离阿柏西普为二室模型而结合阿柏西普为一室模型。4 mg/kg水平时,游离阿柏西普的平均清除率为0.665～1.10 L/d,终末清除半衰期为5.18～5.59 d。结合阿柏西普清除则较慢并且直接通过内化和蛋白水解来进行。

没有发现阿柏西普和FOLFIRI方案中的药物(伊立替康、SN38、氟尿嘧啶)及其代谢物之间的相互作用。年龄、性别和种族对阿柏西普体内暴露没有明显影响,尽管女性阿柏西普清除率比男性低14.1%,但是因为阿柏西普剂量根据体重调整,在临床治疗中不需要根据性别进行药物剂量调整。阿柏西普的药代动力学参数受到体重影响较明显,体重70 kg和90 kg的患者相比,后者游离阿柏西普的清除增加12.0%,药物分布容积增加14.6%;和体重在50～100 kg的患者相比,达到100 kg以上暴露量增加可达29%。轻到中度的肝功能和肾功能损害不影响药物的清除,而对于重度肝、肾功能损害患者

的临床数据匮乏。

目前,阿柏西普的适应证只有批准在奥沙利铂治疗失败的二线 mCRC 中和 FOLFIRI 方案联合治疗。药物的剂量为 4 mg/kg,每 2 周 1 次。在 VELOUR 临床研究中,纳入奥沙利铂治疗失败的 mCRC 患者,比较阿柏西普联合 FOLFIRI 方案对照单用 FOLFIRI 的疗效和安全性,结果表明联合治疗组的 OS 为 13.5 个月,对照组为 12.1 个月($P <$ 0.01),PFS 分别为 6.9 个月和 4.7 个月($P <$ 0.001)。

阿柏西普治疗相关的特殊不良事件和贝伐珠单抗类似,主要包括出血、动脉血栓栓塞、高血压、输注相关反应、胃肠道穿孔、伤口愈合延迟等,有严重出血倾向者不应给予阿柏西普治疗。

(4) 血管内皮抑素

血管内皮抑素(endostatin)最初是从鼠的成血管细胞瘤株培养液中分离提纯得到的一种内源性糖蛋白,它与细胞外基质胶原 ⅩⅧ 的羧基末端具有同源性,具有抗血管生成作用。近来研究表明,血管内皮抑素通过特异性地作用于新生血管的内皮细胞并抑制内皮细胞迁移,同时诱导其凋亡,从而发挥抗血管生成作用,其主要途径是通过与血管内皮细胞上的功能性受体如整联蛋白 α5β1 结合和抑制细胞周期蛋白 D1 来实现;另外,还通过调节肿瘤细胞表面 VEGF 的表达及蛋白水解酶的活性,多靶点发挥抗血管生成作用,间接导致肿瘤休眠或退缩。

重组人血管内皮抑素(recombinant human endostatin,重组血管内皮抑素,ENDOSTAR4®,恩度®)是全世界第一个上市的血管内皮抑素,系我国学者罗永章等自主创新的新型重组人血管内皮抑素。重组血管内皮抑素可以抑制形成血管的内皮细胞的迁移,抑制肿瘤新生血管的生成,阻断肿瘤细胞的营养供给,从而达到抑制肿瘤增殖或转移目的。体外实验结果显示,重组人血管内皮抑素对人微血管内皮细胞株 HHEC 的迁移和管腔形成有抑制作用,并能明显抑制鸡胚囊膜血管生成。对人肺腺癌细胞 SPC-A4 有一定的抑制作用,体内实验结果显示,本品对小鼠肿瘤(S180 肉瘤、H22 肝癌)模型和人肿瘤细胞的免疫缺陷小鼠移植瘤模型(肺腺癌 SPC-A4、SGC7901 胃癌、HeLa 宫颈癌、SMMC-7721 和 Bel7402 肝癌)均有抑制作用。

Ⅰ期临床研究还对不同给药方式/不同剂量水平的健康受试者和肿瘤患者药代动力学参数进行了

研究。在研究剂量范围内,重组血管内皮抑素在正常人体内的行为近似线性药代动力学,可以用线性模型预测不同剂量、滴注速率和时间的血药浓度。滴注速率、时间和总剂量均可影响 AUC 和峰浓度水平,相同速率延长滴注时间不增高峰浓度但增加 AUC。药物末端消除半衰期($t_{1/2}$ 末端)分别为 8～10 h;全身清除率相近,为 1.7～3.2 L/(h·m²)。在多次给药模式中,谷浓度随给药次数有持续增高的趋势。总剂量和滴注次数可影响峰浓度和谷浓度水平。

重组人血管内皮抑素批准联合长春瑞滨＋顺铂(NP)方案用于治疗初治或复治的 Ⅲ/Ⅳ 期非小细胞肺癌患者。用法为 7.5 mg/m²,每天 1 次,连续应用 2 周,休息 1 周。在全国进行了重组血管内皮抑素联合 NP 方案治疗 NSCLC 的多中心 Ⅲ 期随机对照临床研究,试验组为 NP 联合重组血管内皮抑素,对照组则为 NP 方案,研究结果显示,试验组和对照组相比,ORR 分别为 35.4% 和 19.5%,初治患者分别为 40.0% 和 23.9%,复治患者分别为 23.9% 和 8.5%;TTP 分别为 6.3 和 3.6 个月,初治患者为 6.6 和 3.7 个月,复治患者为 5.7 和 3.2 个月,以上差异均有统计学上的显著性意义。试验组与对照组在血液学及非血液学毒性方面,中、重度不良反应的发生率均无统计学上的显著性意义。发生率>10% 的不良反应主要包括中性粒细胞减少、贫血、血小板减少、恶心、呕吐、便秘、脱发、疲乏、疼痛。因此,该研究结果说明重组血管内皮抑素与 NP 方案联合,能明显提高晚期 NSCLC 的 RR 及中位 TTP,且安全性较好。

31.2.3 抗 HER-2 药物

人类表皮生长因子受体 2(HER-2)作为 HER 家族成员之一,过度表达可导致受体胞内区域酪氨酸激酶活性增强,进而导致下游的 MAPK 通路或者 PI3K/Akt-mTOR 通路的持续活化,从而抑制肿瘤细胞的凋亡以及促进细胞生长、分裂、血管生成和转移(图 31-3)。HER-2 基因的过表达或者扩增发生在 25%～30% 的原发性乳腺癌患者之中,因 HER-2 过表达的乳腺癌更具侵袭性且预后更差,故针对 HER-2 的靶向治疗不失为一种极佳的治疗策略。近 20 年来的临床数据表明,在 HER-2 阳性患者中抗 HER-2 治疗给患者带来了显著的生存获益及生活质量的提高。除乳腺癌之外,晚期或转移性胃癌中,10％～20％的肿瘤也存在 HER－2 基因过度表达,HER－2 表达的胃癌似乎侵袭性更强、分化更差,但是其预后意义仍存在一定的争议,且和疾病的分期有一定的相关性,对 HER－2 阳性的晚期胃癌抗 HER－2 仍然是一个治疗意义明确的靶点。

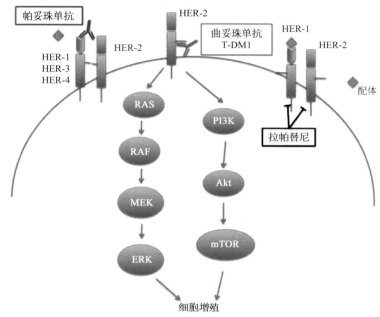

图 31－3　HER－2 信号通路的靶向治疗策略

31.2.3.1　抗 HER－2 胞外片段

(1) 曲妥珠单抗

曲妥珠单抗(trastuzumab)是一种人源化 IgG1 型单克隆抗体,和 HER－2 受体的胞外域 ECD 亲和力高,与之特异性结合。曲妥珠单抗的适应证包括 HER－2 阳性的早期乳腺癌术后辅助治疗、晚期或转移性 HER－2 阳性乳腺癌治疗及 HER－2 阳性的晚期转移性胃癌一线治疗。曲妥珠单抗的临床用法包括两种:首剂 4 mg/kg,第 2 周开始 2 mg/kg,连续应用;第二种用法为首剂 8 mg/kg,而后每 3 周 6 mg/kg,连续应用。乳腺癌辅助治疗的期限目前主要在 1 年之内,而转移性乳腺癌或者胃癌则可应用至疾病进展。

曲妥珠单抗的作用机制目前仍不是特别清晰,可能包括以下几方面:激活 ADCC 作用;阻断 HER－2 受体的异二聚体化;抑制受体胞外域的裂解;诱导肿瘤细胞凋亡;抑制血管生成及通过内吞方式增加受体的破坏等。曲妥珠单抗的药物效力可通过和细胞毒性药物联合应用而得到增强,包括紫杉醇、蒽环类、卡培他滨、环磷酰胺、甲氨蝶呤、依托泊苷和长春碱等。

曲妥珠单抗的药代动力学呈剂量依赖性,周方案治疗的药物半衰期为 6.2 d,而 3 周方案为16.4 d,注射入体内后,曲妥珠单抗的清除至少经历两个阶段:第一个半衰期约为 4 d,而第二个半衰期在末次输注后约为 1 周,较前一半衰期更长。曲妥珠单抗的分布容积约等于血浆容量(44 ml/kg 或 2.95 L),治疗约 20 周达到稳态血药浓度,周方案的平均稳态血浆浓度为 60 mg/L,而 3 周方案为 65.47 mg/L。模拟 3 周方案和周方案的试验,显示曲妥珠单抗治疗期间两种治疗方案的药物平均暴露是相似的。相对于细胞毒性药物可以增强曲妥珠单抗的治疗效应,紫杉醇对曲妥珠单抗的药代动力学却没有显著临床影响,而反过来,曲妥珠单抗对包括紫杉醇在内的细胞毒性药物,如多西他赛、顺铂、环磷酰胺、吉西他滨、表柔比星或卡莫司汀的药代动力学也都没有影响。

早期临床研究显示在 HER－2 阳性晚期乳腺癌患者一线治疗中,比较曲妥珠单抗联合化疗和单用化疗,结果显示联合曲妥珠单抗组患者中位 PFS 显著延长,分别为 7.2 个月 4.5 个月(P<0.001),ORR 提高,分别为 45% 和 29%(P<0.001),mDOR 延长,中位 OS 亦得到延长,分别为 25.1 和 20.3 个月(P=0.05)。对于术后 HER-2 阳性乳腺癌患者的辅助治疗,曲妥珠单抗联合紫杉醇化疗或者曲妥珠单抗和蒽环类化疗序贯应用,分别有几项大型Ⅲ期 RCT 研究比较术后辅助治疗中,应用或者不应用曲妥珠单抗的疗效差别;比较 1 年应用曲妥珠单抗或者 2 年应用的差别,包括 NSAPB-B31、NCCTG N9831 及 HERA 临床研究,3 项研究均纳入 HER-2免疫组化 HER-2 强阳性或者 FISH 检测阳性患者,主要终点均为无病生存(DFS)。在对 B31/N9831 两项研究的联合分析中,经过 8.4 年的中位随访期,发现给予曲妥珠单抗 1 年和单纯化疗相比复发风险降低 40%,10 年 DFS 率从 62.2% 增加到 73.7%(HR=0.60,P<0.001),死亡风险降低 37%,10 年 OS 率从 75.2% 增加到 84.0%(HR=0.63,P<0.001)。而在纳入 5 102 名患者的 HERA 研究中,经过 11 年的随访,发现 1 年的曲妥珠单抗治疗和观察组相比,复发风险降低 24%,死亡风险降低 26%,而 2 年和 1 年没有明显区别,10 年 DFS 在观察组和 1 年曲妥珠单抗组分别为 63% 和 69%,因此,这几项研究长期随访结果说明早期乳腺癌术后加用曲妥珠单抗和单纯化疗相比,能够降低远期复发和死亡风险,提高患者的无病生存和总生存期,而目前应用的期限为术后 1 年。在晚期胃癌中进行的Ⅲ期 RCT 临床试验-ToGA 研究,比较在 HER-2 阳性的晚期复发性胃癌患者中单纯化疗和加用曲妥珠单抗的疗效差别,结果显示主要研究终点的 OS 两组分别为 11.0 和 13.8 个月(HR=0.74,P<0.01),对于 IHC 强阳性或者 IHC 阳性及 FISH 阳性的患者,从曲妥珠单抗治疗中的获益比 IHC 阴性或阳性/FISH 阳性患者更加显著。

曲妥珠单抗用于乳腺癌常见的不良反应包括发热,输注反应,消化道反应如恶心、呕吐、腹泻,其他包括头痛、乏力、呼吸困难、皮疹、中性粒细胞减少症、贫血和肌痛等。在胃癌治疗中的常见不良反应为中性粒细胞减少、消化道反应如腹泻、乏力、贫血、口腔炎、体重减轻、上呼吸道感染、发热、血小板减少症、黏膜炎症、鼻咽炎和味觉障碍。除了疾病进展外,最常见的导致停止治疗的不良反应是感染、腹泻和发热性中性粒细胞减少症。和曲妥珠单抗相关的特殊不良反应包括心脏毒性、肺毒性、输注相关反

应。曲妥珠单抗的心脏毒性可表现为左心室功能不全、心律失常、高血压、症状性心力衰竭、心肌病和心源性死亡,也可引起有症状的左心室射血分数(LVEF)降低,因此,在曲妥珠单抗治疗过程中,为及早发现心脏毒性的发生,采用超声心动图或放射性心血管造影(MUGA)扫描进行心功能(测量 LVEF 值)动态监测非常重要,包括治疗前基线、治疗期间每 3 个月、治疗结束后 2 年内每 6 个月需进行 LVEF 检测,若患者有无症状心功能不全,监测频率应更高(如每 6~8 周 1 次)。如果出现 LVEF 绝对值较治疗前下降≥16%;低于检测中心正常范围并且 LVEF 绝对值较治疗前下降≥10%,应暂停曲妥珠单抗治疗至少 4 周,并每 4 周检测 1 次 LVEF。4~8 周内 LVEF 回升至正常范围或 LVEF 绝对值较治疗前下降≤15%,可恢复使用曲妥珠单抗。但如 LVEF 持续下降(>8 周),或者 3 次以上因心脏毒性而停止曲妥珠单抗治疗,则应永久停止使用曲妥珠单抗。第一次使用曲妥珠单抗患者,大约 40% 可能会出现输注相关反应,表现为发热、寒战、偶尔会有恶心、呕吐、疼痛、头痛、晕眩、呼吸困难、低血压、皮疹和衰弱等,输注反应有可能致命,输注反应一般发生在输注过程中或 24 h 内。发生呼吸困难或临床显著的低血压患者,应当立即停止输注曲妥珠单抗,并对患者进行监控直至症状完全消失。为预防或者已发生输注反应的患者,可使用糖皮质激素、NSAID 类药物和苯海拉明等预防或者减轻输注反应症状。

31.2.3.2 抗 HER-2 胞外段二聚体化-帕妥珠单抗

帕妥珠单抗(pertuyumab)是一种人源化的 IgG1 型单克隆抗体,和曲妥珠单抗不同之处在于,帕妥珠单抗与 HER-2 受体结合的部位在 ECD 的 Ⅱ 段亚区域,而曲妥珠单抗则在第Ⅳ段亚区域。HER 受体家族成员的激活必须通过受体二聚体化,无论是同型二聚体化还是异二聚体化,受体二聚体化之后导致受体蛋白的构象变化,进一步激活下游 MAPK 或 PI3K-Akt-mTOR 信号通路的级联反应。和其他家族受体成员不同之处在于,HER-2 无已知配体,其受体蛋白构象呈持续活化形式,在其他受体和配体结合之后,形成异二聚体化激活信号通路,而其他受体如 EGFR、HER-3 和 HER-4 的蛋白构象在和配体结合之后才启动激活形式。临床前研究显示,帕妥珠单抗和曲妥珠单抗的联合应用可起到互补作用,而不是竞争性抑制,与单独应用任一抗

体相比,联合应用的协同效应明显增强,其治疗效应和单一抗体相比增强16倍左右,分子模型显示这种效应可能是每种抗体通过刺激对方与HER-2受体结合之后抗肿瘤效应相互增强所致。对曲妥珠单抗治疗耐药的转移性乳腺癌患者,帕妥珠单抗单药临床活性有限,但和曲妥珠单抗联用对耐药患者的疗效明显增强。

静脉应用帕妥珠单抗后,其血浆浓度随着用药的剂量水平增加而增加;给药后2～3 d内,药物快速消除,之后血浆浓度缓慢下降。在5～15 mg/kg的剂量范围内,帕妥珠单抗终末消除半衰期为14.9～22.3 d,其最终的清除是通过蛋白的分解作用所致。日本一项研究表明,在5～25 mg/kg的剂量范围,帕妥珠单抗的最大血浆浓度(Cmax)和曲线下面积随剂量呈比例增加,表现为线性药代动力学特征,在5 mg/kg剂量水平,Cmax分别为105和495 mg/L,而清除率范围在每日4.24～5.51 ml/kg,稳态下的表观分布容积范围为85.6～96.3 ml/kg,$t_{1/2}$的范围为11.5～18.2 d。

帕妥珠单抗的应用剂量有3种方式。① 固定剂量:首剂840 mg,之后每3周420 mg。② 按照体重给药:首剂12.2 mg/kg,之后每3周6.1 mg/kg。③ 按照体表面积给药:首剂485 mg/m²,之后每3周242.5 mg/m²。一项群体药代动力学研究显示其药代动力学呈二室模型特征,并且这三种给药方式之间的差距非常小,故没有必要根据体重或者体表面积调整剂量,模拟帕妥珠单抗浓度和时间曲线也显示在每3周的给药期间,3种给药方式的曲线比较一致,且血药浓度一直在有效浓度20 mg/L之上。研究显示,年龄、性别和种族并不影响帕妥珠单抗的药代动力学。尽管没有正式的研究涉及肾功能情况对药物代谢的影响,但是群体药代的数据显示肌酐清除率在27～244 ml/min,对帕妥珠单抗的药物暴露没有影响。在Ⅲ期CLEOPATRA研究中,帕妥珠单抗、曲妥珠单抗和多西他赛3种药物之间,没有发生药物相互作用的证据,并且在评价药物浓度的37例患者中,>90%的患者帕妥珠单抗谷浓度始终超过20 mg/L。

帕妥珠单抗目前批准的适应证为HER-2阳性的转移性乳腺癌一线治疗及HER-2阳性的局部晚期、炎性以及肿瘤直径≥2 cm或淋巴结阳性乳腺癌的新辅助治疗。使用剂量为首剂840 mg,后每3周420 mg,第一次静脉滴注60 min,后每次30～

60 min。一项在HER-2阳性晚期乳腺癌一线治疗的CLEOP-ATRA研究,比较曲妥珠单抗联合多西他赛对照在其基础上再加用帕妥珠单抗的疗效,结果显示PFS由对照组的12.4个月增加到试验组的18.5个月,增量为6.1个月(HR=0.62,$P<0.001$),PFS的获益也转化到OS获益,最终结果显示OS在两组分别为40.8个月和56.5个月,达到了15.7个月的延长(HR=0.68,$P<0.001$),因此该结果说明在HER-2阳性乳腺癌中,采用双重抑制HER-2治疗,对HER-2阳性患者的获益是非常显著而且持久的,同样的治疗策略在HER-2阳性的晚期胃癌中正进行Ⅲ期研究,也显示出良好的治疗效果。帕妥珠单抗的相关不良反应和曲妥珠单抗非常相似,主要表现为心脏毒性、免疫原性导致的输注相关反应。

31.2.3.3 曲妥珠单抗-美坦新(emtansine)偶联物

曲妥珠单抗-美坦新偶联物(T-DM1)是一种抗体-细胞毒性耦合药物,由曲妥珠单抗和强力微管抑制剂DM1(emtansine,美坦新)通过硫醚连接子共轭结合偶联而成,通常每个曲妥珠单抗分子约连接3.5个DM1分子。T-DM1已被批准用于HER-2阳性、不可切除或者转移性乳腺癌,曾经接受曲妥珠单抗或者紫杉类药物治疗失败,是第一个被批准的抗体偶联类药物。推荐剂量为3.6 mg/kg,静脉注射,3周1次,直至疾病进展或不可耐受的毒性。除可应用于既往治疗失败的晚期乳腺癌之外,转移性HER-2阳性乳腺癌一线单药治疗或联合治疗Ⅲ期临床研究也在进行中,而在晚期胃癌三线治疗中的研究以失败而告终。

T-DM1是大分子疏水性分子复合物,由内吞作用进入胞内。T-DM1和HER-2受体结合之后,通过受体介导的内化过程,转运至胞内的内体-溶酶体系统,经过后者降解并释放出细胞毒性药物DM1,而DM1可以和微管紧密结合,抑制微管装配,从而导致细胞周期停滞、有丝分裂阻滞和细胞凋亡。T-DM1的作用机制除和曲妥珠单抗相似机制之外,还可以通过DM1起到增强抗肿瘤作用,如对曲妥珠不敏感乳腺癌细胞中PI3K信号通路抑制,则主要通过DM1成分介导;T-DM1还可干扰自然杀伤细胞依赖的上皮-间质转化及削弱曲妥珠耐药肿瘤干细胞克隆形成的潜能;除能克服曲妥珠单抗耐药之外,T-DM1对肿瘤细胞的抑制能力也明显强于前者,曲妥珠单抗能减缓肿瘤细胞的生长,而T-DM1可以导致荷瘤鼠的肿瘤退缩超过 90％，而对应的曲妥珠单抗在高剂量时也无法达到此抗肿瘤效果。

T-DM1 药代动力学呈现为线性的二室模型，一级消除主要从中央室。T-DM1 和 DM1 的最大血浆浓度分别为 83.4 mg/L 和 4.61 μg/L，DM1 血浆蛋白结合比例平均为 93％，且为 P 糖蛋白底物。群体药代研究显示 T-DM1 中央分布容积为 3.13 L。和曲妥珠单抗消除途径不同的是，DM1 的代谢大部分通过细胞色素氧化酶 P450（CYP）3A4，小部分是 CYP3A5，DM1 不是主要 CYP 酶的诱导剂或抑制剂。T-DM1 的清除率约为 0.68 L/d，半衰期约为 4 d，重复应用并未观察到药物蓄积。群体药代动力学数据显示 T-DM1 的药物暴露受到体重的明显影响，因此临床上应根据体重计算 T-DM1 的给药剂量。年龄和种族对 T-DM1 的药代动力学的影响没有临床意义，和正常的肾功能相比，轻至中度肾功能不全对 T-DM1 的影响没有明显差别，也没有研究评价肝功能损害情况对 T-DM1 的影响。因为 T-DM1 大部分通过 CYP3A4 代谢，应避免同时使用 CYP3A4 的强抑制剂，有可能增加 T-DM1 的暴露量和增加毒性可能，而 T-DM1 和帕妥珠单抗同时使用时发生药物相互作用风险反而非常低。

T-DM1 已经获批的适应证为曲妥珠单抗治疗失败的 HER-2 阳性晚期乳腺癌，应用剂量为 3.6 mg/kg，每 3 周 1 次。一项名为 EMILIA 临床研究纳入了 991 名曲妥珠单抗一线治疗失败的患者，随机分配到 T-DM1 组或者拉帕替尼联合卡培他滨组，结果显示在 T-DM1 试验组，PFS 为 9.6 个月，而对照组为 6.4 个月（HR＝0.65，P＜0.001），ORR 分别为 43.6％和 30.8％（P＜0.001）；最终的 OS 结果为试验组 29.9 个月，对照组 25.9 个月（HR＝0.65）。T-DM1 治疗相关的常见毒性包括恶心、乏力、肌肉与骨骼疼痛、出血、血小板减少、转氨酶升高、头痛和便秘，其中最常见的 3/4 度毒性为血小板减少、转氨酶升高、贫血、低钾血症、外周神经病变和乏力。

31.2.4 抗 CD20 单抗

（1）利妥昔单抗

利妥昔单抗（rituximab）是一种人鼠嵌合性单克隆抗体，能特异性地与跨膜抗原 CD20 结合。CD20 抗原位于前 B 和成熟 B 淋巴细胞的表面，而造血干细胞、前 B 细胞、正常浆细胞或其他正常组织不表达 CD20。95％以上的 B 细胞性非霍奇金淋巴瘤细胞表达 CD20。抗原抗体结合后，CD20 不会发生内在化，或从细胞膜上脱落进入周围的环境。CD20 不以游离抗原的形式在血浆中循环，因此不可能与抗体竞争性结合。利妥昔单抗与 B 细胞上的 CD20 抗原结合后，启动介导 B 细胞溶解的免疫反应。B 细胞溶解的可能机制包括：补体依赖的细胞毒作用（CDC），抗体依赖性细胞介导的细胞毒作用（ADCC）。此外，体外研究证明，利妥昔单抗可以使耐药的人 B 淋巴瘤细胞株对某些化疗药物细胞毒作用的敏感性增强。利妥昔单抗是全球第一个被批准用于临床治疗非霍奇金淋巴瘤（NHL）的单克隆抗体。

Salles 等在 25 个国家的 223 个中心进行了随机、开放标签的Ⅲ期临床试验 PRIMA（NCT-00140582）。1 217 例初治的滤泡性淋巴瘤患者非随机地接受临床上常用的 3 种免疫化疗方案之一，然后将获得 CR/PR 的 1 019 例患者随机分配到利妥昔单抗 2 年维持治疗组（375 mg/m^2，每 8 周 1 次，）或观察组。主要终点是无进展生存期（PFS）。试验结果表明，科妥昔单抗能够显著提高滤泡性淋巴瘤患者的无进展生存期。

1999 年，M. S. Czuczman 等人在 *JCO* 杂志发表了第一份关于利妥昔单抗与标准剂量 CHOP 方案联合治疗惰性 B 细胞淋巴瘤安全性和有效性的报告。该临床研究证实了美罗华联合化疗治疗惰性淋巴瘤的有效性和安全性。2005 年，R. Marcus 等将初治的Ⅲ期至Ⅳ期滤泡性淋巴瘤患者随机分配至接受 8 周期的 CVP 加利妥昔单抗组（R-CVP；n＝162）或 CVP 组（n＝159）。R-CVP 组的总有效率和完全缓解率分别为 81％和 41％，而 CVP 组分别为 57％和 10％（P＜0.001）。在随后 30 个月的中位随访中，用 R-CVP 治疗的患者有非常显著的 TTP 时间（中位 32 个月，CVP 为 15 个月；P＜0.001）。接受 R-CVP 治疗的患者的中位 TTF 时间为 27 个月，CVP 组为 7 个月（P＜0.001）。将利妥昔单抗加入 CVP 方案显著改善了初治晚期滤泡淋巴瘤患者的临床结果，而没有增加毒性。

Pfreundschuh 等完成的 Min T 研究结果表明，利妥昔单抗联合 CHOP 方案治疗低危弥漫大 B 细胞淋巴瘤年轻患者有生存益处。

药物不良反应，首先是输注相关反应；其次常见的是原有的心脏病，如心绞痛和充血性心力衰竭加重。用药的不良反应随着滴注的继续而减轻。少数患者发生出血性不良反应，常常是轻微和可逆性的。严重的血小板减少和中性粒细胞减少的发生率为1.8%，严重贫血的发生率为1.4%。尽管本药可诱发B淋巴细胞的清除，并与血清免疫蛋白减少有关，但在患者中，感染的发生率并不比预期的高，严重感染的发生明显少于传统化疗。在治疗期间及治疗后1年内，患者中的感染发生率分别为17%和12%，这些感染是常见的，非机会致病菌感染，而且是轻微的。本药单一治疗在临床上并未引起明显的肝肾毒性，仅观察到肝功能参数的轻微、暂时上升。发生1%以上的不良反应如下：① 全身反应，腹痛、背痛、胸痛、颈部痛、不适、腹胀、滴注部位疼痛。② 心血管系统反应，高血压、心动过缓、心动过速、体位性低血压、血管扩张。③ 胃肠道反应，腹泻、消化不良、厌食。④ 血液和淋巴系统反应，白细胞减少、淋巴结病。⑤ 代谢和营养紊乱，高血糖、周围性水肿、LDH增高、水肿、体重减轻、面部水肿、低血钙、尿酸升高。⑥ 肌肉-骨骼系统反应，关节痛、肌痛、骨痛、张力过高。⑦ 神经系统反应，眩晕、焦虑、抑郁、感觉异常、躁动、失眠、紧张、嗜睡、神经炎。⑧ 呼吸系统反应，咳嗽、哮喘、喉痉挛。⑨ 皮肤及附件反应，盗汗、出汗、皮肤干燥。⑩ 特殊感觉系统反应，泪腺分泌紊乱、耳痛、味觉障碍。⑪ 泌尿生殖系统反应，排尿困难、血尿。其他少于1%患者发生的严重不良反应有凝血功能紊乱、肌酸磷酸激酶增加、高血钙、自发性骨折、皮肤肿瘤复发。

298例接受单剂或多剂利妥昔单抗、单药或与CHOP联合治疗的NHL患者的群体药代动力学分析结果显示，非特异性清除率（CL1）、可能受B细胞或肿瘤负荷影响的特异性清除率（CL2）及中央室分布容积（V1）的典型人群估计值分别为0.14 L/d、0.59 L/d和2.7 L。利妥昔单抗的中位终末消除半衰期估计值为22 d（范围6.1～52 d）。161例接受375 mg/m²静脉输注4周的患者数据显示，患者基线CD19阳性细胞计数和可测量肿瘤病灶大小会在一定程度上影响利妥昔单抗的CL2变化。CD19阳性细胞计数高或肿瘤病灶多的患者CL2较高。但是，在对CD19阳性细胞计数和肿瘤病灶大小进行校正后，CL2的个体差异仍然较大。V1值随体表面积（BSA）和CHOP治疗方案发生变化。受BSA范围（1.53～2.32 m²）以及伴随的CHOP治疗方案影响的V1变异（27.1%和19.0%）相对较小。年龄、性别、种族和WHO体能状况对利妥昔单抗的药代动

力学参数没有影响。该分析结果显示按照任一检验协变量调整利妥昔单抗剂量并未明显减低其药代动力学变异性。203例首次接受利妥昔单抗治疗的NHL患者，接受利妥昔单抗375 mg/m²每周静脉输注给药，连续4周。第4次输注后的平均Cmax为486 μg/ml（范围为77.5～996.6 mg/L）。利妥昔单抗的峰谷血清水平与血液CD19阳性B细胞计数和肿瘤负荷基线值负相关。和无缓解者相比，缓解患者的中位稳定状态血清水平相对较高。国际工作分类法（IWF）的B、C和D亚型患者的血清水平高于A亚型者。在完成末次治疗后3～6个月时，仍可在患者血清中检测到利妥昔单抗。37例NHL患者接受利妥昔单抗375 mg/m²每周静脉输注，共8周。平均Cmax值随着利妥昔单抗连续输注而增加，平均Cmax值从首次输注利妥昔单抗后的平均243 mg/L（范围：16～582 mg/L）上升到第8周的550 mg/L（范围：171～1 177 mg/L）。6次375 mg/m²利妥昔单抗联合6个疗程CHOP方案化疗，利妥昔单抗药代动力学特征与利妥昔单抗单药相似。

（2）阿妥珠单抗

阿妥珠单抗（obinutuzumab，GA101）是一种经过Fc段修饰的人源糖基化Ⅱ型抗CD20单克隆抗体。其靶点是前B淋巴细胞和成熟B淋巴细胞表面上表达的CD20抗原。CD20表达于90%以上的B淋巴瘤细胞和正常B淋巴细胞，而在造血干细胞、原始B淋巴细胞、正常血细胞及其他组织上不表达，成为治疗B细胞血液肿瘤的理想作用靶点。尽管阿妥珠单抗的作用表位与利妥昔单抗相似，但它的结合位点与利妥昔单抗不同，抗原表位更大。阿妥珠单抗由亲代B-Ly1小鼠抗体人源化再进行Fc段糖基化而得，这一结构增加了它与NK细胞等免疫细胞上FcγRⅢ的亲和力，从而增强了ADCC作用及直接细胞毒作用，削弱了CDC作用，使得药物活性及疗效得以提高。

Ⅰ/Ⅱa期临床研究中，阿妥珠单抗单药治疗CLL显示了可观的疗效及与美罗华相似的安全性。德国的一项随机、开放、国际多中心的Ⅲ期临床试验（NCT01010061）对比了苯丁酸氮芥单独治疗（A组）、阿妥珠单抗联合苯丁酸氮芥（B组）、利妥昔单抗联合苯丁酸氮芥（C组）对初治CLL患者的疗效以及安全性。入选781例未经治疗的CD20阳性的CLL患者，中位年龄73岁，且累积疾病量表

(cumulativeillness rating scale，CIRS) 评分大于 6 分或肌酐清除率为 30～69 ml/min。研究的主要治疗终点为 PFS。研究结果显示，与 A 组相比，B 组中位 PFS 明显提高(11.1 个月 vs. 26.7 个月)，且疾病进展或死亡的风险降低(HR 0.18，95% CI 0.13～0.24，$P<0.001$)，病死率降低(20% vs. 9%)。B 组与 C 组相比，中位 PFS(26.7 vs. 15.2 个月)、总缓解率(78.4% vs. 65.1%)、完全缓解率(20.7% vs. 7.0%)升高，微小残留病灶(MRD) 阴性率增加(骨髓 19.5% vs. 2.6%，外周血 37.7% vs. 3.3%)。与此同时，B 组和 C 组不良事件的发生率无显著差异(89% vs. 94%)。基于该项研究的结果，美国 FDA 于 2013 年 11 月批准了阿妥珠单抗联合苯丁酸氮芥作为初治 CLL 患者的治疗选择。

GADOLIN 研究是一项多中心的、开放标签、随机的 Ⅲ 期临床试验。这项研究纳入 396 名不同类型 NHL 患者，最常见的为滤泡淋巴瘤。患者随机分配接受苯达莫司汀单药或苯达莫司汀联合阿妥珠单抗，随后接受阿妥珠单抗单药治疗。研究表明，根据独立评审委员会(IRC)的评定，在接受含有利妥昔单抗方案治疗期间或治疗后 6 个月内病情进展的滤泡性淋巴瘤(FL)患者中，与苯达莫司汀单药治疗组相比，阿妥珠单抗联合苯达莫司汀治疗后紧接着阿妥珠单抗单药维持治疗的患者组疾病恶化或死亡(PFS)风险显著降低 52%(HR＝0.48；95% CI：0.34～0.68；$P<0.001$)，阿妥珠单抗方案组中位 PFS 数据尚未获得，苯达莫司汀单药治疗组中位 PFS 为 13.8 个月。研究者评估结果显示，阿妥珠单抗方案组中位 PFS 是苯达莫司汀单药治疗组的 2 倍多(29.2 个月 vs. 13.7 个月；HR＝0.48；95% CI：0.35～0.67；$P<0.001$)。

阿妥珠单抗联合苯丁酸氮芥最常见的不良反应为输液相关反应、白细胞及血小板减少、贫血、肌肉与骨骼疼痛、发热、肿瘤溶解综合征。输液反应为最常见的不良事件，尤其是首次输注时输液反应发生率为 69%，第 2 次输注时可降至 3%，之后发生率＜1%。发生输液反应的患者中有超过 20% 的患者出现低血压、恶心、畏寒、发热等症状。此外，阿妥珠单抗说明书中带有一项加黑框的警告，提示该药物可能引发乙型肝炎病毒复活及罕见的进行性多灶性白质脑病。

在 CLL 患者和非霍奇金淋巴瘤(NHL)患者中，阿妥珠单抗的消除由一个线性清除通路和一个时间依赖性非线性清除通路组成。根据群体药动学模型，CLL 患者第 6 周期 d 1 输注 1 000 mg 阿妥珠单抗后，Cmax 为 510.6 mg/ml，$AUC_{0\sim\infty}$ 为 10 113 mg/(d·ml)，中央室分布容积为 2.77 L，清除率为 0.085 L/d，消除半衰期为 30.4 d。根据群体药动学分析，在特殊人群中性别、年龄、体重和肾清除率对阿妥珠单抗的药动学的影响无临床意义。肌酐清除率＞30 ml/min 的患者无需调整剂量。

(3) 奥法木单抗

第二代抗 CD20 单抗，靶向作用于 B 细胞表面 CD20 分子的全人源的细胞毒性单克隆抗体，具有不同于利妥昔单抗的结合表位，与利妥昔单抗相比，具有更强的亲和力。奥法木单抗(ofatumumab)是 Ⅰ 型的单克隆抗体，识别独特抗原决定簇，与利妥昔单抗相比，它具有较慢的解离速率，从而显示比利妥昔单抗更大的 CDC 活性。

在一项针对 CLL 的对照试验中，奥法木单抗联合喷司他丁、环磷酰胺方案较利妥昔单抗联合氟达拉滨、环磷酰胺方案更有优势。在惰性及侵袭性 NHL 的临床治疗试验中，奥法木单抗单用或联合化疗药物与以利妥昔单抗为基础的治疗方案相比，毒性相近但疗效更显著。

FDA 批准奥法木单抗用于一线适应证，是基于 Ⅲ 期 COMPLEMENT1 研究的数据。该试验在超过 400 例既往未经治疗的 CLL 患者中开展，研究中将奥法木单抗＋苯丁酸氮芥组合疗法与苯丁酸氮芥单药疗法进行了对比。研究结果表明，与苯丁酸氮芥单药疗法相比，组合疗法显著改善了疾病 PFS(22.4 个月 vs. 13.1 个月，$P<0.001$)。

最常见的不良反应包括输液反应、中性粒细胞减少症和上呼吸道感染，并且 33% 的患者被报道出现严重不良反应。最常见的严重不良反应是肺炎、发热和中性粒细胞减少(包括发热性中性粒细胞减少症)。CLL 患者第 1 次给药 300 mg 奥法木单抗后，平均 Cmax 为 94 mg/L，平均 $AUC_{0\sim\infty}$ 为 5 176 μg·h/ml；第 8 次给药 300 mg 奥法木单抗后，平均 Cmax 为 304 mg/L，平均 $AUC_{0\sim\infty}$ 为 200 109 μg·h/ml；第 8 次给药 500/1 000 mg 奥法木单抗后，平均 Cmax 为 830 mg/L，平均 $AUC_{0\sim\infty}$ 为 126 217 μg·h/ml。第 1 次给药后药物的吸收缓慢，清除快；第 8 次给药后，药物的半衰期及清除速度均延长。

31.2.5 BRAF 抑制剂

维莫非尼（左博伏，vemurafenib）用于治疗 CFDA 批准的检测方法确定的 BRAF V600 突变阳性的无法手术切除或转移性黑色素瘤。

在一项国外Ⅰ期研究和一项国外Ⅲ期研究中，采用非房室模型分析法确定维莫非尼的各项药代动力学参数，平均 Cmax、Cmin 和 AUC0～12h 分别约为 62 mg/L、53 mg/L 和 600 μg·h/ml。

我国黑色素瘤患者中，大约 26% 的患者存在 *BRAF* 基因突变。最普遍的 *BRAF* 基因突变是 BRAF V600E(约占所有突变的 80%)和 BRAF V-600K(所有突变的 5%～30%)。

维莫非尼应用于 *BRAF* 突变型转移性黑色素瘤的Ⅲ期临床试验（BRIM-3 试验）获得了阳性结果。长期随访显示，维莫非尼用于具有 BRAF V600 突变的转移黑色素瘤患者，中位 OS 为 13.6 个月，中位 PFS 达到 6.9 个月，而达卡巴嗪标准化疗对照组的无进展生存时间为 1.6 个月；维莫非尼 ORR 为 57%，化疗对照组 9%。中国的一项Ⅰ期临床研究 YO28390 结果显示，中位 PFS 为 8.3 月，中位OS 为 13.5 个月，BORR 为 52.2%。基于这项临床研究数据，2017 年 3 月 23 日获 CFDA 批准上市。主要的不良反应包括关节疼痛、皮疹、乏力、光过敏、皮肤鳞状细胞癌、角化棘皮瘤或 Bowen 病。

31.2.6 mTOR 抑制剂：依维莫司

哺乳动物的雷帕霉素靶蛋白（mTOR）是一种磷脂酰肌醇 3 激酶(PI3K)相关激酶，属于丝氨酸/苏氨酸蛋白激酶家族，是 PI3K/Akt 下游的重要调节因子，参与构成 PI3K-Akt-mTOR 信号通路。mTOR 通过激活核糖体激酶参与肿瘤细胞周期、细胞凋亡、细胞自噬等多种生物学过程，进而调节肿瘤细胞的增殖、存活和侵袭转移。在肿瘤细胞中经常出现 mTOR 信号通路的异常活化。近年来，PI3K-Akt-mTOR 通路备受关注，mTOR 抑制剂在针对神经内分泌肿瘤、肾癌、乳腺癌等一系列临床研究中被证实具有可观的治疗前景，代表药物是西罗莫司的衍生物依维莫司。

RADIANT1、RADIANT2、RADIAH T3 等 3 个临床研究奠定了依维莫司在神经内分泌肿瘤治疗中的地位。RADIANT-1 研究是一个多中心随机对照的Ⅱ期临床研究，入组 160 例一线化疗失败的

NET 患者，随机分组接受依维莫司单药(10 mg/d，115 例)或联合长效奥曲肽(30 mg/28 d，45 例)治疗。结果表明，单药组中 11 例患者部分缓解，78 例疾病稳定，联合治疗组部分缓解 2 例，疾病稳定 36 例，两组的疾病控制率分别为 77.4% 和 84.4%，中位疾病无进展时间分别为 9.7 个月和 16.7 个月。研究中还发现，开始治疗后 4 周内分子标志物嗜铬粒素 A 及神经元特异性烯醇化酶较基线水平降低，30% 的患者预后良好。不良反应主要为口腔炎、皮疹、腹泻等，均可耐受。RADIANT-3 研究证实单药依维莫司可作为晚期 NET 姑息治疗的选择。该研究是多中心、随机、双盲的Ⅲ期临床研究，入组一线治疗后 12 个月内进展或初始治疗的中、低分化的 NET 患者 410 例，随机分为依维莫司治疗组(10 mg/d，207 例)和安慰剂组(203 例)，中位随访时间为 17 个月。结果显示，依维莫司治疗组中位疾病无进展时间显著延长 6.4 个月(11.0 个月 *vs.* 4.6 个月，P<0.001)，18 个月的疾病无进展率显著提高(34.2% *vs.* 8.9%，P<0.001)。两组疾病控制率分别为 78% 和 53%，但两组的总生存时间无差异。RADIANT-2 研究则是在非 NET 患者中进行的临床研究，共纳入非胰腺且有内分泌功能的进展期高中分化的 NET 患者共 429 例，随机分组后 216 例患者接受依维莫司(10 mg/d)联合长效缓释奥曲肽(30 mg/28 d)，213 例接受安慰剂＋长效缓释奥曲肽。中位随访 31 个月的中期分析结果显示，联合依维莫司组和对照组的中位无进展生存时间分别为 16.4 个月和 11.3 个月(P<0.05)，但口腔炎、感染、疲乏等不良反应高于对照组，耐受性好。

BOLERO-2Ⅲ期临床研究奠定了依维莫司对绝经后非甾体类芳香化酶抑制剂内分泌治疗耐药的乳腺癌患者的作用，该研究对 724 例阿那曲唑或来曲唑的绝经后、受体阳性乳腺癌患者随机分为依西美坦(25 mg/d)加安慰剂或依西美坦(25 mg/d)联合依维莫司(10 mg/d)治疗，中期分析发现联合依维莫司组能使疾病进展风险下降 64%，中位无进展生存时间提高 6.5 个月，肿瘤缓解率明显提高(9.5% *vs.* 0.4%，P<0.001)。研究者认为依维莫司联合芳香化酶抑制剂可作为治疗失败晚期乳腺癌新的治疗选择。

RECORD-1 研究是依维莫司在肾癌领域的第一个Ⅲ期随机双盲、安慰剂对照的临床研究，共纳入 410 例舒尼替尼或索拉菲尼治疗后进展的转移性肾

癌患者,按2∶1随分组接受依维莫司(10 mg/d,272例)或安慰剂(138例)治疗。结果显示依维莫司组的中位无进展时间明显优于安慰剂对照组(4.0个月与1.9个月,$P<0.001$),提示依维莫司可作为舒尼替尼或索拉菲尼治疗后进展的转移性肾癌患者的解救治疗。药物不良反应包括非感染性肺炎、感染、口腔溃疡和肾衰竭。口服后1~2 h达到浓度峰值。单次给药后,5 mg和10 mg之间的Cmax与剂量成比例,剂量为20 mg及更高时,Cmax增加小于剂量升高比例,但AUC在5 mg~70 mg范围内与剂量成比例。每日一次给药后,于两周内达到稳态。食物对吸收后阶段的药时曲线无明显影响。依维莫司的血液-血浆浓度比(在5~5 000 μg/L范围内呈浓度依赖性)为17%~73%。依维莫司是CYP3A4和PgP的底物。口服给药后,人体血循环中的主要成分是依维莫司,依维莫司的平均消除半衰期大约是30 h。

31.2.7 蛋白酶体抑制剂:硼替佐米

硼替佐米是可逆性的蛋白酶体抑制剂,通过选择性地与蛋白酶体活性位点的苏氨酸结合,而可逆性地抑制哺乳动物细胞中蛋白酶体26S亚单位的糜蛋白酶/胰蛋白酶活性。26S蛋白酶体是一种大的细胞内蛋白质复合体,主要降解与泛素结合的蛋白质,而蛋白质降解会影响细胞内多级信号串联。在肿瘤细胞中,硼替佐米特异性抑制蛋白酶体26S亚基的活性后,能明显减少核因子NF-κB的抑制因子(IκB)的降解,IκB与NF-κB结合后能有效抑制NF-κB的活性,抑制与细胞增殖相关的基因的表达,减少IL-6等骨髓瘤细胞生长因子的分泌和黏附因子的表达,最终导致肿瘤细胞凋亡。其次,硼替佐米能在多发性骨髓瘤细胞内上调NOXA(促凋亡蛋白),使NOXA与抗凋亡蛋白Bcl-2相互作用,从而引起骨髓瘤细胞凋亡。此外,硼替佐米能抑制多发性骨髓瘤患者骨髓内皮细胞生长及新生血管形成,促进凋亡。最后,硼替佐米能在转录水平上通过半胱天冬酶-8依赖性Sp1的蛋白质下调蛋白去乙酰化酶基因家族Ⅰ(HDACs class Ⅰ)的表达,并诱导组蛋白高度乙酰化,从而诱导肿瘤细胞凋亡等。通过以上各种机制,共同达到抗肿瘤作用。

大量的临床研究已证实以硼替佐米为基础的联合化疗方案对初治或复发难治多发性骨髓瘤具有显著优势。O'Conor等评价了硼替佐米治疗复发或耐药的惰性淋巴瘤,这些患者以往中位治疗方案>3个,单药1.5 mg/m²,第1、4、8、11天,每3周重复,最多6个疗程。10例套细胞淋巴瘤,50%有效,其中1例未确定的完全缓解,4例部分缓解,缓解期大于半年。Goy等用同样方案评价29例套细胞淋巴瘤,6例完全缓解,6例部分缓解,有效率41%。以上2个临床试验的不良反应与治疗多发性骨髓瘤相似,可耐受。加拿大国立癌症研究所低剂量硼替佐米1.3 mg/m²,治疗套细胞淋巴瘤,总有效率39%。美国的Ⅱ期临床试验用同样低剂量,有效率42%,中位有效期6.2个月,不良反应可耐受。硼替佐米与其他化疗药或生物靶向治疗药物联合应用也在进行中。在Leonard用硼替佐米加R-CHOP治疗20例套细胞淋巴瘤的Ⅱ期临床试验中,有效率>95%,其中完全缓解>80%,5%有3度神经毒性。Mounier采用相仿的方案得到相同的结果。

对8名多发性骨髓瘤患者静脉给予本品1.3 mg/m²,最大血药浓度中值为509 μg/L(范围109~1 300 μg/L),肌酐清除率为31~169 ml/min。对晚期恶性肿瘤患者给予本品1.45~2.00 mg/m²,首剂量后的平均消除半衰期为9~15 h。作为单药,推荐剂量的硼替佐米在多发性骨髓瘤患者体内的药代动力学尚不完全明确。浓度为100~1 000 μg/L时,硼替佐米与人体血浆蛋白的平均结合率为83%。硼替佐米主要通过细胞色素P450酶系的3A4、2D6、2C19、2C9和IA2酶氧化代谢。主要代谢途径是去硼酸化,形成2个去硼酸化代谢物,再通过羟基化形成几个代谢产物。去硼酸化的硼替佐米代谢产物无抑制26S蛋白酶体的活性。尚未对硼替佐米在人体内的消除途径进行研究。最常见的不良反应有虚弱(包括疲劳、不适和乏力)、恶心、腹泻、食欲下降(包括厌食)、便秘、血小板减少、周围神经病(包括周围感觉神经病和周围神经病加重)、发热、呕吐和贫血。

31.2.8 CDK4/6抑制剂:帕博西尼

细胞周期蛋白依赖性激酶(CDK)4和6可促进哺乳动物细胞周期从G1期进入S期,从而促进细胞分裂、生长。对细胞生长的促进作用主要是由于CDK4/6可拮抗抑制性蛋白即视网膜母细胞瘤(Rb)蛋白的作用,CDK4/6使该蛋白发生磷酸化,逆转Rb蛋白介导的抑制细胞生长作用。在肿瘤细胞中,CDK4/CDK6-Rb通路异常而致过度活化可使得细胞的生长、增殖加速。相应地,CDK4/6 抑制剂可以抑制 CDK4/6 依赖性的 Rb 磷酸化作用,导致 E2F 及 FoxM1 和其他下游靶基因的下调。该类化合物通过阻碍细胞周期由 G1 期进展为 S 期来抑制 DNA 合成,此外还发现雌二醇的作用与 G1-S 期转换之间存在强相关性,其中雌二醇效应物为细胞周期蛋白(cyclin)D1-CDK4/6-Rb 复合物。cyclin D1 是 ER 的直接转录靶点,而显微注射 cyclin D1 抗体可抑制雌激素诱导的进入 S 期。此外,抗雌激素诱导的 ER⁺ 乳腺癌细胞的生长停滞会伴有 cyclin D1 表达下降,同时,激素耐药与持续的 cyclin D1 表达及 Rb 磷酸化作用有关,因此 CDK4/6 抑制剂可能在治疗具有 cyclin D1 基因扩增和过表达的肿瘤方面更为有效,而 cyclin D1 基因扩增和过表达在 ER 阳性乳腺癌中很常见。导致 cyclin D1-CDK4/6 超活化的基因畸变在 ER 阳性乳腺癌中尤其常见,从而令 CDK4/6 抑制剂成为具有前景的 ER⁺ 乳腺癌治疗药物。目前得到 FDA 批准的 CDK4/6 抑制剂共有 3 种,分别为帕博西尼、瑞博西尼和玻玛西尼(abemaciclib)。

帕博西尼:是一种口服的 CDK4/6 抑制剂,已被批准可用于和芳香化酶抑制剂联合初始治疗、或和氟维司群联合治疗内分泌治疗失败的激素受体阳性、HER-2 阴性的晚期乳腺癌,给药剂量为 125 mg,每天 1 次,连续服用 3 周,休息 1 周。服用后在 25～225 mg 剂量范围,AUC 和 Cmax 一般随剂量正比例增加,重复每天 1 次给药后 8 d 内实现稳态。临床研究显示帕博昔布与来曲唑之间没有药物相互作用,而他莫昔芬及其主要活性代谢产物作为 CYP3A4 酶的诱导剂,他莫昔芬和帕博昔布联合用药可能会导致帕博昔布的循环水平降低,如果将两药联合使用,可能需要提高后者的给药剂量,主要是因为帕博昔布是 CYP3A4 底物,且是其主要代谢途径。

PALOMA-2 是一项对比来曲唑联合帕博昔布、单药来曲唑一线治疗晚期激素受体阳性乳腺癌的 III 期 RCT 临床试验。研究发现,联合用药组中位 PFS 可达 24.8 个月,而对照组来曲唑为 14.5 个月(HR=0.58,P<0.001),实现了晚期一线治疗 2 年的突破。而 PALOMA-3 研究是另一项全球性多中心 III 期 RCT 临床研究,试验组为帕博昔布联合氟维司群,对照组为安慰剂联合氟维司群。该研究比较两组在 HR⁺/HER-2⁻ 内分泌耐药的晚期乳腺癌

患者中的疗效。在入组过程中,由于帕博昔布联合氟维司群组在延长 PFS 上效果显著,该研究被提前终止,帕博昔布联合氟维司群中位 PFS 为 9.5 个月,而安慰剂组 PFS 仅有 4.6 个月,最终的研究结果证实了帕博昔布联合氟维司群的安全性和有效性。就帕博昔布而言,最常见毒性包括血液学毒性;在帕博昔布联合来曲唑的研究中,54% 接受联合治疗的患者出现 3/4 级中性粒细胞减少症,但未观察到感染并发症(包括中性粒细胞减少性发热)。超过 1 例患者中出现的严重不良事件包括肺栓塞(4%)、背痛(2%)和腹泻(2%)。其他毒性反应包括恶心、呕吐、腹泻和脱发。缺血性结肠炎是帕博昔布联合来曲唑组中被研究者视为与治疗相关的唯一严重不良事件。

31.2.9 组蛋白去乙酰化酶抑制剂:西达本胺

组蛋白去乙酰化酶(HDAC)是一种可以调控基因表达、修饰染色体结构的蛋白酶。在维持细胞的正常功能和调控基因表达的过程中,组蛋白乙酰化和去乙酰化水平的平衡起着重要作用。组蛋白的乙酰化程度,由组蛋白乙酰化酶(HAT)和 HDAC 协调控制。当 HDAC 过度表达并被转录因子募集,就会导致特定基因的不正常抑制,从而导致肿瘤和其他疾病。HDAC 包括 I、II、III、IV 四大类亚型。西达本胺(chidamide)属于苯酰胺类 HDAC 抑制剂,主要抑制第 I 类 HDAC 亚型,具有对肿瘤异常表观遗传功能的调控作用。通过抑制相关 HDAC 亚型以增加染色质组蛋白的乙酰化水平来引发染色质重塑,并由此改变多条信号传递通路基因表达(即表观遗传改变),进而抑制肿瘤细胞周期、诱导肿瘤细胞凋亡,同时对机体细胞免疫具有整体调节活性,诱导和增强自然杀伤细胞(NK)和抗原特异性细胞毒性 T 淋巴细胞(CTL)介导的肿瘤杀伤作用。西达本胺还通过调控表观遗传机制,诱导肿瘤干细胞分化、逆转肿瘤细胞的上皮-间质转化(EMT)等,进而在恢复耐药肿瘤细胞对药物的敏感性和抑制肿瘤转移、复发等方面发挥潜在作用。

西达本胺是我国首个获得美国 FDA 批准的、在美国进行临床研究的小分子抗肿瘤创新药物。西达本胺针对 PTCL 的新药上市申请基于两项临床试验,分别为探索性和关键性 II 期临床试验。在探索性 II 期临床试验中,共入组 19 例复发或难治性 PTCL 患者,分为两组,其中一组(n=9)服药 30 mg/次,另一组(n=10)服药 50 mg/次。两组患者均接

受服药 2 次/周、服药 2 周后停药 1 周的给药方案，直至病情进展或者出现不能耐受的不良反应。根据本阶段试验结果，推荐后续临床试验的给药方式和剂量为服药 2 次/周，30 mg/次，无停药休息周。在关键性 Ⅱ 期临床试验（注册性临床试验）中，共入组 83 例复发或难治性 PTCL 患者，全部接受每次 30 mg/次、2 次/周的西达本胺片单药治疗，直至病情进展或者出现不能耐受的不良反应。在入组的患者中，79 例病理诊断符合入选标准，试验的主要疗效指标为 ORR。经研究者评价确认缓解的有 23 例，ORR 为 29.1%（23/79）（95% CI：19.4%～40.4%），经独立专家委员会疗效评估确认为 22 例缓解，客观缓解率为 27.8%（22/79）（95% CI：18.3%～39.0%），≥3 个月持续缓解率为 24.1%（19/79）（95% CI：15.1%～35.0%）。中位无进展生存期和总生存期分别是 2.1 个月和 21.4 个月。该临床试验中出现的常见不良反应主要是 1 级、2 级不良反应。3 级及以上的不良反应中血小板减少 22%、白细胞减少 13%、中性粒细胞减少 11%。

T 细胞淋巴瘤患者口服 30 mg 西达本胺片后，体内达峰时间（Tmax）出现在 2～6 h，Cmax 为 50～150 μg/L，服药时 AUC 平均为 300～1 000 ng·h/ml，终末消除半衰期平均为 17 h。相同剂量下，男性患者在单位体表面积/体重下的药物平均暴露量约为女性患者的 60%。不同患者单次口服 30 mg 西达本胺片后，药物的排出量及排出途径相似，服药后 168 h（7 d）尿液和粪便中西达本胺的总排泄量占服药量的 80.2%±9.5%，绝大部分的排出时间集中于前 72 h。药物吸收后大部分经过肾脏由尿液排出体外，占总服药量的 67.6%±12.7%。以血液学不良反应为主，包括血小板计数减少、白细胞或中性粒细胞计数减少、血红蛋白降低；全身不良反应包括乏力、发热；胃肠道不良反应包括腹泻、恶心和呕吐；代谢及营养系统不良反应包括食欲下降、低钾血症和低钙血症，其他不良反应包括头晕、皮疹等。

31.2.10　PARP 抑制剂：奥拉帕尼、卢卡帕尼

DNA 作为细胞内主要的遗传物质，容易受到来源于细胞内外的致损因素的影响而导致 DNA 损伤，DNA 损伤进而会导致基因组不稳定，对于肿瘤细胞而言亦是如此，肿瘤细胞基因组的稳定性对于维持其恶性表型具有十分重要的作用，因此阻断 DNA 修复通路也是肿瘤治疗的一个重要途径。某

些类型的肿瘤，包括卵巢癌和乳腺癌，存在 BRCA1 和/或 BRCA2 基因突变，发生此类突变的肿瘤缺乏 DNA 双链缺口（DNA double-strand break，DSB）的同源重组（homologous recombin-ation，HR）修复机制，而 HR 修复机制是一种无错性修复，能保证基因组稳定性；非同源末端连接方式（non homologous end joining，NHEJ）是一种替代的修复机制，修复过程不需要 DNA 的同源性，因此是一种易错性修复机制。而 DNA 损伤的另一种类型为 DNA 单链缺口（single-strand DNA break，SSB），其修复主要由碱基切除修复通路通过替换缺失或修饰错误的碱基完成，多聚（二磷酸腺苷-核糖）聚合酶-1〔Poly（ADP-ribose）polymerase-1，PARP1〕是一种在 DNA 损伤识别和信号转导过程中非常广泛参与的一种蛋白，主要参与 SSB 类 DNA 损伤的修复，因此抑制 PARP-1 的功能，会导致大量复制相关的 DSB 需要通过 HR 途径修复。但在 BRCA1/BRCA2 基因突变的肿瘤中，存在 HR 途径的缺失，无法完成无错性的 DNA 双链缺口修复。在抑制 PARP 的情况下，BRCA1/2 基因突变的肿瘤细胞 DNA 损伤更多地倾向于采用易错修复的机制，损伤的积累可导致肿瘤基因组不稳定性增加，最终导致肿瘤细胞死亡。

（1）奥拉帕尼

奥拉帕尼（olaparib）是一种口服的 PARP 抑制剂，已被批准用于治疗 BRCA 基因突变的卵巢癌，剂量为 400 mg，每天 2 次。奥拉帕尼对 PARP 的抑制率可以高达 90%，在多种类型肿瘤细胞中显示出抗肿瘤活性，包括卵巢癌、子宫内膜癌、胃癌、头颈部肿瘤等，如存在毛细血管扩张性共济失调症突变基因（ataxia telangiectasia-mutated gene，ATM）的胃癌患者，DNA 双链损伤修复存在异常，对奥拉帕尼的抑制作用则非常敏感。如果联合导致 DNA 损伤的治疗措施，奥拉帕尼可进一步抑制 DNA 损伤修复，可起到协同的抗肿瘤效应。临床前数据显示联合细胞周期激酶或 HER 抑制剂、标准的细胞毒性药物或放疗，奥拉帕尼可以作为结直肠癌和肺癌细胞系的放射增敏剂，如联合喜树碱类拓扑异构酶抑制剂增敏效应更强。临床前移植瘤模型中也发现奥拉帕尼单药或联合细胞毒性药物或放疗的抗肿瘤活性，包括来源于 BRCA2 突变卵巢癌 PDX 模型，以及遗传性 BRCA1 缺陷小鼠乳腺癌模型。

肿瘤患者口服奥拉帕尼后，吸收迅速，1～3 h 后达到最高血浆浓度，食物可以影响奥拉帕尼的吸收

速率,可使药物达峰浓度时间推迟约 2 h,因此奥拉帕尼的服用应空腹应用,应在进食后超过 1 h 或者在服药后两小时以上进食。常规剂量治疗后,平均表观分布容积为 167 L,血浆中可检测到约 41% 的药物浓度。细胞色素氧化酶 P450 同工酶 CYP3A4 主要负责奥拉帕尼的代谢,通过一系列的脱氢、氧化及葡萄糖醛酸化过程进行药物降解。药物主要通过粪便和尿液排泄,约 21% 的药物以原型排出体外。奥拉帕尼的平均药物清除半衰期为 11.9 h,平均清除率为 8.64 L/h。中度肾功能损害可能增加奥拉帕尼的药物暴露,但是并不需要据此调整剂量,但是对于肝功能损害或者重度肾功能损害的患者不建议应用奥拉帕尼。因奥拉帕尼的药物主要通过 CYP3A 酶代谢,故其抑制剂或诱导剂应尽量避免与奥拉帕尼联合应用,否则可能会增加或减少奥拉帕尼的药物暴露量,从而可能增加药物毒性或者减弱疗效。

奥拉帕尼在铂类敏感的复发性卵巢癌维持治疗中显示出明确的抗肿瘤活性,一项 II 期 RCT 临床试验,在复发性、高级别浆液性卵巢癌中,对 2 个以上铂类方案敏感的患者,在最后一个铂类方案治疗中获得缓解的患者,随机接受奥拉帕尼(136 例)治疗或安慰剂(129 例)对照,结果显示在奥拉帕尼组 PFS 为 8.4 个月,而在对照组为 4.8 个月(HR=0.35,P<0.001),OS 结果分别为 29.8 和 27.8 个月,在 BRCA 基因突变者中,分别为 34.9 和 30.2 个月,其中有 11 例 BRCA 基因突变患者接受奥拉帕尼治疗超过 5 年,因此对于 BRCA 突变、铂类敏感的复发性高级别浆液性卵巢癌患者可以从长期的奥拉帕尼治疗中获益,并且其 PFS 的获益在一定程度上可以反映到 OS 结果中。奥拉帕尼最常见的不良反应包括贫血、恶心、疲乏(包括乏力)、呕吐、腹泻、味觉障碍、消化不良、头痛、食欲减退、黏膜炎、咳嗽、关节痛、肌肉-骨骼痛、皮炎、皮疹和腹痛不适、肌酐升高,淋巴细胞减低,中性粒细胞计数降低和血小板减降低。最常见的 3/4 度不良反应为贫血、乏力、腹痛、淋巴细胞减少等。

(2)卢卡帕尼

卢卡帕尼(rucaparib)是另外一种得到批准的口服小分子 PARP 抑制剂,靶点包括 PARP-1、-2、-3,其作用机制和奥拉帕尼基本相似。Rucaparib 被批准的适应证为携带有 BRCA 缺失性突变(胚系和/或体细胞)的经过 2 个或以上疗程化学治疗的晚期卵巢癌患者。卢卡帕尼的药代动力学特征和奥拉

帕尼也比较类似,显示为线性、剂量比例、时间独立的药代动力学参数,血浆浓度达峰时间为 1.9 h,平均终末半衰期为 17~19 h。

卢卡帕尼关键性临床研究是在 2 个以上铂类方案失败的复发性高级别卵巢癌中进行,在这项名为 ARIEL2 的 II 期临床研究中,将对铂类敏感的患者分为 3 个亚组,分别为 BRCA 突变(缺失性胚系或体细胞突变)、BRCA 野生型且高杂合性缺失(LOH)或 BRCA 野生型且低 LOH,接受 600 mg 每天 2 次卢卡帕尼治疗,主要终点 PFS 分别为 12.8、5.7 和 5.2 个月,客观缓解率分别为 80%、29% 和 10%。该研究说明对 BRCA 突变的铂类敏感复发性卵巢癌患者,卢卡帕尼给这类患者带来更长的 PFS,而除 BRCA 突变之外,对于 BRCA 野生型患者,LOH 的高低似可作为另一个新的生物标志物选择对 PARP 抑制剂敏感的铂类敏感患者。

31.2.11　PDGFR 抑制剂:奥拉单抗

血小板衍生生长因子(PDGF)属于血管内皮生长因子家族,其活性的增强在肿瘤的发生发展中具有重要意义。PDGFR 是一种酪氨酸激酶受体,具有蛋白酪氨酸激酶活性,与配体 PDGF 结合后通过特异的酪氨酸残基去磷酸化作用启动并放大信号,促使肌动蛋白重排和发挥促有丝分裂、趋化等生理作用。PDGF 及 PDGFR 家族的高表达与一系列疾病包括恶性肿瘤密切相关。奥拉单抗(olaratumab)是 PDGFRα 拮抗剂,当 PDGFRα 被相关配体刺激之后,其下游信号通路可引起肿瘤生长,奥拉单抗可选择性阻断 PDGFRα,从而有效地减缓或终止肿瘤生长。

奥拉单抗的获批是基于 JGDG 的试验结果。JGDG 是一项包括 133 例患者的开放标签、随机化对照性研究,该研究在具有适合蒽环类治疗的组织学亚型,且不适用于根治性放疗或手术的成人晚期软组织肉瘤(STS)患者中,对比了奥拉单抗联合多柔比星与多柔比星单药的治疗效果。该试验以评估 OS、PFS 和 ORR 为其疗效指标。奥拉单抗联合多柔比星组比多柔比星单药组的患者的 OS 中位值延长了 11.8 个月且具有统计学意义(26.5 个月 vs. 14.7 个月),研究达到了方案预设的 PFS 终点,奥拉单抗联合多柔比星组患者取得了 6.6 个月(95% CI:4.1~8.3)的 PFS 中位值,对比多柔比星单药组为 4.1 个月(2.8~5.4 个月)(HR=0.67;95% CI:

$0.44\sim1.02$；$P>0.05$）。客观缓解率（ORR）结果显示奥拉单抗联合多柔比星组为 18.2%（9.8%～29.6%），而多柔比星单药组为 11.9%（5.3%～22.2%，$P>0.05$）。目前，一项 Ⅲ 期临床试验 ANNOUNCE 研究正在进行中，旨在进一步探讨奥拉单抗在软组织肉瘤多种亚型中的有效性。

奥拉单抗是 FDA 批准的治疗软组织肉瘤（STS）的首个单克隆抗体药物，也是 40 多年来自多柔比星之后获 FDA 批准的首个用于治疗软组织肉瘤的新药。适应于与多柔比星联合治疗经放疗或手术不能治愈的软组织肉瘤患者，以及软组织肉瘤适合以一种蒽环类药物进行治疗的患者。药代动力学过程尚不完全明确，半衰期约 11 d（范围 6～24 d）。奥拉单抗存在严重的不良反应风险，包括对胚胎-胎儿的危害及输液（注射）等相关不良反应。最常见的不良反应（发生在 20% 或以上的患者）有恶心、疲劳、白细胞降低、肌肉与骨骼疼痛、黏膜炎、脱发、呕吐、腹泻、食欲缺乏、腹痛、神经病变和头痛等，13% 的患者发生输液反应，如低血压、发热、寒战和皮疹等。

31.3　针对多靶点的治疗及其药物

31.3.1　抗 HER 家族的多靶点药物

（1）阿法替尼

阿法替尼（afatinib，BIBW 2992）是一种不可逆的 ErbB 家族 HER-1/EGFR、HER-2 和 HER-4 抑制剂。

在 LUX-Lung 3 与 LUX-Lung 6 研究的合并分析中，对于 19 外显子突变的晚期 NSCLC 患者，其 ORR、PFS 和 OS 均较化疗显著提高，但对于 21 外显子突变患者，化疗组的 OS 与阿法替尼组相比较，虽然表现出略有延长，但无统计学意义。LUX-LUNG 7 研究提出，对于 EGFR 敏感突变的患者，一线使用阿法替尼，其 PFS 及疾病进展时间（TTP）均长于吉非替尼。阿法替尼与吉非替尼相比 PFS 风险比下降 26%，2 年 PFS 提高 1 倍。LUX-LUNG 8 研究比较了阿法替尼和厄洛替尼二线治疗晚期肺鳞状细胞癌患者的疗效，虽然与 EGFR 突变的患者相比，鳞癌患者从靶向治疗中的获益明显降低，但是阿法替尼仍然带来了优于厄洛替尼的 PFS 及 OS。在 LUX-Lung 3 trial、LUX-Lung 6 trial、LUX-Lung 7

trial 和 LUX-Lung 8 trial 中，阿法替尼受试者最常见的治疗相关不良事件是腹泻（70%～95%）、皮疹/痤疮（67%～89%）和口腔炎/黏膜炎（29%～72%）。此外，还有肾损伤和 QT 间期延长。阿法替尼在实体瘤患者口服给药 2～5 h 后达到血浆峰浓度。食物对阿法替尼略有影响，因此患者应至少在餐前 1 h 或餐后 2～3 h 服用阿法替尼。在 20～50 mg 治疗范围内，Cmax 和 AUC 的增加都是非线性关系。阿法替尼在整个生理 pH 1～7.5 范围内溶解性很高，与所有酸抑制剂无药物相互作用。阿法替尼半衰期为 37 h。服用阿法替尼后全血/血浆比浓度升高，表明阿法替尼在红细胞中少量分布。

（2）拉帕替尼

拉帕替尼（lapatinib）是一种口服可逆的小分子 HER-1/HER-2 双重抑制药，可与 HER-2 和 EGFR 的胞内三磷酸腺苷结构域结合，抑制这两种受体的自磷酸化。拉帕替尼这一功能可抑制受体的激活并影响其下游如 PI3K/Akt 和丝裂原活化蛋白激酶（MAPK）等信号通路的传递，进而影响基因转录、细胞增殖和凋亡。

有研究发现，拉帕替尼联合卡培他滨较单独应用卡培他滨可使中位 TTP 和 PFS 明显延长。EGF104900 试验将既往曲妥珠单抗治疗失败的 HER-2 阳性的 MBC 患者随机分为曲妥珠单抗联合拉帕替尼双靶向组和拉帕替尼单药组，研究显示，双靶向组较单药组显著改善了患者的 PFS（中位 PFS 分别为 12.0 周和 8.1 周，HR 为 0.73，$P<0.01$），且双靶向组总生存期中有 4.5 个月的显著获益（HR=0.74，$P<0.05$），两组不良事件发生率相似，且耐受良好。

在 EGF30008 研究中，一线选用来曲唑联合拉帕替尼对比单用来曲唑，其中位 PFS 可由 3.0 个月延长至 8.2 个月。

拉帕替尼不良反应相对较小，常见不良反应主要有腹泻、恶心、呕吐、皮疹、疲劳和手-足综合征等，后者可能包括手和足的麻木、麻刺感、泛红、肿胀和不适等。少数患者也可出现无症状的和导致呼吸短促症状的左心室射血分数降低，但其程度通常较轻而且是可逆的。拉帕替尼与人体血浆蛋白结合率>99%，$t_{1/2}$ 为 3～5 h，主要经 CYP3A4 和 CYP3A5 代谢，较少由 CYP2C8 和 CYP2C19 代谢。拉帕替尼是 CYP3A4 和 CYP2C8 抑制剂，也是外排转运体 ABCC10 和 OATP1B1 抑制剂，以及 P-gp 和 BCRP

底物和抑制剂。服用 1 250 mg 拉帕替尼，药物 Tmax 为 3～4 h，AUC 为 36.2 μg·h/ml。消除半衰期为 24 h。如果服用相同剂量的拉帕替尼，每日分开服用与一次服用相比，稳态 AUC 升高大约 2 倍。拉帕替尼的表观分布容积大于 2 200 L，此值远大于人体内水的体积。

31.3.2 抗血管生成为主的多靶点药物

如前所述，抗血管生成治疗策略中除大分子单靶点药物之外，还有较多的口服小分子抗血管生成药物，这类药物的靶点不仅包括针对血管生成，如 VEGFR1-3、PDGFR-β、Tie-2 及 FGFR 等，而且还包括抗增殖的靶点如 c-kit、RET、EGFR 和 PDGFR-α 等。这类口服多靶点抗血管生成药物，在作用机制上主要依赖于抗肿瘤血管生成，此外还作用于细胞增殖的靶点，因此不同的多靶点药物存在适应证的差别。已批准的适应证包括甲状腺癌、肾癌、软组织肿瘤等几种主要类型实体瘤，关于其作用机制、适应证、常用剂量及主要不良反应详见表 31-1。

表 31-1　多靶点抗血管生成激酶抑制剂概览

药物名称	作用机制	批准适应证	常用剂量	主要不良反应（依据发生频率）
舒尼替尼（sunitinib）	VEGFR-1、-2、-3，PDGFRα&-β，KIT，FLT-3，CSF-1R，RET	无法手术切除的肾癌，转移性胃肠道间质瘤二线治疗，转移性胰腺神经内分泌瘤	50 mg，每天 1 次，连服 4 周，休息 2 周；或 37.5 mg，每天 1 次	乏力、腹泻、皮肤颜色改变、口腔炎、皮疹、手足皮肤反应、转氨酶升高、胆红素升高、碱性磷酸酶升高、白细胞减少、血小板减少、LVEF 下降、高血压、味觉改变、静脉血栓事件、可逆性脑白质病变
索拉非尼（sorafenib）	VEGFR-1、-2、-3，PDGFR-β，CRAF，BRAF，KIT，FLT-3，RET	晚期肾透明细胞癌，转移性肝细胞癌，局部复发或转移性、进展性对既往放射性碘治疗耐药的分化型甲状腺癌	400 mg，每天 2 次	乏力、虚弱、腹泻、体重减轻、脱发、皮疹、手足皮肤反应、腹痛、出血、低磷血症、脂肪酶升高、淋巴细胞减少、血小板减少、低钙血症、声音嘶哑、高血压
凡德他尼（vandetanib）	VEGFR-2，EGFR，BTK，Tie-2	不能切除的晚期甲状腺髓样癌	300 mg，每天 1 次	腹泻、皮疹、高血压、恶心、头痛、乏力、食欲减退、QT 间期延长、视物模糊、角膜异常、蛋白尿、低钙血症、ALT 升高、肌酐升高、粒细胞减少、血小板减少
瑞戈非尼（regorafenib）	VEGFR-1、-2、-3，PDGFRα&-β，Tie-2，FGFR1、2，RET，KIT，BRAF，BRAF V600E，Abl，CSF1R	标准治疗失败的转移性结直肠癌，转移性胃肠道间质瘤三线治疗	160 mg，每天 1 次	乏力、疼痛、腹泻、手足皮肤反应、体重减轻、高血压、发音困难、出血、贫血、血小板减少、淋巴细胞减少、低钙血症、低磷血症、转氨酶及胆红素升高、蛋白尿、脂肪酶升高、高血压、疼痛、食欲减退
阿昔替尼（axitinib）	VEGFR-1、-2、-3	转移性肾透明细胞癌	5 mg，每天 2 次	腹泻、高血压、乏力、食欲减退、恶心、发音困难、手足皮肤反应、体重减轻、甲状腺功能减退、口腔炎、蛋白尿、贫血、淋巴细胞减少、血小板减少、肌酐升高、胆红素升高、低钙血症、高糖血症、转氨酶升高、胆红素升高
帕唑帕尼（pazopanib）	VEGFR-1、-2、-3，PDGFRα&-β，FGFR1、3，KIT，LcK	肾透明细胞癌及晚期软组织肉瘤	800 mg，每天 1 次	乏力、腹泻、恶心、体重减轻、高血压、食欲减退、头发颜色改变、呕吐、骨骼与肌肉疼痛、口腔炎、白细胞减少、淋巴细胞减少、血小板减少、转氨酶升高、高血糖、低蛋白血症、胆红素升高、碱性磷酸酶升高
阿帕替尼（apatinib）	VEGFR-2，RET，KIT，c-SRC	晚期胃癌三线治疗	850 mg，每天 1 次	腹痛、腹泻、恶心、呕吐、食欲减退、乏力、高血压、手足皮肤反应、骨骼肌肉酸痛、声音嘶哑、白细胞减少、粒细胞减少、血小板减少、蛋白尿、转氨酶升高、胆红素升高、碱性磷酸酶升高、低钾血症、低钙血症、低钠血症

续　表

药物名称	作用机制	批准适应证	常用剂量	主要不良反应(依据发生频率)
卡博替尼 (cabozantinib)	VEGFR-1、-2、-3、RET、MET、KIT、TRKB、AXL、Tie-2	转移性或不可切除的甲状腺癌;既往接受抗血管生成治疗的肾透明细胞癌	60 mg,每天1次	腹泻、乏力、恶心、呕吐、手足皮肤反应、高血压、食欲减退、体重减轻、口腔炎、便秘、味觉异常、发音困难、转氨酶升高、高血糖、低蛋白血症、胆红素升高、碱性磷酸酶升高、低钾血症、低钙血症、低钠血症
乐凡替尼 (lenvatinib)	VEGFR-1、-2、-3、FGF-1、-2、-3、-4、PDGFRα、KIT、RET	局部复发或转移性、进展性对既往放射性碘治疗耐药的分化型甲状腺癌;联合依维莫司治疗抗血管生成治疗失败的晚期肾透明细胞癌	24 mg,每天1次	高血压、腹泻、乏力、肌痛、体重减轻、食欲减退、头痛、蛋白尿、恶心、呕吐、腹痛、便秘、低钙血症、转氨酶升高、肌酐升高、低钾血症、血小板减少

31.3.3　抗 ALK 为主的多靶点药物

(1) 克唑替尼

克唑替尼(crizotinib)是一种酪氨酸激酶受体抑制剂,其靶点包括 ALK、肝细胞生长因子受体(HGFR,c-Met)和RON。易位可促使 ALK 基因引起致癌融合蛋白的表达,ALK 融合蛋白形成可引起基因表达和信号的激活和失调,进而促使表达这些蛋白的肿瘤细胞增殖和存活。克唑替尼在肿瘤细胞株中对 ALK 和 c-Met 在细胞水平检测的磷酸化具有浓度依赖性抑制作用,对表达 EML4-ALK 或 NPM-ALK 融合蛋白或 c-Met 的异种移植荷瘤小鼠具有抗肿瘤活性。

PROFILE 1001 是一项关于克唑替尼的 I 期临床研究,149 例 ALK 阳性进展期 NSCLC 患者(不吸烟者占 71%,97% 为腺癌)接受克唑替尼治疗(250 mg,每日 2 次),ORR 为 60.8%,中位 PFS 为 9.7 个月,最常见的不良反应是皮疹、恶心及腹泻,该研究提示克唑替尼对 ALK 阳性的晚期 NSCLC 患者有良好的抗肿瘤活性。PROFILE 1007 是一项纳入 347 例 ALK 阳性的 NSCLC 患者的 III 期临床试验,结果显示克唑替尼较培美曲塞或多西他赛单药化疗提高患者的中位 PFS(7.7 个月 vs. 3.0 个月,HR 为 0.49)和 ORR(65% vs. 20%)。进一步分析发现培美曲塞治疗组的 ORR 高于多西他赛治疗组(29% vs. 7%),提示培美曲塞治疗可能从 ALK 阳性患者中获益。克唑替尼在明显减少肺癌相关症状的同时不良反应也较少,其 III~IV 级转氨酶升高和中性粒细胞计数减少的发生率分别为 16% 和 13%。该研究提示对一线含铂方案化疗失败的 NSCLC 患者克唑替尼优于培美曲塞或多西他赛单药化疗。

Profile 1014 是一项对比克唑替尼和培美曲塞+顺铂一线治疗(化疗组)ALK 阳性进展期 NSCLC 疗效的 III 期临床试验,其结果显示,克唑替尼组 PFS 明显长于化疗组(10.9 个月 vs. 7.0 个月,HR=0.45,P<0.01),而 ORR 分别为 74% 和 45%(P<0.001)。基于这项研究,提出克唑替尼标准治疗方案可以作为未经治疗 ALK 阳性的 NSCLC 患者的一线治疗。

克唑替尼的常见药物相关性不良反应为胃肠道反应、视觉障碍、肝功能异常、外周神经病变、非感染性肺炎及 QT 间期延长,此外可有食管炎及血睾酮水平下降。服用克唑替尼 250 mg,4~6 h 后到达 Cmax。年龄、性别、体重及食物都不会对克唑替尼的药动学产生影响。口服每次 250 mg,每天 2 次,重复给药 4~6 次后到达稳态浓度,其半衰期为 43~51 h。克唑替尼与蛋白结合率为 91%。克唑替尼清除率在多剂量给药达稳态后下降,可能是由于 CYP3A4 自身受到抑制所致。

(2) 色瑞替尼

色瑞替尼(ceritinib)是一种口服的小分子酪氨酸激酶抑制剂,可靶向抑制 ALK、胰岛素样生长因子-1 受体(IGF-1R)、胰岛素受体(insulin receptor,InsR)和原癌基因 1 酪氨酸激酶(c-ros oncogene 1,ROS1),其中对 ALK 的作用具有高度选择性。色瑞替尼的主要作用机制是剂量依赖性地抑制 ALK 和下游信号通路 ERK、STAT3 和 JAK

的磷酸化,继而抑制 ALK 阳性癌细胞的增殖。

ASCEND-1 是一项多中心、单臂Ⅰ期临床试验。初期共招募了 59 名 ALK 阳性肿瘤患者以确定剂量范围。最终确定的最大耐受剂量(MTD)为 750 mg/d。进一步的研究又纳入 71 例患者。总计 130 名患者中,有 114 名 NSCLC 患者每日接受 400 mg 色瑞替尼,ORR 为 58%,中位 PFS 为 7 个月。其中,80 名患者曾经在之前接受过克唑替尼治疗,这部分患者的 ORR 为 56%。可见色瑞替尼对于克唑替尼耐药患者和初次治疗患者都有明显的效果。最常见的Ⅲ级或Ⅳ级毒副作用为丙氨酸氨基转移酶(ALT)升高(21%)、天冬氨酸氨基转移酶(AST)升高(11%)及腹泻(7%),所有不良反应在色瑞替尼停药后可缓解。

ASCEND-4 该研究是一项多中心随机Ⅲ期研究,在既往未接受治疗(初治)的间变性淋巴瘤激酶(ALK)阳性晚期(ⅢB 期或Ⅳ期)非小细胞肺癌(NSCLC)患者中开展,评估了色瑞替尼一线治疗的疗效和安全性。色瑞替尼组患者与化疗组相比中位 PFS 明显改善,分别为 16.6 个月 vs. 8.1 个月(HR 为 0.55)。与化疗相比,色瑞替尼治疗的客观缓解率(ORR)和缓解持续时间(DOR)均更高,其中 ORR 分别为 26.7% vs. 72.5%;中位 DOR 分别为 11.1 个月 vs. 23.9 个月。

色瑞替尼常见不良反应主要包括胃肠道症状,如腹泻、恶心、呕吐、腹痛等,其他不良反应还有疲劳及丙氨酸氨基转移酶、天门冬氨酸氨基转移酶和脂肪酶水平增高的现象。这些不良反应在停药后均可逆转。色瑞替尼单次口服给药后达峰时间为 4~6 h。在 50~750 mg 的剂量范围内,色瑞替尼呈一级线性动力学特征,AUC 和 Cmax 与给药剂量呈正比。高脂饮食能增加色瑞替尼的系统暴露,餐后立即服用 600 mg 色瑞替尼的暴露量甚至比禁食状态下给予 750 mg 的暴露量高。因此,为降低不良反应发生风险,一般建议在空腹状态下服用色瑞替尼,不推荐在餐后 2 h 内用药。色瑞替尼的血浆蛋白结合率是 97%,单次口服给药 750 mg 后的表观分布容积是 4 230 L。本品主要经肝细胞色素 P450 代谢酶(CYP3A)代谢,中至重度肝功能损害可能会干扰药物的清除。健康受试者单剂量服用色瑞替尼 750 mg 后,92.3% 经粪便排泄,1.3% 经尿液排泄。色瑞替尼单剂量给药后平均血浆半衰期约为 40 h。给予色瑞替尼 750 mg/d,约 15 d 达到稳态。

31.3.4 针对 MAPK 通路的药物

(1)曲美替尼

曲美替尼(trametinib,mekinist),为 MEK1 及 MEK2 抑制剂,FDA 于 2013 年 5 月批准曲美替尼治疗伴有 BRAF V600E 或 V600K 突变的不可切除或转移性黑色素瘤,单用或与达拉非尼联用。该批准基于一项入组 322 例接受过≤1 种化疗方案的患者的多中心、国际化、开放性、随机双盲研究,曲美替尼组相较于化疗组 PFS 分别为 4.8 个月、1.5 个月(P<0.001),客观有效率为 22%:8%。

在 2 项 484 例患者参与的Ⅱ和Ⅲ期临床试验中,4% 因发热永久停药;最常见,可导致治疗中断的不良反应有左心室射血分数降低、肾衰竭、肺炎、腹泻、皮疹、发热和寒战等。其中发热、寒战、恶心、皮疹和左心室射血分数降低最容易导致本品减量。

(2)考比替尼

考比替尼(cobimetinib,cotellic)是一种激酶抑制剂,适用于患者有不能切除或转移黑色素瘤伴 BRAF V600E 或 V600K 突变,多与维莫非尼联用。

考比替尼开始治疗前应确证在肿瘤标本中 BRAF V600E 或 V600K 突变的存在。推荐剂量是对每个 28 d 疗程的头 21 d 60 mg 口服,每天 1 次,直至疾病进展或不可接受毒性。考比替尼最常见的不良反应(≥20%)是腹泻、光敏反应、恶心、发热和呕吐。最常见(≥5%)3~4 级实验室异常是增高的 GGT、增高的 CPK、低磷血症、增高的 ALT、淋巴细胞减少、增高的 AST、增高的碱性磷酸酶和低钠血症。

(3)达拉非尼

达拉非尼(dabrafenib,tafinlar,靶向 BRAF、CRAF 及 MEK)用于 BRAF V600E 突变阳性、不可切除的或转移黑色素瘤,达拉非尼作为单药适用于有不能切除或转移黑色素瘤中通过 FDA 批准的测试检验有 BRAF V600E 突变患者的治疗。达拉非尼与曲美替尼联用,适用于有不可切除的或转移黑色素瘤中用一种 FDA 批准的检验检出有 BRAF V600E 和 V600K 突变患者的治疗。达拉非尼作为单药最常见的不良反应(≥20%)是角化过度、头痛、发热、关节炎、乳头状瘤、脱发和掌跖红肿疼痛综合征。达拉非尼与曲美替尼联用最常见的不良反应(≥20%)包括发热、畏寒、疲乏、皮疹、恶心、呕吐、腹泻、腹痛、外周性水肿、咳嗽、头痛、关节痛、夜汗、食欲减低、便秘和肌痛。

31.3.5 靶向 c-KIT 及 BCR-ABL 激酶的多靶点药物

31.3.5.1 伊马替尼

伊马替尼(imatinib)是一种口服酪氨酸激酶抑制剂,其治疗靶点包括 BCR-ABL、c-KIT、PDGFRA。在胃肠道间质瘤(GIST),伊马替尼能够抑制突变的 *KIT* 和 *PDGFRA* 基因,阻断三磷酸腺苷对底物蛋白的磷酸化,抑制 KIT-SCF 和 PDGFR 信号通路的持续活化,而后者和 GIST 细胞的持续增殖、生长和转移有关。

伊马替尼经过口服可以完全吸收,生物利用度可达到 98%,达到 Tmax 的时间在 2～4 h,一般而言,食物不影响伊马替尼的吸收,但高脂饮食延长药物吸收的时间。伊马替尼的药代动力学表现为剂量比例递增模型,连续超过 1 个月以上每日口服伊马替尼,达到稳态时 AUC 的累积量有 1.5～2 倍增加。伊马替尼吸收后,主要和血浆白蛋白及 α1 酸性糖蛋白结合,伊马替尼体内的分布容积约为 435 L,表明伊马替尼在血液室之外的广泛分布。伊马替尼的代谢主要由 CYP3A4 主导,通过代谢物的形式从胃肠道排出,只有 25% 以原型排出体外。伊马替尼的终末半衰期为 18 小时,因此,可以采用每天 1 次的给药方式。群体药代动力学数据显示体重、低白蛋白血症和低 α1 酸性糖蛋白可预测伊马替尼的血浆清除速度,而年龄不是影响因素。轻到中度肾功能损害的患者,伊马替尼 AUC 有 1.5～2 倍的增加,因此需要根据肾功能情况调整伊马替尼剂量,对于重度肾功能损害的患者应用伊马替尼需非常小心。轻到中度肝功能不全可不调整剂量,但是在重度肝功能损害患者,需要减低 25% 的剂量。因 CYP3A4 是伊马替尼主要代谢酶,因此和其他作为 CYP3A4 的底物、诱导剂或者抑制剂类药物共同应用时,需要特别注意药物-药物之间的相互作用。

伊马替尼的临床适应证包括一线治疗转移性 GIST,可切除 GIST 患者术后辅助治疗以及费城染色体阳性(Philadelphia chromosome-positive,Ph$^+$)的慢性粒细胞白血病。2002 年发表的一项多中心随机对照开放性 II 期 B2222 研究,旨在比较标准剂量 400 mg/d 伊马替尼与 600 mg/d 在转移复发性 GIST 患者的疗效差别,结果显示不同剂量伊马替尼的疗效无显著性差别,因此确定 400 mg/d 伊马替尼

作为治疗的标准剂量,该研究显示中位生存时间可达 57 个月,和历史对照的 19 个月相比,OS 得到 3 倍的延长,因此可以说伊马替尼的应用给转移复发 GIST 患者的治疗带来革命性突破,长期随访结果显示 17.7% 患者接受长期超过 9 年的药物治疗,预计 9 年的 OS 为 35%。而在术后辅助治疗中,北欧的一项名为 SSG XVIII 的 III 期 RCT 研究旨在比较可切除的具有高危复发因素的 GIST 患者,术后服用 1 年和 3 年伊马替尼对无复发生存时间和 OS 的差别,结果显示 3 年伊马替尼治疗和 1 年相比,5 年的 RFS 和 OS 更高,RFS 分别为 65.6% 和 47.9%($P <$ 0.001),5 年 OS 分别为 92.0% 和 81.7%($P <$ 0.05)。因此基于此研究,推荐术后具有高危复发风险的患者至少给予 3 年伊马替尼辅助治疗。

伊马替尼的不良反应主要包括外周水肿,表现为眶周、面部、下肢等浅表部位水肿,发生率在 60%～70%,个别严重的患者可以表现为胸腔及心包积液,对症处理或停药后可迅速好转;消化道反应如恶心、呕吐、腹泻、腹痛、腹胀等也比较常见,其他常见的不良反应还包括皮疹、乏力、头痛、骨骼、肌肉疼痛等。实验室检查异常主要是患者可出现中性粒细胞减少、血小板减少、转氨酶升高、胆红素升高等,需要注意的是对于 HBV 感染患者,伊马替尼可能会导致乙肝病毒再激活,在临床治疗过程中需要定期监测肝肾功能。

31.3.5.2 尼洛替尼

尼洛替尼(nilotinib)也是一种口服的氨基嘧啶类酪氨酸激酶抑制剂,作用靶点和机制与伊马替尼相同,包括 BCR-ABL、KIT 及 PDGFRA 基因,对 SRC、HER-2、FLT3、MET、RET 和 IGF-1R 等靶点无明显活性。尼洛替尼的研发初衷是为了克服伊马替尼的耐药性,因此其对作用靶点 BCR-ABL 融合基因的亲和力和药效动力学效应理论上高于伊马替尼,临床前研究显示尼洛替尼对 BCR-ABL 靶点抑制浓度和伊马替尼相比低至 1/6 左右,针对伊马替尼耐药的 CML 细胞株,尼洛替尼有明显的抗肿瘤活性。尼洛替尼批准的适应证包括初治确诊的 Ph$^+$ 慢性粒细胞白血病慢性期,以及对伊马替尼耐药,或不耐受的 Ph$^+$ 慢性 CML 慢性期和急变期患者,应用剂量为 300 mg,每天 2 次。尼洛替尼需空腹服用,服用后平均最大血浆浓度为 1 788 μg/L,达到最大浓度时间为 1.47 h,平均清除率为 20.2 L/h。药物常见的不良反应包括中性粒细胞减少、血小板

减少、脂肪酶升高、血糖升高和低磷血症。

31.3.5.3 达沙替尼

达沙替尼(dasatinib)一种口服应用的小分子多激酶抑制剂,其作用靶点不仅包括 BCR-ABL、c-kit 及 PDGFR-β 等受体型酪氨酸激酶,还包括 Src 家族丝/苏氨酸蛋白激酶。对 BCR-ABL 基因的抑制能力,达沙替尼比伊马替尼强约 325 倍,比尼洛替尼强 16 倍,因此对伊马替尼耐药的 BCR-ABL 突变者有显著的抗肿瘤活性。达沙替尼批准的适应证包括对伊马替尼耐药,或不耐受的 Ph$^+$ CML 慢性期、加速期和急变期(急粒变和急淋变)患者,也可用于新诊断的 Ph$^+$ CML 慢性期。推荐起始剂量为达沙替尼 100 mg,每天 1 次,口服,服用时间应当一致,早上或晚上均可,而对于 Ph$^+$ 加速期、急变期(急粒变和急淋变)CML 的患者推荐起始剂量为 140 mg,每天 1 次。达沙替尼服用后吸收迅速,达到最高血浆浓度时间为 0.5~6 h,平均终末半衰期为 5~6 h。药物常见的不良反应包括腹泻、骨骼与肌肉疼痛、皮疹、中性粒细胞减少、血小板减少,比较特殊且发生率高的不良反应为液体潴留,特别是胸腔积液,有高达 28% 的发生率,3/4 度为 3%~5%,其机制目前不是特别明确,可能和免疫机制相关,采取药物减量或者同时应用利尿剂和皮质激素类药物能够很好地得到控制。

31.4 其他靶点及研究药物

31.4.1 Hedghog 抑制剂

基底细胞癌(basal cell carcinoma,BCC)是原发于皮肤的一种恶性肿瘤,尽管大多数患者通过手术和局部治疗即可治愈,但仍有部分患者出现疾病复发甚至远处转移。在 BCC 的发病机制中,确定 Hedghog(Hh)信号通路涉及其中,超过 95% 的散发性 BCC 可检测到 Hh 信号的异常表达。在 Hh 通路中,有两种重要受体介导配体激活的信号通路活化,分别为 12 次跨膜蛋白受体 Patched-1(PTCH-1)和 7 次跨膜受体 Smoothened(SMO),PTCH-1 受体对 Hh 通路起负性调控作用,SMO 受体和 G 蛋白偶联受体同源,是 Hh 通路激活必不可少的受体。生理情况下,Hh 信号配体和 PTCH-1 结合,对 SMO 蛋白起抑制作用,从而调控正常的胚胎发育和分化,而在病理状态如肿瘤中,Hh 信号通路蛋白异常表达,对 SMO 受体的抑制作用解除,从而使得

Hh 通路异常激活,下游的 Gli 蛋白进入核内,激活下游靶基因转录。维莫德吉(vismodegib)是第一个小分子口服 SMO 抑制剂,通过阻断 SMO 蛋白可以选择性抑制 Hh 信号通路的异常活化。ERIVANCE 是一项国际多中心两队列非随机 II 期研究,在 104 例 mBCC 和局部晚期 BCC 患者中,采用 150 mg,每天 1 次维莫德吉治疗,结果显示在 33 例 mBCC 中,ORR 为 30%,而在 63 例局部晚期 BCC 中,ORR 为 43%,晚期缓解为 13%,两组的中位缓解时间为 7.6 个月。在近期报告的生存结局中,mBCC 组 ORR 为 48.5%,局部晚期 BCC 组为 60.3%,中位缓解时间分别为 14.8 个月和 26.2 个月,总生存时间分别为 33.4 个月及未达到。因此,基于维莫德吉在转移性或局部晚期 BCC 中的良好疗效,该药物已经得到批准用于临床治疗术后或放疗后复发的局部晚期或转移性皮肤基底细胞癌,治疗剂量为 150 mg,每天 1 次。而另一种 SMO 抑制剂 Sonidegib 也因其在基底细胞癌中的良好疗效得到了药监部门批准用于具有同样适应证的患者。

31.4.2 HGF/c-MET 抑制剂

c-MET 作为一种受体型酪氨酸激酶,是由位于 7 号染色体 q21-q31 区基因原癌基因 MET 编码的 1 408 个氨基酸残基构成的跨膜糖蛋白,c-MET 表达于肿瘤细胞表面,和肝细胞生长因子(HGF)产生特异性结合,两者的结合可以导致下游信号转导通路持续活化,包括 MAPK 通路及 PI3K/Akt 通路,从而调控肿瘤细胞增殖、生存、内环境、血管生成、肿瘤细胞的迁移、浸润等。c-MET 扩增见于多种实体恶性肿瘤,包括非小细胞肺癌、胃癌、胰腺癌、肝细胞癌等,c-MET 的过度表达往往也提示不良预后,在某些实体瘤中,c-MET 基因过表达亦是导致靶向药物治疗耐药的机制之一,如超过 30% 的 EGFR 耐药的非小细胞肺癌存在 c-MET 过度表达;c-MET 扩增也是 RAS 野生型 mCRC 抵抗 EGFR 治疗的可能机制之一。靶向于 HGF/c-MET 通路的治疗策略包括抑制 HGF 及 c-MET 靶点的抑制,前者主要是抗 HGF 单克隆抗体,包括 Ficlatuzumab、Rilotumumab 及 TAK701 等;后者包括 c-MET 单克隆抗体及口服小分子激酶抑制剂,靶向于 c-MET 的单克隆抗体为 Onartuzumab,而以 c-MET 为主要靶点或者部分靶点的小分子化合物则包括多种,如 Tivatinib、 Cabozantinib、 Golvatinib、 Foretinib、

Amuvatinib 和 Volitinib 等。除靶向于多种激酶的口服小分子 c-MET 抑制剂如克唑替尼（c-MET 和 ALK 双重抑制）、卡博替尼（c-MET 及 VEGFR‐2）等批准用于非小细胞肺癌及甲状腺癌、肾癌的治疗之外，目前尚无其他 c-MET 抑制剂被批准可用于实体肿瘤治疗，特别是曾寄予厚望的单克隆抗体 Onartuzumab 及 Rilotumumab，在转移性胃癌的 3 项Ⅲ期 RCT 研究中均以失败而告终，而其他大多数口服抑制剂还处于早期Ⅰ/Ⅱ临床研究中。

31.4.3　MDM2/X 抑制剂

鼠双微体（MDM）家族成员 MDM2 和 MDMX 是抑癌基因 *P53* 重要的调节因子，*P53* 基因对细胞周期增殖和细胞生长起到调控作用。作为 *P53* 基因的负性调控因子，如果 *MDM2 - P53* 基因轴的功能异常，则可能导致调控细胞增殖的能力失衡，使得肿瘤细胞的生长、增殖失控；在多种恶性肿瘤中业已发现 *MDM2* 基因过表达，主要表现为基因扩增，如原位或者浸润性乳腺癌、肉瘤、食管癌等，也发现 *MDMX* 基因在胶质瘤、视网膜母细胞瘤、肉瘤和乳腺癌等高表达或扩增。因此针对 MDM2 功能的抑制可以重新释放 *P53* 基因的抑制抑癌作用，包括阻断 MDM2 表达；阻断 MDM2 和 P53 之间的物理相互作用；通过泛素连接酶 E3 调控 MDM2 活性，以及靶向于 MDM2 - P53 复合物等治疗策略，而多数针对此治疗靶点的药物尚处于早期Ⅰ/Ⅱ临床研究中，例如 RG7112、Idasanutlin（RG7388）、MI‐77301 以及 AMG232 等。

31.5　结语

靶向治疗以其独特的作用机制和显著疗效，在抗肿瘤治疗领域方兴未艾，FDA 已批准了近 50 种靶向药物用于恶性肿瘤的治疗。一方面，肿瘤分子生物学的发展提供了靶向治疗的理论基础，革命性地推动和改变了肿瘤治疗的现状；另一方面，药物、肿瘤和人体三方面在疾病的治疗和发展过程中，形成了一种肿瘤和宿主之间相互竞争、此消彼长的态势，又反过来促进了对肿瘤的发生、发展、克隆减灭和进化、肿瘤时空异质性等多维度、多方位深入地认识和理解，为发展肿瘤靶向治疗的新型模式、进一步提高治疗效果提供了理论支持。作为在精准医疗前提下的个体化治疗模式，采用分子标志物富集对靶

向治疗有最大获益可能的人群是选择靶向治疗的前提。如在乳腺癌中进行 *HER‐2* 基因的免疫组化或荧光原位杂交确认阳性患者，是采用阳性预测标志物筛选抗 HER‐2 治疗获益人群，而在 mCRC 患者中，利用 *RAS* 及 *BRAF* 基因突变与否排除不接受抗 EGFR 治疗人群，则是采用阴性预测标志物排除不获益或疗效受损的患者。因此，对靶向治疗而言，基于分子标志物指导下的个体化治疗至关重要。此外，靶向治疗朝着更加个体化的治疗方向发展，而具有某些特定基因突变或者遗传学异常的患者群体，可能不仅存在于同一种肿瘤类型，如 *BRAF* 突变的恶性肿瘤，不仅可见于结直肠癌、恶性黑色素瘤、肺癌、胰腺癌等，甚至在少见的 GIST 中；抑或具有相同分子遗传学特征可能存在于多种肿瘤类型，例如高度微卫星不稳定现象可见于结直肠癌、胃癌、胆囊癌、胰腺癌等。2017 年 5 月 24 日美国 FDA 批准根据微卫星不稳定性检测结果来选择抗 PD‐1 靶向治疗，这是第一次根据分子标志物批准药物，而不是传统地按照肿瘤部位来批准抗肿瘤药物，体现了我国传统医学中"异病同治"的辩证概念。因此，分子靶向治疗以其特有的作用机制和多样性，更加精准地定义和个体化抗肿瘤治疗，体现了肿瘤治疗的艺术性。同样，在使用这类药物治疗的过程中，也进一步夯实和拓展了我们对恶性肿瘤发生发展机制的认识，发现了恶性肿瘤"聪明、狡猾"的一面，如肿瘤自身的进化、肿瘤异质性在时间和空间的转化，正是在此过程，让我们抗击肿瘤的手段和技巧越来越丰富，而肿瘤治疗的效果则越来越好。虽然靶向治疗目前并不能完全取代传统的化学治疗，但靶向治疗是抗肿瘤治疗前进和发展的方向，期待更多、更有效、更加个体化的靶向治疗药物造福广大病人。

（罗志国　陈治宇）

主要参考文献

[1] 王金万,孙燕,刘永煜,等. 重组人血管内皮抑素联合 NP 方案治疗晚期 NSCLC 随机、双盲、对照、多中心Ⅲ期临床研究[J]. 中国肺癌杂志,2005,8:283‐290.

[2] 江泽飞,邵志敏,徐兵河,等. 人表皮生长因子受体 2 阳性乳腺癌临床诊疗专家共识 2016[J]. 中华医学杂志,2016,96:1091‐1096.

[3] 周军,沈琳,高静,等. 尼妥珠单抗联合伊立替康二线治疗晚期结直肠癌的回顾性分析[J]. 解放军医学杂志,

2012,37:54 – 58.

[4] Bahrami A, Shahidsales S, Khazaei M, et al. C-Met as a potential target for the treatment of gastrointestinal cancer: Current status and future perspectives [J]. J Cell Physiol, 2017,232:2657 – 2673.

[5] Bang YJ, Van Cutsem E, Feyereislova A, et al. Trastuzumab in combination with chemotherapy versus chemotherapy alone for treatment of HER2-positive advanced gastric or gastro-oesophageal junction cancer (ToGA): a phase 3, open-label, randomised controlled trial [J]. Lancet, 2010,376:687 – 697.

[6] Baselga J, Campone M, Piccart M, et al. Everolimus in postmenopausal hormone-receptor-positive advanced breast cancer [J]. N Engl J Med, 2012, 366 (6): 520 – 529.

[7] Blackwell KL, Burstein HJ, Storniolo AM, et al. Overall survivalbenefit with lapatinib in combination with trastuzumab for patients with human epidermal growth factor receptor 2-positive metastaticbreast cancer: final results from the EGF104900 study [J]. J ClinOncol, 2012,30(21):2585 – 2592.

[8] Blackwell KL, Burstein HJ, Storniolo AM, et al. Randomized study of Lapatinib alone or in combination with trastuzumab in women with ErbB2-positive, trastuzumab-refractory metastatic breastcancer [J]. J Clin Oncol, 2010,28(7):1124 – 1130.

[9] Cameron D, Casey M, Press M, et al. A phase III randomized comparison of lapatinib plus capecitabine versus capecitabine alone in women with advanced breast cancer that has progressed on trastuzumab: updated efficacy and biomarker analyses [J]. Breast Cancer Res Tr, 2008,112(3):533 – 543.

[10] Cameron D, Piccart-Gebhart MJ, Gelber RD, et al. 11 years' follow-up of trastuzumab after adjuvant chemotherapy in HER2-positive early breast cancer: final analysis of the HERceptin Adjuvant (HERA) trial [J]. Lancet, 2017,389:1195 – 1205.

[11] Camidge DR, Bang YJ, Kwak EL, et al. Activity and safety of crizotinib in patients with ALK-positive non-small-cell lung cancer: updated results from a phase 1 study [J]. Lancet Oncol, 2012,13(10):1011 – 1019.

[12] Coiffier B, Radford J, Bosly A, et al. A multicentre, phaseII trial of ofatumumab monotherapy in relapsed/progressivediff large B-cell lymphoma [J]. Br J Haematol. 2013,163(3):334 – 342.

[13] Cristofanilli M, Turner NC, Bondarenko I, et al. Fulvestrant plus palbociclib versus fulvestrant plus placebo for treatment of hormone-receptor-positive, HER2 – negative metastatic breast cancer that progressed on previous endocrine therapy (PALOMA-3): final analysis of the multicentre, double-blind, phase 3 randomised controlled trial [J]. Lancet Oncol, 2016, 17:425 – 439.

[14] Czuczman MS, Grillo-Lopez AJ, White CA, et al. Treatment of patients with low-grade B-cell lymphoma with thecombination of chimeric anti-CD20 monoclonal antibody and CHOP chemotherapy [J]. J Clin Oncol, 1999,17(1):268 – 276.

[15] Finn RS, Martin M, Rugo HS, et al. Palbociclib and letrozole in advanced breast cancer. N Engl J Med 375: 1925 – 1936,2016.

[16] Fukuoka M, Wu YL, Thongprasert S, et al. Biomarker analyses and final overall survival results from a phase III, randomized, open-label, first-line study of gefitinib versus carboplatin/paclitaxel in clinically selected patients with advanced non small-cell lung cancer in Asia (IPASS) [J]. J Clin Oncol, 2011,29(21):2866 – 2874.

[17] Garnock-Jones KP. Nilotinib: in the first-line treatment of newly diagnosed Philadelphia chromosome-positive chronic myeloid leukaemia in chronic phase [J]. Drugs, 2011,71:1579 – 1590.

[18] Goede V, Fischer K, Busch R, et al. Chemoimmunotherapy with GA101 plus chlorambucil in patients with chronic lymphocytic leukemia and comorbidity: results of the CLL11(BO21004) safety run-in [J]. Leukemia, 2013,27(5):1172 – 1174.

[19] Goede V, Fishcher K, Busch R, et al. Obinutuzumab plus chlorambucil in patients with CLL and coexisting conditions [J]. N Engl J Med, 2014, 370 (12): 1101 – 1110.

[20] Hauschild A, Grob JJ, Demidov LV, et al. Dabrafenib in BRAF-mutated metastatic melano-ma: a multicentre, open-label, phase 3 randomised con-trolled trial [J]. Lancet, 2012,380:358 – 365.

[21] Hillmen P, Robak T, Janssens A, et al. Chlorambucil plus Ofatumumab versus chlorambucil alone in previously untreated patients with chronic lymphocytic leukemia (COMPLEMENT 1): a randomised, multicentre, open-label phase 3 trial [J]. Lancet, 2015,9:385(9980):1873 – 1883.

[22] Keating GM. Bevacizumab: a review of its use in advanced cancer. Drugs 74:1891 – 925,2014.

[23] Ledermann JA, Harter P, Gourley C, et al. Overall survival in patients with platinum-sensitive recurrent

serous ovarian cancer receiving olaparib maintenance monotherapy: an updated analysis from a randomised, placebo-controlled, double-blind, phase 2 trial [J]. Lancet Oncol, 2016,17:1579 - 1589.

[24] Lin Z, Zhang Q, Luo W. Angiogenesis inhibitors as therapeutic agents in cancer: Challenges and future directions [J]. Eur J Pharmacol, 2016,793:76 - 81.

[25] Long GV, Weber JS, Infante JR, et al. Overall survival and durable responses in patients with BRAF V600 - mutant metastatic melanoma receiving dabrafenib combined with trametinib [J]. J Clin Oncol, 2016,34: 871 - 878.

[26] Marcus R, Imrie K, Belch A, et al. CVP chemotherapy plusrituximab compared with CVP as first-line treatment foradvanced follicular lymphoma [J]. Blood, 2005,105(2):1417 - 1423.

[27] Matasar MJ, Czuczman MS, Rodriguez MA, et al. Ofatumumab in combination with ICE or DHAP chemotherapy in relapsed or refractory intermediate grade B-cell lymphoma [J]. Blood, 2013,25,122(4): 499 - 506.

[28] Mok TS, Wu YLJ, Ahn MJJ, et al. Osimertinib or platinum — pemetrexed in EGFR T790M-positive lung cancer [J]. N Engl J Med, 2017,376(7):629 - 640.

[29] Motzer RJ, Escudier B, Oudard S, et al. Phase 3 trial of everolimus for metastatic renal cell carcinoma: final results and analysis of prognostic factors [J]. Cancer, 2010,116(18):4256 - 4265.

[30] Paolo AA, Grant AM, Brigitte Dréno, et al. Cobimetinib combined with vemurafenib in advanced BRAFV600-mutant melanoma (coBRIM): updated efficacy results from a randomised, double-blind, phase 3 trial [J]. Lancet Oncol, 2016,17:1248 - 1260.

[31] ParkK, TanEH, O'ByrneK, et al. Afatinibversus gefitinib as first-line treatment of patientswith EGFR mutation-positive non-small-cell lung cancer (LUX-Lung7): a phase 2B, open-label, randomised controlled trial [J]. Lancet Oncol, 2016,17(5):577 - 589.

[32] Perez EA, Romond EH, Suman VJ, et al. Trastuzumab plus adjuvant chemotherapy for human epidermal growth factor receptor 2-positive breast cancer: planned joint analysis of overall survival from NSABP B-31 and NCCTG N9831 [J]. J Clin Oncol, 2014, 32: 3744 - 3752.

[33] Pfreundschuh M, Trmper L, Osterborg A, et al. CHOP-like chemotherapy plus rituximab versus CHOP-like chemotherapy alone in young patients with good-prognosis diffuse large-B-cell lymphoma: a randomised controlled trial by the MabThera International Trial (MInT) Group [J]. Lancet Oncol, 2006, 7 (5): 379 - 391.

[34] Poole RM, Vaidya A. Ramucirumab: first global approval [J]. Drugs, 2014,74:1047 - 1058.

[35] Roviello G, Bachelot T, Hudis CA, et al. The role of bevacizumab in solid tumours: A literature based meta-analysis of randomised trials [J]. Eur J Cancer, 2017, 75:245 - 258.

[36] Salles G, Seymour JF, Offner F, et al. Rituximab maintenance for 2years in patients with high tumour burden follicular lymphoma responding to rituximab plus chemotherapy (PRIMA): a phase 3, randomized controlled trial [J]. Lancet, 2011,337:42 - 51.

[37] Schwartzberg LS, Franco SX, Florance A, et al. Lapatinib plus letrozole as first-line therapy for HER - 2+ hormone receptor-posi-tive metastatic breast cancer [J]. Oncologist, 2010,15(2):122 - 129.

[38] Scott K, Hayden PJ, Will A, et al. Bortezomib for the treatment of multiple myeloma [J]. Cochrane Db Syst Rev, 2016,20(4):CD010816.

[39] Sehn LH, Chua N, Mayer J, et al. Obinutuzumab plus bendamustine versus bendamustine monotherapy in patients with rituximab-refractory indolent non-Hodgkin lymphoma (GADOLIN): a randomised, controlled, open-label, multicentre, phase 3 trial [J]. Lancet Oncol, 2016,17(8):1081 - 1093.

[40] Sekulic A, Migden MR, Basset-Seguin N, et al. Long-term safety and efficacy of vismodegib in patients with advanced basal cell carcinoma: final update of the pivotal ERIVANCE BCC study [J]. BMC Cancer, 2017,17:332.

[41] Sekulic A, Migden MR, Oro AE, et al. Efficacy and safety of vismodegib in advanced basal-cell carcinoma [J]. N Engl J Med, 2012,366:2171 - 2179.

[42] Shanafelt T, Lanasa MC, Call TG, et al. Ofatumumab-based chemoimmunotherapy is effective and well tolerated in patients with previously untreated chronic lymphocytic leukemia (CLL) [J]. Cancer, 2013,119: 3788 - 3796.

[43] Shaw A T, Kim D W, Mehra R, et al. Ceritinib in ALK-rearranged non-small-cell lung cancer [J]. N Engl J Med, 2014,370(13):1189 - 1197.

[44] Shaw AT, Kim DW, Nakagawa K, et al. Crizotinib versus chemotherapy in advanced ALK-positive lung cancer [J]. N Engl J Med, 2013, 20: 368 (25):

2385 – 2394.

[45] Shirley M. Olaratumab: First Global Approval [J]. Drugs, 2017,77(1):107 – 112.

[46] Shi Y, Dong M, Hong X, et al. Results from a multicenter, open-label, pivotal phase II study of chidamide in relapsed or refractory peripheral T-cell lymphoma [J]. Ann Oncol, 2015,26(8):1766 – 1771.

[47] Shi Y, Zhang L, Liu X, et al. Icotinib versus gefitinib in previously treated advanced non-smal-cel lung cancer (ICOGEN): a randomized, double-blind phase 3 non-inferiority trial [J]. Lancet Oncol, 2013, 14 (10): 953 – 961.

[48] Solomon BJ, Mok T, Kim DW, et al. First-line crizotinib versus chemotherapy in ALK-positive lung cancer [J]. N Engl J Med, 2014,371(23):2167 – 2177.

[49] Soria JC, Felip E, Cobo M, et al. Afatinib versus erlotinib as second-line treatment of patients with advanced squamous cell carcinoma of the lung (LUX-Lung 8): an open-label randomised controlled phase 3 trial [J]. Lancet Oncol, 2015,16(8):897 – 907.

[50] Soria JC1, Tan DS2, Chiari R, et al. First-line ceritinib versus platinum-based chemotherapy in advanced ALK-rearranged non-small-cell lung cancer (ASCEND – 4): a randomized, open-label, phase 3 study [J]. Lancet,

2017,389(10072):917 – 929.

[51] Swain SM, Baselga J, Kim SB, et al. Pertuzumab, trastuzumab, and docetaxel in HER2 – positive metastatic breast cancer [J]. N Engl J Med, 2015,372: 724 – 734.

[52] Syed YY, McKeage K. Aflibercept: A Review in Metastatic Colorectal Cancer [J]. Drugs, 2015, 75: 1435 – 1445.

[53] Syed YY. Rucaparib: First Global Approval [J]. Drugs, 2017,77:585 – 592.

[54] Tisato V, Voltan R, Gonelli A, et al. MDM2/X inhibitors under clinical evaluation: perspectives for the management of hematological malignancies and pediatric cancer [J]. J Hematol Oncol, 2017,10:133.

[55] Yang JC, Wu YL, Schuler M, et al. Afatinib versus cisplatin-based chemotherapy for EGFR mutation-positive lung adenocarcinoma (LUX-Lung 3 and LUX-Lung 6): analysis of overall survival data from two randomized, phase 3 trials [J]. Lancet Oncol, 2015,16 (2):141 – 151.

[56] Yao JC, Shah MH, Ito T, et al. Everolimus for advanced pancreatic neuroendocrine tumors [J]. N Engl J Med, 2011,364:514 – 523.

32 肿瘤的免疫治疗

32.1 肿瘤免疫治疗概况

肿瘤免疫治疗是利用人体的免疫系统,通过增强或恢复抗肿瘤免疫力,从而杀伤和控制肿瘤的一种治疗模式,属于肿瘤生物治疗范畴。自 1891 年美国外科医生 William Coley 开展用细菌来治疗肿瘤的研究以来,肿瘤免疫治疗经历了长达一个多世纪漫长的探索,其中 20 世纪 40～50 年代肿瘤特异性抗原的发现及 Burnet 在 1967 年提出的免疫监视(immune surveillance)学说,为肿瘤免疫治疗提供了坚实的理论基础。70 年代开始的白细胞介素-2(interleukin-2,IL-2)抗肿瘤研究及 80 年代美国国立癌症研究院 Steve Rosenberg 团队成功地采用高剂量 IL-2 治愈第一例转移性恶性黑色素瘤患者,给肿瘤免疫治疗带来一线曙光。自 1985 年生物治疗概念的提出,到 2010 年第一个前列腺癌治疗性疫苗 Provenge 的问世,以及从 2011 年开始免疫检查点抑制剂相继被 FDA 批准治疗恶性黑色素瘤、肺癌、肾癌、膀胱癌等多种恶性肿瘤,肿瘤免疫治疗取得了突破性进展。近几年来,在过继免疫细胞治疗领域,基因工程修饰的免疫细胞治疗血液系统肿瘤的临床试验结果令人鼓舞。另外,基于新抗原的个性化肿瘤治疗性疫苗在初步的临床试验中也取得了令人振奋的效果,进一步推动了肿瘤免疫治疗的发展进程。肿瘤免疫治疗已经发展成为除手术、放疗、化疗及分子靶向治疗外又一新的治疗手段。根据作用机制的不同,肿瘤免疫治疗分为主动免疫治疗、被动免疫治疗及非特异性免疫反应调节剂治疗 3 类。为了便于说明和理解,本章节根据治疗方法的不同,将肿瘤免疫治疗分为:细胞因子等生物反应调节剂、肿瘤治疗性疫苗、基因修饰的免疫细胞、免疫检查点抑制剂及抗体偶联药物五类,下面分别予以阐述。

32.2　细胞因子等生物反应调节剂

细胞因子是机体免疫细胞和一些非免疫细胞产生的一组具有广泛生物活性的可溶性蛋白与多肽的总称,包括白细胞介素(IL)、干扰素(IFN)、肿瘤坏死因子(TNF)、集落刺激因子(CSF)、转化生长因子(TGF)、小分子免疫肽(如转移因子、胸腺素等)。大多数细胞因子本身并不能杀伤肿瘤细胞,但可通过增强免疫系统的功能来抑制肿瘤的生长,所以又称为生物反应调节剂(biological response modifiers,BRM)。除细胞因子外,生物反应调节剂还包括细菌成分如万特普安、卡介苗,基因工程改造的病毒如溶瘤病毒,小分子免疫调节剂如吲哚胺-加双氧酶(IDO)抑制剂,多糖类如香菇多糖等。目前已经用于临床的生物反应调节剂如下。

32.2.1　IFN-α

干扰素是 1957 年由英国科学家发现的一种具有重要生理功能特别是调节机体适应性免疫和固有免疫的细胞因子,不仅具有抗病毒作用,还具有直接抑制肿瘤细胞增殖或通过机体的免疫防御机制抑制肿瘤细胞生长的作用。按照诱导人体不同细胞产生干扰素的抗原不同分为 IFN-α、IFN-β 及 IFN-γ。目前,临床应用的多为人体白细胞重组干扰素 IFN-α,不仅对体液免疫、细胞免疫均有免疫调节作用,对巨噬细胞及自然杀伤细胞(NK 细胞)也有一定的免疫增强作用。IFN-α 已被批准适用于多种恶性肿瘤的治疗,包括毛细胞白血病(有效率可达 80%)、慢性粒细胞白血病、黑色素瘤和人类免疫缺陷病毒(HIV)相关 Kaposi 肉瘤等。IFN-γ 目前仅作为抗病毒药物应用于临床,还没有被批准治疗恶性肿瘤,但也具有免疫调节作用。除了有正向促进免疫功能的报道以外,还发现 IFN-γ 可诱导肺癌、

卵巢癌细胞表达程序性细胞死亡蛋白-1 配体(PD-L1)促进肿瘤发展,并使得肿瘤免疫微环境中调节性 T 淋巴细胞(Treg)脆弱,这在理论上可能提高免疫检查点抑制剂 PD-1 抗体的疗效。

干扰素的不良反应主要有:① 全身反应表现为流感样症状,即寒战、发热和不适。② 骨髓抑制,在用药中可出现轻度白细胞或血小板减少。③ 部分患者在注射部位可出现红斑,并有压痛,一般 24 h 后可消退。④ 其他:脱发、皮疹、嗜睡、一过性肝功能损伤等。注意事项:心肌梗死、重症高血压、脑血管疾病及抑郁症患者慎用;泼尼松或其他皮质激素可降低干扰素的生物活性。

32.2.2　IL-2

IL-2 是另一种对免疫系统有多效性影响的关键细胞因子,可由抗原刺激的 CD4$^+$T 细胞、CD8$^+$T 细胞、NK 细胞及激活的树突状细胞产生,并通过与淋巴细胞表达的 IL-2 受体结合调节免疫活性,刺激 NK 细胞的增殖和活化,促进 CD8$^+$T 细胞及 NK 细胞的细胞毒活性;诱导淋巴因子激活的杀伤细胞(LAK 细胞)产生广谱抗肿瘤活性,溶解多种肿瘤细胞。高剂量 IL-2(600 000 IU/kg 或 720 000 IU/kg)可诱导部分转移性黑色素瘤和转移性肾癌产生持续的抗肿瘤反应,使得一部分患者能够长期生存。因此,高剂量 IL-2 已经被 FDA 批准用于治疗转移性肾细胞癌和转移性黑色素瘤。但高剂量 IL-2 引起的血管渗漏综合征、肺水肿、低血压及心脏毒性限制其在临床上的广泛应用。由于 IL-2 不仅能促进 T 细胞增殖,且对 T 细胞有促分化作用;低剂量 IL-2(60 000 IU/kg 或 72 000 IU/kg)能维持表达嵌合抗原受体 T 细胞(CAR-T)及表达 T 细胞受体的 T 细胞(TCR-T)的增殖和生长,其在恶性肿瘤的过继免疫性细胞治疗(adoptive immune therapy,AIT)中发挥着重要作用。最近的研究改变其单药治疗策略,结合其他抗肿瘤免疫疗法,如细胞过继免疫治疗、多肽疫苗、免疫检查点抑制剂等。由于细胞因子免疫调节网络的复杂性,未来 IL-2 在肿瘤免疫治疗联合应用中的作用和地位还需要更多的研究来证实。

32.2.3　其他重要的生物反应调节剂

(1) TNF-α

1975 年,Carswell 等在接种卡介苗(bacillus calmette guerin,BCG)后注射脂多糖(LPS)的小鼠

血清中发现一种能杀伤某些肿瘤细胞或使体内肿瘤组织发生坏死的细胞因子,称 TNF。1985 年,Shalaby 将巨噬细胞产生的 TNF 命名为 TNF‐α,T 淋巴细胞产生的淋巴毒素(lymphotoxin,LT)命名为 TNF‐β。由于 TNF‐α 具有促进 T 细胞及其他杀伤细胞对肿瘤细胞的杀伤作用,但全身用药毒性较大,目前主要局部应用于治疗癌性浆膜腔积液;其主要不良反应有流感样症状,如寒战、关节及周身痛等,一般吲哚美辛可缓解该症状,以及恶心、呕吐、腹泻和一过性转氨酶升高等,停药后症状可迅速消退。

(2)T‐Vec

T‐Vec(talimogene laherparepvec)是一种经过粒细胞‐巨噬细胞集落刺激因子(GM‐CSF)基因修饰的 I 型单纯疱疹病毒(herpes simplex virus,HSV),它可以在肿瘤细胞内复制并分泌 GM‐CSF。将其直接注射到黑色素瘤中可引起肿瘤细胞的溶解,并释放出肿瘤抗原和 GM‐CSF,提高抗肿瘤免疫应答。基于大型随机对照 III 期临床试验 OPTiM 的结果,美国食品和药品管理局(FDA)批准了一种遗传工程病毒 T‐Vec 治疗晚期黑色素瘤。OPTiM 研究中,T‐Vec 治疗组较 GM‐CSF 治疗组有更高的总缓解率(26.4% vs. 5.7%;P<0.001),其中有 10.8% 患者获得完全缓解,而 GM‐CSF 组完全缓解率<1%;中位总生存期(OS)延长 4.3 个月。T‐Vec 是首个获得 FDA 批准的溶瘤病毒类治疗药物,为不可切除的黑色素瘤患者提供了一种治疗选择。T‐Vec 最常见的不良反应为寒战、发热、注射点疼痛、恶心、流感样症状和疲劳,但任何一种不良反应的发生率均未超过 2%,具有良好的安全性。

32.2.4 结论与展望

细胞因子 IL‐2、IFN‐α 及 TNF‐α 已经用于恶性肿瘤的治疗。其他生物反应调节剂如 GM‐CSF、胸腺素、香菇多糖等,尽管有一定免疫调节作用,但临床抗肿瘤效果不确切;万特普安、卡介苗等细菌制剂局部腔内应用有一定作用,而全身应用同样抗肿瘤效果有限或不确切。IL‐7 和 IL‐15 是近几年来研究较多的与 T 淋巴细胞增值、归巢及免疫记忆性干细胞的形成和维持密切相关的细胞因子,均以 T 细胞生长因子为特征,具有潜在的 T 细胞功能重建和促进疫苗有效性的作用。IL‐15

还具有广泛的诱导 T、B 和 NK 细胞增殖与分化的活性;它不但提高 CD8+ T 细胞的杀伤活性和诱导抗原特异性 CD8+ CD44hi 记忆 T 细胞的形成和长期维持,还可刺激树突状细胞的成熟。因此,IL‐15 可同时增强先天免疫和特异性免疫功能。与 IL‐2 不同,IL‐15 不具有刺激 Treg 细胞增殖的特性,目前用于制备基因修饰的免疫细胞,其在抗肿瘤免疫治疗中的作用值得期待。溶瘤病毒作为一种新兴的抗肿瘤治疗药物,随着基因工程技术的发展,人们对溶瘤病毒进行不断优化,将提高其对肿瘤细胞的杀伤效率与靶向性,这种治疗策略也可能成为具有潜力和应用前景的恶性肿瘤治疗方法之一。

大量研究表明,IDO 在肿瘤诱导免疫系统对突变抗原产生免疫耐受中发挥着主要作用。IDO 抑制剂可以克服这种获得性耐受状态,选择性的 IDO 抑制剂 Epacadostat 联合免疫检查点抑制剂 PD‐1 单抗 Keytruda 在一个早期临床试验中显示了良好的疗效和安全性:晚期肿瘤的总疾病控制率(DCR)为 79%(15/19),客观缓解率(ORR)分别为 57%(黑色素瘤)、40%(肾细胞癌)、50%(移形细胞癌)、50%(非小细胞肺癌)、50%(子宫内膜癌)和 100%(头颈部鳞癌),客观缓解率似乎高于两者单独用药的历史数据,且联合用药的耐受性良好,3 级或以上的不良事件发生率较低。细胞因子等生物反应调节剂联合其他抗肿瘤免疫疗法如细胞过继免疫治疗、多肽疫苗、免疫检查点抑制剂等,甚至联合传统的手术、放疗和化疗的鸡尾酒疗法是今后抗肿瘤免疫治疗的方向。

32.3 肿瘤治疗性疫苗

32.3.1 概述

肿瘤治疗性疫苗是利用肿瘤细胞或肿瘤相关抗原物质引发能识别肿瘤特异性抗原表位的抗肿瘤 T 细胞反应,并能抑制或杀灭肿瘤细胞的一种疫苗。2010 年,FDA 批准了第一个治疗前列腺癌的治疗性疫苗 Provenge,肿瘤治疗性疫苗的研发进入了快速发展时期。截至 2017 年 6 月,全球注册肿瘤治疗性疫苗的临床试验项目超过 600 多项,尽管许多治疗性疫苗在 I/II 期的临床试验中显示出良好的抗肿瘤效果,目前还没有在 III 期临床试验中观察到显著的临床疗效;基于新抗原的个性化肿瘤疫苗在初步的临床试验中取得了令人振奋的效果。本节介绍肿瘤特异性抗原(TSA)的筛选及基于 TSA 的主要治疗性疫苗,包括树突状细胞疫苗、多肽疫苗和核酸疫苗在临床研究中的最新进展。

32.3.2 肿瘤特异性抗原的筛选

Burnet 等提出的"免疫监视"学说认为机体中出现突变的肿瘤细胞可被免疫系统所识别而清除,为肿瘤免疫治疗奠定了理论基础。肿瘤治疗性疫苗是基于肿瘤抗原的存在和诱导肿瘤抗原特异性 T 淋巴细胞的产生,这些 T 淋巴细胞可以识别抗原递呈细胞(APC)所呈现的肿瘤抗原表位肽,并导致自发 T 细胞反应攻击肿瘤细胞。因此,确定肿瘤特异性抗原对于研发理想的肿瘤疫苗是至关重要的。

32.3.2.1 肿瘤抗原的分类

肿瘤抗原分类方法有多种,常用的有两种方法。

(1)根据肿瘤抗原的特异性分类

根据肿瘤抗原的特异性,可将肿瘤抗原分为 TSA 和肿瘤相关抗原(TAA)。

1)TSA 仅表达于肿瘤组织,而不存在于正常组织。此类抗原乃通过肿瘤在同种系动物间的移植而被证实,故也称为肿瘤特异性移植抗原(tumor specific transplantation antigen,TSTA)或肿瘤排斥抗原(tumor rejection antigen,TRA)。通常情况下化学或物理因素诱生的肿瘤抗原、自发性肿瘤抗原和病毒诱导的肿瘤抗原等多属此类。

2)TAA 指存在于肿瘤组织或细胞,同时正常组织或细胞也可表达的抗原物质,差别在于在肿瘤细胞的表达量远超过正常细胞。如胚胎抗原、分化抗原等。

(2)根据肿瘤抗原产生的机制分类

1)突变抗原:机体受到化学或物理等致癌因素作用,某些基因发生突变而表达的新抗原(如 P53 等)。此类肿瘤抗原的特点是特异性强、免疫原性弱及高度异质性。

2)病毒诱发的肿瘤抗原:有些肿瘤的发生与病毒感染有密切关系,能够诱发肿瘤的病毒主要包括 DNA 病毒和 RNA 病毒,故这类肿瘤抗原称为病毒相关的肿瘤抗原,具有较强的免疫原性。

3)自发肿瘤抗原:人类大部分肿瘤属于自发肿瘤,是指迄今尚未阐明其发生机制的肿瘤。自发肿瘤表达的抗原大部分仍属突变抗原,此类肿瘤抗原

具有明显的肿瘤特异性。

4)分化抗原:分化抗原是机体器官和细胞在发育过程中表达的正常分子,在恶性肿瘤细胞表达量超过正常细胞,如 gp100 和 tyrosinase 等属于此类抗原。

5)胚胎抗原:正常情况下胚胎抗原(fetal antigen)仅表达于胚胎组织,发育成熟的组织并不表达。常见的胚胎抗原有甲胎蛋白(AFP)、癌胚抗原(CEA)等。

32.3.2.2 肿瘤特异性抗原的筛选方法

肿瘤特异性抗原是一类在肿瘤组织中特异性高表达,而在所有或者大多数正常组织中不表达或低表达的蛋白。很多肿瘤特异性抗原已经作为靶点设计肿瘤治疗性疫苗。研究显示,部分肿瘤特异性抗原在癌症患者体内能有效诱导免疫应答,抑制肿瘤的生长和转移,在少数患者中甚至能完全清除肿瘤。因而筛选鉴定肿瘤特异性抗原成为肿瘤免疫治疗的研究热点与重点。

早期识别的肿瘤特异性抗原是通过生化的方法鉴定出肿瘤排斥抗原(TRA 或 TSTA)。另一种方法称为重组 cDNA 表达文库血清学分析法(recombinant cDNA expression libraries,SEREX),采用这种方法已识别的肿瘤抗原,如 NY-ESO-1、NY-CO-37 等。然而,这些抗原很少有显著的临床治疗反应。传统的筛选肿瘤抗原的方法还包括通过分析患者的 T 细胞应答和基于抗体的技术分析抗肿瘤体液免疫应答的方法,及从选择性表达于肿瘤中的已知基因推测肿瘤特异性抗原及其 CTL 表位法,这种称为"反向免疫学"或"表位推断"的方法不依赖于抗肿瘤 T 细胞应答的存在,而是用分子免疫学方法分析。表位推断法根据肽与主要组织相容性复合体(major histocompatibility com-plex,MHC)的结合亲和力来识别候选抗原表位,并根据生成的肽特异性结合 T 细胞的能力检查免疫原性。这种肿瘤抗原的发现方法具有广泛的临床应用,如 hTERT 和 Cyclin B1。该方法设定了肿瘤抗原的标准:① 选择性表达于肿瘤细胞。② 与 MHC 分子结合的肽。③ 被肿瘤细胞做适当的处理,使衍自抗原的肽能与 MHC 分子结合。④ 以 MHC 限制性的方式为 T 细胞所识别,使表达特异性 T 细胞受体的细胞毒性 T 淋巴细胞(CTL)前体细胞扩增。此外,蛋白质组学方法已成为鉴定潜在肿瘤抗原的新方法。血清学蛋白质组分析已用于肺癌、乳腺癌和结直肠癌的肿瘤抗原识别,所识别的肿瘤抗原主要涉及肿瘤

相关抗原、癌睾丸抗原（cancer-testis antigens，C-TA）。筛选肿瘤特异性抗原的现有方法 SEREX、蛋白质组学分析和抑制性消减杂交技术（SSH）等的实验成本较高、周期较长，并且常常受到实验材料的限制。采用生物信息学算法高通量快速筛选肿瘤特异性抗原，实验手段验证其表达谱，检测患者血清中自发的抗肿瘤免疫反应以确定肿瘤特异性抗原的免疫原性，对肿瘤疫苗的研制具有重要的参考价值。

随着生物技术的进步和肿瘤免疫学的发展，以及癌症基因组计划及生物信息学取得的成果，体细胞突变越来越受到人们的关注，使得任何一种肿瘤突变蛋白都可能用于筛选作为治疗性肿瘤疫苗的抗原表位。最近，全外泌体测序显示出在突变的 ErbB2 蛋白作为癌症新抗原在个性化继性细胞治疗中的作用。新一代测序技术能够发现潜在的新抗原，并已证明黑色素瘤患者能从以新抗原制备的个性化肿瘤疫苗临床治疗中获益。癌细胞的蛋白编码基因中存在的突变是新抗原（neoantigen）的潜在来源，它们是免疫系统可能针对的目标。通过外显子组测序或转录组测序，癌细胞的 DNA 和/或 RNA 的突变图谱在计算机算法的指导下，新抗原表位预测模型能够智能选择出可产生高亲和力表位并与 MHC 分子结合的突变，为疫苗开发提供了强大的工具，预示着这种类型的治疗前景广阔。

32.3.3 肿瘤疫苗策略与应用研究

与传统的以预防疾病为目的的传染病疫苗不同，肿瘤疫苗主要集中在刺激免疫系统，尤其是 CD8$^+$T 细胞的抗肿瘤免疫反应。激活肿瘤抗原特异性 CD8$^+$T 淋巴细胞的常见疫苗策略主要包括树突状细胞疫苗、多肽疫苗和核酸疫苗，本节分别予以介绍。

（1）树突状细胞疫苗

树突状细胞（DC）是最有效的抗原呈递细胞，它能使 MHC 限制性 T 细胞激活，从而产生抗肿瘤免疫反应。基于 DC 的疫苗可作为外源性的 APC 来克服肿瘤免疫抑制，并刺激肿瘤抗原特异性 T 细胞发挥抗肿瘤反应。第一个 DC 疫苗临床试验在 1995 年发表，在这个试验中，转移性黑色素瘤患者被注射了一种合成的黑色素瘤抗原基因－1（melanoma antigen，MAGE－1）抗原肽冲击的自体 DC 细胞疫苗。试验结果表明，在免疫注射部位和远处转移肿瘤部位，抗原肽冲击的 DC 细胞疫苗接种可引起肿瘤 MAGE－1 抗原肽特异性 CTL 的反应。切卢齐（Celluzzi）等研究表明，DC 和肿瘤细胞的共培养可以产生 CTL 介导的抗肿瘤活性。Chang 报道的 I 期临床试验结果表明，裂解的肿瘤细胞冲击树突状细胞可以在 IV 期的黑色素瘤患者中引发免疫应答。到 2003 年，共有 1 000 项 DC 疫苗临床研究，在这些研究中，大约一半的临床试验显示了临床反应及很少的副作用。2010 年，Provenge（sipuleucel T）成为被 FDA 批准的首个肿瘤治疗性疫苗用于晚期前列腺癌的治疗，开创了癌症免疫治疗的新时代。Provenge 疫苗是利用载有重组前列腺酸性磷酸酶（PAP）抗原的肿瘤患者自身的树突状细胞构成。在治疗性肿瘤疫苗 Provenge 中，PAP 抗原融合粒细胞－巨噬细胞集落刺激因子（GM-CSF）作为佐剂，树突状细胞则将 PAP 蛋白消化为抗原多肽而呈现于其表面，当其被重新回输入患者体内后，可激活 T 细胞，继而找到并杀灭表达 PAP 抗原的癌细胞。在临床试验中，这种药物可以延长患者中位 OS 4.1 个月。Provenge 的主要不良反应是发热、寒战、疲劳和疼痛。

（2）多肽疫苗

多肽疫苗是一种相对简单、安全且容易制备的肿瘤疫苗。在过去的几年里，在多种治疗性多肽疫苗的 I／II 期临床试验中出现明显的抗肿瘤效果，但在后续的 III 期临床试验中出现阴性结果。单一多肽疫苗作用有限的原因是因为一些肿瘤相关抗原肽可能会丢失或在不同的时间和空间表达。因此，多肽疫苗应针对多个 TAA 抗原表位。即使一个或多个肿瘤相关抗原表位的丢失，多种抗原混合肽疫苗仍然可以维持一个相对稳定的 T 细胞反应。然而，一些自然 TAA 肽免疫原性较弱，必要要修改肽增强免疫原性以增加 T 细胞反应。另一种就是合成比最小的肽疫苗长的 TAA 肽，得到的疫苗与 MHC 分子有更高的亲和力和更好的免疫原性。到目前为止，有多个 I 期和 II 期试验进行的个体化肽疫苗治疗癌症，包括前列腺癌、胰腺癌、神经胶质瘤、结肠癌和肺癌。这些研究表明选择合适的个体化肽疫苗可以诱导机体产生抗原特异性免疫反应，可能为癌症患者提供临床受益。最近，一种肺癌中过表达和异常糖基化的黏蛋白 Mucin 1 特异性的多肽疫苗 L-BLP 25 进行了大样本随机安慰剂对照 III 期临床 START 研究，该多肽疫苗在不能手术的 III 期 NSCLC 一线治疗未进展患者的维持治疗中耐受性及安全性良好，但并未延长 OS。另外，针对 MAGE-A3 蛋白疫苗以及针对 EGF 的 TG4010 疫苗分别进行了大样本随机安慰剂对照Ⅲ期临床研究，尽管这些疫苗在Ⅱ期临床研究中取得了延长生存期的趋势，但Ⅲ期试验中均未达到研究终点。关键难题在于复杂的肿瘤免疫抑制性微环境导致单独以增强肿瘤抗原性的疫苗难以诱导出有效的抗肿瘤效应。因而，在癌症治疗中需要重新考虑治疗性多肽疫苗的策略，联合其他治疗可能是治疗性疫苗的未来发展方向。美国加州大学及 Roswell 癌症研究所分别开展的 TG4010 疫苗联合免疫检查点抑制剂纳武单抗〔ClinicalTrial. gov ID：NCT02823990〕与 CIMAvax 疫苗联合 Nivolumab〔ClinicalTrial. gov ID：NCT02955290〕治疗晚期肺癌的临床研究值得期待。

（3）核酸疫苗

核酸疫苗是另一种肿瘤疫苗，利用病毒或质粒 DNA 载体携带表达抗原或抗原片段的编码区达到疫苗接种的目的，转染到 DC 或体细胞的遗传物质表达抗原。核酸疫苗的主要优点是容易实现多个抗原在体内的免疫过程。DNA 疫苗可以诱导与多种肿瘤抗原反应的 CD8[+] T 细胞。尽管在动物模型中成功地实现了 DNA 疫苗的免疫效应，但在Ⅰ/Ⅱ期黑色素瘤和其他晚期实体瘤患者的临床试验中其单独应用是无效的。DNA 疫苗与其他免疫治疗方法如免疫检查点抑制剂的结合可能提高其临床疗效。核糖核酸（RNA）疫苗是 DNA 疫苗的替代方法，以信使核糖核酸（mRNA）直接注入宿主诱导免疫反应。这是比 DNA 疫苗更安全的方法，因其没有进入细胞核。然而，由于信使 RNA 的不稳定和短半衰期，RNA 疫苗的开发落后于 DNA 疫苗。最近，随着稳定技术的进步，核糖核酸疫苗得以开发。在病毒载体疫苗的研究中，Morse 等介绍了一种新型的腺病毒载体带有编码人 CEA 的 mRNA 转染 DC，在体外能诱导抗原特异性细胞介导的免疫反应。

近来，美国和德国科学家分别开展了针对不同的肿瘤特异性基因突变定制的个体化 RNA 疫苗治疗晚期黑色素瘤患者的Ⅰ期临床试验，分别取得了 4/6（66.7%）及 8/13（61.5%）的完全缓解率并持续 23 个月以上，其中未获得完全缓解的病例部分接受免疫检查点抑制剂治疗再次获得完全缓解。尽管研究病例少，也缺乏对照，但结果十分令人鼓舞。

32.3.4 结论与展望

近几十年来，肿瘤免疫学的快速发展，治疗性肿瘤疫苗正在成为治疗癌症的有效方法。尽管肿瘤发生的多样性和复杂性使得肿瘤疫苗的开发变得困难，但已有多种治疗癌症的疫苗正在研发中。基于目前的临床研究数据，这些疫苗可用于诱导癌症患者的 T 细胞反应，甚至改善 ORR 和无进展生存时间（PFS）。但是，最终将肿瘤疫苗转化为临床应用仍然需要克服一些困难，如肿瘤抗原的免疫原性、肿瘤细胞的免疫逃逸机制、无效的免疫反应以及肿瘤微环境中的免疫抑制等。肿瘤疫苗和其他免疫疗法如免疫检查点抑制剂、或其他癌症治疗方法如手术、化疗和放射疗法等的联合应用可能使癌症患者的临床效果更好。此外，以新抗原为基础的肿瘤疫苗是癌症治疗研究的一个新热点，它克服了肿瘤异质性及特异性两大难题，同时显示了基于新抗原的个性化肿瘤疫苗治疗的潜在临床应用价值。考虑到基于新抗原的肿瘤疫苗临床研究的小样本规模，未来需要更多候选疫苗和改进技术的临床试验。另外，未来肿瘤治疗性疫苗的研究还有待于策略上的创新。

32.4 免疫细胞治疗

32.4.1 概述

过继细胞输注（ACT）是通过分离自体或异体免疫效应细胞经体外扩增与激活后回输来激发机体抗肿瘤免疫效应的方法。过继性细胞免疫治疗包括淋巴因子激活的杀伤细胞（LAK）、细胞因子诱导的杀伤细胞（CIK）、肿瘤浸润性淋巴细胞（TIL）及抗原冲击的树突状细胞-细胞因子诱导的杀伤细胞（DC-CIK）等已先后应用于临床，但由于细胞回输后在体内活性持续时间较短、缺乏肿瘤特异性及疗效不确切等诸多问题，在临床应用上受到限制。

随着生物技术的迅猛发展，近年来利用基因工程技术表达肿瘤特异性 CAR-T，表达识别肿瘤特异性抗原的 TCR-T 及靶向激活的 NK 细胞（target-activated natural killer cell，TaNK 细胞）均显示出靶向性、高效杀伤活性和持久性，克服了传统细胞治疗缺乏特异性的弊端，大大推动了以免疫细胞为基础的精准靶向免疫治疗的发展。

32.4.2 传统免疫细胞治疗

自20世纪80年代以来,在各种肿瘤免疫治疗方法中,过继性免疫效应细胞治疗为肿瘤免疫治疗中十分活跃的研究领域。过继细胞治疗经过了几个阶段的发展,1985年,Rosenberg SA首次公布了LAK联合IL-2治疗恶性黑色素瘤的临床研究结果。之后,相继演化了多种免疫细胞治疗方案,如CIK、TIL、肿瘤抗原特异性CTL、DC-CIK。20世纪90年代初,LAK细胞治疗在我国肿瘤免疫治疗中较为流行,后来因细胞制备技术差异、质控缺陷导致一些严重不良事件于1994年停止使用。其后,CIK治疗在亚洲一些国家得以发展,国内有研究报道CIK治疗可延长肾细胞癌术后无疾病生存时间。在其他实体肿瘤的治疗中,缺乏前瞻性随机对照临床研究结果,疗效不确切。而欧美国家几乎没有CIK治疗的临床研究,国际上以美国的Rosenberg SA为代表开展一系列的TIL和CTL治疗的临床研究,尽管有报道个别恶性黑色素瘤患者接受TIL治疗获得完全缓解,但缺乏大样本的临床数据证明。鉴于肿瘤复杂的免疫抑制性微环境及回输的免疫细胞缺乏肿瘤特异性、难以进入到实体肿瘤组织中,无论从理论上还是临床实践上看,单一的上述细胞治疗难以获得明显的抗肿瘤效果。目前,已有一些非基因修饰的T淋巴细胞联合免疫检查点抑制剂治疗实体肿瘤的注册临床试验还在进行中,结果值得期待。

32.4.3 CAR-T细胞治疗

32.4.3.1 CAR-T细胞的演化

CAR-T细胞是将识别肿瘤相关抗原(TAA)的单链抗体(scFv)和T细胞的活化序列在体外进行基因重组,形成重组质粒,再通过转染技术,在体外转染,进一步纯化和大规模扩增经过基因改造和修饰后的T细胞。CAR-T细胞在体外及体内都对特定肿瘤抗原具有高度亲和性,CAR-T细胞在体内能够迅速扩增,及对抗原负荷肿瘤细胞具有高效选择性杀伤作用。

20世纪90年代,早期的"第一代"CAR-T细胞通过CD3zeta信号区域来发送信号,没有共刺激分子。虽然能够特异性地靶向抗原,但几乎没有临床活性且在机体内的时间短。为了增加CAR-T细胞在患者体内的持续性及扩散性以提高其抗肿瘤作用,CAR的结构不断被优化。根据增加的共刺激信号元件,如CD28、DAP10、CD134(OX40)、CD137(4-1BB)等,CAR已从第一代优化到第三代。"第二代"CAR-T细胞加入了共刺激分子,如CD27、CD28、CD134(OX40)或CD137(4-1BB)。这些共刺激分子能提供不同的效应功能,如增殖和细胞因子的产生。如美国国家癌症研究院(NCI)使用的是靶向CD19含CD28共刺激域的第二代CAR,且通过逆转录病毒进行基因转导,使用OKT3和IL-2扩增,治疗疾病是非霍奇金淋巴瘤。而宾夕法尼亚大学研究人员使用的是加入4-1BB共刺激分子的第二代CAR,使用CD3/CD28抗体扩增,通过慢病毒载体转染,治疗急性淋巴细胞白血病(ALL)和慢性淋巴细胞白血病(CLL)。"第三代"CAR-T细胞又多加入一个共刺激分子,如CD28+4-1BB或CD28+OX40。新的第四代CAR-T又称通用细胞因子杀伤重定向T细胞。目前,应用于临床的大多数是第二代和第三代CAR-T细胞。

32.4.3.2 CAR-T细胞治疗的临床研究

CAR-T细胞能够被赋予特异的肿瘤抗原识别能力,并能够引发特异的肿瘤杀伤活性,是近年来肿瘤靶向免疫治疗研究的热点。目前,已经有针对多种肿瘤的CAR-T细胞在世界范围内进行临床试验并取得喜人的疗效,尤其是在晚期难治性白血病和淋巴瘤患者中进行的临床试验显示出非常振奋人心的结果。宾夕法尼亚大学研究人员一项临床试验结果显示,在接受了CTL019输注(靶向CD19抗原的CAR-T疗法)的30例复发性或难治性ALL受试者中,治疗后1个月90%患者获得完全缓解,其中甚至包括15例已经接受过干细胞移植的患者。6个月时无事件生存率为67%(20人),总体生存率为78%(23人),另外还有1例患者2年随访时仍然持续完全缓解。2017年8月30日,美国FDA已批准CAR-T免疫疗法(Kymriah)用于治疗难治性或复发性急性B淋巴细胞白血病。除了被用来治疗急性白血病之外,CAR-T疗法也在实体瘤治疗研究中初步取得了喜人效果,在一项靶向EGFRvⅢ的CAR-T细胞治疗复发性多灶胶质母细胞瘤的Ⅰ期临床研究中1例患者获得完全缓解。

32.4.3.3 CAR-T细胞治疗的不良反应及其处理

(1)细胞因子释放综合征及处理

基因工程化免疫细胞治疗技术在临床应用中的主要不良反应,就是T细胞在体内大量增殖后可诱导出现巨噬细胞活化综合征(macrophage activation syndrome，MAS)，体内会产生大量细胞因子，也称细胞因子释放综合征(cytokine-release syndrome，CRS)或细胞因子风暴(cytokine storm)。一部分患者体内可能显著上升的细胞因子有 IL－6、IFN－γ、IL－10、IL－2R、MCP－1(CCL2)、MIP－1β(CCL4)等，机体会出现高热、肌痛、低血压、甚至呼吸困难等，严重时可致命。

针对 CAR-T 细胞回输引起的细胞因子风暴，临床上根据 CRS 严重程度不同采取相应的应对策略。如出现低热、疲劳和厌食等前驱症状，可采取观察或对症支持；如伴有中性粒细胞减少可给予抗生素预防性抗感染治疗；如出现高热、休克、严重呼吸困难、危及生命的 CRS，需升压药物等抗休克治疗、给氧，必要时机械通气，应用 IL－6 受体拮抗药物托利珠单抗(tocilizumab)。如果经上述治疗 12～18 h 症状无改善或进一步恶化，属于难治性 CRS，在继续使用升压药物、给氧、呼吸支持的同时，予以 2 mg/kg 甲基泼尼松龙起始剂量，随后每天给药，直到不再需要升压药物，迅速减量。如 24 h 内激素无响应，重复给予托利珠单克隆抗体，如第二次托利珠单克隆抗体 24 h 内不响应，考虑第三次给药或寻求其他应对 CRS 的治疗措施。细胞因子风暴与疾病进展程度或者肿瘤负荷有相关性，在高肿瘤负荷的患者体内，有较高的细胞因子释放。因此，预先降低患者体内的肿瘤负荷，或将 CAR 应用于疾病早期患者身上，在疾病恶化之前使用 CAR-T 来杀灭肿瘤，发生严重 CRS 风险将大大降低。

（2）靶向毒性及处理

靶向毒性是由于改造的 T 细胞无法区别表达靶向抗原的正常细胞和肿瘤细胞所致。高亲和力 CAR 改造的 T 细胞引起的毒性作用与亲和力成熟过程有关，因为在生理条件下"非肿瘤靶向"的高亲和力 CAR 的产生将受到限制。在设计 CAR 的过程中，小心筛选高亲和力的 TCR，并研究其对靶蛋白之外的其他抗原表位的识别显得十分必要。使用改造的 T 细胞最大的不确定性在于是否会引发意外的"脱靶"毒性。研究人员提出了多种诱导基因修饰 T 细胞凋亡的方法来缓解这些问题。当 CAR 靶向于 B 细胞表面表达的靶点如 CD19 时，会引起 B 细胞发育不良，这就是一个"靶向"毒性，错误地攻击了正常组织细胞的结果。只要 CD19－CAR-T 细胞长时间存在，B 细胞发育不良的情况就不会改善，因此，B 细胞缺乏可作为 CD19－CAR-T 疗效持续的

标志。B 细胞发育不良与 CD20 特异性单抗治疗一样会造成严重的低丙种球蛋白血症，需要静脉注射免疫球蛋白。不像 CD20 单抗科妥昔单抗引起的相对较轻的低丙种球蛋白血症，CAR-T 可引起长期的 B 细胞发育不良，静脉注射免疫球蛋白非常必要。

（3）神经毒性及处理

CAR-T 细胞治疗白血病会引起神经系统症状，临床表现为谵妄、语言障碍、运动障碍、缄默症和癫痫发作。这些症状具有多样性但可自行消退，虽然与全身 CRS 的发生有些时间上的关联，也与 CAR-T 细胞存在于脑脊液中相关，但使用托利珠单抗这些症状不会有改变。这些症状的发生机制与靶组织仍有待确认。

（4）其他毒性

其他毒性包括输注活化的 T 细胞存在引起自身免疫性疾病的风险，如靶向黑色素瘤的免疫细胞治疗可诱发白癜风，输注活化的 T 细胞产生如皮疹、结肠炎、垂体炎等毒性的报道较少。

32.4.3.4　CAR-T 细胞的优缺点及其发展趋势

CAR-T 细胞比其他 T 细胞的治疗方式存在以下优势：① 使用患者自体细胞，降低排异反应风险。② 鉴于很多肿瘤细胞表达共同的肿瘤抗原，针对同一种肿瘤抗原的 CAR-T 细胞可用于治疗多种肿瘤。③ CAR-T 细胞作用不受白细胞相关抗原系统(MHC)的限制。④ CAR-T 细胞具有免疫记忆功能，可以长期在体内存活。

CAR-T 细胞治疗的不足之处包括：① 无法克服肿瘤的异质性及治疗后复发难题。② 肿瘤微环境的免疫抑制性，而分离和筛选回输的细胞产品中具有免疫负调节机制的 Treg 细胞所需的相关费用较高。③ 老年患者幼稚 T 细胞数量不足的情况下，T 细胞无法扩增到一定量，直接影响到最终的 CAR-T 治疗效果。④ CAR-T 细胞难以进入到实体肿瘤中。⑤ CAR-T 细胞缺乏控制装置。

因此，选择合适的目标抗原是 CAR-T 细胞取得良好效果的前提。CAR-T 细胞在治疗后仍出现复发的机制研究并不多，减少 CAR-T 治疗后复发的风险以增加患者的生存率及降低细胞因子风暴发生率将成为 CAR-T 发展的新方向。另外，对于实体肿瘤的 CAR-T 治疗，还处于初步的临床试验阶段，临床数据与经验非常有限。最近，新一代通用型可调控的 CAR-T 细胞的研发取得了一定的进展。总之，CAR-T 细胞免疫治疗在临床中的研究和应用前景

非常值得期待。

32.4.4 TCR-T 细胞治疗

（1）概述

在 20 世纪 80 年代后期开启的 T-body 疗法，由于仅具有肿瘤抗原识别受体，在早期的 T-body 治疗结直肠癌的 Ⅰ 期临床试验中未见到明显效果。T 细胞对肿瘤抗原的识别主要是通过 TCR 识别肿瘤细胞表面的人白细胞抗原（HLA）-肽复合物，TCR 可特异性地识别各种多肽抗原并通过胞内区免疫受体酪氨酸激活基序（imm-unoreceptor tyrosine-based activation motif，ITAM）磷酸化传递抗原刺激信号，进而引发 T 细胞的免疫效应。随着肿瘤发生发展机制研究的不断深入，了解到体内肿瘤微环境抑制效应性 T 细胞的功能，而通过 TCR 基因修饰的 T 细胞在治疗恶性肿瘤方面有着巨大的发展潜能。利用分子生物学手段克隆肿瘤特异性 T 细胞的 TCR，借助病毒载体将 TCR 转入正常的 T 细胞中，使这些 T 细胞因携带肿瘤特异性 TCR 而成为特异性的肿瘤杀伤细胞。这些 T 细胞可以在体内很好地识别表达对应抗原的肿瘤细胞，同时具有多种功能，如分泌细胞因子和直接溶解肿瘤细胞。当前，寻找有效的肿瘤靶抗原，克隆出亲和力相当的 TCR 受体以及 TCR 转化效率的优化仍是研究的重点。TCR-T 细胞治疗作为当前过继性细胞回输治疗技术中最新的一种技术，通过其表达特异性受体靶向识别特异性的细胞如肿瘤细胞而受到广泛的关注，已从最开始的基础免疫研究转向了临床应用。国际上的初步临床研究已显示 TCR 基因工程修饰的 T 细胞在体内具有抗肿瘤效应。

（2）TCR-T 细胞治疗的临床研究

目前，国际上运用 TCR-T 细胞治疗的肿瘤类型有多发性骨髓瘤、黑色素瘤、肉瘤、神经母细胞瘤、胶质瘤、肺癌、食管癌、乳腺癌、胰腺癌及肾癌等。2006 年，Rosenberg 等首先在 *Science* 杂志上发表了在黑色素瘤患者中进行的 TCR 基因转染 T 细胞治疗的 Ⅰ 期临床试验结果，在 17 例患者中有 2 例出现了明显的肿瘤消退。Carl June 团队于 2015 年 7 月在 *Nature Medicine* 杂志上报道了利用 NY-ESO-1 靶点治疗多发性骨髓瘤的 Ⅰ/Ⅱ 期临床试验结果，T 细胞受体（TCR）疗法使 80% 的晚期多发性骨髓瘤患者在接受自体干细胞移植后有临床反应，14/20 的部分缓解，2/20 的完全缓解，而且无一例出现巨噬细胞活化综合征，3～4 级以上不良反应发生率为 0，这项研究告诉我们修饰后的 T 细胞是安全的，同时显示了令人兴奋的抗肿瘤活性和 T 细胞在体内的持久性。

TCR-T 细胞治疗也会出现与 CAR-T 细胞治疗类似的不良反应，处理方法参照 CAR-T 细胞治疗不良反应的处理。

（3）TCR-T 细胞的优缺点及其发展趋势

TCR-T 细胞比其他 T 细胞的治疗方式具有以下优势：① 能识别胞内的肿瘤特异性抗原或肿瘤相关抗原。② 严重的细胞因子风暴发生率低。③ TCR-T 细胞具有免疫记忆功能，可以在体内存活较长时间。

应用的 TCR-T 细胞的不足之处：① TCR-T 细胞作用受白细胞相关抗原系统（MHC）的限制。② 肿瘤局部的免疫抑制微环境，导致免疫细胞杀伤活性降低。③ 回输的 TCR-T 细胞因缺乏归巢受体导致肿瘤组织浸润的数量少。④ 不可预期的毒性和不良反应。

在 20 世纪 80 年代后期的 T-body 疗法基础上优化出的新一代具有肿瘤抗原特异性的 TCR-T 细胞治疗克服了传统免疫细胞治疗缺乏特异性的弊端，大大推动了以免疫细胞为基础的精准靶向免疫治疗的发展，未来 TCR-T 细胞治疗将向高效、低毒及可操控的通用型方向发展。

32.4.5 TaNK 细胞治疗

TaNK 细胞将识别肿瘤相关抗原（TAA）的单链抗体（scFv）和 T 细胞的活化序列在体外进行基因重组，形成重组质粒，通过转染技术，在体外转染、纯化和大规模扩增经过基因改造和修饰后的 NK 细胞。TaNK 在体外及体内都对特定肿瘤抗原具有高度亲和性，在体内能够通过嵌合在 NK 细胞表面的肿瘤特异性抗体，靶向识别并摧毁肿瘤细胞；TaNK 敲除了 KIR，不受 MHC 限制。Nant Kwest 通过装上一个 CAR 对 NK 细胞进行了改造，针对胶质母细胞瘤进行临床试验。抗 CD33 的 CAR-NK 细胞治疗 CD33 阳性的 AML（*ClinicalTrials. gov* Iden-tifier：NCT02944162）及抗 CD19 的 CAR-NK 治疗 CD19 阳性 B 细胞肿瘤（*ClinicalTrials. gov* Iden-tifier：NCT02892695）的临床试验仍在进行中。

Hans Klingemann 认为，与 T 细胞相比，NK 细胞是更好的 CAR 载体，因为 NK 细胞不会存在数月或数年,也不会产生如 B 细胞耗竭一样的不良反应。此外,NK 细胞可通过多种方式杀灭肿瘤,包括通过细胞因子激活的 DC 细胞间接刺激 T 细胞响应。NK－92 目前主要暴露的缺点是存活期较短,从而需要频繁注射;且目前靶向激活的 NK 细胞治疗还处在早期研究阶段,其抗肿瘤效果还需验证,相关不良反应及处理方法也有待从进一步的临床试验获得。随着基因编辑技术的发展,人们对 NK 细胞的深入研究将推动其在不久的未来成为肿瘤免疫治疗的重要细胞之一。

32.4.6 结论与展望

由于传统的非特异性免疫细胞治疗(LAK、DC、CIK、DC-CIK)没有足够的前瞻性临床试验数据证明其能显著延长癌症患者的生存期,因而限制了临床应用。靶向 CD19 的 CAR-T(Kymriah)已于 2017 年 8 月 30 日被美国 FDA 批准用于治疗难治性急性 B 淋巴细胞白血病。随着高通量新一代测序(NGS)技术在癌症和免疫学研究中的应用,以及新的基因编辑技术的发展,免疫细胞的过继免疫治疗技术将更为成熟、高效、安全,促进了个体化免疫治疗时代的到来。目前,TCR-T 细胞和 CAR-T 细胞在治疗血液系统肿瘤的临床试验中都取得了一定的成功,但在实体瘤治疗中还面临着一系列科学难题:① 实体瘤缺乏免疫原性较强的特异性抗原。② 回输的 T 细胞在体内持续时间较短。③ 回输的 T 细胞因缺乏归巢受体导致肿瘤组织浸润的数量少。④ 肿瘤局部的免疫抑制微环境,导致免疫细胞杀伤活性降低。⑤ 肿瘤的异质性。另外,大多数临床试验中都观察到了不同程度的毒性反应,甚至包括一些致命的并发症如 CRS 等。因此,如何鉴定出肿瘤细胞上合适的免疫原性的靶点,从而使得基因修饰 T 细胞只攻击肿瘤细胞而不损伤正常组织,是肿瘤过继性细胞治疗成功与否的关键。

32.5 免疫检查点抑制剂

32.5.1 概述

免疫检查点(immune checkpoint)是人体免疫系统中起保护作用的分子,可以防止 T 细胞过度激活导致的炎症损伤,减少免疫系统对自身组织的攻击导致的自身免疫性疾病等。而肿瘤细胞利用人体免疫系统的这一特性,通过过度表达免疫检查点分子抑制免疫反应,从而逃脱人体免疫监视与杀伤,有利于肿瘤细胞的逃逸和生长。免疫检查点包括 PD－1/PD－L1、CTLA－4、Tim3、LAG－3、BTLA 等。免疫检查点抑制剂(immune checkpoint inhibitors,ICI)通过抑制免疫检查点活性,重新激活 T 细胞对肿瘤的免疫应答,从而起到抗肿瘤作用,是 20 世纪以来抗肿瘤治疗领域重要的突破之一。目前,临床应用最广的 ICI 包括 CTLA4、PD－1 及 PD－L1 抑制剂,本节着重介绍 CTLA4 单抗、PD－1 单抗和 PD－L1 单抗。不同单抗的 IgG 表位不完全一样,IgG1 具有较长的体内半衰期,同时具有较强的抗体依赖性细胞介导的细胞毒作用(ADCC)和补体依赖的细胞毒作用(CDC);IgG2 和 IgG3 只有 CDC 作用,不具有 ADCC 作用;IgG4 则不具有这两种作用。

32.5.2 CTLA－4 抗体

细胞毒 T 淋巴细胞相关抗原 4(CTLA－4),又名 CD152,是由 CTLA－4 基因编码的一种跨膜蛋白,表达于活化的 T 细胞或 NK 细胞中,与 T 细胞表面的协同刺激分子 CD28 具有高度同源性。CTLA－4 和 CD28 均为免疫球蛋白超家族成员,两者与相同的配体 CD80(B7－1)和 CD86(B7－2)结合。T 细胞活化需要两个信号,一个是抗原特异的由 T 细胞受体识别并结合 APC 表面的 MHC 抗原肽的第一信号;第二信号是由 T 细胞上的 CD28 与 APC 上的 B7 分子的结合而提供的故同刺激信号。只有两个信号都存在时,T 细胞开始增殖并分泌细胞因子。而 CTLA－4 可竞争性地与 B7 分子结合,进而抑制 T 细胞的激活。CTLA－4 单抗可以特异性地与 CTLA－4 结合,使更多 CD28 分子与 B7 结合并产生更多协同刺激信号,从而激活抗肿瘤免疫。目前主要的 CTLA－4 单抗有伊匹木单抗(ipilimumab)和曲美母单抗(tremelimumab),其中伊匹木单抗是最早获得 FDA 批准并用于临床的免疫检查点抑制剂。

(1)伊匹木单抗

商品名为 Yervoy。IgG 表位为 IgG1,半衰期为 15.4 天。药物剂型为静脉注射剂;规格为 50 mg/10 ml 或者 200 mg/40 ml 瓶。适应证为恶性黑色素瘤的辅助治疗、局部晚期或转移性恶性黑色素瘤的治疗。用法为 3 mg/kg 静滴 90 分钟,每 3 周 1 次。

临床研究表明伊匹木单抗对转移性恶性黑色素

瘤患者具有良好的疗效。根据一项在恶性黑色素瘤患者中开展的多中心、随机、对照的Ⅲ期临床研究，将676例转移性黑色素瘤患者按照3∶1∶1随机分组，分别接受伊匹木单抗＋黑色素瘤特异性抗原糖蛋白100肽类疫苗(gp100)、伊匹木单抗、gp100的治疗，3组的中位OS分别为10.1、10.0和6.4个月，2年的总生存率分别为21.6%、23.5%和13.7%。在另一项Ⅲ期临床试验中，502例Ⅲ～Ⅳ期不可切除的黑色素瘤患者分别接受伊匹木单抗＋达卡巴嗪或安慰剂＋达卡巴嗪治疗，结果伊匹木单抗＋达卡巴嗪组的中位OS更长(11.2 m vs. 9.1 m)，1年(47.3% vs. 36.3%)、2年(28.5% vs. 17.9%)和3年的生存率(20.8% vs. 12.2%)也更高。伊匹木单抗＋达卡巴嗪组的3～4级不良反应的发生率更高(56.3% vs. 27.5%)，但未观察到与药物相关的死亡。上述结果也得到了Maio等的证实，在其开展的类似临床研究中发现伊匹木单抗联合达卡巴嗪治疗组与达卡巴嗪联合安慰剂治疗组的5年生存率分别为18.2%、8.8%。此外，一项汇总12项临床试验、总共纳入1 861例接受伊匹木单抗治疗患者的Meta分析，显示了总体中位OS 11.4个月、3年总生存率22%的良好效果，并且还发现在3年左右总生存曲线出现平台，该时间点处的总生存率与伊匹木单抗剂量、是否初次治疗或是否采用维持治疗无关。

在一项辅助治疗的研究中，完全切除的Ⅲ期皮肤恶性黑色素瘤患者随机分成两组，一组接受伊匹木单抗治疗(n＝475)，另一组接受安慰剂(n＝476)，5年无复发生存率在伊匹木单抗组为40.8%，对照组为30.3%；5年生存率伊匹木单抗组65.4%，对照组为54.4%。基于这项研究结果，伊匹木单抗也被批准用于区域淋巴结累及浸润深度超过1 mm的恶性黑色素瘤患者的术后辅助治疗。

然而，伊匹木单抗治疗也伴有明显的毒性和不良反应。在一项研究中60%的患者出现免疫相关的不良反应(immune related adverse events，irAE)，其中3～4级irAE的发生率为10%～15%，最常见的irAE为皮肤和胃肠道毒性，包括皮疹、瘙痒、腹泻、结肠炎等，并且有7例(1.3%)患者死于irAE。

(2) 曲美母单抗

曲美母单抗IgG表位为IgG2。药物剂型为静脉注射剂，规格50 mg/10 ml或者200 mg/40 ml瓶。适应证为恶性间皮瘤的二、三线治疗。用法为10 mg/kg静滴，每4周重复，一共7次；此后每12周重复，直至肿瘤进展或者出现无法耐受的毒性。

早期临床试验结果显示曲美母单抗药物治疗的有效率为2%～17%，常见的不良反应有皮肤红疹、腹泻和内分泌异常。在一项比较曲美母单抗与化疗治疗晚期黑色素瘤患者的Ⅲ期临床试验中，研究发现两组的客观缓解率、中位OS无明显差异(10.7% vs. 9.8%，12.6 m vs. 10.7 m)，但曲美母单抗治疗组的缓解持续时间较长(35.8 m vs. 13.7 m)。由于与伊匹木单抗相比，曲美母单抗的疗效并未显示出优势，故该药并未获得美国FDA批准用于黑色素瘤的治疗。2013年，由于在一项小样本的Ⅱ期临床研究中，曲美母单抗治疗29例曾经接受过含铂方案化疗的恶性胸膜间皮瘤患者取得了疾病控制率31%、中位PFS 6.2个月、中位OS 10.7个月的结果，FDA批准曲美母单抗作为孤儿药用于恶性间皮瘤的二、三线治疗。但在今年的一项安慰剂对照、随机双盲的多中心Ⅱb期临床研究(DETERMINE)中，571例一线或二线治疗失败的无法手术的恶性胸膜或腹膜间皮瘤患者按照2∶1随机分入曲美母单抗组或安慰剂组，患者按照每3例为一个区组，并按照欧洲癌症研究和治疗组织的危险程度(高危或低危)、治疗的线数(二线或三线)、解剖位置(胸膜或腹膜)进行分层，中位OS在曲美母单抗组和安慰剂组分别为7.7 m和7.3 m，差异没有统计学意义。由于该数据是2017年7月刚被披露，FDA是否会撤回曲美母单抗在晚期恶性间皮瘤上的适应证还不明确。目前也正在开展多项临床试验以观察曲美母单抗在其他肿瘤中的治疗价值。

32.5.3 PD－1抗体

程序性细胞死亡蛋白-1(PD－1)，又名CD279，是一种单体糖蛋白，在T细胞、B细胞、NK细胞、单核细胞和树突状细胞中都有表达。与其相结合的配体有PD－L1和PD－L2，而研究显示PD－1只有与PD－L1结合才会通过PI3K/AKT/mTOR通路对T细胞产生明显的抑制效应。与CTLA－4主要作用于T细胞活化的早期过程不同，PD－1是在T细胞进入肿瘤微环境后，在应答过程中减弱T细胞的应答。目前，FDA已经批准的两种PD－1抗体为纳武单抗(nivolumab)和派姆单抗(Pembrolizumab)。这两种药物由于在多种肿瘤中的良好临床疗效而成为近年来最受瞩目的ICI。

（1）纳武单抗

商品名为 Opdivo，IgG 表位为 IgG4，半衰期为 25 d。药物剂型为静脉注射剂；规格 40 mg/4 ml 或者 100 mg/10 ml 瓶。适应证包括恶性黑色素瘤、复发转移性头颈部鳞癌、自体干细胞移植失败后的经典型霍奇金淋巴瘤、晚期非小细胞肺癌、晚期肾癌、局部晚期或转移性尿路上皮癌等。用法为 240 mg 静滴 60 min，每 2 周重复；或者 3 mg/kg 静滴 60 min，每 2 周重复；如果与伊匹木单抗联合，1 mg/kg 静滴 60 min，每 3 周重复。

在一项Ⅲ期临床试验（CheckMate037）中，405 例之前接受过伊匹木单抗和（或）BRAF 抑制剂治疗的晚期黑色素瘤患者按 2∶1 随机分成两组，分别接受纳武单抗（272 例）和化疗药物（133 例）治疗。两组的 ORR 分别为 31.7％和 10.6％。与化疗组相比，纳武单抗组中患者出现 3～4 级药物相关不良反应的发生率较低（9％ vs. 31％），其常见的不良反应有疲劳、瘙痒和腹泻。此外，在另一项针对 BRAF 野生型黑色素瘤患者的Ⅲ期临床试验（Check-Mate066）中，纳武单抗组和达卡巴嗪组的 1 年总生存率分别为 72.9％、42.1％，中位 PFS 分别为 5.1 m 和 2.2 m。根据上述临床试验结果，2014 年美国 FDA 批准纳武单抗用于治疗 BRAF 野生型及使用伊匹木单抗和 BRAF 抑制剂无效的 BRAF 突变型黑色素瘤患者。

纳武单抗在非小细胞肺癌（NSCLC）中也有较多的研究，其中Ⅲ期临床试验 CheckMate017 报道晚期鳞状非小细胞肺癌使用纳武单抗可以显著延长 OS。该研究将 272 例含铂一线治疗失败的鳞状非小细胞肺癌患者随机分为两组，分别接受纳武单抗和多西他赛治疗，两组的中位 OS、中位 PFS 和 1 年总生存率分别为 9.2 m vs. 6.2 m、3.5 m vs. 2.8 m 和 42％ vs. 24％。与此类似地，在Ⅲ期临床试验 Check-Mate057 中，582 例接受铂类化疗失败的非鳞状非小细胞肺癌患者分为两组，分别接受纳武单抗和多西他赛治疗，两组的中位 OS、1 年总生存率分别为 12.2 m vs. 9.4 m、50.5％ vs. 39.0％。基于其显著的临床疗效，美国 FDA 于 2015 年批准纳武单抗用于二线或二线以上治疗晚期 NSCLC 患者。在 checkmate026 研究中，由于未能在 PD‑L1 表达超过 1％或者 5％的 NSCLC 的一线治疗中证明纳武单抗优于化疗，该药在 NSCLC 一线治疗中未能获批。目前，纳武单抗联合伊匹木单抗、纳武单抗联

合化疗等在 NSCLC 的新辅助治疗、一线化疗中的作用正在研究中。

在 Checkmate141 研究中，361 例含铂方案耐药的头颈部鳞癌患者按照 2∶1 随机分配到纳武单抗 3 mg/kg 两周方案治疗组和对照组（接受单药治疗，如甲氨蝶呤、多西他赛或西妥昔单抗），两组的中位 OS 分别为 7.5 个月和 5.1 个月（P＜0.05）；1 年生存率分别为 36％和 16.6％。

（2）派姆单抗

商品名为 Keytruda，IgG 表位为 IgG4；半衰期为 22 d。药物剂型为静脉注射剂；规格 100 mg/4 ml。适应证包括复发转移性头颈部鳞癌、复发难治性经典型霍奇金淋巴瘤、不能切除或转移性恶性黑色素瘤、不能切除或者转移性微卫星高度不稳定性（microsatellite instability-high，MSI-H）或者有错配修复基因缺陷（mismatch repair deficient，dMMR）的实体肿瘤患者、转移性非小细胞肺癌、局部晚期或转移性尿路上皮癌等。用法为 200 mg 静滴，每 3 周 1 次；或 2 mg/kg，每 3 周 1 次，直至肿瘤进展、出现不能耐受的毒性，对没有疾病进展的患者使用最多不超过 24 个月。

基于Ⅰ期临床试验以及随后扩大队列的临床研究结果，美国 FDA 于 2014 年批准派姆单抗用于治疗晚期黑色素瘤。在Ⅰ期剂量效应的临床试验中，135 例晚期黑色素瘤患者接受 3 种治疗方案的总体 ORR 为 38％，且接受 10 mg/kg（每 2 周 1 次）方案的缓解率达 52％。与治疗相关的常见不良反应有疲劳、红疹、瘙痒和腹泻。此外，在与 Ipili-mumab 对比的Ⅲ期临床试验中，接受派姆单抗治疗的两组的 mPFS 和总体生存率均优于接受伊匹木单抗治疗组（5.5 m vs. 4.0 m vs. 2.8 m，74％ vs. 68％ vs. 58.2％）；在伊匹木单抗和 BRAF/MEK 抑制剂治疗无效的晚期黑色素瘤患者中，使用派姆单抗治疗的两组效果明显优于化疗，中位 PFS 分别为 5 m、6 m 和 3 m。以上结果提示在晚期黑色素瘤治疗中，单药派姆单抗的疗效优于伊匹木单抗；伊匹木单抗治疗无效的患者可以使用派姆单抗继续进行治疗。

除黑色素瘤外，派姆单抗在其他肿瘤中也显示了良好的抗肿瘤作用。在一项Ⅰ期临床试验中，60 例复发性/转移性头颈癌患者接受派姆单抗单药治疗后，ORR 为 20％，16.7％的患者出现了 3～4 级药物相关不良反应。在晚期非小细胞肺癌的临床试验 KEYNOTE‑001 中，495 例患者接受派姆单抗治

疗,所有患者的 ORR 为 18%,中位缓解持续时间、中位 PFS、中位 OS 分别为 12.5、3.7 和 12 m。该研究还发现在肿瘤细胞 PD-L1 表达 50% 以上的患者中,ORR 达 41%。在此后的 Keynote 024 一线治疗研究中,入选了非 EGFR 敏感突变、无 ALK 异位、PD-L1 高表达(PD-L1>50%)的 NSCLC 患者,派姆单抗治疗组较化疗组在 mPFS(10.3 m vs. 6.0 m,P<0.001)、6 个月生存率(80.2% vs. 72.4%,P<0.01)、ORR(44.8% vs. 27.8%)各方面都显示出了绝对的优势,而治疗相关不良反应的发生率(73.4% vs. 90.0%)及 3～4 级治疗相关不良反应的发生率(26.6% vs. 53.3%)均低于化疗组。基于该项研究令人鼓舞的研究结果,FDA 批准派姆单抗用于 PD-L1 高表达、非 EGFR 敏感突变、无 ALK 异位的 NSCLC 患者的一线治疗。此外,派姆单抗在 NSCLC 的辅助治疗及联合化疗在 NSCLC 的一线治疗中的研究也正在开展中。

2017 年 5 月,FDA 加速批准了派姆单抗用于标准治疗失败的、MSI-H 或者 dMMR 的实体瘤患者。FDA 对该适应证的批准基于非对照的、多队列、多中心、单臂的 5 个临床试验,共纳入了 MSI-H 或 dMMR 的 149 例患者——其中 90 例为结直肠癌患者,其余 59 例含胃癌、胆管癌、胰腺癌等 14 种其他肿瘤。患者接受了派姆单抗 200 mg 每 3 周方案或 10 mg/kg 每 2 周方案,结果在 149 名患者中,ORR 达 39.6%(95% CI:31.7%～47.9%),包括 11 例(7.4%)CR,48 例(32.2%)PR。在各种肿瘤之间 ORR 也类似:结直肠癌患者为 36%,其他癌种为 46%。获得缓解的患者中,76% 的患者缓解持续时间超过 6 个月。这是 FDA 不依照肿瘤类型而是依照生物标志物(biomarker)批准药物适应证的先例,在抗肿瘤新药的研发中具有里程碑意义。

32.5.4　PD-L1 抗体

PD-L1 在多种肿瘤中高表达,包括肿瘤细胞和肿瘤浸润免疫细胞。通过与 T 细胞表面的 PD-1 的结合,PD-L1 可以传递抑制信号、抑制 T 细胞的增生与活性。获得 FDA 批准的 PD-L1 抑制剂有阿特珠单抗(atezolizumab)、阿维单抗(avelumab)和达伐鲁单抗(duravulumab)。

（1）阿特珠单抗

商品名为 Tecentriq,IgG 表位为 IgG1;半衰期为 27 d。药物剂型为静脉注射剂;规格为 1 200 mg/20 ml。适应证为局部晚期或者转移性尿路上皮癌、转移性非小细胞肺癌的二线治疗。用法为 1 200 mg 静脉滴注,每 3 周 1 次,直至疾病进展或者出现不可耐受的毒性。

在一项 II 期临床研究中,采用阿特珠单抗单药治疗晚期黑色素瘤的缓解率为 26%,24 周无进展生存率为 35%,其中 33% 的患者出现了 3～4 级不良反应。在另外一项 I 期临床试验中,转移性尿路上皮癌患者接受阿特珠单抗治疗后,PD-L1 阳性患者 6 周时的 ORR 要高于 PD-L1 阴性患者(43% vs. 11%);PD-L1 阳性患者 12 周时的 ORR 可达 52%。为此,美国 FDA 授予阿特珠单抗突破性治疗药物认定。此外,非小细胞肺癌中也有相关报道,在 POPLAR 研究中,144 例含铂方案失败的 NSCLC 患者随机分到阿特珠单抗治疗组和多西他赛化疗组。与多西他赛相比,阿特珠单抗可以显著延长中位 OS(12.6 m vs. 9.7 m,P<0.05);同时该研究还显示 PD-L1 的高表达可预测从阿特珠单抗的治疗中获益。

虽然目前 PD-L1 抗体的临床研究还处于初期,但其对晚期癌症广泛的治疗作用和较低的毒性已有所展露,相关的临床证据将从今后的 II/III 期临床试验中得到更好的显现。

（2）阿维单抗

商品名为 Bavencio,IgG 表位为 IgG1,半衰期为 3.9～4.1 d。药物剂型为静脉注射剂,规格为 200 mg/10 ml。适应证为大于 12 岁的儿童或者成人的转移性默克尔细胞癌,其他适应证的研究正在开展中。用法为 10 mg/kg 静脉滴注 60 min,每两周 1 次,前 4 次给药需要给予抗组胺药物和对乙酰氨基酚进行预处理,之后用药根据需要决定是否预处理。

在一项单臂、多中心 II 期临床研究中,用阿维单抗治疗的 88 例转移性默克尔细胞癌的患者,ORR 为 31.8%,其中 CR 率 9.1%,PR 率 22.7%。3 级不良反应的发生率为 5%,无 4 级不良反应。因此该药被 FDA 加速审批为治疗转移性默克尔细胞癌的孤儿药。

（3）达伐鲁单抗

商品名为 Imfinzi,IgG 表位为突变型 IgG1。药物剂型为静脉注射剂,规格为 500 mg/10 ml 或者 120 mg/2.4 ml 瓶。适应证为含铂治疗失败的局部晚期或者转移性尿路上皮癌,或者含铂的新辅助或辅助治疗结束 12 个月内复发的患者。用法为 10 mg/kg 静滴 60 min,每 2 周 1 次。

一项开放的Ⅰ/Ⅱ期研究中入组了 61 例晚期尿路上皮癌患者(40 例 PD-L1 阳性,21 例 PD-L1 阴性),结果发现这个药物以 10 mg/kg、每 2 周 1 次给药是安全可耐受的,在 42 例可评价患者中,ORR 为 31%;在 PD-L1 阳性患者中,ORR 为 46.4%,PD-L1 阴性患者的 ORR 为 0。

32.5.5　免疫相关不良反应及处理

免疫检查点抑制剂引起的免疫相关性不良反应可以累及皮肤、肝、肺、胃肠道、内分泌器官、神经和其他器官组织。与 PD-1/PD-L1 单抗相比,CTLA-4 抑制剂的毒性较大,这一方面与 CTLA-4 在体内的广泛表达有关;另一方面,CTLA-4 主要作用于 T 细胞活化的早期过程,而 PD-1 则是在 T 细胞进入肿瘤微环境后作用于抗肿瘤应答过程中,因此 CTLA-4 抑制剂的特异性要差于 PD-1 抑制剂,CTLA-4 抑制剂产生的毒性也更大。单药 ICI 治疗时,irAE 的发生率根据报道为 15%~90%;需应用免疫抑制药物并停止 ICI 治疗的严重的 irAE 的发生率为 0.5%~13%。

(1) 处理 irAE 的一般原则

总体来说,适当地免疫抑制治疗可以使患者从免疫相关性不良反应中很好地恢复,使用免疫抑制方法治疗免疫相关性不良反应不会影响免疫检查点抑制剂的疗效;免疫介导的不良反应的发生与免疫检查点抑制剂的远期疗效之间不存在很强的相关性;患者因不良反应而停止免疫治疗仍可能会有良好的远期效果。CTLA-4 单抗、PD-1 单抗、PD-L1 单抗所引起的 irAE 的处理原则类似:

1) irAE 的表现可以很隐蔽或症状不具有特异性,对接受免疫治疗的患者进行全面的相关潜在毒性教育可以让患者识别和报告 irAE,以便于及时接受治疗。

2) 如果能及早发现,几乎所有的 irAE 可以被逆转与治愈。

3) 干预延迟可导致严重的毒性,甚至死亡。

4) 正确使用免疫抑制剂是免疫治疗不良反应管理的基础。

5) 对于长期接受免疫抑制剂的患者,应该考虑应用合适的抗生素来预防感染。

(2) 根据 irAE 的毒性分级进行处理与治疗的方法

1) 发生 2 级及 2 级以上的 irAE 需要暂停 ICI 的治疗,待症状或者实验室检查结果恢复到 1 级或 1 级以下方可以继续用药。如果 irAE 的症状持续超过 1 周,应该使用糖皮质激素[泼尼松 0.5~1 mg/(kg·d)或者等效剂量的其他糖皮质激素]。

2) 发生 3~4 级 irAE,应该使用更高剂量的糖皮质激素[泼尼松 1~2 mg/(kg·d)或者等效剂量的其他糖皮质激素)。对于症状较为严重的患者需要尽快缓解症状的,可以首先静脉应用甲基泼尼松龙 2~4 mg/(kg·d),3 d 后改为口服泼尼松 1~2 mg/(kg·d),当症状恢复到 1 级或 1 级以下时,糖皮质激素应该逐渐减量。部分患者(如泼尼松 20 mg/d 或者等效剂量的其他糖皮质激素使用超过 4 周)应当接受卡氏肺孢子虫的预防处理。

3) 如果在静脉使用糖皮质激素 3 d 后,irAE 的症状仍不缓解,应该考虑选择性应用其他免疫抑制药物,如英夫利昔单抗(除外免疫相关性肝炎)和霉酚酸酯。对于症状持续的患者,英夫利昔单抗应该在 2 周后重复按照 5 mg/kg 应用。

4) 对于 4 级 irAE(可以用激素替代治疗控制的内分泌疾病除外),应该永久停用 ICI。对于 3 级 irAE,根据具体的毒性情况,在部分选择性患者群体中仍可以再次使用 ICI。

5) 以下 3 种情况应该永久停用 ICI:① 2 级毒性持续超过 6 周(可以用激素替代治疗控制的内分泌疾病除外)。② 抗 CTLA-4 抗体引起 irAE 的患者,糖皮质激素无法减量到等效于 7.5 mg 泼尼松的剂量水平,应用 PD-1 单抗或者 PD-L1 单抗所致者,糖皮质激素无法在 12 周内减量到等效于 10 mg 泼尼松水平。③ 2~4 级的眼毒性通过局部免疫抑制剂治疗无法在 2 周内恢复到 1 级或者需要全身性治疗。

(3) 器官特异性 irAE 及处理

1) 全身性不良反应:有疲乏及输液反应。单药治疗时,大约 40% 接受 CTLA-4 单抗治疗的患者和 16%~24% 接受 PD-1/PD-L1 单抗治疗的患者出现疲乏。疲乏程度一般是轻微的,如果疲乏严重,应该考虑其他原因如内分泌系统紊乱导致。输液反应在 CTLA-4 单抗治疗过程中更常见,一般可以通过应用抗组胺药物以及解热镇痛药物控制。

2) 皮肤:irAE 的皮肤表现包括皮疹、白癜风和瘙痒等,一般在应用 ICI 后的 3~4 周出现。8%~68%接受 CTLA - 4 单抗治疗的患者和 14.3%~40%接受 PD - 1/PD - L1 单抗治疗的患者会有不同程度的皮肤毒性。皮疹的特点是淡红色斑丘疹,可以发生在躯干和四肢,有时伴有瘙痒。白癜风一般发生在开始用药数月后,是一种迟发性反应。可根据其严重程度采用糖皮质激素软膏外用或者口服抗组胺药物、糖皮质激素等。

　　3) 消化道:主要表现为腹泻及肠炎,常在用药后 4~8 周发生。伊匹木单抗相关的腹泻较常见(>30%),而 PD - 1/PD - L1 单抗所致腹泻较少见。在应用 ICI 的患者中,持续超过 3 d 的腹泻应该行进一步的检查和治疗:① 1 级腹泻需对粪便进行检测,包括艰难梭状芽胞杆菌、寄生虫和虫卵、乳铁蛋白。其他的实验室检查还应包括全血细胞计数、血生化全套、电解质。不建议使用止泻剂(如洛派丁胺、地芬诺酯/阿托品),因为这些药物可能会掩盖高级别的毒性和不良反应。重点要补充水分,改用清淡饮食,根据患者大便检查报告密切监控和随访。免疫治疗可继续,不需要用类固醇类药物。② 2 级,实验室检查在 1 度腹泻的基础上再加大便培养;暂停免疫治疗直至毒副反应等级降至 0/1 级;一般不使用类固醇激素,但如果症状持续超过 7 d 者应给予泼尼松 0.5 mg/(kg·d)治疗。必要时,可考虑乙状结肠镜检查,以确认是否为免疫性肠炎。③ 3/4 级,需永久终止免疫治疗,进行静脉补液和进一步的检查。必要时,咨询消化科医生和可屈性乙状结肠镜检查。在艰难梭状芽孢杆菌检查结果出来之前不进行高剂量的类固醇治疗。如果患者有腹膜症状和发热症状,则在排除肠穿孔后立即使用类固醇治疗;优先使用 125 mg 甲基泼尼松龙静脉注射 3 d。一旦症状改善,改泼尼松口服,最开始 1~2 mg/kg,然后持续减少剂量,并采用适当的抗生素预防感染,整个过程至少 4 周。如果患者在高剂量类固醇治疗 7 d 后仍无缓解,考虑加用 5 mg/kg 英夫利昔治疗,同时类固醇治疗仍继续。病情危重患者可能需要肠道外营养以使得肠道得到完全休息。

　　免疫相关性胰腺炎罕见报道,如果临床怀疑,应该行脂肪酶和淀粉酶的检查。

　　4) 呼吸系统:最常见为肺炎,尽管其发生率在不同的研究中报道仅为 1%~5%,却是免疫检查点抗体治疗最常见的致命性不良反应,绝大多数发生在用药后 3 个月左右。关于免疫相关性肺炎已有多

例导致死亡的报道,且是导致治疗中断的重要原因之一,因而早期诊断和及时治疗是十分必要的。其临床表现包括咳嗽、呼吸困难、呼吸急促、心动过速、疲劳等,不常见的表现有寒战和发热。在影像学上可以表现为迅速发展的多灶性实变。进一步的检查包括高分辨率计算机断层扫描(CT)、痰培养及血液学检查等与感染性肺炎进行鉴别;必要时,考虑支气管镜或肺穿刺检查。在接受 ICI 治疗的患者中,一旦影像学检查有新的发现,应该高度怀疑免疫相关性肺炎。其治疗可参考上文的一般处理原则,根据免疫相关性肺炎的严重程度进行分级治疗。值得一提的是,在严重免疫相关性肺炎的治疗过程中进行卡氏肺囊虫的预防性治疗是有价值的。

　　5) 内分泌系统疾病:包括垂体炎、甲状腺功能异常、肾上腺功能减退和 1 型糖尿病。应用伊匹木单抗时垂体炎的发生率在 0~17%,应用 PD - 1 单抗其发生率低于 1%。抗 CTLA - 4 单抗导致的垂体炎平均在用药后 6 周出现,最常见的临床表现是头痛,其他一些症状不具有特异性,包括视觉异常、疲劳、虚弱、恶心、混乱、失眠、勃起功能障碍、性欲减退、头晕、丧失记忆或厌食、关节痛等。如出现其他的临床症状,如低血压、低血糖、低钠血症也应及时检查垂体功能。应用 ICI 类药物治疗前应该检查血液生化、促甲状腺激素(TSH)、游离甲状腺素(fT4),然后在用药 8 周和 16 周复查。对于有临床表现的患者,在临床需要时应该做额外的内分泌检查,包括促肾上腺皮质激素、皮质醇水平、TSH、fT4、生长激素、泌乳素、胰岛素样生长因子 1、尿促卵泡素、黄体生成素和睾酮。脑磁共振成像(MRI)常显示脑垂体和垂体柄有 60%~100%的扩大。目前,对免疫相关垂体炎的治疗有静脉甲泼尼龙(每日 2 mg/kg)序贯口服泼尼松(每日 1~2 mg/kg)和垂体相关激素替代治疗两种,两者疗效类似。由于免疫相关垂体炎及其继发的肾上腺功能缺陷的诊断和治疗的复杂性,在其发生后建议咨询内分泌科医师。

　　甲状腺功能异常也是常见的 irAE 之一,可表现为甲状腺功能亢进、甲状腺功能减退、甲状腺眼病、无痛性甲状腺炎或更严重的疾病如甲状腺危象。对于应用 ICI 的患者,在用药前及用药过程中每两个月需要检查甲状腺功能。对甲状腺功能亢进的患者,可考虑糖皮质激素治疗,或者建议患者到内分泌科进行治疗。对于甲状腺功能减退的患者,可考虑甲状腺激素替代治疗。

PD－1抗体导致的1型糖尿病也有报道,原发性肾上腺皮质功能减退、尿崩症的报道很少。如果有症状,ICI治疗应当暂停,但如果内分泌疾病可以用激素替代控制也可继续ICI的治疗。

6)肝脏毒性:PD1/PD－L1单抗可导致1%～2%的患者发生自身免疫性肝炎,CTLA－4单抗的发生率略高,约为9%。ICI诱导的肝炎最常表现为无症状的转氨酶升高,部分患者也可以表现为发热和全身不适。3～4级丙氨酸氨基转移酶升高的发生率在纳武单抗和伊匹木单抗联合时显著增高,约为8%。ICI继发的肝脏毒性一般在用药后6～8周出现。在每个治疗周期之前均应该进行肝功能的检查,如果发现异常,应排除导致肝酶升高的其他原因,如病毒性疾病、肿瘤进展或伴随药物包括草药等。自身免疫性肝炎也是根据肝脏损害的分级进行治疗,具体可参照上文的分级处理原则。需要注意的是,在自身免疫性肝炎较为严重、糖皮质激素治疗仍不能缓解,需要应用其他免疫抑制剂的情况下,可以选择吗替麦考酚酯片(骁悉)1g,每日2次,口服,而不能选择英夫利昔单抗,因为该药可进一步加重肝损。

7)肾毒性:肾毒性一般表现为血清肌酐的升高,其发生率大约为2%,3～4级肾毒性发生率＜1%。接受ICI治疗前,应该进行肾功能和尿常规的检查。发生肾脏损伤后,临床医生应该首先考虑导致肾功能损害的其他原因,但如果怀疑肾功能损伤是免疫相关的,可以开始糖皮质激素的治疗。必要通过活检来确诊免疫性肾炎。病理活检最常见的结果是急性间质性肾炎。在接受伊匹木单抗治疗的患者中,上皮性肉芽肿及继发于狼疮性肾炎的肾病综合征也有报道。其处理也是按照毒性的严重程度进行分级处理,必要时咨询肾内科医师。

8)神经系统毒性:继发于ICI治疗的神经系统irAE是多种多样的,包括格林-巴利综合征、脑膜炎、慢性炎性脱髓鞘性多发性神经病变、横贯性脊髓炎、边缘性脑病和重症肌无力综合征等。若怀疑神经系统的irAE,应该进行全面神经系统检查并请神经科医师会诊;还应尽可能通过临床表现和影像学检查与肿瘤进展或副瘤现象进行鉴别诊断。进一步检查可以包括但不限于脑MRI、腰椎穿刺脑脊液检查、血清副肿瘤抗体和神经传导检查,其处理也是按照毒性严重程度分级进行。建议在处理神经系统irAE的过程中咨询神经内科专家,必要时可以考虑免疫球蛋白治疗或者采用免疫抑制疗法、血浆置

换等。

9)其他irAE:包括血液系统不良反应如自身免疫性溶血性贫血、中性粒细胞减少症和血小板减少;眼毒性如葡萄膜炎、虹膜炎或结膜炎。如眼毒性发生,应进行完整的眼科检查,通常用皮质类固醇滴液治疗。免疫性心肌炎是ICI的一种非常罕见的不良反应,患者既往可能有心脏病或高血压病史,临床上可表现为轻度的呼吸困难或胸痛,或更严重的心源性休克或猝死,致死率高,一旦发生应永久停药。

由于irAE可能累及的系统非常广泛,当患者在应用ICI治疗过程中出现无法解释的症状或异常检测结果时,经治医生应当引起重视,并及时进行检查和处理。

32.5.6　免疫相关疗效评定标准

抗肿瘤免疫治疗的出现使很多实体肿瘤和血液系统恶性肿瘤的治疗现状发生了革命性的改变。然而,部分肿瘤在治疗过程中可以出现一过性的进展之后稳定或者缩小的情况,也称为"假性进展"。为了使这部分患者不被误判,先后出现了irRC、mRECIST等针对免疫治疗疗效评价的标准。由于各标准评价方式不一,使得很多临床研究的结果不具有可比性。2017年,RECIST工作组推荐用iRECIST(modified RECIST 1.1 for immune-based therapeutics)作为免疫治疗临床研究中的探索性疗效评价标准并拟根据后续研究的结果对其进行进一步验证和修正。制订该标准的目的是为数量众多的免疫治疗临床试验数据收集和管理提供一致的框架,使这些研究的执行、解释和数据分析具有一致性和可比性。目前,仍推荐对于主要研究终点采用RECIST 1.1作为疗效评价标准,而iRECIST作为一种探索性方式。iRECIST是基于RECIST 1.1制订的。使用iRECIST的治疗反应具有前缀"i"(即免疫),如"免疫"完全缓解(iCR)或部分缓解(iPR)和未确认的疾病进展(iUPD)或确认的疾病进展(iCPD),以与RECIST 1.1标准的治疗反应相区别,类似的术语还有"免疫"疾病稳定(iSD)。新病灶也被评估并根据评估结果进一步分类到靶病灶(新病变,靶)或非靶病灶(新病变,非靶)中。iRECIST和RECIST1.1两个标准最大的不同点(表32-1)是患者在被评价为肿瘤进展后,需要在间隔4～8周后再次进行确认。

表 32-1 RECIST1.1 与 iRECIST 的比较

项　　目	RECIST1.1	iRECIST
可测量与不可测量病灶的定义；靶病灶的数目和部位	可测量病灶直径＞10 mm（淋巴结短径＞15 mm）；最多选 5 个病灶（每个器官不超过 2 个）；其他病灶都作为非靶病灶（淋巴结短径需＞10 mm）	与 RECIST1.1 所有规定保持一致；新病灶按照 RECIST1.1 评价，但在 CRF 表上另行记录（不包括在基线已确定的靶病灶的总和中）
完全缓解，部分缓解，或者疾病稳定	在被评价为 CR、PR 或者 SD 之前，不可能曾被评为 PD	在被评价为 iCR、iPR 或 iSD 之前，可能曾一次或多次被评为 iUPD，但不可能曾被评为 iCPD
完全缓解或者部分缓解的确认	仅在非随机研究中要求	与 RECIST1.1 保持一致
疾病稳定的确认	不作要求	与 RECIST1.1 保持一致
新病灶	判为疾病进展；新病灶需记录但无需测量	首次出现判为 iUPD。在 iUPD 的基础上，下一次评价时出现其他新病灶或者之前的新病灶的大小增加（新靶病灶总和增加≥5 mm 或者任何新非靶病灶增大）则判为 iCPD；在 iUPD 的基础上，出现此前未曾记录的新病灶，也能确认为 iCPD
独立的盲法审评和中心扫描数据收集	在某些情况下，如在一些研究中，主要的终点指标以肿瘤进展为基础时需要盲法评审	推荐所有研究收集影像学扫描数据（不要求独立审评）
确认疾病进展	不要求	要求
考虑患者临床状态	不包括在评价中	在决定 iUPD 后是否继续进行治疗时要考虑患者临床状态是否稳定

1）在应用 iRECIST 评价时应该注意，在发生 iUPD 后，患者继续接受免疫治疗 4～8 周再进行复查，若肿瘤较基线有退缩，符合 iCR、iPR 或者 iSD，此后需以最小的靶病灶之和为参照，重新启动 iUPD 的评价，仍然需要再进行 iCPD 的确认；如果评价为 iUPD 后，下一次疗效评价时病灶没有大的变化，则继续评价为 iUPD；只要没有确认 iCPD，患者可以多次被评价为 iUPD，或者 iCR、iPR，或者 iSD。

2）以下情况可以评价为 iCPD：在 iUPD 的基础上，如果复查时原靶病灶之和较评价为 iUPD 时进一步增大 5 mm 或 5 mm 以上，或者非靶病灶较评价为 iUPD 时明显进展；在 iUPD 的基础上，再次出现了新病灶；在 iUPD 的基础上，出现新的病灶的进一步进展。

3）对于新病灶的评价，应遵循以下规则：按照 RECIST1.1 将新病灶分为可测量和不可测量病灶：新的靶病灶选取最多不超过 5 个新的可测量病灶，每个器官不超过两个，最长径或者淋巴结短径相加；其他可测量和不可测量的新病灶都作为新的非靶病灶；新的靶病灶不计入原先的靶病灶；下次复查时单独评价，和评价为 iUPD 时相比，若在下一次评估时新的靶病灶之和较前增大 5 mm 或 5 mm 以上或者

出现其他新病灶，或者任何非靶病灶进展，可以判断为 iCPD。

4）iPFS 的计算的时间终点是末次评价为 iUPD 的时间或者患者死亡的时间，以先发生者为准。

32.5.7 结论和展望

免疫检查点药物的出现是近年抗肿瘤治疗的重大突破，已在多种肿瘤的治疗中显示了良好的疗效；但也存在一些问题，如部分患者有效、少数患者应用后出现肿瘤暴发性进展、少数患者出现严重甚至致命的免疫反应等。该类药物的研究与开发也是近年抗肿瘤治疗研究的热点，目前与将来的主要研究方向有：① 新的免疫检查点抑制药物的开发，除了常见的 PD-1/PD-L1 单抗，还有靶向 Tim-3、LAG-3 的单抗等。② 不同免疫检查点抑制剂的联合及与其他治疗方法包括分子靶向药物、放疗、化疗等的联合。③ 免疫检查点抑制剂的早期应用研究，而不仅在标准治疗失败的患者中应用（疾病晚期的患者被认为免疫功能已经受损、从免疫治疗中的获益较少，疾病早期时可能获益更多），免疫检查点抑制剂目前在一些肿瘤中已经被批准用于一线治疗或者辅助治疗。④ 寻找 ICI 治疗获益或爆发性进展的生物标志

物,以帮助筛选治疗可获益人群、避免无效治疗及促进肿瘤进展,目前已发现 PD-L1 高表达、错配修复基因缺陷或高度微卫星不稳定性、高肿瘤突变负荷等可以预测应用 ICI 治疗的获益,也有研究发现 *MDM2/MDM4* 基因扩增、*EGFR* 基因扩增、11 号染色体 13 区带相关基因(*CCND1/FGF3/FGF4/FGF19*)扩增可能预示接受 ICI 治疗后出现疾病暴发进展的概率较高。由于研究时间尚短,免疫检查点药物的适应证还不全面,随着新的临床研究结果的发表,将会有更多的新药、新适应证、新的治疗模式补充进来,并在生物标志物指导下为肿瘤患者提供个体化的治疗选择。

32.6 抗体-细胞毒药物偶联药物

32.6.1 概述

抗体-细胞毒药物偶联物(antibody-drug conjugates,ADC)由 3 个部分组成,即抗体、细胞毒药物及两者的链接体。抗体部分需要能够与肿瘤细胞表面的特异性抗原结合;细胞毒药物需要能够在被肿瘤细胞内吞后杀灭肿瘤细胞;链接物需要在循环中足够稳定;而一旦 ADC 被内吞进入肿瘤细胞后,链接物应当有效地释放细胞毒药物。该类药物的作用方式为通过抗体和肿瘤表面分子特异性的结合,选择性地将细胞毒性药物带到肿瘤细胞局部,以便最大限度地发挥杀伤肿瘤的作用,并且使正常组织的暴露最小化,从而起到提高疗效、减轻全身毒性的作用。与传统细胞毒药物相比,该类药物具有更好的药代动力学和药效学特性、更好的体内分布。

32.6.2 维布妥昔单抗

维布妥昔单抗(brentuximabvedotin),商品名为 Adcetris,别名 SGN35。抗体类型为 CD30 单抗;连接体类型为可裂解缬氨酸-瓜氨酸二肽连接体。细胞毒药物组成:抗微管细胞毒药物—甲基澳瑞他汀 E(MMAE)。药物剂型为静脉注射剂,规格为 50 mg/瓶。

因霍奇金淋巴瘤的 R-S 细胞和间变性大细胞淋巴瘤细胞高表达 CD30,可以与维布妥昔单抗的 CD30 单抗相结合,主要用于这两类肿瘤的治疗。目前,其适应证包括干细胞移植后有高危复发或进展风险的经典型霍奇金淋巴瘤,干细胞移植失败后的

经典型霍奇金淋巴瘤,或者接受至少 2 种联合化疗失败且无法接受干细胞移植的经典型霍奇金淋巴瘤;至少一种联合化疗失败的系统性间变大细胞淋巴瘤。用法 1.8 mg/kg,静脉输注 30 min,每 3 周 1 次。

关键临床研究结果:在霍奇金淋巴瘤的一项多中心、开放的 II 期研究中,102 例自体干细胞移植后复发或者难治的霍奇金淋巴瘤患者接受了最多不超过 16 个周期的维布妥昔单抗的治疗,客观缓解率为 75%,完全缓解(CR)率 34%,中位 PFS 5.6 个月;在获得 CR 的患者中,中位反应持续时间(median duration of response)为 20.5 个月。此后在一项随机、双盲、安慰剂对照的 III 期临床研究中,329 例自体干细胞移植失败的霍奇金淋巴瘤患者被随机分为两组,分别接受维布妥昔单抗和安慰剂治疗,中位 PFS 为 42.9 个月 *vs.* 24.1 个月(*P*<0.01)。此外该研究还发现在自体干细胞移植后高复发风险的患者中,应用维布妥昔单抗进行维持治疗可以延长这部分患者的 PFS。

在一项维布妥昔单抗治疗复发难治性间变大细胞淋巴瘤的 II 期研究中,入组了 58 例患者,客观缓解率 86%,CR 率 59%。在取得肿瘤缓解的患者中,中位的缓解持续时间为 12.6 个月;在取得完全缓解的患者中,完全缓解的持续时间为 13.2 个月。

近期发表的一项国际多中心随机对照 III 期临床研究中,将既往曾经治疗过的 CD30 阳性的蕈样霉菌病或者原发皮肤的间变大细胞淋巴瘤患者随机分组,分为维布妥昔单抗治疗组和医生选择治疗组(physician's choice group,PCG),经过 22.9 个月的随访,持续超过 4 个月的客观缓解率在研究组是 56.3%,而对照组仅 12.5%(*P*<0.001)。3~4 级不良反应的发生率在试验组是 41%,而对照组为 47%,但维布妥昔单抗组的外周神经毒性的发生率显著高于 PCG 组,分别为 67% 和 6%。

此外,维布妥昔单抗还在其他 CD30 阳性的淋巴瘤中开展了临床研究,包括原发纵隔大 B 细胞淋巴瘤、灰区淋巴瘤等,都取得了一定的疗效。值得一提的是,该药还被批准用于儿童复发/难治性间变大细胞淋巴瘤和霍奇金淋巴瘤的治疗。

常见不良反应:外周感觉神经毒性(41%~67%)、恶心(35%~40%)、呕吐(17%)、疲乏(34%~28%)、中性粒细胞减少(19%~35%)、腹泻(18%~29%)、发热(34%)、皮疹(31%)、骨骼肌肉疼痛等,

也有该药物导致较为罕见的进行性多灶性白质脑病的报道。

目前,正在进行的临床研究:以维布妥昔单抗代替 ABVD 方案中博来霉素的 A+AVD 新方案对比经典 ABVD 方案一线治疗经典型霍奇金淋巴瘤的Ⅲ期临床研究已接近尾声。另外在 CD30⁺ 的 T 细胞淋巴瘤中,以维布妥昔单抗代替 CHOP 方案中长春新碱的 A+CHP 新方案对比经典的 CHOP 方案的Ⅲ期临床研究也已经入组结束进入随访期,这两项研究的结果值得期待。

32.6.3　T-DM1

T-DM1 即 ado-曲妥珠单抗-美坦新偶联物(ado-trastu-zumab-emtansine),商品名为 Kadcyla。抗体类型为 HER－2 单抗,细胞毒药为美坦新(emtansine)。药物剂型:注射用冻干粉;规格为 100 mg/瓶或者 160 mg/瓶。适应证包括 HER－2 阳性乳腺癌,既往接受过曲妥珠单抗和紫杉烷药物(分别或者联合用药)治疗,转移性乳腺癌患者或者辅助治疗结束后 6 个月内复发的患者。用法 3.6 mg/kg 静脉滴注,每 3 周 1 次直至疾病进展或者不可耐受的毒性。

关键临床研究结果:在 ELILIA 研究中,991 例曾经接受过曲妥珠单抗和紫杉醇治疗但从未接受过拉帕替尼和希罗达治疗的患者被随机到 T-DM1 组或者拉帕替尼联合卡培他滨(capecitabine,希罗达)组,结果两组的中位 PFS 为 9.6 vs. 6.4 个月($P<$0.001),中位 OS 为 30.9 vs. 25.1 个月,客观缓解率 43.6% vs. 30.8%;即使在基线有中枢神经系统转移的患者中,T-DM1 也优于卡培他滨,中位 OS 为 26.8 vs. 12.9 个月。

在 MARIANNE 研究中,1 095 例 HER－2 阳性的晚期乳腺癌患者按照 1:1:1 随机分配到曲妥珠单抗＋紫杉醇、T-DM1＋安慰剂、T-DM1＋帕妥珠单抗(pertuzumab)一线治疗的研究中,3 组的中位 PFS 分别为 13.7 个月、14.1 个月和 15.2 个月,3 组之间为非劣效的关系,含 T-DM1 的两组均没有比不含 T-DM1 组显示出优效性;3 组的客观缓解率分别为 67.9%、59.7%和 64.2%;3 级以上不良反应的发生率分别为 54.1%、45.4%和 46.2%,该研究显示含 T-DM1 方案与传统的曲妥珠单抗联合紫杉醇方案相比并没有增加疗效,但耐受性更好。

在 THERESA 研究中,602 例既往曾在任何情况下接受过含曲妥珠单抗、拉帕替尼和紫杉醇治疗,并且曾接受过二线或二线以上治疗的 HER－2 阳性晚期乳腺癌患者以 2:1 的比例随机分配到 T-DM1 组或医生选择组(PCG),PCG 组的患者在治疗失败后可以交叉到接受 T-DM1 治疗。在经过 7.2 个月的随访后,两组的中位 PFS 分别为 6.5 个月和 3.3 个月($P<$0.001),3 级以上不良反应的发生率分别为 32%和 43%,其中 T-DM1 组中 3 级以上的血小板减少症较 PCG 组中更常见(5% vs. 2%),而其他 3 级或 3 级以上的不良反应更少见,例如中性粒细胞减少(2% vs. 16%)、腹泻(1% vs. 4%)、粒缺发热(1% vs. 4%)等。经过更长时间的随访,THERESA 研究中患者的 OS 也出现了显著差异,中位 OS 分别是 T-DM1 组的 22.7 个月和 PCG 组的 15.8 个月($P<$0.001)。该研究结果巩固了 T-DM1 在既往接受过治疗的 HER－2 阳性的晚期乳腺癌中的地位。

常见不良反应包括恶心(39.8)、呕吐(19.2%)、口干(16.7%)、腹痛(18.6%)、疲乏(36%)、外周神经毒性(21%)、肌肉与骨骼疼痛(36%)、血小板下降(39%)、贫血(14.2%)、中性粒细胞减少(6.7%)、转氨酶升高(29%)、胆红素升高(17%)、便秘(26.5%)、腹泻(24.1%)、皮疹(11.6%)和电解质紊乱等。

32.6.4　奥英妥珠单抗

新近抗 CD22 抗体伊曲木单抗(inotuzumab)与烯二炔毒素奥佐米星(ozogamicin)的偶联药物奥英妥珠单抗(inotuzumab ozogamicin,商品名 Besponsa)也获得了 FDA 的上市批准,用于治疗复发难治性前驱 B 细胞急性淋巴细胞白血病(ALL)。326 位 ALL 患者分别使用奥英妥珠单抗和标准化疗,奥英妥珠单抗组完全缓解率明显高于对照组(80.7% vs. 29.4%,$P<$0.001);mPFS 延长(5.0 vs. 1.8 个月,$P<$0.001);mOS 延长(7.7 vs. 6.7 个月,$P=$0.04)。奥英妥珠单抗有明显的肝脏毒性(51%),有些患者用药后出现致命性肝窦阻塞综合征。

32.6.5　结论和展望

目前,已有 3 个 ADC 药物成功地被 FDA 批准上市,在一些肿瘤的治疗中显示了良好的疗效;另有超过 60 个 ADC 药物处于临床研究阶段。但 ADC

药物治疗肿瘤也存在一些问题,如 T-DM1 用于胃癌的二线治疗研究已宣告失败,其疗效未能超过紫杉醇化疗,这可能与胃癌的高异质性有关(HER－2 阳性胃癌也存在 HER－2 低表达或不表达的细胞,T-DM1 仅靶向于 HER－2 阳性的细胞,反不如系统化疗可兼顾不同表达水平的细胞),需要筛选更好的靶点来克服这个问题。相信不久的将来,ADC 药物也将成为肿瘤治疗的一种重要模式。

(郭伟剑　吴向华　季冬梅)

主要参考文献

[1] Barrett DM，Grupp SA，June CH. Chimeric antigen receptor-and TCR-modified T cells enter main street and wall street [J]. J Immunol, 2015,195(3):755－761.

[2] Bollino D，Webb TJ. Chimeric antigen receptor-engineered natural killer and natural killer T cells for cancer immunotherapy [J]. Transl Res, 2017,doi: 10. 1016/j. trsl. 2017. 06. 003.

[3] Butts C，Socinski MA，Mitchell PL，et al. Tecemotide (L-BLP25) versus placebo after chemoradiotherapy for stage Ⅲ non-small-cell lung cancer (START): a randomised, double-blind, phase 3 trial [J]. Lancet Oncol，2014,15:59－68.

[4] Chari RVJ，Miller ML，Widdison WC. Antibody-drug conjugates：an emerging concept in cancer therapy [J]. Angew Chem Int Ed, 2014,53:3796－3827.

[5] Cornelis JM. Melief. Cancer: precision T-cell therapy targets tumours [J]. Nature, 2017, doi: 10. 1038/nature23093.

[6] Eshhar Z，Bach N，Fitzer-Attas CJ，et al. The T-body approach: potential for cancer immunotherapy [J]. Springer Semin Immunopathol, 1996,18(2):199－209.

[7] Fesnak AD，June CH，Levine BL. Engineered T cells: the promise and challenges of cancer immunotherapy [J]. Nat Rev Cancer, 2016,16(9):566－581.

[8] Friedman CF，Proverbs-Singh TA，Postow MA. Treatment of the immune-related adverse effects of immune checkpoint inhibitors: a review [J]. JAMA Oncol, 2016,2(10):1346－1353.

[9] Giaccone G，Bazhenova LA，Nemunaitis J，et al. A phase Ⅲ study of belagenpumatucel-L, an allogeneic tumour cell vaccine, as maintenance therapy for non-small cell lung cancer [J]. Eur J Cancer, 2015, 51: 2321－2329.

[10] Granier C，De Guillebon E，Blanc C，et al. Mechanisms of action and rationale for the use of checkpoint inhibitors in cancer [J]. ESMO Open, 2017, 2 (2):e000213.

[11] Gridelli C，Ardizzoni A，Barberis M，et al. Predictive biomarkers of immunotherapy for non-small cell lung cancer: results from an experts panel meeting of the Italian association of thoracic oncology [J]. Transl Lung Cancer Res, 2017,6(3):373－386.

[12] Haag R，Kratz F. Polymer therapeutics: concepts and applications [J]. Angew Chem Int Ed, 2006, 45: 1198－1215.

[13] Kantarjian HM，DeAngelo DJ，Stelljes M，et al. Inotuzumab ozogamicin versus standard therapy for acute lymphoblastic leukemia [J]. N Engl J Med, 2016,375(8):740－753.

[14] Komatsubara KM，Carvajal RD. Immunotherapy for the treatment of uveal melanoma: current status and emerging therapies [J]. Curr Oncol Rep, 2017, 19 (7):45.

[15] Krop IE，Kim SB，González-Martín A，et al. Trastuzumabemtansine versus treatment of physician's choice for pretreated HER2-positive advanced breast cancer (TH3RESA): a randomised, open-label, phase 3 trial [J]. Lancet Oncol, 2014,15(7):689－699.

[16] Krop IE，Kim SB，Martin AG，et al. Trastuzumabemtansine versus treatment of physician's choice in patients with previously treated HER2-positive metastatic breast cancer (TH3RESA): final overall survival results from a randomised open-label phase 3 trial [J]. Lancet Oncol, 2017,18(6):743－754.

[17] Krop IE，Lin NU，Blackwell K，et al. Trastuzumabemtansine (T-DM1) versus lapatinib plus capecitabine in patients with HER2-positive metastatic breast cancer and central nervous system metastases: a retrospective, exploratory analysis in EMILIA [J]. Ann Oncol, 2015, 26(1):113－119.

[18] Lambert JM，Morris CQ. Antibody-Drug Conjugates (ADCs) for Personalized Treatment of Solid Tumors: A Review [J]. Adv Ther, 2017,34(5):1015－1035.

[19] Moskowitz CH，Nademanee A，Masszi T，et al. Brentuximabvedotin as consolidation therapy after autologous stem-cell transplantation in patients with Hodgkin's lymphoma at risk of relapse or progression (AETHERA): a randomised, double-blind, placebo-controlled, phase 3 trial [J]. Lancet, 2015,385(9980): 1853－1862.

[20] Ott PA，Hu Z，Keskin DB，et al. An immunogenic

personal neoantigen vaccine for patients with melanoma [J]. Nature, 2017, 547(7662): 217 - 221.

[21] O'Rourke DM, Nasrallah MP, Desai A, et al. A single dose of peripherally infused EGFRvⅢ-directed CAR T cells mediates antigen loss and induces adaptive resistance in patients with recurrent glioblastoma [J]. Sci Transl Med, 2017, 9(399): eaaa0984.

[22] Perez EA, Barrios C, Eiermann W, et al. TrastuzumabEmtansine with or without pertuzumab versus trastuzumab plus taxane for human epidermal growth factor receptor 2 - positive, advanced breast cancer: primary results from the phase Ⅲ MARIANNE study [J]. J Clin Oncol, 2017, 35(2):141 - 148.

[23] Prince HM, Kim YH, Horwitz SM, et al. Brentuximabvedotin or physician's choice in CD30-positive cutaneous T-cell lymphoma (ALCANZA): an international, open-label, randomised, phase 3, multicentre trial [J]. Lancet, 2017, 390(10094):555 - 566.

[24] Pro B, Advani R, Brice P, et al. Brentuximabvedotin (SGN - 35) in patients with relapsed or refractory systemic anaplastic large-cell lymphoma: results of a phase Ⅱ study [J]. J ClinOncol, 2012, 30 (18): 2190 - 2196.

[25] Quoix E, Lena H, Losonczy G, et al. TG4010 immunotherapy and first-line chemotherapy for advanced non-small-cell lung cancer (TIME): results from the phase 2b part of a randomised, double-blind, placebo-controlled, phase 2b/3 trial [J]. Lancet Oncol, 2016, 17(2):212 - 223.

[26] Ramos TC, Rodriguez PC, Vinageras EN, et al. CIMAvax EGF (EGF-P64K) vaccine for the treatment of non-small-cell lung cancer [J]. Expert Rev Vaccines, 2015, 14(10):1303 - 1311.

[27] Roberts K, Culleton V, Lwin Z, et al. Immune checkpoint inhibitors: navigating a new paradigm of treatment toxicities [J]. Asia Pac J Clin Oncol, 2017, 13(4):277 - 288.

[28] Rodriguez PC, Popa X, Martinez O, et al. A phase Ⅲ clinical trial of the epidermal growth factor vaccine CIMAvax-EGF as switch maintenance therapy in advanced non-small cell lung cancer patients [J]. Clin Cancer Res, 2016, 22(15):3782 - 3790.

[29] Sacher AG, Gandhi L. Biomarkers for the clinical use of PD - 1/PD - L1 inhibitors in non-small-cell lung cancer: a review [J]. JAMA Oncol, 2016, 2(9):1217 - 1222.

[30] Seymour L, Bogaerts J, Perrone A, et al. iRECIST: guidelines for response criteria for use in trials testing immunotherapeutics [J]. Lancet Oncol, 2017, 18(3): e143 - e152.

[31] Sahin U, Derhovancssian E, Miller M, et al. Personalized RNA mutanome vaccines mobilize polyspecific therapeutic immunity against cancer [J]. Nature, 2017, 547(7662):222 - 226.

[32] Vansteenkiste JF, Cho BC, Vanakesa T, et al. Efficacy of the MAGE-A3 cancer immunotherapeutic as adjuvant therapy in patients with resected MAGE-A3 - positive non-small-cell lung cancer (MAGRIT): a randomised, double-blind, placebo-controlled, phase 3 trial [J]. Lancet Oncol, 2016, 17(6):822 - 835.

[33] Verma S, Miles D, Gianni L, et al. Trastuzumabemtansine for HER2-positive advanced breast cancer [J]. N Engl J Med, 2012, 367(19):1783 - 1791.

[34] Villadolid J, Amin A. Immune checkpoint inhibitors in clinical practice: update on management of immunerelated toxicities [J]. Transl Lung Cancer Res, 2015, 4 (5):560 - 575.

[35] Younes A, Gopal AK, Smith SE, et al. Results of a pivotal phase Ⅱ study of brentuximabvedotin for patients with relapsed or refractory Hodgkin's lymphoma [J]. J Clin Oncol, 2012, 30:2183 - 2189.

[36] Zhang C, Oberoi P, Oelsner S, et al. Chimeric antigen receptor-engineered NK - 92 cells: an off-the-shelf cellular therapeutic for targeted elimination of cancer cells and induction of protective antitumor immunity [J]. Front Immunol, 2017, 8:533.

33 肿瘤的介入诊疗

33.1 概述

33.1.1 恶性肿瘤介入诊疗的概念与范畴

介入放射学(interventional radiology)是以影像诊断学为基础,在医学影像设备的引导下,利用穿刺针、导管等介入器材,对疾病进行诊断或治疗的新兴学科。介入肿瘤学(interventional oncology)是介入放射学的重要分支,是基于医学影像设备和精准的导引技术对肿瘤进行根治性或姑息性的治疗技术,根据治疗途径主要分为血管性介入诊疗学和非血管性介入诊疗学,具有微创性、定位准确、疗效确切、术后恢复快,并发症少等特点。相对而言,介入肿瘤学仍是一门崭新的学科,过去的30多年里,由于现代影像设备的应用、介入器械及各种消融技术的迅猛发展,肿瘤介入诊断和治疗新技术、新项目得以不断推出,其基本的学科体系不断丰富和完善,专业领域涉及肿瘤诊断、治疗和疗效评价等肿瘤诊疗的各个方面,目前已经成为与外科治疗、化疗、放疗并列的第四大肿瘤治疗体系。

33.1.2 介入治疗在恶性肿瘤多学科综合治疗中的地位和作用

在恶性肿瘤多学科综合治疗的背景下,学科之间的交叉渗透也不断促进介入肿瘤学的迅速发展。同时介入肿瘤学的发展也对临床学科产生着深远的影响,已经成为肿瘤综合治疗的重要组成部分。

在肿瘤的诊断和分期方面,穿刺活检技术可以重复、多次获取组织标本,应用于全身大部分恶性肿瘤的诊断、疗效评价,指导复发和转移性肿瘤的诊疗。二线以上治疗方案失败的晚期肿瘤患者,在选择后续治疗方案,尤其是分子靶向治疗和免疫治疗时,常依赖再次穿刺活检。

在肿瘤治疗方面,介入肿瘤学通过微创的影像导引治疗技术(如动脉化疗栓塞、放射性材料或基因导入治疗技术、局部消融技术)可以部分代替外科治疗,完成多种肿瘤及肿瘤相关病变的治疗。在NCCN和其他国际治疗指南中,都将经动脉化疗栓塞(transarterial chemoembolization,TACE)列为无法手术切除的中晚期肝癌患者的首选治疗方法。介入栓塞治疗不仅可减少某些肿瘤外科术中的出血,而且可使部分常规不能手术切除的肿瘤降期,转变为手术可切除,明显改善预后。介入导向下的局部消融治疗主要包括物理消融和化学消融。与手术治疗相比,消融治疗创伤小、简单经济、可重复实施。消融治疗作为重要的局部治疗手段,与全身治疗相结合,可明显提高恶性肿瘤的治疗效果。通过局部化疗栓塞和射频消融,联合放、化疗或靶向治疗已经成为肿瘤综合治疗的崭新模式和发展趋势。

除此之外,通过介入技术放置支架可以使狭窄的生理性管腔复通,从而迅速解除与肿瘤相关的梗阻症状,不仅可以缓解症状,改善生存质量,而且能够为其他治疗争取机会。

介入肿瘤学以精准、微创、安全、可靠为发展理念,以灭活肿瘤细胞、降低肿瘤负荷、缓解局部症状、改善预后为主要目标。局部消融治疗技术改变了传统外科手术治疗的理念。可以预见未来介入肿瘤学将在肿瘤诊疗领域带来深刻的变革。

33.2　恶性肿瘤经血管途径的介入诊疗

33.2.1　恶性肿瘤的造影诊断

介入放射学的发展建立在血管造影基础之上。血管造影是显示血管解剖和相关病变形态改变的金标准,能对血管性或肿瘤性病变进行定性和定位诊断,同时也是评价介入治疗效果的客观指标之一。数字减影血管造影设备和Seldinger技术的出现使血管造影更加简便安全。恶性肿瘤血管造影可表现为:恶性肿瘤血管和肿瘤染色、动脉弧形推移、动脉不规则僵直或中断、血管湖或血管池、动静脉分流或瘘、血管内癌栓和侧枝供血等征象。

33.2.1.1　恶性肿瘤动脉造影

恶性肿瘤常见的动脉造影方法主要有经皮穿刺股动脉造影、桡动脉造影和锁骨下动脉造影等。

（1）经股动脉穿刺造影

目前,最常用的是经皮穿刺股动脉插管做选择性血管造影,诊断腹腔实质脏器(如肝、胆、胰)肿瘤,

判断肿瘤侵犯范围。选择右侧股动脉,穿刺点在腹股沟韧带下方约2 cm处,即股动脉搏动正下方。穿刺点过高可能使穿刺针越过腹股沟韧带,使术后止血困难,造成腹腔血肿。穿刺点过低,则因股动脉进入收肌管位置较深,穿刺不易成功,且易造成动静脉瘘。

（2）经桡动脉穿刺造影

通常选择桡动脉搏动最强、走行直的部位穿刺,一般选择桡骨茎突近端1 cm处。主要适用于无法选择股动脉路径者、服用华法林等抗凝药物者和无法长时间平卧者。

穿刺侧无桡动脉搏动、Allen试验阴性、提示掌弓侧支循环不良者,或穿刺侧存在肾透析用的动静脉瘘管者不宜选择经桡动脉穿刺造影。

（3）经肱动脉穿刺造影

肱动脉是腋动脉的延续,下行于肱二头肌内侧沟内,于肘关节的前内方位置最表浅,易触摸穿刺。通常选择距肘窝上5 cm范围内,以肘部皮肤皱褶稍上方处为佳。临床用于上肢血管、脑动脉及其他部位因股动脉穿刺不成功者。

（4）经锁骨下动脉穿刺造影

锁骨下动脉通常选择锁骨中外1/3下2～3 cm处,可以通过体表标志、骨性标志或超声引导下穿刺。主要用于体部和双下肢的动脉造影介入治疗,以及动脉内导管药盒系统置入。

33.2.1.2　恶性肿瘤静脉造影

常见的静脉造影方法主要有经皮穿刺股静脉造影、锁骨下静脉造影和颈内静脉造影等。

（1）经股静脉穿刺造影

股静脉是下肢的主要静脉,其上段位于股三角内。通常以腹股沟韧带下方股动脉内侧0.5 cm作为穿刺点。临床用于下肢静脉、盆腔静脉、下腔静脉及其分支、上腔静脉及其分支和头臂静脉血管的造影检查。股静脉途径是最常用的静脉介入治疗途径,如下腔静脉滤器置入、肺栓塞肺动脉置管溶栓等。

（2）经锁骨下静脉造影

通常选择右锁骨下静脉进行穿刺。一般取锁骨中点下缘1 cm处为穿刺点。锁骨下静脉主要用于中心静脉置管。

（3）颈内静脉造影

颈内静脉中段的位置表浅,穿刺并发症较少,是颈内静脉穿刺的最佳部位。颈内静脉穿刺置管可用

于上腔静脉、右心房、右心室、肺动脉、下腔静脉系、肝静脉和双侧髂静脉的造影检查。

33.2.2 恶性肿瘤动脉途径的介入治疗

33.2.2.1 经导管动脉内药物灌注术

经导管动脉内药物灌注术（transcatheter arterial infusion，TAI）是指通过介入放射学的方法，建立经体表穿刺血管到靶动脉的通道，再由该通道注入药物达到局部的治疗方法。经导管动脉内灌注抗肿瘤药物常用于治疗各部位的恶性肿瘤，包括姑息性化疗、术前局部化疗、术后预防性和复发病灶的局部化疗。存在严重出血倾向、难以逆转的肝肾功能障碍、严重恶病质患者不建议行介入治疗。

相对于静脉化疗，TAI 具有以下特点：① 提高肿瘤组织内药物浓度。② 延长药物与肿瘤组织的作用时间。③ 减少药物剂量。④ 由于药物的首次效应使靶器官内药物量摄取多，减少全身的不良反应。TAI 正逐渐成为恶性肿瘤局部治疗的重要方法之一，其基本技术包括：

1）一次性冲击灌注术：通常在 20～30 min 内将药物通过导管注入靶动脉，适用于恶性肿瘤化疗、溶栓治疗等。缺点：药物与病变接触时间短不能多次重复给药，可能影响疗效。

2）动脉阻滞化疗：先使靶器官血流减少，再行动脉灌注，以延长药物在肿瘤组织内的停留时间，减少正常组织的药物量。常用的方法有球囊导管阻塞灌注和动脉短暂栓塞化疗。

3）动脉升压药物灌注：利用肿瘤动脉对血管活性物质反应不良的特点，先灌注小剂量升压药物使正常组织血管收缩，而肿瘤血管床血流量相对增加，再行化疗药物灌注，达到提高肿瘤区的药物浓度，保护正常组织的目的。目前，常用的药物为血管紧张素Ⅱ。

4）长期药物灌注：导管留置的时间较长，灌注可为持续性或间断性。主要方式有 2 种：① 普通导管留置法，导管插管至靶动脉后行灌注化疗。需留置较长时间的灌注者可经肱动脉、腋动脉或锁骨下动脉置管。本法留置导管时间有限，患者行动不便，护理难度高，可能出现局部感染、血栓形成、导管堵塞或脱位等并发症。② 全置入式导管药盒系统，经锁骨下动脉或股动脉插入导管至靶动脉后，连接药盒并在皮下固定、缝合皮肤。该方法可长期留置，通过局部皮肤穿刺刺入药盒，患者行动方便，生活质量

较高，适用于恶性肿瘤的长期反复化疗。

通常选用股动脉穿刺途径。若要长时间保留导管进行连续灌注，可考虑腋动脉途径。导管选择性插入靶动脉后要先行动脉造影，以了解血管分布、肿瘤的供血情况与侧支循环等，其基本原则为尽可能使导管头接近肿瘤供血区域，以提高疗效，减少不良反应和并发症。

33.2.2.2 经导管动脉栓塞术

经导管动脉栓塞术（transcatheter arterial embolization，TAE）是经导管将栓塞材料选择性注入病变器官血管内，中断血液循环，以达到控制出血、治疗肿瘤和血管性病变或消除器官功能之目的。TAE 可使肿瘤或靶器官缺血坏死，阻塞或破坏异常的血管床、腔隙和通道使血流动力学恢复正常，封堵破裂血管进行止血或降低远端血管压力，防止肿瘤破裂出血。

TAE 在临床上主要用于：① 各种富血供实体肿瘤的术前和姑息性治疗。② 良性肿瘤：如子宫肌瘤、肝血管瘤、肺隔离症等。③ 血管病变：各种动脉畸形、动静脉瘘、动脉瘤和静脉曲张。④ 异常血流通道：如房室间隔缺损、动脉导管未闭、门静脉高压合并脾-肾静脉分流等。⑤ 内科性内脏切除：如脾功能亢进或巨脾。⑥ 控制出血等。

栓塞材料的选择对于 TAE 的治疗效果起到重要作用，常用的栓塞剂包括 4 种：① 海绵状栓塞剂。包括吸收性明胶海绵和泡沫聚乙烯醇（IVALON），吸收性明胶海绵为中期栓塞剂，可选择不同直径，可为机体吸收再通。IVALON 为永久性栓塞剂，国内很少使用。② 液态栓塞剂。有医用胶（如 IBCA、TH 胶）、血管硬化剂、碘油等。③ 大型栓塞剂。主要用于 3 mm～10 mm 口径动脉的栓塞，有不锈钢圈和螺旋状温度记忆合金弹簧圈和可脱离球囊。④ 微粒栓塞剂。指直径为 50 μm～700 μm 的颗粒性栓塞剂，注射时应使微粒良好悬浮，否则易堵塞导管。

TAE 术后常见的并发症主要有：① 栓塞后综合征。系栓塞后常见反应，主要表现为发热、局部疼痛，以及恶心、呕吐、腹胀、食欲下降等。② 组织缺血坏死。③ 异位栓塞。④ 脓肿形成等短期并发症，通过积极对症支持治疗大部分可恢复。

TAE 治疗应做到：① 明确病变性质、部位、范围和程度，不可盲目栓塞。② 依据病变的性质、栓塞的目的、靶血管的特点和侧支循环情况选择合适的栓塞剂。③ 防止非靶血管的栓塞，保护正常组

织。④ 准确估计栓塞范围及程度，减少并发症发生。

33.2.2.3 经导管动脉化疗性栓塞

经导管动脉化疗性栓塞（transcatheter arterial chemoembolization，TACE）是中晚期肝癌的主要治疗方法。TACE 治疗原发性肝癌基于肝脏及肝癌的血供特点，原发性肝癌可以通过肝动脉栓塞肿瘤供血动脉，而对正常肝脏组织损伤较小。临床常用的化疗栓塞术是将抗癌药物和栓塞剂有机结合在一起，注入肝肿瘤供血动脉，既可以阻断肿瘤血供，又可缓慢释放化疗药物起到杀伤肿瘤细胞的作用，减少全身化疗毒性。

由于肝癌肿瘤血管的多样性和复杂性，若采用单一 TACE，多数肿瘤栓塞不彻底，坏死不完全；另外，栓塞后肿瘤微环境缺氧状态可刺激残存肿瘤细胞分泌血管内皮生长因子（VEGF），诱导新生血管生成。因此，对于不可手术切除的中晚期肝癌一般采用以介入为主的综合治疗。

对于不能手术切除或不接受手术治疗的中晚期肝癌，TACE 是肝癌诊疗指南首选的治疗方式，在临床上适用于肿瘤占肝体积 70% 以下，肝功能为 Child A、B 级者；肝癌术后复发；肝癌术后预防性肝动脉化疗栓塞；控制疼痛、出血及动静脉瘘者。对于肝功能严重障碍，门脉高压伴逆向血流及门脉主干完全栓塞、侧支血管形成少，肝内感染，肝肿瘤占全肝 70% 以上，全身多发转移，严重心、肺、肾功能不全等患者，不适宜行肝动脉灌注化疗栓塞治疗。

通过肝动脉造影和肠系膜上动脉造影，明确肝肿瘤的供血动脉后，超选择肿瘤血管进行化疗栓塞。通常选用超液化碘油作为栓塞剂，使用前与化疗药物混合。如果有肝动脉-门静脉瘘或者肝动脉-肝静脉瘘者，可先用吸收性明胶海绵栓塞，再注入碘油，也可将碘油与吸收性明胶海绵混合栓塞。栓塞完成后，行肝动脉造影，了解肝动脉栓塞情况。术后并发症主要包括栓塞综合征、胆囊炎、穿刺点血肿等，一般对症支持处理即可恢复。其他少见并发症如假性动脉瘤形成、继发肝脓肿、胰腺炎及胰腺梗死、碘油的异位栓塞等，需采取积极的治疗措施，必要时行外科手术。

TACE 疗效评估依据实体瘤 mRECIST 评价标准及 EASL 评价标准评估肝癌疗效，长期疗效指标为患者总生存时间；AFP 表达水平也可作为随访指标。影响 TACE 远期疗效因素包括：① 肝硬化程度、肝功能状态。② 血清 AFP 水平。③ 肿瘤大小负荷。④ 门静脉是否有癌栓。⑤ 肿瘤血供情况和肿瘤病理分型等。

33.2.3 恶性肿瘤静脉途径的介入治疗

33.2.3.1 经皮穿刺血管内导管药盒系统植入术

经皮血管内导管药盒系统（port catheter system，PCS）植入术是经皮穿刺将留置管置入血管内，通过皮下隧道与埋植在皮下的药盒连接，建立长期的血管内给药途径的介入技术。PCS 植入术为各种不能手术的中晚期肿瘤提供了长期、规律性化疗或栓塞的机会，也可应用于其他需要进行反复血管内注射的操作，该技术目前主要应用于恶性肿瘤的治疗。

经皮血管内导管药盒系统植入术根据血管入路，可分为动脉途径和静脉途径。动脉系统内药盒植入术适合于各种实体性肿瘤长期的姑息性治疗。静脉系统内药盒植入术，分为腔静脉系统和门静脉系统。腔静脉系统内药盒植入适合于恶性肿瘤的全身化疗。门静脉系统内药盒植入则适合于：① 少血型肝转移瘤经门静脉化疗。② 原发性肝癌行动脉-门静脉联合化疗或栓塞，因动脉闭塞需行门静脉化疗或栓塞。③ 经门静脉输入非化疗性药物。④ 经门静脉行肝血窦内细胞移植。下面仅对恶性肿瘤化疗常用的静脉导管药盒系统植入术进行介绍。

一般选用左锁骨下静脉或颈内静脉，左侧术后或合并淋巴结转移者可选取对侧。超声导引下穿刺静脉置管，导管远端置于上腔静脉口处。在胸部合适位置做一皮下囊腔，用以容纳药盒，留置管通过皮下隧道与药盒连接。并发症主要有气胸、局部皮下感染或血肿感染、切口延迟愈合或裂开、管端移位、导管阻塞与靶血管闭塞等，积极对症处理后多能缓解，对于导管堵塞或药盒内细菌定植无法继续使用者，应早日拆除。

33.2.3.2 异物抓取

心血管腔内异物残留是介入操作中的一种严重并发症，若不及时处理可导致心血管机械性损伤、栓塞、心律失常和感染等，严重者可导致死亡。残留异物可分为两大类，一类是各种断裂或滑脱的导管、导丝，发生率较高，其中以常用的右心导管、猪尾导管、穿刺用导引导丝常见，另一类是移位或脱落的介入器材。

取异物导管主要由外套管和抓捕器组成，主要包括蟹钳状导管、套圈导管(单环鹅颈抓捕器)或爪状类导管等。穿刺股动、静脉(或利用原血管穿刺通道),根据不同异物的种类、大小、残留位置、血管直径等特征,采用不同器械进行异物抓取后迅速拉入穿刺鞘(或粗大输送鞘内),取出体外。

并发症主要包括:① 血管、心壁或心内结构损伤:应选择适当的器械,避免暴力拉扯。② 血栓栓塞异物周围附壁血栓脱落:会导致远端血管栓塞,对于大量血栓形成的异物应尽量避免介入取异物。③ 心律失常:对心腔内或肺动脉异物行介入取出时,导管对心血管系统的刺激可能诱发心律失常,甚至心搏骤停。④ 感染。⑤ 穿刺点或穿刺通道出血:较大异物取出时需要切开,对于较粗导管鞘应采用血管缝合器预防穿刺通道损伤。

33.2.3.3 门静脉栓塞术

通过栓塞使预计剩余肝脏(future liver remnant,FLR)增生肥大来增加肝脏的储备功能,扩大了手术的适应证,防止肿瘤沿门静脉播散,配合动脉灌注使肿瘤完全坏死,防止门静脉瘤栓形成。经皮门静脉穿刺栓塞(PVE)主要用于慢性肝损伤病例;需行半肝切除者;肝实质正常的患者需行扩大半肝切除而FLR<25%者及肝脏多发性转移癌患者适合行二期切除者。对于门静脉阻塞或海绵样变性、门静脉主干癌栓穿刺难以到达,或合并肠系膜上静脉、脾静脉癌栓者,不适于接受PVE治疗。合并大量腹水、穿刺针道难以避开肿瘤、严重肝萎缩等,这些情况下确有必要做PVE时,应酌情放腹水、给予止血剂及后备应急措施(如输血、选择性肝动脉栓塞等)。

术前需常规进行超声检查、血常规、肝肾功能、凝血功能检查,必要时结合影像学检查以明确肝癌病灶及门静脉癌栓的情况。不能在靠近门静脉分支汇合处穿刺。术后注意复查肝肾功能、凝血功能和腹部影像学检查。PVE最常见的并发症是肝区疼痛、发热及恶心、呕吐,一般对症处理可缓解。部分患者肝功能可受到影响,疗程结束后1个月内多可恢复。肝包膜下血肿、腹腔内出血、瘘管形成、胆汁性腹膜炎、气胸,多与穿刺路径有关,应避免多次重复穿刺。动-门脉/静脉瘘严重者可采用肝动脉栓塞治疗。

33.2.3.4 肿瘤相关疾病静脉成形术

肿瘤侵犯或压迫静脉特别是中心静脉,造成静脉狭窄可引起静脉高压、静脉回流障碍,引起一系列

临床相关症状。目前,静脉狭窄的介入治疗措施主要包括长期抗凝治疗、外科手术、经皮血管球囊扩张成形术、经皮血管支架植入术等,其中以血管内球囊扩张和支架植入为主的介入治疗正逐渐成为中心静脉狭窄(CVS)首选的治疗方式。

(1)经皮血管球囊扩张成形术(PTA)

除狭窄段较长及支架内狭窄的情况外,PTA可成功地应用于CVS的治疗,其手术创伤小、技术成熟,可有效地缓解临床症状,并达到与外科手术相似的成功率,是静脉狭窄的标准疗法。

经股静脉穿刺,造影确认狭窄位置后,采用球囊导管对狭窄部位进行扩张,扩张前进行全身肝素化。扩张成形后复查血管造影以观察狭窄改善程度、静脉回流速度和侧支循环静脉消失情况。如狭窄改善不明显,可增加球囊直径,继续扩张治疗。用于治疗CVS的球囊应为直径略大于狭窄静脉直径的高压球囊,直径一般为12～16 mm,压力一般为1 013 kPa(10 atm),在不损伤病变部位的情况下,1 520～2 026 kPa(15～20 atm)的压力也可被连续使用;球囊每次充气可持续扩张1～2 min。随着技术的发展,PTA已有较高的成功率,但远期效果不尽如人意,其主要原因是PTA术后可发生再狭窄。再狭窄主要由于内膜增生及静脉周围纤维化造成,而头臂静脉是较易发生再狭窄的部位。PTA术后再狭窄可分为弹性回缩和非弹性回缩,其中弹性回缩造成的狭窄,可通过支架植入(PTS)得到有效解决。因此,在随访基础上进行再次PTA或PTS是必要的。也有研究证明,使用较大直径球囊和切割球囊(cutting balloon)进行再狭窄的治疗,可延长静脉通畅时间。

(2)中心静脉支架植入术

PTS用于PTA失败、PTA术后再狭窄的、PTA造成明显静脉撕裂者。经静脉穿刺,行静脉造影检查确认狭窄位置,引入导丝,与经股静脉进入的导丝双向汇合;经导管鞘将支架(自膨支架,包括Wallstent支架和镍钛记忆合金网状支架)输送至预定位置,再按不同支架的具体释放步骤释放即可。支架植入手术常见问题是支架缩短和迁移。支架缩短常发生于持续位于压力和活动的位置;呼吸过程中中心静脉的扩张和收缩可导致支架短缩迁移。支架迁移可通过增大支架直径解决,对于中心静脉再通,所使用的Wallstent直径达16 mm时,可增加支架对静脉壁的压力,从而降低支架迁移的风险。无论是单纯PTA,还是PTA后支架植入,术后多次介

入治疗对于维持通路的通畅都是必要的。

33.2.3.5 门静脉支架植入术

门静脉支架植入术是指经皮穿刺肝内门脉分支,通过金属支架植入来治疗肿瘤或其他疾病造成门静脉狭窄或堵塞。该方法主要用于肝脏肿瘤侵犯门脉、压迫门脉主干或外科术后门脉狭窄或阻塞造成门脉高压,可使闭塞的主干短期内再通,恢复正常肝细胞的血供,降低肝功能衰竭、肝性脑病及上消化道出血的概率,提高化疗栓塞的剂量,便于控制肿瘤,延长生存期。但是,门脉支架置放后,由于癌栓生长,支架堵塞发生率较高。有研究表明针对门静脉癌栓进行三维定向适形放疗,可以增加支架的通畅时间。

穿刺未受累肝段门静脉分支,行门静脉造影明确狭窄情况,根据狭窄长度植入支架,支架植入后重复造影评价支架位置及扩张情况,术后用弹簧圈封堵穿刺道。选用支架的个数以支架完全覆盖癌栓并超过癌栓两端为宜。支架不能置于不可扩张的狭窄部位及血管汇合处。术后并发症主要与穿刺损伤有关,包括腹腔内出血、肝脏薄膜下血肿、肝动脉-门静脉、动脉胆道、肝动脉-静脉瘘管形成等,处理方法参照PVE并发症的处理。另外,支架移位或断裂可见于支架选择不当或因狭窄段过长、多枚支架重叠放置的情况下,发生率3%以下。

33.2.3.6 经静脉溶栓

静脉血栓形成(venous thrombosis)是临床常见的静脉疾病。血流瘀滞、静脉损伤和血液高凝状态的因素综合作用易引起血栓形成。肿瘤患者因长期化疗血液处于高凝状态,易于形成静脉血栓。经导管选择性介入灌注溶栓能使溶栓药物局部浓度较全身用药增高达5~10倍,因此,溶栓效果较好,出血等不良反应的发生率较低。

肺动脉栓塞(PE)是由于内源性或外源性栓子堵塞肺动脉主干或分支引起肺循环障碍的临床和病理生理综合征。血栓脱落后可导致急性肺栓塞,常发生于血流突然改变时。PE的栓子多来源于下肢深静脉,也可来源于盆腔或右心。急性肺动脉栓塞的病死率较高,因此,一经确诊,即应进行积极治疗。对于急性大块PE患者,非广泛急性PE合并重症心肺功能障碍者,存在溶栓或手术禁忌证或溶栓效果差者,深静脉血栓合并反复肺动脉血栓形成可以选择介入治疗,包括经导管溶栓、经导管碎栓和除栓、肺动脉支架和球囊血管成形术等。介入治疗安全性

高、近期疗效满意,若联合抗凝或药物溶栓效果更好。本节主要讨论PE的介入及溶栓治疗。

介入溶栓使用的药物主要包括溶栓药物及抗凝药物,主要包括尿激酶(UK)、链激酶(SK)、重组组织型纤溶酶原激活剂(rt-PA)。rt-PA对血栓的纤维蛋白有高度亲和力和选择性,而对全身的纤溶系统影响较小,故不良反应较少。抗凝药物主要包括普通肝素、低分子量肝素和口服抗凝药物(如华法林)等。① 尿激酶使用方法:导管到位后,先行团注量灌注,15 min内注入5万~25万单位尿激酶,然后以每小时5万~10万单位的速率连续灌注,溶栓中要根据凝血酶原情况调整剂量,以防止或减少出血并发症的发生。灌注尿激酶1个疗程为3~7 d,采用尿激酶的最大剂量为100万单位/日。② 肝素使用方法:一般先经灌注导管给予团注量注射,即一次性注入肝素3 000~5 000单位。然后,使用低分子量肝素钙注射液(速碧林)0. 4 ml,每12 h腹壁皮下注射1次。急性血栓形成经肝素治疗稳定后,临床上常用华法林进行维持治疗。由于服药数日后方可达到有效的抗凝作用,故需与肝素重叠使用3~5 d,以保证停肝素时华法林的抗凝作用已达到治疗程度的24 h以上。口服抗凝药物治疗至少需3~6个月,使用中注意监测INR。

溶栓治疗中断的指征包括:① 血凝块已基本溶解,阻塞的血管腔血流已恢复。② 出现较严重的并发症,如较为严重的出血。③ 在连续溶栓治疗24~48 h后,仍未出现部分血栓溶解,患肢不能存活和功能已经丧失。④ 无法耐受保留导管溶栓的患者。⑤ 患肢肿胀减退后,浅表静脉显露,溶栓药物可通过浅静脉滴注。通常情况下,溶栓治疗24~48 h,仍未出现部分血栓溶解,则很可能血栓难以溶解。若出现血栓部分溶解,再通的可能性较大,有时需溶栓治疗1周以上,才能完全溶解血栓。动脉血栓形成所需溶栓持续时间明显短于静脉溶栓。保留导管灌注溶栓后,间隔2~3 d进行造影复查,直至血栓溶解。完成溶栓治疗后停药1天再拔除导管,可减少穿刺点出血可能。

急性PE患者要求绝对卧床2周左右,术后需要维持呼吸道通畅及必要的内科治疗。溶栓结束后4~6 h测定APTT,在基础值1.5~2倍以内即给予低分子量肝素治疗。在整个溶栓过程中,需密切监测患者的凝血状态,以调整尿激酶和肝素用量,防止出血,预防并发症的发生。

33.2.3.7　下腔静脉滤器置入术

深静脉血栓脱落造成肺动脉栓塞是其严重的并发症,也是临床猝死的常见原因。而75%～90%的肺动脉血栓来源于下肢静脉和髂静脉。目前的治疗主要是抗凝,但其中约20%有反复发作性肺动脉栓塞。

在20世纪50年代以前的近一个世纪,主要采取下腔静脉阻断术来阻止深静脉血栓进入肺动脉。然而,下腔静脉阻断术可引起高达30%的病死率。目前,下腔静脉滤器在增加栓子截获率的同时,保持下腔静脉的通畅,大大减少了病死率。目前,下腔静脉滤器置入术主要用于:① 抗凝治疗禁忌证。② 抗凝治疗失败或有严重并发症。③ 慢性肺动脉高压伴高凝状态。④ 下腔静脉或髂静脉内有活动性血栓。⑤ 反复血栓形成的老年人。⑥ 重大创伤或大手术前预防肺栓塞。⑦ 下腔静脉内脓毒血症感染性栓子等。

术中首先行选择性肺动脉造影,明确肺动脉栓塞情况,然后行下腔静脉造影,明确下腔静脉情况及双肾静脉开口位置,选择滤器确定放置位置参考,经导管鞘将滤器输送至预定位置,再按不同滤器的具体释放步骤释放即可。滤器一般放置在肾静脉开口下缘以下,若造影显示肾静脉水平或4 cm范围内有血栓时,滤器应放在肾静脉水平以上。新鲜或局限的血栓,可选用临时滤器;较广泛的血栓,宜选用永久性滤器。不同术者使用滤器和患者而具有差异,包括反复发作性肺动脉栓塞、下腔静脉阻塞、滤器栓塞、下腔静脉穿孔、滤器移位和滤器折断。术后患者平卧及穿刺肢体制动6～12 h,并观察生命体征。若没有禁忌证时,术后可予肝素抗凝,并口服阿司匹林3～6个月,定期复查腹部平片,观察滤器有无移位等。术后出现滤器置放位置不对或变形,如对血流或血栓滤过效果无甚影响,可不予处理。下腔静脉阻塞大块血栓堵塞,可行机械性血栓消融术清除血栓。穿透下腔静脉壁,可能与腹主动脉搏动有关。慢性穿孔常不用处理;若腹膜后出血严重,应立即行外科治疗。如出现滤器移位、滤器折断等罕见并发症,需及时处理。

33.3 恶性肿瘤非血管途径的介入诊疗

33.3.1 恶性肿瘤影像引导穿刺活检和引流

33.3.1.1　恶性肿瘤影像引导穿刺活检

影像引导穿刺活检是利用影像设备作为导引手段,利用穿刺针经皮穿刺脏器或肿瘤病灶进行取材,获取细胞学或组织学资料明确病理诊断,或进行免疫组化、基因突变等检测,从而制订治疗方案、指导抗肿瘤药物的使用,是临床广泛应用的介入诊疗技术。临床应用主要包括:① 影像学难以明确性质的结节或肿块性病灶,用于鉴别肿瘤与非肿瘤,肿瘤的良、恶性,原发性与转移性。② 明确肿瘤的组织学类型、分期,对原发不明肿瘤的肿瘤明确转移灶来源。③ 表浅或深部淋巴结病变的病理性质、分型、分期。④ 指导分子靶向治疗或进行临床试验。⑤ 进展、复发和转移性肿瘤的再次活检。⑥ 临床上经久不愈的感染性病灶明确感染源。⑦ 胸腔积液、腹水的病理性质定性。⑧ 原发性骨肿瘤的穿刺活检尚有争议,转移性骨肿瘤、多原发肿瘤的转移灶、影像学不能排除骨转移或未能找到原发肿瘤的骨转移瘤,骨活检术诊断价值已得到肯定。

影像引导穿刺活检导引手段主要包括X线透视、超声、CT和MRI,透视主要适用于胸部和四肢骨骼的穿刺活检;超声常用于甲状腺、乳腺、肝、前列腺、浅表淋巴结及软组织肿瘤等,对于缺乏自然对比的腹部脏器尤其适用。CT扫描密度分辨率高、不受部位影响,能清晰地显示组织解剖形态与病变,明确病灶与周围组织结构的关系,尤其对含气丰富的肺组织显示清晰,可广泛满足各种病变穿刺要求。MRI显像具有其独特的优点,如MRI实时透视、无X线损伤,并能多轴面成像等,但需使用镍铬合金或钛合金制成的穿刺针以减少磁场干扰。目前,在临床上尚未普遍使用。穿刺方式主要包括细针抽吸穿刺和切割针穿刺活检。特殊部位的穿刺,如骨、胰腺、肾上腺穿刺活检,术前应进行充分评估和准备,穿刺术后宜心电监护、留置静脉通路、对症支持处理和留院观察24 h。穿刺定位与穿刺均在影像监视下进行。由于肿瘤较大时其中心可发生坏死,而肿瘤边缘部分为生长活跃区,所以取材时应选择在肿瘤的边缘部分,或采用多向取材法。为防止恶性肿瘤的穿刺道种植转移,应尽可能减少穿刺次数。对于多次穿刺结果阴性的患者,可通过PET/CT判断肿瘤的活性区域进行穿刺以提升阳性率,常见于坏死区域大或部分淋巴瘤患者。

(1)细针抽吸穿刺活检

细针抽吸穿刺通常使用21G活检针,组织损伤轻微,并发症少。由于穿刺针内径小,只能通过负压抽吸取得细胞学标本,不能满足组织病理与免疫组化检查,主要应用于乳腺、表浅淋巴结等表浅部位组织穿刺活检。

将抽吸活检针穿刺进入病灶中,经影像手段核实针头位于病灶内,在负压状态下将穿刺针小幅度推进和退出2～3次,以利病变组织或细胞被抽吸入针芯内。如抽吸出的是血性液体,则可能已穿至血管,应将针拔出重新穿刺。抽吸结束的拔针过程中,保持负压。一旦针尖即将退出皮肤的瞬间,应停止抽吸负压,可防止针内腔的标本吸入注射器筒内,造成涂片困难。随后轻推注射器,将标本物质推至一张或多张载玻片上,推片、固定,送病理进行细胞学检查。穿刺针退出后,即刻使用无菌纱布覆盖穿刺点并稍加压迫,以防止出血。

(2)切割活检

切割活检可获得较多的组织学标本,其敏感性与特异性均明显高于细胞学诊断,可满足分子检测需求。临床主要通过CT导引穿刺活检。

操作过程:① 结合术前影像学检查,确定病灶位置、穿刺部位及合适体位。② 常规CT扫描,选择穿刺层面、穿刺点及预设穿刺道。③ 将切割针整体经皮穿向病灶,针头进入病灶边缘,此时轻推活检枪内芯,以针芯凹槽部置于病变组织内,激发组织活检枪,取得病理组织和细胞涂片。如取得病变组织不满意或坏死组织较多时需重新穿刺活检。目前,开展的同轴穿刺活检技术可满足一次穿刺多次取材的需求。而细胞病理科的快速现场评估(rapid on-site evaluation,ROSE)则极大地提高了病灶穿刺阳性率。④ 穿刺术后进行常规CT扫描,了解穿刺术后是否有穿刺道出血、气胸等即时并发症的发生。

穿刺活检术后并发症主要包括疼痛、出血、感染和肿瘤转移等,并发症的发生率与穿刺针的直径、类型及穿刺部位有密切的关系,如使用18G、21～23G穿刺针进行肺穿刺时,气胸的发生率分别为49%和5.1%。术后嘱患者留观至少2 h,谨防出血、气胸、休克等严重并发症的发生。气胸常发生于肺部疾病或肝内近横膈面病灶穿刺活检,当患者气胸量＞30%患者合并明显症状时,需及时抽气或负压引流。术后常规12～24 h内仍需行一次胸部平片检查除外避免无症状气胸或渐进型气胸。对疼痛、出血、感染等并发症必要时对症处理。局部器官损伤包括神经损伤和肠道损伤。肺穿刺并发空气栓塞及引发死亡病例极其罕见,可能与使用套管针穿刺后未及时将套管针封闭或穿刺损伤支气管、静脉导致空气进入血管有关。种植转移发生率极低,文献报道低于

0.1%。

33.3.1.2 影像导引下经皮穿刺引流术

经皮穿刺引流术是在影像设备的引导下,利用穿刺针和引流导管等器材,对体内各种原因导致的气、液体过多进行穿刺、引流并进行细胞学、细菌学及生化检测的方法。该方法不仅有助于做出鉴别诊断和指导用药,还可以经引流导管进行局部减压、抗炎、引流等治疗。

经皮穿刺引流术是非血管介入技术中常用的技术,具有损伤小、见效快的特点,适用于全身各部位的脓肿、囊肿、血肿及浆膜腔的积气、积液引流,主要包括:① 正常人体管道阻塞或各种原因引起的病理性梗阻,引起阻塞/梗阻段以上液体过量积聚。② 炎症、外伤或其他原因引起腔内脏器受压、功能受损或毒性物质不能排出而大量吸收有害于机体时,如气胸、脓胸、心包积液等。③ 实质脏器内的积液或积脓引起症状者。④ 术后并发症,如肝癌介入栓塞后肿瘤坏死液化、胰腺癌术后胰周脓肿等。本部分主要介绍脓肿、囊肿、积液抽吸引流术,其他操作技术和过程基本相同。

经皮穿刺引流术文献报道成功率为81%～100%,并发症发生率约为11%。常见的并发症为:① 引流管移位,最为常见。通常由于咳嗽、弯腰、深呼吸等造成引流管与肌肉之间的相对位移引起,部分患者因无意识牵拉可造成引流管脱落。② 出血。③ 导管周围渗出、感染、瘘。④ 肠道损伤、胸膜及脏器损伤、导管折曲造成闭塞或引流不畅等。

33.3.2 恶性肿瘤的消融治疗

肿瘤消融指在影像设备的导引下,直接将物理能量或化学物质作用于肿瘤组织,以毁损肿瘤,使其完全凝固坏死失去活性,是一种高效、微创的肿瘤原位灭活技术。21世纪以来,随着影像医学、介入放射学以及材料技术的快速发展,以射频消融(radio frequency ablation,RFA)为代表的肿瘤消融,被认为是外科手术切除的重要补充,可有效延长恶性肿瘤患者的生存时间。各种局部消融术的操作方法类似,但作用机制不同,在恶性肿瘤治疗中的应用也存在一定差异。根据治疗作用原理,消融治疗分为物理消融治疗和化学消融治疗。

33.3.2.1 恶性肿瘤的物理消融

物理消融治疗是通过产生局部能量变化杀灭肿瘤组织的局部治疗(energy-based ablation),可以有

效地破坏肿瘤病灶,同时保留周围正常组织。物理消融主要包括热消融(射频消融、微波消融、高强度聚焦超声消融、激光消融)和冷冻消融(氩氦刀冷冻消融、液氮冷冻消融)。热消融(thermal ablation)是针对特定的一个或多个肿瘤病灶,利用热效应直接导致病灶组织发生不可逆损伤或凝固性坏死的一种精准微创治疗技术。冷冻消融则利用超低温造成肿瘤细胞不可逆冻伤而杀灭肿瘤组织,有效治疗温度为－40～－180℃,通过冰晶形成或解冻和渗透压变化破坏细胞。

(1)射频消融(RFA)

参见34.1节。

(2)微波消融(microwave ablation,MWA)

参见34.2节。

(3)激光消融(laser ablation,LA)

参见34.3节。

(4)高强度聚焦超声(high intensity-focus ultra-sound,HIFU)

参见34.4节。

(5)冷冻消融(cryoablation,CA)

参见34.5节。

33.3.2.2 化学消融

化学消融(chemical ablation)技术的主要机制是将药物直接作用于肿瘤组织,影响肿瘤细胞生存环境,使其坏死、崩解,或干扰肿瘤代谢,以达到治疗的目的,是一种安全有效的辅助性治疗方法。随着穿刺及影像引导技术的进步,能够实现对实体脏器肿瘤特别是肝癌进行直接注射治疗,出现了经皮无水乙醇注射疗法(percu-taneous ethanol injection,PEI)、经皮乙酸注射疗法(percutaneous acetic acid injection,PAI)和经皮盐酸注射疗法(PHAI)等。PEI是最常用的化学消融术,其治疗机理是由于无水乙醇弥散进入细胞,使细胞脱水和蛋白质变性,随后产生凝固坏死,最终导致肿瘤细胞的死亡。

PEI具有操作简单、费用低等优点,但往往需重复应用,即使对≤3 cm的小肿瘤,也需要多次注射才能完成消融。目前,化学消融虽不作为主要的消融方法,但仍然有其独特的应用价值,尤其适用于邻近消化道、较大胆管、胆囊的肿瘤,可用于或与肝动脉导管化疗栓塞术(TACE)联合应用。应根据肿瘤大小决定无水乙醇的用量。在穿刺针到达肿瘤病灶中心后,用注射器缓慢推入无水乙醇,每周可以治疗1～2次。注射速度不宜太快,中间应有短暂间歇,

以利乙醇弥散。注射总量的计算公式为:$V(ml) = 4/3\pi(\gamma+0.5)3$,$\gamma$为肿瘤的半径(cm),通常总量不宜超过10 ml,注射量过多时部分无水乙醇可能会流入肝静脉或胆管引发疼痛。

PEI治疗小肝癌技术成熟,效果肯定,但无水酒精在组织中的渗透和弥散有限,因而其对较大肿瘤的杀灭作用难以彻底,因此逐渐被物理消融所取代。将RFA和PEI联合应用则能使二者效应叠加,避免了单一治疗方法的冗长疗程及并发症。

PEI一般经20G或22G的穿刺治疗,穿刺后不容易调整方向,因此深部病灶对穿刺技术要求高。部分患者可能出现酒醉感,常于术后2～24 h内自行缓解。拔出穿刺针后病灶内的消融剂可能沿针道反流,部分患者出现中重度疼痛。将穿刺针停留10 min左右,使病灶内的消融剂充分扩散、压力降低后再拔出,有利于避免消融剂反流。为缓解反流引起的疼痛,可在拔出穿刺针前注入2～5 ml利多卡因。术后出现低热、恶心、呕吐可对症处理;出现转氨酶升高等,多数患者1周恢复正常。穿刺道出血、种植性转移和重症感染等发生率较低。

33.3.2.3 不可逆电穿孔

不可逆电穿孔(irreversible electropora-tion,IRE)是一种非热能消融技术,在脉冲长度为70～100 μs,电场为1 000～3 000 V/cm的作用下,细胞膜会被不可逆电击穿。在陡脉冲的作用下,细胞膜会形成大量的纳米级微孔,其数量和孔径会随着电场强度的增加而激增,从而引起膜组织断裂,导致细胞死亡,并且电场中不会产生任何热量,不可逆电穿孔只适用于细胞膜的脂质双层,它对膜蛋白等其他分子无任何作用。因此,经过IRE治疗后,胶质结构并没有受到影响,消融区域的重要结构如血管、神经、支气管、胆管等得以完整保留。

不可逆电穿孔技术于2011年10月获FDA批准应用于临床。近年来,国内外学者就肿瘤纳米刀消融进行了大量的动物实验及临床应用研究,并取得了预期肯定疗效,认为其具有以下优势:首先,纳米刀治疗时间远低于其他微创技术。其次,纳米刀消融保留了消融病灶内或邻近的正常脉管结构及原有组织结构形态,有利于器官功能的恢复。再者,纳米刀消融时不会对邻近重要结构造成严重损伤,避免了相关并发症。最后,在影像引导过程中,利用超声、CT监测均可清晰显示消融范围,术后MRI功能成像更有望进行一站式评价病灶消融情况和局部组

织恢复情况。

虽然纳米刀技术具有其独特优势,但在临床应用过程中也存在一些问题:纳米刀消融可诱发动作电位,肌张力增高导致肌肉周期性剧烈收缩,可造成消融电极针穿刺位置改变,不但影响消融效果,且存在机械性伤及邻近组织的可能,因此,在该项技术应用过程中均采用全身麻醉并使用肌松药物,因此不可避免地增加了麻醉风险和意外;在邻近心脏病变消融过程中或患者佩戴心电起搏器时,有可能造成或加剧心律失常,因此需在消融过程中配备心脏同步装置以最大限度地减少对心脏功能的影响;有癫痫病史或心律失常病史的患者,近期发生过心肌梗死的患者不能使用该治疗方法;手术难度大,穿刺技术要求高——电极间要相互平行;价格昂贵;消融区域小,消融范围较为有限,对于体积较大的肿瘤,治疗时需考虑联合其他微创技术,如冷冻、射频等,做到取长补短。此外,纳米刀消融技术推广时间短,手术难度较高,并没有大面积普及。

33.3.3 肿瘤相关生理腔道狭窄的介入治疗

人体生理性腔道内的肿瘤或腔外肿瘤生长压迫腔道会引起狭窄、堵塞,引起临床症状,甚至威胁生命。介入治疗的基本原理是通过导丝支架技术开通堵塞、狭窄段,通过释放支架支撑腔道,恢复腔道生理性功能,缓解临床症状。

33.3.3.1 气管恶性狭窄的介入治疗

气管是呼吸系统重要的通路,肿瘤或其他原因造成的气道狭窄是引起呼吸困难的重要原因,重度狭窄患者随时有窒息死亡的危险。所有致气管狭窄的恶性疾病失去手术机会者,临床传统治疗均无明显效果,气管支架放置简单、迅速,置入后能显著增加狭窄处气管管腔面积可立即解除症状。另有研究将气管金属支架置入术联合放射性粒子用于治疗肺癌患者气道狭窄,其疗效及降低不良反应效果均不亚于支架联合放疗。气管支架可用于内生型或外压型气管狭窄、气管食管瘘、气管纵隔瘘和气管软骨塌陷等。

根据术前影像检查明确气道狭窄段长度及直径,原则上支架需要长出狭窄段两端各1～2 cm。沿导丝将支架输送至狭窄段,迅速释放。操作过程中尽可能使用纤支镜和透视下定位结合,操作应轻柔准确。术后并发症主要有支架再狭窄和支架移位等。

33.3.3.2 食管、胃肠道恶性狭窄介入治疗

食管、胃肠道肿瘤或邻近脏器的恶性病变常可以浸润或压迫管腔而造成恶性梗阻,导致患者出现进食困难、恶心、呕吐、消瘦、电解质紊乱等营养代谢障碍。而这些部位肿瘤一经发现往往就已经失去手术机会,传统治疗方法是胃或空肠造瘘,严重降低患者生活质量。食管支架能够解决不能手术治疗的食管癌性狭窄,重建通道,解决患者的营养问题,提高晚期食管癌患者的生活质量,随着覆膜支架的产生,食管支架已越来越多地应用于各种食管瘘如食管纵隔瘘、食管气管瘘等的封堵。有学者将放射性粒子安装在食管支架上制成新型支架,并已有动物实验及临床应用报道其可行性及安全性。该方法在缓解患者进食状况的同时起到放疗作用,有望成为不能手术治疗的食管癌患者新的治疗方法。临床上主要用于内生型或外压型食管恶性狭窄、食管气管瘘、食管纵隔瘘和食管吻合口瘢痕性狭窄等。术后并发症包括支架内再狭窄,支架移位、出血等。

33.3.3.3 结肠恶性狭窄介入治疗

结肠癌以内生或环形生长时,易堵塞肠腔,导致进行性加重的肠梗阻表现,尤其是左半结肠癌,然而急诊手术切除肿瘤根治率仅40%,因此多数采用造瘘方法维持患者肠道排泄功能,对于无法手术的结肠癌所致的梗阻、瘢痕性梗阻等患者,可采用肠道支架植入以改善症状。术后并发症主要包括支架再狭窄、支架移位、感染和肠穿孔等。

33.3.3.4 胆道恶性狭窄介入治疗

恶性梗阻性黄疸(malignant obstructive jaundice, MOJ)是由恶性肿瘤的浸润、压迫导致肝内外胆道梗阻,临床上以高胆红素血症、皮肤巩膜黄染为主要表现的一组疾病,其最常见的原因依次是胰腺癌、胆管癌、壶腹部/十二指肠腺癌、胆囊腺癌、淋巴瘤和转移性近端淋巴结等。患者临床表现为进行性加重的梗阻性黄疸症状,肝内胆汁淤积可引起严重的肝功能障碍,梗阻时间较长会出现凝血功能障碍和免疫功能损害。大多数MOJ确诊时为肿瘤中、晚期,一般状况差,少有手术机会,因此,介入技术对MOJ患者意义重大。

(1) 经皮肝穿刺胆管引流术(percutaneous transhepatic cholangiography drainage, PTCD)

PTCD是一种将肝内淤积胆汁引流至体外或十二指肠内的一种方法,临床最为常用,可有效改善肝功能。术后引流通畅,胆汁颜色由深转浅为正常胆

汁颜色,一般1~2周黄疸基本缓解。但外引流造成大量胆汁丢失、生理功能紊乱,易感染,而且需长期携带引流袋。

PTCD适用于各种良、恶性梗阻性黄疸,急性化脓性胆管炎等,包括:① 术前减压;② 退黄引流等姑息治疗。具有出血倾向、全身情况极度衰竭和大量腹水者为手术禁忌证。超声或DSA引导下用空心针经皮穿刺肝内胆管,见胆汁流出后,引入导丝至胆管内,引入导管扩张三件套,造影确认导管位于胆管内,明确导管狭窄的位置后引入猪尾巴引流管,体外固定引流管,外接引流袋。并发症包括引流管脱出、出血、胆汁性腹膜炎和感染等。术后注意保护引流管,防止脱出,观察引流情况变化,定期复查。

(2)经皮胆道支架植入术

通过PTCD的管道,在胆道狭窄的部位放置自膨式金属支架,解除梗阻,使胆汁从生理通道进入十二指肠,解决外引流所致的生理功能紊乱、感染、营养物质丢失等问题,明显提高患者生活质量,对于无法行根治性手术的恶性梗阻性黄疸患者,胆道支架植入术是一种有效的姑息性治疗手段。临床应用于各种原因所致的肝门部及以下胆总管狭窄、梗阻。术后并发症少见,主要包括支架内再狭窄、胆道逆行感染等。术后定期复查,能及时发现并处理。

(3)以PTCD或胆道支架为基础联合其他介入治疗

PTCD术后联合支架置入术是缓解良恶性梗阻性黄疸的有效手段。在临床治疗过程中,因肿瘤进展、生物膜形成和赘生物填塞,胆道支架植入术后几个月内容易出现胆道再次梗阻。根据文献报道,胆道支架植入后中位通畅时间在半年左右,胆道支架再堵塞大大降低了支架植入的治疗效果,迫切需要针对肿瘤本身的治疗方法。有研究显示,胆道引流或胆道支架植入后,针对梗阻病灶以吉西他滨为基础化疗药物的TACE(TAI)治疗方法能够明显延长MOJ患者的生存期。有研究尝试在药物涂层支架膜上黏附化疗药物紫杉醇运用于恶性胆道梗阻,显示患者的支架通畅期较对照组显著延长。近几年,^{125}I粒子治疗恶性肿瘤取得了较好的疗效,临床已经广泛用于各类肿瘤治疗。持续的近距离照射,直接杀伤支架周围的肿瘤组织细胞,且抑制肉芽组织增生,能够保持胆道支架长时间通畅。有学者报道,^{125}I粒子条联合胆道支架治疗恶性梗阻性黄疸亦能够保持胆道支架长时间通畅。另外,射频消融用

于实体肿瘤的治疗已经趋于成熟。通过经皮穿刺胆道的途径,将双极射频消融导管引入至肿瘤部位进行局部射频消融治疗,然后再植入支架,或对PTCD术后再狭窄胆道或支架内肿瘤堵塞,再次进行射频消融,可以延长患者胆道和支架的通畅时间。有学者比较了支架置入术联合不同抗肿瘤治疗方式,结果表明,动脉灌注化疗联合放射性粒子链内照射治疗的综合治疗方式对延长支架通畅时间更有优势。

常见的并发症包括腹腔出血、胆汁瘘、胆汁血症、菌血症或败血症和肝动静脉瘘等,需监测生命体征与症状、胆汁流量、胆红素和电解质,保持引流管通畅与定期冲洗,加强抗感染治疗和支持治疗等措施。对于急性化脓性胆管炎伴脓水症状,应给予纠正同时防止DIC形成。引流管堵塞、感染和脱落可造成胆汁性腹膜炎,应及时处理,必要时重新穿刺。胆道支架置入术后,常见并发症包括胆管炎、十二指肠穿孔、支架移位、堵塞或再狭窄等。PTCD及支架置术后应积极针对原发病进行治疗。

33.3.3.5 泌尿道恶性狭窄介入治疗

输尿管癌或腹腔肿瘤压迫输尿管会引起输尿管狭窄梗阻,可引起肾间质、肾盂及集合管内压力增高、输尿管梗阻性肾功能不全甚至肾衰竭,介入治疗是解决此类患者的主要方法之一。当恶性肿瘤累及输尿管膀胱开口时,膀胱镜下逆行输尿管双J管植入往往插管失败,此类患者常采用经皮肾穿刺造瘘术治疗,经超声引导穿刺将肾脏和大血管损伤降至最低,但需设置体外引流袋和引流管。随着介入技术的发展,顺行性输尿管内支架植入术逐渐成为新的治疗手段。经皮肾穿刺造瘘后,如果导丝可通过梗阻区域,且患者尿液比较清亮,可优先选择顺行性输尿管内支架植入术;无法通过梗阻区域者,则只能行经皮肾造瘘术。

影像引导穿刺肾盂成功后注入对比剂,显示肾盏、肾盂及部分上段输尿管形态。导丝通过梗阻区域后引入造影导管通过梗阻区域,再交换引入硬导丝入膀胱,最后引入双J管。超声引导和X线双监视下手术,可有效保证穿刺置管成功率和安全性。术后并发症包括支架堵塞、支架移位、肾出血和血尿等。轻度对症处理即可,引起明显症状或保守治疗无明显改善时应及时处理。

33.3.4 恶性肿瘤骨转移介入治疗

骨骼系统是恶性肿瘤常见的转移部位,脊柱约

占骨转移的 70%，其中又以椎体转移为主，好发于胸椎和腰椎，颈椎、骶椎最少。骨转移主要导致骨相关事件(skeletal related event，SRE)发生，患者出现疼痛、骨折或脊髓压迫导致的活动障碍等，生存期和生活质量明显降低，因此宜尽早对脊柱转移瘤进行干预治疗。

（1）经皮椎体成形术(percutaneous vertebroplasty，PVP)

PVP 采用 X 线或 CT 引导下，用骨穿刺针经皮通过椎弓根或椎弓根外途径向椎体内穿刺，注入骨水泥以增加椎体强度和稳定性，防止塌陷，缓解疼痛。

PVP 缓解疼痛的机制为病变椎体注射骨水泥后，后者弥漫分布并凝固固定病灶内的微小骨折，同时，骨水泥固化过程产生的热量可使敏感神经末梢及肿瘤组织变性坏死，从而缓解疼痛。基础生物力学研究表明，病变椎体注入骨水泥后，可以提高病变椎体的刚度和强度。在椎体肿瘤方面，骨水泥的机械作用可使局部血流中断，其化学毒性作用及聚合热具有一定程度的杀死肿瘤细胞的作用。

（2）经皮椎体后凸成形术(percutaneous kyphoplasty，PKP)

PKP 是由 PVP 衍生出来的一种技术，在注射骨水泥前，先在椎体内置入可扩张的耐高压球囊，用高压泵扩张后在椎体内部形成一个空间，这样可减小注入骨水泥时所需的推力，而且使骨水泥不易流动从而减少渗漏发生，同时，机械性的扩张可以部分恢复压缩骨折椎体的高度。

（3）经皮骨成形术(percutaneous osteoplasty，POP)

鉴于 PVP 良好的止痛的效果及增强骨强度的作用，其适应证范围进一步扩展到椎体外的溶骨性转移，如髂骨、肩胛骨、股骨头、肱骨头和颅骨等部位，在 CT 或 DSA 引导下，用骨穿刺针经皮穿刺入溶骨性病灶内注射骨水泥，称为经皮骨成形术，临床上可取得良好的止痛效果。

（4）经皮骨消融治疗

肿瘤消融治疗是一种以物理方法损毁肿瘤的治疗方式，包括热消融和冷消融，前者以射频、微波为代表，后者以氩氦刀冷冻消融为代表。消融治疗可以缓解骨转移引起的疼痛，其原理可能是破坏神经纤维及减少可能引起疼痛的细胞因子。椎体消融治疗通常在 CT 引导下采用经皮穿刺同轴技术，用骨

穿刺活检针作为通路套管，消融针通过骨活检针进入椎体内部，实现消融治疗。椎体消融治疗多与经皮椎体成型术联合用于椎体转移。

33.3.5　经介入途径的恶性肿瘤近距离放射治疗

广义来说，近距离放射治疗就是放射源与治疗靶区距离为 5 mm 至 5 cm 以内的放射治疗，是指将放射源通过人体的天然腔道或经插针置入、经模板敷贴于瘤体表面进行的放射治疗，主要包括腔内照射、组织间照射、术中照射和模具或敷贴器照射治疗。近距离放疗的主要特点是放射源可以尽可能靠近病灶，提高局部放射剂量，同时避免正常组织的损伤。目前，在临床应用较多的经介入途径的近距离放射治疗主要有放射性粒子植入治疗和经动脉放疗栓塞治疗。

33.3.5.1　放射性粒子植入治疗

粒子种植治疗属于近距离治疗的范畴，但又有别于传统的后装近距离治疗。粒子植入包括短暂种植和永久种植两种。短暂种植治疗需要后装机将放射性粒子传输到肿瘤组织间，根据计划进行治疗，达到规定时间后粒子自动回到后装机内。永久种植治疗是根据三维立体种植治疗计划，直接将放射性粒子种植到肿瘤靶区，使其永久存留在体内。

（1）放射性粒子

放射性粒子的选择取决于肿瘤种植治疗的种类、放射性粒子的供应情况和医生对其特性的了解。短暂种植治疗核素包括^{192}Ir、^{60}Co 和 ^{125}I；永久种植治疗核素包括^{198}Au 和 ^{125}I 等。^{125}I 是既可作为短暂治疗，又可作为永久治疗的放射性粒子，临床应用较为广泛。短暂粒子种植治疗的放射性核素穿透力较强，不易防护，因此临床应用受到限制。而永久粒子植入治疗的放射性核素穿透力较弱，易于防护，对患者和医护人员损伤小。

（2）三维立体治疗计划系统和质量验证系统

放射性粒子治疗计划系统(treatment plan system，TPS)是为临床治疗提供准确穿刺途径、安全照射剂量及计划验证等功能的计算机软件系统。TPS 术前从 CT、MR 等影像设备得到肿瘤断层信息并进行三维重建，根据肿瘤体积确定放射粒子的剂量；术中可提供准确安全的穿刺路径；术后对比复查影像资料，评价粒子分布是否符合术前规划。由

于每种放射性粒子的物理特征不尽相同,因此,每种核素均需要一种特殊的三维治疗系统。

（3）粒子种植治疗的辅助设备

根据肿瘤部位不同,选择粒子种植治疗的辅助设备,如脑瘤可利用 Leksell 头架辅助三维立体定向种植粒子。头颈和胸腹部肿瘤可利用粒子种植枪或粒子种植针进行术中种植。盆腔肿瘤可在超声或CT 引导下利用模板引导种植粒子。近年来,也有学者利用 3D 打印技术协助粒子植入,可以缩短手术时间,使放射剂量分布更均匀。

（4）放射性粒子植入的应用

放射性粒子植入已应用于多种恶性肿瘤的治疗,在控制局部肿瘤生长和延长肿瘤患者生存期方面具有良好的前景,目前主要应用于以下肿瘤:

1) 前列腺肿瘤:近距离放疗最早被用于前列腺癌的治疗,术后生存率高远处转移和并发症发生率低。

2) 神经系统肿瘤:^{125}I 粒子植入可有效治疗不能手术的Ⅲ级脑胶质瘤患者,而对于低级别的脑胶质瘤,早期单独^{125}I 粒子植入或联合显微外科手术切除有助于肿瘤局部控制。

3) 消化系统肿瘤:超声内镜的引导下进行近距离放疗可用于不可手术的胰腺癌,自膨式金属支架捆绑^{125}I 粒子在治疗食管癌、胆道癌、肝癌伴门静脉癌栓等方面也有了突破性进展。

4) 肺部肿瘤:^{125}I 粒子联合外照射能有效治疗Ⅲ/Ⅳ期非小细胞肺癌(NSCLC)。^{125}I 粒子植入也用于局部复发的 NSCLC、纵隔转移淋巴结和局部骨转移灶。

5) 其他肿瘤:无手术指征的头颈部鳞癌、恶性软组织肿瘤和乳腺癌等。也可采用放射性粒子植入治疗。

33.3.5.2 经导管动脉放疗栓塞

经导管动脉放疗栓塞(transcatheter arterial radioembolization,TARE)指通过外周动脉建立导管通路,经肿瘤的供血动脉灌注带有放射性核素的栓塞微球颗粒,使其滞留于末梢血管,让病灶持续接受局部高剂量放疗照射,同时发挥栓塞效应实现高选择性、高效性地消灭肿瘤细胞。

（1）放射性微球的特点

放疗栓塞对放射性微球的要求主要有:① 放射能量高。② 半衰期短。③ 射线射程短,对周围脏器及医务人员影响小。④ 材料生物相容性好,不易从载体上游离释放。

（2）常用的放射性核素

钇- 90(^{90}Y)是当前在放疗栓塞材料中使用最广泛的核素,半衰期为 64.2 h,发出高能量纯 β 射线,最高能量 2.27 MeV(平均 0.936 7 MeV),但在组织中射线最大射程仅 11 mm(平均 2.5 mm)。当前进入临床应用的商品^{90}Y 微球有:① 玻璃微球,直径 20～30 μm,每个颗粒特异活性度在校准时为 2 500 Bq,于 1999 年被 FDA 批准用于治疗不能切除的肝细胞癌;② 树脂微球,直径 20～60 μm,每个颗粒特异活性度在校准时为 50 Bq,于 2002 年被 FDA 批准用于联合化疗治疗结直肠癌肝转移。

（3）治疗前评估

在正式治疗前,患者需要接受经肝固有动脉注射与^{90}Y 微球大小相当的锝- 99 标记聚合白蛋白(^{99m}Tc-MAA),通过 SPECT 或 PET/CT 成像观察^{99m}Tc-MAA 在体内的分布来预测^{90}Y 微球的分布情况,并评估门脉癌栓、肝-肠胃及肝肺血管分流情况。如果存在肝-肠分流,常需行预防性栓塞,以防微球经分流血管沉积于胃肠道造成放射性损伤;如果肝-肺分流率＞15％时,一般认为不适宜接受放疗栓塞。此外,血管造影对了解血管走行、发现解剖变异及肿瘤血供很有帮助,并指导介入医师制订给药路径,防止治疗遗漏。

研究表明,TARE 可以使不适宜行消融治疗的巴塞罗那临床肝癌分期(Barcelona clinic liver cancer,BCLC)A 期的 HCC 患者获益,可以让病灶分布于肝脏单侧叶的 BCLC B 期患者获得较好的肿瘤局控率,以及提高剩余肝脏的代偿增生能力,甚至可以延长肝门静脉受侵的 BCLC C 期患者生存期。目前对于不可手术切除的结直肠癌肝转移(colorectal liver metastasis,CRLM)患者的一线治疗方案仍然是全身化疗,但是肝脏直接治疗凭借其靶向途径展示了其有效性。SIRFOX 临床研究证实^{90}Y 联合全身化疗可以延长患者疾病无进展期。胆管细胞癌患者的中位生存期约为 8 个月,全身化疗后可以延长到 12 个月。^{90}Y 放疗栓塞作为一种新型治疗手段,可以将中位生存期延长至 22 个月,并且治疗相关并发症发生率较低。近年来,TARE 逐渐应用于肾细胞癌肝转移、神经内分泌瘤肝转移、乳腺癌肝转移等肿瘤的治疗,但是尚缺乏前瞻性的循证医学证据。

TARE 治疗后常见的并发症主要表现为疲劳、恶心、呕吐、腹部不适,多在 24 h 内自行缓解,3 级以上胆红素升高发生率约为5.8%。还可能出现放射性肝损伤、胆管炎和肺炎等并发症,但相关报道较少。

(李文涛　王广志)

主要参考文献

［1］马少军,翟仁友,赵峰.恶性梗阻性黄疸的介入治疗进展[J].中华介入放射学电子杂志,2016,4(2):119-123.

［2］王忠敏,伍超贤,贡桔,等.镍钛记忆合金气管支架治疗良恶性气管狭窄[J].介入放射学杂志,2005,14(5):507-509.

［3］中华人民共和国卫生和计划生育委员会医政医管局.原发性肝癌诊疗规范(2017年版)[J].中华消化外科杂志,2017,16(7):635-647.

［4］朱海东,郭金和,滕皋军.食管支架成形术治疗食管狭窄现状及研究进展[J].介入放射学杂志,2011,20(6):494-498.

［5］杨武威,刁立岩,李静,等.聚焦超声消融治疗老年进展期胰腺癌的临床研究[J].中华老年多器官疾病杂志,2016,15(7):486-490.

［6］李金乾,武跃清.介入技术在输尿管梗阻性肾功能不全患者治疗中的应用效果[J].内蒙古医学杂志,2017,49(2):218-219.

［7］汪建,孙子雯,牛洪欣.晚期恶性梗阻性黄疸的双介入治疗现状[J].中国微创外科杂志,2016,16(12):1143-1145;1154.

［8］张希全,董戈,冯延河,等.金属内支架置入术治疗胃十二指肠恶性梗阻[J].实用放射学杂志,2004,20(10):872-874.

［9］张凯,张萌帆,任建庄,等.胆道支架联合抗肿瘤治疗对肝外胆管癌治疗疗效分析[J].中华介入放射学电子杂志,2015,3(1):23-26.

［10］阿斯哈尔·哈斯木,顾俊鹏,张海潇,等.^{125}I粒子条联合胆道支架治疗恶性梗阻性黄疸初步疗效评价[J].中国介入影像与治疗学,2015,(05):284-288.

［11］陈水木,黄金承,胡争波,等.射频消融联合经皮椎体成形术治疗脊柱转移瘤的疗效分析[J].中国脊柱脊髓杂志,2016,26(6):521-526.

［12］苟庆,王一焯,周泽健.胆道支架联合^{125}I粒子植入术治疗肝门区肿瘤合并梗阻性黄疸[J].临床放射学杂志,2016,35(4):621-625.

［13］赵秋盛,黄少辉.射频消融导管联合支架介入治疗恶性梗阻性黄疸的临床研究[J].中华介入放射学电子杂志,2016,4(1):32-35.

［14］姚婧.脊柱转移瘤的研究进展与影像学评价[J].临床放射学杂志,2017,36(3):435-438.

［15］郭民.逆行/顺行插置金属支架术和经皮肾穿刺后造瘘术治疗恶性肿瘤伴输尿管梗阻的临床效果[J].临床合理用药杂志,2017,09:137-138.

［16］董戈,王红花,王晓刚,等.气管支架治疗恶性肿瘤所致气道狭窄[J].当代医学,2012,34:64-65.

［17］雷明星,刘耀升,刘蜀彬.脊柱转移瘤预后、预测研究进展[J].中华医学杂志,2015,95(7):557-560.

［18］裴庆山,刘吉勇.食管支架研究进展[J].世界华人消化杂志,2008,16(30):3410-3415.

［19］Bernardi S, Stacul F, Zecchin M, et al. Radiofrequency ablation for benign thyroid nodules[J]. J Endocrinol Invest, 2016,39(9):1003-1013.

［20］Chen JX, Rose S, White SB, et al. Embolotherapy for neuroendocrine tumor liver metastases: prognostic factors for hepatic progression-free survival and overall survival[J]. Cardiovasc Interv Radiol, 2017,40(1):69-80.

［21］Chen L, Sun J, Yang X. Radiofrequency ablation-combined multimodel therapies for hepatocellular carcinoma: current status[J]. Cancer Lett, 2016,370(1):78-84.

［22］Chen Y, Tai BC, Nayak D, et al. Blood loss in spinal tumour surgery and surgery for metastatic spinal disease: a meta-analysis[J]. Bone Joint J, 2013,95-B(5):683-688.

［23］Duan XH, Wang YL, Han XW, et al. Intraductal radiofrequency ablation followed by locoregional tumor treatments for treating occluded biliary stents in non-resectable malignant biliary obstruction: a single-institution experience[J]. PLoS One, 2015,10(8):e134857.

［24］D'Onofrio M, Ciaravino V, De Robertis R, et al. Percutaneous ablation of pancreatic cancer[J]. World J Gastroenterol, 2016,22(44):9661-9673.

［25］Eisele RM. Advances in local ablation of malignant liver lesions[J]. World J Gastroenterol, 2016,22(15):3885-3891.

［26］Fairchild AH, White SB. Decision making in interventional oncology: intra-arterial therapies for metastatic colorectal cancer-Y90 and chemoem-bolization[J]. Semin Interv Radiol, 2017,34(2):87-91.

［27］Han Q, Deng M, Lv Y, et al. Survival of patients with advanced pancreatic cancer after iodine-125 seeds implantation brachytherapy: a meta-analysis[J]. Medicine (Baltimore), 2017,96(5):e5719.

［28］Han T, Yang X, Xu Y, et al. Therapeutic value of 3-D

printing template-assisted ^{125}I-seed implantation in the treatment of malignant liver tumors [J]. Onco Targets Ther, 2017,10:3277 – 3283.

[29] Huo X, Wang H, Yang J, et al. Effectiveness and safety of CT-guided (125) I seed brachytherapy for postoperative locoregional recurrence in patients with non-small cell lung cancer [J]. Brachytherapy, 2016,15 (3):370 – 380.

[30] Kis B, Shah J, Choi J, et al. Transarterial yttrium-90 radioembolization treatment of patients with liver-dominant metastatic renal cell carcinoma [J]. J Vasc Interv Radiol, 2017,28(2):254 – 259.

[31] Kunz M, Nachbichler SB, Ertl L, et al. Early treatment of complex located pediatric low-grade gliomas using iodine-125 brachytherapy alone or in combination with microsurgery [J]. Cancer Med, 2016, 5(3):442 – 453.

[32] Li W, Dan G, Jiang J, et al. Repeated iodine-125 seed implantations combined with external beam radiotherapy for the treatment of locally recurrent or metastatic stage Ⅲ/Ⅳ non-small cell lung cancer: a retrospective study [J]. Radiat Oncol, 2016,11(1):119.

[33] Lin ZY, Chen J. Treatment of recurrent mediastinal lymph node metastasis using CT-guided nontranspulmonary puncture interstitial implantation of (125)I seeds: evaluation of initial effect and operative techniques [J]. Brachytherapy, 2016,15(3):361 – 369.

[34] Linecker M, Pfammatter T, Kambakamba P, et al. Ablation strategies for locally advanced pancreatic cancer [J]. Dig Surg, 2016,33(4):351 – 359.

[35] Liu JY, Man QW, Ma YQ, et al. [125]I brachytherapy guided by individual three-dimensional printed plates for recurrent ameloblastoma of the skull base [J]. Br J Oral Maxillofac Surg, 2017,55(7):e38 – e40.

[36] Lu J, Guo JH, Zhu HD, et al. Safety and efficacy of irradiation stent placement for malignant portal vein thrombus combined with transarterial chemoembolization for Hepatocellular Carcinoma: a single-center experience [J]. J Vasc Interv Radiol, 2017, 28(6): 786 – 794.

[37] Mosconi C, Cappelli A, Ascanio S, et al. Yttrium-90 microsphere radioembolization in unresectable intrahepatic cholangiocarcinoma [J]. Future Oncol, 2017,13 (15):1301 – 1310.

[38] Pieper CC, Meyer C, Wilhelm KE, et al. Yttrium-90 radioembolization of advanced, unresectable breast cancer liver metastases-a single-center experience [J]. J Vasc Interv Radiol, 2016,27(9):1305 – 1315.

[39] Powell HA, Baldwin DR. Multidisciplinary team management in thoracic oncology: more than just a concept? [J]. Eur Respir J, 2014,43(6):1776 – 1786.

[40] Sangro B, Carpanese L, Cianni R, et al. Survival after yttrium-90 resin microsphere radioembolization of hepatocellular carcinoma across Barcelona clinic liver cancer stages: a European evaluation [J]. Hepatology, 2011,54(3):868 – 878.

[41] Savic LJ, Chapiro J, Hamm B, et al. Irreversible electroporation in interventional oncology: where we stand and where we go [J]. Rofo, 2016,188(8):735 – 745.

[42] Singla N, Gahan J. New technologies in tumor ablation [J]. Curr Opin Urol, 2016,26(3):248 – 253.

[43] Suchorska B, Hamisch C, Treuer H, et al. Stereotactic brachytherapy using iodine 125 seeds for the treatment of primary and recurrent anaplastic glioma WHO degrees Ⅲ [J]. J Neurooncol, 2016,130(1):123 – 131.

[44] Ter Haar G. HIFU tissue ablation: concept and devices [J]. Adv Exp Med Biol, 2016,880:3 – 20.

[45] Titano J, Noor A, Kim E. Transarterial chemoembolization and radioembolization across Barcelona clinic liver cancer stages [J]. Semin Intervent Radiol, 2017, 34(2):109 – 115.

[46] Wang J, Zhao L, Zhou C, et al. Percutaneous intraductal radiofrequency ablation combined with biliary stent placement for nonresectable malignant biliary obstruction improves stent patency but not survival [J]. Medicine (Baltimore), 2016, 95 (15):e3329.

[47] Wang T, Liu S, Zheng YB, et al. Application of ^{125}I seeds combined with biliary stent implantation in the treatment of malignant obstructive jaundice [J]. Zhonghua Zhong Liu Za Zhi, 2016,38(3):228 – 231.

[48] Wang T, Liu S, Zheng YB, et al. Clinical study on using ^{125}I seeds articles combined with biliary stent implantation in the treatment of malignant obstructive jaundice [J]. Anticancer Res, 2017, 37 (8): 4649 – 4653.

[49] Wang X, Meng J. Efficacy of brachytherapy concomitant with chemotherapy with docetaxel, cisp-latin, and 5-fluorouracil in unresectable head and neck squamous cell carcinoma [J]. J Buon, 2016, 21 (3): 588 – 593.

[50] Wang YX, De Baere T, Idee JM, et al. Transcatheter embolization therapy in liver cancer: an update of

clinical evidences [J]. Chin J Cancer Res, 2015,27(2):96 - 121.

[51] Wong J, Cooper A. Local ablation for solid tumor liver metastases: techniques and treatment efficacy [J]. Cancer Control, 2016,23(1):30 - 35.

[52] Xiang Z, Mo Z, Li G, et al. [125]I brachytherapy in the palliation of painful bone metastases from lung cancer after failure or rejection of conventional treatments [J]. Oncotarget, 2016,7(14):18384 - 18393.

[53] Xiong L, Dupuy DE. Lung ablation: whats new? [J]. J Thorac Imaging, 2016,31(4):228 - 237.

[54] Yi FX, Yu YH, Wei CY, et al. Efficacy observation of (125) I seed implantation therapy for locoregional recurrent and metastatic breast cancer[J]. Zhonghua Zhong Liu Za Zhi, 2016,38(6):472 - 475.

[55] Yu TZ, Zhang W, Liu QX, et al. Endovascular brachytherapy combined with portal vein stenting and transarterial chemoembolization improves overall survival of hepatocellular carcinoma patients with main portal vein tumor thrombus [J]. Oncotarget, 2017,8(7):12108 - 12119.

[56] Zaorsky NG, Davis BJ, Nguyen PL, et al. The evolution of brachytherapy for prostate cancer [J]. Nat Rev Urol, 2017,14(7):415 - 439.

[57] Zhao D, Zheng L, Lu XM, et al. Clinical application of ^{125}I radioactive seeds brachytherapy in the treatment of the pediatric soft tissue sarcoma in head and neck [J]. Zhonghua Yi Xue Za Zhi, 2017,97(1):33 - 37.

[58] Zhu HD, Guo JH, Mao AW, et al. Conventional stents versus stents loaded with (125) iodine seeds for the treatment of unresectable oesophageal cancer: a multicentre, randomised phase 3 trial [J]. Lancet Oncol, 2014,15(6):612 - 619.

[59] Zhu GY,郭金和,Teng GJ,等. 经口支架置入术治疗胃十二指肠恶性梗阻[J]. 实用放射学杂志,2008,24(7):954 - 956.

[60] Zhu ZX, Huang JW, Liao MH, et al. Treatment strategy for hepatocellular carcinoma in China: radiofrequency ablation versus liver resection [J]. Jpn J Clin Oncol, 2016,46(12):1075 - 1080.

[61] Ziemlewicz TJ, Wells SA, Lubner MG, et al. Hepatic tumor ablation [J]. Surg Clin North Am, 2016,96(2):315 - 339.

肿瘤的物理治疗

34.1 射频消融治疗

34.1.1 射频消融治疗肿瘤的原理

肿瘤组织局部加温至 39~40℃ 可致癌细胞停止分裂，41~42℃ 后可引起 DNA 损伤而杀死癌细胞。射频消融(RFA)治疗是将一特制射频针准确穿刺到达瘤体，射频针发出 460~500 kHz 频率的交变高频电流，通过被插入肿瘤组织中的电极针与紧贴于患者大腿表面的电极板形成电流回路。消融时，电极尖端释放射频电流引起局部组织细胞进行等离子振荡，离子间相互撞击摩擦生热，使局部肿瘤组织温度达到 60~100℃，甚至更高，局部组织快速脱水并发生凝固性坏死。同时可使肿瘤组织与周围正常组织间形成 0.5~1.0 cm 厚的凝固带，切断肿瘤血供并防止肿瘤转移。

34.1.2 射频消融仪器设备

（1）射频消融仪的组成

射频热消融仪由电发生器、测控单元、电极针、皮肤电极和计算机5部分组成。该系统组成一闭合环路，将电极针与患者皮肤电极相连。测控单元是通过监控肿瘤组织的阻抗、温度等参数的变化，调节射频消融的输出功率，使肿瘤组织快速产生大范围的凝固性坏死。消融电极是射频消融仪器的核心部件，即电极针。

（2）单极射频系统

目前，临床应用的射频消融设备多为单极系统。使用这类设备时，将一根消融电极放置于肿瘤部位，同时将一个中性电极（负极垫）置于患者大腿上，以形成电流回路。使用交流电的高频范围是460～500 kHz，应用的能量在植入目标组织中的单极电极与放于体表的电极（负极板）之间分布。单极射频消融系统相较于双极系统主要的缺陷是，由于在消融电极和负极垫之间电流回路的不可预知性可能导致能量沉积的不均匀性，而造成消融区的不规则。还可发生继发性损伤，常见的是负极垫处皮肤烫伤。对于曾行过外科手术的患者，还可因邻近电极的金属手术夹过热，进而发生相应结构的热损伤，此外装有心脏起搏器的患者一般不适用单极射频消融。

（3）双极（多极）射频消融系统

双极（多极）射频消融系统是近几年发展起来的一种新型的射频消融设备，双极电极针不同于单极电极针，该设计是在一根电极针的远端安装两个活性电极，两电极间有一绝缘体，在插入的组织内形成局部电流回路，所以不需要单极射频电极针的额外负极板，热能在局部可以更有效地积聚。这种设备可同时将多根双极射频电极针放置在肿瘤内或紧邻肿瘤，电流在不同的电极间依次间断形成回路，从而在瘤体内或紧邻瘤体形成多种电极联合。

（4）冷循环系统

传统的射频消融针在局部加热的过程中，由于针身温度过高往往在消融针周围形成碳化绝缘层，导致能量无法向周围扩散进而限制消融范围。液冷式电极针内含2个空腔，可通过灌注冷循环液体持续冷却针尖。受热水流自针尖内引流至体外。该构造使针尖降温，避免组织炭化，保持较低阻抗，防止消融区域局限，以便向外周传递更高能量，以达到最好的消融范围和治疗效果。目前多数的单极或双极射频消融系统多内置有冷循环系统。

（5）射频消融引导设备

1）超声引导下RFA：经皮超声引导下RFA作为目前最常用的RFA治疗方法，由于超声具有可视、便捷及无放射性的优点，因此在超声直视下进行RFA不仅准确穿刺，降低了穿刺风险，而且能够观察病情、消融范围等，有利于降低组织、周围脏器的损伤。此外，由于治疗区域在水气化作用下能够在超声中呈强回声，因此，可作为经皮超声引导下RFA的治疗范围的初步参考标准。但是，超声引导在肝脏扫查中存在盲区，而且较大肿块需要多次消融治疗。因此，超声辅助下RFA对于操作者的技术和经验要求较高。同时对于含气体较多的脏器如肺脏肿瘤射频消融也不适合超声引导下进行。

2）CT引导下RFA：与超声引导相比，CT引导下RFA更为直观，而且无盲区、无干扰，术中能够及时评估消融效果。但是由于穿刺时为了确认穿刺部位准确，需要进行多次扫描，患者承受的辐射量较大，手术时间较长。而且由于术中无法动态反映射频区情况，因此，当肿瘤毗邻大血管、心脏、膈肌、胆囊及肠管等重要组织时，为了避免造成重要脏器损伤，多采取保守治疗，容易导致肿瘤残留，进而引发肿瘤复发。

3）腹腔镜下RFA：腹腔镜下RFA主要是指在腹腔镜辅助下进行肿瘤病灶的消融治疗，其优点主要为创伤小、操作视野清晰、并发症少及术后恢复快，而且其能够在术中对瘤灶进行准确分期，明确腹腔脏器转移情况。目前，腹腔镜下RFA主要应用在表浅肿瘤和邻近重要脏器瘤灶的治疗中。

34.1.3 射频消融在肿瘤治疗中的应用

（1）原发性肝癌

自1993年Rossi等报道了首例RFA治疗肝脏肿瘤以来，射频消融术已在临床上广泛应用于肝癌的治疗。目前，欧洲肝病学会、美国肝病学会、亚太肝病学会基于充分的临床循证医学证据，已将其与手术切除和肝移植同列为对于小肝癌（直径≤3 cm）公认的一线治疗方案。目前，我国RFA的适应证大体仍参照米兰标准即：① 单个癌结节最大直径≤5 cm。② 多个癌结节数目≤3个，其最大直径≤3 cm。③ 无大血管浸润及肝外转移。④ 肝功能分级在Child－Pugh A或B级，或经内科治疗后达到该标准。⑤ 对不能手术切除的直径＞5 cm 的单发肿瘤或最大直径＞3 cm 的多发肿瘤，RFA 可作为姑息性治疗或是联合其他治疗的一部分。⑥ RFA 还可用于肝移植前控制肿瘤生长以及移植后肝内复发、转移的治疗。

（2）肝转移性肿瘤

肝脏是肿瘤转移的好发部位，在进行肝转移性肿瘤 RFA 治疗中，对肿瘤大小及数目的规定目前尚无共识，但我国根据多数临床试验的结果，在"经皮肝脏肿瘤射频消融治疗操作规范专家共识"中，将肿瘤最大直径≤5 cm、数目≤5 个作为治疗指征。

寡转移（oligometastasis）概念是在 1995 年由芝加哥大学生物科学系前主任 Samuel Hellman 和医学中心放射和分子治疗科主任 Ralph Weichselbaum 提出。寡转移指肿瘤转移过程中的一种中间状态，它是介于局限性原发瘤和广泛性转移瘤之间生物侵袭性较温和的阶段。在此阶段，原发肿瘤只会引起少数局部的转移瘤，通常≤5 个。寡转移治疗关键是手术、消融、放疗等局部治疗，同时兼顾全身治疗以预防进一步的远处转移。寡转移概念及治疗策略已在肺癌、乳腺癌、前列腺癌中得到应用。在直肠癌的自然病程中约 50% 的患者在不同阶段出现肝转移，是导致死亡的重要原因，肝转移灶的治疗效果可直接影响患者的总体生存率。2016 ESMO 正式提出结直肠癌寡转移定义，即转移≤2 个部位，≤5 个病灶。因此，在结直肠癌寡转移治疗中，RFA 作为根治性治疗手段的地位得到肯定。而在其他部位肿瘤肝转移，尤其是肝脏寡转移的患者，迫切需要开展前瞻性的临床研究来确认肝脏局部消融治疗的价值。

（3）肺转移性肿瘤

肺是多种恶性肿瘤转移的好发部位。对于全身状况相对良好的患者。为了延长生存时间，肺转移瘤切除术被认为是治疗首选，但近年 RFA 的发展为此类患者提供了一种新的可供选择的治疗方法。已有研究回顾了 566 例共 1 037 个肺转移瘤在 CT 引导下行 RFA 治疗的报道，其中结肠癌 191 例（34%），直肠癌 102 例（18%），肾癌 68 例（12%），软组织肉瘤 51 例（9%），甲状腺癌 19 例（3%），乳腺癌 19 例（3%），其他来源 119 例（22%），中位随访时间为 35.5 个月。中位生存期为 62 个月，1、3、5 年生存率为 92.4%、67.7% 和 51.5%，5 年生存率与报道的手术切除生存率相近。以上表明对于肺转移瘤的

患者，只要原发病灶控制良好，RFA 可以作为非外科手术治疗的有效选择。外科手术切除创伤性大，且对于复发的肿瘤，二次手术率较低，而 RFA，患者对手术的耐受性好，可多次进行手术。同样，如前所述，肺脏是肿瘤寡转移的好发部位，而局部治疗包括射频消融在寡转移治疗中的作用和地位受到重视。尤其是结直肠癌肺寡转移，RFA 已作为一线根治性治疗手段被广泛应用。

（4）肾癌

目前，RFA 多用于不适合手术、肾功能不全、多发或高进展及遗传性肾癌等患者，对于年轻无基础疾患的患者是否适用则无统一的认识。有报道比较了射频消融和机器人辅助下肾部分切除对于 T1 期肾癌的疗效，结果提示 RFA 后患者围手术期并发症降低、肾功能保护更好，但两者的术后复发和生存未显示出明显差异。因此，RFA 可作为早期 T1 期肾癌有效的治疗手段。肿瘤解剖特征是决定肾癌治疗方式的一个重要因素。多数学者认为对于小肾癌（＜4 cm）患者 RFA 治疗是有效的，RFA 在出血量、手术时间、肾缺血时间均明显低于开放性肾部分切除术组，而在肿瘤局部控制方面与手术切除相似。此外，肿瘤位置、外凸率也是较重要因素，一般认为远离集合系统及外生型肿瘤均较适合行 RFA 治疗的。射频消融治疗肾癌在国内仍处于早期探索阶段，部分医疗机构仅将其视为腹腔镜下保留肾单位肾部分切除术的一种有效辅助方式。相信未来通过更多的实验、临床积累和长期随访，其在肾癌治疗中的地位将趋于明确。

（5）肺癌

RFA 治疗原发性早期肺癌的临床数据大多数来自回顾性分析。例如，用 RFA 治疗无法手术切除的 1A 期原发性肺癌的临床结果，51 例患者经过 RFA 治疗后 1 年、2 年的局控率分别达到 68.9% 和 59.8%，其中 2 cm 以内肿瘤术后 2 年生存率达到 83%。一项纳入 3 095 例患者、比较 RFA 和立体定向体部放疗（stereotactic body radiation therapy，SBRT）治疗无法手术的 I 期非小细胞肺癌的 Meta 分析结果显示，RFA 治疗后 1/3/5 年的局部控制率要低于 SBRT，但两种治疗患者的生存期之间无明显差异。因此，RFA 在早期肺癌治疗中的价值还需要前瞻性随机对照研究的证据来确定。

（6）甲状腺肿瘤

甲状腺结节是指甲状腺细胞在局部异常生长所

引起的散在病变,近年来发病率逐渐升高。一般人群中通过触诊的检出率为 3.0%～7.0%,借助高分辨率超声的检出率高达 20.0%～76.0%,甲状腺结节中甲状腺癌的患病率为 5.0%～15.0%。大多数甲状腺结节患者无临床症状,合并甲状腺功能异常或结节增大压迫周围组织可出现相应的临床表现。超声引导下 RFA 治疗甲状腺结节技术最早由 Baek 等报道,他应用射频消融技术治疗 236 例患者 302 枚良性甲状腺结节,有效率达(84.11±14.93)%。中国抗癌协会肿瘤微创治疗专业委员会甲状腺疾病消融学组于 2013 年 11 月制订了我国的《甲状腺结节热消融指南》,该指南确定的甲状腺结节热消融的适应证为:① 甲状腺结节的实性部分＞20%。② 穿刺活检符合甲状腺良性结节,或甲状腺癌术后复发病灶。③ 高龄、合并心肺等脏器功能障碍而不能手术或拒绝手术。④ 结节明显增长,1 年内体积增大超过 50%,或至少有 2 条径线超过原径线的 20%,并且直径超过 2 cm 的结节。⑤ 存在明显与结节相关的症状,如颈部疼痛、言语障碍、异物感、烦闷和咳嗽等。⑥ 结节明显外凸,影响美观并要求治疗。⑦ 思想顾虑过重,影响正常生活并拒绝继续临床观察。⑧ 自主功能性甲状腺结节引起甲状腺功能亢进。2012 年,韩国甲状腺放射协会发表《良性甲状腺结节的 RFA 和复发性甲状腺癌:共识声明和建议》。该建议指出,良性甲状腺结节行射频消融治疗的适应证包括:甲状腺结节长大到已出现伴随的临床症状,如伴有颈部疼痛、吞咽困难、异物感、不适、咳嗽、明显影响美观或甲状腺高功能腺瘤。

(7) 肾上腺肿瘤

Mayo Smith 等在国际上最先报道采用 CT 导向下 RFA 治疗肾上腺肿瘤取得较好效果。国内中山大学肿瘤防治中心曾报道对 29 例肾上腺肿瘤患者行 RFA 治疗,病灶总数 31 个,其中直径≤2.0 cm 的病灶共 5 个,2.1～4.0 cm 者 18 个,4.1～6.0 cm 者 5 个,≥6.1 cm 者 3 个,经 RFA 治疗 1 个月后行 CT 双期增强扫描评价病灶经消融治疗后达到完全坏死者分别为 5、18、3 和 2 个,患者无严重并发症出现。对于大家比较关心的血压波动,报道中 7 例患者在治疗过程中出现血压升高,收缩压 160～220 mmHg,舒张压 100～160 mmHg。其中 5 例经舌下含服硝苯地平 10 mg 后缓解;2 例患者经舌下含服硝苯地平 10 mg 后血压仍未能控制,经静脉注

射酚妥拉明 10 mg 后缓解。除此以外,仅 1 例患者在术后例行 CT 扫描中见治疗区域微量出血,生命体征平稳,未予特殊处理。

(8) 骨肿瘤

骨转移癌中,约 50% 发生于脊柱。但保守治疗很难完成疼痛缓解及脊柱稳定的重建。经皮穿刺射频消融联合球囊扩张椎体后凸成形术(percutaneous kyphoplasty, PKP)治疗脊柱转移癌,通过 RFA 杀灭肿瘤细胞,通过 PKP 稳定脊柱,将两者联合可实现优势互补。目前,影像引导下的 RFA 和 PKP 均已成功地应用于脊柱转移癌的治疗,可在短期内控制癌灶发展,重建脊柱稳定性,止痛、改善患者生活质量的效果也已被肯定。

(9) 其他肿瘤

除了上述肿瘤外,目前,RFA 还被尝试应用于其他部位的肿瘤,如乳腺、前列腺、盆腔转移性肿瘤或淋巴结、软组织等实体性肿瘤,在局部控制、改善生活质量方面显示了较好的疗效,但在改善患者预后生存等方面目前还缺乏前瞻性临床研究的证据。

34.1.4 小结

RFA 作为肿瘤局部治疗的重要手段,在许多实体性肿瘤的治疗中发挥重要作用,并被国内、国际指南或专家共识所推荐。目前,NCCN 指南已经推荐,RFA 可作为与手术切除、肝移植相媲美的早期小肝癌根治性治疗手段,RFA 还作为肿瘤寡转移,尤其是结直肠癌肝、肺寡转移的重要局部治疗手段。相信未来随着局部微创消融技术的不断发展,随着微创理念的不断深入,以及后续临床试验的逐步展开,射频消融作为肿瘤局部治疗手段在许多肿瘤的治疗中将发挥更大的作用。

34.2 微波消融治疗

34.2.1 微波消融治疗肿瘤的原理

微波消融(MVA)技术是指利用频率≥900 MHz 的设备发射电磁波以实现对肿瘤组织的破坏。MVA 主要依靠偶极子的旋转产生热量。水分子是偶极子,水分子每秒翻转约数十亿次,通过其剧烈运动摩擦生热而导致细胞凝固坏死。另一重要的热量产生机制是极化离子在微波电场下的运动,通过极化离子间不断碰撞将动能转化为热能。当前所有商

用微波消融系统以 915 MHz 或 2 450 MHz 的频率进行工作。

34.2.2 微波消融仪器设备

MVA 系统包括 3 个基本配件：微波发生器、同轴电缆及微波天线。磁控管生成微波，磁控管包含一个共振腔，其通过调谐电路和生成电场作用。微波频率的输出也由磁控管来控制。天线通过低耗同轴电缆连接微波仪，并且将微波由磁控管传输至组织中。多数微波天线是针状，以用来方便影像引导下直接穿刺肿瘤。2 450 MHz 微波消融系统在临床上最常用，915 MHz 较 2 450 MHz 系统有更深的穿透力，理论上可达到更大的消融范围。

水冷式天线：由中国发明，可有效降低杆温，使高能量的输出、长时间的治疗成为现实，这可允许在组织内输入更多的微波能量而不引起皮肤的烧伤。

MVA 引导设备：

1) 超声引导：经皮超声引导 MVA 作为目前最常用的治疗方法，由于超声具有可视、便捷及无放射性优点，因此在超声直视下进行治疗不仅准确穿刺，降低了穿刺风险，而且能够观察病情、消融范围等，有利于降低组织、周围脏器的损伤。此外，由于治疗区域在水气化作用下能够在超声中呈强回声，因此，可作为经皮超声引导下 MVA 的治疗范围的初步参考标准。但是，超声引导在肝脏扫查中存在盲区，而且较大肿块需要多次消融治疗，因此超声辅助下 MVA 对于操作者的技术和经验要求较高，同时对于含气体较多的脏器如肺肿瘤射频消融也不适合在超声引导下进行。

2) CT 引导：与超声引导相比，CT 引导下 MVA 更为直观，而且无盲区、无干扰、术中能够及时评估消融效果。但是由于穿刺时为了确认穿刺部位准确，需要进行多次扫描，患者承受的辐射量较大，手术时间较长。而且由于术中无法动态反映射频区情况，因此当肿瘤毗邻大血管、心脏、膈肌、胆囊以及肠管等重要组织时，为了避免造成重要脏器损伤，多采取保守治疗，这样就容易导致肿瘤残留，进而引发肿瘤复发。

3) 腹腔镜引导：腹腔镜下 MVA 主要是指在腹腔镜辅助下进行肿瘤病灶的消融治疗，其优点主要为创伤小、操作视野清晰、并发症少及术后恢复快，而且能够在术中对瘤灶进行准确分期，明确腹腔脏器转移情况。目前，腹腔镜下 MVA 主要应用于表浅肿瘤和邻近重要脏器瘤灶的治疗中。

34.2.3 微波消融在肿瘤治疗中的应用

（1）MVA 的优势

鉴于 MVA 机制，其相较于其他热消融技术如 RFA，具有以下理论上的优势：① 微波消融能量辐射具有主动性而射频消融技术为被动，因为在活体内微波的传导不需依赖组织的导电性，不受组织炭化及干燥的影响，因而微波消融技术可达到更大的消融范围，并且瘤内温度可达到足够的高度。② 微波消融技术较少受灌注介导的热降效应的影响，这样在靠近血管的靶目标区微波消融技术可达到更加均匀的肿瘤灭活。③ 因为同时应用数个微波能量源不会出现射频消融中的相互干扰作用现象，这样数个微波能量源在短时间内通过协同作用可达到更大的肿瘤消融效果。④ 微波消融不需要负极板，减少了热量流失，也避免了因负极板导致的皮肤烫伤，同时其应用不受体内金属物质和心脏起搏器等的限制。

（2）原发性肝癌

MVA 技术首先在日本应用，当前对于微波治疗的报道主要集中在中国与日本。由于微波设备在中国的早期研发，中国医师率先报道了全世界范围内病例数最多、随访时间最长的微波消融研究。如国内梁萍等在 2012 年报道了一个包括 1 007 例患者、136 个病灶、平均随访期为 17.3 个月的多中心研究结果。该研究提示微波消融肝癌的技术有效率为 97.1%，其 1、3、5 年的生存率分别为 91.2%、72.5% 及 59.8%。目前的研究结果提示，在肝癌的消融治疗中，MVA 和 RFA 在完全消融率、肿瘤局部进展率及生存期方面效果相似。所以，MVA 作为肿瘤局部热消融技术，与 RFA 一样，已被欧洲肝病学会、美国肝病学会和亚太肝病学会推荐为与手术切除和肝移植同列为对于小肝癌（≤3 cm）公认的一线治疗方案。目前在国内 MVA 的适应证与 RFA 相同，即：① 单个癌结节最大直径≤5 cm。② 多个癌结节数目≤3 个，其最大直径≤3 cm。③ 无大血管浸润及肝外转移。④ 肝功能分级在 Child - Pugh A 或 B 级，或经内科治疗后达到该标准。⑤ 对不能手术切除的直径＞5 cm 的单发肿瘤或最大直径＞3 cm 的多发肿瘤，MVA 可作为姑息性治疗或是联合其他治疗的一部分。⑥ MVA 还可用于肝移植前控制肿瘤生长及移植后肝内复发、转移的治疗。

与 RFA 相比，MVA 具有理论上的优势，如更大的消融区、更快的消融速率、受热沉降影响小等。近期国内的一项针对 696 例米兰标准内肝细胞癌的研究也提示，对于米兰标准内肝细胞癌，MVA 是一种安全有效的治疗方式，完全消融率为 93.8%，严重并发症发生率为 1.7%，中位生存期为 59.6 个月，1、2、3 年总生存率分别为 94.8%、82.2% 和 71.7%，而且在肿瘤最大直径 3～5 cm 组及 ≤3 cm 组，在完全消融率、严重并发症发生率及总生存率方面无差异。近期一项比较肝癌 RFA 与 WVA 疗效的荟萃分析提示，两种热消融技术在完全消融率、局部复发率及 3 年生存率方面均无差异，但在大肿瘤方面，MAV 的疗效要优于 RFA。随着微波技术在安全性方面的提高以及消融体积的增大，未来需要更加大样本的随机对照研究来进一步明确 MWA 在肝脏大肿瘤治疗上的临床疗效。

（3）肝转移性肿瘤

MVA 目前的相关研究主要聚焦在原发性肝癌上，MVA 治疗转移癌的安全性得到了初步的认可，但疗效还需要进一步研究。在当前，MWA 治疗肝脏转移性肿瘤仍然参考 RFA 治疗适应证，即将肿瘤最大直径 ≤5 cm、数目 ≤5 个作为治疗指征。同样，结直肠癌寡转移，即转移 ≤2 个部位、≤5 个病灶，MVA 作为局部消融治疗手段同样被推荐。

（4）肺癌

目前，MWA 在非小细胞肺癌治疗中的应用尚处于探索阶段。国内一项包含回顾性研究 MVA 联合以铂类为基础的联合化疗方案治疗进展期非小细胞肺癌 39 例患者临床疗效和安全性提示，通过 MVA 联合铂类为基础的联合化疗后无进展生存期中位数为 8.7 个月，累计生存时间 21.3 个月。1、2、3 年生存率分别为 91.7%、79.3% 和 55.8%。56.4% 患者出现并发症，其中仅 7.9% 的患者出现 3 级事件。该研究结果提示，进展期非小细胞肺癌患者在 MVA 联合以铂类为基础的化疗中受益。MVA 治疗有常见的并发症，但患者可耐受。回顾性研究还显示，对于无法手术切除的 I 期周围型肺癌，MVA 后 1、3、5 年局控率分别为 96%、64% 和 48%，术后 1、3、5 年生存率分别为 89%、43% 和

16%。当然，尽管这些回顾性研究显示了 MVA 在肺癌治疗中的前景，但其疗效仍需要大样本、前瞻性的随机对照研究加以证实。

与 RFA 相比，MWA 可提高肿瘤细胞的热凝固，提高肺脏中能量沉积，在更短时间内升高肿瘤细胞内的温度，并且能消融更大区域；且 MWA 对于脉管周围有更小的热库效应，因此，可治疗中心型病灶。因此，理论上在肺癌治疗中可能发挥更重要的作用，但目前有限的临床研究尚无法支持，期待更好的临床研究结果。

（5）其他肿瘤

MVA 技术是在 RFA 后发展出来的局部热消融技术，既往研究多集中于肝癌治疗，而且已有研究显示其有效性、安全性同 RFA 相当，因此 RFA 在肿瘤局部治疗中的适应证往往也适合于 MVA 治疗。因此，MVA 在其他肿瘤中的应用临床多参考 RFA 的适应证。目前已有的临床实践也已经证实了其有效性和安全性。

34.2.4 小结

MVA 与 RFA 一样，同属于肿瘤局部热消融技术，在许多实体肿瘤治疗中的地位越来越明确，也越来越得到肿瘤临床医生的认可。但相比较于 RFA 已有的大量临床试验结果，MVA 起步较晚，因此尚缺乏许多针对 MVA 的临床研究，虽然目前临床阶段针对 MVA 的应用多参考 RFA 相关指南与共识，后续仍然需要开展大规模临床研究，以系统评估 MVA 在各实体肿瘤治疗中的价值。

34.3 激光消融治疗

34.3.1 激光消融治疗肿瘤的原理

激光消融（LA）是通过一束连续的单色光发出的热效应引起组织坏死。当光集中在恰当的波长时，光能量被组织吸收，导致加热、蒸发及凝固性坏死。目前，最常用的是波长 1 064 nm 的连续 Nd：YAG 激光，使用低能量光源（3～15 W）作用 6～60 min。由于其低渗透吸收、高分散的特点，能使能量最大化分布和渗透组织。由于能量的传导和直接作用，激光所产生的热效应已经被证实超出了光照射的范围，但其引起组织凝固坏死的范围较小。如果同时使用多针治疗的话，其范围大大增加，可以精

准地定位治疗更大的肿瘤。

34.3.2　激光仪器设备

（1）激光系统

目前临床上使用的激光系统多采用固态激光激励源，发射波长为 $1\,064\pm10$ nm，光束宽度为 0.3 nm Nd:YAG（掺钕钇石榴石）激光。具有 4 个独立的可激活激光输出口，单根光纤最大输出功率为 7 W，能量输出稳定度±20%。

（2）操作系统

通过 21G 穿刺套针将直径 $300\,\mu m$ 的发射光纤引导至待消融肿瘤，根据肿瘤大小以单针或多针适形布针，通过激光控制面板设定单针消融功率和时间，已达到消融范围的适形控制。

34.3.3　激光消融在肿瘤治疗中的应用

（1）原发性肝癌

前瞻性评估 LA 治疗小肝癌的研究证实，113 例小肝癌患者的 175 个小肝癌病灶，在 MRI 引导下的 LA 治疗后，中位生存时间达到 3.5 年，1、3、5 年的生存率达到 95%、54% 和 30%。对于直径 2 cm 以内的可采用 1 根光纤，>2 cm 的可选用 2～4 根光纤达到完全消融。所有患者耐受性良好。近期国内的一项回顾性研究也发现，超声引导下的 LA 与开腹手术切除在对微小肝癌治疗上、1、2、3 年生存率上无明显差异，但 LA 术后 3 年肿瘤复发率要高于开腹手术。由于其消融范围较小，且治疗是需多针适形布针，更适用于小肿瘤的消融治疗。因此，LA 目前已经不作为临床肝癌主要的消融治疗手段。

（2）肝转移性肿瘤

总结近年有关 LA 治疗肝脏转移性肿瘤多集中在结直肠癌肝转移上，已有的回顾性研究提示结直肠癌肝转移患者激光消融后中位生存期为可达到 25～36 个月。除此以外，磁共振引导的 LA 也被应用于恶性黑色素瘤肝转移的治疗上。总体来说，有关 LA 治疗肝脏转移性肿瘤的研究较少，且全部为回顾性研究，缺乏前瞻性的临床试验证实。

（3）肺转移性肿瘤

近期一项回顾性研究比较了 LA、RFA 和 MVA 治疗结直肠癌肺转移的疗效，研究结果提示 3 种局部热消融手段在肿瘤进展时间、术后生存期等方面并无明显差异，肯定了 3 种治疗手段在肺转移性肿瘤治疗中的价值，但 MVA 在肿瘤局部控制率方面显示了更大的优势。另一项纳入 109 例非结直肠癌来源肺转移、共 175 个肺转移的回顾性研究也提示，LA、RFA 和 MVA 均显示较好的肿瘤局部控制，但 MAV 相较于其他两项热消融技术具有更高的局部控制率和无进展生存期。

（4）甲状腺良性肿瘤

目前，LA 所用的穿刺针仅为 21G，因此穿刺更为精准，且在穿刺过程中所受的阻力更小，对于质地较硬、体积微小的肿物也能轻松、准确地穿刺，出血风险较小，且其消融范围可控性较好，因此，LA 自 2003 年开始即被应用于甲状腺肿物的治疗并取得较好疗效。在一项意大利开展的前瞻性的随机对照研究中，200 例良性甲状腺结节患者被随机分为 LA 组和单纯随访组，结果发现，治疗组患者在接受 LA 治疗后 67.3% 的患者结节体积减小 50% 以上。局部症状患者由术前的 38% 下降至 8%；92% 患者耐受性良好，且未发现甲状腺功能异常。而观察组患者 36 个月时结节体积增加（25±42）%。因此，甲状腺良性结节单次 LA 可显著缩小结节体积，减轻局部症状，且对甲状腺功能无明显影响。而在意大利另外一项针对国内 8 个治疗中心真实世界的 1 531 例甲状腺良性结节患者进行的 LA 结果证实，LA 治疗甲状腺良性结节简单、有效，且不良反应轻微。因此，LA 在甲状腺良性结节治疗中的价值已得到确认。

（5）其他肿瘤

除上述肿瘤外，LA 还被尝试应用于其他类型的实体肿瘤，包括脑胶质瘤、前列腺癌的局部治疗，但目前均属于探索阶段，其确切疗效尚需要更大规模的临床研究来证实。

34.3.4　小结

总结目前 LA 在实体肿瘤治疗中的应用，由于其消融范围较小，且治疗是需多针适形布针，更适用于小肿瘤的消融治疗，且由于 MVA/RFA 等消融技术的广泛开展，其在肝癌、肝脏或肺脏转移性肿瘤治疗并不作为主要的消融治疗手段。但由于其穿刺针更细，使得穿刺更为精准，且消融范围小，可控性强，使其在甲状腺良性结节消融治疗中的价值得到肯定。

34.4 高强度聚焦超声治疗

34.4.1 高强度聚焦超声治疗肿瘤的原理

高强度聚焦超声（HIFU）是将超声波聚焦于靶区组织，利用超声波具有的组织穿透性和能量沉积性，将体外发生的超声波聚焦到生物体内病变组织（治疗靶点），通过超声的机械效应、热效应和空化效应达到治疗疾病的目的。聚焦超声在其所穿过的非治疗部位的能量不足以对组织造成损伤，而在其聚焦点，由于声强很高，通过超声的热效应使该处组织的温度瞬间上升至 60～100℃，从而导致病变组织蛋白变性及组织细胞不可逆凝固性坏死，凝固坏死组织可逐渐被吸收或瘢痕化；同时还通过超声的空化效应使组织间液、细胞间液和细胞内气体分子在超声波正、负压相作用下形成气泡，并随之收缩和膨胀以致最终爆破，所产生的能量导致细胞损伤、坏死。HIFU 引起肿瘤组织的病理改变以凝固性坏死为主，同时伴有细胞的变性和凋亡。HIFU 除了上述主要原理之外，还能够促进热激蛋白合成，进而刺激免疫系统促进免疫细胞的释放，以起到肿瘤免疫治疗的作用。

34.4.2 高强度聚焦超声仪器设备

20 世纪 90 年代中期开始，国内外陆续研究出适用于多种肿瘤的 HIFU 治疗设备，法国 EDAP 公司和美国聚焦外科公司分别研制出经直肠治疗局灶性前列腺癌的 HIFU 设备（Ablatherm 和 Sonablate 500）。2004 年，以色列 InSightec 公司生产的用来治疗子宫肌瘤和乳腺纤维瘤的 Exablate 2000 获得 FDA 认证。我国 HIFU 发展迅速，先后有 7 家企业生产的 HIFU 设备获得中国食品与药品监督管理局（CFDA）的批准，在适应证的选择方面由于受到当时认识水平的限制及其他各种原因的影响，导致适应证过宽或不够明确。代表性产品有北京源德生物医学工程股份有限公司生产的 FEP-BY 系列经会阴体外发射高能超声波治疗前列腺癌的 HIFU 设备高能聚焦超声肿瘤治疗机，适用于治疗各类实体性良、恶性肿瘤的海扶刀 JC 型聚焦超声肿瘤治疗系统，适用于妇科外阴白色病变（外阴上皮内非瘤样病变）、宫颈炎、尖锐湿疣等适应证的无创治疗 CZF 型超声波妇科治疗仪等。HIFU 治疗肿瘤是通过靶区温度

增高的热消融达到治疗的目的，目前临床应用主要是通过超声和 MRI 这两种影像方式引导 HIFU 治疗。USgHIFU 治疗时主要是通过实时超声监控治疗区域的回声变化，反馈调节超声能量的释放，达到安全、有效的靶组织热消融。而 MRI 引导是通过其测温序列进行实时监测治疗区域温度变化，调整超声功率和能量辐照，在焦域温度达到 60℃ 及以上可确定取得热消融组织凝固性坏死的效果，这样即停止辐照，使治疗超声能量有效而不致过度，从而保证了治疗的安全性和有效性。MRIgHIFU 系统目前在全世界主要有 Phillps Healthcare 公司开发的 Sonalleve 和 Insightec-TxSonic 公司开发的 ExAblate2000，而剩余均为 USgHIFU 系统。

34.4.3 高强度聚焦超声在肿瘤治疗中的应用

高强度聚焦超声目前主要适用于治疗组织器官的恶性与良性实体肿瘤。肿瘤治疗的主要目的是使肿瘤组织产生治疗区域内凝固性坏死，是肿瘤综合治疗的方法之一，是对传统肿瘤外科手术治疗的有效补充。

（1）胰腺癌

HIFU 用于治疗胰腺癌已有 10 余年的历史，已有临床研究证实了 HIFU 治疗胰腺癌的安全性及有效性，尤其是针对失去手术机会的晚期胰腺癌患者，HIFU 作为一种无创局部治疗手段有着广阔的应用前景，并能有效改善患者的生活质量。2002～2013 年间 14 篇中、英文报道均显示，HIFU 治疗后肿瘤发生部分或完全性坏死，患者疼痛缓解率为 66.7%～100%，中位生存期为 10～12.4 个月，不良反应小。2014 年，日本报道 30 例Ⅲ和Ⅳ期胰腺癌接受 HIFU 联合化疗或放疗，肿瘤最大径平均从治疗前 31.7±1.7 mm 缩小到 30.9±1.7 mm，差异无统计学意义。无 CR，PR 4 例，SD 22 例，PD 4 例，症状缓解率 66.7%，不良反应发生率 10%，15 例并发假性囊肿，1 例并发胰腺炎。

（2）肝癌

大多数肝癌均可进行 HIFU 治疗。对手术不能切除的大肝癌，HIFU 可作为手术治疗前的辅助治疗，缩小病灶体积，为再次手术创造条件。对直径小于 3 cm、手术困难的小肝癌，HIFU 可完全覆盖消融病灶，并优于射频消融。中晚期或伴门静脉癌栓的肝癌，HIFU 作为一种姑息性治疗能减轻患者肿瘤负荷，改善症状，并可使癌栓缩小或消失，延长患者

的生存期。Li等对181肝癌患者中151例行HIFU治疗,另30例仅给予支持治疗,结果表明HIFU治疗组完全缓解率及部分缓解率分别为28.5%和60.3%,而对照组则为无缓解或仅有16.7%,治疗组与对照组1、2年生存率分别为50.0%、30.9%和3.4%、0。临床应用当中由于肋骨的遮挡,毗邻各种重要器官如胆囊、胃肠道等,一些较肥胖的患者,以及局麻的原因无法达到满意消融。对于其位置较深的肝癌,如肝尾叶病灶、直径小于1 cm的微小病灶,可能因超声不能抵达而无法治疗。

(3)前列腺癌

在美国泌尿外科协会(AUA)、欧洲泌尿外科协会(EUA)和中国泌尿外科协会(CUA)制订的关于前列腺癌诊治指南(2007版)中,HIFU均被列为试验性前列腺癌局部治疗方法的一种。R. Ganzer等对单中心的538例单独行HIFU治疗的局部前列腺癌患者进行跟踪随访将近10年,经过统计,5年和10年的生化无病生存率分别为81%和61%,而10年的肿瘤特异性生存率高达94%~97%。同时进行了一项关于HIFU和TURP联合治疗的局部前列腺癌患者的前瞻性研究,结果显示8年生化无疾病生存率在PSA水平$\leq 20\ \mu g/L$的患者中达到83%。联合使用HIFU和TURP能显著降低患者术后的尿路梗阻并发症。此外,Rishchman人对来自多中心的111例局部前列腺癌患者进行了前瞻性研究,统计数据结果显示,HIFU治疗的前列腺癌患者在1年后经过组织病理和MRI等诊断,检测不到前列腺癌的人数高达95%。在第2年,无须根治手术的局部前列腺癌患者存活率达到89%。HIFU具有创伤小、无电离辐射、可重复多次治疗、患者疼痛少、严重并发症少和毒性反应少等优点,并且与其他治疗手段联合用于晚期前列腺癌具有明显的临床效果,从而延长患者生命周期,提高患者生存质量,特别对于老年患者来说,是一种较为理想的临床补充治疗方法。

(4)子宫肌瘤

国内从20世纪末已有多家医院利用多个公司的HIFU设备开展子宫肌瘤HIFU治疗,并已取得明显临床疗效。中国大量临床实践表明,HIFU可以明显改善子宫肌瘤患者的临床症状,并且大部分子宫肌瘤可以实现消融治疗,且无明显不良反应。诸多研究与徐涛等报道了HIFU治疗症状性子宫肌瘤患者956例,结果瘤体缩小率分别为57.05%~

66.44%、月经不调缓解率85.8%,腰骶坠胀缓解率83.1%,尿频缓解率72.3%。HIFU可以明显改善子宫肌瘤患者的临床症状,并且大部分子宫肌瘤可以实现消融治疗,且无明显不良反应。如经HIFU治疗后患者临床症状(月经量多、继发性贫血、痛经等)明显改善;治疗后6个月肌瘤体积缩小率$(63.76 \pm 18.05)\%$。与其他治疗方法相比,HIFU治疗具有无创、保留子宫、痛苦小、不住院、不影响日常工作和生活等优点,因此受到广大患者欢迎及医务工作者的广泛关注。

(5)其他疾病

由于高强度聚焦超声是一种物理治疗手段,不像化疗那样对细胞的种类依赖性较强,只要符合一定的物理条件,超声波能够有效到达治疗部位,原则上该部位的肿瘤均可采用HIFU治疗,因此,HIFU的适应证在不断扩大,除了上述疾病以外目前在临床应用的还有腹、盆腔淋巴结转移癌、肾癌、膀胱癌、肾上腺部位肿瘤、部分骨肿瘤、表浅软组织肿瘤、直肠癌、前列腺增生症及乳腺肿瘤等。由于治疗的病例大多为不能手术切除的晚期肿瘤患者,因此HIFU治疗多作为一种姑息治疗手段。

(6)HIFU治疗禁忌证

① 含气空腔脏器的肿瘤。② 中枢神经系统的肿瘤。③ 治疗相关区域存在皮肤破溃或感染时。④ 治疗相关区域皮肤接受过45 Gy以上放疗时。⑤ 超声治疗的通道中存在腔静脉系统栓子时。⑥ 超声治疗的通道中存在显著钙化的动脉血管壁时。⑦ 有重要脏器功能衰竭的患者。⑧ 有严重凝血功能障碍的患者。⑨ 不能耐受相应麻醉的患者。⑩ 机载定位影像系统不能清晰显示的肿瘤。

34.4.4 小结

HIFU是一种非介入性治疗,创伤小,无放、化疗毒性和不良反应,且可重复进行。同时HIFU肿瘤治疗中,根据肿瘤的分期、部位、与邻近器官的关系、超声通道条件,尽可能对肿瘤实施完全的热消融,但由于受到HIFU技术本身诸多不确定因素的限制及局部解剖结构复杂性的影响,且目前缺乏实时准确的监控手段,加上在临床应用时间尚短,临床缺乏随机对照资料,尚不能代替手术。因此目前HIFU主要作为肿瘤的局部姑息治疗手段,主要用于无法手术根治切除的实体肿瘤,是肿瘤综合治疗的方法之一。我们相信,随着微无创手术理念的不断深入,超声聚焦刀作为无创治疗的先行者将在临床工作中发挥更重要的作用。

34.5 冷冻消融治疗

冷冻消融治疗(cryoablation therapy),又称冷冻疗法,目前主要指的是氩氦刀。冷冻消融是利用超低温冷冻和间接作用杀灭肿瘤组织的方法,是一种既传统而又新兴的肿瘤治疗方式。冷冻治疗肿瘤最早可追溯于 19 世纪中叶,1845 年,英国科学家 Arnott 利用温度为－24～－18℃的冰盐水治疗乳腺癌和宫颈癌,开创了组织冷冻技术治疗肿瘤的先河。此后,随着人类技术的进步,冷冻消融的介质从最初的冰、干冰、液氮发展至目前的氩氦刀,冷冻消融治疗变得越来越精准可靠,在临床实体肿瘤治疗中得到广泛的应用。

34.5.1 冷冻消融治疗肿瘤的原理

(1) 靶区冷冻消融效应(直接杀伤)

水是构成人体的主要成分,人体的所有细胞都处于相对稳定的液体环境中,温度降低会导致液体环境中冰晶形成、生长及渗透压升高等变化,到达一定程度后便引起细胞损伤,甚至死亡。当温度降到 0～－20℃时,组织内细胞间出现冰晶,引起细胞间渗透压升高,细胞脱水。随着温度的继续下降,当降到－40℃以下时,细胞内形成冰晶,细胞内外冰晶使细胞破裂坏死;当复温到－40℃以上时细胞内冰晶融化,由于重结晶过程形成更大的冰晶,造成细胞膜的破裂,细胞进一步损伤。当冰球融化时,细胞外液变成低渗,水分又回到细胞内,细胞体积增大又导致细胞膜破裂损伤。

(2) 血管冷冻栓塞效应(间接杀伤)

冷冻造成肿瘤组织循环血流量降低,进而引起肿瘤组织缺氧,这是冷冻损伤的主要机制。冷冻首先引起直径＜4 mm 的小血管收缩、同时造成血管内皮细胞损伤,肿瘤组织血流量下降,最终血流停滞,肿瘤组织处于缺氧状态。冷冻复温时,小血管代偿性舒展,血流恢复,损伤内皮细胞的血管通透性增高,引起组织水肿、血小板聚集和微血栓形成,组织缺血缺氧、坏死。再灌注损伤是组织损伤的另一种机制。

(3) 抗肿瘤免疫激活效应

肿瘤细胞经冷冻消融坏死后可释放大量的细胞碎片及细胞因子,可刺激血液内白细胞进入损伤部位。最先浸润受损部位细胞主要来自固有免疫系统(单核细胞、巨噬细胞、NK 细胞)其不仅直接对肿瘤细胞起杀伤作用,而且释放各种细胞因子调节局部微环境。而获得性免疫则发生在抗原提呈细胞吞噬相关抗原后,并最终形成体液免疫和细胞免疫。

34.5.2 冷冻消融仪器设备

早期的冷冻器械主要有半导体冷冻治疗机、气体节流型冷冻治疗器、二氧化碳冷冻治疗器、液氮冷冻治疗器等,常用的制冷剂有液氮、氧化亚氮、氟利昂、高压氩气、固态二氧化碳等。其中最常用的是液氮。液氮无色、无味、不易燃、易操作,它的气体无毒、无刺激性。但由于液氮的温度为－196℃,要求液氮的存贮、输出、回收无循环障碍,才能保证机器的正常使用和冷冻效果,因而冷冻设备体积大,探头的直径较粗(最小直径为 3.5～5.0 mm),影响靶区介入治疗的使用。

现代冷冻治疗的真正突破始于 1993 年。美国 ENDOCARE 公司利用美国航空和航天总署 NASA 的数十项火箭和导弹技术专利,在世界上首创了基于物理学焦耳-汤姆逊原理(Joule-Thomson principle)的低温手术系统(cyocare surgical system)。它使用常温的高压氩气作为冷媒,高压氦气作为热媒,功率强大、使用方便、定位准确、疗效确切,获得医学界的首肯。1999 年,当其首次进入中国时,由张积仁教授命名为氩氦刀(专指美国氩氦刀)。目前,临床上常用的氩氦刀主要是 CRYO care System (EndoCare, Irvine, CA, USA) 和 Cryohit (Galil Medical, Yokneam, Israel),这两种设备主要由冷热转换设备、冷探针及氩氦气装置组成,可由 B 超、CT 或 MRI 下引导。

34.5.3 冷冻消融在肿瘤治疗中的应用

(1) 原发性肝癌

原发性肝癌冷冻治疗术是开展较为成熟的技术之一。临床试验表明对于早期、直径小于 4 cm 的原发性肝癌,患者经冷冻消融后 1、3 和 5 年的总生存率分别可达到 89％、54％和 35％,冷冻消融与射频消融在总生存期以及无病生存期方面疗效无差异。对于中晚期的原发性肝癌,冷冻消融优势明显。冷冻消融疗法联合其他手段治疗肝癌,可起到协同增效的作用。冷冻消融联合 TACE 治疗原发性肝癌较单纯 TACE 或单纯冷冻消融在近期疗效和远期生存率方面都有优势。

（2）转移性肝癌

Littrup等研究发现来源于结直肠癌的转移性肝癌患者经冷冻治疗后肝内局部复发率是11.1%，其1年、3年和5年的总生存率分别是78%、41%和23%，由此看出冷冻消融治疗在转移性肝癌方面有着较好的疗效。

（3）肺癌

氩氦刀冷冻消融术可用于不能进行手术的早期肺癌患者，具有局部创伤小、手术风险低、有效延长患者生存的特点。氩氦刀冷冻消融术治疗早期肺癌2~5年的局部肿瘤控制率为64%~97%，总生存率为68%~100%，无病生存率为46%~67%。尤其对于不能手术的Ⅰ期非小细胞肺癌（直径<3 cm）患者，治疗前景广阔。同时氩氦刀也可用于中晚期肺癌患者的姑息性治疗，可快速减小局部肿瘤负荷，改善患者生活质量，接受姑息性冷冻治疗的Ⅳ期肺癌患者比单独行保守治疗的患者生存期明显延长。近年来，除了氩氦刀单独治疗肺癌外，还往往伴有放化疗、靶向治疗以及免疫治疗的联合应用，联合治疗往往会起到协同作用。

（4）前列腺癌

前列腺癌的常规治疗方法包括前列腺癌根治性手术切除术、睾丸去势治疗、^{125}I组织间放射治疗等，虽然均取得较好的疗效，但在实际应用中，却受到并发症多、肿瘤的放射抵抗和耐受等因素的影响，使其临床应用受到限制。氩氦刀冷冻消融术作为一种微创治疗方法，已被美国泌尿外科协会推荐用于局限性前列腺癌的一线治疗，同时也可作为复发性前列腺癌的补救性治疗方式。目前，临床上通常采用直肠超声介导经会阴穿刺冷冻的手术方式，冷冻治疗后的疗效主要根据局部癌组织残留和术后复查PSA的改变来评估。一项回顾性分析表明，行氩氦刀冷冻治疗的前列腺癌患者在低危、中危、高危组中，术后10年无病生存率分别为80%、74%和46%，总的活检阴性率为77%。

（5）肾癌

氩氦刀冷冻消融术已被AUA和EAU推荐应用于直径<4 cm的小肾癌治疗，尤其是对于年老者并发症较多而不适合手术的T1a的肾癌患者。在一项1 803例cT1N0M0肾癌患者的前瞻性研究中，冷冻消融组、射频消融组和手术切除组在术后随访的3年中局部无复发生存率相似，3年生存率分别

为88%、82%和95%，无转移生存率（MFS）分别为100%、93%和99%。在379例T1b患者中，冷冻消融组和手术切除术的3年生存率分别为74%和93%，MFS分别为92%和96%。因此，冷冻消融治疗早期肾癌是安全有效的，其疗效与手术切除相似，然而，由于研究本身的缺陷，冷冻消融和手术治疗的疗效比较还需进一步的临床试验。

34.5.4　小结

冷冻消融作为一种微创的物理治疗方式，但同其他物理消融方式一样，对组织的销毁没有选择性，因此在肿瘤消融过程中要注意对邻近重要结构的保护，避免对正常组织的过多损伤，同时要考虑到对器官功能和代谢的影响。其次，冷冻消融治疗是一种局部治疗技术，但是恶性肿瘤却是一种全身性疾病，在治疗过程中，应注意综合其他治疗方式，选择其他不同的辅助治疗方法。

34.6　不可逆电穿孔治疗

34.6.1　不可逆电穿孔治疗肿瘤的原理

不可逆性电穿孔（IRE），俗称"纳米刀"，是通过对肿瘤细胞施加瞬时、高频、反复的高电压脉冲引起肿瘤细胞膜不可逆性电穿孔而导致细胞凋亡，达到消融肿瘤的目的。IRE作为一种新的肿瘤灭活技术，最近几年逐渐成为研究热点。细胞膜电击后出现孔洞，如达到阈值，细胞内环境无法维持，细胞死亡，称为"不可逆电穿孔"。IRE的优点是细胞水平灭活组织，不影响组织结构和蛋白活性，并可精确控制组织灭活范围。此外，区别于其他消融方法，IRE通过诱导细胞凋亡而灭活肿瘤，灭活组织可以快速再生，还通过杀灭肿瘤细胞，细胞膜溶解，促使肿瘤抗原释放，能诱发机体抗肿瘤免疫反应。IRE消融区域灭活组织及正常存活组织边界清晰，与传统方法相比IRE消融范围控制更加精确，可以最大限度地保留正常组织。

34.6.2　不可逆电穿孔仪器设备

目前唯一的IRE肿瘤治疗系统为Nano-Knife TM System，型号HVP01，产自美国Angio-Dynamics公司。主要配置包括释放高压电流的发生器（释放直流电脉冲范围25~45 A，上限为48

A)、心电同步器,15 cm 脉冲启动主电极(型号 20400103),15 cm脉冲标准电极(型号 20400104)。

常用的术式包括经皮消融及开腹消融两种。经皮消融时,通过 IRE 消融术前治疗计划决定电极数量、插针方式及术中参数。开腹消融术时,利用术中超声确认胰腺肿瘤的不可切除性、再次确认肿瘤大小并连续监测术中血管、血流情况。术中使用主电极 1 支,标准电极 1~2 支,固定电极针尖距为 1.0~2.0 cm,电极有效暴露距离为 1.5~2.0 cm。通过 CT 或超声定位,使电极探针经皮插入肿瘤距离边缘 0~5 mm 处。设置 IRE 发生器参数每组放电脉冲次数 10 次,脉宽 70~90 μs,放电组数 7~9 个。总脉冲数目为 70~90 次。平均电场强度为 1 200~1 500 V/cm。利用心电同步器在心房/心室收缩期以外的心动周期发射脉冲。在顺利输出 1 组测试脉冲后,继续输出余下脉冲完成一次循环。每次消融时长 1~2 min。如评估肿瘤因体积过大不能一次消融,则对肿瘤分区进行多次消融,消融结束后,通过实时的电阻或电流变化,结合术中超声及 CT 确认消融成功。术毕持续镇静,监测体征平稳后转入普通病房,给予抑制胰液分泌、抗感染、护胃、脱水消肿药物及静脉营养支持治疗。

34.6.3 不可逆电穿孔在肿瘤治疗中的应用

2012 年 4 月,美国 FDA 批准 IRE 消融在临床治疗软组织肿瘤。中国食品药物监督管理局于 2015 年 6 月 18 日正式批准美国 Nano-Knife TM System 设备应用于临床治疗胰腺肿瘤。现 IRE 消融技术已应用于治疗肝癌、肺癌和肾癌,特别对胰腺癌产生了令人鼓舞的效果。

(1)胰腺癌

IRE 消融技术是一种不依赖热量形式的新兴肿瘤消融技术。IRE 利用微创电极传递毫秒级电脉冲,形成外来电场改变细胞膜磷脂双分子层的跨膜电位,使细胞膜进行重排,细胞表面出现很多纳米级孔隙,导致细胞内渗透压升高,当脉冲能超过某个电场阈值时,造成不可逆的细胞损伤,引起细胞凋亡,具有限制细胞外基质损伤和保护大血管及胆管结构的特点,因此,IRE 技术可能是治疗邻近或包绕腹腔干、门静脉及胆总管等重要管腔等不可切除胰腺癌一种重要的选择。2012 年,Narayanan 报道 IRE 消融治疗 14 例不可切除性的晚期胰腺癌,无 IRE 消融相关死亡率,术后无病生存期分别达 11 个月和 14

个月。2015 年,Paiella 等报道对 10 例不可手术切除的胰腺癌患者行 IRE 消融,总生存期 7.5 个月(2.9~15.9 个月)。R. C. Martin 在 2012~2016 年间陆续报道其团队对不可切除的 III 期胰腺癌进行 IRE 临床研究,在 2013 年的临床试验中,患者随机分为 2 组,试验组 54 例患者接受 IRE 消融联合放化疗,IRE 治疗参数为电场强度 1 500 V/cm,脉冲宽度 70~90 μs,脉冲个数为 90,对照组 85 例患者仅接受标准放化疗,结果试验组局部无进展生存期(14 个月 $vs.$ 6 个月,$P < 0.05$),无远处转移生存期(15 个月 $vs.$ 9 个月,$P < 0.02$),以及总生存期(20 个月 $vs.$ 13 个月,$P < 0.03$)均显著优于对照组,且未发生严重的 IRE 相关并发症,这表明 IRE 消融联合放化疗对于不可切除的胰腺癌安全性较高,且与单纯标准放化疗相比,可显著延长患者生存期。2015 年,Martin 等报道对 200 例 III 期局部晚期胰腺癌行 IRE 消融治疗,其中单独 IRE 消融治疗($n = 150$),胰腺切除＋IRE 消融肿瘤边缘($n = 50$)。所有患者接受诱导化疗,其中 52% 的患者 6 个月前均接受放化疗治疗。其结果,37% 患者出现 2 级并发症,6 例(3%)有局部复发,总生存期为 24.9 个月(4.9~85 月),表明对于 III 期局部晚期胰腺癌,IRE 联合传统的放化疗可显著延长生存期。Dunki-Jacobs 等对 65 例诊断为进展期胰腺癌进行 IRE 治疗后,48 例经 IRE 治疗后无局部复发,无局部复发的患者无瘤生存期显著高于局部复发患者(12.6 个月 $vs.$ 5.5 个月,$P < 0.05$)。2017 年,Li Yan 等报道对 25 例局部晚期胰腺癌行 CT 引导下经皮 IRE 消融治疗,疾病控制率 28%,36% 的患者获得部分缓解,血清 CA19 - 9 水平均较入院前降低。

(2)其他肿瘤

近年来,IRE 越来越多地应用于临床,为肝癌、肾癌及肺癌的治疗开辟了新途径。现时,IRE 消融技术在国外多应用于消融靠近肝门区血管及胆管等重要组织结构的肝癌结节。2012 年,Kingham 首次报道采用 IRE 系统治疗血管周围肝恶性肿瘤,28 例患者共 65 个病灶中 57% 肿瘤位于肝静脉主干周围 1 cm 以内,40% 位于门静脉主干周围 1 cm 以内。术后无 1 例有严重并发症。2015 年,Eller 等也对邻近血管的肝恶性肿瘤进行了研究。他们对 14 例患者进行经皮 IRE 消融治疗,10/14(71%)被成功治愈。同年,Hosein 等对结直肠癌肝转移行 IRE 消融进行了分析总结,结果显示 2 年无进展生存率为 18%。

Ball 等报道分析 21 例肝癌、肾癌、肺癌患者接受 IRE 临床治疗的安全性和并发症，并发症包括电脉冲所致骨骼肌和膈肌收缩，使用肌肉松弛剂可缓解此现象；7 例术中发生室性心动过速，其中 4 例伴有动脉压明显下降，但中断治疗后，心律与血压立即恢复正常；3 例出现气胸，考虑与电极针穿刺有关；全部患者出现不需处理的短暂性收缩期血压升高；13 例发生术后疼痛，其中 2 例需静脉注射吗啡治疗；4 例术后出现酸碱平衡紊乱伴血钾升高，其中 3 例有明显肾功能损伤病史，另 1 例消融的肿瘤体积较大。Thomson 等报道对 38 例晚期肝癌、肾癌、肺癌患者共 69 个瘤灶施行全身麻醉下 IRE 消融治疗，无血管及胆管损伤发生；6 例出现一过性心律失常，仅 1 例房颤患者需药物治疗，其余患者心律均自行恢复正常；2 例因全身麻醉出现臂丛神经损伤，3 例出现气胸；1 例先前有尿路狭窄并植入输尿管支架患者发生输尿管部分梗阻和肌酐升高，再次植入输尿管支架治疗后肌酐水平恢复正常；2 例出现短暂性血尿；肝脏肿瘤患者消融后，出现丙氨转氨酶和胆红素一过性升高。

34.6.4 小结

IRE 是一种新型的肿瘤治疗方法，它的优点包括保留重要结构和器官，灭活时间短，还可以实时监控等。IRE 特殊的灭活机制，已经和正在引起学者们极大的兴趣，并在短短的几年内就取得了巨大的进步。IRE 不仅在胰腺癌的治疗上前景广阔，也在肝门部肝癌、肾癌、前列腺癌的治疗中取得较好的效果，因为 IRE 技术的优势在于在杀死肿瘤细胞的同时，不破坏血管、神经、胆管和骨骼，因此能较好地保护器官的功能。因此，虽然目前 IRE 的病理生理机制尚不完全清楚，但是可以预见在不久的将来，IRE 会成为继微波、射频后的又一"明星技术"，并在广泛的肿瘤治疗领域发挥作用。由于此项技术较新，患者例数和多中心临床试验较少，患者是否长期获益也有待进一步观察与研究，且考虑到现在该项技术的并发症和技术难度的限制，并未全面推荐。

（王　鹏　徐立涛　孟志强）

主要参考文献

［1］王延明,钱国军,许赘,等.微波消融治疗 696 例米兰标准内肝细胞癌的疗效分析［J］.中华肝脏病杂志,2017,

25(5):344－348.

［2］王海霞,刘景萍,胡健,等.超声造影引导下激光消融术治疗小肝癌的应用价值［J］.临床超声医学杂志,2016,18(8):535－537.

［3］中华人民共和国国家卫生和计划生育委员会.原发性肝癌诊疗规范(2017 年版)［EB］.2017.

［4］常明鑫,陈凤,闫旭,等.高强度聚焦超声治疗子宫肌瘤的临床疗效分析［J］.中国妇幼保健,2016,31(23):5200－5203.

［5］梁萍,于杰,于晓玲,等.微波消融治疗肝脏恶性肿瘤［J］.中华医学杂志,2015,95(27):2143－2146.

［6］曾林静,邹建中.高强度聚焦超声在肝癌治疗中的临床应用［J］.现代医药卫生,2016,32(10):1490－1492.

［7］Banerjee C, Snelling B, Berger MH, et al. The role of magnetic resonance-guided laser ablation in neurooncology［J］. Br J Neurosurg, 2015,29(2):192－196.

［8］Bi N, Shedden K, Zheng X, et al. Comparison of the effectiveness of radiofrequency ablation with stereotactic body radiation therapy in inoperable stage Ⅰ non-small cell lung cancer: a systemic review and pooled analysis［J］. Int J Radiat Oncol Biol Phys, 2016,95(5):1378－1390.

［9］Cazzato RL, Garnon J, Ramamurthy N, et al. Percutaneous image-guided cryoablation: current applications and results in the oncologic field［J］. Med Oncol, 2016,33(12):140.

［10］Chen R, Keserci B, Bi H, et al. The safety and effectiveness of volumetric magnetic resonance-guided high-intensity focused ultrasound treatment of symptomatic uterine fibroids: early clinical experience in China［J］. J Ther Ultrasound, 2016,4:27.

［11］Cheung TT, Fan ST, Chu FS, et al. Survival analysis of high-intensity focused ultrasound ablation in patients with small hepatocellular carcinoma［J］. HPB (Oxford), 2013,15(8):567－573.

［12］Cohen JK, Miller RJ, Ahmed S, et al. Ten-year biochemical disease control for patients with prostate cancer treated with cryosurgery as primary therapy［J］. Urology, 2008,71(3):515－518.

［13］Copelan A, Hartman J, Chehab M, et al. High-intensity focused ultrasound: current status for image-guided therapy［J］. Semin Intervent Radiol, 2015,32(4):398－415.

［14］de Baere T, Auperin A, Deschamps F, et al. Radiofrequency ablation is a valid treatment option for lung metastases: experience in 566 patients with 1,037 metastases [J]. Ann Oncol, 2015,26(5):987 - 991.

[15] Dunki-Jacobs EM, Philips P, Martin RN. Evaluation of resistance as a measure of successful tumor ablation during irreversible electroporation of the pancreas[J]. J Am Coll Surg, 2014,218(2):179 - 187.

[16] Dupuy DE, Fernando HC, Hillman S, et al. Radiofrequency ablation of stage I A non-small cell lung cancer in medically inoperable patients: results from the American College of Surgeons Oncology Group Z4033 (Alliance) trial [J]. Cancer, 2015,121(19): 3491 - 3498.

[17] Eichler K, Zangos S, Gruber-Rouh T, et al. Magnetic resonance-guided laser-induced therm-otherapy in patients with oligonodular hepatocellular carcinoma: long-term results over a 15-year period [J]. J Clin Gastroenterol, 2012,46(9):796 - 801.

[18] Eichler K, Zangos S, Gruber-Rouh T, et al. MR-guided laser-induced thermotherapy (LITT) in patients with liver metastases of uveal melanoma [J]. J Eur Acad Dermatol Venereol, 2014,28(12):1756 - 1760.

[19] Eller A, Schmid A, Schmidt J, et al. Local control of perivascular malignant liver lesions using percutaneous irreversible electroporation: initial experiences [J]. Cardiovasc Inter Radiol, 2015,38(1):152 - 159.

[20] Facciorusso A, Di Maso M, Muscatiello N. Microwave ablation versus radiofrequency ablation for the treatment of hepatocellular carcinoma: a systematic review and meta-analysis [J]. Int J Hyperthermia, 2016,32(3): 339 - 344.

[21] Ganzer R, Brundl J, Koch D, et al. Correlation of pretreatment clinical parameters and PSA nadir after high-intensity focused ultrasound (HIFU) for localised prostate cancer [J]. World J Urol, 2015,33(1):99 - 104.

[22] Hefaiedh R, Sabbeh M, Ennaifer R, et al. Percu-taneous treatment versus hepatic resection for the treatment of small hepatocellular carcinoma [J]. Tunis Med, 2015,93(3):132 - 137.

[23] Hoogenboom M, Eikelenboom D, den Brok MH, et al. Mechanical high-intensity focused ultrasound destruction of soft tissue: working mechanisms and physiologic effects [J]. Ultrasound Med Biol, 2015,41 (6):1500 - 1517.

[24] Hsiao YH, Kuo SJ, Tsai HD, et al. Clinical application of high-intensity focused ultra-sound in cancer therapy [J]. J Cancer, 2016,7(3):225 - 231.

[25] Huang C, Zhuang W, Feng H, et al. Analysis of thera-peutic effectiveness and prognostic factor on argon-helium cryoablation combined with transcatheter arterial chemoembolization for the treatment of advanced hepatocellular carcinoma [J]. J Cancer Res Ther, 2016, 12(Supplement):C148 - C152.

[26] Liang P, Yu J, Yu XL, et al. Percutaneous cooled-tip microwave ablation under ultrasound guidance for primary liver cancer: a multicentre analysis of 1,363 treatment-naive lesions in 1007 patients in China [J]. Gut, 2012,61(7):1100 - 1101.

[27] Littrup PJ, Aoun HD, Adam B, et al. Percutaneous cryoablation of hepatic tu-mors: long-term experience of a large U. S. series[J]. Abdom Radiol (NY), 2016,41 (4):767 - 780.

[28] Livraghi T. Percutaneous ethanol injection in the treatment of hepatocellular carcinoma in cirrhosis [J]. Hepatogastroenterology, 2001,48(37):20 - 24.

[29] Long G, Bakos G, Shires PK, et al. Histological and finite element analysis of cell death due to irreversible electroporation [J]. Technol Cancer Res Treat, 2014, 13(6):561 - 569.

[30] Martin RN, Kwon D, Chalikonda S, et al. Treatment of 200 locally advanced (stage III) pancreatic adeno-carcinoma patients with irreversible electroporation: safety and efficacy [J]. Ann Surg, 2015,262(3):486 - 494; discussion 492 - 494.

[31] Niu L, Chen J, Yao F, et al. Percutaneous cryoablation for stage IV lung cancer: a retrospective analysis [J]. Cryobiology, 2013,67(2):151 - 155.

[32] Nour-Eldin NA, Exner S, Al-Subhi M, et al. Ablation therapy of non-colorectal cancer lung metastases: retro-spective analysis of tumour response post-laser-induced interstitial thermotherapy (LITT), radiofrequency ablation (RFA) and microwave ablation (MWA) [J]. Int J Hyperthermia, 2017;1 - 10.

[33] Pacella CM, Mauri G, Achille G, et al. Outcomes and risk factors for complications of laser ablation for thyroid nodules: a multicenter study on 1 531 patients [J]. J Clin Endocrinol Metab, 2015, 100 (10): 3903 - 3910.

[34] Pantelidou M, Challacombe B, McGrath A, et al. Percutaneous radiofrequency ablation versus robotic-assisted partial nephrectomy for the treatment of small renal cell carcinoma [J]. Cardiovasc Interv Radi, 2016, 39(11):1595 - 1603.

[35] Papini E, Rago T, Gambelunghe G, et al. Long-term efficacy of ultrasound-guided laser ablation for benign

solid thyroid nodules. Results of a three-year multicenter prospective randomized trial [J]. J Clin Endocrinol Metab, 2014,99(10):3653 - 3659.

[36] Rischmann P, Gelet A, Riche B, et al. Focal high intensity focused ultrasound of unilateral localized prostate cancer: a prospective multicentric hemia-blation study of 111 patients [J]. Eur Urol, 2017,71(2):267 - 273.

[37] Sofuni A, Moriyasu F, Sano T, et al. Safety trial of high-intensity focused ultrasound therapy for pancreatic cancer [J]. World J Gastroenterol, 2014, 20 (28): 9570 - 9577.

[38] Tanaka K, Nakamura S, Numata K, et al. The long term efficacy of combined transcatheter arterial embolization and percutaneous ethanol injection in the treatment of patients with large hepatocellular carcinoma and cirrhosis [J]. Cancer, 1998,82(1):78 - 85.

[39] Thompson RH, Atwell T, Schmit G, et al. Comparison of partial nephrectomy and percutaneous ablation for cT1 renal masses [J]. Eur Urol, 2015,67(2): 252 - 259.

[40] Vogel JA, van Veldhuisen E, Agnass P, et al. Time-dependent impact of irreversible electroporation on pancreas, liver, blood vessels and nerves: a systematic review of experimental studies [J]. PLoS One, 2016,11 (11):e0166987.

[41] Vogl TJ, Eckert R, Naguib NN, et al. Thermal ablation of colorectal lung metastases: retrospective comparison among laser-induced thermotherapy, radiofrequency ablation, and microwave ablation [J]. AJR Am J Roentgenol, 2016,207(6):1340 - 1349.

[42] Wei Z, Ye X, Yang X, et al. Microwave ablation plus chemotherapy improved progression-free survival of advanced non-small cell lung cancer compared to chemotherapy alone [J]. Med Oncol, 2015,32(2):464.

[43] Weis S, Franke A, Berg T, et al. Percutaneous ethanol injection or percutaneous acetic acid injection for early hepatocellular carcinoma [J]. Cochrane Database Syst Rev, 2015,1:CD006745.

[44] Xu C, Lv PH, Huang XE, et al. Transarterial chemoembolization monotherapy in combination with radiofrequency ablation or percutaneous ethanol injection for hepatocellular carcinoma [J]. Asian Pac J Cancer Prev, 2016,17(9):4349 - 4352.

[45] Yan L, Chen YL, Su M, et al. A single-institution experience with open irreversible electroporation for locally advanced pancreatic carcinoma [J]. Chin Med J (Engl), 2016,129(24):2920 - 2925.

[46] Yang X, Ye X, Zheng A, et al. Percutaneous microwave ablation of stage I medically inoperable non-small cell lung cancer: clinical evaluation of 47 cases [J]. J Surg Oncol, 2014,110(6):758 - 763.

[47] Zheng L, Chen Z, Sun M, et al. A preliminary study of the safety and efficacy of radiofrequency ablation with percutaneous kyphoplasty for thoracolumbar vertebral metastatic tumor treatment [J]. Med Sci Monit, 2014, 20:556 - 563.

[48] Zhou Y. High-intensity focused ultrasound treatment for advanced pancreatic cancer [J]. Gastroenterol Res Pract, 2014,2014:205325.

[49] Zimmerman A, Grand D, Charpentier KP. Irreversible electroporation of hepatocellular carcinoma: patient selection and perspectives [J]. J Hepatocell Carcinoma, 2017,4:49 - 58.

 **肿瘤的内镜下治疗**

35.1　内镜治疗发展简介

消化道肿瘤内镜治疗技术主要为病变组织破坏术和病变组织切除术。病变组织破坏主要包括激光治疗、冷冻治疗、微波治疗、光动力学治疗、氩离子凝固法等，一般用于治疗较小病变，操作简单但无法得到完整的病理学检查结果，故目前对需要病理学评估的病灶一般推荐采用病变组织切除术。病变组织切除术目前主要包括内镜黏膜切除术（endoscopic mucosal resection，EMR）、内镜黏膜下剥离术（endoscopic submucosa dissection，ESD）、内镜黏膜下挖除术（endoscopic submueosal excavation，ESE）和内镜下全层切除术（endoscopic full-thick resection，EFTR）等。随着内镜器材的发展和术者经验的积累，内镜治疗的切除范围越来越广，甚至发展为经自然腔道内镜手术（natural orifice transluminal endoscopic surgery，NOTES）。EMR 和 ESD 技术是目前早期消化道肿瘤的最常用的内镜治疗方法。近年来，内镜下切除在越来越多的外科科室得到发展。内镜技术在外科领域的应用价值在于，外科医生具备传统外科手术治疗能力，能够更好地选择或利用内镜技术治疗或者辅助治疗肿瘤，以及为手术并发症提供更合理的处理方式。

35.2　内镜治疗的方法及适应证

35.2.1　氩离子凝固术

氩离子凝固术（argon plasma coagu-lation，APC）多用于治疗消化道细小或扁平的息肉。APC 是利用高频电流以单极技术通过电离的有导电性的氩气（氩等离子体）无接触地引导到需要治疗的组织产生凝固效应。目前，APC 在内镜治疗消化道息肉的止血和灼烧病变中发挥着重要作用。APC 治疗结直肠病变具有高效、快速、创伤小且患者耐受性好的特点。凝固深度一般不超过 3 mm，在极大程度上降低了穿孔的发生。它可以进行轴向、侧向和自行逆向凝固，几乎可到病变的每个角落，对息肉等病灶的处理非常自如，有独特的优势。然而，APC 也有一定的局限性，主要是难以获取病理标本，无法明确病变的浸润深度及切缘状态。

35.2.2 息肉圈套切除术

息肉圈套切除术（snare polype-ctomy）适用于隆起型病变Ⅰp型、Ⅰsp型及Ⅰs型病变。冷圈套息肉切除术是一种易于实施的技术，广泛应用于微小息肉和小息肉（4～10 mm）的切除。内镜医生用圈套器套住隆起的息肉，慢慢收紧圈套器，切除基底部周围 1～2 mm 的正常组织，待圈套器完全关闭予以切除。切除病变需送病理，进行组织学评估。热息肉圈套切除术操作时间长，且术后并发症较多。大多数研究表示，相比于热圈套切除术，冷圈套切除术在处理小息肉上具有安全、有效、操作时间短的特点。然而，蒂息肉可能更适用于电凝圈套息肉切除术。

35.2.3 内镜黏膜切除术

EMR 是较早出现的内镜下治疗技术，可对病变区域黏膜实行分块的切除，在临床有着较广泛的应用。例如，内镜分片黏膜切除法（endoscopic piecemeal mucosal resection，EPMR），需要先行向黏膜下注射肾上腺素溶液，使之隆起并与黏膜下层充分分离，再采用圈套器进行圈套后加以切除。此外还有透明帽辅助法（EMR with transparent cap，EMRC）、套扎辅助法（EMR with ligation，EMRL）等不同的操作方法，但大致工作原理均相似。

随着技术的不断发展，多环套扎黏膜切除（multi-band mucosectomy，MBM）逐渐在临床普及。该方法先通过内镜吸引黏膜，再运用多环套扎黏膜切除系统释放的结扎环造成"人工息肉"，最后利用连接高频电刀的圈套器切除。相对于传统的 EMR 技术，MBM 不必进行黏膜下注射，且可以连续切取多块病损黏膜而无需每次更换圈套器和透明帽，另外可大大降低损伤食管深层组织的可能性，从而具有操作简单、成本低、治疗时间短、取材

完整便于术后病理学分析的优点。复旦大学附属肿瘤医院胸外科团队在国内较早开展了 MBM 术的尝试，并对有详细随访信息的 32 例早期食管癌患者进行统计分析，与食管癌根治术相比，在手术用时、出血量、住院时间和并发症方面均体现出显著优势。

内镜切除标本交由专门的病理学家进行分析。一些中心建议将 EMR 标本固定在软木等牢固的表面上，以避免标本边缘卷曲，从而获得更好的切片。黏膜下面要求与标本板贴合，并且样本不应过度拉伸，否则可能会导致组织变形与断裂。标本固定后，每隔 2 mm 对标本进行连续切片。若条件允许，应当在标本周围做额外的切片，以便于进行标本切缘状态的评估。若标本太小难以拉伸，则会给样本重建工作带来很大的困难，因此一般要求取标本面积大于 1 cm×1 cm。在标本取材不理想、影响后续处理和诊断时，及时和手术操作者沟通也是十分必要的。当然，不同中心对标本的处理方式不尽相同，参照各《共识》《规范》，结合自身特点，笔者单位制订有《肿瘤医院内镜下切除标本处理标准》（图 35-1），并照此进行临床实践。

35.2.4 内镜黏膜下剥离术

食管肿瘤适应证：① 直径＞15 mm 的食管高级别上皮内瘤变。② 早期食管癌：结合染色、放大和超声内镜（EUS）等检查，确定病变的范围和浸润深度，局限于 M1、M2、M3 或 SM1 且临床没有血管和淋巴管侵犯证据的高、中分化鳞癌。③ 伴有不典型增生和癌变的 Barrett 食管。④ 姑息性治疗，适于侵犯深度超过 SM1、低分化食管癌、心肺功能较差不能耐受手术的高龄患者及拒绝手术者，并需结合放化疗。

胃肿瘤适应证：① 不论病灶大小，无合并溃疡存在的分化型黏膜内癌。② 肿瘤直径≤30 mm，合并溃疡存在的分化型黏膜内癌。③ 肿瘤直径≤30 mm，无合并溃疡存在的分化型 SM1 黏膜下癌。④ 肿瘤直径≤20 mm，无合并溃疡存在的未分化型黏膜内癌。⑤ ＞20 mm 的胃黏膜上皮内高级别瘤变。⑥ EMR 术后复发、再次行 EMR 困难的黏膜病变，这种情况下 ESD 有时也较难。⑦ 高龄、有手术禁忌证或疑有淋巴结转移的黏膜下癌，拒绝手术者可视为 ESD 相对适应证。

外科医生获取手术标本，要求标本大小≥1 cm×1 cm，并提供信息齐全的病理学检查申请单，包括简要病史、临床初步诊断、病灶位置

病理科医生沿着标本最外侧将呈卷曲状态的EMR/ESD标本充分伸展并用大头针钉固，充分暴露和还原病灶（B）

取材：先找出切缘距肉眼病灶最近的点，在该点和病灶间画一连线；以该连线为基准，平行于该连线进行切割，第一刀在该连线旁1 mm处下刀，然后以该切割线为基准，按2~3 mm的宽度平行地切割组织（C）

报告内容需要包括：肉眼分型、组织学来源及分型、标本切缘状态、肿瘤浸润深度、脉管浸润情况、其他黏膜病变及其程度

A

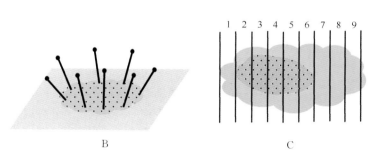

B　　　　　　　　　　C

图 35 - 1　复旦大学附属肿瘤医院内镜下切除标本处理标准
A:内镜下切除标本处理流程图;B:标本固定模式图;C:标本切割模式图

大肠肿瘤适应证：① >20 mm 腺瘤和结肠直肠早期癌症。术前需通过抬举征、放大内镜或 EUS 评估是否可切除。② 抬举征阴性的腺瘤和早期结肠直肠癌。③ >10 mm 的 EMR 残留或复发病变，再次 EMR 切除困难的病变。④ 反复活检仍不能证实为癌的低位直肠病变。但是 ESD 的适应证也不是绝对的。

ESD 技术主要包括标记、抬起、切缘、剥离以及创面处理等步骤。首先要对病灶进行正确的标记，其次沿病灶周围行多点黏膜下注射液体(0.9%氯化钠溶液伴或不伴肾上腺素、20%葡萄糖溶液、甘油果糖、透明质酸钠及纤维蛋白原等)使病灶充分抬起。然后沿黏膜边缘切开，若此过程中出现出血，及时处理，可电凝止血或热活检钳电凝止血。进而进行病灶剥离，剥离前需对病灶浸润深度进行准确判断。根据病灶的具体情况，可适当进行多次黏膜下注射以使病灶充分隆起。待病灶完整切除后，对创面进行有效止血及预防穿孔的发生。与 EMR 相比，ESD 具有更高的整块切除率。

因 ESD 的技术难度大，所以相关并发症发生率较高，ESD 治疗的穿孔率明显高于 EMR。ESD 并发症发生率较高的原因可归纳为以下几个方面：① 黏膜切除面积大。② 操作时间长。③ 操作复杂，技巧难度大，学习周期较长。④ 内镜下的操作器械及黏膜下注射液的开发尚不完善。

35.2.5 内镜下全层切除术

适应证：上消化道，起源于肌层的黏膜下病变。下消化道：① 抬举征阴性的复发腺瘤。② 未完全切除术的抬举征阴性的腺瘤。③ 未治疗的抬举征阴性的腺瘤。④ 次全切除术的 T1 期癌。⑤ 困难部位的腺瘤不适合做传统的内镜切除。如憩室中的腺瘤，侵及阑尾开口的腺瘤. 这些病变可能是外科手术之外的选择。⑥ 黏膜下深层肿瘤。如神经内分泌肿瘤，尤其当肿瘤起源于或者侵犯肌层。EFTR 手术可达到病变部位的完整全层切除，对于不需要区域淋巴结清扫的病灶（如胃间质瘤）可达到根治目的，可替代外科手术及腹腔镜手术，其难点在于消化道缺损的修补。

有不少研究比较过 ESD 和 EMR 这两种内镜治疗方式的优缺点，得出的结论不尽相同。Terheggen 等在高级别上皮内瘤变和早期腺癌的患者中随机地、前瞻性地比较了这里两种内镜下切除治疗方式的安全性及有效性，根据结果，他们认为这两种手段对早癌的治疗都是成熟有效的，相比而言，ESD 在操作上花费时间较长，并且容易引起术后并发症。日本学者比较推崇 ESD，多项日本团队的研究都指出 ESD 能够切除更大块的病灶，并且降低复发风险，以及提高患者生存。但就笔者临床体会而言，EMR 在治疗效果方面与 ESD 并无很大的差异。

35.2.6 隧道内镜外科手术

隧道内镜外科手术（tunnel endoscopic surgery，TES）主要包括经口内镜下肌切开术（peroral endoscopic myotomy，POEM）和经黏膜下隧道肿瘤切除术（submucosal tunneling endoscopic resection，STER）。食管中下段和贲门部固有肌层来源的黏膜下肿瘤是 STER 治疗的绝对适应证。而位于食管上段（尤其是距门齿 20 cm 以上）、胃体小弯、胃窦和直肠部位的固有肌层来源黏膜下肿瘤，也可考虑进行 STER 手术，但手术难度较大。由于黏膜下"隧道"空间显著，目前认为可整块切除并能完整移出隧道的肿瘤，其最大横径应在 3.5 cm 以下。肿瘤体积较大、呈不规则生长，或位于困难部位者，手术难度较大，相关并发症的发生率高，应由经验丰富的医生完成。STER 手术的相对禁忌证有无法耐受手术者（如合并严重凝血功能障碍、严重心肺等器质性疾病等）、黏膜下层严重纤维化而无法成

功建立黏膜下隧道者。黏膜下层"隧道"创造了足够空间，保证 STER 手术可在内镜直视下挖除肿瘤。完整切除的病变采用圈套器或网篮至"隧道"内移除。将黏膜下"隧道"内和管腔内气液体吸尽，冲洗创面并电凝创面出血点和小血管；多枚金属夹对缝黏膜层切口。STER 手术技术难度较大，常见并发症为穿孔、气体相关并发症（皮下气肿、气胸、气腹和纵隔气肿等）、胸腔积液、隧道内出血、感染和消化道瘘，需要在有相关条件的医院，由有经验的医生开展。

35.2.7 内镜与胸腔镜联合应用

双镜联合手术多用于食管良性肿瘤的治疗中。术中，内镜由口进入，探查食管全程，了解病变的大小、范围、性质等，当确定病变部位后，将食管镜前端的光源固定于此；另一方面，腔镜器械由操作孔进入胸腔，寻找光亮处从而确定病变位置，于食管外对病灶进行切除，在此过程中，食管镜于食管管腔内进行全程监视，以保证黏膜的完整性。病灶切除后，可通过向胸腔内注水或内镜下注水的方式判断和检查食管是否穿孔，以及出血情况。该术式的优势在于能够通过食管镜准确的定位病变位置，尤其对于直径较小、胸腔镜难以定位的病灶，避免了盲目地游离、探查食管而造成的损伤；其次，可以更敏感、准确地判断出血、穿孔等术中食管损伤情况。电视辅助胸腔镜手术（video-assisted thoracic surgery，VATS）良性肿瘤切除手术常见的并发症为黏膜撕裂，为避免其发生，术前取活检应谨慎，防止过多地破坏黏膜组织，或者将手术推行至活检后的一段时间，给予黏膜足够的恢复时间。图 35-2 为双镜联合切除的食管巨大平滑肌瘤（肿瘤距门齿 25 cm，大小约 16 cm×6 cm）。操作过程：右侧 VATS 切口，胃镜引导下超声刀逐层切开食管外膜和肌层，ENDO-STICH 2-0 polysorb 连续缝合。

35.3 内镜下非手术治疗

35.3.1 内镜下黏膜消融技术

黏膜消融技术是利用热量、冷冻或光学损伤，达到诱导表面黏膜组织坏死效果的一项技术，包括冷冻消融术（cryoablation）、射频消融术（RFA）和光动

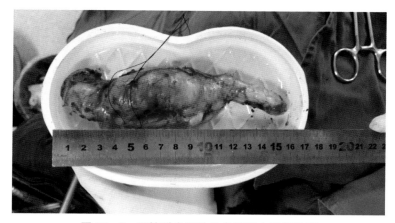

图 35 - 2 双镜联合切除的食管巨大平滑肌瘤

力治疗(photodynamic therapy，PDT)等。

冷冻消融术是通过急剧的降温冰冻及随后缓慢的溶解对病变组织造成损伤，之后诱发损伤局部产生炎症反应和细胞凋亡，最终引起细胞的死亡，从而对病变起到减灭作用。该技术常采用的冷冻剂为二氧化碳和液氮。由于这项技术价格低廉、操作简单、安全性高、并发症少，因此常用于晚期食管癌的挽救疗法。有学者将这项技术用于治疗食管腺癌放化疗后持续性不典型增生的 Barrett 食管患者，结果显示有接受这项治疗的患者都在降低了病变分期的同时达到不典型增生级别下调或消除的效果，并且治疗过程中没有严重的并发症发生，随访中也未出现食管狭窄等不良后果。

RFA 是常用的消融技术之一，通过双极电极产生高频波能对黏膜产生烧灼和损伤效果，常应用于食管黏膜早期病变的治疗中。但由于受到有效深度的限制，RFA 一般多用于扁平状黏膜病变的治疗，而对于非扁平的病灶，常需要内镜下手术辅助切除。另外，单次 RFA 的治疗结果并不理想，往往需要大于一个疗程的应用才能达到较为满意的完全缓解率。有研究报道，在一次 RFA 疗程后，只有 86% 的患者达到完全缓解；另外，RFA 的术后食管狭窄发生率较高，在这项研究中狭窄率达到了 14%，而狭窄的症状需要通过食管扩张术进行缓解。

PDT 是一种侵袭性较低的、非产热的、具有选择性的微创治疗方法。要求患者通过口服、静脉或局部注射等方式输入光敏剂，然后通过光纤引导光至病变区照射，经过特定的光激发后产生的氧自由基杀伤肿瘤细胞。由于光敏剂能够特异性地浓聚在肿瘤组织内，因此该方法安全性较高，并发症较少，常见的并发症主要是皮肤过敏反应和局部照射反应。文献报道的 PDT 治疗完全缓解率为 84% ～ 87%，5 年生存率达到 74%。新一代的光敏剂可大大提高特异性，在缩短体内清除时间的同时，又有效降低不良反应。一般 PDT 较少受到病灶面积的限制，因此当患者不耐受根治术，并且由于病变面积或环食管范围导致内镜下手术不宜采取时，该手术方式可以作为备选的治疗手段。

35.3.2 内镜下扩张技术

食管扩张作为晚期食管癌姑息治疗手段之一，通过扩张术能够暂时缓解晚期食管癌患者进食梗阻的病情，使之重新恢复经口进食，不仅可改善生活质量，还能够预防因梗阻导致的食物反流，进而避免误吸造成的吸入性肺炎和窒息。目前，常用的扩张方式主要有探条扩张术和球囊扩张术。探条扩张首先要将导丝在胃镜直视下置入到目标部位，然后在导丝的引导下置入探条。值得注意的是，临床操作中一般从直径较细的探条开始，逐次提升探条的直径。探条需要事先涂好液状石蜡，操作者根据扩张器上的刻度判断推进的深度，当到达狭窄部位后，继续缓慢推进5～10 cm，并保持片刻后退出，不宜一味地深入探条。球囊扩张则是在内镜的监视下沿事先置入的导丝将球囊推送至狭窄部位，然后注水扩张球囊，根据球囊压力和内镜直视情况调节扩张程度。虽然两种方式均能在术后短时间内取得一定的效果，但是由于晚期患者肿瘤的不断进展，扩张成果难以长时间维持。复旦大学附属肿瘤医院胸外科团队采用扩张联合冷冻治疗的方式,在常规扩张结束后,对狭窄部位的增生组织加以冷冻治疗,利用冷冻对肿瘤的抑制、杀伤和"延迟"效果,延长食管扩张的有效时限,临床上取得了一定的效果。

35.3.3　内镜下支架置入技术

食管支架置入是另一种解决食管狭窄问题的有效手段。支架置入之前有需要的话可先行食管扩张术,以创造足够的操作空间,然后于内镜直视下将支架推送至满意部位后打开,并于内镜下再次确认支架位置摆放合理。一般来说支架两端需要超过狭窄部位较为妥当。术后可用胸部平片再次判断和评价支架位置、打开程度满意与否。目前,临床上常用的支架类型繁多,金属支架是较为常用的类型之一,能够有效缓解狭窄患者吞咽困难的症状,具有较好的安全性和有效性。但是不可否认,由于支架移位、肿瘤长入以及食物阻塞等原因,30%～40%的患者会有进食梗阻症状的复发。近10年带覆膜支架成了临床上的治疗标准,这种支架的优势在于能够防止新生物长入覆膜部位,减少食管再阻塞、再狭窄的风险,同时,未覆膜部位由于新生组织的生长,有利于支架的固定,从而降低移位的概率。此外,临床上还有针对严重反流症状的抗反流支架,以及携带药物可进行局部放、化疗的新型支架,医生则应该根据患者个体和病情的特征选择合适的支架。支架置入术相关并发症主要包括食管穿孔、出血、胸痛、胃食管反流等。有报道称前期的放、化疗可能会增加支架置入后穿孔和出血风险,但结论仍存在争议,随着支架设计和工艺的革新,这类严重并发症已经显著减少。

35.4　内镜治疗导致穿孔的处理

35.4.1　金属夹关闭

常规的金属夹始于20世纪70年代,主要用于止血。在20世纪90年代开始用于关闭瘘、外科术后吻合口撕裂、自发/医源性穿孔等。由于其翼展小、张力低,仅能夹闭消化道黏膜层及较小的线性穿孔,治疗往往需要多枚钛夹来夹闭,而且对于纤维化或有硬结及较大的病灶是无效的,且有时可能导致血管撕裂,钛夹容易脱落,故临床使用存在一定的局限性。

35.4.2　金属夹联合尼龙绳

EMR及ESD技术在国内各大医院已普遍开展,无论是人为的"主动穿孔"还是无预见性的"医源性穿孔",能行内镜下修补而不用转外科手术治疗已成为内镜医生迫切需求。2003年,日本学者应用内镜金属夹联合尼龙绳缝合技术对EMR术后产生的巨大黏膜缺损实施了有效闭合,国内学者采用该技术用于缝合EFR术后胃壁全层缺损并证实了该方法的安全性和有效性,特别适用于单纯金属夹无法夹闭的较大缺损,研究表明,双钳道内镜下,运用尼龙绳联合钛夹荷包缝合技术修补消化道内镜下黏膜切除术和内镜下全层切除术的术后穿孔,能有效地夹闭病损,并能使得切口组织全层愈合。目前,双钳道内镜下修补穿孔技术已得到了国内外专家的肯定,广泛运用于临床手术,其主要分成2种缝合方式:① 直线式缝合:采用单个小号尼龙环和2个钛夹将圆形缺损近侧和远侧边缘直线拉拢闭合的方式,适用较小的缺损。② 荷包式缝合:采用单个大号尼龙绳环和3个以上钛夹将圆形缺损周围的黏膜环周向中心拉拢聚集闭合的方式,适用于较大的黏膜缺损。但目前临床最常用的Olympus尼龙绳需要预先安装,操作较为复杂,且往往需要采用双通道治疗内镜操作,基层医院一般不具备双通道治疗内镜,因而限制了该方法的推广。另外,Olympus尼龙绳尾部的拉环内径较小,一旦术中与输送器脱离,将影响操作的顺利进行。

35.4.3　耙状金属夹系统

2008年,德国研发出OTSC(over-the-scope clip)耙状金属夹系统,使得内镜手术具有和外科手术一样的缝合能力。OTSC是一个新型的内镜下闭合止血夹,采用复合材料,在常温下坚硬,遇到冰水立即软化,便于取出,首次夹闭位置不理想可重新夹闭创面,目前用于张力较大的穿孔,其端钉耙,对创面的夹闭更牢靠。该系统具有12 mm的翼展,可咬合更多组织,有效闭合直径在3 cm以下的穿孔,最后闭合消化道全层,故可有效、持续地起到止血或封堵穿孔、瘘孔的作用。和常规金属夹相比,OTSC根据内镜的外径设计有不同的规格,且针对不同类型的病灶将钳口设计成钝齿或尖齿。对于非纤维化组织,可用钝齿的OTSC,而对于纤维化、慢性溃疡及瘘,则建议用双臂钳和尖齿的

OTSC。OTSC 显著提高了内镜下缝合的可能性，主要基于以下特点：① OTSC 闭合内径较大（10～13 mm），可以满足对较大瘘口（1～2 cm）的闭合需求。② OTSC 可提供 8～9 N 的较大闭合力，释放时可以牢牢地抓住消化道全层，实现消化道全层闭合，OTSC 齿间的缝隙可以使血流通过，不会引起组织坏死。③ OTSC 配有专门设计的双臂钳和锚钩设备，对瘘口边缘可以进行精准定位和钳夹，更好地对瘘口进行完全闭合。④ 与内镜下缝合系统相比，OTSC 操作相对简单，可以反复多次吸引，直到病灶组织被满意吸引为止，且为腔内操作，避免了误伤消化道腔外脏器的风险。OTSC 的缺点则是由于其安装在内镜前端，有时不易到达病变位置；OTSC 关闭穿孔成功后 OTSC 长期不脱落、过早脱落、周围肉芽组织过度生长等问题，值得在工作中进一步实践与总结。另外，OTSC 目前价格相对较为昂贵，也限制了其广泛应用。

35.4.4　全层切除系统

德国 Ovesco 公司产的全层切除系统（full thickness resect-ion device，FTRD）装置体积较小，闭合可靠，操作稍容易，切除范围得以扩大，可用于全结肠、十二指肠，有广泛应用于临床的趋势。这种新奇 FTRD 装置适用于标准胃肠镜，配有长的透明帽，与传统的 OTSC 系统相比，帽的长度更长（23 mm vs. 6 mm），帽外带有改良的 14 mm 的 OTSC，可术前预先装载。圈套器行走于内镜外，塑料套管之下，固定于透明帽尖端。改进的组织抓钳从内镜工作通道进入，将病变抓入帽内，建立肠壁全层对吻后，立即打开释放 OTSC 夹子，再用电圈套器切除夹子之上的组织，随后将标本置于透明帽内取出。牵引、缝合、闭合、切除，取出标本操作可“一步式”完成。

35.4.5　内镜下缝合系统

美国 Apollo Endosurgery 公司的 OverStitch 内镜缝合系统目前已应用于 EMR 及 ESD 穿孔缝合、消化道瘘管闭合、EFTR 术后创面关闭。缝合设备分 3 部分：控制手柄、针帽系统和固定交换臂。此设备通过前置于双钳道内镜头端，在无需退出消化道的情况下，可反复更换针帽，完成连续缝合或间断缝合，以及对合创面、固定缝线。OverStitch 的上述特点极大程度提高了操作灵活度，缩短了缝合时间。

相对于金属夹修补法，OverStitch 具有极强组织对合力，对于较大面积缺损修补效果更好。我们认为 OverStitch 可能对于修补胃的穿孔效果较好，而对于食管应用受限。

35.5　内镜与外科手术的优化应用

近些年来，临床上开始越来越多地关注患者的生存质量，而不仅仅着眼于治疗效果。因此，各类微创治疗也受到外科医生普遍的青睐。就食管癌的治疗而言，相对于传统的食管切除术，早期食管癌的内镜治疗在达到相同长期生存效果的同时，又具有损伤小、术后并发症少、患者生存质量较高的优势。虽然复发率较根治术偏高，但通过及时的内镜下处理，依然能够取得理想的效果。因此，内镜也越来越广泛地应用在胸外科领域中。而相对于内镜医生，胸外科医生具有在开展内镜下治疗的同时，又有能够进行食管切除手术的优势。但如何正确合理地选择或整合内镜治疗和手术切除这两种治疗模式，避免偏移，将患者利益最大化成为不可忽视的问题。复旦大学附属肿瘤医院胸外科回顾了 2011～2014 年期间术前检查提示为早期食管癌并接受内镜下切除手术的 88 位患者，其中有 22 人于内镜下切除术后接受了根治手术。对内镜下切除术后是否需要接受根治术提出了部分建议：根据内镜下切除术后病理，T0～T1a 且切缘阴性的患者，多可避免根治术；而大于 T1a 分期，尤其是 ESD 黏膜下注射后抬举不满意或 EMR 圈套不满意的患者，建议行根治术治疗；早期贲门癌则应当慎重选用内镜下切除手术。

35.6　外科并发症的内镜下处理

35.6.1　吻合口瘘内镜下治疗

吻合口瘘是食管癌根治术后常见的并发症之一。若采用传统的外科治疗手段处理，往往成功率较低，术后再次瘘的风险较大。而逐步发展和成熟的内镜下治疗技术不断地为吻合口瘘的治疗创造和提供了多种卓有成效的新手段，内镜下覆膜临时支架技术置入术是较为常用的方式之一。通过覆膜对瘘口的遮盖，避免食物、分泌物流入胸腔产生污染，从而减少了纵隔感染的风险，同时能够促进瘘口的愈合,有着较高的治疗成功率。该方法的缺陷是存在着支架移位、出血的风险,另外,部分患者会有胸痛、吞咽困难等不适体验。El Hajj 的回顾性研究指出,支架治疗食管癌瘘的疗效与瘘口的大小、瘘诊断至支架置入时间间隔相关。内镜下夹闭技术是另一种治疗方式,尤其对于不适于支架置入的患者来说,是一种较为理想的替代方法。在进行夹闭的时候,可先取透明帽吸引病灶及其周围足量的健康组织,以确保内镜夹能够牢固夹附,然后释放内镜夹闭合瘘口。此外,内镜下瘘口封堵技术也是一种有效的处理技术,常用的封堵材料有纤维蛋白和氰基丙烯酸盐等黏合剂。值得注意的是,在灌注黏合剂之前,应该预先在内镜通道中插入导管,避免黏合剂释放后即刻发生反应而粘合,从而对内镜通道造成堵塞和损伤。一般而言,单独应用该方式难以对较大的瘘口产生较好的效果,因此通常和内镜夹以及食管支架联合应用。其他如经内镜向瘘口处置引流管加以冲洗引流的方法也能达到较好的疗效。操作中应该将引流管置入最佳的引流位置,保证术后能够顺利引流,后续每日给予 0.9％氯化钠溶液或甲硝唑通过导管冲洗并抽吸纵隔脓腔至引流颜色澄清,同时配合 CT 检查,了解引流管、瘘口、脓腔之间的关系。合理地选择和应用内镜技术处理食管癌术后吻合口瘘,能够在不带来重大不良反应的基础上,达到较高的治疗有效率,极大地降低患者的死亡风险。

35.6.2 吻合口瘘营养支持技术

对于食管瘘的患者,营养支持显得十分重要。通过内镜辅助的胃造瘘术和鼻肠管置入术能够在早期建立肠道通路和早期进行消化道营养。

经皮内镜胃造瘘术 (percutaneous endoscopis gastrostomy, PEG)作为胃造瘘的标准术式已在临床上普及,与传统开腹胃造瘘手术相比,该方法具有操作简单快捷、经济性高的特点。现有的造瘘技术包括 Pull 法、Push 法和 Introducer 法 3 种。采用 Pull 法时,先以内镜定位胃壁位置,再由腹壁向胃内插入导丝并从口中引出,然后操作者将导丝与胃管相固定,最后牵拉导丝末端将导管拖拽出体表,而垫片部分留在胃内,并用在内镜下确认导管留置情况。而 Introducer 法更为简便,通过直接插入的套管针将导管置入胃内,然后注射水使导管末端球囊扩张完成对导管的胃内固定。由于 Pull 法存在着一定的肿瘤种植风险,必要时应采用 Introducer 法替代。

当然由于食管癌根治术形成了管状胃,所以 PEG 管不太适合,但 PEG 可以用于食管癌狭窄或食管癌放化疗后瘘的营养支持。

内镜鼻肠管置入术(ENET)亦有多种操作方式,通常可以按鼻胃管插入的方法,将鼻腔肠管由一侧鼻腔插入咽喉部或进入消化道后,于内镜直视下以活检钳夹持鼻饲管远端并同步向前推送,直至到达预定位置,然后将内镜退出而完成置管过程,最后将鼻腔肠管外固定。为了夹持方便,可于术前在鼻饲管远端系线备用。另外,退镜时应当特别注意,不要将营养管一同带出。

35.6.3 吻合口狭窄扩张

食管癌根治术后吻合口良性狭窄是常见的并发症之一,患者多表现为吞咽困难,甚至引发恶心、呕吐等现象,对患者术后生存质量造成一定的影响。对于这部分患者,临床上现常采用扩张的方法进行对症治疗,其基本操作技术与之前述及的恶性狭窄扩张类似。相对于传统的再次开胸手术治疗狭窄的策略而言,扩张技术能够明显降低风险,减轻患者痛苦,且具有可反复、操作简便等优点。本团队多采用全麻下行吻合口狭窄扩张术,可有效地减轻患者在扩张术中的痛苦。但临床上常常发生扩张后再狭窄的病例,针对部分患者,我们常采用二次或定期多次扩张的方式,可以较为有效地解决。日本消化内镜协会制订的消化内镜指南中推荐,门诊每间隔 2 周扩张 1 次,反复持续扩张 3～6 个月。一般情况下,良性扩张不留置食管支架,但近年来,随着材料科学的发展,生物可降解支架开始在临床上使用。有团队将这项技术应用到食管癌术后良性狭窄的治疗中,并取得了较为理想的效果。

对于存在吻合口瘘,但同时伴有狭窄的患者,如不处理狭窄,胃液会一直通过吻合口瘘流向纵隔,造成瘘口迁延不愈。通过学习美国匹兹堡大学的做法后,我们对于这种狭窄进行保守的扩张,不会增大瘘口,反而会加速瘘口的愈合。

(张　杰　王铭河　诸葛灵敦)

主要参考文献

[1] 张杰,陈海泉,相加庆,等. 早期食管癌内镜下手术后接受食管切除的比较分析[J]. 中华胸部外科电子杂志,2015,2(1):35 - 39.

［2］Barthel JS，Kucera S，Harris C，et al. Cryoablation of persistent Barrett's epithelium after definitive chemoradiation therapy for esophageal adenocarcinoma ［J］. Gastrointest Endosc，2011，74：51－57.

［3］Bergman JJ，Zhang YM，He S，et al. Outcomes from a prospective trial of endoscopic radiofrequency ablation of early squamous cell neoplasia of the esophagus［J］. Gastrointest Endosc，2011，74：1181－1190.

［4］Brigic A，Symons NR，Faiz O，et al. A systematic review regarding the feasibility and safety of endoscopic full thickness resection (EFTR) for colonic lesions［J］. Surg Endosc，2013，27：3520－3529.

［5］Chiu PW，Phee SJ，Wang Z，et al. Feasibility of full-thickness gastric resection using master and slave transluminal endoscopic robot and closure by over-stitch：a preclinical study［J］. Surg Endosc，2014，28：319－324.

［6］El Hajj II，Imperiale TF，Rex DK，et al. Treatment of esophageal leaks，fistulae，and perforations with temporary stents：evaluation of efficacy，adverse events，and factors associated with successful outcomes ［J］. Gastrointest Endosc，2014，79：589－598.

［7］Ellrichmann M，Sergeev P，Bethge J，et al. Prospective evaluation of malignant cell seeding after percutaneous endoscopic gastrostomy in patients with oropharyngeal/esophageal cancers［J］. Endoscopy，2013，45：526－531.

［8］Gonzalez JM，Servajean C，Aider B，et al. Efficacy of the endoscopic management of postoperative fistulas of leakages after esophageal surgery for cancer：a retrospective series［J］. Surg Endosc，2016，30：4895－4903.

［9］Homs MYV，Siersema PD. Stents in the GI tract［J］. Expert Rev Med Devices，2007，4：741－752.

［10］Jin XF，Sun QY，Chai TH，et al. Clinical value of multiband mucosectomy for the treatment of squamous intraepithelial neoplasia of the esophagus［J］. J Gastroenterol Hepatol，2013，28：650－655.

［11］Lauwers GY，Forcione DG，Nishioka NS，et al. Novel endoscopic therapeutic modalities for superficial neoplasms arising in Barrett's esophagus：a primer for surgical pathologists［J］. Mod Pathol，2009，22：489－498.

［12］Pech OI，Bollschweiler E，Manner H，et al. Comparison between endoscopic and surgical resection of mucosal esophageal adenocarcinoma in Barrett's esophagus at two high-volume centers［J］. Ann Surg，2011，254：67－72.

［13］Persson S，Rouvelas I，Kumagai K，et al. Treatment of esophageal anastomotic leakage with self-expanding metal stents：analysis of risk factors for treatment failure［J］. Endosc Int，2016，4：E420－426.

［14］Raithel M，Albrecht H，Scheppach W，et al. Outcome，comorbidity，hospitalization and 30-day mortality after closure of acute perforations and postoperative anastomotic leaks by the over-the-scope clip (OTSC) in an unselected cohort of patients［J］. Surg Endosc，2017，31：2411－2425.

［15］Saito Y，Sakamoto T，Nakajima T，et al：Colorectal ESD：current indications and latest technical advances ［J］. Gastrointest Endosc Clin N Am，2014，24：245－255.

［16］Savary JF，Grosjean P，Monnier P et al. Photodynamic therapy of early squamous cell carcinomas of the esophagus：a review of 31 cases［J］. Endoscopy，1998，30：258－265.

［17］Sharma P，Kozarek R. Role of esophageal stents in benign and malignant diseases［J］. Am J Gastroenterol，2010，105(2)：258－73；quiz 274.

［18］Sibille A，Lambert R，Souquet JC，et al. Long-term survival after photodynamic therapy for esophageal cancer［J］. Gastroenterology，1995，108：337－344.

［19］Tanaka T，Matono S，Nagano T，et al. Photodynamic therapy for large superficial squamous cell carcinoma of the esophagus［J］. Gastrointest Endosc，2011，73：1－6.

［20］Vakil N，Morris AI，Marcon N，et al. A prospective，randomized，controlled trial of covered expandable metal stents in the palliation of malignant esophageal obstruction at the gastroesophageal junction［J］. Am J Gastroenterol，2001，96：1791－1796.

［21］Valli PV，Mertens J，Bauerfeind P. Safe and successful resection of difficult GI lesions using a novel single-step full-thickness resection device (FTRD®)［J］. Surg Endosc，2018，32(1)：289－299.

［22］Wang S，Huang Y，Xie J，et al. Does delayed esophagectomy after endoscopic resection affect outcomes in patients with stage T1 esophageal cancer? A propensity score-based analysis［J］. Surg Endosc，2018，32(3)：1441－1448.

［23］Xu MD，Cai MY，Zhou PH，et al. Submucosal tunneling endoscopic resection：a new technique for treating upper GI submucosal tumors originating from the muscularis propria layer (with videos)［J］. Gastrointest

Endosc, 2012,75:195 - 199.

[24] Yano T, Yoda Y, Nomura S, et al. Prospective trial of biodegradable stents for refractory benign esophageal strictures after curative treatment of esophageal cancer [J]. Gastrointest Endosc, 2017,86:492 - 499.

[25] Zhang YL. Endoscopic resection using the new duette multiband mucosectomy kit for esophageal disease [J]. Thorac Surg, 2013,1:530 - 534.

[26] Zhang YM, Boerwinkel DF, He S, et al. Prospective feasibility study on the use of multiband mucosectomy for endoscopic resection of early squamous neoplasia in the esophagus [J]. Endoscopy, 2013,45:167 - 173.

[27] Zhang YM, Boerwinkel DF, Qin X, et al. A randomized trial comparing multiband mucosectomy and cap-assisted endoscopic resection for endoscopic piece-meal resection of early squamous neoplasia of the esophagus [J]. Endoscopy, 2016,48:330 - 338.

肿瘤的中医药治疗

36.1 中医对肿瘤认识的历史过程

中国医药学是一个伟大的宝库,是我国人民几千年来长期与疾病做斗争的经验总结,是我国古代医学家们的智慧结晶。中医肿瘤治疗学以中医学的基本理论为基础,强调肿瘤患者整体、辨证、功能和预防治疗,主要包括针灸疗法、推拿疗法、中药疗法、情志疗法、饮食疗法、传统体育疗法、传统物理疗法、环境疗法等。在治疗过程中,主张采用《素问·异法方宜论》提倡的"圣人杂合以治,各得其所宜,故治所以异而病皆愈"的原则。

36.1.1 中医对肿瘤的认识

(1) 中医肿瘤认识起始阶段

早在距今 3 000 多年的殷周时代,古人就已经发现肿瘤这一疾病,殷墟的甲骨文中就有"瘤"的记载。2000 多年前的《周礼》一书中记载有专门治疗肿瘤一类疾病的医生,当时称"疡医",负责治疗"肿疡"。说明在公元前 11 世纪,古人已对肿瘤有所认识,时至今日,在日本和朝鲜仍将肿瘤称为"肿疡"。

(2) 中医肿瘤认识发展阶段

在我国先秦时期的《黄帝内经》这本医书上,有

"瘤"的分类记载,提出了一些肿瘤的病名如昔瘤、筋瘤、肠蕈等。汉代著名的医学家华佗在《中藏经》中指出,"夫痈疽疮肿之所作为也,皆五脏六腑蓄毒不流则生矣,非独因荣卫壅塞而发者也。"隋代巢元方的《诸病源候论》不但分门别类地记载了许多肿瘤疾病和所属的症状,如"癥瘕""积聚""食噎""反胃"和"瘿瘤"等病症,还论述了这些病症的形成原因和病机。唐代孙思邈的《千金要方》有治疗肿瘤的方药,包括用虫类的药物如蜈蚣、全蝎等治疗肿瘤。

(3) 中医肿瘤认识确立阶段

宋代的《卫济宝书》第 1 次使用"癌"字,并做了描述。宋元的医学家在论述乳癌时均用"岩"字。到明代开始用"癌"字来统称恶性肿瘤。由于历史条件的限制,不能像现代肿瘤学那样对肿瘤分类明确,有时会把恶性肿瘤和良性肿瘤混为一谈,但祖国医学对肿瘤丰富和详细的记载,实在是难能可贵。

(4) 中医肿瘤认识发展阶段

随着自然科学的发展和西方医学的引入,促进了中医对肿瘤的认识。尤其是中华人民共和国成立以后,中医学、西医学、生物学和其他学科的进步,促进了中医肿瘤学的发展。国内开展过大规模的抗癌中药的探索,大量收集民间验方,筛选抗癌中草药,探索作用机制,并进行了大量临床验证。如在传统

已有用砒霜治疗肿瘤类疾患的基础上，逐步研制成砷注射剂。这些来自植物或矿物的抗癌药物，是否可以作为传统医学的抗癌药，尚待研讨。

36.1.2　现代中医肿瘤学的发展

过去几十年来，在中西医结合治疗恶性肿瘤的实践中，中医药显示了除对化疗、放疗具有显著的增效减毒作用，对肿瘤患者良好的免疫调节作用，对肿瘤切除后的抗复发、抗转移作用，对肿瘤症状的良好治疗等作用之外；还有一定的抑制肿瘤细胞作用等。随着现代科学抗肿瘤治疗的进展，中西医结合治疗正在逐步成熟，治疗机理不断明确，应用范围不断扩大。

1) 在临床治疗中，中西医结合抗癌的临床应用几乎覆盖肿瘤治疗的各个方面，包括改善患者症状、改善生存质量、延长生存期、稳定和缩小肿瘤。大量的临床研究证明，肿瘤切除术、放疗、化疗等抗癌治疗后长期存活患者，均与接受中医药治疗密切相关。辨证和辨病治疗相结合，中西医结合对肿瘤的局部治疗和宿主的整体治疗相结合，中西医结合对症和辨证治疗相结合等，已经成为肿瘤临床治疗的主流方式。从中西医结合的角度看，辨证论治的中药复方煎剂，常以整体治疗为主；而膏药、敷贴等处理方式则常以局部治疗为着眼点。但实践证明，尽管中药对患者有着很好的整体调节作用，但对消除局部肿瘤的作用远不如手术、放射治疗和化疗，也没有其他物理疗法（肿瘤射频、冷冻、高能超声聚焦等）明显。因此，取上述中西医治疗之长，中西医结合以提高疗效，改善肿瘤患者生存质量或带瘤生存，并正在获得循证医学的证实。

2) 临床应用研究取得了可喜的成绩，受到各方面的好评。已有的研究包括单味中药有效成分及其衍生物的研究与按中医传统用药两方面。从中药中提取到的抗癌有效成分或其衍生物，已经不是按中医理论所使用的中药，从其药理作用、不良反应等方面来说，是属于抗癌的化疗药物，如从鬼臼（足叶草）、喜树和红豆杉等提取的 VP16、喜树碱、紫杉醇、三氧化二砷等抗癌药物，虽似乎与传统中医不相关，但可以促进传统中药应用的提高和发展。迄今，在中医理论指导下对抗癌中药的研究，在临床中应用的有复方红豆杉制剂、苦参制剂、靛玉红、鸦胆子制剂、斑蝥类制剂、蟾酥类制剂、米仁类制剂、石蒜、汉防己、各种真菌类制剂等的制品。对大鼠、小鼠的某些移植性肿瘤，不少中草药，如清热解毒类、活血化瘀类、软坚散结类，以及某些扶正中药，都具有一定的抗癌作用。从中西医结合治疗肿瘤的观点看，单味的抗癌药物，虽然不能取代中医传统用的复方，不仅应用方式不同，其疗效、不良反应亦不相同，但可以取其一点，增加汤药中某成分浓度，提高临床疗效；有时，中医在治疗肿瘤时，习惯用的药物和抗癌筛选有效或无效的结果不相一致；而抗癌筛选认为有效的药物，临床应用往往并不有效。因此，抗癌筛选的结果，仅能作为临床应用的参考。按照中医理论指导下应用的中药，其抗癌机制十分复杂，不完全能由目前应用的抗癌筛选结果所解释，但这可为新技术创新提供参考。

3) 中西医结合抗癌的实验研究主要指辨证论治的实验研究，即根据患者的症候、舌象、脉象，按照中医理论归纳、分析、用中药进行辨证论治。辨证论治是中医治疗肿瘤最常用的原则。所用的处方往往是多味药物组成的复方。而这些药物在动物的抗癌筛选中，不一定有抗癌的作用。但作为多种药物组成的复方，治疗肿瘤患者又可见到疗效。复方中药抗肿瘤机制研究不断依此提高疗效是中西医结合研究的基本要求。其次，应从分子水平探索有效中药治疗机制，寻找新的中药治疗靶点。不断地明确肿瘤证候本质与肿瘤生长的关系，感悟抗肿瘤治疗的真谛，将为最终战胜癌症提供新方法和新思路。

随着科学的进步和发展，新的医学临床思维方式必然不断产生。中医和西医因为有着不同历史背景，所以其思维方式大相径庭。

中医学认为人体是一个以五脏为中心，通过经络气血联系内外上下的有机整体；同时认为"人与天地（自然界）相应"，人与社会息息相关，不可分割。在生理或病理的情况下，机体内在脏腑气血阴阳的变化可以通过经络反映到人的体表，并以各种不同的临床证候体现出来，称之为"有诸内，必形于诸外"。自然界正常的气候变化和适宜的地理环境及良好的社会环境，有助于人体的健康，自然界异常变化和社会动荡也可影响人体而发病。中医着重治患者，中医学把人放在首位，虽然不能用显微镜抓到"病毒"，却能根据时间、气候环境、病邪属性、个体差异和疾病症候进行辨证论治。中医针对个性，而药量根据个体特质而定。与中医药学不同，西医则是建立在现代自然科学发展基础上的一门人体科学，现代医学临床思维的基本特征主要表现为对人体的组织结构的解剖学认识;重视研究人体组织的病理生理变化;临床实践中重视病因病原学的检查;诊断方面注重疾病的客观表现与局部组织器官相关的病理损害,汲取和运用现代生物学、物理学、化学等学科具有的各种先进技术手段于疾病的诊治。西医着重治疾病,力求从微观角度上认识和治疗疾病,针对共性,用药量基本一样。临床上,西医疗效常以局部症状的缓解和检查指标数据的改善来进行评估。

在中西医结合的临床实践中已逐渐形成了以"辨病与辨证相结合""整体辨证与微观辨证相结合"为主的新的临床思维。临床诊治疾病时,既充分利用现代科学各种先进技术和方法,发挥西医对疾病定性定位诊断上的长处,同时又按照中医学的理论和方法对疾病进行全面分析,结合对"证"现代研究成果的一些微观指标,作出相应的新的辨证诊断;将局部的病理变化和人体疾病过程中的整体反应和动态变化相结合,同时在治疗中采用中西药相结合。不仅克服了中医对疾病微观认识的不足,也弥补了西医过分强调疾病定性、定位,轻视疾病过程中的机体整体反应及动态变化的弊端。使现代临床医生有可能运用两种医学的知识与方法,借助中西医结合实践的新经验和中医研究的新成果,提高临床诊疗水平。

中医和西医两种不同理论的结合,关键在于能否找到结合点。多年来,临床以中医的"证"为突破口,进行了多学科、多途径、多层次的大量艰苦的研究工作。以复旦大学附属肿瘤医院开展的中西医结合治疗临床难点胰腺癌为例,从胰腺癌症候入手,确定"湿热蕴结"是贯穿于胰腺癌发病始终的病机,并发现胰腺癌清热化湿法治后疗效显著。提出"湿热蕴结"是胰腺癌"核心病机",确立清热化湿法则对胰腺癌全程治疗,拟定符合该法则的清胰化积方(由蛇舌草、半枝莲、蛇六谷、绞股蓝和白豆蔻组成)为主治疗胰腺癌取得疗效。2001年,我们回顾性将56例胰腺癌分为化疗加中药组与单纯化疗组,结果发现,化疗加中药组生存期明显优于单纯化疗组,肿瘤缩小且主症好转情况亦较优($P<0.05$),最长生存病例目前已达20年,仍然带瘤生存良好。2002~2005年,对复旦大学附属肿瘤医院中西医结合科依次收治的病理确诊胰腺癌134例研究发现,清胰化积方治疗组64例,1、3、5年生存率分别为25.0%、14.1%、8.4%,中位生存期7.6月。该组有7例患者带瘤存活5年以上,其中时间最长者已带瘤生存15年;而对照组70例,1、3年生存率分别为10.0%、2.9%,无5年生存者,中位生存期4.2个月,两组差异显著($P<0.05$)。进一步机制研究提示,中医药治后患者长期带瘤生存主要机制是通过抑制胰腺癌干细胞及其信号转导通路实现的。

许多中西医结合的重要成果,都是"辨病与辨证"相结合的深入发展,也是"辨病与辨证"相结合认识上的飞跃和突破,中西医结合已将中医"辨证论治"的临床实践提高到一个新阶段。

36.2 肿瘤的中医药治疗方法

36.2.1 中药治疗的用药原则

(1) 辨证和辨病相结合

在用中医中药治疗肿瘤患者时,常采用辨证与辨病相结合的方法。所谓辨病治疗,就是针对癌肿病机的治疗,认为有一定抗癌作用的中草药,在民间和习惯上用来治疗肿瘤的中草药,其中不少药物经过体内外的抗癌筛选。例如,天南星、蛇六谷、海藻、昆布、夏枯草、冰球子、冬凌草、香茶菜、石吊蓝、石见穿、八月扎、柘木、马鞭草、土茯苓、米仁、墓头回、苦参、贯仲、蒲公英、鸦胆子、山豆根、青黛、柴草、毛莨、猫儿草、马钱子、黄药子、急性子、山海螺、铁树叶、石上柏、藤梨根、斑蝥虫、地鳖虫、蜈蚣、天龙、地龙、水蛭、蟾皮、鱼腥草、蚤休、威灵仙、龙葵、半支莲、白花蛇舌草、白毛藤、农吉利、菝葜、白屈菜等。但它们对不同的肿瘤有一定的适应范围,如八月扎、白花蛇舌草、半支莲、柘木、石见穿、急性子、铁树叶、黄药子、斑蝥等在消化系统肿瘤中用得较多;海藻、昆布、夏枯草、山慈菇、冰球子等常用于甲状腺、头颈部肿瘤;蜂房、白毛夏枯草、泽漆、鱼腥草等常用于呼吸系统肿瘤;墓头回、蚤休、山慈菇等常用于妇科肿瘤等。因此,在治疗肿瘤患者时,往往在辨证的基础上再根据辨病加上一些相应的抗癌中草药来进行治疗。

(2) 扶正与祛邪并用

扶正即用扶助正气的药物和治疗方法,并配合适当的营养和功能锻炼,增强体质,提高机体的抵抗力,来达到战胜疾病和恢复健康的目的,适用于正虚为主的肿瘤患者。祛邪即用攻逐毒邪的药物和治疗方法,祛除病邪,控制癌症,以及达到祛邪正复的目的,适用于邪盛为主的肿瘤患者。在肿瘤治疗时,应当正确掌握扶正与祛邪之间的关系,扶正与祛邪并用,这也是中医治疗肿瘤的特点。

（3）局部治疗与全身治疗并用

按照中医整体调治的思路来应用局部方法是有可能的。对癌肿局部治疗应用的中医理论,也应该与过去习惯的祛瘀活血和清热解毒理论有所改变。目前,局部治疗所应用的中医理论,应是"塞因塞用"。肿瘤的成因大都是"塞",而其治也应是"塞"。从目前的临床实践看,也是如此。不少癌肿的介入治疗,所用的方法就是"塞"。肝癌的"塞",就包括肝动脉化疗栓塞、肝动脉血供的阻断、门静脉血供的阻断、B超引导下的药物注入等。

一方面,寻找癌肿的辨证规律,对患者作整体调治,改善机体情况,预防复发和转移;一方面,以"塞因塞用"理论为指导,采用各种现代医用技术,治疗癌肿局部,两者结合,既扩大了治疗的适应范围,使更广大的患者能接受治疗,又提高了治疗效果,增加了肿瘤控制的机会。

36.2.2　肿瘤的中医治疗方法

36.2.2.1　药物治疗

辨证用药法,即应用四诊(望、闻、问、切)方法,根据患者证候的辨别、病因、病机的演变,予以综合、分析、归纳分类,不同患者处方用药不同,具有个体化特点。一般常见的临床表现有以下几个证型。

（1）肝气郁滞型

多因情志失常,导致气机不利,表现为肝气郁结。临床症状有胸闷不舒,胸肋作痛,脘腹胀满,嗳气呃逆或伴呕吐,食欲缺乏,或吞咽梗阻不畅,或腹部串痛,腹鸣或两乳部作胀,常感心情忧郁善怒等。舌苔薄白或薄腻,舌质淡红,脉细弦或兼数。

治则:疏肝理气。

临床选药:青皮、陈皮、苏梗、香附、枳壳、柴胡、降香、旋复花、代赭石、丁香、柿蒂、川朴花等。

临床上,在食管癌、贲门癌、肝癌、胃癌、乳腺癌及甲状腺癌患者较多见此型。

（2）气滞血瘀型

因气滞日久,致命血流不畅,瘀血留止不散,久之结块成瘤。临床症状有体内多有积块,痛有定处,肌肤甲错,唇甲暗紫。舌质紫暗或有瘀斑、淤点,脉细涩。

治则:活血化瘀。

临床选药:桃仁、红花、川芎、赤芍、三棱、莪术、水蛭、蛀虫、地鳖虫、留行子、乳香、没药、五灵脂、刘寄奴、凌霄花、苏木等,成药有人参鳖甲煎丸、大黄、

黄虫等。

（3）脾虚痰湿型

由于种种原因引起脾胃受伤,脾虚则运化失司,导致精微不化,水湿内停,痰湿蓄积。临床症状有脘腹胀满,饮食不香,恶心、呕吐,咳嗽痰鸣,水肿,大便溏薄,白带多,四肢乏力,懒于行动,舌苔白腻,舌质淡,舌体胖有齿龈,脉滑或细缓。

治则:健脾燥湿化痰。

临床选药:人参、党参、黄芪、太子参、白术、茯苓、淮山药等健脾理气,苍术、厚朴、半夏、蔻仁、砂仁等燥湿,猪苓、茯苓、车前草、泽泻、石苇、瞿麦、茵陈、冬瓜皮、木通等利湿,藿香、佩兰、蔻仁、砂仁、杏仁等芳香化湿,半夏、陈皮、南星、川贝母、全瓜蒌、皂角刺、山慈菇、冰球子、海浮石、生牡蛎、海藻、昆布、夏枯草等化痰。

（4）阴虚内热型

多因老损内伤,肝肾阴亏,阴血亏少,阴液亏损于内,虚火浮越于外。临床症状有五心烦热,虚烦不寐,耳鸣头昏,午后潮热,咽干溲赤,舌红少苔,或无苔,脉细微。

治则:养阴气清热。

临床选药:北沙参、南沙参、生地、麦冬、天冬、石斛、元参、天花粉、玉竹等。

（5）热毒嚣张型

由于热毒之邪留滞脏腑、经络日久不去,益见嚣张之势。临床症状如发热、口干、咽燥,喜冷恶热、便干溲赤,或头痛,鼻流脓涕或衄血,或痰黄黏稠难咯,或咳吐脓血痰,或带下呈米泔色,有恶臭味,少腹作胀。舌质红或暗,舌苔黄而干,脉弦或滑数。

治则:清热解毒。

临床选药:金银花、连翘、蒲公英、板蓝根、大青叶、野菊花、山豆根、半支莲、白花蛇舌草、龙葵、黄芩、黄柏、黄连、石上柏等。

此型患者除病邪嚣张,热毒内阻所致外,还常见于放射治疗后,由于放射线的影响,而呈现本型表现。

（6）气血双亏型

多有老损内伤或久病体虚,导致精血亏少,气血不足。临床症状有消瘦、乏力,面色㿠白,气短、心悸,神痿怠情,四肢酸软,动则自汗气促,食欲不香,舌质淡,苔少或薄白腻,脉沉细弱。

治则:补气养血,滋阴肝肾。

临床选药:① 健脾补气药,同健脾痰湿型;

② 补血药,当归、熟地、白芍、何首乌、阿胶等。③ 滋补肝肾药,山萸肉、女贞子、枸杞子、杜仲、续断、桑寄生、肉苁蓉、菟丝子、旱莲草、淫羊藿、仙茅、仙灵脾、何首乌等。

本型多见于肿瘤病程已长,正气耗伤严重,或手术、放疗、化疗所引起的正气亏损者。

以上各型仅为临床上常见的分型治疗大法。而在实际上,肿瘤病因复杂,病种繁多,又有个体差异,临床表现不一,即使同一患者,又有不同的演变过程,所以治法不是固定不变的。因此,肿瘤治疗多采用辨证与辨病相结合的原则。主证多以辨病为主,兼证多以辨证为主,主证与兼证辨别相结合。

36.2.2.2 针灸治疗

针灸作为肿瘤的治疗手段之一,是近年来开始研究的新课题。关于针灸治病的机理,不少学者从多方面进行了探索,一般认为:① 提高机体的免疫功能,增强抗瘤能力;② 调整脏腑功能,恢复机体阴阳平衡;③ 镇痛作用。

现将常用肿瘤穴位介绍如下,以备参考。

食管癌:天鼎、天突、膻中、上脘、内关、足三里、膈俞、合谷。

肺癌:风门、肺俞、天宗、膻中、尺泽、中府、膏肓等。

鼻咽癌:风池、下关、听宫、攒竹、上星、百会、合谷。

肝癌:章门、期门、肝俞、内关、公孙。

胰腺癌:三焦俞、胰腺俞、足三里。

乳腺癌:乳根、肩井、中膻、三阴交、心俞、肺俞、脾俞、膈俞。

宫颈癌:肾俞、关元、中极、三阴交等。

淋巴瘤:天井、间使、关元等。

灸法多用非化脓性灸,可以激发、调动机体的免疫功能。也有人报道,用直接灸天井的方法治疗头颈部肿瘤有一定的疗效。

36.2.2.3 饮食治疗

1) 初期:癌症初期,正气未衰,邪气渐盛,为防止邪气扩张,治当以攻邪为主,采用活血化瘀、软坚散结、化痰、清热解毒等方法治疗。选用食物当以清淡为主,新鲜蔬菜如胡萝卜、苋菜、油菜、菠菜、韭菜、芹菜、芦笋、菜花、南瓜、番茄和红薯等。

2) 中期:癌症患者发展到中期,正气渐衰,邪气已盛,此时治疗当在祛邪的同时,采用益气、养血、滋阴、助阳等法助之。此期饮食当以清淡,偏于温补,如气虚者,宜食用大枣、莲子;血虚者,宜食用花生、核桃;阴虚者,宜食猕猴桃、芦笋;阳虚者,宜食用刀豆、生姜等。

3) 晚期:癌症患者晚期,邪气大盛,正气极衰,汤药难入,强攻难效。饮食当以大剂滋补为主,可采用猕猴桃、大枣、香菇、猴头菇、海带、带鱼、银耳、牛奶等。

36.2.2.4 常见肿瘤并发症的中医治疗

白细胞减少:可选用参芪扶正注射液、参一胶囊、补中益气丸、参芪片、健脾益肾颗粒等。

血小板下降:可选用复方皂矾丸、血宁糖浆、养血饮口服液等。

贫血:可选用贞芪扶正颗粒、健脾益肾颗粒、复方阿胶浆等。

便溏:可选用参苓白术散、附子理中丸、补中益气丸等。

便秘:可选择麻仁润肠丸、通便灵胶囊、苁蓉润肠口服液等。

疼痛:可选用复方苦参注射液、新癀片、血府逐瘀口服液等。

厌食:可选用枳术丸、香砂六君丸、保和丸等。

口疮:可选用口腔溃疡散、口炎清颗粒、一清颗粒等。

失眠:可选用枣仁安神液、七叶神安片、柏子养心丸等。

脱发:可选用七宝美髯丸、养血生发胶囊、天麻首乌片等。

肝功能异常:可选用肝复乐、护肝片、茵栀黄注射液等。

肾功能异常:可选用肾衰宁胶囊、金水宝胶囊、济生肾气丸等。

心功能异常:可选用补心气口服液、复方丹参滴丸、参松养心胶囊、参麦注射液等。

36.2.3 中药治疗的用药注意事项

很多肿瘤患者在传统抗肿瘤治疗(化疗、放疗、手术等)同时或间歇期会选择中药调理。但患者在中药治疗过程中,应注意以下两点。

(1) 注意中药适应证及禁忌证

原则上,中医药治疗肿瘤并无禁忌证,但要注意辨证论治。中医药治疗强调不同的中药针对的疾病证候不同,如热证用寒药、寒证用热药、虚证用补药、实证用泻药等,不可搞错。否则会产生不良反应,甚至反作用。许多中药及中成药治疗中遇到的肝肾损害等中药不良反应,多是由于辨证失误或没有辨证论治所致,应加以注意。

（2）了解中药的煎药要点及服药期间忌口

在煎制的过程中,方法和火候的掌握也很重要。现在很多医院中药房都会出具熬药说明,可如法煎制,或咨询医生是否有特殊注意事项。抗癌中药汤剂应空腹口服,以使药汁尽快通过胃腔,减少对胃黏膜产生的过强刺激;扶正中药则需要两餐之间服用。原则上空腹服药忌口较少,餐后服药则需较多注意忌口。服药期间,避免生冷、辛辣饮食。

36.3　肿瘤的中医康复

36.3.1　合理饮食与保健治疗

饮食调理对营养支持、功能恢复和体质增强有重要意义,要学会科学地"吃",并不容易。癌症患者出现饮食偏食某些食物,不注意多样化的情形是常有的。中医学认为,酸、苦、甘、辛、咸五味可以养人,但偏嗜也可以伤人。应遵循五谷杂粮多样搭配,蔬菜、水果注意摄取,素食荤食适度调整而注意素食的原则。根据自身的具体情况灵活对待,过分强调忌口,不利于营养支持。

36.3.2　保持适度起居和锻炼

癌症患者在治疗和康复中应注意"起居有常,不妄作劳"。要慎起居,适气候,避邪气。一要注意"动""静"结合,"劳逸适度"。动要多样,包括体育锻炼、练气功、打太极拳、跳舞等,静要"调神"。二要注意循序渐进,不宜操之过急,要注意欲速则不达。三要注意持之以恒。四要注意与情志调整相结合。把"练身"和"练心"有机地结合起来。

36.3.3　坚持药物调理

癌症康复治疗中症状的康复,包括肿瘤治疗中难以避免的对身体的某些损伤的恢复,还要注意依赖药物调理。要让患者明白,癌症是一种慢性病,需要长期治疗,预防复发和转移。加上放、化疗的不良反应及毒性作用,长期的药物调理必不可少。

36.3.4　科学进"补"药

癌症患者康复治疗中,常常涉及"补"的问题。这一方面是因为不少患者确实不同程度地存在着"虚";另一方面,不少补药有免疫调节作用,通过扶正可以抑癌,因此使补法的运用比较广泛。癌症患者需要注意的是不能滥补。有些患者,一进秋冬季节,就要求医生为其进补,最后反而加重了病情。

（宋利斌　刘鲁明）

主要参考文献

［1］王晓群,贾英杰.中医药治疗恶性肿瘤的特色优势与思考［J］.新中医,2013,45(12):192-193.

［2］牛亚华,张青,杨国旺,等.中医古籍肿瘤术语研究的流程与方法探索［J］.中医杂志,2015,56(9):745-748.

［3］刘鲁明,宋明志,于尔辛.治疗肝癌经验集——健脾理气法则治疗肝癌的研究［M］.北京:人民卫生出版社,2004.

［4］刘鲁明,高嵩.清热化湿法治疗胰腺癌思路初探［J］.中医杂志,2014,55(11):924-926.

［5］花宝金.中医临床诊疗指南释义肿瘤疾病分册［M］.北京:中国中医药出版社,2015:55.

［6］李杰,郭秋均,林洪生.中医药对肿瘤免疫抑制微环境的调控作用及分子机制研究［J］.世界中医药,2014,7:845-846.

［7］李虹,周京旭,曾燕.中医药与微创技术肿瘤综合治疗数据库的架构［J］.广州中医药大学学报,2015,32(4):634-635.

［8］吴万垠.中医药在恶性肿瘤治疗中的"替代"与"补充"作用［J］.中国中西医结合杂志,2011,31(1)111-112.

［9］张英,侯炜,林洪生.中医药治疗恶性肿瘤临床研究成果与思考［J］.中医杂志,2014,55(6):523-525.

［10］陈赐慧,花宝金.中医药治疗肿瘤的优势［J］.中国中医药信息杂志,2013,20(1):6-7.

［11］林洪生,张英.从"扶正培本"到"固本清源"中医药治疗肿瘤理论的传承与创新［J］.中医杂志,2016,57(4):295-298.

［12］赵双梅,李慧臻.中医药对肿瘤微环境"稳态"的作用机制研究进展［J］.中国中医药现代远程教育,2017,15(6):134-136.

［13］郝洁,杨宇飞.恶性肿瘤中医康复的研究进展［J］.世界科学技术(中医药现代化),2015,17(12):2485-2486.

［14］徐荷芬,霍介格,魏国利,等.中医药治疗肿瘤临证思路撷粹［J］.江苏中医药,2017,49(6):1-4.

［15］董倩,林洪生.从国外癌症康复现状论中医药在癌症康

复中的应用与挑战[J].世界中医药,2014,9(7):857-
863.

[16] Hsiao WL，Liu L. The role of traditional Chinese herbal medicines in cancer therapy — from TCM theory to mechanistic insights [J]. Planta Med，2010,76(11):

1118-1131.

[17] Xu Y，Xu S，Cai Y，et al. Formula inhibits pancreatic cancer and prolongs survival by downregulating Hes-1 and Hey-1 [J]. Evid Based Complement Alternat Med，2015:145016.

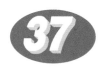

肿瘤的多学科综合诊疗

37.1 肿瘤多学科综合诊疗模式的定义与现状

37.1.1 肿瘤多学科综合诊疗定义

当前，多学科综合诊疗（multi-disciplinary treatment，MDT）领域中的名词较多，主要包括多学科团队（multi-disciplinary team）、多学科会议（multi-disciplinary meeting，multidisciplinaryconference）、多学科门诊（multi-disciplinary clinic）、肿瘤诊疗委员会（tumor board）、多学科诊疗（multi-disciplinary care）。通常认为多学科综合诊疗是以疾病为导向，突破传统按科看病的诊疗模式，通过建立不同科室、不同医生间的协作机制，综合考虑具体患者的特殊疾病状况，基于多个学科的专家意见做出最佳治疗方案的医疗模式。其核心是建立基于多个学科的多学科团队。

欧洲抗击癌症行动联盟（European Partnership for Action Against Cancer，EPAAC）认为，多学科诊疗团队是针对某一特定肿瘤的所有医务卫生专业人员的联盟，他们以达成基于证据支持的临床治疗决策为目标，在疾病的各个阶段，协商推进治疗，同时积极引导患者参与疾病治疗过程。中国医师协会外科医师分会 MDT 专委会发布的《MDT 的组织和实施规范》（第一版）中，对多学科诊疗团队的定义为："指由来自两个以上相关学科、相对固定的专家组成工作组，针对某一器官或系统疾病，通过定时、定址的会议，提出科学、合理意见的临床治疗模式。"

根据《MDT 的组织和实施规范》（第一版），一个组织和实施有效的 MDT 应该具备如下特点：

1）患者能从 MDT 诊疗过程中获得个体化的诊疗信息和帮助。

2）患者能获得诊治的连续性，即使曾在不同的

MDT 团队或医院曾接受诊治。

3）MDT 诊疗决策通常需遵循行业临床指南。

4）MDT 团队需要定期对诊疗决策和实践进行总结，提高诊疗水平。

5）MDT 诊疗过程能促进成员间的交流与合作。

6）MDT 团队成员有机会获得专业继续教育。

7）MDT 会议能让患者有机会被纳入高质量的临床试验。

8）MDT 团队需要有良好的数据管理机制，既能为患者保存就诊资料，也可用于管理和研究。

2017 年，复旦大学医院管理研究所"多学科协作诊疗模式（MDT）现状、挑战及未来"的研究中，将 MDT 定义为：由多学科专家围绕某一疾病进行讨论，在综合各学科意见的基础上为患者提供个性化、连续性、高质量的诊疗方案的临床治疗模式。一个组织和实施有效的 MDT，应该具备如下特点：① MDT 患者能获得个性化、连续性、高质量的诊疗信息和具体治疗；② MDT 成员间应有充分的交流合作和业务能力的提升；③ MDT 开展医院应有较大的学科进步和科研创新；④ MDT 有良好的工作机制，包括数据管理机制、会议协调机制、绩效考核和监督机制等。

多学科综合诊疗在肿瘤诊疗中的应用效果已被证实，研究表明，多学科综合诊疗模式能有效延长结直肠癌、头颈部肿瘤、乳腺癌、食管癌、肺癌患者的生存率，同时，也可有效改善胰腺癌、胃癌、食管癌、乳腺癌、黑色素瘤、膀胱癌、结直肠癌、前列腺癌、头颈部肿瘤、妇科肿瘤的临床诊断和治疗决策。

37.1.2 国内外肿瘤多学科综合诊疗建设现状

一般认为，MDT 模式于 20 世纪 90 年代，在英国、美国等发达国家逐渐兴起，并得以快速推广，同时，MDT 模式也在不断演变，从最初的不同专业医生的病例讨论，到多学科讨论会，再到负责患者全程管理的多学科诊疗团队。

（1）国外 MDT 模式的发展现状

1995 年，英国卫生部发布了一份针对英格兰和威尔士癌症服务的专家建议报告（Calman-Hine 报告），该报告建议提供更多的团队服务，甚至应该将多学科的咨询与管理作为基本服务。

1996 年，英国卫生部发布了乳腺癌治疗指南，是第一次全国范围的癌症治疗准则，提出应当采用多学科团队来治疗癌症。随后，其他肿瘤治疗指南均采用了这一核心理念。

此后，关于 MDT 治疗标准、多学科团队的建设构成、多学科团队的运行等多学科建设准则相继出台。随后，多学科理念迅速被美国、澳大利亚接受并发展应用。当前，英国超过 95% 的癌症初级诊疗机构提供多学科综合诊疗服务。

（2）我国 MDT 模式的发展

我国 MDT 起步较晚，各医疗机构仅能通过借鉴国内外其他医疗机构建设经验，探索性的开展多学科团队建设和运行工作，特别是在北京、上海、广州、成都等一些大型医疗中心，已经有了比较规范和成熟的多学科团队建设经验。近年来，我国在疾病诊疗领域关于 MDT 的推进和发展得到广泛重视，其中 2015 年和 2016 年国家卫生计生委分别发布的《中国癌症防治三年行动计划（2015—2017 年）》（国卫疾控发〔2015〕78 号）、《关于加强肿瘤规范化诊疗管理工作的通知》（国卫办医发〔2016〕7 号）中均对肿瘤多学科建设提出要求。2015 年 5 月，中国医师协会成立了"中国医师协会外科医师分会 MDT 专委会"，制订了《MDT 的组织和实施规范》（第一版），是国内仅有的规范性的行业指导文件。

复旦大学附属肿瘤医院于 2005 年，在国内率先开展 MDT 模式，建立了针对特定疾病或系统，涵盖头颈部（头颈部恶性肿瘤、鼻咽癌、甲状腺癌）、胸部（胸部肿瘤、乳腺癌）、腹部（胃癌、大肠癌、肝胆胰恶性肿瘤、泌尿生殖系统恶性肿瘤、妇科肿瘤）、全身系统（淋巴瘤、软组织肿瘤）四大系统的 12 个多学科团队。截至目前，医院多学科团队共诊疗患者上万余人次，指导参与建立了多份行业内诊疗规范，取得了良好的诊疗效果和社会效应。在 MDT 构建实施初始，医院即极其重视 MDT 的教学科研功能，通过在 MDT 团队内加入研究所 PI，设立 MDT 科研基金等方式鼓励前瞻性临床研究、转化性研究，进一步推动医院整体科研水平。创建 10 余年来，复旦大学附属肿瘤医院 MDT 团队为国内其他多学科诊疗团队提供了大量的经验和模板。

MDT 的重要性不言而喻，多学科合作在国内外已有诸多成功的报道，但 MDT 知易行难的现象国内外都存在，主要问题包括认知存在差异、领军人才缺乏、组织制度落后、外部支撑条件不足、宏观政策待完善等方面。而囿于国情和体制约束，我国 MDT 组织实施推广中仍存在较多的问题或误区，在大部分公立医院中只是形式上的合作，难以形成深入的相互融合，目前个案的成功经验难以被复制与推广，建立可供推广和复制的模式还有待于临床研究和探索。

37.1.3 肿瘤多学科综合诊疗模式的建设与运行

MDT模式的诊疗效果主要取决于多学科团队模式的具体运行机制、运行基础、运行效率和诊疗能力，因此，国外已针对多学科团队的运行效率展开深入研究，并取得初步成果，研究结果表明MDT模式的诊疗效果与多学科团队的人员构成、组织运行等息息相关。特别是在多学科团队的人员构成（主要包括成员出席率、主席领导力、团队协作能力等）、条件设备（如多学科会议地点、影像诊断设备等）、组织结构（如会议的组织效率等）和是否以患者为中心等方面的组织，影响多学科团队的运行效率。

基于此，国内外多个学会、协会相继提出了多学科建设指导意见。

（1）欧洲抗击癌症行动联盟的建议

EPAAC建议所有的患者都要经过多学科团队会诊，并针对患者的情况，提出基于循证医学的诊疗决策。EPAAC认为针对多学科团队，要建立有效的绩效评价体系，以维持团队的高效。

有效的MDT的核心内容包括：

1）明确的医疗目标，与MDT诊疗成员和患者达成一致，包括诊断、治疗和患者生存问题。

2）MDT的组织建立了操作领导机制和协调机制，为患者指定了一个接触点，包括整合科学进展的基准测试，并为医师和医疗专业人员参与肿瘤会议预留出特定的时间和资源。

3）通过建立记录有临床决策、结果和指标的信息数据库，有助于评估医疗进程并作出进一步改善。

4）以患者为中心，通过提供医疗过程中临床和心理社会方面的清晰易懂的信息，在医疗团队与患者之间建立明确的沟通渠道，促进患者的参与和选择。

5）国家和区域卫生部门、学会、协会和患者自发建立的组织的政策支持，通过国家癌症控制计划，将特别关注如何建立和维持MDT机制。

（2）加拿大安大略癌症治疗中心制订建议指导

加拿大安大略癌症治疗中心（Cancer Care Ontario，CCO）制订了多学科讨论的建设指导手册，

认为多学科讨论应固定召开时间，并根据团队的大小，确定讨论的持续时间一般不应少于1 h；同时，团队成员均需参与讨论，提出治疗意见和建议。该指导手册认为，多学科诊疗协调员的角色十分必要，将影响多学科综合诊疗的运行，一般应聘请非医师来专职参与。

多学科癌症会议（multidisciplinary cancer conference，MCC）案例——MCC主席及主治医师讨论：

1）会议形式：时间间隔——至少每两周1次，每次至少1小时（每季度至少5次）。

2）小组成员：① 指定的主席及协调员；② 按发病部位分组的肿瘤内科、放射科、外科、病理科、放射治疗科医师作为代表出席；③ 鼓励护理人员参与。

3）机构要求：MCC协调员、房间、仪器设备（网址：http://www. cancercare. on. ca/toolbox/mcc_tools/）。

（3）中国医师协会外科医师分会MDT专委会发布规范

中国医师协会外科医师分会MDT专委会发布的《MDT的组织和实施规范》（第一版），提出多学科团队分为"核心成员"包括诊断类（医学影像学、病理学等）和治疗类（外科、内科、肿瘤学、放疗学等），"扩展成员"包括护理学、心理学、基础医学等。MDT需具备职责明确的参会制度，同时要有符合多学科讨论要求的会议场所和会议技术设备支持。

MDT会议室应具备以下技术和设备条件（根据当地情况尽量准备）：

1）具备投影设备和放射影像播放设备，包括能回顾性播放历史影像资料。

2）具备一定设备可以浏览活检或手术标本的病例照片，包括能回顾浏览历史病例报告。

3）可连接至PACS系统。

4）能够访问相关数据库和报表系统，以便能实时的作出诊疗决策。

5）具有实时投影设施，能让MDT成员看到和确认诊疗建议正在被记录下来。

6）有条件可以具备相应的设备，可以实时连接场外成员，进行视频对话（如视频会议），能和场外人员共同分享场内资料（如图片和报告等）。

MDT会议设施如果出现问题，尤其是网络信号连接问题，院方的IT工作人员应给与及时帮助，以

免影响制订诊疗决策。

（4）复旦大学医院管理研究所提出报告

2017年,复旦大学医院管理研究所"多学科协作诊疗模式(MDT)现状、挑战及未来"报告中对完善院内管理支撑机制做了以下建议:

1）搭建服务平台:

- 提供场所及设施:以保证其在 MDT 讨论中的正常运转。
- 提供公共信息平台:不仅能够提高 MDT 的工作效率,而且可用于 MDT 的统计和自我评价,有助于减少因资料不全而导致 MDT 失效,为远程 MDT 创造了条件。从信息平台的模块来说,可包括患者信息系统、医生团队系统和医院管理者系统,从而满足患者就诊全流程和质量监控的需要。
- 搭建生物医学样本平台:充分发挥 MDT 的外部效应。

2）细化支撑举措:MDT 的组织实施需要大量资源。因此医院除在平台建设上予以支持外,还需给予必要的经济、人员上的政策支持和倾斜。

- 规划引领,顶层设计:将 MDT 的发展须纳入医院规划中,并以规划引领,逐步完善管理措施,提供有力支持。
- 营造氛围,精准宣传。
- 认可价值,绩效倾斜。
- 质量为先,从严监督。

在具体实践中,复旦大学附属肿瘤医院则是完善顶层设计,在启动工作之初就确定了"4P"重要目标、"4P"医学创新模式(预防、转化研究、治疗、康复):

- 预防性(preventive):对未发生的疾病风险进行提前预防。
- 预测性(predictive):预测疾病的发生和发展;将重点放在进行疾病前的早期监测;及时预测健康状态的变化趋势。
- 个性化(personalized):个体化诊断和个体化治疗。
- 参与性(participatory):每个个体均应对自身健康尽责;积极参与疾病防控和健康促进。

同时,从以下各方面着手进行相关建设:①基于制度和流程的组织结构建设。a. 制度建设:内部首席专家和副首席专家负责制;院级扁平化多学科管理;b. 流程重建:实行"3 级门诊诊疗模式"。②基于诊疗能力、信息化和转化医学能力的

多学科技术支撑体系建设。a. 制订诊疗能力和临床科研能力提升计划;b. 提高医院多学科相关信息化建设水平;c. 推进转化医学能力建设。③注入多学科综合诊疗理念的人才培养和绩效考核机制。a. 多学科人才培养机制;b. 多学科团队绩效考核机制。

37.2　肿瘤多学科综合诊断

以 MDT 模式对肿瘤患者进行诊断,不仅能够最大限度地发挥各个科室的特长,结合各专科医生对于疾病不同的认识水平和出发点,做出最精确的诊断,而且也能够使医技科室与临床科室之间以及不同的临床科室之间相互学习,互为补充,从而做到全面了解病情,为进一步多学科协作治疗打下坚实的基础。

37.2.1　肿瘤多学科综合诊断方法

（1）影像学

影像学包括传统放射学和现代医学影像学,传统的放射学主要是 X 线摄片,其优势在于价格低廉、检查迅速、设备普及广泛,然而常规摄影不同组织及不同病变的影像相互重叠的弊端无疑极大地影响了诊断的精确性。自 20 世纪 70 年代起,超声、CT、MRI、单光子发射计算机断层显像(SPECT)、正电子发射断层显像(PEC)相继问世,这些新技术对于组织器官和病变的组织分辨率和密度分辨率有了很大的提高,并且具有真正意义上的切面断层,因此,发现小病灶的能力大大提高,对肿瘤的早期检测和定性大有裨益。

医学影像学已成为肿瘤检测、术前分期、术后预防评估、肿瘤筛查和肿瘤治疗的重要工具,影像学的不断发展,也大大促进和推动了临床肿瘤学的发展。以下将对相关的影像学检查技术及其在临床中的不同应用做全面扼要的叙述。

1）X 线:X 线检查方法包括透视、摄片、体层摄影和造影。在具有良好的自然对比的呼吸系统和骨骼系统,病变达到一定大小和密度改变,尤其对于骨肿瘤引起的一系列骨质异常,平片即可以清楚地显示,从而做出定性诊断,其操作方便、诊断迅速,是随访观察和普查等的首选方法。在缺乏自然对比的消化系统、泌尿系统等,造影的方法则能清楚地显示肿瘤的部位大小和形态。

2) CT：CT 检查方法包括平扫、增强扫描和碘油 CT 等。平扫一般适用于脑部、胸部、骨骼系统病变的检出，以及增强扫描前使用。增强扫描是指静脉内注射对比剂后的扫描，其对解剖结构显示清晰，有利于区分血管性和非血管性病变，有助于明确肿瘤的病理特征及定性，其中 CT 血管造影多应用于原发性肝癌的检查，尤其是小病灶的检出和定性。碘油 CT 为动脉导管插管化疗栓塞术后的一种 CT 检查，主要用于肿瘤治疗后疗效的观察，病灶内碘油沉积好，肿瘤坏死则彻底。相比于常规 X 线检查，CT 具有分辨率高、前后无重叠、病灶细节清晰、分期准确率高等优点，对于胸腹部脏器小病灶、特殊部位如肺尖、纵隔、心缘和心后区等部位的病灶较 X 线检查更易于发现。而骨骼及软组织肿瘤的诊断，X 线检查仍为主要手段，CT 可用于复杂解剖结构如骨盆、脊柱等的检查。对于软组织病变的分辨率，CT 也要优于 X 线检查。此外，CT 检查对于指导后续治疗意义也更为重要。

3) MRI：MRI 软组织对比度明显高于 CT，其多平面直接成像的特点可直观地了解肿瘤病变范围、起源和侵犯的结构，而且 MRI 检查没有射线影响，对人体伤害较小。MRI 也没有骨伪影的干扰，骨骼附近的病变同样可以清晰地呈现，加上不断开发的新成像序列以及 MRI 对比剂的应用，使得 MRI 在恶性肿瘤的诊断中应用越来越广泛。

不可否认，MRI 也存在一些局限性，如空间分辨率不如 CT 检查、对钙化不敏感等，而钙化灶的发现对有些肿瘤的发现及定性有很大的作用；MRI 的检查费用及耗时也较长，在胸腹部检查时呼吸运动和肠蠕动对成像影响较大。同时，如患者佩戴有心脏起搏器或其他金属植入物时，一般不推荐行 MRI 检查。如有必要，则应在做 MRI 检查前确认该植入物不会受到 MRI 影响。

4) 超声：超声医学是影像技术中一门新兴学科，也是发展较快的学科之一。其灵活、实时的特点，使得超声技术的应用不仅局限于临床疾病的诊断，在术中监测等进程中的应用也颇为广泛。在肿瘤的诊断中，超声通过显示病灶的大小、形态、边缘、血管分布的信息为临床提供诊断依据，同时，介入超声和术中超声的出现为手术的准确定位和精准切除提供了条件。

目前，临床常用的超声技术包括 B 超、彩色多普勒超声和三维超声等。其中，彩色多普勒超声技术已广泛用于评价肿瘤的血管，主要观察指标为血流阻力系数、搏动系数和肿瘤内部血管分布等。由于超声不易穿透含有空气的肺组织、胃肠道等，因此，对于肺部肿瘤和胃肠道肿瘤的诊断价值有限。颅脑肿瘤的检查也常用 MRI 或 CT 而较少使用超声检查。但超声检查对于甲状腺肿瘤、乳腺肿瘤、胆囊及胆道肿瘤、眼部肿瘤等的诊断有着重要的意义。另外，随着介入超声的迅速发展，超声技术在恶性肿瘤诊断中的应用前景会越来越广阔。

5) PET/CT：PET/CT 的出现实现了分子影像与解剖影像的融合，两种信息互补能大大提高诊断的特异性和准确率。生理禁食状态下，脑灰质和心脏对 ^{18}F-FDG 摄取较多，而肺、肝、脾和结肠对其的摄取较少，^{18}F-FDG 主要通过肾、输尿管和膀胱排出体外，因此双肾（肾盂区）、膀胱呈高度浓聚。PET 的诊断敏感性主要取决于肿瘤病灶对于 ^{18}F-FDG 的摄取程度，这个程度通常间接反映肿瘤的活性和侵袭性。PET/CT 常用于帮助首先发现转移灶的病例寻找原发肿瘤、检测疗效、寻找转移灶、判断复发、指导放疗等。

6) SPECT/CT：SPECT/CT 系功能和结构图像的融合，部分文献也已经说明，两种信息的互补确实对诊断有提升作用，但仍未达到决策性影响的高度。目前，SPECT/CT 多用于内分泌腺肿瘤、骨肿瘤及骨转移病灶等的诊断。

（2）病理学

肿瘤病理学通常分为细胞病理学和组织病理学两个部分。组织病理学诊断依据的可靠性通常高于细胞病理学依据。病理学诊断目前仍被认为是肿瘤诊断的"金标准"，在确定是否是肿瘤、判断肿瘤的良恶性、恶性程度及组织学分型时，病理学的证据是必需的。然而由于取材条件的限制及病理医师经验的差距，病理学诊断仍然存在着一定的局限性，因此对于病情复杂的病例，由临床医师、影像学医师、病理医师及其他相关人员组成的多学科诊疗小组便显得极为重要。此外，随着临床医学各学科分支越来越细，对病理学诊断的要求也越来越高，病理科医师受自身经验、知识积累或工作条件所限，许多情况下病理会诊也愈发重要。

1) 组织病理学诊断：组织病理学诊断标本获取的方法有以下几种：针芯穿刺活检、咬取活检、切取活检、切除活检等。通过以上方法获取的大体标本制片方法有常规石蜡切片、快速石蜡切片、冷冻切片和印片等。组织病理学诊断主要用于常规组织病理学检查和手术中快速组织病理学检查中,可帮助确诊病情、明确转移和侵犯以决定手术方案。

2) 细胞病理学诊断:方法有脱落细胞学检查和穿刺细胞学检查。脱落细胞学检查多取材于阴道脱落细胞、胸腹腔积液脱落细胞、尿液脱落细胞及乳头溢液细胞等。穿刺细胞学检查则多取材于淋巴结、乳腺、唾液腺、甲状腺及其他胸腹腔脏器等。细胞学检查取材方便、简单、快速,对患者的创伤较小,但是有较高的假阴性率,一般为10%左右,重复检查则会加重患者心理及经济负担。因此,细胞学检查如有争议,应设法进行组织病理学检查。

随着科技的发展,一些肿瘤病理学诊断的特殊技术也不断出现。如 PAS 染色、网状纤维染色、中性脂肪染色、亲银和嗜银细胞染色等特殊染色和组织化学技术,以及电子显微镜技术、免疫组化技术等,这些新技术无疑大大促进了病理学诊断的准确性和适用范围。

37.2.2　诊断新技术在多学科中的应用

(1) 分子诊断、分子分期

一直以来,临床医师对于肿瘤的诊治大多取决于肿瘤的病例、TNM 分期、影像学证据及患者的身体状况等,但随着研究的深入,肿瘤的发生和发展已逐渐被证明与基因异常有着极为密切的联系。分子诊断通常特指以 DNA、RNA 或者蛋白质分子作为诊断材料,对基因结构、表达及表观遗传做出特异性诊断,提供相关分子水平的信息,帮助临床医生做出适合每位患者的精准化、个体化治疗策略。分子诊断灵敏度高、特异性强、适用范围广、取材受限少,对肿瘤的早期准确诊断有着极为重要的意义。

近年来,发展迅速的一些分子标记如下:

1) 染色体 DNA 异常:包括基因扩增(如 SCLC 中 *c-myc* 基因的扩增)、等位基因失衡与单核苷酸多态性、表观遗传学异常(如基因组甲基化水平的改变)、病毒 DNA(如 EB 病毒与鼻咽癌)、端粒酶活性异常等。

2) RNA 异常:除了相关 mRNA 转录水平的检测外,近年来 miRNA、lncRNA、cirRNA 等表达水平的检测发展也十分迅速。

3) 蛋白质异常:包括细胞表面受体、肿瘤抗原(如 PSA)、蛋白质磷酸化、糖基化状态等。

分子诊断常用的一些方法包括:检测肿瘤易感基因、检测肿瘤相关基因水平(常用方法包括蛋白印迹法、免疫组化技术、酶联免疫吸附试验及放射免疫电泳等)、检测肿瘤相关基因扩增及突变(常用方法包括原位杂交技术、PCR 技术、DNA 芯片等)、检测表观遗传修饰、检测端粒酶活性、基因表达图谱等。

在传统的临床工作中,恶性肿瘤的分期多采用 TNM 分期法。但是随着对于恶性肿瘤研究的进一步加深,发现即使是分期相同、基础状况类似的同种恶性肿瘤患者之间,采用同样的治疗方法,获得的预后有可能是相差巨大的,由此,分子分期的概念逐步诞生出来。分子分期是指应用分子生物学技术,将特定的肿瘤标本更精确地归入已存在的分类与分期中,甚至发现新的分类与分期,从而有利于个体化、精准化治疗的开展。可以预见,待分子分期发展到较为成熟的阶段之后,必将大大优化肿瘤的治疗方案,并最终使患者受益。

(2) 癌基因、抑癌基因

癌基因是细胞内控制细胞生长的基因,当其异常表达时,可导致细胞持续增殖。它属于正常的生长调节基因,不具有致癌能力,只有当其表达或结构发生改变时才存在致癌的可能。原癌基因在进化过程中高度保守,其产物大多为细胞生长、增殖、发育与分化的调节因子,被激活后和引起生长因子受体活化、信号转导、基因转录和细胞周期等多方面的变化。

抑癌基因是一类具有潜在抑制癌症发生作用的基因,往往在细胞生长过程中起到抑制作用。当抑癌基因由于各种原因失活后,可能会因为抑制作用的消失而导致肿瘤的发生和发展。它们编码的蛋白主要参与细胞周期的调控、凋亡、分化、信号转导、基因组稳定性的监控、DNA 错误修复和胞间黏附等功能。抑癌基因的突变一般是隐性的,即只有当两个等位基因都突变失活时才能够阻遏蛋白的功能。最早解释这一模型的是 1971 年 Knudson 提出的"二次打击"学说,其缘由是 *Rb1* 的一对等位基因均发生突变而导致了儿童视网膜母细胞瘤的发生。

对患者进行确诊检查时,基因突变的检测也已经起到越来越重要的作用,如 *BRCA1* 和 *BRCA2* 基因的突变能导致乳腺癌和卵巢癌的比例大大增加,*BRAF* 基因突变也常见于甲状腺癌患者中。目前,肿瘤易感基因的筛查和鉴定是癌基因组学研究重点之一,利用突变基因作为标记识别肿瘤的高危人群,可以做早期筛选和诊断,帮助高危人群改变不良的生活习惯,以在肿瘤发生之前进行早期干预,最终达到预防的目的。

37.3 肿瘤多学科综合治疗

37.3.1 肿瘤多学科综合治疗方法与适应证

37.3.1.1 手术+化疗

手术与化学药物的综合治疗包括新辅助化学治疗(术前化学治疗)、术中化学治疗和术后化学治疗(辅助化学治疗)。

（1）新辅助化学治疗

新辅助化疗(neoadjuvant chemotherapy, NAC),也称为术前化疗、初始化疗或诱导化疗,是指在局部根治性治疗前(手术或放疗)进行的化学药物治疗。新辅助化疗的治疗模式与术后辅助化疗相对应,即将全身化疗作为肿瘤患者系统性综合治疗的第一步,随后再进行局部治疗(手术或放疗)及全身治疗。新辅助化疗可以杀灭潜在的微转移灶,提供患者对化疗药物敏感与否的信息,以及使原发灶缩小,提高局部控制率。

术前新辅助化疗常用于乳腺癌、骨肉瘤、头颈部鳞癌、非小细胞肺癌、直肠癌等。某些肿瘤经新辅助化学治疗后可施行保留器官的术式,从而保存身体外形和器官功能,如在乳腺癌患者进行新辅助化学治疗可提高保留乳房的机会;在骨肉瘤患者可增加保留肢体的机会,如意大利一项 27 年的治疗资料报道,通过新辅助化疗及辅助化疗治疗骨肉瘤,保肢率从 20% 增加到 71%,5 年无事件生存率及总生存率分别为 57% 和 66%,10 年无事件生存率及总生存率分别为 52% 和 57%;在对某些局部较晚期的肿瘤,估计单纯手术切除有困难,可以通过术前化学治疗,使肿瘤缩小而提高肿瘤切除率,如在局部晚期头颈部鳞癌患者通过新辅助化疗可增加手术切除机会。

新辅助化学治疗能否提高肿瘤患者长期生存率,至今尚不明确。多项针对局部晚期乳腺癌的新辅助化学治疗临床研究结果显示,施行新辅助化学治疗后,69% 和 80% 的患者肿瘤缩小,其中 12% 和 30% 达到完全缓解。新辅助化学治疗提高了保乳手术的比例。但是,与术后辅助化学治疗相比,并未提高患者的生存率。然而随着研究的不断深入,人们逐渐认识到避免全身微小转移灶和防止耐药株的快速出现是从早期足量的化学治疗中获得的最大好处。

（2）术中化学治疗

术中化学治疗是肿瘤外科常用的方法之一,主要包括腹腔化疗和区域性动静脉灌注化疗,常被应用于进展期胃肠道恶性肿瘤和晚期卵巢癌。腹腔化疗通过化学治疗药物冲洗手术区域,使手术过程中脱落的肿瘤细胞被冲洗掉或降低活力,丧失种植能力,腹腔多次给药后会产生化学性腹膜炎,使后续的腹腔化疗难以进行,为了提高化疗药物的效能,腹腔加热化疗通过加热注入液体,使肿瘤细胞对化疗药物更加敏感。区域性动脉或静脉注射化学治疗药物,提高区域的药物浓度,降低全身化学治疗药物浓度,一方面有利于消灭因手术挤压引起的血行转移,另一方面减少全身化学治疗反应。

（3）术后辅助化学治疗

恶性肿瘤在局部有效治疗(手术或放疗)后所给予的化疗又叫作辅助化疗。恶性肿瘤是一种全身性疾病,在其早期即可能有远处转移,对于根治性术后患者,肿瘤的复发或转移可能更多地是来自手术时即潜伏在体内的微小转移灶,而术后给予辅助化疗的目的在于清除术后残留的微小转移灶,从而最终提高手术治愈的机会。手术后是否使用化学治疗,取决于肿瘤的病理类型、分化程度、手术切除的彻底程度、肿瘤复发危险性及肿瘤的生物学特性等因素。

以乳腺癌为例,自 20 世纪 70 年代开展乳腺癌术后辅助化疗以来,40 余年的临床研究证实乳腺癌术后辅助化疗可以改善无复发生存率和总生存率。2013 年中国抗癌协会《乳腺癌诊治指南与规范》中提出乳腺癌术后辅助化疗的适应证:① 肿瘤直径 > 2 cm;② 淋巴结阳性;③ 激素受体阴性;④ HER-2 阳性(对 T1a 以下患者目前无明确证据推荐使用辅助化疗);⑤ 组织学分级为 3 级。此外,一系列的临床研究业已表明术后辅助化疗可延长 Ⅱ~Ⅲ期胃癌 D2 术后患者、Ⅲ 期及具有高危因素的 Ⅱ 期结直肠癌患者和完全切除的 Ⅱ~Ⅲ期及具有高危险因素的 ⅠB 期非小细胞肺癌患者等的无复发生存时间和总生存时间。辅助化疗方案的制订应综合考虑肿瘤的临床病理特征、患者方面的因素和患者意愿及化疗可能的获益和由之带来的不良反应等。

37.3.1.2 手术+放疗/放、化疗

手术与放射的综合治疗方式包括术前放射、术中放射和术后放射治疗。综合两者用于临床的理论基础在于,手术较易切除肿瘤中央的组织而复发常

在肿瘤的周围,而放疗易于杀灭周围血供好的肿瘤,失败一般在乏氧的肿瘤中央。

（1）术前放射治疗

术前放射治疗适用于容易局部复发或种植的肿瘤,其优点包括杀灭原发肿瘤附近的亚临床病灶,使原发肿瘤缩小,便于手术切除,也使手术范围缩小,在某些情况下,可使不能手术的肿瘤成为能够手术,这对较大的肿瘤更有益;术前放射治疗可以降低肿瘤细胞的活力,从而可以减少肿瘤局部种植及降低因手术操作不当而引起的医源性播散。越来越多的临床研究证实恶性肿瘤患者可从术前放疗中获益,21世纪以来,随着一系列临床Ⅲ期直肠癌的研究结果的报道,术前化、放疗取代了术后化、放疗,成为局部晚期直肠癌的标准治疗模式。复旦大学附属肿瘤医院曾总结274例中耳癌,术前放射治疗组5年生存率为73.6%,比单纯放射治疗组的65.4%要高。NTR487研究了术前化放疗联合手术与单独手术在食管和食管-胃部交界癌（腺癌占75%）患者的获益情况,结果显示术前化、放疗联合手术组R0切除率达92%而手术组为69%,并且术前化、放疗联合手术组（49.4个月）中位总生存时间较手术组（24个月）显著延长。因此,NCCN指南推荐对于可手术食管和食管-胃部交界腺癌患者（T1b/N$^+$和T2～T4a/N0-N$^+$）术前化放疗联合手术治疗优于术前化疗联合手术或根治性化、放疗。但术前放射治疗也有其不足之处,术前放疗引起的肿瘤退缩可能影响最初的分期,分期的不准确可导致治疗过度或不足;其次,如果放疗与手术的间隔时间长,术后病理诊断的价值降低;术前放疗延迟了手术时间;放疗也使得部分患者伤口的愈合延迟。

（2）术后放射治疗

影响恶性肿瘤患者术后预后的因素包括手术切缘、脉管侵犯、神经侵犯、区域淋巴结转移数目、淋巴结结外侵犯、肿瘤组织分型、组织学分级及肿瘤分期等,上述因素导致患者复发或预后不良的直接原因是术后肿瘤残留或存在亚临床病灶或潜在的微转移灶。术后放疗主要目的是杀灭术后亚临床灶和残留的肿瘤细胞。对于存在高危因素的患者,术后放射治疗可降低局部复发率并提高生存率,如K. K. Ang等的一项多中心随机对照临床试验结果显示,手术联合术后放疗可显著提高具有高危病理特征的头颈部鳞癌患者的局部控制率和生存率;一系列的临床研究结果表明,头颈部鳞癌患者术后存在淋巴

结最大经超过3 cm、多发转移淋巴结、淋巴管血管侵犯、周围神经侵犯、pT3/pT4及口腔癌和口咽癌伴颈部Ⅳ/Ⅴ区淋巴结转移等高危因素需要进行术后放疗,而伴有结外侵犯和手术切缘阳性者需要进行联合放化疗。Gunderson等汇总分析了来自（NCCTG)79-47-51、（NCCTG)86-47-51、美国胃肠组0114、（NSABP)R01和NSABP R02等临床研究的3 791例直肠癌患者,结果显示在高危(T4/N0,T3～4/N1～2)组术后放、化疗相对于术后化疗取得更好的OS、DFS和局控率;在未用全身性辅助治疗时,大量临床研究证实早期乳腺癌术后放疗可使局部和区域淋巴结复发率降低,尽管随后化疗和内分泌治疗在早期乳腺癌患者术后被证实具有提高生存率和局控率的优势,但对于腋窝淋巴结阳性≥4个或T3患者,术后放疗仍是最有效的手段;此外,术后放疗可提高早期浸润乳腺癌的乳房保留机会,长期以来的多项大规模临床研究业已表明在适应证合适的前提下,乳房保留手术加术后放疗获得了与根治术相似的局部控制率和长期生存率;儿童肾母细胞瘤在全肾切除后进行术后放射治疗（或联合化学治疗）,可使早期患者接近于治愈。术后放疗的范围包括手术区域及淋巴结引流区域。术后放射治疗的优点是在手术时就能决定靶区,大部分肿瘤都已手术切除,肿瘤的负荷减轻,肿瘤的氧合较好。术后放射治疗一般待伤口愈合后就开始。术后放射治疗的剂量接近根治量。

（3）术中放射治疗

鉴于胸、腹、盆腔内有些组织和脏器放射耐受性差,可以利用手术机会对手术区域进行一次性大剂量照射,术中放疗可以避开正常器官,精确定位于靶区,但相对于常规分次照射,单次大剂量照射治疗增益比提高有限,且并不能使所有残存肿瘤杀灭。术中放射和外放射配合可减少术中单次放射剂量,从而减少对正常组织的损伤。术中放疗在胃癌和胰腺癌等应用较多。复旦大学附属肿瘤医院付深等报道,术中放疗联合术后放疗可进一步提高D2淋巴结清扫的局部控制率（77% vs. 63%）,但未显示有生存获益。一系列国内外临床研究结果表明,术后放疗联合外照射可提高局部控制率,但对生存率的提高尚不明确。欧洲一项多中心研究分析了在270例胰腺癌患者（87%为局部晚期）术前放疗联合术中放疗、术中放疗联合术后放疗及单纯术中放疗的治疗效果,结果显示术前放疗联合术中放疗较后两者明

显提高局部控制率和生存率。

37.3.1.3 放、化疗综合治疗

化学治疗与放射治疗综合的主要目的是提高肿瘤局部控制率、降低远处转移率，以及增加器官结构和功能保留机会。放射治疗综合治疗时，常用的化学治疗药物有 5‐FU、DDP、ADM、TAX、MMC、羟基脲（HU）和喜树碱类。化学、放射治疗综合治疗方法包括放疗前应用的诱导化学治疗，同期化、放疗和辅助化学治疗等。对不同的肿瘤采用不同的模式，目前尚未明确哪一种是最佳模式。

（1）新辅助化学治疗

又称诱导化学治疗，是指在根治性放疗前给予的化疗。新辅助化学治疗的主要优点是肿瘤床的血供完整，可以达到最大的抗肿瘤效应，可能提高生存率。对于无法手术切除的局部晚期头颈部鳞癌患者，即使接受了同期放、化疗，仍有相当一部分患者最终发生远处转移而死亡，因此，在局部治疗早期进行系统性的治疗有可能降低远处转移率从而提高疗效。头颈部鳞癌是化疗敏感性肿瘤，在局部治疗前进行化疗有助于避免血管接受照射后纤维化，从而保证血药浓度；通过诱导化缩小肿瘤还有助于放射野的设置，这对于肿瘤负荷较大的患者尤为适合。

（2）同期化学、放射治疗

化、放疗同步治疗缩短了总疗程，减少了肿瘤细胞治疗程中加速再增殖可能性及抗治疗肿瘤细胞亚群出现的概率，肿瘤杀灭效应较强。同步化、放疗可提高肿瘤治疗效应，同时也增加正常组织治疗毒性和不良反应。目前，同期化、放疗常应用于头颈部鳞癌、食管癌、小细胞肺癌、非小细胞肺癌、肛管癌等。大量的Ⅲ期临床随机试验及 Meta 分析证明，同期化、放疗能够显著改善 5 年生存率，成为不可手术局部晚期头颈鳞癌的标准治疗；此外，对于需要全喉切除的喉癌患者，同期化、放疗可使 3/4 患者免于丧失喉部功能，并且不影响总生存期。对于不可手术的局部区域性食管癌，同期化、放疗是首选的治疗方案；对于可手术的食管癌，同期化、放疗是标准的非手术根治性方案，而对于实施手术患者给予新辅助同期化、放疗较单纯手术可提高局控率和降低分期。同期化、放疗在局限期小细胞肺癌患者，与单纯化疗相比，提高了局部控制率和生存率；对于Ⅲb 期非小细胞肺癌患者，放、化疗综合治疗是标准治疗，一般认为同期化、放疗疗效优于序贯化、放疗。自 20 世纪 70 年代，N. D. Nigro 等的研究之后，一系列临床试验逐渐确立了同期 5‐FU/丝裂霉素联合放疗作为肛管癌治疗的标准治疗模式。

（3）辅助化学治疗

放疗后辅助化疗可以在早期通过放疗控制局部病灶，辅助化学治疗用于控制可能的全身转移病灶而降低远处转移率，从而提高生存率。如患者肿瘤晚期、对最初的治疗疗效不满意，或有高度远处转移可能的肿瘤如鼻咽癌，辅助化学治疗可能有益。在治疗晚期的肛门癌、食管癌、膀胱癌、头颈部肿瘤时，肿瘤的局部控制率明显提高，无瘤生存率提高，并且可以保留器官的功能；对不能手术切除的软组织肿瘤、非小细胞肺癌等也有一定的效果。

37.3.2 肿瘤多学科综合治疗方法的选择原则

（1）原发与继发并重

肿瘤在局部形成后，一方面，向周围正常组织器官浸润、沿自然腔道播散；另一方面，可通过淋巴道转移至淋巴结、通过血液转移至远隔器官。肿瘤的这种生长和播散方式决定了对肿瘤的治疗要兼顾局部肿瘤和转移灶的处理，因此，在设计恶性肿瘤治疗方案时，既要有针对局部肿瘤的治疗方法又要兼顾转移灶的处理。

呈局部生长的肿瘤，仅处理原发灶是不够的，在治疗开始就应该考虑肿瘤播散转移的问题，否则可能导致治疗最终失败。例如，对于局部晚期头颈部鳞癌患者，即便接受了根治性手术及随后的辅助放疗，仍有相当一部分患者最终发生远处转移而死亡，因此，在手术后进行系统性治疗有可能降低远处转移率，从而提高疗效。3 项随机临床试验业已证明，辅助同期放、化疗在无病生存上优于单纯辅助放疗，对于有某些不良预后因素患者，辅助同期放、化疗还可能改善总生存期。

早期乳腺癌实施保留乳房手术加放、化疗的综合治疗模式即很好地体现了恶性肿瘤原发与继发处理并重的原则，既往早期乳腺癌的治疗盲目扩大手术范围并未取得很好的效果，大多数患者仍因远处转移而导致治疗失败，目前缩小了局部肿瘤切除范围辅以术后放疗有效地降低了局部复发率，新辅助化疗/辅助化疗或内分泌治疗等系统性治疗降低了乳腺癌全身转移，增加了乳房保留机会。

（2）个体化治疗

个体化治疗是指根据肿瘤的分型、组织学分级、

分期等因素及患者的治疗耐受性、生活质量和患者本人的愿望来决定具体的治疗方案。恶性肿瘤患者应遵循分期治疗原则，国际抗癌联盟（UICC）肿瘤的分期多采用 TNM 分期，恶性肿瘤局部发展累及的范围与区域性或远处转移的程度，对其治愈率和生存率有直接影响。治疗前，对其进行准确、合理的临床分类分期，对于评估其预后有重要价值，而且可据此设计相应的治疗计划，并对治疗效果做出评价。因此，对首次确诊就治的恶性肿瘤患者，首先对肿瘤进行准确的分期，一直是诊治及各项研究工作的一个重要环节。例如，Ⅰ、Ⅱa 期乳腺癌，适宜行保乳治疗，Ⅱb、Ⅲ 期乳腺癌应行新辅助化学治疗，使原发灶、区域淋巴结退缩后再行局部治疗，而且可以提高保乳治疗的可能性，Ⅳ 期乳腺癌的治疗则以全身治疗和局部治疗相结合，包括全身化疗、内分泌治疗及靶向治疗结合姑息性放疗。同一恶性肿瘤不同的 TNM 分期，其综合治疗方案也是不同的，而同样的 TNM 分期，不同的恶性肿瘤其综合治疗方案也是不同的，因此需要根据恶性肿瘤类型进行分型治疗。

尽管在恶性肿瘤的临床治疗过程中，根据肿瘤分期、病理类型给予标准的治疗方案，但最终疗效仍可能有明显的差别。以下 2 个重要因素可能解释该现象：① 同类型恶性肿瘤的肿瘤异质性，具体表现在肿瘤细胞分子生物学特性上的差异。② 每个患者的具体情况、机体状态上的差别，涉及患者的功能状态、心理状况乃至社会影响、经济承受力等多方面的问题。例如，激素受体阳性乳腺癌大部分对内分泌治疗敏感，而小部分无效，可能与细胞内生长因子信号转导通路有关。一些研究提示，受体阳性、HER-2 阳性患者，往往对他莫昔芬无效，而芳香化酶抑制剂能够取得较好的疗效。抑癌基因 $p53$ 突变的乳腺癌易对蒽环类化学治疗药物耐药，而对紫杉类药物较敏感。这些发现均有助于肿瘤全身治疗方案的制订。

患者自身的情况也是个体化治疗中的重要参考因素。Balducci 在论述个体化治疗时指出，肿瘤患者的预期寿命可由年龄、功能状态和伴随病来估计，肿瘤患者对治疗的耐受性可由功能状态、伴随病、活动能力和社会支持的有效性来预测，生存质量可针对特定肿瘤使用若干手段加以测量，个人愿望则由患者自身表达，表达有障碍的患者则由其家属或其他受委托人代为表达。对肿瘤患者的功能状态评价

体系中，较为常用的是行为状态（perfor-mance status，PS）和日常生活能力（activities of daily living，ADL），评价伴随病情况的伴随病等级，评价生存质量的 QOL（quality of life）。伴随病，特别是冠心病、高血压和糖尿病，很可能影响肿瘤患者的预期寿命和治疗耐受性。在多学科综合治疗中，患者的年龄也是一个必须考虑的因素，＞70 岁的肿瘤患者，其生理、心理状况均发生了明显的改变，对这些患者的治疗总原则应遵循简单、有效、不良反应小，应将生存质量放在首位。活动能力的评价指标有 3 项：基本的日常生活能力（basic activities of daily living，BADL）、日常器械生活能力（instru-mental or intermediate activities of daily living，IADL）和高级活动能力（advanced activities of daily living，AADL）。如果患者属 BADL 依赖，其预期寿命和预后均差，只适宜于姑息治疗；若患者属 IADL 依赖，可能对化学治疗或其他治疗耐受性差，因而在开始治疗前应全面评估，谨慎实施。

（3）生存率与生存质量

一直以来，延长患者生命时间是治疗恶性肿瘤首先考虑的问题，随着生物-心理-社会医学模式的建立，改善、提高患者的生活质量已成为恶性肿瘤治疗方案设计中日益受到重视的问题。

生存率和生活质量并重的原则应体现在，决定多学科综合治疗方案时应考虑以下几个方面：① 患者的预期寿命是否因肿瘤的治疗而得到延长。② 患者的生活质量是否因肿瘤的治疗而得到改善。③ 患者生活的依赖性是否因肿瘤的治疗而改变。治疗方案的实施应该使患者的生命得到延长，患者的生活质量得到提高，而无严重的并发症。例如，在非小细胞肺癌患者中，生活质量是决定患者预后的独立因素，体重减轻指数超过 15％ 的患者化学治疗疗效及耐受性均较差。在转移性乳腺癌的治疗决策中，属于激素敏感的肿瘤患者常可考虑接受内分泌治疗，同样可以取得较长时间的肿瘤缓解，而且由于治疗的不良反应少，患者的生活质量较化学治疗的患者明显改善。在一些晚期肿瘤患者中进行姑息性治疗时，治疗本身可能很难抑制肿瘤的生长，这时患者的生活质量往往成为评价疗效的唯一指标。此外，值得注意的是，过去常把生活质量仅仅看作是生理功能是否正常，事实上还应包括患者心理方面。人具有社会性，肿瘤患者生活在社会中，在诊断为恶性肿瘤接受治疗的过程中，心理和精神方面都发生

了很大的变化。因此,在肿瘤患者诊疗过程中,要顾及提高生存率和生活质量两个方面,以使他们更好地生活及回归社会。

37.4 肿瘤多学科综合诊疗存在的问题与发展前景

37.4.1 肿瘤多学科综合诊疗存在的问题

MDT 概念及模式基本是由国外引入,但由于我国国情的不同,不可能完全照搬,而其本土化模式仍在探索中。国内实践存在的部分问题如下。

(1) 认知的差异

MDT 在医院的发展离不开医院平台的支持和经济、人员政策上的倾斜,尤其是医院乃至上级管理部门的支持。目前,国内三级医疗机构管理者都较为重视 MDT 发展,并多数将其列入医院发展规划中,然而由于我国目前临床医学教育模式局限于专业形式培养,学科交融不足,以治疗手段为分科体系的特点是各自为政,且对于所在专业治疗手段更为偏爱,认知上可能弱化其他手段的作用,也有部分管理者和临床专家对于 MDT 的发展并不重视,认为MDT 是浪费人力和时间,是会诊的变形。同时,在多数医院实践中,仅仅将 MDT 应用于疑难病例讨论甚至常规患者特需诊疗,而对其教学功能、科研的功能认识不足。

(2) 多学科团队建设与运行缺乏指导意见

在《三级综合医院等级评审标准实施细则》(2011 年版)中,明确要求新诊断的肿瘤病例必须接受医院内部的联合会诊以制订综合治疗方案。但在具体操作流程和标准方面未予明确,因此容易出现各自为政的情况。有的医院制订了多学科联合会诊管理制度,但对于 MDT 的概念和要求理解不同,在会诊形式、工作程序等方面差异较大,很多学者也反映 MDT 实际组织实施中存在缺乏 MDT 的目标和准则、组织欠规范、人员不固定、各学科间沟通不够、难以达成共识等问题。需要在多学科团队的组织结构、人员构成、诊疗流程、信息技术支撑、宣传、绩效分配等方面,建立一套可复制、可传播的建设模式,有利于推进我国多学科综合诊疗模式的推广与普及。特别是建立基于不同病种疾病特征的多学科综合诊疗模式建设指导意见,更有利于提高多学科团队的运行效率和诊疗效果。

(3) 宏观政策有待完善

2017 年,复旦大学医院管理研究所的报告研究认为,阻碍医院 MDT 发展的主要困难之一是服务定价机制不合理。目前的会诊费制度,明显背离了医生的劳务服务价值,也容易挫伤医生的积极性,而MDT 的可持续发展,有赖于医疗卫生行业根据医生的工作量、价值和薪酬体系来匹配完善的疑难疾病会诊定价机制。

因此,如何更好地结合当前我国高需求的医疗服务体系现状,以及如何更好地激发医院和医生的积极性,创新性的探索建立符合我国国情的多学科综合诊疗模式是当前面临的主要问题。

37.4.2 肿瘤多学科综合诊疗的发展前景

(1) MDT 成为医院发展的新途径

肿瘤专科医院是最早以 MDT 模式进行工作的,诸多经验表明,对患者、医生和医院的益处显著,尤其是在学科建设方面作用显著,其针对疾病的个性化诊治模式有力地推动了临床学科发展,在"精准治疗"兴起的现阶段,这一模式的潜力引人瞩目。而随着肿瘤发病率的提高,各级医院越来越重视相关专科的发展,而采用肿瘤多学科综合诊疗模式,必将成为先进标杆医院发展导向。

(2) 团队构成及模式的改变

随着 MDT 实践的发展以及面临临床、科研的新需求,多学科治疗模式也在逐步改变。例如,随着诊治患者的增加,大量信息更需要专业信息、统计人员的处理与维护,团队中加入相应工作人员协助软件开发、临床科研数据维护与处理;随着某些专科的发展,部分相关专业的特殊检查、检验更为集中,逐渐形成专一化的诊治、科研中心。

(3) 肿瘤 MDT 模式的成熟与大范围应用

随着 MDT 模式的逐渐成熟,以及居民就诊方式逐渐有序,以多学科综合门诊为形式的 MDT 将广泛应用。特别是基于信息技术的发展,MDT 形式更加丰富,如远程会诊、远程讨论等,在极大地提高患者就诊便利的同时,突破了医生的时间、空间限制,更有效地发挥医生价值。

复旦大学附属肿瘤医院泌尿外科多学科团队倡导筹建的国内首个跨区域的泌尿肿瘤多学科诊治网上平台——中国泌尿肿瘤 MDT 会诊平台（ mdt. urocancer. org),得到了我国泌尿肿瘤界的广泛认可。

中国泌尿肿瘤 MDT 会诊的优点:

1）会诊资料统一管理：病例资料、会诊意见标准化管理，易于搜索，有迹可循。

2）会诊形式灵活多样：支持两个或多个团队、团队内部、个人与个人的会诊模式。

3）视频会诊稳定可靠：结合国际上最专业的在线视频会议系统，提供稳定可靠的会诊基础服务。

4）分享合作便捷、高效：提供观众邀请机制，观众通过实时直播服务参与观摩。

5）参与方式简单、快捷：支持绝大多数现有主流的软硬件环境及移动设备。

（4）基于多学科团队的大样本多中心临床试验

多学科诊疗团队的价值，不仅体现在疾病的诊断和治疗上，也为跨学科的合作研究，特别是多中心的大样本临床试验，新诊疗技术、方法的创新与应用，提供了重要的沟通和合作平台。

（吴　炅　吕力琅　王　宇　曹志刚

卢建龙　马　奔　杨舒雯　徐伟博）

主要参考文献

［1］吕文平，张文智，蔡守旺，等."多学科协作诊疗模式"应用初探［J］.中华医学科研管理杂志，2012，25（1）：48－49.

［2］朱雄增，蒋国梁，临床肿瘤学概论［M］.上海：复旦大学出版社，2005.

［3］华长江，郝虹.肿瘤多学科会诊的现状与展望［J］.医学综述，2015，（03）：431－434.

［4］汤钊猷.现代肿瘤学［M］.3版.上海：复旦大学出版社，2011.

［5］安健，明树红.抑癌基因甲基化与肺癌的诊断和治疗［J］.医学综述，2008，14（21）：3241－3245.

［6］陈运贤.恶性肿瘤的分子诊断技术［J］.分子诊断与治疗杂志，2009，1（2）：73－76.

［7］邵志敏，沈镇宙，徐兵河.乳腺肿瘤学［M］.上海：复旦大学出版社，2013.

［8］龚小军，邵力伟.恶性肿瘤多学科综合诊疗模式的探讨［J］.医学与哲学，2014，35（20）：5－6.

［9］屠规益，现代头颈肿瘤外科学［M］.北京：科学出版社，2004.

［10］蒋国梁，杜祥.肿瘤学［M］.上海：复旦大学出版社，2005.

［11］蒋国梁，常见恶性肿瘤的多学科综合诊断和治疗［M］.上海：复旦大学出版社，2011.

［12］蒋国梁.常见恶性肿瘤的多学科综合诊断和治疗［M］.上海：复旦大学出版社，2011.

［13］蔡三军.循证结直肠肛管肿瘤学［M］.上海：上海科学技术出版社，2016.

［14］Ajani JA，D'Amico TA，Almhanna K，et al. Esophageal and esophagogastric junction cancers，version 1［J］. J Natl Compr Canc Netw，2015，13（2）：194－227.

［15］Ang KK，Trotti A，Brown BW，et al. Randomized trial addressing risk features and time factors of surgery plus radiotherapy in advanced head-and-neck cancer［J］. Int J Radiat Oncol Biol Phys，2001，51（3）：571－578.

［16］Bacci G，Longhi A，Fagioli F，et al. Adjuvant and neoadjuvant chemotherapy for osteosarcoma of 27 year experience at Rizzoli Institute，Italy［J］. Eur J Cancer，2005，41：2836－2845.

［17］Borras JM，Albreht T，Audisio R，et al. Policy statement on multidisciplinary cancer care［J］. Eur J Cancer，2014，50（3）：475－480.

［18］Cheng C，Liu Y，Jia G，et al. An animal study of dual-modality PET-CT molecular imaging for tumor angiogenesis and glycometabolism by integrin receptor targeting-nanoparticle and 18F-FDG［J］. Tehran Univ Med J，2006，35（35）：221－257.

［19］Fleissig A，Jenkins V，Catt S，et al. Multidisciplinary teams in cancer care：are they effective in the UK？［J］. Lancet Oncol，2006，7（11）：935－943.

［20］Fu S，Lu JJ，Zhang Q，et al. Intraoperative radiotherapy combined with adjuvant chemoradiotherapy for locally advanced gastric adenocarcinoma［J］. Int J Radiat Oncol Biol Phys，2008，72（5）：1488－1494.

［21］Gunderson LL，Sargent DJ，Tepper JE，Impact of T and N stage and treatment on survival and relapse in adjuvant rectal cancer：a pooled analysis［J］. J Clin Oncol，2004，22（10）：1785－1796.

［22］Koh DM，Collins DJ. Diffusion-weighted MRI in the body：applications and challenges in oncology［J］. AJR Am J Roentgenol，2007，188（6）：1622－1635.

［23］Latosinsky S，Cheifetz RE，Wilke LG. Survival analysis of cancer risk reduction strategies for BRCA1/2 mutation carriers［J］. J Clin Oncol，2010，28（2）：222－231.

［24］Nigro ND，Vaitkevicius VK，Considine B Jr. Combined therapy for cancer of the anal canal：a preliminary report［J］. Dis Colon Rectum，1974，17（3）：354－356.

［25］Prades J，Remue E，van Hoof E，et al. Is it worth reorganising cancer services on the basis of multidisciplinary teams（MDTs）？A systematic review of the objectives and organisation of MDTs and their impact on patient outcomes [J]. Health Policy，2015，119（4）：464 – 474.

[26] Saloura V，Langerman A，Rudra S，et al. Multi-disciplinary care of the patient with head and neck cancer [J]. Surg Oncol Clin N Am，2013，22（2）：179 – 215.

[27] Stratton MR，Campbell P J，Futreal PA. The cancer genome [J]. Nature，2009，458（7239）：719 – 724.

[28] Valentini V，Calvo F，Reni M，et al. Intra-operative radiotherapy（IORT）in pancreatic cancer：joint analysis of the ISIORT-Europe experience [J]. Radiother Oncol，2009，91：54 – 59.

[29] Yates LR，Campbell PJ. Evolution of the cancer genome. [J]. Nat Rev Genet，2012，13(11)：795 – 806.

第四部分
各　论

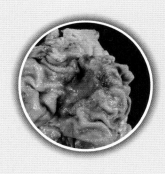

皮肤及附件肿瘤

38.1 概述

皮肤及附件肿瘤是指起源于皮肤各层次内及其附件腺体细胞的肿瘤。皮肤的结构大致可分为表皮、真皮和皮下组织层(图38-1)。其中表皮层主要分为鳞状细胞层和基底细胞层,基底细胞层的基底细胞不断分裂,逐渐向上推移、角化、变形,从而形成鳞状细胞层,基底细胞层内还散在夹杂着来源于神经嵴的黑色素细胞。真皮层可分为乳头层和网状层,富含成纤维细胞、组织细胞和肥大细胞。皮下组织主要包括脂肪、血管、神经和淋巴管。皮肤附属器官包括汗腺、皮脂腺、毛发、支架等。

皮肤肿瘤最常见的3种类型为基底细胞癌(basal cell carcinoma BCC)、鳞状细胞癌(squamous cell carcinoma,SCC)和恶性黑色素瘤,前两者占到了皮肤肿瘤的95%以上,其中BCC约80%,SCC约占20%。皮肤恶性黑色素瘤将在黑色素瘤章节内详细介绍,本章节主要介绍非黑色素细胞起源的皮肤和附件肿瘤。

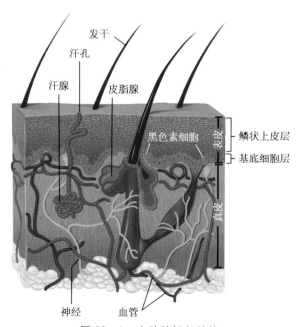

图38-1 皮肤的解剖结构

38.2 流行病学

皮肤癌是常见的恶性肿瘤之一,约占所有恶性肿瘤的40%以上。其中非黑色素瘤的皮肤癌发病率高,每年全球新发病例粗略估计近200万～300万。但由于非黑色素瘤的皮肤癌治疗效果较好,其确切的发病率和病死率没有详细统计。

在美国,每年治疗皮肤癌500万人次。皮肤癌的新发病例数超过乳腺癌、前列腺癌和肠癌的总和,年龄超过65岁的人群中40%～50%的人至少罹患SCC或BCC癌中的一种。每年BCC的发病人数为400万,SCC约为100万。

但死于皮肤癌的病例数大概只占所有肿瘤死亡的0.1%左右,而这个比例近几年还在不断下降。大部分发生死亡的患者都属高龄,或因疏忽就医就诊时已发生远处转移,或者伴随免疫系统缺陷等。

38.3 病因学

无论对于哪种类型的皮肤癌,阳光中的紫外线照射(ultraviolet radiation,UV)都是其主要的发病原因,90%的病例发病与之有关。除了自然界的阳光照射外,在欧美国家,皮肤晒灯美黑的生活习惯也是人们接触过多紫外线引发皮肤癌的原因之一。

能够到达地球表面,从而影响人类皮肤健康的紫外线,可根据光的波长分为UVA(ultraviolet A)和UVB(ultraviolet B)。过量的紫外线照射能够导致基因突变,进而诱发皮肤癌。以往认为波长较短的UVB是造成皮肤表皮浅层灼伤,导致皮肤癌发生的主要原因。而近年来发现,波长较长的UVA同样也与皮肤癌的发生密切相关。UVA较UVB波长长,能够穿透至皮肤的更深层,是造成皮肤老化和出现皱纹的主要原因。最新研究发现,UVA等照射造成表皮基底层角化细胞的损伤,从而导致肿瘤的发生。而从皮肤日晒灯中发出的UVA波长更长,可达自然日光的12倍之多。因此,接受晒灯美黑的人群,SCC的发病率上升2.5倍,BCC的发病率上升1.4倍,而黑色素瘤的发病率上升75%。

皮肤肿瘤其他的致病因素还包括皮肤的反复炎症损伤、有毒化学物质接触、放射性损伤、免疫系统紊乱或免疫能力缺陷、浅色皮肤、HPV感染、皮肤癌家族史等。

38.4 皮肤肿瘤的分类

38.4.1 皮肤良性肿瘤

皮肤的良性肿瘤有很多,大部分起源于皮下组织,包括脂肪瘤、血管瘤、皮脂腺囊肿、纤维瘤等,这里不再详细描述。真正起源于皮肤的良性肿瘤主要包括脂溢性角化病和光化性角化病。

(1)脂溢性角化病

脂溢性角化病(seborrheic keratosis,SK)又称老年斑、基底细胞乳头状瘤,是临床最常见的良性皮肤肿瘤,为角质细胞增生所致的表皮良性增生(图38-2),好发于老年,其发病具有明显的家族倾向。

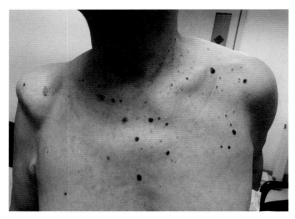

图38-2 多发脂溢性角化病

SK常见于40岁之后,好发于头面部、躯干、上肢和手背部,不累及手掌和足。可表现为淡褐色斑疹或扁平丘疹,表面光滑或呈乳头状,边界清晰。随年龄增长而缓慢增大,数目增多,直径可达数厘米。表面呈乳头瘤样,出现油腻性痂皮,易渗出。伴有色素沉着后,可呈棕色和黑色(图38-3),易与黑痣和黑色素瘤混淆。本病可单发,但通常多发,无自觉症状,偶有瘙痒。

SK极少恶变,一般不需要治疗,对于诊断不明确的病例,可考虑手术切除活检。

(2)光化性角化病

光化性角化病(actinic keratosis,AK),又称日光性角化病或老年性角化病,是一种癌前病变,其发病与紫外线照射密切相关。若不治疗,20%的病例将转变为鳞癌。

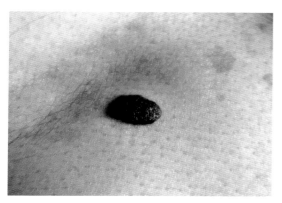

图 38‑3 伴色素沉着的脂溢性角化病

AK 好发于面部、耳、手背、前臂等光暴露部位，也可发生于躯体任何部位的皮肤，最常见于男士的秃顶部位(图 38‑4)。通常表现为白色鳞屑样的斑块，伴不同程度的增厚，周围泛红，触诊有砂纸样触感。日照时间长的病例可转为黄褐色或灰白色，出现色素沉着，也可出现皮肤干燥、深周围、结节形成、出血结痂、瘢痕性毛细血管扩张等表现。多发的病灶呈现出不对称性，可出现疼痛、瘙痒、出血或日光过敏等症状。其诊断主要依靠皮肤活检，组织学检查看到不典型的、色素沉着过度的、细胞核多形性的角质细胞，出现在表皮的基底层。

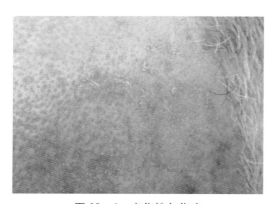

图 38‑4 光化性角化病

皮肤病变局限的 AK，可考虑接受冷冻、电灼、微波或激光治疗，对于范围较广泛的患者，可考虑进行光疗。其他治疗还包括外用氟尿嘧啶软膏或溶液、复方维 A 酸乳膏，皮内注射干扰素等方法。若发现恶变应彻底切除。

38.4.2 皮肤恶性肿瘤

皮肤恶性肿瘤最常见的 3 种类型为 BCC、SCC和黑色素瘤。其他皮肤恶性肿瘤还包括隆突性皮纤维肉瘤、Merkel 细胞瘤、Paget 病等。

（1）基底细胞癌

BCC 约占所有恶性肿瘤的 1/3，占所有皮肤恶性肿瘤的 80%。其发展缓慢，恶性程度低，很少发生远处转移。

BCC 好发于头、面、颈及手背。典型的表现为出现表面光滑发亮的皮肤结节(图 38‑5)。浅表的BCC 也可表现为红色湿疹样斑块。巨大的或浸润性的 BCC 也可出现皮肤增厚或瘢痕样改变。后期可出现中央破溃坏死(图 38‑6)，向深部组织侵袭，基底和边缘可出现黑色素沉着。其诊断主要依靠皮肤

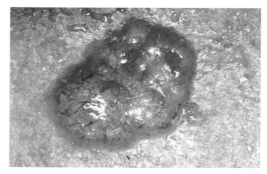

图 38‑5 基底细胞癌

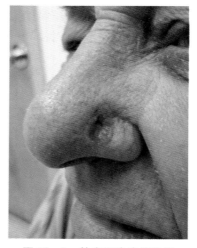

图 38‑6 基底细胞癌伴溃疡

镜检查和病理活检(图38-7)。

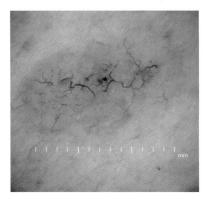

（A）基底细胞癌皮肤镜下表现

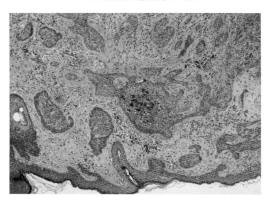

（B）病理表现（HE染色）*

图38-7　基底细胞癌的诊断依据

BCC的治疗主要依靠外科手术切除,治愈率高;其他治疗包括激光、冷冻等;头面部等特殊部位可考虑放射治疗。

（2）鳞状细胞癌

皮肤SCC约占所有皮肤恶性肿瘤的20%。与BCC不同的是,SCC具有一定的侵袭性,存在远处转移的风险。

皮肤SCC好发于颜面、躯干及四肢远端,亦可累及口腔、鼻咽、外阴和肛门等黏膜。表现为孤立性边界不清的暗红色肿块,形状可不规则(图38-8A)。缓慢增大,常伴有鳞屑,后可出现中央的溃疡坏死,伴结痂和渗出,并出现瘙痒和疼痛。晚期可出现区域淋巴结的转移和肝肺等内脏的转移。诊断主要依靠病理组织学活检,可见表皮内鳞状细胞的异常改变(图38-8B)。原位的SCC,又称为Bowen病(图38-9)。

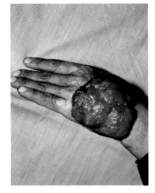

（A）大体表现

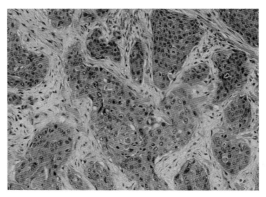

（B）病理表现（HE染色）

图38-8　手背部皮肤鳞状细胞癌的表现

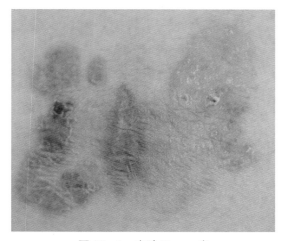

图38-9　皮肤Bowen病

—————————

* HE染色即苏木精-伊红（hematoxylin-eosin，HE）染色。

SCC 的主要治疗手段为根治性扩大切除手术。早期 SCC 治愈率高，但出现区域淋巴结转移时应进行淋巴结清扫，并结合术后的辅助放疗。晚期 SCC 可考虑化疗，但效果较差。

（3）Merkel 细胞癌

Merkel 细胞癌（Merkel cell carcinoma，MCC，默克尔细胞癌），是一种罕见的高度侵袭性的皮肤癌，其大部分发病与 Merkel 细胞多瘤病毒（Merkel cell polyomavirus，MCV）有关，其也被称为原发性皮肤神经内分泌癌、小细胞癌及小梁癌。

MCC 好发于头颈部及四肢，约 10% 的病例可表现为无原发病灶的远处转移。其通常表现为皮肤实质性无痛性皮肤结节或肿块。病灶颜色鲜艳，可出现红色和蓝色病损（图 38-10A）。MCC 进展较快，可局部侵袭至皮下脂肪、筋膜和肌肉，后期转移至区域淋巴结，通过血道出现肝、肺、脑、骨的远处转换。其诊断主要通过病理活检，组织学表现为肿瘤细胞内富含神经内分泌颗粒（图 38-10B）。

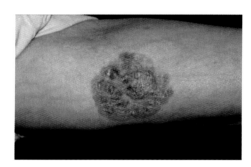

（A）大体表现

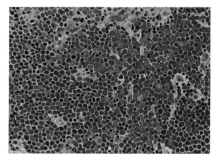

（B）病理表现（HE 染色）

图 38-10　Merkel 细胞癌

MCC 的主要治疗手段是手术扩大切除，以及对转移区域淋巴结的清扫。放化疗效果不佳，可作为姑息性治疗手段。

（4）隆突性皮纤维肉瘤

隆突性皮纤维肉瘤（dermatofibrosarcoma protuberans，DFSP），是一种起源于皮肤真皮层的肿瘤，被归于软组织肉瘤。其发病率较低，侵袭性较低，为低度恶性肿瘤，主要表现为局部复发，仅 2%～5% 的病例出现远处转移。好发于壮年。可发生于任何部位，多发于躯干和四肢，腹侧多于背侧，近心端多于远心端。通常为硬性肿块，肤色或暗红色，外观可与普通的脂肪瘤、皮脂腺囊肿、皮肤瘢痕等混淆。10%～20% 的病例有创伤时，晚期可出现溃疡、出血等（图 38-11）。诊断主要依靠活组织病理学检查，光镜下表现为瘤细胞和间质细胞多样性排列，免疫组化结果是鉴别 DFSP 的重要依据，瘤细胞波形蛋白、CD34 强阳性。治疗上主要以外科扩大切除为主。由于 DSFP 局部浸润范围较广，局术后残留率高，故一般切缘要求至少 3 cm。反复复发的 DFSP 恶性程度将上升，有转变为纤维肉瘤的风险。

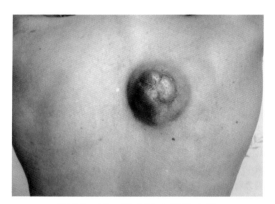

图 38-11　隆突性皮纤维肉瘤

（5）Paget 病

Paget 病，又称湿疹样癌，分为乳腺 Paget 病和乳腺外 Paget 病。乳腺 Paget 病发生于乳头和乳晕，常合并乳腺导管内癌或浸润性癌。乳腺外 Paget 病，好发于外阴、阴囊、腹股沟、腋窝、肛周或外耳道等部位，被认为是一种生长缓慢、非侵袭性皮肤表皮内的腺癌。

该病通常表现为边界清楚的红色斑块（图 38-12A），表面伴渗出、结痂或脱屑，范围可逐步向周围扩大，出现溃疡和局部瘙痒，可发生区域淋巴结的转移。诊断主要靠细胞病理学检查，能看到特异性 Paget 细胞（图 38-12B），通常认为其来源于表皮原始干细胞，也有人认为来源于腺体。治疗主要为手术切除。

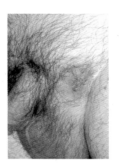

（A）大体表现

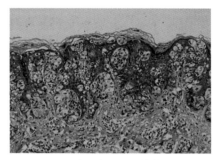

（B）病理表现（HE 染色）

图 38 - 12　腹股沟湿疹样癌（Paget 病）

（6）汗腺癌

汗腺癌是比较少见的皮肤恶性肿瘤，仅占 2％左右，起源于皮肤的附属器之一——汗腺。好发于女性，40 岁以上中老年人居多。大汗腺癌发生在腋下、腹股沟、会阴等汗腺分布丰富的部位，可表现为外凸性或实质性结节，偶有破溃，易发生区域淋巴结转移。小汗腺癌发生于头面部和肢体。治疗手段主要依靠手术的完整切除，放化疗不敏感。

（7）皮肤 T 细胞淋巴瘤

皮肤 T 细胞淋巴瘤（cutaneous T-cell lymphoma，CTCL），属于结外非霍奇金淋巴瘤的一种，是皮肤 T 细胞克隆增生造成的疾病，占所有原发性皮肤淋巴瘤的 70％～80％，其中最常见的是蕈样肉芽肿（图 38 - 13）。其治疗以全身化疗为主。

38.5　诊断

38.5.1　病理活检

病理活检是诊断皮肤肿瘤的金标准，合理的活检方式可以提高皮肤肿瘤的诊断率，减少医源性播

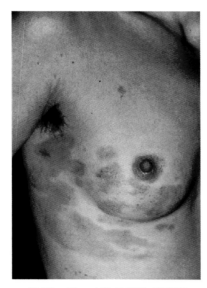

图 38 - 13　皮肤 T 细胞淋巴瘤

散，且创伤较小，可保证美观。通常对于较小的皮肤可疑病灶，在不影响功能和美观的情况下，可进行完整的病灶切除，切缘 0.3 cm。对于多发、累及范围较广无法一次性切除的病灶，可考虑局部切除、刮出活检。穿刺活检对于较表浅的皮肤病灶诊断阳性率不高，仅当肿瘤浸润较深或肿块较大时可考虑穿刺活检。

对于已经发生区域淋巴结转移的病例，可对体表扪及的淋巴结进行细针穿刺活检或局部淋巴结活检，并尽量缩短活检和扩大手术清扫之间的时间，避免增加医源性播散的风险。

38.5.2　影像学检查

影像学检查对于皮肤恶性肿瘤原发灶诊断的意义不大，仅对区域淋巴结的评估比较敏感。其中多普勒 B 超是评价淋巴结转移最经济、最敏感的检查方法。当 B 超下淋巴结出现类圆形改变，供血模式由中央型供血变为周围型供血，淋巴门结构消失，淋巴结内出现坏死、结外浸润等表现时，提示存在淋巴结的转移。增强 CT 对于区域淋巴结转移也有一定的诊断价值。对于皮肤 SCC、黑色素瘤、Merkel 细胞癌、Paget 病、汗腺癌等已发生淋巴结转移的患者，应常规进行区域淋巴结的评估。

除此之外，对于肝、肺、脑、骨等远处转移的诊断，也有赖于影像学检查。

38.5.3　皮肤镜检查

皮肤镜检查是欧美国家对于皮肤色斑和病变常规的检查手段,对于>3 mm 的皮肤病损,皮肤镜可以清晰地观察皮肤表层和深层的结构变化。通常根据观察病灶是否属于黑色素性病灶及呈现的皮肤结构网络来判断其类型,对于经验丰富的皮肤专科医师,诊断的正确率较高。

38.6　分期

皮肤恶性肿瘤除黑色素瘤外,无统一的临床和病理分期,可参考头颈部皮肤 SCC 的分期标准(表38-1,38-2)。这主要是因为大部分的皮肤恶性肿瘤发生转移的概率低,预后较好。通常认为,发生淋巴结转移的患者属于Ⅲ期,发生脏器转移的为Ⅳ期。

表 38-1　AJCC 7th版皮肤鳞状细胞癌(头颈部)TNM 分期

原发灶		区域淋巴结	
T 分期		**N 分期**	转移淋巴结数目
Tx	原发灶无法评价	N0	无区域淋巴结转移
T0	无肿瘤证据	N1	同侧单个淋巴结,最大径≤3 cm
Tis	原位癌	N2	同侧单个淋巴结,最大径>3 cm,但≤6 cm(N2a);
T1	最大径≤2 cm,且危险因素<2 个		或同侧多个淋巴结,最大径≤6 cm(N2b)
T2	最大径>2 cm,或无论大小,危险因素>2 个		或两侧或对侧淋巴结,最大径≤6 cm(N2c)
T3	侵犯上颌骨、眼眶或颞骨	N3	淋巴结最大径>6 cm
T4	侵犯骨骼(中轴骨或附肢骨骼),或颅底神经浸润		
T 危险因素:		**远处转移**	
浸润深度超过 2 cm,Clark 水平≥Ⅳ,神经周围浸润,原发灶位于眼,原发灶位于唇,低分化或未分化		M0	无远处转移
		M1	远处转移

表 38-2　AJCC 7th版皮肤鳞状细胞癌(头颈部)临床分期

临床分期	T	N	M
0 期	Tis	N0	M0
Ⅰ期	T1	N0	M0
Ⅱ期	T2	N0	M0
Ⅲ期	T3	N0	M0
	T1~3	N1	M0
Ⅳ期	T1~3	N2	M0
	T Any	N3	M0
	T4	N Any	M0
	T Any	N Any	M1

38.7　治疗

38.7.1　外科治疗

外科治疗是根治皮肤恶性肿瘤的主要手段。应根据不同的肿瘤类型选取充分的手术切缘,进行根治性扩大切除。一般而言,基底细胞癌切缘距肿瘤

1 cm,恶性黑色素瘤切缘距离 1~2 cm,隆突性皮纤维肉瘤切缘距离 2~3 cm,皮肤鳞癌、Merkel 细胞癌、汗腺癌等侵袭性较强的肿瘤,切缘距离扩大至5 cm。对于头面部等特殊部位的皮肤肿瘤,当涉及功能和美观时可考虑缩小切缘距离。目前,随着显微外科手术的开展,Mohs 手术逐步在各类皮肤恶性肿瘤中开展。Mohs 手术是指在手术中用高倍显微镜观察手术切缘情况,达到病理阴性即可。

对于已发生淋巴结转移的皮肤恶性肿瘤,如黑色素瘤、SCC、Merkel 细胞癌等,也应开展区域淋巴结的外科评估和治疗。目前,皮肤黑色素瘤的前哨淋巴结活检和清扫技术及其临床意义已相对明确,其他皮肤肿瘤亦可参考黑色素瘤的处理经验。

38.7.2　放射治疗

SCC 和 BCC 是对放疗敏感的肿瘤。对于头面部的皮肤恶性肿瘤,当考虑美观或患者年龄大无法接受外科治疗时,可考虑局部放疗,也能达到根治效果。对于手术切缘阳性或临床考虑切除范围和深度不足,合并区域淋巴结转移时,放射治疗可作为外科

手术的辅助治疗。

38.7.3　药物治疗

全身化疗一般不作为皮肤恶性肿瘤的辅助治疗手段。对于无法手术和远处转移的皮肤恶性肿瘤，可根据不同的病理类型选择化疗方案，但总体上无明确规范性要求，且化疗效果较差。氟尿嘧啶软膏或溶液被广泛用于浅表的皮肤恶性肿瘤的外用治疗，维 A 酸制剂也可外用。其他化疗药物还包括顺铂、异环磷酰胺、博莱霉素、表柔比星等。

38.7.4　其他治疗

皮肤恶性肿瘤的其他治疗方法包括局部的冷冻治疗、激光治疗、微波治疗和瘤内药物注射等。

38.8　随访及预后

皮肤恶性肿瘤的随访参考其他肿瘤，频率一般为术后第 1～2 年每 3 个月 1 次，术后第 2～5 年每 6 个月 1 次，之后每年 1 次。随访的项目应包括全身皮肤检查、局部检查、区域淋巴结的影像学评估，以及其他脏器的影像学评估。

38.9　预防

紫外线照射是皮肤癌的重要病因，因此防晒是皮肤癌预防的重中之重。首先，应当避免阳光下的长时间曝晒，特别是每天的上午 10 点至下午 4 点，避免灼伤。在室外应穿着衣物和佩戴防护紫外线的墨镜。选用恰当的广谱防晒品，同时隔绝 UVA 和 UVB。出门前 30 min 即涂抹防晒油，并每 2 h 或在游泳之后重复使用。每个月进行皮肤病损的自我检查，每年进行专科皮肤检查。

全身皮肤的自我检查，是预防皮肤癌和早期发现皮肤癌的重要手段。目前推荐全身皮肤自我检查的步骤为：自头面部向下进行皮肤观察，对于可疑的色斑和病损，进行部位、尺寸的记录，有条件的可进行拍照存档。

（朱蕙燕　徐　宇　陈　勇）

主要参考文献

[1] Flohil SC, Leest RJTVD, Dowlatshahi EA, et al. Prevalence of actinic keratosis and its risk factors in the general population: the Rotterdam Study [J]. J Invest Dermatol, 2013, 133(8):1971 - 1978.

[2] Fusco N, Lopez G, Gianelli U. Basal cell carcinoma and seborrheic keratosis: when opposites attract [J]. Int J Surgi Pathol, 2015, 23(6):464.

[3] Gallagher RP, Lee TK, Bajdik CD, et al. Ultraviolet radiation. Chronic Dis Can, 2010, 29 (Suppl 1):51 - 68.

[4] Gandhi SA, Kampp J. Skin cancer epidemiology, detection, and management [J]. Med Clin N Am, 2015, 99(6):1323 - 1335.

[5] Mendenhall WM, Zlotecki RA, Scarborough MT. Dermatofibrosarcoma protuberans [J]. Cancer, 2004, 101(11):2503 - 2508.

[6] Rogers HW, Weinstock MA, Feldman SR, et al. Incidence estimate of nonmelanoma skin cancer (keratinocyte carcinomas) in the US population, 2012 [J]. JAMA Dermatol, 2015, 151(10):1081 - 1086.

[7] Nati Cancer Inst. UV Exposure and Sun Protective Practices. Cancer Trends Progress Report-March 2015 Update [EB]. http://progressreport. cancer. gov/ prevention/sun_protection, 2016 - 02 - 16/2018 - 12 - 15.

[8] Schrama D, Ugurel S, Becker JC. Merkel cell carcinoma: recent insights and new treatment options [J]. Curr Opin Oncol, 2012, 24(2):141 - 149.

[9] Sidiropoulos KG, Martinez-Escala ME, Yelamoso O, et al. Primary cutaneous T-cell lymphomas: a review [J]. J Clin Pathol, 2015, 68(12):1003 - 1010.

[10] Wolf K, Stewart L, Rapini R, et al. Multifocal extramammary Paget's disease-associated adenocarcinoma: a rare condition of flexoral skin of multiple sites [J]. Dermatol Online J, 2016, 22(1):13030.

恶性黑色素瘤

39.1 概述

恶性黑色素瘤(malignant melanoma)是一种起源于人体组织内含色素成分的正常黑色素细胞的恶性肿瘤。其可以直接由散在的黑色素细胞直接恶变形成,也可以由皮肤痣细胞长期不典型增生而来。根据肿瘤起源组织的不同,恶性黑色素瘤一般分为皮肤恶性黑色素瘤和黏膜黑色素瘤,后者可发生于眼部、口腔、鼻咽部、消化道、泌尿生殖道等各处的黏膜。皮肤恶性黑色素瘤较黏膜黑色素瘤常见,本章节将着重阐述其临床诊治要点。

39.2 流行病学

尽管皮肤恶性黑色素瘤只占皮肤肿瘤的3%～5%,全身恶性肿瘤的1%～2%,但近几年来已成为所有恶性肿瘤中发病率增长最快的肿瘤。其发病年增长率为3%～5%,新发病例数约占全球癌症新发病例的1.6%,死亡数约占全球癌症的0.6%。2012年,全球皮肤恶性黑色素瘤新发病人数232 000例,死亡55 000例。

皮肤恶性黑色素瘤的发病率呈现明显的地域性差异。据2012年统计,发达地区皮肤恶性黑色素瘤男性和女性的发病率分别为10.2/10万和9.3/10万,病死率分别为2.0/10万和1.2/10万;欠发达地区男女发病率分别为0.8/10万和0.71/10万,病死率分别为0.4/10万和0.3/10万。

澳大利亚是全球皮肤恶性黑色素瘤最高发的地区。皮肤恶性黑色素瘤是澳大利亚第四大肿瘤,其男女发病率分别为58.5/10万和39/10万,病死率分别为9.6/10万和3.5/10万。在美国,皮肤恶性黑色素瘤的发病率也排在了第5位,男女发病率分别为28.2/10万和16.8/10万,病死率分别为4.1/10万和1.7/10万。

亚洲国家的皮肤恶性黑色素瘤发病率远远低于欧美国家,但同样增长迅猛。2012年,男女发病率分别为0.5/10万和0.4/10万,病死率分别为0.3/10万和0.2/10万。东南亚地区男女的发病率和病死率均高于亚洲平均水平,发病率男女分别为0.6/10万和0.5/10万,病死率分别为0.4/10万和0.3/10万。

中国皮肤恶性黑色素瘤发病位列东亚国家的第5位。2011年,我国皮肤恶性黑色素瘤的发病率约为0.48/10万,病死率0.23/10万。我国皮肤恶性黑色素瘤的发病也呈现区域性差异。城市发病率

0.58/10万,病死率0.23/10万;农村发病率0.38/10万,病死率0.16/10万。城市人口发病率和病死率均高于农村。2015年的统计显示,我国皮肤恶性黑色素瘤年新发病例为8 000人,死亡3 200人。

虽然我国皮肤恶性黑色素瘤的发病率不高,但是我国人口基数庞大,实际发病人数绝对值居高不下;并且,随着民众自我健康意识的不断提高,疾病诊断技术和水平的逐渐成熟,我国皮肤恶性黑色素瘤,特别是大城市的发病率亦呈现出逐年上升的趋势。作为全国知名的三甲肿瘤专科医院,复旦大学附属肿瘤医院近20年来诊治的皮肤恶性黑色素瘤病例数也逐年上升(图39-1)。2012年复旦大学附属肿瘤医院皮肤恶性黑色素瘤诊治中心成立后,前来咨询黑色素瘤及良性皮肤黑斑的患者越来越多,目前每年外科治疗皮肤恶性黑色素瘤为250~300人次,门诊诊治患者接近600人次。

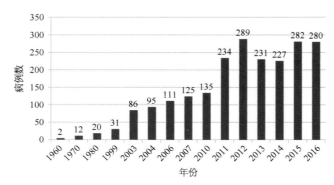

图39-1　复旦大学附属肿瘤医院外科历年收治皮肤恶性黑色素瘤患者情况

39.3　病因学

过度接受紫外线的照射是目前比较明确的皮肤恶性黑色素瘤的致病原因之一。紫外线中的UVA和UVB都可对人体皮肤造成损伤。UVB可以直接被皮肤细胞的DNA吸收,造成正常黑色素细胞内的基因突变,从而诱导发病;UVA尽管被吸收较少,但研究发现,UVA能够抑制免疫系统的某些功能,使肿瘤逃逸正常人体的免疫监视,从而加速肿瘤的形成和发展。因此,长期过度曝晒于阳光的生活方式,或经常人为接受室内UV照射来改变肤色的习惯,已经成为欧美白色人种皮肤恶性黑色素瘤高发的重要原因。

此外,由光敏型皮肤引起皮肤雀斑的人,具有多发黑色素细胞痣、黑色素细胞发育异常痣和不典型痣综合征的人,以及有皮肤肿瘤特别是恶性黑色素瘤家族史的人,也是皮肤恶性黑色素瘤的高危人群。这提示,皮肤恶性黑色素瘤的发病可能与正常痣细胞的不典型增生有关。Gandini等学者的meta分析显示,普通痣数目在101~120个的人比痣数目<15个的人,其皮肤恶性黑色素瘤的发病风险明显增加(RR=6.89,95% CI 4.63~10.25);而具有不典型痣且数目为5个的人,其发病风险也显著高于没有不典型痣的人(RR=

2.29,95% CI 1.61~3.27)。大约10%的皮肤恶性黑色素瘤患者有家族性皮肤恶性黑色素瘤病史,一级亲属患有皮肤恶性黑色素瘤,其本人的发病率较常人高出1倍。目前研究已明确的两个皮肤恶性黑色素瘤易感基因为CDKN2A和CDK4,它们的突变均有可能导致皮肤恶性黑色素瘤发病风险的增加。

亚洲和非洲地区的皮肤恶性黑色素瘤患者,其病变部位多位于足跟、手掌、手指、脚趾和甲下等较少接触到紫外线照射的部位,其病因尚不明确。但对于皮肤上原有的正常痣、良性色素性病变的长期摩擦或不恰当处理,如不完整地切除、激光、冷冻或化学性腐蚀等,导致局部慢性炎症,皮肤内的黑色素细胞可在外因的反复刺激下发生增殖、不典型增生和恶变,这可能是上述地区皮肤恶性黑色素瘤的主要致病原因。

39.4　中国和亚洲其他地区皮肤恶性黑色素瘤的特点

除了上述提及的病因学和流行病学的差异外,中国及亚洲其他地区的皮肤恶性黑色素瘤,无论在发病部位、病理类型方面,还是在生物学行为、预后方面,都与欧美地区存在很大差异(表39-1)。

表 39－1　中国和亚洲其他地区与欧美地区皮肤恶性黑色素瘤的差异

比较项目	欧美地区	中国和亚洲其他地区
发病部位	躯干、头面部	肢端（手、足、甲下）
发病原因	紫外线	摩擦、痣不典型增生
病理类型	浅表播散、雀斑样	肢端雀斑样
原发病灶	浸润浅、溃疡少	40%浸润＞4 mm
		50%～60%合并溃疡
分期	早期比例高	Ⅰ期＜10%
淋巴结转移率	20%	30%～40%
预后	5 年生存率 82%～93%	5 年生存率 40%～50%
晚期治疗	靶向治疗	化疗、抗血管生成药物

欧美地区 40%～50%的皮肤恶性黑色素瘤位于头颈部和躯干；女性可好发于下肢皮肤，且多位于可直接接触阳光的部位。欧美地区 70%的皮肤恶性黑色素瘤属于浅表播散型（superficial spreading melanoma，SSM），多为慢性阳光损伤型（chronic sun-induced damage，CSD）；这些都与其以紫外线照射为主要病因相符。且由于定期全身皮肤体检的普及，欧美地区早期病例居多。美国皮肤恶性黑色素瘤患者的 5 年生存率为 82%～93%。

我国的皮肤恶性黑色素瘤好发于足跟、手掌、手指、足趾和甲下等肢端部位，约占患者的 40%。而这一部位在白种人发病人群中的比例仅为 1%～5%。我国患者病灶的主要病理类型为肢端雀斑型（acral lentiginous melanoma，ALM），占 50%～60%。由于发病部位较为隐匿，对疾病的认识相对不足，我国皮肤恶性黑色素瘤患者在就诊时，往往已经处于疾病中晚期状态。

根据北京肿瘤医院 522 例的大宗数据报道，我国患者中Ⅰ期的病例仅占 6.1%，41.8%的病灶位于肢端，肿瘤浸润深度（Breslow）＞4 mm 的患者高达 40.6%，溃疡率 65.5%，已发生淋巴结转移的概率达 37.9%，更有 12.8%的患者已发生了远处转移。我国皮肤恶性黑色素瘤患者的 5 年生存期远远低于欧美水平，仅为 41.6%。早年，我国香港和台湾地区的学者有小样本的病例报道。结合日本和韩国的研究可以看出，东亚和东南亚地区，包括中国在内的黄色肤种人群的皮肤恶性黑色素瘤，都具有肢端部位高发、溃疡比例高、早期病例少和总体预后不佳等临床特点。

复旦大学附属肿瘤医院皮肤恶性黑色素瘤诊治中心总结了 452 例无临床转移证据的皮肤恶性黑色素瘤患者的资料，66.4%的原发灶位于肢端部位，56.6%为

肢端雀斑样型，溃疡率为 59.7%，淋巴结转移率 30.8%，Ⅰ、Ⅱ、Ⅲ 期比例分别为 22.4%、41.1%和 36.6%。5 年总生存（OS）率为 66.6%，无病生存（DFS）率为 55.8%，基本与亚洲其他地区的报道相似。

尽管近年来随着靶向治疗、免疫治疗等新兴治疗方法的崛起，先后出现了 Ipilimumab、BRAF 抑制剂、PD－1 单抗等新药，在晚期恶性黑色素瘤治疗中取得了可喜结果，但这些药物治疗目前在我国还无法实现。首先，所有的这些相关药物尚未被批准进入国内临床，大部分新药甚至还未开展国内的临床试验；其次，这些药物的价格都非常昂贵，不属于医疗保险范畴，我国的普通民众出于经济原因，很难接受；再者，由于人种和疾病的异质性，这些药物对我国患者的疗效尚无法确定。以 BRAF 抑制剂为例，肿瘤组织中 BRAF 的突变情况决定了疗效和患者的预后。白种人中约一半的转移性黑色素瘤存在 BRAF 基因的突变，而有研究表明，中国皮肤恶性黑色素瘤 BRAF 基因的突变率仅为 20%左右，提示近八成的国内患者未必能从该治疗中获益。因此，我国晚期患者的治疗，仍停留在以达卡巴嗪为基础的化疗阶段，其他的一些自主研发的新药尚处于临床试验阶段，且疗效存在争议。

因此，提高中国皮肤恶性黑色素瘤的总体疗效，更重要的还是针对尚未发生远处转移的中早期患者，采取规范和有效的以外科治疗为主的多学科综合治疗。

39.5　临床表现

皮肤恶性黑色素瘤多由痣发展而来，痣的早期恶变迹象（图 39－2）可总结为"ABCDE 鉴别法"。

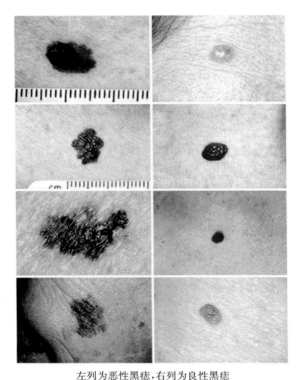

左列为恶性黑痣，右列为良性黑痣

图 39-2　良恶性皮肤黑斑外观对比

A-asymmetric 对称性：良性的痣一般是对称的；恶性的痣可呈各种奇怪的形状。

B-border 边界：良性的痣一般边界清晰；恶性的黑痣边界模糊，可呈锯齿状，或如晕开的墨水印，甚至如蟹爪一般向外延伸。

C-color 颜色：良性的痣颜色均匀，一般为黑色，也可为红色的血管痣，或蓝痣；恶性的黑痣可出现颜色深浅不一，甚至伴色素剥脱出现白化皮肤，当肿瘤伴有出血时，还可出现黑红色，犹如画家的颜料板。

D-diameter 直径：良性的黑痣一般很小，不会超过 1 cm，生长速度也很慢，需要经过几年的时间才增大 1 倍；>2.5 cm 的黑痣就有恶变的可能，良性痣恶变其直径也会在短时间内迅速增大。

E-evolution 变化：良性的痣生长缓慢，表面不会有太大变化；恶性的痣在其迅速长大的过程中可出现溃烂、渗出甚至出血，患者也会有疼痛、瘙痒等不适感觉。

此外，早期恶性黑色素瘤进一步发展可出现卫星灶、溃疡、迁延不愈、区域淋巴结转移和移行性转移。晚期恶性黑色素瘤因转移部位不同而症状不一，容易转移的部位为肺、肝、骨、脑。

39.6　诊断

39.6.1　影像学检查

在对皮肤恶性黑色素瘤患者实施手术之前，需通过规范的临床策略，对患者进行详细评估，以明确患者是否存在区域淋巴结、远处淋巴结转移和其他脏器和部位的大体转移（图 39-3）。若评估转移不充分，手术本身的治疗意义将消失，同时也会增加医源性播散的机会。

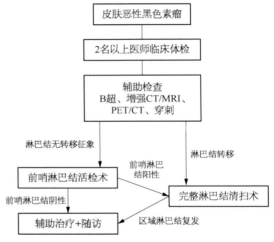

图 39-3　皮肤恶性黑色素瘤临床诊疗策略

在实际临床工作中，单纯依靠体检来判断皮肤恶性黑色素瘤患者有无转移是不够的。以评估区域淋巴结转移为例，首先，体检触诊的主观性很大，要求体检医师具有丰富的肿瘤诊治经验，才能根据淋巴结的大小、质地、活动度及有无压痛等临床体征来判断淋巴结的性质；其次，淋巴结的触诊受很多其他因素的影响，如患者皮肤和皮下脂肪太厚会导致触诊困难，而太瘦又往往触及多枚淋巴结；再有，局部炎性反应对淋巴结的判断也会造成影响，特别是原发灶有过活检和手术史的患者，往往在淋巴引流区域会有肿大的淋巴结出现，此时单纯地通过触诊很难判断淋巴结的良恶性。因此，我们习惯于结合多项影像学技术来对患者进行临床分期。

对影像学检查应根据当地实际情况和患者经济状况作出选择，但必须包括区域淋巴结的超声评估、X 线胸片或 CT、腹盆腔脏器的超声检查、区域淋巴结的 CT 或 MRI。对于晚期患者,应进行全身骨扫描和头颅 CT 或 MRI 检查,以排除骨转移和脑转移。

目前,在国内临床上最常用的淋巴结检查方式是多普勒 B 超,有经验的 B 超医师可以通过淋巴结的周边供血模式、中央回声消失(靶环状结构消失)和球样改变诊断淋巴结的转移。近期更有报道,通过含惰性气体的造影剂经皮下或静脉注射对淋巴结进行增强型超声造影检查,结果显示,在回声增强的情况下,可以根据淋巴结内充盈和去充盈的速度来判断淋巴结的转移,同时皮下注射后还能清晰地看到淋巴回流的途径。增强 CT 扫描也是较常用的区域淋巴结检查方法,根据淋巴结的大小和密度来判断淋巴结的性质,其准确性低于 B 超。脑 MRI 检查据报道对恶性黑色素瘤脑转移有较高的敏感性,转移性黑色素病灶表现为典型的短 T1 高信号及短 T2 低信号,常用于肿瘤脑转移的诊断。PET/CT 对于转移性肿瘤具有普遍较高的诊断敏感性,但也有报道称恶性黑色素瘤在 PET 检查中的假阴性率高,且 PET 价格

昂贵,在临床普及率低。一项纳入了 17 项研究的系统评价得出分析结果,Ⅲ/Ⅵ期患者 PET 检查敏感性为 68%~87%,特异性 92%~98%;但 Ⅰ/Ⅱ期的患者的敏感性为 0~67%,特异性 77%~100%。

39.6.2 实验室检查

包括血常规、肝肾功能和乳酸脱氢酶(lactate dehydrogenase, LDH)检查。这些检查结果都是为后续的治疗做准备;同时,LDH 的水平可以指导预后,但并非评估转移的敏感指标。目前,恶性黑色素瘤尚缺乏特异性的血清肿瘤标志物,不推荐常规肿瘤标志物的检测。

39.6.3 病理诊断

典型的临床表现和查体特征是恶性黑色素瘤诊断的常用方法,但手术切除或活检后的病理学检查结果(图 39-4),依旧是黑色素瘤确定诊断甚至分期的"金标准"。

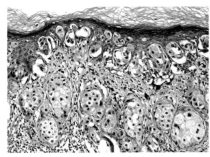
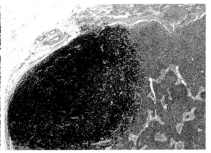

| (A) 原发病灶 | (B) 转移淋巴结 |

图 39-4 恶性黑色素瘤的病理学检查

(1) 原发灶的评估

对于原发灶的病理学检查,目前包括常规的 HE 染色及必要的免疫组织化学(immunohisto-chemistry, IHC)检查。提供的信息包括肿瘤类型、肿瘤大小、Breslow 浸润深度、Clark 分级(表 39-2)、有无溃疡形成、切缘有无累及等。对于可见的脉管和神经受累也会报告。

表 39-2 皮肤恶性黑色素瘤的 Clark 分级

Clark 分级	浸润深度
Ⅰ级	肿瘤局限于表皮层,即原位癌
Ⅱ级	肿瘤浸润至真皮乳头层,乳头可能扩大,但未被肿瘤细胞充满
Ⅲ级	肿瘤细胞充满真皮乳头
Ⅳ级	肿瘤细胞浸润真皮网状层的胶原纤维
Ⅳ级	肿瘤浸润皮下组织

皮肤恶性黑色素瘤常见的病理类型包括浅表扩散型、结节型、雀斑样和肢端雀斑样(图39-5),其余少见的类型有上皮样、促纤维增生性、恶性无色素痣、气球样细胞、梭形细胞和巨大色素痣黑色素瘤。白种人中浅表扩散型最多见,黄色人种和黑色人种以肢端雀斑样黑色素瘤多见(表39-3)。

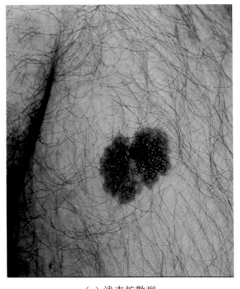

（a）浅表扩散型

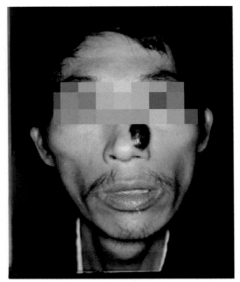

（b）结节型

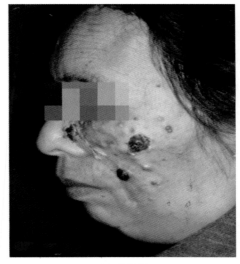

（c）雀斑样

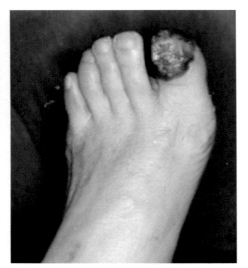

（d）肢端雀斑样

图39-5 皮肤恶性黑色素瘤的常见病理类型

近年来,随着对恶性黑色素瘤分子生物学特征、临床组织学和基因变异之间关系研究的不断深入,发现特定类型与特定的基因变异相关。新的黑色素瘤分类法更利于临床应用,如分期、预后的判断及治疗计划的确定。

目前,国际上倾向于将恶性黑色素瘤分为4种基本类型:肢端型、黏膜型、慢性日光损伤型(CSD)和非慢性日光损伤型(non-CSD,包括原发不明)。其中,日光损伤型主要包括头颈部和四肢恶性黑色素瘤,日光暴露较多,高倍镜下可观察到慢性日光损

表 39－3　常见的皮肤恶性黑色素瘤的病理类型

病理类型	临床特点
浅表扩散型（superficial spreading melanoma）	肿瘤以水平生长为主，表现为大的色素性肿瘤细胞在鳞状上皮之间呈铅弹样或 Pagetord 样播散。白种人中该类最常见，约 70%。通常由痣或皮肤的色素斑发展而来，一般外观不规则，颜色各异，可呈棕黑色、粉色、白色、灰色甚至脱色素，边缘可瘙痒，直径多大于 0.5 cm。好发于背部和女性下肢，与间歇性接受过多日光照射相关
结节型（nodular melanoma）	来源于痣，可呈跳跃性生长，常表现为快速生长的色素性结节，偶尔为无色素性结节，可出血或形成溃疡。白种人中约 15%，可发生在任何部位和任何年龄，但＞60 岁的老年人和男性最多见，呈半球形，有的像血疱水疱。该类型恶性程度高，生长迅速，诊断时一般浸润较深
雀斑样（lentigo maligna melanoma）	表现为非典型性黑色素瘤细胞沿真皮表皮交界处呈线状或巢状增生，下延至毛囊壁和汗腺导管，并伴有严重的日光性损伤，同时有真皮内非典型性黑色素瘤细胞浸润。较前两种少见，约占 10%。通常发生于中老年人面部等常暴露日光下的部位。该类型并不是由痣发展而来的，往往曝晒后多年发病，早期表现为深色不规则的皮肤斑点，被误认为"老年斑"或"灼伤斑"
肢端雀斑样（acral lentiginous melanoma）	白色人发病率低，约 5%，黏膜黑色素瘤也常归于此类，与紫外线关系不大。黄色人种和黑色人种以该类型最为常见，报道称亚洲人的发病率高达 58%，黑色人种为 60%～70%。好发于手掌、足跟、手指、足趾、甲床和黏膜，由于发病部位特殊且隐匿，容易被忽视

伤小体。国外资料显示，28%的此类型恶性黑色素瘤患者发生 KIT 基因变异，10%发生 BRAF 变异，5%发生 NRAS 变异。肢端型和黏膜型发生 KIT 基因变异较多，其次为 BRAF 突变。非慢性日光损伤型，大部分发生 BRAF 基因 V600E 突变（60%）或 NRAS 突变（20%）。我国有报道显示，恶性黑色素瘤总体的 KIT 基因突变率为 10.8%，扩增率为 7.4%；总体的 BRAF 突变率为 25.9%，肢端和黏膜型突变率分别为 17.9%和 12.5%，其中 V600E 为最常见的突变位点（87.3%）。

免疫组化检查是鉴别恶性黑色素瘤的主要辅助手段。S-100、HMB45 和波形蛋白是诊断恶性黑色素瘤的特异性指标，其中 HMB45 的特异性最佳。一些黑色素细胞的增生在诊断方面存在困难，如不典型的黑色素细胞增生、恶性潜能不明的黑色素细胞瘤、性质未明浅表黑色素细胞肿瘤、不典型 Spitz 痣和不典型细胞性蓝痣。当怀疑上述病变时，建议向经验丰富的病理医师咨询。对于组织学难以诊断的病变，需考虑应用比较基因组杂交技术（CGH）或荧光原位杂交技术（FISH）检测特定的基因突变。

（2）区域淋巴结的评估

对于淋巴结转移的Ⅲ期患者，病理评估判断区域淋巴结转移的类型，是前哨淋巴结活检证实的微转移还是临床可及的大体转移，同时转移淋巴结的数目也是影响预后的重要因素。目前认为，影响淋巴结转移的危险因素包括原发灶的浸润深度、有丝分裂率、溃疡情况和患者年龄等。

细针穿刺常常在术前用于浅表组织内肿块的病理活检，在浅表淋巴结的良恶性鉴别方面也具有一定的作用。细针的穿刺优点在于创伤小、操作简便、报告速度快；其缺点在于假阴性率高，主要原因包括标本太少、肥胖、肿块位置太深或浅表皮肤存在瘢痕等。一项汇集了 10 个关于黑色素瘤细胞穿刺研究的 meta 分析显示，细胞学检查对于诊断淋巴结转移的总体敏感性为 97%，特异性 98%，其中腋窝较其他部位的假阴性率高，样本不足是穿刺失败的主要原因，且大部分的淋巴结穿刺结果皆为反应性增生。另有报道称，联合 B 超引导下的细针穿刺能够诊断 50%的前哨淋巴结阳性患者。但总体上，细针穿刺要求操作者具有丰富的细胞学诊断经验。对于未发生大体淋巴结转移的患者，前哨淋巴结内的转移病灶非常微小，细针能够准确抽吸转移部分并得到阳性结果的概率还是太低，无法取代前哨淋巴结的完整活检术。

目前，国际上对于前哨淋巴结的病理评估主要采用石蜡连续切片和免疫组化染色相结合的方法。对于前哨淋巴结转移的诊断标准为：在淋巴结实质中或传入的淋巴管内，看到不正常形态的免疫组化染色阳性细胞，即使这些异型细胞仅通过免疫组化染色证实，或仅存在一枚异型细胞并被证实。但目前免疫组化标志物的选择还未规范化。常用的标志物包括 S-100、HMB45、MART-1、酪氨酸酶

(tyrosinase)等。在实际操作中,一般将淋巴结一分为二,然后距离250 μm制作一张 HE 染色切片配对一张免疫组化染色切片,HE 切片数目应>5 张,每个免疫组化标志物至少 1 张。

我国的皮肤恶性黑色素瘤前哨淋巴结的病理检测主要分为术中快速病理和术后病理两部分,这也是我国病理诊断的特色之一。由于我国人口基数庞大,患者数目多,对临床周转和治疗效率都有一定要求。我们需要采取既快速又有效的方法,在术中对前哨淋巴结的转移情况作出准确判断。

我院前哨淋巴结的术中快速病理评估主要有两种方法:冰冻病理检测和细胞印片检测。早年主要是通过冰冻病理检测来完成术中前哨淋巴结的快速病理检查。主要方法是将目标淋巴结一分为二,一半进行快速液氮冰冻固定后,切片染色检查;另一半进行术后石蜡切片染色检查。但后来研究发现,冰冻检查具有损耗标本的缺点,经过冷冻后的那一半标本术后无法准确进行石蜡检测及免疫组化检测,可能会遗漏微小病变而增加假阴性率。因此,自2012 年起,细胞印片技术取代了原有的快速冰冻,成为皮肤恶性黑色素瘤术中前哨淋巴结病理评估的主要手段。

细胞印片病理的操作主要由复旦大学附属肿瘤医院病理科细胞室完成。手术医师将标本中的淋巴结分离并去除脂肪送往细胞室,细胞病理专科医师将每枚淋巴结沿淋巴管纵轴等分,一般一分为二,对稍大的淋巴一分为三,保证切面间距不超过 0.5 cm。然后对切面进行印片染色检查,这样能够有效地保存所有的淋巴组织送石蜡检测。无论印片是否证实存在微转移,所有的淋巴组织都将在术后被石蜡包埋、切片并进行常规的 HE 染色。对所有 HE 染色后的淋巴组织经光镜检查未发现转移的病例,将配对每张 HE 染色切片,进行免疫组化的进一步检测。选用的免疫组化标志物至少包括 HMB45、MART - 1/Melan A、S - 100 等黑色素瘤特异性的标志物,并根据结果综合评估前哨淋巴结是否存在微小转移。

当然,前哨淋巴结病理诊断的金标准还是石蜡连续切片病理,术中的快速病理仍然存在很高的假阴性。本组研究中,40.5%的前哨淋巴结阳性患者,术中印片结果为阴性,需经过术后石蜡切片免疫组化染色才得以证实。

除了常规的病理检测,还有学者提出,对于石蜡病理阴性的前哨淋巴结,还需要通过 PCR 技术检测黑色素瘤特异性的 mRNA(MART - A、tyrosinase、MAGE 等),来诊断前哨淋巴结分子水平的微转移。但结果发现,对于石蜡切片阴性的患者,PCR 阳性者与 PCR 阴性者预后相当。这提示我们,分子水平的淋巴结微转移在机体正常免疫系统的作用下,未必都会发展成细胞水平的转移。因此,目前在临床诊治中,尚未将 PCR 检测作为常规检测方法,其真正意义有待进一步的临床研究。

对于仅有一枚前哨淋巴结转移的患者,已经有许多不同的方法来测量前哨淋巴结中的肿瘤负荷。Starz 等人最早于 2000 年发表文章,介绍他们通过淋巴结的转移数目及 1 mm 的前哨淋巴结切片中肿瘤细胞向心浸润深度,来测量淋巴结的肿瘤负荷(S classifi-cation)(图 39 - 6,表 39 - 4);结果显示,随着肿瘤负荷的不断上升,非前哨淋巴结的数目也显著增多($P=0.001$),且肿瘤负荷也是远处转移的独立预后因素。2004 年,Dewar 等学者提出了根据肿瘤细胞是否突破淋巴结被膜来评估前哨淋巴结的肿瘤

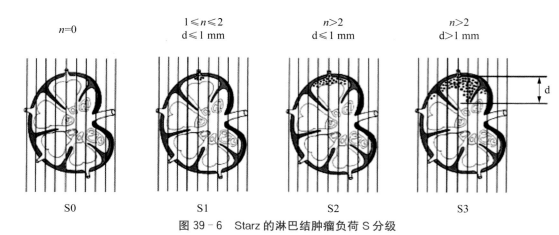

图 39 - 6　Starz 的淋巴结肿瘤负荷 S 分级

负荷(Dewar 标准);结果发现,仅被膜下转移的患者预后明显好于被膜外的患者,且无一例被膜下转移的病例存在非前哨淋巴结的转移。法国的 Eggermont 等于 2008 年提出了鹿特丹(Rotterdam)标准,根据淋巴结中转移病灶的大小来评估淋巴结的肿瘤负荷(<0.1 mm、0.1～1 mm、>1 mm);结

果发现,<1 mm 的极微转移患者的预后与前哨淋巴结阴性的预后相当,认为对此类患者可考虑免除进行区域淋巴结的清扫。随后在 2010 年,他们联合运用 Rotterdam 标准和 Dewar 标准来评价患者的肿瘤转移负荷,同样发现转移灶<1 mm 且位于被膜下的患者预后最佳。

表 39 - 4 Starz 等提出的淋巴结肿瘤负荷 S 分级标准

	淋巴结数目	1 mm 的切片内肿瘤细胞的向心浸润深度	意义
S0	any	无可探测的肿瘤细胞	无淋巴结转移
S1	1～2	≤1 mm	较局限的外周肿瘤负荷
S2	>2	≥1 mm	较广的外周肿瘤负荷
S3	any	>1 mm	较严重的转移浸润

对于大体转移或前哨淋巴结阳性后补充清扫的标本的检测,依旧参考 HE 染色石蜡切片,必要时结合恶性黑色素瘤特异性标志物的免疫组化检查。需要指出的是,为了准确地进行分期,目前要求腹股沟清扫后评估 10 枚淋巴结,颈部和腋下淋巴结标本至少评估 15 枚,这需要病理医师在大体标本中仔细分离淋巴结组织,保证足够的标本送检。

(3)转移灶的评估

对于远处转移的 IV 期患者,远处转移的部位是影响预后的重要因素。AJCC 将远处转移分为 3 个等级:远处皮肤软组织转移;肺转移;除肺转移以外的脏器转移。LDH 升高被认为是预后不良的独立预后因素。

转移灶的病理检测方法参考原发灶的检测方法。需要对皮肤软组织转移的几个概念加以明确,具体如下。

移行转移(in-transit metastasis),指原发病灶(周围直径 2 cm 以外)与区域淋巴结之间,通过淋巴管转移的皮肤、皮下或软组织转移结节。

卫星灶(satellite),指在原发病灶周围直径 2 cm 内发生的转移结节。

微卫星灶(microstaellitosis),指深于原发灶至少 0.3 mm 的真皮网状层、脂膜或脉管中,直径 >0.05 mm 的瘤巢,与区域淋巴结转移相关性高。

39.7 分期

根据 AJCC 分期修订版,恶性黑色素瘤被分为局限性无转移的黑色素瘤(Ⅰ～Ⅱ期)、区域转移的黑色素瘤(Ⅲ期)和远处转移的黑色素瘤(Ⅳ)期 (表 39 - 5、39 - 6)。

表 39 - 5 AJCC 7th 版皮肤恶性黑色素瘤 TNM 分期

原发灶		区域淋巴结		
T 分期	厚度	N 分期	转移淋巴结数目	细化
Tx	原发灶无法评价	N1	1	a 病理诊断[s]
T0	无肿瘤证据			b 临床诊断[t]
Tis	原位癌	N2	2～3	a 病理诊断[s]
T1	≤1 mm			b 临床诊断[t]
T2	1.01～2 mm	N3	≥4 个或移行转移灶、卫星灶、转移结节	a 病理诊断[s]
T3	2.01～4 mm			b 临床诊断[t]
T4	>4 mm			
T 分期细化(a 无溃疡,b 有溃疡,c 有丝分裂象数目)远处转移				
T1a	有丝分裂象数目 0/mm²	无溃疡	M 分期 部位	LDH 情况

续　表

	原发灶			区域淋巴结	
T1b	有丝分裂象数目≥1/mm²		M1a	远处皮肤、皮下或结节转移	正常
T2a, T3a, T4a		无溃疡	M1b	肺转移	正常
T2b, T3b, T4b		有溃疡	M1c	其他内脏转移	正常
				任何远处转移	上升

注:s指前哨淋巴结或淋巴结清扫术后,由病理医师确定的转移
t指临床查体发现的转移淋巴结(经治疗性手术切除后病理证实转移)或者表现为结节外侵犯性生长的转移淋巴结

表 39-6　AJCC 7ᵗʰ版皮肤恶性黑色素瘤临床和病理分期

临床分期ᵃ	T	N	M	病理分期ᵇ	T	N	M
0 期	Tis	N0	M0	0～Ⅱc期	与临床分期相同		
Ⅰa 期	T1a	N0	M0	Ⅲa 期	T(1-4)a	N1a, N2a	M0
Ⅰb 期	T1b	N0	M0	Ⅲb 期	T(1-4)b	N1a, N2a	M0
	T2a	N0	M0		T(1-4)a	N1b, N2b, N2c	M0
Ⅱa 期	T2b	N0	M0	Ⅲc 期	T(1-4)b	N1b, N2b, N2c	M0
	T3a	N0	M0		任何 T	N3	M0
Ⅱb 期	T3b	N0	M0	Ⅳ期	任何 T	任何 N	M1
	T4a	N0	M0				
Ⅱc 期	T4b	N0	M0				
Ⅲ 期	任何 T	≥N1	M0				
Ⅳ 期	任何 T	任何 T	M1				

a:临床分期包括原发灶微转移分期和临床/影像学所确认的转移灶。常规来说,应在原发灶切除和分期检查完成后确定分期

b:病理分期包括原发灶微分期,部分或全部区域淋巴结切除的病理情况

39.8　治疗

39.8.1　外科治疗

39.8.1.1　活检

对可疑的色素性病灶需通过活检结合病理检查以明确病灶的良恶性质。切勿仅凭个人临床经验,在病理未证实为恶性黑色素瘤的情况下,对病灶进行盲目地扩大切除,特别是施行需采取截肢等手段而影响功能的手术。同时,直接扩大切除,也可能改变局部病灶部位的区域淋巴结回流,从而影响前哨淋巴结活检的准确性。

一般建议对可疑病灶进行完整地切除并活检,以获取准确的 T 分期,活检切缘一般为 0.3～0.5 cm。对于颜面部、手掌、足底、耳、手指、足趾或甲下等部位的病灶,或巨大的病灶,完整切除无法直接修补创面时,可考虑进行全层皮肤病灶的切取活检,对于肿块型高出皮面的病灶可考虑进行细针穿刺。尽量避免切取过程中动作粗暴、创伤大、失血多或违背无瘤原则,或反复穿刺甚至粗针多次穿刺等,这样有可能增加肿瘤医源性播散的可能。

对于已经发生转移的患者,也可以对转移病灶进行细针穿刺或切除活检以明确病理结果。

39.8.1.2　扩大切除

早期恶性黑色素瘤在活检确诊后,应尽快做原发灶的扩大切除术,有指证的同期完成前哨淋巴结活检术。原发灶扩大切除的标准参照《中国恶性黑色素瘤指南》的规范。

扩大切除的切口选择,应考虑沿病灶部位的皮纹设计梭形切口,以保证低张力缝合及美观。四肢应考虑纵轴切口。

扩大切除的安全切缘根据病理报告中的肿瘤浸润深度来决定。

1)病灶厚度≤1 mm 时,安全切缘为 1 cm。

2)厚度在 1.01～2 mm 时,安全切缘为 1～2 cm。

3)厚度>2 mm 时,安全切缘为 2 cm。

4)当厚度>4 mm 时,最新的循证医学证据支

持安全切缘为 2 cm。

一项来自欧洲多中心的随机研究,入组的 936 例恶性黑色素瘤浸润深度>2 cm 的患者接受扩大切缘为 2 cm 和 4 cm 的手术治疗,结果两组的 5 年总生存率相似。系统回顾和 Meta 分析也显示外科手术切缘 2 cm 已经足够。

原发灶切除后的创面修复方法,包括直接缝合、植皮和转移皮瓣修补等(图 39-7)。当受到解剖结构限制无法修复创面时,可考虑酌情进行局部肢体的切除术。但目前提倡避免因盲目扩大切缘而进行截肢手术。

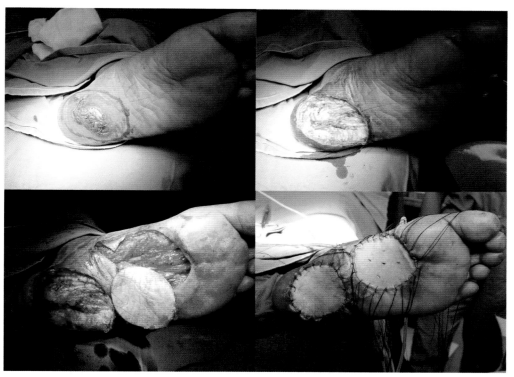

先沿肿瘤外 2 cm 扩大切除,然后行足底内侧皮瓣转位修补

图 39-7 足底皮肤恶性黑色素瘤扩大切除后足底缺损的修复(足弓处植皮的皮瓣修补术)

切除的深度一般要求包括皮肤全层和皮下组织。实际操作中,一般要求对于浸润较深的病灶,基底切缘达深层的肌肉筋膜,实现病灶的"三维"扩大切除。

39.8.1.3 区域淋巴结的外科处理

决定皮肤恶性黑色素瘤预后的重要因素,依旧是患者的 TNM 分期,包括原发病灶的浸润深度、有无溃疡和核分裂象数目、区域淋巴结的转移状态,以及是否存在远处转移。其中,淋巴结的转移状态是区分Ⅰ、Ⅱ期和Ⅲ、Ⅳ期的重要标志,也是决定患者术后是否需要进行大剂量干扰素治疗的重要临床依据之一。

不同部位的皮肤病灶,其淋巴回流的区域也是不同的(图 39-8)。四肢的回流相对简单和固定,上肢回流至同侧腋窝,下肢回流至同侧腹股沟,其余中

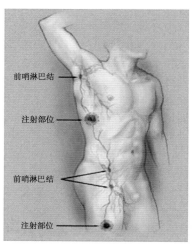

图 39-8 人体皮肤淋巴回流

段部位如滑车淋巴结、肱中淋巴结、腘窝淋巴结的第一站回流亦有报道，但病例较少。本研究中少数病例有做相应区域的评估和观察，但不作为前哨活检的常规部位选择。躯干的回流相对复杂，特别是背部、臀部、会阴部的回流。一般而言，单侧病灶仅引流至同侧的区域淋巴结，但跨越中线的病灶存在双侧回流的可能。垂直方向上，一般以脐上 2 cm 为界，以上的病灶回流至同侧腋窝，以下的病灶回流至同侧腹股沟；但跨越分界线的病灶也有双向转移的可能，臀部和会阴部皮肤更有直接回流至盆腔深部淋巴结的情况。头颈部的淋巴回流最为复杂，通常具有多个淋巴结回流的区域。

关于皮肤恶性黑色素瘤的转移模式，长期以来存在两种理论（图 39 - 9）。"孵化器"理论（incubator hypothesis）认为，皮肤恶性黑色素瘤的原发灶首先对区域第一站淋巴结释放免疫抑制因子，后者使得淋巴结内的微环境发生改变，适合于肿瘤细胞在淋巴结内着床生长，而后再侵入其他淋巴结，最后扩散至远处器官。但在实际临床观察中，一部分浸润深度较厚的病灶（Breslow ＞4 mm），可在淋巴结转移的同时即发生血道的转移。于是出现第 2 种理论——同期转移理论（marker hypothesis），认为局部晚期的皮肤恶性黑色素瘤作为一种全身性疾病，具有淋巴道和血道同时转移的特性，因此任何针对区域淋巴结的外科治疗，包括首站淋巴结的活检，甚至区域淋巴结的完整清扫（complete lymph node dissection，CLND）都无任何治愈意义。

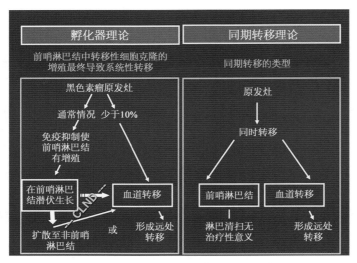

图 39 - 9 · 皮肤恶性黑色素瘤的转移模式

区域淋巴结的预防性清扫（elective lymph node dissection，ELND），是早年基于"孵化器"理论而提出的皮肤恶性黑色素瘤的治疗方式。即：无论患者区域淋巴结有无临床转移征象，在原发灶切除的同时，进行完整的区域淋巴结切除。但之后的多项随机研究都无法证明，原发灶扩大切除联合区域淋巴结清扫，同单纯原发灶切除相比，能够提高患者的远期生存。2000 年发表的一项大规模多中心研究的结果显示，对于临床无淋巴结转移的Ⅰ、Ⅱ期皮肤恶性黑色素瘤患者，预防性清扫组与观察组总体 10 年生存率分别为 77％和 73％，其差异无统计学上的显著性意义（$P＞0.05$）。研究分析认为，之所以区域淋巴结清扫未能证实生存获益，是因为对于无临床转移征象的患者，真正存在需要通过病理检查证实的淋巴结内微转移的比例，通常在 20％左右；因此，就两组人群整体而言，生存获益不超过 6％。换言之，80％以上的患者在接受淋巴结清扫后不但没有临床获益，反而遭受了清扫所带来的意外和并发症的危险。因此，国际上对于早期皮肤恶性黑色素瘤患者，均不再推荐预防性淋巴结清扫。

但另一方面，仅采取"观察和等待"的治疗模式，亦有失妥当。首先，不进行手术和病理分析，就无法对区域淋巴结进行充分评估，患者的预后情况无法明朗；其次，存在淋巴结转移的Ⅲ、Ⅳ期皮肤恶性黑色素瘤患者,生存明显差于Ⅰ、Ⅱ期患者,若已经存在淋巴结微转移而不尽早切除,可能存在延误治疗、导致疾病进展、增加远处转移的风险。

于是,在预防性清扫和单纯观察皆非所宜的窘境下,前哨淋巴结活检技术(SLNB)应运而生。

(1)前哨淋巴结活检技术

1)前哨淋巴结的基本概念:20世纪80年代,学者Donald Morton提出前哨淋巴结(sentinel lymph node,SLN)的概念,并证实了它的存在。SLN是原发肿瘤通过淋巴途径引流的第一站淋巴结,是肿瘤细胞在转移路途中必经的首个目标器官。理论上SLN的阴性状态,应该反映其他引流区域尚未发生肿瘤转移,SLN也应该作为阻止肿瘤细胞从淋巴结扩散的屏障。

研究者们首先通过皮肤的淋巴结核素显像,观察不同部位皮肤的淋巴回流区域,随后通过猫的动物实验,定位最终回流到达的1~2枚淋巴结,最后通过局部皮下注射美蓝对淋巴结进行染色标记。1992年,莫顿发表了第一篇有关人体SLN研究的论文。他在223例黑色素瘤患者中,成功通过美蓝示踪实施了194例前哨淋巴结活检术(SLNB),肿瘤转移率20%,与预期的一致。随后其对所有的病例进行了同期的区域淋巴结清扫,发现剩余的共3 079枚非前哨的区域淋巴结内,仅2枚(0.06%)存在肿瘤转移,从而有效地证明了术中通过美蓝染色定位寻找SLN的可行性。

1994年,基于先前的工作,莫顿等人设计并开展了第一个有关皮肤恶性黑色素瘤SLNB的多中心随机对照研究——MSLT-I(multicenter selective lymphonectomy trial-I)。该研究的中期报告于2006年发表于著名的《新英格兰医学杂志》,该报告仅分析了1 347例中等浸润深度(Breslow 1.2~3.5 mm)的患者,有95%的患者成功实施了SLNB,尽管SLNB组和观察组的5年生存率无明显差异(87.1% vs. 86.6%,$P>0.05$),但是SLNB组的无病生存率明显优于观察组(78.3% vs. 73.1%,$P<0.01$)。SLNB组中SLN阳性的患者接受即刻淋巴结清扫(CLND)后,较观察组中淋巴结复发后接受延迟性淋巴结清扫(TLND)的患者预后明显改善(72% vs. 52%,$P<0.01$)。预后分析发现,SLN阳性是影响预后的独立因素。基于MSLT-I的中期报告结果,无论是欧洲的恶性黑色素瘤协作组,还是

美国临床肿瘤协会(ASCO)和肿瘤外科协会(SSO),都推荐将SLNB正式写入皮肤恶性黑色素瘤的诊疗指南。

MSLT-I随访10年的最终结果,已于2015年末再次发表于权威的《新英格兰医学杂志》。报道共分析了中等浸润深度(Breslow 1.80~3.50 mm)病例1 270例,厚浸润深度(Breslow>3.50 mm)病例290例。另外入组的232例浅浸润深度(Breslow 1.20~1.79 mm)的病例结果未纳入分析。总体的10年黑色素瘤特异性生存率(melanoma-specific survival,MSS),中等浸润深度的病例中,SLNB组和观察组无明显差异(81.4% vs. 78.3%,$P>0.05$);厚浸润深度的病例中,两组的10年MSS亦无差异。10年的无病生存率(disease-free survival,DFS)方面,中等浸润深度的患者中,SLNB组明显优于观察组(71.3% vs. 64.7%,$P<0.05$);而在厚浸润深度组中,两组的差异同样显著(50.7% vs. 40.5%,$P<0.05$)。SLNB组中,SLN阳性的患者预后明显差于SLN阴性的患者。在中等浸润深度的病例中,SLN阳性的患者10年MSS明显差于SLN阴性患者(62.1% vs. 85.1%,$P<0.001$);在厚浸润深度的病例中,差异同样存在(48% vs. 64.4%,$P<0.05$)。多因素分析发现,SLN状态是影响肿瘤复发和远期生存的独立因素。总体的淋巴结转移比例为20.8%。长期随访发现两个研究组最终淋巴结转移的比例相似。综合统计分析发现,对于中等浸润深度的患者而言,SLNB明显改善了患者的预后,分别使患者的总体生存时间和无远处转移生存时间提高了2倍,使患者的无病生存时间延长了3倍。

MSLT-I研究结论表明,基于SLNB的分期技术,可为中等浸润深度和厚浸润深度的患者提供重要的预后信息,并使已经存在微转移的患者生存获益。基于SLNB的外科治疗模式,延长了所有患者的无病生存时间,延长了中等浸润深度患者的无远处转移生存时间和恶性黑色素瘤相关生存时间。

2)前哨淋巴结活检的指征:根据《NCCN皮肤恶性黑色素瘤指南》(简称《指南》),及美国ASCO和SSO联合制定的诊疗规范,前哨淋巴结活检推荐指征为临床评估Ⅰb和Ⅱ期的患者,即原发病灶浸润深度在0.76~1 mm且伴有溃疡或有丝分裂象数目$\geqslant 1/mm^2$,以及肿瘤厚度>1 mm的所有患者。对于

不同浸润深度的患者接受前哨淋巴结活检的意义，

《指南》也分别进行了详细的说明（表 39 - 7）。

表 39 - 7　前哨淋巴结活检的临床指南推荐总结

临床问题	指　南　推　荐
SLNB 的指征	
中等浸润深度	推荐任何解剖部位的中等浸润深度（Breslow 1～4 mm）的皮肤恶性黑色素瘤患者接受 SLNB。常规的 SLNB 将提供准确的分期，其 PSM 高，FNR、PTPN、PVP 也在可接受的范围内
厚浸润深度	尽管专门针对厚浸润深度（Breslow ＞4 mm）的患者的研究尚少，但 SLNB 可推荐在这部分患者中实施，以提供准确分期及改善疾病的局部控制
浅浸润深度	尚无充分证据支持对浅浸润深度（Breslow ＜1 mm）的患者进行 SLNB，但对于具高危险因素的患者，操作本身对于病理分期的益处超过了其潜在的风险性。这些高危因素包括溃疡或核分裂象≥1/mm²，特别是对于浸润深度在 0.75～0.99 mm 的患者而言
CLND 的意义	推荐对所有 SLNB 阳性结果的患者实施 CLND。CLND 可提高疾病的局部控制率。CLND 是否可提高仅 1 枚前哨淋巴结转移的患者的远期生存，将由 MSLT－Ⅱ临床试验的结果来回答

注：SLNB，前哨淋巴结活检术；CLND，根治性区域淋巴结清扫术；PSM，定位成功率；FNR，假阴性率；PTPN，真阴性率；PVP，阳性预测价值；MSLT－Ⅱ，multicenter selective lymphadenectomy trial Ⅱ

3）前哨淋巴结活检术的操作：前哨淋巴结的活检术主要分为前哨淋巴结的示踪定位与手术切除两部分，即为一个有目标性的淋巴结活检术。

首先，根据人体皮肤淋巴回流的分布特点，根据肿瘤原发部位来选择进行活检的淋巴区域。目前，对于位于单一淋巴回流区域的四肢病灶或躯干病灶，前哨淋巴结的示踪定位比较固定，成功率高。对于多引流区域的躯干病灶，以及头颈部病灶，由于回流复杂，目前不常规开展前哨淋巴结活检。但亦有报道，具有丰富经验的头颈外科医师，其实施活检成功率亦能达到 94.7%，略低于四肢。

前哨淋巴结的定位，采取国际研究中通用的两种方法，即美蓝染色和核素示踪。

美蓝染色的操作方法为，在手术开始前20 min，在原发灶周围（一般在扩大切除的范围内）多点注射亚甲基蓝 1～2 ml，注射后进行局部轻柔按摩，以促使染色剂通过淋巴管回流入区域淋巴结。在活检术中切开皮肤后可看到蓝染的淋巴结和淋巴管（图 39 -10）。

核素示踪分为两个部分。第一部分为，在术前 1 天（约术前 20 h）或手术当日上午（术前 4～6 h），患者在核素室，由专业核素操作人员，在原发灶周围多点注射用⁹⁹ᵐ锝（⁹⁹ᵐTc）标记的硫胶体（sulfur colloid，SC）。此放射性示踪剂，由复旦大学附属肿瘤医院核医学科新鲜制备，放射性活度为 1.85×10⁷ Bq/ml。注射的总量依注射时间而定，一般术前 1 d 分

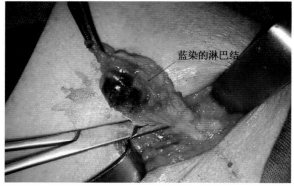

蓝染的淋巴结

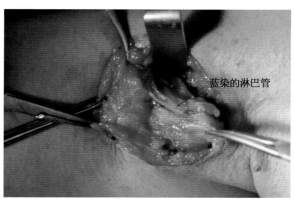

蓝染的淋巴管

图 39 - 10　蓝染的淋巴结和淋巴管

2～4 点共注射 4 ml；术前当日上午注射时，出于对手术操作者的辐射安全考虑，注射剂量减半。注射后 15～30 min，对患者的淋巴结回流区域进行正位

摄片,通过淋巴显像位置在患者体表进行前哨淋巴结的粗略定位。在后期,我们还引入了核素的 CT 模拟定位,以提高核素摄片定位的准确性,提供更多前哨淋巴结定位的解剖信息,同时也可发现部分深部淋巴结直接回流的情况(图 39 - 11)。

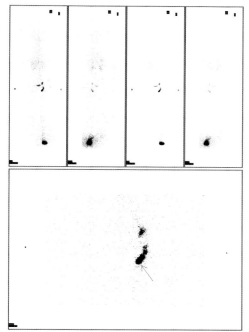

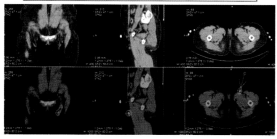

图 39 - 11 核素摄片

核素定位的第二部分是在术中运用 Neoprobe 2000 γ 探测仪(美国 Mammotone 公司产品,图 39 - 12)的手持探测棒,进行前哨淋巴结的术中定位。它是通过在淋巴回流区域探测核素热点来确认前哨淋巴结的位置。理论上,前哨淋巴结中的核素聚集最高,即为探测值最高的热点(hot spot);切除后术野的核素摄取值将明显下降。在实际操作中,要求切除探测最高值 10% 以上的所有淋巴结,即前哨淋巴结标本移除后,局部术野残腔摄取值不高于前哨淋巴结探测最高值的 10%(图 39 - 13)。

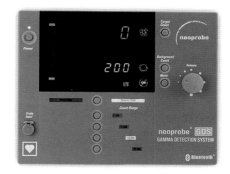

(A)探测仪机身

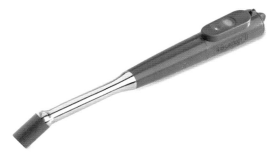

(B)手持蓝牙探测棒

图 39 - 12 Neoprobe 2000 γ 探测仪

临床具体操作时,可根据实际情况和需要选择定位方法。早期缺乏定位经验时,主要采用美蓝染色、核素摄片及术中核素探测三法联合进行前哨淋巴结的示踪和定位。对于原发病灶已经扩大切除的病例,仅采取核素摄片和术中核素定位。当淋巴回流区域靠近原发病灶,在原发部位注射核素后,可干扰淋巴结区域探测,容易因背景值过高而对淋巴结定位失败,此情况称为"shine through"效应。此时可单纯使用美蓝定位。后期由于核素示踪剂缺货及其他临床原因,仅采用美蓝进行定位。当核素定位和美蓝染色都失败时,可通过术前或术中的 B 超定位,或根据术者经验进行单纯的区域淋巴结活检。

前哨淋巴结定位完成后进行淋巴结切除活检的要求是,尽量行完整切除,尽可能多地切除所有蓝染或核素高摄取的淋巴结,以提高评估的准确性。由于淋巴结常常位于大隐静脉主干及其分支的周围,术中应尽量避免损伤大隐静脉主干,可结扎其属支。同时也注意结扎淋巴管,简单的电灼可能会引发术后的淋巴瘘。术后常规放置引流管引流残腔淋巴液,一般如引流量连续 3 d 少于 20～30 ml/d 方可拔除。拔除后若出现局部积液,可进行细针抽吸或重新放置引流。

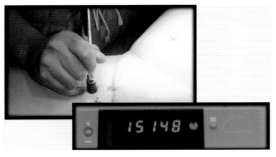

（A）皮肤切开前探测

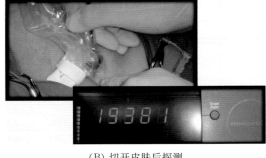

（B）切开皮肤后探测

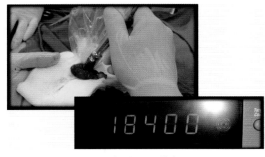

（C）探测 SLN 热点

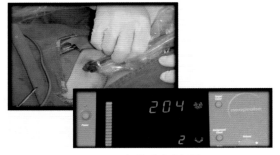

（D）SLN 切除后残腔探测

图 39－13　前哨淋巴结的核素术中探测

4) 中国皮肤恶性黑色素瘤前哨淋巴结术的情况：自 2009 年底起，复旦大学附属肿瘤医院恶性黑色素瘤诊治中心常规开展前哨淋巴结活检手术，目前已成功完成 500 例。2016 年，回顾性分析了 452 例无临床转移征象的皮肤恶性黑色素瘤接受前哨淋巴结活检手术的临床资料。本组患者总体的 Breslow 浸润深度为 3.29 mm，肢端型病灶占 66.4%，溃疡率 59.7%。本组前哨淋巴结总体活检成功率为 99.6%，定位成功率为 85.2%。SLN 阳性率为 26.8%，假阴性率为 4%，总的淋巴结阳性率为 30.8%。其中 67.8% 的前哨淋巴结阳性患者仅 1 枚前哨淋巴结转移，72.5% 的患者完整区域淋巴结清扫后无非前哨的区域淋巴结转移。AJCC 分期比例为 Ⅰ 期 22.4%、Ⅱ 期 41.1%、Ⅲ 期 36.6%。总体的 5 年总生存率、无复发生存率、无远处转移生存率分别为 66.6%、55.8% 和 66.8%。前哨淋巴结的转移状态显著影响患者的预后（图 39－14）。

（2）治疗性淋巴结清扫术

当前哨淋巴结经病理检查证实存在微转移，或患者就诊时已经存在临床的大体转移，则需对区域淋巴结进行治疗性清扫手术。

常见的淋巴结清扫术包括腹股沟淋巴结清扫术和腋窝淋巴结清扫术。两项清扫术的共同要点包括：① 术中注意无瘤原则，应当封闭原活检的创面，将原活检切口梭形切除，并在清扫的整个过程中尽量避免进入原活检残腔；同时，移除标本后应更换手套及手术器械，关闭术野前用 0.9% 氯化钠溶液、稀聚维酮碘水或氯己定溶液等冲洗伤口，避免医源性种植和播散。② 术中除小心断扎血管外，应尽量结扎淋巴管，特别是打开血管鞘时注意结扎，术后也应

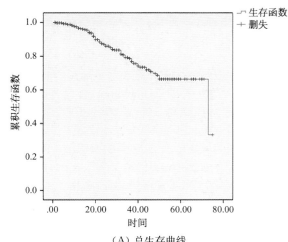

（A）总生存曲线

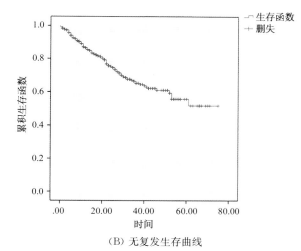

（B）无复发生存曲线

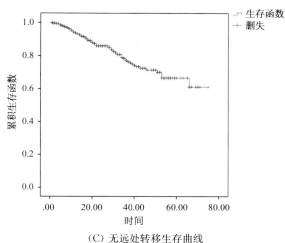

（C）无远处转移生存曲线

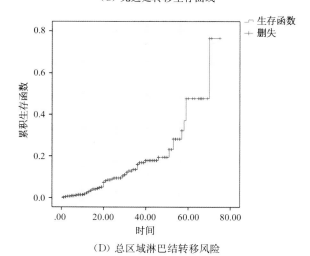

（D）总区域淋巴结转移风险

图 39 - 14 复旦大学附属肿瘤医院恶性黑色素瘤诊治中心的临床资料

当常规放置引流管引流残腔渗液,避免发生淋巴瘘;引流管拔除标准和处理同活检手术。③ 应对区域淋巴结进行完整切除,并检出尽量多的淋巴结。根据《中国恶性黑色素瘤指南》的要求,腋窝淋巴结清扫术后淋巴结检出不应少于 15 枚,腹股沟区域不应少于 10 枚;当然,这在实际操作中很难保证,不但要求外科医师严格遵循指南推荐的清扫范围并完整清扫外,也要求病理科医师大体检查时分离尽可能多的淋巴结。

腋窝淋巴结清扫基本同乳腺癌的清扫范围。具体手术步骤:取腋中线弧形切口,分离两侧皮瓣,前方至胸大肌外缘,后方至背阔肌前缘,上方在胸大肌与肱二头肌交界处,下方至肋弓第 5 或第 6 肋间水平,并暴露内侧的前锯肌。显露并切开锁骨下区的喙锁筋膜,暴露腋静脉,然后沿腋静脉主干小心分离,至胸小肌外侧缘,提起胸小肌,继续清扫至腋窝顶部。依次于腋静脉下方水平,断扎腋动静脉的各分支。当腋窝淋巴结和脂肪组织被清除后,即可见到与肩胛下血管伴行的胸背神经,在其内侧2 cm 水平可看到与胸外侧血管伴行的胸长神经,应注意保护这两根神经和胸背动脉,在它们之间,将腋窝淋巴结自腋顶部断离。然后继续向下清除皮瓣范围内全部淋巴结组织。

腹股沟淋巴结清扫的手术步骤:沿股血管体表投影取 S 型弧形切口,上至腹股沟韧带中点上 5 cm,下至股三角尖。分离两侧皮瓣,向上至腹股沟韧带上 5 cm,外侧至缝匠肌外侧缘,内侧至股内收肌群(长收肌)内缘,向下暴露股三角尖的大隐静脉主干。断扎大隐静脉,然后由外下至内上掀起标本,依次打开股血管鞘,从外向内依次暴露股神经、股动脉和股静脉,断扎股动静脉的各属支,最后于卵圆窝处根部断扎大隐静脉。注意保护股神经纤维,过度损伤会导致大腿表面皮肤的麻木和股四头肌肌无力。尽管本研究纳入的都是相对早期的病例,并在术前通过影像学检查排除了髂窝转移的可能,但在术中仍应当常规探查股管淋巴结(Cloquet 淋巴结),来决定是否进一步行深部的髂窝淋巴结清扫。股管淋巴结通常的位置在腹股沟韧带下方股静脉进入腹腔内的入口处表面,小心用手指推开此间隙内疏松的脂肪组织,即可探查血管表面及其内侧是否存在可疑的肿大淋巴结。

股管淋巴结阳性或术前检查提示存在髂窝转移时,应进行髂外淋巴结清扫术。一般在腹股沟清扫术后同时进行,向上延长切口,依次切开腹壁肌肉,将腹膜推开,显露髂外血管和闭孔,清扫此处的髂窝淋巴结直至一侧的髂内髂外动静脉分叉水平。亦有晚期病例发生腘窝转移和中肱滑车上淋巴结转移,亦可进行此处的淋巴结切除术。

淋巴结清扫术后并发症同活检术,但其神经麻木和淋巴瘘的发生率和严重程度都有所上升。一般腋窝淋巴结清扫术后,上臂内侧和胸壁出现麻木;腹股沟清扫术后,大腿前方至膝盖皆可发生麻木。总体上,腹股沟淋巴结清扫术后水肿的发生率为20%,若原发疾病较晚期,淋巴回流受阻时间长,淋巴管扩张明显,则水肿发生率更高。一般应积极引流,采取加压、吸引等方法促进淋巴管闭合。清扫术后严重的并发症还包括下肢静脉炎、淋巴管炎,甚至下肢静脉血栓,并发肺梗死等;故腹股沟清扫术后,应抬高患肢、按摩下肢和固定活动,嘱患者早期下床等。

39.8.1.4 复发和转移病灶的外科处理

由于复发和转移性黑色素瘤药物治疗的效果仍然较差,无法再次达到根治,故目前对于局限性或单一性的复发或转移的黑色素瘤病灶,若能够手术仍旧推荐切除。例如,局限性的皮肤转移灶,首先选择手术切除,切除术无扩大切缘需要,得到阴性切缘即可。部分内脏转移的患者,可考虑短期观察后复查,如果未出现全身新的转移灶,可考虑手术。术后确定为无瘤状态应接受辅助治疗或临床试验。SWOG9430研究发现,Ⅳ期孤立转移的患者术后中位生存期可达到19个月,5年生存率为20%,远远超过以往Ⅳ期患者6~8个月的中位生存期。

移行转移是Ⅲ期恶性黑色素瘤患者中的特殊类型,也是最为常见的恶性黑色素瘤术后复发的模式。对于反复发作、范围广泛的移行转移,手术的根治往往受到肿瘤的部位、个数、术后的修复、功能重建、安全性以及患者耐受性等影响。此时,除了直接性截肢手术外,还可考虑进行脉管内介入治疗,主要分为隔离热灌注化疗(isolated limb perfusion,ILP)和隔离热输注化疗(isolated limb infusion,ILI)。两者治疗的共性是,需外科手术显露肢体近端的主要动静脉并将其暂时阻断,将有效的化疗药物加热后送入局部血管内,使其在局部达到较高的血药浓度产生杀瘤作用,同时药物又不会大量进入全身循环系统,减少了全身不良反应。

ILP一般选用美法仑作为灌注药物。当肿瘤负荷大时,联合肿瘤坏死因子(TNF),将化疗药物加热至39~40℃,通过体外循环泵灌注入局部血管,如

此能够使得局部肢体的血药浓度达到一般机体可承受的20倍。灌注结束后,要求进行药物的洗脱和患肢局部去血以减少全身毒性。文献报道,ILP的总体保肢率96%左右,50%的CR患者在6个月内复发,但70%的复发患者仍能够再通过局部治疗得到治愈。ILP常见的不良反应包括烫伤、动脉栓塞、肌肉急性水肿引起的间室筋膜综合征等,远期后遗症包括淋巴水肿、运动障碍、肌肉纤维化、感觉麻木、反复感染等,发生率约为40%。

ILI的区别在于,其药物输入属于低流量、小创伤,一般通过经皮穿刺置管,可重复性大,也较为便捷,不需要体外循环泵进行药物灌注,而仅靠一般的输液系统进行药物输注。ILI的局部药物浓度可达机体耐受的10倍。其与ILP最大区别在于,其输注液无需通过心肺循环机进行氧化,不会诱发组织缺氧和酸中毒,增强美法仑的细胞毒性。ILI后去血量也较ILP小,无需输血。总体上,ILI的并发症也较少,1/3的患者可无症状,无深部组织的损伤,不引起间室筋膜综合征,无相关性截肢报道。一般肿瘤负荷较小时,推荐进行ILI。ILI也可作为ILP前的药物敏感性测试。

除此之外,目前对于移行转移的患者,还有一些局部治疗的报道,如瘤内注射,注射的药物包括免疫原性的药物,如卡介苗、干扰素、白介素、灭活病毒和化学消融物质等,也有配合瘤内注射化疗的电刺激治疗或冷冻治疗。其共同特点是,除了局部直接杀伤肿瘤细胞外,也使得病灶内的肿瘤免疫原性物质释放,引起机体的全身免疫抗肿瘤作用。有报道显示,瘤内注射后,不但注射部位肿瘤缩小,非注射部位肿瘤也出现缩小,提示局部治疗可能诱发全身免疫反应。目前局部治疗主要用于存在其他远处脏器转移的晚期患者的姑息治疗,或年龄大、一般情况差而无法耐受手术或脉管内药物治疗的患者。

39.8.2 内科治疗

39.8.2.1 辅助治疗

术后根据患者病灶的浸润深度、有无溃疡、淋巴结转移情况等危险因素分为4个危险等级:Ⅰa期(低危)、Ⅰb~Ⅱa期(中危)、Ⅱb~Ⅲa期(高危)和Ⅲb~Ⅳ期(极高危)。不同危险度的恶性黑色素瘤患者应选择不同的辅助治疗。

（1）干扰素治疗

对于低危恶性黑色素瘤患者,目前不推荐辅助

治疗方案,以观察随访为主。

对于中高危患者,预期复发与转移风险明显提高,超过25%。目前多个临床Ⅲ期随机对照研究证实,高剂量干扰素 α2b 能延长患者的无复发生存时间和总生存时间,推荐其作为中高危恶性黑色素瘤患者的辅助治疗。1年大剂量 α2b 干扰素的用药方案为 $2 \times 10^7 IU/m^2/d \times 4$ w,$1 \times 10^7 IU/m^2/tiw \times 48$ w。回顾近几年关于干扰素辅助治疗的 Meta 分析,均证实高剂量干扰素可延长无复发生存期,但对总生存的影响尚未明确。2011 年,美国 FDA 批准长效干扰素 α 作为恶性黑色素瘤淋巴结受累患者的辅助治疗药物。两项大型Ⅲ期临床研究发现,原发灶溃疡的患者更能从长效干扰素治疗中获益。长效干扰素治疗时间一般为 5 年,方案为 6 μg/kg/w×8 周+3 μg/kg/w×5 年。

我国患者由于人种差异,实际临床操作中,发现对于大剂量干扰素治疗的耐受性较差。针对我国国情,可考虑选用改良方案,具体为 $1.5 \times 10^7 IU/m^2/d \times 4$ w+$0.9 \times 10^7 IU/m^2/tiw \times 48$ w 治疗 1 年,对于Ⅱb～Ⅲa 的高危肢端患者也可使用 1 月方案 $1.5 \times 10^7 IU/m^2/d \times 4$ w。

干扰素治疗的常见不良反应,除了血液学毒性如中性粒细胞减少、贫血等和肝肾毒性以外,还包括流感样症状如发热、疲劳等,长期使用还会出现抑郁、焦虑等精神症状,应当合理安排用药时间,密切观察不良反应,减少极端不良事件的发生。

（2）辅助化疗

NCCN 推荐对于Ⅲa 以上的患者可进行术后辅助化疗联合干扰素治疗。一项入组Ⅲ期(不包括Ⅲa～N1a,即无溃疡且仅 1 枚淋巴结微转移)患者的临床研究,比较了大剂量干扰素(HDI)和干扰素联合化疗(BCT)作为辅助治疗的差异,中位随访 7.2 年,两组的无病生存时间分别为 4 年(BCT)和 1.9 年(HDI),但 OS 无明显差异(BCT 6.7 年 vs. HDI 4.9 年,$P>0.05$),但化疗组的 3～5 级不良反应较大(76% vs. 64%)。

（3）辅助放疗

一般认为,恶性黑色素瘤对放疗疗效不明显。除了其中一种特殊类型,即促纤维增生性嗜神经黑色素瘤,对放疗敏感。但在特殊情况下放疗仍是一项重要的治疗手段。

恶性黑色素瘤的辅助放疗主要用于淋巴结清扫和某些头颈部恶性黑色素瘤(尤其是鼻腔)的术后补充治疗,可提高局部控制率。一项 250 例患者的Ⅲ期前瞻性研究,对 LDH>1.5 倍正常值、淋巴结转移数目腮腺≥1、颈部≥2、腋窝或腹股沟≥3,或最大淋巴结直径颈部≥3 cm、腋窝或腹股沟≥4 cm,或淋巴结结外浸润的患者,在实施淋巴结清扫术后,予以回流区域 48 Gy/20 f 的放疗。随访 73 个月,与观察组相比,放疗组淋巴结复发率明显较低($HR=0.54$,$P<0.05$),但 RFS 和 OS 并未获益,且放疗并发症较多。

对恶性黑色素瘤脑转移,术后可考虑进行全脑放射治疗,但并发症发生率高。对于恶性黑色素瘤骨转移,可根据转移部位和症状采取放疗,旨在缓解骨疼痛和作为内固定术后的补充放疗。

（4）Ipilimumab 治疗

随着靶向药物在晚期恶性黑色素瘤治疗中取得显著效果,其临床应用也逐步扩展到恶性黑色素瘤的辅助治疗中。2016 年,《新英格兰医学杂志》发表的欧美一项Ⅲ期多中心随机对照研究,19 个国家 99 个中心,入组的Ⅲ期(不包括Ⅲa～N1a)患者 951 例,随机分成两组,比较了 CTLA - 4 单抗 ipilimumab 单药和安慰剂作为辅助治疗的效果。结果显示,对于Ⅲ期(不包括Ⅲa～N1a)的患者,根治术后使用 ipilimumab 能够显著改善 RFS、OS,但不良事件发生率高(总体发生率 98.7%),3～4 级免疫相关并发症 41.6%,甚至出现治疗相关死亡。因此,ipilimumab 在 2016 年第二版《NCCN 恶性黑色素瘤指南》中被列为辅助治疗药物,但治疗时需密切观测不良反应。

39.8.2.2 不可切除的Ⅲ期或转移性黑色素瘤的全身系统治疗

对不能手术切除的Ⅲ期或转移性黑色素瘤一般建议进行全身系统性药物治疗。全身治疗选择包括传统的化疗、大剂量 IL - 2 生物治疗或新型的靶向治疗。靶向治疗包括针对肿瘤靶点的药物,如 BRAF V600E 抑制剂、C - kit 抑制剂、MEK 抑制剂;或者为针对免疫调节位点的靶向免疫药物,如 PD - 1/PD - L1 单抗、CTLA - 4 单抗等;此外,还有针对抗血管生成的靶向治疗药物,如血管内皮抑素或 VEGFR 单抗等。近年来,随着靶向治疗的不断发展,晚期恶性黑色素瘤的药物治疗取得了突破性进展,进入了基于基因变异检测的个体化靶向治疗时代。但在我国,现阶段化疗和抗血管生成治疗仍是重要和仅有的治疗手段(图 39 - 15)。

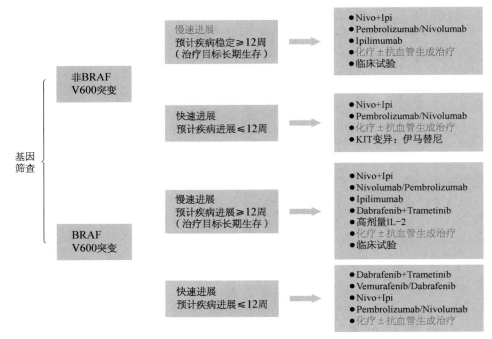

图 39-15　晚期恶性黑色素瘤的治疗策略

（1）化疗

1）达卡巴嗪（dacarbazine，DTIC）：自 1972 年以来，达卡巴嗪一直是经 FDA 批准用于进展期黑色素瘤治疗的唯一的化疗药物。达卡巴嗪是一种烷化剂，通过连接 DNA 的特殊部位，抑制细胞分裂，进而导致细胞死亡。达卡巴嗪是药物前体，在肝脏内转化为活性复合物 5-(3-methyl-1-triazeno)imidazole-4-carboxamide（MTIC）。其给药方式是静脉给药。自 1992 年起，多项随机临床试验将达卡巴嗪作为对照组，超过 1 000 名患者接受了达卡巴嗪的治疗，总体有效率 13.4%，完全缓解罕见（≤5%），中位生存时间为 5.6～11 个月。目前常用的方案为单药或联合铂类，方案为 250 mg/m² d1～5，加或不加顺铂40 mg d1～3，每 3 周 1 次。

2）替莫唑胺（temozolomide，TMZ）：是一种达卡巴嗪类似物的小分子口服制剂，在体内亦转换为MTIC。与达卡巴嗪不同的是，替莫唑胺不需经肝脏代谢，它可穿透血脑屏障，在脑脊液中的浓度是血浆中浓度的 28%～30%。欧洲一项大型 Ⅲ 期临床研究在晚期初治黑色素瘤患者中对照了替莫唑胺和达卡巴嗪，结果显示前者有效率较高（12.2% vs. 9.4%，P>0.05），无进展生存期（PFS）也超过后者（1.74 个月 vs. 1.38 个月，P<0.01），而总生存两者

相当（7.7 个月 vs. 6.4 个月，P>0.05）。该研究虽未达到预期设想，但表明 TMZ 的疗效至少与 DTIC相当，且替莫唑胺组不良反应略低，生活质量更佳。目前，推荐用于高龄或无法耐受静脉化疗的、存在脑转移的，以及黏膜型恶性黑色素瘤患者。常用的方案为 TMZ 200 mg/m² d1～5 q4w。

3）紫杉类和白蛋白结合型紫杉醇：紫杉类化合物包括紫杉醇，是新型抗微管药物，通过促进微管蛋白聚合抑制解聚，保持微管蛋白稳定，抑制细胞有丝分裂。多个 Ⅰ/Ⅱ 期临床研究探索了紫杉类在治疗晚期黑色素瘤中的作用，结果显示紫杉醇单药有效率在 12%～30%。常用方案包括：175 mg/m²，每 3周重复，或是 90 mg/m²，每周给药。常见的毒性包括中性粒细胞下降、神经毒性、乏力等。

白蛋白结合型紫杉醇，是一种纳米微粒大小的抗肿瘤复合物，能够增强药物对肿瘤组织独特的靶向性和穿透性，使药物高度浓集于肿瘤组织内，减少了其在血液中的存留，因而疗效更好、对正常组织影响更小。白蛋白结合型紫杉醇的标准用法为260 mg/m²，每 3 周重复；优化方案为 100～150 mg/m²，每周给药 1 次。

4）亚硝基脲类：具有 β-氯乙基亚硝基脲的结构，具有广谱的抗肿瘤活性。该类药物具有较强的

亲脂性,易通过血脑屏障进入脑脊液中,因此广泛用于脑瘤和其他中枢神经系统肿瘤的治疗,其主要的不良反应为迟发性和累积性的骨髓抑制。其中应用最多的是福莫司汀,它在欧洲被批准用于转移性黑色素瘤的治疗,多个临床研究显示其有效率约为22%,但目前临床较少使用。

（2）肿瘤细胞靶点药物

1）MAPK 通路抑制剂:对于携带 BRAF 活化突变(包括 V600E、V600K、V600R、V600D 等)的转移性黑色素瘤患者而言,一线治疗的选择包括针对 BRAF 的靶向治疗,主要包括 BRAF＋MEK 抑制剂联合治疗(dabrafenib＋trametinib 或 vemurafenib＋cobimetinib)和 BRAF 抑制剂单药治疗(vemurafenib 或 dabrafenib)。以上方案均为 Ⅰ 类推荐。

白种人中约一半的转移性黑色素瘤具有细胞内 BRAF 基因突变。Vemurafenib 是一种特定的 BRAF 基因突变抑制剂。一项Ⅲ期随机临床试验将 675 例未经治疗的,伴有 $BRAF^{V600E}$ 基因突变的转移性黑色素瘤患者随机分为两组,比较 vemurafenib 与达卡巴嗪的治疗效果。试验证实 vemurafenib 较达卡巴嗪可延长 OS 及 PFS(死亡风险比＝0.37;死亡或进展风险比＝0.26;$P<0.001$)。两组的半年存活率分别为 84% 及 64%。皮肤并发症是 vemurafenib 最常见的不良反应,其中18%的患者发展为皮肤鳞状细胞癌或角化棘皮瘤,需要手术切除。2011 年 8 月,FDA 批准 vemurafenib 可用于治疗 $BRAF^{V600E}$ 基因突变的转移性或不可切除的黑色素瘤。对于采用 BRAF 抑制剂治疗的患者,推荐常规于皮肤科进行相关检查以监测皮肤相关不良反应情况。

继 vemurafenib 后,又有两类 BRAF 抑制剂被 FDA 所批准。一项Ⅲ期临床研究比较了 dabrafenib 与达卡巴嗪在 $BRAF^{V600E}$ 突变患者中的作用。共入组 250 例Ⅳ期或不可切除的Ⅲ期患者,结果显示 dabrafenib 组的 PFS 时间为 5.1 个月,而对照组达卡巴嗪组为 2.7 个月(HR＝0.3;95% CI 0.18～0.51;$P<0.001$)。相比 vemurafenib,dabrafenib 相关的皮肤鳞状细胞癌或角化棘皮瘤较为罕见。

在 MAPK 信号转导通路中,$MEK 1$ 及 $MEK 2$ 位于 $BRAF$ 基因下游。Trametinib 是一种口服的 MEK1 及 MEK2 抑制剂。一项Ⅲ期随机临床试验将 322 名具有 $BRAF^{V600E/K}$ 基因突变转移性黑色素瘤患者随机分为两组,比较 trametinib 与化疗的治疗效果。相比于化疗组,trametinib 组的无进展生存期(4.8 $vs.$ 1.5 个月;HR＝0.45;95% CI 0.33～0.63;$P<0.001$)及 6 个月总生存率(81% $vs.$ 67%;HR＝0.54;95% CI 0.32～0.92;$P<0.01$)均有显著提高。与 BRAF 抑制剂不同,继发性皮肤损害在 trametinib 中不常见。在一项Ⅱ期临床试验中,trametinib 的客观缓解率较 BRAF 抑制剂低。相比于 BRAF 抑制剂,trametinib 在初治患者中反应率较低[22% $vs.$ (48%～50%)]。

尽管 $BRAF^{V600E}$ 抑制剂的初始反应率较高,但约半数使用单药 $BRAF^{V600E}$ 抑制剂的患者在 6 个月内进展。一项Ⅲ期临床研究纳入了 247 例 $BRAF^{V600E}$ 基因突变的晚期患者,评价联合治疗(BRAF 抑制剂＋MEK 抑制剂)的安全性和疗效。该研究随机分为两组:dabrafenib 单药与 dabrafenib 联合 trametinib。结果显示,联合用药组的反应率(76% $vs.$ 54%;$P＝0.03$)及无进展生存(9.4 个月 $vs.$ 5.8 个月;HR＝0.39;95% CI 0.25～0.62;$P<0.001$)明显提高。继发皮肤鳞状细胞癌的概率明显减低(7% $vs.$ 19%)。但发热比例增加(71% $vs.$ 26%)。2015 年,ASCO 会议报道了 vemurafenib 联合 MEK 抑制剂(cobimetinib)的 coBRIM 研究最新结果,截至 2015 年 1 月,中位随访时间 14 个月,vemurafenib＋安慰剂组的 PFS 时间为 7.2 个月,联合治疗组的为 12.3 个月,联合治疗组显著降低进展风险。

Vemurafenib、dabrafenib 和 trametinib 在国内都未上市,但中国恶性黑色素瘤患者中 $BRAF^{V600E}$ 变异率接近 26%,虽然不如白种人约 50%的变异率高,但对于我国恶性黑色素瘤的治疗也有着十分重要的意义。

2）伊马替尼(KIT 抑制剂):针对 KIT 变异药物的临床研究中规模最大的是来自中国的一项Ⅱ期临床研究。来自全国多个中心的 KIT 基因突变或扩增的晚期黑色素瘤患者接受了伊马替尼治疗,结果显示,6 个月的 PFS 率为 36.6%,中位 PFS 为 3.5 个月。相比其他外显子突变的患者,11 号或 13 号外显子突变患者的中位 PFS 更长;另外,多发 c-KIT 变异的患者较单发的 PFS 长(但差异无统计学上的显著性意义)。10 例患者(23.3%)获得 PR,13 例患者(30.2%)获得 SD,20 例患者获得 PD。1 年生存率达到了51.0%,中位 OS 达到了 14 个月;并且获得 PR 或 SD 患者的 OS 为 15 个月,与疾病进展的患者相比,其差异具有统计学意义($P<0.05$)。

（3）免疫细胞靶点药物

常见的免疫靶向药物见表39－8。

表39－8　常见的免疫靶向药物

治疗方案	推荐用法用量
Ipilimumab	3 mg/kg Q3w×4 次
Nivolumab 单药	3 mg/kg Q2w,用满 2 年
Nivolumab 联合方案（与 ipilimumab 联合）	1 mg/kg Q3w×4 次,之后 3 mg/kg Q2w,用满 2 年
Pembrolizumab	2 mg/kg Q3w,用满 2 年

1) CTLA－4 单抗(ipilimumab, Ipi):在对初治患者的Ⅲ期临床研究中,Ipi 单药及 Ipi 联合达卡巴嗪组的 OS 较对照组均有显著提高。在既往治疗过的患者中,Ipi 组的总生存为 10.1 个月,而对照组(gp100 疫苗)仅为 6.5 个月($P<0.01$)。在初治患者中,Ipi 组的总生存相比于对照组(达卡巴嗪)也有明显提高(11.2 个月 *vs.* 9.1 个月,$P<0.001$)。值得注意的是,Ipi 会导致严重的免疫介导的不良反应。使用过程中需格外注意,密切观察其不良反应。Ipi 在国内尚未上市。

2) PD－1 单抗(pembrolizumab 和 nivolumab):pembrolizymab 和 nivolumab 有着比 ipilimumab 更高的反应率及更少的不良反应,这两个药物应该被考虑用作一线治疗。在一项大型的Ⅰ期临床试验中,pembrolizumab 的总反应率为 38%,其中位持续时间尚未达到。Ipi 治疗进展后,使用 pembrolizuma 的总反应率为 38%,其中位持续时间尚未达到。另一项针对 BRAF 野生型的初治患者的大型Ⅲ期临床研究显示,nivolumab 的 1 年生存率(73% *vs.* 42%)、中位无进展生存期(5.1 *vs.* 2.2 个月)及 ORR(40% *vs.* 14%)较达卡巴嗪明显提高。pembrolizumab 和 nivolumab 均会导致免疫介导的不良反应,虽 3~4 级的不良反应较 Ipi 少,但仍需密切关注。

3) CTLA－4 单抗联合 PD－1 单抗:2015 年,美国 ASCO 会议上报道了一项 PD－1 单抗(nivolumab)联合 Ipi 的临床研究结果。该项研究入组了 142 例晚期或无法切除的黑色素瘤患者,以 2∶1 的比例分别入组 Ipi 3 mg/kg Q3w×4＋Nivo 1 mg/kg后 Nivo 3 mg/kg 每两周维持或 Ipi 3 mg/kg Q3w×4＋安慰剂每两周维持,研究终点为 ORR,次

要终点为 PFS。结果显示联合组的有效率为 60%,单药组仅为 11%,其中完全缓解率分别为 12%和 0,PFS 分别为 8.9 个月和 4.7 个月($P<0.01$)。亚组分析显示,预后越差的患者从联合组中更能获益:LDH 升高患者和 M1c 期患者的有效率分别为 53% *vs.* 0%和 62% *vs.* 25%。遗憾的是,联合组的 G3/4 不良反应明显升高(51% *vs.* 20%),除外内分泌疾病需要额外替代治疗外,其余 83%均可通过使用泼尼松等免疫抑制剂而好转。从 PD－L1 的表达与疗效关系来看,PD－L1 高表达的患者,联合组和单药组疗效相近;而低表达的患者,联合组疗效则远高于单药组。

4) 免疫靶向治疗的评估:原有的用于评价传统化疗效果的 RECIST 标准,已无法准确评估免疫靶向治疗的疗效。约 10%的接受免疫靶向治疗的患者,可一过性出现新病灶;同时也有病例根据原有的标准评估,病灶可能不出现退缩,但可稳定很长一段时间,达到"人瘤共存"的状态。

因此,有学者提出了针对免疫相关疗效评估的新准确 irRC 标准,其强调肿瘤负荷的比较。与原有的标准相比,irRC 标准对肿瘤直径的测量,从原先的每个器官 5 个可测量病灶,增加到每个内脏器官 10 个病灶或 5 个皮肤病灶,将所有测量结果相加以获得患者总肿瘤负荷并进行比较(表39－8)。

同时,对于免疫靶向治疗的最佳疗效没有标准定义,通常指在间隔至少 12 周的至少连续两次评价中未再出现肿瘤,且肿瘤继续缩小。在达到最佳疗效后是否继续治疗目前仍存争议。以 PD－1 单抗为例,临床实际操作中常在达到最佳疗效后继续 PD－1 治疗 12 周。

5) 免疫靶向治疗的不良反应:免疫靶向治疗的不良反应与传统的化疗也有所不同,大多表现为免疫性疾病,且总体发生率较高。接受 ipilimumab 单药或 nivolumab＋ipilimumab 联合治疗的发生率在 50%左右,其中单药治疗的 3~4 级不良反应发生率在 20%左右。严重的不良反应包括间质性肺炎、小肠结肠炎、肾炎等,容易出现治疗相关性死亡,治疗时注重积极对症处理,必要时采用大剂量皮质类固醇治疗。

（4）抗血管生成药物

内皮抑制素能特异性地抑制内皮细胞增生并明显抑制肿瘤的生长和转移,是迄今发现的疗效最好的血管生成抑制因子。国内罗永章教授合成的重组

人血管内皮抑制素成功解决了内皮抑素蛋白稳定性的问题,使其商品化生产,应用于临床,内皮抑制素除单独使用具有抗肿瘤活性外,还可以与放疗、化疗联合,具有显著的协同作用。国内开展了一项重组人血管内皮抑制素(恩度)或安慰剂联合 DTIC 一线治疗无法切除的Ⅲc 期或Ⅳ黑色素瘤患者的多中心双盲随机对照Ⅱ期临床研究,结果显示,恩度联合 DTIC 较 DTIC 单药能够明显提高客观缓解率(8.9% vs. 3.7%)、疾病控制率(53.6% vs. 33.3%,P＞0.05)、无疾病进展时间(4.5 vs. 1.5 个月,P＜0.05)、中位生存时间(12 vs. 8 个月,P＜0.001),且治疗耐受性好。因此中国恶性黑色素瘤治疗推荐恩度作为进展期黑色素瘤的一线治疗药物。

恩度常用的方案为 15 mg/m²/d×14 d,若联合化疗,则化疗从第 8 天开始。近期有研究显示,由于静脉滴注恩度的半衰期仅为 10 h,若采用持续静脉泵给药,将稳定恩度的血药浓度,安全性好,疗效提高。

39.9　其他类型的黑色素瘤

黏膜型恶性黑色素瘤,与皮肤恶性黑色素瘤相比,其预后相对较差,且缺乏术后辅助治疗和晚期治疗的临床证据,目前只能借鉴皮肤恶性黑色素瘤的经验。

头颈部黏膜恶性黑色素瘤约占全身黏膜恶性黑色素瘤的 25%~30%,以鼻腔、鼻窦及鼻咽最常见。头颈部黏膜恶性黑色素瘤无早期病例,按照 AJCC 分期标准,起病即为Ⅲ期,对于没有淋巴结转移的案例,考虑进行病灶的彻底切除,口腔的恶性黑色素瘤可采取冷冻切除,切缘在肿瘤外 1 cm 即可。术后追加原发灶和区域淋巴结的放疗,对于存在远处转移的黏膜恶性黑色素瘤Ⅳ期病例,采用姑息治疗和临床关怀。

胃肠道恶性黑色素瘤约占黏膜恶性黑色素瘤的 23%,最常见的发生于直肠肛管,较少病例可发生于胃和小肠。直肠肛管的恶性黑色素瘤一般在齿状线附近,起病隐匿。症状与肛管癌相似,通过肠镜发现黑色隆起病变且病理活检可以证实,还有不少无色素病变,误诊为痔疮、皮赘或息肉等。目前,对于肛管恶性黑色素瘤行扩肛扩大切除还是行经腹会阴直肠肛管联合切除(Miles 术)仍存在争议,需术前详细评估盆腔淋巴结状态,若有转移证据,是行 Miles 手术的指征。但对于双侧腹股沟淋巴结的预防性清扫目前不推荐。术后需进行辅助治疗和化疗。

原发性泌尿生殖道恶性黑色素瘤约占黏膜恶性黑色素瘤的 16%,主要发生于女性患者的外阴、阴道、宫颈和子宫,发生于尿道膀胱部位的病例较少。外阴恶性黑色素瘤的分期手术可参照外阴癌的手术范围,可一期进行双侧腹股沟淋巴清扫,有条件的亦可开展前哨淋巴结研究。辅助治疗和晚期治疗同其他类型恶性黑色素瘤。

眼球葡萄膜恶性黑色素瘤是成人最常见的原发性眼内恶性肿瘤,约占全身恶性黑色素瘤的 5%,仅次于皮肤恶性黑色素瘤。葡萄膜恶性黑色素瘤极易发生肝转移,预后较差。目前眼部的局部治疗包括巩膜表面敷贴器放射治疗,也可采用眼球摘除和眶内容物剜除术。欧美国家对于葡萄膜恶性黑色素瘤主要采用质子治疗,根治率高,能够保证面部美观。

39.10　随访

对于手术根除治疗后的恶性黑色素瘤患者,提倡术后第 1~2 年每 3 月随访 1 次,第 3~5 年每半年随访 1 次,5 年以后每年随访 1 次。

随访的项目有常规的体检,包括原发部位和区域淋巴结,影像学检查包括胸片、腹部内脏 B 超、区域淋巴结 B 超,每年进行 1 次区域淋巴结增强 CT 检查。对于黏膜恶性黑色素瘤,或特殊部位的皮肤恶性黑色素瘤存在多条淋巴结转移途径时,可考虑进行 PET/CT 检查。此外,全身皮肤检查也是恶性黑色素瘤患者术后常规项目。对于有脑或骨转移症状的患者可酌情考虑骨扫描或脑部 CT 或 MRI。

对于晚期恶性黑色素瘤,应根据接受的不同治疗采取相应的检查手段,建议频率不低于 2 个月或 2 个疗程 1 次。

39.11　展望

早期恶性黑色素瘤的诊治重点还是在于早发现和早治疗,以及缩小手术范围,追求在保证切缘阴性的前提下,尽量保存功能和美观。这其中,显微镜手术在皮肤外科中被广泛用作治疗早期恶性黑色素瘤的手段。

同时,对于淋巴结微转移的临床处理也趋于保守,提倡对肿瘤转移负荷极小的患者不再进行常规的扩大淋巴结清扫,以减少术后永久性的后遗症。

综合治疗方面,靶向治疗(表39－9),包括针对肿瘤细胞靶点和抗肿瘤免疫细胞靶点的药物和药物开发,将继续成为重点,如何合理地联合运用多种靶向药物,在分子水平治疗晚期患者也值得探索。

表39－9　免疫靶向治疗评价体系

评估标准	irRC 两个最大垂直径乘积变化	RECIST 最长径总和变化	WHO 两个最大垂直径乘积变化
新发现可测量病灶	需要纳入总肿瘤负荷再评价是否是疾病进展	永远代表疾病进展(PD)	永远代表疾病进展(PD)
新发现不可测量病灶	不定义为疾病进展	永远代表疾病进展(PD)	永远代表疾病进展(PD)
CR	在间隔不小于4周的两次连续的观察点均证实所有病灶消失	全部病灶消失,无新病灶出现	在间隔不小于4周的两次连续观察点均证实所有病灶消失
PR	在至少间隔4周的两次连续的观点均证实总肿瘤负荷较基线肿瘤负荷下降50%及以上	肿瘤最长径之和缩小30%及以上,并至少维持4周	在至少间隔4周的两次连续的观察点均证实所有可测量的病灶较基线下降50%及以上,未见新病灶或其他疾病进展
SD	在两次连续的观察点证实总肿瘤负荷较基线肿瘤负荷下降不足50%,或增加不足25%	肿瘤最长径之和缩小不足30%,或增大不足20%	在两次连续的观察点检测到病灶较基线不足50%,或病灶增大不足25%,未见新病灶或其他疾病进展
PD	在至少间隔4周的两次连续的观察点任一时间检测到总肿瘤负荷基线肿瘤负荷增加至少25%	肿瘤最大径之和增大20%,和(或)出现新病灶,和(或)出现其他疾病进展	任意观察点检测到病灶较基线增加25%,和(或)出现新发病灶,和(或)出现其他疾病进展

（徐　宇　朱蕙燕）

主要参考文献

［1］ Balch CM, Soong S, Ross MI, et al. Long-term results of a multi-institutional randomized trial comparing progno-stic factors and surgical results for intermediate thickness melanomas (1.0 to 4.0 mm). Intergroup Melanoma Surgical Trial [J]. Ann Surg Oncol, 2000, 7:87-97.

［2］ Chapman PB, Hauschild A, Robert C, et al. Improved survival with vemurafenib in melanoma with BRAF V600E mutation [J]. N Engl J Med, 2011, 364(26): 2507-2516.

［3］ Chen W, Zheng R, Baade PD, et al. Cancer statistics in China, 2015 [J]. CA Cancer J Clin, 2016, 66:115-132.

［4］ Chen YJ, Wu CY, Chen JT, et al. Clinicopathologic analysis of malignant melanoma in Taiwan [J]. J Am Acad Dermatol, 1999, 41:945-949.

［5］ Chi Z, Li S, Sheng X, et al. Clinical presentation, histology, and prognoses of malignant melanoma in ethnic Chinese: a study of 522 consecutive cases [J]. BMC Cancer, 2011, 11:85.

［6］ CSCO黑色素瘤专家委员会. 中国黑色素瘤诊治指南 [M]. 北京:人民卫生出版社, 2015.

［7］ Cui X, Ignee A, Nielsen MB, et al. Contrast enhanced ultrasound of sentinel lymph nodes [J]. J Ultrason, 2013, 13:73-81.

［8］ Dasgupta A, Katdare M. Ultraviolet radiation-induced cytogenetic damage in White, hispanic and black skin melanocytes: a risk for cutaneous melanoma [J]. Cancers (Basel), 2015, 7:1586-1604.

［9］ Ferlay J, Soerjomataram I, Dikshit R, et al. Cancer incidence and mortality worldwide: sources, methods and major patterns in GLOBOCAN 2012 [J]. Int J Cancer, 2015, 136:359-386.

［10］ Flaherty KT, Infante JR, Daud A, et al. Combined BRAF and MEK Inhibition in Melanoma with BRAF V600 Mutations [J]. N Eng J Med, 2012, 367:1694-1703.

［11］ Flaherty KT, Puzanov I, Kim KB, et al. Inhibition of mutated, activated BRAF in metastatic melanoma [J]. N Engl J Med, 2010, 363:809-819.

［12］ Flaherty KT, Robert C, Hersey P, et al. Improved

survival with MEK inhibition in BRAF-mutated melanoma [J]. N Engl J Med, 2012, 367:107 – 114.

[13] Gibbs JF, Huang PP, Zhang PJ, et al. Accuracy of pathologic techniques for the diagnosis of metastatic melanoma in sentinel lymph nodes [J]. Ann Surg Oncol, 1999, 6:699 – 704.

[14] Guo J, Qin S, Liang J, et al. Chinese guidelines on the diagnosis and treatment of melanoma (2015 Edition) [J]. Ann Transl Med, 2015, 3:322.

[15] Guo J, Si L, Kong Y, et al. A Phase II, Open Label, Single-arm Trial of ImatinibMesylate in Patients with Metastatic Melanoma Harboring c-Kit Mutation or Amplification [J]. J clin Oncol, 2011, 29:2904 – 2909.

[16] Hall BJ, Schmidt RL, Sharma RR, et al. Fine-needle aspiration cytology for the diagnosis of metastatic melanoma: systematic review and meta-analysis [J]. Am J Clin Pathol, 2013, 140:635 – 642.

[17] Hamid O, Robert C, Daud A, et al. Safety and tumor responses with lambrolizumab (anti-PD-1) in melanoma [J]. N Engl J Med, 2013, 369(2):134 – 144.

[18] Hauschild A, Grob JJ, Demidov LV, et al. Dabrafenib in BRAFmutated metastatic melanoma: a multicentre, open-label, phase 3 randomised controlled trial [J]. Lancet, 2012, 380:358 – 365.

[19] Hauschild A, Grob JJ, Demidov LV, et al. Phase III, randomized, open-label, multicenter trial (BREAK – 3) comparing the BRAF kinase inhibitor dabrafenib (GSK2118436) with dacarbazine (DTIC) in patients with BRAFV600E-mutated melanoma [abstract] [J]. J Clin Oncol, 2012, 30: LBA8500.

[20] Hodi FS, O'Day SJ, McDermott DF, et al. Improved survival with ipilimumab in patients with metastatic melanoma [J]. N Engl J Med, 2010, 363(8):711 – 723.

[21] Hu L, Wickline SA, Hood JL. Magnetic resonance imaging of melanoma exosomes in lymph nodes [J]. Magn Reson Med, 2015, 74(1):266 – 271.

[22] Jasaitiene D, Valiukeviciene S, Linkeviciute G, et al. Principles of high-frequency ultrasonography for investigation of skin pathology [J]. J Eur Acad Dermatol Venereol, 2011, 25:375 – 382.

[23] Jones EL, Jones TS, Pearlman NW, et al. Long-term follow-up and survival of patients following a recurrence of melanoma after a negative sentinel lymph node biopsy result [J]. JAMA Surg, 2013, 148:456 – 461.

[24] Jouvet JC, Thomas L, Thomson V, et al. Whole-body MRI with diffusion-weighted sequences compared with 18 FDG PET-CT, CT and superficial lymph node ultrasonography in the staging of advanced cutaneous melanoma: a prospective study [J]. J Eur Acad Dermatol Venereol, 2014, 28:176 – 185.

[25] Jung HJ, Kweon SS, Lee JB, et al. A clinicopathologic analysis of 177 acral melanomas in Koreans: relevance of spreading pattern and physical stress [J]. JAMA Dermatol, 2013, 149:1281 – 1288.

[26] Kim KB, Kefford R, Pavlick AC, et al. Phase II study of the MEK1/MEK2 inhibitor Trametinib in patients with metastatic BRAF-mutant cutaneous melanoma previously treated with or without a BRAF inhibitor [J]. J ClinOncol, 2013, 31:482 – 489

[27] Kim KB, Kefford R, Pavlick AC, et al. Phase II study of the MEK1/MEK2 inhibitor Trametinib in patients with metastatic BRAF-mutant cutaneous melanoma previously treated with or without a BRAF inhibitor [J]. J Clin Oncol, 2013, 31:482 – 489

[28] Koshenkov VP, Broucek J, Kaufman HL. Surgical management of melanoma [J]. Cancer Treat Res, 2016, 167:149 – 179.

[29] Long GV, Menzies AM, Nagrial AM, et al. Prognostic and clinicopathologic associations of oncogenic BRAF in metastatic melanoma [J]. J Clin Oncol, 2011, 29: 1239 – 1246.

[30] Luk NM, Ho LC, Choi CL, et al. Clinicopathological features and prognostic factors of cutaneous melanoma among Hong Kong Chinese [J]. Clin Exp Dermatol, 2004, 29:600 – 604.

[31] Morton DL, Hoon DS, Cochran AJ, et al. Lymphatic mapping and sentinel lymphadenectomy for early-stage melanoma: therapeutic utility and implications of nodal microanatomy and molecular staging for improving the accuracy of detection of nodal micrometastases [J]. Ann Surg, 2003, 238:538 – 549; discussion 549 – 550.

[32] Morton DL. Overview and update of the phase III Multicenter Selective Lymphadenectomy Trials (MSLT – I and MSLT – II) in melanoma [J]. Clin Exp Metastasis, 2012, 29:699 – 706.

[33] Morton DL, Thompson JF, Cochran AJ, et al. Final trial report of sentinel-node biopsy versus nodal observation in melanoma [J]. N Engl J Med, 2014, 370:599 – 609.

[34] Morton DL, Thompson JF, Cochran AJ, et al. Sentinel-node biopsy or nodal observation in melanoma [J]. N Engl J Med, 2006, 355:1307 – 1317.

[35] Otsuka M, Yamasaki O, Kaji T, et al. Sentinel lymph node biopsy for 102 patients with primary cutaneous

melanoma at a single Japanese institute ［J］. J Dermatol, 2015,42:954 - 961.

［36］ Otsuka M, Yamasaki O, Kaji T, et al. Sentinel lymph node biopsy for 102 patients with primary cutaneous melanoma at a single Japanese institute ［J］. J Dermatol, 2015,42:954 - 961.

［37］ Patnana M, Bronstein Y, Szklaruk J, et al. Multimethod imaging, staging, and spectrum of manifestations of metastatic melanoma ［J］. Clin Radiol, 2011,66:224 - 236.

［38］ Pavlick AC, Ribas A, Gonzalez R, et al. Extended follow-up results of phase Ib study (BRIM7) of vemurafenib(VEM) with cobimetinib (COBI) in BRAF-mutant melanoma ［J］. J Clin Oncol, 2015,33 (Suppl 15): Abstract 9020.

［39］ Robert C, Long GV, Brady B, et al. Nivolumab in previously untreated melanoma without BRAF mutation ［J］. N Engl J Med, 2015,372(4):320 - 330.

［40］ Robert C, Ribas A, Wolchok JD, et al. Anti-programmed-death-receptor-1 treatment with pembro-lizumab in ipilimumabrefractory advanced melanoma: a randomised dose-comparison cohort of a phase 1 trial ［J］. Lancet, 2014,384(9948):1109 - 1117.

［41］ Robert C, Thomas L, Bondarenko I, et al. Ipilimumab plus dacarbazine for previously untreated metastatic melanoma ［J］. N Engl J Med, 2011,364(26):2517 - 2526.

［42］ Si L, Kong Y, Xu X, et al. Prevalence of BRAF V600E mutation in Chinese melanoma patients: large scale analysis of BRAF and NRAS mutations in a 432-case cohort ［J］. Eur J Cancer, 2012,48:94 - 100.

［43］ Starz H, Balda BR, Kramer KU, et al. A micromor-phometry-based concept for routine classification of sentinel lymph node metastases and its clinical relevance for patients with melanoma ［J］. Cancer, 2001,91: 2110 - 2212.

［44］ van Akkooi AC, Nowecki ZI, Voit C, et al. Sentinel node tumor burden according to the Rotterdam criteria is the most important prognostic factor for survival in melanoma patients: a multicenter study in 388 patients with positive sentinel nodes ［J］. Ann Surg, 2008,248: 949 - 955.

［45］ van AP, van Akkooi AC, Rutkowski P, et al. Prognosis in patients with sentinel node-positive melanoma is accurately defined by the combined Rotterdam tumor load and Dewar topography criteria ［J］. J Clin Oncol, 2011,29:2206 - 2221.

［46］ Voit CA, van Akkooi AC, Schafer-Hesterberg G, et al. Rotterdam criteria for sentinel node (SN) tumor burden and the accuracy of ultrasound (US)-guided fine-needle aspiration cytology (FNAC): can US-guided FNAC replace SN staging in patients with melanoma? ［J］. J Clin Oncol, 2009,27:4994 - 5000.

［47］ Wong SL, Balch CM, Hurley P, et al. Sentinel lymph node biopsy for melanoma: American Society of Clinical Oncology and Society of Surgical Oncology joint clinical practice guideline ［J］. J Clin Oncol, 2012,30:2912 - 2918.

40 眼部肿瘤

40.1 眼眶肿瘤

眼眶肿瘤来源广泛,根据其生物学行为,可分为良性和恶性肿瘤。两种类型的肿瘤都表现为占位和移位效应,眼球移位和运动障碍。良性肿瘤通常界限清晰、形态规则,而恶性肿瘤常侵袭周围组织,并可造成骨破坏。眼眶肿瘤治疗包括手术、放疗、化疗和分子靶向治疗等。治疗既要最大限度地清除病变,也要尽量保留眼球和视功能。

40.1.1 眼眶良性肿瘤

40.1.1.1 海绵状血管瘤

(1) 流行病学

海绵状血管瘤属于低流量静脉血管畸形,并非真正意义上的肿瘤,被习惯称为海绵状血管瘤,是成人最常见的眶内良性占位性病变。

(2) 病因

尚不明确。

(3) 病理

外观表现为类圆形,紫红色,有完整的包膜,镜下显示为外有包膜、内有大量内皮衬里的管腔,血管壁和基质内富含平滑肌组织。

(4) 临床表现

慢性、轴性、进行性眼球突出是海绵状血管瘤的

主要临床表现,可伴有视力下降和眼球运动障碍等。病变可单个或多发,多位于肌锥内。

(5) 诊断

渐进性眼球突出;B超显示肿瘤内回声多而强,分布均匀,中等度衰减伴可压缩性;CT 和 MRI 均匀强化。

(6) 鉴别诊断

主要与神经鞘瘤、脑膜瘤和泪腺多形性腺瘤等相鉴别。

(7) 治疗

病变不影响视功能及外观,可随访观察。当视力下降或眼球明显突出影响外观时,可手术切除。根据病变位置选择合适的手术入路,完整摘除肿瘤。

(8) 预后

术后极少复发。

40.1.1.2 神经鞘瘤

(1) 流行病学

眼眶神经鞘瘤来源于周围神经鞘细胞,又称施万细胞瘤,可发生于任何年龄,是眼眶常见的良性肿瘤。

(2) 病因

由神经鞘膜细胞增殖形成,眶内含有丰富的神经组织,包括运动神经、感觉神经、交感和副交感神经纤维,这些神经轴突外被鞘膜覆盖,均可发生神经鞘瘤。

（3）病理

肿瘤包膜菲薄，瘤体内缺乏正常的轴突结构，可见异常排列的神经纤维束，可见肿瘤囊样变。

（4）临床表现

慢性进展性眼球突出是最常见的临床表现。肿瘤发生于眶前部，眶缘可扪及肿物。起源于感觉神经者可有疼痛。肿瘤明显压迫眼球，或发生于支配眼外肌神经者，可出现复视和眼球运动障碍。

（5）诊断

慢性进展性眼球突出；B超显示肿瘤内回声较少较弱，回声衰减较少；CT和MRI检查可见肿瘤边界清楚，偶见肿瘤内囊性变。

（6）鉴别诊断

主要与海绵状血管瘤、炎性假瘤和淋巴管瘤鉴别。

（7）治疗

手术摘除是最有效的治疗方法。

（8）预后

术后极少复发。

40.1.1.3　泪腺多形性腺瘤

（1）流行病学

是最常见的泪腺良性肿瘤。主要发生在成年人，无性别倾向。

（2）病因

起源于有多向分化潜能的上皮细胞，肿瘤生物学特性常不稳定，易复发或恶变。

（3）病理

肿瘤具有假包膜，表面结节状，突起处可无包膜。瘤细胞常呈腺管样双层排列，内层为柱状，外层为梭状。也可见到巢样的鳞状细胞及角化。

（4）临床表现

眼球突出及眼球向下移位，眼眶外上方扪及硬性肿物，无触痛，多不能推动。严重的病例，眼球外展受限，视力下降。

（5）诊断

典型的临床表现和体征；B超显示肿瘤内回声分布均匀；CT显示肿瘤位于泪腺区，泪腺窝压陷性扩大；MRI常显示肿瘤信号不均匀，可有囊性变。

（6）鉴别诊断

需与泪腺炎、泪腺淋巴上皮病和淋巴瘤相鉴别。

（7）治疗

手术摘除是最有效的治疗方法，包括肿瘤包膜、骨膜、肿瘤周围邻近组织一并切除。

（8）预后

完整切除后不易复发，若肿瘤包膜破溃，常导致肿瘤复发甚至恶变。

40.1.2　眼眶恶性肿瘤

40.1.2.1　眼眶淋巴瘤

（1）流行病学

成人最常见的原发性眼眶恶性肿瘤，多单眼发病，老年男性多见。

（2）病因

部分淋巴瘤与鹦鹉热衣原体感染和自身免疫因素有关。

（3）病理

眼眶淋巴瘤病理类型有20余种，黏膜相关性淋巴组织结外边缘区B细胞淋巴瘤占80%以上，滤泡性淋巴瘤、弥漫大B细胞淋巴瘤和套细胞淋巴瘤也较常见。

（4）临床表现

因病变部位不同而表现不一，通常表现为眼球突出和眼睑肿胀，可伴有疼痛和炎症样表现。也可出现上睑下垂、结膜水肿和眼球运动受限等症状。

（5）分期

常用Ann Arbor分期和TNM分期。

（6）诊断

眼部症状和体征；CT及MRI可显示病变部位和范围；血清学、PET/CT和消化内镜检查会有相应改变。

（7）鉴别诊断

需与炎性假瘤、泪腺多形性腺瘤和淋巴组织反应性增生病变等相鉴别。

（8）治疗

病变局限于眼眶或结膜的病例尽可能完整地切除；低剂量放射治疗是黏膜相关性淋巴组织结外边缘区B细胞淋巴瘤的首选治疗方法；化疗用于全身病变广泛者；免疫治疗用于侵袭性淋巴瘤的治疗，但疗效有待进一步观察；抗微生物治疗主要用于黏膜相关性淋巴组织淋巴瘤。

（9）预后

组织学类型和临床分期是影响预后的主要因素。

40.1.2.2　横纹肌肉瘤

（1）流行病学

儿童时期最常见的眶内恶性肿瘤，自出生至成人均可发病,但多见于 10 岁以下的儿童,平均年龄 7 岁,无性别倾向,一般发生于单侧眼眶,偶见双侧累及。

(2)病因

与控制细胞生长和分化的基因表达,及功能异常有关。部分病例有外伤史,但与发病的确切关系尚不明确。

(3)病理

属于间叶性肿瘤,由胚胎期原始间叶干细胞或分化程度不一致的横纹肌母细胞所构成。大体呈块状,形态不规则,无包膜,质地软。病理组织学检查可见胞质内横纹结构。根据组织学特点分为胚胎型、腺泡型和多形型。

(4)临床表现

主要表现为急速发展的眶部肿块和眼球突出。同时具备眼眶占位性病变和炎症样表现。肿瘤多发生于鼻上,因眼球突出严重,经常合并结膜脱垂,眼睑闭合不全,暴露性角膜炎等。

(5)诊断

发病于 5~10 岁儿童,眼部病变进展迅速;具备眼眶占位性病变和炎症样表现;CT 及 MRI 可显示病变部位和范围。

(6)鉴别诊断

需与眼眶蜂窝织炎、绿色瘤和神经母细胞瘤相鉴别。

(7)治疗

采取综合治疗,尽可能完整地手术切除,术后联合放疗和化疗。对于眼球高度突出、眼眶大部侵犯者,放疗或化疗在手术前就可施行,减容后手术治疗,术后继续行放疗和化疗。

(8)预后

进行手术、放疗和化疗相结合的综合治疗,3 年生存率最高可达 93%。

40.1.2.3 泪腺腺样囊性癌

(1)流行病学

是最常见的泪腺恶性上皮性肿瘤,30~50 岁女性高发。

(2)病因

尚不明确。

(3)病理及生物学特性

肿瘤为灰白色肿块,实质性,质地较硬,无包膜,根据组织病理学类型分为管状型、筛状型和实性型,多种类型常在一个肿瘤内同时存在。

腺样囊性癌易神经侵袭,是其特征性的生长方式,在肿瘤早期即可出现。

(4)临床表现

病史较短,发病年龄较小。主要表现为眼球突出和向下移位,并可伴有眶部自发痛或触痛。常造成骨破坏,当侵犯颞窝时可出现颞部隆起,侵犯前颅窝和中颅窝时出现头痛等症状。

(5)诊断

进行性眼球突出移位;眶部疼痛;CT 见泪腺窝处骨壁虫蚀样破坏,少数肿瘤内可见钙化斑。

(6)鉴别诊断

需与泪腺炎性假瘤、泪腺多形性腺瘤和其他泪腺恶性上皮性肿瘤相鉴别。

(7)治疗

手术切除是治疗的首选方法。对于病变局限者,可只切除病变及受累的骨壁;如果病变已广泛侵及眶内组织,应行眶内容剜除术,术后放疗。

(8)预后

取决于肿瘤分化程度、侵犯范围和治疗及时与否。实性型预后最差,容易发生远处转移,尤其是肺转移。

40.2 眼睑肿瘤

眼睑肿瘤分为良性和恶性两大类。治疗包括手术、放疗、化疗等。手术切除既要考虑完整切除肿瘤,又要兼顾眼睑的功能和形态。

40.2.1 眼睑良性肿瘤

40.2.1.1 鳞状细胞乳头状瘤

(1)流行病学

鳞状细胞乳头状瘤起源于眼睑复层鳞状上皮,是眼睑最常见的良性上皮性肿瘤。

(2)病因

部分病变由人乳头瘤病毒感染引起,其余病变原因不明。

(3)病理及生物学特性

乳头中央为纤维、血管组织,表面由鳞状上皮覆盖,有角化不全或角化过度。

(4)临床表现

病变可呈单个或多发,多位于睑缘。表现为皮肤指状突起,有蒂或宽基底,表面呈乳头状,可见乳头内血管。

（5）诊断

依靠典型的临床表现和病理组织学特征。

（6）鉴别诊断

需与脂溢性角化病、寻常疣等相鉴别。

（7）治疗

较小的病灶一般随访观察，如果病灶过大影响美观可手术切除。切除时需连同基底部一起切除，否则易复发。也可冷冻或激光治疗。

（8）预后

部分病例可复发。

40.2.1.2 眼睑色素痣

（1）流行病学

色素痣是眼睑最常见的良性肿瘤。

（2）病理

痣细胞增殖，形成巢样结构，组织学上又可分为交界痣、皮内痣、复合痣等。

（3）临床表现

眼睑先天性扁平或略隆起的肿块，因含色素的差异，可表现为棕色、黑色或淡蓝色。一般出生时即有，初期生长较快，后增长减缓；有时痣可分别位于上下睑对称的位置，称为分裂痣。部分病例有恶变倾向。

（4）诊断

依靠典型的临床表现和病理组织学特征。

（5）鉴别诊断

需与基底细胞癌、黑色素瘤等相鉴别。

（6）治疗

色素痣一般不需要治疗，有恶变倾向或影响外观者可考虑手术切除。

（7）预后

可复发或恶变。

40.2.2 眼睑恶性肿瘤

40.2.2.1 基底细胞癌

（1）流行病学

眼睑最常见的恶性肿瘤，好发于老年人，男性多见。

（2）病因

与长期日晒及皮肤受刺激有关。

（3）病理及生物学特性

起源于上皮基底细胞层，癌巢被梭形细胞包围，形成典型的栅栏样外观。根据形态学特点分为5型：结节型、溃疡型、色素型、硬化型和多中心表浅型。

基底细胞癌恶性度低，一般呈局部浸润生长，晚期可侵犯邻近组织如鼻背、眼眶、面部及眼球等。可转移至局部淋巴结，一般不引起远处转移。

（4）临床表现

最常出现的部位依次为下睑、内眦、上睑和外眦。早期表现为眼睑皮肤的半透明珍珠样结节状隆起，逐渐增大，边界不清，并在肿物中央表面形成浅溃疡，溃疡的特点是边缘高起，质硬，表面覆盖有痂皮或者色素沉着，触之易出血。

（5）诊断

根据临床表现，如结节、溃疡型具有边缘隆起和中央溃疡的特征，色素型可见色素沉着。影像学检查有助于确定病变范围、深度，以及周围组织浸润和侵犯情况。明确诊断需行组织病理学检查。

（6）鉴别诊断

需与恶性黑色素瘤、鳞状细胞癌、睑板腺癌等眼睑恶性肿瘤相鉴别。

（7）治疗

以病理监控下手术治疗为主，并行即期眼睑缺损修复重建。

基底细胞癌对放疗敏感，对化疗不敏感。对于侵犯较深、病理报告未切除干净或肿瘤范围较大难以完全切除者，放疗可作为手术治疗的辅助疗法。

（8）预后

患者预后良好，生存率98%以上。

40.2.2.2 皮脂腺癌

（1）流行病学

位居我国眼睑恶性肿瘤发病的第2位，多见于中老年女性，好发于上睑。

（2）病因

起源于睑板腺、Zeis腺或泪阜的皮脂腺。

（3）病理及生物学特性

组织学上，肿瘤由不同分化程度的细胞组成，呈小叶状。特征是灰白色泡沫状胞质和大而深染的细胞核。由于富含脂肪，核染色红色（阳性）。

按睑板腺癌的分化程度分为高分化型、中分化型和低分化型。按形态学特征可分为结节性和弥散性。分化程度较低者通过淋巴管向耳前、颌下淋巴结转移，少数病例经血循环转移至肺、肝、脑和骨组织。

（4）临床表现

早期与睑板腺囊肿相似，生长缓慢。病变逐渐增大后呈结节状隆起或弥散性增厚，质地硬，无疼痛，与皮肤不粘连，表面皮肤完整，相应部位的睑结膜面充血。随病变进展形成溃疡，破溃时有黄白色豆腐渣样物质，呈黄白色分叶或菜花样，触之易出血。可侵犯眼球和眶内。

（5）诊断

根据病史和临床表现，如反复发作的睑板腺囊肿应怀疑睑板腺癌。影像学检查有助于确定病变范围、深度，以及周围组织浸润和侵犯情况。明确诊断需行组织病理学检查，术中冰冻切片病理检查是目前常用的方法。

（6）鉴别诊断

临床易误诊为睑板腺囊肿，对于中老年人眼睑反复发生的睑板腺囊肿应予以警惕，早期行手术切除和病理检查，以明确诊断。此外还需与基底细胞癌等其他眼睑恶性肿瘤鉴别。

（7）治疗

手术为治疗睑板腺癌的主要方法。对于病变局限者，行病理监控下手术切除。彻底切除肿瘤后行眼睑重建。对于已经侵犯结膜和眼球者，除切除肿瘤以外，需同时行眼球摘除。若侵犯眼球和眶内，需行眶内容摘除。已发生淋巴结转移者，需行颈部淋巴结清扫。皮脂腺癌对放疗不甚敏感，只作为辅助治疗。

（8）预后

患者的预后取决于肿瘤的分化程度、侵犯范围和治疗及时与否。

40.2.2.3 鳞状细胞癌

（1）流行病学

起源于皮肤或结膜上皮，占眼睑恶性肿瘤的第3位，多见于老年男性。

（2）病因

常由接触外源性致癌物（长期紫外线暴露、电离辐射、砷等）引起。光化学性角质病和 Bowen 病被认为是该病相关的癌前病变。

（3）病理及生物学特性

病理学检查显示癌细胞分化程度不一，细胞排列成条索或团块状，边缘为基底细胞，中心为鳞状细胞，中心角化形成角化珠。部分病例具有噬神经生长特性。

（4）临床表现

肿瘤好发于皮肤和黏膜交界处。早期表现为无痛性皮肤结节，伴有周边毛细血管扩张。随病程进展，肿瘤体积迅速增大，呈乳头状或者菜花状，形成"火山口样溃疡"。鳞状细胞癌恶性程度高，发展快，破坏范围广，可破坏眼睑、眼球、眼眶、鼻窦及面部等组织。后期肿瘤侵及眶上、下神经时，可出现疼痛。易转移至耳前及颌下淋巴结甚至远处脏器。

（5）诊断

根据临床表现，如进展迅速、火山口样溃疡和疼痛可怀疑。影像学检查有助于确定病变范围、深度，以及周围组织浸润和侵犯情况。明确诊断需行组织病理学检查。

（6）鉴别诊断

需与日光性角化病、基底细胞癌、角化棘皮瘤等相鉴别。

（7）治疗

以手术治疗为主，术中行病理监控。对于肿瘤大、范围广的患者，除了手术切除以外，还应进行放疗，肿瘤分化程度越低对放疗越敏感。如癌组织已经侵及眶内，可行眶内容摘除术，术后再行放疗。对于少数肿瘤已经出现颅内转移或者远处转移的患者，可以采用化疗。

（8）预后

如果早期诊断并完全切除病灶，预后良好。

40.3 眼内肿瘤

40.3.1 视网膜母细胞瘤

（1）流行病学

视网膜母细胞瘤（retinoblastoma，RB）是儿童最常见的眼内恶性肿瘤，在世界范围内发病率为 1：（15 000～28 000）活产儿，每年新增患儿 7 000～8 000 例。2/3 患者 3 岁以内发病，约 30% 双眼受累。

（2）病因

分遗传性和非遗传性 RB，35%～45% 患者属于遗传性，为常染色体显性遗传。RB 基因两次突变失活是公认的 RB 发生的重要机制。近年来的研究发现，基因组和表观遗传学异常在少数 RB 患者的发病中起重要促进作用。

（3）病理

肿瘤大体的生长方式可分为内生型、外生型、混合生长型、弥漫浸润生长型和坏死型。病理学特征：视网膜被中等大细胞浸润，细胞凋亡和核分裂明显，可见钙化坏死灶；有时肿瘤局部分化成玫瑰花环状。

（4）临床表现

早期缺乏特异性症状，且多为婴幼儿患者，较难发现。随着肿瘤不断增大，至眼底后极部，经瞳孔可见黄白色反光即"白瞳症"，是最常见表现；部分患儿因视力低下出现失用性外斜，或因继发性青光眼出现眼红、疼痛、眼球突出等。

眼底单个或多个灰白色隆起病灶，突向玻璃体腔，肿瘤表面视网膜血管可以扩张、出血，伴视网膜下积液。少数肿瘤呈内生性，沿脉络膜扁平生长。后期肿瘤可侵及眼球外、眼眶内，亦可沿视神经向颅内蔓延，或经淋巴及血循环向远处器官转移，导致死亡。

（5）分期

早期根据 RB 的临床发展过程将其分为眼内期、青光眼期、眼外期和全身转移期。目前，多采用眼内视网膜母细胞瘤分期标准（intraocular international retinoblastoma classify，ⅡRC 分期）将 RB 分为 A～E 5 期。

A 期：远离视盘和黄斑，局限于视网膜内小肿瘤。

a. 肿瘤最大直径≤3 mm，局限于视网膜内。

b. 肿瘤距黄斑＞3 mm，距视盘＞1.5 mm，无玻璃体、视网膜下播散。

B 期：所有其他局限于视网膜内的播散性肿瘤。

a. 局限于视网膜内的非 A 期肿瘤。

b. 肿瘤相关性视网膜下积液距肿瘤≤3 mm，无视网膜下种植。

C 期：伴有少量视网膜下或玻璃体种植的局限性播散病灶。

a. 播散性病灶。

b. 视网膜下积液（目前或曾经）累及 1/4 视网膜，不伴有种植。

c. 局限性视网膜下种植（目前或曾经），距离肿瘤≤3 mm。

d. 播散性肿瘤附近局部细小玻璃体内种植。

D 期：播散性病灶伴有严重的玻璃体或视网膜下种植。

a. 巨大的或弥漫性的肿瘤。

b. 视网膜下积液（目前或曾经）可致完全视网膜脱离，不伴有种植。

c. 弥漫性视网膜下种植（目前或曾经），可能有视网膜下斑块或肿瘤结节。

d. 弥漫性或团块状玻璃体病灶，可能有"油脂状"种子或无血管肿瘤团块。

E 期：具有以下任何 1 种或多种预后不良的特征。

a. 肿瘤接触晶状体。

b. 新生血管性青光眼。

c. 弥漫性浸润性视网膜母细胞瘤。

d. 肿瘤累及睫状体或眼前节。

e. 眼内出血导致屈光间质混浊。

f. 肿瘤坏死性无菌性眶蜂窝织炎。

g. 眼球痨。

（6）诊断

病史：患儿家族史，有无产伤、早产及妊娠期有无患病服药史。

眼部检查：详细全面的眼外至眼内检查，应在全麻或服镇静剂后充分散瞳后进行。

B 超：具有重要临床诊断价值，表现为玻璃体内弱或中强度回声光团，60％～80％有强光斑状回声（钙化斑）。

CT 适合于判断钙化灶和眶骨是否侵犯，而 MRI 对软组织分辨率高，可以显示肿瘤的位置、大小和眼外蔓延的情况。

（7）鉴别诊断

一般结合病史、体征、B 超即可明确诊断，有时需与其他原因所致的"白瞳症"相鉴别，包括永存原始玻璃体增生症、早产儿视网膜病变、眼内炎和外层渗出性视网膜病变。

（8）治疗

近 20 年，RB 的治疗取得长足的进展，治疗的重心从既往的摘眼球逐渐转向保眼球保视力。

1）静脉化疗：最常采用长春新碱、卡铂和依托泊苷（VEC）方案，每月 1 次，一般 4～6 个疗程。

2）动脉化疗：将化疗药物经眼动脉直接灌注到眼内，能有效提高疗效，减少化疗的不良反应，常用药物为左旋苯丙氨酸氮芥（美法仑）。

3）局部治疗：视网膜激光和冷凝，适用于直径小、范围局限的肿瘤。

4）球内注射：将化疗药物注射至玻璃体腔内，适用于伴发玻璃体播散的患者，常用药物为美法仑。

5）眼球摘除：适用于 E 期伴有高危因素的患者。

6）眼眶内容摘除术：适用于肿瘤已经突破眼球向眶内生长或视神经管扩大、视神经增粗患者。

7）外部放射治疗：可作为眶内容摘除的术后辅助治疗。

8）局部淋巴结清扫：有局部淋巴结转移者。

9）远处转移：全身化疗。

主要依据国际临床分期制定方案。一般而言，A、B期患者以局部治疗为主（激光或冷冻）；C～E期需化疗联合局部治疗；如肿瘤不能稳定控制，需要摘除眼球，根据病理决定术后是否需要辅助化疗。

（9）预后

发达国家RB生存率达95％以上，发展中国家较低，尤其非洲生存率仅50％左右。预后不良的临床高危因素是E期，病理高危因素是肿瘤侵犯脉络膜、巩膜、视神经和视神经残端阳性等。

40.3.2　葡萄膜黑色素瘤

（1）流行病学

葡萄膜黑色素瘤（uveal melanoma，UM）是成人最常见的眼内原发性恶性肿瘤。发病率具有很大种族差异性：最常见于白人，在美国的发病率约为5/100万，亚洲人仅为0.39/100万。好发于中年人，男性略多于女性。

（2）病因

目前，公认的危险因素包括浅色皮肤、金黄色头发、蓝眼睛、眼黑色素细胞增多症、发育不良痣综合征、遗传易感性和 BAP1 突变。

（3）病理

UM有多种病理组织学分类方法，目前广泛采用的是1980年WHO制定的标准，分为4类。

1）梭形细胞型：根据细胞形态可进一步分为A型和B型。

2）上皮样细胞型：此类细胞恶性度高，生长快。

3）混合型：最常见，约占UM的45％。

4）其他：比较少见的坏死型、气球样细胞型等，约占7％。

（4）临床表现

UM可发生于虹膜、脉络膜和睫状体，但90％位于后段葡萄膜。症状因肿瘤的位置和大小而异，早期无特殊，主要表现为不同程度的视力下降、视物变形、眼前漂浮物。随着肿瘤增大，视力高度下降，可伴有眼红、眼胀痛、头痛、恶心等青光眼症状。

虹膜黑色素瘤：可分局限性和弥漫性。前者为虹膜面结节，伴不同程度色素化；后者表现为基质内肿瘤细胞浸润，虹膜增厚而无结节形成。

睫状体黑色素瘤：可呈局限性或环形肿块。

脉络膜黑色素瘤：最常见，其生长方式分为结节型和弥漫型。结节型早期局限于脉络膜内，表现为圆形或椭圆形、界限清楚的肿块；当肿瘤突破玻璃膜后，形成头大、颈窄、底宽的蘑菇样有实体感的肿物；晚期肿瘤坏死，血管破裂，可导致玻璃体大量出血，瘤细胞种植到房角，可发生新生血管性青光眼。弥漫型较为少见，主要表现为水平生长的扁平或轻度抬高的肿块或橘红色的广泛性浆液性视网膜脱离。

（5）分期

与其他肿瘤不同，TNM分期不适用于UM。目前的分期方法都基于肿瘤的临床特点，临床常采用眼黑色素瘤协作研究组推荐的，根据肿瘤的厚度和基底部最大直径将UM分为大、中、小型肿瘤。

小黑色素瘤：肿瘤直径<10 mm，厚度<3 mm。

中等黑色素瘤：肿瘤直径10～15 mm，厚度3～5 mm。

大黑色素瘤：肿瘤直径>15 mm，厚度>5 mm。

（6）诊断

需根据临床病史及眼部特征综合分析，以下辅助检查有助于明确诊断。

荧光血管造影：早期无荧光，动静脉期呈现双循环现象，晚期荧光渗漏，肿瘤处弥漫荧光。

B超：实质性肿块，蘑菇状或圆顶状；低到中等的内反射和脉络膜凹陷是其特征性表现。

CT：界限清晰的等密度或高密度球形肿块，增强扫描为中等强化。

MRI：T1W1显示为中或高信号，T2W1显示为低信号。

细针穿刺活检：25号细针通过玻璃体腔或巩膜表面至肿瘤组织内吸取细胞检查，可做病理诊断，但存在扩散的风险。

（7）鉴别诊断

需要鉴别的疾病主要包括：脉络膜色素痣、脉络膜血管瘤、脉络膜转移癌、视网膜脉络膜出血性疾病（如年龄相关性黄斑变性、视网膜下出血和大动脉瘤等）和视网膜色素上皮病变（视网膜色素上皮肥大、黑色素细胞瘤、视网膜色素上皮腺肉瘤）。非典型性UM的诊断往往比较困难，常需要结合临床特征和影像学检查，包括光学相干断层成像技术、荧光血管造影、高分辨率MRI、CT/PET等进行综合分析。

（8）治疗

应根据肿瘤的大小、位置、生长速度、患眼及对侧眼的视力、患者的年龄、全身状况选择合适的治疗方法。

1）巩膜外敷贴放疗：为首选的治疗方法，常用的放射源是^{125}I和^{106}Ru。

2）质子束放疗和立体定向放疗：高能量射线精确作用于目标，而周围正常组织损伤较小。

3）局部治疗：光凝或经瞳孔温热疗法，适用于小型UM或作为放疗的辅助治疗。

4）局部肿瘤切除术：适用于位于虹膜或睫状体，肿瘤范围不超过4个钟点，直径<15 mm的肿瘤。

5）眼球摘除：大型肿瘤，不适合放疗或切除者；并发青光眼或侵及视神经的患者。

6）眶内容摘除术：肿瘤已向眼外发展或眼球摘除后眶内复发。但有文献报道，手术对患者的生存预后并无改善。

（9）预后

一项长达25年的研究显示，UM的累计病死率为18%～59%，其中与病死率最具有相关性的指标是肿瘤基底最大直径。其他对预后有影响的临床特征是：年龄大的患者、巩膜外有肿瘤扩散转移、病理为上皮样细胞型、肿瘤向前扩张至赤道前甚至侵及睫状体，以及少见的生长方式如弥散型、环型黑色素瘤，均预后不佳。

（贾仁兵）

主要参考文献

［1］中华医学会眼科学分会眼整形眼眶病学组. 我国睑板腺癌临床诊疗专家共识（2017年）［M］. 中华眼科杂志，2017，6：413－415.

［2］范先群. 眼整形外科学［M］. 北京：北京科学技术出版社，2009.

［3］Kujala E, Mäkitie T, Kivelä T. Very long-term prognosis of patients with malignant uveal melanoma［J］. Invest Ophthalmol Vis Sci, 2003, 44(11): 4651－4659.

［4］Krishna SM, Yu GP, Finger PT. The effect of race on the incidence of retinoblastoma［J］. J Pediatr Ophthalmol Strabismus, 2009, 46(5): 288－293.

［5］Singh AD, Turell ME, Topham AK. Uveal melanoma: trends in incidence, treatment, and survival［J］. Ophtha-lmology, 2011, 118(9): 1881－1885.

［6］Woo KI, Kim YD, Sa HS, et al. B. Current treatment of lacrimal gland carcinoma［J］. Curr Opin Ophthalmol, 2016, 27(5): 449－456.

41 耳部肿瘤

41.1 概述

    耳位于侧颅底,耳部肿瘤是侧颅底肿瘤的一部分。颅底外科发展至今,耳神经侧颅底外科的主要研究内容就是围绕耳部肿瘤展开的,主要包括听神经瘤、面神经瘤、颈静脉孔区肿瘤、岩尖胆脂瘤和颞骨恶性肿瘤等。侧颅底指以鼻咽顶壁为中心,向前外经翼腭窝达眶下裂前端,向后外经颈静脉窝到乳突后缘,两条假想线之间的三角区。侧颅底区常见的耳部肿瘤有听神经瘤、面神经瘤、中耳癌、颈静脉

球体瘤、畸胎瘤、先天性胆脂瘤等;其中最为复杂和具有挑战性的为颈静脉球体瘤。本章将以听神经瘤为重点逐一介绍耳部几种主要肿瘤的诊断和治疗。

41.2 听神经瘤

41.2.1 流行病学

    由于临床医师对耳部肿瘤认识的提高及影像学技术的普及,其发病率有升高的趋势。听神经瘤年发病率为(8～10)/10万,女性约为男性2倍。平均

发病年龄 37 岁。肿瘤大多数为单侧性，左右侧发病比例大致均等；少数为双侧性，双侧听神经瘤约占全部听神经瘤的 4%，多为全身神经纤维瘤病的表现之一。

41.2.2 病因学

听神经瘤多源于第Ⅷ脑神经内耳道段，亦可发自内耳道口神经鞘膜起始处或内耳道底。听神经瘤极少真正发自听神经，而多来自前庭上神经（原发于神经鞘膜）；其次为前庭下神经。一般为单侧，两侧同时发生者较少。

41.2.3 分型和分级

41.2.3.1 按照单发或多发分型

可分为散发性听神经瘤与神经纤维瘤病Ⅱ型（NF2）。

（1）散发性听神经瘤

无家族史和遗传性，肿瘤为单侧孤立性，约占听神经瘤的 95%，多见于成人。

（2）NF2

为常染色体显性遗传性疾病，多表现为双侧听神经瘤，以伴多发性脑膜瘤、颅内肿瘤、视神经胶质瘤和脊柱肿瘤为特征，约占听神经瘤的 5%，发病年龄较早，青少年和儿童期即可出现症状。

41.2.3.2 按肿瘤侵袭范围分级

目前，存在多种分级方式，可根据掌握程度进行选择。笔者推荐 Koos 分级（表 41-1）和 2001 年日本听神经瘤多学科共识会议提出的分级方式（表41-2）。

表 41-1 听神经瘤的 Koos 分级

级别	肿瘤直径与位置特点
1 级	肿瘤局限于内听道
2 级	肿瘤侵犯桥小脑角，≤2 cm
3 级	肿瘤占据了桥小脑角池，不伴有脑干移位，≤3 cm
4 级	巨大肿瘤，>3 cm，伴有脑干移位

表 41-2 2001 年日本听神经瘤多学科共识会议提出的分级

级别	肿瘤直径
0 级	完全局限于内听道内
1 级	内听道以外 1～10 mm
2 级	内听道以外 11～20 mm
3 级	内听道以外 21～30 mm
4 级	内听道以外 31～40 mm
5 级	内听道以外 >40 mm

41.2.3.3 按照影像学分型

可分为实性听神经瘤与囊性听神经瘤。

（1）实性听神经瘤

影像学表现为实体肿瘤，占听神经瘤的 52%～96%（平均 80%）。

（2）囊性听神经瘤

为听神经瘤的特殊类型，占 4%～48%（平均 20%）。具有以下特点：生长快速（每年 2～6 mm）；容易压迫粘连周围颅神经和脑干，产生脑水肿和相关神经症状；生物学行为难以预测，其病因目前未明。影像学上既可表现为中央型厚壁囊肿，即中央型囊性听神经瘤；也可表现为周围型薄壁单个或多个小囊肿，即周围型囊性听神经瘤。

41.2.3.4 按照组织病理学分型

可分为 Antoni-A 型、B 型和 AB 混合型。

（1）Antoni-A 型

镜下呈致密纤维状，由密集、成束的梭形或卵圆形细胞交织在一起，呈漩涡状或栅栏状（图41-1）。镜下可见肿瘤细胞结构致密，呈长梭形，胞质丰富，杆状核，两端钝圆，染色质淡染，核仁少见，无分裂象，细胞核的长轴与细胞的长轴一致，细胞平行排列聚集在一起，呈典型的栅栏状结构。

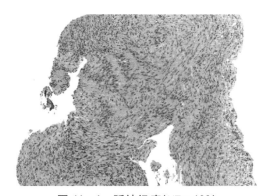

图 41-1 听神经瘤（HE×100）

（2）Antoni-B 型

又称疏松网状型。镜下呈稀疏网眼状，为退变型，细胞质稀少，易有黏液变性，细胞间液体较多，细胞间质内有黏液和酸性黏多糖，相互交接成疏松网络结构。如图 41-2 所示，肿瘤组织松散、零乱，呈网状结构，细胞密度低，瘤细胞小，胞质向四周呈星芒样突起，与邻近细胞的胞突连接，可有泡沫细胞伴脂肪变性和玻璃样变性。Antoni A 型和 Antoni B 型病变常混合存在，以 Antoni A 型为主，肿瘤可有出血、坏死及囊性变。

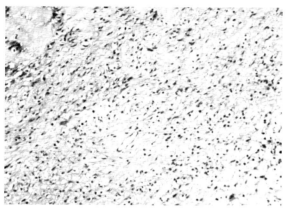

图 41-2　听神经瘤(HE×200)

（3）Antoni-AB 混合型

同一瘤体同时表现两种病理学类型。

41.2.4　临床表现

41.2.4.1　早期耳部症状

肿瘤体积小时，出现一侧耳鸣、听力减退及眩晕，少数患者时间稍长后出现耳聋。耳鸣可伴有发作性眩晕或恶心、呕吐。

41.2.4.2　中期面部症状

肿瘤继续增大时，压迫同侧的面神经和三叉神经，出现面肌抽搐及泪腺分泌减少，或有轻度周围性面瘫。三叉神经损害表现为面部麻木、痛触觉减退、角膜反射减弱、颞肌和咀嚼肌力差或肌萎缩。

41.2.4.3　晚期小脑桥脑角综合征及后组颅神经症状

肿瘤体积大时，压迫脑干、小脑及后组颅神经，引起交叉性偏瘫及偏身感觉障碍，小脑性共济失调、

步态不稳、发音困难、声音嘶哑、吞咽困难、饮食呛咳等。发生脑脊液循环梗阻则有头痛、呕吐、视力减退、视神经盘水肿或继发性视神经萎缩。

41.2.5　诊断

41.2.5.1　主要临床表现

听神经瘤在瘤体增大过程中逐渐压迫周围重要结构，包括听神经、面神经、三叉神经、外展神经、后组颅神经、小脑、脑干等，从而产生相应症状。

（1）听力下降

是听神经瘤最常见的临床表现，约占 95%，为蜗神经受压损伤或耳蜗供血受累所致，主要表现为单侧或非对称性渐进性听力下降，多先累及高频，但也可表现为突发性听力下降，其原因可能为肿瘤累及内耳滋养血管。

（2）耳鸣

约占 70%，以高频音为主，顽固性耳鸣在听力完全丧失后仍可存在。

（3）眩晕

可反复发作，大多为真性旋转性眩晕，而以行走不稳和平衡失调为主。多出现在听神经瘤生长的早期，为前庭神经或迷路血供受累所致，症状可随前庭功能代偿而逐渐减轻或消失。

（4）面部疼痛或感觉减退

为肿瘤生长压迫三叉神经所致，体检时可发现角膜反射减弱或消失，面部痛触觉减退。

（5）步态不稳、共济失调、辨距不良

为小脑脚及小脑半球受压所致，通常出现在较大听神经瘤患者中。

（6）颅高压表现

肿瘤生长可导致脑脊液循环通路闭塞，引起脑室系统扩张，产生头痛、恶心、呕吐、视盘水肿等颅内压增高症状。

（7）面神经麻痹

听神经瘤患者较少出现面神经麻痹，特殊情况下因肿瘤推移、压迫面神经而出现不同程度的周围性面神经麻痹及同侧舌前 2/3 味觉减退或消失。少数听神经瘤由于内听道口相对狭窄，可在早期出现面神经麻痹，偶伴面肌痉挛。

（8）声音嘶哑、吞咽困难、饮水呛咳

为后组颅神经受累所致，可出现在肿瘤生长晚期，体检可发现同侧舌后 1/3 味觉减退或消失、软腭麻痹、同侧咽反射消失及声带麻痹。

（9）偏瘫、躯体感觉减退

不常见。若肿瘤增大，向内侧直接挤压脑干，可起脑干内传导束功能障碍，出现对侧肢体不同程度的偏瘫、浅感觉减退；若肿瘤推挤脑干使之受压于对侧天幕裂孔边缘，则可出现患侧或双侧偏瘫、感觉减退。

41.2.5.2 辅助检查

（1）听力学检查

包括纯音测听（PTA）、听性脑干反应（ABR）、言语识别率（SRS）、畸变产物耳声发射（DPOAE）等。

1）纯音测听：常表现为单侧或不对称的感音神经性听力下降。

2）听性脑干反应：常表现为蜗后病变，Ⅰ、Ⅲ、Ⅴ波潜伏期延长，波幅下降。

3）言语识别率：多数（72%～80%）有异常，准确性不如 MRI 和听性脑干反应。

4）畸变产物耳声发射：早期可引出。

（2）面神经功能检查

面神经功能检查有两大类：肌电学检查和非肌电学检查。目前常用的面神经功能试验主要是其肌电学检查部分。在肿瘤源性面瘫，可见肌电图有纤颤电位和多相电位，表示有变性和再生同时发生。当肿瘤生长相当缓慢时，肌纤维有足够时间被神经再生新芽重新支配，其速度与失神经支配的速度差不多一样快，所以可不出现纤颤电位；而且运动单元会很大，随意运动受干扰不明显。患侧肌电图试验应与健侧对比，以发现患侧的微小差异。

（3）前庭功能检查

眼震电图常见向健侧的自发性眼震，冷热试验及前庭诱发肌源性电位（vestibular evoked myogenic potential，VEMP）有助于判断听神经瘤的起源神经。

（4）影像学检查

包括颞骨 CT（图 41-3）、内听道及桥小脑角增强 MRI（图 41-4）。由于后颅窝 CT 检查有较明显的伪影，有时会影响到桥小脑角区的观察，故推荐 MRI 为首选方法，包括平扫和增强检查。MRI 平扫检查包括 T1WI、T2WI 和 Flair 序列，通常包括矢状面、横断面检查；增强检查应包括矢状面、横断面和冠状面检查，其中建议横断面增强检查为脂肪抑制序列。MRI 可显示内听道内的微小听神经瘤，肿瘤位于内听道及桥小脑角，在 T1 加权像呈低信号或等信号，在 T2 加权像呈不均匀高信号，增强后呈不均匀强化。听神经瘤出现囊变及坏死区较常见。在诊断时应与脑膜瘤、胆脂瘤、面神经瘤、三叉神经鞘瘤、后组颅神经鞘瘤等鉴别。听神经瘤的 CT 表现为桥小脑角区域等密度或低密度团块影。瘤体内一般无钙化，形态大多为圆形、椭圆形，少数形态不规则。骨窗可显示内听道正常或不对称性扩大。增强后肿瘤实体部分明显强化，而囊性部分无明显强化。

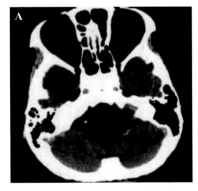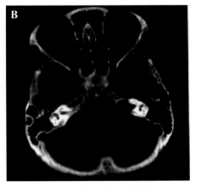

（A）左侧桥小脑角区混杂密度病变，边界清楚，桥小脑角池闭塞，相邻脑池扩大

（B）骨窗显示左侧内听道扩大

图 41-3 听神经瘤的 CT 影像

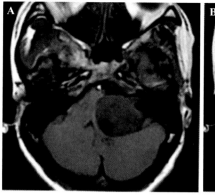

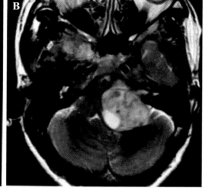

（A）左侧桥小脑角区占位性病变，信号不均　　　（B）T2WI 呈稍高信号
　　　 匀，实质部分 T1WI 呈低信号

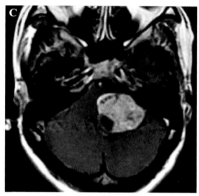

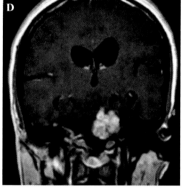

（C）/（D）内见小类圆形长 T1 长 T2 囊变区，增强扫描病变实质部分明显强化，囊变
　　　区无明显强化，病变延伸至内听道内

图 41 - 4　听神经瘤的 MRI 影像

41.2.5.3　主要评估指标

（1）面神经功能评估

可采用多种分级系统或量表对面神经功能加以评估。目前，通常采用 House-Backmann（HB）面神经功能分级系统（表 41 - 3），对术前，术后 1 周、3 个月、6 个月、9 个月、1 年和 2 年的面神经功能分别进行评估，判定面神经状态，决定进一步治疗。此外，根据掌握程度，还可以选择性使用区域性 HB 分级系统、面神经分级系统 2.0（FNGS2.0）、Sunny-Brook 量表、Terzis 量表等，对面神经功能进行更为精细的评估。面神经临床电生理检查可作为面神经功能评估的参考指标。

表 41 - 3　House-Backmann 面神经功能分级系统

级别	临 床 表 现
Ⅰ级	面神经功能正常
Ⅱ级	轻度障碍。总体：近距离观察可见轻微异常；可能有轻微联带运动。休息时：双侧对称。运动时：① 前额，中度至良好的功能；② 眼睑，闭合不费力；③ 嘴角，轻度不对称
Ⅲ级	中度障碍。总体：双侧明显不对称；不严重的联带运动、挛缩和（或）半面痉挛。休息时：双侧对称。运动时：① 前额，轻度至中度运动；② 眼睑，可费力闭合；③ 嘴角，费力时也可见轻度异常

续 表

级别	临 床 表 现
Ⅳ级	中重度障碍。总体:明显异常和(或)毁容性不对称。休息时:双侧对称。运动时:① 前额,无运动;② 眼睑,不完全闭合;③ 嘴角,明显不对称
Ⅴ级	重度障碍。总体:勉强可见的运动。休息时:不对称。运动时:① 前额,无运动;② 眼睑,不完全闭合;③ 嘴角,轻微运动
Ⅵ级	完全瘫痪;无运动

（2）听力评估

采用美国耳鼻咽喉头颈外科学会（AAO-HNS)听力分级法,根据纯音平均听阈(PTA)和言语识别率(SDS)进行术前、术后听力评估(表41-4,图41-5)。术后听力保留率以听力水平 C 级以上(含 C 级)为统计依据,术后听力良好率以听力 B 级以上(含 B 级)为统计依据。

表 41-4 AAO-HNS 听力评估分级

级别	听力情况	评估指标
A 级	听力良好	PTA≤30 dB, SDS≥70％
B 级	有实用听力	PTA≤50 dB, SDS≥50％
C 级	有可测听力	PTA>50 dB, SDS≥50％
D 级	无可测听力	SDS<50％

注:PTA 指纯音平均听阈;SDS 指言语识别率

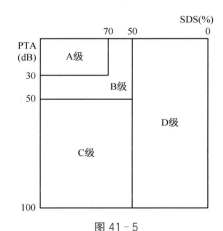

图 41-5

注:PTA 指纯音平均听阈;SDS 指言语识别率

（3）肿瘤切除范围评估

可分为全切除（total removal）、近全切除（near total removal）、次全切除（subtotal removal）和部分切除（partial removal）。其中,全切除是指术中肿瘤全切,影像学无肿瘤残余;近全切除仅限于为保留面、听神经完整性,在神经表面残留小片肿瘤,影像学无肿瘤残余;次全切除者仅限于为保留面、听神经核和脑干等结构的完整性,在这些结构表面残留块状肿瘤;部分切除者,其残留肿瘤较大。残留肿瘤大小用互相垂直的直径表示(如 5 mm×4 mm),同时注明残留肿瘤位置,如内听道内残留、桥小脑角内沿神经残留、脑干表面或小脑表面残留等。

41.2.6 鉴别诊断

听神经瘤主要和面神经瘤、脑膜瘤和胆脂瘤相鉴别。在桥小脑角区和内听道内的面神经瘤和听神经瘤很难鉴别,突出于内听道外的面神经瘤在 CT 和 MRI 上很容易鉴别。脑膜瘤因为有明显的脑膜伪征,所以很容易和听神经瘤鉴别。桥小脑角区的胆脂瘤也称先天性表皮样囊肿,由于在核磁共振成像上不能增强,所以也比较容易和听神经瘤区分。

41.2.7 处理策略及适应证

散发性听神经瘤处理策略包括随访观察、手术治疗和立体定向放射外科治疗,对于症状出现恶化的患者,必要时还可采取包括脑室腹腔分流术等补救措施在内的治疗手段。听神经瘤手术难度较大,因此,建议拟开展听神经瘤手术的医疗机构或科室需达到相应资质和技术水平,并配备术中电生理监测等必要设备。同时,听神经瘤手术已逐渐成为功能性手术,患者对保留面听功能的要求非常高;因此,临床医师对听神经瘤的治疗,应将保留面听功能作为选择治疗指征和方式的重要参考因素,应尊重患者的知情权和选择权,充分考虑肿瘤分期、位置、生长速度、是否囊性变、患侧或对侧听力水平、患者年龄、全身状况、心理预期、社会角色等,综合选择治疗方式。

参照 Koos 分级,建议处理原则如下。

Ⅰ级:以随访为主,每 6 个月行 MRI 增强扫描。如随访过程中出现肿瘤生长,且患者存在有效听力,可考虑采取保留听力的手术治疗；如患者已无有效听力，首选手术治疗，但对于70岁以上、全身条件差无法耐受手术的患者，首选立体定向放射外科治疗。

Ⅱ～Ⅲ级：如患者存在有效听力，可以考虑采取保留听力的手术入路或立体定向放射外科治疗；若患者已无有效听力，首选手术治疗，立体定向放射外科治疗可以作为备选。对于体积不大又无生长的Ⅱ～Ⅲ级听神经瘤，可先行保守观察，如肿瘤增大，可以考虑采取保留听力的手术入路或立体定向放射外科治疗。

Ⅳ级：首选手术治疗。如患者不能耐受手术或拒绝手术时，可以尝试立体定向放射外科治疗。

41.2.7.1 手术治疗

（1）手术入路及适应证

听神经瘤手术常用的手术入路包括乙状窦后入路、迷路入路、耳囊入路和颅中窝入路。

1）乙状窦后入路：经乙状窦后缘、横窦下缘进入桥小脑角。

A. 适应证：适用于任意大小肿瘤。

B. 优势：能够保留听力，可以处理肿瘤与脑干的粘连。暴露肿瘤所需时间较短。

C. 不足：术后颅内血肿、梗死发生率高于经迷路入路。

2）迷路入路：以骨性外耳道后壁和面神经垂直段为前界、颅中窝底硬脑膜为上界、乙状窦为后界、颈静脉球为下界，切除乳突及部分迷路，进入内听道和桥小脑角。

A. 适应证：适用于任意大小、不考虑保存听力的听神经瘤。

B. 优势：手术入路较为直接，脑组织牵拉小。术后面瘫发生率低于乙状窦后入路。

C. 不足：术后手术侧听力丧失，手术操作时间相对较长。

3）耳囊入路：切除范围除迷路的范围外，还包括外耳道、鼓室内容物及耳蜗，面神经以骨桥形式保留在原位，能充分暴露岩尖及桥小脑角前部，适用于大听神经瘤，尤其是侵犯耳蜗、岩尖及桥小脑角前方扩展较多的肿瘤。

4）颅中窝入路：于颞骨鳞部开骨窗，经颅中窝底、内听道顶壁进入内听道，可暴露内听道所有内容及部分桥小脑角。

A. 适应证：适合于切除内听道或桥小脑角部分直径不超过10 mm的肿瘤，是可能保留听力的

径路。

B. 优势：无需牺牲听力就能充分暴露内听道3个侧壁。

C. 不足：面神经损伤风险相对较大，暴露空间及角度有限，颞叶损伤等。

（2）术中面、听神经监测

常用的术中监测技术，主要包括听觉诱发电位、自由描记肌电图（free-EMG）、诱发性肌电图（trigger-EMG）及经颅电刺激面神经运动诱发电位（FNMEP）、体感诱发电位等。

1）术中面神经监测：听神经瘤手术中应常规使用自由描记肌电图联合诱发性肌电图对面神经、三叉神经、后组颅神经等进行监测。术中记录采用多导联模式，包括额肌、咀嚼肌、眼轮匝肌、口轮匝肌、颏肌等导联。监测中可分为自由肌电反应和诱发肌电反应。诱发肌电图电刺激量1～3 V提示神经保留完整；5～10 V可能有损伤；电刺激量>15 V则提示面神经功能不可逆损伤。

由于肌电图监测存在假阳性可能，即使面神经横断后刺激远端仍有反应，在条件允许情况下应采用FNMEP联合监测技术。刺激电极置于面部运动体表投射区或者脑电图国际10/20系统M1/M2和M3/M4等位置，记录电极选择口轮匝肌和颏肌。术中监测FNMEP波幅和潜伏期。术中运动诱发电位波幅下降≤50%，术后可获得较好的面神经功能，波幅下降>50%可能预示术后不同程度面瘫。

面神经监测的意义在于：

A. 定位面神经走行。

B. 提示术中操作对神经的刺激和损害。

C. 预测术后神经功能。监测过程中应注意避免肌松剂对结果的干扰。

2）术中听神经监测：在保留听力的听神经瘤手术中可使用听觉监测技术，具体包括脑干听觉诱发电位（BAEP）、耳蜗电图（ECochG）和听神经复合动作电位（CAP）监测技术，可根据具体情况选择。BAEP反映延迟性反馈信息，CAP则反映神经实时监测信息，有条件的可多项监测联合。听神经动作电位是一种直接记录第Ⅷ脑神经的复合性动作电位（compound action potential），又称CAP动作电位，可以直接记录来自听神经的动作电位，大大降低术中听神经损伤造成听力丧失的可能性，但也存在电极放置困难及由于电极漂移造成假阳性结果。听神经瘤术中对BAEP的Ⅰ、Ⅲ及Ⅴ波及潜伏期进行监

测,其中Ⅴ波几乎在任何情况下均可以引出,所以当术中Ⅴ波潜伏期延长或波幅下降时,需及时告知术者,以便调整,甚至停止操作,直到其恢复。

3)术前脑干及面神经功能评估:为保证术中监测达到较为理想的效果,术前可通过听性脑干反应检查对脑干功能进行评估,通过瞬目反射、神经传导速度测定、面神经F波、面肌肌电图等多种技术手段对面神经功能进行全面测定,以进一步指导手术,有效解读技术指标并合理指导预后。术中单一监测技术应用局限,应联合监测,最大限度地发挥优势。

（3）手术主要并发症及处理

1)颅内出血:颅内出血为术后严重并发症,以意识、瞳孔、生命体征改变为特征。术后必须密切观察患者生命体征,若出现意识障碍,如淡漠、嗜睡甚至昏迷,应尽快行急诊CT检查,明确是否为桥小脑角出血。若出血量少,脑干压迫移位不明显,患者生命体征稳定,可保守观察,否则应尽快手术清除血肿并止血。若患者生命体征比较快,甚至出现一侧瞳孔散大,应在床边迅速切开伤口减压,立即送手术室。

2)脑脊液漏:听神经瘤术后最常见并发症为脑脊液漏。术后脑脊液漏分切口漏、鼻漏和耳漏,以鼻漏最为多见,易导致颅内感染。发生脑脊液漏后,首先考虑保守治疗,包括绝对卧床、降颅压药物应用和局部加压包扎;如效果不佳,可行腰椎穿刺、腰大池置管引流、手术修补、脑室-腹腔分流等。

3)面神经麻痹:术中发现面神经离断,可行面神经重建,方法如下。

A.面神经端端吻合:适用于面神经近端完好,两断端存在且缺损长度较短者;如缺损3～4 mm,可行远端改道后吻合。

B.耳大神经移植:适用于面神经近端完好,两断端存在但缺损长度5～10 mm者。

C.面-舌下神经吻合:适用于面神经近端无法确认者,常用腓肠神经进行吻合。

术后出现的面神经麻痹的处理,非手术治疗措施包括注意眼部护理,预防角膜炎;对于泪液分泌减少的患者可给予人工泪液、湿房眼镜、睡眠时眼膏保护;采用胶布缩短睑裂,戴保护性的角膜接触镜片等。建议术后2周开始进行面肌功能训练,延缓表情萎缩,促进神经功能回复。如面神经功能Ⅳ级并在术后1年内无明显恢复,可考虑行面-舌下神经吻合、舌下神经转位术、咬肌神经-面神经吻合等手术。对于眼睑闭合不全的患者,可以采用局部神经转位

手术、跨面神经移植手术、下睑退缩或外翻治疗,以及上睑Müller肌切除手术、金片植入手术等方式。对于超过2年的晚期面瘫患者,还可考虑行颞肌筋膜瓣修复术或行血管神经化的游离肌肉移植。术后面神经麻痹的处理较为复杂,不同医疗机构需结合实际情况选择适合的治疗方式,必要时可请整形科医师参与面神经的修复。

4)听力丧失:听力能否保留主要与肿瘤大小、位置、生长方式和术前的听力状况等有关。保存耳蜗结构、保留耳蜗神经、避免刺激内听动脉等才可能保留听力。对于肿瘤＜3 cm、耳蜗神经结构正常、听力丧失的患者,可采用人工耳蜗植入重建听力;未能保留耳蜗神经者可考虑植入骨锚式助听器(BAHA)。

41.2.7.2 立体定向放射外科治疗(SRS)

（1）治疗方法

可通过伽马刀、射波刀、改良的直线加速器(LINAC)和质子束实现。

（2）剂量选择

伽马刀治疗通常以50%的等剂量曲线包裹肿瘤。对于保留有用听力的患者,给予肿瘤边12～13 Gy的处方剂量;对已无有用听力的患者,周边剂量13～14 Gy,耳蜗受照射剂量不超过4～5 Gy。LINAC治疗使用无头架定位系统,分3～5次治疗,一般使用80%的周边剂量,平均总的周边剂量17 Gy。由于并发症发生率的高低与照射剂量及肿瘤体积呈正相关,因此,较高的剂量会有较大的风险。

（3）放射外科术治疗后的处理

治疗结束后立即拆除立体定向头架;可给予静脉注射甲泼尼龙40 mg或地塞米松10 mg,以缓解放射后的急性反应。伽马刀治疗后可观察数小时,一般24 h内出院。

（4）并发症

1)急性反应:射线引发的急性反应包括治疗后即刻出现的头晕、头痛、恶心、呕吐等。治疗前后类固醇激素的应用能很好地预防或缓解症状。

2)中期反应:治疗后数月出现的头痛、头晕及患侧面痛、麻木、无力,平衡障碍,甚至脑积水症状等。多由肿瘤膨胀或瘤周水肿造成,多数为一过性,经休息、药物治疗可缓解。

3)晚期反应:治疗2～3年后,新症状的发生多是由于肿瘤复发或脑积水造成,需要相应的处理。

放射直接引起的脑神经损伤很难恢复。

（5）疗效评估

SRS 治疗后的患者均需做神经影像（MRI 或 CT）的连续定期随访，建议治疗后 6 个月、1 年、2 年及逐年或隔年随诊。保留有用听力的患者在复查影像的同时，应做测听试验(PTA 和 SDS)。

（6）听神经瘤的残留和复发

残留和复发病例处理原则同原发性肿瘤（见 41.2.7处理策略及适应证）。立体定向放射外科治疗后肿瘤再生长病例，手术风险大，再手术的面、听神经保存率低。

41.2.7.3 预后和展望

肿瘤复发率低：全切后的复发率为 0. 7％～0.8％，囊内切除的复发率为 18％。未来的听神经瘤处理是多学科合作的联合处理，特别是对于听神经瘤手术后的听力恢复和面神经功能恢复，需要耳神经颅底外科医师、神经外科医师、放射科医师和整形外科医师一起携手去争取听神经瘤患者最佳的预后。

41.3 面神经瘤

41.3.1 概述

面神经瘤是指原发于面神经鞘膜的肿瘤，又称为面神经鞘膜瘤或施万鞘膜瘤（Schwannoma）。可发生在全程面神经的一段纤维上，但以膝状节周围出现较多。肿瘤生长很慢，可长期无症状，后期会出现面瘫和面肌痉挛。颞骨高分辨率 CT 静脉造影是显示面神经瘤最准确的方法。

41.3.2 流行病学

1930 年，Schmidt 首次报告，迄今世界上文献报道面神经痛相关病例不足 300 例。1972 年，Saito 检查 600 例颞骨标本，发现 5 例面神经瘤，发病率为 0.8％。临床上本病少见的原因为：① 肿瘤生长慢，早期无症状。② 出现面瘫时易被误诊为贝尔面瘫和慢性中耳炎。患者多为成人。文献报道，年龄最小者为 4 岁患儿。

41.3.3 病因学

面神经瘤来源于神经鞘膜的称为面神经鞘膜瘤、来源于面神经纤维的称为面神经纤维瘤，来源于鞘膜血管的称为面神经血管瘤。

41.3.4 临床表现

肿瘤生长很慢，长期无症状。原发在水平段者因骨管狭窄受压比垂直段者出现症状早且重，面瘫出现也早且重，可以反复发作，40％的患者早期表现为面肌痉挛，而后转为面瘫。原发在鼓室段者，除面瘫外还可有耳鸣、耳聋。如原发在内听道内，则易和听神经瘤相混淆。

41.3.5 诊断和鉴别诊断

全面进行面神经功能检查，如泪腺颌下腺分泌，镫骨肌反射及舌味觉试验等，颅底及乳突 X 线摄片，可见面神经管道有骨质破坏，CT 乳突和颅底扫描诊断意义更大。面神经瘤还可通过增强 MRI 确诊（图 41－6）。颞骨高分辨 CT 静脉造影是显示面神经瘤最准确的方法，多轨迹断层片也有价值，可以描绘出面神经管的细微骨质变化。凡有进行性面瘫，除非已确诊为其他原因所致，均应考虑此瘤的可能性，特别是伴有面部抽搐或痉挛者。突发性面瘫经全程探查减压后无改善时，也应考虑本瘤。对有前庭耳蜗症状的患者，都应进行听力学和前庭功能检查。若为传导性听力下降，肿瘤常在膝状神经节以下；感觉神经性听力下降，蜗后症状或单侧前庭功能减弱，必须疑为近端的肿瘤或耳囊受到破坏。

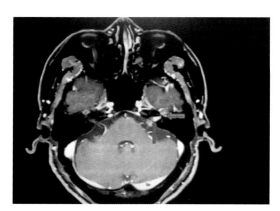

图 41－6　面神经瘤的增强 MRI

肿瘤从桥小脑角一直到中颅底膝状神经节处。途中箭头分别显示桥小脑角(蓝色箭头)和中颅底的面神经瘤(红色箭头)

41.3.6　病理诊断

面神经鞘膜瘤病理同听神经瘤。面神经纤维瘤肿瘤细胞呈长梭形，纤细，扭曲，胞质丰富，排列较正常神经纤维杂乱(图 41-7)，免疫组化染色显示肿瘤细胞表达 S-100 蛋白(图 41-8)。面神经血管瘤以小静脉构成为主，血管壁的平滑肌增生变厚(图 41-9、41-10)。

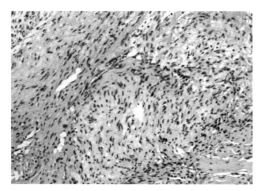

图 41-7　面神经神经纤维瘤 HE 染色(HE×200)

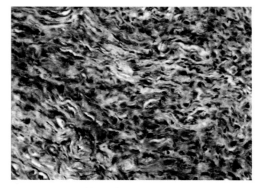

图 41-8　面神经神经纤维瘤免疫组化染色(IHC×400)

肿瘤细胞 S-100 蛋白表达阳性

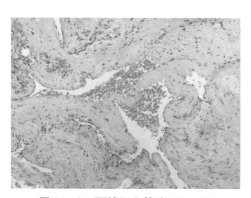

图 41-9　面神经血管瘤 HE×200

小静脉构成为主，管壁较厚

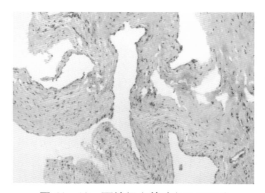

图 41-10　面神经血管瘤(HE×200)

管壁平滑肌增生

41.3.7　治疗和预后

面神经瘤属于良性肿瘤，手术治疗是首选。本病的治疗是经乳突、颅中窝、颅后窝手术。若无听力也可经迷路径路或联合径路。手术切除肿瘤及受累的神经段。肿瘤切除时要有一定长度的安全缘，面神经的远端和近端边界应送冰冻切片，在保留的神经尚未被证实有无残留的肿瘤细胞前，切不可行神经移植。神经干切除后可用耳大神经、腓肠神经进行移植，以恢复面神经的连续性；周围神经切除后可采用神经吻合修复。一旦肿瘤做了足够的切除，复发是不常见的，但缺乏随访的报道，实际复发率尚难确定。复旦大学附属眼耳鼻喉科医院的袁雅生教授曾经在 2014 全国耳鼻咽喉头颈外科年会上首次报道了跨颅内外面神经移植和面神经、舌下神经端侧吻合术，展示的患者术后 1 年面神经功能恢复到 HB 三级左右。

41.4　颈静脉球体瘤

41.4.1　概述

1962 年，Alford 和 Guild 首次将颈静脉球体瘤(glomus jugular tumor, GJT)分为两型：起源并局

限于中耳的称鼓室球体瘤；累及中耳和颈静脉球两处的称为颈静脉球体瘤。随着医学影像学的发展和颅底手术技术的进步，Fisch、Glasscock 和 Jackson 分别于 1978 年和 1981 年提出了两种分型法（表 41-5、41-6），这两种分型法描述了肿瘤的范围及颞骨、颞下窝、颅内的侵犯程度，为目前广泛采用。

表 41-5　颈静脉球体瘤 Fisch 分型法

分型	范围
A 型	肿瘤局限于中耳腔（鼓室球体瘤）
B 型	肿瘤局限于鼓室乳突区域，无迷路下骨破坏
C 型	肿瘤侵犯迷路下，扩展到岩尖部，并破坏该处骨质
D1 型	肿瘤侵入颅内，直径＜2 cm
D2 型	肿瘤侵入颅内，直径＞2 cm

表 41-6　颈静脉球体瘤 Glasscock-Jackson 分型法

分型	范围
鼓室体瘤 I 型	肿瘤局限于鼓岬表面
鼓室体瘤 II 型	肿瘤完全充满中耳腔
鼓室体瘤 III 型	肿瘤充满中耳腔，扩展至乳突
鼓室体瘤 IV 型	肿瘤充满中耳腔，扩展至乳突或穿透鼓膜至外耳道，或向前发展累及颈内动脉
颈静脉球瘤 I 型	肿瘤小，限于颈静脉球、中耳和乳突
颈静脉球瘤 II 型	肿瘤侵犯至内听道下方，可有颅内侵犯
颈静脉球瘤 III 型	肿瘤侵犯岩尖部，可有颅内侵犯
颈静脉球瘤 IV 型	肿瘤超出岩尖至斜坡或颞下窝，可有颅内侵犯

41.4.2　病因学和流行病学

本病以女性多见，男女之比约为 1∶6，从婴儿到老年都有，但高发年龄在 50～60 岁。发病年龄越小，肿瘤发展越快，越容易具有多病灶和血管活性物质分泌的特点。根据肿瘤原发部位及发展状况不同，出现的症状和体征也各异。鼓室体瘤出现症状较早，而起源于颈静脉球顶部的颈静脉球体瘤可于疾病晚期才出现症状。

41.4.3　临床表现

（1）早期症状

单侧搏动性耳鸣、轻度传导性耳聋和耳部闷胀感，耳鸣与脉搏一致，如压迫患侧颈动脉，耳鸣立即消失，停止压迫，耳鸣迅即重现。如肿瘤长到外耳道，可有出血，继发感染后可有流脓或流脓血性液，肿瘤压迫或继发感染可引起耳痛。

（2）晚期症状

肿瘤压迫颈静脉球窝的神经血管结构并沿颅底伸展侵犯舌下神经管时可出现咽下困难、声嘶、误吸和构音障碍等（图 41-11～41-19）。肿瘤向上、向前破坏颈静脉球窝可暴露颈内动脉管并进入中耳，产生传导性听力下降和搏动性耳鸣，或面瘫。肿瘤侵入咽鼓管并沿管周气房或颈内动脉管生长可进入岩尖、海绵窦和中颅窝，出现面部麻木等症状。肿瘤沿颅底或迷路下气房生长可进入颅后窝，压迫小脑和脑干，可出现共济失调和走路不稳。晚期肿瘤侵入颅内广泛，则出现颅内压增高症状，甚至出现脑疝而死亡。

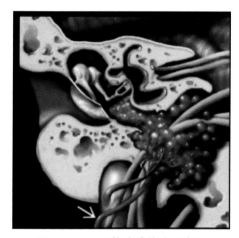

图 41-11　颈静脉球体瘤示意图

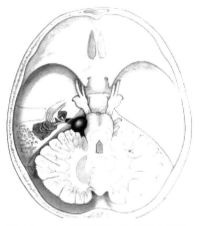

图 41-12　颈静脉球体瘤颅底位置

41.4.4 影像学表现

(1) CT 表现(图 41 - 13A~D)

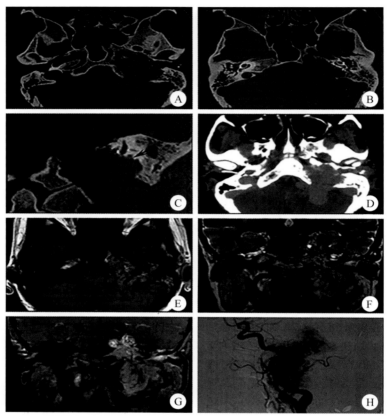

图 41 - 13 颈静脉球体瘤 CT(A~D)、MRI(E~G)和 DSA(H)表现

颈静脉孔扩大,边缘呈不规则的骨质吸收、破坏。

肿瘤血供十分丰富,罕见坏死囊变及钙化,CT 平扫表现为等或略高密度较均匀的软组织密度影,增强后肿瘤明显均匀强化。

CT 能清晰地显示颅底骨质结构,对颅底骨质破坏可作出准确的判断,尤其对早期骨质破坏的识别较 MRI 更为优越,对临床怀疑颈静脉球瘤的患者应首选 CT 检查。

(2) MRI 表现(图 41 - 13E~G)

颈静脉球体瘤在 T1WI 表现为等信号影,在 T2WI 上表现为略高信号影,其内信号不均,由于血供丰富,增强后病灶呈现明显强化。

肿瘤内部血管由于血流的改变,在肿瘤>2 cm 时 T2WI 显示点状或线状血管流空信号影,称为"盐和胡椒"征(盐代表慢血流和肿瘤细胞,胡椒代表快速血流造成的血管流空影),该征象被认为是颈静脉球体瘤的特征性表现。

MRI 表现:压迫乙状窦和(或)颈内静脉时,表现为受压乙状窦不显影,远端颈内静脉不显影。

与 CT 相比,MRI 在软组织、血管等结构的显示方面,具有较大的优势,可显示病灶对于三叉神经、面神经、听神经和后组脑神经的侵犯,对 GJT 的诊断具有重要价值。

(3) DSA 表现(图 41 - 13H)

DSA 目的:① 明确诊断。② 了解肿瘤供血动脉。③ 除外颈动脉体瘤和迷走神经瘤,为栓塞做准备。④ 静脉期判断肿瘤对颈内静脉回流影响。

DSA 检查显示颈静脉球瘤为富血供肿瘤,肿瘤染色明显,可见较多的异常匐行血管。

DSA 不仅可以明确病变的形态、大小、数量、部位及供血动脉等情况,而且可进行介入栓塞治疗,有十分重要的意义。

41.4.5 鉴别诊断

鼓室体瘤主要需与耳部疾患如急性中耳炎、特发性血鼓室、迷路型耳硬化症、鼓室底裂、胆固醇肉芽肿、脂性中耳炎、中耳癌等进行鉴别。

颈静脉球体瘤则应与相同部位的神经鞘瘤、皮样囊肿、脊索瘤、脑膜瘤相鉴别,并排除血管异常、颈

静脉球高位。

41.4.6 影像学检查

(1)耳镜检查

肿瘤早期可见鼓膜完整,但呈深红色或蓝色,逐渐向外隆起。以鼓气耳镜向外耳道加压使鼓膜与肿瘤相贴,可见肿物搏动,与脉搏跳动一致,进一步加压,肿瘤受压颜色转白而停止搏动,即 Brown 征。肿瘤可穿破鼓膜而突入外耳道,出现血性或脓血性分泌物,耳道内检查可见出血性新生物,触之易出血(图 41 - 14)。

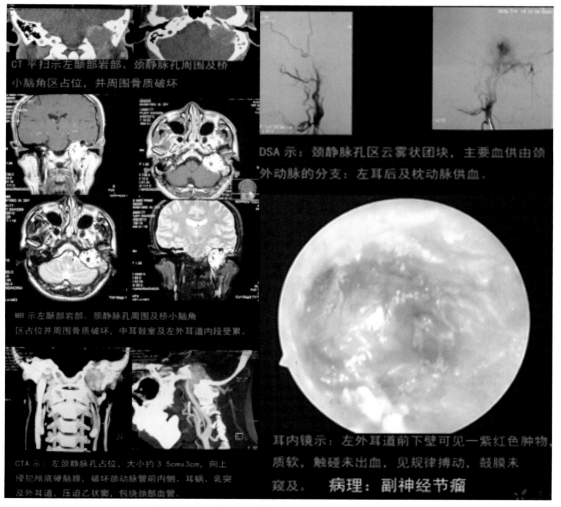

图 41 - 14 颈静脉球体瘤的影像学和耳内镜表现

（2）CT 检查

CT 可以清楚地显示颞骨破坏的范围。当颈静脉球窝和下鼓室之间的骨性分隔尚完整时，CT 可以分辨出肿瘤是来源于颈静脉球窝还是中耳。CT 可见颈静脉孔区不均匀高密度影边界不清，注药后肿瘤强化，如肿瘤累及颈内动脉，行冠状扫描可观察肿瘤与颈内动脉的关系。

（3）MRI 检查

肿瘤在 MRI 上呈等 T1 和长 T2 不均信号影，轮廓不规则，注药后明显强化，边界清晰。对显示肿瘤与周围软组织的关系要比 CT 更清晰，能明确肿瘤向颅内侵犯的范围，以及是硬膜外还是硬膜内侵犯。颈静脉球体瘤在 MRI 上有特征性的信号——"盐和胡椒"征，具有诊断价值。

（4）MRI 血管造影

可以显示肿瘤是否侵入颈内动脉、颈内静脉或乙状窦。颈静脉球血管造影目的：① 明确诊断。② 了解肿瘤供血动脉。③ 排除颈动脉体瘤和迷走神经瘤，为术前栓塞做准备。④ 静脉期判断肿瘤对颈内静脉回流的影响。

颈静脉球体瘤诊断依靠详细的病史，典型的症状和体征是诊断的重要依据。体格检查时应进行彻底的耳科学、耳神经学和神经科学检查。现代影像学则为诊断提供了最重要的依据。凡具有与脉搏一致的搏动性耳鸣、传导性耳聋和耳部闷胀感的长期病史，鼓膜呈深红色或蓝色，或伴有耳内出血，尤其是外耳道内有触之极易出血的息肉样或肉芽样组织者，均应考虑本病。

41.4.7 病理诊断

颈静脉球体瘤的病理特点如下。

1）绝大多数属于良性无分泌性（非功能性）副交感神经节瘤，而分泌型很少见，临床上有 1% ～ 4% 的颈静脉球体瘤为功能性。可分泌以儿茶酚胺为主的多种神经递质或肽类激素。

2）肿瘤一般为良性，生长缓慢，故易漏诊及误诊。

3）瘤体间质血管丰富，为扩张的薄壁血窦，甚至呈血管瘤样改变（图 41-15、41-16），可不断增大，故表现为恶性生长方式，易沿血管、神经蔓延并向颅内生长，侵蚀邻近骨质，压迫周围脑组织。

4）团状或腺泡状上皮样细胞是肿瘤的主要细胞，具有或潜在有内分泌功能。

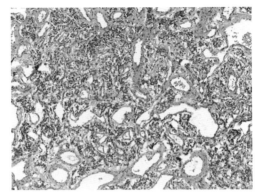

图 41-15　颈静脉球体瘤 HE 染色（HE×20）

瘤细胞排列成典型的器官样、腺泡状结构，周围富于血窦

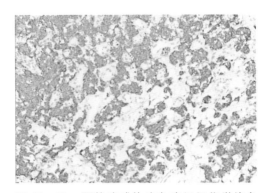

图 41-16　颈静脉球体瘤免疫组织化学染色（IHC×200）

肿瘤细胞表达突触素（SYN）

41.4.8 治疗

应根据病变范围，结合患者的年龄、健康状况、术后生活质量等因素综合考虑治疗方法。主要方法有手术和放疗等。

（1）手术治疗

颈静脉球体瘤的首选方法为彻底手术切除。根据肿瘤的部位、侵犯范围，参照临床分期（Fisch），可采用不同的手术方法。局限于鼓室内的小型肿瘤可采用耳科手术入路，如耳道入路或耳后入路。肿瘤体积较大、涉及颈静脉孔区则需要采用颅底手术入路，分为以下 3 类。① 外侧方入路：用于已侵犯岩骨段颈内动脉的大中型颈静脉球瘤，通过乳突切除从后外侧到达颈静脉孔区。② 后侧方入路：包括枕下乙状窦后入路、远外侧及经髁入路等，适用于以肿瘤颅内部分占优势的患者。③ 前方入路：颞下窝入路为最

主要的手术入路,在此基础上可联合外侧入路。用于
Fisch 分型 B 型或 C 型肿瘤,特别适用于肿瘤沿着颈
动脉岩骨部或咽鼓管侵及岩尖并长入中颅底的患者。
理想的手术入路选择应遵循以下两大原则:避免损伤
重要神经血管结构的前提下,最大限度地显露术野、
切除肿瘤。为此,术前应综合考虑肿瘤类型、侵及范
围、周围结构受累程度、听力、神经功能及术者经验,
选择最佳手术入路,以期达到最好的治疗效果。

（2）放射疗法

凡病变范围广泛、难以手术切除或手术切除不满
意者,或全身情况不能手术者,均可采用放射治疗。

（3）介入治疗

术前栓塞可降低术野的出血,降低功能性颈静
脉球体瘤儿茶酚胺的释放。许多学者主张术前血管
栓塞,最好在术前 1 d 进行栓塞,2～3 d 后行手术治
疗。对于那些因为自身条件无法接受手术治疗的患
者,介入治疗也是一种姑息性治疗方式。

41.4.9　预后

据文献报道,一般术后 5 年的治愈率为 60%,复
发率为 25%。虽然局限于鼓室内的小肿瘤近期手
术疗效满意,但有数年后复发的可能。较大的肿瘤
虽经广泛切除,复发的可能性仍然存在,复发多在术
后 2 年内。

41.5　胆脂瘤

41.5.1　概述

总体来看,胆脂瘤（cholesteatoma）分为先天性和
后天性两种。前者被认为起源于胚源性残留上皮,常
见于岩尖、乳突和中耳。后天性胆脂瘤则分为两种:
继发于慢性化脓性中耳炎者称后天继发性胆脂瘤了
继发于中耳渗液者称为后天原发性胆脂瘤。而颅内
胆脂瘤目前认为系胚胎期（妊娠 3～5 周）神经管闭合
时混入了外胚层成分所导致。外伤也被认为是胆脂
瘤起源的原因之一。

41.5.2　发病机制

颅外胆脂瘤的形成原因有多种解释。

（1）囊袋内陷学说

咽鼓管功能障碍及复发性中耳炎导致鼓室负
压,鼓膜松弛部或紧张部后上内陷,外耳道上皮因炎
症反复刺激移行功能丧失,脱落的角化上皮堆积在
内陷袋中,形成胆脂瘤。

（2）上皮移入学说

坏死性中耳炎可造成鼓膜边缘性穿孔及鼓室黏
骨膜坏死,鼓膜及外耳道的上皮组织可移行到鼓室
修复裸露的鼓室创面,形成胆脂瘤。

（3）基底细胞增生学说

基底细胞可通过柱状增生形式侵入上皮下组
织,形成胆脂瘤。

（4）化生学说

慢性炎症刺激中耳黏膜上皮可化生为角化扁平
上皮,形成胆脂瘤。

颅内胆脂瘤则主要被认为系胚胎期神经管闭合
时混入了外胚层成分,逐渐生长导致肿瘤形成。

41.5.3　病理生理

肿瘤表面覆盖菲薄包膜,多带白色珍珠质光泽,
镜下呈薄层纤维结缔组织,内面为复层鳞状表皮细
胞,富含角化细胞,内部为成行排列的脱落的细胞空
壳。再内为部分多角细胞,中心含细胞碎屑、脂质结
晶。由于上皮朝向囊内不断脱落角化的细胞,使得
囊肿内容物逐渐增多,肿瘤生长。

41.5.4　临床表现

一般认为胆脂瘤发病无性别差别,可广泛发生
在任何年龄,但仍以 40 岁为发病高峰。一般病情进
展缓慢。其临床症状根据肿瘤的位置不同而有
差异。

（1）岩尖部胆脂瘤

以内听道为界分为前后两部分:①前部延伸于
耳蜗,包含颈内动脉颞骨内水平部分、破裂孔。②后
部位于内听道和半规管之间。根据 Sanna 教授分型
分为 5 类,具体分析见表 41－7。

原发性岩尖部胆脂瘤临床表现为耳聋、耳
鸣、面瘫、眩晕,部分患者继发感染表现为头痛、
脑膜炎。

继发性岩尖胆脂瘤临床表现主要有:① 继发于
胆脂瘤型中耳炎。② 耳流脓、耳聋,后期并发眩晕、
面瘫。③ 可出现颅内外并发症,如脑膜炎、硬膜外
脓肿、乙状窦血栓性静脉炎、脑脓肿等,出现相应体
征、症状。

表41-7 岩尖部胆脂瘤 Sanna 分类

分型	位置	范围
Ⅰ:迷路上型	面神经的膝状神经节	前:颈内动脉水平部 后:后骨迷路 内侧:内耳道,岩尖部 下侧:耳蜗底弯
Ⅱ:迷路下型	鼓室下及迷路下细胞	前:颈内动脉水平部,岩尖部,斜坡 后:颅后窝硬脑膜及乙状窦硬脑膜及乙状窦 内侧:内耳道,斜坡下部,枕髁 下侧:颈静脉球,后组颅神经
Ⅲ:迷路下-岩尖型	迷路下组件,颈内动脉上至岩尖部	前:颈内动脉垂直部±水平部 后:颅后窝穿面颊后气室 内侧:岩尖部,斜坡,蝶窦,鼻咽部 下侧:颈静脉球,后组颅神经
Ⅳ:广泛型	整个耳囊	前:颈内动脉垂直部±水平部 后:硬脑膜后窝,内耳道 内侧:岩尖部,斜坡上部和中部,蝶窦 下侧:迷路下组件
Ⅴ:岩尖型	岩尖部	前:Meckel's 腔,可能涉及第Ⅴ对神经 后:内耳道,颅后窝 内侧:斜坡上部和中部,蝶窦 下侧:迷路下组件

亚型	特征
斜坡(C)	沿斜坡上部和中部侵犯,多见于广泛型,迷路下-岩尖型和岩尖型的岩尖部胆脂瘤。斜坡下部受累,是迷路下-岩尖型的特点
蝶窦(S)	蝶窦受累,肿瘤沿蝶窦前内侧壁侵犯,可见于广泛型,迷路下-岩尖型和岩尖型这三种岩尖部胆脂瘤
鼻咽部(R)	该类型为岩尖部胆脂瘤最少见的亚型,是迷路下-岩尖型或广泛型的扩展亚型,该亚型肿瘤从蝶窦下方的斜坡侵犯至鼻咽部

（2）小脑脑桥角胆脂瘤

此部位最常见,多以三叉神经痛起病,可有患侧耳鸣、耳聋,可逐渐发展为小脑桥脑角综合征。体征表现为第Ⅴ、Ⅶ和Ⅷ脑神经功能障碍,面部感觉减弱,面肌无力,听力下降,共济失调等。少数可出现舌咽障碍、迷走神经麻痹表现。

（3）鞍区位置的胆脂瘤

常类似于垂体瘤,早期表现为视力减退、视野缺损等,甚至出现晚期视神经萎缩,但由于一般病情进展缓慢,视力严重减退和失明比较少见。亦可出现内分泌障碍,如性功能减退、多饮多尿等垂体功能不足及下丘脑损害症状。随着肿瘤的生长,可向前生长导致额叶症状,向后突入第三脑室导致颅内压增高。位于鞍旁者亦可向中颅窝扩展,累及三叉神经节而出现疼痛、感觉麻木、颞肌及咬肌无力等。

（4）脑实质胆脂瘤

大脑半球肿瘤常有癫痫发作、精神症状及一侧肢体障碍,而小脑部位则多引起眼震、共济失调等。脑干肿瘤可出现交叉性瘫痪,患侧第Ⅵ、Ⅶ脑神经麻痹和对侧强制性轻瘫。

（5）脑室内胆脂瘤

多见于侧脑室三角区及颞角,体积可较大,甚至充满脑室。由于脑脊液循环受阻而产生颅内压增高症状。相对来讲,少见于第三、第四脑室。

（6）颅骨表面胆脂瘤

肿瘤可发生在颅骨的任何部位,但往往多见于中线或者近中线部位。可偶然被发现,呈颅骨表面隆起,较韧硬,一般无压痛。由于位于中线,故可向颅内扩展而累及静脉窦或深入脑组织内。

41.5.5　诊断及鉴别诊断

（1）诊断

患者的临床表现由于肿瘤的位置不同而变化极大，故病史及查体往往对定位诊断有更大的意义。在定性诊断方面，往往需要客观的辅助检查来最终确认。

1）腰椎穿刺检查：多数患者脑脊液生化检查正常。

2）头颅X线片：基本已被临床淘汰，少数小脑脑桥角或中颅窝的胆脂瘤可见岩骨尖或岩骨嵴的破坏或钙化。而板障内胆脂瘤的颅骨典型表现为溶骨性病变，边缘锐利硬化，周边可有骨髓炎。

3）头颅CT：平扫往往为类圆形或分叶状囊性低密度肿块，CT值低于脑脊液，瘤内可有分隔，囊壁上可见钙化。边界清楚锐利，多无瘤周水肿。可伴发有梗阻性脑积水的表现。而在强化像上，多无强化，少数可见囊壁强化（图41 - 17）。

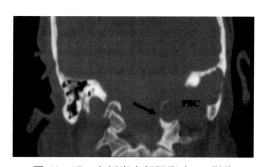

图 41 - 17　左侧岩尖部胆脂瘤 CT 影像

4）头颅MRI：T1加权像上呈低信号，T2加权像上呈高信号，信号强度不均匀，呈匍行生长。常沿邻近的蛛网膜下腔挤占性延展，占位效应往往较轻，瘤周水肿不明显，往往在增强扫描时强化不明显。MRI检查对于诊断及发现后颅窝表皮样囊肿，尤其是脑干旁表皮样囊肿优于CT，能显示其占位效应、肿瘤范围、血管移位等（图41 - 18）。

（2）鉴别诊断

表皮样囊肿位于小脑脑桥角时应与听神经瘤、脑膜瘤相鉴别，后两者多见于青年人，听神经瘤常以耳鸣、听力下降起病，而脑膜瘤的听力障碍则较听神经瘤为轻，小脑桥脑综合征及颅内压增高症状较本病为重，脑脊液蛋白一般多增高。

位于中颅窝者需要与三叉神经鞘瘤及脑膜瘤相

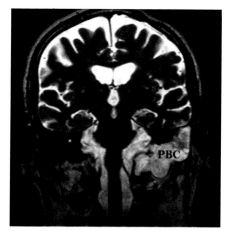

图 41 - 18　左侧岩尖部胆脂瘤 MRI 影像

鉴别，三叉神经鞘瘤颅底像一般均见卵圆孔扩大，脑膜瘤则常见颅底骨质破坏或增生，位于鞍区者可根据临床特点及影像学检查所见与相应部位的其他肿瘤相鉴别。

（3）急救措施

肿瘤卒中或内容物自发破裂溢出极为罕见，患者的急症往往源于脑积水。在紧急情况下，可考虑先期行脑室穿刺外引流术，待情况好转后二期切除肿瘤。

41.5.6　病理诊断

胆脂瘤不是真性肿瘤，其囊壁为薄层的扁平鳞形上皮，囊内为片状层层叠叠的角化物，类似洋葱的剖面，具体的病理表现见图41 - 19、41 - 20。

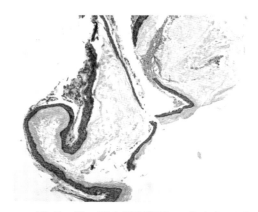

图 41 - 19　岩尖部胆脂瘤 HE 染色（×40）

囊壁为薄层的扁平鳞形上皮，囊内为片状层层叠叠的角化物，类似洋葱的剖面，是嗜伊红的角化脱屑

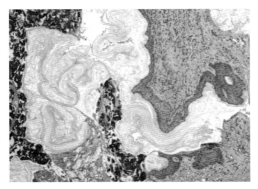

图 41-20　岩尖部胆脂瘤 HE 染色（×100）

囊内的角化物，侵及骨组织

41.5.7　治疗

胆脂瘤多采取手术切除。中耳乳突的胆脂瘤多采用耳后乳突入路手术切除。

岩尖部胆脂瘤手术比较复杂，常采用颅中窝入路、颅中窝联合乳突入路、颞下窝入路、迷路入路、耳囊入路和耳蜗入路等手术方式。具体根据胆脂瘤涉及的解剖范围而选用相应的手术方式，由于岩尖部胆脂瘤位置深在，常常涉及面、听神经功能的取舍。具体的处理原则是：当胆脂瘤和听力发生矛盾时，采取彻底清除胆脂瘤牺牲听力的策略；当胆脂瘤和面神经功能发生矛盾时，采取保护面神经的胆脂瘤次全切除的策略。

颅后窝表皮样囊肿，尤其是位于颅后窝底、第四脑室者，可取中线枕下入路；中脑者可经幕下小脑上入路；鞍区者可取翼点入路；中线旁跨越颅中窝和脑桥小脑角的哑铃形者，可取一侧乳突后入路。

若肿瘤体积小而无颅内扩展或感染，仅与周边结构轻微粘连，尤其是第四脑室的表皮样囊肿可望在肉眼下全切。但相当多部位的胆脂瘤达到组织病理上的全切都是比较困难的，往往有少量包膜残留，有时候术后 MRI 会显示有增强的信号存在。

肿瘤的囊壁为生发组织，应对无粘连的囊壁尽可能广泛切除，为防止肿瘤细胞随脑脊液的扩散，可采取术中肿瘤周围棉条覆盖保护的方式。在仔细清除囊肿内容物后，注意反复冲洗术区，防止术后的无菌性脑膜炎。

对于颅骨板障内胆脂瘤，其恶变率仅有少数报道，往往针对较大、生长较快或有压痛的胆脂瘤采取切除。

表皮样囊肿术后并发症的预防和处理是降低本病死亡率和致残率的关键。

常见术后并发症有以下 5 种。

1）无菌性脑膜炎和脑室炎：最常见，系瘤内容物进入蛛网膜下腔或脑室内刺激脑组织引起，发生率为 10%～40%，多数患者在术后 1～2 周内发生。早期手术和显微手术行肿瘤全切是预防本并发症的根本措施，一旦发生可采用大剂量激素及抗生素，可腰椎穿刺放液或腰椎穿刺置管行脑脊液持续引流。多数患者经上述治疗后，1～4 周内恢复正常。

2）脑积水：主要因反复脑膜炎或脑室炎所致，可采取对症治疗，炎症控制后可考虑行分流术。

3）慢性肉芽肿性蛛网膜炎：由于囊内容物反复排入蛛网膜下腔，刺激蛛网膜形成慢性肉芽肿，可给予大剂量激素及对症治疗。

4）继发性神经功能障碍：囊内容物外溢，引起脑神经周围纤维化，因压迫导致神经功能障碍。

5）恶性变：较为少见。可转成鳞状上皮癌，多次手术反复复发可发生癌变，尤其是脑桥小脑角表皮样囊肿。当手术切除表皮样囊肿后，没有达到预期目的或者病情迅速恶化者，应考虑恶性变。其可随脑脊液广泛播种性转移。

41.5.8　预后

由于胆脂瘤系良性肿瘤，术后恢复一般良好，若达到大部切除，则一般复发较晚，可延至数年甚至数十年。有报道术后长期随访，生存 20 年以上者可达 92%，术后死亡率 2%～11%，其死亡原因主要为颅内感染。近期的几组显微手术的数据表明，其手术死亡率已降至 1% 以下。

由于神经系统的不可再生性，胆脂瘤切除手术的目的在于预防进一步的神经系统损伤，手术可能无法挽回已有的神经功能丧失。

对于颅内胆脂瘤，无明确预防建议。对于曾接受手术治疗并病理确诊的患者，需要定期进行影像学复查以求早期发现肿瘤的复发。

41.6　外耳道癌

具体发病原因不甚清楚，日光照射、湿疹、霉菌感染、放射线暴露等可能是肿瘤的诱发因素。耳郭鳞状细胞癌可能与紫外线照射有关，如在强烈阳光下暴晒。外耳道鳞状细胞癌则可能与慢性外耳道炎或慢性中耳炎的炎性刺激有关。外耳道鳞癌早期常被诊断为慢性外耳道炎或外耳道胆脂瘤,患者常有血性耳漏,检查可见外耳道局部皮肤糜烂,有肉芽样组织生长,取组织送检,常可明确诊断。外耳道常见肿瘤类型如下。

（1）鳞状细胞癌

是外耳最常见的恶性肿瘤。耳郭鳞癌早期表现为屑状斑丘疹,有痒感,搔抓易引起出血,逐步发展为硬结,之后表面糜烂、溃烂或形成菜花样肿物。初期无疼痛,晚期侵及软骨膜时疼痛较明显。耳郭鳞癌发展缓慢,发生转移亦较晚,最常发生转移的部位为腮腺淋巴结,其次为颈静脉二腹肌淋巴结及颈后上淋巴结。外耳道鳞癌常呈浸润性生长,可侵及其下的骨组织,并可累及面神经(图 41-21、41-22)。

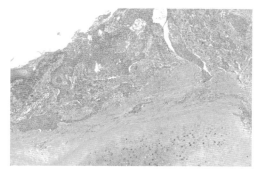

图 41-21 外耳道鳞癌的癌细胞呈巢状、条索状浸润(HE×100)

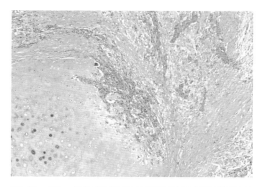

图 41-22 外耳道鳞癌的癌细胞浸润至软骨中(HE×200)

治疗:局部扩大切除,放射治疗可能导致软骨坏死,较少采用。

（2）基底细胞癌

初起常为一灰色小结节或稍隆起的皮肤硬斑,无任何不适。有时有痒感,抓破后易出血,渗出。硬结逐渐增大,中央溃烂形成溃疡,边缘高起,似火山口状。肿瘤呈浸润性扩展,常破坏软骨,但一般生长缓慢。基底细胞癌罕见转移。

治疗:局部扩大切除,对放射治疗敏感度比较高,故亦可采用放射治疗。

（3）外耳道耵聍腺癌

外耳道耵聍腺癌生长非常缓慢,自觉症状多不明显,就诊前病史可长达数年。早期常有间歇性耳痛,晚期可转为持续性剧痛,并向颞部及耳周扩散。肿瘤堵塞外耳道可引起耳鸣、传导性听力减退。病程较长者,可伴有继发感染及耳漏,如伴发外耳道炎、中耳炎等。

局部检查主要为外耳道软骨部肿块,多位于外耳道前下壁,基底广,质地硬,可有触痛,肿块表面皮肤完整(感染时例外),可有触痛。肿瘤亦可呈环状硬结状,使外耳道狭窄。肿瘤生长穿破皮肤则呈肉芽状或结节状,外耳道内可见血脓性渗出物。对于有以下临床表现者应考虑外耳道耵聍腺癌的可能,并行新生物活检:① 外耳道肉芽经一般治疗不消退;② 外耳道壁变窄、凸起并有血性分泌物;③ 外耳道肿物伴局部疼痛或其他耳部症状。

治疗:对放射治疗不敏感,以手术扩大切除为主,按肿瘤部位决定手术彻底切除的范围。

（4）黑色素瘤

常为黑色素痣恶变,恶性度大,发展快,转移快。多见于中老年。肿瘤常发生于耳轮、耳甲腔,也可见于外耳道及耳后区。早期病变扁平、光滑,有灰黑色的色素沉着,晚期形成肿块,并出现溃疡及坏死。应该注意的是,耳部良性色素痣如生长加快,有灼热感、疼痛,或表面糜烂、出血,应高度警惕发生黑色素瘤恶变的可能。

治疗:对放射治疗不敏感,以局部扩大切除为主,但手术不易切除干净,易复发。近年来,有颞浅动脉介入注射平阳霉素,使局部肿瘤消失的报道。全身用药需达 400～500 mg。

（5）腺样囊性癌

外耳道常见的腺癌。原发于耵聍腺,发病年龄为 45～50 岁,一般生长较慢,往往无症状。此肿瘤在临床上常被误诊为外耳道炎、中耳炎、外耳道骨疣等病。因此,对中年以上患者,病程长的外耳道痛性肿物,特别是外耳道肿块在发病早期即有明显耳痛,而局部又无急性炎症表现者,尤应提高警惕。往往出现远处转移,如肺、肾、骨。最后诊断需靠病理学检查(图 41 - 23、41 - 24)。

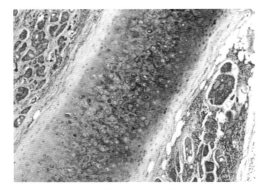

图 41 - 23　外耳道腺样囊性癌 HE 染色(HE×100)

肿瘤呈腺管状、筛孔状,分布在耳道软骨两侧

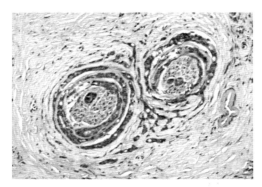

图 41 - 24　外耳道腺样囊性癌侵及神经(HE×100)

治疗:局部扩大切除,对放射治疗不敏感。手术不易切除干净,易复发。

（袁雅生　迟放鲁）

主要参考文献

［1］ Aihara N，Yamada H，Takahashi M，et al. Postoperative headache after undergoing acoustic neuroma surgery via the retrosigmoid approach ［J］. Neurol Med Chir (Tokyo)，2017,57(12):634 - 640.

［2］ Chen Z，Takehana K，Mizowaki T，et al. Five-year outcomes following hypofractionated stereotactic radiotherapy delivered in five fractions for acoustic neuromas: the mean cochlear dose may impact hearing preservation ［J］. Int J Clin Oncol, 2018,23(4):608 - 614.

［3］ Foley RW，Shirazi S，Maweni RM，et al. Signs and symptoms of acoustic neuroma at initial presentation: an exploratory analysis ［J］. Cureus，2017,9(11):e1846.

［4］ Frischer JM，Gruber E，Schöffmann V，et al. Long-term outcome after gamma knife radiosurgery for acoustic neuroma of all Koos grades: a single-center study ［J］. J Neurosurg，2018,2:1 - 10.

［5］ Gange WS，Kirchner ID，Thompson JA，et al. Ophthalmic complications following acoustic neuroma resection ［J］. Oper Neurosurg (Hagerstown)，2018,14(1):58 - 65.

［6］ Grahnke K，Garst JR，Martin B，et al. Prognostic indices for predicting facial nerve outcome following the resection of large acoustic neuromas ［J］. J Neurol Surg B Skull Base，2017,78(6):454 - 460.

［7］ Hou B. The medium and long-term effect of electrophysiologic monitoring on the facial nerve function in minimally invasive surgery treating acoustic neuroma ［J］. Exp Ther Med，2018,15(3):2347 - 2350.

［8］ Kouhi A，Zarch VV，Pouyan A. Risk of posterior semicircular canal trauma when using a retrosigmoid approach for acoustic neuroma surgery and role of endoscopy: an imaging study ［J］. Ear Nose Throat J. 2018,97(1 - 2):24 - 30.

［9］ Kristin J，Glaas MF，Stenin I，et al. Multistep translation and cultural adaptation of the Penn acoustic neuroma quality-of-life scale for German-speaking patients ［J］. Acta Neurochir (Wien)，2017,159(11): 2161 - 2168.

［10］ Lodder WL，van der Laan BFAM，Lesser TH，et al. The impact of acoustic neuroma on long-term quality-of-life outcomes in the United Kingdom ［J］. Eur Arch Otorhinolaryngol，2018,275(3):709 - 717.

［11］ Marchioni D，Soloperto D，Masotto B，et al. Transcanal aranspromontorial acoustic neuroma surgery: results and facial nerve outcomes ［J］. Otol Neurotol，2018,39(2):242 - 249.

［12］ Mielczarek M，Olszewski J. Increased sensibility to acute acoustic and blast trauma among patients with acoustic neuroma ［J］. Int J Occup Med Environ Health，2018,31(3):361 - 369.

［13］ Moshtaghi O，Goshtasbi K，Sahyouni R，et al. Patient decision making in vestibular schwannoma: a survey of the acoustic neuroma association ［J］. Otolaryngol Head Neck Surg，2018,158(5):912 - 916.

［14］ Oddon PA，Montava M，Salburgo F，et al. Conservative treatment of vestibular schwannoma:

growth and penn acoustic neuroma quality of life scale in French language [J]. Acta Otorhinolaryngol Ital, 2017, 37(4):320 - 327.

[15] Puanhvuan D, Chumnanvej S, Wongsawat Y. Peripheral nerve function estimation by linear model of multi-CMAP responses for surgical intervention in acoustic neuroma surgery [J]. Physiol Rep, 2017, 5 (23):e 13495.

[16] Rueß D, Pöhlmann L, Hellerbach A, et al. Acoustic neuroma treated with stereotactic radiosurgery: follow-up of 335 patients [J]. World Neurosurg, 2018, pii: S1878 - 8750(18):30869 - 30866.

[17] Sheppard JP, Lagman C, Nguyen T, et al. Neuroglial ectopia of the vestibular nerve masquerading as a vestibular schwannoma: a case report [J]. Neuropathology, 2018, 38(4):438 - 442.

[18] Wu H, Zhang L, Han D, et al. Summary and consensus in 7th International Conference on Acoustic Neuroma: an update for the management of sporadic acoustic neuro-mas [J]. World J Otorhinolaryngol Head Neck Surg, 2016, 2(4):234 - 239.

[19] Zamora JA, Henry Z, Gultekin SH, et al. Central nervous system aspergillosis: an unexpected complication following neurosurgery [J]. Diseases, 2018, 31, 6(2):E46.

42 甲状腺肿瘤

42.1　流行病学

甲状腺癌是最常见的内分泌系统恶性肿瘤,占所有癌症的1%~2%。甲状腺癌的病理分型包括:甲状腺乳头状癌(papillary thyroid cancer 或 papillary thyroid carcinoma,PTC)、甲状腺滤泡状癌(follicular thyroid cancer,FTC)、甲状腺髓样癌(medullary thyroid cancer,MTC)及甲状腺未分化癌(anaplastic thyroid cancer,ATC)。其中PTC和FTC起源于甲状腺滤泡上皮细胞,属于分化型的甲状腺癌(differentiated thyroid cancer DTC),占总甲状腺癌的90%。《2012中国肿瘤登记年报》显示,全国肿瘤登记地区甲状腺癌发病率为6.6/10万,居城市人群癌症患病的第4位。世界人口调整发病率为4.8/10万。欧洲不同国家和地区的甲状腺癌发病率,女性为(4~22)/10万,男性为(1.5~7)/10万,其中女性发病率最低的地域为威尔士和荷兰,男性发病率最低的地域为保加利亚,意大利男女发病率均为欧洲最高。美国癌症监测流行病学及最后结果计划(Surveillance Epidemiology and End Results Program,SEER)报道的甲状腺癌发病率为14.2/10万。在过去的几十年中,全球多个国家和地区都报道了甲状腺癌发病率上升的现象,包括美国、英国、意大利和韩国等。加拿大女性甲状腺癌发病率由43年前的3.9/10万增长到23.4/10万,涨幅近6倍,男性发病率也由1.5/10万增长到7.2/10万。

甲状腺癌女性发病率显著高于男性。韩国2017年发布的癌症统计数据显示,在1999年12月31日至2014年1月1日期间,女性甲状腺癌的累积发病率为1 076.8/10万,男性累积发病率为215.6/10万。欧洲甲状腺癌患者中女性占76%,在葡萄牙、马耳他及一些东欧国家中可占到80%。男女发病高峰年龄也有所不同,但不同地区的报道略有差异。韩国报道女性在35~64岁年龄段高发,男性在15~34岁年龄段高发;意大利的数据则显示女性高发年龄段为45~49岁,男性高发年龄段为65~69岁;加拿大报道的女性发病高峰年龄为40~60岁,而男性发病率则在30~80岁年龄段内随年龄增长呈平稳上升。

相较其他部位肿瘤,甲状腺癌总体预后较好,但全球各区域仍有差异。SEER报道了55 834例于2007~2013年被诊断为甲状腺癌的患者,5年相对生存率达98.2%。2000~2007年间诊断的欧洲甲状腺癌患者,1年和5年生存率分别为90%和82%。我国国家癌症中心的数据中随访了2003~2005年确诊的1 736例患者,至2010年年底,5年相对生存率仅为67.5%。甲状腺癌的预后与年龄显著相关,年龄<65岁的欧洲女性患者5年生存率均>90%,65~74岁则降至82%,>75岁则骤减为57%,男性患者也存在这一趋势。患者诊断时的肿瘤分期对生存也有显著影响,肿瘤局限在颈部的5年生存率为98%,出现远处转移的仅为56.4%。虽然过去几十年各个国家和地区甲状腺癌发病率有明显的上升趋势,但病死率仍相对持平,美国和加拿大报道的病死率均为0.5/10万。

42.1.1　甲状腺乳头状癌

PTC是甲状腺癌中最常见的病理类型,同时也是促使甲状腺癌发病率上升的主要病理类型。据SEER报道,PTC发病率从1975年的3.4/10万增长至2009年的14.2/10万,增长了近3倍。韩国1996～2010年的数据表明,PTC占所有甲状腺癌的比例也有所上升,男性由74.2%上升为97.9%,女性由75.4%上升到98.3%。意大利的数据显示,1991～2005年的PTC的发病率女性增长145%,男性增长127%。PTC是甲状腺癌中恶性程度较低的一种,欧洲报道的PTC患者5年相对生存率,女性为96%,男性为92%。PTC患者以女性居多,男女比例为1∶3,但男性死亡风险是女性的两倍。PTC高发年龄组为31～40岁,约占所有PTC的30%。PTC中较常见的病理亚型如滤泡亚型、实体亚型、高细胞亚型,发病率分别是20%～30%、12%～16%和3%～12%。

42.1.2 甲状腺滤泡状癌

全球每年几乎有141 000例新发FTC。它是仅次于PTC的常见甲状腺恶性肿瘤,在碘充足地区占甲状腺癌的10%～15%,在碘缺乏地区可高达30%～40%。在欧洲地区,FTC占所有甲状腺癌的8%～26%,其中最低为葡萄牙和马耳他,最高为比利时。美国过去30年中,FTC发病率保持稳定,病死率占所有癌症的0.5%。FTC患者以女性居多,男女比例为1∶2,其中60岁年龄组发病比例最高,5年生存率为91%,10年生存率为85%。

42.1.3 甲状腺髓样癌

MTC是起源于分泌降钙素的甲状腺滤泡旁细胞的甲状腺恶性肿瘤。SEER数据库显示,MTC目前仅占所有甲状腺癌的1%～2%,欧洲为5%,较前有所下降,可能与PTC的发病率大幅上升有关。MTC总体发病率近年来无明显变化,意大利1999～2005年MTC发病率呈轻度增长,女性增长81%,男性增长48%。MTC的恶性程度仅次于ATC,其预后与诊断时的年龄、分期,以及手术切除的范围,是否达到生物学完全缓解等因素密切相关,Ⅰ～Ⅳ期患者的10年生存率分别为100%、93%、71%和21%。

42.1.4 甲状腺未分化癌

ATC是一种较为罕见的甲状腺肿瘤,发病率较低,为0.1/10万～0.2/10万,仅占甲状腺恶性肿瘤的1%～2%,美国年发病人数约为300例,发病年龄

多为50岁以上,70岁年龄组最常见,女性略多于男性,男女比例为1.5∶2,过去20年发病率有所下降,这与缺碘的防治有密切关系,也可能是由于诊断准确性提高,早期诊断及DTC的有效治疗。

42.2 病因

42.2.1 碘

甲状腺特异性摄取碘,多种甲状腺疾病与碘的摄入、代谢息息相关,但碘与甲状腺癌之间的关系尚不十分明确。动物实验表明,严重的碘缺乏是甲状腺肿瘤的诱因。地方性甲状腺肿(瘿瓜瓜)患者发生甲状腺癌的风险更高。由此可见,碘可能是预防甲状腺癌的保护因素。碘过量是否致甲状腺癌目前尚缺乏有力的证据。另外,碘与甲状腺癌的病理亚型有密切的关系,在碘缺乏地区使用碘盐后,PTC∶FTC的比率明显上升,而ATC的发病率则持平或下降。

42.2.2 放射线

在经过多次核灾难事件后,大剂量放射线与甲状腺癌的关系目前已经较为明确。一项针对乌克兰切尔诺贝利核泄漏事故时11 970名白俄罗斯年龄<18岁成人进行的筛查显示,受核泄漏事故影响的人群中,甲状腺肿瘤性结节的发病率明显高于未受影响的人群。广岛、长崎原子弹爆炸幸存者中,在事后60年甲状腺结节的发病率仍较一般人群高。2011年福岛核泄漏事故后,35%的当地居民出现甲状腺结节或囊肿。另外,儿童时期因淋巴瘤、鼻咽癌或其他头颈部肿瘤接受颈部放疗也是甲状腺肿瘤的诱因之一。中低度的离子射线暴露主要增加患PTC的风险,虽然大多数的流行病学研究针对的是儿童时期暴露的人群,但即便是成人时期接受暴露也是如此。

42.2.3 分子遗传学改变

(1) 甲状腺乳头状癌

BRAF的错义突变占PTC的30%～69%。绝大多数突变位点位于第1 799核苷酸,导致相应的蛋白第600残基的缬氨酸被谷氨酸替代(V600E),使BRAF持续活化并激活下游MAPK通路,促进细胞增殖。相比于儿童PTC和有放射线接触史的病

例,BRAF 突变更多见于成人中。RAS 激酶位于 BRAF 的上游,有 3 种存在形式,即 H－RAS、N－RAS 和 K－RAS。H－RAS 或 N－RAS 61 号密码子的突变在 PTC 中最常见,占 10%～20%。突变后的 RAS 可持续激活 MAPK 和 PI3K/AKT 两条细胞增殖信号转导通路。RAS 点突变与 PTC 核的略微不典型性、包膜的出现和低淋巴结转移率相关。但也有研究表明,RAS 点突变与 PTC 的高侵袭性,如远处转移呈正相关。端粒酶反转录酶(telomerase reverse transcriptase, TERT)是端粒酶复合物中的限速亚基,参与端粒酶的激活和端粒延长,而端粒酶是一个 RNA 依赖的 DNA 多聚酶,在染色体末端主要负责端粒长度的稳定,使得恶性细胞可以永生化。TERT 启动子区域突变主要有两种,即－124 bp(chr5:1 295,228;称作 C228T)和－146 bp(chr5:1 295,250;称作 C250T),在多种恶性肿瘤中都有报道。在甲状腺癌中,TERT 启动子突变主要是和低分化或未分化甲状腺癌,以及 PTC 中的高细胞亚型相关,在 PTC 高细胞亚型中约占 30.23%。虽然有关 TERT 启动子突变和 PTC 相关性的研究结果尚有争议,但有研究报道 TERT 突变与 BRAF 同时存在时具有协同作用,预示不良预后。

PTC 中最常见的是 RET 基因重排,其导致 RET 基因沉默的酪氨酸激酶区域和一些持续表达的基因相融合。最常见的重排产物是 RET/PTC1 [inv(10)(q11.2;q21)]和 RET/PTC3[inv(10)(q11.2;q10)],两者都存在 10 号染色体长臂倒置,使得 RET 分别和组蛋白 H4 或者 NCOA4 相融合。在所有的 RET/PTC 重排阳性的病例中,有放射性接触史的患者占 50%～80%,儿童及青年患者占 40%～70%。RET/PTC1 阳性的患者,发病年龄轻,淋巴结转移率高,有经典型 PTC 的组织学特点,而 RET/PTC3 则更多见于实体型及高细胞型 PTC。另一种和 PTC 相关的基因重排是 AKAP9/BRAF [inv(7)(q21－22q34)],通常与放射线接触史有关,重排的结果是 BRAF 失去自我抑制的区域,从而使 BRAF 活性持续增高。另外一些相对少见的基因融合包括 NTRK1 和 TMP3 之间的融合。在 PTC 中,基因重排事件通常导致 MAPK 通路上游激酶的活性增高,从而促进 PTC 形成。

常见的表观调控机制包括 DNA 甲基化和组蛋白修饰。一些甲状腺细胞特有的基因,如钠碘同向转运体(sodium iodide symporter, NIS)和促甲状腺激素受体(thyroid stimulating hormone receptor, TSHR)在 PTC 中存在启动子区域甲基化并且表达下降的现象。如果用脱乙酰基酶抑制剂处理这些细胞可诱导 NIS 表达,说明 PTC 中存在组蛋白去乙酰化。研究还发现,BRAF 突变和碘代谢基因的甲基化相关。在 PTC 中,抑癌基因的异常甲基化和肿瘤的侵袭性相关,例如组织金属蛋白酶 3 抑制剂 TIMP3 和死亡相关蛋白激酶 DAPK。通过基因芯片分析,PTC 相对于正常甲状腺组织,miR－221、－222、－181b 和－146 存在明显上调。在 PTC 细胞株中过表达 miR－221 可以促进细胞增殖,反之则抑制,其调控的目标基因可能为 Cyr61。miR－146a 的下调可以导致对目标基因抑制作用减弱,其中包括 IRAK1、TRAF6 和 TLR 通路中的两个关键分子,最终活化 NFκB,促进细胞增殖。

人类基因组计划使得肿瘤遗传易感位点的确认成为可能,表 42－1 中列举了和 PTC 相关的遗传位点。同源染色体均为易感基因的个体发生 PTC 的可能性是正常个体的 5.7 倍。大多数易感位点位于和甲状腺器官形成及组织分化密切相关的基因。

表 42－1　PTC 遗传易感位点

染色体	基因	表达产物/功能
1q41－42	ADPRT	ADP－核糖基转移酶
5q33	Pre－Mir－146a	基因调控
8q24	AK023948	非编码 RNA
9q22.33	FOXE1	甲状腺分化
12q24	P2X7R	嘌呤受体
14q13.3	TTF－1	甲状腺分化
19q13.2－13.3	XRCC1	DNA 修复

约有 5% 的甲状腺癌具有生殖细胞基因改变,其中滤泡上皮来源的被称为遗传性非髓样甲状腺癌(hereditary nonmedullary thyroid cancer, HNMTC),既可以作为家族性肿瘤综合征的一个组成部分,也可以作为单独主要症状即家族性非髓样甲状腺癌(familial nonmedullary thyroid cancer, FNMTC)。

家族性肿瘤综合征包括家族性腺瘤样息肉综合征(familial adenomatous polyposis, FAP)、Gardner 综合征、Cowden 综合征、Carney 综合征和 Werner 综合征等。除 Cowden 综合征外,其他综合征中甲状腺癌的主要病理类型为 PTC,其中 FAP 和

Gardner 综合征中 PTC 的病理亚型为筛状癌。

（2）甲状腺滤泡状癌

离子射线、碘缺乏、促甲状腺激素慢性升高均与 FTC 相关,慢性甲状腺炎也是 FTC 的高危因素。约 80% 的 FTC 存在 RAS 基因突变,RAS 突变虽不能用来区别滤泡性腺瘤和 FTC,但是被认为是滤泡细胞恶性转化的关键因素,RAS 突变多发生于碘缺乏地区。另一个与 FTC 发生有关的基因事件是 PAX8/PPAR-γ 重排。PAX8 是甲状腺发育中必要的转录因子,PPAR-γ 是过氧化物酶增殖激活受体 γ,重排 t(2;3)(q13;p25)导致两个基因融合,编码的融合蛋白可促进滤泡细胞的恶性转化。Hurthle 腺瘤或癌均较少发生 RAS 突变和 PAX8/PPAR-γ 重排。滤泡性腺瘤和 FTC 均可出现于 Cowden 综合征中,即生殖细胞 PTEN 基因突变引起的常染色体显性遗传疾病。PTEN 缺失可引起 PI3K-Akt 通路活化,从而引起 FTC 和 ATC。

（3）甲状腺髓样癌

RET 基因位于 10 号染色体(10q11.2),包含 21 个外显子,其编码产物可被剪切成不同的酪氨酸激酶受体蛋白,介导细胞的迁徙、分化和信号转导,分布于甲状腺滤泡旁细胞、肾上腺髓质细胞及神经元。RET 蛋白为跨膜蛋白,因此可被分为胞外段、跨膜段和胞内段,胞外段中的半胱氨酸富集区域出现突变则发生多发性内分泌腺瘤 2A(MEN2A)或家族性甲状腺髓样癌(FMTC),胞内段包含两个酪氨酸激酶亚基 TK1 和 TK2,TK1 突变导致 FMTC,TK2 突变导致多发性内分泌腺瘤 2B(MEN2B)。

FMTC 的发生既可由胞外段突变也可由胞内段突变引起,半数的 FMTC 是外显子 10(密码子 618、620)突变引起,即胞外段中的半胱氨酸富集区域出现突变。其余的 FMTC 是外显子 11(密码子 630、631、634),外显子 13(密码子 768、790),外显子 14(密码子 804、844),外显子 15(密码子 891)突变引起。外显子 13、14、15 突变的患者平均发病年龄较晚,并且初诊时较少出现淋巴结转移。

MEN2A 是外显子 10(密码子 634、609、618、620)出现突变引起的,密码子 634 突变造成胞外段中的半胱氨酸富集区域精氨酸转变成半胱氨酸,50% 的患者可出现嗜铬细胞瘤,8% 的患者可出现甲状旁腺肿瘤。MEN2A 伴发皮肤苔藓淀粉样变的家系均为密码子 634 突变,MEN2A 伴发 Hirschsprung 病的家系为密码子 609、618、620 突变。

MEN2B 是由胞内段酪氨酸激酶亚基 TK2 突变引起的,95% 的家系是由外显子 16(密码子 918)突变引起的,造成亮氨酸转变为苏氨酸,其余家系为外显子 15(密码子 883)突变引起。散发型 MTC 通常是由正常 RET 等位基因缺失,突变 RET 等位基因扩增,或是密码子 618、634、768、804 和 883 突变引起的,6%～10% 的患者可出现生殖细胞突变。

（4）甲状腺未分化癌(ATC)

ATC 起病可以是新发,也可以是在 DTC 的基础上发展而来。仅有 10% 的 ATC 没有与 DTC 同时存在,说明 DTC 很有可能是 ATC 的前期病变,一系列的基因事件的逐步累积,促使 DTC 细胞进一步失去细胞周期调控,信号转导异常,从而出现侵袭性更强的生物学表现,最终完成向 ATC 的转变。ATC 中通常包含 RET、p53、RAS、BRAF 和 β-catenin 等基因突变及其他重排事件。

（吴　毅　官　青）

42.3 临床表现

42.3.1 局部症状

大多数甲状腺肿瘤早期患者无明显不适主诉,常系体检发现甲状腺结节就医。但随着肿瘤体积增大,可因压迫或侵犯周围组织器官,从而逐渐出现相关症状。甲状腺腺瘤和结节性甲状腺肿等良性肿瘤主要表现为压迫症状,首先出现颈部不适、外观改变,进一步发展则可导致食管或气管受压、移位,表现为吞咽困难、呼吸不畅、静脉回流不畅等,此类症状常与患者体位变化相关。

部分晚期或分化不良的甲状腺恶性肿瘤局部较易侵犯喉返神经、气管、食管、甲状旁腺、喉及下咽等周围器官,从而导致患者出现声音嘶哑、饮水呛咳、呼吸困难、咯血、进食梗阻等临床表现,尤其常见于甲状腺低分化癌和未分化癌。另一方面,甲状腺恶性肿瘤发生颈部淋巴结转移的比例较高,部分患者可因自己扪及颈部肿块就诊。同理,当淋巴结内病灶发展到一定程度也会导致发生压迫或侵犯症状,由于颈部范围较大,由此产生的临床表现则更为多样,如肩部无力酸痛(侵犯副神经)、颈部感觉异常(侵犯颈丛)、面部水肿及静脉怒张(颈内静脉压迫)等。

42.3.2 甲状腺功能异常

甲状腺高功能腺瘤是一类较为特殊的甲状腺良性肿瘤,该肿瘤结节自身分泌甲状腺素的能力显著增高,该能力具有自主性,不受垂体轴调控。患者可因甲状腺结节或甲状腺功能亢进表现就诊,若无足够警惕性,极易与 Graves 病或急性甲状腺炎合并甲状腺结节混淆。另一方面,甲状腺肿瘤亦可伴随甲状腺功能减退表现,主要发生于病程较久的慢性甲状腺炎患者。

42.3.3 甲状腺髓样癌相关临床表现

MTC 是一类较为特殊的甲状腺恶性肿瘤,首先该类患者可具有其他类型甲状腺癌的临床表现,同时因其肿瘤的神经内分泌特性,使得长期降钙素升高引起血钙降低,以及肿瘤分泌多种肽类激素引起面部潮红、心悸、腹泻、消瘦等类癌综合征表现。

在此基础上,遗传性甲状腺髓样癌患者则多以多发性内分泌腺瘤 2(MEN2)多发性内分泌肿瘤综合征中的一部分发病,虽然发病率较低,但其形式却更为多变,根据最新的 ATA 甲状腺髓样癌临床指南描述,可分为多发性内分泌腺瘤 2A(MEN2A)和多发性内分泌腺瘤 2B(MEN2B)。

(1)MEN2A

约占所有 MEN2 患者的 95%,又可分为 4 个亚型。

1)经典型 MEN2A:最为常见,除了甲状腺髓样癌外还可并发嗜铬细胞瘤或甲状旁腺功能亢进。根据文献报道,该类患者合并发生嗜铬细胞瘤的比例为 10%~80%,发生甲旁亢的比例为 2%~30%。造成这种发病率差异的主要原因在于 RET 基因突变位点的不同(密码子 609、611、618、620 和 634 等)。

2)MEN2A 伴皮肤苔藓淀粉样变(CLA):典型临床表现为脊柱 T2~T6 对应的背部肩胛区皮肤病损和进行性瘙痒。并发嗜铬细胞瘤或甲状旁腺亢进的比例与经典型相仿,几乎所有该类患者均携带 RET 基因第 634 密码子突变。

3)MEN2A 伴先天性巨结肠(HD):一般为 RET 基因第 609、611、618、620 密码子的点突变所致,约占 MEN2A 的 7%。

4)家族非多发性内分泌肿瘤性 MTC(FMTC):即携带 RET 基因胚系突变但不合并嗜铬细胞瘤或甲状旁腺功能亢进的家族性髓样癌。

(2)MEN2B

以甲状腺髓样癌并发黏膜多发性神经瘤和(或)肾上腺嗜铬细胞瘤为特点,同时不发生甲状旁腺功能亢进。除此之外还可表现为 Marfan 外貌、眼部异常、骨骼畸形、消化道梗阻及其他临床表现。95%的 MEN2B 患者携带 RET 基因第 16 号外显子 M918T 突变,不足 5%的患者携带 15 号外显子 A883F 突变。该类型恶性程度最高,早期即可发生淋巴结甚至远处转移。

42.3.4 甲状腺癌的临床分期

根据 AJCC 第 8 版甲状腺癌 TNM 分期系统,针对所有类型甲状腺癌的 TNM 分期分别定义如下。

(1)原发肿瘤(T 分期)

Tx:肿瘤大小不详且无腺外侵犯。

T0:无原发肿瘤证据。

T1:肿瘤局限于甲状腺内且最大径≤2 cm。

T2:肿瘤局限于甲状腺内且最大径>2 cm,但≤4 cm。

T3a:肿瘤最大径>4 cm 且局限于甲状腺内。

T3b:任何肿瘤大小,肿瘤明显侵犯甲状腺周围的带状肌。

T4a:肿瘤突破甲状腺包膜侵及皮下软组织、喉、气管、食管或喉返神经(肿瘤大小不限)。

T4b:肿瘤侵犯椎前筋膜、包绕颈动脉或纵隔血管。

(2)区域淋巴结(N 分期,区域淋巴结包括颈中央区、颈侧和上纵隔淋巴结)

N0:无淋巴结转移。

N1a:Ⅵ区(气管前、气管旁和喉前/Delphian 淋巴结)及Ⅶ区(上纵隔)淋巴结转移。

N1b:单侧、双侧或对侧颈侧区淋巴结转移。

(3)远处转移(M 分期)

M0:无远处转移。

M1:有远处转移。

Mx:远处转移未评估。

(4)根据不同 T、N、M 分期,最终的预后分期

1)DTC:与第 7 版 AJCC 分期系统的对比详见表 42 - 2。

2)MTC:去除年龄因素,其余同分化型甲状腺癌分期。

3)ATC:与第 7 版 AJCC 分期系统的对比详见表 42 - 3。

表 42-2　AJCC 分化型甲状腺癌分期系统新旧版本比较

分期	第7版			分期	第8版		
	T	N	M		T	N	M
<45 岁				<55 岁			
I	任何 T	任何 N	M0	I	任何 T	任何 N	M0
II	任何 T	任何 N	M1	II	任何 T	任何 N	M1
≥45 岁				≥55 岁			
I	T1	N0	M0	I	T1	N0/Nx	M0
II	T2	N0	M0		T2	N0/Nx	M0
III	T3	N0	M0	II	T1	N1	M0
	T1	N1a	M0		T2	N1	M0
	T2	N1a	M0		T3a/T3b	任何 N	M0
	T3	N1a	M0	III	T4a	任何 N	M0
IVA	T4a	N0	M0	IVA	T4b	任何 N	M0
	T4a	N1a	M0	IVB	任何 T	任何 N	M1
	T1	N1b	M0				
	T2	N1b	M0				
	T3	N1b	M0				
	T4a	N1b	M0				
IVB	T4b	任何 N	M0				
IVC	任何 T	任何 N	M1				

表 42-3　AJCC 甲状腺未分化癌分期系统新旧版本比较

分期	第7版			分期	第8版		
	T	N	M		T	N	M
IVa	T4a	任何 N	M0	IVa	T1-T3a	N0/Nx	M0
IVb	T4b	任何 N	M0	IVb	T1-T3a	N1	M0
IVc	任何 T	任何 N	M1		T3b	任何 N	M0
					T4	任何 N	M0
				IVc	任何 T	任何 N	M1

（5）第 8 版更新内容

1）分期所需诊断年龄的变更：诊断年龄是 DTC 预后的独立危险因素之一，自 1983 年 AJCC 第 2 版癌症分期系统起就将 45 岁作为 DTC 分期的重要分歧点，并一直沿用至第 7 版分期系统。基于最近的研究结果，第 8 版分期将此分歧年龄改为 55 岁，该调整在不影响低分期（Ⅰ～Ⅱ期）患者生存曲线的前提下，可使 10％的患者得到从Ⅲ/Ⅳ期到Ⅰ/Ⅱ期的降期，一定程度上避免过度诊疗。

2）T 分期方面：第 8 版分期做出重大改动，将微小腺外侵犯从 T 分期中删除，并生成两个新的 T3 分期，即 T3a（肿瘤最大径＞4 cm 且局限于甲状腺内）和 T3b（任何肿瘤大小，肿瘤明显侵犯甲状腺周围的带状肌）。该改动的意义在于减少了病理学在判断微小腺外侵犯方面存在的主观性和不确定性，简化了对甲状腺癌外侵的判定，使侵犯程度介于包膜和包膜外带状肌的患者得到降期。

3）N 分期方面：Ⅶ区淋巴结转移从原先的 N1b 期划分至 N1a，意味着在更多证据表明Ⅶ区转移相较Ⅵ区转移导致患者预后更差之前，两者重要性并列。

4）TNM 总分期方面：显著弱化了淋巴结转移，即 N 分期对总分期的影响。在最新分期系统中，将患者划分至较晚分期（Ⅲ/Ⅳ期）的依据仅包括超出带状肌的外侵（T4a/b）和远处转移（M1），而 N 分期则不在其中。

另一方面，AJCC TNM 分期系统预测的仅是死亡危险度而非复发危险度。由于 PTC 生存期长，除降低病死率外,治疗的主要目的是提高无复发生存率,因此《中国甲状腺结节和分化型甲状腺癌诊治指南》提出了复发危险度 3 级分层,见表 42-4。PTC 术后应根据 TNM 分期和危险分层系统对患者进行评估,以便决定后续治疗策略和随访强度。

表 42-4 分化型甲状腺癌的复发危险度分层

复发危险度组别	符 合 条 件
低危组	符合以下全部条件者 -无局部或远处转移 -所有肉眼可见的肿瘤均被彻底清除 -肿瘤没有侵犯周围组织 -肿瘤不是侵袭型的组织学亚型,并且没有血管侵犯 -如果该患者清甲后行全身碘显像,甲状腺床以外没有发现碘摄取
中危组	符合以下任一条件者 -初次手术后病理检查可在镜下发现肿瘤有甲状腺周围组织软组织侵犯 -有颈淋巴结转移或清甲后全身碘 131 显像发现有异常放射性摄取 -肿瘤为侵袭型的组织学类型,或有血管侵犯
高危组	符合以下任一条件者 -肉眼下可见肿瘤侵犯周围组织或气管 -肿瘤未能完整切除,术后有残留 -伴有远处转移 -全甲状腺切除后,血清甲状腺球蛋白水平仍较高 -有甲状腺癌家族史

（魏文俊）

42.4 诊断方法

42.4.1 体检

正常甲状腺视诊不能看到,如能看到其轮廓即可认为甲状腺肿大。对于肿大的甲状腺,应注意是否两侧对称,能否随吞咽上下移动。如不对称,可能有甲状腺肿块存在。少数或家族性 MTC 的 MEN2B 型患者可出现特殊体貌,如库欣面容、厚唇、马凡体征、多发性黏膜神经瘤等。甲状腺癌触诊时,肿块以单发病灶多见,少数为多发或双侧性。病灶大小不一,但多为实质性,质地较硬,不规则,边界欠清,与气管或舌骨下肌群粘连时活动受限伴肿大淋巴结,以颈内静脉链中、下群淋巴结转移最为多见,少数患者可有双颈淋巴结肿大。未分化癌以双侧弥漫性肿块多见,病灶常较大,>5 cm,质地硬,不规则,边界欠清,与气管、舌骨下肌群等周围组织广泛粘连固定;部分患者可出现呼吸困难。

42.4.2 实验室检查

甲状腺功能的检测对于甲状腺癌的诊断帮助不大,但对已接受双侧甲状腺切除的甲状腺癌患者的术后监测有一定价值。甲状腺球蛋白(Tg)是甲状腺激素的蛋白质前体和储存形式,血清 Tg 浓度反映正常甲状腺和甲状腺恶性肿瘤的总量,现主要作为肿瘤标记物来监测患有分化型甲状腺肿瘤患者是否有复发,以及甲状腺切除术和放射性碘(^{131}I)治疗后的疗效。甲状腺切除后的 1 年内,若 Tg 水平下降 >50%,表明患者没有肿瘤残留;但若同期 Tg 水平升高,提示 37% 的患者有肿瘤残留。促甲状腺激素(TSH)检测是评价或调整甲状腺素替代治疗效果和治疗剂量的重要指标。MTC 患者的特征性实验室证据是血清中免疫反应性降钙素(immunoreactive calcitonin, iCT)和癌胚抗原(carcinoembryonic antigen, CEA)明显升高,常作为术前鉴别诊断的依据之一;对于家族性高危人群,可采用激发试验进行筛检,临床上较常应用的为钙剂短时输注法和五肽胃泌素检测或钙-五肽胃泌素联合检测法。血清降钙素的筛查已被欧洲一些国家列为甲状腺癌患者常规检查之一。

42.4.3　甲状腺癌影像学检查

常规 X 线检查多用于甲状腺原发肿瘤较大时了解其与气管的关系,X 线胸片或骨骼摄片可发现远处转移病灶,钡餐检查可了解是否有食管受侵。超声及 CT 检查是甲状腺癌常用的诊断方法,CT 检查对甲状腺癌术后随访除外甲状腺及颈部肿瘤复发或远处转移也有重要价值。

(1) 乳头状癌

典型的超声像图表现呈低回声,边缘不清楚,有多发小点状钙化的肿物或结节。多普勒超声成像呈中央不规则的杂乱血流,由肿瘤血管狭窄、闭塞、小动脉瘤或动、静脉分流所致,有高血供囊壁结节的

囊性肿物为甲状腺乳头状癌的诊断性征象。CT 对于显示小的甲状腺内病变不如超声,尤其是 CT 扫描常因肩部形成的条形伪影,影响对甲状腺细微病变的观察,但能很好地显示肿瘤对气管、食管的侵犯,以便制订手术计划,确定是否准备做器官重建手术,避免肿瘤切除不干净导致肿瘤早期局部复发。CT 能够很好地显示微小钙化,增强扫描时正常甲状腺明显强化,肿瘤或其囊性部分呈低密度,但囊壁结节常明显强化(图 42 - 1、42 - 2)。CT 检查的重要意义是术前显示转移淋巴结及肿瘤侵犯范围,约 60％乳头状癌有颈部淋巴结转移,转移淋巴结可以很小,甚至为 2～3 mm,但只要见到淋巴结有微小钙化或囊变即可提示诊断。

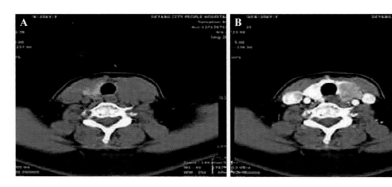

图 42 - 1　甲状腺乳头状癌增强 CT 成像

甲状腺乳头状癌边缘连线中断,伴周围脂肪间隙模糊、消失(A);CT 增强扫描后局部甲状腺边缘节段性缺损,伴周围脂肪间隙部分或全部消失,致边缘呈"咬饼样"缺损(B)

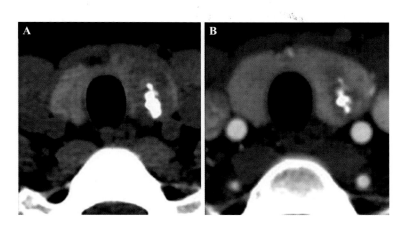

图 42 - 2　甲状腺乳头状癌 CT 扫描见砂砾样钙化

（2）滤泡性癌

影像学上的表现难以与滤泡性腺瘤鉴别，仅能根据组织学表现有血管及包膜浸润诊断为癌。低分化滤泡性癌可以弥漫浸润于整个甲状腺，侵犯邻近纤维组织和肌肉、气管、食管及大血管。超声成像示肿物约 60% 呈实性等回声，余呈低回声，无特异性，无论原发肿瘤或转移淋巴结均罕见有囊性变、微小钙化也不常见。超声成像可纵轴扫查，对显示大血管壁受侵较为敏感。CT 增强扫描示分化好的滤泡性癌为轮廓清晰、密度不均的肿物，强化部分往往较明显；分化不好的滤泡性癌常呈边缘模糊，侵犯到包膜外的甲状腺大肿物，强化明显，中央不强化区域的边缘亦很不规则。转移淋巴结的强化表现与原发肿瘤相仿。滤泡性癌的骨转移与肾癌骨转移相仿，转移灶大，常呈膨胀性骨破坏，影像学表现需与原发骨恶性肿瘤鉴别；肺转移常呈单发或多发的大病灶，密度不均，可以有明显强化，与乳头状癌常呈粟粒性肺转移不同，转移灶可摄入 ^{131}I，既有利于诊断，也有利于治疗（图 42 - 3）。

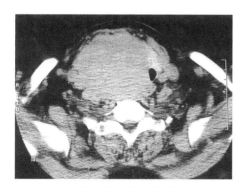

（A）平扫 CT 肿瘤边界不清晰

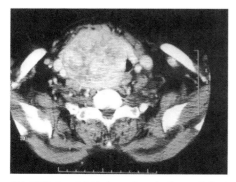

（B）增强 CT 后变清晰，且表现为明显强化背景下多发不规则低密度影

图 42 - 3　甲状腺右叶微小浸润性 FTC 的 CT 成像

（3）髓样癌

髓样癌的肿物内常有钙化，超声成像呈实性不均质较高回声。CT 呈密度不均，边缘欠清楚的强化肿物，可有钙化，无特异性（图 42 - 4）。髓样癌患者常发生颈部及上纵隔淋巴结转移，CT 增强扫描多有强化。

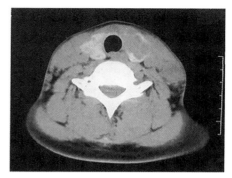

（A）CT 平扫肿瘤边界清晰

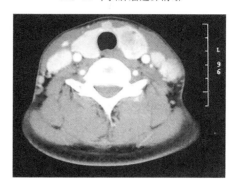

（B）增强后边缘欠清

图 42 - 4　甲状腺左叶 MTC 的 CT 成像

（4）未分化癌

甲状腺未分化癌罕见，肿物往往在原有甲状腺肿物的基础上迅速增大，常有大片坏死、出血区。超声成像呈大的不规则、不均质回声，肿瘤边缘模糊，常侵犯邻近组织结构；CT 增强扫描示肿物大、不均匀强化，有时可见粗的钙化（图 42 - 5）。

MRI 检查主要用于了解甲状腺癌原发肿瘤是否有包膜外侵犯及周围气管、食管等受累及的范围，并能较准确地了解有无颈部淋巴结转移，还可作为术后复发或远处转移的随访手段，尤其对 MTC 肝转移的诊断较 CT 有优势。

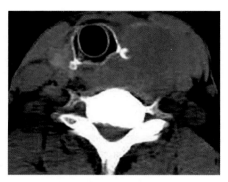

(A) CT 平扫示左侧甲状腺区不规则分叶状低密度占位灶,肿瘤呈横向生长

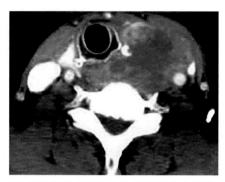

(B) 增强扫描呈明显不均匀强化,中心坏死,边缘不光整,侵犯颈前肌肉

图 42 - 5　左侧 ATC 的 CT 成像

42.4.4　核素扫描

甲状腺核素显像利用放射性核素研究甲状腺的结节和功能,放射性碘成像可以同时反映出甲状腺滤泡细胞对碘的摄取能力(捕获)和碘与甲状腺球蛋白的共价结合过程(有机化)。[123]I 常用于良性甲状腺的显像,此核素仅发射可穿透组织的 γ 射线,不会对细胞产生严重损伤。[131]I 除发射 γ 射线外,还可发射 β 射线造成组织损伤,因此更常用于甲状腺癌的治疗。甲状腺摄碘量的测量取决于 Na/I 协同转运体的活性和循环中非放射性碘的含量。当体内存在大量的非放射性碘时,由于放射性碘和非放射性碘在甲状腺滤泡细胞的摄取中存在竞争,放射性碘的摄取量就会下降。虽然[99m]Tc 可被甲状腺滤泡细胞摄取,但不能和甲状腺球蛋白结合,因此并不能完全模拟甲状腺对碘的吸收过程。这种差别导致[123]I 显像的假阴性率比[99m]Tc 显像低 5%～8%。临床上,[131]I 常被用于甲状腺癌转移灶的寻找,在寻找转移灶之前需去除正常甲状腺组织,或采用手术切除或采用大剂量[131]I 摧毁全部正常甲状腺组织,4 周后待血清 TSH 浓度＞30 mIU/L 再行甲状腺癌转移灶显像,必要时还可注射 TSH 以刺激病灶摄取[131]I,提高显像阳性率。甲状腺滤泡癌和分化好的乳头状癌的原发灶和转移灶均有一定的摄[131]I 能力,因此当甲状腺外出现摄[131]I 的组织即可诊断为转移灶。而 MTC 的原发灶及转移灶均不能浓聚[131]I,因此不能用[131]I 来寻找其转移灶,可采用[201]TI 作显像剂。

42.4.5　细针抽吸细胞学检查

由于极高的性价比及评估甲状腺结节的准确性,甲状腺细针抽吸(fine needle aspiration,FNA)细胞学检查已被广泛接受。对于甲状腺乳头状癌的诊断,很多人认为 FNA 至少可与术中冰冻切片一样准确地反映细胞核特征。当然,在甲状腺细针抽吸细胞学检查中存在假阴性与假阳性,但不常见,一般低于 5% 和 1%。对于经验丰富的医师,甲状腺 FNA 细胞学检查对技术上制作满意的标本诊断准确率达 95% 以上,阳性预测率达 89%～98%,阴性预测率达 94%～99%。2007 年,在美国国立癌症研究所(NCI)甲状腺细针抽吸细胞学检查专题会议上认识到关于甲状腺 FNA 细胞学检查结果的报告需要统一规范的重要性,Bethesda 甲状腺细胞病理学报告系统(TBSRTC)推荐每个报告均应以 6 种基本诊断类别中的一个开头(表 42 - 5),对于一些大体的分类,亚型能够丰富分类,除这种亚型分类外,一些附加的如描述性解释能够让细胞病理医师加以选择以进行判断。

表 42 - 5　Bethesda 甲状腺细胞病理学报告系统(TBSRTC)

分级	病 理 描 述
I	无法诊断或不符合要求
	仅有囊性液体
	实际是非细胞标本
	其他(模糊不清的血液、血凝块等)
II	良性
	符合滤泡性良性结节(包括腺瘤样结节、胶质样结节等)
	符合临床症状的慢性淋巴细胞性甲状腺炎(桥本甲状腺炎)
	符合肉芽肿性甲状腺炎(亚急性甲状腺炎)
	其他

分级	病 理 描 述
Ⅲ	非确定意义的异形性或非确定意义的滤泡病变
Ⅳ	滤泡性肿瘤或怀疑滤泡性肿瘤
	如为 Hurthle 细胞（嗜酸细胞）型，需注明
Ⅴ	可疑恶性肿瘤
	可疑乳头状癌
	可疑髓样癌
	可疑转移癌
	可疑淋巴瘤
	其他
Ⅵ	恶性
	乳头状甲状腺癌
	低分化癌
	髓样甲状腺癌
	未分化（间变性）癌
	鳞状细胞癌
	混合特征的癌（注明成分）
	转移癌
	非霍奇金淋巴瘤
	其他

（1）甲状腺乳头状癌

甲状腺 FNA 细胞学检查是甲状腺乳头状癌高准确度的诊断方法，因为该病的诊断需要典型的细胞学特征性改变，采用甲状腺 FNA 细胞学检查诊断，超过 90% 的 PTC 被正确诊断为恶性肿瘤或可疑恶性肿瘤。乳头状癌的穿刺物由增大的上皮细胞、乳头状和拥挤的细胞群组成，拥挤细胞群已经失去了良性滤泡性病变中出现的蜂窝状排列。乳头状癌的细胞质呈多样性，从细胞质稀少到细胞质丰富、密度颗粒状和嗜酸性，但细胞核变化是诊断的细胞学关键。PTC 的细胞核特征包括：增大和椭圆形的边缘小核仁；具有纵向核沟；有苍白"粉状"染色质；偶尔有核内假单包涵体。PTC 最敏感的诊断学特征是广泛、分化好的纵向核沟存在，但核沟并非其特有表现，因为在良性疾病时也可以看到。尽管 25% 的病例中为稀疏的核沟，但在几乎所有的 PTC 中都可以观察到核沟。当然也有其他的辅助性特性可用于乳头状癌的细胞学诊断，包括砂粒体、多核巨细胞、乳头状结构和厚的嗜酸性胶质。在针吸细胞学检查中出现砂粒体（分层的圆形钙化），特别是囊性背景中，高度怀疑乳头状癌可能，然而，必须将非特异性钙化和层叠浓缩的胶质区分开来。

（2）甲状腺滤泡性腺瘤或甲状腺滤泡癌

FNA 细胞学检查在评估滤泡性病变和嗜酸性病变时的作用是筛选试验。用于从甲状腺恶性病变中区分出良性病变的细胞学标准包括滤泡细胞群的结构、大量胶体和细胞异型性。到目前为止，这些标准中最重要的是滤泡细胞群的结构，特别是当病变主要是由巨大滤泡或微小滤泡、小梁及堆积的部分组成时。这一方法可行是因为滤泡性癌几乎不是主要由正常大小或巨大的滤泡组成，在一些甲状腺抽吸涂片中，巨大滤泡癌是胶质背景下平铺一层很多的滤泡细胞。当穿刺物有大量的巨大滤泡和平铺的蜂巢样滤泡细胞可诊断为良性；相反，由微小的滤泡组成的甲状腺穿刺物或拥挤的小梁和全方位重叠的滤泡细胞是滤泡癌和一些腺瘤的特征。FNA 细胞学检查诊断为"可疑滤泡肿瘤"的滤泡性病变大部分为有为滤泡或小梁结构的腺瘤，小部分为滤泡癌。

（3）甲状腺髓样癌

MTC 的细胞学特征是单一的，主要分布的是神经内分泌细胞和淀粉样蛋白，不同情况下，任何 3 种细胞类型即浆细胞型、梭形和颗粒型都可能会出现。核通常位于反常位置，而染色质会显示带有典型性神经内分泌不明显核仁"斑白"结构，也经常出现较大的双核或多核细胞，在 50% 以上的病例中可发现见于甲状腺乳头状癌中的核内假单包涵髓样体。髓样癌具有明显的免疫组化特性，降钙素、CEA、嗜铬粒蛋白、TTF-1 阳性和 Tg 阴性使其有别于其他甲状腺肿瘤。

（4）甲状腺未分化癌

这种高侵袭性癌的细胞学外观特征包括穿刺细胞学的恶性外形，有时是奇怪的梭形和多核的以群体或单个形式出现的瘤巨细胞。这些细胞可能是梭形、鳞状、巨型或组合型。甲状腺未分化癌的细胞核具有多型性，会呈现暗色、不规则的染色质凝集、巨大的核仁以及偶见的核内假单包涵体，常见大量的有丝分裂象和不典型有丝分裂象。在免疫组化分析中，未分化癌经常呈现角蛋白阳性，但是 Tg、TTF-1 和降钙素通常阴性。

（王　宇　杨舒雯）

42.4.6　甲状腺肿瘤病理及生物学特性

42.4.6.1　甲状腺癌

（1）乳头状癌

它是一种显示滤泡细胞分化，具有特征性核改变的恶性上皮性肿瘤。乳头状癌的大小变异很大，直径 ≤1 cm 者，为乳头状微癌。乳头状癌可单发、多发，单侧或双侧，其中多发性乳头状癌包括多中心性、腺叶内播散。大体上典型的乳头状癌为灰白色、质实、常位于甲状腺包膜附近。切面平整或凹陷,中心部分纤维化较明显(图 42-6)。镜下乳头为复杂分枝状乳头,含纤维血管轴心,表面被覆单层柱状上皮(图 42-7)。半数以上的乳头上皮核呈毛玻璃样,有核沟、核内假包涵体,可见核相互重叠(图 42-8)。40%～50%的乳头状癌中有砂粒体。诊断标准为:癌细胞立方形或低柱状,细胞比邻近的非肿瘤性滤泡细胞大,胞质丰富,淡嗜伊红色。细胞核具有特征性改变:① 核大,比非肿瘤性滤泡细胞大 2～3 倍,两者无移行。② 核互相重叠,排列不整齐。③ 核染色质透明、空淡、"毛玻璃样"。④ 核外形不规则,长形、成角、大小和方向不一。⑤ 核沟,纵行皱褶、呈"咖啡豆"样、"爆米花"样。⑥ 核内假包涵体。具有 4 个及以上特征者即可诊断为乳头状癌。免疫组化:癌细胞表达滤泡上皮标记物 Tg、TTF1、PAX8、CK19、HBME1 和 Galectin-3,这 3 个标记物中通常 2 个以上弥漫阳性,CD56 阴性,BRAF 阳性率 50%左右。

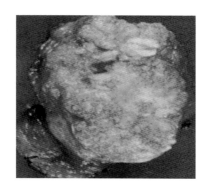

图 42-6 甲状腺乳头状癌大体观

无包膜,边缘不规则,切面呈灰白色或棕褐色,细颗粒状,质地坚实,伴有钙化

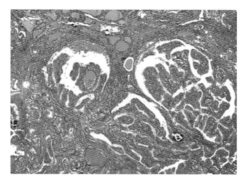

图 42-7 甲状腺乳头状癌镜下所见(HE×100)

真性乳头形成,乳头中央内纤维血管轴心

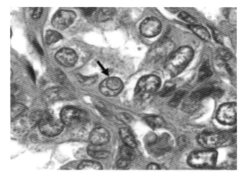

(A) 核膜厚,核空,核内包涵体

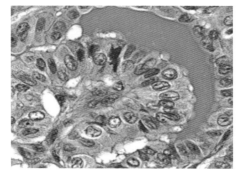

(B) 核拥挤,核沟

图 42-8 甲状腺乳头状癌特征性核结构(HE×400)

乳头状癌有多种组织学亚型,主要包括以下数种。① 滤泡型:肿瘤主要由滤泡构成,可找到少量形成不良的乳头。滤泡较大,可呈弥漫性或散在多结节性或灶性分布。② 弥漫硬化型:癌组织呈弥漫性纤维组织增生,硬化,有灶性或弥漫性淋巴细胞浸润,含大量砂粒体,有不典型的乳头形成,可有磷化。淋巴管癌栓多见。虽然转移率高但预后与一般乳头状癌差不多。③ 柱状细胞型:乳头被覆假复层柱状上皮,可有核上或核下胞质空泡。柱状细胞型光镜形态像胃肠道、肺或子宫内膜来的转移癌。④ 高细胞型:乳头被覆高柱状上皮,细胞的高度为宽度的 3 倍或更多。癌细胞胞质丰富,嗜酸性,核位于基底部。多见于老年人,预后差。⑤ 嗜酸性细胞型:癌细胞为嗜酸性滤泡上皮细胞,核具有典型的乳头状癌的特点。⑥ 实体型:实性区占肿瘤成分 50%以上,可有鳞化,瘤细胞被纤细的纤维组织分隔。⑦ Warthin 瘤样型:形态像涎腺的 Warthin 瘤,常伴淋巴细胞甲状腺炎。乳头被覆嗜酸性细胞,胞质颗粒状,核具有乳头状癌的特点,乳头轴心内有多量淋巴浆细胞浸润。⑧ 伴有结节性筋膜炎样间质

的乳头状癌:此型低倍镜下像乳房的纤维腺瘤或叶状肿瘤。瘤细胞排列成互相吻合的索、管和乳头。瘤细胞具有乳头状癌的特点,间质则像结节性筋膜炎。⑨ 筛状-桑葚样乳头状癌:所报道的病例均为女性,肿瘤亦可形成乳头,核具有乳头状癌特点。所有患者均有典型的 APC 种系突变,有些有 RET/PTC 基因激活,其中弥漫硬化型、高细胞型、柱状细胞型、实体型预后较差。

遗传学特点:乳头状癌主要的基因改变是 RET/PTC 重排,以及 BRAF 基因突变。前者与不同组织学类型有关,后者与肿瘤的生物学行为有关。

鉴别诊断要点:主要与结节性甲状腺肿和腺瘤中的假乳头相鉴别。假乳头常位于扩张的滤泡腔或囊性变区,细胞核没有乳头状癌的形态特点如毛玻璃样核和核重叠等。CK19、HBME 和 Galctin-3 在癌中 2 个及以上阳性,CD56 常阴性。

（2）滤泡性癌

占甲状腺癌的 10%～20%,恶性度较乳头状癌高。根据浸润情况分为两型:① 微小浸润型,有包膜,肉眼像滤泡性腺瘤;② 广泛浸润型。

大体上广泛浸润型切面灰白色,可侵占大部分甲状腺组织并侵出甲状腺包膜外,与周围组织粘连或侵入周围组织。两型均可有出血、坏死、囊性变、纤维化和钙化。镜下从分化极好像正常甲状腺的滤泡结构到明显恶性的癌,其间有种种过渡型。癌细胞排列成滤泡、实性巢样或小梁。滤泡内可含有少量胶质。免疫组化特点为 TTF-1、Tg、低分子量 CK、Bcl-2 阳性,P53 阴性,cyclin D1 低表达,p27 高表达。Ki-67 增殖指数<10%。

亚型:① 许特莱细胞癌,形态与许特莱细胞腺瘤相似,但有包膜、血管和(或)邻近甲状腺实质浸润或有卫星结节形成。预后较差,5 年存活率 20%～40%。② 透明细胞癌,肿瘤由具有透明胞质的癌细胞构成。癌细胞界限清楚,胞质内富含糖原,核常中位,亦可偏位。诊断甲状腺透明细胞癌必须先除外转移性肾透明细胞癌和甲状旁腺癌。③ 黏液性变型。④ 印戒细胞变型。

遗传学特点:25%～50%滤泡癌发生 PPAR 重排,从而产生不同的 PPAR 融合蛋白,其中最常见的是 PAX8-PPAR。

鉴别诊断要点:滤泡性腺瘤包膜必须全部取材,判断有无包膜侵犯。滤泡癌主要与腺瘤特别是不典型腺瘤相鉴别,前者必须有肯定的包膜和(或)血管

侵犯(图 42-9),细胞核的异型性无鉴别诊断的价值。

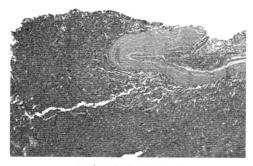

（A）侵犯包膜（HE×100）

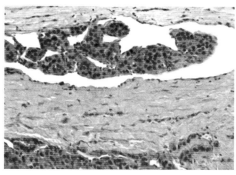

（B）侵犯血管（HE×200）

图 42-9 甲状腺微小浸润型滤泡性癌镜下所见

（3）岛状癌(低分化癌)

多见于老年人。其生物学行为介于分化好的甲状腺癌(乳头状癌和滤泡癌)与未分化癌之间。目前低分化癌的诊断标准依据 2006 年都灵会议的标准。① 实性、小梁状、岛状生长方式(图 42-10)。② 无甲状腺乳头状癌核特征。③ 具备以下特征之一:曲核;肿瘤性坏死;核分裂象≥3 个/HPF。免疫组化特点:TTF-1 和 Tg 的表达降低,上皮性标记物 CK 阳性。

遗传学特点:主要表现为 RAS 基因突变。

鉴别诊断要点:需与分化好的甲状腺癌伴有实性区域、髓样癌、转移性癌鉴别。分化好的甲状腺癌伴有实性区域不符合低分化癌诊断标准。髓样癌免疫组化降钙素、CEA、Syn 和 CgA 阳性。转移性癌需结合病史及相关组织特异性免疫组化标记物的表达情况。

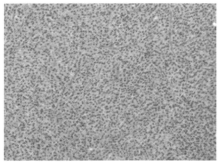

（A）实性

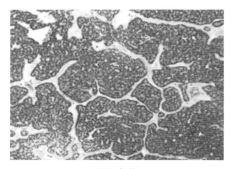

（B）岛状

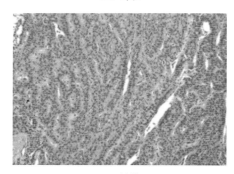

（C）梁状

图 42 - 10　甲状腺低分化癌生长方式镜下
所见（HE×100）

（4）未分化癌

占甲状腺癌的 5％～10％，多见于 50 岁以上的
妇女。高度恶性，很早发生转移和浸润周围组织。
形态变异较多，常见的类型为梭形细胞型、巨细胞型
和两者的混合型。有一种小细胞未分化癌，现已证
实多数为非霍奇金淋巴瘤。大体切面灰白，质硬，常
有出血、坏死、囊性变。镜下：癌细胞分化不良，正常
和不正常核分裂象多见，梭形细胞型有时很像分化
差的肉瘤如恶性纤维组织细胞瘤、骨肉瘤和血管肉
瘤（图 42 - 11）等。巨细胞型中奇形怪状的单核和多

核瘤巨细胞多见，亦可有破骨细胞样的多核巨细胞。
常常能找到分化较好的甲状腺癌如滤泡癌或乳头状
癌成分；因此，一般认为未分化癌是从已存在的分化
较好的甲状腺癌转化而来的。未分化癌的预后极
差，一般均在诊断后 1 年内死亡。免疫组化特点为
TTF1、Tg 及上皮性标记物 CK 常阴性，vimentin 和
PAX8 通常阳性。

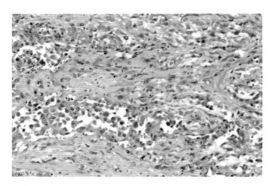

图 42 - 11　甲状腺未分化癌：血管肉瘤样形态
（HE×200）

遗传学特点：主要表现为 TP53、β-catenin、
RAS 基因突变。

鉴别诊断要点：需与多种肿瘤鉴别，包括甲状腺
低分化癌、鳞癌、髓样癌、恶性淋巴瘤、CASTLE、肉
瘤及转移性癌等，通常借助免疫组化、结合病史可以
鉴别。

（5）髓样癌

占甲状腺癌的 5％～10％。发病年龄高峰为
40～60 岁。髓样癌来自甲状腺的 C 细胞，能分泌降
钙素。80％～90％的髓样癌为散发性，10％～20％
为家族性。大体：包膜可有可无，直径 1～11 cm，界
限清楚。切面灰白色，质实。散发性髓样癌多为单
个结节，体积较大。家族性髓样癌常伴 C 细胞增生，
多为结节性。分布在甲状腺两侧叶的中上部。镜
下：癌细胞呈圆形、多角形或梭形。核圆形或卵圆
形，核仁不显，核分裂象罕见。肿瘤可呈典型的内分
泌肿瘤样结构，或形成实性片状（图 42 - 12A）、细胞
巢、乳头或滤泡样结构。如滤泡样结构中充有嗜酸
性物质则与滤泡癌所含的胶质很难鉴别。梭形细胞
常呈旋涡状排列或呈肉瘤样。髓样癌的另一个特点
是间质有淀粉样物质沉着（图 42 - 12B）。免疫组化
特点为降钙素（图 42 - 13A）、CEA 阳性，Tg 阴性（图
42 - 13B）。超微特点：有直径 100～300 nm 的神经

内分泌颗粒。颗粒大小较一致,核心电子密度较高。

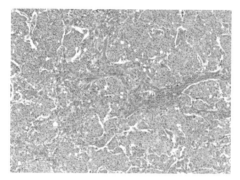

（A）瘤细胞排列成实性巢状

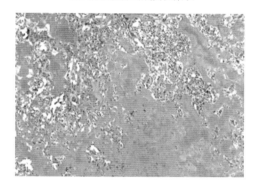

（B）间质大量淀粉样物质沉积

图 42-12　甲状腺髓样癌镜下所见(HE×100)

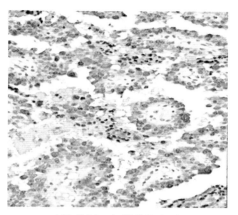

（A）Calcitonin 阳性(×200)

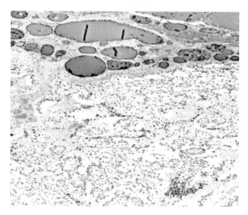

（B）Tg 阴性(×100)

图 42-13　甲状腺髓样癌免疫组化镜下所见

遗传学特点为 RET 基因突变,散发性髓样癌常有 1p、3p、3q、11p、13q、17p 和 22q 的杂合子丢失。

鉴别诊断要点:形态多样,需与多种肿瘤鉴别,包括玻璃样变小梁状腺瘤、滤泡性癌、差分化癌、嗜酸细胞肿瘤、甲状腺内甲状旁腺肿瘤、甲状腺副节瘤和转移性神经内分泌癌等,借助髓样癌免疫组化特征,即降钙素、CEA、Syn 和 CgA 阳性,通常可以与其他肿瘤鉴别。

（6）胸腺样分化癌

又称"甲状腺内胸腺瘤",发生在甲状腺下极,或周围软组织内,组织学类似于胸腺癌。大体上肿瘤界限清,灰白色,分叶状,质地硬。镜下见瘤细胞被纤维组织分隔成大小不一的巢状或索状,间隔内有淋巴细胞和浆细胞浸润,瘤细胞界限不清,核呈泡状,核仁明显(图 42-14),部分病例的瘤细胞可以出现鳞化。免疫组化特点与胸腺癌相同,CD5、CD117阳性。

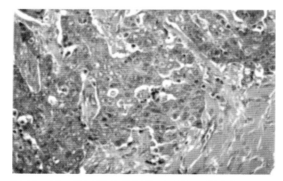

图 42-14　胸腺样分化甲状腺癌镜下所见(HE×20)

瘤细胞泡状核,可见核仁,间质淋巴细胞浸润

鉴别诊断要点:本病需与鳞癌、未分化癌鉴别。鳞癌可以找到角化,未分化癌细胞异型性更明显,两者癌细胞都不表达 CD5 和 CD117。

42.4.6.2　恶性淋巴瘤

少见,中老年女性好发,主要类型为低度恶性淋巴组织相关淋巴瘤(MALT淋巴瘤)、弥漫大B细胞淋巴瘤。肿瘤界限不清,质韧,切面鱼肉状,淡棕色,常伴出血。镜下:① MALT淋巴瘤,瘤细胞是小滤泡中心细胞,特征性淋巴上皮病变,反应性淋巴滤泡形成,瘤细胞有浆细胞样分化。② 弥漫大B细胞淋巴瘤,瘤细胞具有中心母细胞和免疫母细胞特征,胞质中等量,嗜双色性(图42-15)。

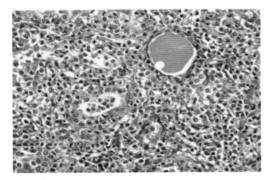

图 42-15　甲状腺弥漫大B细胞淋巴瘤镜下所见(HE×20)

瘤细胞围绕滤泡腔,个别滤泡腔内充满瘤细胞

鉴别诊断要点:本病需与桥本甲状腺炎、未分化癌鉴别。呈宽带状分布的中心细胞样细胞、显著的淋巴上皮病变是淋巴瘤的特征,免疫酶标检查可明确瘤细胞的单克隆性。未分化癌不表达淋巴瘤特异性标记物LCA和CD20等。

42.4.6.3　甲状腺腺瘤

最常见的甲状腺良性上皮性肿瘤。腺瘤的大体形态为单个有完整包膜的结节,直径一般4 cm以下,灰色或浅棕色,质软,肉样(图42-16)。大腺瘤常有出血、坏死、囊性变、纤维化和钙化。镜下组织学诊断标准为:① 有完整的包膜。② 腺瘤内滤泡及滤泡上皮细胞大小基本一致。③ 腺瘤与周围甲状腺实质不同。④ 压迫周围甲状腺组织。光镜下甲状腺腺瘤可分为滤泡性腺瘤和不典型性腺瘤。

(1)滤泡性腺瘤

由成熟滤泡组成,根据滤泡大小,可分成巨滤泡型、正常滤泡型、小滤泡型。主要亚型为嗜酸性细胞腺瘤,由大的嗜酸性细胞构成,核大,核异型性明显。瘤细胞排列成小梁状,偶尔可形成小滤泡,内含少量胶质。甲状腺嗜酸性细胞腺瘤均应看作潜在恶性。

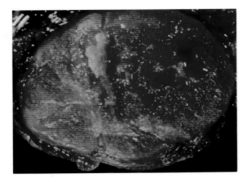

图 42-16　滤泡型腺瘤形态

单个圆形或卵圆形肿块有薄层包膜,切面质软,均匀

其他少见的亚型有:① 印戒细胞型腺瘤;② 胎儿型腺瘤;③ 透明细胞型腺瘤;④ 毒性腺瘤等。

(2)不典型性腺瘤

腺瘤内细胞丰富,部分为梭形,不形成滤泡,可见核分裂,细胞核有异型性,但无包膜或血管浸润。应与甲状腺髓样癌和甲状腺转移癌相鉴别。

42.4.6.4　玻璃样变小梁状肿瘤

好发于中年妇女,肿瘤直径2.5 cm左右,由多角形、卵圆形或梭形细胞排列成小梁,有些瘤细胞可形成实性的细胞团,瘤细胞核内可有假包涵体,可见核沟。此种肿瘤具有突出的玻璃样变性表现,玻璃样变性既可出现于肿瘤细胞胞质内,也可出现于细胞外间隙。另一种独特的形态学特征是所谓的胞质黄色小体,它是一种胞质包涵体,位于胞核周围。偶见此种类型具有PTC常有的RET基因重排,形态学上也需与乳头状癌鉴别。临床上,个别患者可出现淋巴结转移。目前认为它属于一种交界性肿瘤。

(陈彤箑　平波　朱晓丽)

42.4.7　甲状腺细针抽吸细胞学检查的价值及其报告系统

甲状腺结节在普通人群中具有高发生率,触诊和高分辨率超声检查的检出率分别可高达3%～7%和20%～76%,而甲状腺癌仅占甲状腺结节的5%～15%。有鉴于此,虽外科手术为甲状腺癌的主要治疗方式,但对于以良性占绝大多数的甲状腺结节不加筛选地均予手术处理,其合理性的欠缺显而易见。甲状腺FNA细胞学检查既有微创、经济和快速等细胞病理学检查普遍的优点,对于甲状腺这一特定器官又有较理想的准确性。2016年更新版《美国临床内分泌医师协会/美国内分泌学协会/意大利临床内分泌协会甲状腺结节诊断和处理临床实践指南》回顾近年文献,总结甲状腺 FNA 灵敏度、特异度、假阴性和假阳性率分别为 88.2%~97.0%,47.0%~98.2%,0.5%~10.0% 和 1.0%~7.0%。因此,国内外多种甲状腺结节处理相关的诊治指南已认同甲状腺 FNA 的价值在于作为非手术方式筛选出需接受手术或抗肿瘤等其他激进治疗的甲状腺结节,以减少不必要的诊断性手术及伴随的手术伤害,并有助于确定恰当的手术方案。

然而,甲状腺 FNA 亦具有局限性,包括许特莱(Hürthle)细胞肿瘤在内的甲状腺滤泡性肿瘤(follicular neoplasm,FN)可进一步分类为腺瘤和癌,良、恶性鉴别标准为恶性者出现包膜和(或)血管侵犯,这类关乎组织学结构的诊断线索在甲状腺 FNA 涂片中难以识别应用,术中冰冻切片理论上同样难以完全明确 FN 的包膜和(或)血管侵犯情况。因此,欧美地区多年来使用 FNA 进行甲状腺结节诊断的分流,替代了多数术中冰冻切片,对术前 FNA 诊断或怀疑 FN 的病例予以同样处理,一般建议病变完整切除(多为甲状腺叶切除或单侧甲状腺切除),不依靠冰冻切片而是等待术后石蜡切片最后鉴别良恶性。同理,甲状腺空芯针活检亦因其局部抽样检查的性质而难以判断 FN 包膜完整性及有无血管侵犯,目前并无可靠证据表明其术前筛选价值优于 FNA。

另一方面,难以区分 FN 良、恶性也一度导致甲状腺 FNA 诊断术语的使用混乱。例如,"不典型性滤泡性病变"、"微滤泡增生/病变"和"不确定病变(indeterminate)"等皆可指向 FN 及其疑似病变,不利沟通且可能影响治疗方案确立。为统一报告术语,并兼顾按报告类别进行相应临床处理的可行性,近年来诞生了多种甲状腺细胞学诊断报告系统,其中在我国被广为接受的是《甲状腺细胞病理学 Bethesda 报告系统(the Bethesda System for Reporting Thyroid Cytopathology,TBSRTC)》,源自 2007 年美国国立癌症研究所马里兰州 Bethesda 甲状腺 FNA 专题会议,专著首版于 2010 年。TBSRTC 含 6 个诊断总体分类,即标本无法诊断或不满意(nondiagnostic or unsatisfactory,ND/UNS);良性;意义不明确的细胞非典型性病变或滤泡性病变(atypia of undetermined significance or follicular lesion of undetermined significance,AUS/FLUS);滤泡性肿瘤或可疑滤泡性肿瘤(follicular neoplasm/suspicious for a follicular neoplasm,FN/SFN);可疑恶性肿瘤(suspicious for malignancy,SFM)和恶性肿瘤。部分总体分类下有亚类。每个诊断总体分类有具体的定义、形态标准和注释,并关联各自相应的恶性风险(risk of malignancy,ROM)和临床处理推荐。我国 2012 年版《甲状腺结节和分化型甲状腺癌诊治指南》则将 FNA 结果判定分为 5 类,其中"不确定"类别相当于 TBSRTC 中 AUS/FLUS 和 FN/SFN 的合并,其余 4 个类别同 TBSRTC。实际使用情况表明,TBSRTC 具有相当的准确性及可靠性,2015 年美国甲状腺协会《甲状腺结节与分化型癌指南》建议将 TBSRTC 作为 FNA 的报告系统。然而 AUS/FLUS 类别恶性风险可能高于原先预计,且各研究报道有较大差异。是否可利用形态学、分子遗传学及临床特征差异性将 AUS/FLUS 进一步分流为不同恶性风险的类别,令人关注。此外,"具有乳头状核特征的非浸润性甲状腺滤泡性肿瘤(noninvasive follicular thyroid neoplasm with papillary-like nuclear features,NIFTP)"这一新肿瘤类型的提出,亦对原有细胞学诊断分类、关联的恶性风险及临床处理方式造成影响。

(平 波)

42.4.8 甲状腺肿瘤的基因检测

甲状腺滤泡源性肿瘤(甲状腺乳头状癌和滤泡性癌)最常见的基因突变发生在 RAS-RAF-MAPK 通路。近年来,由于二代测序技术的快速发展和应用,使研究者能从多个组学水平对甲状腺肿瘤的基因改变进行全面深入的研究。2014 美国肿瘤基因组图谱(The Cancer Genome Atlas,TCGA)对甲状腺肿瘤中最常见的甲状腺乳头状癌从基因组学、表观遗传学、转录组学和蛋白组学多个平台进行研究,发现甲状腺乳头状癌的基因谱比其他肿瘤简单,其主要驱动基因与以往文献报道相似,但同时发现了一些新基因改变,较全面揭示了甲状腺乳头状癌的基因谱。其中点突变(BRAF、NRAS、HRAS 和 KRAS 基因突变)是最常见的驱动基因,约占 74.6%;其次为融合基因(RET/PTC、BRAF 融合基因及 PAX8/PPAR 等)和 TERT 基因启动子突变,各占 10% 左右;另外发现少量新发基因突变(E1F1AX、PPM1D、CHEK2 等),约占 2%;还有

3.5%的病例存在未知基因改变。此外,有学者从全外显子测序水平证实 *BRAF*^{V600E} 和 *RAS* 基因突变也是分化差甲状腺癌(PDTC)和未分化甲状腺癌(ATC)的主要基因改变,且相互独立存在。在分化差甲状腺癌(PDTC)和未分化甲状腺癌(ATC)中,*BRAF*^{V600E} 突变率分别为 33% 和 45%,*RAS* 突变率分别为 29% 和 23%。同时发现肿瘤突变负荷在 PTC、PDTC 和 ATC 中逐步增加,突变类型包括 TERT 启动子、TP53、EIF1AX、PIK3CA/AKT/mTOR 通路、SWI/SNF、错配修复基因及组蛋白甲基转移酶(HMTs)。这些基因在甲状腺肿瘤的诊断、治疗及预后判断上具有重要价值,尤其对于甲状腺结节术前细针穿刺标本诊断为"不确定"的病例达到 30%。临床处理处于一种两难的境地,而分子病理检测可以通过检测几个或一组基因帮助明确诊断和选择治疗方案。2009 年美国甲状腺协会(ATA)在甲状腺结节和分化型甲状腺癌的指南更新中初次提出,对细针穿刺标本诊断不确定的病例建议检测一组基因(*BRAF*、*RAS*、*RET/PTC*、*Pax8 - PPARg* 或 *Galectin - 3*),如检测出基因有突变,在明确甲状腺癌诊断的同时,还有助于临床医师决定是否选择甲状腺全切并进行颈中央区淋巴结清扫。此后,对细针穿刺标本诊断不确定的病例进行分子检测被正式写入美国 NCCN 指南。目前国内部分地区的分子病理部门已开展对甲状腺细针穿刺标本进行 *BRAF*^{V600E} 突变检测,最常采用的是 ARMS 法,简单易行,敏感性高。二代测序技术可检测一组基因,敏感性和特异性高达 90% 和 93%,进一步提高术前甲状腺结节的诊断准确率。对于转移性放射性碘不摄取甲状腺乳头状癌进行分子病理检测,有 *BRAF*^{V600E} 突变的患者可能从靶向药物(维洛芬尼)治疗中获益。

甲状腺髓样癌(MTC)来源于甲状腺滤泡旁 C 细胞,占所有甲状腺恶性肿瘤的 3%～10%,其中 70%～80% 为散发型,20%～30% 为遗传型。目前研究发现,MTC 的发病及预后与转染重排 *RET* 基因突变、mTOR 细胞信号通路活化和 *RAS* 基因突变等多种基因事件密切相关。在散发性 MTC 中 *RET* 基因突变率为 40%～50%,常见突变位点为第 16 外显子 918 密码子,而在遗传性 MTC 中最常见的 *RET* 基因突变为第 10 外显子(609、611、618、620 密码子)和第 11 外显子(634 密码子)突变。*RET* 基因第 16 外显子的 918 密码子突变(M918T)

可导致多发性内分泌腺瘤病 2B 型(MEN2B),在儿童时期就能发展为病情严重的 MTC。2011 年,凡德他尼(vandetanib, ZD6474)成为首个被美国 FDA 批准用于治疗成人进展期 MTC 的药物,它针对 EGFR、VEGFR 和 RET 等多种酪氨酸激酶受体,可抑制肿瘤血管生成,在转移性或局部进展、难治性 MTC 中显示了良好的治疗效果。

(朱晓丽)

42.5　甲状腺肿瘤的鉴别诊断

42.5.1　结节性甲状腺肿

结节性甲状腺肿是最常见的结节性疾病,多见于地方性甲状腺肿地区,是单纯性甲状腺肿的晚期表现。病程可长达熟年至数十年,女性多见。病程早期,甲状腺不同程度对称性弥漫性肿大,随后可出现单发或多发结节,质地柔软,随吞咽上下移动。如结节囊性变伴囊内出血时,结节可在短期内迅速增大。当结节体积较大或形成胸骨后甲状腺肿时可有局部坠重感,少数可有压迫症状。除继发性甲状腺功能亢进外,大多数结节性甲状腺肿患者甲状腺功能和基础代谢率正常。超声图像边界清晰,形态规整,内部回声以混合性回声为主,一般无包膜,周边常无明显声晕;合并出血或囊性变时,结节内可见钙化,弧形钙化多见;结节周边可见点状或条状血流信号,内部血流信号少。增强 CT 呈甲状腺内低密度占位,边界不清晰,包膜多不完整,可伴有弧形、粗大钙化,增强后轻度强化。如性质可疑时,细针穿刺细胞学检查可进一步鉴别。

42.5.2　甲状腺腺瘤

甲状腺腺瘤是最常见的甲状腺良性肿瘤,女性多见,好发于 20～40 岁。病程较长,临床表现隐匿,常因颈部无痛性肿块就诊。大多为单发结节,部分可为多发,质地柔软,包膜完整,随吞咽活动。出现囊内出血时,肿瘤可在短期内迅速增大,局部出现胀痛;随着血液被吸收,肿瘤可逐渐缩小甚至消失。少数肿瘤因体积巨大可致气管移位,压迫症状并不常见。少数病例可发生恶变(约 10%)。约 20% 为高功能腺瘤,可引起甲状腺功能亢进。超声多表现为边界清楚、形态规整的单发结节,内部回声为实质均匀回声,较大结节可以有出血或囊性变,可有粗大或较小的钙化。周边常见包膜及厚薄匀称、规整的晕环,瘤体内部血供较多,周边多为环绕或半环绕血流。增强 CT 可见甲状腺内边界清晰、包膜完整、内部低密度占位性病变,增强后轻度强化,内部钙化少见。细针穿刺细胞学检查可进一步鉴别。

42.5.3　亚急性甲状腺炎

又称 De Quervain 甲状腺炎、巨细胞性甲状腺炎、肉芽肿性甲状腺炎、假结核性甲状腺炎或病毒性甲状腺炎。常见于 20~40 岁女性,多继发于病毒性上呼吸道感染后的 1~2 周,表现为甲状腺区突发肿痛,可由一侧向双侧扩展,吞咽时为著,可放射至面颞部。患者可同时合并有全身症状,如轻度发热、血沉增快、白细胞升高、精神紧张、震颤、出汗等。查体甲状腺可见单侧或双侧甲状腺弥漫性肿大,质地韧或偏硬,表面不光滑,有触痛。病后 1 周内可表现为基础代谢率增高伴核素吸碘率降低,这一分离现象有助于鉴别诊断。亚急性甲状腺炎局灶型结节样变的超声图像表现为单个或多个局限性、边界模糊、形态不规整的低回声减低区,无明显占位感,病灶回声由外向内逐渐减低为其典型特征,病灶内部无血流信号或仅有星点样血流信号,而周围正常甲状腺组织血流无明显变化或血流信号丰富。另,泼尼松试验性治疗有效也有助于诊断。本病不经治疗,数周或数月后可自愈。

42.5.4　慢性淋巴细胞性甲状腺炎

又称桥本甲状腺炎(Hashimoto thyroiditis)、淋巴性甲状腺肿等,为自身免疫性疾病。多见于中年女性,病程较长,表现为无痛性双侧弥漫性甲状腺肿大,质地韧或偏硬,随吞咽活动,肿大腺体较大时少数可出现压迫症状。早期甲状腺功能多正常,少数可有亢进,核素摄碘率正常或增高;晚期多伴有甲状腺功能减退,血清中可检出抗甲状腺球蛋白抗体(TgAb)、抗过氧化物酶抗体(TPOAb),核素吸碘率降低。超声表现为甲状腺弥漫性增大、峡部增厚,腺体实质光点粗、分布不均、回声低;局灶性结节样变形成时,表现为单个或多个片状回声减低区,部分病灶区内可见强回声斑,形态不规整、边界模糊,无明显占位感,局限性"火海征"为该病较特异的超声表现。由于桥本甲状腺炎合并甲状腺恶性肿瘤较多见,因此对伴有压迫症状、肿瘤固定者应行细胞学检查或组织活检或手术以除外恶性肿瘤。

42.5.5　分化型甲状腺癌

为最常见的甲状腺恶性肿瘤,包括乳头状癌与滤泡性癌,占甲状腺癌的 90%。根据病理类型不同,其临床表现及预后之间各有差异。总体而言,该病多发生于中青年,女性多见,多数患者起病隐匿,甲状腺内发现质地硬、表面不平、固定的肿块是各型恶性肿瘤的共同表现;差分化癌可在短期内迅速增大,可伴有腺外侵犯。肿瘤局部晚期可出现声音嘶哑、呼吸(吞咽)困难、Horner 综合征等外侵表现。部分患者可以颈部淋巴结肿大就诊(约占全部甲状腺癌的 15%),转移淋巴结多位于中(下)颈部,因此需结合病史考虑甲状腺癌的可能。超声是鉴别甲状腺结节性质最有效的手段。2015 年美国甲状腺协会《成人甲状腺结节与分化型甲状腺癌的诊治指南》中指出,微钙化、边界不清、纵横比>1 为甲状腺癌超声最具特异性的图像。尽管 CT 在甲状腺结节鉴别诊断中作用有限,但可提供原发灶及淋巴结转移范围的直观影像,增强 CT 中出现淋巴结强化、囊性变等表现有助于转移淋巴结的诊断。另外,目前细针穿刺诊断甲状腺乳头状癌的准确率可达 90%~94%,特征性的核改变、细胞乳头状结构和砂粒体是有诊断意义的重要指标,因此对于甲状腺结节的诊断和治疗方式选择具有明确的指导意义。

42.5.6　甲状腺髓样癌

该病发病率较低,属于神经内分泌肿瘤。临床上可分为散发型和遗传型。遗传型髓样癌约占 25%,包括 MEN2A 型和 MEN2B 型,以 MEN2A 型最为常见。散发型髓样癌好发于 40~60 岁,MEN2A 好发于 30~40 岁,MEN2B 发病年龄较小,中位发病年龄在 25 岁左右。髓样癌主要表现为甲状腺无痛性实质肿块,早期淋巴结转移发生率较高,由于肿瘤细胞可以分泌降钙素、5-羟色胺、肠血管活性肽、癌胚抗原(CEA)等,因此部分患者以腹泻、心悸、颜面潮红、血钙下降等类癌综合征作为首发症状。肿瘤局部晚期症状与其他甲状腺恶性肿瘤相仿。血清降钙素及 CEA 升高是提示髓样癌的重要依据。颈部超声是鉴别甲状腺肿瘤性质的重要手段,同时腹部超声有助于帮助判断是否合并肾上腺肿瘤及腹腔脏器转移灶。细针穿刺结合穿刺冲洗液的降钙素和细胞样本免疫组化检测降钙素、CEA、嗜铬颗粒蛋白及 Tg 等对于术前鉴别诊断有重要意义,细胞学洗脱液阳性则 MTC 诊断成立。

42.5.7　甲状腺未分化癌

甲状腺未分化癌(anaplastic thyroid carcinoma,ATC)发病率较低,好发于高龄患者。患者常以短期内迅速增大的颈部肿块就诊,或表现为原先增长缓慢的甲状腺肿块迅速增大,呈弥漫性巨大肿块,质地硬、固定,广泛侵犯邻近组织,继而出现疼痛、皮肤红肿、声音嘶哑、呼吸困难、吞咽不畅等症状,15%～50%的甲状腺未分化癌患者确诊时即伴有肺、骨、脑等远处转移。甲状腺超声、颈部增强 CT 是评估甲状腺未分化癌局部情况的重要影像学检查,该病确诊需要病理学诊断。甲状腺未分化癌需要与一些原发于甲状腺且分化较差的恶性肿瘤相鉴别,如甲状腺淋巴瘤、甲状腺胸腺样分化癌、甲状腺肉瘤、甲状腺鳞癌等。其主要鉴别依据为病理学检查,包括有针对性的免疫组化检查。对于有明显外侵的甲状腺未分化癌,要与非甲状腺来源恶性肿瘤相鉴别,包括食管、气管、胸腺、甲状旁腺肿瘤累及甲状腺,以及各种恶性肿瘤气管旁或锁骨上淋巴结转移累及甲状腺。

42.5.8　其他

当患者以短期内迅速增大的甲状腺肿块就诊时,除甲状腺低分化(未分化)癌外,应考虑胸腺样分化甲状腺癌、甲状腺淋巴瘤等疾病的可能性。胸腺样分化甲状腺癌(carcinoma showing thymus-like differentiation,CASTLE)通常起病于中年,临床常见主诉为颈部无痛性肿块,肿块发展缓慢,可无明显临床表现,病灶多位于甲状腺下极。颈部超声、增强 CT 的影像学表现特异性较差,易与甲状腺鳞癌、低分化癌混淆。由于 CD5 和 CD117 在 CASTLE 瘤组织中阳性率接近 100%,因此,近年来细针穿刺结合免疫组化检测 CD5、CD117 能有效地对 CASTLE 进行鉴别诊断。

甲状腺淋巴瘤(primary thyroid lymphoma,PTL)常见于中老年,60～70 岁为发病高峰。多数患者表现为短期内迅速增大的无痛性颈部肿块,肿块质地坚硬、表面光滑,单侧或双侧甲状腺可同时累及。25%～30%的患者因肿块压迫或浸润颈部结构而出现相应症状。10%～30%的患者合并甲状腺功能减退。患者可伴有发热、食欲减退、体重减轻的淋巴瘤 B 症状。怀疑 PTL 患者应常规行颈部超声及增强 CT 检查;近年来 PET/CT 已成为 PTL 分期及疗效评估的重要检查手段,其具有更高的诊断准确性,图像表现为单侧(双侧)甲状腺增大,病灶密度减低,伴 FDG 代谢增高和高代谢的淋巴结。病理学检查是诊断 PTL 的金标准。一旦临床上怀疑为 PTL 则需进一步进行病理学检查,常用的方法包括细针穿刺、粗针穿刺或手术活检。

(孙团起　王蕴珺)

42.6　甲状腺癌的手术治疗

42.6.1　分化型甲状腺癌的手术治疗

DTC 的治疗方式包括手术治疗、术后[131]I 治疗、TSH 抑制治疗等,其中手术治疗是最核心的治疗方式。DTC 手术的原则是切净颈部病灶,最大限度降低肿瘤复发与转移风险,同时最大限度地降低治疗相关并发症。随着对 DTC 疾病特点认识的不断深入,对其治疗方案的选择也在循证医学的基础上越来越个体化。

(1)甲状腺原发灶的手术范围与术式的选择

原发灶手术治疗的手术切除范围与术式尚不统一,应根据 TNM 分期、肿瘤死亡(复发)的危险度、各种术式的利弊及患者本人的意愿来制订个体化的方案,不应一概而论。

分化型甲状腺癌的甲状腺切除术式包括全甲状腺切除和患侧甲状腺腺叶＋峡部切除术。

患侧甲状腺腺叶＋峡部切除术被认为是甲状腺癌最小的标准切除范围。对于较小的单发病灶,目前肿瘤学界多主张行单侧腺叶＋峡部切除术。在最新的 2015 版美国甲状腺协会(American Thyroid Association,ATA)指南中也认为,T2 及以下分期的分化型甲状腺癌在没有其他危险因素的情况下也可行单侧腺叶＋峡部切除术。选择该术式的理论依据:① 残留腺体内真正有临床意义的复发远低于病理学检测出的微小癌的概率。复旦大学附属肿瘤医院资料显示,一侧甲状腺叶切除,对侧发生甲状腺癌概率仅 2%。② 单侧腺叶切除与全甲状腺切除术后存活率差异无统计学意义,且前者的生活质量明显优于后者。③ 如在随访期中对侧甲状腺出现肿瘤,再次手术并不增加手术难度与并发症。④ 全甲状腺切除术并发症的数据多来自全球大型的肿瘤诊疗中心,并不代表一般医院的真实水平。

全甲状腺切除术切除包括锥体叶在内的全部甲状腺组织。具有以下危险因素的患者应行全甲状腺切除术。① 肿瘤分期 T3 以上，即肿瘤＞4 cm 或明显外侵。② 多病灶，即使是多个病灶局限于一侧腺叶。③ 远处转移。④ 颈部广泛淋巴结转移，淋巴结外侵。⑤ 儿童期颈部放射线接触史。⑥ 甲状腺癌的家族遗传史。⑦ 具有以下病理亚型：弥漫硬化型、高细胞型、柱状细胞型等。⑧ 相关基因突变：BRAF、TERT、RET（PTC）等。

主张对于单侧无危险因素的小病灶行全甲状腺切除的观点认为：① 相当比例的乳头状癌呈隐匿性的多灶性生长。② 残留腺体内的病灶复发，二次手术困难。③ 有利于术后放射性碘治疗和通过甲状腺球蛋白监控复发情况。④ 精细操作不会造成严重并发症。相对于单侧腺叶切除，全甲状腺切除的手术风险如喉返神经损伤、永久性甲状旁腺功能减退的概率均明显增加，需要经过严格的专科化培训来提高手术质量，减少上述并发症。

临床实践中，肿瘤局部切除术、甲状腺部分切除术、甲状腺次全切除术、近全甲状腺切除术等也常被用于治疗乳头状癌，但目前认为这些手术不宜用于甲状腺恶性肿瘤的根治。

微小浸润型甲状腺滤泡性癌的原发病灶治疗原则基本与乳头状癌相同，因该型很少出现淋巴结转移，所以除临床上已出现颈淋巴结转移时行颈淋巴结清扫术，一般不作选择性清扫术。

对于广泛浸润型滤泡性癌，由于其易出现颈部淋巴结与远处转移，对其治疗指征应适当放宽。对该型 FTC 原发灶建议行全甲状腺切除，即使肿瘤只位于一侧甲状腺；淋巴结清扫策略与乳头状癌一致。术后推荐进行核素治疗。

在临床工作中，甲状腺滤泡性癌常被误认为腺瘤，甚至术中冰冻也无法确诊，如果按腺瘤手术仅行一侧腺叶切除可能造成手术范围不够。在这种情况下，若术后石蜡包埋标本病理学检查为广泛浸润型甲状腺滤泡性癌，建议行补充手术；若石蜡病理为 T1 或 T2 微小浸润型甲状腺滤泡性癌，无其他危险因素，可以考虑观察随访。

（2）颈部淋巴结的外科治疗

1）中央区淋巴结的清扫：中央区淋巴结即Ⅵ区淋巴结，是甲状腺癌最常见的转移部位。中央区淋巴结清扫范围上界至甲状软骨，下界为胸骨切迹，外侧为颈总动脉，包括气管前、气管旁与喉前淋巴结。

对于 cN1a 的患者均应施行中央区淋巴结清扫，而对于 cN0 的 PTC 患者是否需要行预防性中央区清扫尚有争议。

美国 2015 版《ATA 甲状腺癌指南》建议，对于 T2 以下的 cN0 的 PTC 不需要行预防性中央区淋巴结清扫；而对于 T3、T4 的 cN0 可行预防性中央区清扫。反对预防性中央区清扫的理由主要包括：① 中央区清扫与否不影响整体预后；② 增加喉返神经与甲状旁腺损伤概率。

但我国关于甲状腺癌的权威临床指南（《2011 版分化型甲状腺癌诊治指南》与《2012 版甲状腺结节与分化型甲状腺癌诊治指南》）均建议对甲状腺乳头状癌常规行患侧中央区淋巴结清扫。目前多数学者也主张对 PTC 行常规中央区淋巴结清扫，其依据为：① 即使是术前影像学与术中探查阴性的 cN0 甲状腺乳头状微小癌也有很高的淋巴结转移率，常规清扫有利于准确分期。② 常规清扫可清除隐匿性转移灶，减少复发。③ 避免再次手术因瘢痕而损伤喉返神经与甲状旁腺。④ 可以预测侧颈区淋巴结转移概率。

2）颈侧区淋巴结清扫：颈侧区淋巴结包括Ⅱ、Ⅲ、Ⅳ、Ⅴ区淋巴结。对于 cN1b 的 PTC 患者应行颈侧区淋巴结清扫；对于术前考虑侧颈淋巴结阴性的 PTC 患者，由于生存获益没有明确提高，大多数研究不主张对其行预防性颈侧区淋巴结清扫。在以后随访中即使出现颈侧淋巴结转移，再实施手术并不影响预后，但患者的生活质量却大大提高。

对于颈淋巴结清扫术，应当遵循根治与功能并重的原则，行整块切除，杜绝所谓淋巴结摘除等不规范的术式。随着对颈部解剖结构认识的进一步加深，目前采用功能性颈淋巴结清扫术，即保留颈内静脉、副神经、胸锁乳突肌，更有甚者保留颈丛神经、肩胛舌骨肌等，均取得了较好的疗效，但要掌握手术指征，对已侵出包膜外或广泛转移的颈淋巴结，不能单纯追求保留组织而放弃了彻底清除肿瘤的原则。

双颈淋巴结转移可同期手术，亦可分期手术。在保证至少一侧颈内静脉完整的情况下，推荐同期双侧颈清扫；可能损伤或结扎双侧颈内静脉的病例，应在一侧颈内静脉重建的基础上分期进行，以避免急性脑水肿，保证手术安全性。

（3）手术并发症及处理

1）呼吸道梗阻：呼吸道梗阻是甲状腺肿瘤手术后最危险的并发症，可以迅速造成患者窒息甚至死亡,需要及时发现,果断处理。呼吸道梗阻可能原因有:出血血肿压迫气管、双侧喉返神经损伤、严重低钙血症导致呼吸肌痉挛、喉头水肿。不同原因引起的呼吸道梗阻处理有所不同:出血血肿压迫引起的呼吸困难,应立即在床旁打开切口,不可有侥幸心理,清除血肿,呼吸可得到迅速改善;双侧喉返神经损伤引起的呼吸困难需要气管切开;严重低钙血症导致的呼吸肌痉挛,需立即静脉注射钙剂,呼吸情况没有立即改善者需要紧急行气管切开。喉头水肿一般发生于术后48 h,一般出现于插管困难患者,应立即予以氢化可的松等快速起效的糖皮质激素静推,辅以长效的糖皮质激素(如地塞米松),氢化可的松推注后30 min呼吸无改善甚至加重者需要行气管切开。

2)术后出血:患者术后48 h内颈部迅速肿胀、术区皮肤青紫、引流管有新鲜血液或血块堵塞,引流液中有凝血块,患者可有气促、烦躁等呼吸困难的表现,严重者可出现窒息。常见出血部位为甲状腺上动脉、甲状腺下动静脉、甲状腺最下动脉、颈内静脉分支、颈丛神经根滋养血管等。患者如出现呼吸困难或窒息,应立即于患者床旁采取紧急措施,剪开皮肤皮下、带状肌缝线,排出积血,减轻张力,即刻送手术室止血。止血需严密,注意保护喉返神经。

3)喉返神经损伤:喉返神经分前、后支,前支负责声带内收,后支负责外展,因此根据分支所处位置和损伤部分,可出现不同症状。一侧喉返神经后支损伤可无临床症状,但多数出现声音嘶哑(全支或前支损伤)。双侧喉返神经损伤使患者失声,可造成患者窒息。

由于牵拉挤压、轻度热损伤造成的喉返神经损伤,有望于3~6个月内恢复功能;而喉返神经离断、结扎、严重热损伤等引起的喉返神经麻痹是永久性的。一侧喉返神经损伤后声带活动可以由对侧代偿,逐渐恢复发音质量,或由五官科行手术改善发音。双侧喉返神经损伤需行气管切开。

4)低钙血症:一般每侧甲状腺背面均有上下两枚甲状旁腺,单侧甲状旁腺损伤一般不影响血钙代谢,双侧甲状旁腺损伤可造成低钙血症,引起手足麻木抽搐,严重者可造成呼吸肌痉挛。出现低钙血症时应常规补含维生素 D_3 的钙剂,有手足抽搐者需要静脉补充葡萄糖酸钙或氯化钙。

5)乳糜漏:左侧颈内静脉角处有胸导管及其分支,术后易造成乳糜漏。当日引流量<500 ml时,可以采取禁食、静脉营养、颈部加压、强负压吸引等保守治疗方法。当日引流量>500 ml时,短期的保守治疗效果不佳,往往需要手术探查结扎胸导管。

42.6.2 甲状腺髓样癌的手术治疗

手术是甲状腺髓样癌最重要的治疗手段,不同于分化型甲状腺癌,髓样癌并非来源于甲状腺滤泡上皮细胞,不吸碘,亦不受 TSH 影响,因此[131]I 治疗与 TSH 抑制治疗对髓样癌无效。髓样癌对放化疗不敏感。此外,甲状腺髓样癌可伴有全身其他部位肿瘤,不同肿瘤的治疗需要考虑相互影响,伴有嗜铬细胞瘤者在甲状腺手术以前首先要处理嗜铬细胞瘤,否则在做甲状腺手术时会激发严重的血压升高,造成生命危险。

甲状腺髓样癌的手术治疗方式包括预防性手术、治疗性手术与姑息性手术。随着对甲状腺髓样癌认识的深入,对其手术治疗策略的选择与分化型甲状腺癌略有不同,而对于存在 RET 基因突变的甲状腺髓样癌以及遗传性甲状腺髓样癌,应综合考量,制订个体化的手术治疗策略。

(1)治疗性手术

治疗性手术指发现病灶后进行手术,是常规的治疗方式。对于不同的甲状腺髓样癌的手术范围与指征有一定区别。

1)散发型甲状腺髓样癌:对于原发灶的处理一般建议为全甲状腺切除,主要理由为:散发型甲状腺髓样癌 30%～70%为多灶性;在术前未知 RET 基因突变情况时,理论上每个 C 细胞都有恶变可能。而对于单侧、非遗传性、<1 cm、cN0 的低危患者,可行单侧腺叶切除。

由于甲状腺髓样癌有较高的颈淋巴结转移率,且易发生纵隔淋巴结转移,故对甲状腺髓样癌患者应常规行Ⅵ区淋巴结清扫。对于是否需要常规清扫Ⅶ区淋巴结存在争议,有观点认为对于Ⅵ淋巴结阳性患者应当预防性清扫Ⅶ区,但尚无大样本研究证实其获益性。对于 N1b 的患者应常规行颈清扫,但对于散发型、低危的 N0 及 N1a 患者的预防性颈清扫未提示获益。也有观点认为无淋巴结转移患者根据血清降钙素水平行侧颈清扫;一侧淋巴结阳性,对侧阴性,降钙素>200,行对侧颈清扫,但这些观点尚未获足够的循证医学证据支持。

2)遗传型甲状腺髓样癌:对于遗传型甲状腺癌,包括 MEN2A、MEN2B 和家族性甲状腺髓样癌,原发灶建议行全甲状腺切除。颈清扫指征可适当放宽。对于 MEN2A 和家族性甲状腺髓样癌的淋巴结清扫指征可参考散发型甲状腺髓样癌,对于 MEN2B 需行双侧颈清扫。

（2）预防性手术

预防性手术主要指针对遗传性甲状腺髓样癌患者存在 RET 基因突变的未发病家属的手术治疗,由于存在法律及伦理等问题,目前我国并未见相关报道。

1）既往对于 RET 基因不同突变位点对 MTC 预后的影响认识不够深入,传统的针对 RET 基因突变携带者的预防性手术是经验性的。

A. 甲状腺无病灶、降钙素正常者在 6 岁之前行全甲状腺切除术。

B. 当甲状腺有病灶,或有降钙素升高者或年龄＞10 岁时应行全甲状腺切除＋中央区淋巴结清扫,不必行颈淋巴结清扫术。

C. 患者＞15 岁,有降钙素增高,或怀疑颈淋巴结转移者应行全甲状腺切除＋中央区＋双颈淋巴结清扫术。

2）现在强调的是根据基因突变位点的不同,遗传性 MTC 的预防性手术治疗正在由经验式治疗向个体化治疗方向转变。

A. 对密码子 883、918 或 804 突变患者,即危险度为 D 级的突变,其恶性程度高,常见 MEN2B 综合征,在 1 岁或诊断时就应行全甲状腺切除术和中央区淋巴结清除术。

B. 对基因突变位点危险度为 B 级与 C 级患者,其死亡率要低于其他的 RET 突变者,常见于 MEN2A 与 FMTC,这些患者每年做 1 次降钙素激发试验,手术可以延迟到 5 岁后直到该试验异常时再进行。

C. 对于基因突变位点危险度为 A 级患者,可以采取每年监测血清降钙素与甲状腺超声的方法来定期随访。

（3）姑息性手术

颈部姑息手术的目的在于保持气道通畅与明确病理学诊断。目前并无研究提示减瘤手术对靶向治疗是否有获益,因此,对于颈部无法切除的局部晚期病灶,或已明确有远处转移的患者,颈部或上纵隔病灶是否需手术有争议。

42.6.3 甲状腺未分化癌的手术治疗

甲状腺未分化癌手术治疗方法可分为根治性手术、减瘤手术、活检术、气管切开术,但患者就诊时常见肿瘤巨大且侵犯周围组织如气管、食管等,甚至有颈部淋巴结转移或远处转移病灶,给手术带来困难,能否完全切除肿瘤对延长 ATC 患者的生存时间至关重要。

对于肿瘤局限于甲状腺包膜内的（ⅣA 期）可以实行甲状腺癌的根治性手术,包括全甲状腺切除和区域淋巴结清扫,但可以行根治性手术的患者只占 ATC 的 10％。对于存在区域淋巴结转移的患者,需要评估淋巴结是否可以切除,存在广泛浸润甚至包绕颈总动脉的淋巴结亦不适合根治性手术。能实现 R0 切除的根治性手术效果明显优于减瘤手术。对于存在手术机会的 ATC 患者,包括肿瘤局限于甲状腺内的ⅣA 期患者及外侵不明显的ⅣB 期患者,综合治疗的效果优于单一的治疗,手术联合放化疗的综合治疗模式可以从一定程度上提高疗效,延长生存。

对于肿瘤不能完全切除的患者（ⅣB、ⅣC 期）,手术的目的为保持呼吸道通畅的姑息性手术,应充分评估气管切开术或者在减瘤同时行气管切开手术的可能性。当肿瘤侵犯气管或双侧喉返神经麻痹时,患者会出现呼吸困难,约 50％的甲状腺未分化癌患者死于呼吸道梗阻和窒息。对于没有条件行气管切开术的患者可以考虑放置气管内支架,避免患者短期内窒息死亡。在减瘤手术中肿瘤创面渗血往往难以控制,而且由于甲状腺未分化癌播撒能力极强,可能出现短期大范围播撒,甚至在皮肤切口愈合期内即出现切口处转移,影响术后放疗等综合治疗,因此应慎重施行减瘤手术。所以,一般姑息性切除的目的只是切除峡部甲状腺肿瘤,既方便气管切开,又能明确病理学诊断。

（嵇庆海 向 俊）

42.7 甲状腺癌的内分泌治疗

42.7.1 分化型甲状腺癌 TSH 抑制治疗的目的和意义

分化型甲状腺癌来源于甲状腺滤泡上皮细胞,受血清 TSH 影响。DTC 术后 TSH 抑制治疗指手术后使用外源性甲状腺激素将血清 TSH 控制在正常低限或以下。一方面,补充 DTC 患者术后所缺乏的甲状腺激素;另一方面,抑制潜在的 DTC 细胞生长。

TSH 抑制水平与 DTC 的复发、转移及疾病相关死亡密切相关,特别是对于高危 DTC 患者,这种相关性更加明确。高危 DTC 患者术后 TSH 抑制至<0.1 mU/L 时,肿瘤复发、转移显著降低;而 TSH>2 mU/L 时,肿瘤相关死亡和复发风险增加。TSH 抑制治疗的效果与 DTC 的分化程度相关,一些分化差的 DTC 的生长、增殖并非依赖于 TSH 的作用,TSH 抑制治疗对此类患者效果较差。同理,TSH 抑制治疗对于甲状腺髓样癌与甲状腺未分化癌无效。

42.7.2　TSH 抑制治疗的目标

TSH 抑制治疗的最佳目标为既能降低 DTC 复发、转移与肿瘤相关死亡率,又能减少外源性甲状腺激素导致亚临床甲状腺功能亢进的不良反应。目前,对 DTC 的 TSH 抑制治疗最佳目标值尚无一致意见,提倡兼顾肿瘤复发风险与治疗不良反应风险,制订个体化治疗目标。

国内将 TSH 抑制治疗的目标值按照不同时间轴,根据肿瘤的复发危险度与 TSH 抑制治疗不良反应作双风险评估,设立相应的 TSH 抑制治疗动态目标(表 42 - 3)。DTC 肿瘤的复发风险分为 3 层:① 低危,无局部和远处转移,所有可见肿瘤均已切除,邻近结构无侵犯,不是侵袭性组织学类型(高细胞、小岛状、柱状细胞、血管侵袭),[131]I 治疗后第一次扫描无甲状腺床外的摄碘灶。② 中危,初次手术时发现周围组织侵犯,广泛颈部淋巴结转移或甲状腺床外有摄碘灶,侵袭性组织学类型或有血管侵犯。③ 高危,肉眼可见的肿瘤侵犯,未完全切除的肿瘤,有远处转移,术后检查 Tg 浓度超标。

表 42 - 3　基于双风险评估的 TSH 抑制治疗目标(mU/L)

| TSH 抑制治疗的不良反应风险 | DTC 复发危险度 | | | |
| | 初治期(术后 1 年内) | | 随访期 | |
	高中危	低危	高中危	低危
高中危	<0.1	0.5~1.0	0.1~0.5	1.0~2.0
低危	<0.1	0.1~0.5	<0.1	0.5~2.0

TSH 抑制治疗不良反应风险分级:① 低危,不伴有中危或高危因素。② 中危,中年、高血压、心血管疾病危险因素、糖尿病、围绝经期、骨量减少。③ 高危,临床心脏病、老年、绝经后妇女、伴其他严重疾病。TSH 抑制治疗不良反应风险为高中危的患者,应个体化抑制 TSH 至最大可耐受程度,予以动态评估,同时预防亚临床甲亢引起的相应症状。对于5~10 年无瘤生存的患者,可仅行甲状腺激素替代治疗。

42.7.3　TSH 抑制治疗的不良反应及预防

长期使用超生理剂量的甲状腺激素,会引起亚临床甲亢。尤其是 TSH 需要长期维持于低水平的高危 DTC 患者(TSH 目标值<0.1 mU/L),可能对患者生活质量造成影响,引起心律失常(轻者心动过速,重者可引发心房颤动),加重心脏负荷与心肌缺血,可能导致患者心血管相关事件住院与死亡风险增高。对于需要将 TSH 抑制到极低水平的高危 DTC 患者,需要评估治疗前基础心脏情况,对于有心血管疾病高危因素的患者,应当调高 TSH 抑制目标。在服用甲状腺激素期间出现心律失常等症状的患者,需要适当放宽 TSH 抑制治疗的目标。β 受体阻滞剂能有效改善外源性甲状腺激素引起的心血管事件。

长期 TSH 抑制治疗的另一个重要不良反应是增加绝经后妇女骨质疏松症的发生率,可能增加其骨折风险。绝经后 DTC 患者在 TSH 抑制治疗期间,应确保钙的摄入,适量补充维生素 D。在 TSH 抑制治疗期间达到骨质疏松症诊断标准者,应确保每天摄入钙 1 000 mg+维生素 D 20~30 μg。

(嵇庆海　向　俊)

42.8　甲状腺癌的分子靶向治疗

甲状腺癌作为最常见的内分泌恶性肿瘤,其发病率在过去 10 年间呈现明显上升的趋势。DTC 在通常情况下生长缓慢,传统手术治疗的 20 年生存率超过 90%。但是,仍有一小部分患者会出现肿瘤复发或转移,并且对于放射性碘治疗无效,这些患者的 10 年生存率仅为 15%～20%。迄今,多柔比星是美国 FDA 唯一批准用于晚期 DTC 的化疗药物,但无论是单药还是联合化疗,肿瘤缓解率并不理想,同时往往伴随严重的血液学和心脏毒性,因此迫切需要高效低毒的新型药物。

42.8.1 甲状腺癌的发病机制研究

在过去的 20 年间,有关甲状腺癌发病机制的研究取得了明显的进展,对这一疾病的诊断、预后及治疗选择均产生了巨大的影响。在早期甲状腺癌的形成中,研究表明体细胞突变包括点突变及染色体重排是重要的驱动因素。这些基因突变激活了调节细胞生长、增殖和分化的 2 条主要信号转导通路,包括 MAPK(mitogen-activated protein kinase)和 PI3K/AKT/mTOR(phosphatidylinositol 3-kinase/protein kinase B/mammalian target of rapamycin)。在一项有关 496 例 PTC 的研究中,97%的肿瘤具有潜在的驱动基因改变,并且可以大致分为 BRAF 和 RAS 驱动的 2 种分子分型,分别具有独特的组织学特征和信号转导通路。BRAF 驱动的肿瘤往往分化较差并伴有 MARK 信号通路的上调,而 RAS 驱动的肿瘤分化较好并伴有滤泡状亚型的特征,同时具有 MAPK 和 PI3K 通路的上调。其他的研究还发现了 CHEK2、ATM、TERT 等基因突变,BRAF、ALK 和 FGFR2 的重排,DNA 修复和染色体重塑基因的改变。这些研究结果提示,甲状腺癌具有特征性的分子分型,从而为分子靶向治疗奠定了基础。

42.8.2 血管生成

血管内皮生长因子(vascular endothelial growth factor,VEGF)能够刺激血管内皮细胞增生,是肿瘤新生血管形成的关键。有关甲状腺癌的研究发现,VEGF 往往呈高表达,并且与进展期肿瘤具有相关性。因此,通过阻断 VEGF 及其受体(VEGFR)将有助于抑制肿瘤新生血管进而抑制肿瘤生长,目前已用于多种肿瘤包括非小细胞肺癌、结直肠癌以及肾细胞癌。阻断 VEGF 通路的药物包括针对 VEGF 和 VEGFR 的单克隆抗体及针对后者的小分子酪氨酸激酶抑制剂(tyrosine kinase inhibitors,TKI)。

42.8.3 BRAF 和 RAS 突变

大约 45%的 PTC 具有 BRAF 基因的点突变,特别是在经典的乳头状和柱状细胞亚型中,而在复发或转移性 PTC 中可高达 80%。伴有 BRAF 突变的 PTC 往往具有侵袭性的肿瘤特征,包括腺体外肿瘤侵犯、淋巴结转移、分期较晚、放射性碘治疗不敏感等。在一项涉及 500 例 PTC 的回顾性分析中,BRAF 突变患者术后肿瘤复发率为 25%,远远高于未突变患者的 9.6%。此外,具有 BRAF 和 TERT 双重突变患者的肿瘤复发率高达 68%,提示两者具有内在相互作用和协同效应。在另一项涉及 629 例 PTC 患者的分析中,与没有 BRAF 和 TERT 任一基因突变的患者相比,有双重基因突变患者的死亡风险增加了 37 倍。目前,选择性 BRAF 抑制剂已经在晚期恶性黑色素瘤治疗中获得了成功,针对甲状腺癌的单药或联合分子靶向治疗的临床试验也在进行之中。

在 DTC 中,第 2 位常见的基因突变是 RAS,包括 HRAS、KRAS 和 NRAS 这 3 种亚型。RAS 突变发生于 40%～50% 的 FTC、10%～20% 的 PTC 滤泡亚型,以及 20%～40% 的低分化和未分化类型。有趣的是,20%～40% 的良性腺瘤也可以具有 RAS 突变,提示这类疾病有可能是癌前期病变。

42.8.4 晚期 DTC 的分子靶向治疗

传统的晚期 DTC 治疗包括放射性碘治疗和化疗,而后者往往用于碘治疗失败的患者。由于传统化疗药物的疗效欠佳并且不良反应发生率较高,基于前述的甲状腺癌特征性基因突变和信号通路,分子靶向治疗和研究可能为晚期 DTC 患者的治疗带来曙光。

42.8.5 多靶点抑制剂

索拉非尼(sorafenib)是一种口服的多靶点 TKI,可以针对 VEGFR 1-3、PDGFR、c-KIT、BRAF 和 RET(PTC)。通过一系列Ⅱ期临床研究证明了索拉非尼的抗肿瘤活性之后,一项名为"DECISION"的全球多中心、双盲、安慰剂对照的Ⅲ期随机研究得以开展。该研究入组了 417 例碘治疗失败的复发或转移性 DTC 患者,随机接受索拉非尼(400 mg,每天 1 次,口服)或安慰剂的治疗。患者在入组前 14 个月需要具有符合 RECIST 标准的疾病进展,[131]I 治疗失败的定义包括至少一处靶病灶不摄取碘、碘治疗后肿瘤进展或累积的治疗剂量达到或超过 22 200 MBq。在主要研究终点方面,索拉非尼组的中位无进展时间(PFS)为 10.8 个月,显著优于安慰剂组(5.8 个月,P<0.001)。虽然总生存两组没有差别,但安慰剂组中 71% 的患者在疾病进展后接受了索拉非尼的交叉治疗。此外,54% 的患者在接受索拉非尼治疗后获得了肿瘤缓解或疾病稳定。在安全性方面,索拉非尼的耐受性良好,分别有 66% 和 18% 患者导致了减量或治疗终止。常见的不良反应包括手足综合征、脱发、皮疹、腹泻、疲劳、体重下降和高血压。基于这一结果,美国 FDA 于 2013 年 11 月批准索拉非尼可用于放射性碘治疗失败的 DTC。

乐伐替尼(lenvatinib)是另一种针对 VEGFR1-3、FGFR1-4、PDGFR、RET 和 c-KIT 的多靶点 TKI,Ⅱ期研究显示其肿瘤缓解率可高达 50%。在一项名为"SELECT"的全球多中心、双盲、安慰剂对照的Ⅲ期随机研究中,392 例碘治疗失败的复发或转移性 DTC 患者随机接受了乐伐替尼(24 mg,每天 1 次,口服)或安慰剂治疗。结果显示,与安慰剂组相比,乐伐替尼显著改善了中位 PFS(18.3 vs. 3.6 个月,P<0.001),并且这一获益贯穿于所有亚组,包括存在 BRAF 或 RAS 基因突变或既往接受过 TKI 治疗的患者。在乐伐替尼组中,64.8% 的患者获得了肿瘤缓解,而安慰剂组的肿瘤缓解率仅为 1.5%。在安全性方面,75% 的患者发生了 3 级或更高的毒性,分别有 67%、82% 和 14% 的患者导致了减量、治疗暂停和治疗终止。常见的严重毒性(≥3 级)包括高血压(42%)、蛋白尿(10%)、动脉和静脉血栓事件(2.7% 和 3.8%)、急性肾衰(1.9%)、QT 间期延长(1.5%)和肝功能不全(0.4%)。有 6 个患者发生了治疗相关性死亡,其中 3 例分别死于肺栓塞、出血性休克和全身衰竭。虽然乐伐替尼似乎毒性略大,但基于其显著的 PFS 改善和肿瘤缓解,美国 FDA 于 2015 年 2 月批准了治疗放射性碘治疗失败 DTC 这一适应证。在该项研究的更新报道中,年龄>65 岁的患者在接受乐伐替尼治疗后显著改善了中位 OS。由于该项允许疾病进展后的交叉治疗(83.2%)的出现,可能进一步稀释了乐伐替尼组的 OS 获益。

其他的多靶点抑制剂包括舒尼替尼(sunitinib)、阿西替尼(axitinib)、帕唑帕尼(pazopanib)、莫特沙尼(motesanib)、凡德他尼(vandetanib)和卡博替尼(cabozantinib)。针对这些药物的Ⅱ期研究显示,肿瘤缓解率介于 8%~53%,中位 PFS 介于 10~18 个月。

42.8.6　选择性 BRAF 抑制剂

作为一种选择性 RAF 抑制剂,维罗非尼(vemurafenib)在一项Ⅰ期研究中显示出针对 BRAF^{V600E} 突变 PTC 的治疗效果。在随后的一项前瞻性Ⅱ期研究中,51 例伴有 BRAF 突变、碘治疗失败的 PTC 患者接受了维罗非尼的治疗(960 mg,每天 2 次,口服)。结果显示,在以往未经 VEGFR 抑制剂治疗的患者中,肿瘤缓解率为 38.5%,中位 PFS 为 18.2 个月;而在以往接受过 VEGFR 抑制剂治疗的患者中,肿瘤缓解率为 27.3%,中位 PFS 为 14.4 个月。维罗非尼常见的不良反应包括皮疹、疲劳、体重下降、味觉障碍、贫血、肌酐上升、肝功能异常。在 3/4 级毒性方面,两组分别有 27% 和 20% 的患者得了第二原发的皮肤鳞癌。该项研究表明,维罗非尼对于 VEGFR 抑制剂治疗失败的 BRAF 突变患者仍然具有一定的解救治疗作用,但其在一线治疗的作用需要进行随机对照研究。

达拉非尼(dabrafenib)是另一种选择性 BRAF 抑制剂,同样被批准用于晚期恶性黑色素瘤的治疗。在一项Ⅰ期研究中,14 例 BRAF 突变的甲状腺癌患者接受了达拉非尼的治疗,其中 4 例(29%)获得了肿瘤缓解,6 例(43%)获得了疾病稳定。在正在进行的Ⅱ期研究中,BRAF 突变的 DTC 患者随机接受达拉非尼单药或达拉非尼和曲美替尼(trametinib,MEK 抑制剂)的联合治疗。

42.8.7　促放射性碘摄取药物

对于晚期 DTC 患者,一旦放射性碘治疗失败,往往预示肿瘤的分化变差、侵袭性变差及预后变差。因此,促放射性碘摄取药物有可能使患者再次接受放射性碘治疗,从而达到控制肿瘤及延长生存的目的,而以往使用维 A 酸等药物的临床研究并不成功。

司美替尼(selumetinib)是一种 MAPK 激酶的抑制剂,研究显示对于 DTC 具有一定的抗肿瘤活性。在一项Ⅱ期研究中,32 例碘治疗失败的 PTC 患者接受了司美替尼的治疗(100 mg,每天 2 次,口服),1 例患者获得了肿瘤缓解,54 例获得了疾病稳定,中位 PFS 为 32 周。在另一项研究中,20 例放射性碘治疗失败的 DTC 患者先接受为期 4 周的司美替尼治疗(75 mg,每天2次,口服),随后碘扫描显示碘摄取显著增加的患者接受治疗性的放射性碘治疗。结果显示,8例患者(40%)治疗后获得了明显的放射性碘摄取,其中3例患者在随后的碘治疗中获得了部分缓解,5例患者为疾病稳定。司美替尼的不良反应大多为轻度,包括疲劳、皮疹、肝酶上升等。

由于BRAF突变DTC的碘摄取相对较差,因此理论上BRAF抑制剂有可能促进放射性碘摄取,并且已经在细胞株实验中得到验证。在一项小样本研究中,10例具有不摄取碘肿瘤的患者先接受为期25 d的BRAF抑制剂达拉非尼(dabrafenib)的治疗(150 mg,每天2次,口服),随后,碘扫描显示碘摄取显著增加的患者继续接受额外17 d的放射性碘治疗。结果显示,6例患者(60%)治疗后获得了明显的放射性碘摄取,其中2例患者在随后的碘治疗中获得了部分缓解,4例患者为疾病稳定。

上述研究提示,MAPK通路对于调节碘摄取具有重要的作用,对于放射性碘治疗失败的DTC患者,针对MAPK通路的抑制剂有可能逆转或增敏再次放射性碘治疗的效果。

42.8.8　小结

综上所述,近年来针对DTC分子机制的研究获得巨大的成功,涌现出许多有希望的分子靶向治疗药物。目前,索拉非尼和乐伐替尼均获得针对放射性碘治疗失败患者的适应证。虽然与安慰剂相比显著改善了肿瘤缓解率和PFS,但不可否认其具有一

定的不良反应,进而有可能损害生活质量;因此,治疗前的患者选择至关重要。鉴于DTC是一类具有特征性驱动基因的肿瘤,未来的个体化基因检测及其相关研究有望指导更有针对性的个体化分子靶向治疗。

(郭　晔)

42.9　甲状腺癌的核素治疗

42.9.1　核素治疗的目的和意义

自20世纪40年代起,放射性[131]I治疗(radioiodine,RAI)作为DTC术后重要的治疗手段之一,与手术、甲状腺激素替代(抑制)治疗一起,在降低患者复发率,改善生存等方面起到了显著的作用。

DTC患者术后RAI包括以下3个方面。① 清甲治疗(remnant ablation):清除手术后残留的甲状腺组织,以便于在随访过程中可利用血清Tg水平或[131]I全身显像(whole body scan,WBS)监测病情进展,对DTC进行再分期。② 辅助治疗(adjuvant therapy):探测并清除术后潜在的微小残留癌灶,以降低复发及肿瘤相关死亡的风险。③ 清灶治疗(^{131}I-therapy):治疗无法手术切除的局部或远处转移病灶,以改善疾病相关生存率及无病生存率。

42.9.2　核素治疗的适应证

DTC患者术后RAI决策的制订主要参考TNM分期和危险因素的分层(表42-4)。

表42-4　ATA和ETA的危险因素分层

	2015年美国甲状腺协会 (American Thyroid Association, ATA)指南	2008年欧洲甲状腺协会 (European Thyroid Association, ETA)指南
高危	肉眼可见的甲状腺外侵犯;肿瘤未能完整切除;远处转移;淋巴结>3 cm	肿瘤侵犯邻近组织、结构;淋巴结转移或远处转移;高侵袭性组织亚型或脉管侵犯
中危	高侵袭性组织亚型;微小的甲状腺外侵犯;脉管侵犯;>5个淋巴结转移(0.2~3 cm)	/
低危	局限于甲状腺内的病灶;≤5个淋巴结微转移(<0.2 cm)	肿瘤未侵犯邻近组织、结构;无局部或远处转移;非高侵袭性组织亚型或无脉管侵犯
极低危	/	手术完整切除;单病灶的微癌(<1 cm),局限于包膜内,无外侵、无淋巴结转移

(1) 2015年ATA指南推荐的RAI适应证

该指南通过回顾近年有关不同复发风险患者经

RAI 获益的研究,对高危患者强烈推荐 RAI 治疗;对中危患者推荐 RAI 治疗,但因其中有镜下甲状腺外侵犯但癌灶较小或淋巴结转移个数少、受累直径小且不伴高侵袭性组织亚型或脉管侵犯等危险因素

的中危患者经 RAI 治疗后未能改善总体预后,不建议行 RAI 治疗;对低危患者,不推荐行 RAI 治疗。具体决策的制订可参考表 42-5。

表 42-5 ATA 和 TNM 分期对 RAI 决策的影响

ATA 危险分期 (TNM)	描述	RAI 提高疾病 相关生存率的证据	RAI 提高无病 生存率的证据	是否有术后 RAI 的指征
ATA 低危 T1a N0,Nx M0,Mx	肿瘤大小≤1 cm (单发或多发)	无	无	无
ATA 低危 T1b,T2 N0,Nx M0,Mx	肿瘤大小>1~ 4 cm	无	有争议的观察性 数据	非常规[a]:高侵袭性组织亚型或脉管侵犯者可考虑(ATA 中危)
ATA 低危~中危 T3 N0,Nx M0,Mx	肿瘤大小>4 cm	争议性数据	有争议的观察性 数据	可考虑[a]:需考虑其他危险因素;年长者或可考虑,但年龄、肿瘤大小的界值仍存争议
ATA 低危~中危 T3 N0,Nx M0,Mx	镜下甲状腺外侵犯,任意大小	无	有争议的观察性 数据	可考虑[a]:基于其复发风险,通常可考虑治疗;有镜下甲状腺外侵犯但癌灶较小通常无须 RAI
ATA 低危~中危 T1~3 N1a M0,Mx	中央区淋巴结转移	无,除年龄≥45岁的亚组 (NTCTCSG Ⅲ期)	有争议的观察性 数据	可考虑[a]:由于存一定的复发、转移风险,通常可考虑治疗;尤其是存在增多、肿大(>2~3 cm)或临床证实的淋巴或结外侵犯者;年长者亦可考虑治疗[b];未有充分证据支持<5 个镜下中央区淋巴结转移、而无其他危险因素的患者进行治疗
ATA 低危~中危 T1~3 N1b M0,Mx	同侧或纵隔淋巴结转移	无,除年龄≥45岁的亚组	有争议的观察性 数据	可考虑[a]:由于存在复发、转移的高危因素,通常可考虑治疗;尤其是存在增多、肉眼可见或临床证实的淋巴结或结外侵犯者;年长者亦可考虑治疗[b]
ATA 高危 T4 任意 N 任意 M	任意大小,肉眼可见的甲状腺外侵犯	有,观察性数据	有,观察性数据	有
ATA 高危 M1 任意 T 任意 N	远处转移	有,观察性数据	有,观察性数据	有

a:除常规的临床病理特征外,地域因素,如当地术前、术后超声评估的水平,Tg 监测的质量,外科医师手术的经验和疾病处理团队的关注度等都可能影响 RAI 决策的制订

b:近期美国国家甲状腺癌治疗合作组(National Thyroid Cancer Treatment Cooperative Study Group,NTCTCSG)的数据提示年龄作为危险因素的界值应为 55 岁,而不是既往认为的 45 岁,尤其是女性

（2）2008 年 ETA 指南推荐的 RAI 适应证

1）清甲治疗：甲状腺全切或次全切除术后的清甲治疗被认为是一种标准的常规治疗手段。仅单发的、肿瘤大小≤1 cm 的乳头状癌，且无其他危险因素者（转移的证据、甲状腺包膜侵犯、放射性暴露接触史、高侵袭性组织亚型）可不进行清甲治疗。

2）清灶治疗：

A. 绝对适应证：

a. 具备以下一点或以上的、摄碘的、无法切除的转移淋巴结：① 常规影像学检查无法明确定位。② 手术风险大或有禁忌证。③ 存在远处转移等适合 RAI 的情况。

b. 摄碘的肺微小转移灶，尤其是在 CT 上发现可见病灶前。

c. 摄碘的、不可切除或仅部分可切除的肺转移。

d. 摄碘的、不可切除或仅部分可切除的软组织转移。

B. 相对适应证：

a. 复发的、摄碘的淋巴结或远处转移，作为外科的辅助治疗手段。

b. 具备以下一点或以上的、摄碘的、无法切除的转移淋巴结：① 体积较小。② 融合或广泛转移。

c. 摄碘的、不可切除或仅部分可切除的骨转移，尤其是存在症状或威胁重要结构的。

d. 存在或怀疑 DTC 转移，尚未知是否摄碘，尤其是 Tg 高或进行性增高[*]。

e. 低分化或未分化甲状腺癌中存在分化或表达 Tg 的区域，尤其是存在症状或进展者[#]。

C. 非适应证：

a. 不摄碘的转移淋巴结。

b. 不摄碘的肺转移。

c. 不摄碘的骨转移。

D. 禁忌证：

a. 妊娠期。

b. 哺乳期。

c. 高剂量 RAI 可能带来的临床相关的骨髓抑制（相对禁忌证）。

d. 肺内大量放射性滞留可能引起的肺功能损害（相对禁忌证）。

e. RAI 引起的临床相关的腮腺功能损害（相对禁忌证）。

42.9.3 核素治疗的不良反应及预防

少数患者在 RAI 后可有早期或晚期的不良反应，具体表现和应对措施见表 42-6。其中，最常见的早期不良反应是腮腺炎，其主要的干预措施是在 RAI 后的水化，使用柠檬汁、维生素 C 糖和口香糖等，但上述促进唾液腺分泌的措施是否可降低腮腺炎的发生率仍存有争议。对于慢性腮腺炎而言，抗胆碱药物的使用或可促进腮腺的分泌。鼻泪管梗阻的患者，尚未见报道有效的干预措施。眼干的患者或可通过人工泪液的方式得以改善；近来亦有报道泪囊鼻泪管造瘘术可改善上述症状。

表 42-6 RAI 后潜在的早期和晚期不良反应

不良反应	发生率	备注	干预措施
早期			
放射性甲状腺炎（临床表现为显著水肿、疼痛或其他不适）	10%~20%	多见于残留病灶较大者	RAI 后使用激素数日
肿瘤水肿	10%~20%	可造成压迫性症状，伴或不伴疼痛	RAI 后使用激素数日
腮腺炎	30%		在 RAI 后 24 h 内水化，使用柠檬汁、维生素 C 糖和口香糖等
胃炎	30%	暂时和自限性	RAI 后使用 H2 受体拮抗剂

*：此部分患者应给予初始剂量的 RAI；若治疗后扫描阴性，则中断治疗。

#：此部分患者 RAI 决策时应考虑其紧迫性，且是否可试行外放射等其他治疗。

续　表

不良反应	发生率	备注	干预措施
骨髓抑制（血小板/白细胞减少）	取决于治疗剂量	多为暂时性细胞量减少；严重的骨髓抑制见于多发转移和累积剂量较高者	
口腔干燥/龋齿		单次 RAI 清甲后少见	
味觉和嗅觉功能障碍		暂时和自限性	
恶心/呕吐			止吐剂
少精症		通常为暂时性	水化、多排尿可降低睾丸受照剂量；高剂量时可考虑储存精子
晚期			
放射性肺纤维化	<1%，见于肺转移的患者中	可见于短时间内接受多次高剂量 RAI 的广泛摄碘的肺转移患者	确保 RAI 间隔，并考虑其累积吸收剂量
第二原发肿瘤（白血病和实体瘤）	<1%	潜伏期≥5 年；累积剂量多超过 20～30 GBq	限制累积剂量
永久性骨髓抑制	少见		
慢性精子减少或活力下降	在治疗剂量<14 GBq 时少见		高剂量时可考虑储存精子
过早停经			
慢性腮腺炎伴口腔干燥，味觉、嗅觉等功能障碍	10%～20%，见于清甲后，多见于多次治疗患者		在 RAI 后 24 h 内水化，使用柠檬汁、维生素 C 糖和口香糖等
慢性眼干	少见		

　　晚期不良反应中，肺纤维化和慢性肺炎多见于广泛肺转移的患者，尤其是短时间内接受多次高剂量 RAI 时，故应确保 RAI 间隔，并考虑其累积吸收剂量以减少上述不良反应的发生。

　　此外，RAI 还可能与第二原发肿瘤，如骨、乳腺、结直肠、肾脏、腮腺和白血病等的发生有一定的关系，主要与累积吸收剂量有关。通过减少腹盆腔脏器吸收剂量的措施，如泻药的使用可减少肠道的暴露，水化可降低膀胱、生殖器官的吸收等，或有望减少第二原发肿瘤发生的风险。

（杨忠毅）

42.10　甲状腺癌的放射治疗

　　尽管治疗甲状腺癌的第一选择通常是手术，但分化型、髓样癌、低分化、未分化癌临床表现、病理不同，治疗方法也不同。外线束放射治疗（external beam radiotherapy，EBRT）的选择取决于病灶状态、分期、病理学特征等。目前为止，EBRT 的大多数资料是回顾性的、单中心的非Ⅲ期随机研究。分化型、髓样癌术后 EBRT 作用未完全肯定，但回顾性研究结果表明，在高危患者，术后放疗能取得较好的局部控制。甲状腺低分化、未分化癌采用 EBRT 被广泛接受。

42.10.1　分化型甲状腺癌

　　对大部分患者而言，原发灶切除、[131]I 治疗、促甲状腺激素抑制治疗是主要的手段，部分患者需术后补充放疗，如在 DTC 术后镜下残留的病灶仅仅采用[131]I 治疗不足以杀灭肿瘤。术后 EBRT 的指征：① 手术切缘不净或残留者，尤其不摄取[131]I 的。② 术后残存病灶较大，虽然吸收[131]I，但不足以达到治疗剂量者。③ 包膜外侵犯的局部晚期病灶。美国 MD 安德森癌症中心报道了 131 例分化型甲状腺癌，其中Ⅲ期 2 例，Ⅳa～Ⅳc 期 128 例，外放射中位剂量 60 Gy，4 年无复发生存 79%，采用调强技术明显降低放疗反应。姑息性放疗指征：① 无法手术的原发灶和区域淋巴结。② 不摄[131]I 的复发病灶。③ 远处转移，如骨转移，邻近重要器官而不能手术的可能产生骨折、压迫、神经症状的转移灶。

　　（1）术后外放射

　　靶区的制订应根据肿瘤病理、病变范围、淋巴结受侵等具体情况而定。目前最优的外放射照射范围仍存在争议,主要有两方面意见。① 小野照射:主要包括残存或可能残存的肿瘤区;② 大野照射:包括甲状腺瘤床区和区域淋巴引流区(Ⅱ~Ⅶ)。临床实际工作中也可根据患者综合情况进行适当调整。Vulpe 分析了 30 例分化型甲状腺癌术后外放射复发的部位:4 例复发中 1 例在Ⅲ区(野内),3 例在Ⅱ区(野外)。

外照射技术的选择:根据患者一般情况、治疗单位的设备等情况而定。但已有研究表明,调强放疗与二维、三维适形相比,在保护靶区周围正常组织、提高靶区剂量方面具有明显优势,可降低患者的急性、慢性放疗反应,提高患者生存质量。外放射的剂量应根据患者一般情况、外照射技术的选择、患者耐受等因素综合考虑,剂量范围 50~70 Gy。以下是常规分割参考剂量:① 无阳性淋巴结区(Ⅱ~Ⅶ),50~54 Gy;② 阳性淋巴结区无包膜侵犯,59.4~63 Gy;③ 切缘近或镜下阳性区、包膜侵犯,63~66 Gy;④ 阳性病灶,66~70 Gy。

(2)转移灶放疗

DTC 占甲状腺癌的 90%,其中 10%~15% 发生远处转移。远处转移最常见的部位是肺,其次是骨,其他少见的部位包括脑、肝、纵隔、肾上腺、皮肤等。DTC 的远处转移需要多学科的诊断和治疗。CT、MRI、ECT 可分别了解肺部、脑部、骨等情况。PET/CT 在判断预后、指导治疗方面具有重要作用。对摄碘的小病灶存在治愈的可能性,而对大多数患者治疗目的是改善生存、减轻症状。治疗方法包括全身治疗([131]I 治疗、促甲状腺激素抑制治疗、化疗、靶向治疗)和局部治疗(外放射治疗、手术、肿瘤血管栓塞)。对大部分患者而言,原发灶切除、[131]I 治疗是主要的手段。对无症状、稳定、不摄碘的病灶予单纯的促甲状腺激素抑制治疗,同时予密切观察。在分化型甲状腺癌转移灶不摄碘时,外放射治疗对转移灶具有控制肿瘤生长、缓解疼痛等作用。而对摄碘的患者可外放射治疗后行[131]I 治疗。外放射治疗的适应证:① 骨转移;② 脑转移;③ 肿瘤出血;④ 疼痛;⑤ 转移灶引起的支气管阻塞、上腔静脉压迫、吞咽困难等。在椎体转移时,外放射治疗可作为手术后的辅助治疗,或单纯外放射治疗。对外放射治疗的剂量、分割无统一意见。可以采用大分割短疗程,也可以采用常规分割。如果放疗目的是为了控制肿瘤生长,剂量可达 45~60 Gy,每次分割剂量每分钟 1.8~2.0 Gy。如果为了减轻疼痛等症状,剂量可采用 30 Gy,分割剂量每次 3 Gy。由于肿瘤部

位不同,正常组织因照射的部位不同而产生不同的放疗不良反应。纵隔转移放疗可能产生放射性脊髓炎、放射性肺炎,而骨盆转移产生放射性骨髓抑制、放射性肠炎等。在给予较高剂量的放疗时,调强放疗技术能满足靶区剂量、同时放疗靶区周围的正常组织受到较低剂量的照射,能提高转移灶的局部控制、降低放疗反应。

42.10.2 甲状腺髓样癌

甲状腺髓样癌(MTC)与 DTC 不同,[131]I 并非所宜,而外放射治疗对局部广泛病灶和转移灶是合适的。术后放射治疗指征:① 甲状腺包膜外侵犯、广泛颈部淋巴结转移或淋巴结侵犯周围软组织。② 肉眼可见的残留和镜下切缘阳性。

姑息性放射治疗指征:① 脑转移,单病灶单纯行局部外放射治疗,多病灶行全脑外放射治疗。② 骨转移,外放射治疗可减轻骨转移引起的疼痛。③ 肺和纵隔转移等。外放射技术和剂量同 DTC。

42.10.3 甲状腺低分化癌和未分化型甲状腺癌

甲状腺低分化癌(poorly differentiated thyroid carcinoma,PDTC)是一种罕见的特殊类型甲状腺癌,约占甲状腺恶性肿瘤的 1%~15%。目前各地报道的发病率存在显著差异,可能与各地发病原因或诊断标准存在差异有关。PDTC 的形态学、生物学行为、预后均介于 DTC 与未分化型甲状腺癌(anaplastic thyroid carcinoma,ATC)之间。图 42-17 显示外放射治疗后肿瘤无明显缩小,在随访中观察到肿瘤逐渐消退。甲状腺未分化癌是甲状腺癌中罕见且预后最差的一种病理类型,发病率仅占所有甲状腺癌的 2%~5%,好发于中老年女性。PDTC、ATC 患者往往初诊时已是晚期,肿瘤生长迅速,与周围正常组织(如气管、食管、喉、血管、神经)分界不清,且多数患者伴有区域淋巴结及远处转移,手术难度较大或已失去手术机会。部分患者尽管接受手术治疗,但手术完整性难以保证,容易进展或复发,提示辅助治疗的必要性。目前临床上缺乏大型Ⅲ期研究,根据近几年来的回顾性分析报道,手术、放疗及化疗联合的多学科治疗作用已被认识。外放射治疗既是失去手术机会患者的主要治疗方式,也是术后重要的辅助治疗方式。放疗对肿瘤的局部控制具有重要作用,能降低甲状腺未分化癌患者的死亡率和

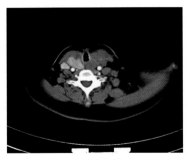

（A）放疗前

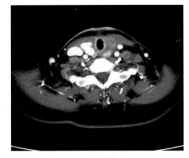

（B）放疗结束

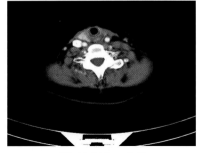

（C）放疗后 34 个月

**图 42 - 17　甲状腺低分化癌放疗后
肿瘤消退**

局部进展的并发症，无论患者能否手术，都可考虑放疗，且由于该病变发展迅速，应该尽早安排外放射治疗。放疗剂量的高低影响肿瘤的局部控制，若肿瘤不能得以控制，患者常因呼吸困难等症状而需行气管切开术，或出现窒息。调强适形放疗：在增强的定位 CT 上勾画靶区，靶区包括肿瘤区＋淋巴结引流区（Ⅱ～Ⅵ区＋上纵隔），肿瘤区剂量 66 Gy，高危区 60 Gy，低危区 54 Gy。调强放疗计划等剂量曲线显示：靶区剂量能达到计划要求，同时能明显降低脊髓、食管、肺等周围正常组织的剂量。Foote 等报道了一组运用调强放射治疗甲状腺未分化癌的情况：

10 例无远处转移的患者行手术治疗，4 例切除后无残留，3 例切除后镜下残留，3 例切除后肉眼下可见残留。对其中 3 例行常规分割放疗，总剂量 59.4～70 Gy；4 例同期加量，总剂量61.8～66 Gy；3 例行超分割放疗，每日 2 次，总剂量 57.6～64 Gy。10 例患者放疗中均行同期化疗，方案为阿霉素单药或阿霉素、紫杉醇联合化疗。中位随访 36 个月（4～89 个月），1、2 年生存率分别为 70％、60％。

42.10.4　外放射并发症

甲状腺和淋巴结引流区周围的正常组织包括脊髓、喉、食管、气管、腮腺、肺等，一旦超过这些器官的耐受量，可产生严重的并发症。并发症处理重点在于预防，在制订放疗计划时，不但要考虑靶区剂量的覆盖，而且要同时考虑正常组织的耐受量。常规分割邻近重要组织器官限量：脊髓最高剂量≤45 Gy、喉最高剂量≤70 Gy（喉区域不应有剂量热点出现）。外放射治疗的不良反应：常见的包括急性黏膜炎引起的喉水肿、吞咽困难和皮肤反应性色素沉着等急性反应。后期不良反应常见的是颈部纤维化。放射性肺炎、食管狭窄等严重放射反应，可通过合理缩小照射范围、使用调强技术等降低发生率。再程放疗需慎重选择，必须考虑首程放疗的范围、邻近重要组织器官的受量等因素。

（何霞云）

42.11　局部晚期甲状腺癌的治疗

42.11.1　局部晚期甲状腺癌治疗策略评估

局部晚期甲状腺癌一般指甲状腺原发灶或颈部淋巴结侵犯周围重要脏器，如气管、食管、喉、下咽、颈部及纵隔大血管、皮肤、脊柱等。局部晚期甲状腺癌没有标准的治疗方案，但手术是其最有效的治疗手段，其他还包括靶向药物治疗等。在制订治疗策略时，充分评估肿瘤、患者、医师三大要素，确立治疗目标是根治抑或姑息，是获得满意治疗效果的关键。

（1）肿瘤本身是决定治疗效果最重要的因素

1）不同病理类型甲状腺癌的生物学行为大相径庭，是重要的决策依据。对于未分化癌而言，由于其发展迅速、预后极差，以根治为目的的手术往往短期内复发，并不改善预后，且手术造成的并发症将降低患者生活质量。因此，未分化癌评估目的是评估姑息性手术的可能性与价值,如气管切开、胃造瘘等,而不建议行根治手术。对于局部晚期的髓样癌而言,其颈部局部治疗方案大致可以参考DTC,但有所区别的是,由于核素治疗对髓样癌无效,当髓样癌患者存在远处转移时,颈部病灶不再考虑以根治为目的的扩大手术。而对于局部晚期的DTC,即使存在远处转移,依然有根治的机会,但需要进一步综合评估。DTC侵犯喉、气管或食管,只要尚无广泛的转移,在可能的情况下,应当争取手术切除肿瘤组织,切勿放弃手术。同时也要认识到,DTC不同于头颈部鳞癌,其自然病程较长,肿瘤生长缓慢,对于一些局部晚期的高龄患者,选择大范围的根治性手术还是姑息治疗后带瘤生存也需要综合评估。

2) 影像学评估肿瘤的浸润范围与播撒情况。影像学评估的目的分为颈部肿瘤范围的评估和远处转移的评估。局部晚期DTC外侵时常同时累及喉、气管、食管、下咽等器官中的一个或几个器官,因此需要分别对上呼吸道和上消化道进行评估。常用的颈部检查包括颈部增强CT、喉镜、食管钡剂显像、食管镜、气管镜、MRI血管成像等。对消化道和呼吸道的腔内检查可以判断肿瘤是否浸润食管或气管全层。肿瘤不同的浸润部位和深度往往意味着手术方式的不同,局部复发的原因往往是对浸润范围的估计不足。值得一提的是,甲状腺癌对大动脉的浸润,尤其是肿瘤包绕动脉的情况常被认为是手术禁忌。甲状腺癌累及的动脉常位于颈总动脉下段或无名动脉,动脉近心端或被锁骨遮挡,或无法保留足够长度,一般无法行人工动脉置换,意味着丧失根治手术的机会,强行手术风险极大。胸部CT、骨扫描等检查常被用于排除分化型甲状腺癌的远处转移。

3) 尽可能保留正常组织。DTC恶性程度低,具有惰性的特点,即使阴性切缘仅几毫米,也能达到根治的目的,选择联合脏器切除需要最大限度地减少对功能的影响。

4) 术前确立消化道与呼吸道等重建的预案,必须做好消化道与呼吸道的分隔。良好的重建修复不仅能减少手术对患者功能的影响,也具有提高根治率的作用。在呼吸、吞咽、发音三大功能中,若无法保留所有功能,必须优先解决呼吸功能,即气道通畅;其次是吞咽功能;最后为发音功能。

(2) 患者因素

1) 患者的基本身体条件是否可以耐受手术及手术可能带来的并发症,是否有基础疾病等,都需要

充分考虑。例如,70岁以上患者喉部分切除后呛咳引起吸入性肺炎的可能性及危险性远高于中青年患者,有时需要牺牲发音功能选择全喉切除;长期糖尿病、长期吸烟、存在颈部放疗史的患者小血管质量不佳,选择带蒂皮瓣修复比游离皮瓣更安全。

2) 患者的社会功能。DTC的联合脏器切除,尤其是对喉的保留与否,严重影响工作、学习、交流等重要社会功能。在制订治疗策略时,也要了解患者作为个人在社会中的价值,对于扮演不同社会角色的患者,需要个性化地制订治疗方案。

3) 患者本身的意愿,是否愿意用生命的广度(生活质量)来换取生命的长度(预期寿命)也是重要考量依据。

(3) 医师因素

在甲状腺癌的联合脏器切除术中,往往涉及喉、下咽、颈段食管、气管甚至大动脉的处理,有时还涉及头颈部复杂缺损的修复,除了规范的甲状腺外科培训,还涉及五官科、血管外科、显微外科、胸外科的相关操作,对治疗团队要求较高。

42.11.2 甲状腺癌联合脏器切除术中各器官的处理原则

甲状腺癌的联合脏器切除术是针对局部晚期甲状腺癌的根治性手术,主要难点为对喉、气管、颈段食管、下咽等的处理,其治疗风险大、并发症复杂、预后较差且往往涉及多个学科领域。

(1) 甲状腺癌侵犯气管的处理原则

气管是DTC较常侵犯的器官之一,前壁、侧壁多见,后壁很少发生,常由原发灶直接或气管旁淋巴结转移灶侵犯引起。在侵犯的早期阶段,肿瘤侵出甲状腺腺体包膜与气管外膜形成癌性粘连,继而穿透软骨膜侵犯气管软骨;病变继续进展,穿透软骨侵犯至气管黏膜下层,形成黏膜下肿块;晚期肿瘤侵出黏膜形成腔内肿块。故常将甲状腺癌侵犯气管分为腔外型、腔壁型(侵犯软骨或气管环间韧带)和腔内型3种,临床以前两型多见。

气管软骨或腔内无侵犯的腔外型病例最为多见,可以在保留气管形态完整的基础上,将肿瘤从气管表面锐性分离,达到根治的目的。这种术式可以获得较好的局部控制率和长期的生存率,更重要的是,可以很好地保留患者上气管功能和形态的完整性。对于腔壁型病例,小范围的侵犯可以行气管楔形切除后直接拉拢,侵犯范围较大者的治疗与腔内

型相同。

对于已达气管腔内的浸润，如果不接受根治术治疗，气管内病灶可能出血导致窒息，危及生命。在保留气管功能的前提下，对肿瘤行根治性切除以降低局部复发率、延长生存率已得到广泛的认可。气管切除后的修复和重建是该类患者治疗的关键，常见的气管切除与修复方式有气管袖状切除＋端端吻合、气管部分切除（窗式切除）＋各类组织瓣修复。

1）气管袖状切除-端端吻合术：一般以受侵气管环的上下一个软骨环作为切除范围，通过游离松解喉与纵隔气管，切除 6 个软骨环以内的一般可以直接吻合。气管断端以 4-0 可吸收线间断缝合。切除 2 个环以内的可以保留气管膜部，而切除 3 个环以上的建议切除气管膜部，若保留膜部，气管吻合后多余的膜部组织可能凸入气管造成管腔狭窄。该术式常见并发症为气管吻合口漏，部位一般位于软骨环与膜部交界位置，术中因在气管两侧放置引流，避免术后积痰感染造成吻合口坏死，少量的漏气漏痰一般都可痊愈。

相对于气管部分切除，袖状切除在肿瘤根治意义上更符合组织学和病理学要求，但主要受到气管切除后缺损长度的限制，一般 6 个气管环以内较安全。气管袖状切除＋端端吻合术后对气道通畅性几乎没有影响，无需气管切开，是一种相对安全、有效的修复方法，因此当切除 6 个以内气管环时，该手术是合适的选择。

2）气管部分切除（窗式切除）＋组织瓣修复术：对于受累气管环＞6 个，且未累及气管全周的病例，可以选择气管部分切除＋组织瓣修复术。对于术后气管壁缺损，复旦大学附属肿瘤医院头颈外科既往常选择邻近的胸锁乳突肌锁骨骨膜瓣。该组织瓣的优点在于：带肌蒂的组织瓣血供较好；保留了骨膜的成骨能力，比肌皮瓣更稳定；同一术野，创伤较小；可以修补较大缺损。该术式主要问题在于术后气管的塑形与通气质量的改善，对于缺损较大的修复术后可能造成气管狭窄，因此术后需要保留气管切开，直至骨膜化骨（3～4 个月）后才能试行堵管。由于局部晚期的 DTC 常伴有双侧颈淋巴结转移，需要行双侧颈清扫而影响胸锁乳突肌的血供，此时对骨膜瓣的存活也有影响。

气管侵犯是 DTC 的高危因素，而且气管腔内侵犯理论上更易造成肺转移，因此对 DTC 联合气管切除的患者，术后推荐行[131]I 治疗，提高疗效。对于没有肉眼残留、切缘阴性的患者，不建议行局部放疗。

（2）甲状腺癌侵犯食管的处理原则

分化型甲状腺癌原发灶或中央区淋巴结可侵犯颈段食管，一般侵及外膜或肌层，少数病例侵及食管腔内。食管肌层切除未达到黏膜下层可以拉拢缝合。如果食管全层出现较小缺损，可以直接缝合，并用胸锁乳突肌或带状肌在周围加固修补，防止张力过大形成食管瘘。在食管入口周围的缺损由于受吞咽影响较大，直接缝合后容易出现食管瘘，需要尤其注意。

食管全层大范围受侵，往往同时伴随着喉、下咽、气管的受侵。此时需要联合切除颈段食管＋气管＋下咽＋喉，以胃上提代食管与下咽残留黏膜缝合，气管造瘘，重建颈段食管，亦可以游离空肠重建颈段食管。从手术操作而言，胃代食管操作更容易，全胃在腹腔制成管状胃后，经后纵隔提到颈部和下咽吻合。该手术因胃血运丰富，吻合口瘘很少发生，不需要显微外科操作，腹腔操作简单，管状胃对肺功能的影响也较小，但由于迷走神经在术中断，影响胃肠功能。胃代食管的常见问题为胃壁坏死，其主要原因为游离胃血管时操作不当，误伤胃网膜血管。胃壁坏死可以引起咽瘘、纵隔感染、大血管出血等，造成严重后果。

（3）甲状腺癌侵犯喉、下咽的处理原则

DTC 相对头颈部鳞癌侵袭性较弱，甲状软骨对肿瘤有一定阻挡作用，临床中常见 DTC 有绕甲状软骨生长的现象。此时，肿瘤可能侵犯咽缩肌、梨状窝，侵犯位置一般为梨状窝外侧壁，而不侵犯内侧壁、咽后壁、杓会厌皱襞及喉内。单纯的梨状窝切除术即可根治侵犯下咽的肿瘤，而不需要切除喉。手术中切除甲状软骨板的后 1/3，注意保留甲状软骨下角，进入咽腔，切除受累梨状窝外侧壁，直接缝合梨状窝内侧壁与后壁黏膜即可关闭咽腔缺损，外部以咽缩肌与带状肌加固。

DTC 侵犯喉并不常见，一般见于广泛侵犯周围组织的病例，肿瘤常通过从前方突破甲状软骨、环状软骨或经甲状软骨板后缘侵入声门旁间隙的方式侵犯喉。对于仅侵及喉软骨而未侵犯喉腔内的甲状腺癌可采用肿瘤及部分受侵犯喉软骨的切除术。早期的环状软骨受侵亦可行肿瘤"削除"术，但如切除的环状软骨一般不能超过环状软骨 1/3 周长，以防止气道狭窄。如一侧半喉受累，需行部分喉切除术。喉部分切除的术式很多，保留相对完整的环状软骨和至少一个功能正常的环杓关节是基本的要求。肿瘤侵及喉腔或通过环状软骨或环甲膜直接扩散发生的声门下侵犯则需行全喉切除，残余气管颈部造瘘。全喉切除后梨状窝黏膜若能保留 1/2 周长以上，则直接拉拢缝合咽腔；若下咽黏膜缺损较大，直接拉拢咽腔张力过大，术后易发生咽瘘及狭窄，可行胸大肌皮瓣或游离皮瓣修复咽腔。

（嵇庆海　向　俊）

42.12　甲状腺肿瘤预后与展望

42.12.1　预后

在恶性肿瘤中，甲状腺癌的预后总体相对较好，根据美国 NCI 统计数据，1996～2004 年甲状腺癌的 5 年生存率为 96.9%。不同病理类型的甲状腺癌预后存在差异，DTC 预后较好，而 MTC 及 ATC 预后则较差。在 DTC 中，乳头状癌易发生区域淋巴结转移及复发而较少出现远处转移，滤泡状癌则易发生远处转移，且两者预后亦存在差异。由于绝大多数 DTC 表现出惰性的生物学行为，其 10 年疾病特异生存率甚至超过 90%。关于 MTC 预后情况不同报道差异较大：近年来，报道其 5 年生存率为 80%～90%，10 年生存率为 70%～80%。NCDB 研究中，甲状腺嗜酸细胞癌（Hürthle cell cancer，HCC）10 年生存率为 76%。尽管大多数患者预后良好、死亡率较低，但是约 30% 的患者会出现复发或转移，其中 2/3 发生于手术后的 10 年内，有术后复发并有远处转移者预后较差。甲状腺癌患者的预后情况受多种临床病理因素的影响，预后评价系统则是结合多种预后影响因素综合评估患者不良预后风险。

（1）预后影响因素

在过去的数十年间，世界各地的许多肿瘤中心都致力于研究各种临床及病理因素对于甲状腺癌患者预后的影响。关于预后影响因素的报道有很多，主要包括患者年龄、性别、肿瘤病理结果（肿瘤大小、甲状腺外侵犯、颈部淋巴结转移、分化程度、特殊病理类型等）、有无远处转移，治疗情况（手术切除完整性、RAI 治疗情况）等。另外，还有一些因素被研究证实与甲状腺癌患者预后相关，如遗传物质改变（*RET* 基因突变、*BRAF* 基因突变等）、癌基因与抑癌基因的表达（*p53*、*EGFR* 等）、转移淋巴结数目及外侵等。

1）患者因素：年龄及性别对甲状腺癌患者预后的影响较为公认。多数学者认为，确诊时的年龄是影响预后的主要因素，与生存率密切相关，年龄越大，长期生存率越低。2015 版分化型甲状腺癌 TNM 分期对年龄≤55 岁及年龄>55 岁的患者设立了不同的分期标准。HCC 患者 10 年生存率为 76%，老年人群中 HCC 侵袭力强，3 年死亡率达 25%。患者性别也是一项重要的预后影响因素，虽然女性甲状腺癌患者比例较大，但男性患者的预后相对较差。另外，家族性非髓样甲状腺癌（FNMTC）（2 个以上一级亲属罹患滤泡细胞源性甲状腺癌）具有发病早、多灶性、侵袭性强等特点。

2）肿瘤因素：肿瘤病理类型及分化程度是甲状腺癌预后的重要影响因素。PTC 占所有甲状腺癌的 80% 以上，其中弥漫硬化型、高细胞型、柱状细胞型或有间变灶者预后较差，而甲状腺乳头状微小癌（papillary thyroid microcarcinoma，PTMC）及包裹型预后较好，滤泡变异型 PTC 预后与单纯 PTC 相似。肿瘤分化程度对甲状腺癌的预后影响较大，分化程度差的甲状腺癌更具有侵袭性且预后不良。原发灶的大小也是一个影响预后的重要因素。DTC 颈淋巴结转移的发生率高达 40%～88%。多数学者认为颈淋巴结转移不是 DTC 预后的有效指标，但美国甲状腺协会 2015 版指南认为颈部淋巴结转移数目>5 个或任意 1 个>3 cm 的 DTC 患者即为高风险组。甲状腺外侵犯及远处转移均为甲状腺癌不良预后影响因素。

3）治疗方式：手术为甲状腺癌的首选治疗方式，对于 DTC 患者术后行放射性碘治疗及 TSH 抑制治疗。无论哪种病理类型的甲状腺癌，治疗的有效性及肿瘤残留情况均会对患者预后产生显著的影响。

4）基因分子水平：目前已发现许多与预后相关的分子水平因素，如 *BRAF*^V600E 突变、*RET* 基因突变和 *TP53* 等。许多研究认为，*BRAF*^V600E 突变与疾病不良预后有关，是 PTC 复发的独立危险因素。另有研究发现，TERT 突变是影响 DTC 患者死亡的独立因素。

关于甲状腺癌预后影响因素目前仍在不断探索中，许多潜在的预后影响因素有待证实。通过对甲状腺癌预后影响因素进行进一步研究，可以帮助了解甲状腺癌的发生、进行患者的预后评价并指导患者的治疗及管理。

（2）预后评价系统

预后评价系统（staging system）是指根据患者基本信息及病情，纳入如年龄、原发灶大小、颈部淋巴结转移及远处转移等多种影响患者预后的因素，对患者术后不良事件的发生风险进行评估，并将其划分入不同级别的风险组。自1979年第一个甲状腺癌预后评价系统EORTC推出后，不同组织及机构相继推出诸多预后评价系统，如AJCC/UICC TNM分期、ATA的DTC预后风险分层、AGES、AMES、MACIS等。其中AJCC/UICC TNM分期纳入了包括年龄、瘤体、淋巴结转移及远处转移共计4项因素作为评价患者预后的指标。该系统是目前最广为使用的预后评价系统，许多研究认为该评价系统预测患者死亡风险最为准确。而ATA的预后风险分层可以对患者复发风险进行评估。预后评价系统作为估测患者预后的方法，可以为拟定治疗策略提供指导。

42.12.2　展望

近年来，关于甲状腺肿瘤的认识及患者的治疗策略与管理均取得了巨大的进步，但随着甲状腺肿瘤患者数量的日益增加，甲状腺相关医师仍面临着巨大的考验。结合目前临床工作与科研情况，甲状腺肿瘤在未来可能会在以下几个方面取得更大的进展。

（1）对甲状腺肿瘤分子标志物的研究

过去几年来，关于甲状腺癌的遗传机制及甲状腺结节的分子诊断方面均取得了重大的进展。而关于甲状腺肿瘤相关的分子机制在未来一段时间内将会一直是甲状腺研究领域的热点。通过绘制癌症基因组图谱（The Cancer Genome Atlas，TCGA），超过90％甲状腺癌相关基因突变及其他驱动因素的遗传改变已经被识别。而二代测序技术可以在超声引导下细针抽吸（FNA）细胞学检查获得的有限样本中检测出大部分遗传改变。与既有临床诊断方式相比，甲状腺肿瘤相关基因突变、其他遗传改变（基因表达、miRNA等）和表观遗传学标志物的检测预计可显著提高甲状腺结节恶性诊断的准确性。预计在未来，分子检测能够高精度地预测甲状腺结节恶性风险，从而降低FNA细胞学诊断无法定性的风险。

（2）甲状腺癌患者预后风险评估

目前存在许多甲状腺癌患者预后评价系统，其中AJCC/UICC TNM分期应用最为广泛，其主要可以评估有关疾病特异性死亡风险。然而现有预后评价系统的预测准确性还有待进一步提高。首先，许多潜在预后影响因素还需进一步的研究证实是否需纳入评价系统以提高其准确性，如肿瘤分化程度、远处转移的大小及位置（肺、骨、脑）、转移灶的代谢活性及初始治疗有效性等。此外，由于初始治疗后患者随访指标发生改变，故初始危险度分层不能精准预测患者经治疗后的临床结局，根据治疗反应性建立的甲状腺癌患者预后动态评估系统也许可以提高预测的准确性。随着分子水平的研究进展，分子检测可以为患者提供更加准确的预后信息及指导初始治疗方案，可以帮助改善甲状腺肿瘤患者的临床管理。

（3）提高对DTC治疗获益（风险）的理解

DTC的预后相对较好，绝大多数患者生存期较长。因此，正确的治疗决策需要考虑到患者接受治疗的获益（风险）情况，尤其当可能存在较大不良反应或并发症风险时。为了更好地了解DTC治疗的风险和益处（如原发手术或二次复发手术，放射性碘治疗和TSH抑制治疗等），需要开展更多的前瞻性长期临床研究，通过循证医学的方法为DTC患者治疗策略提供指导。

（4）分子靶向治疗

随着甲状腺癌确诊病例的增多，其中晚期难治性碘抵抗甲状腺癌（refractory thyroid cancer，RTC）的患者不再少见。近年来，许多研究发现MAPK途径的活化与碘代谢基因的下调相关，为RTC患者再分化治疗提供了新的靶点，许多研究致力于探索激酶抑制剂对难治性碘抵抗甲状腺癌的疗效。另一个靶向治疗的研究热点就是甲状腺癌特异性分子靶向，如$BRAF^{V600E}$抑制剂vemurafenib。免疫治疗如PD1/PDL1单抗，已在许多其他恶性肿瘤中展现出应用前景，目前正在探索其在晚期难治性碘抵抗甲状腺癌中的作用。

（嵇庆海　渠　宁）

42.13　儿童和青少年甲状腺癌

儿童和青少年甲状腺癌的年龄界定曾一直存在争议，既往关于青少年PTC的研究年龄上限范围不定，最大可达21岁，由于18岁时大多数人已完成生理发育，ATA建议将儿童和青少年PTC年龄上限统一为18岁，以便于有效规范临床诊疗和统一学术研究。根据 2015 版 ATA 指南,20 岁以下的儿童及青少年甲状腺癌占所有甲状腺癌患者的 1.8%～5%。10 岁以下儿童甲状腺癌的发病率不足百万分之一。从性别来说,青春期前男女比例相似,青春期后男女患病比例为 1:4,儿童中甲状腺结节的恶性率达 26%,是成人的 5 倍。

根据 SEER 的数据,2% 的 PTC 患者初次诊断时年龄<20 岁。2003～2007 年,美国 14 岁以下儿童发病率为 6/10 万,15～19 岁青少年发病率为 9/10 万。虽然成人 PTC 发病率是儿童的 10 倍,但是由于儿童和青少年甲状腺结节发病率低,因此恶性结节在所有结节中的比例较成人高[(22%～26%) vs. (5%～10%)]。儿童和青少年甲状腺癌,最常见病理类型为 PTC。PTC 常见的病理亚型包括经典型、实体型、滤泡型和弥漫硬化型。其次为甲状腺滤泡性癌。大部分儿童及青少年的 MTC 为家族遗传性,而 80% 的成人 MTC 为散发的。放射线接触史是其最大的危险因素,5 岁以下接触尤为敏感。基因事件上重排较点突变更常见,以影响 RAS - RAF - MAPK 通路为主。

目前,尚不清楚是否低龄儿童(<10～15 岁)存在广泛病变或高复发风险。在评估风险时,除年龄之外,尚需考虑诸如治疗方式、遗传易感性和(或)放射暴露等因素。建议在今后的研究中关注青春前期及青春期(青春后期)患者,以便更好地掌握在儿童群体中青春发育对疾病发生率及临床特征的影响。

儿童和青少年 DTC 生长缓慢,病程长且症状不明显,容易被忽视而导致延误就诊,诊断时肿瘤往往较大,初诊时多为局部进展期,相对于成人,儿童和青少年患者起病时,病灶较为广泛,40%～80% 的患者已有淋巴结转移,20%～30% 的患者伴远处转移。但是即便起病急、范围广,预后却十分理想,20 年生存率达 90%～99%。由于这些特点,儿童和青少年 PTC 的处理有别于成人,在保证现有理想疗效的前提下,应根据疾病的危险度分层选择手术方式和 ^{131}I 治疗,尽可能减少并发症的发生。

治疗上,由于儿童和青少年 PTC 常为双侧、多灶,腺叶切除后极易复发,所以通常建议行全甲状腺切除术,可有效降低地疾病持续和复发风险。研究表明,在青少年中,预防性 CLND 可以提高无淋巴结转移生存率,降低二次手术风险。^{131}I 治疗的选择应根据儿童和青少年 PTC 危险度分层而定。低危指无淋巴结转移或偶发的镜下 N1a;中危指 N1a 或镜下 N1b;高危指广泛的 N1b,局部外侵,无论是否存在远处转移。除低危患者外,大多数患者术后仍需行 ^{131}I 治疗,可以显著降低复发,提高生存率。和成人不同,青少年患者通常在 L - T4 撤退后两周就可获得合适的 TSH 水平(30 mU/L)。治疗的剂量尚未统一,1 110 MBq～2 960 MBq 不等,如有远处转移可用 5 550 MBq,长期随访非常重要,因为初次诊断 40 年后仍有可能复发。

(朱永学　卢忠武)

42.14　甲状腺良性肿瘤的治疗

常见的甲状腺良性肿瘤的病理学类型包括:① 甲状腺腺瘤,是最常见的甲状腺良性肿瘤,包括滤泡型腺瘤及乳头型腺瘤。② 结节性甲状腺肿,大多数呈多结节性,少数为单个结节。大部分结节为胶质性,结节内出血坏死可形成囊肿,病程较长者部分结节内可有较多纤维化或钙化,甚至骨化。③ 亚急性甲状腺炎,结节大小视病变范围而定,质地常较硬。常伴随显著甲状腺区疼痛和压痛等表现,常有体温升高、血沉增快。急性期,甲状腺摄碘率与甲状腺素可有分离现象,有助于诊断。④ 其他,包括血管瘤、纤维瘤等,较少见。良性甲状腺肿瘤传统治疗方式为外科手术,但手术创伤较大,术后并发症较多,并且对于多发性肿瘤及生长部位较特殊的病变手术难度高、手术风险大。因此,对甲状腺良性肿瘤的干预需严格掌握指征。临床上,在排除甲状腺恶性肿瘤的可能性后,绝大多数良性甲状腺肿瘤只需定期随访,而一般只有在出现压迫症状、胸骨后甲状腺肿、高功能腺瘤等情况或是有美容需求的患者需要介入治疗。近年来,随着微创技术的发展,非侵入性治疗及射频消融等成为治疗甲状腺结节的新方法。

(1) 随访观察

良性甲状腺结节往往生长缓慢,对于绝大多数患者无需外科处理,定期随访是较为有效的观察方式。临床对甲状腺功能正常、体积较小、无临床症状或不影响外观的甲状腺结节在除外恶性病变可能的患者,可采取定期随访观察。对于初诊的患者建议定期行体格检查、超声检查及甲状腺功能检查,初始随访间隔建议为 6～12 个月,如结节无明显变化,后续随访超声间隔可为 12～24 个月。实质或者近乎实质的良性甲状腺结节成年患者应摄取足量碘。日常饮食无法摄取足量碘者推荐额外补充(应包含

150 mg 碘)。

（2）手术治疗

良性甲状腺结节存在以下情况可以考虑手术治疗：① 肿瘤快速增大，出现与结节明显相关的局部压迫症状，肿瘤内出血引起压迫症状、疼痛等。② 合并甲状腺功能亢进，内科治疗无效者，高功能腺瘤。③ 肿物位于胸骨后或纵隔内。④ 结节进行性生长，临床考虑有恶变倾向或合并甲状腺癌高危因素。因外观或思想顾虑过重影响正常生活而强烈要求手术者，可作为手术的相对适应证。良性甲状腺结节的手术原则为：在彻底切除甲状腺结节的同时，尽量保留正常甲状腺组织。不建议常规使用全（近全）甲状腺切除术式。后者的适应证为结节弥漫性分布于双侧甲状腺，导致术中难以保留较多正常甲状腺组织。术中应注意保护甲状旁腺和喉返神经。随着腔镜手术方式的更新及手术器械的进步，颈部无瘢痕的腔镜手术在治疗良性甲状腺肿瘤中起到越来越重要的作用。常用术式包括胸骨迹上径路、锁骨下径路、前胸壁径路、腋窝径路等。但对于肿瘤较大、肿瘤位置特殊、存在颈部手术史、多发病灶的患者，传统手术可能更为适用。手术治疗良性甲状腺结节后如发生甲状腺功能减退，应及时给予 L - T4 替代治疗。不建议用 TSH 抑制治疗来预防结节再发。

（3）射频消融

射频消融是利用 200～1 200 kHz 高频交替振荡电流扰动电极周围的组织离子，使电极周围数毫米内的组织温度升高并产生坏死。射频消融具有操作方便、定位准确、创伤小、甲状腺功能保留好、并发症发生率低的特点。

适应证：① 良性甲状腺结节，包括甲状腺腺瘤、结节性甲状腺肿等，尤其适用于有美容要求的患者。② 手术后复发的甲状腺良性结节，对于残余腺体的复发病灶进行射频消融可避免再次手术的风险。对于恶性肿瘤的射频消融治疗目前尚有争议。

射频消融的禁忌证包括：① 凝血功能异常。② 严重心、脑血管疾病。③ 长期使用抗凝药。

甲状腺结节疗效评价标准：① 治愈，治疗后甲状腺结节完全吸收。② 显效，结节体积缩小≥50%。③ 好转，结节体积缩小 25%～50%。

（4）TSH 抑制治疗

缺乏相关数据指导甲状腺激素疗法在治疗良性结节生长方面的应用，不推荐在碘摄入量正常地区常规使用 TSH 抑制疗法治疗良性甲状腺结节。因为即使对抑制结节生长有效，但是对大多数患者而言，潜在的风险仍然大于益处。仅对于伴随甲状腺功能减退的患者建议使用甲状腺素类药物。

（5）其他

常见的微创治疗方式还包括无水乙醇注射治疗、微波消融治疗、激光消融等。

（安 勇 钱 凯）

主要参考文献

[1] 中华医学会内分泌学分会,中华医学会外科学分会内分泌学组,中国抗癌协会头颈肿瘤专业委员会,等. 甲状腺结节和分化型甲状腺癌诊治指南[J]. 中华内分泌代谢杂志,2012,28(10):779 - 797.

[2] 白艳花,薛卫成. 甲状腺乳头状癌的组织学特点、分子标志物表达与临床预后的关系[J]. 中华病理学杂志,2014,43(5):341 - 343.

[3] 李媛,霍真,陈杰. 甲状腺癌病理诊断中的若干问题[J]. 中华病理学杂志,2014,43(5):348 - 352.

[4] 陆俊良,梁智勇. 滤泡细胞来源的甲状腺癌的分子改变[J]. 中华病理学杂志,2014,43(12):853 - 855.

[5] Ali SM, He J, Carson W, et al. Extended antitumor response of a BRAF (V600E) papillary thyroid carcinoma to vemurafenib[J]. Case Rep Oncol, 2014,7(2):343 - 348.

[6] Brose MS, Cabanillas ME, Cohen EE, et al. Vemurafenib in patients with BRAF (V600E)-positive metastatic or unresectable papillary thyroid cancer refractory to radioactive iodine: a non-randomised, multicentre, open-label, phase 2 trial [J]. Lancet Oncol, 2016,17:1272 - 1282.

[7] Brose MS, Nutting CM, Jarzab B, et al. Sorafenib in radioactive iodine-refractory, locally advanced or metastatic differentiated thyroid cancer: a randomised, double-blind, phase 3 trial [J]. Lancet, 2014,384: 319 - 328.

[8] Brose MS, Worden FP, Newbold KL, et al. Effect of age on the efficacy and safety of lenvatinib in radioiodine-refractory differentiated thyroid cancer in the Phase Ⅲ SELECT Trial [J]. J Clin Oncol, 2017, [Epub ahead of print].

[9] Cahoon EK, Nadirov EA, Polanskaya ON, et al. Risk of thyroid nodules in residents of Belarus exposed to Chernobyl fallout as children and adolescents [J]. J Clin Endocrinol Metab, 2017,102(5):1 - 11.

［10］Cancer Genome Atlas Research Network. Integrated genomic characterization of papillary thyroid carcinoma ［J］. Cell, 2014,159(3):676－690.

［11］Cao LZ, Peng XD, Xie JP. The relationship between iodine intake and the risk of thyroid cancer: A meta-analysis ［J］. Medicine, 2017,96(20): e6734.

［12］Chen AY, Jemal A, Ward EM. Increasing incidence of differentiated thyroid cancer in the United States, 1988－2005 ［J］. Cancer, 2009,115(16):3801－3807.

［13］Chen L, Shen Y, Luo Q, et al. Pulmonary fibrosis following radioiodine therapy of pulmonary metastases from differentiated thyroid carcinoma ［J］. Thyroid, 2010,20:337－340.

［14］Dal Maso L, Tavilla A, Pacini F, et al. Survival of 86,690 patients with thyroid cancer: a population-based study in 29 European countries from EUROCARE－5 ［J］. Eur J Cancer, 2017,77:140－152.

［15］Falchook GS, Millward M, Hong D, et al. BRAF inhibitor dabrafenib in patients with metastatic BRAF-mutant thyroid cancer ［J］. Thyroid, 2015,25:71－77.

［16］Foote RL, Molina JR, Kasperbauer JL, et al. Enhanced survival in locoregionally confined anaplastic thyroid carcinoma: a single-institution experience using aggre-ssive multimodal therapy ［J］. Thyroid, 2011,21(1):25－30.

［17］Furukawa K, Preston D, Funamoto S, et al. Long-term trend of thyroid cancer risk among Japanese atomic-bomb survivors: 60 years after exposure ［J］. Int J Cancer, 2013,132:1222－1226.

［18］Gharib H, Papini E, Garber JR, et al., American Association of Clinical Endocrinologists, American College of Endocrinology, and Associazione Mediciendocrinologi medical guidelines for clinical practice for the diagnosis and management of thyroid nodules—2016 update ［J］. End-ocr Pract, 2016. 22(5):622－639.

［19］Haugen BR, Alexander EK, Bible KC, et al. 2015 American Thyroid Association management guidelines for adult patients with thyroid nodules and differentiated thyroid cancer: The American Thyroid Association guidelines task force on thyroid nodules and differentiated thyroid cancer ［J］. Thyroid, 2016. 26(1):1－133.

［20］Hayashi Y, Lagarde F, Tsuda N, et al. Papillary micro-carcinoma of the thyroid among atomic bomb survivors: tumor characteristics and radiation risk ［J］. Cancer, 2010,116:1646－1655.

［21］Hayes DN, Lucas AS, Tanvetyanon T, et al. Phase II efficacy and pharmacogenomic study of Selumetinib (AZD6244; ARRY－142886) in iodine-131 refractory papillary thyroid carcinoma with or without follicular elements ［J］. Clin Cancer Res, 2012,18:2056－2065.

［22］Ho AL, Grewal RK, Leboeuf R, et al. Selumetinib-enhanced radioiodine uptake in advanced thyroid cancer ［J］. N Engl J Med, 2013,368:623－632.

［23］Huang DS, Wang Z, He XJ, et al. Recurrent TERT promoter mutations identified in a large-scale study of multiple tumour types are associated with increased TERT expression and telomerase activation ［J］. Eur J Cancer, 2015,51(8):969－976.

［24］Imaizumi M, Ohishi W, Nakashima E, et al. Association of radiation dose with prevalence of thyroid nodules among atomic bomb survivors exposed in childhood (2007 －2011) ［J］. JAMA Intern Med, 2015, 175:228－236.

［25］Jentzen W, Balschuweit D, Schmitz J, et al. The influence of saliva flow stimulation on the absorbed radiation dose to the salivary glands during radioiodine therapy of thyroid cancer using ^{124}I PET/CT imaging ［J］. Eur J Nucl Med Mol Imaging, 2010, 37: 2298－2306.

［26］Kiess AP, Agrawal N, Brierley JD, et al. External-beam radiotherapy for differentiated thyroid cancer locoregional control: a statement of the American Head and Neck Society ［J］. Head Neck, 2016,38(4):493－498.

［27］Kim KB, Cabanillas ME, Lazar AJ, et al. Clinical responses to vemurafenib in patients with metastatic papillary thyroid cancer harboring BRAF (V600E) mutation ［J］. Thyroid, 2013,23:1277－1283.

［28］Kouniavsky G, Zeiger AM. Thyroid tumorigenesis and molecular markers in thyroid cancer ［J］. Curr Opin Oncol, 2010,22:23－29.

［29］Lee DY, Won JK, Lee SH, et al. Changes of clinicopathologic characteristics and survival outcomes of anaplastic and poorly differentiated thyroid carcinoma ［J］. Thyroid, 2016,26(3):404－413.

［30］Liu R, Bishop J, Zhu G, et al. Mortality risk stratification by combining BRAF V600E and TERT promoter mutations in papillary thyroid cancer: genetic duet of BRAF and TERT promoter mutations in thyroid cancer mortality ［J］. JAMA Oncol, 2016－09－01.

［31］Liu Z, Li Q, Li K, et al. Telomerase reverse transcri-ptase promotes epithelial-mesenchymal transition and stem cell-like traits in cancer cells [J]. Oncogene, 2013,32(36):4203 – 4213.

[32] Mangoni M, Gobitti C, Autorino R, et al. External beam radiotherapy in thyroid carcinoma: clinical review and recommendations of the AIRO " radioterapia metabolica" group [J]. Tumori, 2017, 103 (2): 114 – 123.

[33] Nikiforov YE, Biddinger PW, Thompson LD. Diagnostic pathology and molecular genetics of thyroid [M]. 2nd ed. Philadelphia: Lippincott Williams and Wilkins, 2012:473 – 673.

[34] Nikiforov YE, Carty SE, Chiosea SI, et al. Highly accurate diagnosis of cancer in thyroid nodules with follicular neoplasm/suspicious for a follicular neoplasm cytology by ThyroSeq v2 next — generation sequencing assay [J]. Cancer, 2014,120(23):3627 – 3634.

[35] Nostrand D, Bandaru V, Chennupati S, et al. Radiopharmacokinetics of radioiodine in the parotid glands after the administration of lemon juice [J]. Thyroid, 2010,20:1113 – 1119.

[36] Rothenberg SM, McFadden DG, Palmer EL, et al. Redifferentiation of iodine-refractory BRAF V600E-mutant metastatic papillary thyroid cancer with dabrafenib [J]. Clin Cancer Res, 2015,21:1028 – 1035.

[37] Schlumberger M, Tahara M, Wirth LJ, et al. Lenvatinib versus placebo in radioiodine-refractory thyroid cancer [J]. N Engl J Med, 2015, 372: 621 – 630.

[38] Sun GE, Hatipoglu B. Epiphora after radioactive iodine ablation for thyroid cancer [J]. Thyroid, 2013, 23: 243 – 245.

[39] Vulpe H, Kwan JYY, McNiven A, et al. Patterns of failure in anaplastic and differentiated thyroid carcinoma treated with intensity-modulated radiotherapy [J]. Curr Oncol, 2017,24(3):e226 – 232.

[40] Waguespack SG, Rich TA, Perrier ND, et al. Management of medullary thyroid carcinoma and MEN2 syndromes in childhood [J]. Nat Rev Endoerinol, 2011, 7(10):596 – 607.

[41] Weng W, Dong M, Zhan J, et al. A PRISMA-compliant systematic review and meta-analysis of the relationship between thyroid disease and different levels of iodine intake in mainland China [J]. Medicine, 2017, 96(25):e7279.

[42] Xing M, Liu R, Liu X, et al. BRAF V600E and TERT promoter mutations cooperatively identify the most aggressive papillary thyroid cancer with highest recurrence [J]. J Clin Oncol, 2014, 32 (25): 2718 – 2726.

[43] Xing M, Liu R, Liu X, et al. BRAF V600E and TERT promoter mutations cooperatively identify the most aggressive papillary thyroid cancer with highest recurrence [J]. J Clin Oncol, 2014,32:2718 – 2726.

[44] Xing M. Molecular pathogenesis and mechanisms of thyroid cancer [J]. Nat Rev Cancer, 2013, 13: 184 – 199.

[45] Xu B, Ghossein R. Genomic landscape of poorly differentiated and anaplastic thyroid carcinoma [J]. Endocr Pathol, 2016,27(3):205 – 212.

[46] Xue F, Li D, Hu C, et al. Application of intensity-modulated radiotherapy in unresectable poorly differentiated thyroid carcinoma [J]. Oncotarget, 2017,8(9): 15934 – 15942.

[47] Zeng H, Zheng R, Guo Y, et al. Cancer survival in China, 2003 – 2005: a population-based study [J]. Int J Cancer, 2014,136(8):1921 – 1930.

甲状旁腺肿瘤

甲状旁腺肿瘤是一种比较特殊的内分泌腺体肿瘤,其中甲状旁腺癌和甲状旁腺囊肿更为少见。其发病率较低,呈现缓慢增长的趋势。在临床诊治过程中,甲状旁腺肿瘤因缺乏特征性的临床表现,通常情况下容易被忽视而造成首诊不明确、延误疾病的诊治。由于甲状旁腺位于甲状腺之后,甲状旁腺肿瘤也常可能被误诊为甲状腺肿瘤。

43.1 甲状旁腺良性肿瘤

甲状旁腺良性肿瘤主要有甲状旁腺腺瘤、甲状旁腺增生和甲状旁腺囊肿3种。甲状旁腺腺瘤临床多为功能性的,腺瘤常因体积较小难以触及,通常可表现为肌无力、骨关节疼痛、恶心、呕吐、乏力、怠倦,并可伴有泌尿系结石、病理性骨折等。甲状旁腺增生多见于尿毒症患者,即表现为继发性甲状旁腺功能亢进。而甲状旁腺囊肿则多表现为非功能性。

43.1.1 流行病学

目前国内外缺乏对于甲状旁腺良性肿瘤发病率和患病率的研究数据,仅能通过不同疾病从侧面来了解甲状旁腺良性肿瘤的流行病学情况。

在原发性甲状旁腺功能亢进中,其患病率高达1/(500~1 000)。以女性多见,男女比约为1:3,患者多为绝经后女性,发病多在绝经后前10年,但也可发生于任何年龄。甲状旁腺腺瘤中80%~85%大多为单个腺体受累,少数有2个或2个以上腺瘤,瘤体一般较小。国外研究显示,甲状旁腺增生占10%~15%,一些国内研究显示占8%~18%,多数以4个甲状旁腺均增生肥大为主,也有表现为以一个增大为主,主细胞或水样清细胞增生,其中间质脂肪和细胞内基质增多,与正常甲状旁腺组织移行,常保存小叶结构,但尚无公认的区分腺瘤和增生的形态学标准。继发性甲旁亢多以增生为主。甲状旁腺囊肿较为少见,多为非功能性,一般并无临床症状,往往是偶然发现,偶表现为有功能性甲状旁腺囊肿,囊肿液体清亮或浑浊,需与甲状旁腺瘤(癌)囊性变鉴别。

43.1.2 发病机制和分类

从病理类型来分类,包括甲状旁腺腺瘤、甲状旁腺增生、甲状旁腺囊肿;按发病原因分类,甲状旁腺肿瘤可以分为原发性甲状旁腺功能亢进、继发性和三发性甲旁亢3类。甲状旁腺良性肿瘤中,除了无功能性甲状旁腺囊肿外,多伴有甲状旁腺功能亢进的临床症状。

（1）原发性甲状旁腺功能亢进症（primary-hyperparathyroidism，PHPT，简称原发性甲旁亢）

PHPT是甲状旁腺组织的原发病变导致甲状旁腺激素（parathyroid hormone，PTH）分泌过多引起的一组临床症候群，以高钙血症、肾脏钙重吸收和尿磷排泄增加、肾结石、肾钙质沉着症等为主要表现，病理以单发甲状旁腺腺瘤最常见，少数为甲状旁腺增生或甲状旁腺癌。

PHPT大多数为散发性，少数作为家族性或某些遗传性综合征的表现之一。① 家族性和综合征性PHPT：多为单基因病变，由抑癌基因失活或原癌基因活化引起。② 散发性PHPT：多为单克隆性新生物，由某一个甲状旁腺细胞中原癌基因和（或）抑癌基因发生改变所致，少数患者在发病前数十年有颈部外照射史，或有锂剂使用史。细胞周期蛋白D1（cyclin D1，CCND1或PRAD1）基因是最早被确认的甲状旁腺原癌基因，位于人类染色体11q13。有20%～40%的甲状旁腺腺瘤中存在CCND1的高表达，可能与DNA重排有关。部分腺瘤组织中发现了抑癌基因MEN1的体细胞突变。

（2）继发性甲状旁腺功能亢进（secondary hyperparathyroidism，SHPT，简称继发性甲旁亢）

SHPT是在慢性肾功能不全（chronic kidney disease，CKD）、肠吸收不良综合征、Fanconi综合征、肾小管酸中毒、维生素D缺乏或抵抗，以及妊娠、哺乳等情况下，长期处于低血钙、低血镁或高血磷状态，从而刺激PTH过度分泌，表现为高血钙、高血镁和低血磷的慢性代偿性改变，是CKD代谢紊乱所致的一类常见并发症，发病率逐年升高。

较为熟知的发病因素涉及血钙血磷异常、维生素D及其受体异常、钙敏受体减少等，主要可以概括为PTH合成分泌增加及降解障碍。① PTH合成分泌增加：尿毒症患者体内钙磷代谢紊乱，出现低血钙、高血磷，从而直接刺激甲状旁腺分泌PTH；另外，由于活性维生素D水平下降，一方面使钙调控点上移，降低PTH对血钙的敏感性，另一方面从基因转录水平直接导致PTH的合成增加。另外，尿毒症患者常伴有代谢性酸中毒，有研究表明，代谢性酸中毒也可以促进PTH的合成与分泌。② PTH降解障碍：人体的肾脏是唯一能清除PTH的器官，尿毒症患者由于肾脏功能的损害，降解PTH的功能也将明显下降，最终导致血PTH含量增高，从而导致

SHPT。

除了上述为人熟知的因素以外，近年来，随着对SHPT发病机制的深入研究，已从分子和细胞水平揭示了SHPT的发病机制涉及肽酰脯氨酰顺反异构酶1（peptidyl-prolylcis-transisomerase1，Pin1）、抗衰老蛋白Klotho、成纤维细胞生长因子23（FGF23）等。① 有国外研究发现，在低钙饮食诱导的SHPT小鼠模型或腺嘌呤诱导的CKD小鼠模型中Pin1的活性降低。国内研究也发现，Pin1基因启动子区单核苷酸多态性与CKD继发性甲状旁腺功能亢进（CKD‐SHPT）有一定的相关性。② CKD患者血清FGF23显著升高，而抗衰老蛋白Klotho蛋白能够通过FGF23依赖和非FGF23依赖的途径，调节钙磷代谢及PTH合成及分泌，参与SHPT的发生发展。③ 还有研究提出，转化生长因子α（TGF‐α）和表皮生长因子受体（EGFR）及内皮素‐1（ET‐1）亦参与SHPT的发生发展过程，尿毒症状态下甲状旁腺细胞基因突变及克隆化增生可进一步加重SHPT。

（3）三发性甲状旁腺功能亢进症（tertiary hyperparathyroidism，THPT，简称三发性甲旁亢）

THPT是在继发性甲旁亢基础上，由于腺体受到持久刺激，发展为功能自主的增生或肿瘤，自主分泌过多PTH所致，常见于慢性肾病和肾脏移植后。

43.1.3 临床表现

甲状旁腺良性肿瘤多伴有甲状旁腺功能亢进的临床症状，所以其症状主要是因为PTH不同程度地升高引起的一系列全身代谢综合征。

甲状旁腺良性肿瘤伴发原发性甲旁亢时，一般在初诊时缺乏典型的症状或体征，患者多主诉为不同程度的肌无力、骨关节疼痛、恶心、呕吐、乏力、怠倦等，可伴有泌尿系结石，较为少见的情况可伴发骨折。通常诊治过程中往往只注重症状的缓解，而忽视原发病的诊治。

与原发性甲旁亢相比，甲状旁腺良性肿瘤伴发继发性甲旁亢时，其神经、肌肉、精神症状更为严重。患者通常主诉肌无力、易怒、失眠、瘙痒和咳嗽等，骨骼异常也在疾病较早期就会出现，心血管疾病（cardiovascular disease，CVD）相关的钙化异常会显著增加CVD发病率和病死率。

（1）骨骼系统

① 肌无力、酸痛。② 自发性肌腱断裂。③ 骨

折、骨痛,并发纤维骨炎或软骨病时可能有骨病,但痛无定处,突然的胸痛可能为肋骨骨折,多见于骨质减少症和软骨病患者。④ 骨骼变形:可发生于有肾性佝偻病的儿童及严重骨性软骨病的成人,长骨变弯,多个椎体的骨折可致身材变矮、脊柱侧弯、驼背和腰椎骨折。⑤ 生长发育停滞。⑥ 有转移性钙化者可引起钙化性关节周围炎。

（2）心血管系统

CVD 是终末期肾脏疾病患者死亡的主要原因。导致 CVD 发病率和病死率高的原因很复杂,与SHPT 相关的钙化异常已引起学者重视。CVD 相关的钙化异常包括血管钙化、心肌钙化、瓣膜钙化、心脏传导系统钙化和钙性尿毒症小动脉病（CUA）。

（3）血液系统

最常见的表现为贫血,其原因可能有:① 与溶血有关。高 PTH 能抑制 Na^+、K^+-ATP 酶活性,抑制红细胞糖酵解,干扰能量代谢,使红细胞寿命缩短;高 PTH 增加红细胞的渗透脆性,加速溶血。② 红细胞生成减少。促红细胞生成素（EPO）减少;PTH 通过下调骨髓红系干细胞上的 EPO 受体表达,抑制对重组人 EPO（rhEPO）发挥作用,干扰红细胞的生成。

（4）皮肤病变

皮肤瘙痒确切的病因不太明确,可能与 SHPT 引发的体内钙、磷代谢紊乱及 PTH 升高有关,表现为全身或局部不同程度的瘙痒,常见于额部、背部、下肢及前臂等部位,瘙痒为阵发性,持续时间不等,可自行缓解。部分患者瘙痒仅有症状而无皮肤损害。

（5）神经、肌肉系统

早期主要表现为乏力、注意力不集中、易激惹、记忆力减退、失眠、情感淡漠;随着病情进展,可出现性格和行为异常、定向力障碍、情绪低落、幻想、幻觉和幻听,甚至自杀倾向;晚期可出现肢体震颤、扑翼样震颤及肌阵挛。大多数患者脑电图异常。影像学检查可发现脑萎缩,局部低密度病灶及大脑髓质病变。

43.1.4　实验室检查

（1）血清钙

正常参考值为 2.2～2.7 mmol/L（8.8～10.9 mg/dl）,甲状旁腺良性肿瘤伴发原发性甲旁亢时血钙水平可呈现持续性增高或波动性增高,少数患者血钙值持续正常（正常血钙 PHPT）,因此必要时需反复测定。判断血钙水平时应注意使用人血浆白蛋白水平校正。甲状旁腺良性肿瘤伴发继发性甲旁亢早期大多正常或正常低值及低于正常,晚期可高于正常。

（2）24 h 尿钙

多数甲状旁腺良性肿瘤伴发原发性甲旁亢的患者尿钙排泄增加（家族性低尿钙性高钙血症除外）,尿钙女性＞250 mg/24 h,男性＞300 mg/24 h。甲状旁腺良性肿瘤伴继发性甲旁亢时尿钙排泄不增加甚至降低,出现肾小管酸中毒时则接近正常,故其意义不大。

（3）血清磷

正常参考值成人为 0.97～1.45 mmol/L（3.0～4.5 mg/dl）,儿童为 1.29～2.10 mmol/L（4.0～6.5 mg/dl）。低磷血症是甲状旁腺良性肿瘤伴发原发性甲旁亢时的生化特征之一。由于 PTH 的作用使肾脏对碳酸氢盐的重吸收减少,对氯的重吸收增加,会导致高氯血症,血氯/磷比值会升高。甲状旁腺良性肿瘤伴继发性甲旁亢患者,因其病因不同而血磷水平有所不同,CKD 或高磷摄入时会出现高磷血症,肾小管病变时大多正常,维生素 D 缺乏时血磷下降。

（4）肾功能检查

测定血肌酐和尿素氮等有助于甲状旁腺良性肿瘤伴原发性、继发性,或是三发性甲旁亢的鉴别。

（5）血清 PTH

目前常用的 PTH 检测方法见表 43-1,因检测方法不同其参考范围略有不同。有功能性甲状旁腺良性肿瘤患者的 PTH 均高于正常范围,PTH 的测定同时可反映疾病的进展及治疗效果,应依据 PTH 水平选择合适的治疗措施。

表 43-1　目前常用的几种 PTH 检测方法及其正常参考范围

方法	参考范围
罗氏 ElecsysPTHintact 或 Elecsys PTH Intact stat	1.6～6.9 pmol/L（15～65 pg/ml）
罗氏 Elecsys PTH（1-84）biointact（第 3 代）	1.58～6.03 pmol/L（14.9～56.9 pg/ml）
DPC2000 intact PTH	1.3～6.8 pmol/L（12～65 pg/ml）
Centaur intact PTH（第 3 代）	1.48～7.63 pmol/L（14～72 pg/ml）

（6）血维生素 D

维生素 D 缺乏或合并佝偻病/骨软化症时可能伴有严重的维生素 D 缺乏，血 25 羟维生素 D(25 - OH - D)水平低于 20 ng/ml，甚至低于 10 ng/ml。由于过多 PTH 的作用，血液中的 $1,25 -(OH)_2 - D_3$ 的水平则可能高于正常。

43.1.5 影像学检查

甲状旁腺肿瘤常用的影像学检查方法包括甲状旁腺超声、CT、MRI、双时相[99mTc]核素标记的甲氧基异丁基异腈([99mTc] - MIBI)显像等，各有其优缺点。

（1）超声检查

属于形态学检查，结果很大程度上受检查者经验的影响，且对于异位甲状旁腺不易发现。由于甲状腺结节是假阳性的最常见原因，因此超声与甲状旁腺显像联合应用被认为是最佳的组合方式。① 甲状旁腺腺瘤：多为椭圆形，边界清晰，内部多为均匀低回声，可有囊性变，但钙化少见。彩色多普勒血流显像瘤体内部血供丰富，周边可见绕行血管及多条动脉分支进入。甲状旁腺为无导管腺体，其内有丰富毛细血管网，当腺瘤发生时，组织代谢活跃，血供增加，从而为彩超提供了诊断依据。腺瘤囊性变时超声可表现为单纯囊肿、多房囊肿、囊实性。② 甲状旁腺增生：常多发，增生较腺瘤相对小，声像图上两者难以鉴别，必须结合临床考虑。③ 甲状旁腺囊肿：边界清晰，内部均匀低回声。另外，超声定位下的细针穿刺也有助于鉴别甲状旁腺良性肿瘤。

（2）CT 和 MRI

目前，CT 和 MRI 并不推荐作为甲状旁腺病变的首选影像学检查方法，其主要用于判断病变的具体位置、病变与周围结构之间的关系和病变本身的形态特征。正常甲状旁腺或其较小病灶的常规 CT 和 MRI 均与周围的甲状腺影像相似，难于区分，薄层增强 CT 和 MRI 有助于较小病灶的检出。与超声相比，CT 成像速度快、分辨率高、定位准确，并能了解甲状旁腺肿瘤的组织血供和周围组织的关系，为外科医师提供一个客观的术前定位影像，对胸骨下、气管后、食管后间隙等超声显像不清的部位有着良好的补充定位价值，特别是高度怀疑存在异位甲状旁腺时，CT 显得更为有价值。MRI 的敏感性虽然较高，可以多方位成像、组织分辨能力强，但费用高、检查时间长、禁忌证多，因此其应用受到一定限制。

（3）双时相[99mTc]核素标记的甲氧基异丁基异腈([99mTc] - MIBI)显像

近几年，该技术在临床上应用越来越广泛。与超声、CT 相比，[99mTc] - MIBI 显像既是影像学检查又是功能性检查，有功能性甲状旁腺良性肿瘤摄取足够的 MIBI 就能显示出甲状旁腺有放射性浓聚。目前，常用的方法有双时相法、减影法和 SPECT 断层显像。

43.1.6 诊断与鉴别诊断

甲状旁腺良性肿瘤因缺乏特征性的临床表现，易延误疾病的诊治。根据患者的病史、症状和体征、结合实验室检查和影像学检查等进行诊断，尤其对伴有甲状旁腺功能亢进症者的早期诊断和及时治疗就显得非常重要。

甲状旁腺良性肿瘤需与甲状旁腺恶性肿瘤进行鉴别诊断，甲状旁腺腺癌患者的表现往往更严重，如血钙和 PTH 显著升高或翻倍、脏器损伤严重、侵犯周围组织等。金标准仍是通过病理诊断加以鉴别。

伴发甲旁亢的甲状旁腺肿瘤患者，可根据血钙血磷变化、PTH 升高、有肾功能不全或维生素 D 缺乏的病史作出诊断，还需鉴别原发性、继发性或三发性甲旁亢（表 43 - 2）。

表 43 - 2 原发性、继发性和三发性甲旁亢鉴别

项目	原发性甲旁亢	继发性甲旁亢	三发性甲旁亢
病因	甲状旁腺增生、腺瘤或腺癌	CKD、维生素 D 缺乏或抵抗等	CKD、维生素 D 缺乏或抵抗等
血钙	↑或正常	正常或↓	正常或↑
血磷	↓	↑或正常	↑或正常
血 ALP	↑↑	↑或正常	↑
尿钙	↑	正常或↓	正常或↑
尿磷	↑	不定	不定
血钙/磷	＞33	＜33	＞33

项目	原发性甲旁亢	继发性甲旁亢	三发性甲旁亢
骨病变	骨膜下骨皮质吸收,常见于中指指骨桡侧,伴纤维囊性骨炎和(或)病理性骨折	骨膜下骨皮质吸收,长骨近骨骺端较明显,呈毛刷状改变,伴佝偻-骨软化症	骨膜下骨皮质吸收,伴纤维囊性骨炎和(或)病理性骨折

原发性和继发性甲状旁腺功能亢进均能导致肾小管性酸中毒,其发生可能是因 PTH 直接作用于肾小管,使碳酸氢盐重吸收减少。磷酸盐缺乏也抑制碳酸氢盐的重吸收。甲状旁腺功能亢进的高钙尿症损伤肾小管,可发生远端和近端肾小管性酸中毒。而未经治疗的肾小管性酸中毒由于尿钙排出过多,低钙常使 PTH 增高。此时两者虽都有肾小管性酸中毒和 PTH 升高,但原发性甲旁亢常没有继发的病因,血钙总是升高的,而继发性甲旁亢常有继发的病因,血钙可能正常。近端肾小管重吸收氨基酸的功能受 PTH 调节,当 PTH 增多时氨基酸的重吸收减少,因此甲状旁腺功能亢进症患者常有氨基酸尿。

除上述疾病外,还需与其他能引起高钙血症的恶性肿瘤进行鉴别。恶性肿瘤所致的高钙血症常伴有临床症状,或晚期的恶性肿瘤已有明确诊断,其 PTH 水平常受到抑制。

43.1.7　治疗原则

对于有功能性的甲状旁腺良性肿瘤患者,应明确其甲旁亢的原因,选择合适的治疗方法,包括药物治疗、外科手术治疗和介入治疗。手术治疗是治疗甲状旁腺肿瘤的主要方法。而对于无功能性的甲状旁腺良性肿瘤患者宜评估手术指征、全身情况及患者个人意愿,选择是否需进一步治疗。

（1）药物治疗

甲状旁腺肿瘤患者出现严重高钙血症需予以及时处理,最根本的办法是去除病因,即行甲状旁腺切除术,短期治疗则仅能缓解高钙水平和临床症状。轻度血钙升高和(或)无症状的甲状旁腺肿瘤患者,无需特殊处理。当血钙升高>3.5 mmol/L 时,无论是否有临床症状,应积极降低血钙水平。治疗原则包括扩容、促进钙排泄、抑制骨吸收。如上述治疗无效或不能使用上述药物的患者,可进行低钙或无钙透析液的腹膜透析或血液透析。

对于高磷血症的患者,控制血磷是甲状旁腺良性肿瘤伴 SHPT 早期的治疗核心,主要包括磷结合剂、维生素 D 及活性维生素 D 类似物、钙敏感受体（CaSR）激动剂。近年来,一些新型药物也开始应用于临床并有较好疗效,如新型磷结合剂、维生素 D 类似物和 CaSR 激动剂治疗 SHPT 效果显著,为临床治疗提供了更好的选择。

1）抑制骨吸收:如双膦酸盐（帕米膦酸钠、唑来膦酸、伊班膦酸钠等）、降钙素等,此类药物的早期使用可显著降低血钙水平,并可避免长期大量使用 0.9％氯化钠溶液和呋塞米造成的水及电解质紊乱。

2）CaSR 激动剂:如西那卡塞,可激活甲状旁腺上的 CaSR,从而抑制 PTH 分泌,降低血钙,尤其适用于不能接受手术、而高钙血症的症状明显或血钙明显升高者。应用后 1 周内即可检测到血钙变化,在治疗中应注意监测血钙水平,但其对骨密度无显著影响。有文献报道,其对 SHPT 疗效显著,甚至可与外科手术相媲美。有研究显示,该类药物对于不能手术的甲状旁腺癌患者,亦可持续控制 PTH 和血钙水平。

3）磷结合剂:传统含钙磷结合剂如碳酸钙虽然效果佳、价格低,但易引起高钙血症,加重血管钙化;新型磷结合剂（司维拉姆、碳酸镧）效果不劣于碳酸钙,同时不会导致高钙血症。

4）活性维生素 D:是治疗 SHPT 的标准药物,因促进肠道钙磷吸收而易导致高钙血症和高磷血症。

5）维生素 D 类似物:如帕立骨化醇、度骨化醇可选择性作用于甲状旁腺维生素 D 受体（VDR）,发生高钙、高磷的情况明显降低,目前已成为美国治疗 SHPT 的一线药物。

（2）外科手术

对于无功能性甲状旁腺良性肿瘤患者,一般无需特殊治疗,但出现压迫周围组织症状时,则需考虑手术切除。

甲状旁腺良性肿瘤伴 PHPT 患者的手术指征包括有甲旁亢症状的患者;无甲旁亢症状的患者合并以下任一情况:① 高钙血症,血钙高于正常上限 0.25 mmol/L（1 mg/dL）。② 肾脏损害,肌酐清除率低于 60 ml/min。③ 任何部位骨密度值低于峰值骨量 2.5 个标准差,和(或)出现脆性骨折。④ 年龄 <50 岁。⑤ 患者不能接受常规随访。采取的手术术式为病变甲状旁腺切除术,成功切除后,血钙及 PTH 在短期内可降至正常甚至出现低钙血症,术后 3~6 个月复查 1 次,病情稳定后可每年复查 1 次。除此以外,还需观察患者的症状、体征、肌酐和骨密度,并定期复查 B 超。

不符合上述手术指征的甲状旁腺良性肿瘤伴 PHPT 患者,是否接受手术治疗仍不明确,临床医师可根据患者年龄、手术意愿、预期寿命、手术风险和合并疾病等因素综合考虑给予个体化治疗。

甲状旁腺良性肿瘤伴 SHPT 患者的手术指征则稍有不同。伴 SHPT 的患者,如果是药物无法控制 PTH 达标的严重 SHPT 患者,则需行甲状旁腺切除手术治疗。目前临床采取的手术方式包括甲状旁腺次全切除术(SPTX)、甲状旁腺全切术、甲状旁腺全切＋自体前臂移植术(TPTX＋AT)、^{99m}Tc - MIBI 术中引导的甲状旁腺切除术。由于对疾病认识的不同,对于将何种术式作为治疗 SHPT 的最佳手术方式还存在争议。

1) SPTX:是指术中切除至少 3 枚半以上的甲状旁腺,而残留的部分甲状旁腺可行使甲状旁腺的功能。支持行甲状旁腺次全切的学者认为,相对于其他术式,甲状旁腺次全切术后低钙血症的发生率较低,同时也能明显改善患者的临床症状,且有较低的术后复发率。

2) TPTX＋AT:是指全部切除甲状旁腺,然后在前臂桡侧肌肉层中移植约为正常大小一半的甲状旁腺。该术式既可有效缓解症状,也可避免术后低钙血症的发生,且支持者认为如果术后复发,可直接切除前臂种植的甲状旁腺,无需再次行颈部手术,可大大降低术后并发症的发生率,而且创伤小、手术简单易行、患者易于接受。

3) ^{99m}Tc - MIBI 术中引导的甲状旁腺切除术:通常剂量为 370 MBq,病变的甲状旁腺最佳显像时间为注射试剂后的 2~3 h,此时利用核素探针在以甲状腺为背景的术野探测,当术中组织放射性计数大于背景值时即可辅助定位病变甲状旁腺。该方法可更方便、更准确、更迅速地定位甲状旁腺,有助于发现变异甚至异位甲状旁腺,降低对术中快速 PTH 测定及术中冰冻切片病理检查的依赖,缩短手术时间、提高手术成功率。

目前,腔镜下的甲状旁腺手术的开展已经被越来越多的外科医师认可,其入路可以分为胸乳入路、腋下入路等。优点在于术中出血较少、颈部不留瘢痕等。但是对操作者的解剖和腔镜技术有着较高要求。单侧的甲状旁腺囊肿和原发性甲状旁腺腺瘤可以考虑行腔镜下切除。

(3) 介入治疗

SHPT 的介入治疗包括超声引导下经皮无水乙醇注射术、超声引导下经皮射频或微波热消融术。前者由于术后复发率高已被逐渐淘汰,而后者由于损伤小、降低 PTH 疗效较好而得到认可。

43.1.8 预后

无功能性甲状旁腺肿瘤或有功能性甲状旁腺腺瘤和甲状旁腺增生切除后预后良好。但若因 SHPT 引起并存在异位甲状旁腺且在一期手术时未能发现并给予切除者,复发概率增高。

43.2 甲状旁腺恶性肿瘤

甲状旁腺癌是内分泌恶性肿瘤之一,较为少见。其主要表现是 PTH 升高导致的高血钙症状,手术后病理学诊断是确诊的主要依据,外科手术完整切除病变组织是主要的治疗方法,总体来说,较其他恶性实体肿瘤预后稍好。

43.2.1 流行病学和发病机制

据估计,甲状旁腺癌的发病率约占所有恶性肿瘤的 0.005%。甲状旁腺癌是原发性甲旁亢较为罕见的病因之一,占 PHPT 患者 1%~2%,其通常发病年龄在 45~59 岁,男女发病率无明显差别。虽然发病率不高,但大多数甲状旁腺癌均表现为有功能性,患者伴随有相应的临床症状,仅有<10% 的甲状旁腺癌是无激素分泌功能的。

甲状旁腺癌的发病机制目前尚不清楚,认为可能是遗传综合征的一部分。有研究和文献报道,与甲状旁腺癌有关的遗传综合征包括甲状旁腺功能亢进症-下颌肿瘤综合征(HPT - JT)、多发性内分泌腺瘤综合征 1 型(MEN1)、MEN2A 型和孤立性家族性甲状旁腺功能亢进症。抑癌基因 HRPT2 的突变也参与甲状旁腺癌的发生。

甲状旁腺癌也可能继发于颈部放射治疗后或 CKD 所致的 SHPT/THPT,或与曾有甲状腺癌和甲状旁腺瘤病史有关,或与甲状旁腺良性肿瘤如甲状旁腺腺瘤、甲状旁腺增生同时发生。目前,研究仅能提示甲状旁腺癌与甲状旁腺良性肿瘤存在相关性,但并没有直接证据或研究证实良性肿瘤发生恶变形成甲状旁腺癌。

43.2.2 临床表现

无功能性甲状旁腺癌主要表现是肿瘤增大所致的压迫症状或侵犯周围组织脏器所致的症状,如侵犯喉返神经导致的声音嘶哑、颈部淋巴结转移等,甚至发生远处转移时所产生的相应症状,如侵犯转移至肺部、肝脏或骨骼等。

大多数甲状旁腺癌是有功能性的,除有压迫或侵犯症状外,患者还表现出因 PTH 水平升高所导致的高钙血症的症状,且甲状旁腺癌患者的症状通常比甲状旁腺良性肿瘤患者更为严重。临床上主要表现为骨骼和重要脏器受累的症状。39%~73%患者存在骨骼系统的表现,包括骨折、骨痛、纤维骨炎或软骨病、骨骼变形等。27%~64%患者合并肾脏损害,表现为多尿、肾绞痛、肾钙化和肾结石。神经系统累及表现为乏力、注意力不集中、易激惹、记忆力减退、性格和行为异常、定向力障碍、自杀倾向、肢体震颤、扑翼样震颤及肌阵挛等。CVD 相关的钙化异常、贫血、皮肤瘙痒及皮肤病变也是常见的临床表现。

43.2.3 辅助检查

(1) 实验室检查

检查项目与甲状旁腺良性肿瘤类似。功能性甲状旁腺癌患者的血钙通常>3.5 mmol/L(14 mg/dl),PTH 通常也可以达到正常值的 3~10 倍。而无功能性甲状旁腺癌患者的血钙和 PTH 基本在正常范围内。

(2) 影像学检查

检查项目与甲状旁腺良性肿瘤类似,有助于发现和定位甲状旁腺瘤。甲状旁腺癌的 B 超检查表现为内部回声不均匀、分叶状,可有囊性变和钙化,且瘤体较大;CT 和 MRI 检查除可发现和定位甲状旁腺外,还可对周围局部组织的侵犯,对有无远处转移或术后复发进行评估。^{99m}Tc - MIBI 可显示出有功能性甲状腺有放射性浓聚。建议联合两种以上方法,以提高检查的敏感性。

(3) 病理学检查

术前细针抽吸(FNA)细胞学检查并不推荐,因为通过细胞学形态很难区分甲状旁腺肿瘤的良恶性,且 FNA 容易导致肿瘤破裂和出血,可能易于发生转移。甲状旁腺癌手术中肉眼观察,通常是单发的,常发生于甲状旁腺的左或右下叶,肿瘤一般较大,肿瘤颜色一般是浅灰色到白色,肿瘤通常是坚硬的,常浸润或粘连到周围组织或器官。病理学表现: ① 肿瘤中有形成小梁结构的纤维组织带。② 包膜浸润。③ 侵犯血管。④ 肿瘤内存在有丝分裂活动。上述情况并不是甲状旁腺恶性肿瘤所特有的,甲状旁腺良性肿瘤亦可能出现。无功能性和有功能性甲状旁腺癌的组织病理学表现相似,可进行免疫组化检测,细胞中有无 PTH、甲状腺球蛋白和降钙素表达是判断甲状旁腺癌有无功能的重要依据。

(4) 遗传学检查

怀疑甲状旁腺癌患者是因某些遗传综合征引起的,可进行相关遗传学检查,如次黄嘌呤磷酸核糖基转移酶- 2(HPRT - 2)基因突变、细胞周期调控因子变异(如细胞周期蛋白 D1、RB、BRCA 和 p53 等)。但目前尚未发现一个单一的遗传基因标记物能够有效地区分甲状旁腺良恶性肿瘤。

43.2.4 诊断与鉴别诊断

与诊断甲状旁腺良性肿瘤类似,因甲状旁腺恶性肿瘤缺乏特征性临床表现,且与甲状旁腺良性肿瘤临床表现又相似,故确诊甲状旁腺癌非常困难。伴有远处转移的甲状旁腺癌患者,相对较易发现和诊断。甲状旁腺癌通常根据患者的病史、症状和体征、辅助检查,结合术中病理或术后病理等进行诊断。

甲状旁腺恶性肿瘤需与甲状旁腺良性肿瘤进行鉴别诊断。

1) 临床表现:甲状旁腺腺癌患者的表现往往更严重,如脏器损伤严重,侵犯周围组织包括甲状腺、喉返神经、周边肌肉或食管,有远处转移等。

2) 触诊:甲状旁腺癌瘤体相对较大,40%~70%的甲状旁腺癌在体格检查时颈部能够触到肿块,而良性甲状旁腺肿瘤通常触不到肿物。

3) 血钙和 PTH:甲状旁腺癌患者血钙和 PTH 水平显著升高或翻倍,血钙往往超过 3.5 mmol/L,而 PTH 则高于正常值的 2~3 倍;许多甲状旁腺癌患者开始可以出现高血钙危象,又称甲状旁腺毒症。

4) B 超检查:腺癌表现为不均匀、有分叶,且瘤体较大,良性肿瘤则表现为回声均匀,瘤体较小。

5) 病理学:甲状旁腺癌在组织上呈浸润性生

长，失去典型的小叶结构，而甲状旁腺腺瘤极为少见；形态上出现核异形及核分裂象更为显著，且可发生凝固性坏死、局灶钙化和囊性变，而甲状旁腺良性肿瘤中更为少见；甲状旁腺癌表现为实性生长方式，瘤细胞呈弥漫片块或密集巢状，小梁状的生长方式在甲状旁腺良性肿瘤中更常见。

43.2.5 治疗原则

手术是治疗甲状旁腺恶性肿瘤的主要方法。另外，根据患者情况，可考虑的治疗手段还包括化疗、放疗、内科治疗和姑息性治疗。

（1）外科手术治疗

手术切除甲状旁腺恶性肿瘤是最为主要和重要的治疗方法。首次手术所采用的标准方法是完整切除，剥离甲状旁腺肿瘤，连同包膜、肿瘤累及的所有组织，如甲状腺腺叶、气管或食管管壁一并切除，清扫肿大和可疑的淋巴结，特别是颈部中央组淋巴结。完整切除是最佳手术方法，可减少术后复发，增加生存机会。恶性肿瘤的成功切除依赖于术前对甲状腺癌的诊断、定位、评估，以及术中的识别和完整切除。患者在切除甲状旁腺恶性肿瘤后会频发低钙血症和低磷血症，因此术后监测电解质和PTH水平尤为重要，同时可补充钙剂和维生素D等药物，并逐渐减量至停药。

甲状旁腺癌首次术后可能有较高的复发率，对于此类复发的患者，手术治疗仍是治疗首选。术后，患者的甲旁亢症状及血钙血磷带来的代谢问题均可以得到改善。部分患者需反复手术以改善症状。对于局部复发的患者，可考虑行颈部广泛切除，并纵隔探查，如条件允许，较远处的局部侵犯病灶可一并切除。由于二次手术时存在瘢痕组织和解剖学结构的变化，术中定位和识别也将给临床医师带来一定困难。

（2）其他

化疗对甲状旁腺癌效果不佳或无效，所以目前还没有标准的化疗方案，对放疗亦不敏感，而且没有统一的放疗规范，所以是否进行放化疗也应根据患者的情况具体而定。有研究报道，甲状旁腺癌患者接受化疗效果较好，所使用的化疗方案为达卡巴嗪单一化疗，或氟尿嘧啶、环磷酰胺和达卡巴嗪联合化疗，或氨甲喋呤、阿霉素、环磷酰胺和罗莫司丁联合化疗。

内科治疗和姑息性治疗适用于那些无法接受手术治疗的甲状旁腺恶性肿瘤患者，治疗的主要目的在于控制因甲旁亢引起的相关症状和体征。

药物包括双膦酸盐、磷结合剂及新型磷结合剂、维生素D及活性维生素D类似物、CaSR激动剂等。

试验性免疫治疗应用PTH蛋白片段诱导获得性免疫，免疫诱导2～4次后即可检测到抗PTH抗体，血清PTH和钙水平持续下降，但免疫治疗方法需要进一步扩大病例数，以观察其疗效和适用性。超声引导下经皮注射无水乙醇是另一种姑息治疗已远处转移而不能手术的甲状旁腺恶性肿瘤的方法，但是部分患者可导致出血、局部神经和组织的损伤。

43.2.6 预后

有研究报道，甲状旁腺恶性肿瘤预后在过去几十年间并没有显著改善，总体生存率约为85%，5～10年生存率为49%～77%。甲状旁腺恶性肿瘤患者的预后个体差异较大，但总体较其他恶性实体肿瘤预后要好。而甲状旁腺恶性肿瘤首次术后复发率较高，为49%～60%，多发生在术后2.5～4.8年。再次手术的术后并发症发生率是首次手术的3～5倍，多次手术的术后并发症发生率可达60%。甲状旁腺恶性肿瘤发生死亡的主要原因是难治性甲旁亢症状，导致各大脏器功能进行性衰竭所致。

（陈　隽　王家东）

主要参考文献

[1] 中华医学会骨质疏松和骨矿盐疾病分会，中华医学会内分泌分会代谢性骨病学组. 原发性甲状旁腺功能亢进症诊疗指南[J]. 中华骨质疏松和骨矿盐疾病杂志，2014，7(3)：187-198.

[2] 刘艳芳，刘建忠，王慎田. 甲状旁腺癌的研究进展[J]. 中华临床医师杂志(电子版)，2015，9(2)：291-294.

[3] 陈隽，王家东. 继发性甲状旁腺机能亢进的诊疗进展[J]. 山东大学耳鼻喉眼学报，2016，30(2)：36-39.

[4] 格雷戈里·W·伦道夫. 甲状腺和甲状旁腺外科学[M]. 2版. 田文，姜可伟. 北京：北京大学医学出版社，2016：671-680；691-716；805-817.

[5] Agarwal A, Pradhan R, Kumari N, et al. Molecular characteristics of large parathyroid adenomas[J]. World J Surg, 2016, 40(3): 607-614.

[6] Chen J, Zhou QY, Wang JD. Comparison between subtotal parathyroidectomy and total parathyroidectomy with autotransplantation for secondary hyperpara-

thyroidism in patients with chronic renal failure: a meta-analysis[J]. Horm Metab Res，2015,47(9):643 – 651.

[7] Christakis I, Bussaidy N, Clarke C, et al. Differentiating atypical parathyroid neoplasm from parathyroid cancer[J]. Ann Surg Oncol，2016,23(9): 2889 – 2897.

[8] Christakis I, Silva AM, Kwatampora LJ, et al. Oncologic progress for the treatment of parathyroid carcinoma is needed[J]. J Surg Oncol，2016,114(6): 708 – 713.

[9] Cinque L, Sparaneo A, Cetani F, et al. Novel association of MEN1 gene mutations with parathyroid carcinoma[J]. Oncol Lett，2017,14(1):23 – 30.

[10] Harris R, Ryu H, Vu T, et al. Modern approach to surgical intervention of the thyroid and parathyroid glands[J]. Semin Ultrasound CT MR，2012,33(2): 115 – 122.

[11] Jun Chen, Jia-dong Wang. Radioguided parathyroidectomy in patients with secondary hyperparathyroidism due to chronic renal failure[J]. Nucl Med Commun，2014,35(4):391 – 397.

[12] Kuczera P, Adamczak M, Więcek A. Treatment with cinacalcet increases plasma sclerostin concentration in hemodialysis patients with secondary hyperparathyroidism[J]. BMC Nephrol，2016,17(1):176.

[13] Machens A, Lorenz K, Dralle H. Parathyroid hormone levels predict long-term outcome after operative management of parathyroid cancer[J]. Horm Metab Res，2017,49(7):485 – 492.

[14] Perry Cm, Plosker GL. Sevelamercarbonate: a review inhyperphosphataemia in adults with chronic kidney disease[J]. Drugs，2014,74(7):771 – 792.

[15] Simonds WF. Genetics of hyperparathyroidism, including parathyroid cancer[J]. Endocrinol Metab Clin North Am，2017,46(2):405 – 418.

[16] van der Plas WY, Dulfer RR, Engelsman AF, et al. Effect of parathyroidectomy and cinacalcet on quality of life in patients with end-stage renal disease-related hyperparathyroidism: a systematic review[J]. Nephrol Dial Transplant，2017,32(11):1902 – 1908.

44 鼻腔及鼻旁窦肿瘤

44.1 流行病学

鼻腔及鼻旁窦肿瘤按病变性质可分为良性与恶性肿瘤,良性肿瘤多见于鼻腔,恶性肿瘤多见于鼻窦。临床上以恶性肿瘤为常见,其中以上颌窦恶性肿瘤最为多见,占 $50\%\sim65\%$;其次为鼻腔恶性肿瘤,占 $20\%\sim30\%$;筛窦恶性肿瘤少见,占 $10\%\sim15\%$;额窦和蝶窦恶性肿瘤十分罕见,约占 1%。病理类型以鳞状细胞癌为主,占 $70\%\sim80\%$;还包括腺癌、腺样囊腺癌、恶性黑色素瘤、肉瘤等。国外报道,鼻腔及鼻窦恶性肿瘤占全身恶性肿瘤的 $0.2\%\sim2.5\%$,约占头颈部恶性肿瘤的 3%;在国内,占全身恶性肿瘤的 $2.05\%\sim3.66\%$,占头颈部恶性肿瘤的 $21.74\%\sim49.22\%$。日本、印度及我国北方地区属于高发地区,以男性多见,男女发病率之比约为 2:1。大部分患者发病年龄在 $40\sim70$ 岁,中位发病年龄为 47 岁,肉瘤多见于青年人及儿童。肿瘤早期通常局限在鼻腔或鼻窦的某一解剖位置,随着病情进展,逐渐累及多个解剖位置,此时很难判断原发位置,考虑到鼻腔鼻窦黏膜具有相似的结构和功能,故通常将两者视为一个功能单位分析。

44.2 病因

目前,鼻腔及鼻旁窦肿瘤的发病原因尚不明确,可能与以下因素相关。

(1) 长期慢性炎症刺激

长期慢性炎症刺激可以引起鼻窦壁骨膜增生,形成骨瘤;严重者可以促使柱状上皮逐渐鳞状上皮化,成为鳞癌的发病基础。文献报道,大部分鼻腔及鼻窦恶性肿瘤患者有长期慢性鼻炎、鼻窦炎病史,且两者发病率差异相似,提示两者之间可能有病因联系。

(2) 不良生活方式

研究显示,吸烟与鼻腔鼻窦恶性肿瘤发病危险性相关,长期及重度吸烟者的发病风险明显提高。此外,长期饮酒、食用烟熏及腌制食品也将增加鼻腔鼻窦恶性肿瘤的发病风险。

(3) 职业暴露

木材工业、纺织品尘埃、冶金工业、甲醛和汽油等均可增加鼻腔鼻窦恶性肿瘤的发病风险。

(4) 病毒感染

人乳头状瘤病毒(HPV)在鼻腔鼻窦肿瘤的发生、发展中具有重要作用。HPV 中以 HPV - 6 型和

HPV-11型较为常见,偶可见 HPV-16和 HVP-18型;恶性肿瘤以 HPV-16型和 HPV-18型更为常见,好发于鳞-柱交界区。

（5）外伤

部分患者外伤可导致鼻窦壁骨膜增生形成骨瘤;此外,肉瘤患者常有外伤史。

（6）良性肿瘤恶变

部分良性肿瘤如神经鞘膜瘤、纤维瘤等存在恶变可能;此外,鼻息肉或乳头状瘤反复复发及手术者,也存在恶变可能。

（7）其他

先天性发育异常或曾有过头颈部放疗史等均可诱发鼻腔及鼻窦肿瘤。

44.3 病理及生物学特性

鼻腔及鼻旁窦肿瘤种类繁多,依照肿瘤细胞的起源可以分为上皮组织源性、软组织源性、淋巴造血组织源性、骨及软骨组织源性等。

（1）上皮组织来源的肿瘤

鼻腔鼻窦上皮组织包括被覆上皮和黏膜内的小涎腺型腺上皮,分别对应被覆上皮和涎腺型上皮来源的肿瘤。被覆上皮来源的肿瘤以良性居多,主要为内翻性乳头状瘤,涎腺来源的肿瘤以恶性居多,主要为腺样囊性癌。总体上,上皮组织来源的肿瘤以恶性居多,其中最多的是鳞状细胞癌。

1) 乳头状瘤:较常见的鼻腔鼻窦良性肿瘤,多发生于中年,男性较多。病理上可分为硬型和软型。硬型的外观与结构类似于皮疣,瘤体局限,通常单发,多见于鼻前庭、鼻中隔前部或硬腭处;软型又称内翻性乳头状瘤,瘤体较大,有细蒂或广基,通常弥漫型生长,多见于鼻腔外侧壁,特别是中鼻道,累及鼻腔和1个或多个鼻窦。

2) 鳞状细胞癌:最常见的鼻腔鼻窦恶性肿瘤,约占80%,多发生于40～70岁的男性。好发于鼻腔外侧壁及中、下鼻甲,易破坏鼻腔外侧壁而侵及上颌窦,向下可穿透硬腭侵及口腔,向上扩展可侵及筛窦。颈部淋巴结转移发生率在5%～10%,大多先转移至颌下淋巴结,其次为颈内静脉淋巴结链,远处转移少见。经过治疗后,20%～50%病例会复发,其中80%发生在1年内。

3) 腺样囊腺癌:来源于涎腺组织,约占鼻腔鼻窦恶性肿瘤的10%。好发于上颌窦及鼻前庭,肿瘤

生长缓慢,但是沿着神经浸润生长,可破坏骨壁侵及颅底。容易出现复发及转移,转移部位最常见于肺,其次是骨、肝,5年生存率在50%～85%。

4) 腺癌:多发生于60～70岁,男女发病比约为3∶1,其5年生存率为63%～73%。根据腺体成分可分为肠型、涎腺型及其他型,肠型发病率与长时间的木屑暴露有关。职业暴露相关腺癌大多发生于鼻腔上部,易向眼眶及筛窦方向扩展。非职业暴露相关腺癌大多发生于筛窦,易发生远处转移,临床分期较晚,预后较差。

（2）软组织来源的肿瘤

主要来源于神经、纤维组织、横纹肌和血管等,其中良性肿瘤以血管瘤最为多见,恶性肿瘤以恶性黑色素瘤最为多见,此外还包括嗅神经母细胞瘤、纤维肉瘤、横纹肌肉瘤等。

1) 血管瘤:来源于脉管组织的良性肿瘤,约占鼻腔鼻窦良性肿瘤的40%,多见于青壮年。病理学上可分为毛细血管瘤及海绵状血管瘤。其中毛细血管瘤多见,瘤体小,好发于鼻中隔,色鲜红,触之易出血;海绵状血管瘤基底广,好发于上颌窦及下鼻甲,可脱出窦口外或后鼻孔处,严重者可导致面部畸形、眼球移位等。

2) 恶性黑色素瘤:约占鼻腔鼻窦恶性肿瘤的5%,男女发病率大致相同,多发生于50～80岁。好发于鼻中隔或中、下鼻甲,易突出鼻外或侵及上颌窦。通常症状不典型,多数患者就诊时已属晚期,5年生存率仅为20%～30%。

（3）其他组织源性的肿瘤

1) 淋巴造血组织来源的肿瘤:以非霍奇金淋巴瘤为主,其中 NK/T 细胞来源的淋巴瘤最多见,其次为 T 细胞、B 细胞淋巴瘤。多见于中青年男性,好发于鼻腔后部,通常沿面部中线侵犯,可侵及鼻咽、口咽、软腭等,常伴有发热症状,确诊需依靠病理组织学活检。

2) 骨及软骨组织肿瘤:良性肿瘤最常见的为骨瘤,多见于青年男性,好发于额窦,其次为筛窦,严重者可经额窦后壁或筛板侵入颅内;恶性肿瘤包括脊索瘤、软骨肉瘤、骨肉瘤等,较为少见。

（薛　芬）

44.4 临床表现

局部症状随肿瘤原发部位和累及范围而异。

（1）鼻腔恶性肿瘤

早期可表现为间歇性单侧鼻塞，进行性加重，后为持续性鼻塞。患侧鼻腔涕中带血或鼻腔出血伴异常渗液，出现嗅觉减退、鼻外形改变等临床表现。恶性黑色素瘤患者可有黑色黏稠鼻涕。若继发感染或肿瘤破溃时，可出现恶臭脓血涕。随着疾病的进展，肿瘤可侵犯周围鼻窦，出现鼻窦肿瘤相关症状。

（2）上颌窦恶性肿瘤

早期肿瘤较小，局限于窦腔内黏膜，常无明显症状。随着肿瘤的发展，因侵及部位的不同，临床症状各异。

1）侵及底壁：出现上颌磨牙疼痛或松动，为肿瘤侵犯牙槽所致。患者常因此就诊于口腔科，若误诊为一般性牙病后行拔牙处理，症状不仅未见明显改善，甚至出现创口长久不愈，肿瘤从创口位置长出。

2）侵及顶壁：破坏眶底，出现眶缘变钝、眼球向上移位，产生复视；累及眶周肌肉，眼球活动受限。

3）侵及前壁：出现面部疼痛，肿瘤累及面部软组织，可致面部肿胀，面部不对称变形，甚至可出现瘘管、皮肤破溃。肿瘤侵犯眶下神经，出现患侧面颊部疼痛或麻木感。

4）侵及后壁：肿瘤穿破后壁侵犯翼腭窝及翼内外肌时，出现顽固性神经痛和张口困难，病变晚期者甚至出现牙关紧闭。

5）侵及内侧壁或鼻腔：可出现鼻塞、血涕、鼻出血等症状。

6）侵及外侧壁：肿瘤向外生长可侵及颞下窝，亦可至鼻咽、颅底等处，出现听力减退、耳鸣、头痛等相关症状。

（3）筛窦恶性肿瘤

早期肿瘤局限于筛房内可无症状。肿瘤侵入鼻腔时，出现单侧鼻塞、血涕、头痛和嗅觉减退等症状。晚期肿瘤生长可向各方向发展，最易侵犯纸样板进入眼眶，使眼球向外、前、下或上方移位，并伴复视。后组筛窦肿瘤可侵入球后、眶尖，易致突眼、动眼神经麻痹和视力减退。肿瘤向前可致内眦处出现肿块，多无压痛。肿瘤侵犯筛板累及硬脑膜，或有颅内转移者，则有剧烈头痛。

（4）额窦恶性肿瘤

原发部位为额窦的情况极为少见，早期一般无症状。随着肿瘤的生长，可出现局部胀痛、麻木感和鼻出血。肿瘤向外下发展时，可致前额部及眶上内缘隆起，眼球向下、外、前移位，可出现突眼、复视。病变晚期，肿瘤侵犯颅前窝，常有剧烈头痛和脑膜刺激征。

（5）蝶窦恶性肿瘤

原发部位为蝶窦的情况罕见。早期症状亦不明显。肿瘤发展侵及窦壁骨质，常表现为顽固性头痛。肿瘤往前侵及眶尖或眶眶时，出现突眼、眼球固定和视力减退。肿瘤向两侧侵及海绵窦，则出现脑神经麻痹的相关症状和体征。

（6）淋巴结转移

鼻腔、上颌窦、筛窦癌最常见的颈淋巴结转移部位为Ⅱ区，如肿瘤位于或累及鼻腔后1/3处或鼻咽部，可有咽后淋巴结转移。当肿瘤累及鼻前庭时，也常伴有Ⅰb区淋巴结转移。

44.5 分期

2010年鼻腔和鼻旁窦肿瘤的AJCC TNM分期见表44-1（不包含非上皮来源肿瘤，如淋巴瘤，软组织、骨和软骨肿瘤）。

表44-1 鼻腔和鼻窦肿瘤的TNM分期（AJCC 7th，2010）

原发肿瘤（T）

Tx	原发肿瘤不能评估
T0	无原发肿瘤证据
Tis	原位癌

上颌窦

T1	肿瘤局限在上颌窦的黏膜，无骨质的破坏或侵蚀
T2	肿瘤导致骨质的破坏或侵蚀，包括侵犯至硬腭和（或）中鼻道，除外侵犯至上颌窦的后壁和翼板
T3	肿瘤侵犯任何以下一处：上颌窦的后壁骨质、皮下组织、眼眶的底壁或内侧壁、翼腭窝、筛窦
T4a	肿瘤侵犯眼眶内容前部、颊部皮肤、翼板、颞下窝、筛板、蝶窦或额窦
T4b	肿瘤侵犯下列任何一个部位：眶尖、硬脑膜、脑组织、中颅窝、颅神经（除三叉神经上颌支外）、鼻咽或斜坡

鼻腔、筛窦

   T1   肿瘤局限在任何一个亚区,有或无骨质破坏

   T2   肿瘤侵犯一个区域内的 2 个亚区或侵犯至鼻腔筛窦复合体内的一个相邻区域,伴或不伴有骨质破坏

   T3   肿瘤侵犯眼眶的底壁或内侧壁、上颌窦、腭部或筛板

   T4a 肿瘤侵犯任何以下一处:眼眶内容物前部、鼻部或颊部皮肤,微小侵犯至前颅窝、翼板、蝶窦或额窦

   T4b 肿瘤侵犯任何以下一处:眶尖、硬脑膜、脑组织、中颅窝、颅神经(除三叉神经上颌支外)、鼻咽或斜坡

区域淋巴结(N)

   Nx   区域淋巴结不能评估

   N0   无区域淋巴结转移

   N1   同侧单个淋巴结转移,最大径≤3 cm

   N2   同侧单个淋巴结转移,3 cm<最大径≤6 cm;或同侧多个淋巴结转移,最大径≤6 cm;或双侧或对侧淋巴结转移,最大径≤6 cm

   N2a 同侧单个淋巴结转移,3 cm<最大径≤6 cm

   N2b 同侧多个淋巴结转移,最大径≤6 cm

   N2c 双侧或对侧淋巴结转移,最大径≤6 cm

   N3   转移淋巴结最大径>6 cm

远处转移(M)

   M0   无远处转移

   M1   有远处转移

分期

   0 期   Tis N0 M0

   Ⅰ期   T1 N0 M0

   Ⅱ期   T2 N0 M0

   Ⅲ期   T3 N0 M0;T1 N1 M0;T2 N1 M0;T3 N1 M0

   ⅣA 期 T4a N0~1 M0;T1~4a N2 M0

   ⅣB 期 T4b 任何 N M0;任何 T N3 M0

   ⅣC 期 任何 T 任何 N M1

组织学分级(G)

   Gx   级别无法评估

   G1   高分化

   G2   中分化

   G3   低分化

   G4   未分化

44.6 诊断方法

(1) 症状及病史

鼻腔、鼻旁窦恶性肿瘤早期多无明显症状,早期诊断不易,因而出现上述临床表现者要提高警惕,尤其是既往有相关病史者(多次息肉摘除史、内翻型乳头状瘤反复发作史及原有鼻窦炎症状加重者),更应仔细进行检查。

(2) 体检

可行前、后鼻镜、纤维鼻咽镜、鼻内镜检查,观察鼻腔、鼻咽、口腔等处有无新生物及新生物的形态质地。检查相关颅神经有无受侵症状。行颈部触诊,若触及颈部肿块,注意其位置、大小、质地和活动度。

(3) 影像学检查

1) 常规 X 线检查:包括柯氏位片、华氏位片、鼻腔和鼻窦正位体层片等,但其价值有限。随着影像诊断技术的革新和发展,常规 X 线检查已被 CT 或 MRI 所替代。

2) CT 和 MRI 检查:平扫及增强 CT、MRI 检查可清楚显示肿瘤部位,侵犯范围,骨质是否有破坏,以及与周围器官组织的关系。CT、MRI 也是判断治疗效果和随访阶段检查肿瘤有无复发或转移的重要检查手段。两者各有优势,CT 在显示薄的骨质结构(如鼻窦和眼眶)及早期骨皮质侵犯方面优于 MRI;而 MRI 对软组织分辨率高,显示肿瘤与周围组织的关

系、鉴别肿瘤复发与治疗后纤维化好于CT。

CT表现:鼻腔鼻窦癌,表现为鼻腔及鼻窦内不均匀的软组织密度肿物,边界不规则,其内可有低密度坏死,增强后呈不均匀强化,常见伴有溶骨性骨质破坏;非霍奇金淋巴瘤,多表现为鼻腔前部的软组织密度肿块,密度均匀,骨质破坏少见,局部皮下脂肪消失;嗅神经母细胞瘤,表现为局限于上鼻腔和筛窦内的肿物,密度均匀、边缘规则,增强扫描呈明显强化。

MRI表现:鼻腔鼻窦癌,肿物在T1WI、T2WI均呈低至中等信号,多不均匀,增强扫描呈轻至中度不均匀强化(图44-1);非霍奇金淋巴瘤的肿块在T1WI上呈中低信号,在T2WI上呈中高信号,增强扫描呈中度强化;嗅神经母细胞瘤的肿块在T1WI上呈低信号,在T2WI上呈高信号,增强扫描呈中度至明显强化。

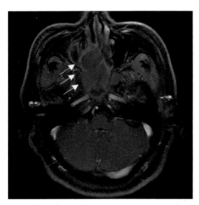

(A)横轴位脂肪抑制增强 T1WI

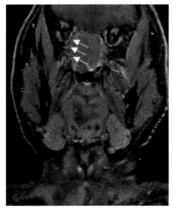

(B)冠状位脂肪抑制增强 T1WI

图 44-1 右侧鼻腔、右侧筛窦、蝶窦肿瘤 MRI 表现

肿瘤广泛侵犯,累及右侧眶尖、鼻咽和两侧后鼻孔,压迫右侧眼眶内侧壁,伴颅底骨质破坏

3)正电子发射体层摄影术(positron emission tomography,PET):该技术能反映各类组织间生化代谢的差异,通过使用不同的药物,测量组织的葡萄糖代谢活性、局部血流量、蛋白质合成速率及氧利用率等,有助于判断肿块的良恶性及恶性程度,并可作为肿瘤早期诊断、协助分期、临床治疗效果评估及治疗后判断是否残留复发等的依据。

(4)病理检查

肿瘤组织学及细胞涂片检查是最终确诊的证据。当肿瘤侵犯鼻腔、鼻咽时,可直接取材活检。必要时,需多点或反复多次取材,行病理学检查。行鼻腔肿物活检前,应用麻黄素收敛鼻甲,并需排除血管瘤等可能,以避免误取引发不必要的出血。窦腔内深部肿瘤可行穿刺细胞学检查,尤其适于有突眼症状、肿瘤位于眼眶内侧者。

(5)手术探查

临床上若高度怀疑为鼻窦恶性肿瘤,但无法获取病理或多次送检病理为阴性者,可行鼻窦探查术,术中快速冰冻切片检查有利于确诊。若肿瘤局限于上颌窦内,应行上颌窦开窗术,既可取得组织行病理学检查,也可起到开窗引流的作用。

44.7 鉴别诊断

(1)发生于鼻腔、鼻前庭、鼻窦处的黏液囊肿、黏膜囊肿或牙源性囊肿

多见于青年人,多为单侧,病程发展极为缓慢。早期可无症状,随着肿物增大可出现压迫症状。囊肿表面光滑,边界清楚,触之有弹性,不易出血。囊肿在CT扫描上表现为窦腔内均匀低密度的圆形或椭圆形影,增强后囊液无明显强化。

(2)鼻腔鼻窦血管瘤

鼻腔鼻窦血管瘤按病理类型可分为毛细血管瘤和海绵状血管瘤。本病可发生于任何年龄,临床表现为反复发作的鼻出血,出血侧鼻腔进行性鼻塞,继发感染者鼻腔有脓臭味。临床检查可见一表面光滑肿物,质软,大多呈紫红色,触之易出血。CT扫描表现为窦腔内软组织肿块,局部骨质破坏,增强扫描后肿块明显强化。结合临床表现、体检和影像学检查,可诊断本病。

(3)内翻性乳头状瘤

本病为鼻腔鼻窦常见的良性肿瘤,但其生物学行为呈局部浸润性生长。好发于成人,多见于鼻腔

外侧壁、中鼻甲、鼻窦,尤其筛窦。鼻塞是最常见的症状,可伴流涕、涕血、前额疼痛等。大部分患者既往有鼻息肉手术史,常多次复发。肿块外观呈分叶状或息肉状,触之易出血。CT扫描可表现为鼻腔外侧壁、鼻甲不规则状中等密度肿块,鼻中隔受压移位,鼻外侧壁骨质吸收破坏。MRI扫描在区分肿瘤和窦腔内分泌物方面更为准确。本病的诊断应综合考虑病史、影像学检查,确诊依赖于组织病理学检查。

(4)神经鞘膜瘤

神经鞘膜瘤是常见的周围神经肿瘤,鼻神经鞘膜瘤好发生于鼻中隔、上颌窦、筛窦,亦可见于鼻翼、鼻根、筛板等处。神经鞘膜瘤生长缓慢,病程长,早期无明显症状,后随肿瘤增大可出现所在部位的相关症状,如鼻塞、面颊部局部畸形和头痛等。神经鞘膜瘤具有良性肿瘤的CT表现,CT扫描可明确肿瘤的侵犯范围。本病确诊依赖于组织病理学检查。

(5)鼻窦真菌病

病程初始阶段多为单一鼻窦起病,以上颌窦最多见,随疾病发展可累及多鼻窦。患者常有长期应用糖皮质激素、合并慢性消耗性疾病或糖尿病等病史。临床症状多无特异性,诊断关键是在病变部位找到真菌,取黏液性分泌物做涂片检查,同时做真菌培养或取病变组织行病理组织学检查,以上三者满足一条可确立诊断。

(伍明瑶)

44.8　治疗

鼻腔鼻窦肿瘤的治疗需要多学科协作,包括头颈外科、神经外科、肿瘤放疗科、肿瘤内科、口腔科、眼科等多个学科。对于早期病例(T1、T2),特别是鼻腔前部和上颌窦肿瘤,由于方便进行手术切除,可采用单纯手术治疗。由于手术切除的局限性,对于T2鼻腔筛窦肿瘤建议行术后放疗、放化疗。对于T1~T2的肿瘤,若有不良预后因素(切缘阳性或安全边界不足、神经侵犯、脉管瘤栓),也推荐行术后放疗、放化疗。对于局部晚期病例(T3、T4),分为可手术切除和不可手术切除两种情况。对于可手术切除的病例,建议先行手术切除,再行放疗或放化疗;对于不可手术切除的病例(T4b,即累及鼻咽、斜坡、双侧眼眶、视神经;累及

海绵窦、脑组织为相对禁忌证),适合于联用放疗和化疗。对于部分病理类型的肿瘤(如鼻腔未分化癌、横纹肌肉瘤),通常需要在术前或放疗前行化疗。下文将从手术治疗、放疗、化疗3个方面分述治疗的概况与研究进展。

44.8.1　手术治疗

鼻腔鼻窦肿瘤手术治疗,可按照其手术切除范围进行分类。下文将简述几种常见的术式。

(1)开放性手术

1)外侧筛窦切除术(external ethmoidectomy):切除范围包括眶内侧壁和筛骨迷路,适用于局限在眼眶内侧壁和筛窦的肿瘤,其优点是手术损伤小,外形和功能保护较好。然而,随着鼻内镜手术越来越广泛的应用,该术式应用日渐式微。

2)上颌骨内侧切除术(medial maxillectomy):切除范围包括上颌窦内侧壁和下鼻甲,适用于鼻腔外侧壁病灶的整块切除。如有需要,切除范围可扩大至部分纸样板、眶下壁、筛窦和上颌窦后壁。

3)上颌骨下部切除术(infrastructure maxillectomy):切除范围包括上颌骨底部、牙龈弓、硬腭和鼻腔外侧壁下部,而眶底保持完整。该术式适用于肿瘤局限于上颌窦底壁、硬腭,即内眦与下颌角连线(Öhngren线)以下的肿瘤。该术式通常要去除牙齿,需要游离并转移皮瓣和放置填充体等进行重建。

4)根治性上颌骨切除术(total maxillectomy):即手术切除整个上颌骨,切除范围包括整个上颌骨、筛窦、眼眶内侧壁和底壁。手术范围可进一步扩大至眼眶内容物剜除、翼板切除。该术式适用于局部进展期上颌窦肿瘤,也适用于筛窦、眶内、翼腭窝的肿瘤。该术式可能需要复杂的重建,根据具体情况可选择游离皮瓣、填充假体等。

5)颅面联合径路切除术(craniofacial resection):是累及前颅底肿瘤手术的主要径路,适用于累及颅底的鼻腔、筛窦和额窦肿瘤。通过结合面部和开颅径路,可整块切除前颅底,包括筛板、筛窦、蝶骨面、额窦及鼻中隔上部。如有必要,眼眶和硬脑膜也可以切除。该术式的主要挑战是重建颅内、鼻腔之间的分隔层,这对于预防脑脊液漏、颅内积气、脑膜炎十分重要。重建的方式根据手术切除情况进行选择,通常采用颅骨膜瓣来封闭缺损,覆盖硬膜以阻隔颅内容物与鼻腔的交通。在手术缺损

相当大的病例中,有时可采用游离皮瓣来进行重建。

(2) 内镜手术

传统的开放性手术尽管目前仍是鼻腔鼻旁窦肿瘤治疗的标准,但是往往带来许多并发症,如面部手术瘢痕、过长时间的额叶回缩所致的并发症、术后恢复时间长等。据文献报道,开放性颅面联合径路手术,术后并发症发生率高达50%,术后死亡率在4%左右。由于鼻内镜手术创伤小,并发症发生率较低,越来越多学者关注经鼻内镜的手术切除。

在过去20年间,对于良性鼻腔鼻窦疾病的手术治疗,逐渐从开放式手术转变为经鼻内镜手术。经鼻内镜手术的广泛应用,带动了内镜相关技术的发展(角度内镜、术中影像导航技术),使清晰细致地观察鼻腔鼻旁窦、眼眶和颅底解剖结构成为可能。而颅底修复技术的发展,包括鼻腔鼻中隔带蒂黏膜瓣及异位移植物技术,大大改善了经鼻内镜手术的预后,显著缩短了住院时间。

经典的肿瘤外科学理念认为应该对肿瘤行整块切除(en bloc resection),但鼻内镜技术通常难以对肿瘤行整块切除,只能进行逐块切除,这从理论上说会增加肿瘤种植的风险,因而鼻内镜行肿瘤切除术至今仍存在争议。一部分研究也提示,阳性手术切缘、非整块切除是肿瘤局部复发的最重要的危险因素。与此同时,另外的研究却提示,经鼻内镜手术切除能达到与开放性颅面联合切除术可比的阴性切缘率。近年来,越来越多的临床研究提示,对于经谨慎选择的患者和有经验的手术团队,经鼻内镜手术治疗是一个安全有效的治疗手段。其中一项入组人数最大的研究来自Nicolai的研究团队,在这项回顾性分析中,134人接受单纯经鼻内镜肿瘤切除术,50例接受经颅联合经鼻内镜手术,两组并发症分别为6%和16%,主要并发症为脑脊液漏。经鼻内镜手术和经颅联合经鼻内镜手术分别有4人发生脑脊液漏,只有1人发生脑膜炎。中位随访34个月,5年的疾病特异生存率分别为91.4%和58.8%,两组在生存率上的差异可能是组织学类型和分期差异所致,但都验证了经鼻内镜手术的安全性和有效性。Hanna等报道了93例经鼻内镜切除和27例经颅联合经鼻内镜手术治疗鼻腔鼻旁窦肿瘤的病例,其中15%病例有显微镜下切缘阳性,50%接受术后辅助治疗,术后并发症发生率为11%,其中术后脑脊液漏发生率为3%。中位随访37个月,5年的无病生存率为87%,两种手术方式的复发率和总生存率无明显差异。

(3) 眼眶切除

鼻腔鼻窦肿瘤患者的眼眶切除指征,近几十年来发生了很大的变化,也存在着争议。1970年,Sisson提出,当肿瘤侵犯局限于骨性眼眶时,可尝试保留眼眶。后续有研究者报道,即使眼眶骨膜受累,也可尝试保眶。Howard等报道,保留眼眶者和眼眶切除者在生存上是相近的。Imola和Schramm进一步提出,对于鼻腔鼻旁窦肿瘤浸润超出骨性眼眶时,也可尝试保留眼眶,保眶者与眼眶切除者在总生存、局控方面未见显著差异,保眶者的眶内原位复发率仅为7.8%;在保眶患者中,54%的病例视力没有任何损害,37%的病例保留的眼球有功能,9%的病例虽保留了眼球但并未保留功能。Lisan等报道了58例侵入眼眶的鼻腔鼻旁窦肿瘤患者,眼眶保留比例高达66%;眼眶的切除仅在眼外肌肉、眼球、眶尖受累的患者中应用。中位随访45个月,保眶者与眼眶切除者的局部控制率相仿(74% *vs.* 70%),5年总生存率两组也相仿。近来一项日本国内多中心回顾性研究提示,在根治性手术的患者中,保眶者的总生存率可与眼眶切除者媲美,并且在保眶者中,86%的病例可保留完好的视力。另一方面,也有一些学者反对保眶。Dulguerov认为,在有眶内受累的鼻腔鼻旁窦肿瘤中,眼眶切除可以显著提高局控率(眼眶切除 *vs.* 保留眼眶:79% *vs.* 14%,$P<0.05$)。

越来越多的文献报道,术前化疗、术前放疗有助于保留眼眶。调强放射治疗的应用,对于降低放疗后眼相关的并发症有显著作用。来自梅奥诊所的Neel提出了眼眶受累的分级和保眶的适应证(表44-2)。他强调,手术切除至阴性手术切缘是治疗的基石,联合手术放疗的多学科综合治疗对于治疗眼眶受累的鼻腔鼻旁窦肿瘤是十分重要的。术前影像学检查和术中冰冻切片对筛选保眶的患者有十分重要的作用。在谨慎选择保眶的病例中,保留眼眶不会给局控、总生存带来不良影响。

表 44-2　梅奥诊所鼻腔鼻旁窦及颅底肿瘤眼眶侵犯的分级和手术推荐

分级	标　　准	手　术　方　式
1	肿瘤邻近眼眶壁,可使眼眶壁变薄、变弯、微小侵犯,但没有眶周受累	保留眼眶
2	肿瘤侵透眼眶壁,有可切除的眶周骨膜受累	可尝试保留眼眶,眶周骨膜可切除
3	肿瘤侵犯眼外肌、眶内脂肪、眼球、眶尖	眼眶切除
4	肿瘤侵犯鼻泪管、眼睑导管、眼睑	可能可以保留眼眶;需要重建以保留眼部功能
5	肿瘤侵犯海绵窦、视神经管、颅内大范围侵犯	不可切除肿瘤

(4) 颈清扫

考虑到鼻腔鼻窦肿瘤颈部淋巴结受累概率较低,颈清扫术只适用于就诊时临床或影像学发现颈部阳性淋巴结的病例。对于局部进展期,但临床上没有淋巴结受累证据的病例,是否进行颈清扫尚无定论。2017 版 NCCN 指南,推荐对于临床 N0 的局部进展期(T3~T4a)的上颌窦肿瘤,进行预防性颈部放疗;而对 T1~T2 的病灶,并不推荐进行颈部放疗、颈部清扫。这主要由于局部进展期上颌窦鳞癌,最主要的失败模式是局部复发(43%~75%),其次是颈部复发(8%~33%),然而大部分颈部复发都是合并局部复发的,孤立的颈部复发仅占 4.8%~7.3%。而对于孤立的颈部复发,大部分可以通过挽救性手术进行治疗。有鉴于此,对于局部进展期(T3~T4)临床 N0 的上颌窦鳞癌,若术野并未涉及颈部(如游离皮瓣手术),不推荐进行预防性颈清扫,而推荐进行术后颈部放疗。对于早期(T1~T2N0)上颌窦肿瘤,不推荐颈部放疗或预防性颈清扫。

44.8.2　放疗

鼻腔鼻旁窦肿瘤发病率较低,仅占所有肿瘤发病率 0.2%~1%,上呼吸道肿瘤的 3%~5%。鼻腔鼻旁窦肿瘤的主要临床特点是受累部位和病理类型的高度异质性。最常见的病理类型是鳞癌,其次是腺样囊腺癌和腺癌,然后是神经内分泌肿瘤或神经外胚层肿瘤,以及软组织肿瘤。

初治的鼻腔鼻旁窦肿瘤主要治疗手段是手术。除了开放性手术以外,近年来内窥镜下手术越来越被证明是一种安全、有效的手术方式。尽管早期肿瘤可以进行有效的手术切除,然而鼻腔鼻旁窦肿瘤大部分就诊时已经是局部晚期患者。考虑到鼻腔鼻旁窦的解剖位置邻近颅内重要结构,肿瘤时常有

颅内受累或眼眶受累,难以达到保护器官功能的完整的手术切除。此时,放射治疗就显得十分重要。放射治疗也是鼻腔鼻旁窦肿瘤的主要治疗手段之一,可作为不可手术病例的根治性治疗,或可手术病例的术后辅助治疗。临床研究表明,手术联合术后放疗,其疗效优于单纯放疗,已作为鼻腔鼻旁窦肿瘤的治疗规范。早期临床研究报道,手术联合术后常规放疗,其 5 年局控率达 50%~60%,5 年总生存率达 40% 左右。制约术后常规放疗的主要因素是远期毒性。由于常规放疗难以做到很好的靶区适形性,而肿瘤邻近一系列重要结构(视神经、视交叉、眼球、视网膜)易受到影响,放疗相关的视网膜病、视神经损伤所致的视力下降是常规放疗的主要远期并发症。临床研究提示,常规放疗后视力下降比例高达 30%~50%。

(1) 调强放射治疗(intensity-modulated radiotherapy,IMRT)

由于更适形、更陡峭的剂量分布,可以给予肿瘤区比较高而均匀的剂量分布,同时充分降低正常组织的剂量,可望降低鼻腔鼻旁窦肿瘤术后放疗的远期并发症。海德堡大学回顾性分析纳入 122 例 IMRT 治疗的初治/复发的鼻腔鼻旁窦肿瘤,中位随访 3 年,远期视力下降比例仅 6.5%。另一项来自比利时的研究中位随访 52 个月,在 86 例 IMRT 治疗的鼻腔鼻旁窦肿瘤患者中,仅 1 例患者发生Ⅲ级的视力下降。另外两项研究中,均没有观察到Ⅲ级以上的视力下降。可见,调强放射治疗可明显降低鼻腔鼻旁窦肿瘤放疗后视力下降的发生率;然而,由于神经损伤的远期毒性往往是数年以后才出现的,所以还需要更长时间的观察随访以明确。表 44-3 列举了 IMRT 治疗鼻腔鼻旁窦肿瘤的疗效和远期毒性情况,其 5 年总生存率为 40%~50%,局控率为 60% 左右。

表 44 - 3　IMRT 治疗鼻腔鼻旁窦肿瘤的疗效及远期眼部毒性

研究报道机构	病例数	随访时间（月）	总生存率	局控率	远期眼部毒性
Ghent University Hospital	130（113 初治；17 复发）	52	5y 52%	5y 59%	1～2 度视力下降 43%＊，3 度视力下降 1.2%；1～2 度光敏 31%，1～2 度干眼 26%；1～2 度溢泪 64%；角膜溃疡 9%
German Cancer Research Center	122（80 例初治；40 例复发）	36	3y 63%	3y 60%	6.6% 视力下降，2.4% 畏光；1.6% 白内障；18% 溢泪
University Hospitals Leuven	40	30	2y 89%	2y 76%	7.7% 干眼症；无 3～4 度远期眼部毒性
UCSF	36	51	5y 45%	5y 58%	1 例干眼症；1 例慢性泪囊狭窄；1 例白内障

＊14% 的患者由于白内障出现 1～2 度视力下降，均通过激光手术治愈

（2）质子放疗（proton therapy）

由于其独特的物理学优势，可进一步降低正常组织的受量，同时提高靶区的剂量。多项剂量学研究提示，质子放疗对鼻腔鼻旁窦肿瘤有独特的优势。来自佛罗里达大学的 Roi 等报道了 84 例质子放疗治疗鼻腔鼻旁窦肿瘤，其中 T3、T4 分别占 25%、69%，病理分级为 3 级占 51%，88% 接受了完整手术切除；放疗采用超分割技术，处方剂量为 73.8 Gy（RBE），1.2 Gy（RBE）bid；中位随访 24 个月，3 年的局控率、总生存率明显高于历史数据，分别为 83%、68%，而完整手术切除后接受质子放疗的 3 年局控率高达 90%。不良反应方面，24% 患者有 3～5 度毒性，其中有 2 例患者有单眼视力下降，放射性脑损伤达 15%，1 例因放射性脑损伤而死亡。另一项来自麻省总医院的报道，纳入 54 例 Ⅲ～Ⅳ 期鼻腔鼻旁窦鳞癌患者，接受中位剂量位 72.8 Gy（RBE）的质子放疗，仅 33% 接受了完整手术切除，中位随访 82 个月，其 2 年、5 年的局控率达 80%，2 年、5 年的总生存率分别为 67%、47%。16.7% 的患者有 3～4 度毒性，伤口相关的并发症是最常见的并发症；25% 患者有 1～2 度晚期视力下降和眼部不良反应，仅 2 例患者因初诊时肿瘤侵犯视神经而出现预期的失明。总体而言，质子放疗治疗鼻腔鼻旁窦肿瘤，即使部分病例未接受完整手术切除，也展现出很不错的局部控制率和较低的眼部毒性，值得进一步探讨。

术前放疗在鼻腔鼻旁窦肿瘤累及眼眶的病例中有一定应用。术前放疗可缩小肿瘤，杀灭肿瘤周围的微浸润灶，有助于提高保眶率。Mccary 等报道，在鼻腔鼻旁窦肿瘤累及骨性眼眶壁病例中，术前放疗联合术中冰冻切片检查，可使大部分患者保留眼眶，并且没有影响局部控制率。术前化疗也可显著缩小肿瘤，提高保眶率。来自韩国的研究发现，多西他赛、顺铂联合氟尿嘧啶的诱导化疗可使鼻腔鼻旁窦肿瘤 T 分期降级，使 80% 以上的 T4 病例保眶。Amsbaugh 等的回顾性分析结果提示，在有眼眶受累的鼻腔鼻旁窦肿瘤患者中，新辅助放化疗联合保眼手术，可达到与眼眶切除术相仿的生存，并且保留了眼部功能。然而，上述研究皆为回顾性分析，其结果的可信性仍有待前瞻性随机对照研究来证实。

（3）放射治疗技术

鼻腔、鼻旁窦肿瘤普通常规外照射，可采用一前一侧野、两前斜野或两侧野加一前野、筛窦及眼眶补电子线小野等布野方式，可同时加楔形板。

调强放射治疗需根据术前、术后影像学检查、临床检查、手术记录而定，分别勾画出 GTVt 或 GTVtb（瘤床）、CTV、GTVnd、PTV。以下靶区勾画原则仅供参考（对于腺样囊腺癌还需包括邻近的神经走行区域）。

1）肿瘤位于鼻中隔，局限于一侧鼻腔，但未侵及鼻腔外侧壁，放射野包括双侧鼻腔、筛窦和同侧上颌窦内侧壁。

2）肿瘤位于一侧鼻腔、侵及鼻腔外侧壁或上颌窦、筛窦或上颌窦肿瘤侵及前述部位时，放射野包括双侧鼻腔、筛窦、同侧上颌窦。肿瘤侵犯翼板、翼内外肌、鼻腔后 1/3 或鼻咽时，应该将鼻咽腔包括在放射野内。

3）蝶窦、筛窦、口腔、颞下窝、颅内等部位受侵，或双侧鼻腔、筛窦、上颌窦受侵时，应适当扩大照射范围。

不同研究中心对于剂量设计有不同的规范。对

于鼻腔鼻旁窦鳞癌、腺癌、未分化癌和嗅母神经细胞瘤，根治性治疗一般给予总剂量 66～70 Gy，1.8～2.0 Gy/Fx 常规分割；高危区 CTV 给予 59.4～63 Gy，低危区 CTV 给予 54～56 Gy。术后放疗高危区给予 60～66 Gy（1.8～2.0 Gy/Fx），低危区一般给予 54 Gy。切缘阳性或安全边界不够的，应该按照根治性治疗给予剂量。对于鼻腔鼻窦肿瘤，推荐在勾画靶区时进行 MRI 融合，有助于识别黏膜和肿瘤，而且能更清晰地显示神经通路。

对于临床上没有颈部淋巴结转移的患者，是否行颈部区域淋巴结预防性照射尚未有定论。美国MD 安德森癌症中心（MDACC）报道了 73 例上颌窦恶性肿瘤患者，预防性颈部照射患者中无一例复发，而未行预防性颈部照射患者中颈部复发率为 33%。Bristol 等报道了 147 例上颌窦鳞癌患者，发现同侧颈部预防性照射降低 T2～T4 上颌窦鳞癌的颈部复发率（8% *vs.* 37%，P<0.01）。加州大学旧金山分校（UCSF）报道了 97 例上颌窦鳞癌患者，同样发现对于 T3～T4 上颌窦鳞癌，预防性颈部照射明显降低了颈部复发率（0 *vs.* 20%）。上述研究中，大多数病例为上颌窦癌，且组织学类型大多数为鳞癌。目前，该结论是否适用于原发于筛窦、蝶窦的肿瘤，尚不明确。另一方面，对于其他病例类型的鼻腔鼻旁窦肿瘤，是否行颈部预防性照射，仍未有定论。目前，国内学者认为对于鼻腔鼻旁窦鳞癌颈部放疗的指征是：对于肿瘤分化差、T3～T4 病变，即使无临床淋巴结转移，仍需行颈部淋巴结预防性照射，范围包括Ⅱ区淋巴结引流区；若病变侵犯鼻腔后 1/3，应行咽后淋巴结及双侧Ⅱ/Ⅲ区淋巴结预防性照射；鼻咽受侵时，需行咽后淋巴结及双侧Ⅱ、Ⅲ、ⅤA区淋巴结预防性照射；已发生淋巴结转移的患者，应行相应部分及下颈、锁骨上区预防性照射，必要时包括Ⅰ区淋巴结。对于面部受侵的病例，应将耳前、腮腺淋巴结和颊淋巴结包括在放射野内。

44.8.3　化疗

由于鼻腔鼻旁窦肿瘤发病率较低，目前对于化疗的推荐缺乏随机对照临床研究的证据。化疗主要应用于术前或者放疗前的新辅助治疗，以缩小肿瘤，或与放疗同期应用，作为放疗的增敏剂。

尽管新辅助化疗并未带来生存获益，但是可作为放疗前、手术前缩小肿瘤体积，提高放疗疗效，或提高器官功能保护率的手段。Ⅱ期临床研究提示，

以顺铂为基础的新辅助化疗的疾病缓解率达 60% 左右。多个临床研究及荟萃分析显示，同期化疗可给头颈部鳞癌患者带来显著的无病生存和总生存获益，使 5 年的无病生存率、总生存率分别为 70% 和 67%。对于罕见的病理类型，尚无充分的临床证据证明同期化疗的获益。对于复发（远处转移）的病例，化疗可带来一定的生存获益和生活质量的改善。

小样本的临床研究提示，介入动脉化疗适用于肿瘤体积较大的肿瘤，可缩小肿瘤范围以利于手术。其他研究者也报道，高选择性动脉化疗联合放疗，可带来相当不错的局控和总生存。Homma 等报道了 47 例顺铂高选择性动脉化疗联合放疗的鼻腔鼻旁窦肿瘤患者，5 年的局控率达 78.4%，5 年的总生存率达 69.3%，其中 T4b 的患者局控率、总生存率分别为 69.0%、61.1%。考虑到介入动脉化疗多是基于小样本的回顾性研究，其获益有待进一步前瞻性临床研究证实，尚不作为常规推荐。

在一些少见的病理类型，如未分化癌、嗅母神经细胞瘤、小细胞癌，化疗也有一定的应用。对于局部晚期的嗅母神经细胞瘤，化疗可降低远处转移的风险。诱导化疗可缩小肿瘤体积，缓解压迫症状，有利于手术完全切除；诱导化疗、辅助化疗与放疗联合应用，也有不错的疗效。常用的药物包括顺铂、依托泊苷、多柔比星、长春新碱和环磷酰胺。最早支持新辅助化疗的研究来自弗吉尼亚大学的研究，对 Kadish C 期患者，先给予 2 周期环磷酰胺联合长春新碱（联合或不联合多柔比星），随后给予新辅助放疗 50 Gy，再给予颅面径路切除术，其 5 年、10 年的总生存率分别为 72%、60%。其后，以顺铂为基础的方案成为梅奥诊所、古斯塔夫研究所和哈佛医学院的推荐方案。目前，推荐依托泊苷联合顺铂的方案。

44.9　预后

据一项迄今病例数最大的 SEER 数据分析，在美国，鼻腔鼻旁窦肿瘤中，发病率最高的前 3 位依次是鼻腔、上颌窦和筛窦肿瘤。其中，鼻腔肿瘤中44.9% 的病例是 T1 期，而上颌窦、筛窦肿瘤中有50.9%、58.0% 是 T4 期。鼻腔肿瘤的 5 年疾病特异生存率（67.1%）明显高于上颌窦肿瘤（42.2%）和筛窦肿瘤（46.0%）。若根据不同病理类型进行细分，无论是鳞状细胞癌、腺癌还是上皮性恶性肿瘤，鼻腔

肿瘤的 5 年特异性生存率,都显著高于位于上颌窦、筛窦、蝶窦、多鼻旁窦受累的 5 年特异性生存率。其中,对于鳞状细胞癌而言,鼻腔癌、上颌窦癌、筛窦癌、蝶窦癌和额窦癌的 5 年特异性生存率分别为 76.0%、34.1%、32.2%、32.5% 和 30.5%,鼻腔癌的预后最好。而对于原发鼻腔鼻旁窦的 B 细胞相关的非霍奇金淋巴瘤,各解剖位置的淋巴瘤预后差异不大,5 年疾病特异性生存率为 60%~70%。这是由于鼻腔鼻旁窦鳞癌的主要治疗手段是手术联合或不

联合放疗,由于额窦、筛窦、蝶窦等位置隐蔽,手术难度较大,影响了局控率;而对于淋巴瘤而言,手术并非主要治疗手段,因此,各解剖位置的淋巴瘤预后差异不大。表 44-4 列出了各病理类型、各解剖部位肿瘤患者的生存情况,可供参考。影响预后的因素包括病理类型、病理分级、肿瘤侵犯范围(颅内侵犯、眼眶受累等)、是否手术完全切除(gross surgical resection)、肿瘤切缘状况等。

表 44-4 SEER 数据库中最常见 4 种组织学类型的鼻腔鼻旁窦肿瘤患者的生存情况

位置	上皮性肿瘤,非特指			鳞状细胞癌			腺癌			B 细胞淋巴瘤			P 值
	数目	5 年 DSS%	5 年 RS%	数目	5 年 DSS%	5 年 RS%	数目	5 年 DSS%	5 年 RS%	数目	5 年 DSS%	5 年 RS%	
所有	949	36.1	37.8	5 567	52.3	53.0	1 354	62.0	63.7	1 406	64.3	68.0	<0.000 1
鼻腔	294	49.1	48.3	2 588	76.0	74.5	464	79.3	78.9	477	66.2	67.9	<0.000 1
上颌窦	298	30.0	31.2	2 238	34.1	35.2	514	54.4	56.0	504	66.4	69.8	<0.000 1
筛窦	168	36.2	36.5	315	32.2	33.0	188	55.1	59.2	139	63.8	65.8	<0.000 1
额窦	18	36.4	31.8	63	30.5	31.8	16	16.7	20.9	28	69.9	75.5	0.045 2
蝶窦	50	25.6	27.7	130	32.5	30.2	68	60.2	57.6	57	62.8	73.4	0.001 5
多亚区	41	30.8	34.1	92	37.9	41.0	32	37.5	40.4	69	47.6	54.5	0.453 1
其他鼻窦(非特指)	80	22.8	33.2	141	25.7	31.0	72	60.9	59.2	132	56.4	61.1	<0.000 1

DSS:Diseases-specific survival,疾病特异性生存率;RS:Relative survival,年龄调整后的生存率

44.10 展望

鼻腔鼻旁窦肿瘤的治疗,需要包括耳鼻喉科、头颈外科、神经外科、眼科、放疗科、肿瘤内科、整形科和口腔科医师多学科的精细协作。随着鼻内镜手术技术的进步,鼻腔鼻旁窦肿瘤的外科治疗向着微创的方向发展;放射治疗技术,特别是调强放疗技术、质子放疗技术的应用,使放射野可接受较大剂量放疗的同时,更好地保护视神经、神交叉等重要器官,有望在提高局控率的同时改善患者的生活质量。

(区晓敏)

主要参考文献

[1] 王小婷,时光刚,刘亦青,等. 鼻腔鼻窦肿瘤临床特征和病理组织学特点的分析[J]. 临床耳鼻咽喉头颈外科杂志,2011,(23):1071-1075.

[2] 李文东,刘文君. 鼻腔鼻窦肿瘤的临床特征与病理组织分类及其影响因素分析[J]. 中国实用医药,2015,(05):60-61.

[3] 李平,刘开军,李延华,等. 化学致癌物与鼻腔鼻窦恶性肿瘤[J]. 四川医学,2000,21(3):241-242.

[4] 胡月,阎艾慧. 人乳头瘤病毒与鼻腔鼻窦癌关系的研究进展[J]. 医学综述,2017,23(1):63-67.

[5] 殷蔚伯,余子豪,徐国镇,等. 肿瘤放射治疗学[M]. 4 版. 北京:中国协和医科大学出版社,2008.

[6] Alokby G, Casiano RR. Endoscopic resection of sinonasal and ventral skull base malignancies [J]. Otolaryngolo Clin North Am, 2017,50:273-285.

[7] Amsbaugh MJ, Yusuf M, Silverman C, et al. Organ preservation with neoadjuvant chemoradiation in patients with orbit invasive sinonasal cancer otherwise requiring exenteration[J]. Radiat Oncol J, 2016,34:209-215.

[8] Askoxylakis V, Hegenbarth P, Timke C, et al. Intensity modulated radiation therapy (IMRT) for sinonasal tumors: a single center long-term clinical analysis[J]. Radiat Oncol, 2016,11:17.

[9] Bhattacharyya N, Thornton AF, Joseph MP, et al. Successful treatment of esthesioneuroblastoma and

neuroendocrine carcinoma with combined chemotherapy and proton radiation. Results in 9 cases[J]. Arch Otolaryngol Head Neck Surg, 1997,123:34 - 40.

[10] Cantu G, Bimbi G, Miceli R, et al. Lymph node metastases in malignant tumors of the paranasal sinuses: prognostic value and treatment[J]. Arch Otolaryngol Head Neck Surg, 2008,134:170 - 177.

[11] Dagan R, Bryant C, Li Z, et al. Outcomes of sinonasal cancer treated with proton therapy[J]. Int J Radiat Oncol Biol Phys, 2016,95:377 - 385.

[12] Daly ME, Chen AM, Bucci MK, et al. Intensity-modulated radiation therapy for malignancies of the nasal cavity and paranasal sinuses[J]. Int J Radiat Oncol, Biol, Phys, 2007,67:151 - 157.

[13] Dirix P, Vanstraelen B, Jorissen M, et al. Intensity-modulated radiotherapy for sinonasal cancer: improved outcome compared to conventional radiotherapy[J]. Int J Radiat Oncol, Biol, Phys, 2010,78:998 - 1004.

[14] Dooley L, Shah J. Management of the neck in maxillary sinus carcinomas[J]. Curr Opin Otolaryngolo Head Neck Surg, 2015,23:107 - 114.

[15] Dulguerov P, Jacobsen MS, Allal AS, et al. Nasal and paranasal sinus carcinoma: are we making progress? a series of 220 patients and a systematic review[J]. Cancer, 2001,92:3012 - 3029.

[16] Duprez F, Madani I, Morbee L, et al. IMRT for sinonasal tumors minimizes severe late ocular toxicity and preserves disease control and survival[J]. Int J Radiat Oncol, Biol, Phys, 2012,83:252 - 259.

[17] Dutta R, Dubal PM, Svider PF, et al. Sinonasal malignancies: a population-based analysis of site-specific incidence and survival[J]. Laryngoscope, 2015, 125 (11):2491 - 2497.

[18] Dutta R, Dubal PM, Svider PF, et al. Sinonasal malignancies: a population-based analysis of site-specific incidence and survival[J]. Laryngoscope, 2015, 125: 2491 - 2497.

[19] Eden BV, Debo RF, Larner JM, et al. Esthesioneuroblastoma. Long-term outcome and patterns of failure—the University of Virginia experience[J]. Cancer, 1994,73:2556 - 2562.

[20] Feiz-Erfan I, Suki D, Hanna E, et al. Prognostic significance of transdural invasion of cranial base malignancies in patients undergoing craniofacial resection[J]. Neurosurgery, 2007, 61: 1178 - 1185; discussion 1185.

[21] Ganly I, Patel SG, Singh B, et al. Complications of craniofacial resection for malignant tumors of the skull base: report of an international collaborative study[J]. Head Neck, 2005,27:445 - 451.

[22] Guan X, Wang X, Liu Y, et al. Lymph node metastasis in sinonasal squamous cell carcinoma treated with IMRT/3D-CRT[J]. Oral oncol, 2013,49:60 - 65.

[23] Hanna E, DeMonte F, Ibrahim S, et al. Endoscopic resection of sinonasal cancers with and without craniotomy: oncologic results[J]. Arch Otolaryngol Head Neck Surg, 2009,135:1219 - 1224.

[24] Homma A, Oridate N, Suzuki F, et al. Superselective high-dose cisplatin infusion with concomitant radiotherapy in patients with advanced cancer of the nasal cavity and paranasal sinuses: a single institution experience[J]. Cancer, 2009,115:4705 - 4714.

[25] Hosemann W, Schroeder HW. Comprehensive review on rhino-neurosurgery. GMS Current Top Otorhinolaryngol Head Neck Surg, 2015,14:1.

[26] Howard DJ, Lund VJ, Wei WI. Craniofacial resection for tumors of the nasal cavity and paranasal sinuses: a 25-year experience[J]. Head Neck, 2006, 28: 867 - 873.

[27] Imola MJ, Schramm VL. Orbital preservation in surgical management of sinonasal malignancy[J]. Laryngoscope, 2002,112:1357 - 1365.

[28] Jansen EP, Keus RB, Hilgers FJ, et al. Does the combination of radiotherapy and debulking surgery favor survival in paranasal sinus carcinoma?[J]. Int J Radiat Oncol, Biolo, Phys, 2000,48:27 - 35.

[29] Katz TS, Mendenhall WM, Morris CG, et al. Malignant tumors of the nasal cavity and paranasal sinuses[J]. Head Neck, 2002,24:821 - 829.

[30] Kim BS, Pak K, Yi KI, et al. Prognostic value of tumoral heterogeneity and volumetric parameters as measured by F18 - FDG PET/CT in sinonasal cancer [J]. Eur Arch Otorhinolaryngol, 2017,274(3):1437 - 1443.

[31] Kim GE, Chung EJ, Lim JJ, et al. Clinical significance of neck node metastasis in squamous cell carcinoma of the maxillary antrum[J]. Am J Otolaryngol, 1999,20: 383 - 390.

[32] Koeller KK. Radiologic features of sinonasal tumors [J]. Head Neck Pathol, 2016,10(1):1 - 12.

[33] Koka VN, Julieron M, Bourhis J, et al. Aesthesioneuro-blastoma[J]. Laryngol Otol, 1998,112:628 - 633.

[34] Krischek B, Godoy BL, Zadeh G, et al. From

craniofacial resection to the endonasal endoscopic approach in skull base surgery[J]. World Neurosurg, 2013,80:56 - 58.

[35] Kumar R, Ghoshal S, Khosla D, et al. Survival and failure outcomes in locally advanced esthesioneuro-blastoma: a single centre experience of 15 patients[J]. Eur Arch Otorhinolaryngol, 2013,270:1897 - 1901.

[36] Le QT, Fu KK, Kaplan MJ, et al. Lymph node metastasis in maxillary sinus carcinoma[J]. Int J Radiat Oncol Biol Phys, 2000,46:541 - 549.

[37] Lisan Q, Kolb F, Temam S, et al. Management of orbital invasion in sinonasal malignancies[J]. Head Neck, 2016,38:1650 - 1656.

[38] Lund VJ, Clarke PM, Swift AC, et al. Nose and paranasal sinus tumours: united kingdom national multidisciplinary guidelines[J]. J Laryngol Otol, 2016, 130:111 - 118.

[39] Mahalingappa YB, Khalil HS. Sinonasal malignancy: presentation and outcomes[J]. J Laryngol Otol, 2014, 128(7):654 - 657.

[40] McCary WS, Levine PA, Cantrell RW. Preservation of the eye in the treatment of sinonasal malignant neoplasms with orbital involvement. A confirmation of the original treatise[J]. Arch Otolaryngol Head Neck Surg, 1996,122:657 - 659.

[41] McElroy EA, Jr, Buckner JC, et al. Chemotherapy for advanced esthesioneuroblastoma: the Mayo Clinic experience[J]. Neurosurgery, 1998, 42: 1023 - 1027; discussion 1027 - 1028.

[42] Michel J, Fakhry N, Mancini J, et al. Sinonasal squamous cell carcinomas: clinical outcomes and predictive factors[J]. Int J Oral Maxillofac Surg, 2014, 43(1):1 - 6.

[43] Mirghani H, Mortuaire G, Armas GL, et al. Sinonasal cancer: analysis of oncological failures in 156 consecutive cases[J]. Head Neck, 2014,36:667 - 674.

[44] Neel GS, Nagel TH, Hoxworth JM, et al. Management of orbital involvement in sinonasal and ventral skull base malignancies[J]. Otolaryngol Clin North Am, 2017,50:347 - 364.

[45] Nicolari P, Battaglia P, Bignami M, et al. Endoscopic surgery for malignant tumors of the sinonasal tract and adjacent skull base: a 10-year experience[J]. Am J Rhinol, 2008,22:308 - 316.

[46] Ock CY, Keam B, Kim TM, et al. Induction chemotherapy in head and neck squamous cell carcinoma of the paranasal sinus and nasal cavity: a role in organ preservation[J]. Korean J Intern Med, 2016,31:570 - 578.

[47] Pablo NB, Albert PE, Mònica CD, et al. Invasive sinonasal lesions: from the nasal fossa and paranasal sinuses to the endocranium[J]. Curr Probl Diagn Radiol, 2017,47(3):168 - 178.

[48] Paulino AC, Fisher SG, Marks JE. Is prophylactic neck irradiation indicated in patients with squamous cell carcinoma of the maxillary sinus?[J]. Int J Radiat Oncol, Biol, Phys, 1997,39:283 - 289.

[49] Porter AB, Bernold DM, Giannini C, et al. Retrospective review of adjuvant chemotherapy for esthesioneuro-blastoma[J]. J Neurooncol, 2008, 90: 201 - 204.

[50] Rawal RB, Gore MR, Harvey RJ, et al. Evidence-based practice: endoscopic skull base resection for malignancy[J]. Otolaryngol Clin North Am, 2012,45: 1127 - 1142.

[51] Russo AL, Adams JA, Weyman EA, et al. Long-term outcomes after proton beam therapy for sinonasal squamous cell carcinoma[J]. Int J Radiat Oncol, Biol, Physi, 2016,95:368 - 376.

[52] Sakai S, Hohki A, Fuchihata H, et al. Multidiscipli-plinary treatment of maxillary sinus carcinoma[J]. Cancer, 1983,52:1360 - 1364.

[53] Sakashita T, Hayashi R, Homma A, et al. Multi-institutional retrospective study for the evaluation of ocular function-preservation rates in maxillary sinus squamous cell carcinomas with orbital invasion[J]. Head Neck, 2015,37:537 - 542.

[54] Sisson GA. Symposium—paranasal sinuses. (discussion and summary)[J]. Laryngoscope, 1970,80:945 - 953.

[55] Stern SJ, Goepfert H, Clayman G, et al. Orbital preservation in maxillectomy[J]. Otolaryngol Head Neck Surg, 1993,109:111 - 115.

[56] Svider PF, Setzen M, Baredes S, et al. Overview of sinonasal and ventral skull base malignancy management [J]. Otolaryngol Clin North Am, 2017,50(2):205 - 219.

[57] Valentini V, Terenzi V, Battisti A, et al. Management of clinically negative neck in maxillary carcinoma[J]. J Craniofac Surg, 2010,21:759 - 762.

[58] Wagenmann M, Schipper J. The transnasal approach to the skull base. From sinus surgery to skull base surgery [J]. GMS Curr Top Otorhinolaryngol Head Neck Surg, 2011,10:Doc08.

[59] Wellman BJ, Traynelis VC, McCulloch TM, et al.

Midline anterior craniofacial approach for malignancy: results of en bloc versus piecemeal resections[J]. Skull Base Surgery, 1999,9:41 - 46.

[60] Wood JW, Eloy JA, Vivero RJ, et al. Efficacy of transnasal endoscopic resection for malignant anterior skull-base tumors[J]. Int Forum Allergy Rhinol, 2012, 2:487 - 495.

[61] Yagi K, Fukuda S, Furuta Y, et al. A clinical study on the cervical lymph node metastasis of maxillary sinus carcinoma[J]. Auris, Nasus, Larynx, 2001,28:77 - 81.

45 鼻咽癌

45.1　鼻咽癌的流行病学与发病因素

45.1.1　鼻咽癌的流行病学

45.1.1.1　地区和空间分布

鼻咽癌(nasopharyngeal carcinoma，NPC)是发生于鼻咽上皮细胞的恶性肿瘤，常发生于咽隐窝、顶壁及顶后壁，可侵袭周围组织或器官，发生淋巴结转移和远处转移。虽然与其他癌症相比，鼻咽癌发病率较低，但其有独特的地理分布特征，是一种地区分布极不均衡的肿瘤，可见于五大洲的许多国家和地区，但大部分地区鼻咽癌发病率低于 1/10 万。高发区集中在中国南方，其中广东省发病率最高，男性可达(20～50)/10 万；其次是一些东南亚国家的本地居民、北极地区的因纽特人、北非及中东地区的居民(表 45-1)。

表 45-1　2003～2007 年鼻咽癌发病率(1/10 万)

地区和人群	年龄标化发病率	
	男性	女性
中国		
中国，中山	26.8	10.7
中国，广州	22.8	12.5
中国，香港	14.4	4.9
中国，澳门	15.7	6.7
中国，上海	3.7	1.4
中国，哈尔滨，南岗区	1.3	0.8
中国，北京	1.2	0.4
东南亚		
马来西亚，槟城	8.5	2.9

续　表

地区和人群	年龄标化发病率	
	男性	女性
马来西亚，槟城：中国人	12.9	4.0
新加坡	10.9	3.5
新加坡：中国人	12.6	4.1
新加坡：印度人	1.1	0.3
新加坡：马来人	6.9	1.3
菲律宾，马尼拉	5.5	2.0
泰国，清迈	3.4	1.4
泰国，宋卡	3.5	1.0
泰国，南邦	2.4	1.4
美国		
美国，夏威夷：中国人	7.6	3.4
美国，夏威夷：菲律宾人	4.5	0.9
美国，夏威夷：夏威夷人	3.0	0.6
美国，旧金山市：亚太裔人	5.5	2.1
美国，洛杉矶：中国人	5.9	1.9
美国，洛杉矶：菲律宾人	3.4	1.4
中东/北非		
阿尔及利亚，塞提夫	5.7	2.2
突尼斯，北方	3.5	1.9
乌干达，卡亚东都	2.2	1.6
北极地区		
加拿大，西北地区	4.1	2.4
美国，阿拉斯加	1.4	0.4
欧洲		
丹麦	0.4	0.2
荷兰	0.4	0.2

中国鼻咽癌的发病率南北差异极大。根据全球肿瘤发病登记的资料估算，2012 年中国鼻咽癌的男性发病占全部恶性肿瘤的第 14 位，男性发病率 2.7/

10万人年,女性为1.1/10万人年。高发区主要集中在南方五省(广东、广西、湖南、福建、江西),其中又以广东省的发病率最高,因此鼻咽癌又有"广东瘤"之称。在广东省内以珠江三角洲和西江流域,特别是肇庆、佛山和广州等地形成一个高发核心地带。其中,四会地区的鼻咽癌发病率最高,男性可达29.40/10万人年,女性可达12.67/10万人年。而在中国北方,发病率和死亡率均未超过3/10万人年。

45.1.1.2 人群间分布

(1)性别分布

无论在高发区还是低发区,男性鼻咽癌的发病率均超过女性,男女性之比为(2~3):1。如世界鼻咽癌总发病率男为1.7/10万人年,女为0.7/10万人年,性别比为2.4:1。居世界鼻咽癌发病率第1位的四会市,其男女发病率比为(2.3~2.5):1,美国白种人的鼻咽癌发病率男女比约为2.5:1。造成男性发病率高的原因可能是环境暴露因素的不同,如吸烟和职业暴露,也有可能是内在因素,如性激素类的作用。

(2)年龄分布

在不同发病率的地区,鼻咽癌的高发年龄不同。在高发区,鼻咽癌的发病从30岁以后明显上升,50~59岁达高峰,60岁以后下降;而在低发区,鼻咽癌的发病率随年龄的增长而升高。也有人观察到在鼻咽癌的中低发区,鼻咽癌发病率在青少年中有一个较小的发病高峰。在美国,不同人群的鼻咽癌发病研究表明,不同发病率的地区其发病特点同样适用于同一地区不同发病率的人群(图45-1)。

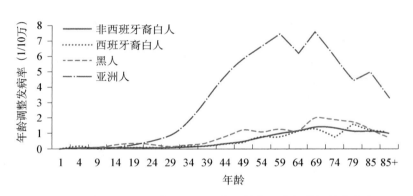

图45-1　1992～2009年美国不同人群的鼻咽癌年龄调整发病率

注:以美国2000年的普查人口为校正人口

(3)种族分布

在目前世界3种人群中,黄种人鼻咽癌发病率最高,其次为黑种人,白种人最低。鼻咽癌高发地区多属黄种人居住地,如中国华南、香港地区和东南亚地区,北极地区的因纽特人也属于黄种人。在同一地区,不同种族间的鼻咽癌发病率也显著不同。如中国南方讲广东话的人群比讲其他方言(如客家、闽南、潮州方言)人群的发病率高2倍。即使移居东南亚其他国家之后,广州方言人群的发病率仍然是其他中国南方人群的2倍。而在美国,华人发病率最高,其次是菲律宾人、日本人、黑人和西班牙人,最低的是白人。但在儿童群体中,鼻咽癌患者多为黑人,亚洲人较少。

移民流行病学的研究显示,遗传因素和环境因素在鼻咽癌的发病中均起着很重要的作用。中国南方高发区的人群无论移居到美国、澳大利亚、马来西亚还是日本,仍然保持着高发病率。第1代出生在北非和亚洲的人与出生在欧洲的人相比,患鼻咽癌的风险增加3~6倍。鼻咽癌相对高发的北非地区的居民移居到低发区的以色列之后,移民和他们的后代的鼻咽癌发病率也高于当地居民;然而,第2代和第3代移民的发病率却持续下降到迁出国的一半。与此相反,出生在高发区中国或菲律宾的白种人较出生在美国的白种人鼻咽癌的发病率明显升高;出生在北非的法国人的鼻咽癌发病率也明显高于法国南部的居民。

(4)家族聚集性

鼻咽癌是一种具有明显家族聚集性的肿瘤,有鼻咽癌家族史的人群患病率会明显高于普通人群，无论在高发区、中发区还是低发区均有鼻咽癌高发家族的报告；并且，高发区患者有癌家族史的比例高于中低发区。如香港、广州报告鼻咽癌家族史的比例分别为 7.2% 和 5.9%，在格陵兰，27% 的鼻咽癌患者有癌家族史，且大部分为鼻咽癌；中发区上海地区鼻咽癌家族史的比例为 1.85%。在癌家族中，鼻咽癌患者主要发生在先证者的一级亲属中，鼻咽癌患者一级亲属的发病率是对照人群的 4～10 倍。造成鼻咽癌家族聚集性的原因可能是由于家族内成员具有相同的遗传易感性，也可能由家族成员相似的生活环境造成。还有研究发现，兄弟姐妹有鼻咽癌史者相对于父母有鼻咽癌史者，前者患鼻咽癌的风险更高。对中国南方鼻咽癌高癌家族进行的复合分离分析研究结果显示，鼻咽癌属于多基因遗传的肿瘤。除了鼻咽癌家族史对鼻咽癌发病风险有影响外，研究证明，其他癌症家族史（一级亲属）如肺癌、乳腺癌也会增加鼻咽癌发病风险。

（5）时间趋势

现有的肿瘤发病登记资料显示，在某些高发区鼻咽癌出现明显的下降，如中国香港从 20 世纪 70 年代、中国台湾从 80 年代、新加坡从 90 年代后期开始，鼻咽癌发病率和死亡率明显下降；居住在美国的华人鼻咽癌的发病率也出现明显下降；而少数地区或人群（如新加坡马来人）却出现明显的上升趋势；中国南方鼻咽癌传统的高发区，如广东四会、中山和广西苍梧鼻咽癌的发病则一直稳定或略有增加。四会市从 1987～2011 年鼻咽癌发病率基本保持稳定，2003～2009 年间发病率有所增加（主要是男性）。

45.1.2 鼻咽癌的发病因素

鼻咽癌的确切病因尚不清楚，一般认为原因主要有 3 个：一是遗传因素；二是 EB 病毒；三是环境因素。

45.1.2.1 遗传因素

鼻咽癌独特的地区聚集性和家族聚集性提示遗传易感性是流行区鼻咽癌发病风险的一个关键因素。全基因组关联性分析（genome-wide association studies，GWAS）一致认为，位于染色体 6p21 上的人类白细胞抗原（human leukocyte antigen，HLA）基因中有一系列易感性基因位点如 HLA - A（HLA - A2、HLA - A11）、HLA - B（HLA - B13、HLA - B46）、HLA - DRB1 等，与鼻咽癌发病明显相关。其

他非 HLA 易感基因位点包括位于 6 号染色体的 γ-氨基丁酸 B 受体 1（gamma-aminobutyric acid B receptor 1，GABBR1）及绒毛膜促性腺激素 9（human chorionic gonadotropin 9，HCG9）、位于 13 号染色体的肿瘤坏死因子配体超家族成员 19（tumor necrosis factor receptor superfamily member 19，TNFRSF19）等也被认为与鼻咽癌有关。易感基因可能通过 DNA 双链断裂、DNA 修复损伤、细胞周期紊乱、机体免疫等机制引起鼻咽癌风险升高。

45.1.2.2 病毒感染因素

（1）EB 病毒

EB 病毒（Epstein-Barr virus，EBV）是研究最广泛的鼻咽癌病因学因素。95% 以上的成年人都存在 EBV 感染，且多为终生持续感染。一般情况下是无害的，当 EBV 与宿主的平衡状态发生改变时，容易导致 EBV 激活，从而使鼻咽癌的发病风险增加。应用原位杂交技术，EB 病毒可以在所有的肿瘤细胞中检测到，但在正常的鼻咽上皮细胞中却未检测到，并且，鼻咽组织中所有的 EB 病毒具有相同的末端重复序列，说明 EB 病毒在鼻咽上皮的早期癌变中起重要作用。EBV 在鼻咽癌组织中属于潜伏 II 型感染，表达一系列病毒蛋白，如膜蛋白（latent membrane protein，LMP）和核蛋白（Epstein-Barr nuclear antigen，EBNA）。已知，LMP1 是鼻咽癌的主要致癌基因。

鼻咽癌患者体内还可产生多种 EB 病毒抗体，包括壳抗原 IgA 抗体（virus capsid antigen IgA antibody，VCA - IgA）、核抗原 IgA 抗体（Epstein-Barr nuclear antigen IgA antibody，EBNA1 - IgA）、Zeta 蛋白 IgA 抗体（Zeta - IgA）和 Rta 蛋白抗体 IgG（Rta - IgG）等。抗体水平升高通常意味着患鼻咽癌的风险增加。前瞻性研究发现，VCA - IgA 抗体滴度持续升高时风险比（HR）可达 21.3。目前，联合检测 VCA - IgA、EBNA1 - IgA 作为鼻咽癌筛查指标已在鼻咽癌高发区筛查中普遍应用。近年来，发现 EB 病毒糖蛋白 350（glycoprotein 350，gp350）抗体可中和 EBV 对 B 细胞的感染，属于保护性抗体，可降低鼻咽癌风险。前瞻性研究发现，gp350 抗体水平高的人群鼻咽癌的发病率显著低于抗体水平低的人群。因此，研发 gp350 抗体疫苗可能会降低 EB 病毒相关性鼻咽癌的风险。EBV DNA 也可在患者循环血中检出，对鼻咽癌患者的预

后有很好的预测作用。EBV DNA 浓度越高,患者长期无病生存率越低,预后越差。

（2）其他感染因素

另有研究表明,在非流行区与鼻咽癌相关的病毒是 HPV。在白人中,HPV 可能是角化性甚至非角化性鼻咽癌的危险因素。

45.1.2.3 环境因素

（1）吸烟

鼻咽癌流行趋势的改变可能与相应人群发病因素暴露的改变有关。流行病学研究表明,长期吸烟是鼻咽癌的一个危险因素,并且每天吸烟的量和吸烟的年限与鼻咽癌的发病呈正相关,并有剂量-反应关系,吸烟导致鼻咽癌患病的风险为不吸烟人群的 2～6 倍。Meta 分析显示,曾经吸烟者比不吸烟者患鼻咽癌的风险更高。香港大学开展了一项基于大规模广东省职业人群的队列研究,发现每日吸烟量及累积吸烟量越高,鼻咽癌死亡的风险越高。吸烟还与 EBV 的激活有关。与不吸烟者相比,开始吸烟年龄越小者,EBV VCA - IgA 抗体阳性率越高;累计吸烟量越多,VCA - IgA 抗体阳性的可能性越大。

（2）饮食因素

在不同的人群中,成年后每天食用咸鱼者与没有或很少吃咸鱼的人相比,发生鼻咽癌的相对危险度估计在 1.8～7.5。在断奶期或幼儿期每天或每周都吃咸鱼者与从未或少有食用者相比,发生鼻咽癌的相对危险度估计为 1.1～37.7。目前,普遍认为吸烟、腌制食物摄入、凉茶（中草药）是鼻咽癌的危险因素。新鲜蔬菜、水果则可降低鼻咽癌的风险。也有研究表明,牛奶的摄入可以降低鼻咽癌风险。饮酒是否是鼻咽癌的危险因素尚无定论。有研究认为,少量饮酒可降低鼻咽癌风险,但大量饮酒可导致鼻咽癌患者预后不佳。

（3）其他环境因素

有研究表明,木材燃料的使用、焚香与鼻咽癌风险升高相关。在室内无窗户、通风不良及棚屋内做饭会增加患鼻咽癌的风险。另外,职业暴露,如甲醛和木屑也是鼻咽癌的危险因素,甲醛可能通过细胞毒性、DNA 损伤导致鼻咽癌发病风险升高,但甲醛是否能激活 EBV 还需要进一步验证。移民可能对中国香港、新加坡及中国台湾的发病产生了较大影响。进一步的研究发现,中国香港和美国一些地区鼻咽癌发病率的下降主要是角化型鳞癌,而非角化癌的发病率保持平稳。

环境因素的致癌作用可能非常重要,但在鼻咽癌病因中的作用通常被低估。研究证明,环境因素不仅可以直接导致 DNA 突变、作为活性氧诱导剂致使 DNA 损伤引起鼻咽癌风险升高,还能介导 EB 病毒再活化,导致 EB 病毒感染扩散。

近 30 年来,中国南方广东和广西等高发区域的经济也高速发展,人们的饮食和生活习惯等各方面发生了较大的变化,但鼻咽癌的发病率并未降低,并且这些地区的鼻咽癌 90% 以上属于非角化癌,说明非角化性鳞癌的发病因素可能仍然稳定地存在于高发区的人群中。另一种可能的解释是环境因素的改变对鼻咽癌发病的影响会滞后几十年,中国南方鼻咽癌高发区的经济高速发展始于 20 世纪 90 年代,所以,鼻咽癌的发病率下降也有可能在10～20 年后才会显现。

（曹素梅　胡　婷）

45.2　鼻咽癌的病理和生物学特性

45.2.1　鼻咽癌的组织病理学分型

鼻咽癌指起源于鼻咽黏膜上皮,光镜、电镜下显示有鳞状分化特征的鼻咽恶性肿瘤,不包括发生于该部位的其他恶性肿瘤,如腺癌、涎腺来源的癌。

45.2.1.1　大体分型

鼻咽癌最常见于鼻咽侧壁,尤其是咽隐窝,其次为鼻咽顶壁。有报道将其大体分为结节型、菜花型、溃疡型和浸润型 4 种类型。肿瘤早期一般表现为局部黏膜苍白粗糙或轻度隆起,表面可有或无溃疡形成。黏膜下浸润型鼻咽癌黏膜可无明显异常改变,表现为平坦浸润性外观,肿瘤在黏膜下浸润性生长。

45.2.1.2　组织病理学分型

WHO 1978 年分型标准,鼻咽癌的病理组织学分为 3 型:1 型为鳞状细胞癌,2 型为非角化性癌,3 型为未分化癌。

1991 年 WHO 鼻咽癌病理组织学分型,保留了角化性鳞状细胞癌,而将 2、3 型合并为非角化性癌。角化性鳞状细胞癌又分为分化好与中等、分化差 2 个亚型,非角化性癌又分为分化型和未分化型 2 个亚型。角化性鳞状细胞癌在所有鼻咽癌中所占比例,低发生率地区较高发区比例要高。

2003 年,WHO 鼻咽癌的病理组织类型分为以下 3 型：非角化性癌（non-keratinizing carcinoma）、角化性鳞状细胞癌（keratinizing squamous cell carcinoma）和基底细胞样鳞状细胞癌（basaloid squamous cell carcinoma，BSCC）。

45.2.1.3 各病理类型特点

（1）非角化性癌

非角化型癌分为 2 个亚型：分化型和未分化型。在肿瘤活检样本中看到 2 种亚型时，可以根据优势亚型分型，或者诊断为具有 2 种亚型特征的非角化性癌。

未分化型较分化型更常见，其特点为合胞体样大肿瘤细胞，排列呈巢状，细胞边界不清，圆形或卵圆形细胞核，可呈空泡状或染色质密集，核仁大而居中。细胞质少，嗜酸性或双亲性。可有原始鳞状分化的小灶细胞，嗜酸性胞质更多，细胞边界更清晰。

分化型肿瘤细胞呈复层排列，类似于膀胱移行细胞癌。肿瘤细胞边界清晰，有时有模糊的细胞间桥，偶可见角化细胞。与未分化型相比，细胞通常略小，核质比更低，核染色质更丰富，核仁相对不明显。

非角化性癌间质可存在凝血性坏死，有时坏死范围广泛。淋巴细胞和浆细胞的密度变异性较大，部分肿瘤巢内无或罕见淋巴细胞，而另一部分肿瘤中，丰富的淋巴细胞和浆细胞可浸润肿瘤巢，将其分解成小簇细胞甚至单个细胞，使肿瘤的上皮性特征不明显。

免疫组织化学染色特点：几乎所有肿瘤细胞广谱角蛋白（pan-cytokeratin）如 AE1、AE3 及 MNF-116 强阳性表达，高分子量角蛋白如 cytokeratin5/6、34βE12 呈强阳性表达，而低分子量角蛋白如 CAM5.2 通常呈弱阳性表达，有时呈斑块状。细胞角蛋白 7 和 20 均为阴性。在未分化型癌中，细胞角蛋白免疫染色特征为细小的胞质围绕大细胞核形成短狭的突起向外延伸；淋巴细胞浸润分离肿瘤巢，形成独特的网状图案。在分化型癌中，由于细胞质更丰富，肿瘤细胞角蛋白染色呈多边形。上皮细胞膜抗原（epithelial membrane antigen，EMA）呈局灶状阳性，大部分病例 p63 强阳性。间质中特别是在肿瘤巢内部和周围，混合存在 T 和 B 淋巴细胞，以 T 细胞为主。浆细胞为多克隆性，另有数量不等散在的 S-100 阳性树突状细胞。有研究报道，以下特征可能提示良好的预后：高密度的树突状细胞；间质大

量淋巴细胞浸润；低密度的颗粒酶 B 阳性细胞毒性细胞。

无论患者的种族背景如何，非角化性鼻咽癌在几乎 100％的病例中与 EB 病毒（EBV）相关。检测 EBV 最简单且相对可靠的方法是原位杂交检测 EBV 转录的早期 RNA（EBV encoded early RNA，EBER），其在 EBV 潜伏感染的细胞中大量存在。对于原发不明的转移性非角化性癌，EBER 阳性结果也强烈提示鼻咽来源可能性大。

（2）角化性鳞状细胞癌

该类型与头颈部其他部位原发鳞状细胞癌形态类似，光镜下可见明显的鳞状分化特征，广泛细胞间桥和（或）角化形成。按分化程度可进一步分为高（最常见）、中、低分化。肿瘤通常以不规则巢状生长，丰富的间质有数量不一的淋巴细胞、浆细胞、嗜中性粒细胞和嗜酸性粒细胞浸润。肿瘤细胞呈多角形或复层，细胞边界清晰，由细胞间桥分隔。癌巢中央或表面细胞多见嗜酸性玻璃状胞质，有时可见张力纤维，偶有角化珠形成。细胞核经常显示色素沉着，核多形性程度不一。表面上皮有时可见原位癌改变。

免疫组织化学染色特点：与非角化性癌相同。

由放射引起的角化性鳞状细胞癌与 EBV 感染无关，而原发的角化性鳞状细胞癌与 EBV 感染的关系，尚未有统一结论。总的来说，与非角化癌相比，角化性鳞状细胞癌患者抗 EBV IgA 滴度更低或呈阴性。原位杂交检测显示，EBER 常集中在分化较差的细胞中（围绕癌巢的基底细胞），但在明显鳞状分化的细胞中检测不到。

（3）基底细胞样鳞状细胞癌

该型发病率极低，形态与其他部位头颈部基底细胞样鳞状细胞癌相同。BSCC 有 2 种成分，即基底细胞和鳞状细胞。基底细胞较小，细胞核染色质丰富而无核仁，细胞质少。细胞排列紧密，呈小叶结构生长，常见粉刺样坏死。BSCC 区别于鳞状细胞癌的特异性特征为含有阿利新蓝/过碘酸雪夫（alcianblue/periodic acid schiffs，AB/PAS）染色阳性的小囊泡和间质透明化。BSCC 总是伴有鳞癌成分（原位癌或浸润性角化性癌），后者通常位置表浅，也可表现为基底细胞肿瘤巢内的局灶鳞状细胞分化。转移灶可能表现为基底细胞癌、鳞状细胞癌或两者均有。

免疫组织化学染色特点：BSCC 表达细胞角蛋

白和 EMA,但阳性细胞数量变异大。为避免假阴性结果,推荐使用混合细胞角蛋白抗体(如 CAM 5.2,AE1/3)。针对高分子量细胞角蛋白的抗体 34ßE12 对基底细胞的检测最为敏感。

基于数量有限的文献提示,鼻咽 BSCC 多与 EBV 相关,而在头颈其他部位发生的相同类型的肿瘤则与 EBV 不相关。

45.2.2　鼻咽癌的生物学特性:局部侵犯与转移

鼻咽癌容易侵犯其周围结构,表现为局部区域广泛浸润,早期即可有淋巴结转移,血行播散发生率高。

鼻咽癌的扩散与转移途径有以下几种。

(1) 直接侵犯

肿瘤向前可侵入鼻腔、翼腭窝、上颌窦和眼眶;向后侵犯头长肌、椎前肌肉甚至颈椎椎体、椎管;向上侵犯颅底和副旁窦,继而通过侵蚀骨质和颅底孔隙(卵圆孔、破裂孔)到达颅内,侵犯第Ⅱ~Ⅵ对脑神经。向下可侵犯口咽、下咽;向外侧可侵犯耳咽管至内耳、中耳、外耳,以及咽旁间隙和颞下窝。

(2) 淋巴道转移

鼻咽黏膜淋巴丛丰富,早期即可有淋巴结转移。约半数以上鼻咽癌患者因颈部淋巴结肿大就诊,尤又以颈内静脉二腹肌淋巴结(Ⅱ区)肿大多见。约有一半的患者有咽后淋巴结转移,鼻咽癌颈后三角区淋巴结(Ⅴ区)转移较头颈部其他部位肿瘤多见。颈部淋巴结转移可为单侧或双侧。

(3) 血行转移

淋巴转移所达到的站点远近与血行转移的发生率呈强相关性,这一现象反映了血行播散途径主要通过颈静脉链下端的主淋巴管汇入大血管。血行转移最常见部位依次为骨、肺、肝,以及远处淋巴结等。

(欧　丹　王孝深)

45.3　鼻咽癌的临床表现

鼻咽的位置很隐蔽,位于人体中心线附近,上有颅底大脑,前有鼻腔,后有脊柱脊髓,两侧有下颌骨和腮腺,下面是硬腭和软腭,从人体外部是看不见、摸不着的,必须由专业医师借助一定的设备才能发现;因此,早期诊断有困难,70%~80%确诊时属于局部晚期。但有很多临床表现,如果提早警惕和重视,及时到专科医院就诊还是可以早期发现的。

(1) 无痛性的颈部肿块

60%~80%的患者最初表现是颈部肿块。肿块的"典型"部位是下颌角后方、耳朵下方(图 45-2),肿块质地比较硬,不痛不痒,圆形或者椭圆形,由于不影响日常生活和工作,患者往往不会第一时间就医,等淋巴结越来越大、越来越多了才到医院就诊,而且第一时间就诊的往往不是肿瘤专科医院。如果缺少鼻咽癌的常识,很容易错误诊断成淋巴结发炎,给予抗炎治疗肿块可能暂时缩小,但很快又继续长大。甚至有的患者盲目相信民间疗法,针对肿块采用膏药敷贴或者扎针排毒,导致肿块越来越大,最终侵犯皮肤破溃(图 45-3)了才到正规医院诊治。所以对于无痛性的颈部肿块一定要引起重视,应到专科医院检查鼻咽、口腔、口咽和喉咽部。

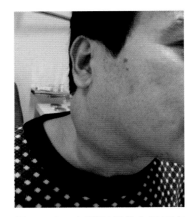

图 45-2　右侧颈部从上到下多个淋巴结肿大

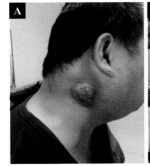
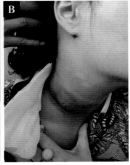

图 45-3　鼻咽癌颈部淋巴结转移,侵犯皮肤

（2）回缩性血涕

生长在鼻咽顶后壁的肿瘤,在用力回吸鼻腔或鼻咽分泌物时(多发生在清晨洗漱过程中),由于软腭背面与肿瘤表面相摩擦,可引起涕血(又称回吸性涕血),不少早期病例就是由此引起注意而及时确诊的,也有肿瘤自身的毛细血管破裂导致出血的。

（3）耳鸣与听力减退

生长在鼻咽侧壁的肿瘤压迫咽鼓管,使鼓室形成负压,淋巴的产生与吸收不平衡,在乳突气房里面形成积液(图45-4),患者可有耳鸣(嗡嗡的金属声)和(或)耳朵闷塞感,严重者出现听力下降。就如同游泳或者洗澡时耳朵进水的感觉,或者乘坐飞机快速下降时的那种耳朵闷塞感。部分病例甚至会出现耳朵流水,临床上容易误诊为中耳炎,鼓膜穿刺抽液后上述症状暂时改善,但短期内又恢复原样。对于反复出现或者逐渐加重的耳鸣或听力下降,一定要警惕。

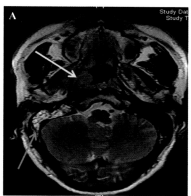

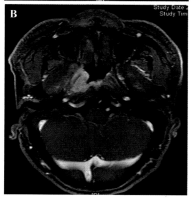

图45-4　鼻咽右侧壁肿瘤压迫耳咽管隆突开口,右侧乳突气房积液

（4）鼻塞

鼻咽顶部的肿瘤常向前方浸润生长,从而导致同侧后鼻孔与鼻腔的机械性阻塞(图45-5)。临床上大多呈单侧性鼻塞且日益加重,不会出现时好时坏的现象,若肿瘤堵塞双侧后鼻孔可出现双侧性鼻塞。

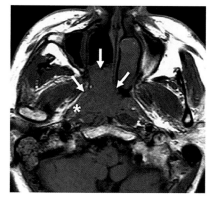

图45-5　鼻咽癌向前生长堵塞后侧鼻腔

（5）头痛

肿瘤侵犯颅底的骨质结构可以引起头痛,头痛多为单侧的持续性疼痛,部位多在颞部、顶部,其性质常为锐性的刺痛。头痛的部位和严重程度和肿瘤侵犯的部位和程度有关。出现头痛往往提示肿瘤已经属于晚期。

（6）脑神经损害症状

鼻咽紧靠颅底,肿瘤向上生长破坏颅底骨质、蝶窦、海绵窦和眼眶,压迫神经导致复杂的脑神经症状,例如面麻、复视、眼睑下垂、眼球运动障碍、舌肌萎缩、伸舌偏斜(图45-6)、视力下降、声音嘶哑、吞咽障碍、进食呛咳等。一旦出现上述神经症状,往往提示鼻咽肿瘤已到晚期。

（7）张口困难或张口受限

鼻咽肿瘤向外生长侵犯负责张口的肌肉(翼内肌、翼外肌)时(图45-7),引起张口困难或者受限。

（8）皮肌炎

皮肌炎患者(图45-8)恶性肿瘤发生率比一般人群癌肿发生率高,在中国南方及东南亚地区主要以合并鼻咽癌为主。因此,对于皮肌炎患者,无论有无鼻咽癌症状均应常规行鼻咽部检查。

（9）远处转移引起的相关症状

鼻咽癌的生物学特性是局部广泛侵犯和淋巴结

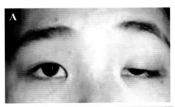

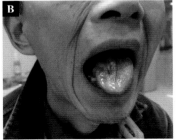

图 45‐6　左侧眼睑下垂(A)和伸
舌右偏(B)的临床表现

转移,晚期鼻咽癌容易发生远处转移。根据转移部位的不同,临床表现也不一致。肝脏转移可以引起肝区胀痛不适;骨转移可以引起骨痛或者压迫神经导致相应的神经症状;肺转移可以导致咳嗽、咯血、胸痛、呼吸急促等。

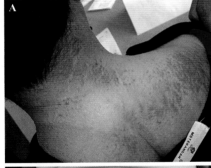

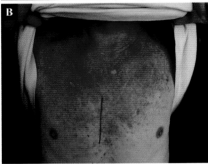

图 45‐8　以皮肌炎为临床表现的鼻咽癌患者

（王孝深）

45.4　鼻咽癌的临床分期

　　鼻咽癌的临床分期是制订诊疗方案及评估预后的重要参考依据,完整的分期主要基于病史、体格检查、直接(间接)鼻咽镜和影像学等检查。

　　1)病史:需询问相关症状、家族史、吸烟饮酒史等。

　　2)体格检查:颈淋巴结触诊(大小、单/双侧、位置、范围)、脑神经检查。

　　3)内镜检查:间接鼻咽镜或纤维鼻咽镜(喉镜),范围上到鼻咽,下至口咽、下咽,需病理活检确诊。

　　4)常规检查:包括血常规、肝肾功能。

　　5)影像学检查:断层扫描需包括鼻咽、颈部区域,首选增强 MRI,对颅底、颅内肿瘤侵犯较敏感;需评估淋巴结[大小、单(双)侧、位置、范围],测量淋巴结最大径不应只在轴位,颈部淋巴结侵犯可参考颈部增强 CT 扫描。

　　6)远处转移:一般发生在淋巴结阳性或局部病灶晚期(T3～T4)有症状患者,PET/CT 因其对远处

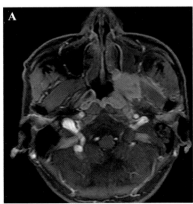

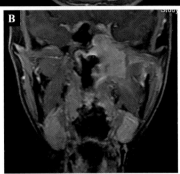

图 45‐7　鼻咽癌侵犯左侧翼内肌和翼外肌

转移及复发患者的高敏感性较常使用，SUVmax 值是一个独立的预后指标，但 MRI 对淋巴结的评估仍是必要的补充。不做 PET/CT 者也可选择胸部＋上腹部 CT 或胸片、腹部彩超，以及骨扫描评估远处转移。

随着影像学技术的发展，初诊时肿瘤侵犯范围和治疗失败患者复发部位可得到精确的评估，通过与预后建立的统计分析结果，鼻咽癌分期从早年的 Ho 分期、福州分期到 2008 年国内分期，国际分期也从 AJCC 第 4 版逐步修订至第 8 版，目前被公认使用的为国内鼻咽癌 2008 分期和国际第 8 版 AJCC 分期。

45.4.1 鼻咽癌 2008 分期（国内分期）

见表 45-2。

表 45-2 鼻咽癌 2008 分期（国内分期）

T 分期	N 分期	M 分期	总分期
T1	N0	M0	Ⅰ
T1、T0	N1a - N1b	M0	Ⅱ
T2	N0	M0	Ⅱ
T2	N1a - N1b	M0	Ⅱ
T1、T0	N2	M0	Ⅲ
T2	N2	M0	Ⅲ
T3	N0	M0	Ⅲ
T3	N1	M0	Ⅲ
T3	N2	M0	Ⅲ
T4	任何 N	M0	ⅣA
任何 T	N3	M0	ⅣA
任何 T	任何 N	M1	ⅣB

（1）T 分期

T1：肿瘤局限于鼻咽。

T2：侵犯鼻腔、口咽、咽旁间隙。

T3：肿瘤侵犯颅底骨质、翼内肌。

T4：肿瘤侵犯颅神经、鼻窦、翼外肌及以外的咀嚼肌间隙、颅内（海绵窦、脑膜等）。

（2）N 分期

N0：无淋巴结转移。

N1a：咽后淋巴结转移。

N1b：单侧Ⅰb、Ⅱ、Ⅲ、Ⅴa 区淋巴结转移且直径≤3 cm。

N2：双侧Ⅰb、Ⅱ、Ⅲ、Ⅴa 区淋巴结转移，或直径>3 cm，或淋巴结包膜外侵犯。

N3：Ⅳ、Ⅴb 区淋巴结转移。

（3）M 分期

M0：无远处转移。

M1：有远处转移。

45.4.2 第 8 版 AJCC 分期（国际分期）

见表 45-3。

表 45-3 第 8 版 AJCC 分期（国际分期）

T 分期	N 分期	M 分期	总分期
Tis	N0	M0	0
T1	N0	M0	Ⅰ
T1、T0	N1	M0	Ⅱ
T2	N0	M0	Ⅱ
T2	N1	M0	Ⅱ
T1、T0	N2	M0	Ⅲ
T2	N2	M0	Ⅲ
T3	N0	M0	Ⅲ
T3	N1	M0	Ⅲ
T3	N2	M0	Ⅲ
T4	N0	M0	ⅣA
T4	N1	M0	ⅣA
T4	N2	M0	ⅣA
任何 T	N3	M0	ⅣA
任何 T	任何 N	M1	ⅣB

（1）T 分期

Tx：原发灶无法评估。

T0：无原发肿瘤证据，但 EB 病毒阳性，有颈部淋巴结肿大。

T1：肿瘤限于鼻咽、口咽、鼻腔，无咽旁间隙受侵。

T2：咽旁间隙侵犯，邻近软组织受侵（翼内肌、翼外肌、椎前肌）。

T3：肿瘤侵犯颅底骨质、颈椎、翼状结构、副旁窦。

T4：肿瘤侵犯颅内，包括颅神经、下咽、眼眶、腮腺以及超过翼外肌外侧缘的广泛软组织区域。

（2）N 分期

Nx：区域淋巴结无法评估。

N0：无淋巴结转移。

N1：颈部淋巴结单侧转移和（或）咽后淋巴结（无论单双侧），≤6 cm，环状软骨尾侧缘以上水平。

N2：颈部双侧淋巴结，≤6 cm，环状软骨尾侧缘以上水平。

N3:单侧或双侧颈部淋巴结转移,>6 cm,环状软骨尾侧缘以下水平。

(3)M 分期

M0:无远处转移。

M1:有远处转移。

(许婷婷)

45.5 鼻咽癌的诊断与鉴别诊断

需通过患者主诉和临床专科检查,结合影像学及病理学检查,来诊断鼻咽癌。

45.5.1 主诉

常见的主诉包括无痛性颈部淋巴结肿大、回缩性血涕、一侧性耳鸣、头痛等,若以此类主诉就诊的患者,需要进一步检查鼻咽部。

45.5.2 专科检查

(1)鼻咽部检查

通过间接鼻咽镜、纤维鼻咽镜或电子鼻咽镜,可观察鼻咽腔内是否存在肿块,了解肿块在鼻咽腔内肿瘤的位置、大小、形状等特征。

(2)颈部检查

鼻咽癌发生颈部淋巴结转移概率较高,约80%确诊鼻咽癌时存在颈部淋巴结转移。鼻咽癌转移一般存在自上而下的转移规律,少数可出现跳跃转移,最常见的颈部转移部位包括颈深上淋巴结和咽后淋巴结,在专科体检时,发现淋巴结肿大,需记录淋巴结所在部位、大小、质地、活动度、是否侵犯皮肤。若下颈部、锁骨上区域发现有肿大淋巴结,还应检查腋窝是否有肿大淋巴结。Wang 等回顾性分析 3 100例鼻咽癌患者的 MRI 图片,其中86.4%存在淋巴结转移,采用 2013 更新的淋巴结分区进行分析,具体为Ⅰa 0、Ⅰb 4.3%、Ⅱa 67.1%、Ⅱb 87.4%、Ⅲ44.2%、Ⅳa 13.1%、Ⅳb 1.0%、Ⅴa、b 37.1%、level Ⅴc 1.8%、Ⅵ 0、Ⅶa 75.1%、Ⅶb 6.6%、Ⅷ2.0%、Ⅸ 2例、Ⅹa 2例、Ⅹb 3例、咽后淋巴结内组0.3%、25.9%淋巴结上界超过 C1 下缘。区晓敏等亦根据 2013 版颈部淋巴结分区指南,分析 686 例鼻咽癌患者,发现最常见的颈部淋巴结转移分区为Ⅱ区 76.2%、Ⅶa 区 65.1%,其次为Ⅲ区(50.4%)、Ⅴa(17.5%)和Ⅳa(11.7%)。淋巴结的跳跃转移率

为1.0%。颈部淋巴结阳性的患者中,46.4%的患者有淋巴结坏死,74.4%的患者有包膜外侵犯。

(3)脑神经检查

鼻咽癌可直接侵犯脑神经或由于肿大淋巴结的压迫而引起相关脑神经麻痹,在专科检查中,需对12 对脑神经进行全面检查。最常受累的是三叉神经(Ⅴ),其他常见受累的神经包括外展神经、舌咽神经和舌神经。

45.5.3 鼻咽镜检查

包括间接鼻咽镜和直接鼻咽镜。

(1)间接鼻咽镜

简单易行,检查时应注意观察咽隐窝是否对称,隆突有无变形增大,鼻咽腔内黏膜是否光滑,是否有异常隆起,肿块有无糜烂溃疡。除了观察鼻咽腔的情况,检查时还应注意口咽有无肿块或黏膜下隆起,扁桃体是否肿大移位。

(2)纤维或电子鼻咽镜

经由鼻腔进入,不受患者张口大小和咽反射的影响,可以清楚地观察鼻腔和鼻咽腔内病变。Sham 等对 130 例 EB 病毒血清学抗体阳性、但常规检查未发现异常的患者,行纤维鼻咽镜检查并活检,结果发现 7 例鼻咽癌,主要的部位是在咽隐窝内。

45.5.4 影像学检查

(1)X 线平片检查

胸部正侧位片和骨 X 线片可用于检查鼻咽癌患者是否存在转移。亦可行鼻咽部 X 线检查来评判肿瘤侵犯范围,但现已被 CT 或 MRI 取代。

(2)CT 检查

相对于 X 线片的重叠影像,CT 断层影像能够更清楚地显示鼻咽病灶的侵犯部位、范围大小和淋巴结转移,同时能够早期发现微小转移灶。而基于 CT 图像的三维放射治疗计划系统,能够在增加肿瘤治疗剂量的同时,减低重要正常组织器官的受量,使放射治疗进入了一个新的时代。

(3)MRI 检查

MRI 相对于 CT 检查具有更高的软组织分辨率,同时具有横断位、冠状位和矢状位图像,可更清楚显示软组织侵犯范围、淋巴结肿大和颅底各孔道的侵犯情况,脑膜是否受侵。King 等研究发现鼻咽部 MRI 诊断鼻咽癌的敏感性、特异性和准确性分别为100%、93%和95%,而鼻咽内镜为 90%、93%和

92%,鼻咽内镜检查联合活检为 95%、100% 和 98%。由此可见,鼻咽部 MRI 敏感性最高,对于鼻咽癌诊断具有重要作用。

（4）B超检查

主要用于颈部和腹部的检查,优势在于无辐射、比较经济且无创伤。对于颈部深在的淋巴结,当临床触诊不明显时,可以进一步行超声检查明确。超声检查能够判断肿块是否存在液化,通过多普勒技术可判断病灶当中有无血流信号,对转移淋巴结的诊断符合率为 95% 左右。

（5）骨显像（ECT）

骨是鼻咽癌最常见的转移部位。因此,对于Ⅲ期和Ⅳ期鼻咽癌患者建议治疗前常规行骨 ECT,在骨转移症状出现前 3 个月即可有放射性浓聚。但是当患者有骨外伤或骨炎症时,骨 ECT 可能出现假阳性;因此,诊断骨转移应综合病史、临床查体及其他检查（如 X 线、CT、MRI、PET/CT 等）。

（6）PET/CT

PET/CT 临床常用的示踪剂为^{18}F - FDG,能够反映肿瘤的葡萄糖代谢水平,从功能水平上发现原发病灶和转移灶,判断残留和复发。在检测远处转移方面,Tang 等发现对于低危（N0~N1 且 EBA DNA）≥4 000 拷贝/ml 和 N2~N3 且 EBA DNA<4 000 拷贝/ml）和中危鼻咽癌患者（N2~3 且 EBA DNA）≥4 000 拷贝/ml）,PET/CT 优于常规分期检查（胸部 X 线检查、腹部 B 超、全身骨显象）。

45.5.5　EB 病毒检查

（1）EBV 相关血清学指标

EBV 相关血清学抗体已被证明在鼻咽癌患者中显著地高于非鼻咽癌人群。EB 病毒抗原（如 VCA、EA 等）的 IgA 或 IgG 抗体可在鼻咽癌患者出现临床症状前就出现升高,有助于早期筛查和诊断鼻咽癌。Chien 等检测 9 699 例 EB 病毒相关血清学抗体,发现 EB 病毒相关血清学抗体阳性者,发生鼻咽癌的概率相对于阴性者的风险比例为 32.8。因此,EBV 相关血清抗体能够预示鼻咽癌。

（2）循环游离 EBV - DNA

鼻咽癌肿瘤细胞会将 DNA 释放进入血液当中,EBV - DNA 在血清中以短片段的形式存在,而不是完整的外显子;因此,DNA 水平反映鼻咽癌凋亡状态,同时游离 DNA 水平的高低反映肿瘤的负荷。Lin 等检测发现,在 94 例鼻咽癌患者中有 90 例

患者血浆中存在游离 EBV - DNA,而在 40 例健康的对照组中均未检测到游离 EBV - DNA。相对于 EB 病毒血清抗体,血浆游离 EBV - DNA 对诊断鼻咽癌具有更高的敏感性和特异性。治疗前 EBV - DNA 水平有助于疾病的诊断及预后的判断。

45.5.6　病理学诊断

肿瘤组织病理检查是确诊鼻咽癌的金标准,活检首选鼻咽部,鼻咽组织难以获得时才考虑颈部肿块活检。电子鼻腔镜（硬镜）和纤维鼻咽镜获取鼻咽癌组织的价值已得到肯定,并广泛应用。间接鼻咽镜下活检,能够便捷行鼻咽部活检,相对于纤维鼻咽镜能够获得更多的活检组织。对于发生于顶前壁、咽鼓管圆枕后方的微小病灶,间接鼻咽镜具有互补的价值。对腔内表面光滑,肿瘤向咽旁侵犯者,亦可行经口超声引导下咽旁肿块穿刺获得诊断。

45.5.7　鉴别诊断

（1）鼻咽部增殖体

鼻咽部增殖体常位于顶前中央,形状呈嵴状隆起,表面光滑,色泽与正常黏膜相同,多见于儿童和青少年,成年后增殖体可逐渐萎缩。MRI 显示肿块常位于顶前壁,也可位于隆突上方,冠状位上可显示栅栏状特征,肿块局限鼻咽腔内,不侵犯咽旁间隙和颅底。

（2）鼻咽部结核

鼻咽结核多发生于中青年,常有午后低热、乏力、盗汗等全身症状。鼻咽可见结节,表面常有坏死,与鼻咽癌肉眼难以区别。影像学无明显的鉴别征象,需病理学确诊。需要注意鼻咽结核和癌同时存在的情况。

（3）鼻咽纤维血管瘤

鼻咽纤维血管瘤青少年多见,以鼻咽反复出血为特征,常无淋巴结肿大。形态为不规则分叶状,无完整包膜,质韧。可通过增强 CT 或增强 MRI 基本确诊,行鼻咽咬取活检应慎重,注意大出血风险,可手术切除并通过病理学检查予以确诊。

（4）颅底脊索瘤

脊索瘤属于低度恶性肿瘤,生长缓慢,以局部侵袭性生长为主,有溶骨性破坏。临床发现时肿瘤体积常较大,破坏颅底骨,易累及脑神经,侵及海绵窦。瘤体内可有钙化。经鼻腔活检和穿刺活检可明确诊断。诊断不明确而又高度怀疑颅底脊索瘤时,可直

接手术切除。

（5）鼻咽恶性淋巴瘤

常见于年轻患者，鼻咽部和颈部可同时发现肿块，常伴发热。头痛及脑神经麻痹少见。肿块多呈黏膜下球形隆起，光滑少有溃疡坏死。颈部淋巴结质地中等或偏软，可融合，但能推移。确诊需活检组织病理学检查。

（杜成润）

45.6 鼻咽癌的实验室检查

EBV 感染与鼻咽癌发生发展有密切关系。早在 1966 年，Old 等首次从鼻咽癌患者的血清中检测到 EBV 抗体，后又有学者在鼻咽癌患者血清中发现 VCA - IgA 的阳性率高达 93%，提示 EBV 在鼻咽癌的发生发展中发挥重要的作用。因此，检测 EBV 相关指标成为鼻咽癌实验室检查的重要部分。

（1）EBV 血清学检查

EBV 感染在鼻咽癌的发病过程中起着重要作用，在人群中进行 EB 病毒的血清学筛查，能够提高鼻咽癌的诊断率。EBV 相关抗体包括 VCA - IgA（衣壳抗原 IgA 抗体）、EBNA1 - IgA（核抗原 IgA 抗体）、EA - IgA（早期抗原 IgA 抗体）、EDAb（特异性 DNA 酶抗体）、Zta - IgG、Zta - IgA 和 Rta - IgG，表达于 EBV 感染的不同时相。曾毅等发现 VCA - IgA 阳性人群的鼻咽癌发病率要显著高于同年龄组，可以提高鼻咽癌的诊断率。有研究显示，运用 ELISA 方法联合检测 VCA - IgA 和 EBNA1 - IgA 的滴度，诊断鼻咽癌的灵敏度和特异度分别为 92.8% 和 91.6%。俞霞等研究发现，鼻咽癌患者中 VCA - IgA、EBNA1 - IgA 和 Zta - IgA 滴度明显高于健康人。其中 EBNA 1 - IgA 在早期鼻咽癌表达相对较高，灵敏度达 77.8%，特异度为 96%。EBNA1 是唯一在 EBV 潜伏感染和活化状态中均表达的蛋白，是诊断鼻咽癌的理想指标。目前的大多数研究表明，EBNA1 - IgA 和 VCA - IgA 诊断鼻咽癌的敏感性和特异性较高。

（2）EBV - DNA 的检测

血浆 EBV - DNA 是比较小的片段，主要是由凋亡的肿瘤细胞释放到循环系统。早在 1999 年就有学者报道在鼻咽癌患者血浆中检测出 EBV - DNA。研究证实，检测血浆EBV -DNA 的准确性要高于血清 EBV - DNA。Ji 等研究提示，检测高危人群中

EBV - DNA 的拷贝数可以用于鼻咽癌的诊断。该研究在人群中检测 EB 病毒相关抗体，筛选出高危人群，检测高危人群基线 EBV - DNA 水平。随访 1 年，发现 EBV - DNA 诊断鼻咽癌的灵敏度为 86.8%，尤其在晚期患者中诊断的灵敏度达 100%，而在早期患者中漏诊率仅为 18.5%。这与既往研究发现早期鼻咽癌患者中血浆 EBV - DNA 的中位数为 0 copy/ml 一致。因此，检测血浆 EBV - DNA 可以用于中晚期鼻咽癌诊断。

（李薇薇）

45.7 鼻咽癌的放射治疗

由于鼻咽部位深在，周围有重要的神经、器官毗邻，而且鼻咽癌容易局部广泛侵犯和淋巴结转移，所以不可能把鼻咽癌原发灶和颈部转移灶连续大块切除，致使外科根治性手术受到限制。而鼻咽癌绝大多数在病理学上属于低分化癌，对放射线敏感，原发病灶和颈部转移灶可以同时完整地包含在照射范围内，所以放射治疗是鼻咽癌的首选治疗手段。恰当的放射治疗可以使早期鼻咽癌得到根治而且后遗症甚少；对晚期病变也可以获得良好的姑息疗效；对已经发生远处转移的患者也可起到姑息减症作用，个别单发性骨或肺转移放疗后也可能长期生存。调强放疗（IMRT）技术开展以来，鼻咽癌的局部控制率进一步提高，远期并发症进一步减少。

放射治疗分为根治性放疗和姑息性放疗。根治性放疗目的在于争取放疗后存活 5 年以上，无明显影响患者生活质量的并发症产生。凡是一般状态良好的初治鼻咽癌，无广泛的颅内浸润、颈部淋巴结＜7 cm 或者没有广泛蔓延到锁骨上、无远处转移、无放疗禁忌证，都要以根治性放疗为目的。姑息性放疗以暂时控制肿瘤生长、减轻患者痛苦并延长生命为目的，主要用于转移性鼻咽癌、首程足量放疗后复发而且范围广泛的鼻咽癌，或者患者自身原因（高龄、严重并发症）无法耐受根治性放疗的初治鼻咽癌。

关于鼻咽癌的根治性放射治疗，必须充分认识鼻咽癌局部区域控制与远处转移及总生存的关系。有的恶性肿瘤局部区域控制与远处转移没有相关性，与总生存没有相关性。但对于鼻咽癌，多项研究已经证实，一旦鼻咽癌出现局部或者区域失败，那么远处转移概率明显增加，总生存明显降低，所以要特

别强调鼻咽癌的局部区域控制。只有把鼻咽和颈部的可见肿瘤及亚临床病灶完整包含在照射野之内并给予恰当剂量的照射，才有可能取得良好的局部区域控制。而完整包含可见肿瘤和亚临床病灶的前提是充分认识鼻咽癌局部侵袭和转移的生物学规律；其次，要充分掌握鼻咽癌放射治疗的常识，包括常用的放疗设备、放射源、放射治疗的原则、靶区的划分、剂量分割方法、不同的放疗技术和方法等。

45.7.1 鼻咽癌侵袭和转移的生物学规律

45.7.1.1 鼻咽癌局部侵犯

鼻咽周围的解剖结构繁多而复杂，鼻咽肿瘤容易直接向周围结构发生浸润，向上破坏岩尖、斜坡、蝶骨大翼甚至侵犯海绵窦和蝶窦，或者直接沿着神经孔道向颅内侵入；向下侵犯口咽、软腭、舌根；向前突入鼻腔，侵犯翼突内外板、翼腭窝、上颌窦、筛窦、眼眶；向后侵犯第1、2颈椎；向两侧扩展到茎突前、后间隙、颞下窝。由于 MRI 比 CT 更能清楚地显示鼻咽周围软组织和颅内的侵犯情况，随着 MRI 的普及应用，鼻咽癌侵犯颅底骨质和颅内结构的比例逐渐增多。文献报道的初治鼻咽癌周围结构受侵犯的情况见表45－4。

表45－4　鼻咽周围结构受侵犯的比例

侵犯部位	侵犯比例(%)
咽旁	45～68
腭肌	40～58
斜坡	25～41
破裂孔	18～38
岩骨尖	20～30
副旁窦	15～25
海绵窦	13～28
翼板、翼腭窝	10～27
蝶骨大翼、卵圆孔	15～38
后鼻孔、鼻腔	15～67
翼内、外肌	20～38
口咽	3～10
椎前肌	19～35

45.7.1.2 鼻咽癌淋巴结转移规律

头颈外科淋巴结清扫和病理报告显示，头颈部恶性肿瘤淋巴结转移具有一定的规律。尽管65％～90％的初诊鼻咽癌患者有淋巴结转移，但因为鼻咽癌以放射治疗为主要治疗手段，缺少淋巴结清扫范围与病理对照结果方面的资料，所以鼻咽癌淋巴结转移的规律缺少病理学证据。目前关于鼻咽癌淋巴结转移规律的研究仍然仅局限于影像学方面。

（1）鼻咽癌淋巴结转移的影像学分布规律

鼻咽癌淋巴结转移的概率很高，60％以上的患者确诊时就能摸到颈部肿大的淋巴结，80％以上的患者确诊时就已经存在影像学可见的肿大淋巴结。目前的治疗共识是无论颈部有无转移淋巴结，颈部都必须给予预防性照射，这样才能提高鼻咽癌的局部区域控制率，相应减少远处转移率。三维适形放射治疗（three dimensional conformal radiotherapy，3D－CRT）或者 IMRT 首先要求在 CT 或者 MRI 上勾画照射范围。以往勾画照射范围依靠经验，而且不同医师勾画同一个患者的淋巴结靶区时，往往上、下、前、后、内、外界差异很大，导致总的靶区范围彼此差异很大，不利于局部区域控制率和不良反应的横向比较。所以研究鼻咽癌颈部淋巴结的转移分布规律对于颈部 CTV 的勾画至关重要。

国内传统的颈部淋巴结划分是根据大概的解剖位置来定义，大概分组如下。

1）上颈深淋巴结，包括：① 颈深上组，即由鼻咽直接引流来的咽后淋巴结和颅底颈内动静脉前方出入颅底处的淋巴结。② 颈深后组，位于乳突部深处淋巴结，肿大时可以在耳后下方触及肿块。③ 颈深前组，包括二腹肌组和颈内动静脉链上下组淋巴结，肿大时可以在舌骨大角后、颈动脉窦旁或下颌角后下方触及，严重的可能伴有颈动脉窦过敏综合征。

2）颈中下组、颈后三角和脊副链淋巴结，前者沿胸锁乳突肌由上而下走行，后者在斜方肌前缘可及，颈后三角淋巴结则恰在两者之间。

3）锁骨上下及切迹上淋巴结。

4）逆流可以到达耳前、颊部、颌下、颏下淋巴结。这种划分方法比较粗略，缺少三维边界的定义，无法在 CT 图像上准确勾画出各组的范围，所以不适合三维精确放疗。

进入三维精确放疗时代，不仅要求在 CT 或者 MRI 上勾画出可见的淋巴结，还要求勾画淋巴引流区 CTV。关于颈部淋巴结 CTV 的勾画，以往存在多种分区方法，最早提出的是颈部淋巴结的外科学分区，历经不同的年代有逐渐的演变，包括 Rouvière 分组、经典的5区分法、Robbins 分区、改良的 Robbins 分区、AJCC 分区等。从事头颈部肿瘤放射诊断和放射治疗的学者认识到外科学分区的局限性,提出基于影像的颈部淋巴结分区,从 1999 年 Som 提出的影像学分区(表 45－5)、Nowak 提出的鹿特丹准则到 2000 年的布鲁塞尔准则,再到 2003 年欧美一些大型肿瘤治疗协作组提出的分区共识(简写成 RTOG 分区,表 45－6),2006 年针对 RTOG 分区的补充版(加入茎突后间隙和锁骨上窝),2013 年更新版的 RTOG 分区,目的是为 N0 期头颈部肿瘤 CTV 勾画提供依据。但彼此规定的分区边界不一致,导致不同的临床医师勾画颈部 CTV 时范围差异较大,不利于国际间交流。而且对于鼻咽癌,上述分区能否充分包含 N＋患者淋巴结转移的范围,转移规律如何,尚缺乏系统的研究。我们将复旦大学附属肿瘤医院和国内外其他单位的相关研究结果总结分析如下。

表 45－5　颈淋巴结的 1999 年影像学分区法

区组	位　　置
Ⅰ	颏下和颌下三角的淋巴结,位于舌骨体、下颌舌骨肌、颌下腺后缘之前
Ⅰ A	颏下淋巴结,位于二腹肌前腹内侧缘之间
Ⅰ B	颌下淋巴结,位于Ⅰa 后外侧、颌下腺后缘之前
Ⅱ	上颈淋巴结,位于颅底至舌骨体下缘之间、下颌下腺后缘之后、胸锁乳突肌后缘之前
Ⅱ A	围绕颈内静脉的淋巴结(位于颈内静脉之后的淋巴结与颈内静脉无法分开)
Ⅱ B	位于颈内静脉之后的,并有脂肪间隙与颈内静脉分隔的淋巴结
Ⅲ	中颈淋巴结,位于舌骨体下缘到环状软骨下缘之间、胸锁乳突肌后缘之前
Ⅳ	下颈淋巴结,位于环状软骨下缘到锁骨之间、胸锁乳突肌后缘与前斜角肌后外侧缘之间连线的前方、颈总动脉的外侧
Ⅴ	颈后三角淋巴结,在颅底至环状软骨水平位于胸锁乳突肌后缘之后;在环状软骨至锁骨水平位于胸锁乳突肌后缘与前斜角肌后外侧缘之间连线的后方,斜方肌前缘之前
Ⅴ A	颅底至环状软骨下缘之间的淋巴结
Ⅴ B	环状软骨下缘至锁骨水平之间的淋巴结
Ⅵ	颈前淋巴结,位于舌骨体下缘至胸骨上端水平、两侧颈动脉之间
Ⅶ	上纵隔淋巴结,位于胸骨上端至无名静脉水平、左右颈总动脉之间
锁骨上	位于锁骨水平或锁骨以下、颈总动脉外侧的淋巴结
咽后	颅底 2 cm 范围内的淋巴结,位于颈内动脉的内缘

表 45－6　颈淋巴结的 RTOG 分区

区组	上界	下界	前界	后界	外界	内界
Ⅰa	颏舌骨肌与下颌骨基底缘相切的平面	与的平面舌骨体相切	颏联合,颈阔肌	舌骨体	二腹肌前腹内缘	无
Ⅰb	下颌舌骨肌,颌下腺上缘	舌骨体中心层面	颏联合,颈阔肌	颌下腺后缘颈阔肌,皮肤	下颌骨内缘	二腹肌前腹外缘
Ⅱa	C1 横突下缘	舌骨体下缘	颌下腺后缘;颈内动脉前缘,二腹肌后腹的后缘	颈内静脉后缘	胸锁乳突肌内缘	颈内动脉内缘,椎旁肌肉(肩胛提肌)
Ⅱb	C1 横突下缘	舌骨体下缘	颈内静脉后缘	胸锁乳突肌后缘	胸锁乳突肌内缘	颈内动脉内缘,椎旁肌肉(肩胛提肌)
Ⅲ	舌骨体下缘	环状软骨下缘	胸骨舌骨肌后外缘,胸锁乳突肌前缘	胸锁乳突肌后缘	胸锁乳突肌内缘	颈总动脉内缘,椎旁肌肉(斜角肌)
Ⅳ	环状软骨下缘	胸锁关节上 2 cm	胸锁乳突肌前内缘	胸锁乳突肌后缘	胸锁乳突肌内缘	颈总动脉内缘,椎旁肌肉(斜角肌)
Ⅴ	舌骨体上缘	包绕颈横血管的 CT 层面	胸锁乳突肌后缘	斜方肌前缘	皮肤,颈阔肌	椎旁肌肉(肩胛提肌,头夹肌)

续 表

区组	上界	下界	前界	后界	外界	内界
Ⅵ	甲状软骨下缘	胸骨切迹	皮肤,颈阔肌	气管食管之间的分界	甲状腺内缘,皮肤胸锁乳突肌前内缘	无
咽后	颅底	舌骨体上缘	咽缩肌	椎前肌肉(头长肌,颈长肌)	颈内动脉内缘	中线

2013版的RTOG分区在2003版的基础上进行了修订,把咽后区域定义为Ⅶa区,纳入了茎突后间隙,定义为Ⅶb区;把腮腺内、腮腺周围的淋巴结定位于Ⅷ区;把面颊部的淋巴结定义为Ⅸ区;把耳后和枕后的浅表淋巴结分别定为Ⅹa和Ⅹb区;原来的Ⅳ区定义为Ⅳa区,把胸锁关节上2cm至胸骨柄上缘之间、甲状腺外侧的区域纳入并定义为Ⅳb;保留了Ⅴa和Ⅴb,并格外增加了Ⅴc;Ⅵ区进一步细分为Ⅵa和Ⅵb。

(2)基于CT的淋巴结转移规律

我们研究了259例初治的鼻咽癌患者,给予CT增强扫描,扫描范围是前床突上1cm至胸锁关节水平,采用的颈部淋巴结转移的诊断标准如下:① 无论淋巴结直径大小,存在中心坏死。② 淋巴结成簇分布。③ 淋巴结最小横径≥1.0cm。咽后淋巴结转移的诊断除了上述标准外,再加淋巴结与鼻咽原发肿瘤或者正常组织之间存在低密度脂肪间隙。该研究发现218例患者(84.2%)存在淋巴结转移。按照2003版RTOG分区标准来评价,各区淋巴结转移的分布见表45-7和图45-9。仔细分析发现,淋巴结不经过Ⅱ区直接转移到Ⅲ区或者Ⅳ区的比例仅为2.3%,各区淋巴结转移与鼻咽肿瘤的T分期没有相关性。

表45-7 CT显示的218例鼻咽癌患者颈部淋巴结的分布

分期	同侧		对侧		双侧		合计	
	n	%	n	%	n	%	n	%
Ⅰb	6	2.8	0	0.0	0	0.0	6	2.8
Ⅱa	93	42.7	4	1.8	18	8.3	115	52.8
Ⅱb	79	36.2	20	9.2	93	42.7	192	88.1
Ⅲ	61	28.0	3	1.4	14	6.4	78	35.8
Ⅳ	16	7.3	1	0.5	3	1.4	20	9.2
Ⅴ	49	22.5	6	2.8	10	4.6	65	29.9
RP	100	45.9	16	7.3	41	18.8	157	72.0

RP:Retropharynx,咽后部

初步总结的规律是:① 鼻咽癌淋巴结转移率很高,Ⅱa、Ⅱb区和咽后区最容易发生转移。② 淋巴结转移基本遵循由上到下、从近到远发展的规律,很少发生跳跃性转移。③ 鼻咽癌T分期和各区淋巴结的转移比例之间没有明显相关性。这是国内首次报道基于CT影像学的大样本鼻咽癌颈部淋巴结转移规律。由于RTOG分区规定Ⅱ区淋巴结的上界为第一颈椎(C1)横突以下水平,笔者特地分析了初治鼻咽癌Ⅱ区淋巴结的上界,发现ⅡB区淋巴结转移192例,有38例(19.8%)淋巴结的上界高于C1下缘水平,其中29例(15.1%)淋巴结上界到达C1一半水平,9例(4.7%)到达C1上缘水平(图45-10)。除此之外,我们还特意分析了157例患者咽后淋巴结的位置,发现多数(102例,占65%)位于上起颈静脉孔、下至颅底下2cm的范围内;但有55例(35%)咽后淋巴结位于颅底下2cm至舌骨水平。基于该研究,笔者认为,对于鼻咽癌而言,Ⅱ区淋巴结的上界应该为C1上缘水平或者颅底以下水平更合理,咽后淋巴结的下界应该为舌骨水平更合理。

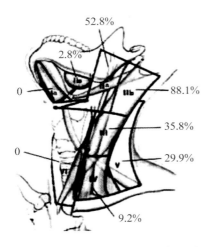

图 45 - 9　CT 显示的 218 例鼻咽癌
患者颈部淋巴结的分布

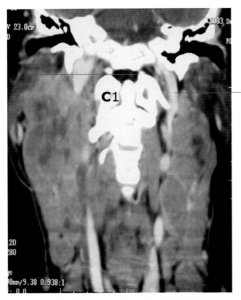

图 45 - 10　CT 冠状位重建图

（3）基于 MRI 的淋巴结转移规律

由于 MRI 已经成为鼻咽癌首选的影像学检查，我们又系统研究了 618 例初治鼻咽癌患者，常规接受鼻咽和颈部的 MRI 扫描，扫描序列包括 T1WI、T2WI 和 T1 增强抑脂像，轴位、冠状位、矢状位成像，由放射诊断科医师和鼻咽癌治疗组的医师共同读片，判断鼻咽肿瘤的侵犯部位和淋巴结转移分布部位，还是按照 2003 版 RTOG 分区来评价。淋巴结转移的评判按照我国鼻咽癌临床分期工作委员会

提出的标准，具体如下：① 无论大小，存在中心坏死或者环形强化。② 横断面图像上淋巴结最小横径 ≥10 mm。③ 同一区域≥3 个淋巴结，其中一个最小横径≥8 mm。④ 淋巴结包膜外侵犯。⑤ 外侧组咽后淋巴结最小横径≥5 mm，任何可见的中央组咽后淋巴结。

研究发现 543 例（87.8%）有淋巴结转移，分布见图 45 - 11 和表 45 - 8。

总结淋巴结的转移规律如下：① 鼻咽癌淋巴结转移率高，最常见部位是咽后区、Ⅱa、Ⅱb 区。② 咽后区淋巴结转移主要位于外侧组，中央组咽后淋巴结转移极其罕见。③ 外侧组咽后淋巴结的位置从 C1 到舌骨水平逐渐减少。④ Ⅱa、Ⅱb 区淋巴结转移与鼻咽原发肿瘤侵犯部位没有明显相关性；与临床分期没有明显相关性。⑤ 鼻咽癌淋巴结转移总体上按照从上到下、从近到远逐渐发展的规律，很少跳跃性转移。为了与解剖学上淋巴结的位置相对应，RTOG 于 2013 年更新了颈部淋巴结分区，我们再次分析了大样本（3 100 例）的初治鼻咽癌淋巴结转移规律，以环甲膜水平为界把颈部分为上、下颈，若上颈没有淋巴结转移，那么直接跳跃转移到下颈的只有 6 例（2‰）。这为临床 N0 期鼻咽癌实行选择性淋巴结照射提供了依据。更加详细地分析了咽后、茎突后间隙、Ⅲ、Ⅳ、Ⅴ、腮腺区的淋巴结转移规律，这是国际上最详细、最大样本量的鼻咽癌淋巴结转移规律（表 45 - 9），对于淋巴结靶区的勾画具有重要的指导意义。

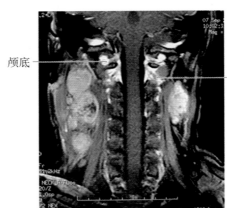

图 45 - 11　典型病例冠状位 MRI 显示右颈部淋巴
结上界到达颅底水平

表 45-8　MRI 显示的 543 例鼻咽癌颈部淋巴结的分布情况（%）

分期	单侧	双侧	合计
Level Ⅰ	20(3.7)	1(0.2)	21(3.9)
Level Ⅱ	239(44.0)	267(49.2)	506(93.2)
Ⅱa	195(35.9)	131(24.1)	326(60.0)
Ⅱb	237(43.6)	233(42.9)	470(86.5)
Level Ⅲ	173(31.9)	64(11.8)	237(43.7)
Level Ⅳ	57(10.5)	15(2.8)	72(13.3)
Level Ⅴ	168(30.9)	32(5.9)	200(36.8)
Level Ⅵ	0	0	0
咽后部	216(39.8)	176(32.4)	392(72.2)
腮腺	7(1.3)	0	7(1.3)

表 45-9　MRI 显示的 2 679 例初治鼻咽癌颈部淋巴结的详细分布情况

分期	患者人数	百分率（%）
Ⅰa	0	0
Ⅰb	115	4.3
Ⅱa	1 798	67.1
Ⅱb	2 341	87.4
Ⅲ	1 184	44.2
Ⅳa	350	13.1
Ⅳb	28	1.0
Ⅴa	576	21.5
Ⅴb	419	15.6
Ⅴc	49	1.8
Ⅵa	0	0
Ⅵb	0	0
Ⅶa	2 012	75.1
Ⅶb	178	6.6
Ⅷ	53	2.0
Ⅸ	2	0.07
Ⅹa	2	0.07
Ⅹb	10	0.4

1）Ⅱ区：我们的研究显示，对于初治的鼻咽癌，Ⅱ区是淋巴结转移概率最高的区域；而且我们重点分析了Ⅱ区淋巴结的最上界，2 341 例Ⅱb区淋巴结转移患者中，有 607 例（25.9%）淋巴结上界超过了 RTOG 分区规定的 C1 横突以下水平，其中 492 例（21%）淋巴结上界到达 C1 椎体一半水平，115 例（4.9%）淋巴结上界插入到乳突深面直达颅底水平（图 45-11）；但没有孤立存在并超出范围的Ⅱb区淋巴结。1 798 例有Ⅱa区转移淋巴结转移，通常位于颈动脉鞘的前方或者外侧方，其上界均在 C1 椎体

横突以下的水平。尽管颈动脉鞘包含在Ⅱa区之内，但位于颈动脉鞘之内的淋巴结只有 8 例，这 8 例患者同时伴随着其他部位的Ⅱ区淋巴结转移。基于 MRI 研究，我们更加坚持Ⅱ区淋巴结的上界应该从 C1 上缘开始，而不是 RTOG 分区所规定的从第一颈椎横突以下开始。

2）Ⅶ区：2013 年更新版的 RTOG 分区把咽后区定义为Ⅶa区。众所周知，咽后淋巴结是鼻咽癌常见的转移部位，甚至有的学者认为咽后区是鼻咽癌的前哨淋巴结，因此无论是否存在转移，咽后区区域必须常规包含在照射范围内。由于咽后淋巴结分为外侧组和中央组，国内外多数肿瘤治疗中心把外侧组和中央组咽后淋巴结都包含在照射区域内，导致咽上缩肌和咽中缩肌受到高剂量的照射（图 45-12），该区域黏膜炎的发生率较高，吞咽疼痛明显，严

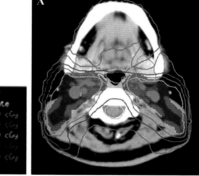

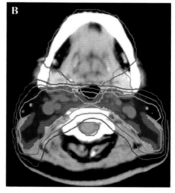

图 45-12　同一鼻咽癌患者中央组咽后淋巴结不作为 CTV(A)和作为 CTV(B)时的放疗等剂量线分布示意图

A 图可见咽缩肌受照射剂量明显低于 B 图，放疗过程中口咽部位黏膜反应以及吞咽疼痛的严重程度下降

重影响放疗过程中的营养摄入,导致体重下降。放疗的摆位误差增大,可能影响放疗效果。我们的研究发现,中央组咽后淋巴结转移的概率很低,2 012例具有咽后淋巴结转移的患者中,只有6例(2‰)患者存在中央组咽后淋巴结肿大,而且该6例同时伴有外侧组及其他区域的淋巴结转移。外侧组咽后淋巴结均位于颅底颈静脉孔至舌骨体之间,可

以1~3个水平排列,也可以1~4个纵行排列(图45-13);但中央组咽后淋巴结只有1个,最大径均<1.5 cm,位于C2或C3颈椎水平(图45-14)。基于这一发现,我们认为,中央组咽后淋巴结区域可以不必常规包含在照射范围内,这样便有可能减少咽上缩肌和咽中缩肌的照射容积和照射剂量,使黏膜炎和吞咽疼痛的严重程度下降。

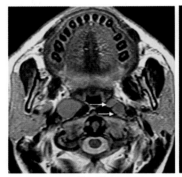 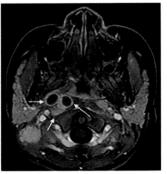

(A) 2个淋巴结水平分布　　　　(B) 3个淋巴结水平分布

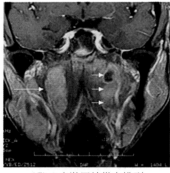 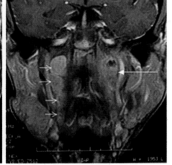

(C) 3个淋巴结纵向排列　　　　(D) 4个淋巴结纵向排列

图45-13　多个外侧组咽后淋巴结转移(箭头)示意图

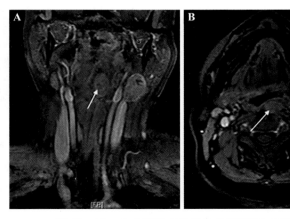

图45-14　中央组咽后淋巴结转移(箭头)示意图

茎突后间隙以往的分区中都没有特别提及,但在新版的淋巴结分区中被定义为Ⅶb区,总共178例患者(6.6%)该间隙内有肿块占据(图45-15),但根据MRI判断,其中69例患者茎突后间隙的肿块与鼻咽原发肿瘤是紧密相连的,没有明显分界;78例患者茎突后间隙的肿块与咽后淋巴结密切相连,没有分界;31例患者茎突后间隙的淋巴结独立存在。在常规二维计划放疗时代,有文献报道茎突后间隙占位影响预后;但在IMRT时代,该区域的肿瘤存在对预后是否有影响还不清楚。

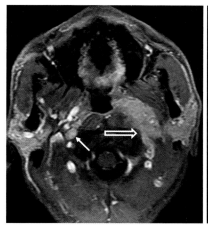
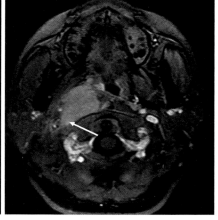

(A) 右侧茎突后间隙内的转移淋巴结(箭头),左侧茎突后间隙肿块与鼻咽原发肿瘤紧密相连,无分界(空心箭头)

(B) 右侧茎突后间隙肿块与咽后淋巴结紧密相连,无分界(箭头)

图45-15　茎突后间隙占位示意图

3) Ⅲ区:Ⅲ区淋巴结转移概率仅次于Ⅱ区和咽后区,1 184例有Ⅲ区淋巴结转移,但1 151例(97.2%)位于颈动脉鞘后方或者外侧方,只有33例(2.8%)位于颈动脉鞘前方(图45-16),但都不是孤立存在的,这33例患者都是伴随着同侧Ⅱa区淋巴结肿大,Ⅱa区肿大淋巴结直径都≥2.5 cm。

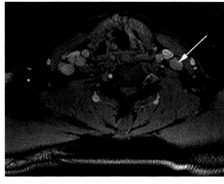
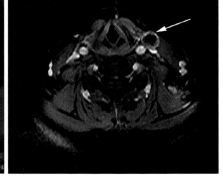

(A) 淋巴结位于颈动脉鞘后外方

(B) 淋巴结位于颈动脉鞘前方

图45-16　Ⅲ区淋巴结转移(箭头)示意图

4) Ⅳ区:350例(13.1%)有Ⅳ区淋巴结转移,但全部位于颈动脉鞘的后方或者外侧方,没有位于颈动脉鞘前方的淋巴结。大部分位于Ⅳa区,只有28例(8%)淋巴结位于Ⅳb区,但这28例患者Ⅳb区淋巴结并不是孤立存在的,都是同时伴随着Ⅳa区和其他区域淋巴结肿大甚至融合,淋巴结总数目均≥6个。

5) Ⅴ区:2013版RTOG分区规定Ⅴ区淋巴结上界为舌骨体上缘、后界为斜方肌前缘、下界为锁骨,并以环状软骨和颈横静脉为界细分为Ⅴa、Ⅴb和Ⅴc,3个亚区淋巴结转移概率分别为21.5%、15.6%和1.8%;由于分区规定Ⅴ区后界为斜方肌前缘的水平线,斜方肌前缘之后与肩胛提肌之间的不规则三角区域并不属于Ⅴ区,我们的研究显示这个不规则三角区也存在淋巴结转移的可能性,35例患者存在该区域淋巴结肿大(图45-17),但都不是孤立存在的,这些患者同侧Ⅴ区都存在多发的肿大淋巴结,同时伴随同侧其他区域的淋巴结转移,淋巴结总数目均≥7个。当Ⅴc区淋巴结肿大时,一定要特别留意同侧腋下是否存在肿大淋巴结。

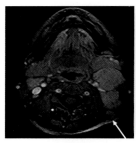 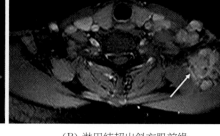 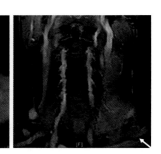

(A)Ⅹb区淋巴结转移　　　　　　(B)淋巴结超出斜方肌前缘　　　　　　(C)Ⅴc区淋巴结肿大

图45-17　非常见部位淋巴结转移

6)Ⅰ区:新版的分区把Ⅰ区细分为Ⅰa和Ⅰb区,尽管鼻咽癌面颈联合野常规放疗后长期存活的患者中有发生Ⅰa区淋巴结转移的病例,原因考虑为放疗后双颈部淋巴引流途径改变导致;但我们没有发现初治的鼻咽癌发生Ⅰa区淋巴结转移。Ⅰb区淋巴结转移115例(4.3%)。进一步分析115例患者存在如下特征之一:① 鼻咽原发肿瘤侵犯鼻腔,而且超过后1/3。② 鼻咽原发肿瘤明显侵犯口咽。③ 伴随着同侧Ⅱ区淋巴结肿大,或者Ⅱa和Ⅱb区广泛转移、甚至融合,或者Ⅱa区淋巴结超过2.5 cm。

7)Ⅷ区:即腮腺区,共有53例(占2.0%)存在该区域淋巴结转移(图45-18),其中40例患者转移位于腮腺内,13例患者淋巴结位于腮腺周围,均伴有同侧颈部广泛的淋巴结转移,淋巴结总数目均≥6个,没有孤立存在于该区的肿大淋巴结。考虑为同侧颈部淋巴结广泛转移导致淋巴回流不畅,逆行转移到腮腺区。在IMRT时代,我们在临床工作中确实也发现鼻咽癌IMRT后单纯腮腺区域淋巴结失败的病例;也有一部分是由于颈部淋巴结失败进行淋巴结清扫术后,同侧腮腺区域再次失败的病例。

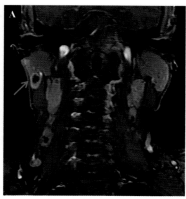 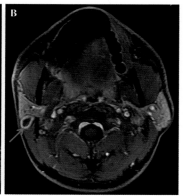

图45-18　腮腺区淋巴结转移(箭头)典型代表图

8)Ⅹ区:当同侧颈部广泛淋巴结转移时,个别患者会发生同侧Ⅹ区淋巴结转移,全组患者中只有12例患者存在Ⅹ区淋巴结转移。

9)其他区域淋巴结转移:本组病例中,未发现

Ⅵ区淋巴结转移,2例位于Ⅸ区,1例位于颞下窝,5例位于锁骨下、腋窝,但都伴随着同侧广泛的淋巴结转移甚至融合,淋巴结总数都≥9个。

需要强调指出的是,上述淋巴结转移分布规律是根据没有接受治疗的患者群总结出来的,对于接受了颈部不规则手术,或者局部反复扎针刺激,或者局部反复拔毒(膏药敷贴、拔火罐)刺激的患者并不适合,这3种情况下,由于淋巴引流的正常途径受到干扰破坏,淋巴结的转移往往会表现出随机性。

(4)基于临床治疗经验的淋巴结转移规律

初治的鼻咽癌影像学上表现出来的淋巴结转移总体规律为从近到远、由上往下渐进性发展,但这毕竟只是已经发生淋巴结转移的患者整体表现出来的一种大体现象,到底是否按照这个规律发展还需要临床验证。通过对 N0 期和 N1 期鼻咽癌治疗的长期随访结果更能说明问题。国内外对于 N0 期鼻咽癌颈部照射的范围存在争议,许多单位对 N0 患者进行全颈部淋巴引流区(咽后、Ⅱ、Ⅲ、Ⅳ、Ⅴa、Ⅴb)预防照射,而复旦大学附属肿瘤医院多年来一直坚持 N0 患者只对上颈部(咽后、Ⅱ、Ⅲ、Ⅴa)预防照射。我们回顾性分析了 97 例 CT 表现为 N0 的鼻咽癌患者,实行单纯放疗,采用超分割技术,上颈部预防照射的剂量是 50~56 Gy,中位随访 7.8 年,只有 5 例患者颈部复发,其中 4 例位于 Ⅱ 区照射范围内,1 例位于 Ⅰa 内,没有患者在照射野之外的 Ⅳ 区和 Ⅴb 失败,说明 N0 患者仅上颈部预防照射是可行的。我们再次回顾性分析 410 例 N0 期鼻咽癌患者单纯上颈部预防照射的结果,中位随访 54 个月,4 例患者 Ⅱ 区照射范围内复发,仅仅 1 例患者在照射区域之外复发,照射野外复发的比例仅占 0.2%,进一步说明 N0 的鼻咽癌仅仅咽后、Ⅱ、Ⅲ、Ⅴa 区选择性照射是可行的。国内也有其他肿瘤治疗中心的临床研究结果得出同样的结论。中山大学肿瘤防治中心的李茵等把 178 例 N0 的鼻咽癌患者随机分组,一组接受全颈预防性照射(全颈组),另一组只针对上颈部预防性照射(上颈组)。结果全颈组 1 年、3 年、5 年的总生存率分别为 97.8%、80.0% 和 71.1%,上颈组 1 年、3 年、5 年的总生存率分别为 98.9%、90.9% 和 80.7%($P>0.05$);上颈组 1 年、3 年、5 年的无病生存率分别为 93.2%、80.7% 和 77.3%,全颈组 1 年、3 年、5 年的无病生存率分别为 85.6%、68.9% 和 64.4%($P>0.05$);上颈组淋巴结复发率为 1.14%,全颈组淋巴结复发率为 1.09%

($P>0.05$)。江西省肿瘤医院的李金高教授开展了一项前瞻性临床研究,把 301 例 N0 期鼻咽癌随机分为两组,153 例接受上颈部预防性照射,148 例接受全颈部预防性照射,中位随访 39 个月之后,两组都没有颈部失败的病例。上颈部照射组与全颈部照射组 3 年的总生存率分别为 89.5% 和 87.4%,3 年无局部复发生存率分别为 89.8% 和 89.3%,3 年无远处转移生存率为 91.7% 和 90.9%,差异没有统计学意义。基于上述研究结果可知,对临床 N0 的鼻咽癌患者,没有必要进行全颈预防性照射,只照射上颈部就可以了。上述的临床治疗结果进一步说明鼻咽癌淋巴结转移遵循由上到下的发展规律,跳跃性转移罕见。

对于 N1 期鼻咽癌,即单侧颈部转移的鼻咽癌,我们的常规做法是淋巴结(+)的一侧全颈部照射,而无淋巴结转移的一侧只照射咽后、Ⅱ、Ⅲ 和 Ⅴa。回顾性随访了 52 例患者,中位随访期为 29 个月,没有发现照射野之外淋巴结失败的病例。全组患者的 3 年总生存率、无局部复发生存率、3 年无远处转移生存率分别为 92.2%、94.3% 和 94.1%,说明左右颈部淋巴引流无交叉。中山大学肿瘤防治中心开展了一项前瞻性 Ⅱ 期临床研究,分析淋巴结阴性的颈部是否可以不预防性照射 Ⅳ 区和 Ⅴb 区,总共 212 例患者入组,其中 128 例 N0 期,84 例 N1 期。N0 期患者双侧 Ⅳ 区和 Ⅴb 区都不预防性照射,N1 期患者淋巴结阴性的那侧颈部 Ⅳ 区和 Ⅴb 区不预防性照射,中位随访期为 59 个月,并没有发现 Ⅳ 区和 Ⅴb 区失败的病例。

45.7.1.3　鼻咽癌远处转移

鼻咽癌治疗失败的主要原因是远处转移,常见的转移部位是骨、肝、肺,其他转移部位有纵隔、腋下、腹膜后、腹股沟等,转移的途径有血道转移和淋巴道转移。

45.7.2　鼻咽癌的放射治疗

(1)常用放疗相关设备

体位固定装置、恒温水箱、普通模拟定位机、激光定位灯、深部 X 线机、^{60}Co 机器、直线加速器、腔内后装治疗机、多叶光栅(multileaf collimator, MLC)、CT 模拟机、治疗计划工作站(treatment planning system, TPS)、热丝切割机、恒温铅炉、三维水箱、剂量仪、验证体模等。

(2)放射源

1)鼻咽照射:^{60}Coγ 线或直线加速器 6~8 MV

高能 X 线。

2）颈淋巴结照射：^{60}Co γ 线或直线加速器 6～8 MV 高能 X 线及 6～12 MeV 的电子线。180～210 kV 深部 X 线。

3）近距离照射：高剂量率^{192}铱（^{192}Ir）。

（3）放射治疗方法

常规放射治疗、3D - CRT、IMRT、腔内后装近距离放疗（brachy therapy）和立体定向放射治疗。

（4）放射治疗前的常规检查

除了临床专科查体以外，还要进行血常规、肝肾功能、胸片、腹部 B 超、血清 EB 病毒抗体 VCA - IgA 滴度测定、鼻咽和颈部的 CT 和（或）MRI 检查，对 T3～T4 及 N2～N3 的病例进行全身骨扫描。另外还要注意牙齿的检查，如果放疗前有龋齿，建议拔除患牙。

（5）鼻咽癌放射治疗的原则

1）外照射应选择能量较高、皮肤量较低、骨吸收较小的射线。

2）外照射应完全包括肿瘤范围，对容易受侵和转移的部位（如颅底、颈部淋巴引流区等）应给予预防照射。

3）对于部分早期患者，可辅以腔内后装照射，以便更好地保护周围正常组织器官。

4）对于局部晚期患者，应采用缩野、改变入射角度等方法尽可能提高局部肿瘤剂量，保护正常组织器官，并争取综合治疗。

5）放射治疗过程中应根据病情变化适当地调整放疗计划。

6）采用 CT 模拟定位的方法，能够更准确地包括应该照射的范围，亦有利于周围正常组织器官的保护。

7）立体定向放射治疗可作为外照射后补充剂量及放疗后复发且病灶局限患者的一种治疗手段。

8）3D - CRT 和 IMRT 技术的运用已被初步证实有利于提高肿瘤局控率和改善生存质量。

（6）放疗禁忌证

一般情况极差，有严重的难以缓解的并发症；多发性远处转移致恶病质；同一部位多程放疗后肿瘤未控、复发或再转移；需再放疗的部位已发生明显严重的后遗症者。

（7）鼻咽癌靶区的划分

根据临床及影像学检查，按照 ICRU50＃、62＃报告的要求，可将鼻咽癌照射靶区划分如下：

1）可见肿瘤靶区（gross tumor volume，GTV）：临床检查所发现的及影像学检查能够显示的肿瘤范围，包括鼻咽可见肿瘤区（GTVnx）和转移淋巴结（GTVnd）。

2）临床靶区（clinical target volume，CTVnx）：包括 GTV 及其周围可能被肿瘤侵犯但又未能被目前的检查手段发现的区域（即亚临床病灶区域）。根据鼻咽癌的临床行为特性，将该区域划分为：

CTV$_1$：包括 GTVnx 及其周围肿瘤侵犯可能性极高的区域，一般在 GTVnx 外 5～7.5 mm，但须包括鼻咽的全部黏膜层下 5～7.5 mm；此外，还需考虑到邻近的组织结构特性，予以适当更改，如鼻咽旁间隙，气腔，骨质等。

CTV$_2$：包括 GTVnx 和 CTV$_1$ 外、侵犯可能性稍低的、但又必须给予一定剂量照射的区域，如颅底骨质、蝶窦下 1/2、岩尖、斜坡 2/3、破裂孔、卵圆孔、海绵窦、后组筛窦、翼腭窝、翼突内外板、上颌窦后壁、鼻腔后 1/3、部分翼内外肌、咽旁和咽后间隙等。

3）颈部临床靶区（CTVnd）：包括 GTVnd 及其所在的淋巴引流区，还须超出 1～2 个阴性淋巴引流区。

4）计划靶区（planning target volume，PTV）：为保证上述靶体积的实际吸收剂量达到处方剂量，必须在靶体积外扩展一定的距离，以补偿器官和患者的移动，摆位误差，系统的误差所造成的影响而设定的。但 CTV 外放多少距离成为 PTV 要根据每个单位自己的条件（如采用的体位固定装置、放疗机器、日常的摆位误差、系统误差等）决定。一般情况下要求 CTV 至少外放 5 mm 成为 PTV，但如果肿瘤侵犯或者非常接近关键器官，则不外放或者仅外放 2 mm。

5）治疗区（treated volume，TV）：指为了达到适当的治疗目标（如肿瘤的根治和姑息治疗）而被放疗医师选择和指明的某一等剂量曲线包围的体积。

6）照射区（irradiated volume，IV）：接受某一剂量照射的组织体积，这一剂量被认为相对于正常组织的耐受是重要的。

7）危及器官（organs at risk，OAR）：位于肿瘤周围的、其放射敏感性可能对治疗计划和处方剂量有重要影响的正常组织，如脑干、脊髓、垂体、视交叉、视神经、颞叶、内耳、腮腺等。

8）计划危及器官（planning organs at risk volume，PRV）：考虑到 OAR 的运动和重复摆位的误差而在 OAR 周围扩展一定的距离成为 PRV，以确保 OAR 的安全。

（8）剂量分割方法

1）分段照射法：将一个疗程的总剂量分为两段完成，两段间休息 2～4 周。该方法好处是急性反应较轻，但临床资料已经证实疗程延长使肿瘤的控制率下降，因此不宜常规使用，一般仅用于高龄、体弱、一般情况差和急性反应超常严重者。

2）常规分割法：即每周 5 d，每天 1 次，DT 每次 1.8～2.0 Gy，总量 65～75 Gy。目前，该方法为鼻咽癌放射治疗的标准方法。

3）超分割照射法：即每周 5 d，每天 2 次，2 次相隔 6～8 h，DT 每次 1.1～1.3 Gy，总量在 7 周内可达 76～82 Gy/68 次。使用该方法好处是可在与常规分割法相同的时间内给予肿瘤组织较高的剂量而不增加正常组织的放射损伤，目前，该法被建议可使用于放疗敏感性较差、肿瘤消退较慢、晚期或复发后再程放疗的患者。

4）后程加速超分割法　每周 5 d，每天 2 次，2 次相隔 6～8 h，DT 每次 1.2 Gy，剂量达 48 Gy/4 周时，改为每次 1.5 Gy，予 30 Gy/2 周，总剂量达 78 Gy/6 周。该法主要用以克服肿瘤干细胞在放疗过程中的加速再增殖，该方法近期疗效较满意，但晚期反应有所增加，长期疗效尚待观察。

5）连续加速分割法　每周 6 或 7 d，每天 1 次，每次 1.8～2 Gy，连续照射，总剂量达 66 Gy 左右。该法主要用以克服肿瘤干细胞在放疗过程中的加速再增殖以及缩短总疗程时间。近期有随机研究结果显示，使用该法，3 年局部控制率较常规分割有明显提高，尤其在 T 晚期病例中更为明显，但该方法增加了患者的急性反应。同样，长期疗效特别是晚期反应有待进一步观察。

45.7.3　鼻咽癌放疗技术及照射野设置

45.7.3.1　常规放射治疗

（1）技术流程

1）患者在模拟机下根据放射治疗的体位进行面罩固定。

2）在模拟机下拍摄定位片，然后在定位片上勾画照射靶区和需要保护的区域（图 45-19A），然后利用电脑程控热丝切割机（注意源托距和源片距）切割出投影与定位片上的轮廓形状一致的有机泡沫模型，最后在泡沫模型里浇铸铅模，铅模冷却后固定在托架上。

3）在模拟机或者治疗机下拍摄验证片，验证铅模的形状和位置是否准确（图 45-19B）。

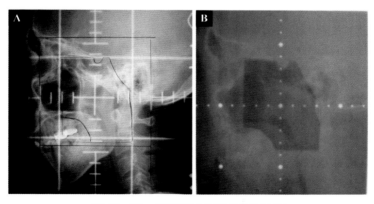

图 45-19　模拟机下拍摄定位片流程

A：模拟机下拍摄定位片之后，在定位片上设计照射野的形状及需要挡铅保护的范围；B：铅模做好固定在托架上后，在加速器下拍摄验证片，验证照射位置和范围是否准确

4）位置准确后进行实际治疗。

（2）照射野的设置

1）不规则面颈联合野：应包括前述的鼻咽 GTV、鼻咽 CTV 和上半颈区的范围。

2）不规则耳前野：应包括前述的鼻咽 GTV、鼻咽 CTV。

3）颈前分割野：上界与不规则耳前野衔接，上半颈预防照射时照射上半颈区；全颈照射时，下界要包括锁骨上区。

4）鼻前野：上界可包括筛窦，下界包括鼻腔，两侧界包括咽旁间隙。设计照射野时，注意双侧眼睛要设置铅挡块保护。

5）耳后野：应包括颈动脉鞘区、颈动脉管、岩尖和斜坡。设计照射野时，注意避免脑干和上颈段脊髓受过量照射。

6）颅底野：可包括鼻咽顶壁、后组筛窦、蝶窦、海绵窦、岩骨尖和斜坡。

各种照射野的示意图见图45-20。

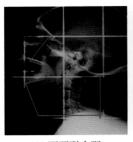 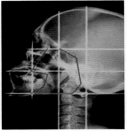 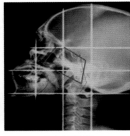 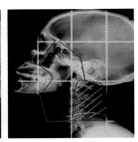

(A) 面颈联合野　　　(B) 耳前野　　　(C) 颅底野　　　(D) 面颈联合缩野、颈后电子线野

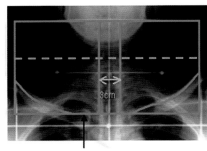 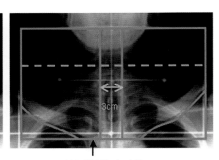

(E) 下界至锁骨头上缘　　　　　　　(F) 下界至锁骨头下缘

图45-20　常用照射野图

（3）照射方法

1）N0的病例，第1段面颈联合野36～40 Gy后，第2段改为不规则耳前野＋上半颈前分割野照射至总量。

2）N（＋）的病例，第1段不规则面颈联合野＋下颈前切线野，36～40 Gy后改为不规则耳前野＋全颈前分割野照射至总量。

3）对口咽侵犯较大，第1段不规则面颈联合野36～40 Gy后，口咽肿瘤仍未消退者，第2段改用不规则面颈联合野＋颈后电子线野＋下颈前分割野。

4）对于鼻腔、颅底和颈动脉鞘区受侵犯者，可分别辅助鼻前野、颅底野和耳后野。

5）对于T1～T2的早期患者，可在外照射55～60 Gy后鼻咽部改用后装治疗。

颅底骨质破坏、蝶窦及颅内侵犯是影响预后的重要因素，主要原因之一是常规放疗两侧野对穿照射时，由于颞骨和岩骨对射线的吸收导致颅底实际受到的照射剂量较鼻咽中心的剂量低（图45-21），斜坡、蝶窦、破裂孔、岩骨尖、海绵窦等部位是一个相对的剂量"冷区"，冷区部位容易导致肿瘤未控或复发。因此，对于颅底骨质广泛破坏或蝶窦侵犯或颅内侵犯者应常规采用颅底野补充剂量不足，以提高局控率。

从流程和照射野的设计上不难看出，该技术无法满足ICRU50♯及62♯报告中对靶区准确勾画的要求，只能通过影像学检查显示肿瘤的范围在定位片上或者模拟机下粗略地勾画出靶区进行射野设计，因此，其精确度不足，对正常组织器官的保护欠佳。

另外，常规放疗如果全程采用耳前野＋颈前切线野照射，考虑到延髓和C1水平脊髓的保护，往往如下图挡铅，此时，位于C1水平的、椎体后缘以后、

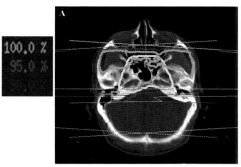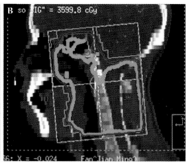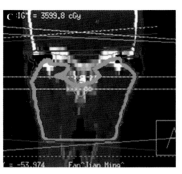

图 45 - 21　鼻咽癌两侧对穿照射时的等剂量曲线分布示意图

图中可见斜坡、蝶窦、破裂孔、岩骨尖、海绵窦等部位 100% 的等剂量曲线无法包绕

腮腺深叶或者胸锁乳突肌深面的淋巴引流区是没有包含在照射范围之内的,长期随访之后,容易发生该区域的淋巴结转移,该区域一旦发生淋巴结转移,往往同时伴随着椎旁肌肉侵犯,而且由于位置太高,外科手术挽救治疗难度很大(图 45 - 22)。前面章节中已经介绍了初治鼻咽癌淋巴结转移的分布规律,关于淋巴结的上界,大约 20% 的淋巴结上界到达 C1 一半水平,将近 5% 到达 C1 上缘水平。基于上述 2 个现象,我们推荐把鼻咽癌颈部淋巴结的上界定义为 C1 上缘水平,而并非 C1 横突之下水平。

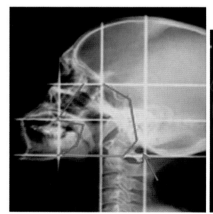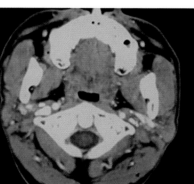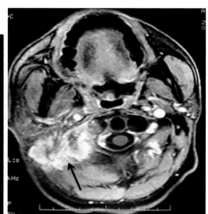

（A）耳前野设计　　　　　　　　　　（B）治疗前 CT 成像　　　　　　　　　　（C）治疗后 MRI 成像

图 45 - 22　常规放疗时耳前野的设计及 CT 和 MRI 显像

红色箭头指示的位置并不在照射范围之内;该患者治疗前的 CT 显示 C1 水平没有淋巴结(B);但随访 50 个月后,MRI 显示右侧 C1 水平肿瘤转移(黑色尖头),侵犯椎旁肌肉(C)

面颈联合野虽然把鼻咽和上颈部的淋巴引流区完整包含在照射范围内,不容易遗漏靶区,照射 36 Gy 后缩野避脊髓,改为小面颈野＋后颈电子线,从体表来看,剂量参考点放在面颊部的体中心部位,面颊部的横向宽度比喉部的横向宽度大,所以照射范围之内存在剂量热点,位于喉部的热点(高出参考点大约 15%)对患者影响很大,喉部明显充血水肿,导致声音嘶哑、干咳,从患者外观上也可以看出热点的区域(图 45 - 23)。

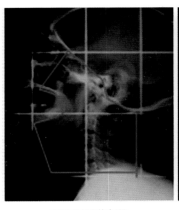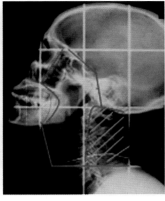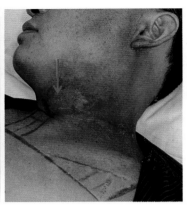

（A）面颈联合野　　　　　　　　（B）面颈联合缩野　　　　　　　　（C）颈后电子线野

图 45 - 23　面颈联合野＋下颈部切线野

照射 36 Gy 后缩野避脊髓,改为小面颈野＋后颈电子线野,切线野不变,患者容易发生喉部剂量热点,外观表现见红色箭头

　　此外,常规放疗时,一定要注意照射野的衔接问题,如面颈联合野与颈部切线野的衔接,小面颈野与电子线野的衔接,尽量避免衔接部位的剂量热点或者冷点。

45.7.3.2　三维适形放射治疗

　　3D-CRT 能使高剂量区的空间剂量分布与靶区的三维形状一致,同时周围正常组织器官受到最小剂量的照射,从而提高治疗增益。鼻咽癌靶区形状不规则,而且靶区周围又很多关键器官,所以非常适合采用 3D-CRT 技术。临床研究证实,该技术的运用,能提供较满意的靶区剂量适合度和均匀性,周围的敏感器官受照体积和剂量有明显下降,可提高局控率,改善生存质量。剂量学研究表明,与传统二维放疗技术比较,其低于 95% 等剂量水平的平均靶体积可缩减 15%,同时靶体积平均剂量提高 13%,无并发症肿瘤控制概率增加 15%。

　　（1）3D-CRT 的流程

　　1）患者在模拟机下根据放射治疗的体位进行面罩固定。

　　2）患者面罩固定后仰卧在 CT 模拟机的扫描床上,在面罩上勾画出激光位置,并粘贴铅扣标识,静脉注射造影剂后进行 CT 横断面扫描,然后把 CT 图像传送到治疗计划工作站（treatment planning system，TPS）。

　　3）放疗医师在 CT 定位图像上勾画 GTV、CTV、PTV 和 OARs。

　　4）放疗医师给予计划设计的要求,如靶区的处方剂量、某一等剂量线包绕的靶体积的百分比、关键器官的剂量上限等。

　　5）物理师根据医师的要求设计 3D-CRT 计划。

　　6）医师验收 3D-CRT 计划,并在加速器下拍摄验证片来核实照射位置是否准确。

　　7）位置准确后开始试剂治疗。

　　CT 模拟可按照 ICRU50♯及 62♯报告的要求准确地勾画靶区,并通过靶区及正常器官的重建,可从各个方向上观察肿瘤的大小和侵犯范围,使照射野的设置更为直观、合理、准确,更有利于正常组织器官的保护,尤其适合于颈动脉鞘区侵犯、岩骨破坏和颅内侵犯的病例。但 3D-CRT 计划的设计是一个正向过程,要求物理师首先初步确定自己认为最佳的照射野形状、数量及入射角度,然后输入 TPS,TPS 显示出剂量分布,物理师根据剂量分布来再次调整照射野形状、数目、入射角度等,反反复复尝试,直到设计出满意的 3D-CRT 计划。从这个过程来看,3D-CRT 计划对物理师个人经验的依赖性较大,耗费时间与精力。

　　（2）3D-CRT 照射方法

　　1）全程 3D-CRT：由于鼻咽癌靶区范围较大（包括鼻咽及颈部靶区）,全程 3D-CRT 存在以下问题：① 剂量的适形程度差。② 设计复杂,耗时长。③ 经验影响程度大。④ 挡块制作时间长。

⑤ 实施过程复杂,照射耗时长,发生误差可能性增加。

2) 3D-CRT 推量:剂量学研究表明,全程与推量方法比较,靶区均能得到较好的剂量覆盖,脑干、脊髓受量近似,腮腺、颞颌关节受量前者虽稍低,但两者差别不明显。因此,推量法是目前临床最常使用的鼻咽癌 3D-CRT 方法。

简介一种推量法的射野设置方法:

第 1 段采用双面颈联合野(各加 30～45°楔形板)＋鼻前面颈野＋/－下颈前野 DT36～40 Gy/18～20 次(针对 PTV-CTV1 和 PTV-CTVnd)。

第 2 段采用双面颈联合缩野(避开脊髓,各加 30～45°楔形板)＋鼻前面颈野＋颈后电子线野＋/－下颈前野使鼻咽和颈部靶区达 54 Gy(针对 PTV-CTV1 和 PTV-CTVnd)。

第 3 段采用枕后 5～7 个野(加楔形板)＋/－头顶野,或采用其他共面和非共面射野针对鼻咽靶区,颈部＋/－局部电子线野,使鼻咽靶区以及肿大淋巴结剂量达 66～70 Gy(注意保护脑干脊髓)。

第 4 段设野基本同第 3 段,要求射野进一步缩小针对残留病灶,使残留病灶剂量达 70～76 Gy。

（3）3D-CRT 计划评价指标

什么样的 3D-CRT 计划才是令人满意的,不同的肿瘤治疗中心、不同的临床医师及物理师对 3D-CRT 计划的评价指标不统一,在此象征性列举几个指标,供参考。

1) V_{95}:95％处方剂量包括的靶体积百分比。

2) V_{100}:100％处方剂量包括的靶体积百分比。

3) V_{110}:110％处方剂量包括的靶体积百分比,即通常所说的热点剂量。允许肿瘤靶区之内存在一定体积的热点剂量,但肿瘤靶区之外的热点剂量要尽可能避免。

4) D_{max}:最大剂量;D_{mean}:平均剂量;D_{min}:最小剂量。

5) D_{95}:95％靶体积受照射的剂量。

6) CI:适形指数,指治疗体积与靶体积之比。使用条件:治疗体积完整地包括靶体积时使用。

7) D_5:5％敏感器官体积受照射的剂量,用于评价脑干、视神经、视交叉等串联器官。

8) D_{10}:10％脑干或者颞叶体积受照射的剂量。

9) D_{1cc}:1 cm³ 的 I 类器官,如脊髓、脑干、颞叶受照射的剂量。

10) D_{3cc}:3 cm³ 的 I 类器官,如脊髓、脑干、颞叶受照射的剂量。

11) D_{33}:33％敏感器官体积受照射的剂量。一般用于评价腮腺、颞颌关节等并联器官。

（4）3D-CRT 存在的问题

1) 靶区划分:由于临床生物学行为的复杂性和个体的差异,目前检查手段难以准确地确定周边浸润,且个人经验的影响较大。

2) 靶区形状极不规则,采用常规布野技术,高剂量区的剂量分布与靶区形状的适合度变劣,并随靶体积的扩大而加剧,虽较常规放射有所改进,但部分重要器官仍会受到较高剂量照射。

3) 正向设计与经验关系大,计划差异大。

4) 实施过程相对于常规放疗复杂,花费时间长。

5) 评价手段尚嫌不足:敏感器官仍沿用常规放疗的 TD5/5、TD50/5 或 L-Q 模式;DVH 没有空间的概念,不能标明靶体积内低剂量或 OAR 内高剂量区的位置;TCP、NTCP 计算的数学模式多样,各有局限性。

6) PRV 应用尚未引起注意,研究报告仅直接评价敏感器官受量。

7) 低剂量放射超敏感性问题:多野、非共面照射比常规放疗更多体积的正常组织受到小剂量的照射。

45.7.3.3 调强放射治疗

鼻咽的解剖相对复杂,周围存在许多关键的器官,如脊髓、脑干、垂体、视神经、视交叉、颞叶、内耳、腮腺等,对放射的耐受剂量低于鼻咽肿瘤的杀灭剂量,而且鼻咽的位置固定,几乎不存在由于器官自身运动而导致的不确定性,而且鼻咽肿瘤存在剂量-效应关系,所以最能体现 IMRT 技术提高肿瘤剂量、保护肿瘤周围正常组织的优越性(剂量比较见图 45-24)。目前的临床治疗结果表明,IMRT 治疗鼻咽癌在正常组织的保护方面及近期疗效方面有着鼓舞人心的应用前景。因此,全世界范围内大型肿瘤中心目前鼻咽癌的主流放疗技术都是 IMRT。尽管国内开展 IMRT 技术起步较国外晚,但是目前市级以上的放疗单位都能够开展 IMRT 技术治疗鼻咽癌。

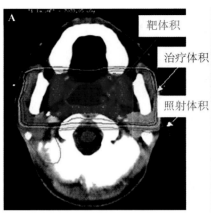
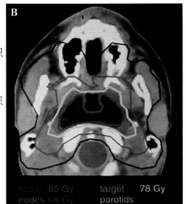

图 45 - 24　鼻咽癌常规技术放疗与 IMRT 治疗的剂量分布比较

（1）鼻咽癌 IMRT 治疗的步骤

1）体位固定：患者仰卧于定位床上，模仿放射治疗的体位进行头颈肩面罩固定。

2）图像采集：患者面罩固定，仰卧在 CT 模拟机的扫描床上，在面罩上勾画出激光位置，并粘贴铅扣标识，静脉注射造影剂后进行 CT 横断面扫描，然后把 CT 图像传送到 TPS。必须强调，在面罩上勾画激光线位置时，不能单纯勾画 3 个"十"字标记，尤其纵向激光线一定要延长，在面罩及患者体表上都要标记（图 45 - 25），否则放疗中由于吞咽疼痛，营养下降而导致体重下降，患者消瘦之后与面罩的匹配吻合度下降，容易发生身体纵向的扭转偏移。

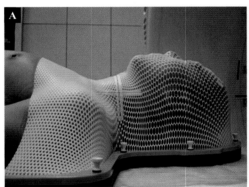
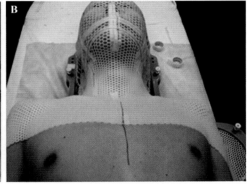

图 45 - 25　CT 扫描定位时，激光线的标记示意图

纵向激光线一定要延长

3）靶体积和关键器官的勾画：由放疗医师协同放射诊断医师确认并勾画 GTV、CTV、PTV 和 OAR（有条件的单位建议采用 CT/MRI 融合技术勾画靶区）。

4）设定 IMRT 计划要求：由临床医师告知物理师 IMRT 计划的要求，如不同靶体积的分次剂量、照射次数、某一等剂量线包绕的靶体积的百分比、关键器官的剂量上限等。

5）计划设计：物理师按照临床医师的要求输入处方剂量和靶区剂量的上下限、关键器官的剂量上限，采用逆向算法推算出照射野的个数、机架角度、转床角度、光栏角度和每个射野的剂量比重等。利用剂量体积直方图（dose volume histogram，DVH）、剂量功能体积直方图（DVHf）、正常组织并发症发生率（normal tissue complication probability，NTCP）、临床靶体积的最大剂量和最小剂量、射野内剂量均一性（homogeneity）、射野适形指数（conformity index，CI）、CTV 接受处方剂量的覆盖体积等一系列生物学指标和物理学指标,对所拟定的计划进行优化。

6)临床医师验收 IMRT 计划。

7)加速器下验证 IMRT 计划。

8)再次在加速器下验证照射位置准确性,可以采用 EPID 验证,也可以采用 CB－CT 扫描后进行三维图像融合来验证。

9)对患者进行实际治疗。

（2）鼻咽癌 IMRT 靶区勾画

常规放疗由于主要照射野的方向是 90°角和 270°角左右对穿照射,因此对于 GTV 不用过多考虑左右边界,主要考虑到 GTV 的前后界和上下界就行,而 IMRT 技术首先要求在 CT 或者 MRI 图像上来勾画完整的 GTV,左右上下前后三维空间都要充分考虑,然后勾画 CTV 及 OARs,并外放 PTV,肿瘤靶区及

危及器官都勾画好之后,临床医师告知物理师肿瘤靶区详细的处方剂量及 OARs 的剂量限制,由物理师操作 TPS 系统逆向计算出剂量分布。鼻咽癌 IMRT 治疗的整个过程中,主观因素的影响明显大于常规放疗,肿瘤靶区勾画的是否准确直接关系到肿瘤靶区的剂量分布,如果靶区勾画的比实际肿瘤大,问题尚且不严重,万一勾画范围不足导致肿瘤靶区遗漏,遗漏部分没有接受足够的肿瘤杀灭剂量,或者过分担心危及器官的损伤而降低照射剂量,容易导致肿瘤局部未控或者以后复发(图 45－26)。因此,要保证鼻咽癌 IMRT 的疗效,首要条件之一是肿瘤靶区的准确勾画,这就无形中形成了 2 个基本要求:① 鼻咽癌对于影像学检查的质量要求高。② 鼻咽癌对于靶区勾画者的影像学读片能力要求很高。

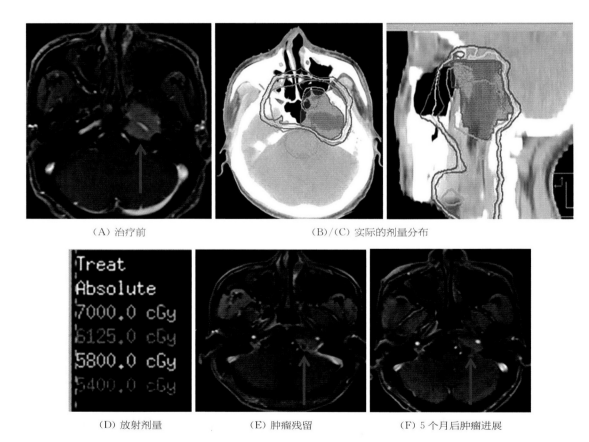

（A）治疗前　　　　　　　　　　　　　（B）/（C）实际的剂量分布

（D）放射剂量　　　　　　（E）肿瘤残留　　　　　　（F）5 个月后肿瘤进展

图 45－26　鼻咽癌 IMRT 靶区勾画治疗前后对比

由于担心脑干和颞叶损伤,GTV 明显局部剂量不足。同期放化疗结束时,欠量部位的肿瘤明显有残留(E),5 个月后残留肿瘤明显进展(F)

大量的临床研究已经证实,与增强 CT 相比较,MRI 更能清楚地显示鼻咽肿瘤咽旁侵犯的范围,更能清楚显示椎前肌肉是否受侵犯,对于颅底骨质早期的骨髓浸润及海绵窦侵犯、脑膜侵犯和神经侵犯更优越(图 45 - 27)。因此,MRI 被推荐为鼻咽癌首选的影像学检查工具。中国抗癌协会鼻咽癌专业委员明文规定,对于无 MRI 检查禁忌者,都要常规接受 MRI 检查,而且 MRI 检查一定要规范,要多序列(至少包含 T1WI,T2WI,脂肪抑制 3 个序列)、多方位(横断位、矢状位、冠状位)成像,平扫＋增强都要做,扫描范围一定要全,至少从前床突上 2 cm 扫到锁骨头下。尽管最近几年 PET/CT 的普及度及宣传力度很广,但必须强调,PET/CT 不能取代 MRI,PET/CT 不能作为鼻咽癌首选的影像学检查工具,PET/CT 不能作为勾画鼻咽癌 GTV 的影像学工具。至于 PET/CT 对于鼻咽癌的价值到底如何,尚需要大量的前瞻性研究来探讨。个人观点认为,PET/CT 对于鼻咽癌的价值如下:初治的晚期鼻咽癌,判断是否同时存在远处转移,协助临床分期,主要是 M 分期;治疗后残留肿块的肿瘤活性判断;治疗前后的疗效评估;复发肿瘤的鉴别;功能性影像研究等。常言道,细节决定成败,对于鼻咽癌的 IMRT 治疗,众多细节都决定着最终的疗效,肿瘤局部浸润侵犯的蛛丝马迹等细节一定要格外注意。尽管总体来看,MRI 比 CT 优越,但两者对于肿瘤边界的显示在三维空间上并不是彼此包含的关系,而是相互补充的关系。对于成骨性病变的细节显示,CT 优于MRI(图 45 - 28),因此,勾画 GTV 也不能单纯依赖MRI。Emani 等早在 2003 年就通过 8 例鼻咽癌患者 GTV 的勾画情况指出,CT 与 MRI 是互补的关系。由于鼻咽癌的主要治疗方式是放射治疗,无法手术切除获取完整的肿瘤标本进行病理切片检查,因此无法对比研究 CT、MRI 与病理切片三者之间GTV 的边界到底是什么关系,只能通过大量的病例来积累相关的临床经验。

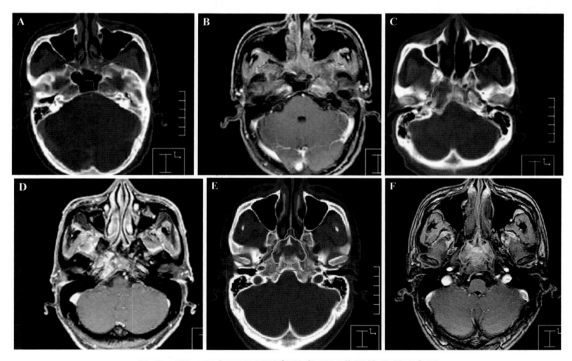

图 45 - 27　CT 与 MRI 显示鼻咽癌 GTV 范围的差别示意图

影像学检查完善之后,就要由临床医师来勾画 GTV、CTV 和 OARs。尽管 GTV、CTV 及 OARs 都有明确的定义,但不同医师勾画同一名患者的靶区仍然存在很大差异,这种差异一方面来源于影像学知识的差异,一方面来源于临床经验的积累,尤其是勾画 CTV 时,勾画者之间的差异是很明显的,因

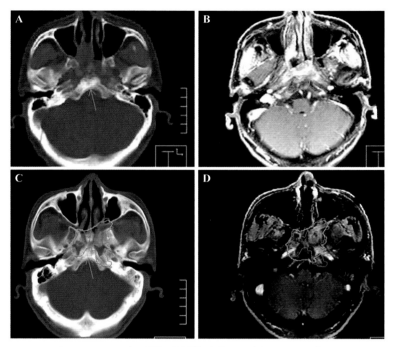

图 45‑28　对于局部成骨性改变，CT 优于 MRI 示意图

为 CTV 本身就带有主观性。对于有扎实影像学功底的医师而言，MRI 确实减少了勾画者之间的主观差异，依赖 MRI 勾画 GTV，彼此的 GTV 外轮廓差异可以忽略不计（图 45‑29）。但勾画 CTV 时，无论依靠哪种影像学检查手段，不同医师之间勾画的 CTV 范围总是有差异的，有研究者发现，即使让 11 名由丰富放疗经验的医师勾画同一位患者的颈部 CTV 范围，根据 CTV 在体表的投影轮廓设计照射野大小，结果 11 个照射野相差很大。我院开展

IMRT 技术之初，也做过了相关的研究，3 名有经验的放疗医师勾画同一名患者的颈部 CTV，结果显示 3 个 CTV 轮廓边界相差很大（图 45‑30）。照射野大小之间的差异可能是导致不良反应以及疗效不一致的原因之一。为了减少医师之间的主观差异，有必要建立统一的 CTV 勾画指南，根据指南来勾画 CTV，这样，最终的疗效及不良反应才有可比性，才能更加方便于国内及国际上不同单位之间的交流。

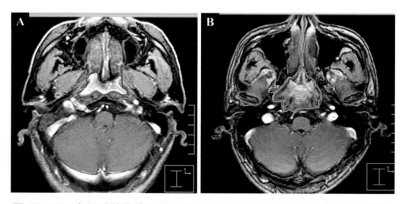

图 45‑29　有经验的临床医师根据 MRI 来勾画 GTV，彼此之间的差异很小

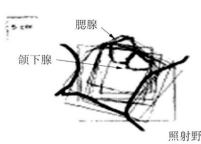

腮腺

颌下腺

照射野

图 45-30 不同的医师勾画同一名患者的 CTV,彼此勾画的范围差别很大

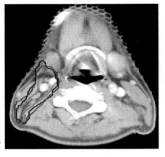

复旦大学附属肿瘤医院自 2005 年开始将 IMRT 技术用于鼻咽癌,为了减少勾画者之间的差异,提高一致性,规定初治的鼻咽癌,勾画靶区时鼻咽部位高危 CTV 至少包括:

1) 前界:上颌窦后壁前缘 5 mm(鼻腔侵犯者要包含后组筛窦)。

2) 侧界:包括整个鼻咽侧壁结构,咽旁脂肪间隙、翼内肌起点、翼腭窝和翼内板。

3) 上界:蝶窦和海绵窦下 1/2,颅底部分必须包括翼腭窝、圆孔、卵圆孔和破裂孔,岩骨尖 1/2。

4) 下界:达口咽上部至 C2 椎体上 1/3 平面。

5) 后界:斜坡前 1/2～2/3,椎前肌肉,颈椎前缘。

不论肿瘤 T 分期,以上是必须包含的结构,然后根据肿瘤侵犯的范围适当增加相邻的结构。个人观点认为,肿瘤未控或者复发是最大的并发症,不能因为肿瘤靠近危及器官就盲目缩小 CTV 范围。

初治鼻咽癌颈部 CTV 的勾画原则如下(基于 2013 更新版 RTOG 分区):① 对于 N0 和 N1a 期,颈部 CTV 范围为双侧 Ⅱa,Ⅱb,Ⅲ,Ⅴa,Ⅶa、b,即双侧下颈部都不作为 CTV。② 对于 N1 期,淋巴结(+)侧的颈部高危 CTV 范围为 Ⅱa,Ⅱb,Ⅲ,Ⅴ a,低位 CTV 范围为 Ⅳa、b,Ⅴb、c,Ⅶa、b,淋巴结(一)侧的颈部 CTV 范围为 Ⅱa,Ⅱb,Ⅲ,Ⅴa,Ⅶa、b,即淋巴结阴性侧的下颈部不作为 CTV。③ 对于 N2 期,颈部 CTV 范围为双侧 Ⅱa,Ⅱb,Ⅲ,Ⅳa、b,Ⅴa、b、c,Ⅶa、b。④ 对于 Ⅰb 区采取选择性照射,照射的指征满足下列条件之一即可:Ⅰb 区本身存在淋巴结转移;鼻咽原发肿瘤侵犯口咽;鼻腔侵犯超过后 1/3;Ⅱa、b 广泛淋巴结转移、融合;Ⅱa 淋巴结直径≥3 cm。除此之外,还规定仅对于中央组咽后淋巴结存在转移的病例实行中央组咽后淋巴结照射,否则从 C2 1/2 水平以下均不照射中央组咽

后淋巴结区域,这样便减少了咽上缩肌和咽中缩肌的受照射剂量,口咽部位黏膜炎严重程度下降,吞咽疼痛的严重程度随之下降,提高了患者放射治疗的耐受性。对于 Ⅵ 区、Ⅷ 区、Ⅸ 区和 Ⅹ 区等不常见的转移区域,除非已经发生转移,否则一律不照射。

RTOG 分区自 2003 年提出之后在全世界范围内受到了广泛的关注和应用,由于该分区只是针对 N0 的头颈部肿瘤,而很多头颈部肿瘤患者在确定接受放疗时已经存在淋巴结肿大,或者已经进行了淋巴结清扫手术,这 2 种情况之下应用 RTOG 分区存在一定的局限性。于是 RTOG 分区在 2006 年提出了修订版,针对 N+ 和手术后的头颈部肿瘤颈部 CTV 勾画,在原有基础上增加了茎突后间隙和锁骨上区,同时考虑到了淋巴结包膜外侵犯等因素,规定当淋巴结肿大并伴随包膜外侵犯时,CTV 要包含临近的肌肉,但具体包括多少范围的肌肉没有详细规定。鼻咽癌的治疗以放疗为主,无法获取大量的淋巴结标本来详细研究淋巴结大小与包膜外侵犯的关系,无法衡量包膜外侵犯的范围,也不能衡量影像学表现与包膜外侵犯的关系。因此,对于 N+ 的患者,颈部 CTV 具体如何定义才最合适尚缺少一致意见,临床医师多数是通过自己的经验来勾画颈部 CTV,有必要开展前瞻性的多中心研究。口咽癌和下咽癌的回顾性研究显示:对于 Ⅱ 区有淋巴结转移的患者,颈部 CTV 如果仅仅勾画到 C1 椎体横突水平会导致部分患者颅底水平复发,因此作者建议 N+ 患者 Ⅱ 区淋巴结上界要一直勾画到颅底颈静脉孔。而鼻咽的解剖位置更高,淋巴引流从更高的位置开始,结合我院前期一系列淋巴结转移规律研究的结果,我们建议对鼻咽癌患者,无论是否存在淋巴结转移,Ⅱ 区淋巴结上界定义为颅底水平。此外,我们的研究还显示当 Ⅴ 区内存在多个肿大淋巴结时,部分淋巴结容易向后发展蔓延超出斜方肌前缘水平。对于这样

的患者,建议勾画颈部 CTV 时,Ⅴ 区后界要把斜方肌与肩胛提肌之间的间隙也包含在内。

　　该靶区勾画指南的建立大大提高了不同医师之间勾画同一患者照射范围的一致性,避免了不同医师由于照射范围勾画不一致而导致的治疗效果差异,保证了疗效的相对一致性。我们按照上述的淋巴结 CTV 勾画原则开展鼻咽癌的 IMRT 治疗。回顾性随访了 119 例 N1a 期鼻咽癌,中位随访 36 个月,仅有 1 例在Ⅳ区失败。此外,我们还研究了Ⅰb区按照上述选择性照射的原则治疗后的失败情况,回顾性随访了同一位医师治疗的 120 例鼻咽癌,5年区域控制率 96.5%,没有在Ⅰb区失败的病例。2015 年我们发表了大样本量的鼻咽癌(869 例)IMRT 治疗的结果,5 年无局部区域复发生存率为89.7%,无远处转移生存率为 85.6%,无病生存率为76.3%,总生存率为 84.0%;59%的患者没有口干症状,仅仅 4.0%的患者有 3~4 级口干。而 1 837 例鼻咽癌常规放疗的结果显示 5 年总生存率为67.4%,5 年局控率为 86.5%,80%以上的患者主诉口干,影响日常生活工作。也就是说,与常规放疗比较,IMRT 技术治疗鼻咽癌,肿瘤局部区域控制率提高,而后期不良反应却明显降低,大大提高了患者的生活质量。

(王孝深　胡超苏)

45.8　局部晚期鼻咽癌的化疗

45.8.1　概述

　　鼻咽癌发病在我国东南沿海、东南亚及地中海等地区高发,具有显著地方性。随着诊断技术和多学科综合治疗的发展,鼻咽癌疗效大幅提高,5 年生存率达 80%以上,而早期患者 5 年生存率达 90%以上。然而在局部晚期患者中,虽然放疗技术的进步可显著改善局部控制,但远处转移的控制仍不理想并已是影响患者生存的主要问题。因此,寻求更有效的放疗与化疗结合模式势在必行。

45.8.2　化疗在鼻咽癌综合治疗中的地位

　　对于局部晚期鼻咽癌而言,放疗、化疗结合的综合治疗是基本治疗原则。一项综合了 10 项随机临床研究 2 450 例鼻咽癌患者的荟萃分析显示,加用化疗后死亡风险比为 0.82,5 年生存率(OS)绝对增

加 4%;同期放化疗组 OS 提高最多,达 20%,同时还提高局控和无瘤生存率,降低远处转移率;辅助化疗是否提高生存率未能定论;而新辅助化疗虽能降低局部复发率和远处转移率,但未能提高总生存。MAC－NPC 协作组荟萃分析 4 806 例鼻咽癌患者发现:化疗显著提高局部区域控制、无进展生存、肿瘤特异生存并降低远处转移,并可转化为生存获益,加用化疗后死亡风险比为 0.79,5 年 OS 绝对增加6.3%,而这一获益来自同期加辅助化疗(HR 0.65,0.56~0.76)或同期放化疗(0.80,0.70~0.93),单纯辅助化疗或诱导化疗无显著生存获益。可见,化疗已确立了在鼻咽癌综合治疗中的重要价值。而鼻咽癌综合治疗的模式,主要取决于放疗与化疗的不同联合模式,可分为新辅助化疗、同期放化疗和辅助化疗。

　　(1) 同期放化疗

　　同期放化疗因能提高鼻咽癌患者生存而成为最早受到肯定的一种治疗模式。临床研究及荟萃分析均证实,同期放化疗较单纯放疗带来明显生存获益,尤其对局部晚期患者。一项Ⅲ期临床研究入组 284名Ⅲ、Ⅳ 期无远处转移鼻咽癌患者,随机分为单纯放疗组和 PF 方案同期放化疗组。结果同期组的局部失败率、远处转移率均显著低于放疗组,且同期组5 年鼻咽癌无进展生存率(89.3%)、无进展生存率(PFS)(71.6%)、总生存率(72.3%)均显著高于后者,仅伴有Ⅲ、Ⅳ 级急性不良反应的轻度增高。Chan 等进行的Ⅲ期研究得到类似结论即同期组 5年 OS 显著高于单纯放疗组;同期组较放疗组死亡风险比为 0.71,在 T3~T4 的亚组分析中,死亡风险比进一步降至 0.51。一项比较同期放化疗(CCRT)和单纯放疗的荟萃分析纳入 1 608 名患者,2、3、5年 CCRT 较单纯放疗死亡相对危险度分别为:0.63(95% CI 0.50~0.80)、0.76(95% CI 0.61~0.93)、0.74(95% CI 0.62~0.89)。因此,同期放化疗如今已成为局部晚期鼻咽癌的标准治疗模式。

　　(2) 新辅助化疗

　　新辅助化疗又称为诱导化疗。由于其应用时机在放射治疗前,故具有如下优点:① 肿瘤血供好,利于化疗药物分布至肿瘤局部并发挥抗肿瘤作用。② 及早杀灭可能存在的全身亚临床转移灶。③ 对于局部晚期患者,可较早地减轻肿瘤负荷,同时提高对后续放疗的敏感性。④ 此时患者一般状况较好,对化疗的耐受性高。

Ouyang 等发表一篇荟萃分析（共 1 418 名患者），发现加用新辅助化疗（NACT）后死亡风险、远处转移风险显著降低（HR＝0.82，P＝0.03；RR＝0.69，P＜0.001），局控无明显改善（P＞0.05；RR＝0.90）。另一前瞻性研究 5 年随访结果则提示 CCRT 组无病生存率（65.1%）、OS（74.3%）未优于 NACT 组（无病生存率 51.5%、OS 71.7%）；但亚组分析治疗结束 2 年内无复发患者，CCRT 组局部区域控制优于 NACT 组。Xu 等比较 NACT 和 CCRT 在局部晚期鼻咽癌的疗效，Ⅲ期临床研究初步结果提示：① 5 年随访结果未显示 CCRT 在 OS、无复发生存率、无病生存率方面优于 NACT。② CCRT 提高了 5 年无远处转移生存率（MFS）（79.0% vs. 86.9%，P＝0.05，HR＝0.59）。③ 亚组分析显示 MFS 提高来自 T3－4N0－1 患者。④ NACT 在急性不良反应方面略优于 CCRT。尽管新辅助化疗可能降低远处转移风险，但由于较同期放化疗的优势并不明显，且未带来更多生存获益，故诱导化疗联合放疗的模式仍颇有争议。

对于局部晚期鼻咽癌化疗策略的制定，诱导化疗与同期放化疗的叠加能否带来更多获益也一直备受关注。尽管Ⅱ期研究表明患者对这种高强度的化疗策略可以耐受，而且能够获得较满意的生存和疾病控制率，但既往的Ⅲ期临床研究可能由于诱导化疗方案的选择、诱导化疗后同期化疗剂量强度相对不足等因素使诱导加同期化疗组未能显示更多生存获益。荟萃分析也多提示诱导联合同期化疗在控制远处转移方面较同期化疗有优势，但总生存没有明显获益。然而去年，由中山大学肿瘤防治中心马骏教授团队发起的多中心临床研究证实，对于局部晚期鼻咽癌患者，TPF 方案的诱导化疗联合同期顺铂放化疗，相比于同期放化疗，显著地降低了治疗失败率（3 年无失败生存率 80% vs. 72%，P＜0.05），改善了总生存（3 年总生存率 92% vs. 86%，P＜0.05）。这是第 1 项在局部晚期鼻咽癌中证实诱导化疗联合同期放化疗优于同期放化疗的前瞻性Ⅲ期研究，有望改写目前的诊疗规范。

　　(3) 辅助化疗

尽管研究表明同期放化疗加辅助化疗相比单纯放疗可带来生存获益，但生存获益更多来自同期放化疗，辅助化疗价值并不确切。Chen 等进行的多中心Ⅲ期临床研究首次证实对局部晚期鼻咽癌，同期放化疗基础上的辅助化疗未进一步提高疗效（2 年

FFS 86.0% vs. 84.0%，P＞0.05），且明显增加 3～4 级不良反应。2013 年的一篇荟萃分析中，辅助化疗仅降低局部复发风险（P＜0.05；RR＝0.71），而总生存和远处转移风险无获益。另有荟萃分析总结 8 个随机临床研究，2 144 例患者，发现同期加辅助化疗较同期放化疗并未显著降低死亡风险（HR＝0.86[0.6～1.16]）。

对于在接受诱导化疗后不能耐受足够剂量强度同期化疗的局部晚期鼻咽癌患者，复旦大学附属肿瘤医院何霞云前瞻性Ⅱ期研究，通过诱导化疗与辅助化疗结合的模式也提供了一种很好的选择。该研究对于局部晚期鼻咽癌患者，先给予 2 疗程吉西他滨联合顺铂（GP）诱导化疗，然后给予调强放射治疗，再给予 2 疗程 GP 方案辅助化疗。最终 97% 的患者完成了诱导化疗，84% 完成了 2 疗程辅助化疗。经过 5 年多的随访，5 年总生存率达 82.1%，5 年局控和远处控制率达 92.2%、89.0%。总体上取得了喜人的疗效且患者依从性良好，这为无法耐受同期放化疗的局部晚期鼻咽癌患者提供了一个很好的治疗选择。

45.8.3　调强放疗时代化疗模式的新思考

尽管同步放化疗因其所能带来的生存获益已在局部晚期鼻咽癌治疗中占据重要地位，然而随着 IMRT 时代的全面到来，同步放化疗的地位开始面临质疑和挑战。Sun 等分析了 868 例接受调强放疗的鼻咽癌患者远期随访结果，发现局部晚期患者中接受 CCRT 组和未接受 CCRT 组在疾病特异性生存率（78.4% vs. 79.1%，P＞0.05）、无局部复发生存率（89.7% vs. 89.1%，P＞0.05）、无区域复发生存率（96.6% vs. 96.0%，P＞0.05）、无远处转移生存率（79.0% vs. 80.8%，P＞0.05），以及无进展生存方面（70.5% vs. 68.8%，P＞0.05）并无明显差异。Yi 等对比局部晚期患者接受 IMRT 同步整合加量和接受同步放化疗的预后，发现在局部控制率（80.6% vs. 90.8%，P＞0.05）、远处转移率（79.6% vs. 86.0%，P＞0.05）、总生存率（71.7% vs. 83.2%，P＞0.05）方面无显著差异。Zhang 等回顾性分析了 120 例分别接受 TP 方案（多西他赛＋顺铂）诱导化疗联合单纯调强放疗和接受 TP 方案诱导化疗、奈达铂同期化疗联合调强放疗的局部晚期鼻咽癌，同样发现加用同期化疗组在局部区域控制（86% vs. 92.3%，P＞0.05）、远处转移控制

（81.7% *vs.* 79.6%，*P*＞0.05）、总生存（83.3% *vs.* 87.4%，*P*＞0.05）无优势。复旦大学附属肿瘤医院的胡超苏、区晓敏报道了本院采用调强放射治疗的869例无远处转移鼻咽癌5年生存情况，也发现局部晚期患者中CCRT并不是影响生存的独立预后因素（仅对远处转移的控制造成临界差异，83.6% *vs.* 75.7%，*P*＝0.05）。但单因素生存分析发现采用诱导化疗联合CCRT、诱导结合辅助化疗、CCRT±辅助化疗在5年OS上较诱导化疗联合单纯调强放疗取得明显优势（83.0% *vs.* 83.1% *vs.* 80.0% *vs.* 62.6%，*P*＜0.05）。此外，经单因素和多因素分析明确顺铂总剂量≥300 mg/m² 是总生存（HR 0.554 [0.350～0.879]，*P*＜0.05）、无病生存（HR 0.688 [0.486～0.976]，*P*＜0.05）、无远处转移生存（HR 0.501[0.313～0.800]，*P*＜0.01）的独立预后因素。尽管目前尚缺乏足够的大规模前瞻性研究证据，但上述研究仍提示我们去思考和探索。例如：IMRT时代同步放化疗的地位是否已被悄悄撼动，是否能为新的治疗模式的组合所替代，等。目前有数项正在进行的前瞻性随机临床研究在使用IMRT技术前提下，比较采用CCRT的治疗模式与其他不采用CCRT的综合治疗模式的疗效，结果令人期待。

45.8.4 结语

对局部晚期鼻咽癌而言，放疗与化疗结合的综合治疗是基本治疗原则。两者结合模式多种多样，临床医师和研究者正不断寻找能带来最大程度生存获益且患者可耐受的综合治疗模式。同期放化疗是目前局部晚期鼻咽癌的标准治疗模式，但在IMRT时代，其地位也可能受到挑战。新辅助化疗联合同期放化疗有望为局部晚期鼻咽癌带来更多生存获益。在同期放化疗的基础上联用辅助化疗未能带来进一步生存获益，但对无法耐受新辅助化疗联合同期放化疗的局部晚期患者，新辅助化疗和辅助化疗结合的模式也是一个很好的治疗选择。

（史　琪　胡超苏）

45.9　鼻咽癌的分子靶向治疗与免疫治疗

随着综合治疗和放疗技术的进步，鼻咽癌特别是局部晚期鼻咽癌的治疗得到了很大的提高，尽管诱导和辅助化疗的作用尚有争议。但临床上仍然有一部分患者治疗后出现局部复发或远处转移，姑息

性化疗特别是包含铂类的双药方案是常规的选择。然而，常规一线化疗方案的无进展生存仅为5～7个月，而后续解救化疗的选择十分有限。因此，针对复发或转移性鼻咽癌，迫切需要高效低毒的解救治疗药物，而分子靶向和免疫治疗无疑是发展的方向。

45.9.1　分子靶向治疗

（1）EGFR 抑制剂

对于非鼻咽的头颈部鳞癌而言，表皮生长因子受体（epidermal growth factor receptor，EGFR）在其发生发展过程中发挥着关键的作用，而针对EGFR的分子靶向治疗也成为重要的治疗模式。对于EBV相关的鼻咽癌，由于发病机制的不同，EGFR的作用仍然存在争议。Chua等发现EGFR在鼻咽癌中也可以表达，并且其表达强度与治疗结果具有相关性。在另一项汇集了16项研究的荟萃分析中，作者发现EGFR过表达的患者具有不良的总生存、无病生存和局控，而远处转移则没有差别。因此，与非鼻咽的头颈部鳞癌类似，通过抑制EGFR这一通路有可能达到抗肿瘤的效果。

在一项早期的Ⅱ期研究中，60例复发或转移的鼻咽癌患者接受了西妥昔单抗（抗EGFR单克隆抗体）联合卡铂的治疗，而这些患者以往均接受了铂类的治疗并发生疾病进展。结果显示，总体肿瘤缓解率为11.7%，中位无进展和总生存期分别为81 d和233 d。虽然该组合显示一定的抗肿瘤活性，但与传统的单药化疗方案相比并无优势，并且也没有证据说明西妥昔单抗可以逆转肿瘤对于铂类的耐药。随后，另外一项使用吉非替尼（抗EGFR小分子酪氨酸激酶抑制剂）治疗晚期鼻咽癌的研究同样没有显示令人满意的抗肿瘤活性。

针对局晚期鼻咽癌患者，放疗同期联合顺铂是标准的治疗模式。由于EGFR抑制剂同样具有放射增敏的效果，因此在同期放化疗的基础上再联合EGFR抑制剂无疑成为显而易见的研究策略。在一项Ⅱ期研究中，30例局部晚期鼻咽癌患者接受了IMRT同期联合每周顺铂和西妥昔单抗，获得了86.5%的2年无进展生存率。但该方案导致了严重的急性毒性，87%的患者发生了3/4级的口腔黏膜炎，其中1/3需要通过鼻饲接受营养支持。而在另一项Ⅱ期随机对照研究中，西妥昔单抗联合IMRT（试验组）导致80.9%的患者发生3/4级的口腔炎，这一发生率显示高于顺铂联合IMRT（对照组）的水

平(47.8%),这一结果导致试验组提前终止入组。在2016年的ASCO年会上,Kong等报道了一项Ⅲ期随机对照研究的初步结果。该研究入组了155例局部晚期鼻咽癌患者,在完成诱导化疗后随机接受IMRT同期联合顺铂或者尼妥珠单抗(人源化抗EGFR单克隆抗体)的治疗。初步结果显示,尼妥珠单抗组具有较低的血液学、胃肠道和口腔黏膜毒性,而2年的无进展和总生存没有差别。该研究为局部晚期鼻咽癌提供了一个新的治疗模式,但能否取代标准的同期放化疗还需要长期生存随访结果的验证。

(2)抗血管生成抑制剂

作为一种富血供肿瘤,鼻咽癌具有较高的缺氧相关因子表达,如缺氧诱导因子(hypoxia-inducible factor-alpha,HIF-1α)、碳酸酐酶(car-bonic anhydrase Ⅸ,CA Ⅸ)、血管内皮生长因子(vascular endothelial growth factor,VEGF)等,提示新生血管形成在鼻咽癌的发生发展乃至远处转移过程中发挥重要的作用。在一项针对90例局部晚期鼻咽癌的研究中,免疫组化显示肿瘤组织中表达HIF-1α、CA Ⅸ和VEGF的比例分别为58%、57%和60%,而具有缺氧和新生血管形成特性的患者具有不良的无进展生存。另一项研究发现,治疗前血清中的VEGF水平与肿瘤分期具有相关性,高VEGF水平的患者治疗后总生存较差,并且更容易发生远处转移。

为了验证抗血管生成治疗在晚期鼻咽癌的疗效,Hui等开展了一项Ⅱ期研究,使用舒尼替尼这一多靶点的小分子酪氨酸激酶抑制剂(主要针对VEGFR)治疗复发或转移的鼻咽癌患者。但在治疗13例患者后,由于2例患者死于出血导致该研究提前终止。另一项Ⅱ期研究使用帕唑帕尼治疗33例晚期鼻咽癌患者,仅有2例(6.1%)获得了部分缓解,中位疾病进展时间和总生存时间分别为4.4个月和10.8个月。为了验证抗血管生成治疗和化疗的协同性,Xue等使用索拉非尼联合PF方案(顺铂和5-FU)一线治疗54例复发或转移性鼻咽癌患者。结果显示,总体肿瘤缓解率为77.8%,中位无进展生存和总生存分别为7.2个月和11.8个月,常见的3/4级毒性包括口腔炎(20%)、手足综合征(15%)、血小板下降(13%)和中心粒细胞下降(13%)。对于晚期鼻咽癌患者而言,局部出血本身就是常见的肿瘤伴随症状,特别是具有鼻咽部复发

的患者显得尤为明显。而使用抗血管生成抑制剂无疑会加重这些患者的出血风险,因此在缺乏Ⅲ期随机对照研究的前提下并不推荐在化疗同时联合此类药物。

由于VEGF水平与鼻咽癌的远处转移具有相关性,Lee等开展了一项针对局部晚期鼻咽癌的多中心Ⅱ期研究,使用贝伐珠单抗(抗VEGF单克隆抗体)联合同期放化疗,试图降低治疗后的远处转移发生率从而改善无进展生存。该研究入组了46例患者,2年的无局部进展生存、无远处转移生存、无进展生存和总生存率分别为83.7%、90.8%、74.7%和90.9%。在毒性方面,20%的患者发生了治疗相关的出血不良事件,但均为1/2级,此外联合贝伐珠单抗并没有增加同期放化疗的其他毒性。该研究的作者认为在局部放疗同时联合贝伐珠单抗有可能推迟亚临床远处转移,但无疑需要长期随访或随机临床试验的证实。

45.9.2　免疫治疗

(1)细胞毒性T细胞

鼻咽癌作为EBV相关的恶性肿瘤,其EBV感染类型为潜伏Ⅱ型,这意味着EBV相关抗原如EBNA-1、LMP-1和LMP-2的表达很弱,因此虽然制备EBV特异性(EBV-specific)细胞毒性T淋巴细胞(cytotoxic T lymphocytes,CTL)的难度较大,但仍不失为一个有希望的过继性免疫治疗手段。

在一项来自意大利的早期研究中,Comoli等通过制备并自体回输包含LMP-2抗原的CTL治疗10例晚期鼻咽癌患者。结果显示,其中6例患者经T细胞治疗后获得了疾病控制,其中2例患者获得了部分患者,而治疗的毒性比较轻微。此外,来自美国的研究也获得了类似的结果。虽然上述研究的结果令人鼓舞,但不可否认这些早期研究存在一定的缺陷,入组患者的肿瘤分期、肿瘤负荷和以往治疗情况的异质性十分明显,而且样本量十分有限并且可能存在选择性偏倚。为了准确证实CTL在晚期患者的疗效,Huang等开展了一项前瞻性研究治疗21例复发或转移性鼻咽癌患者。结果显示,仅有1例患者获得了肿瘤缓解,中位无进展生存期仅为2.2个月。

为了克服过继性免疫治疗针对高肿瘤负荷疗效欠佳的缺点,许多研究试图在传统放化疗基础上联合这一治疗手段。在一项Ⅰ期研究中,20例局部晚

期鼻咽癌患者在完成同期放化疗后接受了 1 次的 CTL 回输。结果显示，14 例患者在治疗前外周血 EBV - DNA 水平升高，6 例患者在完成同期放化疗后仍高，但在 CLT 回输后均恢复正常。在治疗后 13 例患者外周血能够检测到 EBV 特异性 CTL，并且可能与肿瘤退缩具有相关性。在另一项 Ⅱ 期研究中，Chia 等入组了 35 例复发或转移性鼻咽患者，给予 4 周期吉西他滨联合卡铂的化疗后再给予最多不超过 6 次的 CTL 回输。结果显示，这一联合治疗方案获得了 71.4% 的总体肿瘤缓解率，中位无进展生存期为 7.6 个月，2 年和 3 年的总生存率分别为 62.9% 和 37.1%。虽然上述联合治疗的结果令人满意，但在缺乏随机研究的背景下很难准确评价 CTL 的作用。

（2）疫苗

作为一种常用的主动性免疫治疗手段，疫苗在鼻咽癌中的研究也得以开展，其通常包括 2 种方法：① 注射包含 EBV 抗原的树突状细胞（dendritic cells，DC）。② 注射包含 EBV 抗原的病毒载体。Lin 等首先报道了采用 DC 治疗复发或转移性鼻咽癌患者的疗效。该研究入组了 16 例患者，通过分离外周血单核细胞来源的 DC，然后接种于患者的腹股沟淋巴结，使得 2 例患者获得了肿瘤部分缓解。另一项研究采用类似的方法，通过皮下注射 DC，使得 57%（8/14 例）的患者在外周血检出 EBV 特异性 CTL，提示免疫原性的增加。虽然该研究没有报道肿瘤缓解情况，但部分患者在治疗后出现明显的 EBV - DNA 水平的下调，间接证明了疫苗的抗肿瘤活性。Chia 等采用不同的方法，通过包含 LMP - 1 和 LMP - 2 抗原的腺病毒载体转染 DC 进行回输，治疗了 16 例转移性鼻咽癌患者。经过中位 3 次的细胞回输以后，3 例获得了肿瘤缓解，2 例获得了长期的疾病稳定。而在另一项 Ⅰ 期研究中，作者采用了一种编码 EBNA1/LMP2 融合蛋白的重组疫苗病毒治疗了 16 例晚期鼻咽癌患者，发现其中 15 例出现了明显的 EBV 特异性 T 细胞反应，提示这一疫苗具有很强的免疫原性。

（3）免疫检查点抑制剂

在肿瘤发生免疫逃逸的机制中，免疫检查点（immune check point）发挥着非常重要的作用。许多肿瘤往往具有抑制性受体水平的上调，目前已知较为重要的是位于 T 细胞表面的 PD - 1。其一旦与其配体如 PD - L1 或 PD - L2 相结合，会上调抑制性

信号通路从而导致 T 细胞衰竭或功能灭活。在一项研究中，Fang 等通过鼻咽癌细胞株的实验，发现 PD - L1 的表达在 EBV 阳性细胞株中显著高于 EBV 阴性细胞株，同时受到 LMP - 1 的调控。该研究同时还发现这一调控作用是通过 STAT3、AP - 1 和 NF - κB 通路，并且与 IFN-γ 具有协同效应。而关于 PD - 1/PD - L2 的预后指导价值，目前的研究还存在争议。

鉴于上述研究背景，一项 Ⅰ b 期临床研究随后开展，27 例复发或转移性鼻咽癌患者接受了 pembrolizumab（抗 PD - 1 单克隆抗体）的治疗（10 mg/kg，每 2 周重复，直至疾病进展或 2 年），入组患者需确认肿瘤组织表达 PD - L1 并且既往经过系统性治疗失败。结果显示，所有患者的总体肿瘤缓解率为 25.9%，中位缓解期和无进展生存期分别为 10.8 个月和 5.6 个月。毒性方面以 1/2 级不良事件为主，1 例患者死于细菌性败血症，其他 3/4 级毒性包括肝炎和肺炎等，但发生率均 < 10%。目前，包括 pembrolizumab 在内多个免疫检查点抑制剂正在针对鼻咽癌开展深入的研究。此外，由于 PD - 1 单抗与放疗具有良好的协同作用，相关的研究也正在设计之中。

45.9.3 小结

综上所述，虽然近年来鼻咽癌的分子靶向和免疫治疗获得了一定程度的进展，但还没有成为标准治疗。对于分子靶向治疗而言，发现鼻咽癌关键的驱动基因和信号转导通路是探索有效靶点的前提。而对于免疫治疗而言，如何开展有效的过继和主动免疫治疗、如何合理使用免疫检查点抑制剂、如何进行有效人群的筛选等均需要前瞻性、大样本临床研究的验证。

（郭　晔）

45.10　鼻咽癌的预后

鼻咽癌是我国及东南亚地区常见的恶性肿瘤，放射治疗是其主要的治疗手段。近年来，IMRT 因其具有良好的肿瘤覆盖率，同时能更好地保护正常组织，已逐渐取代常规放疗技术成为鼻咽癌的首选治疗手段。目前文献报道，局部早期鼻咽癌患者 5 年生存率能达到 90% 以上，局部晚期患者 5 年总生存率也提高到 70% ～ 80%。

影响患者预后的因素主要包括患者相关性因素和疾病相关因素两方面。

45.10.1　患者相关因素

（1）年龄

年龄对于患者预后的影响，目前的文献报道尚有争论。多数研究结果提示患者年龄的增加是预后不良的因素。Teo 等报道了 903 例患者的资料，结果显示年龄<40 岁和年龄≥40 岁的患者总生存差异有统计学上的显著性意义。我院近期的回顾性研究也得到了类似的结果。江苏省肿瘤医院的最新数据也显示年龄<46 岁相比年龄≥46 岁的患者无论在局控还是总生存方面均有明显的优势，推测原因可能与年老体弱者机体免疫功能低下有关。

（2）性别

多数研究显示，女性患者预后明显好于男性。Teo 等的早期研究显示男性和女性 5 年生存率分别为 62.7%和 75.5%（$P<0.05$）。我院的回顾性分析结果显示男性患者有较高的远处转移概率，但并未对总生存产生显著影响。Wu 等学者的 10 年随访结果也未显示有性别差异。

45.10.2　疾病相关因素

（1）TNM 分期

该因素是影响鼻咽癌患者的主要预后因素。我院早期报道的 5 年生存率Ⅰ期为 88.2%，Ⅱ期为 74.8%，Ⅲ期为 65.9%，Ⅳa 期为 52.4%，Ⅳb 期为 19.6%。香港学者 Lee 报道香港地区 2 070 例鼻咽癌患者的 5 年生存率Ⅰ期为 90%，Ⅱ期为 84%，Ⅲ期为 76%，Ⅳ期为 52%。

（2）肿瘤大体体积

除 TNM 分期以外，有学者认为肿瘤的大体体积也是影响鼻咽癌患者预后的重要因素。尽管 IMRT 技术的应用显著地提高了肿瘤的局部控制率，然而局部晚期患者仍有较高的复发率，预后也较差。局部分期较晚往往同时伴有更大的肿瘤体积，多项研究表明肿瘤大体体积是影响患者生存的独立预后因素，甚至有研究表明肿瘤大体体积对于预后的影响程度大于 TNM 分期。

（3）放疗剂量

放疗剂量的高低也被认为是影响鼻咽癌患者预后的重要因素。鼻咽癌属于剂量依赖型肿瘤，在一定范围内，放疗剂量越高，局部控制率越高，进而转

化为生存率的提高。IMRT 与常规放疗相比，最大的优势在于可提高鼻咽癌患者的局部区域控制率。广州学者 Peng 等的研究表明 IMRT 技术相比常规放疗技术在 5 年局控方面有 7.7%的绝对优势。既往的研究认为肿瘤的根治剂量为 66 Gy，然而这一目标是基于二维放疗条件得出的结论，IMRT 因剂量跌落梯度更加陡峭，目前推荐应当给予靶区 70 Gy 的剂量。

45.10.3　分子生物学相关因素

既往研究表明，表皮生长因子受体（EGFR）在头颈部鳞癌中的阳性率高达 80%～90%，与肿瘤的局控呈负相关，是鼻咽癌的不良预后指标。血管内皮生长因子（VEGF）则与鼻咽癌的远处转移相关。目前以西妥昔单抗为代表的靶向药物同步联合放疗在局部晚期头颈部鳞癌中的疗效得到了肯定，我国指南也有针对鼻咽癌的 EGFR 单抗（泰欣生）作为推荐用药。

此外，多项研究建议将血清 EBV-DNA 的定量测定作为鼻咽癌筛查和疾病预后监测的重要指标。也有一些大型研究建议联合 EBV-DNA 和其他的生物标志物如纤维蛋白原、血浆 D-二聚体及 C-反应蛋白等作为判断预后的补充。

（翟瑞萍　应红梅）

45.11　少年儿童鼻咽癌的治疗

虽然鼻咽癌是我国和东南亚地区常见的头颈部肿瘤，但多见于成人，在儿童和青少年中发病率极低。不同种族和地区间发病率存在很大的差异，文献报道为 0.1%～18%。儿童和青少年鼻咽癌的临床症状与成人相似，多以颈部肿块为主要症状，其他症状如鼻塞、回缩血涕，耳鸣等不适。由于患者年龄小，无法准确表述其不适症状以及家长未引起足够警惕和重视，早期诊断有困难，绝大多数患者就诊时已发展到中晚期。儿童和青少年鼻咽癌的最佳治疗策略并未明确，参考成人患者，仍以放射治疗作为主要治疗手段，视病情严重程度并结合患者的一般情况，可联合化学药物等治疗。既往的文献报道青少年鼻咽癌大多样本量小，治疗方法多样。就治疗效果来说，预后要好于成人患者。但因为儿童和青少年处于生长发育阶段，正常组织器官对放射治疗及化学药物敏感性高，耐受性低，与成人患者相比更容

易发生损伤,可引起严重的晚期后遗症。

45.11.1 流行病学和病因学特点

鼻咽癌在全球发病情况具有明显的地域差异,绝大多数地区的发病率在 1/10 万以下,但高发区包括我国华南及东南地区发病率达到 10～30/10 万。儿童及青少年鼻咽癌发病率也呈现出同样的地域差异。除此之外,高峰发病年龄分布也存在地域特征,流行地区发病高峰通常为 40～50 岁;而在南美和地中海等中低发病区呈现双峰发病特点,分别为 10～20 岁和 40～60 岁。我国报道儿童及青少年鼻咽癌占鼻咽癌发病总数的 0.1%～2.3%,而国外作者报道占 2%～18%,可见在非流行区儿童和青少年鼻咽癌所占的比例相对较大。中位发病年龄为 13 岁,且男性要明显多于女性患者。

鼻咽癌的发病可能与遗传、环境、饮食及 EBV 感染等密切相关。遗传因素可能与 HLA 特定亚型如 HLA A2 Bsin2 单体型、BBl7817 亚型;部分染色体的异常改变如抑癌基因的缺失和癌基因的激活都与鼻咽癌的高发病风险相关。*C-Kit* 是一原癌基因,其编码的 C-Kit 蛋白在细胞的增殖和分化等过程中起重要主要。研究发现成人鼻咽癌患者与年轻患者相比,其 C-Kit 的表达率明显降低,提示在发病机制上可能存在一定的差别。环境因素主要与饮食有关,我国两广地区喜食腌制食品,与高发病率密切相关。在 EBV 感染的鼻咽癌患者中,可检测到多种病毒特异的抗原和抗体如 VCA-IgA、EA-IgA、LMPl 和 LMP2,其中 LMP1 是与上皮类细胞转化有关的瘤蛋白。*LMP-1* 基因是一种癌基因,其生物学功能复杂,能阻止细胞凋亡、调节基因表达和干扰信号通路转导等。可能在鼻咽癌的发展中起着重要的作用。

45.11.2 病理类型和临床特征

鼻咽癌起源于鼻咽黏膜被覆上皮细胞,WHO 病理分型(2005 年版)有以下几种类型:Ⅰ型角化性鳞状细胞癌;Ⅱ型非角化性癌,Ⅱ型又被分为分化型和未分化型 2 个亚型。与成人相似,在我国高发流行地区,青少年鼻咽癌的病理类型也以 WHO Ⅱ 为主。临床上Ⅰ型和Ⅱ型患者间预后存在显著差异,但Ⅱ型中的两个亚分型之间的差异就没有如此的明显,因此 2005 版的鼻咽癌 WHO 病理分型并不能准确反映绝大部分鼻咽癌患者的预后。中山大学肿瘤

防治中心邵建永教授团队发表的一项国际多中心大样本的鼻咽癌研究,纳入了共 6 031 例患者,采用回顾性分析并前瞻性地验证了不同病理分型鼻咽癌患者的 5 年生存情况。该研究根据鼻咽癌主要细胞形态学表现分为 4 种类型:上皮型癌、混合的肉瘤样上皮型癌、肉瘤型癌和鳞状细胞癌,它们之间的 5 年生存率存在显著差异。该病理分型有助于为不同预后的鼻咽癌患者指导设计个体化的临床治疗分案。

青少年鼻咽癌的临床症状体征也与成人相类似,以颈部肿块多见,其他如鼻塞、回缩性血涕、耳鸣、听力下降和头痛等不适。由于发病率低,儿童和青少年不能及时准确反映其症状和不适;而父母和医师缺乏警惕,容易忽视和漏诊。致使早期诊断困难,大部分患者就诊时已发展到中晚期。

45.11.3 治疗策略

目前治疗策略都参考成人鼻咽癌的治疗原则,即早期患者,治疗首选放射治疗;无远处转移的局部中晚期患者,选择放化综合治疗;伴有远处如肺、骨、肝转移者,治疗以全身姑息性化疗为主。

(1) 放射治疗

放射治疗是无远处转移鼻咽癌患者的主要治疗手段。文献报道的儿童和青少年鼻咽癌资料大多样本量小,跨年代时间长,大多采用二维放射技术(2D-RT)包括面颈联合野,耳前野＋鼻前野等。综合文献报道 2D-RT 联合或不联合化疗,总生存率为 48%～80%,局部区域无复发生存率约为 80%,各种晚期不良反应发生率为 65%～85%。随着放射治疗技术的发展,目前多选用束流 IMRT 以改善对肿瘤靶区的剂量覆盖,并尽可能降低对周围正常组织的放射损伤。在成人鼻咽癌患者中,IMRT 技术已被证实可提高放射治疗的疗效包括局部区域控制率和生存率,同时降低放疗不良反应的发生率,改善患者的生存质量。运用 IMRT 技术治疗儿童和青少年鼻咽癌的文献数量较少,但治疗效果令人满意。Laskar 等比较了 2D-RT 与 IMRT 在儿童和青少年鼻咽癌中的治疗效果及放疗不良反应,研究显示采用 IMRT 放疗的患者靶区的覆盖性更好,照射的平均剂量较高,其无局部区域复发生存率要明显优于采用 2D-RT 者,分别为 84.21% 和 68.28%。但该研究纳入的患者数仅为 36 例,其差异也无统计学意义。并且,采用 IMRT 技术可明显降低Ⅲ级急性不良反应的发生如皮肤黏膜炎,可推迟Ⅱ级急性皮

肤和黏膜炎发生的时间,提高患者的治疗耐受性。Liu 等发现 103 例采用 2D-RT 技术放疗的患者与 55 例 IMRT 的患者相比,两者在局部控制率和生存率上都没有显著的差异,但后者可明显降低Ⅱ级急性黏膜炎和牙关紧闭症的发生率($P<0.05$)。Tao 等在 34 例年轻患者中,采用同期加量的 IMRT 技术,其中绝大部分患者(30 例)联合顺铂为基础的化学药物治疗。放射治疗的总剂量为 64~68 Gy/29~31 次,中位随访 52 个月,5 年的总生存率和局部区域无复发生存率分别为 88.2% 和 97.1%。而 Guo 等报道 IMRT 技术治疗 95 例未满 25 岁的青少年鼻咽癌患者,均为第 7 版 AJCC Ⅲ~ⅣB 期,4 年总生存率和无局部区域复发生存率分别为 90.8% 和 94.9%。上述研究结果均提示 IMRT 治疗青少年鼻咽癌可明显提高患者的治疗效果。然而,对儿童和青少年鼻咽癌患者来说,除了治疗效果外,如何降低放疗的晚期不良反应也是关注的焦点。涉及的内容包括选择更优的放射治疗技术如 IMRT,以及合适的照射剂量。一些临床研究提示,放射治疗剂量>65 Gy 能取得更好的局部控制率,但早期发表的一些文献未能证实放射剂量与治疗效果如局控率和生存时间存在密切的相关性。目前最佳的照射剂量尚不明确,早期的研究资料建议在 10 岁以上的青少年患者中对可见肿瘤给予总剂量 50~72 Gy,而年龄<10 岁者总剂量降低 5%~10%。随着放疗技术的发展,IMRT 能够给予肿瘤靶区更精确的治疗及保护周围的正常组织器官,有作者推荐在儿童和青少年鼻咽癌患者中放射治疗的总剂量可给予 60~66 Gy。

(2) 化学药物治疗

对早期患者,单纯放射治疗就可取得很好的疗效。但对无远处转移的局部晚期患者,放射治疗联合化疗是主要的治疗模式。而就诊时已经出现远处转移的患者,治疗以姑息性全身化疗为主。在成人患者中,同期放、化疗是局晚期患者的标准治疗方法。但在儿童和青少年鼻咽癌中,最佳的化疗方案及化疗何时与放疗联合目前仍没有定论。考虑到患者耐受性,在儿童和青少年鼻咽癌中既往的研究多侧重于诱导化疗,目的在于通过诱导化疗降低肿瘤负荷,从而减少放射治疗的剂量来降低不良反应尤其是放疗的后遗症。

来自德国的 NPC-91-GPOH 多中心研究分析青少年鼻咽癌患者,局部晚期患者放射治疗前先给予 3 个疗程的诱导化疗,药物包括氨甲喋呤、顺铂、亚叶酸钙和 5-FU,这与美国儿童肿瘤协作组(POG)研究报道所用的化疗方案一致。与既往大部分回顾性研究不同的是,这 2 项均是前瞻性临床试验,虽然纳入的病例不多,分别为 59 例和 17 例,两者均取得了很好的 4 年总生存率(95% 和 75%)。德国后续的前瞻性 NPC-2003-GPOH/DCOG 研究肯定了 NPC-91-GPOH 的研究结果,但对治疗方案做了调整,在诱导化疗阶段剔除了氨甲喋呤,研究结果发现这并不影响治疗的效果,也未能观察到黏膜不良反应的降低。在该研究中,除 1 例早期患者仅行顺铂单药联合放疗外,44 例Ⅲ~Ⅳ期患者在同期放化疗前接受 3 个疗程的诱导化疗。德国的研究者认为 EBV 感染是鼻咽癌发病的一个重要因素,因此在这 2 项研究中所有患者在放化疗结束后都给予了 6 个月的 IFN-β 治疗。结果显示 43 例患者在治疗结束时疗效评价达到完全缓解(CR),中位随访 30 个月,总生存率达到了 97%,好于以往任何一项关于青少年鼻咽癌的研究报道。

研究新的毒性较小的化疗方案在儿童和青少年鼻咽癌中有着重要意义。来自土耳其的临床研究采用顺铂+多西紫杉醇的诱导方案(顺铂 100 mg/m²/dl,多西紫杉醇 75 mg/m²/dl),10 例患者接受 4 个周期的诱导化疗然后进行单纯放疗,总剂量为 59.4 Gy。2 年总生存率为 90%,无明显的毒性及不良反应发生。因此认为顺铂联合多西紫杉醇的化疗方案是安全有效的。福建省肿瘤医院的 Guo 等在 95 例鼻咽癌患者中,诱导化疗采用的是顺铂+紫杉醇/吉西他滨(TP 或 GP)的联合方案(顺铂 80 mg/m² 分 dl-3,紫杉醇 135 mg/m²/dl 或者吉西他滨 1 000 mg/m² dl,8),其中 50 例患者行顺铂单药或 TP/GP 同期放化疗,部分患者另外还接受了 TP/GP 辅助化疗或靶向药物治疗,多药联合化疗的疗程为 2~6 个,该研究显示患者有较好的耐受性,并取得了很好的疗效。作者指出采用 IMRT 技术联合化疗,在该研究中同期化疗并未显示出治疗的获益,相反增加了急性的不良反应。

在 NPC-91-GPOH 研究中,采用放疗的剂量如下:可见肿瘤病灶 59.4 Gy,颈部预防剂量 45 Gy。在后续的 NPC-2003-GPOH/DCOG 研究中,对诱导化疗后 CR 的患者,放疗剂量由 59.4 Gy 降低到 54 Gy。美国儿童肿瘤协作组采用 4 周期诱导化疗后,放疗剂量为 61.2 Gy,颈部预防剂量为 55.8 Gy。诱导化疗的总有效率为 97.3%,随访 4 年,总生存率为 75%,作者认为诱导化疗后放疗总剂量降低至 60 Gy 是安全可行的。同样,来自法国的一项研究指出对诱导化疗颈部达到完全缓解的患者,颈部预防剂量可以降低到 50 Gy 以下。调强放射治疗的应用,提高了疗效和患者的耐受性,同步放化疗在成人中已成为标准治疗方案,在儿童和青少年患者中运用需特别注意是否增加放化疗不良反应如听力损害及第二原发肿瘤等。

45.11.4　治疗的不良反应

放、化疗过程中出现的急性不良反应在青少年和成人间并没有明显的差异如急性放射性黏膜炎、急性放射性皮炎、恶心和呕吐等。在儿童和青少年患者中,我们尤其需要关注的是晚期的不良反应即后遗症的发生情况。

Cheuk 等发现青少年鼻咽癌患者放疗后 15 年累积不良反应发生率为 84%,其中 53% 患者出现听力下降,43% 甲状腺功能减退和 14% 生长激素缺乏,与放射治疗的剂量密切相关。Sumitsawan 等研究显示放射治疗最常见的晚期不良反应有口腔干燥 (97.5%) 和听力损害 (82.5%)。其他文献报道的常见后遗症有皮肤纤维化、放射性中耳炎和龋齿等,年龄越小的患者发生的概率越高,尤其是年龄<12 岁的儿童和青少年。国内刘菊英等报道的 145 例儿童鼻咽癌,60% 的患者产生不同程度的晚期不良反应,主要包括颈部发育障碍、张口困难、发育障碍、后组颅神经损伤和放射性脊髓炎等。在德国的前瞻性临床研究中,有部分患者出现甲状腺功能的减退,需要行激素替代治疗。

对放疗后长期存活的年轻患者来说,治疗诱发的第 2 原发肿瘤的风险也明显增加。Ozyar 等分析的 165 例儿童鼻咽癌患者,2 例患者出现颈部纤维肉瘤和皮肤基底细胞癌,均位于放射野内。另有作者报道发生在放射野外的第 2 原发肿瘤,是否与放射治疗有关有待进一步的探讨。

无论是放射治疗的急性不良反应还是晚期后遗症,都与正常组织所受的照射剂量及体积密切相关,改善放射治疗的技术如改常规二维放射治疗为束流调强放疗技术,可以降低急慢性损伤的发生。Lu 等分析年龄介于 5～18 岁的 148 例患者,在接受剂量高于 66 Gy 的患者急慢性放射损伤发生率都要高于低剂量组,从治疗效果及患者的生存质量考虑,作者认为对儿童和青少年鼻咽癌患者,建议鼻咽可见肿瘤病灶放射治疗剂量在 60～66 Gy。由于放射治疗引起的后遗症随着患者生存时间的延长,将逐渐累加且有些放射损伤出现的时间在放疗后若干年,如孔琳等报道放疗引起的颅神经损伤一般在疗后 8 年才出现。而放疗引起的激素分泌障碍如生长激素、甲状腺激素和性激素缺乏,则需要更长时间才能诊断出来。在临床实践中,常常由于较高的失访率和随访时间不够长,无法真实反映放射治疗引起的后遗症。因此在这类患者,我们要加强密切的后续随访工作,更好地指导治疗策略的选择。

(沈春英)

45.12　复发鼻咽癌的手术治疗

随着放疗技术的持续改进和联合化疗方案的广泛应用,目前初治无远处转移鼻咽癌的 5 年总生存率可达到 80% 以上,局部与区域控制率也显著提升。但是,仍有 8.4%～10.9% 的患者在根治性放疗后出现局部复发,3.7%～18% 的患者出现区域淋巴结复发,局部区域复发是鼻咽癌治疗失败的主要原因之一。

对于区域复发鼻咽癌,由于复发淋巴结位置相对表浅,容易早期发现,大部分病灶是可切除的;而且,颈淋巴结清扫术作为头颈部常规术式,术式成熟,成为区域复发鼻咽癌广泛接受的主要治疗手段。对于局部复发鼻咽癌,虽然理论上手术治疗是最佳治疗手段,但由于鼻咽位置深在,暴露困难,毗邻众多重要的组织器官,手术治疗存在许多制约因素,其中主要有 3 点:① 常规手术创伤大,而且肿瘤难以整块、根治性切除。② 鼻咽肿瘤通常毗邻颈内动脉,有误伤颈内动脉的风险。③ 经过根治性放疗后,鼻咽伤口愈合困难。因而原发灶挽救手术治疗目前仅限于在少数医疗中心开展,再程放疗反而是其目前较为普遍运用的治疗方式。所以,如何改进局部复发鼻咽癌外科术式,改善术野暴露,减少手术创伤,确保肿瘤的根治性切除并妥善修复,是局部复发鼻咽癌手术治疗的关键。

45.12.1　概述

与绝大多数头颈部鳞癌不同,初治鼻咽癌首选放射治疗;但对于放疗后残留、复发的鼻咽癌患者,救援性外科治疗相对于二程放射治疗具有一定的优势。

（1）手术可以直接切除放疗不敏感甚至放疗抗拒的复发病灶

鼻咽癌局部和区域残留或复发的病灶通常对放疗不敏感，因此理论上需要高于首程放射治疗的剂量进行照射，但由于鼻咽黏膜和周围正常组织已经接受过根治性放疗，对再次放疗的耐受能力大大减弱，迫使二程放疗的照射剂量难以推高，从而影响了救援性放疗的疗效。目前，随着放疗技术的不断进步，调强、立体定向放射治疗等三维放疗技术运用到鼻咽癌的救援治疗，可以克服前述二维放疗无法避开敏感器官对肿瘤区进行推量的矛盾。但是，由于鼻咽黏膜和毗邻颅底骨质不可避免地接受了与肿瘤 GTV 相近的高总剂量、大分割分次剂量的照射，鼻咽黏膜坏死、颅底骨坏死、颈内动脉破裂出血等严重放疗并发症明显增加。

（2）手术无放射性损伤

提高照射剂量可以提高肿瘤控制率，但也不可避免地增加了照射区正常组织器官放射性损伤，这对矛盾在二程放疗患者中更加尖锐、突出，难以调和。即使目前的调强、立体定向等三维放疗技术，虽然它们能够在明显减低鼻咽周围正常组织受量的同时有效地推高鼻咽病灶的照射剂量，从而达到比较理想的剂量分布曲线，但是，除了增加了前述的鼻咽坏死和鼻咽大出血等并发症的机会，而且再程放疗的后遗症，如听力损失、张口困难、鼻咽坏死和脑放射性损伤等，发生率分别高达 $13.2\% \sim 38.1\%$、$8.6\% \sim 22.2\%$、$19.9\% \sim 40.6\%$ 和 $21.9\% \sim 28.5\%$，总的 III～V 度毒性发生率高达 70%，从而严重地影响了患者的生存质量。

（3）残留、复发鼻咽癌病灶通常比较局限

我们对前期大样本无远处转移鼻咽癌病例进行分析发现，较之初治鼻咽癌，复发鼻咽癌分期分布更趋于早期。初治鼻咽癌时，I、II、III、IV 期病例分布频率依次为 3.9%、16.3%、53.0% 和 26.8%，而在复发鼻咽癌则依次为 12.1%、34.1%、23.6% 和 30.2%。复发病灶的局限性使得更多患者获得了挽救性手术的机会。而且，目前认为，经过根治性放疗后，鼻咽部黏膜下淋巴管网和颈部的微小淋巴管受损封闭，肿瘤侵袭转移能力下降，局部区域复发鼻咽癌的手术切除范围无需将鼻咽原位和颈部淋巴结连续整块清除，仅需在肿瘤周边保证一定的手术切缘即可。目前的鼻咽癌挽救性放疗，原位复发鼻咽癌无需颈部预防性照射，即使是局部区域同时复发的

患者，也不是必须像初治鼻咽癌那样将原发灶、淋巴结转移灶及其连接两者的淋巴管通路放到一个照射野内进行照射。

（4）对于局限性复发鼻咽癌，手术治疗效果优于二程放疗，后遗症更少，生存质量更高

再程放疗的 5 年总生存率只有 $14.8\% \sim 36.0\%$，即使采用先进的调强放射治疗，5 年总生存率也只有 $41.4\% \sim 44.9\%$。对于符合手术适应证的局部复发鼻咽癌患者，采用外进路挽救手术，5 年总生存率为 $44\% \sim 52\%$，而采用鼻内镜微创外科手术，其 5 年总生存率可达 $77.1\% \sim 78.1\%$。临床实践也证明了救援性手术治疗不仅在疗效上明显优于救援性放疗，治疗相关后遗症减少，患者的生存质量也明显优于接受二程放疗者。

45.12.2 鼻咽部手术治疗方式

因为鼻咽解剖位置特殊，手术不易整块切除。但随着外科技术的发展，尤其是鼻内镜外科技术的长足发展，鼻腔、鼻窦和鼻颅底手术几乎颠覆了以往耳鼻咽喉-头颈外科医师认知的局限性。而且，随着鼻内镜技术不断完善和新技术层出不穷，鼻咽癌外科手术的适应证必将越来越广，禁忌证也将会被不断突破。

（1）适应证

1）鼻咽癌根治性放疗后鼻咽局部复发。

2）鼻咽癌根治性放疗 3 个月后，鼻咽局部癌灶持续性残留。

3）初治分化较高鼻咽癌（如鳞癌 I、II 级、腺癌等）。

4）肿瘤局限于鼻咽、鼻腔、口咽腔，或者伴有轻度咽旁间隙侵犯、蝶窦基底部、翼突基底部侵犯，距离颈内动脉、海绵窦 0.5 cm 以上。

5）全身状况良好，能够耐受手术者。

（2）绝对手术禁忌证

1）肿瘤广泛浸润颈动脉鞘区及其内容。

2）肿瘤广泛侵犯颅底骨质。

3）远处发生转移。

4）全身情况欠佳无法耐受手术者。

45.12.3 鼻咽手术进路

手术入路主要分为鼻外进路和鼻内进路，因鼻内进路视野暴露和鼻外进路相差不大，而且创伤小、出血少、对容貌影响小、术后恢复快、并发症少、住院

时间短、治疗效果更佳,现已经逐步替代鼻外进路,成为局部复发性鼻咽癌换救性手术治疗的主要进路。

鼻内进路是近年发展起来的微创外科技术。借助冷光源和电视放大,鼻内镜或电子鼻咽镜通过鼻腔直接窥视鼻咽腔,使鼻咽微细解剖结构清晰可见;借助配套的微创手术工具,术者可对鼻咽肿瘤进行直接手术切除,或消融治疗。该术式无须在颅面部或口腔增加额外的手术伤口,通过鼻腔自然通道对鼻咽病灶进行直接的手术操作,手术创伤小,患者恢复快,术后并发症少,不影响患者的美容和鼻腔、口腔及其他颅面部的生理功能。

术前通过影像学(CT 或 MRI)和内镜检查了解鼻咽肿瘤位置和大小,并结合病史(初治或复发)和肿瘤的组织学特点(复发鼻咽癌、腺癌、鳞癌或肉瘤),评估手术可行性、手术切除方法和范围及修复方法。鼻内入路难以直接暴露咽旁间隙内的颈内动脉,从而为咽旁间隙内肿物的切除埋下安全隐患。所以,合理选择手术适应证,避免咽旁间隙内的粗暴操作,对经鼻内镜鼻咽切除术的顺利实施至关重要。对于肿瘤病灶比较靠近颈内动脉、术中有可能误伤颈内动脉导致其破裂大出血的患者,鼻咽切除前需行颈内动脉球囊闭塞试验(balloon occlusion test, BOT),评估误伤颈内动脉导致其破裂大出血导致偏瘫的机会;术中可首先在颈部暴露患侧颈内动脉,并行颈内动脉悬吊,可为手术误伤颈内动脉破裂大出血抢救赢得更多机会。

按照手术切除方式鼻内进路主要分为 2 种方法:第 1 种为内镜引导下的肿瘤消融手术。这种手术方法通过烧灼、电凝、冷冻等方法直接对肿瘤进行消融变性,从而达到去除肿瘤的目的。手术操作简单、安全,适合于鼻咽顶壁微小病灶的外科处理。按照消融方式又可分为光动力学治疗、激光治疗、微波治疗、射频治疗、冷冻治疗等。第 2 种为鼻内镜引导下的鼻咽切除术。该术式采用不接触肿瘤技术,从肿瘤四周及其基底部将肿瘤及其足够的安全边界进行广泛、整块切除,从而达到根治局部肿瘤的目的,具有切除彻底,适应证较广的特点,更符合肿瘤外科整块切除原则。

目前,较为常用的技术有微波消融治疗、光动力学治疗、经鼻内镜鼻咽切除术。

(1) 鼻内镜引导下的鼻咽肿瘤微波消融术

微波是一种高频电磁波,频率为 300 mHz～

300 000 mHz,波长 1 mm～1 000 mm。微波治疗肿瘤主要利用热效应,其基本原理为:生物组织被微波辐射后,即吸收微波能,致该区组织细胞内的极性分子处于一种激励状态,发生高速振荡,与邻近分子摩擦而将微波能量转为热能,导致组织凝固、坏死,达到清除病灶的目的。内镜微波治疗则是将内窥镜技术与微波消融技术相结合的一种新兴疗法。

手术适应证:① 鼻咽癌放疗后局部病灶残留或复发,并经病理学检查证实。② 肿瘤病灶局限于鼻咽顶后壁,孤立突出,直径 1.5 cm 以内。③ CT 或 MRI 检查无鼻咽旁间隙侵犯。④ 无颈淋巴结转移和远处转移。

治疗方法:充分表面麻醉后,经鼻腔插入鼻内镜或电子鼻咽镜,在内窥镜明视下,插入针状微波辐射天线,环绕肿瘤四周基底部连同周围正常部分组织做多点微波凝固术,分 6～12 点,功率 60～80 W,时间为 6～12 s。术中见组织即时凝固、变白、坏死,黏附于微波天线。并随微波天线一起带出。术后 3～7 d 作鼻咽内镜检查并清除坏死组织及炎症渗出物、伪膜等。以后 7～15 d 再复查 1 次,直至创面干净。较大病灶或残留病灶可以进行第 2 次微波治疗,手术操作同前。

这种手术方法直接对肿瘤进行消融变性,从而达到去除肿瘤的目的。手术操作简单、安全,可以在局麻下完成,甚至无需住院,适合于鼻咽顶壁表浅的微小病灶。

(2) 鼻内镜引导下的光动力学治疗

鼻咽癌光动力学治疗是利用血卟啉衍生物(HPD)进入人体后,能大部分聚集在鼻咽癌细胞中,经染料激光或氩离子(Ar⁺)激光的照射后,转变为单线态氧,单线态氧对肿瘤细胞产生破坏作用的机理进行治疗。使用光动力作用治疗疾病的方法称为光动力疗法。与传统治疗(放疗、化疗、手术等)相比,光动力学治疗具有如下优点。① 创伤较小:借助光纤、内镜和其他介入技术,可将激光引导到体内深部进行治疗,避免了开放性手术造成的创伤和痛苦。② 适用性较好:对肿瘤细胞具有相对选择性和组织特异性,但对不同细胞类型的癌组织都有效,适用范围较广。③ 靶向性较准:光动力学治疗的主要攻击目标是光照区的病变组织,对病灶周边的正常组织损伤轻微。④ 可重复治疗:癌细胞对光敏药物无耐药性,可反复治疗多次。

手术适应证:① 鼻咽癌放疗后局部病灶残留或

复发,并经病理学检查证实。②肿瘤病灶局限于鼻咽腔内,肿瘤侵入深度表浅(距鼻黏膜表面<0.5 cm)。③ CT或MRI检查无鼻咽旁间隙侵犯。④ 无颈淋巴结转移和远处转移。

治疗方法:光源有He-Ne激光、氩激光及染料激光等。用药方法以静脉滴注输入较多。

1)静脉给药:国内应用较多的光敏剂主要为血卟啉衍生物,先用HPD原液在前臂内侧皮肤作划痕试验,阳性反应者不宜用药,阴性反应时可经静脉给药。血卟啉衍生物按5 mg/kg体重计算,加入5%G·S液250~500 ml中稀释后慢滴,每分钟60滴。注射药物后48~72 h按不同要求进行光照诊断或治疗。注意避光,时间约1个月,有的强调3周内避免阳光直接照射即可。

2)肿瘤组织照射:为提高疗效,于用HPD后24、48和72 h,通过球状或锥形光导纤维引导氩离子激光照射鼻咽腔共3次,光纤端功率800 mW。分左右两侧鼻腔进路,每侧照射30 min。

3)清理坏死组织:术后2~4周后,定期清理光动力学治疗引起的鼻咽肿瘤坏死组织,直至鼻咽创面完全上皮化。

（3）经鼻内镜鼻咽切除术

经鼻内镜鼻咽切除术是在鼻内镜引导下将鼻咽癌复发病灶及其足够的安全边界进行连续、整块切除,在保证根治性切除和疗效的前提下,明显减小了常规鼻外进路手术的创伤。该技术将鼻内镜微创外科技术与传统开放式根治手术技巧相结合,故而同时具有微创和切除彻底的优点。

手术适应证:选择鼻咽癌放疗后局部残留或复发的患者,且肿瘤局限在以下范围(复发再分期参照2008鼻咽癌临床分期):① 肿瘤局限于鼻咽腔内(rT1)。② 鼻咽肿瘤侵及鼻腔,或有轻度咽旁侵犯,但肿瘤边缘距颈内动脉≥0.5 cm,无口咽侵犯(rT2)。③ 鼻咽肿瘤侵犯蝶骨基底部且范围较局限,未达蝶窦侧壁和斜坡者(rT3)。

手术禁忌证:① 远处转移者。② 心、肺等功能不佳不宜手术者。③ 肿瘤范围或体积太大,估计在鼻内窥镜下无法彻底切除者。

经鼻内镜鼻咽切除术必须在全麻下进行,在鼻内镜的引导下,通过双侧鼻腔对鼻咽肿瘤及其足够的安全边界连续、完整切除。病灶局限鼻咽顶后壁、部分侧壁者,手术标识切缘时,前切缘应直达鼻中隔后柱前方1~2 cm,上切缘可达后鼻孔上缘0.5~

1 cm,侧切缘和下切缘则根据肿瘤大小和位置个体化设计,其基本原则是保证0.5~1.0 cm的安全切缘。然后向后沿鼻咽穹窿骨质分离鼻腔后份和鼻咽顶壁。对于鼻咽侧壁有肿瘤者,只要肿瘤尚未侵及咽鼓管软骨或者咽口,均可保留咽鼓管咽口,以减少术后分泌性中耳炎的发生。在咽鼓管咽口后方、隆突背面切开黏膜后,沿着咽鼓管软骨向咽旁间隙分离,注意勿伤及颈内动脉,在完整分离鼻咽侧壁后,转向内侧,沿椎前肌肉与内侧切口汇合;下切缘通常于平软腭水平切断鼻咽后壁黏膜,完整游离整个鼻咽软组织后经鼻或者经口取出。肿瘤局限鼻中隔者,距肿瘤外0.5~1.0 cm处切除鼻中隔。侵犯蝶窦基底部者,充分开放双侧蝶窦,在肿瘤外侧0.2~0.5 cm处切除蝶窦底壁。口咽侵犯者,还可通过口鼻联合入路进行手术切除。

手术后留取四周和肿瘤基底手术切缘标本送检,检测手术切除的范围是否足够。术后也可行鼻咽部MRI,即可与术前MRI对比客观评估切除范围,也可观察修复的黏膜瓣血供是否良好。

45.12.4 手术创面的修复

因复发鼻咽癌患者先经历过放疗,鼻咽手术后创面愈合较正常人更慢,中位恢复时间约需12周,在此期间,患者需忍受严重的头痛、鼻异味等症状及频繁的清理创面分泌物;更有甚者,因颅底骨质暴露导致颅底骨质骨髓炎,进而进展为颅底骨质坏死,导致剧烈的头痛和感染。对于二程放疗后局部复发患者,如果术后未行一期妥善修复,则伤口几乎无法愈合,导致术后持续性头痛和严重的颅底骨质骨髓炎,严重影响患者的生存质量,甚至导致颅底骨质坏死、脑脊液漏、颅内感染,甚至死亡。所以,对于根治性放疗后局部残留或者复发的患者,应尽可能同期进行带血管蒂中鼻甲黏骨膜瓣修复术或带血管蒂鼻底-鼻中隔黏骨膜瓣修复术,以修复鼻咽创面,促进伤口愈合。

（1）带血管蒂中鼻甲黏骨膜瓣修复术

手术操作:使用电刀电凝标示带血管蒂中鼻甲黏膜瓣切口,沿中鼻甲外侧面上缘切开黏膜,将黏膜与中鼻甲骨完全分离,然后,从中鼻甲前端向后切开中鼻甲前中段根部,保留中鼻甲后端与蝶窦开口之间黏膜不受损伤,作为中鼻甲黏骨膜瓣的带血管蒂。保留中鼻甲动脉血管蒂不离断,向后旋转中鼻甲黏骨膜瓣其余部分,覆盖鼻咽创面。使用吸收性明胶海绵等鼻咽填塞物轻压黏骨膜瓣和鼻腔新鲜创面，防治黏骨膜瓣脱出。术后使用清鱼肝油滴鼻以保持湿润，并每2周清理鼻咽及鼻腔分泌物，直至鼻腔和鼻咽创面完全上皮化。

（2）带血管蒂鼻中隔-鼻底黏骨膜瓣修复术

手术操作：电刀电凝标示黏膜瓣切口，沿鼻中隔一侧面后缘，经鼻底斜向右侧下鼻道，再向前至鼻阈后0.5 cm处经鼻底转向鼻中隔同侧面前端，之后沿中鼻甲水平分离，最后在蝶筛隐窝处下降至蝶窦开口水平或略高，保留后鼻孔与蝶窦开口之间黏膜不受损伤，作为黏骨膜瓣的带血管蒂（即保留鼻中隔后动脉血供），然后游离其余范围内整个一侧鼻底-鼻中隔黏骨膜瓣，保留鼻中隔后动脉血管蒂不离断，向后旋转鼻中隔-鼻底黏骨膜其余部分，覆盖鼻咽创面。使用吸收性明胶海绵等鼻咽填塞物轻压黏骨膜瓣和鼻腔新鲜创面，防治黏骨膜瓣脱出。术后使用清鱼肝油滴鼻以保持湿润，并每2周定期清理鼻腔和鼻咽分泌物，直至创面完全上皮化。

45.12.5 术后常见并发症及其处理

（1）术中颈内动脉出血

颈内动脉出血后果相对危急，严重时可危及生命。故术前应行磁共振血管成像、CT 1 mm薄层扫描及三维重建、球囊闭塞试验等检查充分评估术中误伤的可能性和脑血管功能及代偿情况。对于鼻咽侧壁肿瘤的切除，术中要彻底止血，保持视野干净，切忌咽旁间隙内的粗暴操作。对于肿瘤病灶比较靠近颈内动脉、术中有可能误伤颈内动脉导致其破裂大出血的患者，术前可预先在颈部暴露患侧颈内动脉，并行颈内动脉悬吊，可为手术误伤颈内动脉破裂大出血抢救赢得更多机会。一旦发生颈内动脉破裂出血，应立即拉紧颈部血管吊带，快速鼻咽填塞，压迫出血点，然后请血管介入专家行血管栓塞或植入血管带膜支架止血等治疗。栓塞后应评估脑供血情况，有缺血、缺氧、脑损伤等症状时，需请神经内科医师指导进一步的康复治疗。

（2）脑脊液鼻漏

多因行鼻中隔黏膜瓣修复术时，剥离黏膜瓣上缘位置太高以致损伤筛板造成，术中可见清凉液体流下。发现脑脊液鼻漏后，术中可切取大小适中的下鼻甲黏膜游离瓣修补漏口即可。

（3）术后出血

手术时纱条填塞不充分，术后可引起渗血或出血；过早地拔除前后鼻孔填塞物也可能引起出血。部分患者术后2～4周后出现鼻出血，多为鼻腔、鼻咽新生肉芽组织出血所致，要精准地找到出血点并予以电凝或压迫止血，注意要尽量避免大范围地前后鼻孔填塞，以免压迫黏膜瓣导致坏死。

（4）伤口感染

若有继发性感染，易使切口愈合不良。故手术前后应适当应用抗生素，以减少局部感染的机会。

（5）头痛

术后较持续的头痛常见于鼻咽切除后颅底骨质暴露，引起颅底骨质骨髓炎的病例。进行黏骨膜瓣修复后此问题可基本解决。

（6）呼吸困难

术后软腭水肿、舌根后坠，鼻腔和鼻咽又被填塞，因而可出现呼吸困难，故术后应注意观察呼吸情况，必要时行气管切开术。

（7）颅内并发症

如肿瘤已破坏颅底骨质，或手术损伤颅底骨质、脑膜，可致颅内感染，但临床上较少见。

（8）黏膜瓣坏死

多见于黏膜瓣血管蒂过小、血管损伤或压迫过紧等所致。若仅黏膜瓣部分坏死，术后可于局麻后内镜下予以钳除坏死部分；若黏膜瓣大面积坏死，则需整个钳除，必要时需重新修补。

（9）嗅觉减退、发音改变

多因手术切及嗅区和鼻腔结构改变所致。部分患者术后可逐步恢复。

（10）伤口愈合困难

多因放疗所致，尤其是多见于二程放疗后患者，迁延不愈可形成颅底骨质坏死，继发剧烈头痛、感染等并发症。带血管蒂鼻黏骨膜瓣修复鼻咽创面、术后定期清理痂皮和护理伤口等可促进伤口愈合。

（11）分泌性中耳炎

多因手术切除隆突或鼻咽填塞过久所致，术后及时取出填塞物，可以减少分泌性中耳炎的发生。此外，只要肿瘤未侵犯咽鼓管，手术时保留咽鼓管咽口可大大降低分泌性中耳炎的发生概率。

（12）鼻甲粘连

常见于行鼻中隔黏骨膜瓣修复术后的患者，术中鼻腔黏膜损伤也可发生。术后发生后可于内镜下局麻后直接分离，并置吸收性明胶海绵隔离以防再次粘连。

综合以上内容，可见鼻内镜外科手术治疗是局限性复发鼻咽癌的一种微创、安全、有效的治疗手段。只要充分把握"3S"原则，即合适的病例选择（suitable patients）、恰当的手术技巧（suitable techniques）、合理的手术评价（suitable evaluation），鼻内镜外科手术将是局限性复发鼻咽癌患者首选的治疗方式。

（陈明远）

45.13 复发鼻咽癌的放射治疗

45.13.1 鼻咽癌根治性放疗后复发的概率及诊断

常规放疗时代，鼻咽癌根治性放疗后鼻咽和（或）颈部淋巴结复发率为 $20\%\sim40\%$，随着 IMRT 的普遍应用，初治鼻咽癌的疗效得到了很大的提高，根治性 IMRT 后 5 年局部复发率仅为 $4.7\%\sim15.9\%$，区域复发率为 $2.8\%\sim7.8\%$。中山大学肿瘤防治中心 868 例初治无远处转移鼻咽癌患者根治性 IMRT 后，局部复发 42 例（4.8%），其中 94.7% 的局部（区域）复发发生在放疗后 5 年内，5 年的局部控制率为 91.8%。复旦大学附属肿瘤医院相关研究结果显示，初治鼻咽癌患者根治性 IMRT 后中位局部复发时间为 31.4 个月，最长者达 6 年，5 年局部控制率为 89.7%。

复发鼻咽癌的诊断，除依据临床症状、体征及 CT 或 MRI 结果外，需取得活检病理学检查证实，对于复发病灶位于颅底、副旁窦、海绵窦或颅内的患者，无法行活检时，需结合现代影像（如 PET/CT）及生物技术鉴别诊断。

45.13.2 复发鼻咽癌的主要治疗策略

复发鼻咽癌的挽救性治疗策略包括放疗、化疗、手术等。复发鼻咽癌的治疗原则为：放疗后 1 年内鼻咽复发者，先行辅助化疗，1 年后可行近距离放疗或调强放疗；放疗后颈部淋巴结复发者，首选手术治疗，不能手术者可采用化疗、放射治疗或热疗；放疗后 1 年以上鼻咽和（或）颈部淋巴结复发者，可做第 2 程根治性放疗，方法包括单纯外照射或外照射加近距离照射，可联合化疗。

（1）手术治疗

对于原发灶控制良好的颈部淋巴结复发患者，应首选手术治疗，术后补充放疗的指征包括：淋巴结包膜外侵、软组织受侵或颈清扫淋巴结转移率＞

30%。对于鼻咽局部复发的患者，手术能够切除对放疗抗拒的病灶，避免再次放疗导致的并发症，但较适合早期（rT1～T2 期）患者，手术治疗后 5 年局部控制率为 $43\%\sim74\%$，总生存率为 $40\%\sim60\%$。

（2）化疗

化疗在复发鼻咽癌中的作用尚不明确，回顾性研究结果显示，化疗的加入可以提高肿瘤的即期缓解率，但总生存率无明显差异。对于局晚期或肿块较大的复发鼻咽癌，诱导化疗可以减少肿瘤负荷，减轻再程放疗的难度，减少二次放疗的不良反应。Chua 等研究了 20 例局晚期复发鼻咽癌患者 GP 方案诱导化疗加 IMRT 的疗效，结果显示，GP 方案诱导化疗有效率为 75%，全组患者 2 年的局部控制率及总生存率分别为 36% 和 34%。55% 的患者出现 3 度中性粒细胞减少，远期疗效有待进一步观察。Chang 等报道了 186 例复发鼻咽癌患者再程放疗的长期疗效，44.1% 的患者接受了顺铂为主的化疗，单因素及多因素分析结果显示，加用化疗组与不加化疗组相比，生存率无明显差异（22.8% vs. 22.5%，$P>0.05$）。

靶向治疗在复发鼻咽癌中的研究较少，结论存在争议。Xu 等回顾性分析了 30 例复发（转移）鼻咽癌患者应用西妥昔单抗联合放化疗的疗效，结果显示，全组患者治疗有效率达 70%，2 年总生存率 53.3%。Chan 等的多中心单臂 II 期研究结果显示，西妥昔联合卡铂治疗复发转移鼻咽癌的有效率为 64.3%，中位生存时间 6.47 个月，皮疹及恶心、呕吐为其最常见的不良反应，发生率分别为 91% 和 89%。然而，Chua 等的一项历史对照研究结果显示，对于局部区域复发的鼻咽癌患者，在放化疗的基础上加用西妥昔单抗组与不加西妥昔单抗组相比，两组 2 年局部区域控制率（36% vs. 36%，$P>0.05$）及总生存率（79% vs. 82%，$P>0.05$）无明显差异。

（3）再程放疗

再程放疗是局部复发鼻咽癌患者最为有效的治疗手段，适用于各期患者，但常规再程放疗常导致严重的正常组织损伤，影响患者的生存质量。随着精确医疗的推进，新的精确放疗技术有望提高肿瘤局控的同时降低正常组织损伤，改善患者的生存质量。

45.13.3 复发鼻咽癌放射治疗的方式及疗效

局部复发鼻咽癌常用的放疗技术包括常规放疗、IMRT、近距离放疗和立体定向放疗等，不同的放疗技术各有其优势和局限性。

（1）调强放射治疗

IMRT通过调节剂量强度，可在提高靶区剂量的同时有效降低周围正常组织的剂量，是目前局部复发鼻咽癌常用的放射治疗手段。

复发鼻咽癌再程放疗时，只照射复发部位，不做区域淋巴引流区的预防性照射。复发鼻咽癌IMRT靶区定义如下：肿瘤区（gross tumor volume，GTV）定义为临床体检、MRI（CT）发现的可见病灶，包括鼻咽病灶（GTV-P）和阳性淋巴结（GTV-N）。临床靶区（clinical target volume，CTV）定义为GTV外扩一定的范围以包括可能的亚临床病灶，多数文献报道GTV外扩5～15 mm作为CTV，当GTV临近重要正常组织（器官）时，可适当缩小CTV的范围。计划靶区（planning target volume，PTV）定义为CTV或GTV外扩3～5 mm的安全边界，以消除器官运动、摆位误差及系统误差，应根据各单位摆位误差确定合适的PTV范围。复发鼻咽癌再程放疗的最佳剂量尚未达成共识，文献报道的常用剂量为GTV（60～70）Gy/（30～35）Fx，CTV（50～54）/（30～35）Fx，可联合腔内近距离放疗。

总结近年来国内外各治疗中心相关报道，IMRT治疗局部复发鼻咽癌的5年局部控制率为60%～85%，总生存率为33%～45%，较二维放疗时代有明显提高。Tian等研究了不同rT分期鼻咽癌患者IMRT的疗效，结果显示，rT1～2期患者5年的局部控制率和总生存率分别为85.7%和67.2%，rT3～4期患者分别为60.9%和27.5%，65%的患者出现3度以上的放疗相关不良反应，主要包括黏膜坏死、颅神经损伤、颞叶坏死及张口困难等。Xiao等回顾性分析了291例复发鼻咽癌患者IMRT的治疗结果，全组患者中位生存时间为36个月，5年局部控制率为66.6%，总生存率为33.2%，随访期间共201例（69.1%）患者死亡，其中32.2%的患者死于严重的放射性损伤，包括放射性黏膜坏死导致的鼻咽大出血、放射性脑损伤、进食困难等。IMRT治疗复发鼻咽癌局控和生存率令人满意，但仍存在较高的不良反应发生率，严重的放疗并发症是患者死亡的重要原因，寻找更优的治疗策略是临床医师面临的挑战。

（2）近距离放疗

近距离放疗可分为腔内近距离治疗和组织间插植治疗。腔内近距离放疗操作简单，放射源体较大

（直径6 mm），应用较普遍；组织间插植针对病变个体化治疗，放射源体较小（直径0.5 mm的点源），技术要求相对较高，为有创性操作。单纯近距离放疗照射距离有限，常与外照射联合用于复发早期（rT1～2）病例，可减少二次放疗导致的放射性损伤。临床可根据病灶的大小给予外照射56～60 Gy，加近距离照射2～4次，每次10～20 Gy。张万团等将80例rT1～2鼻咽癌患者随机分为外照射加后装治疗组和单纯外照射组，中位随访时间36个月，结果显示，外照射加后装组3年的局部控制率及总生存率分别为55.9%和44.8%，单纯外照射组分别为35.4%和26%，P值均<0.025，张口困难（门齿间距≤2 cm）的发生率外照射加后装组明显低于单纯外照射组（73% vs. 95.8%，P<0.05）。

（3）立体定向放疗

立体定向放疗根据分割方法可分为分次立体定向放疗（fractionated stereotactic radiation therapy，FSRT）和立体定向放射手术（stereotactic radiation surgery，SRS），其特点是将射线精确集中于病灶内，使周围正常组织免受或少受照射。FSRT更符合放射生物学原理，可作为单独的治疗模式，放疗剂量通常为每次6～8 Gy，每周2次，总剂量36～48 Gy。国内外文献报道，局部复发鼻咽癌FSRT局部控制率21%～82%，总生存率31%～64%。SRS以单次大剂量（8～14 Gy）照射，相关报道尚不多见，Daniel等报道了48例局部复发鼻咽癌患者SRS的长期随访结果，5年局部控制率47.2%，总生存率46.9%，27%的患者出现神经及内分泌相关并发症（放射性脑坏死、颅神经麻痹、垂体功能障碍），2例（4.2%）患者出现鼻咽部大出血。

45.13.4 复发鼻咽癌放射治疗相关不良反应

复发鼻咽癌再程放疗后不良反应的发生与复发病灶的位置、肿瘤体积、放疗技术、放疗剂量、分割方式及是否同期化疗等因素相关，常见的急性不良反应包括放射性口腔黏膜炎、放射性皮炎、急性口干等。常见的远期不良反应主要包括放射性黏膜坏死、鼻咽大出血、放射性脑损伤、颅神经损伤、张口困难、听力减退、皮肤纤维化等。其中，鼻咽部大出血为最严重的不良反应，也是患者最主要的死亡原因。Hua等报道了151例复发鼻咽癌患者再程IMRT后的远期毒性：21.9%的患者出现放射性脑损伤，19.9%的患者出现鼻咽黏膜坏死，3度及以上颅神

经损伤、牙关紧闭、听力减退及皮肤纤维化的发生率分别为12.6%、8.6%、13.2%及6.6%。94例死亡患者中53例死于严重的远期放疗不良反应。

45.13.5　小结

复发鼻咽癌的挽救治疗应根据患者病情选择合理的治疗方案,早期(rT1~2)病例可行手术切除、放疗或化疗,对于放疗后不足1年复发的病例选择手术治疗可避免再程放疗导致的晚期并发症;局部晚期(rT3~4)病例应以放疗为主,放疗技术应选择精确放疗,可联合使用外照射和近距离放疗,化疗及靶向治疗的作用有待进一步研究。IMRT提高了复发鼻咽癌患者的局部控制率和总生存率,但严重的晚期放疗并发症发生率仍然较高,寻找更优的个体化治疗策略是临床医师面临的挑战。

(孔芳芳　应红梅)

45.14　放射性脑坏死研究进展

近年来,随着放射治疗技术的发展及与化疗、新型生物靶向治疗相结合的多学科综合治疗模式的引入,鼻咽癌的局控率和无远处转移率得以不断提高,患者长期生存明显改善。然而,综合治疗相关的不良反应依然不容忽视。作为以放疗为主要治疗手段的恶性肿瘤,鼻咽癌因其所处特殊解剖学位置,毗邻的颞叶、脑干等重要正常组织常暴露于较高辐射剂量,产生程度不等的放射性损伤反应,严重时甚至致死。因此,放射性脑损伤已成为评估鼻咽癌治疗不良反应的一个重要方面。

放射性脑损伤包括可逆性急性脑水肿、脱髓鞘病变,以及晚期不可逆性放射性脑坏死,而其中又以迟发性放射性脑坏死(radiation-induced cerebral necrosis,RN)危害严重,治疗难度大,鼻咽癌中相关报道多集中于此。本节集中讨论RN的相关研究进展。

45.14.1　放射性脑坏死的病理和发病机制

迟发性RN的发病机理尚不清楚,目前认为可能有3种机制参与其中。

（1）血管损伤

放疗导致的血管内皮细胞损伤是该假说的中心环节。内皮细胞损伤后释放大量氧自由基,诱导局部细胞因子和血管内皮生长因子VEGF、细胞间

黏附分子表达上调,进而继发血管内皮异常增殖和局部血小板黏附,导致血管狭窄、血栓形成,下游脑组织供血阻塞而发生缺血性改变;另一方面,血脑屏障破坏后通透性增加,进一步加重了血管源性水肿的进展。根据该假说,早期的放疗后脑组织改变以血管源性水肿为主,而严重者后期可出现缺血性坏死;组织病理学研究发现坏死灶中存在弥漫性血管迂曲变形,管壁增厚,血管腔狭窄并填充大量血栓,血管周围纤维素样坏死等,也为其提供了佐证。

（2）神经胶质细胞损伤

放射线可直接损伤神经胶质细胞,包括星形胶质细胞、小胶质细胞、少突胶质细胞及其前体细胞等。星形胶质细胞和小胶质细胞受损后可产生低氧诱导因子1α(hypoxia-induced factor-1α,HIF-1α),进而诱导VEGF表达上调,导致病理性血管形成、血管通透性增加和血管源性水肿,该过程反之又加重了局部缺氧和细胞损伤,形成恶性循环。另一方面,少突胶质细胞死亡及其前体细胞受损导致的迟发性脱髓鞘病变,以及继发的组织坏死也可进一步加重损伤反应。

（3）免疫介导损伤

小胶质细胞在脑组织内发挥免疫功能,遭受放射性打击时,这部分细胞异常活化和增殖,活性氧自由基、细胞因子和趋化因子等产生增多,并级联激活更多免疫细胞,形成脑内炎性浸润。该效应不仅发生在接受辐射后短期内,小胶质细胞的活化状态甚至可以持续很长时间,使得炎症慢性化,进而发生炎性损伤。

以上假说均有一定局限性,无法单独解释放射性脑坏死的临床和影像学表现,因此多认为RN是这几种机制共同介导的结果。鉴于RN的异质性和复杂性,其发生和发展涉及众多细胞乃至分子层面的变化,具体发生机制及针对性防治还有待后续研究进一步阐明。

45.14.2　放射性脑坏死相关临床和剂量学因素

鼻咽癌放疗后可能导致颞叶、脑干、小脑损伤,以放射性颞叶坏死(temporal lobe necrosis,TLN)最为常见。在传统二维放疗时期,初治鼻咽癌放疗后TLN的发病率从0(5年)到35%(3.5年)不等;脑干损伤相对少见,文献中发生率不超过3%,而小脑坏死等则仅见于个案报道。相对于二维放疗,

IMRT 的适形性更好,肿瘤和正常组织剂量分布更为合理,理论上有助于减少神经毒性的发生。采用调强放疗技术后,TLN 的发病率有所下降,在少数大宗样本的临床报道中,其发病率为 3%~14%。在一项对比调强放疗和二维放疗的鼻咽癌研究中,Peng 等发现前者显著减少了放疗后 TLN 的发生频率(13.1% *vs.* 21.0%);另一项回顾性研究也提示,IMRT 后 TLN 的 5 年累积发生率较二维放疗明显减少(16.0% *vs.* 34.9%),提示调强放疗在颞叶保护方面的确更具优势。

质子放疗的特殊放射物理学特性可进一步改善肿瘤和正常组织的剂量分布,因此有可能降低 TLN 的发生率。Taheri-Kadkhoda 等对 8 例鼻咽癌患者的 IMRT 和调强质子放疗(intensity-modulated proton therapy,IMPT)模拟计划进行剂量学比较后发现,后者在明显优化肿瘤靶区覆盖的同时,更将颞叶的平均受照量降至 IMRT 的 40% 左右。然而,现有质子治疗鼻咽癌的长期报道十分有限。Liebsch 等采用质子辅以光子治疗了 17 例 T4 期鼻咽癌患者,中位随访 43 个月后,该组患者无病生存和总生存情况明显改善,虽有 5 例观察到颞叶影像学改变,但无 TLN 发生;而 Lin 报道的 16 例复发性鼻咽癌患者中,再程治疗采用质子放射后均未观察到明显中枢神经系统毒性。上述研究提示质子放射对中枢神经保护可能具有潜在优势,但具体结论尚有待大样本前瞻性临床试验加以证实。

放射技术的改进对 TLN 的降低归根结底是由于新型放射技术降低了颞叶的受照射剂量,放疗剂量被公认是影响放射性 TLN 最为关键的因素。早在二维放疗年代,学者们已经观察到总处方剂量增大、大分割、超分割放疗等均可显著提高治疗后 TLN 的发生率,一般认为该效应为颞叶等效生物剂量提高所致。放疗局部加量的影响则与其技术有关。Lee 等发现在常规分割的鼻咽癌患者中,高剂量率近距离推量因不增加颞叶受照射总剂量,从而并不增加 TLN 风险,而立体定向放疗推量则显著提高了其 5 年发生率(0 *vs.* 8.3%),提示外放射推量增加了颞叶受照射总剂量,从而导致 TLN 发生风险上升。

除外放射总剂量,颞叶受放射体积也是影响 TLN 的重要因素。目前鼻咽癌 IMRT 计划多采用 QUANTEC 推荐的颞叶限量($D_{max} \leqslant 60$ Gy 或 $V_{65\,Gy} \leqslant 1\%$)。2012 年以来发表的几项基于 IMRT 的

TLN 剂量学的回顾性分析结果对临床具有重要参考价值。中山大学孙逸仙纪念医院 Su 等发现,当颞叶 $D_{max} \geqslant 64$ Gy 或 $D_{1cc} \geqslant 52$ Gy 时,剂量每提高 1 Gy,TLN 发生率分别上升 2.6% 和 2.5%,并推荐将 $D_{max} < 68$ Gy 或 $D_{1cc} < 58$ Gy 作为安全限量;该作者的后续研究还发现,颞叶 V_{40} 绝对体积(aV_{40})和占颞叶百分比(rV_{40})也是 TLN 发生的独立危险因素,推荐限量为 $rV_{40} < 10\%$ 或 $aV_{40} < 5$ cc。Sun 等观察到 TLN 的发生位置和局灶热点剂量分布高度一致,建议限量为 $D_{0.5cc} < 69$ Gy。

鼻咽癌放疗后发生 TLN 的患者可出现不同程度的认知功能衰退,且坏死体积越大,减退越明显。颞叶的受照射剂量和体积与认知功能密切相关,Hsiao 发现颞叶 V_{60} 与认知功能下降程度显著相关。复旦大学附属肿瘤医院 Zhou 等的剂量学研究也发现,颞叶受照体积和 TLN 发生的程度有关,$V_{45} < 15.1cc$ 将有助于限制其坏死体积,保护认知功能。上述研究结果提示,在制订治疗计划时,应同时着眼于减少 TLN 的发生和控制 TLN 的程度两方面,尽可能实现功能获益。然而,需要注意的是,上述研究结论很大程度上受到患者水平、放疗方案、颞叶范围定义乃至随访时间异质性的影响,更为确切的颞叶剂量限制还有待进一步研究。

对于 TLN 的临床危险因素,目前探讨的焦点包括年龄、性别等患者因素,以及治疗相关因素如化疗模式、生物靶向药物的使用、治疗总时间(overall treatment time,OTT)等。在恶性脑胶质瘤研究中发现,术后辅助放疗 RN 的发生率为 5%~20%,联用替莫唑胺同期化疗时,RN 发生率甚至可提高至原先的 3 倍。在鼻咽癌患者中,Lee 等认为有症状的 TLN 与诱导化疗或辅助化疗没有明显相关性,但在引入同期化疗后,其 5 年发生率有升高趋势(0 *vs.* 1.3%)。OTT 和年龄对 TLN 的影响争议较大,目前尚无定论。值得一提的是,生物靶向治疗对 TLN 发生似乎也有一定影响。复旦大学附属肿瘤医院的 Niu 等报道了一项爱必妥联合 IMRT 和/或化疗的 II 期临床研究,TLN 的 3 年发生率达 20.2%,显著高于同中心报道的总体 TLN 发生率(3.48%),后者的多因素分析亦提示爱必妥可能是 IMRT 后发生 TLN 的独立危险因素。然而,由于其他中心的爱必妥研究均缺乏对 TLN 事件的报道,该现象是否有意义尚需进一步证实。

45.14.3 功能性影像在放射性脑坏死诊断中的应用

病理活检毫无疑问是放射性脑损伤的诊断金标准,但由于颅内病灶取材的限制,该侵入性操作极少采用。目前 RN 的诊断多为临床诊断,依据来自典型临床症状和(或)影像学表现。增强 MRI 对放射性坏死灶的分辨优于 CT,其诊断可参考如下特征:① 增强后 T1WI 上,病灶呈孤立的实质性强化结节,或者为片状的中央坏死低信号伴边缘环形强化,呈现厚壁"瑞士乳酪"征或薄壁"肥皂泡"征。② 坏死灶周围可伴有局限或弥漫性水肿,T2WI 上常呈典型的手指状高信号区。③ 颅内无原发肿瘤复发浸润征象。

大多数鼻咽癌 RN 表现为颞叶内孤立病灶,并不与鼻咽部相延续,且鼻咽癌极少发生颅内转移,因此当影像学表现较为典型且病灶位于可能受到高剂量放射的颞叶下极时,不难排除肿瘤复发或转移。然而,若颞叶病灶呈片状强化且与鼻咽部放疗后改变相连续,脑损伤与原发肿瘤复发的鉴别就变得很困难。因此,Dequesada 等提出"病灶比值"的概念,认为 T2 上测得坏死灶(T1 上强化灶)大小>0.6 时提示肿瘤复发。

近年来,随着新型影像学技术的发展,更多手段被尝试应用于 RN 鉴别诊断。

（1）磁共振波谱分析（magnetic resonance spectroscopy，MRS）

^{1}H - MRS 可反映组织内化合物含量,其本质属于代谢性成像。胆碱(Cho)/N-乙酰天门冬氨酸(N-Acetyl-Aspartic acid,NAA)峰值比是脑 MRS 的常用指标,其异常增高常提示中枢神经系统恶性肿瘤可能。Smith 等建议将 Cho/NAA 比值<1.1 和>2.3 分别作为诊断 RN 和肿瘤复发的指征,而比值介于 1.1～2.3 时则强烈建议病理活检。Chan 等则认为,当 Cho 和 NAA 峰完全缺如,或两者渐进性降低伴随乳糖、自由脂峰升高时,高度提示 RN 诊断。

（2）磁共振弥散加权成像（diffusion weighted imaging，DWI）

DWI 检测的是活体组织内水分子扩散运动,常用指标为表观扩散系数(apparent diffusion coefficient,ADC)。关于 ADC 值是否能将 RN 和肿瘤复发区分开来,文献报道中争议很大,加之 ADC 测量值还受到病灶成分差异的影响,进一步限制了 DWI 在 RN 鉴别诊断中的应用。

（3）磁共振灌注成像（perfusion weighted imaging，PWI）

通过测量区域相对脑血容量(relative cerebral blood volume,rCBV),PWI 可反映病灶内微血管密度和血流微灌注情况。理论上,肿瘤复发灶内 rCBV 由于新生血管增多而应该有所增加,而 RN 中 rCBV 则因组织坏死而减少。Sugahara 通过一项前瞻性研究提出,可分别将 rCBV<0.6 和>2.6 作为诊断 RN 和肿瘤复发的指征,介于两者之间的病灶则辅助 SPECT 加以鉴别。然而,由于受到种种限制,该技术的应用价值同样有待商榷。

（4）PET（positron emission tomography）

通过不同核素显像剂,PET 可进行肿瘤代谢、乏氧、增殖等多方面评估,具有很高的肿瘤诊断价值。由于 RN 中具有大量坏死物、纤维化成分等,PET 上常表现为低摄取活性,而肿瘤呈异常高摄取,两者不难鉴别。现有文献报道对 ^{18}F - FDG PET 单独应用于 RN 诊断褒贬不一,然而,结合 PET 与增强 MRI 后,其诊断精度可能进一步提高。其他显像剂如 ^{11}C - MET、^{18}F - FET 等也将有望用于 RN 和肿瘤复发的鉴别,但其应用尚有待具体临床研究论证。

除影像学手段外,分子生物学指标也有望辅助 RN 的鉴别。EBV - DNA 作为鼻咽癌特异性肿瘤标志物,被认为可以提示肿瘤复发。然而,由于放疗后鼻咽组织纤维化可能阻碍 EBV - DNA 入血,该指标阴性也不能完全排除肿瘤局部复发的可能。因此,EBV - DNA 应用仍应结合影像学表现。

45.14.4 放射性脑损伤的分级和治疗

放射性脑损伤的分级目前常沿用美国国立癌症研究所不良事件通用术语标准(National Cancer Institute Common Terminology Criteria for Adverse Events,NCI CTCAE),或肿瘤放射治疗协作组(Radiation Therapy Oncology Group,RTOG)推荐的放疗后不良反应评价标准,两者有所不同。

CTCAE 将 RN 分为 1～5 级。1 级:症状轻微。2 级:中等症状,使用工具的日常生活能力受限。3 级:严重症状,生活自理能力受限。4 级:出现威胁生命的并发症,需要医疗手段介入。5 级:死亡。

而 RTOG 推荐分级为 0～5 级:0 级无症状;1

级：轻微头痛或嗜睡。2级：中度头痛或嗜睡。3级：严重头痛，或严重中枢神经系统功能障碍(肌力下降或运动障碍)。4级：发生癫痫、瘫痪或昏迷。5级：RN 并发症所致死亡。然而，以上分级方法对区分 TLN 的严重程度缺乏特异性，由于后者典型的表现常为认知功能下降，基于认知功能量表的分级标准尚有待研究。

由于既往认为放射性脑坏死(cerebral radiation necrosis，CRN)一旦产生就渐进性发展，没有有效的治疗手段来逆转这一过程，所以对于无症状的脑坏死，治疗策略通常是随访观察；对于有症状的脑坏死，经典的治疗手段是通过手术、糖皮质激素或者抗凝剂来缓解症状。也有学者尝试用高压氧，大剂量的维生素来治疗 CRN。

（1）糖皮质激素治疗 CRN

治疗 CRN 最常采用的方法是用糖皮质激素来控制坏死相关的水肿。地塞米松通常能够快速缓解局灶性坏死引起的临床症状，长久应用皮质类固醇后有的病例从影像学上会显示部分缓解。但大多数情况下，这种缓解是暂时的，患者最终会形成激素依赖。众所周知，长久应用糖皮质激素会继发性导致许多慢性并发症，所以有必要考虑其他治疗措施。

（2）外科手术治疗 CRN

对于采取保守治疗后疗效不佳或者继续进展，或者需要紧急处理的 CRN 患者，可以采用外科手术切除坏死病灶来减负。但是目前有足够的证据表明外科手术切除并不是必需的手段，因为有的病例在用了糖皮质激素之后症状会自行缓解；有的坏死病灶位于手术无法切除的部位；有的坏死病灶即使手术切除，但坏病灶周围的正常脑组织继续坏死而导致症状持续性进展；有的坏死病灶范围弥散，没有明显边界。此外，脑外科手术本身的并发症也不容忽视。甚至有文献报道手术与保守治疗相比，没有生存获益。

（3）抗凝剂治疗 CRN

有人猜测 CRN 主要源于血管损伤导致的局部缺血，所以有学者试图采用抗凝疗法来阻止 CRN 的进展，但是临床上缺少大型的随机对照研究来证实抗凝疗法的获益。确实有报道称，用了肝素和华法林抗凝后，脑坏死的临床症状可以部分缓解。但在抗凝剂应用之前，必须考虑到抗凝之后潜在的出血风险，充分权衡利弊之后方可使用。此外，已经发表的认为抗凝疗法有效的研究仅包含少量的患者，因

此难以得出确定的结论。

（4）其他的治疗手段

也有学者尝试采用高压氧或者大剂量维生素来治疗有症状的 CRN，但是到目前为止，上述手段都没有证实能够逆转脑坏死。没有任何一例既有主观症状完全缓解，又有 MRI 显示的坏死灶完全恢复的 CRN 病例被报道。

45.14.5　治疗放射性脑坏死的新手段

最近几年，随着对 CRN 病理、生理的更多了解和新药物的研发上市，有学者尝试采用新的干预手段治疗 CRN，如贝伐单抗、神经生长因子和神经节苷脂，取得了意想不到的效果。

（1）贝伐单抗治疗 CRN

贝伐单抗(阿瓦斯丁)是阻滞 VEGF 的人源化单克隆抗体，研究证实，该药无论是单独应用还是与化疗药联合应用，对多种实体肿瘤都有治疗作用。一项研究显示，贝伐单抗能够降低血管通透性，使血脑屏障趋于正常化。好几种放射性坏死的动物模型都显示 VEGF 表达升高，导致血脑屏障功能进一步恶化和脑水肿。Dvorak 等与 Senger 等最早分离和描述 VEGF 时曾经使用"血管渗透因子"这一术语来辨识 VEGF 促进血管通透性的典型特征。所以，阻止 VEGF 到达毛细血管的靶点是一种合理的治疗 CRN 策略，目的是减少血浆和水通过泄漏的脑毛细血管内皮进入细胞外间隙。

近年来，有 2 项回顾性研究报道了贝伐单抗治疗 CRN 的经验，其中一项研究包含了 6 例病理学证实的脑坏死，另外一项研究包含 8 例 MRI 显示的脑坏死病例。用了贝伐单抗后所有病例临床症状都有一定程度地缓解，MRI 均显示病灶部分缩小。有个案报道称，应用贝伐单抗之后 MRI 显示的强化病灶近乎消失，这就提示 CRN 的进程或许可以逆转。有学者设计了一项前瞻、安慰剂对照、双盲的临床试验，来研究贝伐单抗治疗 CRN 的疗效，要求入组患者都有影像学或者病理学证实的坏死病灶，而且临床症状或体征持续性进展。总共有 14 例患者被随机分为盐水对照组和贝伐单抗组，贝伐单抗的给药方式为 7.5 mg/kg 静脉注射，间隔 3 周，共用 2 次。第 2 次使用贝伐单抗后 3 周进行评估，包括 MRI 客观评估坏死灶的缩小程度和主观的临床症状评估。对于有效的而且无严重并发症的病例继续使用原来的治疗手段 2 周期。第 1 次的评估结果显示，接受

贝伐单抗治疗的所有患者临床症状都有不同程度的缓解,MRI显示坏死灶的体积均缩小,内皮传输常数减小;而安慰机组无论客观指标还是主观指标都没有缓解。对使用了4个周期的贝伐单抗患者中位随访10个月后,仅仅2例患者MRI显示坏死病灶进展。该文章的作者称这个研究结果为贝伐单抗治疗CRN提供了Ⅰ类证据支持。但是,我们对此结论不敢苟同,原因有4个方面:① 从询证医学的角度出发,Ⅰ类证据的来源之一是大规模的多中心随机对照前瞻性研究结果,另一来源是Meta分析的结果。而该研究病例数不多,包含的信息量太少。② 该研究的毒性反应不容忽视,7例安慰剂组的患者无毒性反应,而11例接受了贝伐单抗的患者中有6例发生毒性反应,其中3例是严重毒性,1例误吸性肺炎,1例是深静脉血栓继发的肺栓塞,1例是上矢状窦血栓。另外3例有缺血性改变,猜测原因是小血管栓塞。③ VEGF单抗治疗CRN的机理是减少血管渗出导致的水肿,而糖皮质激素类药物也有类似的作用,该研究的对照组是0.9%氯化钠溶液,而不是糖皮质激素类药物,所以无法证实贝伐单抗比糖皮质激素更优越。④ 尽管该研究及既往的回顾性研究都报道VEGF单抗治疗CRN有效,但从机理上讲VEGF单抗主要减少血管渗漏导致的水肿,从发表的MRI图片来看,缩小的主要是坏死病灶周围的水肿,而坏死病灶本身缩小的程度有限,更没有修复逆转;而且停药之后,症状可能反弹,一旦反弹更难处理。

(2) 神经生长因子治疗CRN

神经生长因子(nerve growth factor,NGF)是神经系统最重要的生物活性分子。NGF对于中枢和外周神经系统都有明显的保护作用,可防止神经元凋亡和退化,促进受损伤神经元的功能修复和再生。前已述及辐射对少突胶质细胞和神经元的损伤与后期的脑坏死相关,由此推断NFG对于CRN可能有治疗作用。我们曾经发表了一篇NGF成功逆转CRN的个案报道,一例鼻咽癌患者放疗后双侧颞叶坏死,应用鼠神经生长因子每次18 μg肌肉注射,连续应用2个月,间隔3个月后复查MRI,双侧颞叶坏死灶完全修复,神经症状完全缓解。该患者目前随访超过3年,无肿瘤复发,无新的坏死病灶出现。这是国际上首例NGF成功逆转脑坏死的病例。我们由此受到启发,开展了一项前瞻性、随机对照Ⅱ期临床研究,来分析NGF治疗颞叶坏死的有效性,对照

组接受传统的糖皮质激素脱水治疗,研究组接受恩经复(用法同个案报道)。入组患者要求都是鼻咽癌放疗后,无肿瘤复发或者转移证据,MRI随访显示单侧或者双侧颞叶坏死,有临床症状,而且持续性进展。在研究中期阶段,我们曾经拿出研究组的10例结果进行报道,客观评价显示2例患者MRI图像上的坏死病灶完全消失,5例部分缩小,3例无变化;但主观评价显示4例完全康复,4例部分康复,2例无变化;唯一的不良反应是注射部位疼痛。截至目前,研究组和对照组各有14例入组,无论是客观还是主观评估,研究组的疗效均优于对照组。研究组MRI显示有5例坏死病灶完全缓解(典型病例见图45-31),但对照组没有影像学完全缓解的病例,其差异具有统计学上的显著性意义;研究组有8例患者临床症状完全消失(细微智力状态评分法,mini mental state examination),两对照组仅2例患者临床症状完全缓解($P<0.05$)。研究组除了发现注射部位疼痛之外,未发现其他不良反应。我们认为NGF能够有效逆转鼻咽癌放疗后导致的颞叶坏死,不良反应轻微。该文章摘要被美国第58届ASTRO年会选为发言交流,而且获得国际年会摘要奖和2016 ASTRO年会最佳摘要2项殊荣。

必须强调的是,NGF治疗脑坏死之际,首先要排除肿瘤复发或者转移,毕竟是生长因子,既能够促进神经细胞生长,也可能促进肿瘤干细胞生长。对于神经系统来源的肿瘤放疗后发生的脑坏死,应用NGF必须慎重。因为脑肿瘤,尤其是恶性脑肿瘤,手术难以根治性切除,放疗后往往存在肿瘤残留(复发)与脑坏死并存的情况,而目前所有的影像学检查都很难明确鉴别出是肿瘤还是坏死。受到NGF的刺激,脑肿瘤细胞会生长更快,原来的症状反而进一步恶化。

(3) 神经节苷脂治疗CRN

神经节苷脂是一种复杂的酸性糖脂,以较高的浓度存在于中枢神经系统细胞中,是组成细胞膜的主要成分之一,主要位于细胞膜双分子层的外层。对于多项神经事件起作用,如使神经轴突的增生扩张、诱导神经元再生和萌芽、修复受损神经元的功能。研究表明,神经系统损伤后应用外源性单唾液酸四己糖神经节苷脂(GM1)后能够促进胆碱类和多巴胺类递质的活性,保护神经元免于退行性改变,从而促进神经功能修复,这就提示GM1对于中枢神经系统疾病或许有治疗作用。体外实验的良好结果促

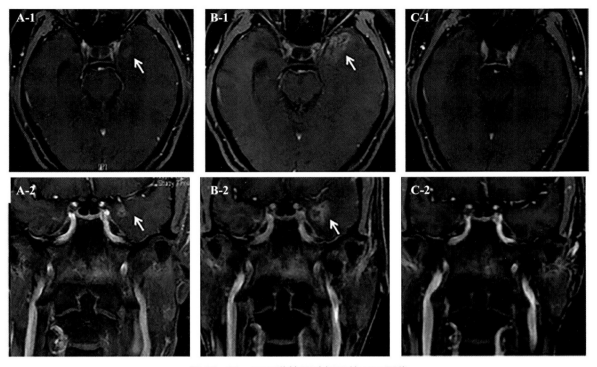

图 45 - 31　NGF 逆转颞叶坏死的 MRI 图像

A-1 和 A-2 显示左侧颞叶强化坏死灶；B-1 和 B-2 显示未经处理，坏死病灶增大；C-1 和 C-2 显示 NGF 治疗后 3 个月，坏死灶完全消失

针对脑卒中和脊髓损伤进行临床研究，有学者设计了一项前瞻性随机安慰剂双盲对照的研究来检验 GM1 对于脊髓损伤的治疗作用。一组接受安慰剂，一组在脊髓损伤后 72 h 之内应用 GM1，每次 100 mg，连续使用 18～32 d。总共 37 例患者纳入研究，结果显示应用 GM1 治疗的患者 1 年后的运动分数较基线水平明显提高。文章的结论是 GM1 能够增强神经功能的修复，但由于病例数太少，建议开展更大规模的临床研究。另外一项针对脑卒中的双盲研究也证实应用 GM1 组的功能分数明显提高，安慰剂组只有 1 例患者分数提高至 14，而 GM1 组有 6 例分数提高＞19，说明 GM1 治疗脑卒中有临床获益。还有研究显示 GM1 对于机械性损伤导致的水肿有明显的缓解作用，能够防止神经毒性物质诱导的神经退行性变。近几年国内许多单位应用 GM1 治疗放射性脑坏死，取得了一定的效果，通常的用法是 GM1 每天 80～100 mg，连续使用半个月，然后减量到每天 40～60 mg，维持使用 30～45 d。我们在临床应用过程中确实发现有坏死病灶完全修复的病例（资料待发表），在与同行之间的交流中也得到类似的信息。

国内有的学者甚至把贝伐单抗、GM1 和 NGF 两两联合或者三药联合用于治疗 CRN，彼此之间的交流获知有 CRN 完全逆转的病例，但未见正式的资料发表。

45.14.6　总结与展望

总体而言，对放射性脑坏死来说，有效预防重于治疗，剂量学预防更是重中之重。虽然已有一些研究报道颞叶等脑组织中剂量-毒性关系，但由于大脑结构、成分极其复杂，不同区域的生物效应可能差异较大，任何结论都不能以偏概全，更为细化的剂量学研究还有待开展。另一方面，降低脑组织受量有赖于新技术和新型放射源（质子、带电重离子）的应用，但该剂量学优势能否转化成 RN 发生率的实际获益，目前数据仍匮乏，将来应多鼓励该方面的研究。

对已经发生的 RN，尽管有研究显示手术或者药物干预都能起到一定的作用，但毕竟病例数有限，目前哪种治疗手段最佳还需要在临床实践中摸索疗效。

（周　鑫　王孝深　胡超苏）

45.15 鼻咽癌研究展望

近30年来,由于综合治疗的发展、影像诊断学的进步、放疗技术的改进及全身系统药物治疗的广泛采用,鼻咽癌患者的预后得到了相应的提高,同时也显著降低了以口干为代表的毒性和不良反应。但仍有部分患者会出现局部复发或远处转移。远处转移仍然是第一大死亡原因,局部区域复发患者再程放疗的效果也不尽如人意且毒性和不良反应较大。展望未来,希望能进一步降低复发转移率及治疗相关毒性和不良反应,可以从以下4个方面努力。

1) 发展个体化治疗:更精确地选择合适的患者人群,个体化制订治疗方案。

2) 推动精确放疗:质子重离子放疗、图像引导放疗、功能影像学等新技术的发展有望进一步推动精确放疗的发展。

3) 分子生物学研究推动鼻咽癌新治疗手段的发展。主要包括3个方面:① 针对信号转导和血管生成的分子靶向治疗。② 肿瘤免疫治疗。③ 基因修饰。针对这些领域的探索,目前大多还在Ⅱ期临床研究中,尚不成熟。在靶向治疗方面,目前EGFR抑制剂及VEGF抑制剂在铂类难治的患者中获得了一定的临床疗效;苏尼替尼(多靶点酪氨酸激酶抑制剂)在既往经全面治疗过的鼻咽癌患者中也显示了临床前抗血管生成活性和一定的临床疗效。此外,鉴于肿瘤干细胞是耐药、复发、转移的根源,因此寻找鼻咽癌干细胞的作用靶点对于预防复发转移可能有较大获益。免疫治疗逐渐成为实体肿瘤的新方向,在鼻咽癌中也有着广阔的前景。免疫治疗包括:针对EBV的过继免疫疗法和主动免疫疗法、抗体、肿瘤疫苗和免疫检查点抑制剂。EBV所表达的病毒抗原被认为是一个潜在的免疫治疗靶点,可以利用T细胞特异性识别并杀灭EBV感染的肿瘤细胞。在过继免疫治疗中,目前临床上较为成熟的是细胞因子诱导的杀伤细胞(CIK)。肿瘤疫苗目前有抗EBV感染的疫苗及树突状细胞疫苗等。PD-1作为一个关键的免疫检查点受体,介导免疫抑制,PD-1通路的激活会使鼻咽癌患者发生免疫逃逸。PD-L1在超过90%的鼻咽癌患者的肿瘤中有表达,因此PD-L1抑制剂在鼻咽癌中的应用价值值得进一步探索和研究。目前正在开展一项Ⅱ期多中心临床研究,探索在复发或转移性鼻咽癌患者中使用PD-1

抑制剂 nivolumab 对于控制肿瘤进展的疗效。如果这个研究得到阳性结果,那么今后在复发转移性的鼻咽癌患者中,联合免疫治疗可能成为新的标准治疗方案。

4) 循环肿瘤细胞、液态活检等为肿瘤的筛查和疗效检测提供更多的手段,使用一些基因信号和非编码RNA作为新的预测预后的标记物也有着良好的前景。

综上所述,分子生物学、免疫学、细胞遗传学、放射生物学、放射物理学等多学科的飞速发展,必将会使未来鼻咽癌的疗效在现有的基础上进一步提高。

(钱 薇)

主要参考文献

[1] 王孝深,胡超苏,吴永如,等. 218 例鼻咽癌颈淋巴结转移规律的影像学分析[J]. 癌症,2004,23(9):1056-1059.

[2] 卢丽霞,赵充,韩非,等. 鼻咽癌照射靶体积划定的临床探讨[J]. 中华放射肿瘤学杂志,2005,14(2):81-85.

[3] 李菌,曹卡加,陈秋燕,等. 颈淋巴结阴性鼻咽癌颈部的放射治疗[J]. 癌症,2005,24(5):627-630.

[4] 易俊林,高黎,黄晓东,等. 鼻咽癌放射治疗的失败模式[J]. 中华放射肿瘤学杂志,2004,13(3):145—148.

[5] Bei JX, Jia WH, Zeng YX. Familial and large-scale case-control studies identify genes associated with nasopharyngeal carcinoma [J]. Semin Cancer Biol, 2012,22(2):96-106.

[6] Blanchard P, Lee A, Marquet S, et al. Chemotherapy and radiotherapy in nasopharyngeal carcinoma: an update of the MAC-NPC meta-analysis [J]. Lancet Oncol, 2015,16(6):645-655.

[7] Chan OS, Kowanetz M, Ng WT, et al. Characterization of PD-L1 expression and immune cell infiltration in nasopharyngeal cancer[J]. Oral Oncol, 2017,67:52-60.

[8] Chen L, Hu CS, Chen XZ, et al. Concurrent chemoradiotherapy plus adjuvant chemotherapy versus concurrent chemoradiotherapy alone in patients with locoregionally advanced nasopharyngeal carcinoma: a phase 3 multicentre randomised controlled trial [J]. Lancet Oncol, 2012,13(2):163-171.

[9] Chen YP, Guo R, Liu N, et al. Efficacy of the additional neoadjuvant chemotherapy to concurrent chemoradiotherapy for patients with locoregionally advanced nasopharyngeal carcinoma: a Bayesian net-

work meta-analysis of randomized controlled trials[J]. J Cancer, 2015,6(9):883 - 892.

[10] Chen YP, Wang ZX, Chen L, et al. A Bayesian network meta-analysis comparing concurrent chemoradiotherapy followed by adjuvant chemotherapy, concurrent chemoradiotherapy alone and radiotherapy alone in patients with locoregionally advanced nasopharyngeal carcinoma[J]. Ann Oncol, 2015,26(1):205 - 211.

[11] Chia WK, Teo M, Wang WW, et al. Adoptive T-cell transfer and chemotherapy in the first-line treatment of metastatic and/or locally recurrent nasopharyngeal carcinoma[J]. Mol Ther, 2014,22:132 - 139.

[12] Chia WK, Wang WW, Teo M, et al. A phase II study evaluating the safety and efficacy of an adenovirus-ΔLMP1-LMP2 transduced dendritic cell vaccine in patients with advanced metastatic nasopharyngeal carcinoma[J]. Ann Oncol, 2012,23:997 - 1005.

[13] Chua MLK, Wee JTS, Hui EP, et al. Nasopharyngeal carcinoma[J]. Lancet, 2016,387(10022):1012 - 1024.

[14] Fang W, Zhang J, Hong S, et al. EBV-driven LMP1 and IFN-gamma up-regulate PD-L1 in nasopharyngeal carcinoma: implications for oncotargeted therapy[J]. Oncotarget, 2014,5(23):12189 - 12202.

[15] Hildesheim A, Wang CP. Genetic predisposition factors and nasopharyngeal carcinoma risk: a review of epidemiological association studies, 2000 - 2011: Rosetta Stone for NPC: genetics, viral infection, and other environmental factors[J]. Semin Cancer Biol, 2012,22(2):107 - 116.

[16] Hui EP, Taylor GS, Jia H, et al. Phase I trial of recombinant modified vaccinia ankara encoding Epstein-Barr viral tumor antigens in nasopharyngeal carcinoma patients[J]. Cancer Res, 2013,73(6):1676 - 1688.

[17] Kong L, Hu C, Niu X, et al. Neoadjuvant chemotherapy followed by concurrent chemoradiation for locoregionally advanced nasopharyngeal carcinoma: interim results from 2 prospective phase 2 clinical trials [J]. Cancer, 2013,119(23):4111 - 4118.

[18] Lee NY, Zhang Q, Pfister DG, et al. Addition of bevacizumab to standard chemoradiation for locoregionally advanced nasopharyngeal carcinoma (RTOG 0615): a phase 2 multi-institutional trial[J]. Lancet Oncol, 2012,13:172 - 180.

[19] Liu Y, Huang Q, Liu W, et al. Establishment of VCA and EBNA1 IgA-based combination by enzyme-linked immunosorbent assay as preferred screening method for nasopharyngeal carcinoma: a two-stage design with a preliminary performance study and a mass screening in southern China[J]. Int J Cancer, 2012,131:406 - 416.

[20] Lv X, Xiang YQ, Cao SM, et al. Prospective validation of the prognostic value of elevated serum vascular endothelial growth factor in patients with nasopharyngeal carcinoma: more distant metastases and shorter overall survival after treatment[J]. Head Neck, 2011, 33(6):780 - 785.

[21] Niu X, Hu C, Kong L. Experience with combination of cetuximab plus intensity-modulated radiotherapy with or without chemotherapy for locoregionally advanced nasopharyngeal carcinoma[J]. J Cancer Res Clin Oncol, 2013,139(6):1063 - 1071.

[22] Nonoguchi N, Miyatake S, Fukumoto M, et al. The distribution of vascular endothelial growth factor-producing cells in clinical radiation necrosis of the brain: pathological consideration of their potential roles[J]. J Neurooncol, 2011,105(2):423 - 431.

[23] Ou XM, Zhou X, Shi Q, et al. Treatment outcomes and late toxicities of 869 patients with nasopharyngeal carcinoma treated with definitive intensity modulated radiation therapy: new insight into the value of total dose of cisplatin and radiation boost[J]. Oncotarget, 2015,6(35):38381 - 38397.

[24] OuYang PY, Xie C, Mao YP, et al. Significant efficacies of neoadjuvant chemotherapy and adjuvant chemotherapy for nasopharyngeal carcinoma by meta-analysis by published literature-based randomized, controlled trails[J]. Ann Oncol, 2013,24:2136 - 2146

[25] Peng G, Wang T, Yang K, et al. A prospective, randomized study comparing outcomes and toxicities of intensity-modulated radiotherapy vs. conventional two-dimensional radiotherapy for the treatment of nasopharyngeal carcinoma[J]. Radiother Oncol, 2012, 104(3):286 - 293.

[26] Richards MK, Dahl JP, Gow K, et al. Factors Associated With Mortality in Pediatric vs Adult Nasopharyngeal Carcinoma[J]. JAMA Otolaryngol Head Neck Surg, 2016,142(3):217 - 222.

[27] Smith EA, Carlos RC, Junck LR, et al. Developing a clinical decision model: MR spectroscopy to differentiate between recurrent tumor and radiation change in patients with new contrast enhancing lesions[J]. Am J Roentgenol, 2009,192(2):45 - 52.

[28] Sun X, Su S, Chen C, et al. Long-term outcomes of intensity-modulated radiotherapy for 868 patients with nasopharyngeal carcinoma: an analysis of survival and

treatment toxicities[J]. Radiother Oncol, 2014, 110 (3):398 – 403.

[29] Sun Y, Li WF, Chen NY, et al. Induction chem-otherapy plus concurrent chemoradiotherapy versus concurrent chemoradiotherapy alone in locoregionally advanced nasopharyngeal carcinoma: a phase 3, multicentre, randomised controlled trial[J]. Lancet Oncol, 2016, 17(11):1509 – 1520.

[30] Sun Y, Zhou GQ, Qi ZY, et al. Radiation-induced temporal lobe injury after intensity modulated radiotherapy in nasopharyngeal carcinoma patients: a dose-volume-outcome analysis[J]. BMC Cancer, 2013, 13 (397):1 – 9.

[31] Su SF, Huang Y, Xiao WW, et al. Clinical and dosimetric characteristics of temporal lobe injury following intensity modulated radiotherapy of nasopharyngeal carcinoma[J]. Radiother Oncol, 2012, 104: 312 – 316.

[32] Tan T, Lim WT, Fong KW, et al. Concurrent chemoradiation with or without induction gemcitabine, Carboplatin, and Paclitaxel: a randomized, phase 2/3 trial in locally advanced nasopharyngeal carcinoma[J]. Int J Radiot Oncol Biol Phys, 2015, 91(5):952 – 960.

[33] Taylor GS, Jia H, Harrington K, et al. A recombinant modified vaccinia ankara vaccine encoding Epstein-Barr Virus (EBV) target antigens: a phase Ⅰ trial in UK patients with EBV-positive cancer[J]. Clin Cancer Res, 2014, 20:5009 – 5022.

[34] Wang XS, Ying HM, He XY, et al. Treatment of cerebral radiation necrosis with nerve growth factor: A prospective, randomized, controlled phase Ⅱ study[J]. Radiother Oncol, 2016, 120(1):69 – 75.

[35] Wang Y, Zhang Y, Ma S. Racial differences in nasopharyngeal carcinoma in the United States[J]. Cancer Epidemiol, 2013, 37:793 – 802.

[36] Wu M, He XY, Hu CS. Long-term results of a phase 2 study of gemcitabine and cisplatin chemotherapy combined with intensity modulated radiation therapy in locoregionally advanced nasopharyngeal carcinoma[J]. Int J Radiat Oncol Biol Phys, 2016, 96(2):85 – 86.

[37] Wu SY, Wu YH, Yang MW, et al. Comparison of concurrent chemoradiotherapy versus neoadjuvant chemotherapy followed by radiation in patients with advanced nasopharyngeal carcinoma in endemic area: experience of 128 consecutive cases with 5 year follow-up[J]. BMC Caner, 2014, 14:787 – 796.

[38] Xie SH, Yu IT, Tse LA, et al. Sex difference in the incidence of nasopharyngeal carcinoma in Hong Kong 1983 – 2008: suggestion of a potential protective role of oestrogen[J]. Eur J Cancer, 2013, 49:150 – 155.

[39] Xie SH, Yu IT, Tse LA, et al. Tobacco smoking, family history, and the risk of nasopharyngeal carcinoma: a case-referent study in Hong Kong Chinese[J]. Cancer Causes Control, 2015, 26(6):913 – 921.

[40] Xue C, Huang Y, Huang PY, et al. Phase Ⅱ study of sorafenib in combination with cisplatin and 5-fluorouracil to treat recurrent or metastatic nasopharyngeal carcinoma[J]. Ann Oncol, 2013, 24:1055 – 1061.

[41] Xu T, Hu C, Zhu G, et al. Preliminary results of a phase Ⅲ randomized study comparing chemotherapy neoadjuvantly or concurrently with radiotherapy for locoregionally advanced nasopharyngeal carcinoma[J]. Med Oncol, 2012, 29(1):272 – 278.

[42] Yi J, Huang X, Gao L, et al. Intensity-modulated radiotherapy with simultaneous integrated boost for locoregionally advanced nasopharyngeal carcinoma[J]. Radiat Oncol, 2014, 9:56.

[43] Yu H, Gu D, He X, et al. The role of induction and adjuvant chemotherapy in combination with concurrent chemoradiotherapy for nasopharyngeal cancer: a Bayesian network meta-analysis of published randomized controlled trials[J]. Onco Targets Ther, 2016, 9:159 – 170.

[44] Zhang LF, Li YH, Xie SH, et al. Incidence trend of nasopharyngeal carcinoma from 1987 to 2011 in Sihui County, Guangdong Province, South China: an age-period-cohort analysis[J]. Chin J Cancer, 2015, 34(8): 350 – 357.

[45] Zhang L, Shan GP, Li P, et al. The role of concurrent chemotherapy to intensity-modulated radiotherapy (IMRT) after neoadjuvant docetaxel and cisplatin treatment in locoregionally advanced nasopharyngeal carcinoma[J]. Med Oncol, 2015, 32(3):41.

[46] Zhong YH, Dai J, Wang XY, et al. Phase Ⅱ trial of neoadjuvant docetaxel and cisplatin followed by intensity-modulated radiotherapy with concurrent cisplatin in locally advanced nasopharyngeal carcinoma [J]. Cancer Chemother Pharmacol, 2013, 7(16):1577 – 1583.

[47] Zhou X, Ou XM, Hu CS, et al. Effect of dosimetric factors on occurrence and volume of temporal lobe necrosis following intensity modulated radiation therapy for nasopharyngeal carcinoma: a case-control study[J]. Int J Radiat Oncol Biol Phys, 2014, 90(2):261 – 269.

46 口 腔 癌

口腔的解剖概念有广义与狭义之分。狭义的口腔是从唇后至经咽门与口咽相连,两侧为颊,上、下壁分别由腭和舌体组成。本章主要介绍发生于固有口腔的肿瘤。口腔癌是指发生在口腔黏膜上皮、小涎腺及间叶组织来源的恶性肿瘤,其中80%以上为口腔黏膜上皮来源的鳞状细胞癌,根据部位可分为舌癌、颊黏膜癌、牙龈癌、硬腭癌和口底癌。

46.1 临床流行病学

46.1.1 发病率

迄今,我国关于口腔癌的发病率尚无确切的数字,一些地区的报告只能反映一个侧貌。我国口腔癌发病率并不高,其排序在全身各部位恶性肿瘤中居第20位。

根据WHO的资料,世界上以印度及斯里兰卡的口腔癌发病率为最高,东南亚其他国家口腔癌发病也较高,原因与艾滋病蔓延及无烟烟草广泛应用有关。男性多于女性,但近年有女性明显上升的趋势。在国外,这种女性的增加趋势被认为与吸烟、饮酒习惯增加有关。口腔癌的患病年龄在我国以40~60岁为高峰,比西方国家要低10岁左右。

46.1.2 好发部位

口腔癌的好发部位在我国与西方国家略有不同。在西方国家,除唇癌外,口腔癌中以舌癌最多,口底癌居次位。我国的资料显示,在20世纪60年代以牙龈癌最多,而近年来,舌癌则跃居第一,牙龈癌退居第二(有的地区颊黏膜癌居第二),口底癌则在较后的位置。好发部位的不同与人种、地区及各种环境因素有一定关系。

46.1.3 病因与发病条件

和全身其他肿瘤一样,口腔癌的病因及发病条件至今仍不清楚,与口腔癌发病有关的主要有以下几种因素。

(1) 烟、酒嗜好

吸烟致癌特别是导致口腔癌、口咽癌和肺癌几乎已被公认,嗜烟的方式及烟草的种类与口腔癌发生的关系甚为密切。吸烟斗或雪茄者,易致唇癌。咀嚼烟叶,包括同时加入一些其他的刺激性调味剂,如槟榔等时更容易发生口腔癌。有研究表明,所谓无烟烟草,特别是鼻烟,其口腔癌的发生率要比无吸烟习惯者高出2~4倍。饮酒可以增加发生口腔癌的相对危险性,且随饮酒量的增加而升高,酒精致癌的机制被认为是酒精本身的细胞毒性和溶剂性质,损害肝脏及抑制细胞免疫。兼有嗜烟的饮酒者,其发生口腔癌的概率更高,所以认为饮酒与吸烟具有协同致癌作用。

(2)慢性刺激与损伤

人们早就发现在锐利的牙嵴、残根及不良修复体的相应部位被长期慢性刺激后可以发生癌变,尤其常见于舌癌及颊黏膜癌,由于口腔卫生等关系常伴有慢性炎症存在,再加上机械性损伤可能成为促癌因素。

(3)生物性因素

目前已发现的 600 多种动物病毒中的 1/4 具有致肿瘤特性。目前认为 HPV 与口咽癌的发生有密切关系,在 2017 年发布的 AJCC 第 8 版肿瘤分期中,已将 HPV 感染有无作为口咽癌患者分期的一个重要因素,但口腔癌与 HPV 之间的关联尚未证实。曾有研究显示,口腔癌的发生可能与Ⅰ型单纯性疱疹病毒(HSV - 1)有关,也有关于 HSV - 1 抗体提示口腔癌预后的报道。然而,迄今尚无像证明 EBV 与鼻咽癌发病关系那样证实病毒在口腔癌发生中的作用的令人信服的资料。

(4)营养因素

饮食、维生素及微量元素的摄入与口腔癌的发生发展均有一定的关系。实验证实缺乏维生素 A 及维生素 B_2 的动物易被化学致癌物诱发肿瘤包括口腔癌、皮肤癌及涎腺肿瘤,而补充维生素 A 或维甲酸可减少或阻断肿瘤的发生。患缺铁性吞咽困难综合征(Plummer-Vinson's syndrome)者中,10%~15%可发生上消化道肿瘤,包括口腔癌。口腔癌患者的红细胞硒与血浆硒水平明显低于癌前病变者和健康人,手术后未复发的患者血硒水平较高,而复发患者的血硒水平仍低下。除硒以外,还发现口腔癌患者癌组织中钾与钙的含量有所增高,锌/铜比值增大。

(5)机体免疫状态

目前大都认为机体的抗癌免疫反应是通过免疫监视作用来实现的。如果机体出现了免疫缺陷,则肿瘤细胞可逃逸免疫监视而使肿瘤发生和发展。临床上恶性肿瘤多见于中老年人。研究认为,40 岁以上的人血液中的胸腺素浓度就开始下降,70 岁以上的老年人血液中 T 细胞绝对计数明显减少,原发性或先天性免疫缺陷者的恶性肿瘤发生率明显提高,继发性或获得性免疫缺陷病患者包括艾滋病及医源性免疫抑制者也容易伴发恶性肿瘤,其中发生口腔癌的为数不少。

46.2 临床诊断

口腔位于浅表部位,张口直视即可见,按理诊断并不困难,但临床上确诊的早期病例并不多,通常口腔癌患者确诊时约 70% 已属中晚期,因此口腔癌的预后较差。影响早期诊断的因素有以下几种:① 口腔癌早期很少有疼痛,不大会引起患者重视。② 好发于老年人,不少患者有假牙或牙托,病灶容易被假体覆盖。③ 患者对手术有顾虑,害怕术后并发功能或面貌方面的后遗症。④ 医师诊断及治疗上的失误。所以为了提高口腔癌的疗效,一定要加强卫生宣教,使患者和医师对口腔癌的早期症状有足够的重视。

46.2.1 临床症状及体征

(1)口腔斑块或肿块

鳞癌发生于口腔黏膜,病灶浅表,早期呈颗粒状斑块,白色或红色,难与口腔白斑或增生性红斑鉴别,随着斑块的增厚进而形成硬结或肿块。黑斑多见于牙龈及腭部,一旦出现黑斑应先考虑恶性黑色素瘤。来源于黏膜下的小唾腺癌,早期肿瘤表面黏膜光滑,好发于硬腭,其次是颊部、舌根和口底。

(2)溃疡

口腔鳞癌常发于溃疡,典型的表现为质硬,边缘隆起,不规则,基底粗糙不平,呈粉红色,有时有灰白色脓性或坏死物覆盖,应与口腔其他溃疡性病变相鉴别,如复发性溃疡、创伤性溃疡和结核性溃疡等。

(3)疼痛

早期口腔癌一般无明显疼痛,当肿瘤伴有炎症或累及神经时才出现明显疼痛。若疼痛的部位与口腔病灶部位不一致,则应考虑肿瘤有向其他部位扩散的可能,如颊黏膜癌、硬腭癌、口底癌或舌癌伴发牙龈或舌部疼痛时,提示牙龈或舌神经受侵可能;舌体癌侵犯舌根时,引起耳痛、咽痛。口唇麻木疼痛,则提示有三叉神经分支受浸可能,这种情况在硬腭的腺样囊性癌中较多见。

(4)舌活动受限

肿瘤累及广泛舌肌及口底软组织时引起舌活动受限,影响语言及进食,流涎不止;舌下神经受侵时,伸舌向患侧偏斜并伴有舌肌萎缩。

(5)张口困难

提示肿瘤侵犯舌外肌,如翼内肌、翼颌间隙和咀嚼肌等。

（6）颈部淋巴结肿大

口腔癌区域淋巴结转移在解剖上是从高向低发展的，一般好发于颌下、颏下及颈深上淋巴结，肿瘤位置偏下的可首先转移至肩胛舌骨上淋巴结，位置近中线的可向两侧颈部转移，而首先出现锁骨上淋巴结转移的较少见。

46.2.2 诊断

为了制订合理的治疗方案，诊断要求得出定位、定性与范围的判断。

（1）原发灶的解剖分区及组织起源

（2）肿瘤病理类型

（3）病变的范围

确定病灶是否超出原解剖分区累及周围组织，有否区域淋巴结转移及远处转移。对口腔内的增生性白斑、红斑、硬结、糜烂或溃疡等病变疑为肿瘤可能时，需做活检以明确诊断。按表面黏膜是否完整分别做细针穿刺、切取或钳取活检，活检时应避开炎性坏死组织，在肿瘤边缘与正常组织交界处取组织，标本最好包括肿瘤及周围少量正常组织。对黏膜完整的黏膜下肿块可采用细针吸取细胞学检查、切取活检或切除活检，而且为避免因活检引起的肿瘤局部扩散，这些检查尽量在术前或术中进行；尽量缩短

与手术的时间，减少医源性播散。X线片或体层摄片在口腔癌侵犯上、下颌骨及鼻腔和鼻旁窦时能提供一定的信息，但对口腔肿瘤的定位及周围软组织受浸情况不能提供帮助。CT及MRI检查则可以弥补上述要求，在临床上越来越得到重视，成为术前重要的辅助检查手段。

（4）患者全身状况评估

随着医学分子影像学的发展，在患者制订治疗方案前，可采用全身检查如PET/CT、骨扫描等手段，评估口腔肿瘤患者全身状态，评估患者是否存在其他脏器、部位的累及。

46.2.3 临床分类及分期

临床TNM分期有助于协助制订治疗计划及估计预后，同时使得研究工作有一个统一的标准。2017年，国际抗癌联盟对AJCC口腔癌分期进行了更新，发布了第8版TNM分期。其中肿瘤的浸润深度与肿瘤分期有着密切关联。

口腔解剖区域：① 颊黏膜，包括上下唇内侧黏膜、颊黏膜、磨牙后区和上下龈颊沟。② 上牙槽牙龈。③ 下牙根牙龈。④ 硬腭。⑤ 舌，包括舌背部和轮廓乳头前的舌侧缘，以及舌腹部。⑥ 口底。

（1）TNM分期

见表46-1。

表 46-1 口腔肿瘤 TNM 分期

分期	定　义
原发肿瘤（T）	
Tx	原发肿瘤不能评估
T0	无原发肿瘤证据
Tis	原位癌
T1	肿瘤最大直径≤2 cm，并且肿瘤浸润深度≤5 mm（注意此为肿瘤浸润深度，不是肿瘤厚度）
T2	肿瘤最大直径<2 cm，并且肿瘤浸润深度≥5 mm，<10 mm；或者肿瘤最大直径>2 cm且≤4 cm，并且肿瘤浸润深度≤10 mm
T3	肿瘤最大直径>4 cm，或者肿瘤浸润深度>10 mm
T4	局部肿瘤中或重度外侵
T4a	肿瘤侵犯骨皮质，侵及非固有舌肌深层（颏舌肌、舌骨舌肌、腭舌肌、茎突舌骨肌），上颌窦或面部皮肤
T4b	肿瘤侵及咀嚼肌间隙、翼板或颅底和（或）颈内动脉
区域淋巴结（颈部）（N）	
Nx	不能评估有无区域淋巴结转移
N0	无区域淋巴结转移
N1	同侧单个淋巴结转移，直径≤3 cm，且淋巴结没有外侵
N2	同侧单个淋巴结转移，直径≤3 cm，且淋巴结外侵；同侧单个淋巴结转移，直径>3 cm，但≤6 cm，且淋巴结没有外侵；或同侧多个淋巴结转移，但最大直径<6 cm，且淋巴结没有外侵；或双侧淋巴结转移，最大直径≤6 cm，并且淋巴结没有外侵

续　表

分期	定　义
N2a	同侧单个淋巴结转移,直径≤3 cm,且淋巴结外侵;同侧单个淋巴结转移,直径>3 cm,但≤6 cm,且淋巴结没有外侵
N2b	或同侧多个淋巴结转移,但最大直径<6 cm,且淋巴结没有外侵
N2c	或双侧淋巴结转移,最大直径≤6 cm,并且淋巴结没有外侵
N3	转移淋巴结最大直径>6 cm,并且淋巴结没有外侵;或者同侧淋巴结转移,最大直径>3 cm 伴有淋巴结外侵;或者同侧淋巴结多个转移,对侧淋巴结转移,双侧淋巴结转移伴有外侵
N3a	转移淋巴结最大直径>6 cm,并且淋巴结没有外侵
N3b	或者同侧淋巴结转移,最大直径>3 cm 伴有淋巴结外侵;或者同侧淋巴结多个转移,对侧淋巴结转移,双侧淋巴结转移伴有外侵
	注:中线淋巴结肿大作为同侧转移考虑

远处转移(M)

Mx	不能评估有无远处转移
M0	无远处转移
M1	有远处转移(应同时注明转移部位)

(2)临床分期

见表46-2。

表 46-2　口腔肿瘤临床分期

分期	定　义		
Ⅰ期	T1	N0	M0
Ⅱ期	T2	N0	M0
Ⅲ期	T3	N0	M0
	T1	N1	M0
	T2	N1	M0
	T3	N1	M0
ⅣA期	T4a	N0	M0
	T4a	N1	M0
	T1	N2	M0
	T2	N2	M0
	T3	N3	M0
	T4a	N2	M0
ⅣB期	T4	任意 N	M0
	任意 T	N3	M0
ⅣC期	任意 T	任意 N	M1

46.3　治疗

口腔癌的治疗包括外科手术、放疗、化疗及冷冻、激光等。迄今,手术及放疗仍是治疗口腔癌的主要手段。随着现代肿瘤学发展,综合治疗的观念趋于主导地位,一方面,存在头颈肿瘤解剖生理特点及手术复杂性和术后功能形态恢复的特殊问题,同时,要求患者在治疗后能继续参与工作和社会生活,因此就需要手术整复、颌面赝复、肿瘤内科、肿瘤病理和放射学语言治疗等方面专家协同制定治疗计划,有时还需要社会心理学家的参与。同时,头颈部肿瘤的手术是属于频率敏感手术范畴。所以发达国家头颈部肿瘤治疗中心正在逐步形成和增加,国内大型肿瘤中心也在积极成立头颈部肿瘤治疗中心。总的来说,对于口腔癌的治疗是以手术为主的综合治疗,国际上认可的方法是诱导化疗-手术-放疗-中医中药或生物治疗的序贯治疗,同时应兼顾患者的生存质量。

46.4 舌癌

舌为口腔内的重要器官,对语言、咀嚼、味觉和吞咽等功能起重要作用。舌以人字形界沟为分界,分为舌体与舌根。

（1）临床流行病学

舌癌在口腔癌中最常见。根据上海市1984～1986年肿瘤发病率的统计调查,男性为（0.5～0.6）/10万,女性为（0.4～0.5）/10万;1997年,男性发病率为0.7/10万,女性为0.6/10万,占口腔癌的32.5%～50.6%。美国MD安德森癌症中心的资料显示,舌癌的发病率超过或接近其他口腔恶性肿瘤的总和。近年来的资料表明,无论是国外还是国内,女性患癌者有明显上升的趋势,而且患病年龄亦趋向年轻化。舌癌约85%以上发生在舌体,舌体癌中以舌中1/3侧缘部为最好发部位,约占70%以上;其他可发生于舌腹（约20%）和舌背（7%）;发生于舌前1/3近舌尖部者最少。舌癌的病因与局部创伤（残根残冠及锐利牙嵴）、慢性炎症、烟酒嗜好等有关,有些舌癌来自舌前病变。

（2）病理解剖

舌体癌98%以上为鳞状细胞癌,高分化Ⅰ级者约占60%。舌的血管及淋巴管丰富,舌肌的挤压也促使舌癌早期颈淋巴结转移,所以,舌癌的淋巴结转移率较高。根据近年国内报道,舌癌的颈部淋巴结转移率为29%～38%。复旦大学附属肿瘤医院头颈外科总结212例舌癌中72例有颈部淋巴结转移占34%,原发肿瘤较大的晚期舌癌的淋巴结转移率达43%～46%。其资料显示,T1期的淋巴结转移率为26%（26/98）,T2期为40%（42/105）,T3期为44%（4/9）。颈部淋巴结转移的部位亦随原发肿瘤的部位不同而有所不同:舌缘中、后1/3的舌癌多数首先转移至二腹肌下淋巴结,舌前1/3腹面的舌癌常首先转移至颏下、颌下或颈内静脉中群淋巴结,肿瘤接近或超过中线时则可向对侧颈部淋巴结转移。这些均提示原发肿瘤位置靠前者,颈部转移位置偏前、偏下;原发肿瘤靠后者,颈部转移位置偏后、偏上。舌癌的淋巴结转移灶容易侵犯包膜及淋巴结周围组织,手术彻底性差,据我科资料显示,有颈部淋巴结转移者的5年生存率约为无淋巴结转移者的50%。

（3）临床表现

舌癌早期可表现为溃疡、外生与浸润3种类型。早期症状不明显,溃疡合并感染时引起疼痛、出血和恶臭。后期,舌体癌侵犯舌根时引起放射性耳痛;若大部舌肌或全舌受侵则引起舌固定、流涎、进食困难及语言不清;舌神经受累则引起舌痛、舌感觉减退,甚至麻木;舌下神经受累时,伸舌向患侧偏斜伴同侧舌肌萎缩。舌癌较多发生淋巴结转移,有些患者以颈部淋巴结肿大为第一症状,所以当有颏下、颌下或颈深上、中群淋巴结肿大时,应仔细检查口腔寻找舌部原发灶。

（4）诊断

舌癌的诊断一般比较容易。对疑有恶变可能的舌部病变,如白斑、硬结、糜烂或溃疡,尤其位于舌缘的病变,经2～3周保守治疗后无明显好转或反而加重者,应按病变的深浅分别选择做细针穿刺、切取或钳取活检以明确诊断。舌部病变临床上应与创伤性溃疡、结核、复发性溃疡、小唾腺潴留囊肿及增生性白斑、红斑等癌前期病变相鉴别。

（5）治疗

1）原发肿瘤的处理:早期高分化鳞癌可考虑单纯手术,放疗或冷冻治疗;晚期舌癌应采用化疗＋手术＋放疗的综合治疗,术前诱导化疗常用药物有长春新碱、平阳霉素、顺铂等,舌癌对化疗比较敏感,位于舌前、中1/3的T1期舌癌可经口腔做部分舌切除,切除范围应包括肿瘤边缘以外1 cm以上的正常舌组织,切除后一期缝合。病灶位于舌体后部的或T2、T3期舌癌因其手术显露欠佳宜行下唇正中切开,切开龈唇沟、龈颊沟,将颊瓣翻开行舌切除术,同时根据病灶的大小、深度切除半舌、大半舌甚至全舌,并行一期修复。修复方法很多,常用的有吻合血管的游离皮瓣（前臂皮瓣）或带蒂的肌皮瓣,如胸大肌肌皮瓣和舌骨下肌皮瓣等。复旦大学附属肿瘤医院头颈外科王弘士教授于1979年创立舌骨下肌群皮瓣修复舌缺损的方法。这种皮瓣的优点在于位置接近口腔取材方便,创伤小,手术时间增加不多,术后功能恢复满意,全舌再造后仍能恢复一定的吞咽及语言能力,因而扩大了舌癌的手术适应证,提高了疗效,Ⅳ期的舌癌患者生存率从11.1%提高到42%。但目前流行采用前臂、股外侧等游离皮瓣修复口腔缺损,不但可以维持口腔外形,更可在一定程度上恢复功能。

舌背、舌中1/3舌缘或舌腹面的病灶也采用外放射加间质放射治疗:外放射包括^{60}Co、X线或加速器;间质放疗过去多采用镭针组织间插植治疗;随着人工放射性核素^{192}Ir、^{125}I 和^{198}Au 等的出现及后装技术的发展,镭针治疗已被^{192}Ir 后装组织间治疗所替代,后装技术解决了医务人员的防护问题,同时使用计算机计算放射源周围的等量线,能清楚显示靶区剂量,使放疗计划结果得到保证。术后放疗可巩固疗效,减少局部多发。对于年迈体弱、无手术或放疗条件的患者,根据病情也可采用冷冻治疗。

2) 颈部淋巴结的治疗:颈部的转移淋巴结通常对放射治疗不敏感而采用手术治疗。由于舌癌的淋巴结转移率较高,而且从复旦大学附属肿瘤医院头颈外科的资料分析发现,有无临床颈部淋巴结转移明显影响预后,所以除个别原发病灶较浅表的 T1N0 的病例可以经口行舌部分切除术外,其他期舌癌无论临床有无发现颈部淋巴结转移均行颈部淋巴结清扫术。

46.5 颊黏膜癌

颊黏膜包括上下唇内侧黏膜、颊黏膜、磨牙后区及上下龈颊沟处的黏膜。颊黏膜的后界是翼突下颌缝,同时也是口腔与口咽的侧面分界线,上下界分别是上下龈颊沟。黏膜下腺体丰富但分布不均。若以第一臼齿前缘为界,将颊黏膜分成前后两部分,则前半颊黏膜下的腺体分布稀疏,而后半颊黏膜下特别是磨牙后三角区有丰富密集的腺体,因此颊黏膜癌中的腺上皮来源的肿瘤占颊黏膜癌比例的 10%,较舌体癌高。

（1）临床流行病学

颊黏膜癌是一种常见的口腔癌,发病情况在不同国家和地区有显著的差异。在北美及欧洲地区,颊黏膜癌占口腔癌的 2%～10%。在东南亚、中亚,尤其是南印度地区,口腔癌占全身癌的 15%～23%,而颊黏膜癌在口腔癌的构成比中可高达50%。我国西南部的华西医科大学统计资料提示,颊黏膜癌占口腔癌的 30.22%,略低于舌癌（30.72%）,居口腔癌中的第 2 位;上海交通大学医学院口腔颌面外科 1 751 例口腔癌的统计分析中舌癌占 31.46%,颊黏膜癌占 20.85%,居第 2 位;而广东省肿瘤医院报告颊黏膜癌仅占口腔癌的 9.9%。人种对颊黏膜癌的发生无明显影响,但性别差异显著。20 世纪 20 年代的资料显示,男女性患者之比为 9:1,目前则为 2:1～3:1,这一点类似于舌癌及口底癌的发病情况,女性患者有明显上升趋势。临床观察和实验研究发现,颊黏膜癌与局部遭受物理、化学因素的刺激,癌前病变的存在有关,如咀嚼槟

榔、烟叶及石灰混合物是东南亚等高发地区引起颊黏膜癌的主要病因;此外,吸烟、饮酒,特别是不良的口腔修复体,牙齿的残冠残根等的慢性刺激及口腔卫生与营养不良等均可成为发病的诱因。另外,颊黏膜是口腔白斑的好发部位,临床研究表明,人类颊黏膜癌由白斑转化而来者占 9%～20%。

（2）病理类型

颊黏膜由复层鳞状上皮覆盖,黏膜下富含黏液腺和混合腺,因此颊黏膜癌以鳞状细胞癌为主占90% 以上,其次为腺癌占 5%～10%,其中以腺样囊性癌居多,黏液表皮样癌及恶性混合瘤较少。

（3）临床表现

颊黏膜鳞癌初期病灶常表现为局部黏膜粗糙、糜烂,因无疼痛常被患者忽略。当肿瘤向外浸润至肌层或溃破感染时病情已非早期。位于磨牙后区的颊黏膜癌向内侵润时可累及咽前柱、扁桃体、舌根,引起咽痛及舌活动受限;向深部侵润可累及翼内肌或翼颌间隙引起张口困难;进一步浸润颞间隙可形成颞部肿块。颊黏膜鳞癌通常有溃疡形成伴深部侵润,仅少数表现为疣状或乳突状的外生型,由白斑发展而来的颊黏膜癌常可在患区发现白斑,癌灶呈浸润生长,极易侵入颊肌层和颊脂体进而累及颊部全层,穿破皮肤,并向上下牙龈、唇部、牙槽骨、颌骨等部位蔓延。颊黏膜的腺癌常发生于第一磨牙前缘以后及磨牙后三角区的黏膜下,因系发生于黏膜下的腺体,故早期病灶常表现为局部浸润性肿块,表面黏膜光滑,必须用手指触诊才能明确肿块的部位及大小。当原发肿瘤最大直径不超过 2 cm,进入深度≤2 mm 时通常无淋巴结转移,随着肿瘤的增大及浸润加深,淋巴结的转移率随之增加,其中以颌下淋巴结转移最多见,其次为颈深上淋巴结。

（4）诊断与鉴别诊断

颊黏膜癌的诊断不难,要注意判定癌前病变是否已发生恶变,活组织检查有助于早期诊断,双会诊明确颊黏膜癌浸润的厚度对判定手术方案有帮助,术前 CT/MRI 已在推荐之列。

（5）治疗

由于颊黏膜癌呈浸润性生长,除病灶范围小、浸润浅表的颊黏膜癌(T1)可考虑单纯手术切除外,对中晚期患者目前多主张采用以手术为主的综合治疗,包括术前化疗配合手术治疗和术后补充放疗。颊黏膜癌病灶的切除要有足够的广度和深度,应切除肿瘤及其边缘外 1.5～2 cm 的正常黏膜,切除深

度应包括颊肌在内,若腮腺导管受累则应一并切除残端结扎;若肿瘤累及颊肌、皮下组织甚至皮肤,则应果断地做颊部全层切除;不要盲目为保皮肤而缩小手术范围,此为术后局部复发的主要原因之一;肿瘤侵犯牙槽、齿龈或颌骨时,应做相应的牙槽突或颌骨切除;磨牙后区的颊黏膜癌易侵犯齿龈、咽前柱、扁桃体、软腭、舌根、翼内肌甚至颞下窝,应切除相应的受侵组织;若伴有张口困难,则根据肿瘤浸润深度与范围,附加切除下颌骨升支、颧弓水平以下的颞肌及翼板以下的翼内肌,或齐翼板根部切除包括翼板、下颌骨升支和咀嚼肌群在内的颞下组织,同时一期修复手术缺损。对颊黏膜癌患者颈部淋巴结的处理采用与舌癌相同的原则,除常规清扫颈部各组淋巴结外,还需包括面颊部的面动脉及其周围淋巴结。

(6)预后

文献报道不一,在上海,颊黏膜癌患者的5年生存率为62.2%。

46.6 牙龈癌

牙龈为覆盖于上下颌牙槽突的软组织,由与骨膜相连的纤维组织及复层鳞状上皮组成,无黏膜下层,亦无腺体,故牙龈癌绝大多数为鳞状上皮癌。

(1)临床流行病学

牙龈癌在口腔癌肿仅次于舌癌而居第2位或第3位(次于颊黏膜癌),好发年龄为40~60岁,男性多于女性。牙龈癌在口腔癌中的比例呈逐年下降趋势,从最高32.06%降至目前的20%以内。牙龈癌的发生可能与口腔卫生不良、不良的牙体或义牙有一定的关系。

(2)临床病理学

牙龈癌绝大多数为分化较好的鳞状细胞癌,常发生于两侧的尖牙区或磨牙区的唇颊侧,少数见于前牙区。下牙龈癌较上牙龈癌多见。牙龈癌早期未浸润骨质时,可无颈部淋巴结转移;随着病情的发展,淋巴结转移率从早期的13%~31%增至晚期的41%~58%,下牙龈癌淋巴结转移率较上牙龈癌高,一般首先转移至颌下淋巴结,其次为颈深上淋巴结。牙龈癌的淋巴结转移率低于舌及颊黏膜癌,这可能与牙龈癌的患者较早出现牙痛、牙龈出血等症状而及时就诊有关系。

(3)临床表现

牙龈癌在临床上可表现为溃疡型或外生型,其中以溃疡型较为多见。早期牙龈癌无明显症状,少数患者是在口腔检查时偶然发现,多数患者是因溃疡、牙痛、牙齿松动等牙病就诊时发现。若将牙龈溃疡及乳头状增生误诊为一般的牙龈炎予以拔牙,则可使溃疡经久不愈,并促使肿瘤经牙槽窝向颌骨深部浸润。颌骨牙槽突的骨膜是阻止肿瘤扩散的天然屏障,牙槽牙龈癌开始时是向唇颊侧、硬腭或口底侧扩展,下牙龈内侧肿瘤向口底侵犯或侵入翼内肌引起张口困难。上牙龈癌向深部侵犯可累及上颌窦,产生与上颌窦癌相类似的症状和体征。下牙龈癌侵犯下颌骨累及下牙槽神经时则可引起同侧下唇麻木。牙龈癌可发生颌下或颈深上淋巴结的转移。

(4)诊断及鉴别诊断

50岁以上患者出现不明原因的牙龈溃疡、结节、牙痛、牙龈出血和牙齿松动等症状时,应排除牙龈癌可能,必要时需做活检,口腔科医师对这些患者不能轻易地按一般牙病治疗而误诊,更不要随便拔牙而促使肿瘤扩散。牙龈癌应与以下疾病相鉴别。

1)龈瘤:源自牙周膜活牙槽骨膜,好发于20~40岁的年轻人,生长缓慢,一般呈黄豆粒大,表面光滑,很少恶变。

2)恶性黑色素瘤:常见于上牙龈前中1/3及硬腭,色黑,增大迅速。

3)颌骨肿瘤:如造釉细胞瘤、牙源性囊肿和骨肉瘤等。

4)上颌窦癌:上牙龈癌晚期侵犯上颌窦时很难与上颌窦癌相鉴别,需详细询问病史,了解发病初期的主要症状,上颌窦癌多表现为上龈颊沟肿胀,口腔黏膜光滑,牙齿松动先于牙龈溃疡,鼻塞、鼻涕带血先于牙龈肿胀或溃疡。

(5)治疗

牙龈癌由于早期侵犯骨质,故其治疗主要依靠外科手术。当原发肿瘤较大,侵犯周围区域如颊、口底、上颌窦时,则辅助放射治疗。即使是早期的牙龈癌原则上均应行牙槽突切除,而不能仅行牙龈切除术。较晚期的牙龈癌应做下颌骨矩形或上颌骨次全切除术。如肿瘤已累及下颌神经管出现下唇麻木,应做孔间骨段切除(如下颌孔至同侧或对侧颏孔)直至半侧或超过中线的下颌骨切除术。上牙龈癌已穿入上颌窦者应行全上颌骨切除术。若肿瘤侵犯口底、颊黏膜及磨牙后区,手术切除后形成的组织缺损可采用舌骨下肌皮瓣修复。一侧下颌骨切除后应置斜面导板以固定对侧下颌骨,一般不主张做一期植骨术。上颌骨或硬腭切除后如与鼻腔或上颌窦贯通时,则采用上颚托板封闭缺损。下牙龈癌的颈部淋巴结转移率较高约30%,故可按舌癌的颈部淋巴结处理原则。上牙龈癌淋巴结转移率较低,约为14%,并且颈部与原发肿瘤之间有宽阔的正常中间区,故对N0的病例一般不做预防性颈清扫。

（6）预后

牙龈癌的预后较舌癌及口底癌好,下牙龈癌较上牙龈癌预后好。

46.7 硬腭癌

硬腭形成口腔的顶部,使口腔前部与鼻腔及上颌窦分开,前自上龈嵴后与软腭相连。腭中线及腭黏膜外缘区无黏膜下层,黏膜与硬腭骨膜紧密相连称为黏骨膜;而腭中线两侧有黏膜下层,以两侧第一磨牙连线为界,腭前部含脂肪,后部含丰富的腺体,故硬腭癌中除鳞状上皮细胞癌外还有较高比例的唾腺来源肿瘤。

（1）临床流行病学

硬腭癌不多见,在口腔癌中约占10%,居第4位。硬腭癌在口腔癌中的比例也呈逐年下降趋势,已从20世纪60年代的17.77%降至80年代的9.24%。硬腭癌多见于男性,男女比例约为3∶2。50岁以上好发。硬腭癌的发生与烟酒嗜好有较密切的关系,此外,亦可见于喜好咀嚼烟叶及其他刺激品的患者。

（2）病理学

腭部最好发腺性上皮癌,约为鳞癌的2.5倍,鳞癌在腭部恶性肿瘤中仅约1/4。硬腭的淋巴引流主要是颌下淋巴结和颈深上淋巴结,有时也可转移至咽后淋巴结。

（3）临床表现

硬腭鳞癌初期无症状,仅感黏膜增粗,继而出现肿块,溃疡及出血等症状。肿瘤多呈外生型,边缘外翻,晚期可累及软腭、腭侧牙龈、牙槽突,侵犯腭骨后可穿通鼻腔或进入上颌窦,引起鼻腔癌及上颌窦癌症状。恶性唾腺肿瘤多发生于硬腭后区,初期症状是黏膜下肿块,表面黏膜完整;腺样囊性癌虽然生长缓慢,但侵袭性强,易侵犯神经,位于腭大孔附近的腺样囊性癌可沿翼腭骨进入翼腭窝,再沿三叉神经第二支经圆孔进入颅底引起上颌神经受侵的症状,进入颅底者可侵犯半月神经节引起下颌及眼神经的

症状。因硬腭的淋巴引流主要沿齿弓内侧向后绕臼后再向下回流,故转移至颈深上淋巴结多于颌下淋巴结。又因硬腭位于中线,故其原发肿瘤接近或超过中线时易引起双侧的颈部淋巴结转移,对侧的转移部位多见于颈深上淋巴结。

（4）治疗

硬腭癌特别是腺癌的治疗以手术为主。晚期硬腭鳞癌侵入鼻腔、上颌窦或翼颌间隙时,宜先行放射治疗后再行手术切除。腺样囊性癌宜补充术后放疗。硬腭癌未侵润骨膜者,可沿肿瘤边缘1～1.5 cm做切口直达骨膜下,在骨膜与骨之间分离切除肿瘤;若肿瘤外缘超过齿弓则应将该处的牙槽骨凿除;疑有骨膜或骨质受侵则应截除骨板,但应注意尽量避免损伤上颌窦及鼻底的黏膜,黏膜创面可用游离皮片加压打包;若肿瘤已穿破骨质,则可采用鼻旁上唇正中切口,打开上颌窦暴露鼻底,看清肿瘤上缘后按上颌窦癌或鼻腔癌的处理原则行切除术,亦可采用下唇正中加舌骨上颈部切口入路进行手术,特别是当同时伴有颈部淋巴结转移时更适合。切除上颌窦及鼻底造成的缺损可用预制的上颚托板予以覆盖。若患者全口无牙或全硬腭切除后,可采用舌骨下肌皮瓣重建腭缺损。硬腭癌的颈部淋巴结转移率随肿瘤的病理类型及病期而不同,如腺样囊性癌淋巴结转移较少。硬腭癌的淋巴结转移率一般在40%左右,除常规行治疗性颈部清扫外,对晚期患者可考虑行单侧或双侧选择性颈清扫。

46.8 口底癌

口底呈半月形,前为下牙弓,内为舌下面,后界舌腭弓,舌系带将口底分为左右两侧。口底黏膜下有舌下腺、颌下腺前部及其导管。舌系带止点两侧、下颌切牙后方的前口底黏膜下有丰富的小涎腺称为切牙腺。因此,口底除鳞状细胞癌外还有不少涎腺来源的腺癌。

（1）临床流行病学

在西方国家,口底癌仅次于舌癌,十分常见。而在我国,口底癌却并不多见,常列在口腔癌的末位。口底癌的好发年龄在40～60岁,病因及诱发因素与其他的口腔癌相似。

（2）病理学

病理类型多为中度或高度分化的鳞状上皮细胞癌,少数为涎腺来源的腺癌。早期可无淋巴结转移;

中晚期患者初诊时,颈部淋巴结转移率与舌癌接近。转移部位多见于颌下区及颈深部上淋巴结。由于口底位于中线,没有明确的分界,因此口底癌较易发生双侧的颈部淋巴结转移。

（3）临床表现

口底癌以发生在舌系带两侧的前口底较常见,局部可表现为溃疡或肿块。由于口底区域不大,极易侵犯舌系带而累及对侧,并很快向前侵犯牙龈、下颌骨,向后侵犯舌腹面。晚期可向深部侵犯颏舌肌导致舌的运动障碍,引起疼痛,流涎明显。口底癌较多发生颈部淋巴结转移,最易转移的是颏下、颌下淋巴结,其次为颈深上淋巴结。

（4）治疗

口底癌的治疗原则与其他口腔癌相同,包括对原发肿瘤及转移淋巴结的处理。除 T1 期口底癌可考虑单纯放疗或局部切除外,中晚期病例应采用术前化疗、手术、术后放疗为主的综合治疗。鉴于口底癌易早期侵犯下颌舌侧牙龈及骨质,故在切除口底原发性病灶时,常需同时行下颌骨牙槽突或下颌骨方块状切除术。较晚期的病例还应将口底肌群、舌下腺、舌腹面舌体部分切除。下颌骨受侵者应行下颌骨体部分切除。口底组织缺损常用舌骨下肌皮瓣修复,下颌骨缺损可用钛合金板或不锈钢针固定。口底癌的颈部淋巴结转移率较高,一般在 40% 左右,可考虑行选择性颈清扫术,早期的前口底癌可行双侧肩胛舌骨上淋巴结清扫术,晚期口底癌已有淋巴结转移者行患侧全颈淋巴结清扫术及对侧肩胛舌骨上清扫术。

（5）预后

口底癌 5 年生存率较舌癌差,晚期预后更差,文献报道变化较大,平均 5 年生存率为 50%。

（沈　强　张　凌）

主要参考文献

[1] De Sanctis V, Merlotti A, De Felice F, et al. Intensity modulated radiation therapy and oral mucosa sparing in head and neck cancer patients: a systematic review on behalf of Italian Association of Radiation Oncology-Head and neck working group[J]. Crit Rev Oncol Hematol, 2019, 139: 24 - 30.

[2] D'Souza W, Saranath D. Oral cancer molecular landscapes, and clinical practice[J]. OMICS, 2017, 21 (12): 689 - 703.

[3] Levi LE, Lalla RV. Dental treatment planning for the patient with oral cancer[J]. Dent Clin North Am, 2018, 62(1): 121 - 130.

[4] Sah AK, Vyas A, Suresh PK. Application of nanocarrier-based drug delivery system in treatment of oral cancer[J]. Artif cells nanomed biotechnol, 2018, 46 (4): 650 - 657.

[5] Valdez JA, Brennan MT. Impact of oral cancer on quality of life[J]. Dent Clin North Am, 2018, 62(1): 143 - 154.

[6] Varela-Centelles P, Seoane J, Lopez-Cedrun JL, et al. The length of patient and primary care time interval in the pathways to treatment in symptomatic oral cancer, a quantitative systematic review[J]. Clin Otolaryngol, 2018, 43(1): 164 - 171.

[7] Wang M, Niu W, Qi M, et al. Nicotine promotes cervical metastasis of oral cancer by regulating peroxiredoxin 1 and epithelial-mesenchymal transition in mice[J]. Onco Targets Ther, 2019, 12: 3327 - 3338.

47 涎腺肿瘤

涎腺又称唾液腺,是分泌唾液的腺体。大涎腺共3对,即腮腺、颌下腺和舌下腺;小涎腺又称副涎腺,其分布广、数量多,主要在口腔、鼻旁窦及气管等处的黏膜下。涎腺肿瘤绝大多数起源于腺体,少数可来自涎腺的间质、血管和淋巴网状组织,如血管瘤、恶性淋巴瘤、神经鞘瘤等。头颈部的恶性肿瘤有时可以转移至腮腺内或颌下区域淋巴结,易误认为涎腺肿瘤,应仔细鉴别。涎腺肿瘤的治疗主要是外科手术。外科医师对涎腺肿瘤的病理类型、生物学特性、临床分期及局部解剖需有充分的了解,才能采用相应的手术方式。近年来,随着对涎腺肿瘤认识的提高,手术的指征及操作逐渐趋向统一和规范,疗效进一步改善。但由于解剖部位和病期的限制,对有些较晚期的肿瘤单纯手术的疗效仍不理想。近10年来,国内外一些医院开展手术加放疗和化疗的综合治疗,显著提高了这类肿瘤的切除率和患者的生存率。随着对肿瘤生物学的认识和靶向治疗的兴起,针对涎腺肿瘤的靶向治疗药物的临床试验也正在进行。

47.1 流行病学及病因

涎腺肿瘤并不罕见,但涎腺肿瘤的流行病学资料却不丰富。将所有的涎腺肿瘤考虑在内,全球的年发病率为0.4/10万~13.5/10万,恶性肿瘤的发病率为0.4/10万~2.6/10万。涎腺肿瘤在头颈部肿瘤中占3%~12%,约占全身肿瘤的1.2%。约80%的涎腺肿瘤位于腮腺,10%位于颌下腺,1%在舌下腺,其余分布在小涎腺,其中最常见的受累部位为腭。我国目前还没有全国性资料。根据1972~1999年上海市恶性肿瘤的统计资料,1972~1974年,恶性涎腺肿瘤平均每10万人中男性发病率为0.5人,女性为0.6人;而1996~1999年平均每10万人中男性发病率为0.7人,女性为0.7人,发病率有上升趋势。

多形性腺瘤是最常见的涎腺肿瘤,约占所有涎腺肿瘤的一半,乳头状淋巴囊腺瘤(Warthin瘤)次之(30%);黏液表皮样癌是最常见的恶性涎腺肿瘤,腺样囊性癌紧随其后(20%)。1956~1990年,复旦大学附属肿瘤医院共收治大涎腺肿瘤1 644例,其中良性856例、恶性788例。恶性中,女性329例(41.7%)、男性459例(58.3%);良性中,混合瘤712例(83%)。儿童患涎腺肿瘤较少见,文献报道<16岁患者不到3%,最常见的大多为良性混合瘤、血管瘤和淋巴管瘤。根据复旦大学附属肿瘤医院1 644例涎腺肿瘤的资料,<16岁患者有25例(1.5%),其

中恶性肿涎腺肿瘤 18 例,混合瘤 7 例;年龄最小仅 4 岁。涎腺肿瘤的病因不明,与其他头颈部肿瘤不同,吸烟、饮酒与恶性涎腺肿瘤发病的关系并不明确,涎腺的慢性炎症似乎也并不是一个肯定的影响因素。营养可能是危险因素,低维生素 A 和维生素 C 与高发生率相关。年轻时患过良性肿瘤的患者(如多形性腺瘤)有患恶性腮腺肿瘤的高危险性,可能这类肿瘤有恶性转换的可能(3%～10%)。辐射可能是另外一个病因,日本核爆炸幸存者和儿童时接受放疗的患者,其发病率增高,并且有病种的特异性。根据日本广岛和长崎原子弹爆炸后幸存者的数据显示,黏液表皮样癌和 Warthin 瘤随着接受放射剂量的增加而发病率增高;病毒与涎腺肿瘤也有明确的相关性,在淋巴上皮癌的病灶内可以检测到 EBV,在多形性腺瘤中证实有猿猴空泡病毒 40(SV40)的序列。另外,工业暴露与涎腺肿瘤相关,镍、铬、石棉工业接触者其涎腺肿瘤的发病率增加。最后,遗传因素在涎腺癌的发生中亦可能发挥重要作用。

47.2　临床特征和诊断

涎腺肿瘤最常见的临床特征是相应涎腺部位出现肿块。腮腺肿瘤大多数(80% 以上)发生于浅叶,少数(15%)发生于深叶,极少数可发生于副腮腺。良性肿瘤大多生长缓慢,表现为腮腺区质韧、结节样的肿块,因为几乎没有任何自觉症状,大多是患者无意中发现。良性混合瘤均不会出现面神经麻痹症状,即使肿瘤体积巨大,也不会出现面瘫症状。腮腺深叶肿瘤一般表现为下颌后区的腺体出现弥漫性肿胀、饱满。恶性肿瘤的生长通常比较迅速,可伴有疼痛,侵犯面神经时则可出现面瘫症状,有时甚至以面神经瘫痪为首发症状。恶性肿块通常质地较硬,边界不清,同周围组织粘连且活动性较差。

颌下腺肿瘤约占涎腺肿瘤的 10%,其临床表现通常为颌下区内无痛性肿块。良性肿瘤通常生长缓慢,多为多形型腺瘤,病程较长;恶性肿瘤生长较快,患者常有局部疼痛感。如患者主诉一侧舌痛或舌体麻木,应高度警惕舌下腺或颌下腺肿瘤的存在,此类症状表明肿瘤可能累及舌神经。肿瘤侵犯舌下神经时则会出现舌运动障碍,伸舌时偏向患侧,严重时可导致舌萎缩,并出现舌震颤症状。各病理类型中,最常出现神经侵犯的是腺样囊性癌,其次是黏液表皮样癌。

小涎腺肿瘤的临床症状多为黏膜下的无痛性肿块,有时呈溃疡型。多数小涎腺肿瘤为恶性。腺样囊性癌在出现肿块的同时,1/3 的患者会伴有疼痛和灼痛感。若小涎腺恶性肿瘤侵犯翼肌,常常导致张口受限;肿块向口内生长时,可充满口腔,严重时出现进食障碍。

涎腺肿瘤因可产生肿瘤细胞种植,故而不进行切取活检。细针穿刺可以很好地弥补这一缺点,其诊断准确率可以达到 95% 以上。迄今,尚未见采用细针穿刺导致种植转移的报道。

47.3　诊断与检查

涎腺肿瘤是临床上较为常见的病变,B 超、PET/CT、^{99m}Tc 显像、CT 和 MRI 等是术前重要的影像学检查方法。

B 超能确定涎腺内有无占位性病变,无创伤,费用低,可重复检查,B 超对肿瘤的生长方式、大小及性质的判断亦起到一定作用。囊性肿瘤内部常表现为无回声区;实性肿瘤内部多为低而均匀的回声;恶性肿瘤则多表现为边界不清楚,形态不规则的肿块,内部回声不均,后壁及后方回声减弱。

CT 和 MRI 在肿瘤的定位和定量方面显示出极大优点,能够清楚地显示涎腺内的肿瘤,特别是对腮腺深叶和小涎腺肿瘤的检出及诊断具有重要价值,但在确定肿块良恶性上却略显不足。CT 能够精确定位肿瘤所在位置,了解肿瘤与周围组织的关系,当肿瘤同颈部大血管界限不清时,可通过 CT 行动态增强扫描加以区分;对于小涎腺肿瘤,CT 扫描同样具有参考价值。比较而言,CT 对是否有骨质侵犯的判断更加准确,由于 MRI 对软组织的分辨率明显高于 CT,因而可以分辨肿瘤同神经的关系,同时也使得肿瘤与血管的关系能够得到更好的显示。密度差异可以区分良恶性肿瘤,良性涎腺肿瘤密度或信号较均匀;恶性肿瘤在 CT 上密度多不均匀,常有坏死和出血,在 MRI 上多表现为长 T1 短 T2,信号多不均匀,故推测肿瘤内部结构的不均匀性一定程度上提示恶性可能。

细针抽吸活检是细胞学检查,不同于以往的吸取活检。其操作简单安全,能用来初步鉴别良性和恶性肿瘤,所以该方法目前应用甚广。但临床上认为是混合瘤时,诊断和手术可以一次完成,最好避免细针穿刺。从理论上讲,刺破混合瘤包膜,瘤细胞可能会被带至包膜外导致种植,从而增加术后复发的机会。对于晚期涎腺癌或非手术治疗的病灶,用细针吸取以明确病理性质是十分必要的。细针吸取也有不足之处,有时未吸到代表性组织而误诊为良性肿瘤,所以诊断要结合临床,必要时可重复进行。涎腺肿瘤细针穿刺细胞学检查的灵敏度、特异度分别为92%和100%。

FDG-PET 广泛应用于鉴别良性和恶性肿瘤。在一项研究中发现,Warthin 瘤、恶性腮腺肿瘤、良性腮腺肿瘤的标准化摄取值(SUV)值分别为 7.06±3.99、5.82±3.95 和 2.07±1.33。Warthin 瘤作为一种良性肿瘤,其高的 SUV 值是造成 PET 用于鉴别良恶性腮腺肿瘤的混淆因素,因此,PET 检查用于鉴别腮腺肿瘤一定要与其他检查相结合,首先将可能的 Warthin 瘤排除,这样才能增加根据 SUV值来鉴别肿瘤良恶性的价值。另外,多形性腺瘤也具有高 SUV 值的可能,这可能归因于其高的生长活性。

^{99m}Tc 不仅可用于甲状腺和骨的扫描,还可应用于涎腺肿瘤的诊断。几乎所有涎腺肿瘤,不论良性、恶性,用^{99m}Tc 扫描均有冷结节,只有 Warthin 瘤或嗜酸细胞腺瘤呈热结节。特别是应用维生素 C 刺激促使唾液排空后,Warthin 瘤内仍有较多的^{99m}Tc存留,所以^{99m}Tc 扫描对 Warthin 瘤有特殊的诊断价值。

47.4 病理类型及分期

涎腺肿瘤的病理类型十分复杂。以黏液表皮样癌、腺样囊性癌为最常见肿瘤。恶性多形性腺瘤、腺癌、腺泡细胞癌、乳头状囊性癌较常见,鳞状细胞癌、伴有淋巴间质样未分化癌、涎腺导管癌、基底细胞腺癌、肌上皮癌、黏液腺癌等较少见(表47-1)。

表 47-1 涎腺肿瘤的病理分类

恶性肿瘤	良性肿瘤	恶性肿瘤	良性肿瘤
腺泡细胞癌	多形性腺瘤	嗜酸细胞腺癌	乳头状涎腺瘤
黏液表皮样癌	肌上皮瘤	涎腺导管癌	囊腺瘤
腺样囊性癌	基底细胞腺瘤	非特异性腺癌	软组织肿瘤
多形性低度恶性腺癌	Warthin 瘤	肌上皮癌	血管瘤
上皮-肌上皮癌	嗜酸细胞腺瘤	癌在多形性腺瘤中	淋巴造血系统肿瘤
非特异性透明细胞癌	管状腺瘤	癌肉瘤	Hodgkin 淋巴瘤
基底细胞腺癌	皮脂腺瘤	转移性多形性腺瘤	弥漫性大 B 细胞淋巴瘤
皮脂腺癌	皮脂淋巴腺瘤	鳞状细胞癌	结外边缘区 B 细胞淋巴瘤
皮脂淋巴腺癌	非皮脂淋巴腺瘤	小细胞癌	继发性肿瘤
囊腺癌	导管乳头状瘤	大细胞癌	
低度恶性筛状囊腺癌	内翻性导管乳头状瘤	淋巴上皮癌	
黏液腺癌	导管内乳头状瘤	成涎细胞瘤	

涎腺肿瘤的分期目前所用的是 UICC2017 年第8版的国际 TNM 分类分期(表47-2、47-3),相比 2002 版的国际分期和 2010 版的国际分期更加细化。

表 47-2 涎腺肿瘤 TNM 分期

分期	定 义
原发肿瘤(T)	
Tx	原发肿瘤不可测
T0	无原发肿瘤证据
T1	肿瘤最大直径≤2 cm 且无实质组织外侵犯*
T2	肿瘤最大直径>2 cm 但是≤4 cm 且肿瘤无实质组织外侵犯

分期	定　义
T3	肿瘤最大直径＞4 cm 和/或者肿瘤有实质组织外侵犯
T4a	中度晚期疾病,肿瘤侵犯皮肤、下颌骨、耳道和(或)面神经
T4b	重度晚期疾病,肿瘤侵犯颅骨和/或翼突内侧板和(或)包绕颈动脉
局部淋巴结(N)	
Nx	局部淋巴结不能评估
N0	局部无淋巴结转移
N1	转移局限于一侧单个淋巴结,转移淋巴结最大直径≤3 cm
N2	转移局限于一侧单个淋巴结,转移淋巴结最大直径＞3 cm 但是≤6 cm;或者转移淋巴结一侧有多个,转移淋巴结最大直径≤6 cm;或者转移淋巴结位于身体两侧或者有对侧淋巴结转移,转移淋巴结最大直径≤6 cm
N2a	转移局限于一侧单个淋巴结,转移淋巴结最大直径＞3 cm 但是≤6 cm
N2b	或者转移淋巴结一侧有多个,转移淋巴结最大直径≤6 cm
N2c	或者转移淋巴结位于身体两侧或者有对侧淋巴结转移,转移淋巴结最大直径≤6 cm
N3	单个转移淋巴结直径＞6 cm
远处转移(M)	
M0	无远处转移
M1	远处转移

* 无实质组织外侵犯是指临床上和肉眼证据无软组织侵犯。单独的镜下侵犯证据不是实质组织外侵犯的分类目的

表 47-3　涎腺肿瘤临床分期

分期	定　义		
Ⅰ 期	T1	N0	M0
Ⅱ 期	T2	N0	M0
Ⅲ 期	T3	N0	M0
	T1	N1	M0
	T2	N1	M0
	T3	N1	M0
Ⅳ A 期	T4a	N0	M0
	T4a	N1	M0
	T1	N2	M0
	T2	N2	M0
	T3	N3	M0
	T4a	N2	M0
Ⅳ B 期	T4	任意 N	M0
	任意 T	N3	M0
Ⅳ C 期	任意 T	任意 N	M1

47.5　涎腺肿瘤的治疗

随着对涎腺肿瘤认识的深入,目前越来越强调首次治疗的重要性。在采用治疗前,一个相对明确的临床诊断是重要的,目前已经基本放弃治疗前的活检手术,而是根据临床、超声、CT 等影像学检查,再结合必要的细针穿刺活检,得到一个明确的诊断,然后设计手术方案,手术中送冷冻病理检查,根据结果确定进一步的手术范围,这样做更加符合无瘤原则。手术方式上已经基本放弃了肿瘤局部的剜除术和局切术,而采用腮腺浅叶切除、腮腺下极切除和颌下三角清扫术等包含安全范围的手术方法。

涎腺恶性肿瘤的发病率相对较低、病理学分类复杂,当前尚无根据随机化、对照、前瞻性临床试验来证实现行治疗方法有效性的确凿证据。在 NCCN 的临床实践指南中,对发生于大涎腺的肿瘤有明确的管理策略,2017 年 NCCN 发布新版头颈部肿瘤指南提出了涎腺恶性肿瘤处理的一般流程(图 47-1),但有一点需要说明的是,即使是 NCCN 实践指南,也大多是专家的实践经验,在临床实践中仍需结合患者的具体情况和我们国家目前的医疗现状,给予患者个体化的治疗。

47.5.1　手术治疗

手术的方式有多种,要根据肿瘤的病理类型、解剖部位来选择,术中冷冻病理检查对于决定手术方案有重要意义。

(1) 腮腺手术

1) 腮腺浅叶切除术:适用于腮腺浅叶的混合瘤和其他良性肿瘤,同样也是术前不能判断良性和恶性肿瘤时的首次诊断手术。沿着面神经和面后静脉表面进行解剖,神经不易损伤,且失血量少,可将腮

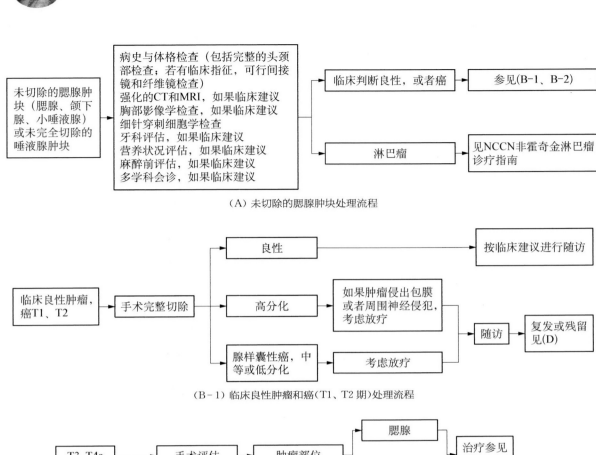

（A）未切除的腮腺肿块处理流程

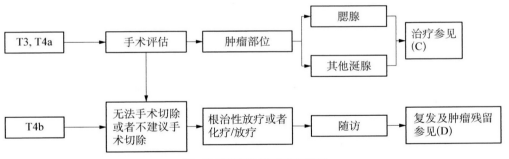

（B-1）临床良性肿瘤和癌(T1、T2 期)处理流程

（B-2）癌 T3 和 T4 期处理流程

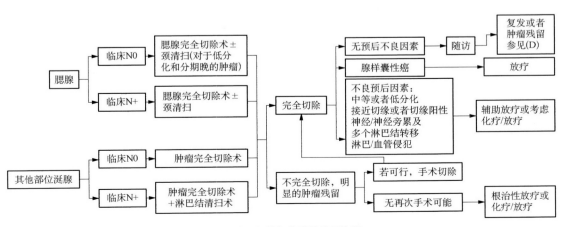

（C）腮腺和其他部位涎腺处理流程

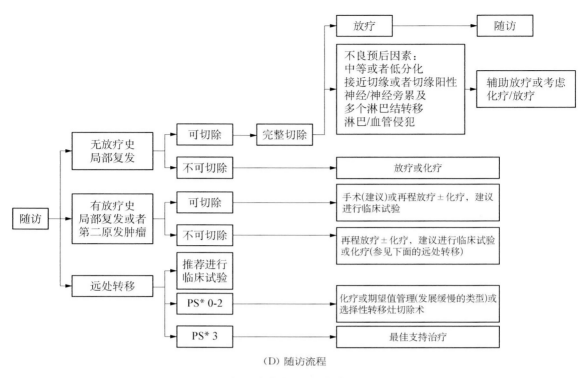

（D）随访流程

图 47－1　2017 年涎腺肿瘤 NCCN 指南涎腺疾病处理流程

＊：PS＝performance status（ECOG）

腺浅叶和肿瘤一并切除,是一种"干净"的符合生理解剖的手术。手术切口从耳屏前开始垂直向下,绕过耳垂折向耳后再转向前经下颌骨角和下颌骨下缘平行,距下颌骨下缘 2～3 cm,切开皮肤、皮下脂肪及颈阔肌,沿腮腺筋膜向前游离,直至腮腺前缘。在极薄、透明的咬肌筋膜下可以隐约看到面神经的部分分支,接下去关键在于解剖面神经。寻觅面神经的方法很多,一种是静脉法,面神经下颌缘支和颈支在面后静脉前或后交叉而过,在该静脉的表面或深面即可找到下颌缘支,再向后追溯即可找到面神经总干。另一种是下颌角法,以下颌角为标志,在腮腺前缘轻轻切开咬肌筋膜就可看到下颌缘支。这 2 种方法都是先找到分支再追溯总干,部位表浅,位置恒定,操作比较简便。有学者主张直接寻觅面神经总干,利用乳突和二腹肌后腹作标志,将腮腺后下缘向前牵拉,在外耳道软骨和二腹肌形成的三角顶部钝性分离即可找到面神经总干。以上几种解剖面神经的方法最常用,主要根据肿瘤的部位和医师的习惯正确选用,但应熟悉多种方法,因为面神经的解剖标志并不总是恒定的。

2）全腮腺切除术:适用于腮腺恶性肿瘤或位于腮腺深叶的混合瘤。先做腮腺浅叶切除,将面神经诸分支完全游离,于二腹肌后腹靠近下颌角处断扎颈外动脉,于下颌骨升支后缘断扎颌内动、静脉,于耳屏前方断扎颞浅动脉,最后将腮腺全部切下。有时咽突部腮腺组织较少,可从颈外动脉表面剥下,不必切除动脉。腮腺癌的切除范围还必须考虑其病理类型和病变的浸润程度,高度恶性的癌或复发性癌局部有广泛浸润者,除全腮腺切除外还需扩大切除范围,包括耳颞神经、咬肌、下颌骨、皮肤和其他有关组织。总之,凡肉眼可见的病灶应尽可能地切除,必要时根据术时发现将可疑的切缘送冷冻病理检查,以确定切除是否足够。对于靠近肿瘤的面神经分支,必须一并切除,特别对有神经浸润倾向的腺样囊腺癌,一般多不主张保留面神经。对于小病灶,在不影响手术彻底性的情况下,尽量保留下颌缘支和眼支。如果肿瘤是低度恶性、病灶又较小,肉眼未见面神经或周围组织浸润,做保留神经的全腮腺切除术还是可行的。

3）咽旁间隙腮腺深叶肿瘤切除术:少数来自腮

腺深叶咽突部位的肿瘤,限于颅底和后壁的解剖,只能向咽旁间隙发展,造成患侧软腭和扁桃体移位。常规的手术入路无法暴露肿瘤。操作的方法改从下颌区入路,切断茎突下颌韧带进入咽旁间隙,此法适用于较小的肿瘤。另一种手术入路是切断下颌骨升支,充分暴露肿瘤前壁,肿瘤切除后下颌骨可以复旧。

(2)颌下腺手术

颌下腺任何肿块最小的手术就是颌下三角清扫术。如果是恶性肿瘤要仔细检查神经有无受到浸润,一般面神经下颌缘支受侵者少,但相邻的下颌舌骨肌、舌下神经、口底很可能成为肿瘤扩散的途径。特别是腺样囊腺癌常浸润舌下神经,肉眼可见受累的神经呈束样增粗。手术一定要切到正常神经为止,但切端还是要送冷冻病理检查,可及时决定是否需补充切除。如果下颌骨或周围软组织受累,手术范围还应扩大。关于颈淋巴结清除与否,指征同腮腺肿瘤。

(3)舌下腺手术

舌下腺最常见的恶性肿瘤是腺样囊性癌,其次是黏液表皮样癌。外科手术是舌下腺肿瘤治疗的首选,但手术的范围需根据疾病的程度设计。对于小的肿瘤,局部的充分切除包括舌下腺和导管是足够的。但当肿瘤>2 cm,更广范围的切除是必需的,尤其对于高危的腺样囊性癌,包括切除舌神经,并且冷冻病理检查远端切缘。当肿瘤侵犯骨膜时,做部分下颌骨切除;当有明显的骨受累时,节段性的下颌骨切除是必要的。

47.5.2 手术并发症

涎腺肿瘤位于头颈部血管神经密集分布的地方,因此术后的并发症常常伴有神经损伤及术后出血,一些特殊部位的手术涉及术后重建,其并发症更加复杂。

(1)面神经损伤

腮腺切除术后有30%～60%的患者发生暂时性的面神经功能减退,4%～6%发生永久性的面神经损伤。下颌缘支是最常见的面神经损害支,在腮腺及颌下腺手术过程中经常会损伤到面神经,面神经损伤以机械性损伤为主,故术中对面神经的确切显露是防止损伤的关键。在手术过程中,面神经可有程度不等的损伤,但只要神经未切断,一般可望在3～6个月内恢复。但若手术过程中对面神经牵拉

过度,可以发生全部或某一支分支的神经瘫痪,一般给予积极治疗也能恢复。少数患者可有轻度的后遗症。腮腺手术后出现面神经下颌缘支损伤的概率要远高于其他分支的损伤,这可能是因为面神经下颌缘支细长、位置表浅走行较长、分支较多造成的。颌下腺手术过程中,也最容易损伤面神经下颌支,下颌缘支的损伤可造成明显的患侧下唇瘫痪。术中面神经不得不或意外被切断或切除者,除非恶性肿瘤未能切净,一般应立即进行面神经修复,行端端吻合,这种情况下,面神经恢复时间比较长,一般需要8～12个月。术后面神经麻痹者,可进行表情肌功能训练以促进神经功能恢复。预防面神经损伤最重要的方法是需要全程显露面神经的分支,避免钳夹及持续牵拉;若术后出现面神经损伤症状,可行局部注射维生素或通过面肌功能训练促进恢复。

(2)舌神经损伤

在行颌下腺切除过程中容易损伤舌神经,舌神经损伤的常见症状是舌麻木,以舌尖麻木最为明显。如舌神经未完全切断,则麻木症状可逐渐恢复。如果舌神经完全切断,可以使用神经缝合术、移植术、套管术等进行修复,但目前的研究表明,舌神经修复效果有限。

(3)舌下神经损伤

舌下神经损伤常见症状是伸舌向患侧偏移,舌体活动不灵活,患侧舌体可出现体积增大,肌张力降低或震颤症状。易出现于结扎面动脉近心端时不慎损伤。舌下神经位于二腹肌中间腱上方,分离时应注意贴近腺鞘分离。

(4)耳大神经损伤

耳大神经主要感知耳郭及其周围的皮肤感觉,关于耳大神经在腮腺手术中的保留问题一直存在争议,我们认为在不影响肿瘤切除的情况下,应常规保留,术中耳大神经切断可致术后耳垂麻木,若不可避免地切除了神经,手术后随着时间的推移可有感觉神经末梢再生,耳垂麻木感将逐渐减轻。

(5)术后出血

头颈部血管网密集,功能复杂,术后的吞咽、呕吐等动作极易造成血凝块的脱落,术中止血不全面或者结扎不牢靠,常常导致术中及术后出血,严重者可造成灾难性的后果。如舌下腺术后出血,如果不能及时发现,常导致口底血肿而影响呼吸,严重时可致窒息死亡,其出血主要原因包括舌深动静脉损伤,紧急处理的方法是结扎颈外动脉,清除血凝块,必要

时需行气管切开术。预防术后出血最关键的是术中及术后的止血必须彻底,对于重要血管应双重结扎,必要时缝扎。

(6) 术后复发

涎腺肿瘤术后都有可能出现复发,腮腺肿瘤术后的复发临床上比较常见,复发多为混合瘤及腺淋巴瘤,一般认为肿瘤的复发率与手术切除不彻底或肿瘤细胞种植有关,术中不可随意切破包膜,对于可能为多中心的肿瘤主张采用扩大切除术,是预防复发的有效手段。

(7) 涎瘘

涎瘘多发生于腮腺手术后,其原因在于腮腺是一个多突起不规则腺体。完全切除不可能,由于残留的腺体仍有分泌功能造成,所以涎瘘一般发生在术后 5~7 d。涎瘘是腮腺手术常见的并发症,其诊断标准为术后耳下或耳后区轻度肿胀,伴或不伴有波动感,穿刺可抽出容量不等的清亮液体,并随进食咀嚼运动而增加。其原因可能为,如果术后残存的腺体较多,或术中遗漏结扎叶间导管,均可因唾液潴留导致手术区局部皮下积液。所以腮腺术后需注意保持负压引流通畅,保证皮瓣与创面贴合良好,可在一定程度预防或减少局部积液的发生。预防涎瘘的关键在于腮腺分支导管的仔细分离、结扎及彻底切除腺体。

(8) Frey 综合征

Frey 综合征又称耳颞神经综合征、味觉性出汗综合征,其典型的三联征是:味觉性出汗、颜面潮红、耳前区和颞区的湿热感。其发生率在不同的研究中变化较大,很可能是由评价标准不同造成的,应用碘淀粉实验证实 90% 的患者发生该并发症。Frey 综合征通常术后 3~6 个月出现,亦有报道术后 1 周出现。Frey 综合征在腮腺切除术后的患者中很常见,因对生活质量影响不大而未引起临床医师的重视,国内的患者也比较少对这一疾病提出治疗需求。此症发生的原因主要是术中切断了副交感神经分泌神经支与皮肤汗腺和浅表血管的交感神经支错位再生连接,导致刺激涎液分泌后,出现皮肤出汗与潮红。预防味觉出汗综合征的方法是手术中利用颞肌筋膜瓣及胸锁乳突肌瓣等覆盖创面,可明显降低 Frey 综合征的发生率。保守治疗可采用抗胆碱能制剂如 20% 氯化铝的乙醇液及 3% 的毛果芸香碱等局部涂抹,可短暂起效。

47.5.3　放疗

由于解剖位置的关系,涎腺肿瘤大多毗邻重要的血管神经,限制了手术的根治性,因此除了对一些早期、小体积、低度恶性的可以根治的涎腺肿瘤外,临床上许多涎腺恶性肿瘤必须配合放疗。涎腺肿瘤因放疗后反应和消退缓慢,常误认为其对放疗不敏感。近年随着现代放疗技术的进展,涎腺恶性肿瘤术后放疗的局部控制率明显提高,并发症也明显减少。由于涎腺肿瘤发病率低,没有 Ⅲ 期的随机临床试验去比较单纯手术和手术加术后放疗的疗效,大多数报道来自回顾性资料。根据北美 5 个治疗中心 20 世纪 90 年代发表的研究结果显示,术后加用放疗无论对局部控制率还是生存率都带来了提高,辅以术后放疗区域局部控制率可提高到 88% 左右。

(1) 术后放疗的适应证

1) 手术安全边界不足(腮腺深叶、面神经保留的手术)。

2) 手术切缘阳性,肉眼残留或无法手术切除及不能手术的病例。

3) 组织学恶性程度高或侵袭性强的肿瘤(如未分化癌、鳞状细胞癌、腺样囊性癌、低分化黏液表皮样癌等)。

4) 肿瘤腺体包膜外侵犯累及皮肤、肌肉、骨及神经等。

5) 颈部淋巴结转移。

6) 手术中肿瘤破裂。

7) 复发病变,包括反复复发的低度恶性病变。

(2) 放疗剂量

目前推荐的术后放射剂量为 (60~66) Gy/(30~33) 次/(6~7) 周,而手术切缘阳性或 T4 期大病灶病例可能需要更大的剂量。对于已知残留病变或不能手术的病变,一般给予 (66~70) Gy/(30~35) 次的剂量,对于镜下病变,剂量为 55~60 Gy,选择性的颈淋巴结预防照射 50 Gy/25 次。近年来,由于 3DCRT 及 IMRT 技术的广泛开展和应用,在给予靶区体积足够剂量覆盖的前提下,同时能很好地保护正常组织,避免脊髓及对侧唾液腺的过量照射。推荐的正常组织剂量一体积限定为脊髓 Dmax 45 Gy 或 1 cm³ 体积 ≤50 Gy;健侧腮腺平均剂量 <26 Gy 或健侧腮腺 50% 腺体受量 <30 Gy。

(3) 放疗范围

1) 腮腺肿瘤:对于低度恶性的局部病变,淋巴结转移的发生率低,这些病变的治疗一般不包括颈部淋巴结区,仅给予肿瘤床原腮腺区的照射。对于其他有高危因素的病变,照射范围包括全腮腺区及至少同侧的上颈淋巴引流区。颈淋巴结阴性,只做同侧上半颈淋巴结预防性照射。有多个颈淋巴结转移者,应包括同侧上颈淋巴结及下颈淋巴结、锁骨上淋巴结预防性照射。病灶如侵及面神经,则照射范围应包括部分颅底,特别是面神经出颅处颈乳孔,这对腺样囊性癌特别重要。

肿瘤侵袭限于一侧腮腺浅叶,深叶无受袭:可用单侧照射野,采用 6 MV X 线加电子线混合照射;如病灶位于深叶或靶区涉及面神经,可采用加楔形板的成角侧斜野照射。体位的选择可根据使用的固定装置取侧卧位或仰卧位。通常射野上界达颅底或颧弓水平;下界在下颌角下方 3～4 cm 或甲状切迹,若为低度恶性肿瘤,下界可在下颌骨下缘下 1 cm;前界为咬肌前缘;后界为乳突后缘;外界为皮肤表面;内界为口咽侧壁。用电子线加量时,要用填充物保护外耳郭、中耳及内耳,根据病变深度,采用 12～15 MeV 电子线。治疗原发灶和颈部时,上颈和原发灶通常给予同一射野;下颈需要照射时,上下野连接部位大约在甲状切迹水平。在体表标出手术瘢痕、眼外眦,有助于模拟定位时减少靶区的遗漏及加强对眼睛的保护。45 Gy 照射后避开脊髓,60 Gy 照射后对病灶区缩野推量照射等常规技术运用基本同其他头颈部肿瘤的放疗。

2) 颌下腺和舌下腺肿瘤:若颌下腺病变局限,病理分化程度高,可用一前斜野加侧野;病变广泛且向中线浸润时可采用两平行相对野照射,包括同侧颌下三角区及上颈区。上界为耳根与口角连线;下界为甲状软骨切迹水平;前界开放;后界在下颌骨升支后缘;同侧中下颈及锁骨上区用单前切线野。当有神经周围侵犯,仅局灶性累及小神经或不知名的神经分支,照射范围应在上述范围基础上适当扩大 2 cm;如病灶累及大神经(舌下神经或舌神经)时,照射范围应追踪神经走向扩散至颅底。颌下腺肿瘤的放射剂量同腮腺肿瘤。对于舌下腺肿瘤主要采用两侧平行相对野,设野方法和剂量基本同颌下腺肿瘤。可用等中心两前斜野加楔形板照射。

3) 小涎腺肿瘤:小涎腺癌的放疗技术与相应原发部位的鳞状上皮细胞癌一致。小体积或低度恶性的病灶术后放疗范围为原发肿瘤床或手术床。高度恶性和淋巴结阳性的病例,照射范围应包括相应部位的颈淋巴引流区,放射剂量基本等同于大涎腺肿瘤。某些特殊部位的病灶可能用到特殊的照射技术,如口腔病变者可能运用到口腔孔或近距离放疗的推量照射。

(4) 放疗的不良反应

急性放疗的不良反应因照射部位、剂量、范围不同而有所不同。常见的有轻至中度的皮肤红斑、色素沉着及口腔黏膜放射性炎症。腮腺癌治疗后,口干的发生比例约占 41%,其中轻度 15%、中度 22%、重度 4%。口干出现时间大多数在术后 1 周内,提示与放疗关系不大。约 13% 患者 1 年内有牙痛、咀嚼困难等口腔卫生方面的不适主诉。晚期不良反应常见的有皮肤麻木、照射野内肌肉痉挛,听力下降者约 4%,耳道干燥者 20%,鼓膜穿孔者约 2%,放射致癌及放射性骨坏死很少发生。

47.5.4　化疗

化疗是治疗涎腺肿瘤的一种重要辅助手段。因为涎腺肿瘤发病率低,很少有临床试验来证实哪种化疗方案对该肿瘤是合适的,即使已有的试验结果也因为其复杂、改变的病理分类而可比性较差。姑息性化疗是有效的。最好的单药是顺铂、5-FU、多柔比星。研究最广泛的方案是 CAP(CTX、ADM 和 DDP)方案,反应率为 22%～100%,完全反应率为 40%。腺癌、腺样囊性癌、腺泡细胞癌、恶性混合性肿瘤是对 CAP 方案相对敏感的肿瘤,而黏液表皮样癌、未分化癌对那些对鳞癌有效的化疗药反应率高(如顺铂、5-FU、氨甲喋呤)。当前对于复发性和转移性涎腺肿瘤的化疗方案都是姑息性的,并没有证据显示对化疗反应的患者的预后好于不反应的患者。

47.5.5　靶向治疗

越来越多的研究用于发现涎腺肿瘤的分子异常,希望能够为肿瘤的靶向治疗提供有效的参考。例如,在正常涎腺组织和癌中发现了雌激素受体的表达,其他如表皮生长因子受体(EGFR)、HER-2、c-Kit 等。由于涎腺肿瘤复杂的病理学分类,使得这些研究结果有很大的异质性。同样不同的免疫组化技术,评价标准等也影响了结果的一致性。Kit 在 80%～90% 的腺样囊性癌中表达,但是外显子 11 和 17 的突变并没有发现,甲磺酸伊马替尼(lmatinib mesylate)对于免疫组化表达 Kit 的晚期腺样囊性癌

的临床 Ⅱ 期试验显示:对于表达 c-kit 的腺样囊性癌无效。HER-2 原癌基因在各种上皮性肿瘤都有表达,曲妥珠单抗(trastuzumab,herceptin,赫赛汀)对 HER-2 阳性的乳腺癌单药有效,同时可增加对细胞毒药物的敏感性。Gllsson 等对 137 例涎腺肿瘤的免疫组化分析显示,高度表达存在于 17% 的肿瘤,在常见的肿瘤类型中,腺样囊性癌和黏液表皮样癌分别为 4% 和 21%,但在涎腺导管癌,75% 高度表达。在一个针对过度表达 HER-2 的涎腺肿瘤应用曲妥珠单抗治疗的临床 Ⅱ 期试验中,有效性较差。雄激素受体在一些类型的涎腺肿瘤表达,如导管癌和腺癌,但仅有无对照的研究激素治疗在涎腺肿瘤治疗中的作用。

47.6　预后与随访

47.6.1　预后

影响涎腺癌的远期疗效有 2 个重要因素,一是病理类型,一是临床分期。当然,治疗规范化也是一个不可忽视的条件。

腮腺良性肿瘤术后少有复发,恶性肿瘤的预后则相对较差,根据复旦大学附属肿瘤医院 300 例腮腺恶性肿瘤手术后的随访资料,黏液表皮样癌 15 年生存率为 84%,而淋巴上皮癌则为 52%;Ⅰ 期腺样囊性癌 5 年生存率为 100%,而 Ⅲ 期降至 66%,其他影响预后的因素因研究不同而不同。Carrillo 等在对 127 例大涎腺恶性肿瘤患者的资料随访研究中发现肿瘤 T 分类、外科切缘、年龄、肿瘤分级是与复发和生存率相关的危险因素,年龄小的患者预后相对较好。约翰·霍普金斯医院的资料多因素分析表明,面神经麻痹、未分化病理类型及皮肤侵犯是重要的不良预后因素,是否有颈淋巴结转移、肿瘤位于深叶还是浅叶,以及肿瘤的大小是局部控制重要的影响因素,而组织学分级、病灶大小、颈淋巴结转移和神经是否受侵则对生存率产生影响。PMH 的资料显示,肿瘤大小、区域淋巴结转移是影响疾病相关生存率的两个主要因素。

颌下腺肿瘤总体预后较其他涎腺肿瘤差。其预后同肿瘤的性质、手术的彻底性、复发的次数及淋巴结转移情况相关。中国医学科学院报道,颌下腺肿瘤 3 年和 5 年的生存率分别为 60% 和 42.9%,北京大学报道的 3 年和 5 年生存率分别为 57.7% 和

41.2%。究其原因,可能与颌下腺腺样囊性癌发病比例高,该种肿瘤恶性程度高有关。

舌下腺良性肿瘤的预后良好,很少会出现复发。舌下腺恶性肿瘤受限于口腔内解剖条件的限制,手术切除范围常达不到根治要求,术后复发率较高,预后较差,四川大学华西口腔医院的病例中,术后局部复发 9 例(30.0%),远处转移最早发生在治疗后 8 个月,最晚发生于治疗后 4.8 年,平均转移时间为 2.4 年。

小涎腺恶性肿瘤的预后与肿瘤的组织类型、分化程度、肿瘤的大小、部位和是否有远处转移有关。高度恶性的肿瘤如腺样囊性癌、腺癌、恶性多形性腺瘤、鳞状细胞癌、高度恶性的黏液表皮样癌及未分化癌等预后较差,而低度恶性的肿瘤,如腺泡细胞癌、低度恶性的黏液表皮样癌等预后较好。

47.6.2　随访

在最初的 3 年,应当每 2～3 个月随访 1 次,因为 70% 的局部复发发生于 3 年以内,除了某些低分级的和腺样囊性癌的组织学类型。以后每 6 个月 1 次,对于高分级、颌下腺的、小涎腺的肿瘤,至少每年 1 次的胸片检查是必需的,因为这一类有高的肺转移危险。随访应当是终身的,因为一些低度恶性的肿瘤可以在术后多年发生复发或转移,但即使复发和转移,预后仍然很好,如腺样囊性癌,即使没有进行辅助治疗仍可存活 20 年。

涎腺肿瘤是部位较表浅的肿瘤,容易及时被发现,所以贯彻"早发现、早诊断、早治疗"方针是完全有可能的。目前的治疗方法已从单纯手术进入多学科综合治疗的阶段,涎腺肿瘤的疗效可望进一步提高。

（王玉龙　史荣亮）

主要参考文献

[1] 于涛,高庆红,王晓毅,等.30 例舌下腺恶性肿瘤临床病理分析[J].华西口腔医学杂志,2007,25(1):64-66.

[2] 马大权,余光岩,郭传瑸.涎腺肿瘤的诊断和治疗.中国耳鼻咽喉头颈外科,2011,18(3):111-114.

[3] 马大权.涎腺外科[M].北京:人民卫生出版社.1985:162-176.

[4] 马大权.涎腺疾病[M].北京:人民卫生出版社.2002.

[5] 王占.舌下腺囊肿的治疗[J].山东医药,2005,45

(12):31.

［6］中华口腔医学会口腔颌面外科专业委员会涎腺疾病学组,中国抗癌协会头颈肿瘤外科专业委员会涎腺肿瘤协作组.涎腺肿瘤的诊断和治疗指南[J].中华口腔医学杂志,2010,3:131-134.

［7］汤钊猷.现代肿瘤学[M].3版.上海:复旦大学出版社,2011.

［8］李火昆.陈广盛.腮腺良性肿瘤手术治疗及并发症的防治[J].广东牙病防治,1998,6(2):44-45.

［9］邱蔚六,张志愿.口腔颌面肿瘤学[M].济南:山东科学技术出版社.2004.

［10］余光岩,马大权.北京大学口腔医院唾液腺肿瘤研究50年回顾[J].北京大学学报(医学版),2015,47(1):1-5.

［11］余光岩,高岩,孙勇刚.口腔颌面部肿瘤[M].北京:人民卫生出版社.2002.

［12］沙炎,罗德红,李恒国.头颈部影像学[M].北京:人民卫生出版社.2014.

［13］张乃嵩,魏炜,孙俊永.腮腺肿瘤切除[J].中华耳鼻咽喉头颈外科杂志,2007,42(10):757-779.

［14］张建中,蒋群,黄海琼,等.功能性手术在腮腺浅叶良性肿瘤治疗中应用的体会[J].中国肿瘤外科杂志,2013,5(2):131-132.

［15］陈卫民,陶学金,朱声荣,等.腮腺混合瘤手术治疗及并发症的处理[J].临床口腔医学杂志,1996,12(2):97.

［16］林国础.涎腺恶性肿瘤治疗的临床经验[C].全国涎腺疾病学术会议论文汇编.2007:5-8.

［17］金斌,董频,谢晋,等.腮腺肿瘤的治疗经验及远期疗效观察[J].中国耳鼻咽喉头颈外科,2008,8:440-442.

［18］周梁,陈小玲,黄维庭.小涎腺的外科治疗[J].临床耳鼻咽喉头颈外科杂志,2007,21(21):963-965.

［19］俞光岩.涎腺疾病[M].北京:北京医科大学中国协和医科大学联合出版社,1994.

［20］高明.头颈肿瘤学[M].3版.北京:科学技术文献出版社.2014.

［21］郭伟.头颈肿瘤诊断治疗学[M].北京:人民军医出版社.2013.

［22］银小辉,陈玲军,邹小平,等.涎腺肿瘤的CT及MRI诊断[J].实用放射学杂志,2012,28(7):1012-1044.

［23］屠规益.现代头颈肿瘤外科学[M].北京:科学技术出版社.2004.

［24］Chang EZ, Lee WC. Surgical treatment of ptemorphic

adenoma of the parotid gland：report 110 cases[J]. J Oral Maxillofac Surg, 1985,43:680.

［25］Covindaraj S, Cohen M, Genden EM, et al. The use of acellular dermis in the prevention of Frey's syndrome [J]. Laryngoscope, 2001,111:1993-1998.

［26］Gleave EN, Whittakev JS. Nicholson A: Salivary tumours-experience over thirty year[J]. Chincotolaryngology, 1979,4:247.

［27］Hui Y, Wong DS, Wong LY, et al. A prospective controlled double-blind trial of great auricular nerve preservalion at parolidectomy[J]. Am J Surg, 2003, 185:574-579.

［28］KerawaJa CJ, McAloncy N, Stassen LF. Prospective randomised trial of the benefits of a stemoeleidomastoidflap after superficial parolidectomy[J]. Br J Oral Maxillnfac Surg, 2002,40:468-472.

［29］Lethaus B, Ketel sen D, van Stiphout RS, et al. 涎腺肿瘤MRI诊断[J].放射教学实践,2011,26(11):120-124.

［30］NCCN. NCCN Guidelines Head and Neck Cancers (Nersion 1. 2017)[M]. USA:NCCN,2017.

［31］Pfeffer MR, Talmi Y, Catane R, et al. A phase Ⅱ study of imalinib for advanced adenoid cystic carcinoma of head and neck salivary glands[J]. Oral Oncol, 2007, 43:33-36.

［32］Rinaldo A, Shaha AR, Pellitteri PK, et al. Management of malignant sublingual salivary gland tumors[J]. Oral Oncol, 2004,40:2-5.

［33］Spiro JD, Spiro RH. Cancer of the parolid gland：role of 7th nerve prescrvauon[J]. World J Surg, 2003,27:863-867.

［34］Stevens K, Hobsley M. The Treatment of Plemorphic Adenomaby Formal Parotiderectomy[J]. Br J Surg, 1982,69:1.

［35］Stewart CJ, MacKcnzie K, McGarry G'V, et al. Fineneedle aspiration cytology of salivary gland：a review of 341 cases[J]. Diagn Cytopathol, 2000,22:139-146.

［36］Uchida Y, Minoshima S, Kawata T, et al. Diagnostic value of FDG PET and salivary gland scintigraphy for parolid tumors[J]. Clin Nucl Med, 2005,30:170-176.

48 扁桃体肿瘤

48.1 流行病学

    口咽癌是指来源于扁桃体、舌根、软腭和口咽后壁的肿瘤。据统计,口咽癌约占所有头颈部鳞癌发病率的 10%。口咽癌的发病率存在地域差异,在美国等西方发达国家,口咽癌的发病率约为 4.8/10 万人,且发病率从 1998～2004 年上升了 28%。发展中国家口咽癌的发病率约为 3.0/10 万人。我国的统计资料显示,口咽部恶性肿瘤占全身恶性肿瘤发病率的 0.17%～1.2%，占所有头颈肿瘤发病率的 7.4%左右。口咽癌好发于男性，男女之比约为 4：1，好发年龄在 50～70 岁。

扁桃体肿瘤是指来源于扁桃体区的肿瘤。扁桃体区位于口咽的两侧壁，包括扁桃体、扁桃体窝、咽前柱、咽后柱和舌扁桃体沟。扁桃体肿瘤约占口咽癌发病率的 2/3，占所有头颈部恶性肿瘤发病率的 3%～10%。

48.2 病因

目前认为，吸烟、饮酒和 HPV 感染是包括扁桃体癌在内的口咽癌发病的主要病因。

48.2.1 吸烟、饮酒

流行病学研究发现分别有 30%～70% 和 14%～33%的口咽和口腔癌死亡患者有吸烟和饮酒史。吸烟和饮酒对口咽癌致病具有协同作用，长时间大量吸烟和饮烈性酒可成倍增加其发病的危险性。近年来，由于禁烟、控酒等工作的推进，一些区域，如美国等西方发达国家与吸烟相关口咽癌的发病率在 1998～2004 年间下降了 50%。

48.2.2 HPV 感染

近十余年来，HPV 感染在口咽癌发生发展过程中所起的作用被深入研究。HPV 是一种环形双链 DNA 病毒，至今已经发现有约 150 余种亚型。早年的研究发现，HPV 感染是宫颈癌发生的关键性因素。根据其致瘤的危险程度，HPV 可以分为高危和低危 2 类亚型。HPV16 是在人类肿瘤中最常被发现的高危型 HPV，其次是 HPV18、32 和 33 亚型。在所有 HPV 相关口咽癌中有超过 90%的病例存在 HPV16 感染。目前研究表明，HPV 的 E6、E7 蛋白与 Rb、p53 抑癌基因结合，干扰后两者对细胞增殖的正常调节功能而引发肿瘤。据统计，1988～2004 年，美国 HPV 相关口咽癌的发病率上升了 225%。有学者预计，到 2020 年，HPV 相关口咽癌的发病率将超过宫颈癌。

研究表明，不同病因（HPV 感染 *vs.* 吸烟）所引起的口咽癌具有不同的临床特征和预后，因此目前临床上把口咽癌分为 2 类：HPV 相关口咽癌和 HPV 非相关口咽癌。

48.3 病理及生物学特性

48.3.1 病理类型

起源于扁桃体区的肿瘤，病理类型以鳞癌和恶性淋巴瘤最常见，占 95%以上。其他类型的肿瘤则较少见，包括小涎腺癌、肉瘤及恶性黑色素瘤等。本章节仅讨论扁桃体鳞癌。

48.3.2 肿瘤生物学特性

原发肿瘤局部侵犯和区域淋巴结转移是扁桃体癌的主要扩散方式，部分病例会伴有远处转移。

（1）原发肿瘤局部侵犯

扁桃体癌形态上可表现为表浅生长型、外生型、溃疡型和浸润型，其中外生型最为常见，溃疡型和浸润型一般存于同一肿瘤中。扁桃体癌多数分化较差，容易侵犯临近结构，包括磨牙后区域、软腭、舌根、咽侧壁和咽后壁。一小部分（低于 10%）病例可侵犯硬腭和下颌骨等部位。

（2）区域淋巴结转移

口咽癌淋巴结转移率约为 55%，其中舌根、扁桃体、软腭、前腭弓和咽后壁癌的淋巴结转移率则分别约为 78%、76%、44%、45%和 37%。口咽癌淋巴结转移最常见的部位为同侧颈部 Ⅱ 区，并且淋巴结转移部位具有顺序性和可预测性，孤立的跳跃性淋巴结转移非常少见，发生率仅为 0.3%左右。一般来说，颈部淋巴结转移部位首先位于 Ⅰ 和 Ⅱ 区，其次是 Ⅲ 区，最后到达 Ⅳ 区。Ⅰ 区和 Ⅴ 区有淋巴结转移者，大多出现在同时存在其他颈部区域淋巴结转移的患者。部分病例可以出现咽后淋巴结转移。肿瘤邻近或超过中线和累及咽后壁的病例，易发生对侧颈部或双颈淋巴结转移。

（3）远处转移

包括扁桃体癌在内的口咽癌在其整个病程中的远处转移发生率约 15%。最为常见的转移部位是肺，其次是骨和肝脏。容易发生远处转移的高危因素包括 T 分期晚或原发病灶复发、N 分期晚（N2～N3）、淋巴结包膜外侵、颈部淋巴结转移部位低（Ⅳ 区）和脉管受侵等。

48.3.3　HPV 相关和非相关口咽癌的病理和临床特征差异

HPV 相关和非相关口咽癌的病理和临床特征差异见表 48-1。

在 HPV 相关口咽癌中有约 20% 的病例同时有长期的吸烟史,这部分肿瘤多表现为 p53 突变、EGFR 高表达和 Bcl-xL 表达,其临床预后与 HPV 非相关口咽癌相似。

表 48-1　HPV 相关和非相关口咽癌的病理和临床特征差异

特征参数	HPV 相关口咽癌	HPV 非相关口咽癌
生物标记物	p53 野生型、p16 高表达、Rb 低表达和 p53 降解	p53 突变型、基因组不稳定和有更多的基因突变
病理机制特征	癌蛋白 E6 和 E7 的直接转化作用	酒精、烟草、不良口腔卫生习惯所致慢性炎症状态伴有自由基产生,促进 DNA 损伤
肿瘤内细胞组成特征	T 细胞、NK 细胞、B 细胞和单核细胞	内皮细胞、表皮和真皮细胞、角质细胞和纤维细胞
流行病学特征	发病年龄相对较轻、男性	发病年龄相对较大、有吸烟和饮酒史及口腔卫生不良等
临床特征	T 分期较早、N 分期较晚;肿瘤多呈囊性	T 分期较晚、淋巴结转移较少见
组织病理学特征	肿瘤细胞呈小叶样生长伴有淋巴细胞浸润;非角化、低或未分化基底细胞样形态	多呈角化型、中分化
远处转移特征	远处转移大多出现在化疗后;转移部位包括肺、肝、骨及其他组织,需要密切随访	多为局部或肺脏转移;其他部位转移较少见
预后	相对较好	相对较差

48.4　临床表现

48.4.1　临床症状

扁桃体癌早期无明显症状,因此极少能被发现。首发症状常为一侧咽喉部疼痛,并可放射至耳部,进食和饮水时加重;常有口臭和出血;如肿物侵犯硬腭和牙龈时,可以引起咬合不全,翼内外肌侵犯时,可引起张口困难;部分病例有吞咽困难和发现单侧或双侧颈部肿块。

48.4.2　临床体征

口腔检查可见扁桃体肿物,肿物呈外突性或浸润性生长,部分肿物中央可伴有溃疡性坏死。随着肿瘤进展,向上可侵犯软硬腭;侧方可侵犯颊黏膜和舌根;向前可侵犯磨牙后区域、向后可侵犯咽侧壁。早期肿瘤则可表现为黏膜白斑样病变。部分病例同时可伴有单侧或双侧颈部肿块。

48.5　分期

鉴于 HPV 相关和非相关口咽癌具有不同的临床特征和预后,2017 年颁布的第 8 版 UICC/AJCC 分期明显有别于前 7 版分期,将这 2 类口咽癌分开做了不同的分期。

48.5.1　HPV 相关口咽癌第 8 版 UICC/AJCC 分期

48.5.1.1　HPV 相关口咽癌的临床分期

（1）T 分期

T0:无原发肿瘤证据。

T1:肿瘤最大直径≤2 cm。

T2:2 cm<肿瘤最大直径≤4 cm。

T3:肿瘤最大直径>4 cm。

T4:肿瘤侵犯喉、舌的外部肌肉、翼内肌、硬腭或下颌骨。

（2）N 分期

Nx:区域淋巴结不能评估。

N0:无区域淋巴结转移。

N1:同侧单个或多个淋巴结转移,最大径≤6 cm。

N2:双侧或对侧淋巴结转移,最大径≤6 cm。

N3:转移淋巴结最大径>6 cm。

（3）M 分期

M0：无远处转移。

M1：有远处转移。

（4）临床分期

Ⅰ期：T1～2，N0M0，T1～2N1M0。

Ⅱ期：T1～3，N2M0，T3N0～2M0。

Ⅲ期：T4，任何 NM0，任何 TN3M0。

Ⅳ期：任何 T，任何 NM1。

48.5.1.2 HPV 相关口咽癌的术后病理分期

（1）pT 分期

pT：分期同临床 T 分期。

（2）pN 分期

pNx：区域淋巴结不能评估。

pN0：无区域淋巴结转移。

pN1：1～4 个区域淋巴结转移。

pN2：≥5 个区域淋巴结转移。

（3）M 分期

M0：无远处转移。

M1：有远处转移。

（4）术后病理分期

Ⅰ期：T1～2N0M0，T1～2N1M0。

Ⅱ期：T3～4N0～1M0，T1～2N2M0。

Ⅲ期：T3～4N2M0。

Ⅳ期：任何 T，任何 NM1。

48.5.2 HPV 非相关口咽癌第 8 版 UICC/AJCC 分期

（1）T 分期

T0：无原发肿瘤证据。

T1：肿瘤最大直径≤2 cm。

T2：2 cm＜肿瘤最大直径≤4 cm。

T3：肿瘤最大直径＞4 cm。

T4a：中等晚期疾病，肿瘤侵犯邻近结构，如喉、舌深部肌肉（颏舌肌、舌骨舌肌、舌腭肌和茎突舌肌）、翼内肌、硬腭或颌骨。

T4b：非常晚期局部疾病，肿瘤侵犯翼外肌、鼻咽侧壁、翼板、颅底和/或包绕颈内动脉。

（2）N 分期

Nx：区域淋巴结不能评估。

N0：无区域淋巴结转移。

N1：同侧单个淋巴结转移，最大径≤3 cm；ENE*（淋巴结包膜外侵犯）阴性。

N2a：同侧单个淋巴结转移，3 cm＜最大径≤6 cm；ENE 阴性。

N2b：同侧多个淋巴结转移，最大径≤6 cm；ENE 阴性。

N2c：双侧或对侧淋巴结转移，3 cm＜最大径≤6 cm；ENE 阴性。

N3a：转移淋巴结最大径＞6 cm；ENE 阴性。

N3b：任何淋巴结转移；ENE 阳性。

（3）M 分期

M0：无远处转移。

M1：有远处转移。

（4）临床分期

Ⅰ期：T1N0M0。

Ⅱ期 T2N0M0。

Ⅲ期 T1～3N1M0，T3N0M0。

ⅣA 期 T1～4aN2abcM0，T4aN0～2abcM0。

ⅣB 期 T4b，任何 N，M0，任何 T，N3abM0。

ⅣA 期 任何 T，任何 N，M1。

48.6 诊断方法

首先需要进行详细的病史采集和仔细的专科体检，并行常规的辅助检查，包括血常规和肝肾功能检查等。在此基础上采用相关诊断技术对肿瘤的性质和范围予以全面的评估。

48.6.1 专科检查

要求临床专科医师详细检查口腔和口咽部，观察肿瘤大小、范围和生长方式及舌和软腭等软组织活动情况，并且用手指触诊肿瘤范围及质地。临床专科体检对口腔和口咽部肿瘤的诊断显得尤为重

---

*：（1）临床诊断 ENE 标准：皮肤侵犯；肌肉及周围组织侵犯；颅神经、臂丛、交感神经干和膈神经受累；影像学证实包膜外侵犯。

（2）病理诊断 ENE 标准：包膜外微浸润：镜下包膜外侵犯 2 mm 以内；包膜外侵犯：镜下包膜外侵犯＞2 mm 或肉眼可见。

要,因为一部分沿着黏膜浸润的肿瘤在 CT 或 MRI 影像上不能显示,但专科检查能够发现,可为临床上准确地判断肿瘤范围提供帮助。同时,需要评估患者口腔和牙齿的卫生状况和营养、言语及吞咽功能的情况。

部分病例需要行间接喉镜和鼻咽镜,纤维鼻咽镜和纤维喉镜等手段来明确原发肿瘤的侵犯范围。另外,值得指出的是,约 15％的口腔和口咽癌同时伴有上消化道或肺的第二原发癌,因此需行这些部位的检查。

对颈部应全面触诊,仔细检查双侧颈部各组淋巴结有无肿大。如触及肿大淋巴结,应记录其部位、数目、大小、质地、活动度和皮肤表面是否受侵犯等情况。

48.6.2　影像学诊断

所有新诊断的病例需要通过不同的影像学手段来评估肿瘤情况,包括胸部影像(胸部 X 摄片或 CT 扫描)、腹部(肝脏)超声检查和核素骨扫描等。口咽部原发病灶和颈部需行增强 CT 和(或)MRI 扫描,建议扫描范围从颅底至锁骨下。另外,近年来 ^{18}F - FDG PET/CT 应用日益广泛,是上述影像学检查手段的有益补充。

48.6.3　病理诊断和 HPV 的检测

经口腔直接组织活检是确诊的必要条件。对表面有正常黏膜的深部肿瘤可行穿刺活检;在活检困难时可以做扁桃体切除术。一般不主张行颈部肿大淋巴结细针穿刺。

除了做常规的病理诊断外,建议采用 PCR 或原位杂交(ISH)技术检测肿瘤组织的 HBV DNA 水平或者应用免疫组化(IHC)技术检测肿瘤组织中 p16^{INK4A}的表达水平。但研究发现采用 ISH 检测 HPV 和 IHC 检测 p16^{INK4A}的结果之间约有 7％的不一致。

48.7　鉴别诊断

扁桃体癌在确诊前需同以下疾病鉴别。

48.7.1　扁桃体淋巴瘤

临床表现为扁桃体肿大和颈部肿块,部分病例可伴有低热、盗汗和消瘦的症状。确诊需通过病理

学检查。

48.7.2　扁桃体炎

典型的扁桃体炎呈双侧性,有反复感染史,常见于青少年。而单侧扁桃体肿大要警惕是否为肿瘤性,可行活检明确病理学诊断。

48.7.3　咽后脓肿

化脓性咽喉脓肿只发生于幼儿,而成年人多为结核性冷脓肿,X 线颈椎片可帮助诊断,可见骨质破坏,穿刺可明确诊断。

48.7.4　咽部乳头状瘤

多发生于咽弓、扁桃体、软腭缘、悬雍垂等部位。肿瘤表面呈沙粒状和带蒂蘑菇状,少部分呈无蒂可移动的扁平状、桑葚状,表面为淡红色或灰色,质较软,瘤体多为几毫米大小,少数可达数厘米。临床容易诊断,确诊需经病理学检查。

48.7.5　溃疡性咽峡炎

临床表现为一侧咽痛,并常伴有吞咽困难和口臭。口腔检查发现扁桃体红肿,表面附着伪膜、味臭,其下为溃疡伴有小出血点。颌下淋巴结肿大。确诊可通过咽拭涂片查到梭形杆菌和奋森螺旋体。

48.7.6　颈淋巴结结核

常表现为颈部一侧或两侧多发淋巴结肿大,较少出现低热、盗汗和消瘦等全身中毒表现。行淋巴结穿刺病理学检查能证实。

48.8　治疗

尽管包括扁桃体癌在内的 HPV 相关和非相关口咽癌的生物学和临床特征有显著的差异,且有一些临床研究提示对 HPV 相关口咽癌采用低强度治疗也能获得比较好的肿瘤控制效果,但目前临床上对这 2 类肿瘤仍采用相同的治疗方法。

48.8.1　治疗原则

扁桃体癌诊断明确后,需要一个多学科团队对患者进行全面的病情评估和制订治疗计划。目前不同临床分期的治疗原则如下。

（1）早期肿瘤（T1～2）的治疗

对于早期肿瘤（T1～2）的病例可以采用根治性手术或放射治疗。治疗方式的选择应侧重口腔和口咽功能的保留，因此在手术与放疗效果相似的情况下，多倾向于选择放射治疗。

对于手术后病理有不良预后因素者建议行术后放疗±化疗，切缘阳性的患者需考虑是否有再次手术的机会；而根治性放疗后有肿瘤残留，经评估有手术指征者，建议行挽救性手术。

（2）局部晚期（T3～4N0 和 T1～4N1～3）的治疗

对于局部晚期（T3～4N0 和 T1～4N1～3）的病例建议采用同步放化疗或者先诱导化疗后行放疗或放化疗。放化疗后有肿瘤残留，经评估有手术指征者，建议行挽救性手术。也可经口腔或者开放性手术切除原发灶±单侧或双侧颈清扫。术后病理有不良预后因素者建议行术后放疗±化疗。

48.8.2　手术治疗

对于局限于咽前柱的小肿瘤（<1 cm），经口腔局部广泛切除可以获得足够的阴性切缘；对于位于扁桃体的肿瘤需要接受经口腔根治性扁桃体切除术；对于侵犯舌、软腭及周围软组织者，常需要行广泛切除术，切除范围包括扁桃体、扁桃体窝、咽柱和部分软腭和舌；对肿瘤临近或者侵犯下颌骨者，可行部分下颌骨切除术；部分组织缺损的病例可植入肌皮瓣。

手术方式包括经口腔和开放性手术切除，经口腔切除术后较开放性手术切除应用广泛，因为其术后恢复时间快且并发症发生率低。另外，也有一些采用经口腔激光微创手术（TLM）的研究报道。Haughey 等开展了采用 TLM 治疗 III～IV 期口咽癌（扁桃体癌和舌根癌）的多中心研究，共入组 204 例患者，3 年总生存率、肿瘤特异性生存率和无瘤生存率分别为 86%、88% 和 82%，重要的是，87% 的患者术后吞咽功能正常或仅有一过性的吞咽困难。近年来经口腔机器人手术（TORS）技术得到了较广泛的应用，如达芬奇手术系统。与 TLM 相比较，TORS 能提供更安全的手术切缘，是一种有效、微创的手术技术，能取得较好的肿瘤控制和器官功能的保护。一项纳入 20 个临床研究的荟萃分析比较了对早 T 分期口咽癌分别采用调强放疗和 TORS 治疗的疗效差异，其中有 8 项（1 287 例）和 12 项（772 例）分别接

受了 IMRT 和 TORS 治疗，结果发现 IMRT 组和 TORS 组的 2 年总生存率分别为 84%～96% 和 82%～94%；IMRT 组的不良反应主要为食道狭窄（4.8%）、放射性骨坏死（2.6%）和需胃管置入（43%），TORS 组的并发症主要为出血（2.4%）、瘘管（2.5%）、手术时和辅助放化疗时需胃管置入（1.4% 和 30%），提示 2 种治疗方式的疗效相似，但不良反应有所差异。

48.8.3　放射治疗

（1）放射治疗适应证

1）根治性放疗适应证：早期扁桃体癌患者可行单纯放疗。而对局部晚期扁桃体癌患者可选择直接行同步放、化疗或者先诱导化疗后行放疗或同步放化疗。

2）术后辅助放疗适应证：接受根治性手术后，术后病理提示有不良预后因素，包括淋巴结包膜外侵犯、手术切缘阳性或者近切缘（肿瘤距切缘的距离<5 mm）、原发病灶达到 T3 或 T4、颈淋巴结分期达到 N2 或 N3、淋巴结转移区域为 IV 或 V 区者、外周神经侵犯和脉管受侵，建议行术后放疗。其中，有淋巴结包膜外侵犯和（或）手术切缘阳性或者近切缘（肿瘤距切缘的距离<5 mm）者，建议行同步放化疗。

（2）调强放疗的实施

实施过程包括患者体位固定、CT 模拟定位、靶区定义和处方剂量给予、正常危及器官勾画和剂量限制标准确定、治疗计划设计、确认和验证、贯穿整个放疗过程的质量保证要求。

1）放疗体位固定：要求舒适，摆位简单和重复性好。建议采用仰卧位，头颈肩热塑面膜固定，选用合适型号的头枕使颈椎拉直，肩部尽量压低以减少对射线的干扰。

2）模拟定位：模拟建议用增强定位 CT 扫描（除非有医疗禁忌者可不做增强），扫描范围推荐从颅底至器官隆突水平。由于 MRI 影像可以更好地显示原发肿瘤边界、可疑的气管和食管受侵，以及鉴别异常的淋巴结，建议勾画靶区时行 CT/MRI 图像融合。另外，尽管 FDG - PET 可以提供肿瘤的代谢信息，可以在形态正常的淋巴结中区分出可能存在转移的淋巴结来。在靶区勾画时可以参考 FDG - PET 图像，但一般不推荐作常规的 PET/CT 图像融合定位。

3）放疗的靶区勾画：

A. 根治性放疗的靶区勾画：

a. GTVp：临床体检和影像学显示的扁桃体原发肿瘤。如果放疗前曾行化疗，应该按照化疗前原发肿瘤的侵犯范围勾画。

b. CTVp：如果扁桃体原发肿瘤的边界不确切，建议在GTVp的基础上外放一定的边界，推荐外扩0.5 cm（在天然解剖屏障处作相应的内收），即为CTVp，照射剂量同GTVp。

c. PTVp：根据患者口咽结构的活动度和摆位的精确性，对GTVp或CTVp边界外扩3～5 mm。

d. GTVln：影像学显示颈部和咽旁间隙转移的淋巴结，一般标准为淋巴结短径≥1 cm，或明显异常和可疑的肿大淋巴结。如果放疗前曾行化疗，可以按照化疗后淋巴结的大小勾画，但伴有包膜明显外侵和周围软组织侵犯者，建议按照化疗前的范围勾画。

e. CTVln：如果转移淋巴结的边界不确切，不能肯定是否存在包膜外侵。建议在GTVln的基础上外放一定的边界，推荐外扩0.5 cm，即为CTVln，照射剂量同GTVln。

f. PTVln：根据摆位的精确性，对GTVln或CTVln边界外扩3～5 mm。

g. CTV1：高危亚临床原发病灶区域靶区，需包括GTVp或CTVp范围和至少1 cm的边界之外。对扁桃体癌需同时包括同侧软腭（硬腭）至中线位置，舌腭弓或磨牙后三角前缘，舌腭弓后界，同侧舌根和同侧咽旁间隙（包括可能受侵的局部浸润病灶和咽后淋巴结）。局部晚期的肿瘤靶区，原发灶需包括翼突间隙和双侧咽后淋巴结；

h. CTV2：高危临床颈淋巴结引流区域靶区。如有一侧颈部或咽后淋巴结转移，需包括同侧Ⅰb～Ⅴ区的淋巴结；有双侧颈部或咽后淋巴结转移，需包括双侧Ⅰb～Ⅴ区的淋巴结；如病灶向前侵犯到舌或口腔需包括双侧Ⅰa区。

i. CTV3：低危亚临床颈淋巴结引流区域靶区。对于无颈部或咽后淋巴结转移者，需包括双侧Ⅰb～Ⅴ区的淋巴引流区；如有一侧颈部或咽后淋巴结转移，需包括对侧Ⅰb～Ⅴ区的淋巴结，部分病例也可不照射对侧Ⅰb区淋巴结；T1或局限一侧的小T2期扁桃体癌，N0者可仅照射同侧颈部淋巴结。

j. PTV1、PTV2和PTV3：根据摆位的精确性，分别对CTV1、CTV2和CTV3边界外扩3～5 mm。

B. 术后放疗的靶区勾画：

a. GTVp或GTVln：指术后残留的原发病灶或者淋巴结包膜外侵犯区域。

b. CTV1：原发病灶高危亚临床区域，包括原发肿瘤手术瘤床、毗邻肿瘤但未被直接累及的区域。

c. CTV2：颈部淋巴结高危亚临床区域，有颈部淋巴结转移的区域和相邻的淋巴结引流区。对有颈部淋巴结ECE者（特别是有病理学证实者），CTV2边缘需更靠近皮肤表面。病理学不能提供具体ECE阳性的颈淋巴结区域时，建议参考术前CT和（或）MRI，勾画时更贴近皮肤表面。当病理阳性淋巴结侵犯肌肉时，建议将该肌肉包括在CTV2内。

d. CTV3：颈部淋巴结低危亚临床区域，包括影像学和病理未受累的颈淋巴结区域，可认为是选择性颈淋巴结区或者颈部淋巴结预防区域。对于无颈部或咽后淋巴结转移者，需包括双侧Ⅰb～Ⅴ区的淋巴引流区；如有一侧颈部或咽后淋巴结转移，需包括对侧Ⅰb～Ⅴ区的淋巴结。

部分病例也可不照射对侧Ⅰb区淋巴结；T1或局限一侧的小T2期扁桃体癌，N0者可仅照射同侧颈部淋巴结。

各个PTV外放范围同根治性放疗靶区的定义。

4）放射治疗剂量：

A. 根治性放疗靶区的处方剂量：需要接受同步放化疗的患者，建议PTVp和PTVln的推荐剂量为70 Gy/35次（2 Gy/次）或者70 Gy/33次（2.12 Gy/次）、PTV1和PTV2的推荐剂量为63 Gy/35次（1.8 Gy/次）或者59.4 Gy/33次（1.8 Gy/次），PTV3的推荐剂量为56 Gy/35次（1.6 Gy/次）或者54 Gy/33次（1.67 Gy/次）。行单纯放疗的患者建议，PTVp和PTVln的推荐剂量为66 Gy/30次（2.2 Gy/次）、PTV1和PTV2的推荐剂量为60 Gy/30次（2 Gy/次），PTV3的推荐剂量为54 Gy/30次（1.8 Gy/次）。

B. 术后放疗靶区的处方剂量：高危区给予60～66 Gy/20～33次（2 Gy/次），低危区给予44～50 Gy（2 Gy/次）或者54～63 Gy（1.6～1.8 Gy/次）。

48.8.4　化疗

目前，单纯探讨扁桃体癌化疗的临床试验较少，而主要是与其他部位的头颈部鳞癌一起入组参加研究。对这部分肿瘤病例，化疗的应用主要集中在以下几个方面：局部晚期病例根治性放疗的同步化疗、对术后高危复发病例术后放疗的同步化疗及诱导化疗。现有临床证据显示术后单纯辅助化疗并不能使头颈部鳞癌病例获益,且术后序贯辅助放化疗的疗效并不优于单纯辅助放疗。

(1) 根治性放疗的同步化疗

一项荟萃分析(MACH-NC)纳入 93 个随机临床试验共 17 346 例头颈部肿瘤患者,采用铂类药物为基础的同步放化疗较单纯放疗能带来 6.2%的绝对生存获益(5 年),亚组分析也显示包括扁桃体癌在内的口咽癌同步放化疗也有获益。但对于年龄超过 70 岁的患者,则同步放化疗并不能带来生存获益。GORTEC 开展的Ⅲ期多中心临床试验入组了226 例Ⅲ/Ⅳ期口咽癌患者(其中扁桃体癌 85 例),比较了同步化放疗(化疗方案为卡铂+5-FU)和单纯放疗的疗效,结果显示 5 年总生存率分别为 22%和16%,局部控制率分别为 48%和 25%。3 级或 3 级以上不良反应的发生率分别为 56%和 30%。

上述临床研究的放疗技术是基于二维照射技术,而目前 IMRT 已广泛应用于头颈部肿瘤的治疗。Lok 等回顾性分析了 340 例口咽癌病例采用调强放疗同步联合以铂类药物为基础的化疗,结果发现 2年的局部进展率、区域进展率和远处转移率分别为6.1%、5.2%和 12.2%,提示疗效比较满意。

(2) 术后放疗的同步化疗

至今,在该方面已发表的最重要的 2 个临床研究分别是 RTOG 95-01 和 EORTC 22931 试验。RTOG 95-01 临床试验共入组 416 例头颈部鳞癌(口咽癌占 42.5%)术后病例,入组标准:有 2 个或 2个以上的淋巴结转移、淋巴结包膜有外侵和切缘阳性。所有病例被随机分为单纯放疗组和同步放化疗组(化疗方案为单药顺铂 100 mg/m^2,第 1、22 和 43天应用)。中位随访时间 45.9 个月,结果显示同步放化疗组的局部区域控制率和无病生存率显著优于单纯放疗组织,HR 分别为 0.61(CI:0.41~0.91)和0.78(CI:0.61~0.99);两组的总生存率则无显著差,HR 为 0.84(CI:0.65~1.09)。EORTC 22931共入组 334 例头颈部鳞癌(口咽癌占 30%)术后放疗病例,入组标准:淋巴结包膜有外侵、切缘阳性、临床分期为Ⅲ或Ⅳ期、原发口腔癌或口咽癌病例存在Ⅳ区或Ⅴ区淋巴结转移、神经受侵或脉管癌栓。研究分组和治疗方案同 RTOG 95-01 一致。随访结果显示,同步放、化疗组的 5 年局部区域复发率显著低于单纯放疗组(18% vs. 31%,P<0.01);同步放化

疗组的 5 年肿瘤无进展生存率和总生存率显著优于单纯放疗组(47% vs. 36%,P<0.05;53% vs.40%,P<0.05)。随后 Bernier 等对上述 2 个临床试验进行了比较性分析,发现仅有切缘阳性和有淋巴结包膜外侵的病例能从术后同步放化疗治疗中获益。因此目前 NCCN 推荐的术后同步放化疗的指征为:术后切缘阳性和有淋巴结包膜受侵。2012 年Cooper 等报告了 RTOG 95-01 临床试验的长期随访结果,亚组分析显示对于有淋巴结包膜外侵和切缘阳性的病例,同步放化疗组的 10 年局部区域失败率显著低于单纯放疗组(21.0% vs. 33.1%,P<0.05);同步放化疗组的 10 年无病生存率和总生存率均优于单纯放疗组(18.4% vs. 12.3%,P=0.05;27.1% vs. 19.6%,P>0.05),为对切缘阳性和有淋巴结包膜受侵病例采用术后同步化放疗治疗进一步提供了循证医学证据。

目前 NCCN 指南推荐的术后辅助同步化疗的方案是单药顺铂,单次总剂量 100 mg/m^2,每 3 周重复 1 次。同时,也有研究尝试采用每周小剂量顺铂(每周 25~50 mg/m^2)同步联合放疗。但目前仍不清楚哪种放疗同步联合顺铂的治疗方案更优。

(3) 诱导化疗

在对口咽癌放疗或同步放化疗前应用诱导化疗的作用至今仍存在争议。不同于喉癌和下咽癌用诱导化疗有效者(达到 CR 或 PR 者)可以采用放疗或者同步放化疗,从而保留喉功能。早年研究报告的化疗用药多为 PF 方案(5-FU+顺铂),诱导化疗序贯放疗或手术治疗并没有提高局控率和生存率。近10 余年来,先后有多个Ⅲ期临床试验比较了诱导化疗应用 TPF(紫杉醇或多西紫杉醇+5-FU+顺铂)和 PF 的疗效,结果显示三联用药方案的疗效(肿瘤缓解率、无病生存率和总生存率)要优于两联用药方案。但是,至今仍缺乏证据表明诱导化疗联合同步放化疗或放疗比同步放化疗能获得更好的生存率,因此仍然值得进一步研究。

48.8.5 靶向治疗

(1) 根治性放疗的同步靶向治疗

近 10 余年来,对头颈部癌采用放(化)疗联合分子靶向药物 EGFR 单抗进行了广泛而深入的研究。Bonner 等人的国际多中心Ⅲ期临床研究比较了放疗同步联合应用 C225 和单纯放疗治疗局部晚期头颈部鳞癌的疗效,结果发现放疗联合 C225 组和单纯

放疗组的 5 年总生存率分别为 45.6% 和 36.4%。在本研究入组的 424 例患者中，口咽癌有 253 例（占 59.7%），亚组分析发现联合应用 C225 能显著提高总生存率。

RTOG 0522 和 CONCERT-1 研究分别对局部晚期头颈部鳞癌在用单药顺铂同步放化疗的基础上分别联合应用 C225 和帕尼单抗，2 个研究分别入组 891 例（其中口咽癌 548 例）和 150 例（其中口咽癌 80 例），结果发现并不提高局部区域控制率、肿瘤无进展生存率和总生存率，且照射野内黏膜和皮肤的急性反应有增加的趋势。CONCERT-2 研究（共入组 151 例，其中 73 例为口咽癌）比较了单药顺铂同步放化疗和放疗同步联合帕尼单抗的疗效，发现同步放化疗组的颈部区域控制率和肿瘤无进展生存率均优于放疗同步联合帕尼单抗组，且总生存率也有获益的趋势。因此，对于一般情况较好的患者优先推荐采用同步放化疗，而不建议在同步放化疗的基础上联合应用 EGFR 单抗；而对一般情况差或年龄大的患者（一般超过 70 岁）可以考虑行单纯放疗或者放疗同步联合 EGFR 单抗。

（2）术后放疗的同步靶向治疗

目前，已经报道的研究结果主要集中在同步放化疗的基础上加用靶向药物治疗方面。RTOG 0234 Ⅱ期临床试验观察了术后同步放化疗联合西妥昔单抗治疗头颈部鳞癌高危患者的安全性和初步疗效，同步应用的化疗药物分别是顺铂和多西他赛，结果显示该方案的 4、5 级非血液学毒性反应发生率为 10.6%，较 RTOG 9501 的 15% 有所降低。顺铂组和多西他赛组的 2 年无瘤生存率分别为 57% 和 66%，提示术后同步放化疗联合西妥昔单抗的方案安全可行。Ferris 等主持的 Ⅱ期临床试验对 HPV 阴性的 Ⅲ～Ⅳ 期头颈部鳞癌的高危（切缘＜1 mm、淋巴结包膜外侵犯、神经或脉管受侵、≥2 个转移淋巴结）患者在术后放疗时每周同步应用顺铂和帕尼单抗。共有 46 例患者入组，其中可用于评价的有 44 例。2 年的无疾病进展生存率和总生存率分别为 70% 和 72%，32% 的病例出现 3 级或 3 级以上的不良反应，提示该治疗方案的耐受性较好，且有提高这部分病例治疗效果的趋势。

至今尚无头颈部鳞癌高危患者采用术后放疗同步联合 EGFR 单抗与单纯放疗效果相比较的前瞻性临床研究报告，也没有术后放疗同步联合 EGFR 单

抗与同步放化疗头对头比较的研究报道。目前，RTOG 正在开展对具有中度危险因素的头颈部鳞癌病例采用术后单纯放疗和放疗同步联合西妥昔单抗的 Ⅲ 期临床对照试验（RTOG 0920），预计入组 700 例患者。

48.9　预后

扁桃体癌治疗后 5 年生存率可达 32.4%～83%。临床分期和 HPV 感染状态是影响其预后的重要因素。有文献报道，临床 Ⅰ～Ⅳ 期扁桃体癌患者治疗后 5 年生存率分别为 83.3%、83.7%、73.5% 和 40.7%。HPV 感染状态是影响包括扁桃体癌在内的口咽癌生存率的独立预后因素。Ang 等的研究发现 HPV 相关和非相关口咽癌的 3 年总生存率分别为 82.4% 和 57.1%。与 HPV 非相关口咽癌相比，HPV 相关口咽癌的死亡风险下降了 58%。但在 HPV 相关口咽癌病例中，有长期吸烟史是影响其预后的重要因素，这部分病例的预后同 HPV 非相关口咽癌相似。

48.10　展望

不同于其他部位的头颈部鳞癌，HPV 感染状态已经将包括扁桃体癌在内的口咽癌分为生物学特性和预后截然不同的 2 类肿瘤，在肿瘤预防和诊治方面应该也有所差异，尽管目前临床上对这 2 类肿瘤仍采用相同的治疗方法。因此，将来可能主要着重关注以下几方面的工作。

48.10.1　减少 HPV 感染以降低 HPV 相关口咽癌的发病率

由于禁烟、控酒等工作的推进，在一些地区，与吸烟相关口咽癌的发病率近年来显著下降，但 HPV 相关口咽癌的发病率显著上升。因此，需要减少 HPV 感染以预防 HPV 相关口咽癌的发生。目前，美国 FDA 已经批准 HPV 疫苗应用于青少年以降低 HPV 相关肿瘤的发生，如宫颈癌和口咽癌，长期疗效有待观察。

48.10.2　HPV 相关口咽癌的低强度治疗研究

研究发现，HPV 相关口咽癌对放化疗相对敏感，预后显著优于 HPV 非相关口咽癌，因此探讨了

对这部分病例采用低强度治疗的可行性,以在保证原有标准治疗效果的基础上提高患者的生活质量。低强度治疗的策略主要包括以下几个方面:① 同步放化疗时是否可以用 EGFR 单抗替代铂类化疗药物。② 对诱导化疗有效的病例(CR 和 PR 者),放疗时是否能降低照射剂量。③ 对术后原来需要接受辅助放化疗的病例,是否能降低照射剂量和免除化疗。至今,该方面的研究已经取得了一些进展。Chen 等开展的 II 期单臂临床研究显示,两程诱导化疗后达到 CR 或 PR 的 III~IV 期 HPV 相关口咽癌采用 54 Gy 的放疗,同步联合每周紫杉醇化疗,未达到 PR 者接受 60 Gy 的放疗和同步化疗,结果显示 2 年肿瘤无进展生存率为 92%。

目前,NCCN 推荐的口咽癌术后同步放化疗的指征并没有考虑 HPV 感染状态。对于存在术后切缘阳性和有淋巴结包膜受侵的 HPV 相关口咽癌病例接受术后同步放、化疗的作用并不能肯定,因此需要开展临床研究予以证实。Molony 等的研究发现,对于 p16 阳性的口咽癌术后病例,切缘是否阳性并不影响肿瘤特异性生存率,这部分病例采用单纯术后放疗,而不是同步放化疗也能获得较好的局部控制。

48.10.3　综合治疗方案的优化

随着新的治疗手段出现,如针对 PD-1 和 PD-L1 的免疫检查点抑制剂在头颈部鳞癌中的应用,可能将对口咽癌传统的综合治疗模式带来挑战。因此,需要进一步研究以优化综合治疗方案。

(陆雪官)

主要参考文献

[1] Ang KK, Harris J, Wheeler R, et al. Human papillomavirus and survival of patients with oropharyngeal cancer[J]. N Eng J Med, 2010, 363: 24 - 35.

[2] Ang KK, Zhang Q, Rosenthal DI, et al. Randomized phase III trial of concurrent accelerated radiation plus cisplatin with or without cetuximab for stage III to IV head and neck carcinoma: RTOG 0522 [J]. J Clin Oncol, 2014, 32: 2940 - 2950.

[3] Bernier J, Cooper JS, Pajak TF, et al. Defining risk levels in locally advanced head and neck cancers: a comparative analysis of concurrent postoperative radiation plus chemotherapy trials of the EORTC (♯22931) and RTOG (♯9501)[J]. Head Neck, 2005, 27: 843 - 850.

[4] Bernier J, Domenge C, Ozsahin M, et al. Postoperative irradiation with or without concomitant chemotherapy for locally advanced head and neck cancer[J]. N Engl J Med, 2004, 350: 1945 - 1952.

[5] Bonner JA, Harari PM, Girlt J, et al. Radiotherapy plus cetuximab for locoregionally advanced head and neck cancer: 5-year survival data from a phase 3 randomised trial, and relation between cetuximab-induced rash and survival[J]. Lancet Oncol, 2010, 11: 21 - 28.

[6] Chen AM, Felix C, Wang PC, et al. Reduced-dose radiotherapy for human papillomavirus-associated squamous-cell carcinoma of the oropharynx: a single-arm, phase 2 study[J]. Lancet Oncol, 2017, 18(6): 803 - 811.

[7] Clair JM, Alani M, Wang MB, et al. Human papillomavirus in oropharyngeal cancer: The changing face of a disease[J]. Biochimica Et Biophysica Acta, 2016, 1866: 141 - 150.

[8] Cooper JS, Pajak TF, Forastiere AA, et al. Postoperative concurrent radiotherapy and chemotherapy for high-risk squamous-cell carcinoma of the head and neck [J]. N Engl J Med, 2004, 350: 1937 - 1944.

[9] Cooper JS, Zhang Q, Pajak TF, et al. Long-term follow-up of the RTOG 9501/Intergroup phase III trial: postoperative concurrent radiation therapy and chemotherapy in high-risk squamous cell carcinoma of the head & neck[J]. Int J Radiat Oncol Biol Phys, 2012, 84: 1198 - 1205.

[10] de Almeida JR, Byrd JK, Wu R, et al. A systematic review of transoral robotic surgery and radiotherapy for early oropharynx cancer: a systematic review [J]. Laryn-goscope, 2014, 124: 2096 - 2102.

[11] Denis F, Garaud P, Bardet E, et al. Final results of the 94 - 01 French Head and Neck Oncology and Radiotherapy Group randomized trial comparing radiotherapy alone with concomitant radiochemotherapy in advanced-stage oropharynx carcinoma[J]. J Clin Oncol, 2004, 22: 69 - 76.

[12] Ferris RL, Geiger JL, Trivedi S, et al. Phase II trial of post-operative radiotherapy with concurrent cisplatin plus panitumumab in patients with high-risk, resected head and neck cancer[J]. Ann Oncol, 2016, 27: 2257 - 2262.

[13] Giralt J, Trigo J, Nuyts S, et al. Panitumumab plus

radiotherapy versus chemoradiotherapy in patients with unresected, locally advanced squamous-cell carcinoma of the head and neck (CONCERT-2): a randomised, controlled, open-label phase 2 trial[J]. Lancet Oncol, 2015,16:221 – 232.

[14] Haughey BH, Hinni ML, Salassa JR, et al. Transoral laser microsurgery as primary treatment for advanced-stage oropharyngeal cancer: a United States multicenter study[J]. Head Neck, 2011,33:1683 – 1694.

[15] Kies MS, Harris J, Rotman MZ, et al. Phase Ⅱ randomized trial of postoperative chemoradiation plus cetuximab for high-risk squamous cell carcinoma of the head and neck (RTOG 0234)[J]. Int J Radiat Oncol Biol Phys, 2009,75(Suppl): 14 – 15.

[16] Kiyota N, Tahara M, Fujii M. Adjuvant treatment for post-operative head and neck squamous cell carcinoma [J]. Jpn J Cin Oncol, 2015,45:2 – 6.

[17] Lok BH, Setton J, Caria N, et al. Intensity-modulated radiation therapy in oropharyngeal carcinoma: effect of tumor volume on clinical outcomes[J]. Int J Radiat Oncol Biol Phys, 2012,82:1851 – 1857.

[18] Lydiatt WM, Patel SG, O'Sullivan B, et al. Head and neck cancers-major changes in the American Joint Committee on Cancer eighth edition cancer staging manual[J]. CA Cancer J Clin, 2017,67:122 – 137.

[19] Mehanna H, Evans M, Beasley M, et al. Oropharyngeal cancer: United Kingdom national multidisciplinary guidelines[J]. J Laryngol Otol, 2016,130(S2):S90 – S96.

[20] Mesia R, Henke M, Fortin A, et al. Chemoradiotherapy with or without panitumumab in patients with unresected, locally advanced squamous-cell carcinoma of the head and neck (CONCERT-1): a randomised, controlled, open-label phase 2 trial[J]. Lancet Oncol, 2015,16:208 – 220.

[21] Molony P, Kharytaniuk N, Boyle S, et al. Impact of positive margins on outcomes of oropharyngeal squamous cell carcinoma according to p16 status[J]. Head Neck, 2017,39(8):1680 – 1688.

[22] Naghavi AO, Strom TJ, Ahmed KA, et al. Management of oropharyngeal cancer in the HPV era [J]. Cancer Control, 2016,23:197 – 207.

[23] National Comprehensive Cancer Network. Head and neck cancers. In: NCCN clinical practice guidelines in oncology[J]. Version 2. 2017. 2017: orph – 1.

[24] Pignon JP, le Maitre A, Maillard E, et al. Meta-analysis of chemotherapy in head and neck cancer (MACH-NC): an update on 93 randomised trials and 17,346 patients[J]. Radiother Oncol, 2009,92:4 – 14.

[25] Sinha P, Piccirillo JF, Kallogjeri D, et al. The role of postoperative chemoradiation for oropharynx carcinoma: a critical appraisal of the published literature and national comprehensive cancer network guidelines[J]. Can-cer, 2015,121:1747 – 1754.

[26] Tateya I, Shiotani A, Satou Y, et al. Transoral surgery for laryngo-pharyngeal cancer-The paradigm shift of the head and neck treatment[J]. Auris Nasus Larynx, 2016,43:21 – 32.

下 咽 部 肿 瘤

　　下咽部恶性肿瘤占全身恶性肿瘤的 0.15%～0.24%，占头颈部恶性肿瘤的 2%。良性肿瘤较为少见，偶可为血管瘤、脂肪瘤及平滑肌瘤。绝大多数下咽恶性肿瘤（95%）为鳞状细胞癌，占头颈部鳞癌的 3%～5%。下咽癌的发病率相对较低，但恶性程度高，早期症状不典型，诊断时肿瘤往往已经发展到中晚期，除了一部分患者切除下咽肿瘤的同时需要考虑保留喉功能外，还有一些患者在切除肿瘤后，还需要应用各种不同的方法修复下咽的缺损。因此，下咽癌的手术治疗技术要求比较高，规范化治疗显得更加重要。

　　下咽（hypopharynx）又称喉咽（laryngopharynx），位于喉的后面及两侧，上起于会厌软骨上缘舌骨沿线以下，止于环状软骨下缘平面，位于第 4～

6 颈椎前方，向下连接食管。

　　按解剖部位分为梨状窝、咽后壁及环后区。下咽癌多发生于梨状窝区，下咽后壁区次之，环后区最少。下咽部的横径 2～3 cm，前后径约 2 cm，前壁为会厌、杓状会厌襞和杓状软骨所围成喉的入口（称喉口），而位于其后方平常呈裂隙状封闭部分称环咽间隙，与食管入口相连。当吞咽时，位于喉口两侧的梨状隐窝呈漏斗形张开，引导食物经过环咽间隙进入食管。

　　喉咽部主要由黏膜层、纤维层、肌层及外膜层组成。其中黏膜为复层鳞状上皮，黏膜下层有黏液腺，分泌的液体用以湿润咽部黏膜。此外，在上皮层下有大量淋巴组织聚积，与咽部的其他淋巴组织共同构成咽淋巴环的内环。

喉咽部的血供主要来自颈外动脉发出的咽升动脉，静脉血经咽静脉丛与翼丛，流经面静脉，汇入颈内静脉。喉咽部淋巴管穿过甲状舌骨膜进入颈深淋巴结。梨状窝及一部分喉咽部淋巴管则经喉前淋巴结，注入颈外侧上深淋巴结。

49.1　流行病学及病因

在中国，2009 年下咽癌发病率为 0.29/10 万，占全身恶性肿瘤的 0.1%，男女比例为 4.8：1，上海地区当年发病率为 0.71/10 万。全球范围内，下咽恶性肿瘤的发病率较低，患者多为 40 岁以上的男性。美国数据显示，70% 的下咽癌为梨状窝癌，剩余 20%～30% 为咽后壁及环后区癌。

下咽恶性肿瘤主要的发病原因目前仍不清楚，与患者平时饮酒、吸烟密切相关，与患者的营养状况、维生素的缺乏也相关。如文献报道，女性环后区肿瘤多与缺铁性贫血密切相关。另外，和病毒（如HPV）的感染也有一定的关系。与职业因素也有相关性，如石棉工人发生喉癌可能性大。此外，空气污染等因素也有可能造成发病。

49.2　病理及生物学特性

下咽恶性肿瘤以鳞状细胞癌多见，约占 97%，未分化癌、腺癌少见，偶见肉瘤及淋巴瘤。下咽癌根据肉眼可见肿瘤生长方式分为外突型生长和溃疡浸润型生长两大类。下咽癌最大的特点是肿瘤易沿黏膜向下侵犯，而对喉的侵犯有不同的途径。位于梨状窝内壁的下咽癌可以沿黏膜向会厌皱襞侵犯，进一步向内侧和深部侵犯到喉，可以沿黏膜向环后区侵犯，也可以通过侵犯声门旁间隙、声带肌、环杓关节、环杓肌及喉返神经引起声带固定。梨状窝外壁癌容易侵犯甲状软骨后缘和环状软骨。环后区癌容易侵犯环状软骨和环杓后肌。而下咽后壁癌比较局限于咽后壁，不常侵犯喉。

下咽癌容易出现区域淋巴结转移。文献报道，N^+ 患者中各区淋巴结转移率为 Ⅰ 区 1%～10%，Ⅱ 区 72%～75%，Ⅲ 区 55%～72%，Ⅳ 区 21%～45%，Ⅴ 区 11%～15%。Ⅱ～Ⅳ区为最常见的下咽癌淋巴结转移部位，Ⅰ区、Ⅴ区转移相对少见。在术前检查临床淋巴结阴性（cN0）患者中，隐匿性淋巴结转移率在患侧颈部为 36%，对侧为 27%，这一结果提示，术前检查未发现明显肿大淋巴结的患者仍有隐匿性淋巴结转移风险，为 cN0 患者行区域性颈淋巴结清扫术提供了理论依据。另外，有 12%～32% 的患者在治疗过程中或之后出现远处器官转移，最常见的远处转移部位为肺、骨和肝等。

49.3　临床表现

下咽癌患者早期缺乏特异性症状，易被误诊为慢性咽炎或咽异感症，确诊时多属晚期。凡出现咽部异物感，尤其是伴有颈淋巴结肿大者，应仔细检查并明确诊断。可能出现的临床表现包括：① 喉咽部异物感或咽喉疼痛。② 吞咽疼痛或进行性吞咽困难。③ 声嘶。④ 咳嗽或呛咳。⑤ 颈部肿块。⑥ 下咽癌晚期时，患者常有贫血、消瘦、衰竭等恶病质的表现。肿瘤侵犯颈部大血管时，可出现严重的出血及恶病质表现。

49.4　治疗前评估及诊断方法

49.4.1　患者评估

（1）一般状况评估

对患者的一般状况，特别是体力和营养状况进行评估，可以很好地了解患者耐受治疗的程度。体力状况通常采用百分法（Karnofsky，KPS）或 5 分法（Zubrod-ECOG-WHO，ZPS）评分进行评估。若考虑实施化疗，KPS 评分一般要求至少 70 分，ZPS 评分一般要求不超过 2 分。

（2）重要脏器功能状况评估

重要脏器功能状况的评估有助于了解患者手术风险和手术并发症的可能性。

（3）其他情况评估

治疗方式的选择可能会受到患者职业、生活习惯、文化程度、宗教、家庭状况、经济条件及治疗期望值等情况的影响，应认真对待、充分评估和反复沟通。特别是喉功能保留的意愿程度对治疗方案的选择影响较大。

49.4.2　肿瘤评估

（1）临床总体评估

详细的病史和体征采集是诊断疾病的首要环节。间接喉镜检查可以初步了解喉咽部情况，但环后区及梨状窝尖病变往往不易窥见,需进一步内镜辅助检查。对锁骨上所有区域进行触诊,可依据喉体移位、颈淋巴结肿大等情况,初步判断肿瘤部位和颈淋巴结转移的可能。活检是判定肿瘤性质的最可靠依据,通常需要在内镜检查过程中进行。

（2）辅助诊断检查技术

因下咽癌发病的位置隐蔽、解剖结构复杂,不同辅助诊断检查技术可为下咽癌的早期诊断、术前分期及临床治疗提供更多有益的信息。

1）喉镜：喉镜包括间接喉镜、直接喉镜、动态喉镜和纤维喉镜。喉镜检查目前仍是诊断下咽癌首要的检查手段,它可以直观、清楚地显示肿瘤的部位、大小及形态,能观察病变表面黏膜面的情况及喉内有无侵犯等情况,了解室带、声带的活动度及喉腔是否狭窄等,其最大优势在于可以直接取活检并可获得病理学检查结果。

2）食管吞钡检查：食管钡餐检查是下咽癌较为传统的检查方法。下咽癌早期临床症状较少见,一般早期常表现为咽痛、咽部异物感或吞咽困难,一些病变是通过钡餐透视查体时发现的。肿瘤早期主要表现为黏膜的异常改变,而 CT 不能反映黏膜的改变,钡剂造影显示下咽部黏膜,尤其是食管的黏膜特别清楚,对于较早期的梨状窝癌侵犯食管者,较具有优势。另外,钡剂造影能显示患者吞咽时梨状窝、环后间隙及食管入口功能形态上的动态改变,这是其他的检查方法不可企及的。

3）CT 扫描及 CT 后处理技术：下咽癌 CT 表现为下咽壁的局限性、不规则增厚,较小者可表现为下咽壁局部的局限性增厚,大者可表现为低等或混杂密度的软组织肿块,增强扫描肿瘤多数呈均匀或不均质明显强化。其中,梨状窝癌表现为梨状窝壁的增厚：前壁、后壁或侧壁轻度或明显的增厚,规则或不规则,杓会厌襞增厚,或者局部形成形态不规则的软组织肿块,导致梨状窝变窄、变浅,甚至消失,喉腔受压、变形,并向健侧移位；环后区和咽后壁癌常表现为咽后壁、环后区壁软组织明显增厚,或局部有软组织肿块形成,致杓-椎距或环-椎距增大,肿瘤与周围结构分界不清,增强扫描病变呈轻中度强化。

而另外一项 CT 后技术仿真内窥镜（CT virtual endoscopy, CTVE）是利用计算机将螺旋 CT 扫描所获得的容积数据进行处理,重建出空腔脏器内面的立体影像并进行彩色标示,喉部的 CTVE 类似纤维喉镜和电子喉镜,可以无创性地从不同方向来观察空腔脏器内表面的正常黏膜及病变的情况,达到类似内窥镜的功能。

4）MRI 检查：MRI 软组织分辨率非常高,梨状窝癌主要表现为梨状窝区的长 T1 长 T2 异常信号影,T2WI 压脂后呈明显高信号,边界相对较清楚。咽后壁癌或环后区癌在 MRI 上表现为咽后壁区或环后区的长 T1 长 T2 异常信号影,T2WI 压脂后呈明显高信号,边界相对较清楚。下咽上区癌表现为会厌前间隙的长 T1 长 T2 的软组织肿块,T2WI 压脂呈明显高信号,病变较小者呈明显均质强化,病变较大者增强扫描可呈明显不均质强化,会厌前间隙明显不规则变窄,甚至闭塞。压脂图像能清楚地看到病变的边缘,结合 T1、T2WI 图像容易确定病变范围。

5）PET 或 PET/CT 检查：由于 PET/CT 结合了 PET 显示新陈代谢微变化和 CT 显示解剖结构的优点,可发现局部及全身可能存在的病灶,有利于尽早发现转移或复发,指导制订治疗方案。

49.5　鉴别诊断

49.5.1　下咽部肿瘤需与以下疾病鉴别

（1）咽喉炎及咽喉官能症

病程长,主诉模糊,无声音嘶哑及吞咽困难等症状。

（2）下咽及颈段食管良性肿瘤

大多可通过内镜鉴别。

（3）颈部结核

以年轻患者为主,大多发生于锁骨上,质地中软,因此中老年患者发生的迅速增大的颈部肿块,应检查鼻咽、口咽及下咽,排除恶性肿瘤可能。

49.5.2　下咽部病变基于解剖部位的影像学鉴别诊断

1）常见病变及诊断线索：① 梨状窝凹陷,呈现变异。② 急性放射性改变。③ 慢性放射性改变。④ 声带麻痹,梨状窝扩大。

2）不常见：① 胃食管反流。② 成人会厌炎。③ 食管-咽憩室。④ 颈段食管癌。

3）罕见：① 第四腮裂异常。② 下咽侧袋。③ 下咽非霍奇金淋巴瘤。④ 下咽松弛（迷走神经损伤或脊髓灰质炎）。

49.6　下咽癌 TNM 分期

为评估下咽癌患者肿瘤的综合情况,需对肿瘤

的进展状况进行准确的判定和分期,根据美国癌症联合会(AJCC 2010 年第 7 版)和国际抗癌联盟(UICC 2009 版)标准,对下咽癌原发灶、颈淋巴转移和远处转移情况进行 TNM 分期(表 49 - 1)。

表 49 - 1　下咽癌 TNM 分期

分　期	定　　义
T 分期	
T1	肿瘤局限在下咽的某一解剖亚区且最大径≤2 cm
T2	肿瘤侵犯一个以上下咽解剖亚区或邻近解剖区,或 2 cm＜测量的肿瘤最大径≤4 cm,无半喉固定
T3	肿瘤最大径＞4 cm,或半喉固定,或侵犯食管
T4a	中等晚期局部疾病,肿瘤侵犯甲状(环状)软骨、舌骨、甲状腺或中央区软组织(喉前带状肌和皮下脂肪)
T4b	非常晚期局部疾病,肿瘤侵犯椎前筋膜,包绕颈动脉,或累及纵隔结构
N 分期	
Nx	区域淋巴结不能评估
N0	无区域淋巴结转移
N1	同侧单个淋巴结转移,最大径≤3 cm
N2	同侧单个淋巴结转移,3 cm＜最大径≤6 cm;或同侧多个淋巴结转移,最大径≤6 cm;或双侧或对侧淋巴结转移,最大径≤6 cm
N2a	同侧单个淋巴结转移,3 cm＜最大径≤6 cm
N2b	同侧多个淋巴结转移,最大径≤6 cm
N2c	双侧或对侧淋巴结转移,最大径≤6 cm
N3	转移淋巴结最大径＞6 cm
M 分期	
M0	无远处转移
M1	有远处转移

Ⅶ区转移也被认为是区域淋巴结转移

49.7　下咽癌的规范化外科治疗

49.7.1　手术治疗原则

下咽癌手术治疗的原则:① 在保证无瘤生存率的前提下进行外科手术根治。② 尽可能保留咽、喉等功能,提高患者术后生活质量。③ 依据患者的病情制订个体化的治疗方案。

下咽癌的生物学特性及局部侵犯特性为保留喉功能的下咽癌切除术提供了理论基础,在手术过程中应依据肿瘤原发部位、侵犯范围及生物学特性制订个体化的诊疗方案。术前准确判断肿瘤的位置、黏膜和深部切缘,选择合适的手术入路,保护正常的黏膜,遵循无瘤原则,采取先深部切缘后黏膜切缘的顺序,彻底切除肿瘤,并灵活运用各种修复方式完成功能重建。

49.7.2　经口 CO_2 激光手术治疗原则

经口 CO_2 激光手术主要用于治疗梨状窝、下咽后壁癌 T1～T2 病变及局限的高位环后癌,尤其是基底部较窄、未发现明显深层浸润,经术前充分评估且在支撑喉镜下可完全暴露的病变。

CO_2 激光手术治疗下咽癌要同时考虑术者和患者两方面因素的影响,对术者的技术经验有较高的要求。下咽癌激光手术是以肿瘤手术原则为基础的微创手术,强调肿瘤的完整切除和肿瘤控制率,不能因追求微创而忽略了疗效。对于基底广泛、周围组织结构受侵而难以完全暴露的病变,建议仍选择颈外入路以保证瘤体的完整切除。

肿瘤切除应该遵循肿瘤外科手术原则,在肿瘤外围进行切除。结合激光手术切除时可产生 2 mm 气化带的特点,应保留至少 5 mm 以上的安全界,并在手术中进行多点切缘病理学检查,保证切缘安全。

按照病变范围和颈部检查的情况,在激光手术切除局部病变的同期进行颈部淋巴组织的处理,同期行择区性颈清扫术;对于不愿意接受开放手术的患者,可行术后颈部放疗以控制颈淋巴转移。如局部病变非常局限,且颈部检查未发现淋巴结肿大,也可选择密切观察随诊。

49.7.3 开放性手术适应证与术式选择

根据是否保留喉功能,一般将下咽癌的开放性手术分为保留喉功能的下咽癌切除术和不保留喉功能的下咽癌切除术。根据喉、下咽的切除范围,将下咽癌开放性手术分为单纯咽部分切除术、喉部分咽部分切除术、喉全切除咽部分切除术、咽喉全切除术和咽喉全切除术-食管全切除术等。前两者即传统意义上的保留喉功能的下咽癌切除术。

(1)单纯咽部分切除术

在不损伤喉内结构的情况下完成肿瘤的切除,术后患者喉功能保留完好,其适应证如下。

1)T1~T2病变:为最佳适应证,病变以黏膜播散型为宜,梨状窝癌对侧喉、会厌正常,肿瘤局限累及声门旁而未累及声门下组织的情况下,即使患侧声带固定也可考虑行该手术,环后癌行该手术的前提为无黏膜下侵犯。

2)部分经选择的T3病变:局限的梨状窝尖受累,食管入口黏膜正常且充裕,若术者能熟练应用胸大肌皮瓣等也可考虑行保喉手术;单纯向甲状软骨板外侧突破侵犯的梨状窝外侧壁癌;下咽后壁癌向上或向一侧侵犯,未累及喉,利用胸大肌皮瓣或人工组织瓣等也可行该手术。

3)患者可以耐受术后误吸等并发症。

(2)咽部分喉部分切除术

在对侧喉结构活动良好的前提下,当肿瘤侵犯一侧声门旁间隙穿过声带肌达黏膜下时,不论是否有黏膜侵犯,均应根据侵犯的范围行咽部分喉部分切除术;部分较高平面的梨状窝内侧壁癌可穿过杓会厌皱襞侵犯声门上区结构,此情况下也需行一侧的喉水平部分切除术。

(3)声门旁间隙入路梨状窝癌切除术

T1~T2病变为最佳适应证。病变以黏膜播散型为宜,梨状窝癌对侧喉、会厌正常,声门旁间隙未受累或肿瘤局限累及声门旁而未累及声门下组织的情况下,即使患侧声带固定等也可考虑行该手术。

(4)喉全切除咽部分切除术

肿瘤累及双侧喉腔结构;广泛侵犯黏膜下结构,如声门旁间隙、会厌前间隙;累及喉软骨支架结构;患者心肺功能无法耐受术后带来的误吸等,需考虑行喉全切除咽部分切除术,包括T4病变和大部分T3病变。喉功能是否可以保留,与手术医师的经验、技巧和所掌握的修复方法有很大关系,当肿瘤切除后,存在较为完整的软骨支架和一侧活动完好的环杓关节均可考虑行喉功能保留的术式,除此之外,不应强行保留喉功能。

(5)咽喉全切除术伴或不伴食管全切除术

当肿瘤侵犯下咽环周2/3以上或累及食管入口以下超过2 cm时,需考虑行该类手术,切除下咽环周或近似环截。由于食管肿瘤有跳跃播散的特点,因此在处理累及食管的下咽癌时,食管的切缘应足够,切除的范围同颈段食管。

49.7.4 术后缺损修复与重建

世界第1例下咽癌手术是由Czerny在1877年完成的,直到20世纪80年代初,下咽癌的手术治疗基本上是以牺牲喉功能为代价的。随着对下咽癌临床生物学特性认识的不断加深和头颈外科领域修复与重建技术的飞速进步,在施行肿瘤彻底切除的同时进行组织缺损的一期重建,不仅考虑肿瘤切除的彻底性,而且注重对合适病例的喉功能保留。

49.7.4.1 下咽癌手术切除后的缺损类型和修复原则

依据肿瘤的部位、大小、侵及范围和对喉的累及情况,下咽的手术方式分为保留喉功能的下咽癌切除术和不保留喉功能的下咽癌切除术。保留喉功能的下咽癌切除可进一步分为梨状窝癌切除、下咽后壁区癌切除和环后区癌切除,但环后区癌手术治疗时保留喉功能的机会较少,难度大,适应证不好把握。不保留喉功能的下咽癌切除术具体包括部分下咽、喉切除,全喉、下咽切除,全下咽、喉及食管切除。

部分早期梨状窝癌和下咽后壁区癌由于肿瘤范围局限,切除肿瘤后造成的下咽缺损可以不修复。例如,早期下咽癌内镜CO_2激光切除手术的下咽缺损,以及下咽后壁区的缺损大小在3~4 cm以下时可以旷置,部分早期梨状窝外侧壁癌切除后可以通过下咽黏膜局部拉拢缝合得以关闭而不影响吞咽或(和)呼吸功能。在不保留喉功能的全喉和部分下咽切除的下咽癌切除术中,如果下咽残留黏膜的宽度>4.5 cm,可以直接关闭咽腔而不至于形成术后狭窄。在其他情况下,进行上述各种下咽癌手术时,肿瘤切除术后造成的缺损均需要采取适当的方法做一期修复。下咽癌手术实施一期重建的目的是重建下咽及颈段食管的食物通道,恢复吞咽和呼吸功能(保留喉功能)。因此,术前对肿瘤的评估十分重要,据此决定下咽和喉的可能切除范围及切除术后下咽缺损的类型和范围。下咽癌手术后缺损依据切除的范围可以大致分为以下几种类型:下咽部分缺损、下咽和喉部分缺损、下咽和颈部食管环周缺损和全下咽及食管缺损。由于缺损类型的多样性及复杂性,需要采取的修复材料和手段亦多种多样。所以,在修复下咽癌术后的缺损时,应当根据不同缺损的类型和特点选择不同的修复方法。不管选择的方法如何,应当达到下咽部缺损的防水性关闭,防治唾液漏,同时应当采取必要的缝合技术防止咽瘘和术后狭窄的发生。

49.7.4.2 下咽癌的修复材料

目前,下咽癌手术后缺损的修复材料以各类组织瓣为主,其中主要包括各种带蒂、游离组织瓣和空腔脏器上徙技术。带蒂组织瓣技术中具有代表性的是肩胸皮瓣和胸大肌肌皮瓣,其他还包括颏下皮瓣、颈阔肌皮瓣和颈前带状肌皮瓣等。用于下咽癌切除修复的游离组织瓣主要包括游离空肠、游离桡侧前臂皮瓣、游离股前外侧皮瓣。空腔脏器上徙主要包括胃上提咽胃吻合和带蒂结肠转移。

49.7.4.3 不同类型缺损的修复方法

下咽癌手术缺损修复和重建的目的包括:① 关闭下咽缺损,促进伤口及时愈合。② 恢复进食及发音功能。③ 减少手术并发症,如咽瘘及狭窄等。④ 及时进行术后的辅助治疗。

(1) 喉全切除及下咽缺损修复

1) 下咽全周缺损的修复方法:

A. 胸大肌肌皮瓣:可采用咽后壁植皮如裂层皮片或人工皮片,或旷置胸大肌卷成半管状修复咽侧壁和前壁。

B. 胃上提咽-胃吻合术:不开胸施行食管内翻拔脱切除,将胃游离后从后纵隔引至颈部,实行咽胃吻合。近年来,多将胃体裁剪为"管状胃"与口咽吻合,减少了胃酸分泌和胸胃潴留问题。

C. 游离空肠移植术:与胃上提咽-胃吻合术相比,由于手术不涉及纵隔及其大血管,放疗失败后挽

救手术死亡率很低,术后消化功能更接近生理状态,唯一的限制在于如果颈段食管缺损较长,下切缘到达胸骨柄以下时在颈部不易吻合。

D. 游离股前外侧皮瓣移植术:优点是术后放疗可以达到根治剂量,同时术后食管发音较腹腔脏器(胃和空肠等)替代质量好,但是吻合口瘘发生率较高(13%)。

E. 锁骨上岛状皮瓣:锁骨上岛状皮瓣可以卷成管状修复全周缺损,在一定程度上可以替代游离空肠。修复后的皮瓣较空肠耐受放疗剂量高,其次,由于放疗后复发的患者肩部供区一般不在照射野内,同样可以采用该皮瓣进行放疗失败后的挽救性手术修复。

2) 下咽部分缺损的修复方法:如果下咽最窄处<2 cm,建议采用皮瓣加宽至6~8 cm后卷成正常食管管径,可以避免狭窄和咽瘘等并发症。修复方法以邻近带蒂皮瓣为主,包括胸大肌肌皮瓣、锁骨上岛状皮瓣、颏下皮瓣、游离皮瓣(游离前臂皮瓣或游离股前外侧皮瓣)等。

(2) 保留喉功能的下咽缺损修复

1) 下咽后壁缺损:根据术前检查判断肿瘤侵袭的范围、肿瘤切除后的相邻器官与组织的条件,以决定采用相应修复手段。

适应证包括:① 下咽后壁 T2、T3 或 T4a 病变。② 病变长度:上界侵犯口咽,下界可达食管入口。③ 喉结构完整,双侧声带活动。

A. 下咽后壁旷置或植皮:局限于下咽后壁缺损的 T1 和 T2 病变,创缘黏膜不能直接拉拢缝合时,由于下咽后壁癌很少侵犯椎前筋膜,可将创缘黏膜缝合固定于椎前筋膜上,待其自行上皮化。也可以采用游离皮片或人工皮片覆盖咽后壁创面,皮片和椎前筋膜缝合固定,并在皮片中剪数量不等的小孔以防止悬浮。

B. 皮瓣修复:缺损如果累及食管或者双侧梨状窝外侧壁,或患者曾经放疗过,建议采用皮瓣修复,包括游离皮瓣和(或)锁骨上岛状皮瓣。

2) 梨状窝缺损:早期梨状窝癌(T1~T2)可以通过梨状窝切除,或者部分喉切除,带状肌复位缝合,一般不需要皮瓣修复。但是部分 T2 和 T3~T4 病变,若保留喉功能,则多数需皮瓣修复。

A. 梨状窝伴口咽侧壁缺损:可以采用局部瓣修复,如带血管蒂颌下腺和颏下瓣,一般修复梨状窝外侧壁和口咽侧壁即可,咽后壁如果伴有缺损可以旷

置,待后期上皮化。

B. 半喉半下咽缺损:应用游离前臂皮瓣修复一侧喉及梨状窝缺损。适应证为原发灶系梨状窝癌T3或部分T4病变,可伴有同侧声带固定,或咽后壁(口咽)部分受侵,或食管入口受侵,或一侧甲状软骨受侵,或一侧环状软骨(环甲关节)受侵。禁忌证为环后受侵超过中线,或对侧喉受侵,或双侧声带麻痹。

(3)下咽颈段食管缺损

下咽颈段食管鳞状细胞癌是一类局部晚期且预后很差的肿瘤,由于手术同时涉及发音、呼吸和吞咽"三大要害"部位的重要功能,以及修复技术复杂等因素,长期以来被认为是头颈外科医师颇具有挑战性的手术之一,可以采用游离空肠部分剖开的方法来同时修复下咽和颈段食管缺损,达到保留喉功能的目的。

手术适应证:① 肿瘤同时累及颈段食管和下咽2个解剖区。② 至少一侧声带活动,气管膜部无明显侵犯。

禁忌证:双侧声带固定,环状软骨受侵,环后区肿瘤上界距杓会厌皱襞<2 cm;肿瘤下界低于胸骨切迹。

目前,可供下咽缺损修复的组织瓣种类较多,术者可采用适合当地医院和医师的修复方法。

49.7.4.4　各种修复方法的操作过程

(1)胸大肌肌皮瓣法

根据胸大肌的血管解剖,以胸肩峰动脉胸肌支为血管蒂在胸部设计并切取大小约12×14 cm的肌皮瓣,通过皮下隧道转移到颈部后,分别在上下两端与下咽和食管断端吻合并逐渐形成皮管。在男性胸大肌过度发达或皮下脂肪组织过厚(包括女性)造成皮管成形困难和影响吻合时,可以采用椎前筋膜游离植皮加胸大肌肌皮瓣覆盖的方法完成缺损修复。

(2)喉管代下咽颈段食管法

在完成下咽颈段食管区肿瘤切除时,先做低位(第4或5气管环之间)气管切开,横断气管,颈部气管永久性造口,分离甲状腺,由上向下分离并抬起气管,于环后区气管和食管结合部将喉与气管完全分离,保留两侧的喉上动静脉,将喉与气管一起向上抬起,然后直视下完成下咽颈段食管区肿瘤切除。去除喉骨架部分的甲状软骨和双侧杓状软骨,关闭缝合喉体背侧下咽与食管结合部的开口处,形成完整喉管,然后将气管断端与食管断端吻合,完成喉管替

代下咽颈段食管的全过程。

(3)游离空肠移植

取空肠第二或第三肠袢,选择具有明确血管蒂(肠系膜动静脉)的一段肠袢,截取长12～15 cm的肠管,仔细分离和保护血管蒂,在血管蒂发出的根部结扎切断。腹腔空肠断端吻合,并关闭腹腔。把空肠转移到颈部后,先行空肠下端与食管断端吻合,然后行显微镜下微血管吻合,再行空肠上端与下咽断端吻合。为了方便观察伤口关闭后移植物的血供情况,通常截取一小段(1～2 cm)与血管蒂相连的肠管外置,数周后予以切除。

(4)游离桡侧前臂皮瓣移植

在Allan试验后,于前臂的腕横纹上约1 cm开始设计和切取皮肤筋膜瓣,大小约10×12 cm,以桡动脉及其伴行静脉和头静脉为血管蒂自而上沿深筋膜表面分离并且取皮瓣。断蒂后转移到颈部形成皮管,先完成皮管与食管和下咽断端吻合,再与准备好的受区血管行显微镜下微血管吻合。

(5)胃上提咽-胃吻合术

通过腹腔游离胃体,为了保留丰富的胃部血供,术中切断胃左血管包括胃左动脉、胃网膜左动脉、胃短动脉和胃底动脉,保留胃右动脉和胃网膜右动脉。彻底游离喉体下咽后,通过颈部和膈肌食管裂孔充分游离食管上下两端,自下而上逆行拔脱食管,把游离的胃体通过后纵隔上提到颈部,行胃底与口底吻合

49.7.5　颈部淋巴结清扫原则

由于下咽部的淋巴系统丰富,下咽癌具有淋巴结转移率高、转移早的临床特点。原发于不同亚区的下咽癌淋巴结转移率为梨状窝癌70%、下咽后壁癌50%及环后癌40%。梨状窝的淋巴管伴行喉上神经经甲状舌骨膜至颈深上、中组淋巴结,咽后壁的淋巴管引流至咽后淋巴结及颈深上、中组淋巴结,而下咽下部及颈段食管的淋巴可引流至气管食管旁淋巴结,进而引流至颈内静脉链及锁骨上淋巴结,向下可至上纵隔淋巴结,故下咽癌的淋巴结转移主要位于Ⅱ～Ⅳ区,而Ⅰ与Ⅴ区转移率低。

需要注意的是,对接近中线的或已累及对侧的下咽癌应同时行对侧颈部的择区颈清扫,在下咽后壁癌和环后区后壁型癌中应注意对咽后淋巴结的清扫,当下咽癌向下发展至食管入口附近时,应注意对气管食管旁淋巴结及上纵隔淋巴结的探查与清扫。

术后常规予以放疗或同步放化疗。

49.7.6　术后并发症的预防与处理

咽瘘是术后最常见和棘手的并发症。术中关闭下咽时，注意将黏膜固定缝合于黏膜下组织或甲状软骨板后缘，使黏膜有依托，黏膜外没有无效腔，并能防止咽腔运动时黏膜撕脱，形成咽瘘。下咽关闭后，吻合口外侧的组织缺损可用甲状腺等组织填补，以尽量减小无效腔，同时放置有效的负压引流。颈清扫术后，颈动脉容易内移，可用胸锁乳突肌将颈动脉包裹缝合，使之与下咽吻合口隔离。

吞咽困难也是经常出现的并发症，咽食管吻合口狭窄是造成吞咽困难较常见的原因。为此，咽食管黏膜吻合时应尽量扩大吻合面呈斜形，以减少因瘢痕增生导致的狭窄。术中应尽量扩大吻合口，以期使食物顺利通过咽腔。若出现吻合口狭窄，轻者可通过食管镜扩张得到改善，重者需再行手术整复。

吞咽呛咳发生于患者术后试行经口进食时，吞咽呛咳发生的原因有：① 喉入口附近没有足够宽敞的咽腔使食物快速通过。② 声门闭合不佳，喉口遮盖不严，吞咽肌群的不协调造成的误吸。严重的呛咳可导致吸入性肺炎等，影响患者进一步治疗。避免吞咽呛咳的关键在于术中咽腔重建的技巧：在喉入口水平，横行缝合黏膜纵切缘以扩大咽腔，使食物能快速通过，避免堆积在喉入口处导致误吸；残余会厌下拉，遮盖声门区，使喉入口向侧方开口，避免声门正对口咽部；修补劈裂处黏膜缺损，使术后声门能有效闭合；积极鼓励患者进行吞咽训练。

49.8　放疗、化疗与同步放、化疗

49.8.1　放射治疗

（1）根治性放疗

单纯放疗一般用于下咽癌早期的病变，即 T1、T2 病变，或病理为低分化、未分化癌患者，或因内科疾病不适合手术和拒绝手术治疗的患者。对于临床 Ⅰ、Ⅱ 期下咽癌，单纯放疗的 5 年生存率 81%，5 年局部控制率 83%，喉功能保留率 92%。推荐采用同期整合补量调强适形放疗（SIB - IMRT）技术，在满足靶区照射剂量同时能最大限度地保护周围正常组织。

靶区定义为：肿瘤靶区（GTV）包括影像检查所见的原发肿瘤和颈部肿大淋巴结；CTV1（高危临床靶区）包括病变邻近亚临床区，一般在 GTV 外1.5～2.0 cm 范围（根据解剖结构适当调整）、并包括全部喉咽、咽旁间隙结构及颈部阳性淋巴结区；CTV2（低危临床靶区）包括颈部阴性淋巴结区；计划靶区（PTV）在各靶区外放约 3.0 mm（根据各单位设备条件决定）。

（2）辅助放疗

对于中晚期病变，即 T3、T4 病变，或 N+，任何单一治疗手段效果均不好，需采用综合治疗方式。放疗作为综合治疗方式的一部分，可术前或术后进行，术后病理如存在高危因素（T3 以上病变、切缘阳性、淋巴结转移或包膜外侵犯）建议术后同期放化疗。术前放疗靶区确定同根治量放疗，但将 CTV1 和 CTV2 合并，如果已行诱导化疗，靶区勾画应根据化疗前病变范围确定。术后放疗靶区确定，不勾画 GTV，CTV1 包括瘤床区及阳性淋巴结区，CTV2 包括颈部阴性淋巴结区。

49.8.2　诱导化疗

诱导化疗一般不作为下咽癌的独立治疗手段，常用于晚期肿瘤、手术或放射治疗前的病例筛选。诱导化疗可以减少晚期患者远处转移的概率。有研究表明，梨状窝癌诱导化疗加放疗和同期放化疗相比，10 年生存率相近（13.8% *vs.* 13.1%），但诱导化疗组保喉率高。诱导化疗可以作为筛选放疗敏感病例的方法，诱导化疗后达到部分缓解的患者给予放疗，3 年保喉率明显高于未达到部分缓解的患者（70.3% *vs.* 57.5%）。诱导化疗的方案可以是传统的 PF（顺铂＋5 - FU）方案，但新近的研究表明，加入紫杉醇的 TPF 方案优于 PF 方案。对于中晚期的下咽癌，一般应用 2～3 个周期的诱导化疗。诱导化疗后评价达到完全缓解，行根治量放疗；如达到大部分消退，下一步治疗可手术，或同期放化疗；如果病灶没有缩小，则行根治性手术，术后根据病理学检查结果行辅助性放疗或放化疗。

49.8.3　同步放、化疗

同步放、化疗的疗效优于单纯放疗，目前还没有完全随机的同步放、化疗与手术加放疗的对比研究。欧美国家自 20 世纪 90 年代开始，为了保留喉功能，对于不能保留喉功能的中晚期患者多采用同步放、化疗。同步放、化疗对于 T2、T3 病变的疗效优于

T4 病变,但同步放、化疗期间的Ⅲ、Ⅳ期局部不良反应也比较多,放疗以后也有局部喉功能不良的患者,如呼吸功能不良需气管切开,吞咽功能不良需依赖鼻饲。下咽癌同步放化疗的整体 5 年生存率、肿瘤无进展生存率、局部控制率和喉功能保留率可以分别达到 68.7%、57.5%、79.1%和70.3%。但同步放、化疗后肿瘤未控或肿瘤复发挽救性手术的并发症也比较严重,特别是咽瘘导致的大血管破裂的风险增高。

49.8.4 放疗联合靶向治疗

尽管同期放、化疗可改善局部晚期下咽癌的预后,但其急性反应较重,部分患者不能耐受,而 90%以上头颈部鳞状细胞癌 EGFR 高表达,随机对照研究显示放疗联合抗 EGFR 单抗较单纯放疗明显改善生存率,回顾性研究显示可以达到与同步放、化疗相似的疗效,但不良反应较同步放、化疗少,是一种可选择的治疗方式。

49.9 治疗后复发处理

下咽癌治疗后复发或残留是一个棘手的问题,由于每个患者及其肿瘤情况都有所不同,具体处理应当采取因地制宜和个性化的处理原则。对于采取放化疗、化疗或同步放化疗治疗的患者,如果肿瘤对治疗无反应甚至进展、肿瘤残留或再发,应当采取积极的挽救手术治疗。下咽癌保留喉功能手术后局部复发者,可以采取喉、下咽全切除术,向下侵犯位置过低或出现食管内第二原发癌时,需要同时采取食管全切除术。单纯颈部复发的患者需要采取颈全清扫术或颈扩大性清扫术进行挽救手术。下咽癌治疗后局部和区域广泛复发同时存在的患者预后极差,一般不建议采取挽救手术治疗。

(1)放化疗后挽救手术的选择

1)挽救手术适应证的选择:由于接受放化疗患者的体质较差,局部组织接受大剂量照射后,可出现炎症、瘢痕和纤维化,并降低组织的愈合能力,外科手术发生并发症的风险明显增加;而复发肿瘤多侵袭生长,浸润范围广,手术切除难度大,修复重建困难。因此,并非全部放化疗失败患者均能选择挽救性手术,仅 1/3~1/2 的放化疗失败患者能够接受挽救性手术治疗。

患者年龄也是能否接受挽救手术的重要因素,

年老患者可能存在更多的基础疾病、更难以在巨大的手术创伤后顺利恢复。因此,对于年老患者更需全面评估,谨慎选择手术病例。

而手术医师对于肿瘤可切除性的判断尤为重要。挽救手术是以治愈为目的而进行的再次切除,如果手术医师无法保证全切肿瘤并组织重建,应慎重选择实施手术救治。挽救手术的禁忌证主要包括颈动脉受侵或被肿瘤包绕超过 270°、椎前筋膜或颈椎受侵、纵隔受侵、无法获取适合的修复重建组织等。

2)挽救手术切除与重建的关键问题:

A. 喉功能保留问题:下咽癌放化疗复发后,极易发生喉侵犯;而在喉功能保留的情况下,很难完成下咽病变的大范围切除;另外,晚期复发肿瘤患者术后误吸有时也是很难解决的问题。因此,下咽癌挽救手术时,绝大多数应同期实施全喉切除手术。

B. 重建方法的选择:由于放化疗后组织的愈合能力较差,容易产生吻合口瘘、咽瘘等并发症,对于下咽缺损的修复宜选用较安全、血运较好的组织重建方法。对于不累及颈段食管的下咽切除后修复,带蒂胸大肌肌皮瓣是最常用的方法,而根据患者颈部受区血管的情况,也可酌情考虑游离桡侧前臂、游离股前外侧皮瓣或游离空肠。对于全喉、全下咽、全食管切除的患者,胃代食管被认为是安全和有效的重建方法。

(2)局部复发(残留)的处理

主要指原发的下咽解剖亚区或其他下咽部位肿瘤再次出现或治疗后残留。由于下咽肿瘤复发后,可呈多中心沿原发部位周围发展的趋势,极易侵犯邻近器官如喉、甲状腺、颈段食管及颈部皮肤。因此,多数病例需要大范围的肿瘤切除和大块组织重建,全喉+全下咽或联合全食管切除成为下咽癌局部复发后挽救手术的主要切除方式。

而气管造口复发作为下咽癌局部复发的特殊类型,是下咽+全喉切除术后较为严重的复发状况。复发肿瘤位于造瘘口周围,可因肿瘤增大或坏死出血阻塞气道而威胁患者生命。但气管造口复发治疗比较困难,手术风险大,术后并发症严重而复杂。其挽救性切除有时需要行上纵隔暴露和组织瓣修复,并将气管造口移至颈前转移皮瓣或上胸部。

(3)区域复发(残留)的处理

主要指原发肿瘤患侧或对侧颈部淋巴结在治疗后出现肿瘤转移或残留,通常是下咽癌治疗后复发的主要类型。如初始治疗采取放疗或同步放化疗，尽管挽救性颈清扫手术有一定难度，由于颈部解剖标志未破坏，筋膜间隙存在，手术分离血管神经尚有界限，仍可按标准颈清扫手术进行。如初始治疗已行择区颈清扫手术，应选择全颈清扫或扩大颈清扫术，但此时组织间隙破坏，瘢痕增生明显，颈内动、静脉常被瘢痕或肿瘤组织包绕，手术极具挑战性。术中在分离和解剖颈动脉时，应仔细操作，可先行颈动脉远端和近端解剖，便于发生动脉意外破裂时及时止血。对于完全包绕或与颈动脉严重粘连的淋巴结转移癌，有条件时可采用颈动脉切除一期血管移植方法进行治疗，否则应采取姑息性治疗措施。

（4）局部区域复发的处理

主要指原发部位及颈部同时发现肿瘤复发。由于此种类型复发的下咽癌病例预后极差，而挽救手术范围和难度更大，发生并发症的风险更高，选择实施挽救性手术治疗应更加谨慎。鉴于广泛性局部区域复发的患者预后极差，一般不建议采取挽救手术治疗。

49.10 预后

下咽癌的预后与临床分期、治疗方式有关。因发病部位隐蔽，早期病例少，80%的患者就诊时已属Ⅲ、Ⅳ期病变。对于Ⅰ、Ⅱ期病变，手术或放射治疗的5年生存率都能达到60%左右，而部分Ⅲ、Ⅳ期的病变，5年生存率只有30%左右。周梁等回顾性分析2003年1月～2013年6月期间复旦大学附属眼耳鼻喉科医院耳鼻喉科收治的386例下咽鳞状细胞癌病例后，患者肿瘤临床分期为Ⅰ期10例，Ⅱ期29例，Ⅲ期108例，Ⅳ期239例。5年总生存率（OS）、疾病特异生存率（DSS）和无病生存率（DFS）分别为45.8%、48.1%和46.0%。进一步分析发现生存率的独立影响因素为T、N分期及第二原发癌，肿瘤复发的危险因素为原发肿瘤T分期和脉管癌栓。因此，手术治疗应以谨严、全面的术前检查为依据，并结合患者全身情况，严格选择适应证。对早期下咽癌可采用保留喉功能的手术治疗，而对晚期病例则主要采取为以手术为主的综合治疗。

49.11 展望

下咽癌治疗原则的不断发展与更新是肿瘤学进

步的必然结果。头颈恶性肿瘤外科原则对头颈恶性肿瘤患者的诊断、治疗及随访等多方面的处理原则进行了规范，其目的是最大程度地治愈肿瘤，并尽可能保留受侵器官的功能，包括对患者肿瘤的评估、多学科协作、肿瘤治疗及治疗后肿瘤监测等多方面应遵循的操作原则。

外科治疗方面，近年来，微创外科对肿瘤原则的挑战日趋明显。由于外科切缘阳性是头颈肿瘤治疗失败的重要风险因素之一，切缘阳性会增加下咽肿瘤的局部复发率。获得干净的外科切缘是微创技术应用于下咽肿瘤及其他头颈恶性肿瘤治疗所面临的最主要挑战。目前，用于头颈肿瘤治疗的微创外科技术主要有经口激光技术、机器人外科技术及鼻内镜技术。国内外指南认为，经口激光外科技术和机器人外科技术切除早期的喉癌、下咽癌、口腔癌，以及口咽癌病灶已成为相应头颈肿瘤的外科治疗选择。但这些技术应遵循与开放手术相似的肿瘤外科原则，并认为这些手术的操作需要经过特别的培训。

在下咽癌的非手术综合治疗中，传统的放射治疗和化疗仍占据主导地位，而联合应用以西妥昔单抗（cetuximab）、尼妥珠单抗（nimotuzumab）为代表的EGFR分子靶向治疗能够提高下咽癌的局部控制率。但由于肿瘤存在内在性和获得性抵抗，严重影响其临床应用的效果，导致下咽肿瘤治疗后复发。下咽癌治疗后复发是一个十分棘手的临床问题，为了有效解决肿瘤治疗后复发，需要从多个方面和角度入手，针对肿瘤治疗抵抗、肿瘤切缘的分子病理学和肿瘤干细胞等方面开展深入研究，寻找克服治疗后复发的突破口，为最终消除肿瘤复发、提高治疗效果和患者生存质量打下坚实基础。

（嵇庆海　渠　宁）

主要参考文献

［1］中华耳鼻咽喉头颈外科杂志编辑委员会头颈外科组、中华医学会耳鼻咽喉头颈外科学分会头颈外科学组. 下咽癌外科手术及综合治疗专家共识［J］. 中华耳鼻咽喉头颈外科杂志，2017，52(1)：16－24.

［2］孔维佳. 耳鼻咽喉头颈外科学［M］. 北京：人民卫生出版社，2010：336.

［3］李晓明. 下咽癌治疗后复发的处理原则和策略［J］. 中华耳鼻咽喉头颈外科杂志，2016，51(7)：554－557.

［4］高明. 头颈肿瘤学［M］. 北京：北京科学技术文献出版社，2014：71.

［5］ 黄选兆,汪吉宝,孔维佳. 实用耳鼻咽喉头颈外科学［M］. 北京:人民卫生出版社,2008:287－352.

［6］ 曹轶俊,周梁,吴海涛. 下咽癌 386 例临床特征及疗效分析［J］. 中华耳鼻咽喉头颈外科杂志,2016,51(6):433－439.

［7］ 韩德民. 头颈外科学与肿瘤学［M］. 北京:人民卫生出版社,2005:235.

［8］ 嵇庆海,王弘士,朱永学. 下咽癌和颈段食管癌放疗后复发的外科治疗［J］. 复旦学报(医学版),2001,28(6):551－556.

［9］ 赫捷,陈万青. 2012 中国肿瘤登记年报［M］. 北京:军事医学科学出版社,2012:181－194.

［10］ 潘新良,雷大鹏,刘大昱. 352 例下咽癌综合治疗分析［J］. 中华耳鼻咽喉头颈外科杂志,2009,44(9):710－715.

［11］ Andrades P, Pehler SF, Baranano CF, et al. Fistula analysis after radial forearm free flap reconstruction of hypopharyngeal defects［J］. Laryngoscope, 2008, 118(7):1157－1163.

［12］ Buckley JG, Maclennan K. Cervical node metastases in laryngeal and hypopharyngeal cancer: a prospective analysis of prevalence and distribution［J］. Head Neck, 2000,22(4):380－385.

［13］ Chan JY, Wei WI. Current management strategy of hypopharyngeal carcinoma［J］. Auris Nasus Larynx, 2013,40(1):2－6.

［14］ Ho CM, Ng WF, Lam KH, et al. Submucosal tumor extension in hypopharyngeal cancer［J］. Arch Otolaryngol Head Neck Surg, 1997,123(9):959－965.

［15］ Hoffman HT, Shah JP, Karnell LH, et al. Hypopharyngeal cancer patient care evaluation［J］. Laryngo-scope, 1997,107(8):1005－1017.

［16］ Maasland DH, Brand PAVD, Kremer B, et al. Alcohol consumption, cigarette smoking and the risk of subtypes of head-neck cancer: results from the Netherlands Cohort Study［J］. BMC Cancer, 2014,14(1):187.

［17］ Mukherji SK, Armao D, Joshi VM. Cervical nodal metastases in squamous cell carcinoma of the head and neck: what to expect［J］. Head Neck, 2001,23(11):995－1005.

［18］ Pfister DG, Ang KK, Brizel DM, et al. Head and neck cancers, version 2. 2013. Featured updates to the NCCN guidelines［J］. J Natl Compr Canc Netw, 2013, 11(8):917－923.

［19］ Prince ME, Ailles LE. Cancer stem cells in head and neck squamous cell cancer［J］. J Clin Oncol, 2008,26(17):2871－2875.

［20］ Sewnai A, Hoorweg JJ, Knegt PP, et al. Treatment of hypopharyngeal carcinoma: analysis of nationwide study in the Netherlands over a 10-year period［J］. Clin Otolaryngol, 2005,30(1):52－57.

［21］ Sobin LH GM, Wittekind C. TNM classification of malignant tumours［M］. 7th ed. New York: Wiley, 2011:30.

［22］ Spector GJ. Distant metastases from laryngeal and hypopharyngeal cancer［J］. ORL J Otorhinolaryngol Relat Spec, 2001,63(4):224－228.

［23］ Spector ME, Chinn SB, Rosko AJ, et al. Diagnostic modalities for distant metastasis in head and neck squamous cell carcinoma: are we changing life expectancy［J］. Laryngoscope, 2012, 122(7):1507－1511.

50 喉部肿瘤

50.1　喉的良性肿瘤

50.1.1　概述

喉部良性肿瘤类型繁多,其中以喉乳头状瘤(laryngeal papilloma)最为常见,约占良性肿瘤的80%。喉具有发声的重要功能,故良性肿瘤亦可导致声音嘶哑等症状。

50.1.2　喉乳头状瘤

(1) 病因与临床分型

喉乳头状瘤是喉最常见的良性肿瘤,约占80%,其发生与 HPV 感染关系密切,HPV6、11 是最常见的病毒亚型,HPV16、18 亚型与乳头状瘤的恶变相关。

该病可分为儿童型喉乳头状瘤及成人型喉乳头状瘤 2 种。在美国,儿童型喉乳头状瘤的年发病率为(80～1 500)/10 万人,好发于 2～4 岁儿童,母婴

传播是主要传播途径,男女比例相当。一般认为,儿童型喉乳头状瘤的高危因素包括第一胎出生、母亲年龄较轻、家庭社会经济地位低下、经阴道自然分娩等。性传播是成人型喉乳头状瘤的主要传播途径,男女比例约为 2：1。

(2) 临床表现与诊断

儿童型喉乳头状瘤表现多样,容易复发。因肿瘤位置及体积不同,可发生声音嘶哑、喉喘鸣、喉阻塞等一系列症状,易误诊为哮喘、支气管炎、会厌炎、胃食管返流等疾病。成人型喉乳头状瘤最常见的症状为进行性声音嘶哑。在喉镜下,乳头状瘤的典型形态为外生性疣状肿块,表面不平。儿童型的基底较广,成人型以单个带蒂的肿瘤较为常见,两者均可发生于声带、室带及声门下区,亦可蔓延至下咽及气管。

(3) 治疗原则

外科手术是喉乳头状瘤的主要治疗手段。其治疗原则是,在保护喉发声功能的前提下,尽可能切除病灶,以保证呼吸道的通气功能。而过多地切除肿

瘤周围的正常组织,也会造成严重的气道狭窄。常用的外科切除方法包括冷冻切除术、CO_2 激光切除术、微型吸切器手术等。

对于喉乳头状瘤外科手术治疗后反复复发的患者,可进行辅助治疗。常用的方法包括局部注射西多福韦、静脉应用 α-干扰素,以及口服吲哚-3-甲醇。目前预防宫颈癌所使用的 HPV 疫苗或可减少喉乳头状瘤的发病率,但其在已患病患者中的疗效尚未可知。

50.1.3 喉软骨瘤

喉软骨瘤(laryngeal chondroma)发病原因尚不明确,是源于喉软骨支架的良性肿瘤,仅占喉新生物的 1%。最常见的发生部位为环状软骨后板的喉内侧面,占 70% 左右。患者典型的临床表现为进行性加重的呼吸困难、声音嘶哑、吞咽困难和喘鸣。软骨瘤病变进展缓慢,症状隐匿,常持续多年才得以明确诊断。体格检查可发现喉黏膜下病变,质硬、表面光滑,可伴随声带活动受限。声带固定通常仅见于肿瘤恶变患者,与环杓关节及喉返神经受累相关。

喉软骨瘤以手术治疗为主,但切除后复发率较高。治疗原则是在尽可能保留喉功能的前提下切除肿瘤。根据肿瘤的病变范围大小,可选用内镜下切除或开放手术切除。

50.1.4 喉血管瘤

喉血管瘤(laryngeal hemangioma)较为少见,可发生于任何年龄。分为毛细血管瘤、海绵状血管瘤和蔓状血管瘤 3 种类型,前者较多见。毛细血管瘤可发生于喉的任何部位,由成簇的薄壁血管组成,有蒂或无蒂。海绵状血管瘤多见于婴幼儿,由窦状血管构成,柔如海绵,不带蒂而散布于黏膜下。蔓状血管瘤的特点是动静脉沟通丰富,常表现为波动性肿块。

喉血管瘤症状不明显时可暂不治疗。当瘤体体积增大时,患者出现声音嘶哑、呼吸困难等症状,如有损伤可伴不同程度的出血。手术方式可选择显微激光手术、硬化剂注射、冷冻手术等。亦有报道瘤内注射平阳霉素取得较好的疗效。

50.1.5 喉纤维瘤

喉纤维瘤(laryngeal fibroma)是起源于结缔组织的良性肿瘤,由纤维细胞组成,血管较少。其基底

呈蒂状或盘状,表面黏膜光滑,小者如米粒,大者可阻塞呼吸道。纤维瘤发展缓慢,一般不发生恶变。手术治疗是行之有效的治疗方法,小者可在喉镜下切除,大者需要行喉裂开术切除。

50.1.6 喉神经纤维瘤和神经鞘膜瘤

喉神经纤维瘤和神经鞘膜瘤均较为少见,为神经鞘细胞来源,但在病理学和临床上都有区别。前者无明显被膜,不易找到其发源神经,肿瘤质地较硬,容易恶变,故主张完整切除;后者具有神经外膜组成的被膜,发源的神经可附着于被膜外或被膜下,肿瘤质地软硬皆可,有波动感,可在保留神经功能的前提下进行囊内切除。

50.1.7 化学感受器瘤

化学感受器瘤源自副神经节组织,多位于喉室带或杓会厌皱襞,主要症状为声嘶、咯血。国外有报道,30% 的喉化学感受器瘤为恶性,易发生淋巴结转移,恶性程度较高,需行全喉切除术。而国内有病例报道,化学感受器瘤生长缓慢,病理类型上属良性,临床表现上呈浸润性生长。此差异可能与人种相关。

50.2 喉癌

50.2.1 概述

喉癌是头颈部常见的恶性肿瘤,在头颈恶性肿瘤中发病率占第 2 位,病理学类型多为鳞状细胞癌,抽烟及 HPV 感染是其相关发病因素。根据发病部位,喉癌可分为声门上癌、声门癌及声门下癌 3 种,治疗原则为手术为主的综合治疗。

50.2.2 流行病学

根据我国 1983～1992 年 13 个省市统计数据,喉癌占头颈部肿瘤的 13.9%,占全身恶性肿瘤的 2.1%,发病率为 1.5～3.4/10 万人,是仅次于鼻咽癌的常见耳鼻喉科恶性肿瘤。喉癌的发病率也存在种族和地区差异,全世界喉癌发病率最高的国家为西班牙、法国、意大利和波兰。在我国,华北和华东地区喉癌的发病率远高于南方地区。喉癌多发生于男性,以 40～60 岁最多。近 40 年,随着女性逐渐开始从事与男性一样的职业,接触职业毒性暴露和烟

草的机会有所增加,美国喉癌发病的男女比例从15∶1下降至5∶1。

50.2.3 病因

(1) 吸烟与酗酒

吸烟是目前公认的喉癌危险因素,约有95%的喉癌患者有长期吸烟史。且开始吸烟年龄越早、持续时间越长、量越大,喉癌的发病率越高。一项法国的研究显示,每日吸烟超过1包者与非吸烟者相比,罹患头颈部肿瘤的危险高13倍。同样,酗酒也是罹患喉癌的独立危险因素。与非饮酒者相比,酗酒者罹患喉癌的危险度为1.5~4.4。吸烟与酗酒两者有协同作用,两者相加有更高的患病风险。因此,戒烟戒酒是预防喉癌发生发展的最主要措施。

(2) 病毒感染

HPV感染,尤其是高危亚型(HPV16和18)感染是头颈部鳞癌的危险因素,但其在喉癌发病中的作用尚不明朗。有学者发现,约1/3喉癌的肿瘤组织中可检测到HPV的DNA,提示可能部分喉癌与HPV感染直接相关。HPV在喉癌预后中的预测作用也存在争议。多数研究发现,HPV阳性是喉癌预后较好的预测因素;但也有研究显示,HPV阳性见于喉癌的某一种特定亚型,预后较差。

(3) 基因改变

一些染色体的改变在喉癌发生发展中起着重要的作用。例如,9p21在喉癌发生早期,17p13.1、3p25和3p14.2在中期,8p21.3 - p22的改变在晚期均有促癌作用。除此之外,*p16* 的突变通过干扰细胞周期促进喉癌的进展;原癌基因 *11q13* 的激活导致癌基因 *cyclin D1* 的扩增,进而促进肿瘤的浸润转移。

(4) 环境因素

多种环境因素,如有机化合物(多环芳香烃、亚硝胺)、粉尘、废气(二氧化硫、石棉、重金属粉尘)等均与喉癌相关。同时,长期接触镭、铀、氡等放射性元素也有致癌作用。

50.2.4 病理及生物学特性

(1) 病理变化过程

与其他肿瘤相似,喉癌在发展为浸润性癌之前,经历一系列的病理变化过程,可总结为癌前病变-原位癌-浸润性癌的过程。

1) 癌前病变:一般认为,喉癌在发生之前,会经历一个癌前病变的阶段,即从喉的增生角化,发展为异常增生或不典型增生。现逐渐用上皮内瘤变这一概念替代癌前病变。大约1/5的喉癌患者,至少在确诊喉癌1年之前喉黏膜已经有所改变。多数学者认为,喉癌很少直接发生于正常喉黏膜,因此癌前病变的诊断和处理尤为重要。

2) 原位癌:指上皮为异形、未成熟、分化不良的细胞所替代,但尚未浸润至基底膜。在间接喉镜下,喉的原位癌可表现为白色或红色类炎性增厚斑。面积较大的原位癌常伴随微浸润的存在。

3) 浸润性癌:是指肿瘤细胞突破基底膜,侵犯声带肌层的状态,相应临床表现为声音嘶哑及声带活动受限。喉癌发生浸润后,可后续发生引流区淋巴结转移或远处转移。

(2) 病理巨检类型

1) 浸润型:癌组织向黏膜面突起,表面可见向深层浸润的凹陷溃疡,边界多不整齐,界限不清。

2) 菜花型:肿瘤为外向型生长,呈菜花状,一般不形成溃疡。

3) 包块型:肿瘤为不规则或球形隆起的包块,多有较完整的被膜,边界较清楚。

4) 混合型:兼有溃疡和菜花型的外观,在菜花型的基础上表面凹凸不平,形成溃疡。

(3) 病理学类型

原发性喉恶性肿瘤中,鳞状细胞癌占95%~98%。大多声门癌为分化较好或中等分化的鳞癌。小细胞神经内分泌肿瘤在声门上癌中偶可遇到,其发展速度快、易早期出现播散转移,但对化疗反应较好。其他病理类型,如腺癌、基底细胞癌、低分化癌、淋巴肉瘤和恶性淋巴瘤较为少见。

(4) 扩散及转移

喉癌的扩散及转移与肿瘤的原发部位、分化程度、肿瘤分期等关系密切,其主要途径包括以下3种。

1) 直接扩散:喉癌可向黏膜下直接浸润至周围组织。根据其原发灶位置不同,累及的器官也有所不同。声门上癌向前可侵犯会厌前间隙、舌根,向外可扩散至梨状窝、喉咽后壁;声门癌可侵犯前联合及对侧声带,向前可破坏环状软骨及颈前组织;声门下癌可蔓延至气管,向前可破坏环甲膜、累及甲状腺,向后可侵犯食管。

2) 淋巴结转移:喉癌的淋巴结转移与肿瘤的部位淋巴引流情况密切相关。声门上癌多数分化较差且淋巴引流丰富,容易早期出现淋巴结转移;声门癌多分化较好且淋巴引流匮乏,较少出现淋巴结转移;

声门下癌居于两者之间,其转移规律一般为先发生喉前及气管旁淋巴结转移,后转移至颈深淋巴结。

3)血行转移:晚期喉癌患者肿瘤细胞可通过血行转移方式转移至肺、肝、骨、肾等部位。约有15%的喉癌患者在诊断时已存在远处转移。

50.2.5 临床表现

喉癌可以发生在喉的任何解剖部位,以声门癌最多见,约占60%;声门上癌次之,约占30%;声门下癌较少见。根据肿瘤发生的部位不同,其临床表现也有所区别。

(1) 声门上癌

声门上癌可分为会厌癌、室带癌、杓会厌襞癌和喉室癌4种。其中,位于会厌喉面较为常见,临床特征为症状出现晚、表现轻微,肿瘤发展较快。早期患者仅有痒感、异物感、吞咽不适等非特异性症状。咽喉疼痛是肿瘤向深面浸润或出现溃疡的表现,可放射至同侧耳部;声音改变主要在肿瘤侵犯声带或分泌物黏附声带时发生;呼吸困难、吞咽困难、顽固性咳嗽、咳血等为声门上癌的晚期症状。由于此区血供及淋巴分布极为丰富,声门上癌患者常以颈部淋巴结转移为首发症状。淋巴结转移首先发生于同侧颈总动脉分叉处,并可向上、下沿颈内静脉深处的淋巴结进一步转移。

(2) 声门癌

声门癌是指发生在声带、前连合或后连合的肿瘤,是喉癌中最常见的类型,好发于声带前1/3和中1/3交界处的边缘。声门癌早期即出现声音改变,最初常表现为声音易倦或声嘶,无其他不适,多误认为是感冒喉炎贻误治疗。随着肿瘤体积增大,声嘶逐渐加重,甚至出现失声。呼吸困难也是声门癌常见的另一症状,与声带运动受限、肿瘤阻塞声门相关。如若肿瘤组织表面溃烂出血,则可出现痰中带血、咯血等症状。晚期,随着肿瘤进一步累及声门上区或声门下区,患者尚可出现放射性耳痛、呼吸困难、吞咽困难、咳嗽、口臭等症状。最后,可因大出血、吸入性肺炎或恶病质而死亡。声带表层血管及淋巴管分布较少,肿瘤发展较为缓慢。当肿瘤仅局限于声带时,极少发生淋巴结转移。

(3) 声门下癌

声门下癌即位于声带平面以下,环状软骨下缘以上的肿瘤,其位置隐匿,早期症状不明显,不易发现。40%以上的患者就诊时已有颈部淋巴结转移或甲状腺受累。当肿瘤逐渐进展,可出现刺激性咳嗽、声嘶、咯血和呼吸困难等症状。位于后壁的肿瘤,容易侵及食管前壁,影响吞咽,预后较差。

50.2.6 分期

根据AJCC第7版TNM分期系统,喉癌的分期如表50-1所示(非上皮性肿瘤,如淋巴组织、软组织、骨和软骨的肿瘤不包括在内)。

表 50-1 喉癌 AJCC 第 7 版 TNM 分期

分期	定 义
原发肿瘤(T)	
Tx	原发肿瘤无法评估
T0	无原发肿瘤证据
Tis	原位癌
声门上	
T1	肿瘤局限在声门上的1个亚区,声带活动正常
T2	肿瘤侵犯声门上1个以上相邻亚区的黏膜、侵犯声门区或声门上区以外(如舌根、会厌谷、梨状窝内侧壁的黏膜),无喉固定
T3	肿瘤局限在喉内,有声带固定和(或)侵犯任何下述部位:环后区、会厌前间隙、声门旁间隙和(或)甲状软骨内板
T4a	中等晚期局部疾病
	肿瘤侵犯穿过甲状软骨和(或)侵犯喉外组织(如气管、包括深部舌外肌在内的颈部软组织、带状肌、甲状腺或食管)
T4b	非常晚期局部疾病
	肿瘤侵犯椎前筋膜,包绕颈动脉或侵犯纵隔结构

分期	定　义
声门	
T1	肿瘤局限于声带(可侵犯前联合或后联合),声带活动正常
T1a	肿瘤局限在一侧声带
T1b	肿瘤侵犯双侧声带
T2	肿瘤侵犯至声门上和(或)声门下区,和(或)声带活动受限
T3	肿瘤局限在喉内,伴有声带固定和(或)侵犯声门旁间隙,和(或)甲状软骨内板
T4a	中等晚期局部疾病
	肿瘤侵犯穿过甲状软骨和(或)侵犯喉外组织(如气管、包括深部舌外肌在内的颈部软组织、带状肌、甲状腺或食管)
T4b	非常晚期局部疾病
	肿瘤侵犯椎前筋膜,包绕颈动脉或侵犯纵隔结构
声门下	
T1	肿瘤局限在声门下区
T2	肿瘤侵犯至声带,声带活动正常或活动受限
T3	肿瘤局限在喉内,伴有声带固定
T4a	中等晚期局部疾病
	肿瘤侵犯环状软骨或甲状软骨和(或)侵犯喉外组织(如气管、包括深部舌外肌在内的颈部软组织、带状肌、甲状腺或食管)
T4b	非常晚期局部疾病
	肿瘤侵犯椎前间隙,包绕颈动脉或侵犯纵隔结构
区域淋巴结(N) [*]	
Nx	区域淋巴结无法评估
N0	无区域淋巴结转移
N1	同侧单个淋巴结转移,最大径≤3 cm
N2	同侧单个淋巴结转移,3 cm<最大径≤6 cm;或同侧多个淋巴结转移,最大径≤6 cm;或双侧或对侧淋巴结转移,最大径≤6 cm
N2a	同侧单个淋巴结转移,3 cm<最大径≤6 cm
N2b	同侧多个淋巴结转移,最大径≤6 cm
N2c	双侧或对侧淋巴结转移,最大径≤6 cm
N3	转移淋巴结最大径>6 cm
远处转移(M)	
M0	无远处转移
M1	有远处转移

解剖分期/预后分组

0 期	Tis	N0	M0
Ⅰ 期	T1	N0	M0
Ⅱ 期	T2	N0	M0
Ⅲ 期	T3	N0	M0
	T1	N1	M0
	T2	N1	M0
	T3	N1	M0
Ⅳ A 期	T4a	N0	M0
	T4a	N1	M0
	T1	N2	M0
	T2	N2	M0
	T3	N2	M0
	T4a	N2	M0
Ⅳ B 期	T4b	任何 N	M0

分期	定　义
	任何 T　N3　M0
ⅣC 期	任何 T　任何 N　M1
组织学分级(G)	
Gx	无法分级
G1	高分化
G2	中分化
G3	低分化
G4	未分化

＊：Ⅶ区淋巴结转移为区域淋巴结转移

50.2.7　诊断方法

对于年龄超过 40 岁,有声音嘶哑或喉部不适、异物感的患者,经 2 周治疗后没有好转,应进行专科体格检查及喉镜检查,并对可疑病灶进行病理活检。影像学检查可协助明确诊断,并了解肿瘤的大小、部位、生长范围及与周围组织的关系。

50.2.7.1　体格检查

（1）原发灶检查

1）视诊:观察患者的颈部,喉体大小是否正常,对称。喉体膨大说明甲状软骨已被其后方的新生物所推开;一侧隆起则常由于肿瘤侵犯甲状软骨翼板、向颈前软组织侵犯所致。如肿瘤阻塞呼吸道,尚可有三凹征。

2）触诊:触诊时先摸清舌骨和甲状软骨上缘连接处,如有饱满现象,则肿瘤可能已侵及会厌前间隙;若甲状软骨一侧膨起,则显示肿瘤已穿破翼板;局部有压痛,则应想到局部脓肿形成可能。同时,也应检查甲状腺的大小、硬度、是否有肿块,可能是肿瘤侵犯甲状腺的表现。之后,捏住喉头左右推动,正常时可感到甲状软骨和环状软骨后部与颈椎互相摩擦导致的摩擦感;若摩擦感消失,提示肿瘤向后侵犯。

3）听诊:早期患者可有声音嘶哑,逐渐加重。晚期患者可闻不同程度的喉哮鸣音。

（2）区域淋巴结检查

区域淋巴结的检查非常重要,以触诊为主。检查者多站在被检者身后,先沿胸锁乳突肌前线,自乳突向下摸到锁骨上缘,检查沿颈内静脉走行的淋巴结,特别需要注意颈总动脉分叉处是否能触及淋巴结。检查时应注意淋巴结的大小、质地、数目、是否粘连及其活动度。此外也需详细检查颌下三角、颈后三角、锁骨上、喉前和气管前是否有肿大淋巴结。

50.2.7.2　喉镜检查

（1）间接喉镜

间接喉镜为喉癌重要的检查方法,可明确喉部病灶的外观、深度和范围,并了解肿瘤是否侵犯喉咽腔及舌根,为分期提供依据。不同类型的喉癌喉镜下表现不同。如声门上癌中,发生在会厌的癌检查时可见会厌下垂,患者发“衣”音时,会厌不易抬起。声门癌早期可观察到声带边缘粗糙、增厚,声带运动正常,但闭合不紧密。当累及后联合时,声带运动受限,最后固定。声门下癌早期被声带所遮掩,喉镜容易漏诊。待肿瘤逐渐增大,可在声带边缘露出乳头状或块状新生物,才能在喉镜下观察到。

（2）直接喉镜检查

直接喉镜可以补充间接喉镜的不足。它可以通过声门进入声门下区,观察声门下新生物的情况,这是间接喉镜不易观察到的。一般检查时,先从舌根、会厌舌面、会厌喉面开始,再观察声带及声门下区,最后检查喉咽及食管入口,以免漏诊肿瘤。

（3）纤维喉镜检查

纤维喉镜检查一般在局麻下,经前鼻孔或口腔导入喉镜,先检查会厌及喉前庭,然后深入室带和声带,最后进入声门,检查声门下区。纤维喉镜对会厌喉面、喉室内的小型肿瘤不易漏诊,同时可以拍片、录像、取病理活检。

50.2.7.3　影像学检查

（1）X 线检查

1）喉部侧位片:用以全面了解喉及气管内变形的情况。对于肿瘤浸润的范围、气管切开的位置有一定指导意义。侧位片也能反应会厌癌侵入会厌前间隙的情况。如果发现甲状软骨中部明显脱钙,可能是甲状软骨被晚期声带癌或喉室癌浸润穿破所致。

2) 造影检查:通过造影剂在黏膜的分布,可显示出黏膜的线条、充盈缺损等。疑有咽喉部或食管入口病变的患者,可进行钡餐造影检查。

(2) CT

增强 CT 检查在喉癌的诊疗中有着不可或缺的作用,理想的扫描层厚为 1~2 mm,最好在活检之前进行,以免活检后造成混淆。除喉部之外,颈部也应进行 CT 扫描,以评估颈部淋巴结,尤其是不可触及的淋巴结的状态。CT 的主要优势在于可以清晰地显示血管、甲状腺、脂肪间隙等,并明确肿瘤和周围组织的关系,是否有软骨或软组织的浸润。

(3) MRI

MRI 对软骨侵犯的敏感性较 CT 扫描高,但假阳性率也较高。MRI 扫描所需时间较长,可形成运动伪影,通常用来作为 CT 扫描的补充。

(4) PET/CT 扫描

有助于 CT 及 MRI 上可疑病灶的进一步评估及喉癌的全身评估,排除远处转移及第二原发肿瘤。PET/CT 在喉癌评估中的应用尚有一定争议。

50.2.7.4 病理活检

病理活检是喉癌诊断的金标准,可以在间接喉镜或直接喉镜下进行。取材时应注意至少取两块组织,组织太小则无法明确诊断,组织太大则可能导致创面出血。同时,不宜取溃疡坏死处的组织,以免无法诊断。直接喉镜检查时间不宜过长,以免影响患者呼吸。如果患者已有呼吸困难,最好先做气管切开,以免检查时发生窒息。

50.2.8　鉴别诊断

(1) 喉结核

喉结核主要表现为喉部疼痛及声音嘶哑,疼痛较为剧烈,可影响进食。喉镜可见局部黏膜苍白、水肿,伴多个浅表溃疡,多位于喉的后部。部分患者合并肺结核,胸部 CT 及痰液的结核杆菌检查有助于鉴别诊断。最终确诊有赖于喉部病灶的病理活检。

(2) 喉乳头状瘤

成人型的喉乳头状瘤主要表现为进行性声音嘶哑,喉镜可见单发或多发乳头状肿瘤,形态较规则,一般无声带活动障碍。病理活检可区分良、恶性。

(3) 喉梅毒

声音嘶哑及喉部疼痛为主要临床表现,喉镜检查提示病变为梅毒结节或溃疡,多位于喉前部。病灶愈合后可导致瘢痕收缩粘连,局部畸形。梅毒的血清学检查及喉镜下活检有助于确诊。

(4) 喉淀粉样变

慢性炎症、代谢紊乱等可导致喉的淀粉样变,并在声带、喉室或声门下区形成暗红色肿块,表面光滑。声音嘶哑为主要临床表现。病理活检为主要鉴别手段。

(5) 喉角化症

多发生于声带游离缘,有长期声音嘶哑病史。病变为扁平或疣状白色斑块,边界清楚,不影响声带活动,确诊依赖病理活检。

50.2.9　治疗

50.2.9.1　外科治疗

外科手术治疗是喉癌的主要治疗手段,其治疗原则是在彻底切除肿瘤的前提下,尽可能保留或重建喉的功能,以提高患者的生存质量。

(1) 喉部分切除术

喉部分切除术是指在彻底切除喉癌的基础上,将喉的正常结构保留下来,可恢复喉的全部或部分功能的手术。能够保留喉的发声和吞咽两大生理功能且无需永久性气管造瘘的手术均为喉功能性手术。自从 1862 年 Sanda 实施了世界第 1 例喉癌喉部分切除术以来,在相当长的时间内,喉部分切除术未被广泛接受。但近几十年来,国内外大量临床研究证实,喉癌手术的 5 年生存率为 75% 左右,全喉切除术或喉部分切除术均可达到这一目标。因此,功能保全性手术已成为喉癌治疗的主导术式,约有80%的患者能在彻底切除肿瘤后保留喉的功能。医师需要在最大限度切除病灶和获得良好功能之间进行权衡,以选择个体化的手术方式。

1) 内镜下 CO_2 激光手术:适用于早期(T1、T2)声门癌和声门上癌。

2) 喉裂开声带切除术:适用于局限于一侧声带膜部癌,向前未累及前连合、向后未累及声带突,肿瘤≤5 mm,且声带活动正常者。切除范围是一侧声带包括或不包括前连合。术后用室带黏膜下移、或单蒂带状肌瓣及甲状软骨外膜进行修复。

3) 喉垂直部分切除术(vertical partial laryngectomy):适用于单侧 T2 期的声门癌患者,或 T1 期声门癌放疗后复发患者。手术切除包括患侧声带、室带、声门旁间隙的组织和(或)对侧声带前 0.5 cm、部分甲状软骨等。目前 T1～T2 声门癌患者喉垂直部分切除术治疗效果较好,5 年生存率可达 90% 左右,发声功能的保存也较为满意。

4) 喉扩大垂直部分切除术(extended partial laryngectomy):适用于声门癌累及一侧声带全长,向后累及声带突。手术切除范围包括患侧甲状软骨板前 1/2 或 1/3,对侧甲状软骨前 0.5 cm,患侧声带、喉室、室带、声门下区、前联合和(或)对侧声带前 0.5 cm,同时切除患侧的杓状软骨。

5) 声门上喉切除术(supraglottic laryngectomy):手术切除会厌、甲状舌骨膜、会厌前间隙、喉带和室带、甲状软骨上半,亦可同时切除舌骨体。此术式适用于 T1～T3 的声门上癌,或声门上癌累及梨状窦上部及会厌舌面者。

6) 喉水平垂直部分切除术(horizontal vertical partial laryngectomy):亦称 3/4 喉切除术,适用于声门上癌侵及声门区,而一侧喉室、声带及杓状软骨正常者。

7) 环状软骨上喉部分切除术(supracricoid partial laryngectomy):主要包括环状软骨舌骨会厌固定术(CHEP)和环状软骨舌骨固定术(CHP)等术式。前者主要适用于 T1b、T2 和部分经选择的 T3 声门型喉癌,后者主要适用于声门上癌侵犯声门区,而有一侧声带后 1/3 及杓状软骨正常者。

8) 喉近全切除术(near-total laryngectomy):主要适用于 T3、T4 喉癌,已不适合做上述各种喉部分切除术,而有一侧杓状软骨及残留的声带、室带、喉室、杓会厌襞和杓间区黏膜正常者。手术切除喉的大部后,利用保留的杓状软骨及一条与气管相连的喉黏膜瓣,缝合成管状,保留患者的发音功能。

(2) 全喉切除术

全喉切除术:切除范围包括舌骨和全部喉结构,其主要适应证为:① 由于肿瘤的范围或患者的全身情况等原因不适合行喉部分切除术者。② 放射治疗失败或喉部分切除术后肿瘤复发者。③ T4 喉癌已累及并穿通软骨者。④ 原发声门下癌。⑤ 喉癌放疗后有放射性骨髓炎或喉部分切除术后喉功能不良难以纠正者。⑥ 喉咽癌不能保留喉功能者。全喉切除后需行永久性的气管造瘘。主要的术后并发症包括伤口感染、气管造瘘口狭窄、干燥性气管炎、肺部感染等。

(3) 颈部淋巴结转移癌的手术

喉癌常伴有颈部淋巴结转移,特别是声门上癌,转移率超过 50%,cN0 患者隐匿性转移率为 38%。颈部淋巴结清扫能够提高喉癌患者的生存率和临床治愈率。故除了对于临床淋巴结阳性的患者进行颈部淋巴结清扫外,对于 cN0 的声门上型喉癌,疑有淋巴结转移者,也应进行功能性颈部淋巴结清扫或择区性颈淋巴结清扫术。喉癌最常见的转移淋巴结为 Ⅱ～Ⅳ 区淋巴结,Ⅰ 及 Ⅴ 区淋巴结较少累及。若为局部进展期喉癌,还需考虑 Ⅵ 区淋巴结转移的可能性。

(4) 发音功能修复及重建

全喉切除后,常用的发音重建方法主要有以下几种。

1) 食管发音法:全喉切除后的患者经过训练后,把吞咽进入食管的空气从食管冲出,借胸腔内压力及食管肌层的弹性收缩使食管内气体冲击食管上口黏膜及分泌物,产生震颤而发声,再经咽腔和口咽动作调节,构成语言。其缺点是发音断续,不能讲较长的句子。

2) 人工喉:人工喉分为机械人工喉和电子喉。前者是将气管造瘘口与口腔利用空心橡胶管连接起来,空心管内含震动膜片,将呼气时的气流从气管引至口腔,同时冲击发音膜片,再经口腔调节,构成语言,其缺点是佩戴和携带不便。后者是以电池为动力,利用音频振荡器发出持续音,将其置于患者颏部或颈部做说话动作,即可发出声音,这种方法说话时需要用手把持,且价格较昂贵。

3) 手术发音法:即全喉切除后采用手术的方法使肺呼出的气体进入咽食管而发音。其中,食管气管造瘘术是在气管后壁与食管前壁间造瘘,插入发音钮或以肌黏膜瓣缝合成管道,呼气时手指堵住气管造口使气流经瘘口冲进食管下咽即可发音,但术后易有误吸和瘘管狭窄等并发症,具体方法包括 Staffieri 法和 Amatsu 法等。

50.2.9.2　放射治疗

对于 T1～T2 的早期喉癌,放疗也可达到较好的治疗效果。尤其对于 T1 的肿瘤来说,放疗与手术的 5 年生存率相似,而 T2 的肿瘤放疗疗效稍逊于手术。

(1) 根治性放疗

单纯放疗适用于:① 早期声门癌,向前未侵犯前联合,向后未侵犯声带突,声带活动良好。② 位于会厌游离缘,比较局限的声门上癌。声门癌的放疗剂量一般为$(60\sim70)Gy/(30\sim35)Fx$。声门上癌由于较容易出现颈部淋巴结转移,需要考虑颈部淋巴结引流区的预防性照射,通常总剂量为$70\sim80$ Gy。

（2）术前放疗

对病变范围较广、分化较差的肿瘤,常采用放疗加手术的方式。术前放疗的目的是使肿瘤缩小,癌细胞活力受到抑制,有利于手术彻底切除。术前放疗的剂量一般为$(40\sim50)Gy/(20\sim25)Fx$,放疗结束后$2\sim4$周进行手术。但术前放疗的价值尚存在争议。

（3）术后放疗

术后放疗主要适用于:① 原发肿瘤已侵犯至喉外或颈部软组织。② 多个颈部淋巴结转移或肿瘤侵犯淋巴结包膜。③ 手术切缘阳性或接近切缘（<5 mm）。术后放疗的实施应在术后尽早开始,一般不超过术后2周。照射总剂量应达到60 Gy。若放射野包括气管造瘘口,在照射时应换用塑料套管,保持瘘口周围皮肤干燥,以减少放射组织反应。

（4）姑息性放疗

因全身情况差或晚期肿瘤而不宜手术者,可采用姑息性放疗。姑息性放疗的目的为减轻患者症状,部分患者全身及局部条件许可时,仍应试给根治剂量。全身或局部条件较差者可适当减少照射剂量。

50.2.9.3 化学治疗

在放疗的基础上,予以同期化疗,一方面有放疗增敏的作用,可提高放疗疗效;另一方面,化疗作为一种系统治疗,可降低喉癌的远处转移率。近年来,也有研究显示,对晚期喉癌同步放、化疗可提高喉癌治疗的保喉率。

对于局部晚期的喉癌患者,在根治性局部治疗前,予以诱导化疗以缩小肿瘤,使不可手术的喉癌变为可手术,或有利于放疗的靶区勾画。但目前尚无明确证据支持单纯辅助化疗在喉癌中的应用。对于转移复发的喉癌患者,予以姑息性化疗可延长患者生存期及提高生活质量。常用的方案包括PF方案（DDP+5-FU）等。

50.2.9.4 生物治疗

近年来,针对EGFR通路的分子靶向治疗已逐渐应用于临床。西妥昔单抗（爱必妥,C-225）是EGFR的单克隆抗体,也是在头颈部鳞癌领域应用时间最长的药物。小分子酪氨酸激酶抑制剂（TKI）是另一类针对EGFR通路的药物,可阻断EGFR下游的信号转导通路。

50.2.9.5 喉癌的综合治疗

喉癌的治疗需要多学科协作完成。在治疗前,喉癌病例应当由头颈外科医师、肿瘤内科医师、放疗科医师进行多学科讨论,避免治疗方式有所偏颇。

对于早期喉癌,可以采取单纯放疗或手术治疗治愈。目前,首选放疗以较好地保留患者发声功能,局部区域复发后再考虑手术治疗。而对于进展期喉癌,常需要手术和放疗相结合的综合治疗。术前及术后放疗在喉癌中的作用也有一定争议,RTOG研究结果表明,术后放疗在局部区域控制方面较术前放疗有优势,但总生存没有明显差异。

对于局部进展期的肿瘤,放、化疗也可用于保留喉功能的治疗。在VA研究中,332位Ⅲ～Ⅳ期喉癌患者随机分到2组,一组接受顺铂联合氟尿嘧啶诱导化疗,若肿瘤体积缩小>50%,则序贯放疗,若肿瘤体积缩小不足50%,则进行全喉切除;一组进行全喉切除,后进行放疗。总的保喉率为66%,2组的生存时间没有明显差异。随访12年时,放化疗组61%的患者仍然保留喉,并且总生存率和手术组相同。相较于单纯诱导放疗或单纯诱导化疗,术前同步放、化疗效果更佳。

50.2.10 展望

在外科手术方面,已有部分中心报道机器人手术结合CO_2激光切除肿瘤,也有报道在CO_2激光切除的基础上辅助进行冷冻治疗,可提高肿瘤的局部控制率。全喉移植也是全喉切除后的一种重建选择,但免疫抑制剂相关肿瘤复发及第二原发肿瘤的问题仍有待解决。对于早期喉癌单纯进行化疗证据依然有限,90%以上的患者仍需要在化疗之后进行手术或放疗的局部治疗。

（孙国华　黄乃思）

主要参考文献

［1］高明.头颈肿瘤学[M].3版.北京:科学技术文献出版社,2014:655-704.

［2］Andrus JG, Shapshay SM. Contemporary management of laryngeal papilloma in adults and children [J]. Otolary-ngol Clin N Am, 2006,39:135-158.

［3］ Bonner JA，Harari PM，Giralt J，et al. Phase Ⅲ randomized trial of very accelerated radiation therapy compared with conventional radiation therapy in squamous cell head and neck cancer：a GORTEC trial ［J］. J Clin Oncol，2006，24：2073－2878.

［4］ Chen AY，Fedewa S，Zhu J. Temporal trends in the treatment of early-and advanced-stage laryngeal cancer in the United States，1985－2007［J］. Arch Otolaryngol Head Neck Surg，2011，137：1017－1024.

［5］ Ganly I，Patel SG，Matsuo J，et al. Analysis of postoperative complications of open partial larynge-ctomy［J］. Head Neck，2009，31：338－345.

［6］ Genden EM，Ferlito A，Silver CE，et al. Evolution of the management of laryngeal cancer［J］. Oral Oncol，2007，43：431－439.

［7］ Hicks WJ，Kollmorgen DR，Kuriakose MA，et al. Patterns of nodal metastasis and surgical management of the neck in supraglottic laryngeal carcinoma ［J］. Otolary-ngol Head Neck Surg，1999，121：57－61.

［8］ Higgins KM. What treatment for early-stage glottic carcinoma among adult patients：CO_2 endolaryngeal laser excision versus standard fractionated external beam radiation is superior in terms of cost utility? ［J］. Laryngoscope，2011，121：116－134.

［9］ Holsinger FC，Nussenbaum B，Nakayama M，et al. Current concepts and new horizons in conservation laryngeal surgery：an important part of multidisciplinary care［J］. Head Neck，2010，32：656－665.

头颈部原发灶不明转移癌

51.1　病因及发病机制

原发灶不明的转移性癌（cancer of unknown primary site，CUP）是一类异质性临床综合征，以转移性癌为首发表现或被临床首先发现，经过详细检查和评估仍不能确定原发灶的恶性肿瘤。CUP 占所有恶性肿瘤的 3%～5%，位列常见的十大癌症之一，死亡率排名第 4 位，其中原发不明的颈部转移性癌（metastatic cervical carcinoma with an un-known primary，MCCUP）占所有头颈部恶性肿瘤的 3%～9%。近年来，随着影像学诊断技术的发展和免疫组化等分子诊断水平的进步，对于此类疾病的诊断水平逐渐提高，同时也为治疗带来了新的机遇和挑战。20 世纪中叶，Martin 和 Morfit 教授首先报道了一组颈部转移性鳞癌患者，该组患者经过 1～2 周详细检查后，仍未发现原发病灶，故被称为原发不明的颈部转移性癌。

MCCUP 的发病率约为 0.34/10 万人，其 5 年存活率为 36%。根据病理类型不同，MCCUP 可分为转移性鳞癌、转移性腺癌、未分化癌和其他病理类型。其中，原发不明的颈部转移性鳞癌（metastatic cervical squamous cell carcinoma from head and neck cancer with unknown primary site，UPMSCC）最为常见，占 53%～77%，且预后相对较好。绝大多数患者以单侧无痛性的颈部肿块为首发症状，累及双颈部的比例<10%。

MCCUP 的发病机制目前还有争议。有学者认为，MCCUP 的原发灶微小隐蔽，或生长缓慢，长期处于静止状态下，无法通过现有技术被检测到，有时尸检也未能发现原发灶。而颈部血供及淋巴回流丰富，位置表浅且易受刺激，转移癌生长较快，可以早于原发灶而被发现。也有学者认为，由于免疫机制和药物治疗的关系，使微小的原发灶消退，或者因为之前的手术无意中切除了原发灶（如因为各种原因"黑痣"被切除）未进行组织学检查，而转移灶继续生长。有观点认为，有些疾病本身就没有原发灶，如颈部黏液表皮样癌，在颈部淋巴结中发现黏液表皮样癌被认为是胚胎遗迹，可能本身找不到原发灶。更有学者推测，一些 MCCUP 恶性程度高，发展快，原发灶尚未表现时，患者已死亡，而通过尸检，55%～85% 的患者可以找到原发灶。

51.2　生物学特性

颈部有丰富的淋巴组织，约占全身淋巴结总数的 1/3，颈淋巴结可分浅层与深层 2 组，淋巴源性及转移性肿瘤多见于深层淋巴结。根据 ATA 指南，颈部淋巴结可分为Ⅰ～Ⅶ区，其具体划分如下。

Ⅰ区（颏下及颌下淋巴结）：Ⅰ区又分为ⅠA 和ⅠB区，其中ⅠA 区为两侧二腹肌和舌骨围成的三角区域，为颏下淋巴结。ⅠB区上界为下颌骨，前界为二腹肌前腹,后界为茎突舌骨肌。主要引流下唇中部、颏部皮肤、口腔前下方黏膜、两鼻、颊、唇、舌前部及牙龈黏膜组织,偶见肺癌转移至此区。

Ⅱ区(颈内静脉上组):位于颌下腺的后方,平舌骨体下缘水平。前界茎突舌骨肌前缘,后界为胸锁乳突肌后缘。临床上以副神经为界,副神经前方的称为ⅡA区,后方的称为ⅡB区。接受来自舌、口腔、扁桃体、鼻咽以及来自腮腺、耳后区、颌下、甲状腺等处淋巴结的输出管。

Ⅲ区(颈内静脉中组):从舌骨体下缘到环状软骨下缘水平,前界为胸骨甲状肌,后界为胸锁乳突肌后缘。接受颏下、颌下及腮腺的淋巴引流,舌及咽喉、甲状腺等部肿瘤直接转移至这一组淋巴结很多。

Ⅳ区(颈内静脉下组及锁骨上区):从环状软骨下缘到锁骨上,前界为胸骨甲状肌,后界为胸锁乳突肌后缘。多见于甲状腺癌的转移,这组淋巴结除接受来自头颈器官的淋巴引流外,胸、腹、盆腔及四肢的淋巴也可汇引到此。

Ⅴ区(颈后三角区):从胸锁乳突肌后缘到斜方肌前缘,接受枕部耳后,颈侧和肩胛上区的淋巴引流。临床上鼻咽癌、恶性黑色素瘤、甲状腺癌、腮腺癌首先表现为此组淋巴结转移的也不少见。

Ⅵ区(中央区):毗邻甲状腺,位于舌骨下缘到胸骨柄之间,甲状腺、声门下区、下咽、食道引流到此区。

Ⅶ区(上纵隔区):从胸骨柄到无名静脉上缘的气管食管沟和上纵隔区域,引流甲状腺、食道、肺淋巴结。

颈部转移性癌具有其自身特点:① 2/3的患者原发来源于头颈部,1/3来自锁骨水平以下的器官。② 1/3的下颈部转移性癌的患者来源于锁骨水平以下的器官。③ 2/3的上颈部转移性鳞癌的患者来源于鼻咽、口咽及喉。④ 1/3的颈部转移性腺癌来源于锁骨水平以下的器官。通过了解颈部淋巴结的引流途径,可以帮助临床医师判断原发灶的部位(表51-1)。

51.3 临床表现

患者最常见的主诉为单侧无痛性肿块,在短时间内(数月)逐渐增大;抗生素治疗无明显效果,或者肿块在稍缩小后又再次增大。近40%的患者来就诊时为Ⅱ区淋巴结肿大,其次为Ⅲ区淋巴结。单发的锁骨上淋巴结肿大需要排除肺及胃肠道恶性肿瘤。

表51-1 颈部淋巴结区域和可能的原发部位

颈部淋巴结分区	可能的原发部位
Ⅰ区	口腔,鼻腔,鼻窦 颌下腺,腮腺
Ⅱ区	口腔,口咽,鼻咽,喉咽,声门上喉癌 颌下腺,甲状腺
Ⅲ区	喉,喉咽,颈段食管癌 甲状腺
Ⅳ区	锁骨以下器官,甲状腺,下咽
Ⅴ区	鼻咽,食管癌,头皮 腮腺
Ⅵ区	喉,喉咽,颈段食管 甲状腺

10%～15%的患者可能会同时出现双侧淋巴结转移,这类患者需要首先怀疑淋巴瘤及鼻咽癌。

51.4 诊断及鉴别诊断

由于MCCUP患者诊断难度较高,所以往往需要接受详细而且相对繁复的检查,才能发现比较隐匿或体积较小的病灶。主要包括以下几个方面。

(1)详细的病史询问

如上呼吸道及消化道的症状,包括咽痛、吞咽疼痛、进食困难、声音嘶哑、气短、听力损失、鼻塞、鼻出血或涕中带血、嗅觉下降、头痛等情况。告知医师包括头颈部肿瘤病史或身体其他部位病史,包括皮肤癌、黑色素瘤或甲状腺癌病史等,是否使用免疫抑制剂,吸烟和酒精史,性生活史,种族,境外旅游经历,阳光暴露和辐射暴露等,主诊医师应该详细地询问和记录。

(2)体格检查

头颈部完整及完善的检查非常必要。仔细观察口腔,采用触诊的方式检查口腔、舌根和扁桃体。注意观察口腔黏膜的细微异常,较小的口咽病灶是疑似MCCUP容易漏诊的原因。检查鼻腔、眼眶、外耳道和头颈部皮肤。注意疑似皮肤恶性肿瘤(特别是头皮癌)的患者,因为病灶容易被头发隐藏,因此,建议患者剔发后再行头皮的检查。检查腮腺、颌下腺和甲状腺。检查Ⅰ～Ⅵ区淋巴结的质地、大小、部位、活动度、边界等。常规全身体格检查(包括胸部、腹部、乳房),特别是浅表淋巴结的触诊。

(3)实验室检查

除了常规的血液检查,EBV和HPV等检测也是必要的。近期的研究表明,大部分 MCCUP 最后被证实原发灶位于口咽部,特别是舌根和扁桃体,这和 HPV 感染增加有关,因此,完善 HPV 检查可给临床医师重要的参考。而 EBV - IgA 阳性需要排除鼻咽癌的可能。其余的还包括一些常见的肿瘤标志物,如 CEA、CA125 等可预测消化道肿瘤的情况,降钙素提示甲状腺髓样癌的可能等。

（4）影像学检查

传统的影像学检查包括头颈部的 CT/MRI、胸片/胸部 CT、钡餐等。PET/CT 在探寻原发肿瘤病变方面有较高的诊断价值。在 PET/CT 应用之前,MCCUP 占头颈部肿瘤的 3%～9%,而近年来其比例逐渐下降,而且 PET/CT 显像能同时发现是否有其他部位转移及范围,对患者的肿瘤再分期及治疗有重要影响,其灵敏度与特异性分别为 97% 和 68%（灵敏度范围 35%～100%,特异性范围 0～86%）。PET/CT 检查在探寻 MCCUP 患者远处转移灶方面也具有独特优势。Elboga 等在其研究中指出,PET/CT 能发现 28.5% 的患者存在的新发转移灶,并改变了 29.4% 患者的治疗方案。PET/CT 用于探寻 MCCUP 原发灶时灵敏度较高,但特异性一般。据报道 PET/CT 在寻找原发灶的假阳性率为 16%～39%,其中扁桃体和舌根的假阳性率最高。

（5）内镜

常规全消化道和上呼吸道的内镜检查,包括喉镜、鼻咽镜和胃肠镜。Cerezo 等推荐对于常规及影像学检查仍然不能发现原发灶的患者行内镜检查,在内镜检查中对可疑病灶进行活检,可发现大约 40% 的原发灶。当内镜检查未见可疑病灶时,有学者建议可行多点随机活检。我国部分学者推荐,如果高度怀疑鼻咽癌,如双颈或颈后淋巴结转移,鼻咽黏膜粗糙,血清 IgA/VCA 和（或）IgA/EA 滴度明显升高时,应作鼻咽部多点随机活检,以期得到病理学证实。有的学者主张,在随机活检仍为阴性的情况下行同侧扁桃体切除活检。其原因有以下几点：① 扁桃体由丰富的淋巴组织构成,根据肿瘤转移的机制,扁桃体如有恶变可最早发生淋巴结转移。② 原发灶可能在多种免疫活性细胞介导的免疫作用下处于相对静止或缓慢生长状态,而转移灶却在适宜的内环境中克隆而生长迅速。③ 扁桃体含有很多的皱褶隐窝而使病灶不易被发现。2000 年,一项美国的研究对于 829 例头颈部癌患者进行研究,

无法鉴定来源的 34 例中 6 例通过扁桃体切除确诊。Mendelson 的一项研究显示,扁桃体切除术发现了 10% 的体检和原发灶阴性的患者的原发肿瘤位置。因此,排除其他原发灶后,若考虑扁桃体原发可能性大,可行单侧或者双侧扁桃体摘除术。

普通内镜检查难以分辨黏膜的细微变化,激光介导的荧光内镜利用氩-镉谐振激光检测黏膜,将捕获的信息进行数字化处理,可提前发现癌前病变。在头颈部其敏感度和特异性分别是 92.9% 和 78.6%,明显高于一般内镜。Kulapaditharom 等运用该技术对 13 例 MCCUP 患者进行分析,检出 5 例鳞癌,4 例非典型增生,而普通内镜仅检出 2 例鳞癌。但是临床目前对此技术的应用较少。

（6）开放活检与分子诊断技术

如果患者的细针抽吸细胞学检查结果不确定,而影像学和内镜检查仍高度怀疑为恶性的,可考虑开放活检。然而开放活检需要慎重,防止可能的肿瘤播散。同时设立合理的活检切口,需要考虑到后续手术的切口设计。

分子诊断技术的发展进一步提高了对 MCCUP 的诊断水平。在头颈部肿瘤中,EBV 基因组只存在于鼻咽癌中。因此,若能在转移病灶中测得 EBV 基因组,则提示鼻咽存在隐匿原发灶的可能。可以将细针穿刺获得的组织用原位杂交技术检测 EBV 转录的 RNA 或用多聚酶链式反应技术检测 EBV 基因组的 DNA。鼻咽癌患者血浆或者血清 EB 病毒 DNA 的检测为诊断提供了另一种方法。Lin 等通过比较来自血浆和原发灶中的基因组,发现了配对样本在基因型上有一致性,从而表明循环细胞中的 EBV 的 DNA 可能源于鼻咽的原发灶。鉴于我国是鼻咽癌的高发地区,以上分子检测方法为我们找到原发于鼻咽的 MCCUP 提供了更多的方法。高危型 HPV 和口咽癌的发病密切相关。对转移性颈部淋巴结组织进行 HPV 的 DNA 或者 RNA 检测可能是发现原发灶位于口咽部的一种检查方法。一项研究通过应用原位杂交技术对 77 例可疑 MCCUP 患者的颈部淋巴结穿刺标本进行检测,其中原发口咽的患者的颈部转移灶中 53% 都检测到 HPV16 的基因表达,而非口咽癌患者无 HPV16 的表达。

（7）其他

其他的分子学技术,如 miRNA 表达谱分析、微卫星分析,将在 MCCUP 的诊断方面有一定的应用

前景。近期研究发现,转移灶肿瘤的基因表达谱与转移部位组织的基因表达谱存在差异,而与其原发部位组织的基因表达谱更相似,因此,提示肿瘤在其发生、发展、转移的过程中,始终保留其组织起源的基因表达特征。根据这一原理,研究者开发了一系列基于核酸表达的分子标志物用于识别肿瘤的组织起源。研究者通过92基因来判断CUP原发灶位置,并根据可疑原发灶进行个体化治疗,接受92基因导向个体化治疗的患者的中位生存期为12.5个月,与经验性治疗患者相比有明显的生存改善。相比于影像学和组织病理学诊断方法,分子诊断具有灵敏度和特异度高、结果判读客观等优势。其相关基因检测产品也已在欧美国家上市,其中Tissue of Origin Test检测试剂盒已经通过美国食品药品监督管理局认证,可用于检测包括膀胱癌、乳腺癌等15种癌症、58种亚型,准确率达89%。但是针对MCCUP的差异表达基因尚待进一步深入研究。

51.5 治疗原则

MCCUP由于其发病率相对较低而缺少前瞻性临床试验的数据,因此治疗方面存在着较大的争议。美国国立卫生研究院(National Institutes of Health,NIS)、美国头颈协会(American Head & Neck Society,AHNS)、欧洲肿瘤内科学会(European Society for Medical Oncology,ESMO)、英国国家卫生与临床优化研究所(The National Institute for Health and Care Excellence,NICE)等中心均制订了相应指南,但治疗方案各不相同。目前的主要治疗方式包括手术、放疗和化学治疗。

(1)外科治疗

颈部淋巴结清扫术是外科的首选治疗方法,根据淋巴结的分期、位置、是否外侵等决定颈清扫的范围。2015的美国国立综合癌症网络(National Comprehensive Cancer Network,NCCN)指南强调了手术对于MCCUP治疗的重要性,特别是对于小于N2期的患者。AHNS推荐分化好的鳞癌患者首选根治性颈清扫(Ⅰ~Ⅴ区)或功能性颈清扫。仅局限区域转移且无包膜外侵,无需后放疗。然后单纯的手术治疗是否有效,目前没有非常多的数据来支持。

目前,单纯手术最大病例数的报道来自Jesse,

他报道了104例在1948~1968年单纯进行手术治疗的病例,其中52例患者首选放疗,而28例患者手术后再行放疗。总体来说,单纯手术治疗的患者,其肿瘤负担往往较轻。几乎所有的患者都需要全麻行颈部淋巴结清扫术。在单独手术治疗的患者中,黏膜进展率为18%,N1期患者同侧颈部复发率为13%,N2~N3期患者复发率为32%。来自其他研究的数据证实,即使没有放射治疗,对于选择性的单纯手术治疗组的患者,其黏膜进展和对侧颈部复发也并不常见。本中心报道的单纯颈淋巴结清扫组,3年颈部控制率为65.8%。进一步的分析结果表明,对于N1期无包膜外侵的患者,手术治疗的最终颈部控制率可高于90%,因此对于此类患者,单纯手术是首选治疗方法。然而在临床实践中,没有包膜外侵的N1期MCCUP是比较少的。鉴于无吸烟史的HPV相关N2疾病的预后较好,单纯手术也可能适用于选择性的N2a期的MCCUP患者,具有良好预后的肿瘤治疗将成为未来探究的焦点。根据NCCN的指南,N2~N3期不伴有包膜侵犯的患者,手术后再行放疗。而对于淋巴结有包膜侵犯的患者,单纯手术或者放疗都是不够的,建议在手术和放疗基础上,辅助全身化学治疗。从手术方式而言,目前最常见的是行根治性颈部淋巴结清扫术(Ⅰ~Ⅴ区)。然而对于N1~N2期,分化好的鳞癌患者,淋巴结局限在某些区域,且不伴有包膜侵犯的患者,可考虑功能性或者区域性淋巴结清扫术,且术后无需放疗,密切随访即可,但ANHS指南同时指出,术后发现多区淋巴结转移的患者,术后应补充放疗,以降低局部复发风险。

(2)放疗

传统来说,MCCUP的放疗范围会包括全黏膜和双侧颈部引流区。历史上采用三野照射技术,其中喉部以铅挡保护,这种治疗模式下喉和下咽的复发率并未增高。如今,保护腮腺的逆向IMRT已经成为MCCUP的主流技术,唾液腺的保护更好。

1)放疗和手术:大部分MCCUP患者都会接受放射治疗,同时也会接受颈部淋巴结清扫手术。既往的文献很少研究手术和放疗的时序,是先接受放疗后手术,还是先手术后补充放疗,手术的时机是否会影响无病生存率,目前没有确切的数据。AHNS推荐分化差的鳞癌患者首选放疗(包括鼻咽和Waldeyer环),颈部有残留者再行颈清扫。

2）单侧还是双侧颈部放疗：在既往研究 MCCUP 放疗的研究中，很少有患者接受单侧颈部引流区放疗，主要是由于病变局限在一侧颈部的病例数较少。对于接受双侧颈部引流区野照射的患者，其黏膜复发不足 10%，颈部控制率也比较满意，这些患者主要失败在远处转移上。欧洲癌症治疗与研究组织（EORTC）曾于 2002 年发起一项Ⅲ期临床试验（EORTC 22205），拟对比单侧颈部淋巴结引流区（Ⅰ～Ⅴ区）放疗与全黏膜腔（喉、下咽、口咽、鼻咽）＋双侧颈部淋巴结引流区（Ⅰ～Ⅴ区）放疗的疗效与毒性，但因入组困难而终止。所以，现有治疗方案的证据皆来自单中心的回顾性研究。近期的研究显示，扩大野照射较单侧颈部照射未见明显优势；接受单侧颈部放疗的患者，黏膜（对侧颈部）复发还是比较少见的。所以越来越多的研究倾向于缩小照射范围，以降低不必要的不良反应和远期后遗症。

3）黏膜控制和剂量：在欧美国家，口咽癌占头颈部鳞癌的比例较高，MCCUP 中 80% 的原发灶在口咽部被检出，尤其是扁桃体和舌根。MCCUP 治疗后口咽仍为主要的复发部位，所以针对口咽的预防性照射对此类患者具有一定的价值。近期，Mourad 报道了其诊疗中心针对口咽、咽后淋巴结及双侧颈部照射的结果，经过中位 3.5 年的随访，56 例患者中仅一例出现原发灶，2 例出现颈部的复发，他们认为在白种人患者中，避免鼻咽、喉部和下咽的照射是合理的选择，靶区的缩小并未增加靶区外的肿瘤复发。复旦大学附属肿瘤医院头颈外科联合上海市第九人民医院口腔颌面-头颈肿瘤科朱国培教授回顾分析了原发灶不明的颈部转移性癌患者疗效及治疗失败模式，通过比较选择性咽腔黏膜预防照射与单侧颈部处理两种治疗模式在疗效上的不同，发现主要失败模式为原发灶出现及颈部淋巴结复发；仅对颈部进行手术±放疗处理的 3 年黏膜控制率及颈部控制率均较差，原发灶的出现也主要集中在咽腔黏膜区域。虽然咽腔黏膜预防性照射组未观察到 OS 率提高，但基于较理想的黏膜控制率及颈部控制率，我们认为对咽腔黏膜的预防性照射是值得考虑的。另外，亚洲为鼻咽癌高发区域，以颈部淋巴结肿大就诊患者的很大一部分原发灶在鼻咽，特别是局限性的Ⅱ区淋巴结肿大。如何将可能为鼻咽癌的患者首先从 MCCUP 中区分出来，是诊断与治疗的重点，对于靶区的设计也至关重要。

MCCUP 的放射剂量参照已知原发灶的疾病。

单纯放疗者，可见病灶 66～70 Gy，对高危区域的辅助放疗 60～66 Gy，对低危区域 45～54 Gy；同期放化疗者，高危者 70 Gy，中低危者 44～50 Gy。黏膜区的放疗剂量更为个体化。大部分放疗医师会参照 EORTC 22205 的剂量，50 Gy/25 次或者 54 Gy/30 次，因为这些区域没有临床可见病灶，对于亚临床的病灶，不需要太高的剂量。也有诊疗中心建议同侧口咽部剂量增加至 60～64 Gy，因为同侧口咽部是最常见的原发灶部位。在这两者之间的剂量也有报道。

（3）化疗

大部分 N2 期及以上的 MCCUP 患者会被推荐全身化疗。对于不伴有远处转移的 MCCUP 患者，化疗的作用目前并不明确。参考其他头颈部鳞癌的患者，化疗并不减少远处转移，其主要作用为局部控制。这类患者选择同步放化疗主要是避免手术造成重要器官的功能损伤，然而 MCCUP 患者的手术局限于颈部，很少造成器官损伤，因此化疗的作用有限，本中心的研究也提示相似的结论。根据 NCCN 的推荐，伴有淋巴结包膜侵犯的患者常规建议同步放化疗，常用药物包括铂类和氟尿嘧啶等。

（4）多学科治疗

MCCUP 是一系列复杂的、异质性的疾病。不同地区疾病谱的分布不同，治疗决策和方案也各不相同。复旦大学附属肿瘤医院基于多学科治疗团队的诊疗模式，提出了 MCCUP 两步决策指导下的多学科治疗。第一，是否存在鼻咽原发可能，决定是选择放疗为主的非手术治疗还是颈清扫为主的手术治疗。第二，术后是否行辅助放（化）疗，放疗范围是否包括可疑的原发灶。具体见图 51-1。首先应结合患者淋巴结的位置、咽后淋巴结情况、EBV 等分析是否鼻咽来源可能大（如颈部淋巴结位于Ⅱ区或Ⅴ区，尤其Ⅱb 区和Ⅴa 区，咽后淋巴结阳性，EBVCA-IgA 阳性）。如鼻咽可能大，建议按照鼻咽癌进行治疗。如不含上述临床症状，考虑非鼻咽原发可能大，首选淋巴结清扫术，根据术后病理学检查结果决定辅助治疗。如无可疑原发灶提示，根据淋巴结是否外侵、术前分期（Ⅱ期以上）、淋巴结阳性比例等高危因素，行术后放（化）疗；如有可疑原发灶提示，可行可疑原发灶＋同侧/双侧颈部放疗（根据淋巴结位置、单双侧、病理分级等可行口咽或者喉和下咽放疗）；如无高危因素或可疑原发灶，则不予辅助放疗，密切随访。根据两步法诊疗模式，我们分析了 2007

年 1 月~2013 年 12 月在本院收治的 MCCUP 患者 77 例,分成 4 组:组 A(24 例)按照鼻咽癌放化疗;组 B(7 例)颈清扫＋术后放化疗组,放疗包括假定非鼻咽原发灶和颈部引流区;组 C(30 例)单纯颈清扫组;组 D(16 例)颈清扫＋颈部放(化)组。放疗技术全部采用 IMRT,颈清扫包括根治性清扫和改良(区域)性清扫。化疗方案为基于铂类的化疗组合。经过中位 34 个月的随访,患者的 3 年总生存率为 84.5%,黏膜控制率、颈部控制率、无远处转移生存率、无病

生存率分别是 80.9%、76.2%、92% 和 59.4%。有 14 例患者发现原发灶,发现原发灶的患者均为未接受假定部位的照射(C 组和 D 组)。接受颈部放疗的患者(A＋B＋D 组),相对于未接受颈部照射的 C 组,具有较高的颈部控制率(87.5% *vs.* 62.2%)。单因素分析显示 N2b 及以上淋巴结分期与较差的颈部控制相关,淋巴结包膜外侵和年龄(＞57 岁)是影响患者生存的独立预后因素。

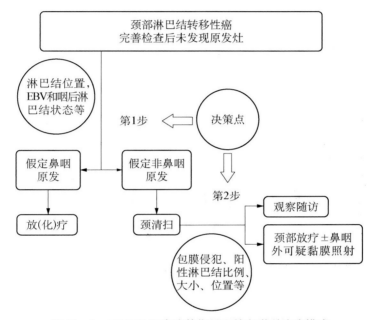

图 51-1 MCCUP 两步决策指导下的多学科治疗模式

51.6 预后

影响原发灶不明颈部转移癌预后的主要因素包括转移灶的 N 分期、转移部位、病理类型、治疗方法及对放化疗的敏感性。对于此类疾病,治疗前需行全面评估,重点评估转移灶的 N 分期、部位及患者的全身情况。据报道 MCCUP 的 5 年生存率为 36%~60%,而青中年原发不明转移癌患者预后更差。本中心报道 3 年的总生存率为 84.5%。影响预后最重要的是淋巴结的分期,具有包膜外侵的患者生存率较差。如患者在首诊时已发现远处转移,预后最差。

51.7 总结及展望

MCCUP 是一类异质性的临床病例综合征,目前对于治疗模式存在争议。2014 年,美国 MD 安德森癌症中心的 Gauri R. Varadhachary 博士在《新英格兰医学杂志》上发表综述,回顾了过去 30 年中所有 II 期临床试验的结果,试图探索出有效的适用于所有原发灶不明的转移癌的标准化疗方案。但随着对肿瘤生物学特异性的了解加深,现在认为,原发灶不明的转移癌的特征与其假定来源肿瘤相同,采用已知肿瘤的处理方案治疗某些原发灶不明的转移癌的亚型能够获益。因此对于 MCCUP 最重要的首先是明确诊断,因为 MCCUP 本身即是排除性诊断。

分子生物学技术,如 miRNA 表达谱分析、微卫星不稳定性分析,将在 MCCUP 的诊断方面有一定的应用前景。经过仔细全面的诊断未发现原发灶,诊断为 MCCUP,可参考复旦大学附属肿瘤医院两步治疗决策指导下的多学科治疗模式对 MCCUP 进行诊疗。个体化治疗的目的在于更好地平衡治疗效果和患者的生活质量。

（王卓颖　郭　凯）

主要参考文献

［1］王卓颖,田敖龙,吴毅. 原发灶不明的颈部转移性鳞癌的临床特点[M]. 耳鼻咽喉-头颈外科,2002,9(2):90 - 94.

［2］Begum S, Gillison ML, Nicol TL, et al. Detection of human papillomavirus-16 in fine-needle aspirates to determine tumor origin in patients with metastatic squamous cell carcinoma of the head and neck[J]. Clin Cancer Res, 2007,13(4):1186 - 1191.

［3］Chernock RD, Lewis JS. Approach to metastatic carcinoma of unknown primary in the head and neck: squamous cell carcinoma and beyond[J]. Head Neck Pathol, 2015,9(1):6 - 15.

［4］Cizmarevic B, Lanisnik B, Dinevski D. Cervical lymph node metastasis of squamous cell carcinoma from unknown primary tumor[J]. Coll Antropol, 2012, 36 Suppl 2:27 - 32.

［5］Dou S, Qian W, Ji Q, et al. Tailored multimodality therapy guided by a two-step decision making process for head-and-neck cancer of unknown primary[J]. Oncotarget, 2016,7(26):40095 - 40105.

［6］Elboga U, Kervancioglu S, Sahin E, et al. Utility of F - 18 fluorodeoxyglucose positron emission tomography/computed in carcinoma of unknown primary[J]. Int J Clin Exp Pathol, 2014,7(12):8941 - 8946.

［7］Erkal HS, Mendenhall WM, Amdur RJ, et al. Squamous cell carcinomas metastatic to cervical lymph nodes from an unknown head-and-neck mucosal site treated with radiation therapy alone or in combination with neck dissection[J]. Int J Radiat Oncol Biol Phys, 2001,50(1):55 - 63.

［8］Friedrich RE, Zustin J. Mucoepidermoid carcinoma-unknown primary affecting the neck[J]. Anticancer Res, 2016,36(6):3169 - 3171.

［9］Graboyes EM, Sinha P, Thorstad WL, et al. Management of human papillomavirus-related unknown primaries of the head and neck with a transoral surgical approach[J]. Head Neck, 2015,37(11):1603 - 1611.

［10］Grau C, Johansen LV, Jakobsen J, et al. Cervical lymph node metastases from unknown primary tumours. Results from a national survey by the Danish Society for Head and Neck Oncology[J]. Radiother Oncol, 2000,55(2):121 - 129.

［11］Iganej S, Kagan R, Anderson P, et al. Metastatic squamous cell carcinoma of the neck from an unknown primary: management options and patterns of relapse[J]. Head Neck, 2002,24(3):236 - 246.

［12］Jesse RH, Perez CA, Fletcher GH. Cervical lymph node metastases: unknown primary cacer[J]. Cancer, 1973,4:854 - 859.

［13］Johansen J, Petersen H, Godballe C, et al. FDG-PET/CT for detection of the unknown primary head and neck tumor[J]. Q J Nucl Med Mol Imaging, 2011,55(5):500 - 508.

［14］Koch WM, Lango M, Sewell D, et al. Head and neck cancer in nonsmokers: a distinct clinical and molecular entity[J]. Laryngoscope, 1999,109(10):1544 - 1551.

［15］Lee DJ, Rostock RA, Harris A, et al. Clinical evaluation of patients with metastatic squamous carcinoma of the neck with occult primary tumor[J]. South Med J, 1986,79(8):979 - 983.

［16］Lin JC, Wang WY, Chen KY, et al. Quantification of plasma Epstein-Barr virus DNA in patients with advanced nasopharyngeal carcinoma[J]. N Engl J Med, 2004,350(24):2461 - 2470.

［17］Martin H, Morfit HM. Cervical lymph node metastasis as the first symptom of cancer[J]. Surg Gynecol Obstet, 1944,78:133 - 159.

［18］Mendenhall WM, Mancuso AA, Parsons JT, et al. Diagnostic evaluation of squamous cell carcinoma metastatic to cervical lymph nodes from an unknown head and neck primary site[J]. Head Neck, 1998, 20 (8):739 - 744.

［19］Mourad WF, Hu KS, Shasha D, et al. Initial experience with oropharynx-targeted radiation therapy for metastatic squamous cell carcinoma of unknown primary of the head and neck[J]. Anticancer Res, 2014,34(1):243 - 248.

［20］Pavlidis N, Pentheroudakis G. Cancer of unknown primary site[J]. Lancet, 2012,379(9824):1428 - 1435.

［21］Perkins SM, Spencer CR, Chernock RD, et al. Radiotherapeutic management of cervical lymph node metastases from an unknown primary site[J]. Archi

Otolaryngol Head Neck Surg，2012，138(7)：656－661.

［22］ Raghav K，Mhadgut H，Mcquade JL，et al. Cancer of unknown primary in adolescents and young adults：clinicopathological features， prognostic factors and survival outcomes［J］. PLoS One，2016，11（5）：e0154985.

［23］ Randall DA，Johnstone PA，Foss RD，et al. Tonsillectomy in diagnosis of the unknown primary tumor of the head and neck［J］. Otolaryngol Head Neck Surg，2000，122(1)：52－55.

［24］ Sinnathamby K，Peters LJ，Laidlaw C，et al. The occult head and neck primary：to treat or not to treat?［J］. Clin Oncol. 1997,9(5)：322－329.

［25］ Strojan P，Ferlito A，Medina JE，et al. Contemporary management of lymph node metastases from an unknown primary to the neck：I. A review of diagnostic

approaches［J］. Head Neck，2013,35(1)：123－132.

［26］ Tothill RW，Shi F，Paiman L，et al. Development and validation of a gene expression tumour classifier for cancer of unknown primary［J］. Pathology，2015，47(1)：7－12.

［27］ Wanebo HJ，Koness RJ，MacFarlane JK，et al. Head and neck sarcoma：report of the Head and Neck Sarcoma Registry. Society of Head and Neck Surgeons Committee on Research［J］. Head Neck，1992,14(1)：1－7.

［28］ ZHU L，Wang N. 18F-fluorodeoxyglucose positron emission tomography-computed tomography as a diagnostic tool in patients with cervical nodal metastases of unknown primary site：a meta-analysis［J］. Surg Oncol，2013,22(3)：190－194.

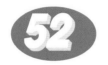

52 气管、支气管和肺部肿瘤

　　气管、支气管和肺部肿瘤属于呼吸系统肿瘤,以恶性肿瘤较为多见,良性相对较少。目前,肺癌是我国发病率和死亡率最高的恶性肿瘤,严重威胁人民群众的健康,气管和支气管肿瘤虽然发病率较低,但诊断和治疗均较为困难。可喜的是,近年来,随着外科微创技术、立体定向放疗技术、新型化疗药物、靶向治疗药物和免疫检查点抑制剂等研究的进步,呼吸系统肿瘤的治疗取得了显著的突破。本章将结合近年来的新进展,系统地介绍气管、支气管和肺部肿瘤的诊治。

52.1　肺癌的流行病学与病因学

52.1.1　肺癌的流行病学

　　在20世纪初,肺癌在世界范围内还是一种少见的疾病,甚至当时有学者认为它是"一种因对医学的好奇心而发现的事物,不知道药物对其能在何种程度上造成影响,而且由于在临床上太少见,缺乏研究的意义"。第一次世界大战后,随着吸烟的流行,肺癌的发病率不断上升。2012年,估计全世界有180万新发肺癌病例,占所有癌症的13%。肺癌的发病存在性别差异。在男性中,肺癌的发病率和死亡率均居恶性肿瘤首位,2012 年新发病例数约 124 万,死亡病例数约 110 万。在女性中,肺癌的发病率居所有恶性肿瘤第 3 位,死亡率居第 2 位,2012 年新发病例数约为 53 万,死亡病例数约为 49 万。肺癌的发病具有地区差异。男性肺癌发病率最高的地区是欧洲、东亚和北美,最低的地区是撒哈拉以南的非洲,在发达国家的标化发病率为 44.7/10 万,发展中国家的标化发病率为 30.0/10 万。女性肺癌发病率最高的地区是北美、北欧、西欧、澳洲和东亚,在发达国家的标化发病率为 19.6/10 万,发展中国家的标化发病率为 11.1/10 万。肺癌的发病随年龄上升,青少年期间罕见,从 40 岁起发病率显著升高,并在 70~75 岁达到顶峰。

肺癌是我国发病率和死亡率最高的恶性肿瘤,2013 年我国肺癌新发病例数为 73.28 万,其中男性 48.88 万,在恶性肿瘤中居第 1 位,女性 24.40 万,在恶性肿瘤中居第 2 位,死亡病例数 59.07 万,其中男性 40.19 万,女性 18.88 万,在男性和女性中均居首位。肺癌的发病也呈现性别相关性。在男性中的发病率为 70.10/10 万,占所有恶性肿瘤的 23.86%,标化发病率为 49.62/10 万,在女性中的发病率为 36.78/10 万,占所有恶性肿瘤的 14.94%,标化发病率为 23.18/10 万。在男性中,肺癌的死亡率为 57.64/10 万,占所有恶性肿瘤的 28.58%,标化死亡率为 40.30/10 万,在女性中,肺癌的死亡率为 28.45/10 万,占所有恶性肿瘤的 22.93%,标化死亡率为 17.21/10 万。肺癌的发病率在我国城乡地区未见明显差异,全国总标化发病率为 36.2/10 万,城镇标化发病率为 35.6/10 万,农村标化发病率为 36.8/10 万。

近年来,随着戒烟运动的推广,肺癌在不少发达国家的发病率呈现平稳或下降趋势。在美国,自 20 世纪 80 年代起,男性的肺癌发病率已经出现下降趋势;21 世纪起,女性的肺癌发病率也开始下降,这与烟草在美国男性和女性中的流行趋势吻合。在我国,据 2000~2013 年的统计数据显示,肺癌在男性中的发病率和死亡率保持稳定,在女性中的发病率呈上升状态,死亡率则稳中略有下降。百年间,肺癌从一种相对少见的疾病一跃成为头号癌症。

52.1.2 肺癌的病因学

吸烟是目前已知的肺癌最重要的危险因素,国外研究认为,80% 以上肺癌的发生与吸烟有关。肺癌与吸烟之间关系的研究始于 1938 年,Pear 首次报道了吸烟对寿命的影响。焦油致癌的动物实验使研究者们怀疑吸烟可能导致肺癌的发生,并很快得到了流行病学数据的支持。20 世纪 50 年代,2 个里程碑式的流行病学研究明确了吸烟在肺癌发生中的决定性作用。一项在英国开展的病例对照研究中,Doll 和 Hill 报道了吸烟量和肺癌的显著相关性。另一项美国的病例对照研究中,Wynder 和 Graham 分析了 605 例男性肺癌患者和非癌症患者,并得出了以下结果:长期大量的吸烟是肺癌的重要致病因素,不吸烟者中肺癌非常少见(注:现在的情况并非如此),戒烟 10 年或更长时间后也可能出现肺癌。1964 年,美国公共卫生署发布了标志性的报告指出:吸烟与男性 70% 的年龄别死亡率增加相关;男性中吸烟与肺癌相关,且吸烟的作用远远超过其他危险因素,肺癌的风险随着吸烟的时间延长和每天吸烟量的增加而升高,中度吸烟者患肺癌风险比不吸烟者高 9~10 倍,重度吸烟者升高至少 20 倍;在人群中,吸烟导致肺癌的作用比职业暴露更加重要;吸烟还是美国慢性支气管炎的首要原因;男性吸烟者死于冠心病的风险也高于不吸烟者。2004 年,美国公共卫生署再次强调"吸烟是肺癌的首要原因"。

香烟烟雾是由气体和颗粒化合物组成的复杂气溶胶。烟雾由主流烟雾和侧流烟雾组成。主流烟雾是由吸入空气通过香烟燃烧产生的,是吸烟者吸入空气的主要来源。侧流烟雾是由香烟的缓慢燃烧产生的,是环境烟草烟雾(environmental tobacco smoke, ETS)的主要来源。尼古丁是烟草成瘾的决定因素,焦油是香烟烟雾去除尼古丁和水后的颗粒物的总称,是导致肺癌的主要危险因素。香烟烟雾包含 4 000 多种化学成分:主流烟雾重量的 95% 来自 400~500 种气态化合物;其余的重量由超过 3 500 种颗粒物组成。国际癌症研究机构(International Agency for Research on Cancer, IARC)已经确定了香烟烟雾中至少有 50 种致癌物质,包括多环芳烃、芳香胺、N-亚硝胺、苯、氯乙烯、砷和铬等有机和无机化合物。其中特别引起关注的是在烟草加工和吸烟过程中,尼古丁亚硝化形成的烟草特异性 N-亚硝胺(tobacco-specific nitrosamines, TSNA)。动物实验证实,4-(甲基亚硝基氨基)-1(3-吡啶基)-1-丁酮[4-(methylnitrosamino)-1(3-pyridyl)-1-butanone, NNK,属于 TSNA 的一种]可以导致肺癌的发生,局部和全身给药都具有致癌作用。TSNA通过吸入香烟烟雾直接到达肺部,也可被全身吸收,通过循环系统到达肺部。

香烟烟雾中的致癌物质如 NNK 等可与 DNA 结合,并产生 DNA 加合物。DNA 加合物是 DNA 与致癌物质通过化学键结合形成的畸形 DNA 片段。细胞内的 DNA 修复过程可以去除这些 DNA 加合物并恢复正常的 DNA,细胞凋亡机制也可以清除受损的细胞。然而,上述机制的失败可能导致细胞染色体 DNA 发生永久性突变。NNK 可以介导一系列信号通路激活,包括调节关键致癌基因和抑癌基因,最终导致不受控制的细胞增殖和肿瘤发生。研究发现,NNK 与 K-ras 基因突变有关,K-ras 是肺癌中重要的癌基因,其突变可以导致下游通路的激活,最终促进肺癌的发生,在 24% 的肺腺癌中检测到 K-ras 癌基因的激活。此外,烟草烟雾中的苯并芘及其代谢物,也可以导致 $TP53$ 基因突变,$TP53$ 是重要的抑癌基因,在大约 60% 的原发性肺癌病例中检测到了其突变发生。在烟草烟雾中发现的其他多环芳烃类化合物也能够导致其他癌基因和抑癌基因突变。

1/9 的吸烟者最终会发展为肺癌。与不吸烟者相比,长期吸烟者的肺癌相对危险度升高 10～30 倍,重度吸烟者的累积肺癌风险可高达 30%,而非吸烟者的终身风险<1%。毫无疑问,吸烟仍然是肺癌最重要并且可消除的风险因素。

尽管吸烟是引起肺癌的主要因素,仍然有相当数量的肺癌病例发生于不吸烟人群,15% 的男性肺癌和高达 53% 女性肺癌不能归因于吸烟。目前尚没有明确的因素可以完全解释不吸烟者患肺癌的原因,但一些可能的重要危险因素包括二手烟、职业暴露、环境污染、肺病史和遗传因素等。二手烟含有大量香烟烟雾中的致癌物质,可导致肺癌的风险增加,且暴露程度与相对危险度呈剂量依赖关系。已经有充分的证据支持,职业性暴露于石棉、砷、铬、镍及其化合物、煤炼焦过程、煤焦油沥青挥发物、电离辐射(放射性矿或氡)与肺癌发病相关。长期以来,户外空气污染已经被认为可增加肺癌的发病风险。化石燃料燃烧产物是由气体和细颗粒组成的复杂混合物,是造成空气污染的重要组成部分。很多研究发现,空气污染中的一氧化氮、细颗粒物、硫氧化物等可增加肺癌的发病风险,然而进一步的研究仍然相对缺乏。肺部疾病史,如尘肺、慢性支气管炎、肺气肿、肺结核与肺癌发病风险增加有关。尽管吸烟也会导致慢性阻塞性肺病,上述疾病与肺癌的关系在排除吸烟因素后仍然存在。此外,家族聚集性肺癌的报道表明肺癌发生与遗传因素相关。有肺癌家族史的个体,肺癌发病风险会升高,且随着家族成员发病年龄早和人数多而进一步升高。不吸烟者的肺癌好发于女性人群,在部分地区,如东亚较为常见,病理类型以腺癌为主。一些研究发现,$EGFR$ 通路、人修复基因 $hMSH2$、多种细胞色素 P450 及谷胱甘肽 S 转移酶等基因通路的改变可能与不吸烟者的肺癌发病相关。复旦大学附属肿瘤医院通过直接测序的方法分析了不吸烟腺癌患者中已知的关键致癌基因。结果显示,该患者群 90% 以上都存在致癌基因突变,远高于肺腺癌的一般水平,表明"不吸烟的肺腺癌患者"是靶向治疗的优势人群。特别是 $EGFR$ 基因在不吸烟的亚洲人群中突变比例显著高于亚洲吸烟人群和欧美人群。$EGFR$ 基因突变可以导致细胞膜表面的 EGFR 蛋白二聚体化,介导胞内域酪氨酸激酶磷酸化,进而激活下游 PI3K/AKT 和 RAS/RAF/MEK 信号通路启动细胞的异常增殖,促进肿瘤形成。

52.2　肺癌的病理学

52.2.1　肺的结构和功能

肺位于胸腔内,膈肌上方,纵隔两侧,表面被脏层胸膜覆盖。肺呈浅红色,质地柔软有弹性。肺的重量约为体重的 1/50,成年男性两肺空气容量为 5 000～6 500 ml,女性小于男性。肺呈圆锥形,肺尖钝圆,位于上方,经胸廓上口伸入颈根部。肺底坐于膈肌上方,略向上凹陷,位置随呼吸运动上下移动。内侧面与纵隔相邻,中央部有椭圆形凹陷,称为肺门,内有支气管、血管、神经和淋巴管经过,被结缔组织包裹,称为肺根。肺由叶间裂分为结构功能相对独立的肺叶。左肺的叶间裂为斜裂,自后上方斜向前下方走行,将左肺分为上、下两叶。右肺除了有斜裂,还有水平走行的水平裂,将右肺分为上、中、下三叶。左、右主支气管在肺门处分为次级支气管,分别进入各个肺叶,称为肺叶支气管。肺叶支气管再继续分支,称为肺段支气管。每一肺段支气管及其分支分布区的全部肺组织,称为支气管肺段,简称肺段。左肺有 8 个肺段,右肺有 10 个肺段。肺段呈圆锥形,尖端朝向肺门,底朝向肺表面,形成形态和功能相对独立的基本单位,故临床上常以将肺段为单位进行手术切除。肺动脉和肺静脉是运送血液进行气体交换的功能性血管,从肺门进入肺,分支与同级的支气管伴行。支气管动脉是肺的营养血管,发自主动脉和肋间后动脉,分支伴支气管分支走行,最终形成毛细血管网滋养肺。

肺内主支气管呈圆筒状,由黏膜层、黏膜下层和外膜构成,黏膜上皮为假复层纤毛柱状上皮,由纤毛细胞、杯状细胞、基细胞和小颗粒细胞等组成。随着支气管逐渐向下分级,3 层结构的分界逐渐消失,黏膜上皮也逐渐演变为单层柱状或立方上皮,杯状细胞减少,具有分泌功能的 Clara 细胞增多。气道的终末结构为肺泡,是半球样薄壁囊泡。肺泡壁由表面的单层上皮和下方的少量结缔组织构成。肺泡上皮由Ⅰ型和Ⅱ型肺泡细胞构成。Ⅰ型肺泡细胞呈扁平状,占肺泡上皮细胞的 25%,但覆盖了 97% 的肺泡表面,是气体交换的主要承担者。Ⅱ型肺泡细胞呈圆形,占肺泡上皮细胞的多数,但只覆盖 3% 的肺泡表面。Ⅱ型肺泡细胞可分泌肺泡表面活性物质,具有降低肺泡表面张力、维持肺泡结构稳定、维持肺的免疫功能等重要作用。此外,Ⅱ型肺泡细胞可以增殖分化为Ⅰ型肺泡细胞,替换衰老或受损的Ⅰ型肺泡细胞。

肺具有呼吸和代谢的功能。肺的呼吸功能包括肺通气和肺换气过程。肺与外界进行气体交换的过程称为肺通气。各级支气管是通气时气体进入肺的通道,还具有加温、加湿、过滤和清洁等作用。肺通气过程中进入肺泡内的新鲜气体与肺毛细血管之间的气体交换过程称为肺换气。肺泡是肺换气的主要场所。呼吸气体以扩散的方式进行交换,呼吸膜,或称为气-血屏障是实现肺换气的结构基础。呼吸膜由肺泡表面活性物质、Ⅰ型肺泡细胞、上皮基底膜、基质层、毛细血管基膜和毛细血管内皮等结构组成。呼吸膜很薄,气体易于通过扩散通过,完成肺换气。除了呼吸作用,肺还具有储存、转化、分解和合成多种物质的作用。

52.2.2 肺癌的病理类型

2015 年版 WHO 肺肿瘤分类中包括腺癌、鳞状细胞癌、神经内分泌肿瘤、大细胞癌、腺鳞癌、肉瘤样癌和涎腺型肿瘤等(表 52 - 1)。本节介绍其中的主要类型。

表 52 - 1　肺癌的 WHO 组织学分类(2015 年)

病理类型和亚型	ICDO 编码
腺癌	8140/3
浸润性腺癌	8140/3
贴壁性腺癌	8250/3
腺泡性腺癌	8551/3
乳头状腺癌	8260/3
微乳头状腺癌	8265/3
实体性腺癌	8230/3
浸润性腺癌变异型	
浸润性黏液腺癌	8253/3
混合性浸润性黏液性和非黏液性腺癌	8254/3
胶样癌	8480/3
胎儿性腺癌	8333/3
肠型腺癌	8144/3
微浸润性腺癌	
非黏液性	8250/2
黏液性	8257/3
浸润前病变	
非典型腺瘤样增生	8250/0
原位腺癌	8140/2
非黏液性	8410/2
黏液性	8253/2
鳞状细胞癌	8070/3
角化性鳞状细胞癌	8071/3
非角化性鳞状细胞癌	8072/3
基底样鳞状细胞癌	8033/3
浸润前病变	
原位鳞状细胞癌	8070/2
神经内分泌肿瘤	
小细胞癌	8041/3
复合性小细胞癌	8045/3
大细胞神经内分泌癌	8013/3
复合性大细胞神经内分泌癌	8013/3
类癌	
典型类癌	8240/3
非典型类癌	8249/3
浸润前病变	
弥漫性特发性肺神经内分泌细胞增生	8040/0
大细胞癌	8012/3
腺鳞癌	8560/3
多形性癌	8022/3
梭形细胞癌	8032/3
巨细胞癌	8031/3
癌肉瘤	8980/3
肺母细胞瘤	8972/3
淋巴上皮瘤样癌	8082/3
NUT 癌	8023/3
涎腺型肿瘤	
黏液表皮样癌	8430/3

续　表

病理类型和亚型	ICDO 编码
腺样囊性癌	8200/3
上皮-肌上皮癌	8562/3
多形性腺瘤	8940/0
乳头状瘤	
鳞状上皮乳头状瘤	8052/0
外生性	8052/0
内翻性	8053/0
腺样乳头状瘤	8260/0
混合性鳞状上皮和腺样乳头状瘤	8560/0
腺瘤	
硬化性肺泡细胞瘤	8832/0
肺泡性腺瘤	8251/0
乳头状腺瘤	8260/0
黏液性囊腺瘤	8470/0
黏液腺腺瘤	8480/0

ICDO 即 International Classifcation of Diseases for Oncology（国际肿瘤疾病分类）。该编码表示肿瘤的形态和生物学行为。/0 表示良性肿瘤，/1 表示交界性或行为不确定，/2 表示原位癌或上皮内瘤变，/3 表示恶性肿瘤

(1) 肺腺癌的浸润前病变

非典型腺瘤样增生和原位腺癌均归入肺腺癌的浸润前病变。

1）非典型腺瘤样增生（atypical adenomatous hyperplasia，AAH）病变局限，小（≤0.5 cm），增生的细胞为肺泡Ⅱ型细胞和（或）Clara 细胞，轻至中等异型，衬覆肺泡壁（图 52-1），有时衬覆呼吸性细支气管管壁。肺泡腔内可见巨噬细胞聚集。增生的细胞为圆形、立方形或低柱状，核圆形或卵圆形，细胞之间常有空隙，不互相延续。一般情况缺乏其下间质纤维化。

2）原位腺癌（adenocarcinoma in situ，AIS）定义为≤3 cm 的局限性小腺癌，癌细胞完全沿以前存在的肺泡壁生长，无间质、血管或胸膜浸润。肺泡间隔可增宽伴硬化，但无瘤细胞间质浸润。此外，肺泡腔内无瘤细胞聚集，也无瘤细胞形成真正乳头或微乳头生长方式，无腺泡及实性生长方式。此外，由于受到肺泡塌陷、间质纤维化及炎症的影响，局部原位腺癌的腺体可以内陷，并非真正的浸润。AIS 可分为非黏液性、黏液性和黏液/非黏液混合性 3 种。绝大部分 AIS 为非黏液性，由肺泡Ⅱ型上皮和（或）Clara 细胞组成（图 52-2）。黏液性 AIS 极少见，癌细胞高柱状，细胞核位于基部，胞质富含黏液，有时可类似杯状细胞。AIS 切除后预后极好，5 年无瘤生存率达 100%。组织学上，AIS 无真正浸润的证据，故将 AIS 归入浸润前病变。大多数 AIS<2 cm，较大的结节多数可能是浸润性腺癌。

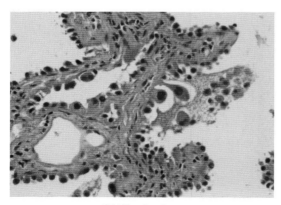

图 52-1　AAH

轻度增厚的肺泡壁衬以非连续性单层立方状细胞，相邻细胞间有裂隙，偶可见细胞异型明显呈靴钉样突向肺泡腔

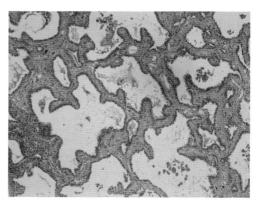

图 52-2　原位腺癌，非黏液型

癌细胞完全沿以前存在的肺泡壁生长，无间质、血管或浸润。癌细胞连续成线状，相邻细胞间无裂隙胸膜

(2) 微浸润性腺癌（minimally invasive adeno-carcinoma，MIA）

定义为以贴壁样结构为主伴有最大径≤5 mm 浸润灶的孤立性小腺癌（≤3 cm）。MIA 如果完全切除预后也非常好，5 年无病生存率及无复发生存率 100%。

（3）浸润性腺癌的分类

1）贴壁状腺癌（lepidic adenocarcinoma）：由肺泡Ⅱ型细胞和（或）Clara 细胞组成，肿瘤细胞沿肺泡壁表面生长，形态学相似于上述的 AIS 和 MIA，但浸润灶至少一个最大直径＞0.5 cm 时诊断为贴壁状腺癌。浸润的定义同 MIA，即除了贴壁状生长方式外，还有腺泡状、乳头状、微乳头状和（或）实性生长方式及肿瘤细胞浸润肌纤维母细胞间质。如有淋巴管、血管和胸膜侵犯以及肿瘤性坏死，也应诊断为贴壁状腺癌，而不是 MIA。与其他组织学亚型为主的浸润性腺癌相比，其预后较好。Ⅰ期贴壁状腺癌患者 5 年无复发生存率达 95％。

2）腺泡状腺癌（acinar adenocarinoma）：以立方形或柱状细胞组成的腺泡和腺管为特征，可有黏液产物，起自支气管腺或支气管衬覆上皮细胞，包括Clara 细胞（图 52－3）。

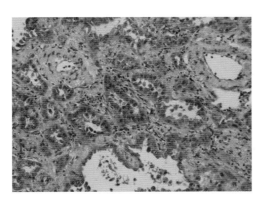

图 52－3　腺泡状腺癌

肿瘤在纤维间质中形成不规则形腺体

3）乳头状腺癌（papillary adenocarinoma）：以衬覆纤维血管轴心表面的立方形或柱状细胞组成的 2级和 3 级分支的乳头状结构为特征，可有或无黏液产物，起自支气管衬覆上皮细胞、Clara 细胞或可能肺泡Ⅱ型细胞（图 52－4）。

4）微乳头状腺癌（micropapillary adenocarinoma）：具有较强的侵袭行为，易发生早期转移，与实性为主腺癌一样，预后很差。微乳头状腺癌的肿瘤细胞小，立方形，以缺乏纤维血管轴心的乳头簇方式生长，这些微乳头可附着于肺泡壁上或脱落到肺泡腔内。常有血管和间质侵犯，有时可见到砂粒体（图 52－5）。

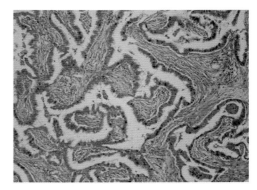

图 52－4　乳头状腺癌

显示肿瘤细胞沿着纤维血管轴心呈复杂的乳头状结构

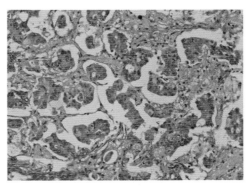

图 52－5　微乳头状腺癌

缺乏纤维血管轴心的乳头簇方式生长，脱落到肺泡腔内

5）实体状腺癌（solid adenocarcinoma）：由缺乏腺泡、腺管和乳头的成片多边形细胞所组成，黏液染色（淀粉酶消化后 PAS 染色或奥辛蓝染色）证实 2个高倍视野中每个视野至少有 5 个肿瘤细胞内含有黏液（图 52－6）。鳞状细胞癌和大细胞癌中个别细

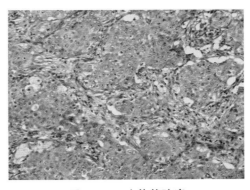

图 52－6　实体状腺癌

肿瘤由缺乏腺泡、腺管和乳头的成片多边形细胞所组成

胞内可含黏液,不能诊断为腺癌。

(4)浸润性腺癌的变型

包括浸润性黏液性腺癌(invasive mucinous adenocarcinoma)、胶样癌(colloid adenocarcinoma)、胎儿型腺癌(fetal adenocarcinoma)和肠型腺癌(enteric adenocarcinoma)(图52-7)。

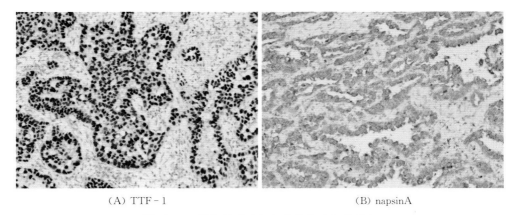

(A) TTF-1   (B) napsinA

图52-7 浸润性腺癌标记物的免疫组化染色

(5)鳞状细胞癌(squamous cell carcinoma)

依据是否出现角化、角化珠形成和细胞间桥,鳞状细胞癌可分为角化性和非角化性鳞状细胞癌。浸润生长方式(如单个细胞浸润、高级别肿瘤出芽、细胞核增大等)可能具有预后意义,但仍需要更多循证医学证据。鳞状细胞癌的标志物包括 p40、p63、CK5 或 CK5/6 等,p40 抗体的特异性优于其他 3 种抗体(图52-8)。鳞状细胞癌中可有 SOX2、TP63、EGFR 和 FGFR1 基因扩增,72% 患者可有 CDKN2A 的缺失。TP53 是最常见的突变,其他突变基因包括 CDKN2A、PTEN、PIK3CA、KEAP1、MLL2、HLA-A、NFE2L2、NOTCH1 和 RB1。鳞癌的预后取决于患者的状态评分和临床分期,分期越差预后越差。

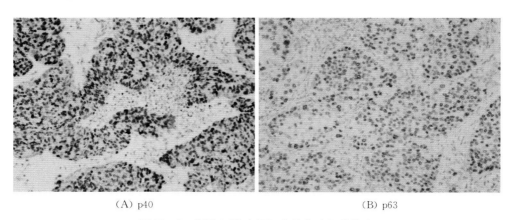

(A) p40   (B) p63

图52-8 鳞状细胞癌标记物的免疫组化染色

(6)大细胞癌(large cell carcinoma)

大细胞癌为未分化非小细胞癌,诊断时形态学必须先排除鳞状细胞癌、腺癌和小细胞癌,免疫组化及黏液染色不支持鳞样及腺样分化。大细胞癌需要手术切除标本充分取材后才能诊断,非手术切除标本和细胞学标本不足以诊断大细胞癌。免疫组化及黏液染色在大细胞癌的诊断中意义很大,大细胞癌依据免疫组化及黏液染色的结果分为 3 种类型:缺乏免疫表型的大细胞癌、不确定免疫表型的大细胞癌和未做染色的大细胞癌。

(7) 神经内分泌肿瘤(neuroendocrine tumors, NEC)

肺的神经内分泌肿瘤分成四大类：典型类癌(typical carcinoid, TC)、非典型类癌(atypical carcinoid, AC)、小细胞肺癌(small cell lung cancer, SCLC)和大细胞神经内分泌癌(large cell neuroendocrine carcinoma, LCNEC)。类癌是一种由较一致的瘤细胞以器官样、小梁状、岛屿状、栅状、带状、菊形团样生长方式为特征的神经内分泌肿瘤。肺类癌可分为典型类癌(TC)和非典型类癌(AC)两类。免疫组织化学显示大多数类癌表达角蛋白AE1/AE3和CAM5.2，通常不表达CK7和CK20。神经内分泌标志物(CgA、Syn和CD56)常呈强阳性(图52－9)。SCLC是最常见的神经内分泌癌，占全身小细胞癌的95%，肺外其他部位的小细胞癌包括消化道(食管、胃、肠)、膀胱、前列腺和宫颈等。肿瘤绝大多数位于肺门，仅5%位于周围。肿瘤切面灰白色至灰棕色，常显示广泛坏死和出血。镜下，瘤细胞小，为小淋巴细胞的3～4倍，核卵圆形或短梭形，染色质细颗粒状，核仁无或不明显，核互相紧贴、嵌合，胞质很少，核浆比例高，瘤细胞排列成器官样、小梁状、栅状、菊形团样，核分裂数≥11/10HPF，通常≥60/10HPF，平均80/10HPF，常有显著的肿瘤内坏死。有些SCLC中混有一些非小细胞肺癌(non-small cell lung cancer, NSCLC)成分，包括鳞癌、腺癌或大细胞癌，当这些NSCLC成分>10%时，称为复合性小细胞癌(combined small cell carcinoma)。SCLC的免疫组织化学染色相似于类癌，大多数病例表达NE标记物(CgA、Syn和CD56)，但反应可以较弱。大细胞神经内分泌癌瘤细胞大，多边形，胞质较丰富，核染色质空淡，核仁明显，核质比例较低，核分裂数≥11/10HPF(平均70～75/10HPF)，肿瘤内无鳞癌、腺癌或小细胞癌的形态特征。要确定LCNEC，除具备NE形态特征外，还必须至少表达一种NE标记物(CgA、Syn或CD56)或电镜证实存在神经分泌颗粒。

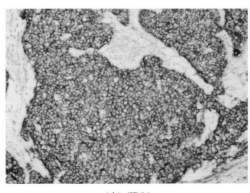
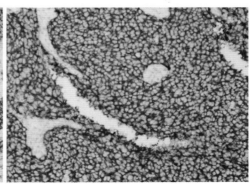

(A) CD56   (B) Syn

图52－9 神经内分泌肿瘤的免疫组化染色

52.2.3 肺癌的分子分型

随着分子生物学研究的不断深入，基于分子生物学检测的个体化治疗在晚期肺癌患者的治疗上取得了显著进展。除了传统的组织病理学分类之外，肺癌还可以根据各种分子标记物的不同，进行分子分型分类。推荐肺癌患者应该在治疗前进行相关分子检测，在充分了解患者分子分型的情况下实施有针对性的靶向治疗，提高治疗效果。

研究显示肺癌是由多种基因突变驱动的，以与肿瘤发生、发展相关的驱动性基因为靶点，研发新的药物，进行有针对性的个体化分子靶向治疗，有效地改善了患者预后。在过去的十几年间，肺癌驱动基因的研究取得了明显的进步，尤其是肺腺癌，约60%的驱动基因被确定，肺鳞癌驱动基因的检出率也在逐步提高，而且还发现95%有突变基因互相排斥。目前，已经证实存在驱动突变包括EGFR、KRAS、ALK、BRAF、ROS1、PIK3CA、RET、MET、ERBB2、MAP2K1、NRAS和AKT1等，尽管如此，仍有部分患者的驱动基因正在探索，这是未来肺癌转化性研究的热点。表52－2列出了腺癌、鳞癌和小细胞癌中常见的分子变异及信号通路改变。

表 52-2　肺腺癌、肺鳞癌和小细胞肺癌中常见的分子变异

类型	肺腺癌	肺鳞癌	小细胞肺癌
细胞周期相关突变	TP53(46%)，CDKN2A(4%)	TP53(91%)，CDKN2A(17%)，RB1(7%)	TP53(92%)，RB1(75%)
	RTK/PI3K - MTOR 信号通路	RTK/PI3K - MTOR 信号通路	RTK/PI3K - MTOR 信号通路：PTEN(5%)
	KRAS(33%)，EGFR(14%)，BRAF(10%)，STK11(17%)，MET(8%)，NF1(11%)，PIK3CA(7%)，RIT1(2%)	PIK3CA(16%)，PTEN(8%)，HRAS(3%)	
其他突变	氧化应激反应：KEAP1(17%)，MYC 通路；MGA(8%)	氧化应激反应：CUL3(6%)，KEAP1(12%)，NFE2L2(15%)	表观遗传调节：EP300(11%)，CREBBP(10%)
	可变剪切：U2AF1(3%)，RBM10(8%)	鳞状细胞分化：NOTCH1(8%)，ASCL4(3%)，NOTCH2(5%)	神经内分泌分化：NOTCH1(15%)，NOTCH2(5%)，NOTCH3(9%)
基因重排	ALK(3%~8%)，ROS1(2%)，RET(1%)，NTRK1(3%)，NRG1(2%)，BRAF(3%不吸烟人群)，ERBB4(1%)	FGFRs(少见)	RB1(13%)，TP73(7%)，CREBBP(4%)，PTEN(4%)，RBL1(3%)
基因扩增	TTF1(14%)，TERT(18%)，EGFR(7%)，MET(4%)，KRAS(6%)，ERBB2(3%)，MDM2(8%)	3q：SOX2(43%)，TP63(29%)，PIK3CA(38%)，HES1(26%)	MYC 家族成员(16%)：MYC，MYCN，MYCL1，SOX2(27%)，FGFR1(8%)，IRS2(2%)
基因缺失	CDKN2A(20%)	CDKN2A(27%)，PTEN(3%)	TP53，RB1，CDKN2A，3p(如FHIT，ROBO1)
通路改变	MAPK 和 PI3K 通路、氧化应激反应、细胞周期通路、RNA 剪切加工、核小体重塑	鳞状细胞分化、氧化应激反应、MAPK 和 PI3K 通路	细胞周期调节、PI3K 通路、核小体转录和重塑、NOTCH 通路和神经内分泌分化

引自 Charles S, Ramaswamy G. Clinical implications of genomic discoveries in lung cancer. N Engl J Med, 2016,(374)：1864-1873.

值得注意的是,分子分型除了受到病理类型的影响,与性别、地区、吸烟史等因素也密切相关。复旦大学附属肿瘤医院对肺癌的分子分型进行了系统性研究,发现在东亚肺腺癌病例中,EGFR 基因整体突变比例达到 63.1%,显著高于欧美人群的报道,KRAS 突变率为 8.0%,显著低于欧美报道,HER2 突变率 2.4%,BRAF 突变率 1.3%,ALK 基因融合占 5.2%,RET 融合基因占 1.3%,ROS1 融合基因占 0.8%。EGFR 和 KRAS 基因突变率与吸烟史表现出显著的相关性。在不吸烟的人群中,EGFR 突变比例高达 78.8%,KRAS 突变比例仅为 1.9%,而在吸烟人群中,EGFR 的突变比例随着吸烟量显著降低,KRAS 的突变比例却随吸烟量显著升高,吸烟年支数在<200、200~400、400~600、600~800、800~1 000、>1 000 的肺腺癌中,EGFR 的突变率依次为 74.2%、61.5%、39.7%、39.1%、30.4%和

15.1%,KRAS 的突变率依次为 9.7%、7.6%、15.5%、19.6%、21.7%和 27.3%。

EGFR 是一种跨膜受体酪氨酸激酶,是 HER 家族的 4 个受体成员之一。一般认为 EGFR 酪氨酸激酶区域的激活即磷酸化对癌细胞增殖、生长的相关信号传递起着重要作用。基于这点,陆续开发出 EGFR 酪氨酸激酶抑制剂(EGFR tyrosine kinase inhibitor, EGFR-TKI)。EGFR 酪氨酸激酶(EGFR tyrosine kinase, EGFR TK)功能区由外显子 18~24 编码,EGFR TK 基因突变主要集中在 18~21 外显子,占突变类型的 90%以上,多为框内缺失突变或替代突变,突变率特别高的是外显子 19 密码子 746~750 的缺失突变(48%)和外显子 21 的密码子 858 由亮氨酸变为精氨酸(L858R)的点突变(43%),两者占全部突变的 90%以上。目前普遍认为,这两种突变可以增强细胞对 TKI 的敏感性,可作为 TKI 治疗

有效预测指标。除了上述突变外,还有至少20多种少见的伴随氨基酸替换的突变类型。约7%的突变为L861Q、G719X及S768I等较为少见的突变,一般认为对TKI也敏感。约3%的突变为T790M或20外显子插入突变,这类突变提示对TKI靶向治疗不敏感。目前认为,EGFR基因突变不仅是作为EGFR-TKI治疗的重要参考指标,而且还是判断患者预后的预测因子。EGFR基因突变率在腺癌中较高,在腺鳞癌中也经常检出EGFR基因突变,但很少出现在鳞癌或大细胞癌中。从腺癌的各亚型来看,具有贴壁亚型的腺癌并有TTF-1和表面活性物质表达的肺癌中突变发生频率较高。

肺癌中ALK基因变异主要为ALK基因发生重排,与其他基因融合。最常见的ALK基因重排的融合变异为2号染色体短臂倒位〔inv(2)(p21p23)〕,形成EML4-ALK融合基因,约占所有NSCLC的5%。肺癌中与ALK基因融合的其他基因还包括TFG、KIF5B和KLC1等。EML4-ALK融合基因阳性的肺癌患者通常没有EGFR突变及KRAS突变,多发生于不吸烟或轻度吸烟的年轻肺腺癌患者。病理形态学研究提示在含印戒细胞的黏液型或实性腺癌中,ALK融合基因的发生率高于其他类型的肺腺癌。在上述患者中开展ALK检测会提高检出率,有助于临床实际工作的开展。ALK抑制剂(克唑替尼)治疗ALK阳性肺癌患者可获约80%以上的疗效。

RAS基因家族由HRAS、KRAS和NRAS组成。这3种均有4个编码的外显子和一个5′末端的不表达的外显子,能编码出极其相似的蛋白,与p21蛋白和G蛋白相似,在细胞增殖分化信号从激活的跨膜受体传递到下游蛋白的过程中起重要作用。正常情况下,p21蛋白结合GTP后活化,传导生长刺激信号进入细胞核内,GAP(GTP酶激活蛋白)能促使GTP水解,从而下调RAS信号通路。在肺腺癌中,RAS活化点突变可导致GAP活性抑制,使p21蛋白处于持续活化状态,产生持续的生长刺激信号。在NSCLC中,90%的RAS基因突变是KRAS突变,KRAS突变是非小细胞肺癌的一个重要的驱动基因。RAS基因被激活最常见的方式就是点突变,多发生在N端12、13和61密码子,其中又以12和13密码子突变最常见,2种密码子主要发生G-T颠换(嘧啶替换嘌呤)。外界因素(如化学致癌因子)对于KRAS的突变起着诱导作用,尤其是吸烟,

KRAS的密码子12发生G-T颠换可能是烟草致癌化学物质的特异性位点,而且这个位点的突变可发生在腺癌发生和形成的早期,且不可逆。KRAS信号通路是EGFR和其他信号转导的下游通路,突变后的KRAS基因可获得调节细胞生长和分化的能力。这些突变抑制了KRAS的GTP酶活性,导致KRAS信号处于持续激活状态,进而引起细胞恶性转化。由于KRAS基因是EGFR信号转导通路的下游调节因子,两者在同一个肿瘤组织中互相排斥,意味着KRAS和EGFR基因在肺癌的进展中可能起着同样重要的作用。在西方人群中KRAS突变发生率达到20%~30%,在亚洲人群这一发生率低于西方人群,为7%~10%。由于KRAS的突变类型多,下游信号通路复杂,导致各种靶向药物都未能获得良好的治疗效果,甚至还会出现一些严重的不良反应。最近,Kim等人的基于体外实验及患者肿瘤组织的异种移植(PDX)结果显示,XPO1抑制对83%的KRAS突变的肺癌细胞有反应,剩下17%的原发性耐药细胞可以通过加入第2种针对YAP1的抑制剂而被杀死。上述研究结果均来自临床前研究,这些药物应用到临床患者身上是否有效还有待后续的临床试验来验证。

肺癌的分子分型研究伴随着靶向治疗而兴起,成为最近十几年中肺癌研究最为引人注目的领域。随着下一代测序技术、基因组学和液体活检等新技术的发展,有关分子分型的新概念和新进展也层出不穷。需要注意的是,肿瘤本身是不断变化的,同时肿瘤内不同细胞亚克隆也具有高度的异质性,这种时间和空间上的差异使得分子分型概念更加复杂。某些肿瘤在发展的不同阶段或治疗后可能呈现出不同的分子分型,同一个体不同病灶,甚至同一病灶不同部位也可能表现出不同的分子改变。因此,基于分子分型的肺癌治疗必须要考虑到体细胞发生的克隆进化和肿瘤内异质性,简单的"标签化"分子分型已经不能反映目前对肺癌的新认识,面对靶向治疗耐药现象也显得捉襟见肘。

52.3 肺癌的诊断与分期

52.3.1 肺癌的临床表现

肺癌的临床表现与病变的部位、大小、数目、类型及患者的基础情况相关,表现多样。应当注意的

是,早期肺癌绝大部分没有症状及体征,一般是在常规体检中发现,而且随着肺癌筛查的普及,这类患者的数量越来越多。

原发肿瘤引起的症状和体征:① 咳嗽,是肺癌早期出现的症状。肿瘤生长在大气道时,会刺激气道引起阵发性刺激性呛咳,一般无痰,而生长在外周者可有浆液性痰,如果继发感染,则会出现大量黏液性浓痰。② 咯血:中央型肺癌多见,多为痰中带血或间断出现的血痰,一般血量不多,偶尔有大咯血。③ 胸闷、气促:肿瘤阻塞或压迫气道,或引起胸腔积液及心包积液、上腔静脉阻塞等情况时,可出现胸闷、气促的症状。④ 喘鸣:肿瘤阻塞或压迫气道,会导致气道狭窄,出现喘鸣,可闻及干啰音。⑤ 发热:肿瘤坏死会释放致热原,导致体温升高,且对抗生素治疗无效。

肿瘤局部侵犯引起的症状和体征:① 胸痛,肿瘤侵犯胸膜或胸壁时,可出现胸痛,且随呼吸运动或咳嗽加重,如肿瘤进一步侵犯骨骼,会出现持续剧烈疼痛。② 呼吸困难:肿瘤阻塞或压迫气道,会出现呼吸困难和三凹征。③ 吞咽困难:肿瘤侵犯或压迫食管,可导致吞咽困难。④ 声音嘶哑:肿瘤侵犯喉返神经,可导致声带麻痹,出现声音嘶哑。⑤ 上腔静脉阻塞综合征:肿瘤压迫上腔静脉,可导致上腔静脉回流受阻,出现上肢、头颈部水肿和胸壁静脉曲张。⑥ Horner 综合征:肺上沟瘤侵犯或压迫颈交感神经,引起患侧上睑下垂、瞳孔缩小、眼球内陷、同侧额部无汗及感觉异常,称为 Horner 综合征。⑦ 臂丛神经压迫征:肿瘤压迫臂丛神经,可导致上肢放射性疼痛。

肿瘤远处转移引起的症状和体征:① 脑转移,肿瘤脑转移后,可引起相关部位的压迫症状,表现为肢体感觉或运动障碍、头晕、头痛、呕吐等;② 肝转移:可表现为腹部疼痛、肝脏增大、黄疸、腹水和消化不良等表现;③ 骨转移,可表现为相关部位疼痛及运动障碍,严重者可能出现病理性骨折,出现剧烈疼痛,脊柱椎体压缩性骨折可能导致截瘫。

肿瘤的肺外表现:少数肺癌患者会有表现于肺外脏器的少见症状和体征,它们并非由肿瘤直接侵犯或转移引起,统称为肺癌的肺外表现,也可称为副癌综合征。① 异位内分泌综合征:有些肺癌,特别是具有神经内分泌特性的肺癌细胞,可以分泌具有生物活性的激素,从而表现出相应的异常状况,如抗利尿激素分泌异常综合征、异位促肾上腺皮质激素

综合征、神经肌肉综合征、类癌综合征、高钙血症等。② 肌无力样综合征:患者可有类似重症肌无力的临床表现,由神经末梢的乙酰胆碱释放障碍引起,具体机制尚不明确。③ 多发性周围神经炎:多表现为混合性的感觉和运动障碍。④ 肥大性肺性骨关节病:可表现为杵状指和骨关节肥大改变,受累部位关节肿胀疼痛。

52.3.2 肺肿瘤的影像诊断

肺部肿瘤的常用影像学检查手段是胸部 CT,磁共振在显示肿瘤周围结构侵犯及局部分期方面优于 CT。本节简要介绍肺部各种良恶性肿瘤的影像表现。

(1) 肺良性肿瘤

1) 腺瘤:根据生长部位,可分为中央型和周围型。中央型表现为支气管腔内类圆形或息肉状结节或肿块,边缘光滑,宽基或带蒂,部分围绕支气管壁生长,至支气管壁增厚。较大肿块可生长至管腔外,甚至伴发阻塞性炎症。周围型表现为肺内球形或类圆形结节、肿块,2.5～5 cm 多见,边缘光滑,钙化少见。少数可多发。

2) 平滑肌瘤:影像表现与腺瘤相近,部分病例可表现为两肺弥漫性粟粒样结节。

3) 错构瘤:单发或多发类圆形实质结节,边缘光滑,19% 的病例内可见钙化,30% 的病例内可见脂肪,15%～30% 的病例钙化与脂肪同时出现(图 52-10),爆米花样钙化为其典型表现,增强扫描无强化或轻度强化。

4) 硬化性肺泡细胞瘤:2015 年版 WHO 病理分类将硬化性血管瘤更名为硬化性肺泡细胞瘤,CT 表现为肺实质内孤立性类圆形结节或肿块,大小差异较大,为 1～8 cm,多数 <3.5 cm,边缘清楚光滑,密度均匀,39% 的病例出现钙化,增强后肿瘤内的血管及乳头样成分可致肿瘤出现明显的快速强化(图 52-11),部分病例可见瘤内血管。偶尔病灶内血管区出血较多形成囊变,此时与支气管相通可形成气液面或空气半月征。部分肿瘤瘤周出血可在实质结节周围形成磨玻璃影。

(2) 肺恶性肿瘤

根据生长部位可分为周围型和中央型。周围型肺癌根据病灶密度可分为实质性和非实质性两大类,>3 cm 以上为肿块,3 cm 或以下为结节,典型特

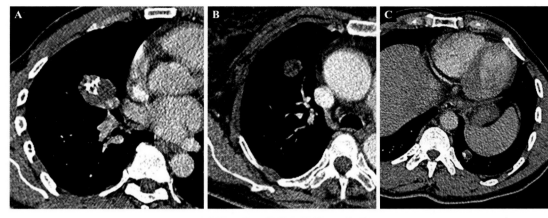

图 52－10　肺错构瘤的 CT 表现

A：右肺中叶错构瘤，典型爆米花样钙化；B：右肺上叶前段错构瘤，内见脂肪密度成分；C：左肺下叶错构瘤，内见脂肪
及钙化

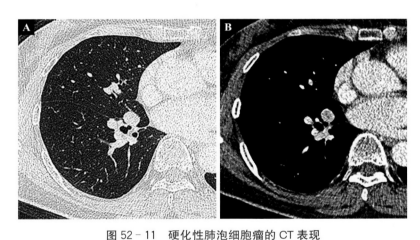

图 52－11　硬化性肺泡细胞瘤的 CT 表现

右肺中叶硬化性肺泡细胞瘤，边缘光整，增强后明确强化，均匀强化，(A)示肺窗，
(B)示纵隔窗

征：① 瘤肺界面，分叶征，肿瘤边缘较为明显的凹凸不平的多个弧形表现，与肿瘤分化程度不一、生长速度不均匀有关，支气管、血管进入肿瘤或胸膜部位可形成明显凹陷。② 棘状突起，介于分叶及毛刺之间的一种，为肺癌细胞的直接浸润所致。③ 毛刺征，肿瘤边缘的棘状或短细毛刺样突起。④ 胸膜凹陷征，肿瘤与胸膜之间的线样或三角形影像，形成原因为瘤体方向的纤维化收缩（图 52－12）。⑤ 空泡征，结节内的小灶透光区，直径＜5 mm，多见于腺癌，病理基础为未被肿瘤组织占据的肺组织，未闭塞的细支气管，乳头状瘤结构间含气腔隙，未闭或融解破坏的肺泡腔。⑥ 细支气管征，细条状或分

支状直径 1 mm 的空气密度影，病理基础扩张的细支气管（图 52－13）。⑦ 空洞形成，不规则厚壁偏心空洞，内壁凹凸不平。钙化少见，多为偏心钙化。中央型肺癌，肿瘤起源于段以上支气管壁，早期或肿瘤较小的时候仅表现局部支气管壁增厚，腔内结节（图52－14），肿瘤长大以后可生长至支气管外，并包绕侵犯邻近肺门血管，受累支气管壁不规则狭窄甚至闭塞，远侧肺组织阻塞性炎症或不张（图 52－15）。病理上以鳞癌和小细胞肺癌多见，肺腺癌相对少见。伴随恶性征象包括：肺门、纵隔淋巴结肿大，胸腔积液，肋骨胸椎骨质破坏，肺内转移结节。

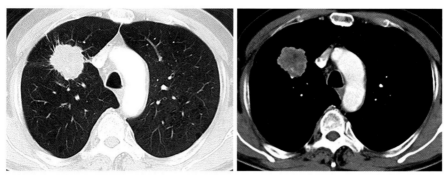

（A）可见分叶毛刺　　　　　　　　　　（B）可见胸膜凹陷征

图 52 - 12　右肺上叶周围型肺癌 CT 表现

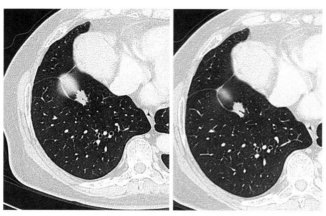

（A）空泡征　　　　　　　　　　（B）支气管气象

图 52 - 13　右肺下叶周围型肺癌 CT 表现

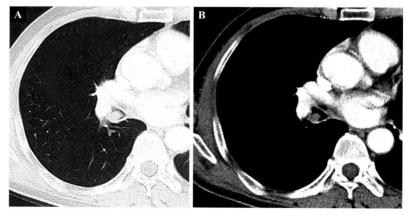

图 52 - 14　早期中央型肺癌 CT 表现

右肺下叶支气管腔内结节，肺内阻塞性炎症不明显。A：肺窗；B：纵隔窗

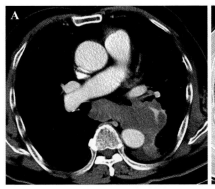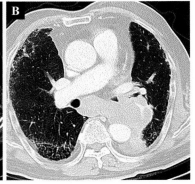

图 52 - 15　左肺下叶中央型肺癌 CT 表现

侵犯左肺动脉,远侧阻塞性不张,伴左肺门纵隔淋巴结肿大。A:纵隔窗;B:肺窗

肺上沟瘤,又称 Pancoast 肿瘤,肿瘤发生于肺尖部区域伴胸壁侵犯,常侵犯臂丛神经引起同侧肩痛(图 52 - 16),压迫侵犯颈交感神经引起同侧瞳孔缩小,眼球内陷,上眼睑下垂,额部汗少等霍纳(Horner)综合征。胸部 CT 显示肺尖部贴近胸膜顶肿块或软组织影,侵犯胸膜及相邻胸壁组织,增强后不均匀强化,相邻第一、二肋骨及 T1、T2 胸椎椎体骨质破坏常见。

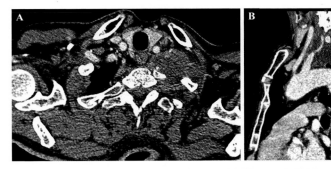

图 52 - 16　左肺上沟瘤侵犯左肩左侧臂丛神经及左锁骨下动脉 CT 表现

患者以左侧肩部疼痛起病。A:轴位;B:矢状位重建

1) 肺腺癌:多数为周围型,表现为肺内孤立性结节,根据结节密度,分为实质性结节和非实质性结节两大类,实质性肿瘤 1 cm 以上分叶、毛刺、空泡征及胸膜凹陷征常见(图 52 - 17)。空洞并不常见。部分影像学表现不典型需与肉芽肿性炎鉴别。1 cm 以下病灶肿瘤影像特征不明显。不典型结节需要随访,随访过程中出现结节增大,肿瘤特征越来越明显的趋势。实质性肿瘤生长速度较快,倍增时间在30~400 d,即使很小也容易出现肺门、纵隔淋巴结转移,甚至出现远处血行转移,常见远处转移部位为骨、脑及肾上腺(图 52 - 17)。

非实质性肿瘤,代表了另一类肺癌,惰性生长,在胸部 CT 薄层扫描上表现为纯磨玻璃样结节,和亚实性磨玻璃样结节,磨玻璃样部分病理上对应于肿瘤细胞的贴壁生长,而实质性部分病理上对应于肿瘤浸润性成分;故不典型腺瘤样增生,通常表现为直径 5 mm 以下的磨玻璃样结节,原位腺癌、微浸润腺癌及表现为纯磨玻璃样结节或实质性部分<5 mm 的混杂磨玻璃样结节(图 52 - 18);浸润性腺癌通常表现为亚实性磨玻璃样结节或实性结节(图 52 - 19),偶尔表现为直径>10 mm 的纯磨玻璃样结节,多为以贴壁生长为主的浸润性腺癌,部分病例可伴有空洞形成;浸润型腺癌结节较大时边缘可出现分叶及毛刺征象(图 52 - 20)。

浸润性黏液腺癌,过去又称黏液性细支气管肺泡癌(mucinous bronchioloalveolar carcinoma,BAC)

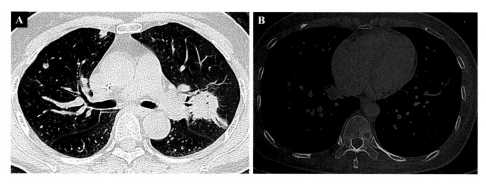

图 52 - 17 肺腺癌的影像表现

A:左肺上叶肺腺癌,短细毛刺,棘突,空泡征,右肺转移结节;B:右肺下叶腺癌,骨窗显示胸椎溶骨性破坏

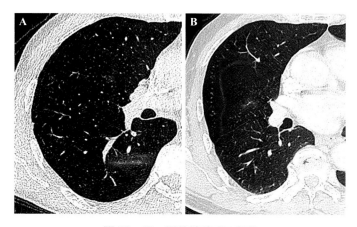

图 52 - 18 原位腺癌 CT 表现

A:右肺中叶 2 枚磨玻璃样结节,外侧较小 1 枚为 AAH,内侧较大 1 枚为原位腺癌;B:右肺中叶纯磨玻璃样结节,原位腺癌

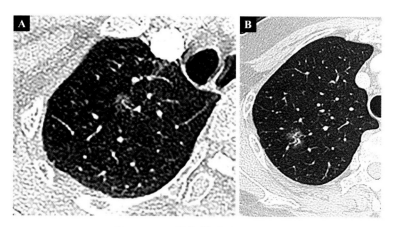

图 52 - 19 浸润性腺癌 CT 表现

A:右肺中叶磨玻璃样结节,密度略欠均匀,微浸润腺癌;B:右肺上叶混杂磨玻璃样结节,腺癌

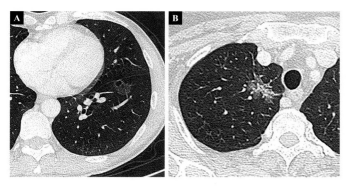

图 52 - 20　腺癌伴空洞和分叶

A:左肺下叶纯 GGO,长径 19 mm,伴空洞形成,腺癌,腺泡亚型 70%,
贴壁亚型 30%;B:右肺上叶混杂磨玻璃样结节,分叶状,腺癌

CT 表现多样:大片实变伴空气支气管征,混杂磨玻　　　较大时常见气道播散。
璃影(图 52 - 21),多发亚实性结节或肿块,肿瘤范围

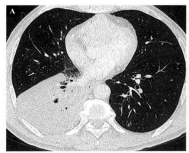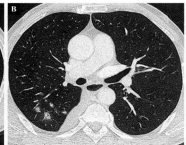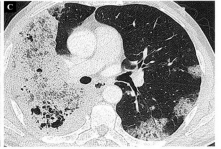

图 52 - 21　浸润性黏液腺癌 CT 表现

A:肺黏液腺癌,右肺下叶大片实变,内见支气管气胸和小空洞形成,局部磨玻璃改变;B:双肺散在磨玻璃样结节,多原发或
肺内播散;C:1 年后,肿瘤进展,右肺实变范围增大,左肺多发混杂磨玻璃影

　　多灶性肺腺癌,多数缓慢进展,生存期较长,　　　显示双肺多发大小不一亚实性结节(图 52 - 22)。
50%~70%发生于女性及不吸烟者,胸部薄层 CT

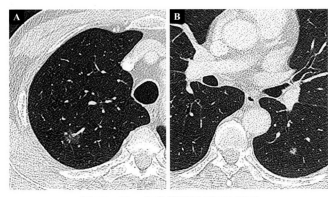

图 52 - 22　多灶性肺腺癌 CT 表现

同一患者,双肺多同时原发腺癌。A:右肺上叶磨玻璃样结节,内见血
管穿行;B:左肺下叶混杂磨玻璃样结节

部分炎性病变,肺泡内出血,肺泡间质纤维化,也可表现为磨玻璃密度影,暂时性磨玻璃样结节经过短期随访会吸收或消失(图52-23),只有持久存在的磨玻璃样结节才考虑肺腺癌或浸润前病变,对于磨玻璃样结节的诊断与鉴别,胸部CT扫描层厚宜<3 mm,如层厚>3 mm,实质性结节甚至钙化结节可显示为磨玻璃影。

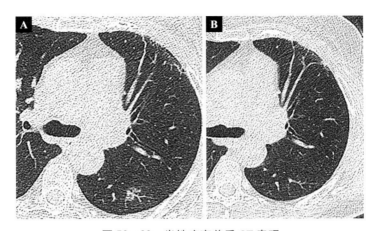

图52-23　炎性病变前后CT表现

A:偶发左肺下叶混杂磨玻璃样结节;B:3个月随访后消失,提示暂时性磨玻璃样结节为炎症

非实性肺腺癌生长相对缓慢,平均倍增时间纯磨玻璃样结节为813 d,亚实性结节457 d,部分病例可多年稳定无生长。

2) 肺鳞癌:中央型多见,表现为段以上支气管壁不规则增厚或腔内结节,后期明显肿块形成,受累支气管不规则狭窄或截断,远侧肺野阻塞性炎症或不张(图52-24)。

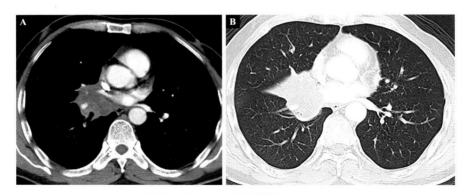

图52-24　中央型肺鳞癌CT表现

右肺门区肿块,右肺中叶支气管闭塞,中叶完全不张。A:纵隔窗;B:肺窗

周围型肺鳞癌通常表现为实质性结节或肿块,肿瘤性瘤肺界面征相对不明显,坏死及空洞常见(图52-25),部分病例可沿支气管及分支生长形成指套征。

3) 肺神经内分泌肿瘤:

A. 典型类癌和不典型类癌:典型类癌和不典型类癌影像学特征相似,中央型与周围型的比例为3∶1,约30%的病例可出现钙化,多数肿瘤富血供,造影后明显强化,Hu值增加>30,中央或边缘环形强化,部分病例瘤内可见强化肿瘤血管,增强扫描有

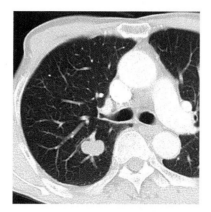

图 52 - 25　周围型肺鳞癌 CT 表现(分叶、毛刺征不明显)

助于鉴别肿瘤与远端的阻塞性炎症和黏液痰栓。

中央型:支气管结节或肿块,多数单发,大小2～5 cm,边界清楚(图 52 - 26),偶尔边缘模糊或不规则,个别病例侵袭性生长至支气管外或直接蔓延至纵隔,同时可伴有肺门、纵隔淋巴结肿大,非典型类癌更多见。

周围型:15%～40%的病例肿瘤起源于段以下的支气管,多<3 cm,表现为:① 圆形或类圆形结节,可有浅分叶,边缘光滑(图 52 - 27)。② 沿支气管内生长形成指套征。PET/CT 表现为 FDG 无或轻度摄取,FDG 摄取增加与肿瘤高生物学活性及恶性潜能存在相关性。

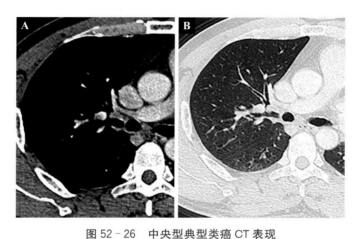

图 52 - 26　中央型典型类癌 CT 表现

右肺中叶支气管开口处结节,边缘光滑,为典型类癌。A:纵隔窗; B:肺窗

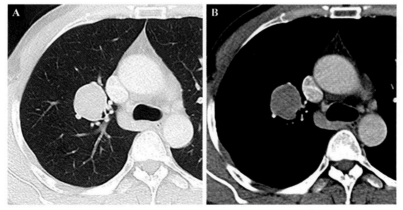

图 52 - 27　周围型典型类癌 CT 表现

典型类癌,右肺上叶周围型结节,边界清楚,边缘相对光整。A:肺窗;B:纵隔窗

B. 大细胞神经内分泌癌:中央型与周围型占比为1:4,CT表现缺乏特异性,与其他非小细胞肺癌表现相似。

C. 小细胞肺癌:90%~95%为中央型,叶和主支气管起源最常见,阻塞性肺不张,同时伴有纵隔、肺门多发淋巴结肿大,支气管移位狭窄及大血管侵犯常见(图52-28)。

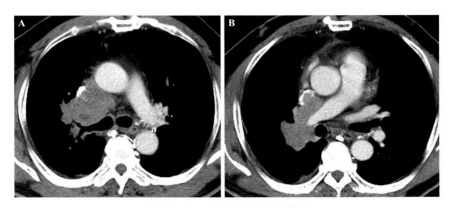

图 52-28　小细胞肺癌 CT 表现

A:右肺上叶中央型肿块,侵犯纵隔,与纵隔淋巴结融合,支气管狭窄中断;B:肿瘤侵犯上腔静脉及同侧胸膜转移灶

周围型病变表现为密度均匀、边界清楚的结节或肿块,边缘分叶、磨玻璃影及细毛刺。磨玻璃影的形成并非直接肺泡侵犯,多为瘤周出血所致。

肿瘤局限于胸内者为局限期,扩散至胸外为广泛期,多数肿瘤就诊时即为广泛期(图52-29)。

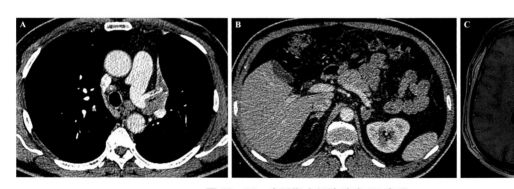

图 52-29　广泛期小细胞肺癌 CT 表现

A:左肺上叶中央型肿块,肺门纵隔淋巴结肿大;B:腹部 CT 左侧肾上腺转移结节;C:脑 MRI 左侧大脑半球多发强化灶,转移

4) 肺淋巴瘤:肺淋巴瘤的 CT 表现多种多样,常见征象包括:① 单发或多发结节或肿块,部分区域磨玻璃密度,伴或不伴空洞形成,肿块支气管充气征常见(图52-30)。② 单发或多发段、叶或支气管周围的实变,伴支气管充气征、血管造影征(图52-30)。③ 局限性或大片磨玻璃影。④ 沿支气管血管束或间质淋巴管浸润扩展伴小叶间隔增厚形成的网状结节状影。⑤ 中央型病变表现为支气管内肿块或支气管壁均匀增厚伴阻塞性不张(图52-31)。

原发性和继发性肺淋巴瘤及不同病理类型淋巴瘤影像学表现相似,前者严格定义为肿瘤仅限于肺(肺实质或支气管),伴或不伴淋巴结肿大,或以肺内淋巴瘤为首发部位,就诊时或就诊3个月内无肺外淋巴瘤播散。后者为全身播散性淋巴瘤的一部分,

或同时发现胸外淋巴瘤浸润,纵隔淋巴瘤亦可直接

浸润相邻肺组织(图52-32)。

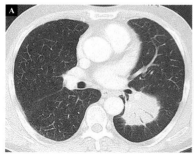
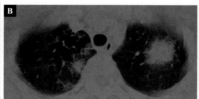
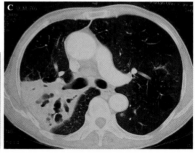

图 52-30　肺 MALT 的 CT 表现

A:左肺下叶肿块,内见支气管充气征;B:两肺上叶多发病灶,部分呈磨玻璃密度;C:右肺上叶大片实变,内见扩张充气支气管

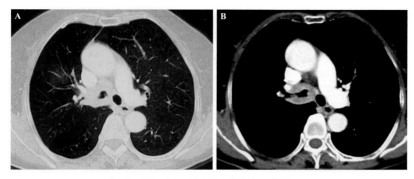

图 52-31　肺 MALT 的 CT 表现

右肺上叶支气管均匀增厚。A:肺窗;B:纵隔窗

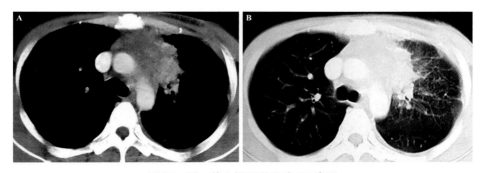

图 52-32　前上纵隔淋巴瘤 CT 表现

肿瘤直接侵犯相邻左肺上叶形成肿块,边缘浸润。A:纵隔窗;B:肺窗

相比其他病理类型淋巴瘤,肺黏膜相关淋巴瘤(mucosa associated lymphadenoma,MALT)发展相对缓慢,部分病例长期随访无明显变化。

5)其他肺原发恶性肿瘤:

A. 唾液腺型肿瘤:起源于气管、支气管的小唾液腺,病理类型包括黏液表皮样癌、腺样囊腺癌、上皮-肌上皮癌。

黏液表皮样癌占所有肺癌的 0.1%~0.2%,大多数发生于叶或段的支气管,表现为支气管腔内结节,伴随征象阻塞性炎症、肺不张、黏液痰栓(图52-33)。

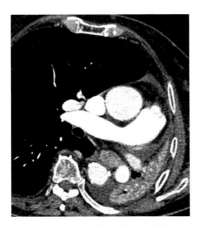

图 52 - 33　气管腺样囊性癌 CT 表现

CT 示左主支气管内肿块,左全肺不张

腺样囊腺癌占所有肺癌的 0.1%～0.5%,但在气管原发性肿瘤中占第 2 位,仅次于鳞癌,多发生于气管、主支气管或叶支气管这些中央气道(图 52 - 34),罕见发生于段及小支气管,生长缓慢,常见局部复发,很少发生远处转移。

上皮-肌上皮癌同时具有肺上皮及肌上皮分化,低度恶性,发生于肺内者非常罕见,可表现为支气管腔内的息肉样病变或周围型结节,手术切除后很少复发。

B. 肺肉瘤:多为周围型,类圆形肿块,膨胀性生长为主,边界清楚光滑,可有浅分叶,毛刺少见,若合并癌成分时边缘可以表现毛糙,此时与周围型肺癌难以鉴别。肿块多数密度均匀,因组织成分不同,肿块密度变化大,如脂肪肉瘤,肿块内可见脂肪密度成分(图 52 - 35),恶性程度高的肿瘤生长速度较快,内部易出现坏死囊变及空洞。中央型肉瘤表现为肺门区肿块,伴有阻塞性炎症或不张,表现与中央型肺癌相似。造影增强后,多数肿块可见均匀或不均匀的持续性强化。

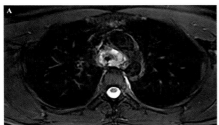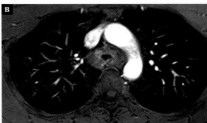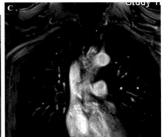

图 52 - 34　气管腺样囊性癌的 MRI 表现

A:T2WI 序列,气管壁增厚,高信号;B:T1WI 增强序列,支气管壁增厚,明显强化;C:T1WI 增强序列,冠状位,示支气管壁广泛增厚强化

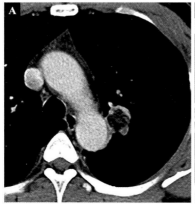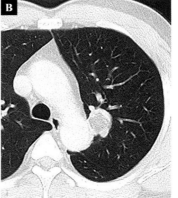

图 52 - 35　脂肪肉瘤 CT 表现

左肺上叶脂肪密度肿块,边界清楚,为脂肪瘤样脂肪肉瘤。A:纵隔窗;B:肺窗

6)肺转移瘤:典型表现为两肺单发或多发大小不一的周围型圆形结节,边界清楚(图52-36),或弥漫性间质增厚。非典型征象包括:① 空洞形成,鳞癌常见,其次腺癌和肉瘤。② 钙化,可见于骨肉瘤和黏液腺癌。③ 出血导致结节周围出现磨玻璃晕征,如绒癌。④ 肺动脉癌栓形成。⑤ 转移至大支气管内形成中央型(图52-37),远侧出现肺实变或不张,影像上与原发性中央肺癌难以鉴别。⑥ 癌性淋巴管炎,发生机制是由于恶性肿瘤血行转移至肺,继而侵犯肺的间质和淋巴管所致。HRCT上表现为小叶间隔增厚及血管周围间质光滑或不规则增厚,50%的病例为单侧肺,50%的病例同时伴有肺门淋巴结肿大,超过50%的病例伴有胸膜转移和胸水

(图52-38)。

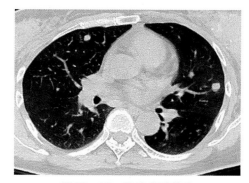

图52-36 乳腺癌肺转移

双肺散在类圆形结节,边界清楚

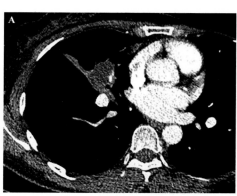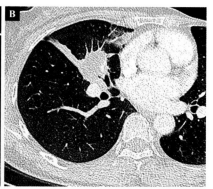

图52-37 乳腺癌肺转移CT表现

右肺中叶中央型肿块,中叶外侧段支气管狭窄中断,远侧阻塞性肺不张。A:纵隔窗;B:肺窗

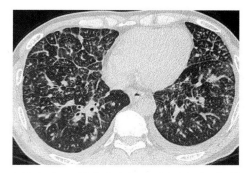

图52-38 乳腺癌肺转移伴癌性淋巴管炎CT表现

胸部HRCT示双肺结节,双侧小叶间隔及血管周围间质增厚,双侧少量胸腔积液

52.3.3 肺癌的鉴别诊断

肺癌需与以下疾病鉴别。

(1)肺炎

起病较急,常见发热、畏寒、咳嗽、咳痰、胸痛等表现,常伴有白细胞升高,影像学上表现为浸润性病灶呈段性分布,抗生素治疗有效。如果肺癌阻塞支气管,可造成远端阻塞性肺炎,与单纯的肺炎较难鉴别。有些肺炎表现为CT上小斑片状阴影,与早期肺癌较难鉴别。

(2)肺结核

患者多有长期的低热、盗汗、消瘦表现,咳嗽、咳痰、咯血等是主要症状,易于与肺癌混淆。且肺结核病程演变复杂,表现多样,肺门淋巴结结核、结核球、空洞形成、粟粒样病变、肺不张和胸腔积液等各种病变,都与不同阶段的肺癌相似,需引起重视。

1）肺门淋巴结结核：多见于儿童或青少年，常有低热、盗汗等结核中毒表现，结核菌素试验表现为强阳性，对抗痨治疗有效。

2）急性粟粒性肺结核：患者常有发热等全身中毒症状，且可有进行性呼吸困难，影像学上表现为大小相近、均匀分布的粟粒性结节。

3）肺结核球：多发于上叶尖后段和下叶背段等通气较好的部位，肿块多<3 cm，影像学上表现为浅分叶状，边缘光整，少毛刺，可形成空洞，洞壁较厚，边缘光滑清楚，胸膜凹陷少见，周围卫星灶多见。周围型肺癌多有分叶，边缘毛糙，多有毛刺，如形成空洞，洞壁厚度不一，凹凸不平，常见胸膜凹陷，周围卫星灶较少。

（3）肺脓肿

起病急骤，中毒症状明显，影像学上表现为实性阴影，边缘模糊，可液化形成空洞，内壁光滑，内部可有液平。痰培养呈阳性，对抗生素治疗敏感。

磨玻璃结节（ground glass nodule，GGN）在薄层 CT 扫描中经常出现，其含义是指 CT 扫描中发现的肺脏呈磨砂玻璃样的结节状病灶，其密度可以与其中穿过的正常实质性结构（如小支气管和血管）区分。通常 GGN 指纯磨玻璃结节，而包含实质性成分的结节称为部分实性结节。磨玻璃结节是一个影像学概念，本质上是不同的疾病。磨玻璃结节的大小、CT 值、边缘形态、实性成分比例等信息有助于其鉴别诊断，但确诊依赖于穿刺或手术切除后的病理学

检查，其病理学诊断可能是炎症性病变、肺泡上皮增生、不典型腺瘤样增生、原位腺癌、微浸润性腺癌或浸润性腺癌。目前，尚无理想的方式无创诊断磨玻璃结节的病理类型，推荐中低危患者进行规律的随访，时间是最好的鉴别诊断。

52.3.4　肺癌的分期

非小细胞肺癌的分期一般采用国际肺癌研究会（International Association for the Study of Lung Cancer，IASLC）、国际抗癌联盟（Union for International Cancer Control，UICC）、AJCC 发布的TNM 分期系统。自 1966 年首次发布以来，目前肺癌的 TNM 分期系统已更新至第 8 版。此次分期纳入了 1999～2010 年期间世界范围内的 94 708 例肺癌患者，来源于 16 个国家的 35 个中心，其中以欧洲和亚洲患者为主，分别占 40% 以上，是迄今规模最大、覆盖面最广泛的权威性肺癌分期数据分析。排除不符合要求的病例后，共 77 156 例患者纳入分析，其中 70 967 例非小细胞肺癌，6 189 例小细胞肺癌。新分期系统于 2015 年 9 月在美国丹佛举行的第 16 届世界肺癌大会上首次公布，于 2016 年发表在《胸部肿瘤杂志》（*Journal of Thoracic Oncology*），于 2017 年 1 月正式颁布实施。

第 8 版 TNM 分期的主要内容见表 52-3 和表52-4。

表 52-3　原发肿瘤 T、区域淋巴结 N 和远处转移 M 的定义

分期	定　义
T 分期	
Tx	未发现原发肿瘤，或者通过痰细胞学或支气管灌洗发现癌细胞，但影像学及支气管镜无法发现
T0	无原发肿瘤的证据
Tis	原位癌
T1	肿瘤最大径≤3 cm，周围包绕肺组织及脏层胸膜，支气管镜见肿瘤侵及叶支气管，未侵及主支气管
T1a(mi)	微浸润性腺癌
T1a	肿瘤最大径≤1 cm
T1b	1 cm<肿瘤最大径≤2 cm
T1c	2 cm<肿瘤最大径≤3 cm
T2	3 cm<肿瘤最大径≤5 cm；侵犯主支气管（不常见的表浅扩散型肿瘤，不论体积大小，侵犯限于支气管壁时，虽可能侵犯主支气管，仍为 T1），但未侵及隆突；侵及脏胸膜；有阻塞性肺炎或者部分肺不张。符合以上任何一个条件即归为 T2
T2a	3 cm<肿瘤最大径≤4 cm
T2b	4 cm<肿瘤最大径≤5 cm

分期	定　　义
T3	5 cm< 肿瘤最大径≤7 cm。直接侵犯以下任何一个器官,包括:胸壁(包含肺上沟瘤)、膈神经、心包;全肺肺不张(肺炎);同一肺叶出现孤立性癌结节。符合以上任何一个条件即归为 T3
T4	肿瘤最大径> 7 cm;无论大小,侵及以下任何一个器官,包括纵隔、心脏、大血管、隆突、喉返神经、主气管、食管、椎体、膈肌;同侧不同肺叶内孤立癌结节
N 分期	
Nx	无法评估区域淋巴结
N0	无区域淋巴结转移
N1	同侧支气管周围和(或)同侧肺门淋巴结以及肺内淋巴结转移
N2	同侧纵隔和(或)隆突下淋巴结转移
N3	对侧纵隔、对侧肺门、同侧或对侧前斜角肌及锁骨上淋巴结转移
M 分期	
M0	无远处转移
M1	有远处转移
M1a	对侧肺内结节,胸膜或心包转移性结节或恶性胸腔或心包积液
M1b	单一器官的孤立转移灶
M1c	单一器官多发转移灶或多器官转移灶

表 52 - 4　TNM 分期

TNM 分期	T 分期	N 分期	M 分期
原发灶不明肿瘤	Tx	0	0
0 期	Tis	0	0
ⅠA1 期	T1a	0	0
ⅠA2 期	T1b	0	0
ⅠA3 期	T1c	0	0
ⅠB 期	T2a	0	0
ⅡA 期	T2b	0	0
ⅡB 期	T1a, b, c, T2a, b	1	0
	T3	0	0
ⅢA 期	T1a, b, c, T2a, b	2	0
	T3	1	0
	T4	0,1	0
ⅢB 期	T1a, b, c, T2a, b	3	0
	T3	2	0
	T4	2	0
ⅢC 期	T3,4	3	0
ⅣA 期	任何 T	任何 N	M1a, b
ⅣB 期	任何 T	任何 N	M1c

　　TNM 分期系统适用于非小细胞肺癌,也适用于小细胞肺癌。但是临床实践中,接受手术治疗的小细胞肺癌一般采用 TNM 分期系统,非手术治疗的小细胞肺癌患者一般采用美国退伍军人肺癌协会的局限期和广泛期分期方法。局限期指病变局限于一侧胸腔,包括肺脏、纵隔及锁骨上窝,且可由一个放射野覆盖,超出此范围则为广泛期。

52. 4　肺癌的预防

　　肺癌是我国癌症死亡的首位疾病,病因学研究发现其发生与环境因素具有明显的相关性,因此肺癌的预防尤为重要。肺癌的预防也应采取 3 级预防的策略。1 级预防即病因预防,措施主要包括控制吸烟、加强职业防护预防职业性肺癌、减少空气污染改善环境等。2级预防主要关注肺癌的筛查和早期诊断、早期治疗。3级预防主要针对肺癌患者,要求采取各种治疗方式防止病情恶化、避免复发、转移、提高生存率,改善生活质量,促进康复。目前,尚无证据支持任何药物可以预防肺癌的发生,养成健康的生活方式有助于预防肺癌。本节主要介绍肺癌预防中最为重要的2点,即戒烟和早期筛查。

52.4.1　戒烟

吸烟是肺癌最主要的致病因素,控制吸烟是预防肺癌的首要措施。20世纪60年代开始,欧美发达国家开始实施控烟措施,到80年代,肺癌的发病率和死亡率逐渐呈现下降的趋势。目前,我国已成为世界上最大的烟草生产国和消费国。《2015年中国成年人烟草调查报告》显示,27.7%的中国成年人吸烟(此处成年定义为15岁以上人群),男性中吸烟率约为52.1%,女性中约为2.7%。按2015年中国人口数量推算,中国约有3.16亿烟民,平均每天吸烟量为15.2支。在曾经吸烟的人群中,只有约16.9%的人成功戒烟;33.1%的人曾经戒烟,但后来再次复吸。据估计,2010年中国有100万人死于吸烟相关的疾病,如果目前高吸烟率不能得到有效控制,2030年中国将有200万人死于吸烟,到2050年这一数字可能达到300万。

没有全民健康,就没有全面小康。控烟关系着人民群众的健康,关系着全面建设小康社会,关系着"中国梦"的实现和中华民族的伟大复兴。党和政府历来高度重视控烟和癌症预防工作。2003年,当时的卫生部颁布了《中国癌症预防与控制规划纲要》(2004~2010年),将肺癌防治列为重中之重,将控烟作为癌症预防的主要策略。2005年8月28日,全国人大常委会批准了WHO《烟草控制框架公约》。2014年11月24日,国务院法制办公布《公共场所控制吸烟条例(送审稿)》,这是我国首次拟制定行政法规在全国范围全面控烟。此后各地也陆续颁布了更为严格的地方规章条例。在全社会范围内开展控烟工作,应包括以下几个方面。

（1）积极推进控烟立法

世界上许多国家的成功经验证明,通过立法禁止在公共场所吸烟是降低烟草使用的有效措施。立法不但可以降低公共场所的吸烟率、减轻吸烟和二手烟的危害,还能提高公众对控烟的支持。但目前我国还没有全国性的针对公共场所的控烟法律。

（2）加强健康教育

在全社会普及吸烟危害健康的知识,加强媒体宣传,有利于营造全社会控烟的良好氛围。在大、中、小学校中加强教育,可降低青少年吸烟率。在医疗卫生机构,医务工作者也有义务对患者进行戒烟宣教。大量研究发现,由医务人员对就诊的患者进行戒烟教育,可以显著提高患者戒烟的成功率。

（3）提高烟草税率

国外经验表明,提高烟草税是遏制烟草流行的有效经济手段,可以显著降低烟草消费,特别是对于年轻人和中低收入人群更为有效。

（4）警示烟草危害

禁止在公共场所、大众媒体出现烟草广告。香烟包装上应在醒目位置提示吸烟危害,并避免使用风景名胜等精美包装图案,建议采用表现吸烟危害的图片替代。文艺影视作品中也应尽量避免出现吸烟场面,以减少对观众,特别是未成年人的影响。社会公众人物对全社会特别是青少年具有强大的影响示范效应,也应避免吸烟行为产生不良影响。

尽管政府和全社会采取了大量措施推行控烟,目前我国的吸烟状况仍未见到明显好转,控烟工作依然任重道远。控烟工作关系着每个人的健康,控制吸烟,人人有责。

52.4.2　肺癌的筛查

肺癌的筛查,也称为肺癌的早期发现,是指对无症状的个体进行的系统性检查,其目的是通过有效、简便、经济的检查手段,在无症状的人群中开展普查,以达到早期发现、早期诊断和早期治疗,防止或延缓疾病进展,最终降低人群的肺癌死亡率。

肺癌是世界范围内癌症死亡的首位疾病,超过半数的肺癌患者在诊断时已有远处转移,是造成肺癌预后差的主要原因。Ⅰ期肺癌的术后5年生存率可达70%以上,但只有16%的肺癌患者在疾病仍处于局限阶段时得到诊断,且这部分患者往往是在体检或因其他疾病就诊时意外发现而诊断的。肺癌的筛查对于提高肺癌患者预后具有重要意义。肺癌的发生发展是一个多阶段、多步骤的连续过程,一个吸烟导致的肺癌,从暴露于烟雾到最终形成肿瘤需要十余年的过程,当中有充足的时间窗口,因此理论上讲,肺癌的筛查具有可行性。

肺癌筛查的关键是将合适的方法和技术运用于

合适的人群。胸部 X 线片联合痰细胞学检查用于肺癌的筛查已有近半个世纪的历史,然而研究发现,该方法未能降低肺癌的死亡率。胸部 X 线片用于肺癌筛查的最具代表性的研究来自美国的"梅奥肺癌项目",隶属于美国国立癌症研究所(National Cancer Institute,NCI)。该研究中,肺癌筛查组每 4 个月进行 1 次胸部 X 线片检查,加或不加痰细胞学检查,作为对照组者每年进行 1 次同样的检查。结果显示,筛查组的肺癌发病率、手术切除率、5 年生存率和肺癌死亡率均高于对照组,但人群未能从该筛查中获益,肺癌的死亡率并未降低。因此,目前的指南并不推荐采用胸部 X 线片作为肺癌的筛查手段。

近年来,CT 等影像技术发展迅速,现代的低剂量螺旋 CT 薄层扫描可以在十几秒时间内完成全肺扫描成像,层厚仅为 1 mm,可以发现微小的肺磨玻璃结节病灶,且辐射剂量较低,是目前进行肺癌筛查的理想技术。20 世纪 90 年代,美国开展了"早期肺癌行动计划"(Early Lung Cancer Action Program,ELCAP),比较低剂量 CT 和胸部 X 线片在肺癌筛查中的作用。在纳入研究的 1 000 例吸烟者中,低剂量 CT 检出 238 人有肺部非钙化结节,而 X 线片仅检出 68 人。经过后续诊断和随访,有 28 人接受了活检,其中 27 人确诊肺癌,23 人为 Ⅰ 期。该研究中,CT 对肺癌的检出率为 2.7%,而 X 线片仅为 0.7%,CT 的 Ⅰ 期肺癌检出率为 2.3%,X 线片仅为 0.4%,CT 是 X 线的 6 倍。后续的"国际早期肺癌行动计划"(International Early Lung Cancer Action Program,I-ELCAP)纳入了 31 456 名无症状的参与者,低剂量 CT 共诊断出 484 例肺癌,其中临床 Ⅰ 期有 414 例,占 86%,检出肺癌患者的总治愈率可达 80%。很多国家的学者都开展了类似于 ELCAP 的研究,这些研究证明低剂量螺旋 CT 与胸部 X 线片相比,在肺癌筛查中具有显著的优势。

虽然低剂量 CT 在肺癌筛查中具有明显优势,但它能否降低人群的肺癌死亡率,才是评价其价值的"金标准"。2002 年,美国 NCI 开展了"国家肺癌筛查试验"(National Lung Screening trial,NLST)。该研究是一项前瞻性的随机对照研究,共入组 53 454 名正在吸烟或曾经吸烟的重度吸烟者,参与者随机分配至低剂量 CT 组或 X 线片组。研究发现,低剂量 CT 组的检查阳性率为 24.2%,而 X 线片组仅为 6.9%。CT 组的肺癌发生率 645/10 万,

而 X 线组为 572/10 万。CT 组的肺癌相关死亡率为 247/10 万,X 线组为 309/10 万,低剂量 CT 组肺癌相关死亡减少了 20%,总死亡也减少了 6.7%。由于效果显著,数据安全监察委员会提前终止了该项研究。欧洲的荷兰和比利时也开展了类似的研究(Dutch Belgian Randomised Lung Cancer Screening Trial,NELSON),将入组 10 000 余名吸烟者,研究低剂量 CT 是否可以使肺癌死亡率降低 25%,并探究其对参与者生活质量和戒烟的影响,为制订相关政策提供效益分析的支持。

值得注意的是,合适的技术只有选择合适的人群,才能达到理想的效果,在肺癌筛查中定义"高危人群"是一个具有挑战性的问题。大部分研究采用了 NLST 的入组标准:年龄 55～74 岁,吸烟量不低于 30 年包(600 年支),正在吸烟者或戒烟不满 15 年,以上 3 条必须全部符合。排除标准为:曾经诊断为肺癌,在入组前 18 个月接受过胸部 CT 检查,有咯血病史,在最近一年内体重下降 6.8 kg,以上满足任意 1 条。然而,以上标准是否适合作为肺癌筛查的高危人群仍然没有达成共识。复旦大学附属肿瘤医院牵头,联合上海市闵行区多个社区卫生服务中心开展了基于社区的低剂量 CT 肺癌筛查研究,共入组 11 332 人,诊断出原发性肺癌 27 例,肺癌检出率为 238/10 万,其中 0～Ⅰ 期病例占 81.48%。进一步分析发现,肺癌筛查中,不吸烟人群的肺癌检出率为 336.97/10 万,吸烟人群为 159.05/10 万,女性的肺癌检出率为 358.17/10 万,男性为 167.97/10 万,符合近年来我国不吸烟女性人群中早期肺癌发病率增加的趋势。以上研究说明,不能简单照搬国外经验,肺癌筛查的高危人群必须结合我国肺癌流行病学的特点来确定。

痰细胞学检查对肺癌的阳性检出率约为 50%,对于中央型肺癌的诊断阳性率较高。然而,该方法在早期肺癌中敏感性较差,且受到标本留取方法、标本保存条件、涂片染色制作水平等客观因素制约,在肺癌筛查中的作用非常有限。

肺癌的肿瘤标志物研究是目前的热点。通过检测血液、痰液等体液中的肿瘤特异性成分,如循环 DNA、非编码 RNA、外泌体等,提示肿瘤的发生,具有无创、简便等优点,是非常具有前景的肺癌筛查方法。但是目前尚无可靠的敏感性和特异性较高的检测方法,可以大规模应用于临床。

52.5 非小细胞肺癌的治疗

肺癌的病理类型多样,可分为小细胞肺癌和非小细胞肺癌 2 类,两者有不同的治疗原则。近年来,手术器械与技术、放疗新技术和新药研究进展迅速,循证医学与多学科治疗的观念也逐渐深入人心,这些变化深刻地改变了肺癌治疗的面貌。本节将结合当前的指南和进展,对非小细胞肺癌的治疗进行介绍。

52.5.1 手术治疗

非小细胞肺癌的治疗应当坚持多学科综合治疗与个体化治疗的原则,根据患者的身体状况、肿瘤的病理类型、分期、分子分型和生活方式等因素,制订综合治疗方案,合理运用手术、放疗、化疗、靶向治疗、免疫治疗等手段,以最大限度地延长患者寿命,提高生活质量。手术治疗是肺癌的主要治疗手段,也是目前临床治愈早期肺癌的重要方式。手术治疗可以切除肿瘤,并且明确病理类型、TNM 分期和分子分型,指导术后综合治疗。

肺癌的手术治疗应坚持如下原则:① 完全性切除原则:完全性切除手术(R0 手术)除完整切除原发病灶,且保证支气管、动静脉等所有切缘阴性外,应进行系统性肺门和纵隔各组淋巴结(N1 和 N2 淋巴结)切除。最少需对 3 组肺内和 3 组纵隔淋巴结(N2)进行清扫或采样,并尽量保证淋巴结整块切除。建议右胸淋巴结清除范围为:2R、3a、3p、4R、7～9 组淋巴结和周围软组织,建议左胸淋巴结清除范围为:4L、5～9 组淋巴结和周围软组织。② 无瘤切除原则:术中应尽可能避免引起肿瘤局部播散或远处转移的操作。③ "2 个最大"原则:最大限度地切除肿瘤,同时最大限度地保留有功能的正常肺组织。

非小细胞肺癌的手术适应证包括:① Ⅰ、Ⅱ 期和部分Ⅲ A 期(T1 - 2N2M0、T3N1 - 2M0、T4N0 - 1M0 可完全性切除者)的非小细胞肺癌。② 有单发对侧肺转移、单发脑或肾上腺转移的部分Ⅳ期非小细胞肺癌。③ 临床高度怀疑肺癌的肺内结节,经各种检查无法确定,可手术探查。

非小细胞肺癌的手术禁忌证包括:① 全身状况不佳,不能耐受手术,心、肺、肝、肾等重要脏器功能不全。② 绝大部分诊断明确的Ⅳ期、Ⅲ B 期和部分Ⅲ A 期非小细胞肺癌。

非小细胞肺癌患者进行手术治疗前,应进行系统性的术前检查评估,进行临床诊断和分期,充分评估手术切除的可行性并制订手术方案,并评估患者身体状况,排除手术禁忌证。胸部薄层增强 CT 是评估肺部病灶的最佳手段,支气管镜是中央型肺癌的重要评估方式。腹部 CT、MRI 或 B 超、同位素骨扫描、头颅 MRI 有助于评价是否出现远处转移,必要时可行 PET/CT 检查。随着影像技术的进步及我国居民对肿瘤早诊早治认识的提高,目前,筛查或偶然发现的无症状肺癌已成为胸外科的主要病种,这部分肿瘤的生物学特性及复发转移模式与过去的肺癌已有较大区别,但目前美国 NCCN 指南及中国指南对这部分肺癌的术前检查及随访程序均无区别规定,导致过度检查,造成了经济浪费及对患者的不必要损伤。在手术前基于影像学结果对实性肺结节进行支气管镜探查能够有效地明确病变种类,指导手术。复旦大学附属肿瘤医院分析了 2008～2013 年间 1 026 例 3 cm 以下肺结节患者的术前 CT 影像、术前支气管镜检查结果及术后病理报告。分析结果提示,若实性结节中包含磨玻璃成分,则支气管镜检查不会有阳性发现,这类患者术前可不必接受支气管镜检查。其他情况下,患者在术前都应该接受支气管镜检查,尤其是实性结节较大的患者和男性患者,这类患者更易检测出恶性病变。术前支气管镜检查,一方面能够使部分患者在术前明确病变的病理类型,指导后续的个体化治疗方案;另一方面,可以明确患者的病变范围,指导手术方式的选择。针对早期非小细胞肺癌,临床 T1N0 的患者,是否术前都有必要接受骨扫描来排除骨转移存在争议。复旦大学附属肿瘤医院分析了 2010～2012 年间 739 例术前影像学诊断为 T1N0,并接受骨扫描检查的非小细胞肺癌患者,结果发现,骨转移在这类临床早期患者中的发生率不到 1%,而这些发生骨转移的患者,又有十分明显的临床特征,如年龄较小、有临床症状、术前血清 CEA 含量明显升高等。根据这些特征,能够很好地在术前区分出临床早期患者中骨转移高风险人群,针对这类患者采取积极有效的检查,而对低风险患者,可以不必采取骨扫描检查,这样不仅可节省时间、优化资源配置,更有利于患者的最佳治疗。血、尿、粪常规和血液生化检查(肝肾功能、出凝血、免疫等)是外科术前常规检查,术前特别要注意的是心、肺功能的评估。肺通气功能减退程度与术后并发症发生率直接相关,1秒用力呼气容积(FEV1)是肺癌患者术后死亡率的独立预测因素,也是决定患者是否适合于手术的标准检查,一般认为FEV1>2 L者可以耐受一侧全肺切除术,术后呼吸衰竭的风险低,FEV1>1.5 L可以行肺叶切除术,FEV1<0.8 L禁忌行肺部手术。每分钟最大通气量(MVV)也是评价患者肺功能的重要指标,如果MVV<30%预计值,术后清除呼吸道分泌物的能力显著减退,肺部手术风险高。一氧化碳弥散量检查(DLCO)通过测定特定条件下呼气中一氧化碳含量来评价肺部气体交换的有效表面积,反映肺泡气体交换的能力,如低于50%,则提示围术期风险高。肺功能不足的患者需进一步行动脉血气分析和定量肺核素灌注扫描等检查。所有患者术前均需行心电图检查。超声心动图检查对于有心脏杂音、充血性心力衰竭的临床表现、肺动脉高压等高危患者非常重要。对于有冠心病高危因素、心脏介入治疗后或严重心律失常的患者,必要时应请心血管专科医师协助评估。多数肺癌患者有吸烟史,吸烟会导致肺部手术并发症风险显著升高,因此必须要求患者戒烟至少2周,才能实施手术。

肺癌的手术方式包括肺叶切除术、肺段切除术、楔形切除术、全肺切除术、扩大切除术等。解剖性肺切除术,包括肺叶切除、支气管及血管袖式肺叶切除、双肺叶切除术或全肺切除术是标准的手术方式。对于身体状况较差,无法耐受手术的患者,可行亚肺叶切除术,其中首选解剖性肺段切除术,也可行肺楔形切除术。目前,随着影像技术的进步及我国居民对肿瘤早诊早治认识的提高,筛查或偶然发现的无症状肺癌已成为胸外科的主要病种,这部分肿瘤的生物学特性及复发转移模式与既往所知的肺癌已有较大区别,在手术方式的选择上也应有新变化。复旦大学附属肿瘤医院研究发现,周围型<2 cm的原位腺癌、微浸润腺癌、贴壁亚型腺癌和鳞癌都不存在淋巴结转移,而微乳头亚型的腺癌或者伴有微乳头成分的其他亚型的腺癌具有较差的预后,实体亚型肺腺癌不仅是一个不良预后的指标,还是对化疗及EGFR-TKI靶向治疗不敏感的预测指标。而且,病理亚型为原位腺癌或者微浸润腺癌的患者,即使只进行了局部切除手术,术后5年的总体生存率及无复发生存率均为100%。因此,病理亚型可能是一个很好的指标来指导手术方式的选择。但是一般来说病理学诊断多数是术后才能获得,因此难以指导

手术方式的选择。术中冰冻病理技术可以在手术中了解肿瘤的病理类型,是指导手术方式的理想选择。通过对803例周围型临床Ⅰ期肺腺癌的前瞻性研究,发现术中快速冰冻病理学检查能够精确区分肺腺癌亚型,即浸润性腺癌与不典型腺瘤样增生、原位腺癌或微浸润腺癌,与术后石蜡包埋组织的病理学检查的诊断符合率高达95.9%。据此选择手术切除的方式,即对浸润性腺癌采用肺叶切除,而对不典型腺瘤样增生、原位腺癌或微浸润腺癌采用亚肺叶切除,结果表明接受亚肺叶切除的不典型腺瘤样增生、原位腺癌或微浸润腺癌患者5年无复发生存率达到100%。因此,根据术中冰冻病理学检查结果可以指导肺癌手术方式的选择,该研究成果得到国内外同行的高度认可。袖式肺叶切除术是在术中快速病理检查保证(包括支气管、肺动脉或静脉断端)切缘阴性的情况下,将病变肺叶及其肺动脉或支气管一并切除,再重新连接血管或支气管,进而尽可能保留更多肺组织,降低肺切除手术风险,患者耐受性较好,可明显提高术后生存质量。传统的开胸手术切口长,创伤大,出血多,术后疼痛明显,20世纪90年代起,电视辅助胸腔镜手术(video-assisted thoracic surgery,VATS)发展迅速,有经验的胸外科医师可以熟练施行VATS肺叶、肺段或楔形切除术,甚至可以完成复杂的袖式切除术。已有大量研究证明,VATS对比开胸手术,在手术并发症、围术期死亡率及远期生存方面没有明显差异,在手术出血、术后疼痛等方面具有优势。患者在无手术禁忌证的情况下,推荐使用VATS及其他微创手段。目前,广泛应用的VATS手术方式为三孔方式,具有操作简便的优点。近年来,一些外科医师探索了单孔VATS手术,但该手术方式具有器械干扰、视野差、背侧病灶显露困难等缺陷,目前尚未被广泛接受。对于筛查发现的早期肺癌,如何进行手术切除是胸外科研究的热点,微创外科无疑是发展的方向。回顾肺癌微创手术的发展历程,大致可以分为3个阶段:① 微创外科1.0阶段,即通过缩小切口来减轻手术创伤,通过腔镜技术变"开刀"为"打洞"。② 微创外科2.0阶段,即通过缩小手术范围减轻创伤,通过术前薄层CT、术中冰冻病理等诊断技术的进步来缩小手术切除范围。③ 微创外科3.0阶段,即通过减轻系统性损伤来改进微创外科技术,减轻机体应激反应,也是未来微创外科的发展中需要考虑和解决的问题。

Ⅰ期非小细胞肺癌为原发肿瘤是 T1 或 T2a，无肺门或纵隔淋巴结受累且无远处转移的患者，其治疗以积极的局部治疗为主。除非一般情况差，无法耐受者，均应首选外科手术治疗，行肺叶切除加系统性肺门和纵隔淋巴结清扫术，VATS 是常规手术方式，如有严重的胸腔粘连或复杂的解剖部位，也可行开胸手术。对于高龄或肺功能差的部分Ⅰ A 期非小细胞肺癌患者可考虑行解剖性肺段或楔形切除术加系统性肺门、纵隔淋巴结清扫或采样术。早期非小细胞肺癌患者中，比较亚肺叶切除与肺叶切除的临床试验正在进行中。但在临床实践中，对于某些肿瘤较小，CT 表现为磨玻璃结节，术中冰冻病理提示为原位癌、微浸润腺癌或贴壁亚型的腺癌者，可选择行亚肺叶切除。相比楔形切除，一般认为解剖性的肺段切除术在控制局部复发等方面更具优势。切缘阳性的Ⅰ期肺癌推荐再次手术，如患者无法再次手术，推荐术后化疗联合放疗。对于有严重的内科并发症、高龄、拒绝手术的患者，可采用大分割根治性放射治疗或射频消融治疗作为替代方案。

Ⅱ期非小细胞肺癌为 T2b - 3N0 或 T1 - 2N1 的患者，病灶常有局部的侵犯。外科手术治疗仍然是首选，推荐行解剖性肺切除加系统性肺门和纵隔淋巴结清扫或采样术。高龄或肺功能差的患者可考虑行解剖性肺段或楔形切除术加系统性肺门和纵隔淋巴结清扫或采样术。对于肿瘤侵犯主支气管的情况，部分患者仍然可以完成切除肿瘤。全肺切除术对肺功能的损害较大，袖式切除术、支气管成形术等手术方式可保留更多的肺功能。肺上沟瘤指发生于肺尖的非小细胞肺癌，蔓延并侵犯胸壁、肋骨、椎体、臂丛神经或锁骨下血管等结构。此类患者一般采用多学科综合治疗模式，术前化疗、放疗联合手术治疗是标准的治疗方案，可提高完整切除率，降低局部复发率。当肿瘤侵犯壁层胸膜或胸壁时，应切除整块胸壁，切除范围达到距病灶最近的肋骨上、下缘各 2 cm，受侵肋骨切除长度至少应距肿瘤 5 cm。切缘阳性的Ⅱ期肺癌推荐再次手术，无法再次手术的患者，推荐术后化疗联合放疗。对于完全性切除的Ⅱ期非小细胞肺癌患者，均推荐术后进行辅助化疗。

Ⅲ期非小细胞肺癌属于局部晚期疾病，多学科综合治疗是最佳选择。手术治疗是综合治疗的重要组成部分，部分患者可以从中获益。局部晚期非小细胞肺癌具有较大的异质性，根据原发肿瘤及区域淋巴结的分期，需采取不同的治疗策略。T4N0 期

的患者，如同侧肺内存在卫星结节，首选治疗为手术切除，可对最大的肿瘤行肺叶切除术，对其他较小的肿瘤行楔形切除术，术后行辅助化疗，研究发现其生存与其他Ⅲ A 期患者相似。其他可切除的 T4N0 期患者，可酌情首选新辅助化疗，也可选择先行手术切除。如为完全性切除，术后需行辅助化疗。如为切缘阳性，术后需行放疗和辅助化疗。T3N1 期的患者，首选手术治疗，术后行辅助化疗。T4N1 期患者的治疗原则与 T4N0 期相同。对于怀疑有纵隔淋巴结转移，即 N2 期的非小细胞肺癌，既需要采取影像学检查，如增强 CT、FDG - PET，有时也需要采用有创检查取得活检病理结果以便明确分期，制订治疗方案。纵隔镜是诊断纵隔淋巴结转移的金标准，超声内镜引导下的经支气管针吸活检（EBUS - TBNA）或超声内镜引导下细针穿刺活检术（EUS - FNA）也可在有条件的医院开展。对于术前估计能完全切除的 N2 期患者，应接受以外科手术治疗为主的综合治疗。如纵隔淋巴结无融合、固定，一般先行新辅助化疗，后行手术治疗。如果存在纵隔淋巴结融合、固定表现，应行放疗、化疗或同步放化疗，治疗后如 N2 降期特别是降至 N0、且经重新分期评估排除远处转移者，结合患者的机体状况，推荐手术治疗。而如果新辅助治疗后未获缓解的患者，往往提示预后不佳，进一步手术治疗也效果较差。有些 N2 期患者是在术中甚至术后病理切片检查中才发现，如完整切除了原发肿瘤所在肺叶，并系统性进行纵隔淋巴结清扫，术后行辅助化疗仍能提高生存。对于有组织学证实的转移性纵隔淋巴结，且 CT 短径＞2 cm，或肿瘤已穿透淋巴结包膜，或有多站淋巴结受累等情况，通常不可切除，同步放化疗是首选的治疗方式。N3 淋巴结阳性的患者也不考虑手术治疗。Ⅲ期非小细胞肺癌的治疗仍然存在较多争议，需要进一步研究。

Ⅳ期非小细胞肺癌以全身治疗为主要手段，治疗目的是提高患者生活质量、延长其生存期。传统观点认为手术治疗的价值在于缓解严重疼痛、压迫等症状，但最近的临床研究表明，存在单个器官寡转移而一般情况较好的患者也可能从手术治疗中获益。孤立性脑转移的患者，脑部病变可手术切除或采用立体定向放射治疗，肺部原发病变则按 T 和 N 分期治疗原则进行。孤立性肾上腺转移的患者，肾上腺病变可考虑手术切除，肺部原发病变则按 T 和 N 分期治疗原则进行。对侧肺其他肺叶的孤立结

节,可分别按2个原发瘤各自的分期进行治疗。对于大多数非孤立性转移的非小细胞肺癌患者,以化疗、靶向治疗为基础的全身治疗是首选,在全身治疗的基础上,可以辅以适当的局部治疗方式,以缓解症状,提高生活质量。

52.5.2 放射治疗

放射治疗是肺癌多学科综合治疗模式中的重要组成部分,是一种重要的局部控制手段。随着影像诊断学的发展和放射技术的改进,放疗在非小细胞肺癌治疗中的适应证越来越广泛,效果逐渐提高,放疗损伤也逐渐减轻。目前非小细胞肺癌放疗的适应证包括因身体原因不能手术治疗的早期非小细胞肺癌患者的根治性治疗、可手术患者的术前新辅助及术后辅助治疗、局部晚期病灶无法切除患者的局部治疗和晚期不可治愈患者的姑息治疗。

放射生物学家对肺癌细胞的放射效应进行了大量研究。肺腺癌细胞系的平均致死剂量 D0 值为 $1.0 \sim 1.4$ Gy,外推值 N 为 $1.2 \sim 6.8$,属于放疗中度敏感。大细胞癌的 D0 值为 $0.76 \sim 1.5$ Gy,N 值为 $4.6 \sim 17.7$,较为放射抗拒。

肺癌的放疗中,需要保护的重要器官有肺、食管、心脏和脊髓等。肺是放射敏感器官,是肺癌患者放疗剂量限制性毒性的主要器官。放射性肺损伤可分为急性和慢性,前者主要为放射性肺炎,后者主要为放射性肺纤维化。放射性肺炎主要表现为气促、干咳、发热,严重者可有呼吸窘迫,如继发感染可有高热,甚至可能导致死亡。如果发生急性放射性肺损伤,应立即停止放疗,予以吸氧、维生素 C、糖皮质激素抗炎及抗生素治疗等。放射性肺纤维化进展缓慢,常呈隐匿性,目前尚无有效的治疗方法,一般采用对症支持治疗。一般放疗计划中,平均肺剂量控制在 15 Gy,肺的目标函数为 V20$<$30%、V5$<$60%$\sim$70%。食管的急性放射性损伤主要是放射性食管炎,慢性损伤主要是食管狭窄、瘘管形成等。一般食管平均剂量控制在 34 Gy 以下。心脏的放射性损伤表现多样,最常见的是放射性心包炎伴心包积液,其他包括心肌疾病、冠状动脉疾病、瓣膜缺陷和传导异常等。一般放疗计划中,心脏平均剂量控制在 $30 \sim 40$ Gy 以下,V50$<$50%。脊髓的放射性损伤主要是放射性脊髓炎,可表现为感觉麻木异常、运动障碍和大小便失禁,甚至截瘫。脊髓的最大耐受剂量一般控制在 45 Gy。大多数接受放疗的患者会同

步或序贯接受化疗,其潜在毒性及不良反应会增大,治疗前应当告知患者。放疗设计和实施时,应当注意对肺、食管、心脏和脊髓的保护,以避免对身体重要器官的严重放射性损伤。急性放射性肺损伤的判定应参照国际肿瘤放射治疗协作组急性放射损伤分级标准。治疗过程中应当积极处理不良反应,尽量避免因不良反应处理不当导致的放疗非计划性中断。接受放疗或放化疗的患者,治疗休息期间应当予以充分的监测和支持治疗。

根据放疗目的的不同,肺癌放疗可分为根治性放疗、姑息性放疗、辅助放疗和预防性放疗等。根治性放疗适用于 Karnofsky 功能状态评分标准评分$>$70分,因医学原因或个人原因不愿意或不能接受手术治疗的早期非小细胞肺癌,以及不可切除的局部晚期非小细胞肺癌。姑息性放疗适用于晚期肺癌原发灶和转移灶的减症治疗,可以控制肿瘤,减轻症状。对于有单发脑转移灶手术切除的非小细胞肺癌患者可以进行术后全脑放疗或者立体定向放射治疗(SRS)。辅助放疗包括术前的新辅助放疗、术后切缘阳性(R1 和 R2 切除)的患者;淋巴结清扫不完整、外科探查不够或手术切缘近者也可行辅助治疗;根据目前证据,对于术后分期为 pN2 的患者建议行术后辅助放射治疗。术后放疗的设计应当参考患者术前影像学检查、手术病理报告及手术记录。放射治疗的疗效评价按照 WHO 实体瘤疗效评价标准(Response Evaluation Criteria in Solid Tumors, RECIST)进行。

目前推荐采用三维适形放疗、调强放疗技术或图像引导放疗等先进的放疗技术,以提高疗效,减轻不良反应。放疗靶区勾画时,推荐增强 CT 定位或 PET/CT 定位。可以参考 PET/CT 的肿瘤生物影像,在增强 CT 定位影像中勾画肿瘤放疗靶区。放疗患者常用体位为仰卧位,双手抱肘上举过顶,采用臂托或真空袋固定。定位 CT 扫描范围自环甲膜至肝脏下缘。GTV 为临床可见病灶,包括肺部原发病灶及纵隔转移淋巴结(纵隔转移淋巴结定义为胸部 CT 最短径$>$1 cm),如果伴有锁骨上淋巴结转移,则应包括锁骨上区。CTV 指在 GTV 基础上包括亚临床病灶的范围,一般建议腺癌病灶需外放 $6 \sim 8$ mm,鳞癌需外放 $5 \sim 6$ mm,如无外侵证据,一般不建议超出解剖边界。做累及野照射,不做预防性淋巴结照射。PTV 由 CTV 加系统误差、摆位误差及呼吸运动形成,肺癌的器官运动一般由于呼吸运动引起,心

血管运动一般影响较小,予以忽略。对于肺下叶移动幅度大的患者可以采用普通模拟机测量肿瘤运动范围。4DCT 呼吸时相融合控制技术可用来减轻呼吸运动影响,Cone-Beam CT 可用来减少摆位误差。建议在具有优良的放射物理技术条件下,开展立体定向放射治疗(stereotactic body radiation therapy,SBRT)用于早期非小细胞肺癌的治疗。

对于临床Ⅰ期的非小细胞肺癌患者,外科手术是首选治疗模式,如因医学或个人原因,如年龄过高、合并疾病、心肺功能差等情况不适合手术或拒绝手术时,可以选择接受放射治疗。常规分割放射治疗目前一般采用每日 1 次,每次 1.8～2.0 Gy 的放疗剂量,总剂量 60～66 Gy(使用肺校正可适当调整)。靶区勾画时仅需包含原发灶,不需要包含肺门和纵隔引流区淋巴结进行预防性照射。三维治疗计划可以在保持靶区较高剂量的同时得到最大限度的正常组织保护。对于有条件的中心,大分割放射治疗是更好的根治性治疗手段,推荐采用 SBRT。分割原则应是大剂量、少分次、短疗程,分割方案可根据病灶部位、与胸壁的距离等因素综合考虑,通常给予等效生物剂量≥100 Gy。制订 SBRT 计划时,应充分考虑并谨慎评估危及器官组织如脊髓、食管、气管、心脏、胸壁及臂丛神经等的放疗耐受剂量。每次治疗前应进行 Cone-Beam CT 扫描进行靶区的校正。RTOG0236 研究是第 1 个采用 SBRT 治疗早期肺癌的前瞻性、多中心的研究,旨在观察 SBRT 对无法手术的早期非小细胞肺癌进行根治性放疗的生存情况,结果显示,3 年肿瘤控制率为 97.6%,肿瘤局部控制率为 87.2%,无病生存率(DFS)为 48.3%,总生存率(OS)为 55.8%,证明 SBRT 具有较好的治疗效果。Chang 等进行了可手术的Ⅰ期非小细胞肺癌采用 SBRT 和手术治疗效果的比较。该研究源于 2 个前瞻性随机试验的合并分析结果,共 58 例可手术的Ⅰ期患者,经随机 27 例接受手术治疗,随访中 6 例患者死亡,3 年预期总生存率 79%;31 例接受 SBRT 治疗,随访中 1 例死亡,3 年预期总生存率 95%,而且 SBRT 组未出现 4 级毒性或治疗相关死亡。因此,SBRT 治疗可手术和不可手术的早期肺癌都取得了较好的疗效,而且不良反应小,安全性好。基于美国国立癌症研究所数据库(SEER)的一项回顾性研究总结了同期 10 923 例、年龄>66 岁的Ⅰ期的非小细胞肺癌患者,分别接受 5 种治疗的对比:肺叶切除术(58.9%)、肺段切除术(11.7%)、传统放疗(14.8%)、SBRT(1.1%)和支持治疗组(12.6%)。研究结果显示,传统放疗和支持治疗的病死率很高,但 SBRT 的病死率较低,接近于肺切除手术的病死率。这项大型病例回顾性研究表明,对于一些无法手术的病例,SBRT 为一种有效的治疗手段,需要进一步开展随机性研究以观察其远期疗效。目前的技术条件下,放疗治疗失败的主要因素包括局部和全身治疗失败,两者均很常见,需要加以注意,以改善治疗效果。

对于因身体原因不能接受手术的Ⅱ～Ⅲ期非小细胞肺癌患者,如果身体条件允许,也可以给予适形放疗结合同步化疗。对于有临床治愈希望的患者,给予放疗或同步放化疗时,应制订更为适形的放疗计划,并提供更为积极的支持治疗,以尽量避免治疗时间的中断和治疗剂量的降低。对于局部晚期的非小细胞肺癌,术前准确分期非常重要,会直接影响放疗的效果。薄层 CT、PET/CT 有助于评估纵隔淋巴结情况。目前的常规放疗剂量一般为 60～66 Gy,有学者认为此剂量对于非小细胞肺癌不足,更高的剂量可以提高肿瘤局控率,但仍需进一步探索。近年的研究显示,化疗联合放疗可提高生存率,同步放化疗效果优于序贯治疗。诱导化疗和巩固化疗也是近年来关注的内容,有研究显示,诱导化疗并未改善患者生存,巩固化疗可能提高了部分患者的生存,但也可导致更严重的不良反应,有关诱导和巩固治疗仍需进一步研究。

对于接受手术治疗的局部晚期患者,如果术后病理手术切缘阴性而纵隔淋巴结阳性(pN2 期),建议除了常规接受术后辅助化疗外,还可加用术后放疗,建议采用先化疗后序贯放疗的顺序。对于切缘阳性的 pN2 期患者,建议采用术后同步放化疗。研究认为,辅助放疗不仅能提高肿瘤局部控制率,也可提高患者生存率。回顾性分析 SEER 数据库中 7 465 例患者,发现术后辅助放疗可使 N2 患者死亡风险降至 14.5%。ANITA 亚组分析显示,术后辅助放疗使 N2 患者的 5 年生存率从 34%提高至 47%。

对于有广泛转移的Ⅳ期非小细胞肺癌患者,部分患者可以接受原发灶和转移灶的放射治疗以达到姑息减症的目的。对于因原发灶或转移灶导致的局部压迫症状、骨转移导致的疼痛,以及脑转移导致的神经症状等可以起到缓解症状的作用。对于此类患者可以考虑采用大分割照射技术,迅速地缓解症状,也方便患者的治疗。脑是肺癌常见的转移器官,一且发生往往预后较差。对于1～3个脑部转移灶,一般推荐采用立体定向放疗或手术切除后行放疗。多发脑转移患者的治疗手段主要选择全脑放疗,配合糖皮质激素减轻脑水肿,改善神经症状。肺癌骨转移也较常见,骨转移的治疗目标是减轻疼痛,防止病理性骨折的发生,改善活动能力,有可能延长生存期。因为单纯的骨转移一般不会影响患者的生存,因此骨转移灶不一定都需要放疗,而应该考虑是否有疼痛、骨折或影响活动。对于脊柱转移者,因有可能导致截瘫,应予以积极治疗。肝脏也是转移经常发生的部位,对于孤立的肝转移灶可以采用三维适形放疗或IMRT。有学者报道,SBRT用于肝转移灶的治疗,也取得了较好的疗效。

对于Ⅳ期非小细胞肺癌,当患者全身治疗获益明显时,可以考虑使用SBRT技术治疗残存的原发灶和寡转移灶,争取获得潜在根治效果。研究发现,对于转移灶数目≤5个的寡转移患者,全身治疗结合局部放疗可以取得更好的临床疗效,SBRT技术副作用小,疗效较好。对于周围型、肿瘤直径<5 cm的复发灶,再次行SBRT也是安全并且有效的。

52.5.3 化学治疗

化学治疗,简称化疗,是一种全身性治疗方式。虽然在肿瘤的三大主要治疗手段中,化疗的历史最短,但已经取得了卓著的成效,是肺癌多学科综合治疗中至关重要的组成部分。化疗可分为姑息化疗、辅助化疗和新辅助化疗。由于化疗药物种类繁多,作用机制复杂,如运用不当会造成严重不良反应,因此,在临床实践中应当严格掌握治疗的适应证,并在肿瘤内科医师主导下进行化疗。化疗应当充分考虑患者的疾病情况和一般状况,权衡患者可能的获益和对治疗的承受能力,及时规范地评估疗效,密切监测并有效防治不良反应。

非小细胞肺癌化疗的适应证为:美国东部肿瘤协作组(Eastern Cooperative Oncology Group,ECOG)体力状况(performance status,PS)评分≤2分且心、肺、肝、肾等重要脏器功能可耐受化疗。对于ECOG PS评分>2分,或Karnofsky功能状态评分<60分的患者不宜进行化疗。化疗开始前,血常规检查白细胞计数<3.0×10^9/L,中性粒细胞计数<1.5×10^9/L,血小板计数<75×10^9/L,红细胞计数<2×10^{12}/L,血红蛋白<80 g/L的患者原则上不宜化疗。肝、肾功能指标超过参考值上限的2倍的患者,或有

严重并发症和感染、发热、出血倾向的患者不宜化疗。在化疗过程中,要密切监测化疗相关不良事件,其评估参照美国国家癌症研究所常见不良反应事件评价标准CTCAE(4.03版),如有≥3级不良反应,对患者生命有明显威胁时,应当停药,并在下次治疗时改用其他方案。治疗中一般每两个周期进行一次疗效评估,如果发现疾病进展,或在化疗周期的休息期间发生病情恶化,应当停止原化疗方案治疗,酌情选用其他化疗方案或治疗方式。化疗应强调治疗方案的规范化和个体化。

非小细胞肺癌的化疗推荐采用含铂两药联合化疗方案。联合化疗的用药原则有以下几点:① 化疗方案的选择应遵循循证医学的原则,根据最佳的、最新的临床证据制定化疗方案。② 单药化疗疗效肯定:单药有效率需≥15%,常用药物有顺铂、卡铂、长春瑞滨、吉西他滨、紫杉醇、多西他赛和培美曲塞等。③ 选择的两种药物应具有不同的药理作用,作用于细胞增殖的不同时期,一般包括细胞周期特异性药物和细胞周期非特异性药物。④ 化疗药物之间应有增效作用或协同作用。⑤ 化疗药物的毒性呈现于不同的靶器官,或作用于同一靶器官的时相不同,不会产生叠加作用。⑥ 药物之间无交叉耐药性。

目前非小细胞肺癌化疗常用的含铂两药联合方案有NP方案、TP方案、GP方案、DP方案和AP方案等,各个方案的具体内容见表52-5。NP方案被证明在ⅠB～ⅢA期完整切除的非小细胞肺癌患者中可以改善总生存期,随访时间最长,病例数最多。法国进行的一项RCT显示,与长春瑞滨单药化疗或长春地辛联合顺铂的方案相比,NP方案优于前两者,总有效率为30%,1年生存率为35%。另一项SWOG的研究显示在ⅢB/Ⅳ期患者中,NP方案的总缓解率为26%,中位生存期为8个月,1年生存率36%。该方案的主要不良反应是骨髓抑制、恶心、呕吐、手足麻木和静脉炎等。因长春瑞滨属于发疱剂,使用时要避免药物外渗。顺铂有明显的肾毒性,要采取水化、利尿措施保护肾功能,一般在化疗的d1～3予以2 000 ml以上的静脉补液,并记录24 h尿量,顺铂使用后予呋塞米20 mg。

ECOG1594研究比较了4个含铂的化疗方案,包括紫杉醇+顺铂、吉西他滨+顺铂、多西他赛+顺铂和紫杉醇+卡铂,结果显示4组的缓解率相似,分别为21%、22%、17%和17%,中位生存期分别为7.8、8.1、7.4和8.1个月,1年生存率分别为31%、

36%、31%和34%。该试验表明以上几个含铂3代新药方案具有相近的效果。TP方案的主要不良反应为过敏、骨髓抑制及恶心、呕吐等。紫杉醇输液时应使用专用的输液管和针头,因其溶剂蓖麻油可引起过敏反应,因此在用药前12 h和6 h分别给予地塞米松20 mg预处理。顺铂和卡铂都可以使用,有荟萃分析显示,以顺铂为基础的化疗方案总生存率高于以卡铂为基础的方案,但引起的不良反应也明显增加。鉴于晚期肿瘤的治疗多为姑息性,因此,顺铂带来的有限的生存获益可能会被不良反应的增加所抵消。如果顺铂的不良反应可能造成严重后果的话,用卡铂替代是合理的选择。卡铂的配制不能使用含氯溶剂,一般使用葡萄糖配制。

GP方案在ECOG1594研究中1年生存率最长,TP方案也充分体现了其优势。该方案的主要不良反应为恶心、呕吐和骨髓抑制,特别是血小板减少的发生率较高,3～4度血小板减少的发生率为28%～40%。

DP方案的不良反应主要是过敏、骨髓抑制、恶心、呕吐和体液潴留等。使用多西他赛之前应先了解患者有无过敏史,如有过敏史或血常规白细胞、血小板低下等慎用。

在化疗药物的基础上联合使用抗血管生成药物,可以显著提高非小细胞肺癌的生存率。ECOG4599研究显示,贝伐珠单抗联合紫杉醇＋卡铂作为一线治疗方案用于晚期非鳞癌的患者,比单纯化疗显著提高了客观缓解率(27% *vs.* 10%,*P*<0.001),无进展生存期(6.2 *vs.* 4.5个月,*P*<0.001)和总生存期(12.3 *vs.* 10.3个月,*P*<0.01)也显著延长。贝伐珠单抗的常见不良反应为乏力、疼痛和高血压等,严重者可能发生胃肠穿孔、出血、高血压危象、肾病综合征和充血性心力衰竭。有出血倾向的患者慎用贝伐珠单抗,使用过程中应注意监测患者血压变化、凝血功能和尿常规。

表 52-5　非小细胞肺癌常用的一线化疗方案

药物	剂量	给药时间	给药周期
NP 方案			21 d 为 1 个周期,4～6 个周期
长春瑞滨	25 mg/m²	第 1,8 天	
顺铂	75～80 mg/m²	第 1 天	
TP 方案			21 d 为 1 个周期,4～6 个周期
紫杉醇	135～175 mg/m²	第 1 天	
顺铂或卡铂			
顺铂	75 mg/m²	第 1 天	
卡铂	AUC=5～6	第 1 天	
GP 方案			21 d 为 1 个周期,4～6 个周期
吉西他滨	1 000～1 250 mg/m²	第 1,8 天	
顺铂或卡铂			
顺铂	75 mg/m²	第 1 天	
卡铂	AUC=5～6	第 1 天	
DP 方案			21 d 为 1 个周期,4～6 个周期
多西他赛	75 mg/m²	第 1 天	
顺铂或卡铂			
顺铂	75 mg/m²	第 1 天	
卡铂	AUC=5～6	第 1 天	
AP 方案			21 d 为 1 个周期,4～6 个周期
培美曲塞(非鳞癌)	500 mg/m²	第 1 天	
顺铂或卡铂			
顺铂	75 mg/m²	第 1 天	
卡铂	AUC=5～6	第 1 天	

大部分肺癌发生在老年人群中,据统计40%的肺癌患者诊断时已经超过70岁。老年人往往身体一般情况较差,内科并发症多,化疗过程中更容易出现不良反应。因此,一些肿瘤内科医师在治疗老年

患者时倾向于不使用足量的标准化疗方案。但是，在决定治疗策略时，患者的身体器官功能状况比简单的生理年龄更重要，相同年龄的老年患者可能具有完全不同的功能状态。前瞻性研究表明，对于一般情况较好，符合化疗适应证的老年患者，化疗后的生存获益及生活质量与年轻患者相似。目前，推荐体力状况较好且重要器官功能良好的老年非小细胞肺癌患者接受含铂两药化疗，不能耐受以铂类为基础的老年患者，可以考虑第 3 代化疗药物进行单药化疗，如长春瑞滨、吉西他滨、紫杉醇或多西他赛等。对于不适合积极治疗的老年患者，可给予支持治疗。患者的体力状态对于化疗的效果和耐受能力也有影响。回顾性分析发现，体力状态不佳是预后不良的危险因素。体力状况为 0～1 分的患者预后相对优于 2 分的患者，化疗并发症出现比例也较低，预后较好。一些研究（如 CALGB9730）对比了体力状态 2 分的患者接受含铂两药化疗和单药化疗的效果，发现联合化疗方案的有效率和生存显著优于单药方案，不过贫血和中性粒细胞减少的比例也较高。对于体力状况 3 分及以上的患者，一般不考虑进行化疗。

对于晚期的非小细胞肺癌患者，一线药物治疗方案是以铂类为基础的两药联合化疗方案，在化疗基础上可联合抗血管生成药；对于 EGFR 基因敏感突变或 ALK 融合基因阳性患者，推荐首先选择靶向药物治疗。对一线治疗达到疾病控制（完全缓解、部分缓解和稳定）的患者，可给予维持治疗。目前，有循证医学证据支持的同药维持治疗药物有培美曲塞（非鳞癌）和吉西他滨，换药维持治疗的药物有培美曲塞（非鳞癌），对于 EGFR 基因敏感突变患者可以选择 EGFR-TKI 进行维持治疗。一线治疗后出现疾病进展的患者，如果体力状况允许，可以进行二线治疗。目前，批准的二线治疗药物包括多西他赛、培美曲塞和 EGFR-TKI。EGFR 基因敏感突变的患者，如果一线和维持治疗时没有应用 EGFR-TKI，二线治疗时应优先应用 EGFR-TKI；对于 EGFR 基因敏感突变阴性的患者，应优先考虑化疗。三线药物治疗可选择 EGFR-TKI 或参加临床试验。对于不能手术切除的局部晚期非小细胞肺癌患者，推荐优先选择同步放化疗，如果不能耐受同步放化疗，可以考虑行序贯化放疗。

对于手术完全切除的 Ⅱ～Ⅲ 期非小细胞肺癌患者，推荐术后给予含铂两药方案进行 4 个周期的辅助化疗。对于具有高危险因素的 ⅠB 期患者，可以考虑给予辅助化疗。高危因素包括分化差、神经内分泌癌（除外分化好的神经内分泌癌）、脉管受侵、楔形切除、肿瘤直径＞4 cm、脏层胸膜受累和淋巴结清扫不充分等。ⅠA 期患者不推荐进行辅助化疗。辅助化疗一般在术后 3～4 周患者体力状况基本恢复到正常后开始。对于可切除的 ⅢA 期非小细胞肺癌患者，可在术前给予 2 个周期的含铂两药方案新辅助化疗。手术一般在化疗结束后 2～4 周进行。

52.5.4 靶向治疗

接近 80% 的非小细胞肺癌患者确诊时已经不属于早期，需要接受全身治疗。传统的化疗虽然延长了一些患者的生存期，但由于缺乏特异性，在取得疗效的同时不可避免地带来不良反应。另一方面，肺癌的病死率高达 80% 以上，总体 5 年生存率只有 20%，进展期肺癌患者仍难以长期生存。近年来，随着肺癌分子生物学领域研究的深入，在肺癌基因组中发现了多个致癌驱动基因突变，如 EGFR、HER-2、KRAS、BRAF、ALK、ROS1、RET、ERBB3、ARAF、NRG1、PIK3CA、DDR2、AKT1、FGFR1 和 FGFR3 等，且有多种靶向治疗药物已经被批准用于非小细胞肺癌的治疗。这些靶向治疗药物选择性作用于细胞中特定的靶点，阻断相关信号转导通路，与化疗相比，既取得明显的疗效，又减轻了对正常细胞的损害。因此，靶向治疗越来越被学术界和患者所认同，成为近十几年来肺癌治疗领域最重要的突破。

临床上应用最久，也是目前应用最广泛的靶向治疗药物是表皮生长因子受体酪氨酸激酶抑制剂（epidermal growth factor receptor tyrosine kinase inhibitor，EGFR-TKI）。EGFR 属于 ErbB 家族，是一种跨膜酪氨酸激酶受体，调控细胞跨膜信号转导通路，具有影响细胞增殖、血管生成和细胞凋亡等功能。EGFR 蛋白由 3 个结构域组成，其胞外域与配体结合，接受外部信号，富含半胱氨酸残基；其跨膜区具有疏水结构；其胞内域具有酪氨酸激酶活性。当其上游信号分子与胞外域结合，2 个 EGFR 分子即可在细胞膜上形成同源或异源二聚体，其胞内域的蛋白激酶功能被激活，导致酪氨酸残基发生磷酸化，进而激活下游信号通路，促进细胞的分裂和增殖。在非小细胞肺癌中，EGFR 基因的突变、扩增和高表达，都会导致细胞 EGFR 信号通路异常激活，促进肿瘤的形成。基础研究已经证明，*EGFR* 基因中编码酪氨酸激酶结构域的序列，特别是第 18～21 外显子的突变，是肺腺癌中的致癌驱动突变，可以导致肿瘤发生。肺腺癌中 *EGFR* 基因突变的频率与人种、性别、吸烟史等因素有关，在西方人群中约占 14%，在东亚人群中可高达 30% 以上，尤其多见于不吸烟的青年女性患者，约 90% 的突变是第 19 外显子缺失突变或第 21 外显子 L858R 突变。EGFR-TKI 是小分子化合物，可与 EGFR 通过竞争性结合而阻断磷酸化，抑制 EGFR 信号通路，抑制肿瘤细胞增殖。

EGFR-TKI 目前用于携带 *EGFR* 基因敏感突变的晚期非小细胞肺癌患者的一线治疗，对于一线治疗达到疾病控制的患者，可给予维持治疗，对于一线治疗中由于各种原因未能使用此药的携带敏感突变患者，也可用于二线治疗。多项大型前瞻性多中心 Ⅲ 期临床随机试验证实 EGFR-TKI 在伴有 EGFR 基因突变的晚期肺癌患者中疗效显著，其无进展生存期优于一线化疗方案，高达 75% 的敏感突变患者可达到影像学缓解。EGFR-TKI 是小分子化合物，可口服吸收，目前已经有 3 代药物上市。第 1 代药物有吉非替尼（gefitinib）、厄洛替尼（erlotinib）和埃克替尼（icotinib）等，第 2 代药物有阿法替尼（afatinib）和达克替尼（dacomitinib），第 3 代药物有奥希替尼（osimer-tinib，AZD9291）。目前，吉非替尼、厄洛替尼、埃克替尼、阿法替尼和奥希替尼均已获准在中国上市。

EGFR-TKI 首先被批准为非小细胞肺癌的二线及三线治疗药物。2003 年发表的以日本人群为主的多中心 Ⅱ 期临床研究 IDEAL1 和 IDEAL2 比较了不同剂量吉非替尼在非小细胞肺癌二线或多线治疗中的疗效和耐受性。该研究入组的患者均为晚期非小细胞肺癌患者，对标准化疗或放疗无效，预后较差。研究发现吉非替尼 250 mg，每日 1 次，口服给药，对晚期非小细胞肺癌患者的有效率为 10.4%～12.0%，中位生存期 7.0～7.6 个月，证明吉非替尼在晚期非小细胞肺癌中效果较好，且耐受性好，可成为二线或三线治疗的选择，特别在不吸烟的女性患者中更为突出。2005 年报道了对比 EGFR-TKI 与安慰剂的 Ⅲ 期对照研究 ISEL 和 BR21 的结果。2 项研究都以 2:1 的比例随机分配患者至 EGFR-TKI 或安慰剂组。ISEL 研究中，吉非替尼与安慰剂相比，在总体人群中未带来生存上的获益，但亚组分析

显示在非吸烟组、亚裔组中使用吉非替尼患者的 OS 明显高于安慰剂组，分别为 8.9 和 6.1 个月、9.5 和 5.5 个月。BR21 研究中，厄洛替尼组和安慰剂组的 PFS 分别为 2.2 和 1.8 个月，OS 分别为 6.7 和 4.7 个月，其差异均有统计学上的显著性意义，表明厄洛替尼较安慰剂明显延长生存期。2008 年报道了吉非替尼对比多西他赛的 Ⅲ 期多中心非盲态研究 INTEREST，结果显示吉非替尼与多西他赛用于二线治疗的疗效相似。以上研究确立了 EGFR-TKI 在非小细胞肺癌二线治疗中的地位。

上述 EGFR-TKI 在晚期二线治疗中的研究都是在未经 *EGFR* 基因突变筛选的总体人群中进行的，分层分析发现 EGFR-TKI 在亚裔不吸烟女性腺癌患者中效果更好。后续的 EGFR-TKI 用于一线治疗的临床试验大多在 *EGFR* 基因突变的人群中进行，取得了肯定的效果。2009 年报道的 IPASS 研究比较了吉非替尼与标准一线化疗方案（紫杉醇＋卡铂）在亚裔、不吸烟的肺腺癌患者中的疗效，结果显示在 261 例 *EGFR* 突变阳性患者中，吉非替尼组的 PFS 优于化疗组，在 176 例 *EGFR* 突变阴性患者中，化疗组的 PFS 优于吉非替尼组。*EGFR* 基因突变是吉非替尼治疗的预测因子，携带 *EGFR* 敏感突变的患者接受吉非替尼治疗效果优于化疗。此后，多项大规模 Ⅲ 期随机对照研究（NEJ0002、WJTOG3405、OPTIMAL、EURTAC、LUX LUNG3、LUX LUNG6、LUX LUNG7）证明 EGFR-TKI 在 *EGFR* 敏感突变的患者中一线治疗的有效率为 55%～83%，PFS 为 9.2～13.1 个月，显著优于一线化疗方案，且不良反应轻，主要不良反应是腹泻和皮疹。这些研究确立了 EGFR-TKI 在晚期非小细胞肺癌一线治疗中的地位。

对 EGFR-TKI 与化疗联合的治疗方案也进行了探索。早期的 INTACT-1/2 研究和 TRIBUTE 研究将 EGFR-TKI 与标准化疗方案联合用于晚期非小细胞肺癌的一线治疗，但没有一个试验证明患者的生存得到改善。近年来又开展了 NEJ009 和 JMIT 等研究，选择性纳入 EGFR 敏感突变的患者，且采用了不含铂类药物的化疗方案，结果尚未完全公布。EGFR-TKI 与抗血管生成药联合的治疗方案也在研究中。JO25567 尝试了厄洛替尼联合贝伐珠单抗一线治疗 *EGFR* 突变患者，结果表明 PFS 显著优于单用靶向治疗，类似的方案还需要进一步的研究来证明。对 EGFR-TKI 在辅助治疗中的地位

也开展了研究。随机双盲Ⅲ期临床试验 RADIANT 研究报道，厄洛替尼辅助治疗在未经选择的人群中没有改善患者的 DFS。ADJUVANT 研究比较了吉非替尼和标准辅助化疗方案在Ⅱ～ⅢA 期 *EGFR* 敏感突变患者的术后辅助治疗中的效果，表明吉非替尼显著延长了患者的 DFS，安全性与既往研究一致。因此，吉非替尼辅助治疗是携带 *EGFR* 敏感突变的患者术后辅助治疗的合理且安全的选择。

多数携带 *EGFR* 敏感突变的患者在接受 EGFR - TKI 治疗 1 年后会出现耐药现象。最常见的耐药机制是 EGFR 第 790 位点的苏氨酸被甲硫氨酸（蛋氨酸）取代（T790M），约占所有继发性耐药的 50%，其他耐药机制包括 *MET* 基因扩增、*PIK3CA* 突变、上皮-间质转化（EMT）、转分化为小细胞癌等。第 3 代 EGFR - TKI 主要为解决 T790M 导致的继发性耐药研制，目前上市的有奥希替尼。Ⅲ期随机对照临床试验 AURA3 纳入 419 名接受 EGFR - TKI 治疗后再次进展后，伴有 *EGFR* T790M 突变阳性的局部晚期或者转移性非小细胞肺癌患者。试验将奥希替尼与含铂双药化疗进行对比，结果表明奥希替尼比联合化疗方案延长患者 PFS 达 5.7 个月，安全性也明显优于化疗。而且试验还表明，近半数肿瘤组织检测为 T790M 突变的患者，在血浆 ctDNA 检测中也显示 T790M 突变。因此，患者可优先考虑无创的血浆 ctDNA 检测，阴性者再进行组织检测。最近的研究在初治的 *EGFR* 敏感突变患者中，比较了奥希替尼和第 1 代 EGFR - TKI 的效果，表明奥希替尼可显著延长患者的 PFS，且对脑转移患者效果更好，因此，目前奥希替尼已经可以用于 *EGFR* 敏感突变患者的一线治疗。

2007 年发现了非小细胞肺癌中另一个重要的驱动基因 *EML4 - ALK* 融合基因，确立了 *ALK* 阳性的非小细胞肺癌分子亚型。随后计算机精确模拟化学结构指导研发了的针对 *ALK*、*MET* 和 *ROS1* 靶点的 TKI 药物克唑替尼（crizotinib）。PROFILE 系列研究证明了克唑替尼在 *ALK* 阳性非小细胞肺癌中的良好效果。其中 PROFILE1014 对比了克唑替尼与含铂两药方案作为一线治疗晚期非小细胞肺癌的结果，发现克唑替尼组总有效率显著高于化疗组（74.0% *vs.* 45.0%，$P<0.01$），中位 PFS 显著延长（10.9 个月 *vs.* 7.0 个月，$P<0.01$）。因此 2014 年 NCCN 指南推荐克唑替尼一线治疗晚期 *ALK* 阳性非小细胞肺癌。2015 年，第 2 代 ALK - TKI 色瑞替尼（ceritinib）也获批上市。克唑替尼也获批用于 *ROS1* 阳性的晚期非小细胞肺癌患者的一线治疗。

52.5.5　免疫治疗

1893 年，肿瘤免疫治疗的先驱，美国肿瘤外科医师 William Coley 意外观察到一位肉瘤患者在化脓性链球菌感染导致的高烧后肿瘤消失了。他立即投身于使用细菌毒素来治疗肿瘤的研究中，然而未能发现战胜肿瘤的方法。直到他去世 30 多年后的 1968 年，科学家鉴定出了他的研究中与肿瘤消退有关的蛋白，将其命名为肿瘤坏死因子-α（tumor necro-sis factor-alpha，TNF-α）。在肿瘤免疫治疗最初的百年间，它在大多数实体肿瘤的治疗中未能取得重要进展。直到 21 世纪，免疫治疗终于取得了令人瞩目的发展，在黑色素瘤、肾癌等多种肿瘤的治疗中取得突破性效果，2013 年《科学》杂志将免疫治疗列为十大科学突破的首位。尽管传统观点认为肺癌不是一种典型的免疫相关性肿瘤，但近期的临床研究数据显示免疫治疗在肺癌中具有广阔的应用前景。

免疫治疗可分为被动免疫治疗和主动免疫治疗，两者的区别在于是否激活机体自身的免疫系统。被动免疫治疗主要包括针对肿瘤信号转导通路中的受体或配体的单克隆抗体和过继性细胞输注。其中，过继性细胞输注包括输注经分离及扩增的具有抗肿瘤活性的同源淋巴细胞和输注经改造的 T 细胞两大类。目前，被动免疫治疗的多数方法仍处于临床前期研究阶段，离临床推广仍有较长距离。开展了临床试验的主要有细胞因子诱导的杀伤细胞（CIK）。CIK 细胞是一种在多种细胞因子及单克隆抗体的刺激下，从外周血、骨髓或脐血中分离出单个核细胞，在体外培养扩增而成的具有 T/NK 细胞表型和非 MHC 限制性抗肿瘤活性的细胞。有研究报道自体 CIK 细胞联合化疗治疗进展期肺癌与单纯化疗相比可提高疗效，但目前尚无充分的证据支持。

主动免疫治疗主要有肿瘤疫苗和免疫检查点抑制剂 2 类。肿瘤疫苗通过刺激肿瘤特异性 T 细胞起到抗肿瘤作用，包括抗原特异性肿瘤疫苗、肿瘤细胞疫苗和树突状细胞疫苗等。目前开发的肿瘤疫苗有 MAGE - A3（肿瘤蛋白疫苗）、tecemotide（针对 MUC - 1）和 belagenpumatucel-L（针对转化生长因子β）等。一些Ⅲ期临床试验中比较了肿瘤疫苗联合化疗与单纯化疗在非小细胞肺癌中的效果，遗憾的是几乎均以失败告终。最近的一个新疫苗 TG4010 是表达肿瘤相关性抗原 MUC1 抗原和 IL-2 的重组病毒疫苗。研究发现其在 CD16、CD56、CD69 三阳性的进展期非小细胞肺癌患者中与标准化疗联合，疗效优于单纯化疗，中位 PFS 分别为 5.9 个月和 5.1 个月，差异有统计学意义。

目前看来，最有前景的免疫治疗手段是免疫检查点抑制剂。免疫检查点是维持自身免疫耐受的重要抑制通路，肿瘤细胞通过作用于免疫检查点实现免疫逃逸。近年来，多个免疫检查点抑制剂类药物在临床试验中呈现出良好的治疗效果，目前，临床上使用的相关药物包括溶细胞性 T 淋巴细胞相关抗原 4（CTLA-4）抗体及程序性细胞死亡受体-1（PD-1）抗体及其配体（PD-L1）的抗体。

Ipilimumab 是一种人源抗 CTLA-4 单克隆 IgG1 抗体，最早在黑色素瘤的治疗中取得显著效果。Ipilimumab 联合化疗治疗晚期非小细胞肺癌的 II 期临床试验表明，化疗序贯应用 ipilimumab 可以延长患者的 PFS 和 OS，化疗序贯 ipilimumab 组、化疗同步 Ipilimumab 组及安慰剂组患者的 PFS 分别为 5.1、4.1 和 4.2 个月，OS 分别为 12.2、9.7 和 8.3 个月。亚组分析发现，肺鳞癌患者使用 ipilimumab 效果更显著。目前，多项 ipilimumab 联合化疗或其他免疫检查点抑制剂治疗Ⅳ期非小细胞肺癌患者的 III 期临床研究正在进行，结果令人期待。

PD-1 抗体目前主要有 nivolumab 和 pembrolizumab。Nivolumab 是一种全人源化 IgG4 单克隆抗体。鉴于几项大规模临床试验已经证实其在晚期非小细胞肺癌中的良好效果，美国 FDA 于 2015 年批准 nivolumab 用于铂类基础化疗中或化疗后疾病进展的晚期非小细胞肺癌。CheckMate 017 是一项 III 期开放多中心随机对照临床研究，该研究对比了转移性鳞状细胞癌中二线应用 nivolumab 或多西他赛的疗效。中期分析表明 nivolumab 组和多西他赛组的 PFS 分别为 3.5 个月和 2.8 个月，1 年生存率分别为 42% 和 24%，OS 分别为 9.2 个月和 6 个月，风险比为 0.59（95% CI 0.44~0.79，$P<0.001$）。由于中期分析提示 nivolumab 疗效明显优于多西他赛，该试验被提前终止。另一项 III 期开放多中心随机对照研究 checkMate 057 对比了非鳞非小细胞肺癌中二线应用 nivolumab 或多西他赛的疗效。结果显示，nivolumab 组的总生存期显著优于多西他赛组，中位 OS 分别为 12.2 和 9.4 个月，1 年生存期分

别为 51% 和 39%，RR 率分别为 19.2% 和 12.4%。Checkmate 057 研究还发现，非鳞癌患者的疗效与肿瘤细胞中 PD-L1 的表达水平有关，这为 PD-L1 作为疗效预测的生物标志物提供了线索。后续的一项开放标签的 III 期随机对照研究 CheckMate 026 将 nivolumab 单药与含铂两药化疗方案作为一线治疗进行了对比，入组患者为 PD-L1 表达 ≥5% 的晚期非小细胞肺癌。遗憾的是，该研究以失败告终，nivolumab 一线治疗晚期非小细胞肺癌对比传统化疗在 PFS 方面并未取得优势。

Pembrolizumab 也是一种抗 PD-1 人源化 IgG4 抗体。I 期临床试验 KEYNOTE-001 证明了该药物的安全性和有效性。在一项开放随机 II 或 III 期研究 KEYNOTE-010 中，对比了 2 mg/kg pembrolizumab、10 mg/kg pembrolizumab 和多西他赛在非小细胞肺癌的二线治疗中的效果。结果显示，3 组患者的中位 OS 分别为 10.4、12.7 和 8.5 个月。与多西他赛组相比，高剂量和低剂量的 pembrolizumab 组患者生存期均显著延长。3 组的 PFS 分别为 3.9、4.0 和 4.0 个月，未见显著差异。亚组分析显示，肿瘤细胞 PD-L1 表达 ≥50% 的患者 OS 及 PFS 均显著延长（OS 分别为 14.9、17.3 和 8.2 个月，PFS 分别为 5.0、5.2 和 4.1 个月）。鉴于上述结果，2015 年 10 月 pembrolizumab 获批用于表达 PD-L1 的含铂方案治疗后进展的转移性非小细胞肺癌的治疗。III 期随机对照研究 KEYNOTE-024 进一步探索了 pembrolizumab 用于非小细胞肺癌一线治疗的可能。该研究纳入了 305 例 PD-L1 表达 ≥50% 且 *EGFR/ALK* 阴性的初治晚期非小细胞肺癌患者，对比 pembrolizumab 和含铂两药化疗方案的效果。结果表明，pembrolizumab 组和化疗组的中位无进展生存期分别为 10.3 个月和 6.0 个月，6 个月生存率分别为 80.2% 和 72.4%，均有统计学意义，且 pembrolizumab 组的治疗相关不良事件显著低于化疗组。因此，2016 年 10 月，FDA 批准 pembrolizumab 用于一线治疗 PD-L1 高表达且非 *EGFR* 突变、非 *ALK* 基因融合的晚期非小细胞肺癌，成为第 1 个走上肺癌一线治疗的免疫治疗药物。

Atezolizumab 是第 1 个针对 PD-L1 的特异性 IgG1 抗体。与 PD-1 抗体不同，PD-L1 抗体不会阻断 PD-1 与 PD-L2 的结合，因此免疫相关性肺炎的可能性会降低。在一项 III 期临床试验 OAK 中 Atezolizumab 二线治疗晚期非小细胞肺癌优于多西

他赛。FDA 也已经批准 atezolizumab 用于转移性非小细胞肺癌的二线治疗。

综上所述,免疫检查点抑制剂在非小细胞肺癌的治疗研究中方兴未艾,显示出了令人瞩目的进展和希望。在期待后续新药和新临床试验的同时也应看到,仍有一些问题尚待解决,例如,能否找到准确预测疗效的生物标志物以选择敏感人群,如何把不同种类免疫检查点抑制剂和化疗或靶向治疗联合以发挥更好的效果等。总体来说,免疫检查点抑制剂是肿瘤免疫治疗的重大突破,在肺癌多学科综合治疗中将会发挥更大的作用。

52.5.6 多学科综合治疗模式

肺癌是一种发病率高、预后差的肿瘤。尽管前面介绍了各个学科近年来取得的重大进步,目前肺癌的总体 5 年生存率仍徘徊在 20% 左右,单独依靠任何一种手段都不可能治愈肺癌。目前,肺癌的治疗必须以循证医学为基础,采取多学科综合治疗的模式,已成为全世界肺癌专家的共识,也逐渐被患者接受。《中国原发性肺癌诊疗规范(2015 年版)》认为,肺癌的治疗原则是“应当采取多学科综合治疗与个体化治疗相结合的原则”,美国的《国家癌症综合网络(NCCN)肺癌指南》也倡导以临床分期为基础的规范化肺癌多学科综合治疗模式。我国肺癌多学科综合治疗专家吴一龙教授将肺癌多学科综合治疗定义为:“根据肺癌患者的功能基因组学和蛋白组学的改变,结合患者的身心状况、肿瘤的 TNM 分期、病理类型和发展趋势,有计划、合理地应用现有的多学科、多种有效治疗手段,以最适当的经济费用取得最好的治疗效果,同时最大限度地改善患者的生活质量”。肺癌的多学科综合治疗模式是建立在大量循证医学指导下的临床研究和个体化治疗的基础上的。现在手术、放疗、化疗、靶向治疗和免疫治疗是肺癌的主要治疗手段,肺癌的多学科综合治疗实际上就是如何合理地组合这些手段,让肺癌患者获得最佳的治疗,提高肺癌总体治疗效果。

肺癌的多学科综合治疗给医疗技术人员提出了新的挑战。医学的专科化发展趋势使得医师往往只关注于自身学科,对其他学科了解不足。多学科综合治疗模式要求医师必须对其他学科的知识有充分了解,不断学习更新,才能给患者提供最佳的治疗方案。另一方面,医院的管理体系需要打破以往以治疗手段分科的方式,推动多学科综合治疗团队的建设。在研究生、住院医师的培养过程中,也应加入相关学科的学习实践。

52.6 小细胞肺癌的治疗

小细胞肺癌(small cell lung cancer,SCLC)是一种恶性程度高,容易侵犯和转移的肺癌,具有病程短、对放化疗敏感、易于复发和转移、预后差等特点。小细胞肺癌在病理学、分子生物学、治疗策略、预后等方面与非小细胞肺癌都有明显的区别。

小细胞肺癌占所有肺癌的 13%。与非小细胞肺癌相比,小细胞肺癌的发病年龄较轻,中位发病年龄约 60 岁。小细胞肺癌的发病也与吸烟、职业暴露于苯、砷等致癌物等因素有关。多数小细胞肺癌生长于较大的支气管,容易浸润支气管壁,可能导致支气管腔堵塞,并易于与胸内淋巴结融合,侵犯纵隔,形成肺门肿块。由于多生长在大支气管,咳嗽、咳痰、咯血、肺部感染等表现多见,且发展迅速,部分患者以远处转移为首发症状。小细胞肺癌具有神经内分泌癌性质,副癌综合征表现多见。小细胞肺癌总体预后较差,中位生存期仅为数月,5 年生存率仅有 7%。

小细胞肺癌可采用 TNM 分期系统,也可采用美国退伍军人管理局的分期系统,后者因其简易性和实用性,在临床上有广泛的应用。该系统把小细胞肺癌分为局限期和广泛期,局限期指病变局限于一侧胸腔,包括肺脏、纵隔和锁骨上窝,且可由一个放射野覆盖,超出此范围则为广泛期,只有约 1/3 患者在诊断时是局限期。因为小细胞肺癌恶性程度高,易于侵犯转移,且对放化疗敏感,属于一种全身性疾病,因此化疗是小细胞肺癌治疗的基础,放疗和手术在治疗中也占有一席之地,近年来快速发展的靶向治疗和免疫治疗也可能改变小细胞肺癌治疗的面貌,多学科综合治疗和个体化治疗的原则仍然适用。

各期小细胞肺癌的治疗原则如下。

Ⅰ期小细胞肺癌推荐手术加辅助化疗(EP 方案或 EC 方案,4～6 个周期),术后推荐行预防性脑照射。

Ⅱ～Ⅲ期小细胞肺癌推荐化疗与放疗联合,可选择序贯或同步化放疗,序贯治疗推荐 2 个周期诱导化疗后同步化放疗。达到疾病控制者,推荐行预防性脑照射。

Ⅳ期小细胞肺癌推荐化疗为主的综合治疗。一线推荐 EP 方案或 EC 方案、IP 方案、IC 方案。3 个月内疾病复发进展者推荐参加临床试验,3～6 个月内复发者推荐采用拓扑替康、伊立替康、吉西他滨或紫杉醇治疗,6 个月后疾病进展可选择初始治疗方案。化疗有效患者建议行预防性脑照射。

52.6.1 化学治疗

化疗是小细胞肺癌治疗的基石,其疗效确切,适用于各个分期的患者,且老年人或体力状况较差者也可从中获益。《中国原发性肺癌诊疗规范(2015 年版)》推荐的化疗的适应证为:美国东部肿瘤协作组(Eastern Cooperative Oncology Group,ECOG)体力状况(performance status,PS)评分≤3 分且重要脏器功能可耐受化疗。局限期小细胞肺癌患者推荐化疗、手术和放疗为主的综合治疗,一线化疗方案推荐 EP 方案或 EC 方案。广泛期小细胞肺癌患者推荐化疗为主的综合治疗,一线化疗方案推荐 EP 方案、EC 方案、IP 方案或 IC 方案,常用的化疗方案见表 52 - 6。3 个月内疾病复发进展患者推荐进入临床试验,3～6 个月内复发者推荐拓扑替康、伊立替康、吉西他滨或紫杉醇治疗,6 个月后疾病进展者可选择初始治疗方案。

表 52 - 6　小细胞肺癌常用的化疗方案

化疗方案	剂量	用药时间	时间及周期
EP 方案			
依托泊苷	100 mg/m²	第 1～3 天	21 d 为 1 个周期,4～6 个周期
顺铂	75～80 mg/m²	第 1 天	
EC 方案			
依托泊苷	100 mg/m²	第 1～3 天	21 d 为 1 个周期,4～6 个周期
卡铂	AUC=5～6	第 1 天	
IP 方案			
伊立替康	60 mg/m²	第 1、8、15 天	21 d 为 1 个周期,4～6 个周期
顺铂	60 mg/m²	第 1 天	
IP 方案			
伊立替康	65 mg/m²	第 1、8 天	21 d 为 1 个周期,4～6 个周期
顺铂	30 mg/m²	第 1、8 天	
IC 方案			
伊立替康	50 mg/m²	第 1、8、15 天	21 d 为 1 个周期,4～6 个周期
卡铂	AUC=5	第 1 天	

在小细胞肺癌治疗的研究早期,联合治疗方案主要采用烷化剂或蒽环类。1970 年首次提出了 CAV 方案(环磷酰胺＋阿霉素＋长春新碱)及其衍生的 CAE 方案,后者以依托泊苷替代了前者中的环磷酰胺。在一项入组了 153 例局限期小细胞肺癌的临床试验中,6 个周期的 CAV 方案化疗序贯胸部放疗及预防性脑放疗,结果发现该方案的反应率为 84%,52% 的患者达到 CR,整体的中位 OS 达到 49 周,2 年生存率为 19%,且患者耐受性好,该方案成为当时小细胞肺癌的标准化疗方案。1980 年开始,以铂类为基础的化疗方案因能提高总反应率并延长生存期,使用逐渐广泛。EP 方案最初用于以环磷酰胺为基础的一线化疗方案治疗后进展的二线治疗,取得了较好的疗效。此后多项临床研究及荟萃分析比较了 EP 方案和 CAV/CEV 方案的效果,证明 EP 方案在患者的生存率和毒性反应等方面均占优势,由此确立了 EP 方案为小细胞肺癌标准一线化疗方案的地位。EP 方案在局限期小细胞肺癌的一线化疗中客观缓解率约为 80%,中位生存时间可达 17 个月,5 年生存率可达 12%～25%,在广泛期小细胞肺癌中的客观缓解率在 50%～90%,中位生存时间为 7～9 个月,5 年生存率仅为 2%。

一项荟萃分析纳入了 19 个随机对照研究,比较了含铂与不含铂方案治疗小细胞肺癌的效果,结果表明与不含铂方案相比,含铂方案的缓解率更高(RR=1.35,95%CI 为 1.18～1.55,$P<0.001$),死

亡风险显著降低(OR＝0.8,95％CI为0.69~0.93,$P<0.01$),且含顺铂方案的毒性死亡率未升高,客观有效率也显著增加,但是6个月和1年生存率的增加并无统计学意义。对比含依托泊苷与不含依托泊苷方案的效果,表明2组各项指标相似。上述结果表明,含铂方案在小细胞肺癌化疗中效果更好,毒性可耐受,适合作为小细胞肺癌化疗的标准方案,而不含铂方案可以用于不能耐受铂类药物患者。有多项荟萃分析研究了顺铂与卡铂在联合方案中的差异,结果表明两者在有效率、无病生存率和总生存率等方面基本相当,但具有不同的不良反应。卡铂导致的血液学毒性多于顺铂,而顺铂在非血液学毒性方面,如恶心、呕吐、肾毒性、耳毒性等方面强于卡铂。因此,在临床实践中,可根据患者对不良反应的耐受情况选择合适的方案。

联合使用机制与毒性不同的药物是化疗的基本策略,很多研究者尝试了在EP方案基础上增加1~2种药物,以期望达到更好的效果。一项研究对比了EP方案和EP＋异环磷酰胺方案的效果,结果表明,2组的客观缓解率分别为67％和73％,CRR分别为20％和21％,差异无统计学意义。2组的中位TTP分别为6.0和6.8个月,中位OS分别为7.3和9.1个月,EP组的1、2、3年生存率分别为27％、5％和0％;EP＋异环磷酰胺组为36％、13％和5％,差异有统计学意义。虽然增加异环磷酰胺后生存上有获益,但是不良反应也显著增加,3~4度血液学毒性显著上升,如EP组和EP＋异环磷酰胺组中贫血的发生率分别为13％和42％,白细胞降低的发生率分别为39％和57％,血小板降低的发生率为18％和28％。有研究比较了226例患者中接受EP方案与EP＋表柔比星＋环磷酰胺方案的效果,结果表明2组的ORR分别为61％和76％,CRR分别为13％和21％($P<0.05$),TTP分别为6.3和7.2个月($P<0.001$),OS分别为9.3和10.5个月($P<0.01$),1年生存率分别为29％和40％。4药联合方案在改善生存的同时,也不可避免地增加了不良反应,EP组与EP＋表柔比星＋环磷酰胺组的贫血的发生率分别为18％和51％,白细胞减少分别为85％和99％,血小板减少分别为18％和78％;心脏毒性的发生率分别为2％和8％;发热的发生率分别为18％和79％;感染的发生率为8％和22％。虽然结果表明2种以上的药物有提高有效率或改善生存的可能,但是考虑到药物不良反应和经济负担等因素,

仍然推荐EP方案作为标准化疗方案。

有学者尝试了以其他药物替代依托泊苷联合铂类治疗小细胞肺癌。日本专家首先对伊立替康＋顺铂/卡铂(IP方案)与标准EP方案进行对比,结果显示IP方案与EP方案的中位OS分别为12.8个月和9.4个月,2年生存率分别为19.5％和5.2％,不良反应方面,IP方案以严重腹泻常见,而EP方案以骨髓抑制显著。中期分析时发现IP方案有显著的生存优势,因而该研究提前终止。此后北美开展了一项更大样本的随机对照研究,结果表明IP方案与EP方案疗效相当,只是在毒性上各有区别。有学者认为,上述不一致的结果可能是由于亚洲人与欧美人的药物代谢酶不同导致。IP方案可作为标准EP方案的备选及替代方案。有学者尝试了拓扑替康联合顺铂(TP方案)对比EP方案的效果,结果表明,TP方案与EP方案在ORR和TTP上有优势,但在中位生存期和1年生存率上并无优势,且药物相关死亡率和血液学毒性更强。因此,虽然TP方案在有效率上有一定优势,但目前尚不适于成为标准一线治疗方案。国内有学者尝试了表柔比星联合顺铂(AP方案)与EP方案对比的Ⅲ期临床研究,结果表明AP方案的ORR优于EP方案,但不良反应显著高于EP方案。综上所述,EP方案仍然是目前推荐的一线治疗方案,IP方案也可作为选择。

一些临床研究希望通过增加药物剂量来增加获益。一项由美国国立癌症研究所(NCI)开展的随机临床试验中,体力状况良好的患者分为标准剂量EP方案组(顺铂80 mg/m² d1＋依托泊苷80 mg/m² d1~3,每3周1个疗程)和大剂量EP方案组(顺铂27 mg/m²＋依托泊苷80 mg/m² d1~5,每3周1个疗程),结果显示,大剂量组和标准剂量组的CRR分别为23％和22％($P>0.05$),中位OS分别为10.7和11.4个月,大剂量并未带来效果上的优势,但显著增加了白细胞减少、血小板减少和体重减轻等不良反应。Nankanishi等报道大剂量化疗＋外周血干细胞移植治疗小细胞肺癌的结果,发现该治疗的耐受性及可行性较好,但是鉴于该研究例数较少,说服力仍然有限,还需要进一步的探索。

在完成4~6个周期的标准化疗后,是否需要继续进行维持化疗,很多学者进行了有益的探索。多数研究发现,维持治疗并未带来生存的获益,相反还会引起不良反应的增加。一项纳入21个随机试验的荟萃分析显示,维持治疗未能延长OS和PFS。

因此,目前维持化疗在小细胞肺癌中的证据尚不充分,推荐对有效的患者进行密切随访,一旦发现肿瘤复发或远处转移,立即根据患者情况给予有效的药物进行治疗。

靶向治疗是近年来肿瘤领域的研究热点,靶向药物在小细胞肺癌中的效果也进行了较广泛的研究。目前已经开展了数十种靶向药物的临床研究,然而包括贝伐珠单抗、吉非替尼、伊马替尼、基质金属蛋白酶抑制剂、西罗莫司、沙利度胺等均未能得到阳性结果。免疫治疗在小细胞肺癌治疗中的作用也需要进一步的研究。

一线治疗后疾病复发进展的患者可进行二线治疗,若一线药物治疗有效持续时间>6个月则提示二线治疗可使用原一线含铂方案,而原药治疗对耐药复发的 ORR 仅为 10%。由此可见,SCLC 对一线治疗反应的效果及持续有效时间很大程度上预示着对二线治疗的反应效果。拓扑替康是美国 FDA 唯一认可的小细胞肺癌二线治疗标准方案,可经口服或静脉给药,在临床疗效及耐受性上无显著差异。口服拓扑替康的有效率及中位生存时间均优于 CAV 方案或最佳支持治疗,可延长患者总生存期,并提高生活质量。拓扑替康用于二线治疗的 ORR 为 2%~38%,中位生存期为 4.1~8.7 个月,不良反应主要为骨髓抑制。除拓扑替康外,伊立替康、吉西他滨或紫杉醇等也被用于小细胞肺癌的二线治疗,但临床试验表明疗效均不及拓扑替康。

52.6.2 手术治疗

手术在小细胞肺癌的治疗中的地位几经沉浮。早期的医师并未认识到小细胞肺癌与非小细胞肺癌的区别,其治疗也依从非小细胞肺癌的模式,直到 20 世纪五六十年代才逐渐认识到这是 2 种不同的疾病,需要采取不同的治疗策略。小细胞肺癌被认为是一种全身性的疾病,化疗是标准的治疗方案。到了 90 年代,加拿大多伦多大学回顾性分析了手术切除后的小细胞肺癌患者 15 年的随访资料,发现手术切除有利于对原发病灶的控制,很多 I 期患者在手术和化疗等联合治疗后可长期生存。多项回顾性研究比较了手术+化疗和放化疗在局限期小细胞肺癌治疗中的作用,发现手术+化疗的效果优于放化疗。早期小细胞肺癌的手术治疗的优势可能有以下几个原因:首先,联合放化疗作为小细胞肺癌的标准治疗方案,有局部复发率高的不足,据不同的研究

报道,可高达 26%~63%,而手术切除可以提高局部控制率,降低复发风险,具有明显的优势。其次,手术可以使早期患者达到临床治愈,使得后续化疗在杀灭亚临床病灶时取得更好的效果。此外,一部分小细胞肺癌属于混合组织学类型,其内部同时存在小细胞肺癌成分和非小细胞肺癌成分,而后者对化疗的敏感性较差,手术切除是最佳的治疗方式。因此,临床 I 期的小细胞肺癌可以从手术中获益的观念逐渐被肿瘤医师接受。手术治疗的小细胞肺癌应按照最新的 TNM 分期进行,对病情进行充分评估,对于 II 期以上的患者不考虑手术治疗。

52.6.3 放射治疗

小细胞肺癌对放射治疗敏感,放疗在其综合治疗中占据重要的地位。对于不可手术的局限期小细胞肺癌,放化疗综合治疗是标准治疗。《中国原发性肺癌诊疗规范(2015 年版)》推荐局限期患者初始治疗就行同步化放疗或先行 2 个周期诱导化疗后行同步化放疗。如果患者不能耐受,也可行序贯化放疗。如果病情允许,局限期小细胞肺癌的放射治疗应当尽早开始,可以考虑与第 1 或第 2 个周期化疗同步进行。如果病灶巨大,放射治疗导致肺损伤的风险过高的话,也可以考虑在第 3 个周期化疗时同步放疗。对于广泛期小细胞肺癌患者,远处转移灶经化疗控制后加用胸部放疗也可以提高肿瘤控制率,延长生存期。

几个荟萃分析回答了联合放化疗与单纯化疗相比是否有优势的疑问。一项分析纳入了 11 个临床试验,结果表明联合放、化疗比单纯化疗使患者的区域复发率降低了 25.3%,2 年生存率提高了 5.4%。Pignon 等进行了一项更大规模的荟萃分析,纳入了 13 项临床试验的 2 140 例患者,结果发现联合治疗优于单纯化疗,两组的 2 年局部复发率分别为 23% 和 48%,3 年生存率分别为 15% 和 9%,5 年生存率分别为 11% 和 7%。因此,目前推荐小细胞肺癌患者接受联合治疗。

放疗的时间、顺序和剂量等的优化也可能影响放疗的效果。一个荟萃分析纳入了 6 个临床试验,均为含顺铂的放化疗联合治疗方案,发现在化疗开始 30 d 内接受放疗的患者的生存率比 30 d 后接受放疗者明显提高,且对于放疗的治疗时间少于 30 d 者更加显著。另一项荟萃分析发现,在化疗开始的 9 周内,且在第 3 个化疗疗程之前进行放疗,患者的

生存有明显获益。但是早期行同步放化疗有增加放射性食管炎和引起白细胞减少的风险。放疗刚应用于小细胞肺癌治疗的早期,一般给予的剂量较小,因为当时化疗效果较差,患者多死于远处转移。随着 EP 方案的使用,局部复发的风险逐渐提高,过低的放疗剂量已经不能满足需要。加拿大的一项Ⅲ期临床研究比较了 25 Gy/10 Fx 和 37.5 Gy/15 Fx 两组放疗剂量的效果,结果表明,2 组中位 PFS 分别为 38 周和 49 周($P=0.05$),总生存率无显著差别。美国麻省总医院回顾性分析了不同剂量与局部复发的关系,发现 50 Gy、45 Gy、40 Gy、35 Gy、30 Gy 组的 2.5 年局部和区域复发率分别为 37%、39%、49%、79% 和 84%,该研究结果昭示了剂量提高与局部复发率降低的关系。目前,小细胞肺癌根治放疗剂量仍没有完全达成共识,但一般认为不低于 60 Gy/30 Fx 或者 45 Gy/1.5 Gy bid。

初次确诊的小细胞肺癌患者有 14%~24% 可发现脑转移,60% 的小细胞肺癌患者 2~3 年内会发生脑转移,诱导放化疗成功的局限期小细胞肺癌的脑部复发率高达 50%~67%。另一方面,由于血脑屏障的存在,很多化疗药物无法到达脑转移灶。多项临床试验和荟萃分析研究了小细胞肺癌中预防性脑照射的作用。一项研究纳入了 7 个临床试验,比较了达到 CR 的小细胞肺癌患者接受与未接受全脑放疗的生存情况,发现预防性全脑放疗组的脑转移风险下降了 54%,无病生存期延长 25%,3 年生存率提高 5.4%。目前的研究未发现预防性全脑放疗对认知功能和生活质量产生不良影响。因此,现在推荐局限期小细胞肺癌患者,在胸内病灶经治疗达到完全缓解后行预防性脑照射,达到部分缓解的患者也推荐行预防性脑照射。对于广泛期小细胞肺癌患者,在化疗有效的情况下,行预防性脑照射也可以降低脑转移的风险。预防性脑照射推荐时间为所有化放疗结束后 3 周左右进行,以避免增加毒性。在治疗前应行增强脑磁共振检查以排除脑转移。一般常用的剂量是 10~18 次给予 25~36 Gy。

52.7 肺癌的随访和预后

52.7.1 肺癌的随访

肺癌患者应当建立完整病历资料并完成恶性肿瘤传报,诊疗结束后应由相关专科医师进行规范的随访。规范的随访既可以及时发现治疗相关的并发症,予以积极处理,提高生活质量,还可以监测疾病复发和转移,延长患者生存。

肺癌手术后的患者应由胸外科专科医师进行规律的随访,对术后并发症和复发转移等情况进行评估。术后并发症随访的主要内容是再入院、肺功能减退及疼痛等。肺癌术后感染、肺和支气管残端漏气和心血管事件是再次入院的主要原因。绝大多数患者术后会出现肺功能减退,与患者的手术方式及基础情况密切相关。一般术后 6 个月,全肺切除患者的 FEV1 会降低 20%~25%,肺叶切除者会降低 10%~15%,楔形切除则影响较小。胸部神经分布广泛,术后疼痛非常常见,国外统计约 10% 的患者术后需要进一步的止痛治疗。患者的生活质量与手术方式、年龄、体力状态等因素有关。一般术后 3~6 个月内,患者生活质量会有明显影响,6 个月~1 年后会逐渐恢复至正常水平,手术范围小、微创手术、年轻、一般情况好的患者恢复较快。

放疗后患者的随访应由放疗科专科医师进行,对放疗后并发症和复发转移等情况进行评估。随访的并发症主要包括放射性肺炎、放射性肺纤维化、放射性食管炎、心脏疾病和皮肤损害等。放射性肺炎多发生于治疗 3 个月后,主要表现为气促、干咳、发热,严重者可有呼吸窘迫,如继发感染可有高热,甚至可能导致死亡。程度较轻的患者可以自愈,严重者需予以吸氧,糖皮质激素抗炎及抗生素治疗等。放射性肺纤维化进展缓慢,常呈隐匿性,一般出现在放疗后 3~24 个月,目前尚无有效的治疗方法,一般采用对症支持治疗。放疗后也可出现肺功能减退,目前新的放疗技术对肺功能的损伤已经明显减轻。

接受化疗的患者也需要由肿瘤科专科医师规律随访。化疗相关的不良反应一般在治疗期间出现,长期的不良反应相对较少。

研究发现肺癌根治性治疗后的复发转移风险在早期逐渐升高,在 1 年左右达到最高点,此后逐渐降低。因此,治疗后早期随访应相对密集详细,后期逐渐减少频率和内容,以达到成本和效益的优化,减轻患者的负担。目前,关于随访频率的研究仍比较缺乏,根据多年临床实践的经验,很多指南推荐了随访的计划,一般建议接受根治性治疗的患者在治疗后的 2 年内每 3~6 个月随访 1 次,2~5 年内每 6 个月随访 1 次,5 年后每年随访 1 次。随访的内容包括详细采集病史、仔细进行体格检查、血液生化和血液肿瘤标志物、有针对性地进行 CT 等影像学检查和与超声等。如有新出现的症状，应及时进行有针对性的检查。

复旦大学附属肿瘤医院回顾性分析了接受根治性手术治疗的肺鳞癌和浸润性腺癌的肺癌病例，发现吸烟史、肿瘤病理类型、脉管侵犯、胸膜侵犯、肿瘤大小、淋巴结转移状态和病理分期是肿瘤复发的危险因素，而且肺腺癌比肺鳞癌脑和骨的复发风险高，但胸部和颈部或腹部复发风险相当，即鳞癌倾向于局部复发，而非鳞癌倾向于远处复发，并制作了基于互联网的非小细胞肺癌切除术后复发预测模型。

52.7.2 肺癌的预后

肺癌是我国发病率和死亡率第 1 位的恶性肿瘤，虽然近年来诊治方面取得了很大进展，整体的预后仍然较差。根据美国癌症监测、流行病学与结局数据库（Surveillance Epidemiology and End Results，SEER）和美国国家癌症数据库（National Cancer Data Base，NCDB）的统计数据，美国肺癌的 1 年生存率在 1975～1977 年为 34%，2008～2011 年已经提高到 45%。这一进步主要是由于外科技术的提高和放化疗的进展。57% 的肺癌患者在诊断时已有远处转移，只有 16% 的患者在局限期得到诊断。局限期患者的 5 年生存率为 55%，局部进展期的患者 5 年生存率为 27%，远处转移的患者 5 年生存率只有 4%。非小细胞肺癌患者总体 5 年生存率为 21%，小细胞肺癌总体 5 年生存率只有 7%。

预后因素指能够提示疾病的转归的生物学指标，既可以是临床信息，也可以是分子指标。与预测因素不同，预后因素与患者接受的治疗无关，只与肿瘤自身固有的发生发展过程有关。几乎所有的患者得知自己罹患癌症之后首先提出的问题就是"疾病是否严重，我可以活多久？"，因此选择合适的预后因素作为预后判断的指标，可望帮助患者做出合理的治疗和生存规划。

传统的预后指标是患者的临床病理特征。毫无疑问，TNM 分期是目前最可靠且最常用的预后指标。TNM 分期中的 3 个主要内容，即肿瘤大小、区域淋巴结和远处转移，都是强有力的预后指标，TNM 分期在总结分析大量病例的基础上将三者结合，不但具有很好的预后判断价值，也是指导治疗策略的重要依据。根据第 8 版 TNM 分期，临床ⅠA1、ⅠA2、ⅠA3、ⅠB、ⅡA、ⅡB、ⅢA、ⅢB、ⅢC、

ⅣA、ⅣB 各期的肺癌患者 2 年生存率分别为 97%、94%、90%、87%、79%、72%、55%、44%、24%、23% 和 10%，5 年生存率分别为 92%、83%、77%、68%、60%、53%、36%、26%、13%、10% 和 0%。病理ⅠA1、ⅠA2、ⅠA3、ⅠB、ⅡA、ⅡB、ⅢA、ⅢB、ⅢC 各期患者的 2 年生存率分别为 97%、94%、92%、89%、82%、76%、65%、47% 和 30%，5 年生存率分别为 90%、85%、80%、73%、65%、56%、41%、24% 和 12%。肺癌的病理类型对预后也有一定的影响。小细胞肺癌比非小细胞肺癌预后差。非小细胞肺癌中腺癌和鳞癌的预后，在不同研究中有不同结果，目前认为影响不大，但肺腺癌比鳞癌更容易从某些药物治疗中获益，如培美曲塞和 EGFR - TKI。患者的体力状态是与生存相关的重要因素，Finkelstein 等的研究表明 WHO 体力评分 0 分、1 分和 2 分的肺癌患者 1 年生存率分别为 36%、16% 和 9%，一项 RTOG 的研究发现 KPS 评分＞70 分和≤70 分者的中位生存时间分别为 9.9 个月和 5.6 个月。其他临床病理信息与预后的关系或研究不多，未能得出一致的结论，或价值有限，临床实用性不强，如年龄、吸烟史、家族史、肿瘤倍增时间、神经脉管侵犯等。

肿瘤标志物具有简便无创、报告迅速、可动态监测等优点，常常可以早于临床表现和影像学检查，可协助疾病的筛查、诊断、疗效评估和随访，在肺癌全过程管理中的临床应用价值越来越大。目前，常规推荐的肺癌肿瘤标志物有癌胚抗原（CEA）、神经元特异性烯醇化酶（NSE）、细胞角蛋白片段 19（CYFRA21-1）、胃泌素释放肽前体（proGRP），以及鳞状上皮细胞癌抗原（SCC）等。NSE 对小细胞肺癌的复发有较好的预测价值，且可以作为小细胞肺癌的独立预后指标，Okusaka 等报道在 50% 的小细胞肺癌复发时有 NSE 升高。proGRP 在小细胞肺癌的复发中也有较好的预测价值，且对预后也有一定的提示作用，Okusaka 等报道 94% 的患者复发时其浓度升高。而对于非小细胞肺癌，术后 CEA 升高提示预后不良。

随着分子生物学、分子遗传学理论和技术的发展，人类对于肿瘤的了解也从组织细胞水平深入到分子水平，很多研究试图从肿瘤的分子标记物中找到与预后有关的指标，既有对单个分子的研究，也有复杂的网络形式预后模型的建立，既有基因突变、表达水平的改变，也有长链非编码 RNA（lncRNA）、微

小 RNA(microRNA)等的研究。2002 年,Beer 等首先报道了利用基因表达微阵列技术检测早期肺腺癌中 50 个基因表达水平,从而将患者分为预后不同的两组,并推荐高危组患者接受更为积极的治疗。Shukla 等报道了基于 RNA-Seq(RNA 测序)技术发现的 4 个 RNA 构建的预后模型,其中包括 3 个 mRNA 和 1 个 lncRNA,该模型可将患者分为预后不同的 2 组,2 组 OS 的 HR 达 2.05~3.07,且在 I 期及不同 *EGFR* 基因状态的不同亚组中都有较好的预后判断作用。Boeri 和 Hu 等分别报道了检测血清中特定 microRNA 的表达水平可以预测肺癌患者预后的发现。虽然发现了很多的预后指标,建立了复杂的预后模型,但是这些方法在不同人群中的重复性尚未能得到大量样本的验证,昂贵复杂的检测带来的效能比起简单实用的 TNM 分期也没有革命性的提高,因此,这些成果的绝大多数仍然停留在论文上和实验室里,承载着研究者美好的愿景,却与临床应用仍有相当的距离。

52.8 气管和支气管肿瘤

52.8.1 气管和支气管肿瘤概述

气管起自喉部环状软骨下缘,止于隆突,成人气管长度为 10~12 cm,横径为 2~2.5 cm,前后径为 1.5~2 cm。气管壁自外向内由外膜、肌层、软骨、黏膜下层和黏膜构成,气管软骨环为 C 字形,共 20~22 个,其间以纤维平滑肌相连。

气管肿瘤可分为原发性和继发性。原发性气管肿瘤占呼吸系统肿瘤的 0.2%~1%,相对较为少见。病理类型上以恶性肿瘤为主,良性肿瘤较少。恶性肿瘤中最常见的是鳞癌和腺样囊性癌,各占原发性气管肿瘤的 1/3,其他少见的类型包括类癌、腺癌和肉瘤等,良性肿瘤包括乳头状瘤、脂肪瘤、软骨瘤、纤维瘤、平滑肌瘤和错构瘤等。

气管肿瘤早期通常仅有咳嗽症状,多为刺激性干咳,可有少量白色黏痰,缺少特异性表现,常常误诊为慢性阻塞性肺炎或哮喘等,误诊率可高达72%,约有 31% 的患者误诊可达半年以上。肿瘤表面破溃会有痰中带血的表现。肿瘤体积增大,造成气道狭窄时,会有咳嗽加重、活动后气促等表现,当气管腔直径 <1 cm 时,可有活动受限,直径 <0.5 cm时,可有三凹症状。肿瘤如侵犯喉返神经,可表现为声音嘶哑。如肿瘤侵犯或压迫食管,可表现为吞咽困难。晚期肿瘤可出现贫血、消瘦等表现。

气管肿瘤的诊断除了依靠病史和临床表现外,还需要辅助检查方能明确。由于气管前后有胸骨和脊柱等骨性结构及纵隔组织,常规胸片检查对气管肿瘤的诊断价值有限,尤其对于较小或特殊部位的病变敏感性较差。CT 是诊断气管肿瘤的常用手段,其密度分辨率高,能较清楚地显示肿瘤向腔内生长情况、腔外侵犯纵隔组织和纵隔淋巴结转移情况等,但在判断肿瘤长度方面不够直观。磁共振成像检查可重建冠状面、矢状面、水平面的三维图像,在显示肿瘤与周同组织的关系方面比其他检查方法更为清楚全面。纤维支气管镜是诊断气管肿瘤最为直观、有效的方法,不但可以明确肿瘤的部位、大小、形态等特征,而且可以进行活检和治疗。但对于某些富含血管的肿瘤,活检应慎重,避免造成大出血,更要避免活检或手术造成肿瘤脱落堵塞气道造成窒息。其他部位的 CT、磁共振成像、超声和 PET 检查可以评价肿瘤是否发生远处转移。

52.8.2 气管和支气管肿瘤的治疗

大多数恶性气管肿瘤为中到低度恶性肿瘤,发展相对缓慢,因此对于没有转移的气管肿瘤,外科手术切除治疗是首选治疗方式。手术受到肿瘤部位、大小、范围和患者体力状况等因素限制。气管肿瘤的手术方式有肿瘤局部切除术、窗形切除术、袖式切除端端吻合术等。良性肿瘤可采用肿瘤局部切除术、窗形切除术等相对保守的术式。而恶性肿瘤为保证手术的根治效果,一般采用袖式切除端端吻合术,可完整切除肿瘤,降低复发率。气管肿瘤的手术入路随肿瘤部位不同而变化,上段气管肿瘤多采用颈部纵向切口或衣领状横切口,中段气管肿瘤多采用胸骨正中切口;下段气管肿瘤多采用右胸切口。手术切除的气管越长,吻合口的张力就会越大,术后吻合口并发症的发生率也越高。气管吻合口的张力随切除的气管长度呈指数形式增加。气管的安全切除长度目前仍存在争议,且与患者的年龄、身高、颈部的活动度等因素有关。目前认为手术切除的长度在 4.0 cm 以内,端端吻合基本无困难,而超过 4.0 cm 时术后并发症的风险会显著增大。

当气管肿瘤范围较大,无法直接行袖式切除端端吻合时,可在手术切除病变气管后采用移植物替代气管完成气道重建。理想的气管移植物应满足以下特点:横向有适当硬度,纵向可弯曲,具有良好的组织相容性,以避免移植后出现慢性炎症反应、肉芽组织增生阻塞管腔等,且移植后不需要免疫抑制治疗,应完全不透气,内面有纤毛上皮覆盖。然而目前尚未找到一种完全满足上述要求的替代物。目前常使用的替代物有:人造材料气管、尸体气管、自体组织和组织工程气管等,各有优缺点,在实际应用中需根据需求选择。曾有采用人造材料如不锈钢、硅树脂、聚乙烯、合成树脂等制作人造气管的尝试。虽然类似材料用于心脏瓣膜、人造血管和人工关节等已经较为成熟,但以上均为无菌部位,而呼吸道为有菌部位,人造材料和人体组织交界处容易被细菌污染,导致感染和移植失败。有报道采用尸体气管进行移植,具有较好的耐受性和远期安全性,但是手术切除时只切除了患者气管的软骨部,而保留了膜部,因而临床实用性受到限制。自体组织取代气管,具有组织相容性好的特点,有学者报道了采用自体大动脉替代气管的经验,发现移植物血供良好,没有缺血、感染、排斥等反应,且一定时间后管腔内有呼吸道内皮覆盖,并且采用冻存血管和新鲜血管在效果上没有差异。组织工程气管是近年来出现的新选择,国外学者报道了将尸体气管脱落细胞和去抗原处理后,把患者的干细胞培养分化的上皮细胞和软骨细胞种于其上,共同培养形成半人造气管,然后进行移植手术,术后患者恢复良好。此后又有报道将患者自身的骨髓干细胞直接注射到移植的气管上,让干细胞在体内原位分化成气管软骨成分和上皮成分,效果良好。

对于无法手术治疗的气管肿瘤,可以考虑行根治性放疗。腺样囊性癌对放疗比较敏感,鳞癌次之。对于不完全切除的中低分化的恶性气管肿瘤,术后应行补充放疗。为了避免吻合口愈合不良,一般术后2个月以后,患者恢复良好的情况下才开始放疗,放射剂量一般为50~70 Gy。

对于晚期肿瘤无法手术或放疗者,为缓解气道阻塞或出血等症状,可予激光电灼治疗、冷冻治疗、气管腔内支架置入等姑息治疗,以提高生活质量。

(陈海泉　刘　权　李　媛)

主要参考文献

[1] 支修益,石远凯,于金明. 中国原发性肺癌诊疗规范(2015年版)[J]. 中华肿瘤杂志,2015,37(1):67 - 78.

[2] Abbosh C, Birkbak NJ, Wilson GA, et al. Phylogenetic ctDNA analysis depicts early-stage lung cancer evolution[J]. Nature, 2017,545(7655):446 - 451.

[3] Arriagada R, Bergman B, Dunant A, et al. Cisplatin-based adjuvant chemotherapy in patients with completely resected non-small-cell lung cancer[J]. N Engl J Med, 2004,350(4):351 - 360.

[4] Bergethon K, Shaw AT, Ou SH, et al. ROS1 rearrangements define a unique molecular class of lung cancers [J]. J Clin Oncol, 2012,30(8):863 - 870.

[5] Brahmer J, Reckamp KL, Baas P, et al. Nivolumab versus docetaxel in advanced squamous-cell non-small-cell lung cancer[J]. N Engl J Med, 2015,373(2):123 - 135.

[6] Bruce A, Chabner, Dan L. Longo. 哈里森肿瘤手册[M]. 2版. 李小梅,焦顺昌. 北京:科学出版社,2017.

[7] Campbell JD, Alexandrov A, Kim J, et al. Distinct patterns of somatic genome alterations in lung adenocarcinomas and squamous cell carcinomas[J]. Nat Genet, 2016,48(6):607 - 616.

[8] Cancer Genome Atlas Research Network. Comprehensive genomic characterization of squamous cell lung cancers[J]. Nature, 2012,489(7417):519 - 525.

[9] Cancer Genome Atlas Research Network. Comprehensive molecular profiling of lung adenocarcinoma[J]. Nature, 2014,511(7511):543 - 550.

[10] Carbone DP, Reck M, Paz-Ares L, et al. First-line nivolumab in stage Ⅳ or recurrent non-small-cell lung cancer[J]. N Engl J Med, 2017,376(25):2415 - 2426.

[11] Chen W, Zheng R, Baade PD, et al. Cancer statistics in China, 2015[J]. CA Cancer J Clin, 2016,66(2):115 - 132.

[12] Chen W, Zheng R, Zhang S, et al. Cancer incidence and mortality in China. 2013[J]. Cancer Lett, 2017, 401:63 - 71.

[13] Dela CC, Tanoue LT, Matthay RA. Lung cancer: epidemiology, etiology, and prevention[J]. Clin Chest Med, 2011,32(4):605 - 644.

[14] Georgoulias V, Papadakis E, Alexopoulos A, et al. Platinum-based and non-platinum-based chemotherapy in advanced non-small-cell lung cancer: a randomised multicentre trial[J]. Lancet, 2001,357(9267):1478 - 1484.

[15] Goldstraw P, Chansky K, Crowley J, et al. The IASLC lung cancer staging project: proposals for revision of the TNM stage groupings in the forthcoming (eighth)

edition of the TNM classification for lung cancer[J]. J Thorac Oncol, 2016,11(1):39 – 51.

[16] Govindan R, Ding L, Griffith M, et al. Genomic landscape of non-small cell lung cancer in smokers and never-smokers[J]. Cell, 2012,150(6):1121 – 1134.

[17] Herbst RS, Baas P, Kim DW, et al. Pembrolizumab versus docetaxel for previously treated, PD-L1-positive, advanced non-small-cell lung cancer (KEYNOTE-010): a randomised controlled trial[J]. Lancet, 2016, 387 (10027):1540 – 1550.

[18] Huang Q, Li J, Sun Y, et al. Efficacy of EGFR tyrosine kinase inhibitors in the adjuvant treatment for operable non-small-cell lung cancer by a meta-analysis [J]. Chest, 2016,149(6):1384 – 92.

[19] Hu H, Sun Z, Li Y, et al. The histologic classifications of lung adenocarcinomas are discriminable by unique lineage backgrounds [J]. J Thoracic Oncol, 2016, 11 (12):2161 – 2172.

[20] John NE, James OA, James H. Doroshow, et al. 临床肿瘤学[M]. 5 版. 孙燕. 北京:人民军医出版社,2016:1253—1314.

[21] Johnson L, Mercer K, Greenbaum D, et al. Somatic activation of the K-ras oncogene causes early onset lung cancer in mice[J]. Nature, 2001,410(6832):1111 – 1116.

[22] Keller SM, Adak S, Wagner H, et al. A randomized trial of postoperative adjuvant therapy in patients with completely resected stage Ⅱ or ⅢA non-small-cell lung cancer. Eastern Cooperative Oncology Group[J]. N Engl J Med, 2000,343(17):1217 – 1222.

[23] Kim ES, Hirsh V, Mok T, et al. Gefitinib versus docetaxel in previously treated non-small-cell lung cancer (INTEREST): a randomised phase Ⅲ trial[J]. Lancet, 2008,372(9652):1809 – 1818.

[24] Kwak EL, Bang YJ, Camidge DR, et al. Anaplastic lymphoma kinase inhibition in non-small-cell lung cancer [J]. N Engl J Med, 2010,363(18):1693 – 1703.

[25] Liu S, Wang R, Zhang Y, et al. Precise diagnosis of intraoperative frozen section is an effective method to guide resection strategy for peripheral small-sized lung adenocarcinoma[J]. J Clin Oncol, 2016, 34(4):307 – 313.

[26] Lynch TJ, Bell DW, Sordella R, et al. Activating mutations in the epidermal growth factor receptor underlying responsiveness of non-small-cell lung cancer to gefitinib[J]. N Engl J Med, 2004,350(21):2129 – 2139.

[27] Maemondo M, Inoue A, Kobayashi K, et al. Gefitinib or chemotherapy for non-small-cell lung cancer with mutated EGFR[J]. N Engl J Med, 2010, 362(25): 2380 – 2388.

[28] Miller KD, Siegel RL, Lin CC, et al. Cancer treatment and survivorship statistics[J]. CA Cancer J Clin, 2016, 66(4):271 – 289.

[29] Mok TS, Wu YL, Ahn MJ, et al. Osimertinib or platinum-pemetrexed in EGFR T790M-positive lung cancer[J]. N Engl J Med, 2017,376(7):629 – 640.

[30] Mok TS, Wu YL, Thongprasert S, et al. Gefitinib or carboplatin-paclitaxel in pulmonary adenocarcinoma[J]. N Engl J Med, 2009,361(10):947 – 957.

[31] National Lung Screening Trial Research Team. Reduced lung-cancer mortality with low-dose computed tomographic screening[J]. N Engl J Med, 2011, 365(5): 395 – 409.

[32] NSCLC Meta-analyses Collaborative Group. Adjuvant chemotherapy, with or without postoperative radiotherapy, in operable non-small-cell lung cancer: two meta-analyses of individual patient data[J]. Lancet, 2010, 375(9722):1267 – 1277.

[33] Paez JG, Jänne PA, Lee JC, et al. EGFR mutations in lung cancer: correlation with clinical response to gefitinib therapy[J]. Science, 2004,304(5676):1497 – 1500.

[34] Pan Y, Wang R, Ye T, et al. Comprehensive analysis of oncogenic mutations in lung squamous cell carcinoma with minor glandular component[J]. Chest, 2014, 145 (3):473 – 479.

[35] Pan Y, Zhang Y, Li Y, et al. ALK, ROS1 and RET fusions in 1139 lung adenocarcinomas: A comprehensive study of common and fusion pattern-specific clinicopathologic, histologic and cytologic features [J]. Lung Cancer, 2014,84(2):121 – 126.

[36] Rami-Porta R, Asamura H, Travis WD, et al. Lung cancer-major changes in the American Joint Committee on Cancer eighth edition cancer staging manual[J]. CA Cancer J Clin, 2017,67(2):138 – 155.

[37] Reck M, Rodríguez-Abreu D, Robinson AG, et al. Pembrolizumab versus chemotherapy for PD-L1-positive non-small-cell lung cancer[J]. N Engl J Med, 2016,375 (19):1823 – 1833.

[38] Rittmeyer A, Barlesi F, Waterkamp D, et al. Atezolizumab versus docetaxel in patients with previously treated non-small-cell lung cancer (OAK): a phase 3, open-label, multicentre randomised controlled

trial[J]. Lancet，2017,389(10066):255 – 265.

[39] Shaw AT，Kim DW，Nakagawa K，et al. Crizotinib versus chemotherapy in advanced ALK-positive lung cancer[J]. N Engl J Med，2013,368(25):2385 – 2394.

[40] Shaw AT，Ou SH，Bang YJ，et al. Crizotinib in ROS1-rearranged non-small-cell lung cancer[J]. N Engl J Med，2014,371(21):1963 – 1971.

[41] Shaw AT，Yeap BY，Mino-Kenudson M，et al. Clinical features and outcome of patients with non-small-cell lung cancer who harbor EML4 – ALK[J]. J Clin Oncol，2009,27(26):4247 – 4253.

[42] Slebos RJ，Kibbelaar RE，Dalesio O，et al. K-ras oncogene activation as a prognostic marker in adenocarcinoma of the lung[J]. N Engl J Med，1990，323(9):561 – 565.

[43] Soda M，Choi YL，Enomoto M，et al. Identification of the transforming EML4 – ALK fusion gene in non-small-cell lung cancer[J]. Nature，2007,448(7153):561 – 566.

[44] Solomon BJ，Mok T，Kim DW，et al. First-line crizotinib versus chemotherapy in ALK-positive lung cancer[J]. N Engl J Med，2014,371(23):2167 – 2177.

[45] Sun Y，Ren Y，Fang Z，et al. Lung adenocarcinoma from East Asian never-smokers is a disease largely defined by targetable oncogenic mutant kinases[J]. J Clin Oncol，2010,28(30):4616 – 4620.

[46] Swanton C，Govindan R. Clinical implications of genomic discoveries in lung cancer[J]. N Engl J Med，2016，374(19):1864 – 1873.

[47] Thatcher N，Chang A，Parikh P，et al. Gefitinib plus best supportive care in previously treated patients with refractory advanced non-small-cell lung cancer: results from a randomised, placebo-controlled, multicentre study (Iressa Survival Evaluation in Lung Cancer)[J]. Lancet，2005,366(9496):1527 – 1537.

[48] Torre LA，Bray F，Siegel RL，et al. Global cancer statistics，2012[J]. CA Cancer J Clin，2015,65(2):87 – 108.

[49] Tsao MS，Sakurada A，Cutz JC，et al. Erlotinib in lung cancer-molecular and clinical predictors of outcome[J]. N Engl J Med，2005,353(2):133 – 144.

[50] Wang R，Hu H，Pan Y，et al. RET fusions define a unique molecular and clinicopathologic subtype of non-small-cell lung cancer[J]. J Clin Oncol，2012,30(35):4352 – 4359.

[51] Weir BA，Woo MS，Getz G，et al. Characterizing the cancer genome in lung adenocarcinoma[J]. Nature，2007,450(7171):893 – 898.

[52] Wender R，Fontham ET，Barrera E Jr，et al. American cancer society lung cancer screening guidelines[J]. CA Cancer J Clin，2013,63(2):107 – 117.

[53] Westcott PM，Halliwill KD，To MD，et al. The muta-tional landscapes of genetic and chemical models of Kras-driven lung cancer[J]. Nature，2015,517(7535):489 – 492.

[54] Zhang Y，Zhang Y，Chen S，et al. Is bronchoscopy necessary in the preoperative workup of a solitary pulmonary nodule? [J]. J Thorac Cardiovasc Surg，2015,150(1):36 – 40.

53 食　管　癌

53.1　概述

　　食管是指连接下咽到胃之间的生理管道。原发于食管的恶性肿瘤绝大多数发生在食管黏膜上皮，被称为食管癌（esophageal carcinoma），少数发生于食管中胚层组织的被称为食管肉瘤。从世界范围看，食管癌是常见的恶性肿瘤之一，全球食管癌每年新发患者数约 46 万。在我国，每年新发病例超过 30 万，是第 4 位常见消化道的恶性肿瘤，居癌性死亡原因的第 3 位。

　　目前，食管癌治疗效果仍较差，总的 5 年生存率约为 20%，手术患者 5 年生存率可达 30% 左右。

　　外科手术在食管癌治疗中占有重要地位。一般认为，除颈段食管癌首选放疗外，胸上、中、下段可手术患者都应首选外科治疗。随着近年来外科手术技艺的提高，麻醉技术的成熟，围术期管理水平的改进，食管癌外科手术切除率在我国可达 95% 以上，手术死亡率仅 1%～3%，但围术期并发症仍高达 15%～30%。食管癌外科手术是一种严重影响人体生理功能的治疗方法，如何进一步减低围手术期并发症，提高食管癌术后的生活质量仍有待改进。目前认为围手术期多学科综合治疗，特别是新辅助放化疗和新辅助化疗，是提高中晚期食管癌手术疗效的最有效方法。

　　放疗是食管癌另一种主要治疗手段。近年来，放疗在精准性方面有显著提高。三维适形放疗和 IMRT 的应用使临床医师可以按照肿瘤及其周围正常组织的剂量学要求来设计放疗计划，使食管癌的放疗更加精准并个体化，有望提高食管癌的放疗疗效。

单纯药物治疗晚期食管癌效果总体较差。近年来,食管鳞癌的免疫治疗相关研究在积极开展中,希望能为食管癌的内科治疗提供新的方向。

53.2　流行病学

食管癌是常见的恶性肿瘤之一。国内食管癌以鳞状细胞癌最为常见。全国范围内的统计资料显示,2000～2011 年,食管癌总体发病率和死亡率均呈现显著下降趋势;但是考虑到我国巨大的人口基数,新增病例及死亡病例数量依然巨大。在性别分布方面,食管癌发病率及死亡率均以男性为高。2015 年,预计男性食管癌新增病例 320.8 千人,预计女性食管癌新增病例 157.2 千人;2015 年预计男性食管癌死亡病例 253.8 千人,预计女性食管癌死亡病例 121.3 千人。在年龄分布方面,食管癌发病率和死亡率总体呈现随年龄增加而增加的趋势。2015 年预计发病例数在 45～59 岁年龄组升至 89 千人,在 60～74 岁年龄组达到峰值 161.3 千人,在 75 岁及以上年龄组下降至 62.9 千人。2015 年预计死亡例数在 45～59 岁年龄组升至 56 千人,在 60～74 岁年龄组达到峰值 121.3 千人,在 75 岁及以上年龄组下降至 72.1 千人。在区域分布方面,国内食管癌区域分布特点显著。国内主要高发地区包括太行山区、四川北部地区、大别山区、福建南部地区、广东潮汕地区、苏北地区及新疆哈萨克地区等。此外,在年龄标化发病率和年龄标化死亡率方面,农村均高于城市。

上海范围内的统计资料显示,2003～2007 年食管癌在全部恶性肿瘤中居第 7 位,发病率 11.26/10万,标化发病率 5.52/10 万,总体标化发病率呈下降趋势。男性病例数、发病率和标化发病率几乎为女性的 3 倍。数据显示,40 岁后男性年龄性别发病率开始高于 1/10 万,50 岁后女性年龄性别发病率开始高于 1/10 万。

53.3　病因学

53.3.1　病因

食管癌发病机制尚不完全清楚,一般认为可能与多种因素相互作用有关。总体上可以分为以下诸类。

（1）环境因素

主要包括保护性物质的缺乏和致病性物质的暴露。如外部环境中钼、锌、维生素(核黄素等)、必需脂肪酸等微量元素及营养物质的缺乏,致使食管黏膜上皮增生、间变,逐步发生恶性病变;以及亚硝胺类、真菌毒素等致癌物质的暴露,有研究发现,此类物质的暴露水平与食管癌死亡水平具有明显的正相关性。此外,研究发现,钼元素的缺乏可使土壤中硝酸盐成分增加。

（2）遗传因素

食管癌常呈现家族聚集性,既可能与共同的生活习惯相关,也可能与相关染色体数目和结构异常等遗传因素相关。目前,一般认为食管癌可能与癌基因($C - myc$、$EGFR$、$Int - 2$)激活、抑癌基因($p53$)失活、DNA 损伤与修复、细胞增殖与凋亡等复杂的生物学过程相关,具体基因及相关机制仍有待进一步研究。

（3）不良习惯

包括吸烟、饮酒,以及过快进食过烫、粗糙食物等。长期过快进食过烫、粗糙食物可致食管黏膜物理性损伤,慢性损伤可能逐步发展为食管黏膜恶性病变。此外,较少进食蔬菜、水果等可能导致微量元素和膳食纤维缺乏,促进食管癌发生。食管癌的家族聚集性可能与共同的不良生活习惯相关。

（4）其他导致食管急慢性损伤的疾病

食管黏膜等组织的急慢性损伤可能导致食管恶性病变的发生。研究发现,巴雷特食管(Barrett 食管)、胃食管反流病、贲门失弛缓症、肥胖等疾病等与食管腺癌密切相关。头颈部恶性肿瘤(口、咽、喉等部位鳞状细胞癌)、食管腐蚀性损伤等与食管鳞癌具有一定相关性。

53.3.2　癌前病变

食管癌的主要病理类型为鳞癌和腺癌。目前认为,食管鳞癌和食管腺癌属于 2 种不同的疾病,两者在发生发展机制、癌前病变和处理原则等方面均有较大差异。

（1）食管鳞癌癌前病变

食管鳞癌是由不典型增生(异形增生)至癌变逐步发展的。不典型增生在病理学上定义为成熟细胞形态、大小、结构的变异,传统上分为低度、中度和重度。在食管病变中,当异形细胞累及整个上皮层但尚未向下侵犯且无淋巴结转移时,即为原位癌。目前,低度和中度不典型增生常被称为低级别上皮内瘤变,重度不典型增生和原位癌常被称为高级别上皮内瘤变。

（2）食管腺癌癌前病变

研究认为,食管腺癌发生发展与 Barrett 食管密切相关,故认为 Barrett 食管为食管腺癌癌前病变。

53.3.3 食管癌预防

食管癌的发生是由多种因素综合作用引起的。针对病因学预防措施即减少致病因素暴露及补充相关微量元素。早期诊断和治疗是食管癌预防的重要环节。

首先应建立健康生活习惯,避免进食过快、过烫及过于粗糙的食物,戒烟、戒酒,食用富含维生素、微量元素的蔬菜、水果等。其次应进行环境和药物干预,减少危险因素暴露,增加维生素、微量元素摄入。随着健康意识的增强,尤其是内镜检查技术的发展,早期诊断和早期治疗逐步推广。对于局限于黏膜内的不典型增生、原位癌等,及时的治疗干预效果显著。

53.4 病理及生物学特性

53.4.1 病理分类与特征

53.4.1.1 Barrett 食管

（1）定义与病因

目前认为其发生与反流性食管炎有关,为食管下段的复层鳞状上皮被单层柱状上皮替代。

（2）临床特点

好发于中年人,90%的病例无临床症状,少数病例表现为胃-食管反流的症状,可表现为反胃、胃灼热、胸骨后疼痛。

（3）组织学特点

为食管下段的复层鳞状上皮被单层柱状上皮替代,表现为食管黏膜鳞状上皮的胃化生或肠化生。组织学上分 3 种类型:① 完全胃化生。② 不完全胃化生。③ 不完全肠化生,此型易恶变。Barrett 食管诊断必须有内镜和组织学依据。

（4）鉴别诊断要点

尤其是活检标本,应注意与下列情况鉴别:① 取自食管下段的真正的胃贲门或胃底黏膜。② 食管黏膜胚胎时纤毛细胞残存。③ 气管支气管胚胎残留。④ 食管胃黏膜异位症。

（5）治疗与预后

可继发 Barrett 溃疡、Barrett 食管狭窄和化生的腺上皮(尤其肠型化生者)易癌变,属于癌前病变,癌变率约 13.6%,是食管下段腺癌的最主要来源。Barrett 食管需密切随访,要求每年复查 1 次胃镜。

53.4.1.2 食管癌

（1）鳞状细胞癌

1）定义与病因:食管鳞状细胞癌是一种具有鳞状细胞分化的恶性上皮性肿瘤。吸烟是主要危险因素,其他危险因素包括酒精、热饮、饮食因素等。

2）临床特点:以中年男性居多。早期食管癌通常没有症状,进展期食管癌最常见的症状为进行性吞咽困难、胸骨后疼痛。食管鳞癌主要位于食管中 1/3 段,下 1/3 段次之,最后为上 1/3 段。

3）大体特点:

A. 早期食管癌:肉眼表现为黏膜表面轻度隆起或浅凹陷,大体形态分为浅表隆起性,浅表平坦型和浅表凹陷型。

B. 进展期食管癌:大体形态分为隆起性、局限溃疡型、浸润溃疡型、弥漫浸润型和未分类 5 型。

4）组织学特点:

A. 鳞状上皮内瘤变:是指鳞状上皮结构与细胞的不典型性改变,分为低级别和高级别上皮内瘤变。

a. 低级别上皮内瘤变:异型上皮细胞累及上皮全层的下 1/3。

b. 高级别上皮内瘤变:异型上皮细胞累及上皮全层的下 2/3 至全层(即 1/3 以上),基底膜完整,包括原位癌。

B. 鳞状细胞癌:为肿瘤性鳞状上皮穿透鳞状上皮基底膜至黏膜固有层或更深(图 53-1)。

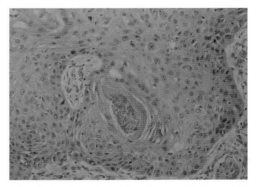

图 53-1 食管中-高分化鳞状细胞癌病理诊断图片(HE,×200)

食管中-高分化鳞状细胞癌,可见角化形成

a. 早期食管癌:肿瘤浸润仅限于黏膜和黏膜下层,无论是否存在淋巴结转移。

b. 进展期食管癌:肿瘤浸润进入或超过固有膜肌层。

C. 特殊亚型:

a. 疣状癌:是一种罕见的高分化鳞状细胞癌,类似于其他部位的疣状癌,肿瘤呈膨胀性向间质生长,而无明显的浸润现象。

b. 基底样鳞癌:镜下肿瘤由基底样细胞构成,胞质稀少,排列成实性或筛状小叶样伴坏死,有时巢内见假腺样结构,常可见到鳞状上皮内瘤变或典型的鳞癌成分(图53-2)。

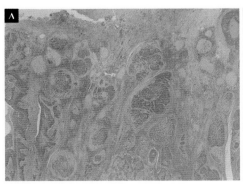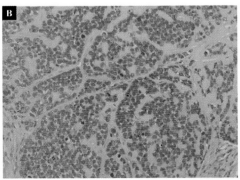

图53-2 食管基底样鳞癌病理诊断图片

A:左下方可见典型的鳞癌成分(HE,×20);B:示肿瘤由基底样细胞构成,胞质稀少,排列成实性和条索样(HE,×200)

c. 梭形细胞癌:大体上多呈息肉状突向管腔。镜下肿瘤细胞具有上皮样和梭形细胞的双相特征。上皮成分呈典型的高分化或中分化鳞癌,也可为原位癌。

d. 未分化癌:少见,缺乏明确鳞状上皮分化的镜下特点,但免疫组化染色表达鳞状上皮标记物。

5) 免疫组化诊断:瘤细胞表达鳞状上皮标记(p63、P40和高分子量角蛋白)。

6) 鉴别诊断要点:分化好的鳞状细胞癌一般诊断明确,无须鉴别。疣状癌需与鳞状上皮乳头状瘤鉴别;基底样鳞癌需与腺样囊性癌、小细胞癌鉴别;梭形细胞癌需与梭形细胞恶性肿瘤鉴别(GIST、平滑肌肉瘤、未分化肉瘤、恶性黑色素瘤等)。

(2) 腺癌

1) 定义与病因:腺癌是指具有腺性分化的食管恶性上皮源性肿瘤。Barrett食管是食管腺癌最重要且唯一的癌前病变和致病因素。

2) 临床特点:主要发生于食管-贲门及食管下1/3段。进展期食管腺癌的症状与鳞癌相似。早期食管腺癌通常无症状,少部分病例可表现为胃-食管反流性疾病的症状。

3) 大体特点:早期主要表现为不规则黏膜隆起或小斑块,进展期主要为扁平型或溃疡型,1/3为息肉样隆起。

4) 组织学特点:

A. 腺上皮内瘤变:是指腺上皮结构与细胞的不典型性改变,分为低级别和高级别上皮内瘤变。

a. 低级别上皮内瘤变:隐窝结构相对正常或轻度紊乱,细胞轻度不典型。

b. 高级别上皮内瘤变:显著的细胞异常和明显结构复杂的腺体。

B. 黏膜内腺癌:与高级别上皮内瘤变很难鉴别,主要鉴别点是黏膜固有层见浸润。

C. 腺癌:多为典型的乳头状或管状腺癌。与鳞状细胞癌一样,局限于黏膜和黏膜下层的腺癌是早期食管癌。在我国食管腺癌的诊断标准为:① 肿瘤来自食管腺体。② 必须在贲门柱状上皮与食管鳞状上皮交界线以上。③ 分化差时必须用特殊染色证明确实分泌黏液。④ 与腺鳞癌鉴别开来。

D. 少见亚型:

a. 腺样囊性癌:少见,为唾液腺型,形态同涎腺来源的腺样囊性癌。

b. 黏液表皮样癌:少见,由鳞状细胞、黏液细胞及中间型细胞混合而成。

c. 腺鳞癌:由腺癌和鳞癌 2 种成分构成。

5) 免疫组化诊断:CK7 阳性,通过 PAS、AB 黏液特殊染色有助于诊断。

6) 鉴别诊断要点:需与伴有腺管样结构的神经内分泌肿瘤鉴别;分化差时,需与低分化鳞癌鉴别。

（3）食管神经内分泌肿瘤

1) 定义:食管神经内分泌肿瘤的分类标准与胃肠和胰腺的神经内分泌肿瘤的标准一样,分为神经内分泌瘤（NET G1，G2），神经内分泌癌（NEC，G3），混合性腺神经内分泌癌。大部分食管神经内分泌肿瘤是 NEC。

2) 临床特点:主要位于食管下 1/3 段。NET 通常被偶然发现,NEC 和混合性腺神经内分泌癌主要表现为吞咽困难。

3) 组织学特点:

A. NET:在食管 NET G1、G2 型均很少见。

B. NEC:分为大细胞和小细胞两型。

a. 小细胞 NEC:少见,肿瘤细胞小,细胞呈圆形、卵圆形或短梭形,胞质稀少,核染色深,核仁不明显。癌细胞巢状分布,相嵌排列(图 53 - 3)。

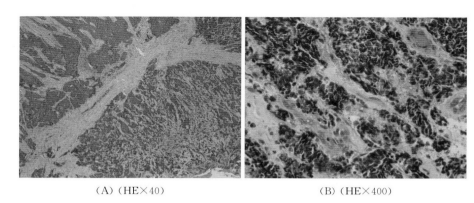

(A)（HE×40）　　　　　　　(B)（HE×400）

图 53 - 3　小细胞 NEC 病理图片

可见肿瘤细胞呈片巢状排列,细胞小,呈卵圆形、短梭形,胞质稀少,易受挤压,核染色深,核仁不明显

b. 大细胞 NEC:发生于食管的神经内分泌肿瘤以此型最为常见。肿瘤细胞大至中等大,胞质丰富,核质比低,染色质空泡状,核仁明显（图 53 - 4）。

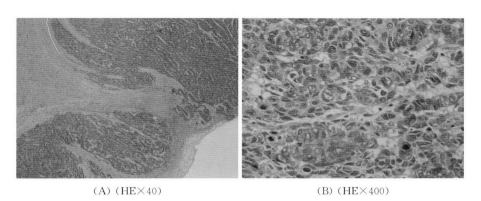

(A)（HE×40）　　　　　　　(B)（HE×400）

图 53 - 4　大细胞 NEC 病理图片

注:可见肿瘤位于食管黏膜下方,瘤细胞胞质中等量,核染色质空泡状,核仁明显,核分裂象易见

C. 混合性腺神经内分泌癌:罕见,通常是 NEC 和胃肠型腺癌混合,很少是与鳞癌混合。

4) 免疫组化分析:瘤细胞表达 NSE、Syn、CgA 等神经内分泌标记物。

5）鉴别诊断要点：小细胞 NEC 需与淋巴瘤、基底样鳞癌和其他小圆细胞恶性肿瘤鉴别，大细胞 NEC 应与分化差的鳞癌、低分化腺癌鉴别。

6）治疗和预后：食管 NET 预后好，手术切除为首选，进展期 NET 可辅助舒尼替尼靶向治疗。NEC 预后相对差，以手术切除＋辅助化疗为主。

（4）间叶性肿瘤

1）平滑肌瘤：最常见的食管间叶性肿瘤，需与胃肠道间质瘤鉴别。

2）平滑肌肉瘤：非常少见。

3）胃肠道间质瘤（GIST）：罕见，诊断标准同胃和小肠 GIST。大部分食管 GIST 是具有肉瘤样特点的梭形细胞肿瘤，具有上皮样特点的少见。

4）其他间叶性肿瘤：颗粒细胞瘤、横纹肌肉瘤、滑膜肉瘤、脂肪瘤等。

（5）其他恶性肿瘤

1）淋巴瘤：罕见。食管原发淋巴瘤是指发生于食管的结外淋巴瘤，肿瘤的主体位于食管，邻近淋巴结可受累，但不累及外周淋巴结、纵隔淋巴结、肝和脾，最常见的类型弥漫性大 B 细胞淋巴瘤和 MALT 淋巴瘤。

2）恶性黑色素瘤：原发于食管的恶性黑色素瘤罕见。多见于中老年，位于食管中、下段。与原发皮肤的黑色素瘤一样，肿瘤细胞呈多样性，由梭形和（或）上皮样细胞组成，绝大部分病例可见到黑色素

颗粒。大部分病例可见到原位病变，有助于原发性黑色素瘤的诊断。

3）转移瘤：除由喉咽癌、胃癌和纵隔恶性肿瘤直接侵犯食管外，任何部位的肿瘤均可经血管转移至食管，淋巴管转移常与乳腺和肺肿瘤有关。食管最常见的转移原发灶是乳腺癌和肺癌。

53.4.2 食管癌进展模式

（1）局部侵犯

食管癌局部侵犯主要包括横行方向和纵行方向。在横行方向，食管癌浸润深度逐步加深，突破黏膜层后淋巴结转移概率将大大增加（表 53-1）。因食管无浆膜层，仅有以疏松结缔组织构成的外膜层，一旦肿瘤穿破外膜极易侵犯周围重要组织和器官。颈段食管癌可累及喉、气管、颈部软组织等；胸段食管癌可累及胸主动脉、气管、心包等。严重外侵可出现胸背部疼痛、气管食管瘘，甚至致死性动脉出血。食管癌病灶在纵行方向不断发展可致肿瘤纵径超过横径。在纵行中同时伴随着食管黏膜下淋巴和血管等的浸润，导致纵行方向远处出现癌灶和淋巴结转移。一般认为，手术应在肿瘤上缘以上 5～7 cm 位置切断食管。因此，术前结合胃镜和影像学检查明确食管癌位置，有无食管远处病灶，以及据此评估食管癌可切除性十分重要（图 53-5、表 53-2）。

表 53-1 浅表食管癌肿瘤浸润深度与阳性淋巴结数目关系

肿瘤浸润深度	pN0(%)	pN1(1～2)(%)	pN2(3～6)(%)	pN3(>6)(%)
黏膜上皮层（$n=21$）	21(100)			
黏膜固有层浅层（$n=9$）	9(100)			
黏膜固有层深层（$n=17$）	15(88.2)	1(5.9)	1(5.9)	
黏膜下层浅层（$n=25$）	19(76.0)	4(16.0)	2(8.0)	
黏膜下层中层（$n=44$）	35(79.5)	6(13.6)	1(2.3)	2(4.5)
黏膜下层深层（$n=73$）	41(56.2)	25(34.2)	7(9.6)	

（2）淋巴结转移

包括区域淋巴结转移和非区域淋巴结转移。在区域和非区域淋巴结划分及淋巴结清扫范围方面，东、西方之间存在较大差异，主要争议在于颈部和腹腔淋巴结。日本食管协会（Japanese Society of Esophagus，JSE）将食管癌淋巴结划分颈（100～104 组）、胸（105～114 组）、腹（1～20 组）3 部分，具体分组见表 53-2。2017 年，美国癌症联合会和国

际抗癌联盟（AJCC/UICC）联合发布的第 8 版食管癌 TNM 分期，区域淋巴结分组请参见食管癌分期部分。国内一般以 AJCC/UICC 发布的食管癌 TNM 分期为基础，同时参考 JSE 食管癌淋巴结分组。目前，研究认为，食管癌各站淋巴结转移与肿瘤位置、浸润深度及肿瘤长径、肿瘤分化等相关，其相互关系见图 53-5。食管癌淋巴结转移是食管癌预后的重要因素。

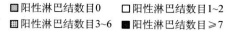

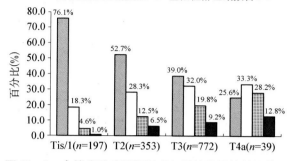

图 53-5　食管癌肿瘤浸润深度与阳性淋巴结数目关系

表 53-2　日本食管协会食管癌淋巴结分组

分组	淋　巴　结	分组	淋　巴　结
颈部淋巴结		4	胃大弯淋巴结
	100 颈浅淋巴结		4sa 胃短血管淋巴结
	100spf 颈部浅表淋巴结		4sb 胃网膜左血管淋巴结
	100sm 颌下淋巴结		4d 胃网膜右血管淋巴结
	100tr 颈部气管前淋巴结	5	幽门上淋巴结
	100ac 副神经旁淋巴结	6	幽门下淋巴结
	101 颈部食管旁淋巴结	7	胃左动脉淋巴结
	102 颈深淋巴结	8	肝总动脉旁淋巴结
	102up 颈深上淋巴结		8a 肝总动脉前淋巴结
	102 mid 颈深中淋巴结		8p 肝总动脉后淋巴结
	103 咽周淋巴结	9	腹腔干淋巴结
	104 锁骨上淋巴结	10	脾门淋巴结
胸部淋巴结		11	脾动脉旁淋巴结
	105 上胸段食管旁淋巴结		11p 脾动脉近端淋巴结
	106 胸段气管旁淋巴结		11d 脾动脉远端淋巴结
	106rec 喉返神经旁淋巴结	12	肝十二指肠韧带淋巴结
	106pre 气管前淋巴结	13	胰头后淋巴结
	106tb 气管支气管淋巴结	14	肠系膜上血管旁淋巴结
	107 隆突下淋巴结		14v 肠系膜上静脉淋巴结
	108 中胸段食管旁淋巴结		14a 肠系膜上动脉淋巴结
	109 主支气管旁淋巴结	15	结肠中血管旁淋巴结
	110 下胸段食管旁淋巴结	16	腹主动脉旁淋巴结
	111 隔上淋巴结		16a1 主动脉裂孔淋巴结
	112 后纵隔淋巴结		16 a2，b1，b2 腹主动脉旁淋巴结
	112ao 胸主动脉旁淋巴结		（腹腔干上缘至左肾静脉下缘，左
	112pul 肺韧带旁淋巴结		肾静脉下缘至肠系膜下动脉上
	113 动脉韧带旁淋巴结		缘，肠系膜下动脉上缘至腹主动
	114 前纵隔淋巴结		脉分叉）
腹部淋巴结		17	胰头前淋巴结
		18	胰腺下缘淋巴结
	1　贲门右淋巴结	19	膈下淋巴结
	2　贲门左淋巴结	20	食管裂孔旁淋巴结
	3　胃小弯淋巴结		

（3）血行转移

食管癌早期无典型症状。患者常因进展期出现"进食梗噎,吞咽困难"等症状就诊。初诊食管癌患者血行转移临床较少见。文献报道1 132例食管癌患者尸检资料,发现约50％患者出现血行转移,常见转移器官包括肺(40.5％)、肝(29.0％)及肾上腺(10.2％),其中19.8％同时发现肺、肝转移(图53－6)。

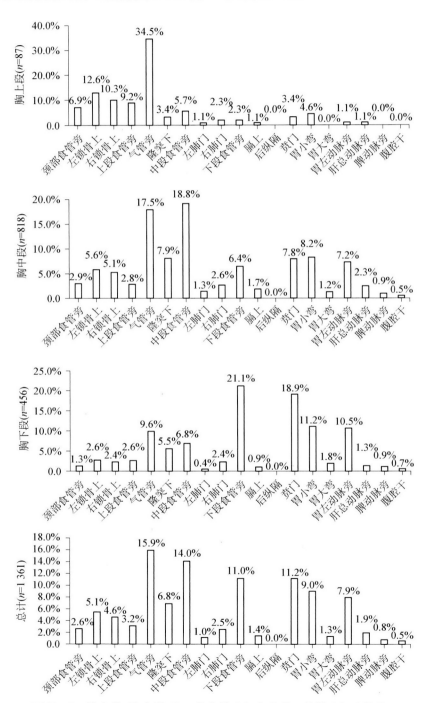

图53－6　胸上段、胸中段、胸下段食管癌与各站淋巴结转移频率的关系

53.4.3 发生机制

食管癌发生是由于环境和基因等之间相互作用的复杂病理生理过程。在我国,食管鳞癌占绝大多数,其发生机制包括食管黏膜损伤(修复)、食管低级别和高级别上皮内瘤变至食管癌。文献报道,食管黏膜轻度、中度、重度不典型增生者42月后癌变率分别为5%、26%和65%,提示食管鳞癌发生经历了轻度、中度和重度不典型增生,直至癌变、浸润发展的病理生理学过程。

基因层面的研究揭示,多种基因与食管癌发生发展密切相关。文献报道 p53 基因参与食管癌发生过程,其在正常食管黏膜罕见突变,但在食管黏膜轻度不典型增生和原位癌时可大量出现。这一结果同时提示,对于相关癌基因的检测可能为早期诊断和针对性治疗提供依据。

53.4.4 遗传和分子生物学研究

近年来,学术界在食管癌分子生物学方面进行了大量工作,取得了一系列重要发现。目前,食管癌分子生物学研究主要聚焦在核酸、染色体和蛋白质水平,包括基因的扩增、删失、变异,DNA 的融合,RNA 的上调、下调和剪接变异,以及在表达水平的改变,亚细胞定位和翻译后蛋白的修饰等。随着二代测序技术的不断发展与完善,进一步研究成果可能更加详细揭示食管癌发生发展机制。

（1）食管癌基因组学研究进展

全基因组重测序能够揭示全基因组水平的单核苷酸变异(single-nucleotide variations,SNV)、小片段插入与缺失(insertions and deletions,InDel)、基因组结构变异(structure variations,SV)及拷贝数变异(copy number variation,CNV)等各类肿瘤相关特异性突变。2008 年,国际癌症基因组联盟(International Cancer Genome Consortium,ICGC)确定了对人类 50 多种肿瘤类型进行全基因组水平的变异分析,明确肿瘤在发生发展过程中各种表型变异相关的基因组水平的遗传变异,从而为全面系统地解析肿瘤细胞的生物学特性改变及相关的具体分子机制提供理论依据。

1）单核苷酸变异与小片段插入(缺失)(SNV & InDel):p53 的集聚可以发生在食管癌变早期阶段。p53 的 175、248 和 273 密码子突变最常见,与侵袭性食管鳞癌的形成有关。同时食管癌的 p53 突变是

产生化疗抵抗的常见原因。NFE2L2 基因编码核因子 E2 相关因子 2(Nrf2),Yota 等研究表明 Nrf2 的阳性表达与淋巴结转移、不良预后及放化疗的不敏感性相关。PIK3CA 为原癌基因,其突变位点主要集中于几个在肿瘤中报道较多的突变热点,如 E545K、E542K、H1047R、H1047L。PIK3CA 基因的变异可能导致持续激活 P13K/AKT 信号通路,从而引起细胞的过度增殖、抗凋亡、肿瘤发生、血管生成、侵袭、迁移等。FAT 家族属于钙粘蛋白超家族,其在食管鳞癌中均有较高的突变频率。其在癌细胞中通过结合 β-catenin 阻止其向细胞核的转运来发挥抑制癌细胞增殖的作用,因而 FAT 家族基因的沉默可以增强癌细胞的增殖能力。FAM135B 的高表达可以增强细胞的增殖克隆形成、侵袭及迁移等恶性表型,是预后的不良因素。XPO1 表达水平与肿瘤大小呈正相关,XPO1 基因的沉默抑制可以诱导细胞凋亡及抑制细胞增殖。NOTCH1 基因在食管鳞癌中的突变以截断突变为主,这些突变截断了 C 末端的与转录激活功能密切相关的 PEST 序列,进而抑制食管鳞癌细胞的生长。高通量基因组学测序项目还发现组蛋白修饰相关基因的高频非沉默突变(突变频率 63%),主要为组蛋白乙酰基转移酶及甲基转移酶相关基因,与食管癌预后密切相关。

2）拷贝数变异(CNV):全基因组测序不仅可以发现全基因组水平的单核苷酸变异及小片的插入(缺失),还能发现全基因组水平的拷贝数变异,主要包括基因扩增和基因丢失 2 种情况。

A. 基因扩增:染色体片段及相应基因的扩增是导致原癌基因被激活的重要诱因之一。在 8p11 片段,该区域覆盖了 FGFR1 基因,免疫组织化学分析显示 FGFR1 蛋白水平在 17.3% 的食管鳞癌中上调,可能作为食管癌治疗的靶点。在 8q24 片段,组学测序发现了位于 8q24.21、8q24.3 等区域的高频显著拷贝数扩增,该区域覆盖重要的原癌基因 MYC,其拷贝数增加与患者的不良预后相关。其他重要片段包括 11q13、3q26 等,相关片段的扩增与食管癌进展密切相关。

B. 基因丢失:基因丢失是导致肿瘤抑制基因失活的重要诱因之一。3p 片段是食管鳞癌中发生缺失频率较高的染色体臂之一,3p 区域的缺失与食管鳞癌的不良预后呈正相关。位于 5q12.1、5q35.2 区段拷贝数缺失峰的基因分别为 PDE4D、MSX2。PDE4D 是核苷酸磷酸二酯酶超家族的成员之一,

能够选择性降解第 2 信使 cAMP；MSX2 基因是 HOX 家族的一员，其编码的蛋白可调控细胞的生存与凋亡，MSX2 与很多癌细胞的耐药、增殖、转移能力有密切关系。其他常见关键区段包括 9p 区段、21q22 区段等。Song 及 Lin 的基因组学测序研究均发现 2q22.1～22.2 的显著拷贝数缺失，其中涉及的主要基因 LRP1B 是低密度脂蛋白家族新成员，其基因产物为介导恶性细胞再生和细胞迁移的负性调节因子，被认为可能是一个新的抑癌基因。

3) 结构变异(SV)：Song 等报道 17 例全基因组测序结果中有 890 个基因存在结构变异断点，其中 25 个在＞3 个样本中重复出现，频率最高的是 KCNB2，该基因编码蛋白介导电压依赖性钾离子的细胞膜内外的运输。关于食管鳞癌细胞系及组织中基因结构改变，由于全基因组测序的例数较少且需要转录及蛋白水平的验证研究，目前为止，这方面的研究报道很少。

(2) 食管癌转录组学研究进展

转录组学是在转录组整体水平上研究特定组织或细胞中基因转录及转录调控规律，基于二代测序的转录组学研究能全面准确快速地获取某种组织或细胞中某个特定状态下几乎所有转录本的序列信息以及表达信息，从而分析基因表达量的差异，可变剪切情况，基因结构变异并筛选分子标记。Van 等通过数字表达谱研究食管鳞状细胞癌（ESCC）与正常鳞状上皮的表达差异，结果表明 1 235 个基因在 ESCC 与正常鳞状上皮之间表达有显著差异，其中，1 022 个显著上调，213 个显著下调。有 129 个基因上调倍数达 10 倍及以上，41 个基因下调倍数达 10 倍及以上。10 倍上调的基因有 *E-Cadherin*、*TSPAN3*、*TFF1*、*CK8*、*Claudin18*、*Galectin4* 等；10 倍下调的基因有 *EMP1*、*ANXA1*、*CNN2*、*KRT13*、*S100A9* 等。差异基因的功能富集主要位于细胞周期、核酸代谢等。通过 RT－PCR 检测及验证，与正常鳞状上皮相比，在 ESCC 中高表达的有 *TFF3*、*BMP4*、*Annexin A10*、*Prosaposin*、*E-cadherin*；低表达的有 *Plakophilin 3*。通过 Western blot 验证，与正常鳞状上皮相比，在 ESCC 中高表达的有 *CK8*、*PKC－β1*、*Cyclin D1*、*TGF－β*、*BMP4*、*ID2*、*p19*、*p27*，低表达的有 *CK5/6*、*CK10/13*、*EGFR*。

(3) 食管癌中的蛋白组学研究

人类基因组包含大约 32 000 个蛋白编码基因，

由于可变剪切、转录区域重叠、转录后处理及修饰，细胞的蛋白质在不同部位不同时期其表达模式、蛋白相互作用及蛋白修饰模式都不尽相同。蛋白质是基因发挥功能的最终形式，是细胞内各种生物学功能的实际执行者。因此，细胞内蛋白质组的改变可以描述更为丰富及可靠的疾病相关功能性的改变，并鉴定与癌症相关的生物标志物。

Lin 等总结了 1977～2006 年报道过的 214 种在食管鳞癌中存在变化的蛋白，其中有 20 种存在于早期食管鳞癌中，包括 ALCAM、Cox2、FHIT、GnT－V、MMP7、MMP9、MMP13、p27、p63、Periplakin、RARbeta2、Rras2、Smad6、Smad7、TF-antigen 和 Tp53。Caveolin-1、CEA、CXCR4、E2F1、Galectin-3、HGF、Laminin-5 gamma 2、MDM2、MMP－26、P63、RhoA 和 Syndecan-1 等蛋白的表达失调与食管鳞癌转移有关。此外 Cyclin D1、E-cadherin、TP53 和 VEGF 的异常表达预示着不良的预后。近期，有关食管癌蛋白质改变的研究有更多的发现，如 LY6K、OIP5、MCM2 等。

53.5 临床表现

食管癌早期临床表现多不明显，无特异性症状。偶有进食哽噎、停滞及异物感、烧灼感，或可表现为胸骨后闷胀、疼痛等。上述症状可持续数年或间断出现，常迁延至食管癌进展期和晚期就诊。进展期及晚期患者常出现进行性吞咽困难及外侵、远处转移相关症状。进行性吞咽困难首先表现为进食干性食物困难，继而表现为进食半流质、流质食物困难，逐步发展为唾液吞咽困难，呕吐食物、食管黏液、肿瘤坏死物质等。随着肿瘤进一步发展，可外侵至气管、支气管等，出现刺激性咳嗽，气管食管瘘、肺部感染等。外侵至大血管可出现致死性大呕血。肿瘤导致喉返神经旁淋巴结肿大可出现声音嘶哑。晚期患者可出现严重消瘦、贫血等肿瘤恶病质表现，以及肝、肺、骨等远处转移相应表现，如腹胀、腹水、黄疸、阻塞性肺炎、呼吸困难、骨骼疼痛等。

53.6 诊断与鉴别诊断

53.6.1 实验室检查

包括血液生化检验和肿瘤标志物等。目前并无特异性检验项目。肝功能相关指标(转氨酶、乳酸脱氢酶、胆红素等)异常考虑肝脏转移可能,碱性磷酸酶升高考虑骨转移可能。食管癌可出现癌胚抗原(CEA)、鳞癌相关抗原(SCC)等消化道肿瘤标志物升高,可作为辅助诊断及复发检测手段。

53.6.2 影像学检查

常见影像学检查包括上消化道造影检查、CT检查、超声检查、PET/CT及骨扫描检查、磁共振成像检查。

（1）消化道造影

早期食管癌一般于切线位可见管壁边缘欠规则,病灶附近黏膜粗细不均、扭曲或聚拢、中断,病灶表面呈细颗粒状或结节状充盈缺损。中晚期食管癌常表现为较长或较大充盈缺损,病灶表面可有大小不等的溃疡表现,病灶上下缘与正常食管可分界清楚或欠清晰,病灶上方食管可因梗阻、狭窄表现为扩张状态。上消化道造影(图53－7)对于明确肿瘤位置、判断手术安全切缘较为重要。

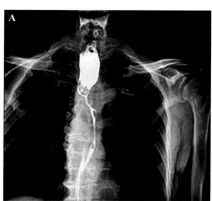
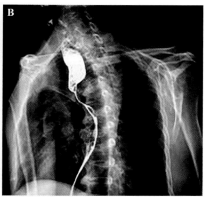

图 53－7　上段食管癌消化道造影诊断图片

（2）CT检查

增强CT是食管癌临床分期、手术径路选择、疗效评价和术后随访的常规检查。增强CT可显示肿瘤与周边组织、结构的关系,并可显示颈部、纵隔及腹部淋巴结情况。气管支气管受侵可表现为气管支气管和食管之间的脂肪层消失,气管支气管后壁受压凸向管腔(图53－8)。心包或主动脉受侵时可表现为食管与心包及主动脉脂肪间隙消失(图53－9)。值得注意的是,有时CT显示食管与气管、主动脉等间隙清楚,但术中探查可能发现两者关系紧密,无法分离,因此,术前对于术中情况的预判需尤其谨慎。食管癌淋巴结转移可横跨颈、胸、腹三大区域,常见转移部位包括气管旁、中下段食管旁、胃小弯及胃左动脉旁,一般以淋巴结≥1 cm考虑转移可能。

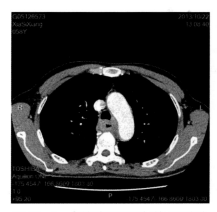
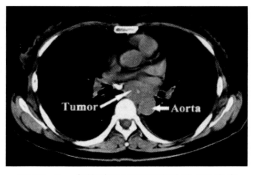

图 53－8　食管肿瘤侵犯气管 CT 成像　　**图 53－9　食管肿瘤累及胸主动脉 CT 成像**

食管癌CT临床分期见表53-3。

表53-3 食管癌CT临床分期

分期	定 义
T分期	
T1	食管壁无明显增厚或≤5 mm,腔内肿块病变厚度<10 mm
T2	食管癌局限或环状增厚<5 mm 但<10 mm,或腔内肿块<20 mm
T3	食管壁厚度<10 mm,食管与周围脂肪间隙消失,溃疡型食管癌管壁厚度<5 mm
T4	病变延伸融合周围结构
N分期	
N0	无区域淋巴结转移
N1	区域淋巴结转移
M分期	
M0	无远处转移
M1	有远处转移

① 气管支气管受侵标准:气管支气管壁明显受压移位,气管壁增厚或肿物明显突入管腔内,气管支气管漏形成。② 主动脉受侵标准:病变与动脉夹角>90°,椎前食管、降主动脉、椎体三者夹角消失,主动脉致密环影模糊,3种情况2种同时存在。③ 局部心包侵犯:食管肿瘤软组织延伸融合心包或病变层面与心包脂肪间隙消失,而病变上下层面脂肪间隙正常

（3）超声检查

因其具有简单、方便、无创的优势,可作为颈部及腹部常规检查手段,以了解淋巴结及脏器转移情况。超声引导下淋巴结穿刺可辅助分期。

（4）PET/CT检查

PET/CT在评价食管癌淋巴结转移及远处转移方面具有一定优势。此外,文献报道,PET/CT可用于疗效评价,SUV下降可能提示预后较好。复发转移后,PET/CT常用于寻找和评价转移病灶,指导后续治疗。因该检查价格昂贵,临床应用应仔细评估适应证及患者接受性。

（5）磁共振成像检查

在食管癌术前检查中并非首选检查。常用于腹部检查、脑部及椎体等可疑转移病灶等的检查。

不同的检查方法对发现淋巴结转移的概率有所不同(表53-4)。

表53-4 临床常用检查对于发现淋巴结转移的价值比较

检查项目	灵敏度(%)	特异度(%)	准确度(%)
CT	58.0～69.0	40.0～80.0	43.0～68.0
EUS	79.0～89.0	53.0～67.0	67.0～81.0
PET/CT	50.0	100.0	87.0

53.6.3 内镜检查

（1）普通内镜检查

可于内镜下观察肿瘤形态,记录肿瘤位置及范围,并可活检明确病理学诊断。同时,内镜可检查胃部有无病变,评估胃是否可作为食管替代器官。内镜下,早期食管癌可表现为局部黏膜糜烂、浅表溃疡,黏膜细颗粒感及黏膜充血等。目前,应用放大内镜和窄谱成像技术可提高食管癌早期病变的检出率。中晚期食管癌较为明确,易于辨认,可表现为结节状或菜花状肿块,管腔狭窄,黏膜充血、水肿、僵硬,肿块表面触之易出血。活检应在肿瘤边缘取组织,避开坏死部分。

（2）超声内镜检查

作为食管癌临床分期的重要手段之一,在评价肿瘤浸润深度及淋巴结转移方面其准确性优于CT。超声内镜下食管壁可分为黏膜层、黏膜肌层、黏膜下层、肌层及外膜层,同时,超声探头可探查食管壁外纵隔淋巴结及腹腔淋巴结是否肿大。超声内镜引导下淋巴结细针穿刺可进一步评价淋巴结转移情况。

53.6.4 其他检查

包括气管镜检查、喉镜、胸腹腔镜及纵隔镜检查、淋巴结活检等检查。气管镜检查可评估气管、支气管是否受压。因"共同致病因素"存在,食管癌可与喉癌合并存在,喉镜可协助诊断是否存在喉部病

变。胸、腹腔镜及纵隔镜检查可获取直观图景和活体组织,准确评估食管原发灶及淋巴结和器官转移情况,但因存在一定创伤性,临床应用受限。某些患者因肿瘤较大、管腔狭窄,内镜无法取得细胞学和组织学病理检查所需的标本,如同时存在淋巴结肿大,可行淋巴结活检明确病理学诊断。此外,食管癌术后临床诊断淋巴结复发可存在假阳性,淋巴结活检可明确病理学诊断。

53.6.5 鉴别诊断

食管癌常因吞咽困难就诊。临床上需与"吞咽困难"相关疾病鉴别,包括食管溃疡、食管结核、食管(贲门)失迟缓症、食管裂孔疝、食管痉挛、纵隔肿瘤压迫食管等。此外,食管癌需与食管良性肿瘤(平滑肌瘤、息肉)、食管其他恶性肿瘤(肉瘤、黑色素瘤、淋巴瘤等)鉴别。

53.7 分期

目前,临床上广泛应用的是国际抗癌联盟与美国癌症联合会发布的食管癌 TNM 分期。2017 年第 8 版 TNM 分期已经公布,分期依据肿瘤浸润深度(T)、区域淋巴结转移(N)、远处转移(M),以及肿瘤位置(L)和肿瘤分化程度(G)。

53.7.1 食管分段

颈段食管:上接下咽(食管上括约肌),下至食管胸廓入口(胸口切迹),内镜下测距上颌中切牙 15~20 cm。

胸上段食管:胸廓入口至奇静脉弓下缘水平,内镜下测量距上颌中切牙 20~25 cm。

胸中段食管:奇静脉弓下缘水平至下肺静脉水平,内镜下测量距上颌中切牙 25~30 cm。

胸下段食管:下肺静脉水平至食管上括约肌,内镜下测量距上颌中切牙 30~40 cm。

食管胃交界部:肿瘤中心位于食管胃解剖交界以 2 cm 内(含 2 cm)按食管癌进行分期;肿瘤中心位于食管胃解剖交界以下 2 cm 以远按胃癌进行分期。

53.7.2 TNM 分期

见表 53-5。

表 53-5 UICC/AJCC 第 8 版食管癌 TNM 分期

分期	定义
T 分期	
Tx	原发肿瘤不能确定
T0	无原发肿瘤证据
Tis	重度不典型增生
T1 T1a	侵犯黏膜固有层、黏膜肌层
T1b	侵犯黏膜下层
T2	侵犯肌层
T3	侵犯食管纤维膜
T4 T4a	侵犯胸膜、心包、奇静脉、膈肌或腹膜
T4b	侵犯其他邻近结构,如主动脉、椎体、气管等
N 分期	
Nx	无法评估
N1	1~2 枚区域淋巴结转移
N2	2~6 枚区域淋巴结转移
N3	≥7 枚区域淋巴结转移
区域淋巴结分组	
1R	右侧下颈段气管旁淋巴结,位于锁骨气管旁与肺尖之间
1L	左侧下颈段气管旁淋巴结,位于锁骨气管旁与肺尖之间
2R	右上气管旁淋巴结,位于主动脉弓顶与肺尖之间
2L	左上气管旁淋巴结,位于主动脉弓顶与肺尖之间
4R	右下气管旁淋巴结,位于气管与无名动脉根部交角与奇静脉头端间

分期	定 义
4L	右下气管旁淋巴结,位于气管与无名动脉根部交角与奇静脉头端间
7	隆突下淋巴结,气管隆嵴下方
8U	上胸段食管旁淋巴结,自肺尖至气管分权(隆突)
8M	中胸段食管旁淋巴结,自气管分权处至下肺静脉边缘
8L	下胸段食管旁淋巴结,位于自下肺静脉根部至食管胃交界区
9R	右下肺韧带淋巴结,在右下肺韧带内
9L	左下肺韧带淋巴结,在左下肺韧带淋巴结内
15	膈肌淋巴结,位于膈穹隆及膈脚后面或连接处
16	贲门旁淋巴结,位于胃食管交界区
17	胃左淋巴结,位于胃左动脉走行区
18	肝总动脉淋巴结,位于肝总动脉走行区
19	脾淋巴结,位于脾动脉走行区
20	腹腔淋巴结,位于腹主动脉旁
M 分期	
M0	无远处转移
M1	有远处转移

53.7.3　肿瘤分化

（1）食管鳞癌

Gx:分化程度不能确定。

G1:高分化癌:角质化为主伴颗粒层形成和少量非角质化基底样细胞成分,肿瘤细胞排列成片状、有丝分裂少。

G2:中分化癌:组织学特征多变,可从角化不全到低度角化,通常无颗粒形成。

G3:低分化:通常伴有中心坏死,形成大小不一巢样分布的基底样细胞,巢主要由肿瘤细胞片状或路面状分布形成,偶见角化不全或角质细胞。

（2）食管腺癌

Gx:分化程度不能确定。

G1:高分化癌:>95%肿瘤细胞为分化较好的腺体组织。

G2:中分化癌:50%～95%肿瘤细胞为分化较好的腺体组织。

G3:低分化癌:肿瘤细胞呈巢状或片状,<50%有腺体形成。

53.7.4　食管癌分期

2017 年第 8 版 UICC/AJCC 分期中,病理分期(pTNM)和临床分期(cTNM)使用不同的分期体系(图 53 - 10～53 - 12)。

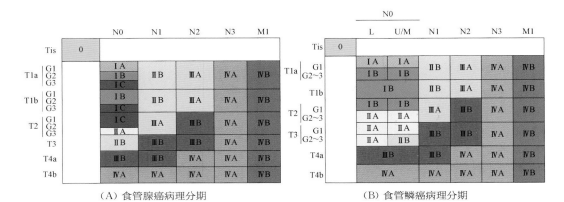

（A）食管腺癌病理分期　　　　（B）食管鳞癌病理分期

图 53 - 10　2017 年 UICC/AJCC 第 8 版食管癌分期

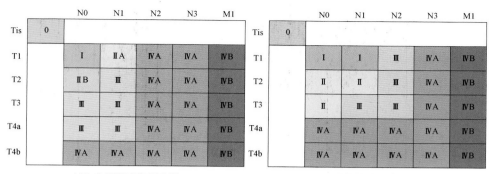

（A）食管腺癌临床分期 　　　（B）食管鳞癌临床分期

图 53 - 11　2017 年 UICC/AJCC 第 8 版食管癌临床分期

图 53 - 12　2017 年 UICC/AJCC 第 8 版食管癌新辅助治疗后分期

53.8 食管癌的治疗

53.8.1 手术治疗

（1）历史回顾

自 1877 年 Czemy 首次报道颈段食管癌切除至今，食管癌手术历经了近一个半世纪的发展。1938 年，Marsha 和 Adams 分别报告经左胸食管切除并在胸内行食管胃吻合，创立了食管癌切除后行一期消化道重建的现代外科治疗方法。我国吴英恺、美国 Sweet 等分别于 20 世纪 40 年代报道了胸段食管癌手术成功的病例。1946 年，Ivor-Lewis 开创了经右胸上腹两切口食管癌切除术，并成为现在国际上主流的食管癌手术方式。20 世纪 80 年代，Orringer 等推广了经膈裂孔食管切除术，同时，日本的 Akiyama 等建立了食管癌二野、三野淋巴结清扫术的标准。1992 年，Cushieri 等首次开展了胸腔镜食管切除术，此后，全腔镜或腔镜辅助食管癌根治术、经纵隔食管切除术、机器人食管切除术等微创手术逐步开展。

（2）术前准备

1）术前检查及评估：食管癌手术患者术前检查一般包括：实验室血、尿、粪常规检查，血液生化检查，心肺功能检查（心电图、心脏超声、肺功能），内镜检查，影像学检查（食道造影、胸腹部增强 CT、腹部及颈部超声），以评估患者病情、手术风险，拟定治疗方案。除了患者各项检查结果，还需注意患者的既往史、并发症、手术史、服用药物等信息。

A. 心血管功能评估：心功能Ⅰ～Ⅱ级（表 53-6），日常活动无异常的患者，可耐受食管癌手术，否则需进一步检查及治疗。患者若有心肌梗死、脑梗死病史，一般在治疗后 3～6 个月手术比较安全，抗凝血药应至少应在术前 1 周停服。术前发现心胸比＞0.55，左室射血分数＜0.4，需治疗纠正后再评估。

对于轻中度高血压的患者,如经药物治疗可控制,手术风险较小,降压药物可口服至手术当日早晨。对

于有严重心动过速、房室传导阻滞、窦房结综合征等严重心律失常的患者,应先积极治疗并发症。

表 53－6　标准心功能分级标准

分级	标　准
Ⅰ级	患者患有心脏病但活动量不受限制,平时一般活动不引起疲乏、心悸、呼吸困难或心绞痛
Ⅱ级	心脏病患者的体力活动受到轻度的限制,休息时无自觉症状,但平时一般活动时刻出现疲乏、心悸、呼吸困难或心绞痛
Ⅲ级	心脏病患者体力活动明显受限,小于平时一般活动即可引起上述症状
Ⅳ级	心脏病患者不能从事任何体力活动;休息状态也会出现心力衰竭的症状,体力活动后加重

B. 肺功能评估:肺功能(表 53－7)正常或轻中度异常($VC\% > 60\%$,$FEV1 > 1.2 L$,$FEV1\% > 40\%$,$DLCO > 40\%$),可耐受食管癌手术,但中度异常者,术后较难承受肺部并发症的发生。必要时,可行运动心肺功能检查或爬楼试验做进一步检测,食管癌开胸手术一般要求前者 $V_{O_2}max/(kg \cdot min) > 15\ ml$,后者要求患者连续爬楼 3 层以上。

表 53－7　肺功能损伤分级

分级	FVC(%)	FEV(%)	FEV/FVC(%)	RV/TLC(%)	DLCO(%)
正常	>80	>80	>70	<35	>80
轻度损伤	60～79	60～79	55～69	36～45	60～79
中度损伤	40～59	40～59	35～54	46～55	45～59
重度损伤	<40	<40	<35	>55	<45

C. 肝肾功能评估:肝功能评估参照 Child-Puhg 分级评分表,积分 5～6 分,手术风险小;8～9 分,手术风险中等;>10 分时,手术风险大。肾功能评估主要参考术前尿常规、血尿素氮、血肌酐水平,轻度肾功能受损者可耐受食管手术,中重度受损者建议请专科医师会诊。食管癌手术一般对肝肾功能无直接损伤,但是围手术期用药、失血、低血压可影响肝肾功能,当此类因素存在时应注意术后监测。

D. 营养状况评估:食管癌患者常合并吞咽困难,部分患者有营养不良、消瘦、脱水表现,术前应注意患者的近期体重变化及血清白蛋白水平,体重下降>5 kg 常提示预后不良;白蛋白<30 g/L,提示术后吻合瘘风险增加。若无必要紧急手术,则应在改善患者营养状况后再行手术治疗。

2) 手术指征:近年来,食管癌综合治疗取得了很大进展,但外科治疗仍是治疗食管癌的主要方法。患者能否行食管癌外科治疗,应考虑以下因素。

A. 全身情况:食管癌根治术手术范围大、创伤大、术后并发症多,术前应对患者的年龄、心肺功能、营养状况、并发症等进行全面的评估,充足的术前评估及准备是手术成功的关键之一。如有条件制约手术进行,应尽量在改善全身情况后再开展手术。在现代麻醉、手术技术和术后监护条件下,多数患者可以较安全地度过危险期。患者若合并较严重的糖尿病、高血压、冠心病等疾病,应积极治疗原发病,纠正后再行手术治疗。

B. 肿瘤部位:中、下胸段癌首选手术治疗,上胸段食管癌由于容易外侵、安全切缘较短、吻合口瘘发生率较高,手术治疗存在争议,亦可选择放疗。但随着术前辅助治疗的推广、颈部吻合技术的进步,已有越来越多的上胸段食管癌患者选择根治性切除。颈段食管癌以放射治疗为首选,不少外科医师报道全喉全食道切除治疗颈段食管癌获得成功,但该手术创伤大,需行永久性气管造口,术后生活质量差,应严格掌握手术指征。

C. 肿瘤的影像学表现:食管肿瘤的浸润程度和淋巴结状态是食管癌手术选择的最关键因素。食管的钡餐造影可显示肿瘤的长度和病变范围,在确定肿瘤上极位置、评估切缘距离时,往往具有决定性的价值。增强 CT 检查能从解剖断面判断肿瘤的外侵

程度及区域淋巴结的状态,是食管癌临床分期的主要依据。超声内镜可用来检测肿瘤的浸润深度,判断肿瘤的 T 分期,特别是对于早期食管癌,具有重要的意义。笔者认为,只要食管肿瘤没有外侵,与周围器官存在组织间隙,均有切除的可能,肿瘤的长度、大小不应列为手术切除的禁忌。术前应对每个患者进行系统的检查和评估,尽力避免探查手术;局部晚期的食管癌患者,应选择新辅助治疗+手术的综合治疗方法,争取获得 R0 切除。

D. 术前治疗:近 10 年来,术前放疗(化疗)+手术已成为食管癌治疗的标准模式。多项研究证实,新辅助治疗可使肿瘤降期、提高切除率,使患者生存获益,且没有显著增加手术风险及术后并发症。对于根治性放化疗治疗后复发的患者,也有研究证实,手术治疗仍能改善患者生存,但手术难度及术后并发症明显增加,此类患者应严格掌握手术指征,尽量在经验丰富的医疗中心开展。

(3) 手术方式的选择

1) 手术径路:由于食管的特殊解剖位置及淋巴结转移的特点,使食管癌手术径路的选择显得十分重要,至今,食管癌手术尚无统一规定的手术径路。手术径路的选择是根据食管肿瘤的位置、肿瘤浸润深度、淋巴转移状况、患者心肺功能、拟行手术方式、吻合部位、重建食管所用的器官(胃、小肠、结肠)等因素决定的,而术者的习惯、经验及专长也是重要的考虑因素。选择合适的手术径路,有利于术野的良好暴露,利于肿瘤的根治性切除和淋巴结清扫,便于消化道重建,进而减少组织创伤和、减少手术并发症及手术死亡率。既往,国内胸外科医师绝大多数采用左胸径路,现逐步接受右胸上腹二切口(IVOR - LEWIS 术式),欧洲国家偏向于 IVOR - LEWIS 切口,美国医师多采用经膈裂孔食管切除,而日本医师则倾向于颈、胸、腹三野淋巴清扫手术。

A. 左胸入路:包括左侧胸腹联合切口、左胸一切口、左胸-左颈两切口,为国内既往最常用的食管癌手术径路。该径路对中下胸段食管显露良好,可直接暴露胸主动脉、贲门、膈肌脚和胃底、脾脏,对于肿瘤侵犯主动脉、膈肌的患者,便于在直视下进行处理。通过左膈肌切口游离胃和胃上部淋巴的清除亦较为方便。但相比于右胸-上腹径路,左胸径路关于肿瘤学治疗的缺陷也日益显露,该径路不能清扫食管癌经常发生转移的上纵隔喉返区淋巴,腹腔淋巴结清扫的彻底性不如腹部切口,目前应用已越来

越少。贲门癌较少发生上纵隔淋巴结转移,可选择此种径路。

B. 右胸-上腹入路:经右胸入路能获得上中段食管、气管、隆突及喉返神经的良好显露,不但可提高上中段食管肿瘤的切除率,也便于上纵隔和隆突区淋巴结的清扫。上腹正中切口利于全胃的暴露,便于肝总动脉、胃左动脉周围淋巴结的清扫。该径路需要变换体位,二次消毒,因此较左胸径路较烦琐。复旦大学附属肿瘤医院于 2010~2012 年开展了一项对比右胸-上腹二切口与左胸一切口治疗中下段食管癌的前瞻性研究,结果显示,前者较后者在术后并发症(30% *vs.* 41.3%)、二次手术率(7% *vs.* 5.3%)、术后住院时间(16 *vs.* 18 d)、淋巴结清扫(22 *vs.* 18)及 5 年生存率(64% *vs.* 53%)方面均有明显的优势。目前,该中心的食管癌手术绝大多数采用该径路。

C. 不开胸的手术入路:主要指经膈裂孔的食管切除,常用于颈段、腹段食管癌、老年或心肺功能不全、不适宜开胸手术的患者,行上腹正中切口,经膈裂孔游离食管,由颈部行食管拔脱,管胃上提至颈部行食管胃吻合术。手术创伤小,有利于术后恢复,但胸腔内操作无法在直视下进行,有气管损伤、后纵隔出血等风险;且该径路不清扫胸腔内淋巴结,在国内一般不作为食管癌根治的首选。

D. 微创手术入路:包括内镜下食管黏膜或黏膜下病变切除及腔镜下食管切除。微创手术有利于患者术后减轻疼痛及加快恢复,近些年逐渐增多。胸(腹)腔镜下食管切除大多数是在 IVOR - LEWIS 术式的基础上运用腔镜技术来完成。在有经验的医疗中心,腔镜下可以熟练地执行食管切除、系统淋巴结清扫、胃食管吻合,获得与开放手术相同的根治效果。近些年,日本有学者报道不开胸、纵隔镜下食管切除及淋巴清扫术式,亦取得了不错的疗效。

2) 常用手术方式:

A. 右胸-上腹二切口食管癌根治术(IVOR - LEWIS 术):适用于中下段食管癌,清扫彻底性优于经左胸径路。手术操作分为腹部与胸部 2 部分。

a. 腹部操作:行上腹正中切口,上至剑突,下至脐,撑开腹腔后,沿胃网膜右动脉外侧游离胃大弯,为保护胃网膜动脉,应在胃网膜右动脉下方 2~3 cm游离,向右达幽门下,注意保护胃网膜右动脉根部;向左到胃网膜左动脉、胃短动脉、脾门、膈肌脚。胃脾韧带较短,分离时要注意避免损伤脾门血管和脾

脏；出血时应尽量修补，止血无效可结扎脾动脉或将脾切除。可预先在脾脏后方置入沙垫以便于胃短血管、脾门部的操作。游离胃大弯侧后，向上翻起胃，沿胰腺上缘游离至胃左血管，清扫肝总动脉旁淋巴结，暴露肝总动脉，腹腔动脉干，结扎切断冠状静脉、胃左动脉，并清扫上述血管之间的淋巴脂肪组织（图53-13）。切开小网膜，向上切开至食管裂孔，游离下段食管与膈肌脚，切断下段食管，使胃完全游离。于胃角部远端结扎离断胃小弯血管，由胃底至胃小弯远端以直线切割缝合器切除小弯侧胃，使残胃变细长，形成直径约 3 cm 的管状胃，便于食管重建。残胃以丝线与食管下段连接备用。于 Treitz 韧带远端约 30 cm 处经皮置空肠营养管，空肠内固定于左侧腹壁。可放置腹腔引流管，常规关腹。

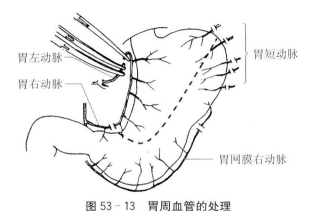

图 53-13　胃周血管的处理

b. 胸部操作：由右胸外侧第 4 或第 5 肋间 muscle-sparing 切口进胸，避免损伤背阔肌。由膈肌向上至胸顶游离胸段食管，游离并双重结扎切断奇静脉弓，如局部肿瘤无明显外侵，应注意保护胸导管、左主支气管及隆突。打开上纵隔胸膜，沿右迷走神经至右锁骨下动脉，可见右喉返神经，清扫周围淋巴脂肪组织。在主动脉弓平面由助手向前压迫气管，沿气管食管沟游离出左喉返神经，清除其周围淋巴脂肪。喉返神经周围操作避免使用超声刀、电刀等能量器械，出血时以纱布压迫止血。距肿瘤上缘 8～10 cm 切断食管，移去食管标本。上段食管残端留置环形吻合器底座，结扎固定。经膈肌裂孔提出管胃，确保无扭转，放入吻合器行胃食管胸顶端侧吻合，再以闭合器闭合胃部切口。检查吻合器环形切缘是否完整，吻合有无黏膜外翻，必要时全层缝合加固。经鼻留置胃管至膈上水平，冲洗胸腔，放置纵隔

引流管及胸腔引流管，常规关胸。

B. 左颈-右胸-上腹三切口食管癌根治术（McKeown 术）：适用于上中段食管癌，相比于 IVOR-LEWIS 术，吻合位置更高。手术操作分为颈、胸、腹 3 部分。

a. 胸部操作：游离食管及清扫胸腔内淋巴结同 IVOR-LEWIS 术，肿瘤较大、累及外膜时，可切除胸段食管，上下残端食管以长纱带连接。

b. 腹部操作：游离胃大弯、制管状胃及清扫腹腔内淋巴结同 IVOR-LEWIS 术，由膈肌裂孔掏出长纱带下端，管状胃头端以丝线与之连接，以备上提。

c. 颈部操作：可与腹部操作同时开始，常取左侧胸锁乳突肌内侧斜切口，游离颈阔肌皮瓣，由正中白线进入，游离颈阔肌皮瓣，上至甲状软骨，下至胸骨柄切迹，由气管左侧游离颈段食管至甲状腺下极水平，注意保护双侧喉返神经。经胸郭入口取出长纱带上端，一手上提纱带，另一手在腹腔由膈肌裂孔塞入管状胃，上提过程中应持续用力，保证管胃无扭转。颈段食管与管胃行端侧手工或器械吻合。手工吻合常采用黏膜-黏膜、肌层-浆肌层分层吻合法，器械吻合应根据颈段食管粗细选用合适的吻合器。吻合完成后，下拉管胃使吻合口回落至食管床位置。颈部留置引流管。

C. 颈-胸-腹三野淋巴清扫食管癌根治术（图53-14）：IVOR-LEWIS 术与 McKewn 术均可行胸腹二野淋巴清扫，颈-胸-腹三野淋巴清扫术在 20 世纪 80 年代由日本学者提出。由于三野淋巴清扫增加喉返神经损伤的风险，可引起声音嘶哑和吞咽功能障碍，增加肺部并发症，目前国内仅在个别肿瘤专科医院开展。复旦大学附属肿瘤医院自 2000 年开始应用该项术式，已累计 1 200 余例。

胸腹部操作与上述 2 种术式类似，在此仅描述颈部淋巴结清扫的手术操作。

a. 颈部淋巴结清扫：采用锁骨上一横指衣领状弧形切口（图53-15），两侧至颈外静脉。游离颈阔肌皮瓣，上至甲状软骨，下至锁骨，分左右锁骨上、左右喉返神经旁 4 个区域清扫。

b. 锁骨上区清扫：游离胸锁乳突肌外缘，暴露肩胛舌骨肌并切断，显露颈内颈外静脉，自颈内静脉外侧缘向后剥离，沿锁骨上缘向内剥离，暴露、保护颈横动脉、膈神经，剥离淋巴脂肪组织汇合于颈内静脉角，因右侧淋巴干及左侧胸导管流经此处，双侧静脉角处应严密结扎后离断，防止淋巴乳糜漏。关闭切口前亦

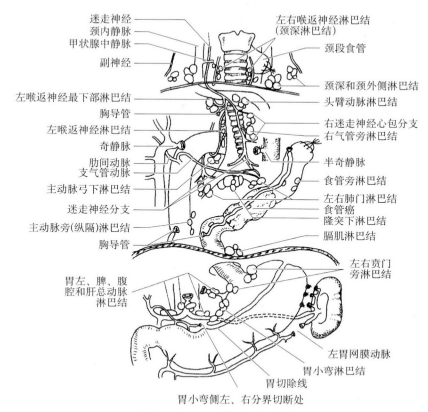

图 53-14　三野淋巴清扫范围

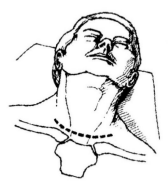

图 53-15　颈清扫衣领状弧
　　　　　形切口

需仔细检查此处有无淋巴渗出,必要时缝扎加固。

　　c. 喉返神经区清扫:游离胸锁乳突肌内侧缘,向外侧拉开,游离颈前肌群,向外侧拉开,显露出颈总动脉。沿颈总动脉与气管之间剥离,分别暴露双侧喉返神经,清扫周围淋巴脂肪组织。左喉返神经

常贴气管侧壁较近,偏向内侧,而右喉返则离右颈总动脉较近,偏向外侧,游离时应注意两侧位置不同。

　　D. 经左胸一切口食管癌根治术(Sweet 术):适合于中、下段食管癌。患者右侧卧位,第 6 肋间后外侧切口入胸,游离下肺韧带,切开纵隔胸膜,可探查肿瘤与主动脉、心包、膈肌的间隙。避开膈神经分布区,切开膈肌,向两侧牵引悬吊,探查腹腔。膈肌近裂孔处,有膈下动脉分支,应逐一缝扎。切开膈肌食管裂孔,将胃提至胸腔,分别处理胃结肠、胃脾、胃肝韧带,胃短血管可以用超声刀离断,胃左动脉旁、肝总动脉旁淋巴结应彻底清除,清扫以充暴露腹腔动脉干及其分支为度。于根部切断结扎和缝扎胃左血管。游离胃大弯侧至幽门,注意保全胃网膜右动脉血管弓,结扎、切断胃小弯侧血管,将淋巴结一并清除。全胃游离后,于贲门处断食管,制管状胃备用,继续进行胸腔手术。游离中下段食管,避免损伤右侧胸膜,清扫食管旁、隆突下淋巴结。食管胃吻合位置可在主动脉弓下或弓上,以食管上切端距肿瘤上

缘≥5 cm为宜。做弓上吻合时,沿左锁骨下动脉的左缘,切开纵隔胸膜直达胸顶。用手指分离主动脉弓上方的食管(图53-16),此处有胸导管由侧面向前跨过食管进入颈部,注意避免损伤。从主动脉弓后方钝性分离食管,紧靠食管壁进行,以免损伤深部的胸导管和喉返神经。如果弓上吻合无足够安全切缘,也可行左颈部吻合,胃可从后纵隔食管床经主动脉弓后方上提至颈部,即所谓经左胸食管癌切除-左颈吻合术。食管胃吻合完毕后,留置胃管,使术后胃能充分减压,有利吻合口愈合,防止术后呃逆。可同时置入营养管至十二指肠,便于术后肠内营养。

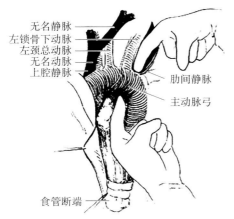

图 53-16 钝性游离主动脉弓后食管

E. 经膈肌裂孔食管切除术(transhiatal esophagectomy,THE):上腹正中切口进腹,行胃游离,制作管状胃,沿膈裂孔切开部分膈肌脚,钝性分离食管下段。向下牵引食管,沿食管继续分离后纵隔,隆突下水平切断迷走神经;同时,颈部由食管后方疏松结缔组织区游离食管至胸廓入口以下,与下方后纵隔游离部位汇合,经后纵隔上提管状胃至颈部,行胃食管吻合口,并重建膈肌食管裂孔(图53-17)。若行胸骨后途径上提管状胃,则关闭膈肌食管裂孔。该手术主要适用于肿瘤无明显外侵、不行纵隔淋巴结清扫的下段食管癌患者。Orringer报道该术式疗效与一般经胸食管癌手术相似。

F. 不开胸食管拔脱术:切口与THE一致,同样经腹游离胃,但经膈裂孔少许游离食管即可;由颈段食管置入拔脱探条,常以胃管代替,由离断后的食管下段伸出,与食管缝扎固定。向上牵拉探条,使食管由下段内翻进入胸腔,持续、均匀用力牵拉,直至食管由颈部拔出。下端可连接纱布,随食管拔出后填塞后纵隔以压迫止血,纱布下段连接管状胃,随后上提至颈部行胃食管吻合。该术式适用于心肺功能严重不全、不能耐受开胸手术的老年患者,且这类患者肿瘤较小、无外侵、纵隔淋巴结无明显肿大。

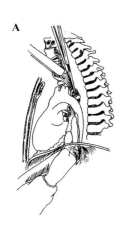
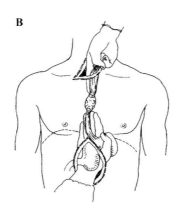
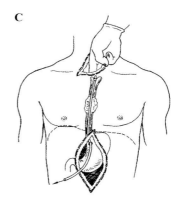

图 53-17 经膈肌裂孔食管切除术

G. 微创手术:分为内镜下早期食管癌的治疗和腔镜下食管癌切除术。前者包括内镜下食管黏膜切除(EMR)、食管黏膜及黏膜下层切除(ESD)及其他内镜下冷冻射频等治疗;后者包括胸腔镜下食管癌切除、胸腔镜+腹腔镜食管癌切除、胸腔镜辅助食管癌切除、机器人辅助食管癌切除、纵隔镜下食管癌切除等。在经验丰富的医院,已经可以在腔镜下顺利完成管状胃的制作、双侧喉返神经旁淋巴结的清扫及胃食管吻合。多项研究表明,相比于开放手术,腔镜下食管癌根治术并没有影响淋巴结清扫数和术后生存,但在术后疼痛、术后恢复时间、肺部并发症等方面有明显的优势。随着技术的进步、设备的熟练,腔镜手术已逐渐成为食管外科发展的趋势。

（4）术后治疗

1）术后常规治疗：

A. 术后监护：常规行心电、血压、氧饱和度和呼吸的监测,并密切观察各术区引流液的量和性状,胸管和纵隔管的引流液观察尤为重要。术后1~2日,主要观察是否有出血,恢复肠内营养后观察有无淋巴或乳糜漏；术后1周左右或进食初期,注意观察吻合口附近引流液有无浑浊。对于咳痰不力的患者,注意肺部呼吸音的听诊,有无肺不张、肺炎等表现；对于腹胀、大便不通的患者注意腹部体征的观察,有无压痛、腹胀进行性加重等表现；对于颈部吻合的患者注意颈部伤口的观察,有无红肿、渗出。食管癌患者术后并发症较多,术后应仔细监护,留意每处引流管、每个伤口的情况,注意患者的每句不适主诉。

B. 抗感染治疗：食管癌手术为污染性手术,术中一般予安尔碘及灭菌0.9%氯化钠溶液冲洗术区,术后常规给予预防性抗感染治疗。提倡早期、合理使用抗生素,血象恢复正常后即可停用。对于术后伴有发热、感染指标居高不下的患者,应积极寻找病因,早期行病原菌培养,选用敏感类抗生素。食管癌术后感染的诱因多为消化道瘘和肺炎,抗感染治疗不可作为唯一依赖的治疗手段,保证瘘口附近引流通畅、加强患者咳嗽、排痰等针对诱因的治疗方法往往更为重要。

C. 有效的引流：颈部、胸腔、腹腔、纵隔、胃腔内各个引流管是食管癌术后监测的重要手段。注意每日记录各引流量及引流液的性状,胸管、腹腔引流管在引流量＜200 ml/d、颜色淡血性澄清或呈浆液性时可拔除；胃管在引流量＜300 ml/d、肛门排气后,夹管后无恶心、呕吐时可拔除；纵隔、颈部等吻合口附近的引流管一般在患者恢复流质进食3~4 d后无发热,引流浑浊等表现时可拔除。对于吻合口瘘的患者,通畅的引流是关键,必要时可予胸腔冲洗。

D. 禁食和营养支持：食管癌术后一般需1~2周的完全禁食时间,期间给予静脉或肠内营养支持。营养成分以葡萄糖、脂肪乳、氨基酸为主,必要时给予白蛋白、血浆等支持,保证1 500~2 000 KJ/d的能量摄入,同时注意监测水、电解质及出入量的平衡。食管癌术中常规留置空肠造瘘管或鼻饲营养管,术后第1日即可滴注肠内营养液。恢复进食时,应以由少及多、由稀至稠的原则,逐步增加进食量及进食次数。国内李印教授团队采用"免管免禁"加速康复技术,主张患者术后第1日即经口进食,目前尚在局部地区开展,或可成为食管癌术后康复的新模式。

E. 应用抑制胃酸的制剂：食管癌术后应用抑制胃酸的制剂可有效地预防术后胃应激性溃疡所致的消化道出血,亦可减少胃酸分泌,减轻胃食管反流症状。对于术后已恢复进食、反酸明显的患者可长期服用制酸剂。

F. 指导患者咳痰及下床活动：食管癌术后肺部并发症最为常见,指导和鼓励患者积极咳嗽、排痰是预防术后肺炎、肺不张等并发症的最有效措施。早期下床活动是预防深静脉血栓、促进胃肠蠕动的重要方法。此类治疗措施以患者及家属的宣教为主,强调咳痰和活动的重要性,同时给予有效的镇痛和正确的指导,利于患者积极配合。

2）术后并发症的诊治：

A. 吻合口瘘：包括颈部吻合口瘘和胸内吻合口瘘,前者发生率高于后者。按照发生时间可分为术后3 d左右的早期瘘和术后1周左右的晚期瘘。颈部吻合口瘘表现为颈部伤口红肿、引流液呈脓性,撑开伤口可见脓液、消化液,伴有臭味。颈部伤口位置表浅,易于观察,处理也较为简单,保证引流通畅、禁食、营养支持,瘘口可逐渐愈合。一部分颈部吻合由于吻合口回落至胸腔,也可表现为胸内吻合口瘘。胸内吻合口瘘主要表现为发热、胸闷等感染性症状,食道造影或口服亚甲蓝能观察到阳性表现,对于临床高度怀疑而常规检查未见吻合口瘘证据的患者,可行胃镜检查进一步明确。国内胸内吻合口瘘的治疗以保守治疗为主,包括抗感染、胸腔冲洗引流、禁食、胃肠减压、营养支持等,其中有效的胸腔引流是关键。我们的经验是,术中常规留置后纵隔引流管于吻合口附近（图53-18）,正常情况下于患者进食数日后拔除,若出现引流浑浊,则提示吻合口瘘可能,予禁食、延迟拔管、抗感染治疗,必要时予纵隔冲洗。纵隔或胸腔引流管位置不佳,难以有效引流时,可内镜下经鼻置入内引流管,每日冲洗,待瘘口变

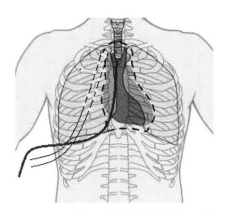

图 53－18　纵隔引流管放置（蓝色示纵隔引流管）

浅,逐步退出。亦可在内镜下置入带膜食管支架以封堵瘘口。手术治疗胸内吻合口瘘主要用于以下情况:① 早期吻合口瘘,患者感染症状轻、一般情况良好,可积极行瘘口修补。② 胃壁坏死,瘘口巨大难以愈合,可切除坏死物,行食管旷置,待二期行结肠代食管术。③ 原有引流管引流不畅,出现胸腔内感染性包裹性积液,可剖胸清创,重新置管。既往胸内吻合口瘘被视为食管癌术后严重的并发症之一,病死率可达 50％ 以上,但随着围手术期治疗技术的进步,胸内吻合口瘘的死亡率已大大下降,我们曾总结 2008～2012 年 246 例吻合口瘘的患者,死亡率仅为 5.7％。

B. 肺部并发症:为食管癌术后最常见的并发症,主要包括肺炎、肺不张、肺功能不全、肺栓塞等。对于合并有慢性肺部疾病、长期吸烟的患者,肺部并发症的发生风险显著提高。术后支气管分泌物潴留和排痰障碍是肺炎、肺不张发生的重要原因。患者可表现为胸闷、呼吸困难,多有咳痰乏力,可伴有发热、心率加快,患侧闻及湿啰音,胸片可见肺炎渗出影或透亮度降低。减少肺炎发生的关键在于预防,术前戒烟、做好呼吸道准备,术中麻醉医师及时清理呼吸道、行有效的肺复张,术后鼓励患者积极咳嗽排痰,常规予抗感染、雾化、化痰治疗,必要时可行气管镜吸痰。确诊肺炎后,应根据痰菌培养结果选择有效的抗生素,若病情进一步加重,出现呼吸衰竭,需行气管插管、呼吸机辅助通气。肺栓塞在国内较为少见,但发病凶险、病死率高。患者可表现为突发呼吸困难、胸痛和咯血,或无症状,胸片可见肺梗死的楔形影,D-二聚体＞500 μg/L,增

强 CT 见肺血管内栓子,临床上明确时,患者多已表现为进行性低氧血症和呼吸衰竭。治疗首先应对症处理,纠正休克、维持血流动力学稳定,再行抗凝、溶栓治疗。对于高龄、肥胖、下床活动少和具有心、脑血管疾病史的患者,可常规预防性使用低分子量肝素。

C. 乳糜胸:由于术中损伤胸导管所致,对于肿瘤明显外侵、胸导管有变异的患者,乳糜胸发生率明显增高。术后表现为患者恢复肠内营养后,胸腔引流出大量乳白色液体,量多者可达每日 2 000 ml。若积液未能有效引流,患者可有胸闷、气喘、心率加快、患侧呼吸音下降等表现。长期乳糜瘘,患者可表现为消瘦、淡漠和电解质失衡。一旦发现乳糜胸,应首先禁肠内营养,以静脉高营养代替,约一半以上的患者可自行愈合,部分患者可予胸腔内注射促粘连剂以促进淋巴管闭合,另有一部分患者保守治疗不能改善,胸腔引流量仍在每日 800～1 000 ml 以上,则需行胸导管结扎术。可在二次手术术前数小时嘱患者口服牛奶或橄榄油,术后循胸导管位置寻找淋巴渗漏点,于瘘口上下方游离结扎胸导管;若难以发现渗漏点,应于膈上低位多重结扎。另有一部分患者淋巴渗出较多而不表现为乳糜样引流液,多采用保守治疗的方法,常规禁肠内营养,必要时胸腔内注射高糖、凝血酶或红霉素等促粘连剂。

D. 心律失常和心功能不全:心律失常较常见,手术应激、疼痛、低氧、电解质异常均可诱发,患者多可自行纠正,一般不需特殊处理。顽固的心率失常可引起血流动力学的异常,应及时治疗。首先要积极处理诱发因素,改善缺氧、发热、电解质紊乱、出入量失衡等,对于窦性心动过速的患者,可使用 β 受体阻滞剂;合并有心力衰竭的患者,可使用毛花苷 C 等强心剂;阵发性室上速、房颤的患者,可使用胺碘酮。患者出现心功能不全时,可有气急、端坐呼吸、粉红色泡沫痰等肺水肿表现,或下肢水肿、胸腹腔积液等体循环淤滞的表现。可应用强心、利尿、扩血管药物来缓解症状,然后针对诱因积极治疗。

E. 胃动力障碍:食管手术中,切断胃双侧迷走神经、胃解剖结构的改变可导致术后胃排空障碍。患者表现为胸闷、呃逆、呕吐,X 线片可见胸胃扩张,钡剂排空延迟或潴留,治疗以持续胃肠减压为主,可应用红霉素、促胃肠动力药物、高渗盐水促进胃蠕

动,一般均能逐渐恢复。我们的经验是,术中管状胃不宜过宽,以直径2~3 cm为宜,较细的管状胃可有效地减少胃瘫的发生。

(5)外科治疗中的争议

1)选择合适的手术入路:

A. 食管癌手术入路繁多,应根据患者的一般状况、肿瘤位置、外侵程度、淋巴结状态、综合治疗等个体化因素选择更有利于患者的手术入路,而不是根据外科医师的观念、习惯等因素。我国开展左胸入路食管癌切除已有70余年的历史,但是该入路不能清扫转移率很高的上纵隔区域淋巴结,因此逐渐被右胸-上腹二切口所取代。后者更契合食管癌淋巴结转移的肿瘤学生物行为,从而可提高术后生存率。我们的研究表明,和左胸入路相比,右胸入路食管切除可提高食管鳞癌患者的3年DFS和OS,尤其对于伴有淋巴结转移和(或)R1~2切除的患者获益更为显著(图53-19)。但是左胸入路对于累及膈肌、肿瘤较大的下段食管癌或贲门癌,仍有明显的优势,可获得更好的暴露和操作空间,避免不必要的意外损伤。外科医师还需针对不同的具体情况,选择不同的操作,如对于外侵明显的肿瘤,可先进胸探查,再行腹部操作和颈部吻合,避免姑息手术;对于切除后有肿瘤残留的患者,可选择胸骨后路径胃代食管,减少术后后纵隔放疗对管状胃的损伤;对于心、肺功能较差的老年早期食管癌患者,可选择不开胸的食管拔脱术。每种方法各有利弊,应综合考量,个体化选择。

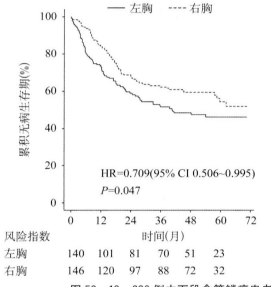

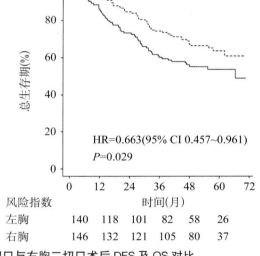

图53-19　286例中下段食管鳞癌患者左胸一切口与右胸二切口术后DFS及OS对比

2)选择合适的淋巴结清扫范围:食管癌手术治疗不同于其他疾病的食管切除术,应达到根治性治疗的效果,除了需保证食管肿瘤周围足够的安全切缘,还需完成系统的淋巴结清扫。食管癌的淋巴结清扫范围已从单纯的肿瘤周围淋巴结切除活检,发展到胸腹二野淋巴结清扫、扩大二野淋巴结清扫及颈胸腹三野淋巴结清扫。究竟选择何种合适的淋巴结清扫,我们曾对此做过系统的荟萃分析,结果提示,三野淋巴结清扫可为患者带来生存获益,可作为食管癌治疗的首选,尤其对于伴有淋巴结转移的患者(图53-20)。此外,我们还开展了一项针对食管癌二野淋巴清扫与三野淋巴清扫的前瞻性随机对照研究,初步结果(表53-8)显示,与两野淋巴结清扫相比,三野淋巴结清扫并未增加手术的并发症及病死率,三野淋巴结清扫有助于发现更多的颈部淋巴结隐匿阳性的患者,可提供更为准确的疾病分期,生存比较有待进一步随访。

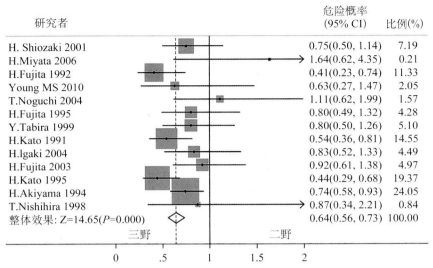

研究者		危险概率 (95% CI)	比例(%)
H. Shiozaki 2001		0.75(0.50, 1.14)	7.19
H.Miyata 2006		1.64(0.62, 4.35)	0.21
H.Fujita 1992		0.41(0.23, 0.74)	11.33
Young MS 2010		0.63(0.27, 1.47)	2.05
T.Noguchi 2004		1.11(0.62, 1.99)	1.57
H.Fujita 1995		0.80(0.49, 1.32)	4.28
Y.Tabira 1999		0.80(0.50, 1.26)	5.10
H.Kato 1991		0.54(0.36, 0.81)	14.55
H.Igaki 2004		0.83(0.52, 1.33)	4.49
H.Fujita 2003		0.92(0.61, 1.38)	4.97
H.Kato 1995		0.44(0.29, 0.68)	19.37
H.Akiyama 1994		0.74(0.58, 0.93)	24.05
T.Nishihira 1998		0.87(0.34, 2.21)	0.84
整体效果: $Z=14.65(P=0.000)$		0.64(0.56, 0.73)	100.00

图 53-20　食管癌三野淋巴结清扫额与二野淋巴结清扫术后生存对比研究

表 53-8　胸腹二野淋巴清扫与颈胸腹三野淋巴清扫术后并发症对比

	两野组($n=200$)		三野组($n=200$)		P
	No.	%	No.	%	
手术时间(min)	168(116~375)	183(125~331)	<0.001		
输血	5	2.5	4	2.0	1
吻合口瘘	10	5.0	4	2.0	0.103
喉返神经损伤	23	11.5	21	10.5	0.749
肺部感染	14	7.0	20	10.0	0.282
再次插管	0	0.0	6	3.0	0.030
心律失常	13	6.5	9	4.5	0.380
乳糜胸	7	3.5	7	3.5	1
伤口感染	6	3.0	2	1.0	0.284
肠梗阻	0	0.0	1	0.5	1
胃排空障碍	1	0.5	1	0.5	1
二次手术	3	1.5	4	2.0	1
病死率	1	0.5	0	0.0	1
Clavien-Dindo 分级　0	139	69.5	144	72.0	0.416
Ⅰ	21	10.5	19	9.5	
Ⅱ	32	16.0	24	12.0	
Ⅲ	3	1.5	3	1.5	
Ⅳ	4	2.0	10	5.0	
Ⅴ	1	0.5	0	0.0	
住院时间(d)	12(7~84)		13(7~63)		0.872

3) 吻合方式的选择：吻合方式常分为手工吻合和器械吻合。前者常应用于颈部吻合，多采用分层吻合法，即黏膜-黏膜、肌层-浆肌层的分别间断缝合。国内有医师报道，运用嵌入式三层手工法以减轻吻合口张力和增加抗反流作用。手工吻合受外科医师技巧和熟练程度的影响较大，器械吻合则操作简单、规范，已被广泛应用。临床常采用管状或环形吻合器，多用于胸腔内吻合。环形切缘是否完整、吻合口有无黏膜外翻、吻合器直径大小是否合适、吻合口张力的大小等是影响器械吻合效果的重要因素。

众多研究表明,相比于手工吻合,器械吻合在缩短手术时间方面有明显的优势,且不会增加吻合口瘘的发生,但是吻合口狭窄发生率较手工吻合口为高。我们的体会是,颈部吻合无论是运用器械吻合还是手工吻合,吻合完毕后应下拉管状胃使吻合口回落至胸部食管床的自然位置,避免管胃于颈部卡塞,可有效减少管胃缺血坏死引起的瘘。

4)管状胃上提路径的选择:管状胃作为食管切除后最常用的消化道重建器官,可由食管床或胸骨后路径上提至颈部。一般认为食管床路径具有无需另行分离、解剖距离更短等优点,而胸骨后路径具有术后放疗不影响管状胃、操作便捷等优点。我们的研究表明,相比于食管床路径,胸骨后路径由胃十二指肠动脉根部距环状软骨的解剖距离更短,这具有更重要的实际临床意义:在管状胃长度不够时,胸骨后路径可显著减少吻合口的张力。有研究表明,经胸骨后路径术后患者肺炎、消化道反流较少发生,但吻合口瘘发生率较高。也有研究表明,2种上提路径术后各种并发症并无显著差异,目前争议仍然存在。我们的经验是,相比于上提路径的影响,管状胃的粗细、长度、血供等对于消化道重建的影响更大,较细的管状胃可有效减少胸腔胃的占位效应及胃瘫的发生,无论经胸骨后或是食管床路径,均可取得满意的吻合效果。

53.8.2 放射治疗

放疗在食管癌的治疗中有重要地位。一般在以下情况下需要放疗的参与:① 初治的局部区域食管癌的同期放、化疗。② 可手术食管癌的术前放、化疗。③ 食管癌术后局部残留患者的放、化疗,术后区域淋巴结转移的放、化疗。④ 食管癌术后预防性放疗(放化疗)。⑤ 食管癌放疗后复发的再程放疗。⑥ 晚期患者(TxNxM1)的姑息性放疗。

(1) 食管癌放疗的定位与放疗计划的基本原则

1) 放疗技术首选三维适形放疗(3D-CRT)或IMRT技术。定位时采用常规CT模拟定位机,如果食管病灶位于气管分叉以下(食管中下段或贲门癌),由于食管和肿瘤受到呼吸和心脏等影响而运动幅度比较大,采用四维模拟CT(4D-CT)定位会更好。

2) 患者采用仰卧位,根据肿瘤病灶的部位和特征可以用双手置于身体两侧的头颈肩面罩固定或双手上举置于额头的体板体膜或臂拖等固定方法。

CT最好采用静脉增强,CT层厚5~7.5 mm,扫描范围一般要包括颈部、胸部和上腹部,或根据病灶部位稍事调整。

(2) 初治局部区域性食管癌(T1-4N0-3M0)的放、化疗

1) 放疗技术:靶区和正常组织勾画。需要勾画的靶区包括:大体肿瘤体积(GTV);临床靶体积(CTV);内靶区(ITV)(如果是4D-CT定位);计划靶体积(PTV)。正常勾画以下正常组织:心脏、肺、脊髓等。如果肿瘤位于下段或腹膜后有淋巴结,还需要勾画肝脏、肾脏、胃和小肠等。GTV为可见病灶,包括食管原发灶和肿大的转移淋巴结。GTV的勾画需要参考体检、食管镜、钡餐、胸部增强CT,颈部腹部CT(B超)和PET等。尤其是食管原发灶的上下端一定要综合参考钡餐、食管镜和胸部CT三者的共同信息,如能加上PET信息更好,绝不可简单地根据CT所示的食管壁厚度>5 mm就认为是食管病变,也不能简单地根据门齿距离来确定,因为每个人的食管长短不同,况且胃镜医师测量门齿距离的方法也不同。如果原发灶比较早期,在CT和食管片上不易明确者,应该在胃镜下放置银夹标记后再定位。

转移淋巴结诊断标准:① 病理阳性。② 如无病理诊断,CT诊断标准:短径≥1 cm(气管食管沟淋巴结短径为≥0.5 cm);多个淋巴结成簇者;或PET诊断为阳性者。

对临界大小的淋巴结最好行多种检查综合考虑。需要注意的是:① 颈部锁骨上淋巴结应强调CT、B超、PET、体检和穿刺相结合判断。② 食管癌的肺门淋巴结仅2%左右,但正常肺门淋巴结在PET上常显示SUV值升高。所以不能随意根据PET的SUV值来诊断肺门淋巴结转移。③ 临界大小淋巴结是否应该包括在靶区内应根据该淋巴结在CT上的大小、密度、是否好发部位,以及离靶区远近等因素决定。CTV的勾画主要包括2种观点,累及野(IFI)照射方法和预防野(ENI)照射方法。累及野照射方法的CTV是在GTV的上下外放3 cm正常食管,四周外放0~0.5 cm。预防照射的勾画方法没有统一标准,多数是在累及野基础上勾画区域淋巴结区。例如,颈段和上胸段食管癌的预防双侧锁骨上淋巴结区,食管胃结合部食管癌预防胃左和腹腔干淋巴结区。PTV是根据本医院的摆位的精确性,在CTV基础上外放0.8~1.0 cm。但如果病灶位

于食管胃结合部,要么用 4D-CT 定位,要么外放增加到1.5～2.0 cm(图 53-21)。

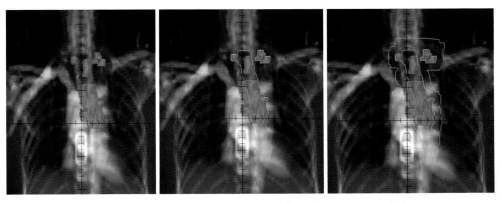

图 53-21　复旦大学附属肿瘤医院的靶区勾画(IFI 照射)方法

红色为 GTV,即食管原发灶和转移淋巴结;绿色为 CTV,即在 GTV 基础上上下勾画 3 cm 正常食管;橘黄色为 PTV,即在 CTV 基础上外放 1 cm

放疗剂量和分割方法:国内一般不管是同期放、化疗还是单纯放疗,均采用常规分割(1.8～2.0 Gy/Fx),总剂量 60～70 Gy。欧美国家也采用常规分割,但同期放、化疗时总剂量为 50～50.4 Gy/25～28 Fx,单纯放疗时总剂量 60～70 Gy。根据过去的研究,后程加速超分割、加速超分割和同期加量等非常规分割方案也是可行的分割方法。靶区的剂量要求:① 剂量计算采用不均匀组织的校正。② 靶区剂量要求:≥99% 的 PTV 体积接受≥95% 处方剂量,95% 的 PTV 接受 99% 的剂量。③ 剂量均匀性要求:PTV 内≥120% 处方剂量的连续体积<2 cm³;PTV 外≥110% 处方剂量的连续体积<1 cm³。正常组织的剂量限制:肺(双肺)的 V5≤65%、V20≤30%、平均剂量(Dmean)≤16 Gy,脊髓的最大剂量≤45 Gy,心脏的 Dmean≤35～40 Gy,肝脏的 Dmean≤25 Gy,小肠最大剂量≤45 Gy,每个肾脏的平均剂量≤18 Gy。

2) 同期放、化疗时的化疗方案(放疗第 1 天开始化疗):

A. PF 方案:DDP75～100 mg/m², D1, 5-FU 750～1 000 mg/m²/d, CIV, D1～4, Q4W, 共 4 周期。

B. FOLFOX 方案:奥沙利铂 85 mg/m², D1, 15, 9, LV 200 mg/m², 5-FU 400 mg/m², 5-FU 1 600 mg/m² CIV 46 h, Q2w,共 6 次。

C. TC 方案:紫杉醇 50 mg/m², d1,卡铂 AUC=2, d1, QW, 共 5～7 周。

D. TP 方案:紫杉醇 135～175 mg/m², d1, DDP 75～100 mg/m², D1, Q4W, 共 4 周期。

E. TF 方案:紫杉醇 45～50 mg/m², d1, 5-FU 300 mg/w, CIV, d1～4, QW, 共 5～7 周。

F. DP 方案:多西他赛 20～30 mg/m², d1, DDP 20～30 mg/m², D1, QW,共 5～7 周。

G. IC 方案:CPT-11 65 mg/m² d1, 8, 22, 29, DDP 30 mg/m², d1, 8, 22, 29。

(3) 可手术食管癌的术前放、化疗

对Ⅱ～Ⅲ期可手术食管癌患者,应该首选同期放、化疗后再手术。放疗剂量为 40～50 Gy/20～28 Fx(常规分割),化疗方案、放疗技术、正常组织的剂量限制等均与根治性放疗时相同,照射野多半采用累及野。

(4) 食管癌术后局部残留、术后吻合口和瘤床复发及区域淋巴结转移患者的放、化疗

如果术后局部残留,如果没有术前放疗过,则尽可能进行同期放、化疗。如果术后局部区域的复发(如果此前该区域没有放疗过),也应该进行同期放、化疗。这类患者在同期放、化疗后可以获得根治性疗效,即 5 年生存率为 20%～30%。所以,此类患者不应该进行单纯化疗。照射野可采用累及野照射,稍加附近的淋巴结预防。

(5) 食管癌术后预防性放疗(放、化疗)

食管鳞癌手术后 R0 患者是否应该进行术后预防性放疗、化疗或放、化疗仍存在争议。如果要进行术后预防性放疗,一般的适应证为术后Ⅲ期患者。

放疗剂量一般采用50～60 Gy,常规分割。照射野多半包括双侧锁骨上、纵隔和上腹部淋巴结区域。术后化疗是否有意义也存在争议。

（6）食管癌放疗后食管原发灶复发的再程放疗

食管癌放疗后复发后分期为 T1aN0 和 T1bN0者,首选黏膜下切除（EMR）,5 年生存率为49％。复发后分期为Ⅰ～Ⅱ期中下段食管癌,预计能 R0 切除者,首选根治性食管切除术,如果能达到 R0 切除者,手术死亡率6％～22％,5 年生存率36％～74％。如果无法手术者,首选再程放疗或放、化疗。再程放疗一般在第 1 次放疗后的 6 个月以后进行,技术采用 3D-CRT/IMRT,照射范围为累及野,靶区剂量（50～60）Gy/（5～6）周,常规分割,能耐受化疗者可联合同期化疗。再程放疗的正常组织限量应该根据第一次放疗的剂量、放疗后的损伤程度、复发的间隔时间等因素决定。脊髓的再程放疗剂量多采用 Nieder 标准:如果第 1 次脊髓剂量＜50 Gy、2 次放疗间隔＞6 月,且第 1 次放疗后没有明显并发症的情况下,两次放疗的脊髓剂量总和＜135 Gy_2（BED＝$n×d×（1+d/2）$,脊髓 $α/β$ 值=2）。再程放疗的 1 年生存率为 40％～60％。如果采用其他姑息性治疗（化疗、后装、食管支架、鼻饲管和胃造瘘等）支持对症治疗）中位生存时间为 6 月左右,活过 1 年的少于 5％。

（7）晚期患者（TxNxM1）的姑息性放疗

晚期食管癌应采用化疗等全身治疗为主,但食管癌的化疗效果差,同时配合姑息性放疗非常重要。例如,食管原发灶的姑息放疗能缓解进食梗阻,此方法比放置支架和胃造瘘等简单、方便、不良反应小、持续时间长。寡转移者局部放疗有益于延长生存,可减少压迫和疼痛等症状。

53.8.3 内科治疗（化疗、靶向及免疫治疗）

食管癌包括鳞癌和腺癌,转移性腺癌的治疗原则同胃腺癌,可参照胃癌章节。转移性食管鳞癌（metastatic esophageal squamous cell carcinoma, mESCC）的治疗属于姑息性治疗,主要目的是缓解症状特别是梗阻症状,提高生活质量、延长总生存时间。临床上,内科治疗方法包括化疗、分子靶向治疗、抗血管生成治疗和免疫治疗等。

（1）化学治疗

化疗在转移性食管鳞癌的治疗中占有重要的地位。对转移性食管癌有效的药物包括顺铂（Cisplatin,DDP）、卡铂（Carboplatin,CBP）、紫杉类（Paclitaxel PTX、Docetaxel DOC）、5-FU、卡培他滨（Capecitabine）、替吉奥（S-1）、吉西他滨（Gemcitabine,GEM）、伊立替康（Irinotecan,IRI）和依托泊苷（etoposide,VP-16）等,这些药物单药的有效率为 15％～30％。研究显示,化疗能有效地改善晚期食管癌患者的症状,能明显缓解吞咽梗阻。仅有 2 项小样本随机研究对化疗和最佳支持治疗进行过探讨,结果未能显示生存获益。但研究设计本身存在缺陷,南非的研究在食管置管的基础上进行化放疗研究,无法评价治疗对梗阻症状的缓解;欧洲的研究入组病例则包括根治术后、姑息术后、局部晚期,而转移性疾病仅 14 例,因此难以准确地评价化疗的作用。最近的回顾性研究显示,化疗能延长铂类耐药 mESCC 的无进展生存时间和总生存时间。因此,目前化疗仍然是转移性食管鳞癌重要的姑息性治疗手段。

1）一线治疗:

A. 铂类联合氟尿嘧啶类药物方案:对 5 项共 1 242 例比较不同化疗方案治疗晚期食管癌的分析显示,没有任何一个化疗方案优于其他方案。以 DDP 为基础的两药联合方案应用最为广泛,其中 DDP 联合氟尿嘧啶类方案仍然是 mESCC 的最常用的选择。CF（DDP＋5-FU）方案的有效率（response rate,RR）、中位缓解时间（median response duration）和总生存时间（overall survival,OS）均优于顺铂单药化疗。文献回顾显示,CF 方案治疗转移性食管鳞癌的有效率 30％～55％。一项中国的回顾性研究显示,CF 方案治疗 156 例食管癌,有效率62.2％,中位缓解时间 4.5 个月,中位生存时间 8.3 个月。卡培他滨是一种可以在体内转变成 5-FU 的抗代谢氟嘧啶脱氧核苷氨基甲酸酯类药物。卡培他滨联合顺铂方案一线治疗 45 例转移性 mESCC,有效率57.8％,中位至进展时间（time to progression,TTP）为 4.7 个月,中位生存时间（median overall survival time,MST）为 11.2 个月。S-1 是一种氟尿嘧啶衍生物口服抗肿瘤药物,包括替加氟（FT）及 2 种调节剂吉美嘧啶（CDHP）、奥替拉西（Oxo）。S-1 单药作为转移性食管鳞癌的二、三线解救治疗的有效率为 25％（5/20）,稳定率 35％,中位无进展生存时间（progression free survival time,PFS）为 100 d,中位生存时间 330 d。复旦大学附属肿瘤医院内科进行的一项 S-1＋DDP

(SP)方案一线治疗 mESCC 的Ⅱ期临床试验,共入组 42 例可评价病例,有效率 39.2%,中位 PFS 约 5.8个月,毒性可耐受。

　　B. 铂类联合紫杉类方案:紫杉醇和多西紫杉醇均在食管鳞癌的治疗中显示较好的安全性和有效性。PTX 单药(250 mg/m², 24 h 持续给药)一线治疗不可切除的局部晚期或转移性食管癌,研究包括腺癌 33 例和鳞癌 18 例,有效率分别为 36% 和22%。另一项研究则选择 PTX 每周给药方案(80 mg/m², qw)治疗转移性食管癌,总体有效率为13%,其中一线治疗的有效率为 15%,二线有效率仅 5%。一线治疗中腺癌和鳞癌的疗效相近,中位缓解时间为 172 d,中位生存期时间 76 d。多项Ⅱ期临床研究报道了 PTX/DDP 方案治疗转移性食管癌的有效性为 40%~60%。美国 Memorial Sloan-Kettering Cancer Center(MSKCC)的一项研究选择 PTX/DDP 方案(PTX 200 mg/m² 24 CIV d1,DDP 75 mg/m² d2, q21d)一线治疗食管癌,入组 37 例患者,包括转移性和局部晚期食管癌,其中腺癌 27 例。总体有效率 49%,转移性和局部晚期患者的有效率相近,其中转移性疾病的中位缓解期超过 4 个月。主要不良反应为粒细胞减少。韩国的一项研究则选择双周给药的方案(PTX 90 mg/m² d1,DDP 50 mg/m² d2, q14d)一线治疗 32 例 mESCC,有效率为 41%,中位缓解期 4.7 个月,中位生存期 7 个月,1年、2 年生存率分别为 28.1% 和 7.1%。3、4 度粒细胞减少和贫血发生率分别为 19% 和 16%,主要非血液学不良反应为乏力。中国医学科学院肿瘤医院报道的 PTX+DDP 双周方案一线治疗 46 例 mESCC,有效率 56.5%,中位 PFS 为 5.6 个月,中位生存时间 17 个月。DOC+DDP 方案一线治疗 39 例 mESCC,有效率 33.3%,中位 PFS 为 5.0 个月,中位生存时间 8.3 个月。河南省肿瘤医院的回顾性研究包括 398 例患者,结果显示,PTX+DDP 方案在 PFS 方面优于 CF 方案,紫杉醇组和氟尿嘧啶组的有效率分别为 42.5% 和 38.4%($P>0.05$),中位 PFS 分别为 7.85 和 6.53 个月($P<0.05$),中位生存时间分别为 13.46 和 12.67 个月($P>0.05$)。

　　C. 长春瑞滨、伊立替康、吉西他滨联合铂类方案:长春瑞滨(Vinorelbine, NBV)单药治疗食管癌的有效率 15%~25%。NVB+DDP(NP)方案一线治疗的有效率 33.8%,中位 PFS 为 3.8 个月,中位生存时间为 6.8 个月。一项 IRI/DDP(IRI 65 mg/

m² d1、8,DDP 30 mg/m² d1、8,q21d)方案一线治疗转移性食管鳞癌的Ⅱ期临床研究中,入组 32 例患者,有效率 31.3%,中位 PFS 和 OS 分别为 4.4 和9.6 个月。SWOG 进行的一项 GEM+DDP(GP)方案治疗晚期食管癌的研究中,共入组 64 例,其中包括鳞癌和腺癌患者,27 例既往接受过化疗,具体剂量为 GEM 1 000 mg/m² d1、8、15,DDP 100 mg/m² d8,q28d,结果显示中位生存时间 7.3 个月、1 年生存率 20%。另一项研究也评价 GEM/DDP 方案作为一线治疗转移性食管癌的有效性,研究包括 12 例鳞癌和 24 例腺癌,具体用药包括 GEM 1 000 mg/m² d2、9、16,DDP 50 mg/m² d1、8,q28,结果显示有效率 41%,中位生存时间 9.8 个月。黄镜等报道一项 GEM+DDP 方案一线治疗 38 例 mESCC 的Ⅱ期临床研究,具体用药包括 GEM 1 000 mg/m² d1、8,DDP 40 mg/m² d1、8, q21d。GP 方案的有效率412%,中位 PFS 为 4.1 个月,中位生存时间 10个月。

　　D. 三药方案:为进一步提高疗效,在 CF 方案的基础上联合阿霉素、紫杉醇或多西他赛组成三药联合方案,Ⅱ期临床研究显示较高的有效率,但由于毒性反应大,总生存未见显著获益。阿霉素(doxorubicin, ADM)联合 CF 方案一线治疗转移性鳞癌的有效率 39.6%,中位生存时间为 10 个月,1年生存率 37.6%。一项Ⅱ期研究选择紫杉醇联合顺铂、氟尿嘧啶组成 PCF 方案一线治疗转移性食管癌,其中鳞癌和腺癌各 30 例,PCF 方案用药包括 PTX 175 mg/m² d1,DDP 20 mg/m² d1~5,5 - FU 1 g/m² d1~5, q28d。由于毒性反应大,5 - FU 随后减量至 750 mg/m²/d。结果中位治疗周期数为 5,总体有效率 48%,其中腺癌和鳞癌分别为 46% 和50%,中位缓解时间 5.7 个月,中位生存时间 10 个月。该方案毒性反应大,尽管未发生治疗相关死亡,但 46% 的患者需要减量,48% 因不良反应需要住院,Ⅲ度神经毒性发生率高达 18%。另一项 PCF 方案一线治疗转移性食管鳞癌则选择每周 2 次给药方案,具体包括 PTX 35 mg/m² d1、4、8、11,DDP 20 mg/m² d2、5、9、12,5 - FU 2 g/m² d5、12,亚叶酸钙(calcium folinate, CF) 300 mg/m² d5、12, q21d。共入组 41 例,有效率 39%,中位 PFS 为6.3 个月,中位生存时间为 8.9 个月,Ⅲ、Ⅳ度主要不良反应为骨髓抑制。多西他赛联合顺铂(氟尿嘧啶)组成的 DCF 方案在多项研究中显示高有效率,但各研究的药物用法用量均存在较大差异。日本学者报道,DCF双周方案(DOC 35 mg/m² d1,DDP 40 mg/m² d1,5-FU 400 mg/m² d1,q14d)治疗18例转移性食管鳞癌的Ⅰ期研究,有效率88.9%,主要剂量限制性毒性为发热性中性粒细胞缺乏。另一项DCF方案(DOC 60 mg/m² d1,DDP 60 mg/m² d1,5-FU 600 mg/m² d1,每3~4周重复)的Ⅱ期临床研究中,30例患者的有效率72%,中位生存时间9个月。

E. 非含铂方案:尽管含铂方案得到最广泛应用,但由于消化道反应及肾毒性,部分患者的使用受限,一些研究选择非铂方案,同样也显示有效性,常用的非含铂联合方案包括NVB/DOC、CAP/DOC、GEM/DOC、PTX/S-1方案等。DOC/NVB(DOC 80 mg/m² d1,NVB 20 mg/m² d1)方案一线治疗20例转移性食管鳞癌的有效率60%,中位缓解时间7个月,中位生存时间10.5个月。紫杉醇/卡培他滨方案(PTX 80 mg/m² d1、8,CAP 900 mg/m² bid d1-14,q21d)治疗32例转移性食管癌,一线和二线的有效率分别为75%和45%,中位PFS和中位生存时间分别为5.2和11.7个月。韩国的一项随机Ⅱ期临床研究比较卡培他滨联合DDP方案或联合紫杉醇方案一线治疗转移性食管鳞癌,共随机96例。结果显示顺铂组和紫杉醇组的疗效相近,有效率分别为57%和58%,中位PFS分别为5.1和6.7个月,中位生存时间分别为10.5和13.2个月。不良反应方面顺铂组的骨髓抑制和消化道毒性重,而紫杉醇组则见神经毒性和脱发明显。Wang等报道一线治疗mESCC的回顾性研究,PTX+DDP方案和PTX+S-1方案的有效率分别为39%和46%(P>0.05),中位PFS分别为5.0和5.5个月(P<0.05),中位生存时间分别为10.4和11.5个月(P>0.05)。PTX+S-1方案在PFS方案优于PTX+DDP方案。总之,非铂方案在Ⅱ期研究显示有效性和安全性,可作为不适于铂类化疗患者的替代选择。

综上所述,尽管Ⅱ期临床研究显示多种单药或联合化疗对转移性食管癌有效,但目前为止,尚无新药获得转移性食管鳞癌的注册适应证,因此,迄今尚无标准的化疗方案,需要设计良好的临床研究来确定化疗的价值及最佳的一线选择。

2)二线化疗:转移性食管鳞癌一线化疗后进展者,目前尚无标准治疗选择。最近的回顾性研究显示,多西他赛单药能提高铂类耐药的mESCC的无

进展生存时间,DOC单药治疗组和最佳支持治疗组的中位PFS分别为5.4和3.3个月。最近一项比较含伊立替康的化疗和最佳支持治疗作为mESCC解救治疗的回顾性研究显示,化疗和最佳支持治疗的中位生存时间分别为4.2和7.8个月。伊立替康联合氟尿嘧啶类药物方案mESCC二线治疗的有效率为29.6%(8/27),中位PFS和MST分别为4.8和10.5个月。一线含顺铂方案治疗后进展者,患者体力状态良好者,二线治疗仍可再次选择以铂类为基础的方案。一项Ⅱ期临床试验中,35例既往DDP+5-FU方案进展后食管鳞癌患者,接受DOC+DDP方案化疗,有效率34.2%,中位PFS 4.5个月,中位生存时间7.4个月。非铂两药联合也显示二线治疗的有效性,多西他赛+卡培他滨方案二线治疗30例患者,有效率23.3%、疾病稳定率43.4%、中位TTP和中位生存时间分别为3.0和8.3个月。多西他赛+吉西他滨方案的有效率30%,中位PFS和中位生存时间分别为4.0和8.8个月。

(2)分子靶向治疗

1)抗血管生成治疗:内皮抑素(Endostatin)能特异性地抑制血管内皮细胞增殖从而抑制肿瘤生长。重组人血管内皮抑素(rh-endostatin,恩度)是在内皮抑素肽链N端加了9个氨基酸,稳定性更好。一项比较多西紫杉醇+DDP方案或联合恩度一线治疗mESCC小样本随机研究显示,化疗联合恩度可提高患者近期有效率和OS及TTP,虽其差异均无统计学意义,但未加重化疗的不良反应,尤其是无心脏不良反应及过敏反应累加现象,呈现良好的耐受性。该研究提示,恩度可能在转移性食管鳞癌的治疗中扮演积极的角色,值得进一步研究。

2)抗EGFR信号通道治疗:EGF(EGFR)信号通道的异常活化在食管鳞癌的发生发展中占有重要地位。研究显示,食管鳞癌存在EGFR的高表达或基因扩增。目前,临床上针对EGFR的单克隆抗体和酪氨酸激酶抑制剂(tyrosine kinase inhibitors,TKI)在其他上皮性恶性肿瘤的治疗中显示有效性和安全性。抗EGFR的单克隆抗体包括西妥昔单抗、尼莫珠单抗、帕尼单抗等。

一项比较CF方案或CF方案联合西妥昔单抗(CF-CET)一线治疗mESCC的Ⅱ期随机研究中,30例接受CF(DDP 100 mg/m² d1,5-FU 1 000 mg/m² d1-5,q28d)方案化疗,32例接受CF方案联合西妥昔单抗(西妥昔单抗首剂400 mg/m²,

随后每周 250 mg/m²)治疗。结果显示 CF 组和 CF - CET 组的有效率分别为 13% 和 19%，疾病控制率分别为 57% 和 75%，中位 PFS 分别为 3.6 和 5.9 个月，中位生存时间分别为 5.5 和 9.5 个月。不良反应方面，除了腹泻和皮疹之外，西妥昔单抗并没有明显增加 3 和 4 度不良反应。西妥昔单抗联合培美曲塞方案作为 mESCC 的二线治疗显示较好的疗效，29 例患者有效率和稳定率分别为 41.4% 和 34.5%，中位 PFS 和中位生存时间分别为 4.5 和 9.4 个月。

尼莫珠单抗联合化疗治疗 mESCC 也显示安全性和有效性，Li 等报道尼莫珠单抗联合 CF（DDP 80 mg/m² d1,5 - FU 750 mg/m² CIV d1～5，尼莫珠单抗单抗首剂 400 mg/m²，随后每周 200 mg/m²，q28d）方案治疗 16 例 mESCC，有效率为 42.1%、疾病控制率为 68.4%，主要不良反应包括骨髓抑制、消化道反应、乏力等。尼莫珠单抗联合紫杉醇＋DDP 方案治疗 56 例局部晚期（转移性）ESCC 的有效率为 51.8%，转移性患者的中位生存时间为 14 个月。但是最近 POWER 研究显示，在 CF 方案化疗的基础上联合帕尼珠单抗并不能延长 mESCC 患者的总生存时间。在这项 Ⅲ 期随机研究中，患者按 1：1 随机接受 CF 方案（DDP 100 mg/m² d1,5 - FU 1 000 mg/m² d1～4，q21d）或者 CFP（CF＋帕尼珠单抗 9 mg/kg d1）方案治疗，共随机入组 146 例，中期分析后终止研究。可评价病例 142 例，CFP 组 72 例，CF 组 70 例，2 组的骨髓抑制毒性相似，CFP 组的 3/4 度皮疹毒性高于 CF 组，分别为 10% 和 0。CFP 组的严重不良事件发生率高于 CF 组，分别为 71% 和 51%。CFP 组和 CF 组的中位 PFS 分别为 5.3 和 5.8 个月（HR 1.21，P＞0.05），中位生存时间分别为 9.4 和 10.2 个月（HR 1.17，P＞0.05）。该方案初始 56 例选择高剂量顺铂（100 mg/m²）显示，CFP 组和 CF 组的中位生存时间分别为 9.4 和 12.9 个月（HR1.83，P＞0.05），CF 组占优。当 DDP 剂量减低后（80 mg/m²），CFP 组和 CF 组的中位生存时间分别为 9.8 和 8.3 个月（HR0.84，P＞0.05），CFP 组占优。

EGFR TKI 包括吉非替尼、厄洛替尼、埃克替尼、阿法替尼（afatinib）及 Dacomitinib 等。一项多中心的 Ⅱ 期临床研究中，入组病例选择既往治疗过、EGFR 高表达（IHC³⁺）或扩增（FISH⁺）的转移性食管鳞癌，共筛查 281 例患者，54 例符合入组接受埃克替尼治疗（250 mg tid），有效率 16.7%（9 例）、疾病控制率（RR＋SD）46.3%，中位 PFS 为 52 天、中位生存时间 153 天。埃克替尼常见不良反应包括 1 和 2 度皮疹（48.1%）和腹泻（22.2%）。Dacomitinib 和阿法替尼均是针对 pan-ErbB 的不可逆酪氨酸激酶抑制剂。一项 Dacomitinib（45 mg/d）治疗 48 例 mESCC，有效率 12.5%、疾病稳定率 60.4%、中位缓解时间 7.1 个月、中位 PFS 和中位生存时间分别为 3.3 和 6.4 个月。韩国的一项研究选择阿法替尼治疗 49 例 mESCC，有效率和疾病控制率分别为 14.3% 和 73.3%，中位 TTP 和生存时间分别为 3.4 和 6.6 个月。中位治疗治疗时间 2.8 个月，中位缓解时间 7.1 个月。67.3%（33 例）的患者出现治疗相关不良事件，最常见的包括腹泻（44.9%）和痤疮样皮疹（24.5%）。

总之，西妥昔单抗联合 CF 方案的随机 Ⅱ 期研究显示生存获益，但仍有待大样本随机研究证实。尼莫珠单抗联合化疗在 Ⅱ 期临床研究显示安全性和有效性。最近帕尼珠单抗联合化疗未能延长生存时间，因此，目前针对 EGFR 的单克隆抗体仍不适于转移性食管鳞癌的常规治疗。EGFR TKI 在部分 mESCC 患者中显示获益，但仍需进一步研究选择最佳的目标患者人群。

（3）免疫治疗

免疫监查点能够减弱免疫反应的强度和时长，通过阻止可能会损伤正常细胞及异常细胞的过度免疫反应从而将免疫反应控制在一个正常的水平。肿瘤患者存在免疫功能紊乱，肿瘤可以通过控制免疫监查点的功能。针对免疫监查点的单克隆抗体能增强免疫功能。目前针对 CTLA - 4 的单克隆抗体伊匹木单抗（ipilimumab）和 PD - 1（PD - L 1）的单克隆抗体如纳武单抗（nivolumab）、派姆单抗（pembrolizumab）能有效缓解多种肿瘤、延长生存时间。KEYNOTE -028 是一项观察派姆单抗在 PD - L 1 阳性表达实体瘤的有效性和安全性的 Ⅰ b 期临床研究，PD - L 1 阳性定义为免疫组化阳性率≥1% 肿瘤细胞。派姆单抗 10 mg/kg 每 2 周 1 次，持续 2 年或到出现疾病进展、不可耐受毒性为止，研究筛查 90 例晚期食管癌患者，其中 PD - L 1 阳性者 37 例（41%）。23 例接受派姆单抗治疗，男性 83%，中位年龄 65 岁，组织学类型包括鳞癌（77%）、腺癌（18%）和黏膜上皮样癌（5%），所有患者均接受过一线含铂方案化疗，87% 患者接受≥2 个方案化疗。总体安全性良好，仅有6例患者发生治疗相关不良反应，其中2例为Ⅲ级，无Ⅳ级不良反应、无不良反应相关停药及治疗相关死亡病例。最佳疗效评价方面，有效率23％，疾病稳定率18％，中位至缓解时间3.7个月。17例鳞癌患者的有效率29％，显示PD-1单抗免疫治疗在转移性食管鳞癌安全有效。如何优化免疫治疗和化疗，以期最大限度地延长患者的生存时间，仍然需要更多高质量的临床研究来回答。

53.8.4　食管癌治疗策略选择

由于缺少特异性症状和特异性检查方法，食管癌确诊时多已处在中晚期。文献报道，50％以上食管癌确诊已是存在远处转移（M1），约30％处于局部晚期，局限期食管癌病例仅占20％；全球范围内，总体5年生存率仅17％。

食管癌治疗策略的制订有赖于手术、化疗、放疗医师，以及影像、病理科医师的共同参与。治疗策略选择基于临床分期、肿瘤位置、一般情况和患者意愿等因素，其中临床分期最为重要，准确的临床分期评估依赖于多项检查，包括上消化道内镜、胸腹部增强CT、颈胸部超声等。NCCN、ESMO、JES指南等推荐手术患者接受超声内镜检查（EUS），ESMO和日本食管协会（The Japan Esophageal Society，JES）治疗模式见图53-22和图53-23。有文献报道，超声内镜对于肿瘤浸润深度检查敏感性达81％～92％，特异性达94％～97％；对于淋巴结累及情况也有较高的检测价值。PET/CT可作为检查和排除远处转移的重要手段，但是该项检查费用较高。对于气管分叉-隆突以上食管癌，气管镜检查有助于明确有无气管侵犯。食管鳞癌因"共同致病因素"存在，需完善相关检查排除头颈部鳞癌（包括口咽癌、喉癌等）。

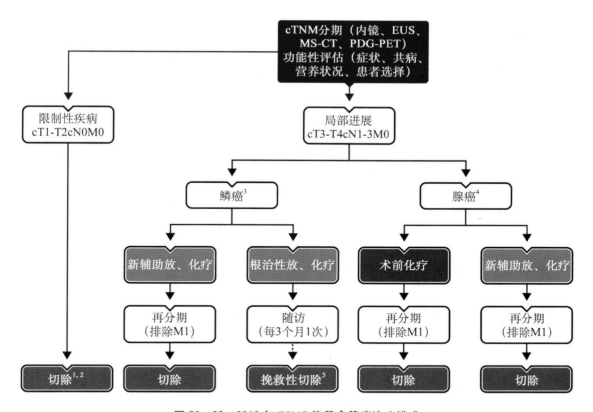

图53-22　2016年ESMO胸段食管癌治疗模式

1. 切除：cT1aN0M0可考虑内镜治疗；2. 切除：对于拒绝手术者，放、化疗综合治疗优于单纯放疗；3. 鳞癌：文献认为新辅助放、化疗＋手术与根治性放、化疗在远期生存方面可能疗效一致；4. 腺癌：推荐新辅助放、化疗或围手术期化疗；5. 挽救性切除：仅选择性用于放、化疗肿瘤反应不明显或局部复发者；需谨慎评估

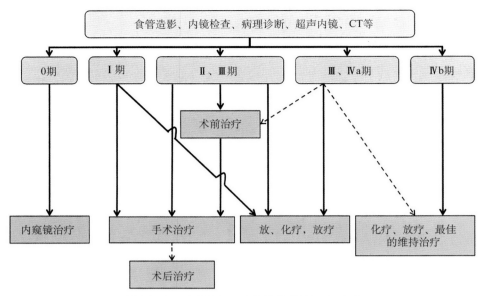

图 53 - 23   2017 年 JES 胸段食管癌治疗模式

肿瘤部位是局部治疗方案选择的重要参考依据。研究认为,颈段和上胸段食管癌在肿瘤生物学行为上多表现为局部和区域性生长,放疗效果较好,并发症较少,对于生理功能保护较好。下胸段及食管-胃交接部食管癌常出现淋巴结转移,并可能累及腹腔淋巴结,且周围器官对于放疗耐受性较差,因此多以手术为首选。肿瘤毗邻重要组织器官时,如出现外侵(气管、主动脉、心脏等受累)时常不能完整切除,需谨慎评估手术价值。

食管癌治疗手段较为有限。对于初次治疗失败或治疗后复发患者,进一步的治疗策略(挽救性治疗)尚无一致意见,多为姑息治疗。一般来讲,挽救性治疗策略多取决于初次治疗手段、治疗开始与治疗失败时间间隔、治疗失败模式(局部复发、远处转移)及一般情况等其他因素。主要手段包括挽救性食管切除、放疗、化疗等。

(1) 晚期食管癌治疗策略

晚期食管癌患者已存在远处转移(M1),治疗策略以缓解症状为主。文献报道在减轻梗阻方面,姑息放疗较支架植入具有缓解期长、并发症少的优势。对于食管鳞癌,姑息化疗证据较少,铂类为基础的联合方案可能带来一定的缓解率,但与单药方案相比并不能实现生存获益。食管腺癌姑息化疗方面多参照胃癌相关研究,奥沙利铂联合氟尿嘧啶等新兴方案可能替代顺铂联合 5 - FU 的经典方案;紫杉类药物常作为联合方案或单药方案的首选药物。

(2) 局限期和局部晚期食管癌治疗策略

1) 局限期食管癌(cT1 - 2N0M0):局限期食管癌首选手术治疗。一般认为,食管癌根治术是局限期食管癌的标准治疗方式。但对于 T1a 及以下食管癌,淋巴结转移概率较低,内镜黏膜及黏膜下切除(剥离)术(EMR、ESD)可作为首选治疗方式,治疗效果可与食管切除术媲美,且在手术创伤和并发症方面优势显著。对于 T1b - SM1 食管癌,淋巴结转移概率增加,内镜手术根治性不足,仅适用于部分无高危因素病例(浸润深度 200 μm 以下),并且需根据 ESD 术后病理学诊断确定是否完整切除,决定是否行根治性手术或放化疗等其他治疗。

Takahashi 等学者比较 EMR 组和 ESD 组发现 ESD 组平均切除时间、整块切除率、无病生存期均较长,但两组总生存期无显著差异。最近韩国的一项荟萃分析显示 ESD 组在整块切除、完全切除、根治性切除和降低局部复发方面优于 EMR。ESD 和 EMR 的总体出血风险和全因死亡率并无显著差异。

值得注意的是,内镜切除手术范围达食管全周 3/4 可能导致术后食管狭窄。文献报道,类固醇激素及预防性内镜下扩张可能降低术后狭窄风险。除内镜切除手术外,光动力学治疗(PDT)、氩刀治疗(APC)等可作为补充和备选,尤其在具有出血倾向的病例。

食管癌手术径路和淋巴结清扫范围选择请参考手术治疗部分。在开放手术与腔镜手术方面,一般认为在 MIE 手术经验丰富的较大的单位,腔镜手术可能获得更好的近期疗效。多项 Meta 分析并未发现 MIE 具有远期生存获益。

在局限期食管癌,术前治疗(术前放疗、化疗等)并未展现生存获益。一项随机对照临床研究(FFCD9901)发现,在 Ⅰ、Ⅱ 期病例中,术前新辅助放化疗联合手术对比单纯手术 3 年生存率反有下降(47% vs. 53%, $P > 0.05$),并且住院死亡率增加(11.1% vs. 3.4%, $P < 0.05$)。针对临床分期 cT2N0M0 患者,尽管术后可能证实 pN$^+$,研究仍推荐手术作为首选治疗,可根据术后病理学检查结果再行决定后续治疗。

局限期食管癌患者拒绝手术时可选择根治性放化疗,一般以 DDP 联合氟尿嘧啶(FP 方案)联合同期 60~70 y/1.8~2.0 Gy 放疗为标准治疗。FP 方案在局部控制、毒性和生存获益方面并不满意,新一代化疗药物的应用可能有助于改善 FP 方案的不足。常见其他方案选择包括 FOLFOX、TC(PTX+CBP)、TP(PTX+DDP)、TF(PTX+5-FU)、DP(DOC+DDP)、IC(CPT-11+DDP)等。在是否提高放疗剂量方面仍有争议,较高的放疗剂量也许并不能实现更多的生存获益,此外,较高的放疗剂量可明显增加挽救性食管切除围术期的并发症和病死率。目前,多项针对根治性放疗剂量的临床研究正在进行中。

2)局部晚期食管癌(cT3-4 或 cN+):ESMO 指南指出,局部晚期食管癌单纯手术 R0 切除率低(30%~50%),远期生存低于 20%。国内外多项研究已经证实,尽管术后辅助治疗在延长无病生存期方面有一定价值,但对于术后生存并无显著优势。NCCN 等指南推荐对于 R0 切除病例,术后定期复查即可。

目前认为,新辅助治疗联合手术可能提高 R0 切除率和远期生存,因此成为局部晚期食管癌标准治疗模式。但在具体治疗模式,即新辅助放化疗与新辅助化疗,以及放疗剂量、化疗方案等方面仍然存在争议,有待进一步研究。

CROSS 研究纳入 cT1N1、cT2-3N0-1,采用紫杉醇+卡铂周疗方案及 41.4 Gy/23 Fx 联合手术治疗对比单纯手术治疗,分析发现术前同期放化疗组中位生存时间显著优于单纯手术(49.4 vs.

24.0 个月,$P < 0.01$),且两组在术后并发症和死亡率方面未见明显差异。该项研究纳入 75% 食管腺癌病例和 23% 食管鳞癌病例,但亚组分析发现新辅助治疗在食管腺癌及鳞癌均有生存获益。

日本一项随机对照临床研究(JCOG9907)纳入 330 名 T4 以外的 Ⅱ 或 Ⅲ 期食管癌病例,发现新辅助化疗联合手术治疗对比单纯手术生存获益明显(5 年生存率 55% vs. 43%,$P < 0.05$)。

Sjoquist 等的 Meta 分析发现食管癌新辅助治疗联合手术较单纯手术治疗生存获益明显,研究并未发现新辅助放化疗及新辅助化疗优劣差别。

JCOG9204 是一项对比术后辅助化疗(FP)与单纯手术的 Ⅲ 期临床研究,纳入 242 名病例。研究发现,术后辅助化疗较单纯手术显著提高 5 年无病生存率(55% vs. 45%,$P < 0.05$),但在 5 年生存率方面并无优势(61% vs. 52%,$P > 0.05$)。值得注意的是,日本报道的多项前瞻性和回顾性术后辅助治疗研究中,生存数据甚至优于欧美报道的术前新辅助治疗的生存数据。可以推测,日本普遍采取的广泛、彻底的淋巴结清扫可能是一个重要原因,这对国内食管癌治疗策略选择颇有启示。

局部晚期食管癌患者,如无手术指征或患者主观拒绝手术治疗,可以选择根治性放化疗,常见治疗方案为 FP 方案(+60~70)y/(1.8~2.0)Gy 同步放疗。常见其他化疗方案选择包括 FOLFOX、TC、TP、TF、DP、IC 等;国外常用放疗剂量为 50~50.4 Gy,针对最佳放疗剂量的研究正在进行中。日本学者 Nomura 等的一项倾向性配对分析发现,新辅助化疗+手术组在 PFS 和 OS 方面优于根治性放化疗组,进一步显示仅在 Ⅲ 期患者新辅助化疗+手术组优势显著,而在 Ⅰ、Ⅱ 和 Ⅳ 期患者生存无显著性差异。在此方面的多项研究所得出结论并不完全一致。2 项对比新辅助治疗联合手术和根治性放化疗的随机对照临床研究发现,尽管根治性放化疗组有着较高的复发率,但 2 种治疗模式下远期生存并无显著差异。考虑到相似的病理类型和手术方式,我们倾向于采信日本学者的相关研究结论。

(3)食管癌复发

挽救性食管癌切除术:食管癌手术及放化疗后复发并不少见。复发病变局限于黏膜或黏膜下层建议行 ESD 等内镜手术。复发病变浸润较深,或存在淋巴结转移者,挽救性食管切除术可作为一项选择。

挽救性食管切除术前评估肿瘤可切除性和患者

身体耐受性十分关键。有时尽管有 CT、EUS、PET/CT 等多种评估措施，但仍然难以预判手术根治性；术中探查可能发现肿瘤难以切除。挽救性食管切除术由于粘连、纤维化、手术创伤大等原因，术后并发症和病死率较高，国内开展此项手术单位较少。有文献报道，尽管手术风险较高，挽救性食管切除术与二线放化疗相比，在长期生存方面有显著的收益。

针对局部区域淋巴结复发的挽救性治疗仍然存在不少争议。主要治疗手段包括挽救性放疗或放化疗，以及挽救性淋巴结清扫术。复旦大学附属肿瘤医院一项回顾性分析发现，针对颈部淋巴结复发，挽救性清扫较挽救性放、化疗具有显著的生存优势。在挽救性清扫术后，是否进行放、化疗同样存在不少争议。日本 Watanabe 等学者认为淋巴结复发是全身系统性复发的表现，应当接受辅助治疗。总体来看，国内外报道挽救性颈清扫后 3 年生存率17.7%～75%。由于病例数目较少，上述结论和观点均需要进一步研究。一般认为，单个或单个部位淋巴结复发，且与周围血管等无明显粘连，可考虑手术切除。

53.9 展望

目前，食管癌领域的相关研究已经证实，食管癌的发生、发展是多种因素综合作用的结果。尽管在基因水平和环境、药物干预方面取得了不少成果，但食管癌预防方面的具体应用措施仍然较少。如何有效地开展食管癌一级预防是一项重大课题。统计资料显示，食管癌发病率呈逐年下降趋势，但食管癌早期诊断、早期治疗等二级预防措施依然有待改进。临床上食管癌患者仍然以中晚期居多，5 年生存率在 20% 以下。

作为局部治疗的重要手段，手术在食管癌治疗中始终发挥着重要作用。影像学设备的发展使得术前评估愈加准确，手术可切除性明显增加。由于手术技术的提高和围术期管理的改进，术后并发症和病死率较前明显下降。近年来，随着内镜、腔镜及机器人技术的发展和应用，微创手术的概念日益深入人心。多项研究证实了内镜手术在早期食管癌中的应用价值。尽管腔镜手术，尤其是机器人手术，技术难度较大，设备要求较高，但在国内大的医疗中心，上述手术都有广泛应用。针对腔镜手术与机器人手术优劣比较的临床研究正在进行。术式的多样化要求外科医师根据不同病情合理选择手术方式。

同样作为局部治疗，放疗在食管癌治疗中也具有重要地位，影像和放疗设备的发展提高了放射治疗的精准性。如何进一步减少复杂流程的系统误差、降低正常组织的受照剂量值得放疗科医师和放疗物理师关注。

关于化疗，经典的 FP 方案在局部控制、毒性和生存获益方面并不理想。尽管紫杉类联合铂类药物已成为指南推荐的一种治疗方案，但与其他肿瘤相比，食管癌化疗方案仍然需要进一步探索和优化。分子靶向治疗是食管癌全身治疗的一个重要研究方向。针对潜在分子靶点的研究，包括表皮生长因子受体拮抗剂、抗血管内皮生长因子受体抑制剂等可能为多学科治疗提供新的治疗选择。

早期诊疗、多学科综合治疗和全程管理是食管癌治疗的必经之路和发展趋势。此外，个体化治疗可能更加适合特定患者。

（相加庆）

主要参考文献

[1] 中华医学会检验分会，卫生部临床检验中心，中华检验医学杂志编辑委员会，等. 肿瘤标志物的临床应用建议[J]. 中华检验医学杂志，2012，35(2)：103 - 116.

[2] 中国抗癌协会食管癌专业委员会. 食管癌规范化诊治指南[M]. 北京：中国协和医科大学出版社，2011.

[3] 冯明祥，王群，蒋伟，等. 食管癌切除管状胃不同上提路径的比较[J]. 中华胃肠外科杂志，2010，13(1)：33 - 35.

[4] 汤钊猷. 现代肿瘤学[M]. 3 版. 上海：复旦大学出版社，2011.

[5] 吴孟超，吴再德. 黄家驷外科学[M]. 7 版. 北京：人民卫生出版社，2008.

[6] 吴春晓，鲍萍萍，黄哲宙，等. 上海市消化系统常见恶性肿瘤发病现况和时间趋势分析[J]. 胃肠病学，2012，17(9)：513 - 520.

[7] 陈孝平. 外科学[M]. 2 版. 北京：人民卫生出版社，2010.

[8] 傅剑华. 影像手段对食管癌治疗前分期的价值[J]. 中国癌症杂志，2008，18(5)：321 - 325.

[9] 赫捷. 胸部肿瘤学[M]. 北京：人民卫生出版社，2013.

[10] Agrawal N, Jiao Y, Bettegowda C, et al. Comparative genomic analysis of esophageal adenocarcinoma and squamous cell carcinoma[J]. Cancer Discov, 2012, 2 (10)：899 - 905.

［11］ Ando N，Iizuka T，Ide H，et al. Surgery plus chemo-therapy compared with surgery alone for localized squamous cell carcinoma of the thoracic esophagus：a Japan clinical oncology group study—JCOG9204［J］. J Clin Oncol，2003，21：4592－4596.

［12］ Ando N，Kato H，Igaki H，et al. A randomized trial comparing postoperative adjuvant chemotherapy with cisplatin and 5-uorouracil versus preoperative che-motherapy for localized advanced squamous cell car-cinoma of the thoracic esophagus（JCOG9907）［J］. Ann Surg Oncol，2012，19：68－74.

［13］ Baal JW，Milana F，Rygiel AM，et al. A comparative analysis by SAGE of gene expression profiles of esophageal adenocarcinoma and esophageal squamous cell carcinoma［J］. Cell Oncol，2008，30（1）：63－75.

［14］ Chen W，Zheng R，Baade PD，et al. Cancer statistics in China，2015［J］. CA Cancer J Clin. 2016，66（2）：115－132.

［15］ Doi T，Piha-Paul SA，Jalal SI，et al. Pembrolizumab （MK－3475） for patients （pts） with advanced esophageal carcinoma：Preliminary results from KEYNOTE－028［J］. Clin Oncol，2015，33 （suppl）：abstr 4010.

［16］ Hagen P，Hulshof MC，Lanschot JJ，et al. Pre-operative chemoradiotherapy for esophageal or junc-tional cancer［J］. N Engl J Med，2012，366：2074－2084.

［17］ Honda M，Kuriyama A，Noma H，et al. Hand-sewn versus mechanical esophagogastric anastomosis after esophagectomy：a systematic review and meta-analysis ［J］. Ann Surg，2013，257（2）：238－248.

［18］ Hong MH，Lee YG，Kim HS，et al. Phase Ⅱ study of afatinib in recurrent and/ormetastatic esophageal squamous cell carcinoma （R/M ESCC） （KCSG HN14－18）［J］. J Clin Oncol，2017，35（suppl）：abs4051.

［19］ Huang J，Fan Q，Lu P，et al. Icotinib in patients with pretreated advanced esophageal squamous cell carcinoma with EGFR overexpression or EGFR gene amplification：a single-arm，multicenter phase 2 study［J］. J Thorac Oncol，2016，11：910－917.

［20］ Hu H，Ye T，Tan D，et al. Is anterior mediastinum route a shorter choice for esophageal reconstruction? A comparative anatomic study ［J］. Eur J Cardiothorac Surg，2011，40（6）：1466－1469.

［21］ Kang S，Bader AG，Vogt PK. Phosphatidylinositol 3-kinase mutations identified in human cancer are oncogenic［J］. Proc Natl Acad Sci U S A，2005，102

（3）：802－807.

［22］ Katsoulis IE，Robotis I，Kouraklis G，et al. Duodenogastric reflux after esophagectomy and gastric pull-up：the effect of the route of reconstruction［J］. World J Surg，2005，29（2）：174－181.

［23］ Kawasaki Y，Okumura H，Uchikado Y，et al. Nrf2 is useful for predicting the effect of chemoradiation therapy on esophageal squamous cell carcinoma ［J］. Ann Surg Oncol，2014，21（7）：2347－2352.

［24］ Kihara C，Seki T，Furukawa Y，et al. Mutations in zinc-binding domains of p53 as a prog nostic marker of esophageal-cancer patients［J］. Jpn J Cancer Res，2000，91（2）：190－198.

［25］ Kim HS，Kim SM，Kim H，et al. Phase Ⅱ clinical and exploratory biomarker study of dacomitinib in recurrent and/or metastatic esophageal squamous cell carcinoma ［J］. Oncotarget，2015，6：44971－44984.

［26］ Kumagai K，Mariosa D，Tsai JA，et al. Systematic review and meta-analysis on the signi cance of salvage esophagectomy for persistent or recurrent esophageal squamous cell carcinoma after de nitive chemoradio-therapy［J］. Dis Esophagus，2016，29：734－739.

［27］ Lee MY，Jung KS，Kim HS，et al. Weekly docetaxel and gemcitabine in previously treated metastatic esophageal squamous cell carcinoma ［J］. World J Gastroenterol，2015，21：4268－4274.

［28］ Lee SJ，Kim S，Kim M，et al. Capecitabine in combination with either cisplatin or weekly paclitaxel as a first-line treatment for metastatic esophageal squamous cell carcinoma：a randomized phase Ⅱ study ［J］. BMC Cancer，2015，15：693.

［29］ Li B，Chen H，Xiang J，et al. Pattern of lymphatic spread in thoracic esophageal squamous cell carcinoma：A single-institution experience［J］. J Thorac Cardiovasc Surg，2012，144（4）：778－85；discussion 785－786.

［30］ Li B，Chen H，Xiang J，et al. Prevalence of lymph node metastases in superficial esophageal squamous cell carcinoma［J］. J Thorac Cardiovasc Surg，2013，146（5）：1198－1203.

［31］ Li B，Hu H，Zhang Y，et al. Extended right thoracic approach compared with limited left thoracic approach for patients with middle and lower esophageal squamous cell carcinoma：three-year survival of a prospective，randomized，open-label trial［J］. Ann Surg，2018：826－832.

［32］ Lin DC，Du XL，Wang MR. Protein alterations in ESCC and clinical implications：a review ［J］. Dis

Esophagus，2009，22(1)：9－20.

[33] Lin DC，Hao JJ，Nagata Y，et al. Genomic and molecular characterization of esophageal squamous cell carcinoma[J]. Nat Genet，2014，46(5)：467－473.

[34] Liu Y，Ren Z，Yuan L，et al. Paclitaxel plus cisplatin vs. 5-fluorouracil plus cisplatin as first-line treatment for patients with advanced squamous cell esophageal cancer[J]. Am J Cancer Res，2016，6：2345－2350.

[35] Li X，Lin W，Wang H，et al. Phase Ⅱ trial of second-line chemotherapy with docetaxel and capecitabine in advanced esophageal squamous cell carcinoma[J]. Med Oncol，2013，30：746.

[36] Lordick F，Mariette C，Haustermans K，et al. Oesophageal cancer：ESMO clinical practice guidelines for diagnosis，treatment and follow-up[J]. Ann Oncol，2016，27(suppl 5)：v50－v57.

[37] Lu M，Wang X，Shen L，et al. Nimotuzumab plus paclitaxel and cisplatin as the first line treatment for advanced esophageal squamous cell cancer：A single centre prospective phase Ⅱ trial[J]. Cancer Sci，2016，107：486－490.

[38] Mariette C，Dahan L，Mornex F，et al. Surgery alone versus chemoradiotherapy followed by surgery for stage Ⅰ and Ⅱ esophageal cancer：final analysis of randomized controlled phase Ⅲ trial FFCD 9901[J]. J Clin Oncol，2014，32：2416－2422.

[39] Markar SR，Karthikesalingam A，Vyas S，et al. Hand-sewn versus stapled oesophago-gastric anastomosis：systematic review and meta-analysis[J]. J Gastrointest Surg，2011，15：876－884.

[40] Ma X，Zhao K，Guoet W，et al. Salvage lymphadenectomy versus salvage radiotherapy/chemoradiotherapy for recurrence in cervical lymph node after curative resection of esophageal squamous cell carcinoma[J]. Ann Surg Oncol，2015，22(2)：624－629.

[41] Miyawaki Y，Kawachi H，Ooi A，et al. Genomic copy-number alterations of MYC and FHIT genes are associated with survival in esophageal squamous-cell carcinoma[J]. Cancer Sci，2012，103(8)：1558－1566.

[42] Moehler MH，Thuss-Patience PC，Brenner B，et al. Cisplatin/5－FU（CF）＋/－ panitumumab（P）for patients（pts）with non-resectable，advanced，or metastatic esophageal squamous cell cancer（ESCC）：An open-label，randomized AIO/TTD/BDGO/EORTC phase Ⅲ trial（POWER）[J]. J Clin Oncol，2017，35 (Suppl)：abs4011.

[43] Moriwaki T，Kajiwara T，Matsumoto T，et al.

Survival analysis of platinum-refractory patients with advanced esophageal cancer treated with docetaxel or best supportive care alone：a retrospective study[J]. Dis Esophagus，2014，27：737－743.

[44] Nakamura T，Ota M，Narumiyaet K，et al. Multimodal treatment for lymph node recurrence of esophageal carcinoma after curative resection[J]. Ann Surg Oncol，2008，15(9)：2451－2457.

[45] Nomura M，Iwasa S，Tsushima T，et al. Active salvage chemotherapy versus best supportive care for patients with recurrent or metastatic squamous cell carcinoma of the esophagus refractory or intolerable to fluorouracil，platinum， and taxane [J]. Cancer Chemother Pharmacol，2016，78：1209－1216.

[46] Nomura M，Oze I，Kodaira T，et al. Comparison between surgery and de nitive chemoradiotherapy for patients with resectable esophageal squamous cell carcinoma：a propensity score analysis[J]. Int J Clin Oncol，2016，21：890－898.

[47] Park YM，Cho E，Kang HY，et al. The effectiveness and safety of endoscopic submucosal dissection compared with endoscopic mucosal resection for early gastric cancer：a systematic review and metaanalysis[J]. Surg Endosc，2011，25：2666－2677.

[48] Puli SR，Reddy JB，Bechtold ML，et al. Staging accuracy of esophageal cancer by endoscopic ultrasound：a meta-analysis and systematic review [J]. World J Gastro-enterol，2008，14：1479－1490.

[49] Rice TW，Blackstone EH. Esophageal cancer staging：past，present，and future[J]. Thorac Surg Clin，2013，23(4)：461－469.

[50] Rice TW，Ishwaran H，Ferguson MK，et al. Cancer of the esophagus and esophagogastric junction：an eighth edition staging primer[J]. J Thorac Oncol，2017，12 (1)：36－42.

[51] Shim HJ，Cho SH，Hwang JE，et al. Phase Ⅱ study of docetaxel and cisplatin chemotherapy in 5-fluorouracil/cisplatin pretreated esophageal cancer[J]. Am J Clin Oncol，2010，33：624－628.

[52] Sjoquist KM，Burmeister BH，Smithers BM，et al. Survival after neoadjuvant chemotherapy or chemoradiotherapy for resectable oesophageal carcinoma：an updated meta-analysis [J]. Lancet Oncol，2011，12：681－692.

[53] Sobin LH，Wittekind C. Uicc international union against cancer. TNM Classification of Malignant Tumors [M]. 7th ed. New York：Wiley-Blackwell，

2009.

[54] Sohda M, Kuwano H. Current Status and Future Prospects for Esophageal Cancer Treatment[J]. Ann Thorac Cardiovasc Surg. 2017,23(1):1 – 11.

[55] Song Y, Li L, Ou Y, et al. Identification of genomic alterations in oesophageal squamous cell cancer [J]. Nature, 2014,509(7498):91 – 95.

[56] Sportoletti P, Baldoni S, Del Papa B, et al. A novel NOTCH1 PEST domain mutation in a case of chronic lymphocytic leukemia[J]. Leuk Lymphoma, 2013, 54 (8):1780 – 1782.

[57] Stoner GD, Gupt A. Etiology and chemoprevention of esophageal squamous cell carcinoma [J]. Carcinogenesis, 2001,22(11):1737 – 1746.

[58] Sun HB, Li Y, Liu XB, et al. Embedded three-layer esophagogastric anastomosis reduces morbidity and improves short-term outcomes after esophagectomy for cancer[J]. Ann Thorac Surg. 2016, 101(3):1131 – 1138.

[59] Takahashi H, Arimura Y, Masao H, et al. Endoscopic submucosal dissection is superior to conventional endoscopic resection as a curative treatment for early squamous cell carcinoma of the esophagus (with video) [J]. Gastrointest Endosc, 2010,72:255 – 264.

[60] Tian J, Shang M, Shi SB, et al. Cetuximab plus pemetrexed as second-line therapy for fluorouracil-based pre-treated metastaticesophageal squamous cell carcinoma[J]. Cancer Chemother Pharmacol, 2015,76: 829 – 834.

[61] Wang HY, Yao ZH, Tang H, et al. A retrospective clinical study of comparing paclitaxel plus S – 1 versus paclitaxel plus cisplatin as the first-line treatment for patients with advanced esophageal squamous cell carcinoma[J]. Oncotarget, 2017,8:7540 – 7547.

[62] Wang LD, Zheng S, Zheng ZY, et al. Primary adenocarcinomas of lower esophagus, esophagogastric junction and gastric cardia: in special reference to China [J]. World J Gastroenterol, 2003,9(6):1156 – 1164.

[63] Wang X, Wang X, Huang J. Irinotecan plus fluorouracil-based regimen as second or third-line chemotherapy for recurrent or metastatic esophageal squamous cell carcinoma[J]. Thorac Cancer, 2016,7:246 – 250.

[64] Watanabe M, Mine S, Yamadaet K, et al. Outcomes of lymphadenectomy for lymph node recurrence after esophagectomy or definitive chemoradiotherapy for squamous cell carcinoma of the esophagus [J]. Gen Thorac Cardiovasc Surg, 2014,62(11):685 – 692.

[65] Yamasaki M, Miyata H, Yasuda T, et al. Impact of the route of reconstruction on post-operative morbidity and malnutrition after esophagectomy: a multicenter cohort study[J]. World J Surg, 2015,39(2):433 – 440.

[66] Yano M, Takachi K, Dokiet Y, et al. Prognosis of patients who develop cervical lymph node recurrence following curative resection for thoracic esophageal cancer[J]. Dis Esophagus, 2006,19(2):73 – 77.

[67] Ye T, Sun Y, Zhang Y, et al. Three-field or two-field resection for thoracic esophageal cancer: a meta-analysis [J]. Ann Thorac Surg, 2013,96(6):1933 – 1941.

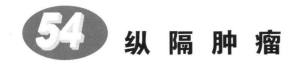

54 纵隔肿瘤

54.1 概述

54.1.1 纵隔的解剖学和胚胎学

纵隔位于胸廓的中心,前界是胸骨,后界是脊柱,两侧分别是左肺和右肺及其胸膜。纵隔的前后面非常宽阔,两侧平面较窄,其基部在横隔之上,其顶部是颈部的起始部位。纵隔的底部通过几个重要的孔和腹腔相通,其中经过的有食管、主动脉和下腔静脉。淋巴管、神经干等则通过较小的孔洞上下沟通。除了解剖学上的特征,纵隔还具有十分重要的生理功能,通过其组织细胞间隙中体液的流动,维持呼吸动力学、血流动力学静态和动态的平衡,纵隔这些十分重要的生理学功能也是疾病时症状产生的主要依据。

由于纵隔区域缺乏解剖学上的独立性,纵隔内所有器官的生长发育显得较被动。在胚胎时期,纵隔还没有出现,颈部与腹部之间通过即将会发育成胸廓的中间介质相互连通。在器官完成了头端到尾端的迁移,体腔、胸膜腔和心包腔形成之后,纵隔开始发育。横隔也将胸腔和腹腔分离开来。与纵隔胚胎发育第1阶段相关的是一组生殖细胞的迁移。这些生殖细胞在原始头极区附近经历了早期分化,并向腰部区域迁移,作为最终的归宿。在迁移期间,这些细胞可能会意外停止,并且基于它们多功能的特征,会最终成为同型或异性畸胎瘤。同样的机制也会造成肠重复畸形,可以发生在任何节段,在不同时期会发生不同的重复畸形变异,最后成为呼吸道畸形、肠畸形或混合性畸形。

· 肿 · 瘤 · 医 · 学 ·

54.1.2　纵隔肿瘤的病理分类

54.1.2.1　胸腺及纵隔肿瘤病理分类(修改自 2014 年第 4 版 WHO 胸部肿瘤分类)

见表 54 - 1。

表 54 - 1　胸腺及纵隔肿瘤病理分类

上皮性肿瘤	畸胎瘤
胸腺瘤	成熟型畸胎瘤
A 型胸腺瘤	非成熟型畸胎瘤
AB 型胸腺瘤	混合性生殖细胞肿瘤
B1 型胸腺瘤	生殖细胞肿瘤伴体细胞恶变
B2 型胸腺瘤	生殖细胞肿瘤伴造血系统恶性肿瘤
B3 型胸腺瘤	**纵隔淋巴瘤**
伴有淋巴样间质的微结节型胸腺瘤	原发纵隔大 B 细胞淋巴瘤
化生性胸腺瘤	黏膜相关淋巴组织结外边缘区淋巴瘤
其他胸腺瘤	其他成熟 B 细胞淋巴瘤
微小胸腺瘤	T 淋巴母细胞淋巴瘤(白血病)
硬化性胸腺瘤	间变大细胞淋巴瘤
脂肪纤维腺瘤	霍奇金淋巴瘤
胸腺癌	B 细胞淋巴瘤,未分类,介于弥漫性大 B 细胞淋巴瘤与经典型霍奇金淋巴瘤之间
鳞状细胞癌	**组织细胞与树突状细胞肿瘤**
基底样癌	朗格汉斯细胞病变
黏液表皮样癌	朗格汉斯细胞组织细胞增生症
淋巴上皮瘤样癌	朗格汉斯细胞肉瘤
透明细胞癌	组织细胞肉瘤
肉瘤样癌	滤泡树突状细胞肉瘤
腺癌	指状突细胞肉瘤
乳头状腺癌	成纤维细胞性网状细胞肉瘤
伴有腺样囊性癌样特征的胸腺癌	未分类树突状细胞肿瘤
黏液腺癌	**髓系肉瘤与髓外急性髓系白血病**
腺癌,非特指	**纵隔软组织肿瘤**
NUT 癌	脂肪瘤
未分化癌	脂肪肉瘤
其他罕见胸腺癌	孤立性纤维性肿瘤
腺鳞癌	滑膜肉瘤
肝样腺癌	脉管肿瘤
胸腺癌,非特指	淋巴管瘤
胸腺神经内分泌肿瘤	血管瘤
类癌	上皮样血管内皮瘤
典型类癌	血管肉瘤
非典型类癌	神经源性肿瘤
大细胞神经内分泌癌	神经鞘瘤
小细胞癌	神经纤维瘤
复合型胸腺癌	节细胞神经瘤
纵隔生殖细胞肿瘤	节细胞神经母细胞瘤
精原细胞瘤	神经母细胞瘤
胚胎性癌	**异位性肿瘤**
卵黄囊瘤	异位甲状腺肿瘤
绒毛膜癌	异位甲状旁腺肿瘤
	其他罕见异位性肿瘤

54.1.2.2 常见纵隔肿瘤的病理学

（1）胸腺肿瘤

胸腺瘤是起源于胸腺上皮或显示向胸腺分化的肿瘤。胸腺瘤的分类方法尚有较多争议,在此列出国际目前通行的 WHO 分类方案:① 根据肿瘤上皮形态分为 A 型和 B 型,2 种形态细胞混合的肿瘤称为 AB 型。② B 型胸腺瘤根据肿瘤上皮细胞与淋巴细胞比例及肿瘤上皮非典型程度分为 3 个亚型:B1型(富于淋巴细胞)、B2 型和 B3 型(富于上皮细胞)。③ 伴有 B1 样或 B2 样型特征的混合性 A 型胸腺瘤归入 AB 型胸腺瘤。在 2015 年版 WHO 分类中,除微结节型胸腺瘤为恶性潜能未定(ICD－O 编码为"1")外,A 型、B 型和 AB 型胸腺瘤均定义为恶性肿瘤,ICD－O 编码为"3"。④ 胸腺癌是根据其分化(鳞状细胞、黏液表皮样细胞等)来命名的。

90%胸腺瘤发生在前纵隔,其余纵隔肿瘤多发生于颈部或纵隔其他区域。总体来说,胸腺瘤可有分叶,质地较硬,可含有囊性成分、钙化或伴有出血。胸腺瘤可有包膜,与周围结构有粘连或侵犯周围结构。临床上,有学者提倡侵袭性与非侵袭性胸腺瘤的概念,非侵袭性胸腺瘤可与周围组织粘连,但包膜完整,侵袭型胸腺瘤与周围组织关系密切,常难以完整切除,可发生肺转移、胸膜侵犯等,胸腔外转移较少见。

1) 胸腺瘤病理学:

A. A 型胸腺瘤:A 型胸腺瘤相对少见,起源于胸腺髓质上皮细胞,在胸腺瘤中占 3.1%～26.2%(平均 11.5%),33%患者可伴有重症肌无力。一般界限清楚、包膜完整,无明显分叶结构,可见囊性变和包膜钙化。

镜下肿瘤呈实性片状或车辐状排列,可见腺样结构,细胞温和一致,呈梭形或卵圆形,核仁不明显,核分裂少见。肿瘤中无或仅有少量淋巴细胞。

B. B 型胸腺瘤:

a. B1 型胸腺瘤:B1 型胸腺瘤在胸腺瘤中占 5.9%～52.8%(平均 17.5%),常伴有重症肌无力或自身免疫性疾病。通常界限清楚,有包膜,呈明显分叶状结构,可见囊变及出血。

镜下呈分叶状结构,可见髓质分化。小叶大小不一,上皮细胞小而少,散在分布,呈胸腺皮质上皮细胞形态。核呈卵圆形或圆形,可见小核仁,上皮细胞之间可见大量淋巴细胞,为非成熟性 T 细胞,表达 TdT、CD99 和 CD1a(图 54－1)。

b. B2 型胸腺瘤:B2 型胸腺瘤在胸腺瘤中占 8.0%～41.1%(平均 26%),常伴有重症肌无力。通

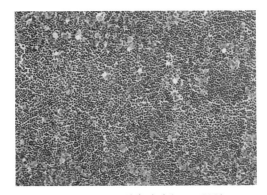

图 54－1　B1 型胸腺瘤(HE×200)

常界限清楚,有包膜,呈明显分叶状结构,可见囊变及出血,也可界限不清而广泛浸润周围组织器官。

镜下呈分叶状结构,肿瘤上皮细胞较 B1 型丰富,呈小簇状(≥3 个),呈胸腺皮质上皮细胞形态,核呈卵圆形或圆形,可见中位大核仁,上皮细胞之间可见大量淋巴细胞,为非成熟性 T 细胞。

c. B3 型胸腺瘤:B3 型胸腺瘤在胸腺瘤中占 16%,常伴有重症肌无力。通常无包膜,边界浸润性,可侵犯周围组织器官,呈结节状,有纤维间隔。

肿瘤细胞呈实性片状或巢状结构,细胞轻度异型,核圆形或卵圆形,核仁不明显,肿瘤内淋巴细胞较少,瘤细胞常围绕血管周围间隙栅栏状排列,周边可见脂肪浸润。

C. AB 型胸腺瘤:AB 型胸腺瘤较为常见,占 15%～43%(平均 27.5%),包膜完整,结节状。镜下由 A 型胸腺瘤与富于淋巴细胞的 B 型胸腺瘤成分混合形成,其中 B 型区域有别于 B1、B2、B3 型胸腺瘤。A 型和 B 型 2 种成分的分隔可以明显也可不明显,可形成不连续的分隔结节,也可以相互融合(图 54－2)。

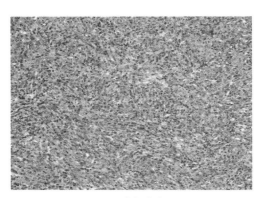

图 54－2　AB 型胸腺瘤(HE×200)

D. 其他少见类型胸腺瘤:伴有淋巴样间质的微结节型胸腺瘤、化生性胸腺瘤等,因篇幅所限,在此不予介绍。

2) 胸腺癌:

A. 胸腺鳞状细胞癌:胸腺鳞癌是最常见的胸腺癌类型,可侵犯肺、胸膜、心包及大血管,常见淋巴结转移。镜下形态与其他部位鳞状细胞癌相似,故不再赘述。免疫组化分析呈 CD5 和 CD117 阳性,提示其胸腺起源(图 54-3)。

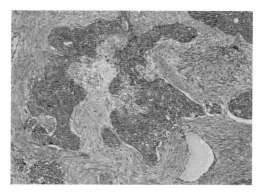

图 54-3 胸腺鳞癌(HE×100)

B. 基底样癌:非常罕见,一般界限较清楚,呈小叶状结构,瘤细胞单一,柱状、卵圆形或梭形,基底部可见栅栏状结构,预后好于其他胸腺癌。

C. 淋巴上皮瘤样癌:较为罕见,男性较多见,青少年和中年均可发生,常见远处转移,预后较差。镜下由未分化泡状核大细胞构成,核仁明显,核分裂象易见,间质内可见大量浆细胞。多数病例可检出 EBV 感染。

(2) 神经源性肿瘤

纵隔神经源性肿瘤中,良性肿瘤为节细胞神经瘤,恶性肿瘤主要为神经母细胞瘤和节细胞神经母细胞瘤(表 54-2)。节细胞神经瘤是由成熟节细胞与大量 Schwannian 基质构成的良性肿瘤。节细胞神经母细胞瘤和神经母细胞瘤为原始或成熟中的神经母细胞,或由神经母细胞、成熟节细胞及不等量 Schwannian 基质构成的恶性肿瘤。95% 节细胞神经母细胞瘤和神经母细胞瘤发生于 5 岁以下的儿童,而节细胞神经瘤多发生于 5 岁以上。约 20% 神经母细胞瘤和节细胞神经母细胞瘤,40%~50% 节细胞神经瘤发生于后纵隔,极少数发生于胸腺。

表 54-2 神经母细胞瘤、节细胞神经母细胞瘤和节细胞神经瘤病理特征

分类	定义	亚型	备注
神经母细胞瘤	细胞性神经母细胞瘤,无明显 Schwannian 基质	未分化型 低分化型 分化型	需要辅助手段诊断 出现特征性神经毡,分化的神经母细胞<5% 分化的神经母细胞>5%,丰富的神经毡
节细胞神经母细胞瘤（混合型）	Schwannian 基质中混有神经母细胞巢,占肿瘤 50%		神经母细胞仅在镜下可见 神经母细胞灶由不同分化阶段的神经母细胞构成
节细胞神经母细胞瘤（结节型）	一个或多个肉眼可见结节,节细胞神经母细胞瘤和节细胞神经瘤成分混合		由2种不同成分构成,基质少,易出血
节细胞神经瘤	大量成熟的 Schwannian 基质内散在分布神经元成分	成熟中型 成熟型	不同分化程度的神经细胞和不成熟节细胞 Schwannian 基质内完全成熟的节细胞和卫星细胞

1) 病理学表现:

A. 神经鞘瘤。

B. 神经纤维瘤。

C. 神经母细胞瘤:神经母细胞瘤体积大,常见坏死出血,可类似血肿或囊肿。镜下可见瘤细胞核呈圆形或卵圆形,深染,无核仁,背景可见纤细的神经原纤维,部分病例可见菊型团,肿瘤内钙化常见。国际上依据分化程度将其分为未分化型、低分化型和分化型神经母细胞瘤。

D. 节细胞神经母细胞瘤:与神经母细胞瘤相比更均质,质硬,钙化常见。可分为混合型和结节型,前者弥漫分布不同分化阶段的神经母细胞及神经原

纤维,后者由界限清楚的神经母细胞巢和节细胞神经瘤区域构成。

E. 节细胞神经瘤:体积一般较大,质硬有包膜,可见水肿和囊变。可分为成熟型和成熟中型,前者由神经纤维和成熟节细胞构成,后者可见少量散在不同成熟阶段的神经母细胞或成熟中的节细胞。

(3) 畸胎类肿瘤和囊肿

畸胎瘤为 2～3 个胚层(外胚层、中胚层、内胚层)来源的体细胞分化的生殖细胞肿瘤,成熟性畸胎瘤为完全成熟的成人型组织构成,而未成熟性畸胎瘤含有不成熟的胚胎性或胎儿组织,伴或不伴有成熟组织。

1) 成熟性畸胎瘤:成熟性畸胎瘤内可见 2～3 个胚层成分,皮肤及附属器为囊壁最常见的成分,而单胚层畸胎瘤(皮样囊肿)在纵隔非常罕见。此外还可见支气管黏膜腺体、胃肠道腺体、成熟脑组织、肌肉、骨和软骨。60% 纵隔畸胎瘤可见胰腺组织。

2) 非成熟性畸胎瘤:瘤内可见不同胚层来源胚胎性组织,如胎肺或内衬柱状细胞的不成熟腺体,亦可见幼稚间叶成分如软骨、骨和横纹肌母细胞。其中最常见原始神经外胚层组织,可见神经管结构。

(4) 胸内甲状腺肿

胸内甲状腺肿多为颈部结节性甲状腺肿或腺瘤向胸骨后延伸,少数为异位甲状腺组织形成的病变。

1) 结节性甲状腺肿:镜下形态与甲状腺病变相同,滤泡大小不一,部分滤泡被覆扁平上皮,部分滤泡覆高柱状上皮,滤泡上皮可呈乳头状增生。常见新鲜或陈旧性出血,纤维化及钙化。

2) 异位甲状腺肿瘤:包括甲状腺滤泡性腺瘤、滤泡癌、嗜酸细胞瘤及髓样癌等。良、恶性甲状腺肿瘤均可发生于纵隔,滤泡性腺瘤和乳头状癌为最常见的异位甲状腺肿瘤,此外,滤泡癌、嗜酸细胞癌、未分化癌、低分化癌及髓样癌均有报道。滤泡上皮性肿瘤可表达细胞角蛋白(CKs)、甲状腺球蛋白(Tg)和甲状腺转录因子(TTF1)。髓样癌可表达嗜铬素(chromogranin)和降钙素(calcitonin)。

(5) 其他肿瘤

1) 纵隔囊肿:纵隔囊肿相对少见,包括几种组织学类型:胸腺性、心包性、支气管源性、肠源性、甲状旁腺源性囊肿等。许多纵隔囊肿为发育残留形成,先天形成而非获得性,因此可能会有一种以上的组织学成分。

2) 生殖细胞肿瘤:纵隔是性腺外生殖细胞肿瘤常发生的部位之一,其形态及类型与发生于性腺的各类生殖细胞肿瘤相似。纵隔生殖细胞肿瘤可包含一种以上生殖细胞肿瘤组织学类型,可分为畸胎瘤、精原细胞瘤、胚胎性癌、卵黄囊瘤、绒毛膜癌和混合生殖细胞肿瘤。值得一提的是,新版 WHO 分类中新增了生殖细胞肿瘤伴体细胞恶变和生殖细胞肿瘤伴造血系统恶性肿瘤这两类独立的病种。

3) 淋巴瘤:详见淋巴瘤相关章节。

54.1.3　纵隔肿瘤的临床表现

(1) 常见表现

纵隔肿瘤的临床表现依肿瘤大小、性质、生长速度及占据的部位和侵及邻近脏器的不同而异,主要表现有胸闷、气促、胸痛及咳嗽等。

(2) 肿瘤压迫或侵犯周围器官的症状

一般纵隔肿瘤早期无任何症状,随肿瘤增大可出现不同程度的压迫症状,如压迫气管出现咳嗽、呼吸困难,如侵及肺组织,部分病例可有痰中带血症状,压迫上腔静脉可出现上腔静脉阻塞综合征,侵犯神经可出现声音嘶哑、膈肌矛盾运动或抬高等症状。肿瘤压迫或侵犯交感神经及周围器官引起霍纳氏综合征;脊柱旁的肿瘤可经椎间孔侵入椎管内,形成哑铃状肿块,引起硬膜外脊髓压迫,产生局限性背部疼痛和触痛,跛行、下肢无力甚至截瘫。约 2/3 的患者首发症状由转移病变引起,除了区域淋巴结转移以外,常见转移部位包括骨骼(特别是颅骨、眼眶、脊柱与长骨)、骨髓、肝脏和皮肤。眶骨侵犯引起眼球突出,眶周瘀斑。骨髓侵犯引起骨痛、贫血,甚至全血细胞减少。皮肤结节和肝肿大是皮肤侵犯和肝脏转移的主要表现。

(3) 特殊表现或肿瘤伴发综合征

1) 一些特殊病例临床上可出现特殊症状,胸骨后甲状腺有的可伴有甲状腺功能亢进;畸胎类肿瘤可突出胸腔外,至皮下溃破流出干酪样内容物而被误认为冷脓肿,也可穿破肺而将内容物从呼吸道咳出,纵隔畸胎瘤可表现出的症状主要有咳嗽、呼吸困难和胸痛。畸胎瘤中的肠黏膜组织或胰腺组织分泌出的消化性酶类还会导致支气管、胸膜、心包或肺的破裂。极端病例可表现为咳出的痰液中发现毛发、皮脂等组织。

2) 重症肌无力:发病率 1∶75 000,性别比男女=1∶2,年轻女性和年龄大者多见。80% 为乏力,50%～70% 有胸腺病理性改变,15% 伴胸腺瘤,胸腺瘤中 15%～50% 伴肌无力。胸腺瘤根据不同类型可伴重症肌无力症状,可有眼睑下垂、四肢无力,重者可出现吞咽困难等。文献报道,胸腺瘤患者可以无症状,但约有 1/3 的患者因为压迫或侵犯相连的纵隔结构而出现症状,包括呼吸困难、胸痛、咳嗽等,最常见的症状为重症肌无力,占胸腺瘤患者的 15%～50%,而患有重症肌无力的患者中约有 15%患有胸腺瘤。

3) 红细胞发育异常(单纯红细胞再生障碍性贫血,简称纯红再障):表现为血常规红细胞减少、血红蛋白下降,30%伴有血小板和白细胞异常。5%的胸腺瘤伴有此症状,而 30%～50%的纯红再障合并胸腺瘤。可手术和免疫抑制治疗,术后 38%患者可恢复正常。

4) 丙种球蛋白减少症:胸腺瘤中 4%～12%合并此症,易合并红细胞发育异常,胸腺切除后无改善。

5) 神经母细胞瘤:肿瘤分泌的肠肽激素可使部分患者发生顽固性腹泻和低钾。儿茶酚胺分泌增加可出现发作性面部潮红和苍白、头痛、心律加快、多汗,少数患者血压升高。肿瘤分泌儿茶酚胺,其代谢产物香草扁桃酸(VMA)和同型香草酸(HVA)升高。

54.1.4　影像学检查

(1) 胸部 X 线检查

是诊断纵隔肿瘤的初步手段,但是诊断价值有限。胸部 X 线片可提供关于纵隔外缘和形态,肿块

的大小、解剖位置、形态、大小、密度和组成(有无钙化等)的信息。X 线透视下还可观察纵隔内肿块影有无搏动,是否随吞咽动作上下移动,能否随体位或呼吸运动而改变形态等。根据上述特点,多数纵隔肿瘤均可获得初步诊断。但其应用频次和诊断价值越来越受到 CT、MRI 等检查手段的挑战。

(2) CT

CT 是纵隔肿瘤评估中最重要的方法。CT 能提供许多胸部 X 线片所不能提供的信息。在脂肪性、血管性、囊性及软组织肿块的鉴别上,CT 扫描有其优越性(图 54-4、54-5)。它也可以确定肿块的内部构成,如钙化、脂肪或坏死组织和特性,如囊性或实性(图 54-6)。CT 增强成像可以提供肿块的血管和其与邻近组织结构的关系等信息(图 54-7),有助于缩小鉴别诊断的范围。CT 检查可以进一步评估纵隔肿块。多平面重建(MPR)可更直观地显示纵隔肿瘤和纵隔结构关系(图 54-8)。CT 在检测肿瘤侵袭方面的作用有限,CT 上肿瘤周围部分或完全消失的脂肪间隙不能区分 I 期胸腺瘤与更晚期的疾病(Ⅱ～Ⅳ期),然而,肿瘤内的分叶或不规则轮廓、囊性或坏死区域,以及多灶性钙化在侵袭性胸腺瘤中更多见。

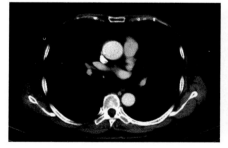

图 54-4　胸腺囊肿增强 CT 成像

右前纵隔椭圆圆形占位,边界清楚,边缘光整。增强后 CT 值约 6HU

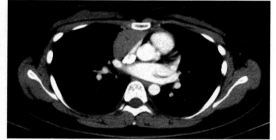

图 54-5　胸腺瘤 B 型的 CT 成像

右前纵隔占位,不规则形,压迫腔静脉,包绕性生长,增强后明显强化,内部小灶性低强化区

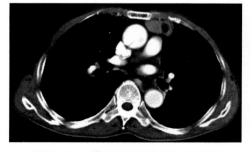

图 54-6　胸腺瘤(AB 型)的 CT 成像

左前纵隔占位,形态不规则,边界不清,增强后均匀强化,内部可见囊性未强化区

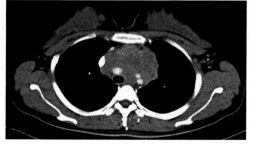

图 54-7　血管肉瘤 CT 成像

前中纵隔内不规则软组织肿块影,边界不清,包绕纵隔内大血管生长,不均匀强化

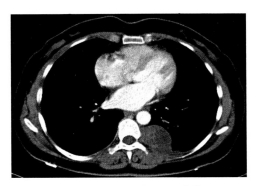

图 54 - 8　神经鞘瘤 CT 成像

后纵隔胸椎左侧低密度肿块,增强后呈斑驳样
强化

（3）MRI

MRI 具有软组织分辨率高、强化效应敏感、直接三维成像和血管流空效应等优势,可为评估脊柱、血管或心脏侵犯提供有用的信息。可以有效地甄别肿瘤、脂肪、脉管组织,利用血管流空效应鉴别血管和周围肿瘤组织有助于评估肿块与血管结构的关系。在对后纵隔的评价中,MRI 比 CT 更敏感,可以评估神经孔或椎管侵犯的情况,在判断神经源性肿瘤有无椎管内或硬脊膜内扩展方面,MRI 优于 CT。当碘造影剂是禁忌时,MRI 用于评价甲状腺肿块很有价值。MRI 在肿瘤与大血管疾病鉴别时不需要造影剂;MRI 除横断面外,还能提供矢状面及冠状面等多平面的图像,直接多角度三维成像显示病变结构更加清晰。MRI 被越来越多地用于鉴别良性胸腺增生和胸腺肿瘤。扩散加权 MRI(DWI)能揭示组织间微小代谢和生物物理差异,恶性纵隔肿瘤的平均表观扩散系数(ADC)明显低于良性疾病。

（4）超声检查

超声检查具有简便、灵活和实时成像的特点,临床应用十分普及。尽管超声检查在实质性、血管性或囊性肿瘤的鉴别诊断上有很大价值,但由于纵隔肿瘤部位的特殊性,临床未能广泛应用。在多数情况下,已被 CT、MRI 或核素扫描所取代。

（5）核素扫描

可协助胸骨后甲状腺肿的诊断。放射性核素[131]I 可帮助确定是否为甲状腺组织,也可以确定其大小、位置或有无继发甲亢的热结节。

（6）PET/CT

目前临床常用的显像剂主要是[18]F - FDG,主要反映人体葡萄糖代谢过程,可早期发现恶性肿瘤。

核医学技术目前不用于评估胸腺肿瘤。胸腺瘤会显示[111]In 奥曲肽的高摄取,用于鉴定可能对奥曲肽治疗有反应的患者。正常或增生性胸腺其生理性 FDG 摄取增加常见,特别是在儿童和 40 岁以下的成年人中。研究表明,FDG PET 不能帮助区分低级别与高级别胸腺瘤,但胸腺癌往往具有较高的 FDG 摄取活性。FDG PET/CT 可能会突显转移性疾病,在恶性肿瘤的分期上具有优势。

54.1.5　纵隔肿瘤的诊断和鉴别诊断

纵隔肿瘤大多靠影像学诊断。胸部 X 线片在纵隔肿瘤的诊断方面十分必要,胸腺瘤位于心包的前上方或肺门前,也有异位在后纵隔或颈部或心隔角。畸胎类肿瘤在前中或前下纵隔,多数偏向一侧。神经源性肿瘤以后纵隔脊柱旁为主,胸骨后甲状腺则在前上纵隔,有时可在颈部扪及肿瘤上极。淋巴瘤或囊肿在中纵隔近肺门部。肿瘤体积大、边界清者多属于良性病变。如果胸部 X 线见肿块周围结构边界不清,伴有分叶,生长快,当拟诊为恶性。胸部 CT 及 MRI 检查对恶性纵隔肿瘤的诊断有帮助。如显示肿瘤边界不清,与大血管、心包、肺组织无法分出,对手术方法的选择、术中注意点、切除是否彻底方面均有指导意义。对胸骨后甲状腺做核素扫描有助于鉴别诊断。对伴有上腔静脉综合征的患者,务必于术前做血管造影,以了解上腔静脉及左、右无名静脉有否被侵及,是完全包埋在肿瘤之中还是压迫推移等。因此,尽管纵隔肿瘤种类繁多,但可针对性应用各种检测手段做出比较明确的诊断,并拟订详细的治疗方案。

54.2　常见的纵隔肿瘤

54.2.1　胸腺肿瘤

（1）胸腺瘤

胸腺在胚胎期自第 3 咽囊发育而来,在胚胎发育过程中,胸腺向下迁移,最后在前纵隔大血管前方停止运动。胸腺左右两叶相互独立,两叶不对称,通常右叶较大,手术时,两叶易于钝性分离。胸腺在青春期最大,最重时可达 30 g,自成人期逐渐缩小。胸腺自颈底部向下延伸至心包处,其形状、大小或延伸范围可以有很大变化。它可以自舌骨至膈肌水平不同的颈部或纵隔部位,及肺门水平的膈神经外侧,并且胸腺组织还可以孤立存在。胸腺的血液供应动脉来自胸廓内动脉,同时也可接受来自甲状腺上、下动脉的血液。胸腺静脉回流通过头臂及胸内静脉,并可以与甲状腺静脉相交通。胸腺淋巴引流入内乳、前纵隔及肺门淋巴结。

胸腺瘤是最常见的前纵隔肿瘤,胸腺瘤的发病率为每百万人中 1.5 例。胸腺瘤在儿童中罕见;而在成人中,20%的前纵隔肿瘤是胸腺瘤。

胸腺瘤是一组组织学类型分布广泛的肿瘤。胸腺瘤的组织学分类基于占主导的细胞分类,如淋巴细胞、上皮细胞或梭形细胞等。胸腺瘤的组织学类型和肿瘤的侵袭性及预后有很强的相关性。因此,WHO 基于细胞学的差异将胸腺瘤进行分类,这一新的分类有助于治疗方案的选择与生存预测。

大多数胸腺瘤是实体肿瘤,但是多达 1/3 的肿瘤可具有坏死、出血或囊性成分。34%的胸腺瘤能够突破自己的肿瘤包膜并浸润至周围邻近组织结构。尽管胸腺瘤很少通过淋巴及血液转移,但部分胸腺瘤却可以突破膈肌浸润至腹腔或转移至同侧胸膜和心包。

Masaoka 临床分期系统基于肿瘤突破包膜浸润周围组织的深度,因而具有重要的判断预后的价值。在 Okumura 等人的研究中,Masaoka 分期系统被证明是非常有效的独立的生存预测因子。Masaoka 临床分期系统是当今应用最广泛的分期标准,该标准是 1981 年 Masaoka 总结的分期方案。1994 年 Masaoka 修订分期如下:

Ⅰ期:肉眼所见,完整的包膜,显微镜下,包膜未受侵。

Ⅱa 期:显微镜下见包膜受侵。

Ⅱb 期:肉眼所见,周围脂肪组织或纵隔胸膜受侵。

Ⅲ期:肉眼所见,邻近器官受侵(如心包、大血管或肺)。

Ⅲa:没有侵犯大血管。

Ⅲb:侵犯大血管。

Ⅳa 期:胸膜和(或)心包播散。

Ⅳb 期:淋巴系统或血行转移。

通常,大多数胸腺瘤是在患者胸片检查时偶然发现的。1/3 的患者会出现因肿瘤压迫或肿瘤侵袭而产生的胸痛、咳嗽或呼吸困难等症状。胸腺瘤转移并不常见。然而,胸腺综合征,包括重症肌无力、低丙种球蛋白血症和红细胞发育不良也有可能发生。重症肌无力在女性患者中更常见,并且这些患者往往合并胸腺瘤。重症肌无力的典型症状有复视、眼睑下垂、吞咽困难、虚弱和疲劳。30%~50%的胸腺瘤患者同时伴有重症肌无力。相比之下,10%~15%的重症肌无力患者同时伴有胸腺瘤。重症肌无力的发病机制被认为是源自胸腺并在骨髓中成熟的免疫细胞在神经肌肉接头处将正常蛋白识别为异常抗原并产生抗体。这些自身抗体与神经肌肉接头处的乙酰胆碱受体相结合,最终造成肌肉疲劳。胸腺切除术可有效缓解重症肌无力的相关症状,但症状缓解要在手术后几个月才体现出来。考虑到胸腺瘤和重症肌无力之间的关系,对于疑似胸腺瘤的患者,都应该进行血清乙酰胆碱受体抗体含量的检测,在术前排除重症肌无力。

10%的胸腺瘤患者具有低丙种球蛋白血症,5%的胸腺瘤患者具有红细胞发育不良。古德(GOODS)综合征即胸腺瘤合并 B 淋巴细胞或 T 淋巴细胞免疫缺陷。

胸腺瘤还和许多自身免疫异常相关,如系统性红斑狼疮、多发性肌炎和心肌炎等。

胸腺瘤在胸片中表现为前上纵隔分界清晰的分叶状肿块,通常会延伸至主动脉根部。胸部增强 CT 可以进一步观察到肿块具有包膜并且分界清晰,肿块内部常伴有出血、坏死或囊肿形成。胸腺瘤也可以表现为囊性为主伴有结节成分。

手术切除可以作为一种诊断方式,同时,超声或 CT 引导下的空芯针穿刺作为诊断手段,其敏感性也在逐步提高。Anderson 等报道,超声引导下细针穿刺活检的成功率为 95%。如果基于临床或影像学证据十分怀疑是胸腺瘤时,应行完整的外科切除,然后进行组织学诊断。

外科切除是治疗侵袭性或非侵袭性胸腺瘤的标准方案,因为在所有的治疗中,外科治疗的预后最佳。化疗和放疗用于局部侵袭或转移,或无法手术的胸腺瘤。虽然目前认为Ⅰ期患者仅接受手术治疗已经足够,但是在Ⅱ期患者,是否进行术后辅助放疗尚未达成共识。根据 Curran 等的研究,总共 117 位患者,其中Ⅰ期患者术后辅助放疗对生存没有获益,但是对于Ⅱ或Ⅲ期的患者,术后辅助放疗能够有效延长患者生存期。单纯接受手术治疗的Ⅱ或Ⅲ期患者,5 年纵隔复发率为 53%,而接受完全手术并进行术后辅助放疗的患者 5 年内无 1 例复发。Eralp 等也报道了类似的回顾性研究结果,共包含 36 例患者,发现Ⅱ或Ⅲ期患者能够从术后辅助放疗中获益。

尽管上述研究都得到了阳性的结论,仍然有其他机构的研究显示术后辅助放疗并无明显疗效。术后辅助放疗在Ⅱ期胸腺瘤中的作用还需要大型的随机对照临床实验来验证。

化疗对胸腺瘤也十分有效。在局部浸润或大块胸腺瘤中,术前基于铂类的新辅助化疗,伴或不伴术后辅助放疗,能够提供最佳的生存。Kim等人研究了23例局部进展,不可切除的胸腺瘤患者,他们都接受了3个周期的顺铂、多柔比星、环磷酰胺和泼尼松方案化疗。这组患者的7年无病生存率为77%,7年总生存率为79%。由于其他方案的化疗对胸腺瘤效果一般,因此这些替代方案只能在患者复发后又不能耐受顺铂或多柔比星时作为二线的治疗方案。当患者具有下列特征时:肿瘤转移,肿瘤最大径>10 cm,出现气管或大血管压迫,发病时年龄<30岁,上皮组织类型或混合组织类型,出现血液系统的副瘤综合征,往往提示患者预后不良。组织学病理亚型和疾病分期对患者的预后预测十分重要。目前,分期是决定治疗的主要依据,然而,争议在于不同分期患者使用化疗或放疗,究竟哪个方案效果最佳,不仅仅取决于肿瘤分期,还应考虑肿瘤亚型。WHO胸腺瘤分类系统已经深入地研究了组织学亚型对预后的潜在重要性,然而Masaoka分期目前仍然被广泛应用于5年生存率的分层研究。

(2)胸腺癌

胸腺癌是一组具有异质性、侵袭性、浸润性的上皮来源的恶性肿瘤。胸腺癌的发病率较低,主要发生在中年男性身上。大多数胸腺癌患者具有咳嗽、呼吸短促、胸痛等症状,疲劳、体重下降和厌食也十分常见,也偶见上腔静脉综合征和心包填塞的报道。组织学上,胸腺癌体积大,质韧,浸润组织伴囊性改变及坏死。这些恶性肿瘤大多数或为低级别或为高级别,并具有类鳞状细胞和类淋巴上皮细胞等变异。和胸腺瘤不同,胸腺癌在细胞学上是恶性的,具有典型的细胞坏死、细胞非典型性变和有丝分裂象多见等特征。影像学上,胸腺癌因肿瘤内坏死和钙化而具有异质性,同时也常伴有胸膜腔积液和心包积液。胸腺癌的治疗和预后取决于肿瘤的分期和分级。在胸腺瘤中应用的Masaoka分期系统在胸腺癌中应用效果不佳。具有以下形态特征的胸腺癌提示预后不良:肿瘤边缘存在浸润,缺乏小叶生长的模式,高度异型生长,肿瘤坏死,高倍镜下>10个有丝分裂细胞。完整的手术切除是治疗胸腺癌的有效手段。

化疗和放疗也能作为不可切除胸腺癌的有效治疗手段。

Yoh等研究了18例胸腺癌患者,那些手术无法切除的胸腺癌患者采用顺铂、长春新碱、多柔比星和依托泊苷进行化疗,患者的总反应率为42%,1年生存率为80%,2年生存率为56%。用顺铂、长春新碱、多柔比星和依托泊苷化疗方案治疗胸腺癌疗效优于其他化疗方案,最终的治疗优势应通过随机对照的临床试验予以证实。

胸腺类癌:是一种恶性肿瘤,组织学上和其他部位的类癌相似。其发病率在40～60岁时达到高峰。胸腺类癌与柯兴综合征及多种内分泌肿瘤综合征相关。有相关研究报道,在具有Ⅰ型内分泌肿瘤综合征的患者中,8%的患者最终发展成胸腺类癌。胸腺类癌的临床表现为前纵隔巨大的分叶状、浸润性肿块,伴或不伴有出血和坏死。胸腺类癌转移十分常见,2/3的患者肿瘤会转移至区域淋巴结及远处器官。胸腺类癌的治疗方案为根治性手术切除。对于局部浸润侵犯的肿瘤,尽管效果不佳,也可以选择放疗和化疗。胸腺类癌患者的预后不佳,但同时却非常难评估。有回顾性研究结果显示,胸腺类癌的预后和肿瘤组织学特征并无显著相关性。

(3)胸腺脂肪瘤和非肿瘤性胸腺囊肿

胸腺脂肪瘤是一种生长在胸腺组织中罕见的、缓慢生长的良性肿瘤,主要发生在年轻成人,且性别没有明显差异。胸腺脂肪瘤在CT和MRI上均显示出特征性的脂肪密度的肿块,治疗方案以手术为主。

胸腺囊肿是一种较为少见的良性肿瘤,其发病率不是十分清楚。胸腺囊肿可以是先天性的,也可以是后天发生的,其和炎症或霍奇金病等炎性肿瘤有一定相关性。先天性胸腺囊肿是胸腺咽管发育时的残留组织。炎性囊肿可能由产生炎症的胸腺组织演变而来。影像学上,胸腺囊肿表现为同质均一的液态肿块。显微镜下,胸腺囊肿可能和囊性胸腺瘤形态一致。因此,完善的取样和检查十分必要。胸腺囊肿的治疗方式以手术为主。

54.2.2 神经源性肿瘤

神经源性肿瘤来源于神经嵴组织,包括外周自主神经细胞、副神经节等神经系统。95%的后纵隔肿瘤由肋间神经分支或交感神经链起源。神经源性肿瘤的分类主要依据肿瘤中的细胞类型。95%的神经源性肿瘤发生在后纵隔，占所有纵隔肿块的12%～25%。70%～80%的神经源性肿瘤为良性，几乎一半是无症状的，它们偶尔也会出现一些压迫症状或神经症状。

54.2.2.1 神经鞘瘤

神经鞘瘤为生长缓慢的良性肿瘤，占纵隔神经源性肿瘤的40%～65%。施旺细胞瘤占所有神经鞘瘤的75%。这类肿瘤质韧，具有由施旺细胞构成的包膜。神经纤维瘤是无包膜的，质软、脆，是与Von Recklinghausen 神经纤维瘤病相关的一类肿瘤。神经鞘瘤通常没有临床症状，往往偶然发现。影像学上，神经鞘瘤边缘锐利，呈球状，与脊柱毗邻，当肿瘤增大时，会侵蚀肋骨和椎体使之形变。胸部CT 扫描上的低衰变特征可以提示低细胞性和囊性改变，出血或脂质存在。10%的神经鞘瘤能穿过椎间孔生长，在影像学上产生特征性的哑铃型改变。MRI 可用于排除脊髓内浸润。胸腔镜手术或开放手术可用于切除这些肿瘤。对于侵入椎体或椎间孔的肿瘤，也可以达到完整切除。在手术无法完全切除的情况下，理应进行术后辅助化疗或辅助放疗。手术后的并发症包括霍纳综合征、部分交感神经功能障碍、喉返神经损伤和截瘫。

54.2.2.2 神经鞘起源的恶性肿瘤

恶性神经鞘瘤为后纵隔梭形细胞肉瘤，包括恶性神经纤维瘤、恶性神经鞘瘤和神经源性纤维肉瘤。其发病率在30～50岁男女没有差异，并且与神经纤维瘤病密切相关，有5%的风险会恶变成肉瘤。疼痛和神经缺陷常见，最佳的治疗方案是完整的手术切除，对于无法完整切除的肿瘤，辅助化疗和辅助放疗十分必要。

54.2.2.3 自主神经节肿瘤

自主神经系统肿瘤来源于神经元而不是神经鞘细胞。它们形成一个由良性有包膜的神经节瘤到侵袭性恶性无包膜的神经母细胞瘤的连续系统。这些肿瘤起源自胚胎，出现在肾上腺或交感神经节。然而，神经节瘤和神经节母细胞瘤主要产生于后纵隔的交感神经节。50%的神经母细胞瘤发生在肾上腺，也有30%的神经母细胞瘤发生在纵隔。

（1）神经节瘤

神经节瘤是良性肿瘤，包含一种或多种成熟的神经节细胞。神经节瘤是来源于神经节细胞的最为良性和分化最好的自主神经节肿瘤。大多数神经节瘤患者无临床症状，多在20～30岁诊断出疾病。影像学上，肿瘤呈长圆形，边缘清晰，出现在脊柱的前外侧并跨越3～5个节段。胸部CT 扫描并不十分有效，因肿瘤在影像学上的表现可以是同质性的也可以是异质性的。神经节瘤理想的治疗手段是完全性手术切除。

（2）神经节母细胞瘤

神经节母细胞瘤同时具有神经节细胞瘤和神经母细胞瘤的组织学特征。神经节母细胞瘤是最不常见的神经源性肿瘤类型。肿瘤的预后与肿瘤的组织学表现相关。该肿瘤无论男女均出现在10岁左右。当肿瘤增大，出现脊髓浸润或转移时，症状也随之出现。神经节母细胞瘤的分期与神经母细胞瘤的分期相似。

（3）神经母细胞瘤

神经母细胞瘤起源于肾上腺髓质或椎旁交感神经组织，是儿童期常见实体肿瘤，95%的患者疾病诊断时年龄<5岁。神经母细胞瘤由小圆状细胞排列成片状或集簇成团，具有高度侵袭性，易转移，70%的患者诊断时已有转移。神经母细胞瘤没有包膜，常有出血、坏死或囊性病变。其症状包括疼痛、神经缺陷、霍纳综合征、呼吸窘迫和共济失调。神经母细胞瘤在同类型的肿瘤中有较高的倾向性产生血管活性物质，从而引起高血压、皮肤潮红和腹泻等症状。大体上，这些肿瘤表现为细长的棘突旁肿块，有时突破周围邻近组织而造成骨骼破坏。在CT 影像上，80%的肿瘤存在钙化。所有的神经源性肿瘤，都能够用MRI 确定脊柱内的受累程度。放射性[123]碘化合物核素显像也可以用于检测原发性或转移性肿瘤。神经母细胞瘤的治疗主要基于肿瘤的分期，局限性疾病首选治疗手段是手术治疗。Ⅰ期肿瘤手术切除通常能治愈疾病，对于部分可切除的Ⅱ期和Ⅲ期疾病，治疗手段包括手术和术后辅助放化疗。Ⅳ期肿瘤是否需要手术还存在争议，有部分研究显示，行新辅助放化疗后延迟手术效果优于单纯手术治疗。神经母细胞瘤的预后不良因素包括肿瘤直径较大、肿瘤分化差、进展期肿瘤、胸外起源和较大年龄。预后取决于年龄、分期和有无N-myc 癌基因扩增。早期神经母细胞瘤和1岁以下的神经母细胞瘤预后好。晚期神经母细胞瘤即使积极治疗其5年生存率也低。N-myc 癌基因扩增的各期神经母细胞瘤预后差。

1）诊断要点：

A. 临床表现：

a. 肿瘤压迫或侵犯周围器官症状：上腔静脉压迫综合征；起霍纳氏综合征；脊柱旁的肿瘤可经椎间孔侵入椎管内，形成哑铃状肿块，引起硬膜外脊髓压迫，产生局限性背部疼痛和触痛、跛行、下肢无力甚至截瘫。

b. 肿瘤转移所引起的症状：约 2/3 的患者首发症状由转移病变引起，除了区域淋巴结转移以外，常见转移部位包括骨骼（特别是颅骨、眼眶、脊柱与长骨）、骨髓、肝脏和皮肤。眶骨侵犯引起眼球突出、眶周瘀斑。骨髓侵犯引起骨痛、贫血，甚至全血细胞减少。皮肤结节和肝肿大是皮肤侵犯和肝脏转移的主要表现。

c. 内分泌症状：肿瘤分泌的肠肽激素可使部分患者发生顽固性腹泻和低钾。儿茶酚胺分泌增加可出现发作性面部潮红和苍白、头痛、心律加快、多汗，少数患者血压升高。

d. 非特异性全身症状有食欲缺乏、体重减轻、发热、疲倦和激惹等。

e. 肿瘤分泌儿茶酚胺，其代谢产物香草扁桃酸（VMA）和同型香草酸（HVA）升高。

B. 诊断标准：① 肿块病理组织学确诊为神经母细胞瘤，可伴有或无伴有 VMA、HVA 升高。② 骨髓检查发现神经母细胞瘤浸润，菊花团样伴有儿茶酚胺升高或其代谢产物 VMA、HVA 升高。以上 2 条标准满足 1 条即可诊断神经母细胞瘤。

C. 临床分期：

Ⅰ期：肿瘤局限手术完全切除，有或无显微镜下残留。同侧区域淋巴结阴性。

ⅡA 期：局限肿瘤手术不能完全切除，同侧区域淋巴结阴性。

ⅡB 期：局限肿瘤能完全切除，同侧区域淋巴结阳性或阴性。

Ⅲ期：肿瘤不能切除，扩展超越中线，有或无同侧区域淋巴结阳性。

Ⅳ期：原发肿瘤扩散至远处淋巴结、骨、骨髓、肝脏、皮肤或其他器官。

Ⅳ-S 期：年龄<1 岁，肿瘤转移至皮肤、肝脏、骨髓，但无骨转移。

2）治疗原则：

A. 低危（无 N-myc 基因扩增的Ⅰ期、Ⅱ期、Ⅳ-S 期）：Ⅰ期：单纯手术切除，不需化疗和放疗。Ⅱ期：手术＋化疗。Ⅳ-S 期：观察，可自然消退，或小剂量化疗。

B. 中危（无 N-myc 基因扩增的Ⅲ期；年龄<1 岁Ⅳ期）：以综合治疗为主，先化疗待肿瘤缩小后，可再次手术尽可能地切除肿瘤。残留病灶可考虑放疗。

C. 高危（所有 N-myc 基因扩增的各期患者；年龄>1 岁Ⅳ期）：全身化疗为主，造血干细胞移植支持下的超大剂量化疗，可使治愈率获得改善约 30%。

D. 复发神经母细胞瘤治疗：局限性复发，尽可能地手术切除，术后化疗。转移性复发时，化疗＋手术＋放疗＋干细胞移植。

54.2.3 生殖细胞肿瘤

纵隔生殖细胞肿瘤源自在早期胚胎发育过程中不能完全迁移的生殖细胞。生殖细胞肿瘤主要发生在年轻成年人，约占成人前纵隔肿瘤的 15%。恶性生殖细胞肿瘤在男性中更常见，约占 90%。凡是发现纵隔生殖细胞肿瘤的患者应筛查全身是否有恶性性腺肿瘤。生殖细胞肿瘤主要分为以下 3 类：畸胎瘤、精原细胞肿瘤和胚胎肿瘤。其中，胚胎肿瘤也称为恶性畸胎瘤或非精原细胞性生殖细胞肿瘤，其种类较多，包括绒毛膜癌、卵黄囊癌、胚胎性癌和畸胎癌。这些肿瘤经常会产生一些血清学标志物，如甲胎蛋白和人绒毛膜促性腺激素等。这些生物标志物可以用于辅助诊断。

54.2.3.1 纵隔畸胎瘤

纵隔畸胎瘤来自 3 个胚层中的至少 2 个胚层，良性畸胎瘤是纵隔中最常见的生殖细胞肿瘤。其中，外胚层组织占了主要部分，包括皮肤、毛发、汗腺和牙齿等组织结构。中胚层组织，如脂肪、软骨、骨和平滑肌等组织不常见。内胚层组织，如呼吸道上皮和消化道上皮等亦不常见。大多数纵隔畸胎瘤是成熟性畸胎瘤。成熟畸胎瘤组织学上分化良好，是良性肿瘤。如果畸胎瘤中包含胎儿组织或神经内分泌组织，这类肿瘤是不成熟的、恶性的。儿童中的不成熟畸胎瘤预后较好，但也容易复发和转移。畸胎瘤患者大多数完全没有症状。与其他纵隔肿瘤类似，纵隔畸胎瘤可表现出的症状主要有咳嗽、呼吸困难和胸痛。畸胎瘤中的肠黏膜组织或胰腺组织分泌出的消化性酶类还会导致支气管、胸膜、心包或肺的破裂。极端病例可表现为咳出的痰液中发现毛发、皮脂等组织。成熟畸胎瘤在极少情况下有转变为恶性畸胎瘤的潜力。成熟或不成熟畸胎瘤可转变为横纹肌肉瘤、腺癌、白血病和间变性小细胞肿瘤等多种类型的恶性肿瘤。良性畸胎瘤在胸片上表现为分界清晰的圆形或分叶状肿块。约 26% 的肿瘤中存在钙化,乃因包含骨、牙齿等组织成分。胸部 CT 和 MRI 可用于术前评估肿瘤是否可完整切除,同时也可鉴定皮肤成分和脂肪,支持畸胎瘤的诊断。畸胎瘤治疗方案应行完全的手术切除,然而,部分切除也可有效地缓解患者的临床症状。部分切除后患者应行术后辅助化疗。

54.2.3.2 纵隔精原细胞瘤

原发性纵隔精原细胞瘤尽管不常见,也占了恶性纵隔生殖细胞瘤的 25%～50%。纵隔精原细胞瘤最常见于 20～40 岁的男性。患者常出现呼吸困难、胸骨后疼痛、虚弱、咳嗽、发热、男性乳房发育或体重下降。由于肿瘤生长的位置关系,约有 10% 的纵隔精原细胞瘤患者会出现上腔静脉综合征。肿瘤在患者出现症状前可生长至 20 cm～30 cm。影像学上,精原细胞瘤呈巨块状、分叶、同质均一的肿块。纵隔精原细胞瘤局部浸润较少见,但容易转移至区域淋巴结和骨。胸部 CT 和镓同位素扫描可用于评价肿瘤范围。精原细胞瘤对放疗特别敏感。在一项纳入了 13 例患者的研究中,局限性精原细胞瘤采用外部电子束照射治疗,10 年无复发生存率达到 54%,10 年实际生存率为 69%。精原细胞瘤的手术治疗和化疗还存在一些争议。有回顾性研究显示,单独化疗能达到 90% 的 5 年生存率,增加放疗能略微增加生存获益,而仅接受放疗的患者有更高的肿瘤复发率。对于局部进展的精原细胞瘤患者,推荐的治疗方案包括新辅助化疗结合手术切除。

54.2.3.3 纵隔非精原细胞性生殖细胞瘤

非精原细胞性恶性生殖细胞瘤是具有异质性的一组肿瘤的总称,其中包括了胚胎细胞癌、内胚层胸腺肿瘤、绒毛膜癌、卵黄囊肿瘤和具有多种细胞成分的混合性生殖细胞瘤。这些肿瘤通常会产生临床症状,并且是恶性的,主要发生在年轻男性中。除此之外,这些肿瘤也和血液恶性肿瘤相关,约 20% 的患者会出现克氏综合征(Kleinfelter syndrome)。在诊断时,85% 的患者具有临床症状,包括胸痛、咯血、咳嗽、发热或体重下降等。能够分泌人绒毛膜促性腺激素的肿瘤亚型还会导致男性乳房发育。这类肿瘤往往体积较大,形状不规则,中央坏死,出血或囊性变较多见。监测血中甲胎蛋白和人绒毛膜促性腺激素水平对于诊断此类肿瘤十分重要。血液中甲胎

蛋白水平升高,同时影像学中发现纵隔肿块足以诊断内胚窦肿瘤或胚胎癌。博来霉素、依托泊苷和顺铂是目前治疗非精原细胞性恶性生殖细胞瘤的标准化疗方案。化疗后,不到 5% 的患者肿瘤能完全消退并且血清标志物水平恢复正常。有肿瘤残留的患者可接受手术切除。尽管有研究显示术前血清标志物如果正常能提示更好的预后,但相比于精原细胞瘤,非精原细胞性生殖细胞瘤的预后更差,这类患者的 5 年总生存率约为 48%,而精原细胞瘤患者的 5 年总生存率可高达 86%。

54.2.4 胸骨后甲状腺及甲状旁腺腺瘤

54.2.4.1 纵隔甲状腺肿

甲状腺虽是颈部组织,但异位甲状腺组织或甲状腺肿也可以进入纵隔。肿大的甲状腺显示为纵隔肿块时常位于前纵隔,在气管前方,可以挤压大血管。滋养甲状腺的动脉有甲状腺上、下动脉。若甲状腺肿移至前纵隔,其甲状腺下动脉可随肿物向下位移,但主要血供仍来自颈部。

在所有接受甲状腺切除的患者中,纵隔甲状腺肿的发生率为 1%～15%。大多数甲状腺肿大继发于甲状腺功能亢进,并且一般没有临床症状而在体检中被发现。影像学上,纵隔甲状腺肿是有包膜、分叶状和具有异质性的肿块。胸部 CT 的经典表现是肿大的甲状腺一直从颈部延续到纵隔。如果甲状腺肿包含具有功能的甲状腺组织,用放射性碘的闪烁扫描便可明确诊断。治疗方案推荐手术治疗,因为这些病变不适用于细针穿刺活检,并且肿瘤有向恶性发展的趋势。几乎所有的胸骨后甲状腺肿可通过颈部切口轻易摘除,从而减少术后并发症。

54.2.4.2 纵隔甲状旁腺腺瘤

正常甲状旁腺位于颈部,但亦可移行至纵隔。甲状旁腺由第 3 及第 4 咽囊发育而成。来自第 4 咽囊的甲状旁腺常置于上部,与甲状腺后方相联系。位于下部的甲状旁腺来自第 3 咽囊,似胸腺可向头部迁移,位于上部甲状旁腺的下方。它们常位于甲状腺下极附近,但亦可与胸腺相联系,在上纵隔发现,偶见甲状旁腺位于不常见部位,如在中纵隔区内,与大血管、气管相联系或在气管后间隙内。甲状旁腺的动脉血供来自甲状腺下动脉,静脉回流入甲状腺下静脉。

纵隔是最常见的甲状旁腺腺瘤的发生部位。总体来看,有 20% 的甲状旁腺腺瘤生长在纵隔内,其

中 80% 位于前纵隔。这些肿瘤具有包膜，圆形，直径多 <3 cm，因此在胸部 CT 上较难发现，胸部 MRI 或锝、铊的核素扫描对甲状旁腺腺瘤的诊断更高效。纵隔甲状旁腺腺瘤的治疗以手术为主。

54.2.5 其他肿瘤

54.2.5.1 原发性纵隔淋巴瘤

原发性纵隔淋巴瘤是一种罕见的实体肿瘤，仅占纵隔淋巴瘤的 10%。淋巴瘤通常发生在前纵隔，且肿瘤不仅仅局限在纵隔。霍奇金淋巴瘤占纵隔淋巴瘤的 50%～70%，而非霍奇金淋巴瘤仅占纵隔淋巴瘤的 15%～25%。3 种最为常见的纵隔淋巴瘤类型为结节硬化性霍奇金淋巴瘤、大 B 细胞淋巴瘤和淋巴细胞性淋巴瘤。

（1）霍奇金淋巴瘤

霍奇金淋巴瘤在人群中的发病率为每年每 10 万人中 2～4 例。发病年龄呈双峰分布，峰值分别在年轻成人和 50 岁以上的人群。在纵隔为主的霍奇金淋巴瘤中，发病率高峰出现在 30 岁以下的女性人群中，而男性在年龄分布上不受影响。霍奇金淋巴瘤可分为 4 种组织学亚型，即结节硬化型、淋巴细胞富集型、混合细胞型和淋巴细胞减少型，其中结节硬化型霍奇金淋巴瘤的比例高于 2/3。大多数患者会出现典型的症状，包括发热、盗汗和体重下降。对于纵隔受累的患者还会出现咳嗽、呼吸困难、胸痛、胸腔积液和上腔静脉综合征等表现。存在 RS 细胞能够特异性诊断霍奇金淋巴瘤。这类细胞具有双叶核，尤为显著的是酸性细胞核。经典的免疫组化特征是细胞中 CD15 和 CD30 染色阳性。有 76% 的霍奇金淋巴瘤患者胸片检查提示异常，表现为增大的血管前和气管旁淋巴结。胸部 CT 基本能够诊断淋巴瘤，在一些特殊情况下，如放疗后，胸部 MRI 能更好地区分瘢痕和残留病灶。PET/CT 有助于肿瘤分期和随访肿瘤复发情况。霍奇金淋巴瘤的 Ann Arbor 分期系统目前仍被广泛应用，这项分期系统对判断预后和治疗类型具有重要意义。1989 年，在英国科茨沃尔德的一次会议上，Ann Arbor 分期系统被进一步改进，考虑到预后差别，将大块霍奇金淋巴瘤单独分离出来。于是，霍奇金淋巴瘤的治疗也分为早期疾病（Ⅰ期和Ⅱ期）的治疗和晚期疾病（Ⅲ期和Ⅳ期）的治疗。基于会议上的修改，早期霍奇金淋巴瘤根据肿瘤负荷的大小可进一步分为预后良好肿瘤和预后不良肿瘤。对于那些预后较好的Ⅰ期和

Ⅱ期霍奇金淋巴瘤，将单独阔野放疗作为标准的治疗方案。一项随机对照临床试验将 762 名预后良好的Ⅰ期或Ⅱ期霍奇金淋巴瘤患者随机分为 6 周期表柔比星、博来霉素、长春新碱、泼尼松化疗联合放疗或单独接受结节放疗 2 组。2 组患者的完全缓解率相接近，但单独放疗组的复发率要显著高于放化疗组。由此，这类患者的标准治疗方案应为联合放化疗。至于那些Ⅰ期或Ⅱ期巨块型霍奇金淋巴瘤，治疗策略包括化疗后放疗。Ⅲ期或Ⅳ期的霍奇金淋巴瘤主要采用化疗。有研究显示，ABVD 化疗方案在预防肿瘤复发方面优于 MOPP 化疗方案。肿瘤复发的患者能够从骨髓移植中获益，那些对标准剂量二线化疗反应良好的患者获益最明显。对于霍奇金淋巴瘤患者，自体骨髓移植优于同种异体骨髓移植，这是因为两者的复发率相近而同种异体移植的非复发死亡率为 48%，远高于自体移植 27% 的非复发死亡率。

Ⅰ期和Ⅱ期霍奇金淋巴瘤患者治疗有效率高于 90%，ⅢA 期霍奇金淋巴瘤患者通过标准治疗有效率在 30%～90%，ⅢB 期患者治疗有效率在 60%～70%，Ⅳ期患者治疗有效率在 50%～60%。在进展期疾病中，进展期霍奇金淋巴瘤的国际预测因子项目组创建了一个预后指数用于患者的预后判断。其中预后不良的因素包括血浆白蛋白水平低于 40 g/L，血红蛋白水平低于 105 g/L，男性，年龄 >45 岁，Ⅳ期疾病，白细胞计数 >15 000 个/μl，以及淋巴细胞计数低于 600 个/μl 或 <白细胞总数的 8%。

（2）非霍奇金淋巴瘤

虽然非霍奇金淋巴瘤分为许多种类和级别，淋巴母细胞性淋巴瘤和大 B 细胞淋巴瘤是最常见的在纵隔内生长的组织学亚型。非霍奇金淋巴瘤在平均年龄为 55 岁的白人男性中发病率最高。然而，淋巴母细胞性淋巴瘤和原发大 B 细胞淋巴瘤的平均出现年龄分别在 28 岁和 30～35 岁。淋巴母细胞淋巴瘤源于胸腺淋巴细胞，具有高度侵袭性。常见症状包括咳嗽、喘息、气短、上腔静脉综合征、心脏压塞或气管阻塞，并且可以侵入纵隔骨髓、中枢神经系统、皮肤或性腺。由于淋巴母细胞性淋巴瘤通常能造成母细胞瘤浸润骨髓，它很容易和 T 细胞急性淋巴细胞性白血病相混淆。

原发纵隔 B 细胞淋巴瘤是来源于胸腺的弥漫大 B 细胞淋巴瘤。常见的症状包括胸痛、咳嗽、言语障碍、上腔静脉综合征、膈神经麻痹和声音嘶哑。相比

于淋巴母细胞性淋巴瘤,其胸外结构组织及骨髓浸润较少发生。然而,一旦疾病复发,转移灶也可出现在肝、肾、脑等重要器官。

胸部CT扫描可用于特征性刻画病灶和确定肿瘤侵犯范围。中纵隔及后纵隔淋巴结相较于前纵隔淋巴结更易出现转移。在进行治疗前应该首先获得组织学诊断。流式细胞术和细胞遗传学分析有助于明确诊断。纵隔非霍奇金淋巴瘤的治疗应基于肿瘤的分期、组织学亚型和疾病的发展程度。对于淋巴母细胞淋巴瘤,由于它倾向于侵犯骨髓因而治疗方案通常与急性淋巴细胞白血病类似。维持期强化化疗方案优于无维持期的短程化疗。有研究表明,急性淋巴细胞白血病患者和淋巴母细胞淋巴瘤患者接受短程化疗的治疗有效率为78%,但是复发率高达72%,且7年生存率仅为7%。鞘内化疗能有效控制中枢神经系统复发。中枢神经系统及纵隔放疗也是预防性治疗的重要组成部分。许多患者在治疗后仍然会复发,因此骨髓移植是治疗淋巴母细胞淋巴瘤的常规手段。有回顾性研究表明,204例淋巴母细胞淋巴瘤患者接受自体或同种异体骨髓移植,尽管同种异体移植的5年复发率更低,但其治疗相关死亡率更高,从而在总生存上,2种治疗方式差别不大。

原发性纵隔B细胞淋巴瘤可以进行常规化疗,然而大剂量化疗联合放疗能带来额外的获益。目前来看,如果患者不能从标准化疗中得到完全缓解,可以进一步考虑行大剂量化疗联合或不联合放疗。复发后,多数患者会进行大剂量化疗或自体骨髓移植。

54.2.5.2 纵隔囊肿

纵隔囊肿主要发生在中纵隔,占纵隔肿物的12%～20%。尽管不同年龄段的发病率接近,儿童患者因囊肿压迫周围邻近组织而多具临床症状。纵隔囊肿的最常见的2种类型为由于胚胎发育异常演变而来前肠囊肿,占50%～70%;还有支气管源性囊肿,占7%～15%。

(1) 原肠囊肿

原肠囊肿来源于背部前肠,表面排列着鳞状或肠上皮,可能还具有胃肠或胰腺组织。食管二倍体囊肿位于或附着于食管壁。12%存在食管二倍体囊肿的患者同时存在相关的畸形,而主要是消化道相关的畸形。原肠囊肿的临床症状与其他纵隔囊肿的症状类似。它们通常是无症状的,但是如果囊肿含有胃或胰腺黏膜,就会有额外的风险包括由于黏膜分泌物而造成出血或破裂。影像学上,原肠囊肿尽

管多具有钙化成分,但是和支气管源性囊肿还是难以鉴别。若出现软骨,则提示支气管源性囊肿可能性大。绝大部分的囊肿应行手术切除,电视辅助胸腔镜手术是不错的治疗选择。

(2) 神经管原肠囊肿

神经管原肠囊肿的特征是手术切除的标本中同时具有肠源性组织和神经源性组织。大多数这类囊肿在隆突水平上方的后纵隔形成。胚胎发育期间前肠和脊索的密切联系可以解释解剖学上的位置关系。神经管原肠囊肿和许多椎体异常相关,如脊柱侧弯、脊柱裂、半脊椎畸形和脊椎融合等。几乎所有病例是在1岁左右因气管支气管压迫症状的出现而被发现。神经系统症状可能是由囊肿延伸至脊柱内引起。神经管原肠囊肿的治疗方案是完全性手术切除。

(3) 支气管源性囊肿

支气管源性囊肿来源于胚胎发育期间喉气管的异常出芽。这些囊肿内衬纤毛假复层柱状上皮细胞、支气管腺体和软骨板。40%的支气管源性囊肿具有临床症状,包括咳嗽、呼吸困难或胸痛。影像学上,X线片可以鉴别支气管源性囊肿,但是推荐采用胸部CT来进行影像学诊断。CT显示,这些囊肿边界清晰,圆形,内部密度均一与水相近,但也有一部分囊肿为黏液状并表现为实性肿块。支气管源性囊肿不强化,并且当其与气管支气管树直接相通时,可观察到气液平。胸部MRI可以鉴别其他类型的纵隔肿块。支气管源性囊肿的明确诊断需要组织学的确认,这可以通过气管支气管镜、内镜或胸腔镜细针穿刺来实现。绝大多数支气管源性囊肿可通过手术切除或细针穿刺引流。无症状囊肿的治疗是否以有风险的手术为主还存在争议,但是大部分无症状囊肿最终会发展成有症状的囊肿。

54.2.5.3 心包囊肿

心包囊肿是间皮囊肿的一类,胚胎发育期间持续的腔壁凹陷形成了心包囊肿,其发病率在10万人群中约有1例患者。大多数心包囊肿是先天性的,也有少部分患者是后天发生的。它们大多无临床表现,在40～60岁时被发现,心脏压迫极少发生,发生时即会造成血流动力学损害。影像学上,心包囊肿边界清晰,球形或泪滴形,邻接心脏、前胸壁和隔。心包囊肿最常见的生长部位在右心隔角,占70%;其次是左心隔脚,占22%。心包囊肿的CT表现为单房,非强化。尽管无症状患者可一直随访而不进

行外科干预,但手术切除是较好的治疗方案。

54.2.5.4　淋巴管瘤

淋巴管瘤是罕见的先天性淋巴管异常,与染色体异常相关。典型的淋巴管瘤是孤立性的结节,也可表现为广泛的播散生长。淋巴管瘤本质上是良性的,75%的淋巴管瘤在颈部发现,约有10%的病例囊肿会延伸进纵隔,并且会造成乳糜胸和血管瘤。尽管淋巴管瘤多数发现于2岁之前的儿童,当肿块局限于纵隔时,只有当它生长到足够大以至于产生压迫症状时才会被发现,其症状主要包括胸痛、咳嗽和呼吸困难。影像学上,这些病变表现为囊肿。尽管淋巴管瘤更倾向于产生包裹性的外观,但它还是容易和心包周围囊肿相混淆。使用淋巴管造影剂结合胸部CT扫描能够有效地鉴别不同的病变。淋巴管瘤的最佳治疗策略是完整性手术切除。然而在一些合并乳糜胸的复杂病例中,有证据显示,术后增加放疗能为这类患者带来获益。年轻女性中的淋巴管瘤病通常表现为进展为更严重的疾病类型,其中肿瘤多发并浸润肺、心脏和骨等多个脏器。

54.3　纵隔肿瘤的手术治疗

54.3.1　手术的应用解剖

（1）纵隔分区

纵隔的划分是为了试图简化判断纵隔肿物的起源,有多种分区法,最早的4分区法,分为上纵隔、前纵隔、中纵隔和后纵隔;比较常用的3分区法,分为前上纵隔、中纵隔和后纵隔;还有较为简单和实用的3分区法,为前纵隔、内脏纵隔(中纵隔)和椎旁沟纵隔区(后纵隔)(图54-9)。按照后一种3分区法而论,前纵隔前界为胸骨的后面,后界为心包前壁、主

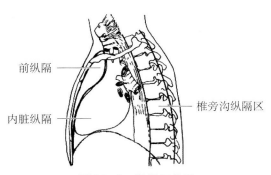

图54-9　纵隔三分区

动脉及头臂血管。其内容包括胸腺或退化后的胸腺、胸廓内动静脉的分支、淋巴结及脂肪。中纵隔包括心包及心脏、升主动脉及主动脉弓,上下腔静脉、头臂血管,膈神经及迷走神经,气管、主支气管及附近的淋巴结及肺动静脉。椎旁沟纵隔区(后纵隔)实际上指的是两侧脊柱旁沟的潜在腔隙,前界心包后壁,后界为后胸壁,包括椎旁沟。后纵隔包含降主动脉、食管、胸导管、奇静脉及半奇静脉、神经、脂肪及淋巴结。前纵隔肿瘤主要有胸腺瘤、生殖细胞肿瘤、胸腺囊肿、异位甲状腺、淋巴瘤;中纵隔肿瘤主要为各类囊肿,如气管支气管囊肿、心包囊肿、淋巴瘤;后纵隔常见的肿瘤为神经源性肿瘤。

（2）胸腺

定位于前纵隔的大血管前方,胸腺的左右两叶并不融合,并易于解剖分开,胸腺可位于自舌骨至膈肌水平的膈神经外侧,并且胸腺组织还可孤立存在。胸腺的血液供应来自乳内动脉,同时也可来自上、下甲状腺动脉,静脉回流是通过头臂静脉和乳内静脉,而且可能和甲状腺内静脉有吻合支。淋巴回流至乳内淋巴结、前纵隔淋巴结和肺门淋巴结。

（3）纵隔淋巴结

可分为前纵隔区域与内脏纵隔区域淋巴结。前纵隔淋巴结接受前胸壁和乳腺中部的淋巴回流,这些淋巴结与前胸壁紧密相连,位于壁层胸膜外。内脏纵隔区域淋巴结接受肺和食管的淋巴回流,这些淋巴结的分布命名主要根据美国胸外科协会的肺癌淋巴结图。

（4）血管结构

全身最大且最重要的血管起止都在内脏纵隔区域,包括升主动脉及主动脉弓和降主动脉、上下腔静脉、头臂血管、肺动静脉。

（5）神经结构

纵隔内有2条纵向神经,即膈神经和迷走神经,还有脊神经根延伸的肋神经、连接交感神经节的交感干。

54.3.2　术前准备

54.3.2.1　情况评估

（1）病员情况的评估

详细采取病史和全面体格检查,对评估患者耐受手术的能力和决定手术方案至关重要。除血、尿、粪常规和肝、肾功能检查外,心、肺功能检查尤为重要,常可估计患者能否耐受开胸手术。对一些特殊病例,还应针对性地改善患者的全身营养状况,加强

呼吸道处理及心功能的评估。

（2）病情的评估

胸部CT为常规检查，对巨大纵隔肿瘤术前应仔细了解胸部CT影像，明确肿瘤与周围组织的关系，准备充足的血源；有上腔静脉综合征的患者，应充分评估术中能否完全切除肿瘤，上腔静脉能否充分松解，在评估不能完全松解时，应准备带环的聚四氟乙烯膨体Gortex人造血管，准备术中上腔静脉置换或搭桥术；部分神经源性肿瘤呈哑铃状，其根部在

椎管内者，应与神经科或骨科医师共同手术，防止骨髓损伤及椎管并发症发生。

（3）3D打印技术

对于少见的胸顶部肿瘤，可以利用3D打印技术辅助复杂胸部肿瘤切除手术。通过3D打印技术，技术人员实景重现胸顶部肿瘤与周围器官解剖关系，并打印出含肿瘤的实物模型（图54-10），使主刀医师在术前即对暴露困难的解剖区域有直观认识，可大大降低手术损伤风险，缩短手术时间，提高手术效率。

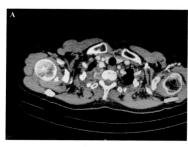
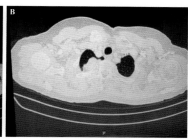
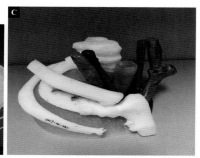

图54-10 纵隔肿瘤3D打印模型

54.3.2.2 特殊准备

1）胸腺瘤伴重症肌无力患者，术前务必使患者处在最佳状态，常用药物有抗胆碱酯酶药物溴吡斯的明、免疫抑制剂和皮质激素等。应用溴吡斯的明的剂量和症状缓解的程度可估计重症肌无力的预后。溴吡斯的明的治疗剂量与中毒量十分接近，必须严密观察，加用肾上腺皮质激素可减少溴吡斯的明的用量，使术前患者处在良好状态，同时减少术后并发症的发生。常用溴吡斯的明60~90 mg每日3次，准备1个月以上，术前2~3周应用泼尼松10 mg每日3次。据部分学者报道，置换血浆疗法可以成为患者安全手术和预防重症肌无力危象最有效的方法，主要用于出现危象的患者。

2）胸骨后甲状腺伴甲状腺功能亢进患者，术前应用地巴唑等治疗3个月以上，待症状控制稳定后再手术为妥。

3）对部分巨大恶性纵隔肿瘤，尤其位于前上纵隔，CT、MRI提示上腔静脉、主动脉、心包侵及或无界限，评估切除有困难或不彻底时，应于术前先行2~4个疗程化疗或放疗后再手术。肿瘤患者化疗或放疗后2~3周，血常规及全身情况稳定后手术为宜，但一般不宜超过1个月。

54.3.2.3 常规准备

1）控制并发病：如高血压、糖尿病、冠心病等。

2）改善全身状况：给予合理的对症治疗，改善营养状况等。

3）预防应用抗生素，尽管纵隔手术为无菌切口，但是目前认为仍需预防性应用抗生素，有利于减少伤口感染率，特别是胸骨正中切口。

54.3.2.4 麻醉方式

纵隔肿瘤手术一般采用气管插管静脉麻醉。对前纵隔巨大的实体瘤，麻醉诱导时，应谨慎使用肌肉松弛剂，因肿瘤重力会产生气管和心脏的急性压迫而发生意外。为了安全，应在清醒状态下行气管插管，以确保气道通畅，避免麻醉意外，有重症肌无力者不能用箭毒类药物，抗生素避免使用氨基糖苷类。术中监测血压、脉搏、体温、心电图、血氧饱和度、呼吸末二氧化碳浓度等，放置桡动脉测压导管，用于监测血流动力学和血气分析。

54.3.2.5 术前谈话要点

纵隔肿瘤术前往往没有病理诊断，大多根据肿瘤位置而给予可能的临床诊断，而肿瘤的性质术前不能肯定，因此各种病理的可能性均要告知患者及家属。对肿瘤的严重程度要有评估，同时说明手术的必要性及可能的预后情况。虽然对有些多年无变化的神经

源性肿瘤采取观察是可以的,但诊断可能不大明确,肿瘤靠近或已侵及椎管,或者还可能发生恶变,因此,大多数的神经源性肿瘤仍应争取手术切除。

除了手术常见的并发症外,对一些特殊的并发症应向患者或家属说明,如胸腺瘤术后的重症肌无力危象、神经鞘瘤术后的神经损伤所致并发症等。

54.3.3 手术方式及要点

54.3.3.1 手术切口

既要求手术野暴露充分便于操作,又要尽可能少地损伤正常组织,尽可能多地保留组织功能,还要选择便于应急的切口。因此,选择切口的根据,一是依据病变部位而定,使得切口距病变的位置最近,显露良好;二是依据手术方式而定,随着病变大小不同、病变性质不同和切除范围不同均需灵活设计不同的手术切口,以利手术实施;三是依据术者的习惯及对各种切口的熟悉程度而定。位于后纵隔的肿瘤采用后外侧切口,取肋间或肋床进胸或靠近肿瘤的后侧小切口;位于前上纵隔者采用胸骨正中切口;一侧性前纵隔肿瘤可以通过前第 4 肋间前胸切口进胸,怀疑胸内甲状腺可取颈领切口即颈状切口并做胸骨正中劈开准备,绝大部分胸内甲状腺不需要胸骨正中劈开而能完全提至颈部。

（1）胸骨正中切口

适用于前纵隔肿瘤,如胸腺瘤、异位甲状腺等。取仰卧体位,肩背中部抬高约 20°角,使胸骨向前突。自胸骨切迹上 1 cm 至剑突下 2 cm 做直切口或弧形切口,纵行切开皮肤,尽可能以钝性分离胸骨切迹至剑突的胸骨后肌筋膜。然后以电锯或胸骨刀沿正中线由下而上地纵行锯开胸骨,切线必须保持中线位置,防止双侧胸膜破裂。锯开胸骨后用温盐水纱布将左右胸膜纵形向两侧仔细钝性分离,然后根据肿瘤生长具体情况进行手术。胸腺瘤要求将肿瘤及纵隔脂肪组织完整切除。如系恶性肿瘤,上腔静脉或无名静脉受累时,应暴露良好的术野再开始手术,以防大出血。

（2）部分胸骨正中切口

适用于前纵隔较小体积的肿瘤,及单纯胸腺切除、异位甲状腺等。切口设计基本同胸骨正中切口,自胸骨切迹上 1 cm 至第 3 或 4 间平面下 2 cm,切开胸骨至第 3 或 4 肋间平面切断缝扎胸廓内动、静脉,用线锯横断胸骨。

（3）后外侧切口

分左、右后外侧切口,适用于中、后纵隔肿瘤,突向

一侧胸腔的巨大肿瘤,以神经源性肿瘤为主。患者取 90°角侧卧位,腋部用软枕适当垫高,使肋间隙增宽,切口起自腋前线,向后沿6～7 肋平面在肩胛下 2～3 cm 绕过肩胛下角,向后止于肩胛骨内侧缘与脊突中线拟切除肋骨或切开的肋间平面,经肋间或肋床进胸。肿瘤巨大时可于切口上下后肋咬断以扩大手术野。其优点是手术野暴露良好,适用于多种手术进路。

（4）前外侧切口

适用于前纵隔良性肿瘤,以畸胎类肿瘤为主,患者取仰卧位,术侧垫高 45°角,起点于胸骨旁第 4 肋向外下弧形切口,常以第 4 肋间进胸,也可以选择靠近肿瘤的肋间进胸。男性切口在乳头下方 2 cm,女性切口应绕过乳房下缘,切断胸大肌、胸小肌、前锯肌,切断部分背阔肌,在预定的肋间隙进胸,注意不要损伤胸廓内动、静脉或做胸廓内、动静脉结扎。其优点为切口小,无需切断肋骨,肌肉组织损伤小,易于快速进胸。缺点为止血困难,如遇血管损伤要改变或延长或横断胸骨或咬断肋骨扩大切口,以增加暴露,有利止血。

（5）颈领状切口

适用于胸内甲状腺,纵隔内甲状旁腺瘤,于胸骨切迹上 1 横指处作一弧形切口,切开颈阔肌,分离皮瓣向下至胸骨切迹,向上至甲状软骨,分离锁骨间韧带到胸骨柄,向两侧分开颈前肌,可见到甲状腺下极或胸腺上极。

（6）后侧小切口

对后纵隔容易精确定位的中小体积的神经源性肿瘤可采用此切口,分为进胸和不进胸 2 种。体位为侧卧位 90°角,在预切除的肋骨平面行后外侧切口约 10 cm,切开背阔肌及部分前锯肌、斜方肌,在听诊三角处牵开前锯肌,小心行骨膜下剥离切断近 10 cm 长的肋骨,将胸膜向前推开,解剖纵隔,可清楚地显露后纵隔小肿瘤,予以切除。或者不切除肋骨,从肋间进入胸腔,切除肿瘤,需置入胸腔引流管。

（7）复合切口

前外侧切口遇大血管损伤,尤其上腔静脉或肿瘤位置高、无法彻底切除时,应延长切口横断胸骨。对突向一侧胸腔的前纵隔肿瘤可取部分胸骨正中切口和预切开肋间隙前外侧切口即"L"形切口。对巨大胸内甲状腺、上纵隔巨大肿瘤,可采用颈胸联合"T"形切口,即颈领状切口＋胸骨正中切口。有时肿瘤位于一侧肺门前或侵及肺动脉,为增加手术切除率,或对突向一侧胸腔的巨大纵隔肿瘤(占据胸腔 2/3 以上),或突向双侧胸腔的巨大纵隔肿瘤(占据

双侧胸腔 1/2 以上），或同时行肺叶切除或上腔静脉移植术，可采用胸骨正中切口联合一侧前外侧切口，即侧"T"形切口。对位于颈胸交界处的纵隔肿瘤，可采用半蛤壳切口（"]"形切口），即半颈领状切口加部分正中切口加前胸切口。

（8）胸腔镜手术

对中纵隔囊肿、后纵隔神经源性肿瘤、前纵隔的肿瘤可通过电视胸腔镜手术完成；胸腔镜手对胸腺瘤的切除、特别是重症肌无力的治疗也有良好效果。麻醉一般采用双腔插管，满意后，将患者置于适当的体位，取 1～4 个孔，分别为观察孔、操作孔及辅助操作孔或单操作孔或单孔。如果是后纵隔神经源性肿瘤，则顺肿瘤边缘剪开壁层胸膜，仔细辨认椎静脉并用银夹结扎，把肿瘤完整切除。对中纵隔囊肿，可以先抽取囊液，再通过分离剪锐性和钝性完整分离囊肿，如部分囊壁与重要结构紧密粘连，可以将其留下，黏膜面用电凝烧灼。对具有包膜完整的胸腺瘤或伴有重症肌无力的胸腺瘤，也可在电视胸腔镜下切口胸骨后途经（采用单腔气管插管、人工气胸下）、双侧胸腔同时腔镜下完成全胸腺切除，达到治疗重症肌无力的效果。

54.3.3.2　手术要点

一般情况下，前纵隔肿瘤如畸胎瘤、胸腺瘤，中纵隔囊肿多有完整包膜，边界清，经常可做肿瘤整块切除，亦不易损伤周围大血管等。纵隔畸胎瘤占成人纵隔肿瘤的 8%～15%、儿童的 12%～24%，多数发生于青壮年，男女比例无明显差异。切口选择时要充分评估肿瘤的显露和操作方法，常用前外侧切口，必要时横断胸骨。对双侧病变以正中劈开胸骨为宜。有时肿瘤附着于心包和大血管，粘连紧密，分离困难，可将该部囊壁切开，清除内容物，再逐步分离囊壁切除，即使囊壁部分残留也无大碍。有肺部继发感染并引流于皮下者，应先切开充分引流，待炎症控制后，行二期手术把肿瘤切除。对怀疑是淋巴瘤或预估肿瘤不能彻底切除的，可以先做切取活检，如果是淋巴瘤，则可停止继续手术，待术后进行相应治疗。

（1）胸腺瘤

最新的病理学分型有 A 型、AB 型，B1（此 3 型瘤细胞形态与正常胸腺上皮不能区分）、B2、B3（此 2 型瘤细胞在形态上和数量上有较明显的变化）、C 型（胸腺癌）。胸腺瘤瘤细胞几乎没有细胞异型变等恶性形态学表现，胸腺瘤的良恶性主要依赖于术中所见，包膜完整者（Ⅰ期）预好较好；如包膜不完整，侵及包膜外胸腺组织或周围的纵隔脂肪组织（Ⅱ期），预后次之；侵及心包、胸膜、上腔静脉或邻近脏器（Ⅲ期），以及有胸内转移、胸腔积液或心包积液、远处转移者（Ⅳ期）多数预后极差。Ⅲ期以内的胸腺瘤应争取外科手术治疗。

胸腺瘤的手术原则：① 前正中切口。② 切开两侧胸膜。③ 完整地胸腺切除包括所有正常胸腺组织。④ 肿瘤外侵至心包、肺、无名静脉和上腔静脉时应行扩大切除，侵犯胸膜时应切除所有胸膜种植。

手术技术：全胸骨切开的前正中切口，再切开胸膜就能达到最大限度地显露，探查肿瘤向后外侧的扩展，并观察是否有膈神经侵犯或伴有胸膜种植。部分胸骨切开的前正中切口对非胸腺性重症肌无力患者的胸腺切除较好，但难以探查肿瘤向外的扩展及是否有种植。全部胸骨切开的并发症并不比部分胸骨切开为多。

全胸腺切除术：切开胸骨，撑开器撑开后，往上拉起胸腺，在胸腺包膜外游离，从侧面的胸膜及后面的心包游离胸腺，从下往上，切断乳内动脉的胸腺支，结扎，在两侧肺门处，注意保护两侧膈神经。胸腺的静脉有 1～2 支回流至左无名静脉的下缘，结扎切断，再分离胸腺的 2 个上极，避免损伤上极附近的甲状旁腺。

扩大胸腺切除术：首先将两侧纵隔胸膜切除，上至胸廓入口，下至横膈，从无名静脉到膈，从左肺门到右肺门，后面紧贴心包，行大块脂肪胸腺组织清除，所有胸腺及可疑胸腺脂肪一并切除，标本应当包括前心隔角脂肪、上腔静脉与主动脉之间的脂肪胸腺组织，以及主肺动脉窗内从左无名静脉向下直到主动脉和左肺动脉处的脂肪胸腺组织，解剖主肺动脉窗时要特别注意保护好左膈神经及左迷走神经。认清左无名静脉，切断胸腺静脉，将胸腺从静脉上分离。继续向上清除无名静脉以上区域的胸腺脂肪组织，前至气管及气管旁喉返神经、甲状腺峡部。两侧胸腔各置一根引流管。扩大胸腺切除易发生迷走神经、喉返神经、膈神经的损伤。

胸腺瘤手术原则上要求彻底切除胸腺组织，包括纵隔内各脏器间直至隔面的脂肪结缔组织，尤其是并发重症肌无力的患者。有不少学者主张暴露双侧肺门，清扫局部所有脂肪组织，即不单清扫在局部残留的胸腺组织，而且以切开两侧胸腔列为操作常规。左右无名静脉常和胸腺黏附或包埋于肿瘤组织中，稍有疏忽就有损伤血管造成大出血的危险，但左侧无名静脉如在上腔静脉无梗阻的情况下可以结扎切断,以便与肿瘤一并切除。如果已侵及心包可一并做心包部分切除。在分离切除肿瘤组织时,主动脉的分支大血管务必暴露清楚、妥善保护。恶性胸腺瘤往往界限不清,侵犯上腔静脉及左、右无名静脉,甚至大动脉、气管等均被包埋在肿瘤组织中,为确保手术安全,允许遗留部分肿瘤组织,术后辅以全身化疗或局部放射治疗。有上腔静脉综合征者术前应做胸部 MRI 及血管造影,以了解梗阻长度、肿瘤邻近组织受侵情况,然后周密考虑治疗方案。可以行阻塞段上腔静脉切除重建术,亦有部分学者主张做上腔静脉分流术,人造血管以 Gortex 为宜,一般取直径 0.8～1 cm,长约 15 cm。充分游离左右无名静脉,远心端缝于梗阻段以远的左或右无名静脉,近心端缝于右心耳或右心房,可搭 1 根或 2 根,端端或端侧吻合。术后早期宜用华法林抗凝,凝血酶原时间控制在 18～20 秒,以后以肠溶性阿司匹林维持,减少血液黏稠度。如上腔静脉梗阻,搭桥术困难则可行上腔静脉内支撑以改善上腔静脉阻塞综合征的梗阻症状,近期疗效尚满意。恶性胸腺瘤患者常有肿瘤细胞局部种植而易复发,但远处转移并不多见。种植性胸腺瘤以胸腔内多见,膈面较多,肺叶间亦有报告,此类种植性肿瘤均可做姑息性切除。

(2) 后纵隔神经源性肿瘤

多起源于周围神经干或交感神经节与神经链,其根部位于脊椎旁沟内,很少发生于臂丛和肋间神经。手术取后外侧切口,术中注意避免损伤交感神经链,以免术后产生交感神经综合征。少数恶性肿瘤侵及椎体或后纵隔神经源性肿瘤会通过椎间孔侵及椎管内的神经源性肿瘤(哑铃形肿瘤),术前务必做 CT、MRI 以明确情况,肿瘤有蒂伸入椎间孔时,要谨慎处置,可能会发生难以控制的出血,不能填塞而压迫脊髓,处理损伤的血管比较困难,因此要请骨科或神经科医师共同手术,需从后面进行椎板切除,显露椎管内的肿瘤,从胸膜外或经胸腔切除肿瘤,连同脊髓病变一并切除或分别切除。对胸膜顶部的神经鞘瘤,可能来源于臂丛的神经鞘瘤,手术时要注意剥离神经鞘瘤,避免损伤周围神经,不能切断神经束,否则会引起手掌功能的永久性丧失。一些交感神经和神经节瘤常具有较高的外侵性,手术要仔细,不要误伤重要结构。

54.3.4 术后处理

54.3.4.1 一般处理

同一般胸外科手术常规处理,包括呼吸功能监护、呼吸形式的观察、经皮血氧饱和度检测和心电图监测。放置纵隔引流管或胸腔引流管,纵隔管接低负压吸引,胸腔引流接水封瓶,倘若血性胸液较多,务必保持外流管通畅,并记录每小时胸液引流量,严密观察血压和脉搏的变化。同时给予纤维蛋白原、凝血酶原复合物、巴曲酶、维生素 K_1 等助凝剂。单纯纵隔引流管如渗出不多,常规做胸片检查,如无特殊,则于术后 24～48 h 拔除。

54.3.4.2 术后并发症的处理

主要指纵隔肿瘤术后的特殊并发症的处理。

(1) 重症肌无力危象

胸腺瘤和重症肌无力的发病关系密切,凡伴有重症肌无力的胸腺瘤术后常易发生肌无力危象,术后肌无力症状加重,分泌物不多,心律增快伴腹胀,甚至导致急性呼吸骤停。因此,术后应严密观察,一旦发生应立即做气管插管或气管造口辅以呼吸机辅助呼吸,同时可给予药物控制。由于大多数危重肌无力患者抗胆碱酯酶药物的治疗量和中毒量十分接近,在严密观察危象发生的同时要及时、正确地鉴别用药的过量或不足。当拟胆碱药物如胆碱酯酶抑制剂过量时可见瞳孔缩小,分泌物大量增加,肠鸣音亢进,心律减慢,此时用阿托品可使症状改善。目前,有不少学者主张于术前正规应用拟胆碱药物,症状控制后再维持 2 周至 1 个月手术,如同时加强肾上腺皮质激素的应用可减少胆碱酯酶抑制剂的用量,甚至避免术后肌无力危象的发生。有学者认为,术后 3 d 短期用肾上腺皮质激素,可以预防术后危象发生。还有学者从临床实践中总结出术后胆碱酯酶抑制剂应比术前增加 1/4 量为妥。对中重度或重度重症肌无力患者,术后 3 d 内不要使用胆碱酯酶抑制剂,尤其是遇到胆碱能危象时,这就可能需要用呼吸机;对症状较轻或术前血浆置换后症状缓解的患者,术毕可以拔除气管插管。不论哪种情况,恢复使用溴吡斯的明要特别慎重,可以从口服小剂量开始。总之,至今虽有各家不同说法,但均以临床实效为重。

(2) 双侧或一侧膈神经损伤

由于巨大纵隔肿瘤摘除术中伤及双侧或一侧膈神经,引起术后患者膈肌矛盾呼吸,导致患者呼吸困难,重症者严重缺氧,被迫行气管造口,呼吸机辅助呼吸,一般需维持 2 周到 1 个月,患者矛盾呼吸可逐渐改善。

(3) 双侧胸膜腔破裂

巨大前纵隔肿瘤往往引起双侧胸腔破裂,如同时伴有膈神经损伤,术后早期难以维持呼吸功能,必须用呼吸机辅助呼吸 2～3 d 较为安全。

（4）上腔静脉阻塞综合征

由于肿瘤压迫、包埋上腔及左、右无名静脉，术前患者有头面、颈部肿胀及前胸部浅表静脉曲张，此时已建立了部分侧支循环。术后由于侧支循环均被破坏，上肢水肿可能加重，务必注意术侧上肢制动抬高，限制液体入量并从下肢补液，适当应用利尿剂。行上腔静脉搭桥或腔内置支架，术后应用抗凝治疗，早期适量肝素应用并控制凝血酶原时间于 18～20 秒，以后可用华法林。内置管术后常规口服肠溶性阿司匹林以改善血液黏稠度。

（3）术后疼痛处理

采用胸部硬膜外麻醉加上轻度全身麻醉可以取得良好的术后镇痛效果。

（4）综合治疗

良性纵隔肿瘤以手术切除为主，术后很少复发。恶性肿瘤经有关检查评估切除率高者应以手术治疗为主。肿瘤巨大或评估有侵犯大血管可能者，术前可以化疗 2～4 个疗程，待瘤体缩小以利于手术切除，术后应再予以全身化疗或局部放射治疗。胸腺瘤如无法彻底切除，术后应常规做放射治疗，以期增加疗效。

54.3.5 临床经验或建议

纵隔肿瘤为一组疾病，手术的操作没有固定的步骤，所以主要是根据肿瘤的位置，结合术者的习惯，选择合适的手术切口，彻底完整广泛地切除肿瘤。

纵隔内有大血管、神经、气管、食管、心脏等重要器官，要熟悉解剖关系，术前结合 CT 等影像学资料，避免误伤这些结构，有时要知难而退，对侵袭性胸腺瘤，可以行姑息性切除，辅以术后放疗，也可取得较理想的效果。对一些囊性病变，囊壁与重要结构粘连严重的，囊壁可以有残留，不影响疗效。

54.4 纵隔肿瘤的非手术治疗

54.4.1 胸腺瘤的治疗

（1）手术治疗

手术是胸腺瘤治疗的基石。几乎 100% 的 I 期胸腺瘤和绝大多数 II 期胸腺瘤都能够完全切除，约 50% 的 III 期胸腺瘤和 25% 的 IV 期胸腺瘤也能完全切除。手术切除后，胸腺瘤患者总的 5 年生存率很高。I 期和 II 期患者的 10 年生存率分别为 90% 和 70%，III 期和 IV a 期患者的 10 年生存率为 55% 和 35%。I～IV 期患者的 15 年总生存率分别为 78%、73%、30% 和 8%。

肿瘤切除的完整性是胸腺瘤患者长期生存的主要预后因素，完全切除的胸腺瘤有更好的生存，III 期胸腺瘤完全切除后长期生存率和 I 期胸腺瘤相似。肿瘤全部切除后仅有 3%～4% 复发，复发肿瘤多能再度完全切除。吴开良报道 259 例胸腺瘤，手术方式分为完全性切除、不完全性切除和仅做活检 3 种，其中完全性切除 179 例（69%），不完全性切除 62 例（24%），仅做活检 18 例（7%）。手术中发现肿瘤外侵 139 例，其中心包侵犯 37 例，大血管侵犯 26 例，胸膜侵犯 16 例，肺侵犯 22 例，其他部位侵犯 14 例，广泛侵犯 24 例。手术后有肉眼残留 72 例。在 I 期患者中有 2 例有瘤旁粘连。

将近 1/3 的胸腺瘤患者在诊断时已经为局部进展期而不能够手术治疗。局部晚期胸腺瘤的术前化疗有效率 >50%。2 项较大的试验显示，CAP 方案和 EP 方案的有效率分别为 50% 和 56%。这 2 种方案耐受性较好，主要的不良反应是 3 级或 4 级血液系统毒性。已有的证据表明，术前化疗或者放化疗可能改进局部进展期胸腺瘤患者的手术切除率和治疗结局（表 54-3）。

表 54-3 胸腺瘤诱导治疗结果

文献作者	年份	患者人数	化疗方案	有效率（%）	R0 切除（%）	pCR（%）
Bretti 等	2004	25	EP 或 ADOC	72	44	8
Venuta 等	2003	15	EAP	67	—	7
Jacot 等	2005	5	CAP	80	20	—
Macchiarini 等	1991	7	EAP	100	57	—
Kim 等	2004	22	PAC＋泼尼松	77	76	38
Rea 等	1993	16	ADOC	100	69	31
Kunitoh 等	2010	21	ADOC	62	43	14

P、D:顺铂;A:阿霉素;C:环磷酰胺;O:长春新碱;E、V:依托泊苷;I:异环磷酰胺

（2）术后放疗

放疗在胸腺瘤的治疗上占有重要的地位。虽然缺乏临床随机对照研究，但现有的回顾性研究表明，术后放疗在有选择性的胸腺瘤患者中有治疗获益。20世纪80年代的研究曾推荐各期胸腺瘤患者无论是否完全切除都应该行术后放射治疗。最近的研究集中在哪些肿瘤或者哪种切除状态的患者可以从术后放疗中获得益处。

Awad等对Ⅰ期且完全切除的患者随访了32年，发现复发率为2%～3%，因而认为此期患者不可能从术后放疗中获得益处。来自中国医学科学院肿瘤医院的一项小样本的随机临床试验也显示，术后放疗对于Ⅰ期患者无生存获益。其他研究也显示，术后放疗对于Ⅰ期患者无治疗获益。由于不做辅助放射治疗的复发率也很低，故对完全切除后的Masaoka Ⅰ期胸腺瘤不建议做术后放射治疗。但也有少数学者认为，在Ⅰ期胸腺瘤中，有瘤旁粘连的患者中有19%出现复发，显著高于无瘤旁粘连的Ⅰ期胸腺瘤。Pollack等在11例Ⅰ期胸腺瘤中观察到有2例复发，作者提倡对于直径较大的Ⅰ期胸腺瘤或者有瘤旁或者胸膜粘连的患者应该给予术后放疗。Cowen等也发现有瘤旁粘连的患者接受放射治疗后无失败患者出现。

而对于Ⅱ期和Ⅲ期或者未接受完整切除的患者肯定可以从术后放疗中获得益处。SEER登记资料的回顾性研究（$n=901$）显示，术后放疗对于Ⅰ期患者无治疗获益，但对于Ⅱ期和Ⅲ期患者可以显著提高总生存率，特别是非完全摘除的患者。但对于完全切除的Ⅱ期或者Ⅲ期患者是否需要放射治疗仍然存在较大的争议。Mangi等报告了155例胸腺瘤的手术后辅助放射治疗的结果，49例为Ⅱ期的患者中14例患者进行了放射治疗，35例没有进行放射治疗，所有患者均为完全切除，增加手术后放射治疗没有显著改善Ⅱ期胸腺瘤的局部控制率和远处转移率，作者认为大多数Ⅱ期胸腺瘤不需要手术后放射治疗，可在完全切除后随访。Curran等报道Ⅱ期和Ⅲ期胸腺瘤R0切除后未行术后放射治疗者的5年复发率为47%，而行术后放疗的患者中未见复发。回顾性分析研究显示，在Ⅱ期切缘阴性的患者中，术后放疗无治疗获益。而Ⅲ期胸腺瘤R0切除后术后放疗未能减少局部复发或者远处转移。在一项Meta分析中，作者收集了13项回顾性研究共592例患者，结果显示，术后放疗对于Ⅱ期和Ⅲ期完全切除的胸腺瘤在减少

复发上无治疗获益。Utsumi等发表了包括324例胸腺瘤手术治疗患者的研究结果，其中119例患者行术后放疗。根据WHO组织学分型和Masaoka分期进行分析，作者认为Masaoka分期Ⅰ期和Ⅱ期及WHO A型、AB型和B1型不应该接受辅助放射治疗，Masaoka分期Ⅲ期和Ⅳ期及WHO B2和B3型不管是否接受术后放疗，其疾病特异性生存率也无显著性差异。因而对于完全切除的Ⅱ期和Ⅲ期胸腺瘤手术后辅助放射治疗的价值仍然存在争议。

虽然对手术后放疗的指征还没有循证医学的证据支持，但是在业界已有相对一致的意见，即对Ⅰ期患者不建议术后放疗；对Ⅱ期及其以上的患者，不论是否完全切除，仍然建议采用术后放疗；对不完全切除的Ⅲ期和Ⅳ期胸腺瘤患者，术后放疗是标准治疗。

对完全切除的病例，如果采用常规分割放疗，总剂量在50 Gy；对于不完全切除和大块肿瘤残留的病例总剂量应该＞60 Gy。为减少正常组织并发症和提高肿瘤照射剂量应该采用三维适形和调强放射治疗技术。

（3）局部晚期不能手术患者的放化疗联合治疗

多种药物单药使用对胸腺瘤有效。小样本的临床Ⅱ期试验观察了单药化疗进展期胸腺瘤的疗效，这些药物包括顺铂、阿霉素、白介素－2、培美曲塞和异环磷酰胺等。20世纪70年代和80年代，多数病例报告认为，以铂类和阿霉素为基础的化疗有效。美国东部肿瘤协作组（Eastern Cooperation Oncology Group，ECOG）在1993年最早报告了一项Ⅱ期临床研究结果，评估了顺铂（50 mg/m²，每3周1个疗程）单药化疗，21例局部进展或转移的胸腺瘤入组，2例（10%）患者获得PR；无CR的患者，中位生存时间为76周，2年生存率39%。Highley等研究了异环磷酰胺单药化疗侵袭性胸腺瘤，13例患者中有5例获得了CR，1例PR，总有效率为46.2%，5年生存率为57%。从20世纪80年代开始，联合化疗开始应用于进展期胸腺瘤。在最大的一组联合化疗临床试验中，应用CAP联合化疗方案，在30例可评价的转移或者复发的患者中，有效率为50%，中位生存时间为11.8个。在另一项单中心试验中，Fornasiero等报告37例Ⅲ或Ⅳ胸腺瘤患者，应用CAP化疗方案，有效率为92%，中位生存时间为15个月。虽然最佳的化疗方案尚未获得，但多数学者认为，以铂类为基础的化疗方案效果最佳。多个临床Ⅱ期试验显示，含铂和阿霉素的联合化疗方案的

客观有效率为32～92％(表54-4),该方案也是目 前临床最常使用的联合化疗方案。

表54-4 以铂类为基础的联合化疗方案治疗胸腺瘤的疗效

文献作者	年份	化疗方案	患者人数	CR+PR%	生存(年)
Loehret 等	1994	PAC	30	50	3.2
Shin 等	1998	PAC+泼尼松	12	92	—
Formasiero 等	1991	ADOC	32	90	1.25
Berruti 等	1993	ADOC	16	81	4
Loehret 等	2001	VIP	28	32	2.5
Giaccone 等	1996	EP	16	56	4.3
Lemma 等	2008	卡铂+紫杉醇	44	35	—
Loehrer 等	1997	PAC+放疗	23	70	5年生存率52.5%
Berruti 等	1999	ADOC+放疗	16	81	中位OS时间47.5个月

P、D:顺铂;A:阿霉素;C:环磷酰胺;O:长春新碱;E、V:依托泊苷;I:异环磷酰胺

54.4.2 胸腺癌的治疗

胸腺癌是一种较少见的恶性肿瘤,占所有纵隔肿瘤的2.7％,占胸腺上皮肿瘤的5％～36％。胸腺癌来源于胸腺上皮,生物学行为显示为恶性肿瘤的表现,其预后根本有别于胸腺瘤和胸腺其他类型的肿瘤。与胸腺瘤相比,胸腺癌的进展更快,局部控制率和生存率更差。胸腺癌在组织学行为上表现出明显不同于胸腺瘤的恶性生物学行为。由于其发病率低,临床经验的获得有限。原发性胸腺癌的组织学类型有鳞癌、梭形细胞癌、淋巴上皮癌、透明细胞癌、腺样囊性癌(可包括基底细胞样癌)、黏液表皮样癌和腺鳞癌。2016年,杨瑜等在中华医学会放疗年会上报告了171例胸腺癌患者的临床特征和预后因素分析。论文收集了1970年10月～2014年11月复旦大学附属肿瘤医院收治的经病理组织学证实的171例胸腺癌患者的临床资料。中位年龄51岁(9～86岁),男性128例,女性43例。采用Masaoka-Kog分期标准为Ⅰ期者3例(1.7％)、ⅡA期6例(3.5％)、ⅡB期13例(7.6％)、Ⅲ期67例(39.2％)、ⅣA期14例(8.2％)和ⅣA期68例(39.8％)。有症状者117例(68.4％),无症状者54例(31.6％)。病理类型主要为鳞癌(144例,84.2％),其他病理类型包括神经内分泌癌(14例,8.2％)、腺癌(5例,2.9％)、淋巴表皮样癌(4例,2.3％)、类癌(2例,1.2％)、黏膜表皮样癌(1例,0.6％)和透明细胞癌(1例,0.6％)。外科完全切除41例(24％),不完全切除81例(47.4％),仅活检49例(28.6％)。接受

手术后放疗或者非手术放疗共134例(78.4％)。接受化疗104例(78.4％)。中位随访时间为30个月(3～141个月)。171例胸腺癌患者中位生存时间为64个月。5年和10年的总生存率分别为51.5％和22.6％。Ⅰ～Ⅳ期胸腺癌的5年总生存率分别为100.0％、91.7％、60.0％和34.9％。多因素分析显示手术切除、Masaoka-Koga分期和是否放疗是胸腺癌的独立预后因素。

复旦大学肿瘤医院报告的另外一组资料,51例胸腺癌临床特点和治疗结果。51位患者入组条件为:① 组织学证实为胸腺癌。② 所有入组者按照Masaoka分期标准进行重新分期。其标准为Ⅰ期:大体上肿瘤包膜完整也无镜下包膜侵犯;Ⅱ期:肉眼见肿瘤侵犯周围脂肪组织或者纵隔胸膜,镜下有包膜侵犯;Ⅲ期:肿瘤侵犯邻近器官(心包,大血管,或者肺);ⅣA期:有胸膜或者心包播散;ⅣB期:淋巴或者血道转移。③ 有完整的临床资料和随访资料。④ 排除肺、气管、食管和纵隔的原发性或转移性恶性肿瘤病例。1970年2月～2000年12月,51例胸腺癌病例合乎入组条件进入本研究。其中男性36例,女性15例,男女之比为2.4∶1,中位年龄49岁(16～80岁)。临床表现中无症状或者在体检中发现4例,咳嗽9例,胸痛11例,胸闷4例,气急4例,上腔静脉压迫症5例,重症肌无力5例,其他症状9例。病理类型为鳞癌15例,腺癌2例,类癌9例,角化型表皮样癌1例,低分化癌8例,未分型癌16例。按照Masaoka分期为Ⅱ期5例,Ⅲ期34例,ⅣA期5例,ⅣB期7例。本组资料中接受手术治疗46例,

手术方式分为完全性切除、不完全性切除和仅做活检3种，其中完全性切除19例，不完全性切除23例，仅做活检4例。手术中发现肿瘤外侵51例（含2个以上部位侵犯），其中心包侵犯16例，大血管侵犯11例，胸膜侵犯5例，肺侵犯12例，广泛侵犯7例。手术后有肉眼残留27例。Hsuan等报告26例胸腺癌手术后放射治疗的结果，放射治疗剂量为40～70 Gy，5年总生存率为77%。本组放射治疗类型为手术前放疗1例，单纯放疗1例，手术后放疗41例，放疗加化疗4例，手术后复发进行放疗4例。手术后放疗患者中放疗至手术的中位间隔时间为45 d（15～120 d），手术后复发照射4例患者的照射时间分别在手术后的6个月、10个月、22个月和24个月进行。中位照射剂量为5 586 cGy（2 250～7 000 cGy），常规分割为每次1.8～2.0 Gy。放射源为^{60}Co 10例，6MV加速器X线38例，^{60}Co加电子线照射3例。设野方式中单一前野照21例，前后对穿照射15例，两前斜野加前野8例，其他照射野7例。

手术后放射治疗能够取得较好的局部控制率，改进不完全切除胸腺癌的治疗结局。化疗在胸腺癌治疗中的地位尚不明确。胸腺癌通常在诊断时已经出现外侵或者转移，不能够完全切除。在诊断时，约70%的胸腺癌已经侵入周围器官，约30%有远处转移。Kiyotaka等报道一组12个胸腺癌患者每周用CODE方案（顺铂25 mg/m²；长春新碱1 mg/m²，第1、2、4、6周；阿霉素40 mg/m²，第1、3、5、7、9周；依托泊苷80 mg/m²，第1、3、5、7、9周），总有效率为42%，中位生存时间为46个月，中位无疾病进展生存时间为5.6个月，2年生存率为58%。作者认为，CODE方案对不能够切除的进展期胸腺癌可能为1个有效方案。Loehrer等治疗8例胸腺癌，应用VIP方案（依托泊苷、异环磷酰胺、顺铂），2例PR，2年生存率42%。Lucchi报告7例Ⅲ期胸腺癌应用顺铂、表柔比星和依托泊苷进行新辅助化疗，取得4例CR、3例PR，化疗完成后所有患者进行外科切除和手术后放射治疗，作者认为多学科综合治疗可以改善胸腺癌患者的生存。Koizumi等报道，在8例患者中6例取得PR，其中包括2例小细胞癌，治疗方案为顺铂、阿霉素、长春新碱和环磷酰胺。由于在以上报道中，以铂类为基础的化疗方案有效率达到46%，有理由认为，胸腺癌对以铂类为基础的化疗中度敏感，是合理选择化

疗方案的基础。

54.4.3 胸腺肿瘤化疗与分子靶向治疗

生物靶向治疗以其针对性强、不良反应小等优势，逐渐登上肿瘤治疗的舞台，并使部分患者临床获益。与胸腺瘤相关的基因有 *EGFR*、*Kit*、*KRAS*、*Bcl-2*、血管内皮细胞生长因子和肿瘤侵袭因子（基质金属蛋白酶和金属蛋白组织抑制剂）等，为靶向治疗提供了分子基础。

伊马替尼是一种口服靶向抑制C-kit等的多激酶抑制剂。Salter等用伊马替尼治疗21例晚期胸腺癌患者，结果3例稳定（SD），最好的是维持6周稳定的中位缓解期，并且试验中没有出现4级毒性反应；在治疗的7例B3型胸腺瘤和胸腺癌中，稳定2例，进展（PD）5例，中位生存时间4个月，疾病进展时间中位数为2个月，伊马替尼耐受性良好，但没有观察到影像学反应，在达到预期的42例患者之前该研究终止了。

Strobel等用血管生成抑制剂舒尼替尼治疗4例难治性胸腺癌，3例部分缓解（PR），第4例SD，总生存期为4～40个月，且均强表达c-kit和CD5，但没有发现*C-kit*或者*EGFR*突变。

索拉菲尼是一种多靶点酪氨酸激酶受体抑制剂，抑制PDGFR、c-kit和VEGFR等，其个案报告结果显示可能对胸腺瘤（17和11外显子突变）有效。Li等报道了1例口服索拉菲尼的晚期胸腺癌患者，到报道时已经获得了9个月的稳定，免疫组化显示肿瘤强表达c-kit、p53和VEGF。SU014813是一种口服的多激酶抑制剂，37例实体肿瘤患者（包括4例胸腺瘤）参与SU014813治疗的Ⅰ期研究，12例患者对治疗有阳性反应，包括2例胸腺瘤患者PFS分别持续15.3个月和9个月。

一项用吉非替尼治疗26例患者（19例胸腺瘤，7例胸腺癌）的Ⅱ期临床试验中，部分缓解1例，稳定15例，无完全缓解患者。中位肿瘤进展时间为4个月（1～17个月）。不良事件包括呼吸困难、疲劳、贫血、血小板减少与心肌梗死。一项贝伐单抗联合厄洛替尼治疗18例复发的胸腺瘤或胸腺癌患者的Ⅱ期临床试验结果显示11例患者SD，没有出现4级毒性反应，3级毒性包括痤疮样皮疹、呼吸困难、疲劳、心包填塞（6%）。

个案报道，HDAC抑制剂Belinostat和MGCD0103在治疗转移性胸腺瘤患者中有效。Ⅱ

期临床研究显示,41 例复发和转移的胸腺瘤或胸腺癌中(包括 25 例胸腺瘤和 16 例胸腺癌),2 例 PR,25 例 SD,13 例 PD,治疗的耐受性良好,恶心、呕吐和疲劳为主要的不良反应。

ECOG 发起一项奥曲肽(或者联合泼尼松)治疗晚期、无法切除、奥曲肽显像阳性的胸腺肿瘤患者的Ⅱ期研究,38 例患者(32 例胸腺瘤,5 例胸腺癌,1 例胸腺类癌)入组,2 个月评估 1 次,有反应的继续用奥曲肽治疗,进展的停止治疗。有反应的情况包括 2 例 CR,10 例 PR,总反应率为 32%。另外 14 例 SD,12 例 PD。38 例患者最初都是单独用奥曲肽治疗,只有 4 例 PR。21 例患者奥曲肽联合泼尼松,2 例 CR,6 例 PR。不良事件包括中性粒细胞减少症、代谢异常、呼吸困难、贫血及白细胞减少症。1 年和 2 年生存率分别是 86.6%、75.7%,说明在奥曲肽显像阳性的胸腺瘤患者中单独使用奥曲肽治疗有效。

Figitumumab 是一个强有力的、完全的人源单克隆 IGF-1R 抗体,Ⅰ期研究发现,对转移性胸腺瘤患者有效。Rajan 等最近发表了 Cixutumumab 治疗 49 例胸腺上皮肿瘤患者(37 例胸腺瘤,12 例胸腺癌)的Ⅱ期临床试验结果,胸腺瘤组 37 例患者中 5 例 PR,28 例 SD,4 例 PD。胸腺癌组 12 例患者中无 PR,5 例 SD,7 例 PD。最常见的 3~4 级毒性为血糖升高、血脂升高、体重下降、肿瘤性疼痛和高尿酸血症。

PHA-848125-AC 是一种口服的 TrkA,CDK2/Cyclin A 抑制剂。一项正在进行的Ⅰ期研究(NCT01011439,NCT01301391)发现 2/3 胸腺肿瘤(包括 B3 型和 C 型)显示为 PR。Wakelee 等报道了 Src 抑制剂塞卡替尼(AZD0530)治疗 21 例晚期胸腺肿瘤患者(14 例胸腺瘤和 7 例胸腺癌)的Ⅱ期研究结果,19 例有反应(包括 8 例 SD),治疗能很好地耐受,3~4 级不良反应包括中性粒细胞减少、贫血和呼吸困难。

最近在一项 Sunitinib 治疗含铂类化疗失败后的胸腺肿瘤的结果令人鼓舞。25 例胸腺癌,中位随访 17 个月,6 例(26%)PR,15 例 SD,2 例 PD。16 例胸腺瘤,1 例 PR,12 例 SD,3 例 PD。

54.4.4　恶性畸胎瘤的治疗

恶性畸胎瘤的主要治疗方法为手术,但恶性畸胎瘤即使完全切除后也易复发和转移,故需配合术后放疗和化疗。恶性畸胎瘤大多与周围的心包、肺组织、膈神经、无名静脉、主动脉和胸壁粘连,手术切除率较低。纵隔恶性畸胎瘤因肿块巨大、与周围组织分界不清、广泛粘连等原因,常不能完整切除甚至只能做活检。李军等报道,96 例手术的纵隔肿瘤中畸胎类肿瘤 43 例,手术死亡 2 例,均为畸胎类肿瘤,均因肿瘤与上腔静脉严重粘连,术中强行游离损伤上腔静脉导致大出血而死。粘连较严重的畸胎瘤,不必强求肿瘤的彻底切除,必要时可保留部分瘤壁,用刮匙搔刮,再用石炭酸烧灼[和(或)3% 碘酒、乙醇、碘液等涂擦黏膜面],也可取得良好效果,既安全又不影响手术效果。有作者认为,恶性纵隔畸胎瘤术后加用放疗可明显提高术后生存率。对于不能手术的患者及姑息切除或手术探查的患者,应给予放疗和(或)化疗。恶性畸胎瘤手术完整切除率低、术后复发转移多,预后较差,文献报道 5 年存活率为 13%~30.8%。张志庸等报道,中国医学科学院协和医院胸外科 1961~1987 年共收治畸胎瘤 69 例,恶性变 4 例,其中 2 例于术后 2 年内死亡。伍硕允等报道,8 例恶性畸胎瘤术后放疗存活 2 年者 5 例,3 年以上者 3 例。对于术后放疗,部分作者认为可以明显提高术后生存率。赵珩等报道 35 例纵隔恶性畸胎瘤,存活 3 年以上者 18 例,3 年生存率为 51.4%。不过,也有作者认为效果不佳。化疗对纵隔恶性畸胎瘤的作用尚不清楚,意大利报道 8 例儿童患者手术后高剂量化疗及放疗,化疗为 ICE 方案,5 年 OS 为 50%。

54.4.5　常用的化疗方案

54.4.5.1　胸腺瘤

治疗原则:首选手术治疗,对于Ⅰ期病变,不常规加术后放疗;但对于包膜有侵犯或有手术残留者加局部放疗可提高局控率及延长生存期;晚期病变,放疗加化疗,化疗对于有转移或可能存在转移者有效。

治疗方案如下。

(1) CAP 方案

环磷酰胺(CTX)	500 mg/m²	静脉推注	d1
多柔比星(ADM)	50 mg/m²	静脉推注	d1
DDP	50 mg/m²	静脉滴注	d1

每 3 周重复 1 次。

（2）VCAP 方案

长春新碱（VCR）	0.6 mg/m²	静脉推注	d3
CTX	700 mg/m²	静脉推注	d4
ADM	40 mg/m²	静脉推注	d1
DDP	50 mg/m²	静脉滴注	d1

每 3 周重复 1 次。

（3）EP 方案

| 鬼臼乙叉甙（VP－16） | 80～120 mg/m² | 静脉滴注 | d1～d3 |
| DDP | 60～80 mg/m² | 静脉滴注 | d1 需水化 |

每 3 周重复 1 次。

54.4.5.2 纵隔生殖细胞瘤

（1）治疗原则

1）畸胎瘤：手术切除，预后好，对放化疗不敏感。在不成熟型，有潜在恶性，预后与年龄、位置和不成熟细胞的概率等有关。年龄＞15 岁，不成熟畸胎瘤可表现为恶性；而＜15 岁者，与成熟型相似。

2）精原细胞瘤：对化放疗都很敏感，对于体积小的孤立性病灶，首选单纯放疗，长期生存率为 60%～80%。对于肿瘤较大，局部晚期的患者可以先化疗再予以局部放疗；对复发性患者可给予挽救性化疗。

3）非精原细胞瘤：含铂类的联合化疗方案能显著提高患者的疗效，完全缓解率为 40%～50%，疗效评价除影像学之外，还需检查血清 $\beta-HCG$ 和 AFP 水平，若两者均正常，则化疗 4 个周期后可随访；若影像学检查正常，而血清 $\beta-HCG$ 和 AFP 仍高于正常，则需继续化疗；若影像学检查仍有肿瘤残留，应行手术切除。

（2）治疗方案

1）BEP 方案：

博来霉素（BLM）	30 mg/m²	肌注	d1、8、15
VP－16	100 mg/m²	静脉滴注	d1～d5
DDP	50 mg/m²	静脉滴注	d1、2

每 3 周重复 1 次。

2）VIP 方案：

长春碱（vinblastine）	0.11 mg/kg	静脉推注	d1、d2
异环磷酰胺（IFO）	1 200 mg/m²	静脉滴注	d1～d5
DDP	60～80 mg/m²	静脉滴注	d1 需水化

每 3 周重复 1 次。

3）EP 方案

| VP－16 | 80～120 mg/m² | 静脉滴注 | d1～d3 |
| DDP | 60～80 mg/m² | 静脉滴注 | d1 需水化 |

每 3 周重复 1 次。

54.4.5.3 神经母细胞瘤

神经母细胞瘤起源于肾上腺髓质或椎旁交感神经组织，是儿童期常见实体肿瘤，2/3 病例在 5 岁以前起病。70% 的患者诊断时已有转移。预后取决于年龄、分期和有无 N－myc 癌基因扩增。早期神经母细胞瘤和 1 岁以下的神经母细胞瘤预后好。晚期神经母细胞瘤即使积极治疗其 5 年生存率也低。N－myc 癌基因扩增的各期神经母细胞瘤预后差。

（1）治疗原则

1）低危（无 N－myc 基因扩增的 I 或 II 期、IV－S 期）：I 期：单纯手术切除，不需化疗和放疗。II 期：手术＋化疗；IV－S 期：观察，可自然消退，或小剂量化疗。

2）中危（无 N－myc 基因扩增的 III 期；年龄＜1 岁 IV 期）：以综合治疗为主，可先化疗，肿瘤缩小后，可再次手术尽可能地切除肿瘤，残留病灶可考虑放疗。

3）高危（所有 N－myc 基因扩增的各期患者；＞1 岁 IV 期）：全身化疗为主，造血干细胞移植支持下的超大剂量化疗，可使治愈率获得改善约 30%。

（2）方案

局限性复发，尽可能手术切除。术后化疗。转移性复发，化疗＋手术＋放疗＋干细胞移植。

化疗方案如下。

1）CAV 方案：

CTX	70 mg/(kg·d)	静脉滴注 6 h	第 1～2 天
ADM	25 mg/(m²·d)	静脉滴注 24 h	第 1～3 天
VCR	0.033 mg/(kg·d)	静脉滴注 24 h	第 1～3 天
VCR	1.5 mg/m²	静脉推注	第 9 天

2）EP 方案：

| DDP | 50 mg/(m²·d) | 静脉滴注 1 h | 第 1～4 天 |
| 依托泊苷（VP－16） | 200 mg/(m²·d) | 静脉滴注 2 h | 第 1～3 天 |

2 个方案交替使用，共 5～6 个疗程。有效率为 87.5%（21/24）。主要的严重毒性是骨髓抑制和听力损害。

3）PVAC 方案：

顺铂（DDP）	60 mg/m²	静脉滴注	第 1 天
替尼伯甙（VM－26）	100 mg/m²	静脉滴注	第 3、6 天
环磷酰胺（CTX）	30 mg/m²	静脉推注	第 3 天
阿霉素（ADR）	30 mg/(kg·d)	静脉推注	第 4、5 天

（张亚伟　李　媛　王升平　吴开良　常建华）

主要参考文献

［1］ 伍硕允,陈志锦,叶敏,等. 纵隔肿瘤 225 例诊断及外科治疗［J］. 广东医学,1999,20(10):783-784.

［2］ 刘彤华. 诊断病理学［M］. 3 版. 北京:人民卫生出版社,2013.

［3］ 汤钊猷. 现代肿瘤学［M］. 2 版,上海:上海医科大学出版社,2000:1099-1105.

［4］ 李军,张新华,陈峰,等. 纵隔肿瘤的诊断和治疗［J］. 河南肿瘤学杂志,1997,10(1):49-50.

［5］ 李建民,周新民,胡建国,等. 原发性纵隔肿瘤及囊肿 219 例外科治疗分析［J］. 湖南医科大学学报,2001,26(2):149-151.

［6］ 吴开良,蒋国梁,茅静芳,等. 48 例转移复发胸腺瘤的治疗［J］. 中华放射肿瘤学杂志,2007,16(5):350-353.

［7］ 吴开良,蒋国梁,茅静芳,等. 51 例胸腺癌治疗结果及影响预后因素分析［J］. 中华放射肿瘤杂志,2006,15(1):19-22.

［8］ 吴开良,蒋国梁,茅静芳,等. 259 例胸腺瘤术后放射治疗长期生存结果及预后因素分析［J］. 中华放射肿瘤学杂志,2005,14(6):467-470.

［9］ 吴开良,蒋国梁,茅静芳,等. 283 例胸腺瘤的综合治疗结果及预后因素分析［J］. 中华肿瘤杂志,2008,30(1):69-71.

［10］ 吴开良,蒋国梁. 胸腺瘤的治疗现状与争议［J］. 中华肿瘤杂志,2012,34:321-324.

［11］ 陈丽珠,吴开良. 胸腺肿瘤分子靶向治疗研究现状［J］. 中国肺癌杂志,2014,17:487-490.

［12］ 赵珩,黄偶麟,屈宁,等. 纵隔恶性畸胎瘤的外科治疗(附 35 例报告)［J］. 中华胸心血管外科杂志,1995,11(1):14-15.

［13］ 曾光灿,戎铁华,吴一龙,等. 407 例原发性纵隔肿瘤的临床分析［J］. 癌症,1999,18(1):79-81.

［14］ DeVita V, Hellman S, Rosenberg S. Cancer principles & practice of oncology. Fifth edition. Lippincott. Raven［M］. 徐以富,张茂宏,杨兴季,等. 济南:山东科技学技术出版社,2001:83-1002.

［15］ Engel EA. Epidemiology of Thymoma and Associated Malignancies［J］. J Thorac Oncol, 2010, 10: S260-S265.

［16］ Detterbeck FC. Evalution and treatment of stage Ⅰ and Ⅱ thymoma［J］. J Thoracic Oncol, 2010, 5: S318-S322.

［17］ Jeffrey AF, Nan R, Achilles JF, et al. Postoperative radiotherapy after surgical resection of thymoma: differing roles in localized and regional disease［J］. Int J Radiat Oncol Biol Phys, 2010, 76: 440-445.

［18］ Jordan S, Patrick JL. The role of chemotherapy in advanced thymoma［J］. J Thoracic Oncol, 2010, 5(10): S357-S360.

［19］ Korst RJ, Kansler AL, Christos PJ, et al. Adjuvant radiotherapy for thymic epithelial tumors: a systematic review and meta-analysis［J］. Ann Thorac Surg, 2009, 87: 1641-1647.

［20］ Masaoka A, Monden Y, Nakahara K, et al. Follow-up study of thymomas with special reference to their clinical stages［J］. Cancer, 1981, 48: 2485-2492.

［21］ Pearson F, Cooper J, Deslauries J, et al. Thoracic Surgery［M］. Secpmd edition. Beijing: Health science asiaElsevier Science, 2002: 1563-1786.

［22］ Philipp S, Peter H, Alexander M. Thymoma and thymiccarcinoma: Molecular pathology and target therapy［J］. J Thoracic Oncol, 2010, 5: S286-S290.

［23］ Rajan A, Carter CA, Berman A, et al. Cixutumumab for patients with recurrent or refractory advanced thymic epithelial tumours: a multicentre, open-label, phase 2 trial［J］. Lancet Oncol, 2014, 15(2): 191-200.

［24］ Sabiston D, Spencer F. Surgery of chest［M］. Sixth edition. Harcourt Asia W. b. Sauders, 2001: 576-612; 1100-1122.

［25］ Thomas A, Rajan A, Berman A, et al. Sunitinib in patients with chemotherapy-refractory thymoma and thymic carcinoma: an open-label phase 2 trial［J］. Lancet Oncol, 2015, 16: 177-186.

［26］ Tomoki U, Hiroyuki S, Yoshihisa K, et al. Postoperative radiation therapy after complete resection of thymoma has little impact on survival［J］. Cancer, 2009, 115: 5413-5420.

［27］ Weis CA, Yao X, Deng Y, et al. The impact of thymoma histotype on prognosis in a worldwide database［J］. Thorac Oncol, 2015, 10: 367-372.

［28］ Wu Kai-Liang, Mao Jing Fan, Chen Gui-Yuan, et al. Prognostic Predictors and Long-Term Outcome of Postoperative Irradiation in Thymoma: A Study of 241 Patients［J］. Cancer Invest, 2009, 27: 1008-1015.

［29］ Zhang H, Lu N, Wang M, et al. Postoperative radiotherapy for a stage I thymoma: a prospective randomized trial in 29 cases［J］. Chin Med J, 1999, 112: 136-138.